齐鲁本草

孙启玉　张贵君　编著

科学出版社

北京

内 容 简 介

本书是首部以齐鲁中医药为核心内容编著的地方本草，具有明显的中医药传承痕迹和传统医药科学技术的特色。本书分为总论和各论两大部分。总论包括山东省中药材资源区划、齐鲁道地药材和齐鲁中医药科学技术历史沿革三大部分。各论以药材名称为单位，按照植物学、动物学、矿物学系统分类的顺序排列，收载了386种中药材，其中道地药材130余种。每种药材项下收载的内容包括名称、基原、药材、炮制与饮片、经典方剂与临床应用、食疗与药膳六项主要内容，并配有高清彩图。

本书可供中医药类专业读者阅读，也可供中医药类爱好者参考使用。

图书在版编目（CIP）数据

齐鲁本草 / 孙启玉，张贵君编著 . —北京：科学出版社，2019.3
ISBN 978-7-03-060397-5

Ⅰ . ①齐…　Ⅱ . ①孙…②张…　Ⅲ . ①中药材 - 介绍 - 山东　Ⅳ . ① R282

中国版本图书馆CIP数据核字（2019）第002717号

责任编辑：郭海燕　李　清　丁彦斌　刘天然 / 责任校对：王晓茜
责任印制：肖　兴 / 封面设计：陈　敬

科学出版社出版
北京东黄城根北街16号
邮政编码：100717
http://www.sciencep.com
三河市春园印刷有限公司 印刷
科学出版社发行　各地新华书店经销

*

2019年3月第 一 版　开本：889×1194　1/16
2019年3月第一次印刷　印张：67 1/2
字数：1 950 000
定价：698.00元
（如有印装质量问题，我社负责调换）

编著者简介

孙启玉，男，1949 年 5 月生，山东省淄博市博山区人，汉族，中共党员，研究生学历、教授。自幼酷爱传统医学，师承母教，谙通传统医德药理，以救死扶伤、传承中医药教育为己任，先后创立了 6 所医院、齐鲁医药学院和淄博国医大师工作站。在国内率先建立了伽玛刀、质子刀等肿瘤治疗平台，填补了十余项国内空白。曾任岜山集团董事局主席。现任淄博万杰肿瘤医院、胡大一心血管病医院、北京中医医院淄博协作医院终身名誉院长，齐鲁医药学院名誉董事长、终身教授，淄博万杰中医药研究所名誉所长，中国商品学会中药专业委员会副会长。中华中医药学会理事，中国糖尿病防治康复促进会副会长，2015 年拜入国医大师金世元先生门下，专攻传统中药鉴定与炮制技术。全国劳动模范，第八、九、十届全国人大代表。

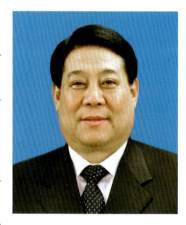

主持研究明火砂锅不接触金属器皿煎制中药膏剂技术、传统养生与岜山药膳等多个项目，获得了 6 项实用型专利并申请 4 项国家发明专利。独撰、编著和作为副主编出版学术著作各 1 部，发表学术论文 6 篇。

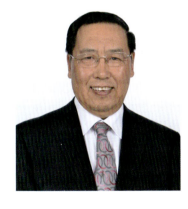

张贵君，男，1954 年 9 月生，黑龙江省安达市人。1972 年参加教育工作，迄今为止教龄 46 年。1974 年就读于黑龙江中医学院中药专业，1977 年毕业并留校任教，为资深中药专家。1995 年被授予具有"突出贡献的优秀中青年专家"和"全国中青年医学科技之星"称号，享受政府特殊津贴。现任中国商品学会副会长兼中药专业委员会会长，北大世佳中药首席科学家。淄博岜山集团中医药首席科学家，淄博万杰中医药研究所所长，河南中医药大学客座教授，河北中医学院客座教授。曾任黑龙江中医药大学和北京中医药大学中药专业教授、博导。国家留学基金委、日本岐阜药科大学和熊本大学高级访问学者，韩国 Brain Pool 特聘中药专家。

中药药效组分理论和中药生物鉴定方法学创始人。提出了中药基原和中药药效组分资源的科学概念，主张以论证方法学为重点的中药教育学术思想和中医药传承创新、合作发展的战略思想。迄今为止，独撰和主编出版中医药学术著作、教材 130 余部，发表学术论文 200 余篇；申请和获得专利 10 余项。全国高等医药院校规划教材《中药鉴定学》和《中药商品学》（第 1～3 版）、全国高等医药院校研究生教材《中药质量学》（首创版）、北京中医药大学特色教材《中药鉴定学》（首创版）等教材主编。

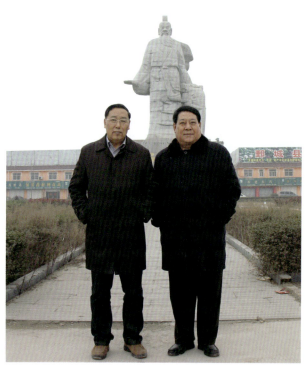

编著者在舜王城中药材市场

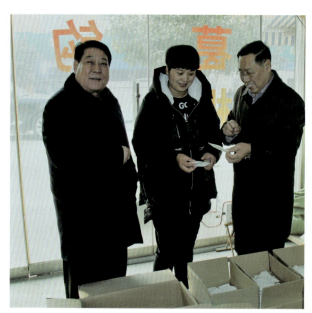

编著者考察药材市场并与商家交流

序

中药是中华民族几千年来中医临床实践传承的成熟药物，具有原之有种、生之有境、产之有地、采之有时、炮之有度、配之有法、制之有型、用之有证、疗效有据的科学内涵。中医药是传统的科学技术。中医药要继续发展下去，必须回到两千年前，从传统的中医药理论和临床实践中寻找答案。

在对中药临床定位和认真梳理齐鲁几千年医药科学的基础上，为了弘扬中医药科学文化遗产，秉承"传承创新，合作发展"的理念，本人协助孙启玉先生共同编著了《齐鲁本草》这部著作。

编著者在考证了大量的齐鲁中医药科学文化典籍的基础上，历经数年的整理探究，花费了 3 年多时间在山东境内进行实地考察和调研才编撰成此书，撰成之后三易其稿。该书图文并茂，内容翔实，绝大部分内容来自于第一手资料，是齐鲁中药材专著之首创。

《齐鲁本草》所载内容既有中医药传统基因又有地方本草的特色，阐述了中药基原的本质。该书有三大特色：一是根据自然环境将山东省地产中药材资源区划分为四个区系，即鲁西北平原区、鲁西南平原区、鲁中南山地丘陵区、鲁东丘陵区。二是系统整理了齐鲁道地中药材 130 余种，并赋予了道地药材与临床疗效相吻合的概念。三是从实际应用出发，阐释了中药基原的五大要素，即临床传承性，生物物种与生境的对应性，药用部位与产地、采收时间、加工技术、贮藏时间的对应性，药材炮制方法与饮片的对应性，饮片与配方、功能的对应性。

该书是孙启玉师从金世元先生完成的中药学力作之一，涵盖了中药基原学、中药鉴定学、中药炮制学、中药商品学、中药质量学、中药方剂学、中药资源学、传统药膳学等学科的知识和内容，全书 200 万字有余，彩图约 2000 幅，实属地区本草的杰作，为中药基原的再认识开辟了新的研究路径。该书首次在中药临床基原的框架下，科学整理了齐鲁传统道地药材，揭示了中药质量的本质是疗效，道地药材就是符合质量要求的药品原料，具有重要的传承价值和实用价值。该书的出版为中华中医药芳苑又增添了阳春白雪，可喜可贺。在该书付梓印刷面世之际，特撰此序，郑重向中医药同仁和广大中医药青睐者举荐。

中国商品学会副会长
中国商品学会中药专业委员会会长
淄博万杰中医药研究所所长　　张贵君
2019 年 1 月 1 日

前　言

　　齐鲁是山东礼仪之邦的别称。齐鲁文化是中华五千年文化精华的重要组成部分，齐鲁中医药伴随中华医药的传承形成了中医药发展的重要积淀。为传承与发展中医药，编著《齐鲁本草》一书，旨在为中医药的传承发展提供科学资料。

　　本书是第一部以齐鲁中医药为基础编著的地方本草，具有明显的中医药传承痕迹和传统医药科学技术的特色。本书分为总论和各论两大部分。总论包括山东省中药材资源区划、齐鲁道地药材和齐鲁中医药科学技术历史沿革三大部分。各论以药材名称为单位，按照植物学、动物学系统分类的顺序排列，收载了常用和山东地产中药材386种，其中山东道地药材130余种。每种药材项下收载的内容包括名称、基原、药材、炮制与饮片、经典方剂与临床应用、食疗与药膳六项主要内容，并配有高清彩图。名称部分包括中文名称和汉语拼音。基原部分包括集解（本草记载）、品种、分布、生态、形态特征、产地及其加工等。药材部分包括性状特征、商品规格、道地药材、质量标志、显微特征、化学组分、理化特征、贮藏等内容。炮制与饮片包括药材炮制、饮片名称、药品类别、性状特征、质量要求、性味功能、用法用量、配伍禁忌、使用注意、贮藏等内容。经典方剂与临床应用包括方剂、功能主治、用法用量、禁忌、疗程等内容。食疗与药膳包括食疗方剂、功能主治、用法用量、禁忌、疗程等；药膳配方、使用方法、功能等。

　　本书内容具有明显的中医药传承性和中医药天人合一的整体性特征，适用于中医药各类人员参考使用，尤其可作为中药传承教育的教学参考书。

　　在编写之初，编者组织了本书的研究考察团队，协助该项研究考察的学者和协助本书编写人员有（按姓氏笔画排序）：王月、王卫明、王江东、王佳琳、王甜甜、向丽、刘亮、刘傲雪、孙浩、孙君如、杜群群、杨颜芳、郭亚芳、彭慧等，山东中医药大学周凤琴教授、郭庆梅教授及其他未留姓名的中药专家，中医药爱好者也提供了部分药材照片，在此一并致以衷心的感谢和崇高的敬意。

　　由于编写时间仓促和水平有限，书中疏漏之处在所难免，敬请中药界同仁和广大读者不吝赐教。

编著者

2018 年 12 月 1 日

目 录

总 论

各 论

索引

总论

ZONGLUN

一、山东省中药材资源区划

山东省简称"鲁"，先秦时期隶属齐国、鲁国，故得名齐鲁。齐鲁大地生物资源丰富，素有"粮棉油之库、水果水产之乡"之称。据不完全统计的资源调查，山东省可作为中药材的生物和矿物有1470余种，其中药用植物1299种，药用动物150种，药用矿物17种，其他4种。常用的地产商品药材近400种，其中大宗商品药材有干姜、土鳖虫、大青叶、大枣、蒜、山药、山楂、女贞子、马兜铃、天花粉、太子参、车前子、车前草、丹参、北沙参、生姜、白芍、白首乌、瓜蒌、瓜蒌皮、瓜蒌仁、西河柳、西洋参、百合、全蝎、麦冬、远志、花椒、芡实、连翘、牡丹皮、牡蛎、灵芝、玫瑰花、苦杏仁、板蓝根、刺猬皮、侧柏叶、金银花、柏子仁、香附、莱菔子、莲子、桔梗、桃仁、核桃仁、柴胡、徐长卿、益母草、海螵蛸、黄芩、黄精、菊花、银杏叶、猪牙皂、葱子、葱白、葶苈子、紫苏、紫苏子、槐花、蜂蜜、蔓荆子、酸枣仁、藤梨根、蟾酥等。野生药材主要分布在鲁中南丘陵地区的临沂、烟台、淄博。药材种植总面积达100万亩（1亩≈666.7m²，后同）以上，其中千亩以上的药材种植基地有20余个，主要集中在山地丘陵区的沂蒙山区和胶东半岛，栽培面积较大的地区有临沂和潍坊，栽培的主要药用植物品种有忍冬、丹参、白花丹参、桔梗、黄芩、西洋参、牡丹、徐长卿、栝楼、山里红、山楂、银杏，产量最大的药材是金银花、丹参、桔梗、西洋参。

胶东半岛沿海资源丰富，常用的药材有对虾、石决明、牡蛎、海螵蛸、海参、海带、海藻等。此外，常用的矿物类药材有石膏、滑石、硫黄、炉甘石、明矾等。

山东省中药材资源分布根据自然区划，可分为四大区系，即鲁西北平原区、鲁中南山地丘陵区、鲁东丘陵区和鲁西南平原区。

1. 鲁西北平原区

鲁西北平原区是指山东省内位于黄河以北的地区，由黄河冲积而成，为华北平原的组成部分，作为整体东临渤海，西依太行山，北靠燕山，南滨黄河。呈弧形半绕于鲁中南山地丘陵区的西部与北部，其内侧以小清河、黄河、鲁西湖带为界；外侧与河南、河北、安徽、江苏接壤。这个区域包括德州市、聊城市、滨州市（不包括邹平县和博兴县）以及济南市的商河县、济阳县和东营市。该地区主要河流有黄河、徒骇河、德惠新河、马颊河、小清河、京杭运河、新万福河、洙赵新河、东鱼河。

本区可划分为4个三级地貌区：马颊河北河道高地区，徒马河间坡洼地区，黄河联合扇形高地区，黄河三角洲区。马颊河北河道高地区位于马颊河以北、冠县至宁津一带。

徒马河间坡洼地区位于鲁西北平原中部，包括莘县、聊城、高唐、禹城、商河一带。区内除一条明显的古河道（堂邑古河道）高地外，其余均为坡地与洼地。堂邑古河道高地以南的串珠状洼地有莘县南洼地、聊城洼地、临邑洼地、商河洼地等；堂邑古河道以北有高唐洼地、苏集洼地、平原洼地、于家集洼地、乐陵洼地等；其中如商河县有万亩以上洼地21个，万亩以下的洼地几十个，素有"商河七十二洼"之称。

黄河联合扇形高地区位于鲁西北平原南部的东阿、齐河、高青、滨州、博兴一带。南岸决口扇形地有遥墙、曹家码头、青城、乔庄等；北岸决口扇形地有东阿、齐河、泺口等。

黄河三角洲区位于鲁西北平原的东部，为黄河入海的三角洲平原，是中国最美六大沼泽湿地之一（图0-1）。黄河的北岸和南岸都有故道高地和河间洼地相间分布，并有决口扇、缓岗、古河槽等小型地貌。

该区的滨州市有万亩玫瑰园，素有玫瑰之都、海棠之乡和樱花之邦之称（图0-2）。乐陵有金丝小枣的万亩枣林等（图0-3）。该区分布的常见药用植物、动物和矿物有：

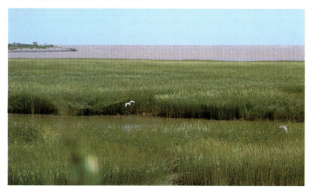

图0-1　黄河三角洲湿地

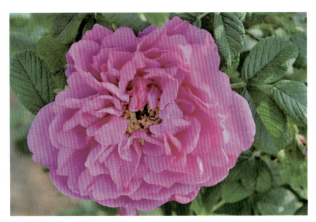

图 0-2　滨州玫瑰

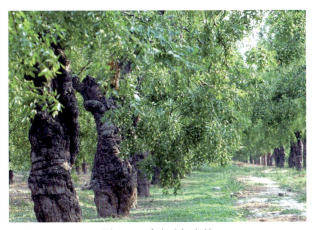

图 0-3　乐陵千年枣林

蒜 *Allium sativum* L.、马齿苋 *Portulaca oleracea* L.、马鞭草 *Verbena officinalis* L.、车前 *Plantago asiatica* L.、龙葵 *Solanum nigrum* L.、白花曼陀罗 *Datura metel* L.、白英 *Solanum lyratum* Thunb.、白茅 *Imperata cylindrica*（Linn.Beauv.）、冬瓜 *Benincasa hispida*（Thunb.）Cogn.、玄参 *Scrophularia ningpoensis* Hemsl.、老鹳草 *Geranium wilfordii* Maxim.、地黄 *Rehmannia glutinosa*（Gaetn.）Libosch. ex Fisch. et Mey.、米口袋 *Gueldenstaedtia verna*（Georgi）Boriss、灯心草 *Juncus effusus* L.、芫荽 *Coriandrum sativum* L.、芦苇 *Phragmites australias* Trin.、玫瑰 *Rosa rugosa* Thunb.、香茅 *Hierochloe odorata*（L.）Beauv.、刺儿菜 *Cirsium setosum*（Willd.）MB.、枣 *Ziziphus jujuba* Mill.、罗布麻 *Apocynum venetum* L.、侧柏 *Platycladus orientalis*（L.）Franco、单叶蔓荆 *Vitex trifolia* L. var. *simplicifolia* Cham.、茜草 *Rubia cordifolia* L.、荠菜 *Capsella bursapastoris*（L.）Medic.、南瓜 *Cucurbita moschata*（Duch. ex Lam.）Duch. ex Poiret、枸杞 *Lycium chinense* Miller、柽柳 *Tamarix chinensis* Lour.、韭 *Allium tuberosum* R.、香

蒲 *Typha orientalis* Presl、绞股蓝 *Gynostem mapentaphyllum*（Thunb.）Makino、莲 *Nelumbo nucifera* Gaertn.、莎草 *Cyperus rotundus* L.、栝楼 *Trichosanthes kirilowii* Maxim.、益母草 *Leonurus artemisia*（Laur.）S. Y. Hu F、桑 *Morus alba* L.、黄瓜 *Cucumis sativus* L.、菟丝子 *Cuscuta chinensis* Lam.、菊花 *Dendranthema morifolium*（Ramat.）Tzvel.、蛇床 *Cnidium monnieri*（L.）Cuss.、葱 *Allium fistulosum* L.、萹蓄 *Polygonum aviculare* L.、黑三棱 *Sparganium stoloniferum*（Graebn.）Buch.、黑蚱 *Cryptotym panapus tulata* Fabricius、蒲公英 *Taraxacum mongolicum* Hand. -Mazz.、槐 *Sophora japonica* Linn.、蔓荆 *Vitex trifolia* L.、播娘蒿 *Descuminia sophia*（L.）Webb. ex Prantl、薏苡 *Coix lacryma-jobi* L.、薄荷 *Mentha haplocalyx* Briq.、糯稻 *Oryza sativa* L.var. *glutinosa* Matsum 等。

2. 鲁中南山地丘陵区

该区西侧被鲁西北平原包围，东侧以潍河、沭河谷地与鲁东丘陵为界，北邻莱州湾，南与江苏省接壤。该区包括临沂市、枣庄市、济南市、泰安市大部、淄博市南部、潍坊市西南部、莱芜市、日照市和济宁市部分地区等。该区主要山脉有泰山、鲁山、沂山、蒙山、徂徕山、望海楼，主峰海拔均在千米以上，构成该区脊部。脊部两侧属古生代和中生代地层构成的丘陵。丘陵外缘是山麓堆积平原，主要分布在胶济铁路沿线和微山湖东一带。该区主要河流有沂河、大汶河、泗水等。该地区还有诸多泉群，如济南趵突泉群、黑虎泉群、珍珠泉群、五龙潭泉群，以及章丘明水泉群、莱芜郭娘泉群、新泰楼德泉群、蒙阴柳沟泉群、泗水泉林泉群、滕州蚂蚁泉群等。该区也可分为鲁中山地丘陵区、鲁南丘陵区。该区中药材资源丰富，如枣庄、峄城的万亩石榴园、平邑万亩忍冬（金银花）、郯城万亩银杏、莱芜丹参、泰山四宝（赤灵芝、穿山龙、白首乌、羊乳）等（图 0-4 至图 0-14）。该区分布的常见药用植物、动物和矿物有：

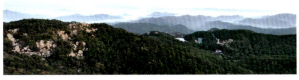

图 0-4　鲁山风光

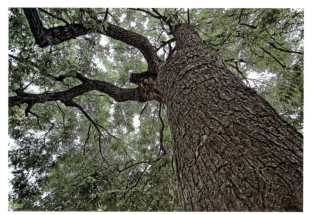

图 0-5 淄博千年古槐

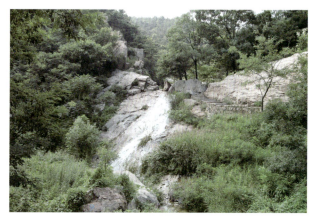

图 0-8 沂山风光

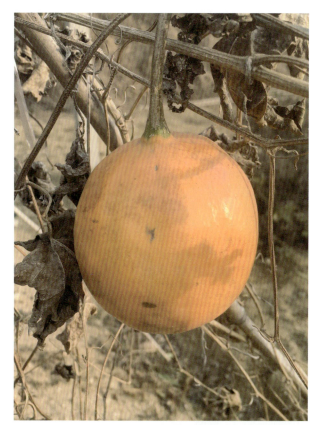

图 0-6 莱芜苗山栝楼

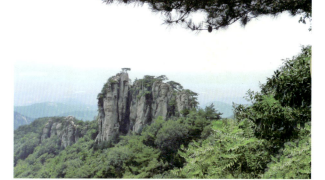

图 0-9 蒙山风光

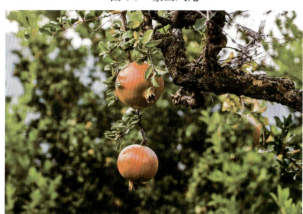

图 0-10 枣庄古石榴

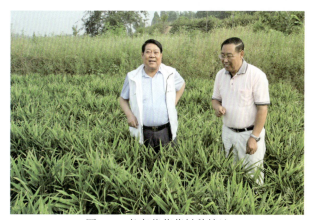

图 0-7 考察莱芜药材种植地

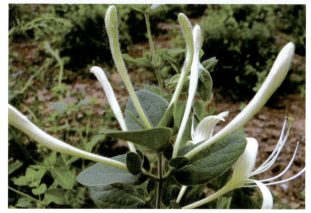

图 0-11 平邑忍冬（金银花）

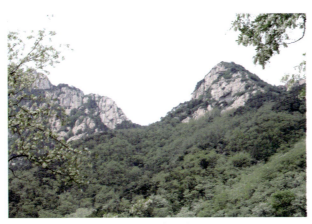

图 0-12 泰山槐花

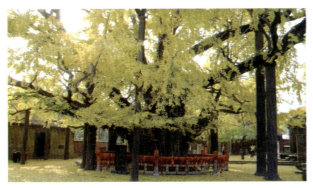

图 0-13 浮来山千年银杏（约 3500 年）

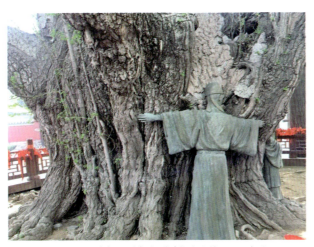

图 0-14 浮来山千年银杏树干（约 3500 年）

八角枫 *Alungium chinense*（Lour.）Harms、土大黄 *Rumex madaio* Makino、土木香 *Inula helenium* L.、大马勃 *Calvatia gigantea*（Batach. ex Pers.）Lloyd.、大麻 *Cannabis sativa* L.、蒜 *Allium sativum* L.、山里红 *Crataegus pinnatifida* Bunge var. *major* N. H. Br. 、山茱萸 *Cornus officinalis* Sieb. et Zucc.、山桃 *Prunus davidiana*（Carr.）Franch.、山楂 *Crataegu spinnatifida* Bunge、川楝 *Melia toosendan* Sieb. et Zucc. 马兜铃 *Aristolochia debilis* Sieb. et Zucc.、马

鞭草 *Verbena officinalis* L.、天门冬 *Asparagus cochinchinensis*（Lour）Merr、天名精 *Carpesium abrotanoides* L.、天南星 *Arisaema erubescens*（Wall.）Schott.、木瓜 *Chaenomeles sinensis* Koehne、木耳 *Auricularia auricula*（L. ex Hook.）Underwood、木芙蓉 *Hibiscus mutabilis* Linn.、木通 *Akebia quinata*（Houtt.）Decne.、五味子 *Schisandra chinensis*（Turcz.）Baill、中华蜜蜂 *Apis cerana* Fabricius、水烛香蒲 *Typha angustifolia* L.、牛蒡 *Arctium lappa* L.、长叶地榆 *Sanguisorba officinalis* L. var. *longifolia*（Bert.）Yu et Li、丹参 *Salvia miltiorrhiza* Bung、乌头 *Aconitum carmichaeli* Debx.、乌龟 *Chinemys reevesii*（Gray）、双边栝楼 *Trichosanthes uniflora* Hao、玉兰 *Magnolia denudata* Desr、石竹 *Dianthus chinensis* L.、石榴 *Punica granatum* L.、龙牙草 *Agrimonia pilosa* Ledeb.、东北天南星 *Arisaema amurense* Maxim.、东亚钳蝎 *Buthus martensii* Karsch、北马兜铃 *Aristolochia contorta* Bunge.、四叶参 *Codonopsis lanceolata* Benth. et Hook.、白术 *Atractylodes macrocephala* Koidz.、白桦 *Betula platyphylla* Suk.、白薇 *Cynanchum atratum* Bunge.、玄参 *Scrophularia ningpoensis* Hemsl.、半边莲 *Lobelia chinensis* Lour.、半枝莲 *Scutellaria barbata* D. Don、辽藁本 *Ligusticum jeholense* Nakai et Kitag.、地瓜苗 *Eupatorium japonicum* Thunb.、地耳草 *Hypericum japonicum* Thunb.、地黄 *Rehmannia glutinosa*（Gaetn.）Libosch. ex Fisch. et Mey.、地榆 *Sanguisorba officinalis* L.、亚麻 *Linum usitatissimum* L.、有柄石韦 *Pyrrosia petiolosa*（Christ）Ching、百合 *Lilium brownii* F. E. Brown var. *viridulum* Baker、兴安杜鹃 *Rhododendron dauricum* L.、异叶天南星 *Arisaema heterophyllum* Blume、防风 *Saposhnikovia divaricata*（Turcz.）Schischk.、红花 *Carthamus tinctorius* L.、麦冬 *Ophiopogon japonicus*（Linn. f.）Ker-Gawl.、远志 *Polygala tenuifolia* Willd.、赤芝 *Ganoderma lucidum* Karst、芫花 *Daphne genkwa* Sieb. et Zucc.、花椒 *Zanthoxylum bungeanum* Maxim.、苎麻 *Boehmeria nivea*（L.）Gaudich.、杜仲 *Eucommia ulmoides* Oliver.、连翘 *Forsythia suspensa*（Thunb.）Vahl、吴茱萸 *Evodia rutaecarpa*（Juss.）Benth.、何首乌 *Polygonum multiflorum* Thunb.、皂荚 *Gleditsia sinensis* Lam.、库拉索芦荟 *Aloe vera* L.（*Aloe barbadensis* Miller）、忍冬 *Lonicera japonica* Thunb.、

青花椒 *Zanthoxylum schinifolium* Sieb. et Zucc.、玫瑰 *Rosa rugosa* Thunb.、苦木 *Picrasma quassioides*（D. Don）Benn.、直立百部 *Stemona sessilifolia*（Miq.）Miq.、板栗树 *Castanea mollissima* Bl.、枫香树 *Liquidambar formosana* Hance、枣 *Ziziphus jujuba* Mill.、郁李 *Cerasus japonica*（Thunb.）Lois、欧李 *Cerasus humilis*（Bge.）Sok.、虎杖 *Polygonum cuspidatum* Sieb. et Zucc.、罗布麻 *Apocynum venetum* L.、罗勒 *Ocimum basilicum* L.、知母 *Anemarrhena asphodeloides* Bunge. 垂盆草 *Sedum sarmentosum* Bunge.、金钱松 *Pseudolarix kamepferi* Gord.、卷丹 *Lilium lancifolium* Thunb.、卷柏 *Selaginella tamariscina*（Beauv.）Spring、泽泻 *Alisma plantago-aquatica* Linn.、细叶十大功劳 *Mahonia fortunei*（Lindl.）Fedde、细叶百合 *Lilium pumilum* DC.、细柱五加 *Acanthopanax gracilistylus* W. W. Smith、珊瑚菜 *Glehnia littoralis* F. Schmidt ex Miq.、荆芥 *Nepeta cataria* L.、茜草 *Rubia cordifolia* L.、胡桃 *Juglans regia* L.、枸骨 *Ilex cornuta* Lindl.ex Paxt.、柿 *Diospyros kaki* Thunb.、贴梗海棠 *Chaenomeles speciosa*（Sweet）Nakai、香蒲 *Typha orientalis* Presl、独角莲 *Typhonium giganteum* Engl.、姜 *Zingiber officinale* Roscoe、活血丹 *Glechoma longituba*（Nakai）Kupr.、孩儿参 *Pseudostellaria heterophylla*（Miq.）Pax ex Pax et Hoffm.、绞股蓝 *Gynostemma pentaphyllum*（Thunb.）Makino、桔梗 *Platycodon grandiflorus*（Jacq.）A. DC.、栝楼 *Trichosanthes kirilowii* Maxim.、桃 *Prunus persica*（L.）Batsch、柴胡 *Bupleurum chinense* DC.、党参 *Codonopsis pilosula*（Franch.）Nannf.、益母草 *Leonurus artemisia*（Laur.）S. Y. Hu F、家鸡 *Gallus gallus domesticus* Brisson、桑 *Morus alba* L.、桑寄生 *Taxillus sutchuenensis*（Lecomte）Danser、接骨木 *Sambucus williamsii* Hance、菘蓝 *Isatis indigotica* Fortune、黄花败酱 *Patrina scabiosaefolia* Fisch. ex Trev、黄芩 *Scutellaria baicalensis* Georgi、黄精 *Polygonatum sibiricum* Red.、黄檗 *Phellodendron amurense* Rupr.、菊苣 *Cichorium intybus* L.、菊花 *Dendranthema morifolium*（Ramat.）Tzvel.、野葛 *Pueraria lobata*（Willd.）Ohwi、蛇床 *Cnidium monnieri*（L.）Cuss.、银杏 *Ginkgo biloba* L.、脱皮马勃 *Lasiosphaeraffenzlii* Reich、粗茎鳞毛蕨 *Dryopteris crassirhizoma* Nakai、续随子 *Euphorbia lathyris* L.、款冬 *Tussilago farlara* L.、落

新妇 *Astilbe chinensis*（Maxim.）Franch. et Sav.、萱草 *Hemerocallis fulva* L.、戟叶牛皮消 *Cynanchum bungei* Decne.、紫花前胡 *Peucedanum decursivum* Maxim.、紫草 *Lithospermum erythrorhizon* Sieb. et Zucc.、紫菀 *Aster tataricus* L. f.、黑蚱 *Cryptotympana pustulata* Fabricius、筋骨草 *Ajuga ciliata* Bunge.、阔叶十大功劳 *Mahonia bealei*（Fort.）Carr、蒙古黄芪 *Astragalus membranaceus*（Fisch.）Bge. var. *mongolicus*（Bge.）Hsiao、路边青 *Geum aleppicum* Jacq.、蔓荆 *Vitex trifolia* L.、蓼蓝 *Polygonum tinctorium* Ait.、酸枣 *Ziziphus jujuba* Mill. var.*spinosa*（Bunge）Hu ex H. F. Chow、磁石 Magnetite、膜荚黄芪 *Astragalus membranaceus*（Fisch.）Bge.、赭石 Haematitum、蕺菜 *Houttuynia cordata* Thunb.、槲寄生 *Viscum coloratum*（Kom.）Nakai、蝙蝠葛 *Menispermum dauricum* DC.、稻 *Oryza sativa* L.、鲤 *Cyprinus carpio* Linnaeus、薯蓣 *Dioscorea opposita* Thunb.、薏苡 *Coix lacryma-jobi* L.、藜芦 *Veratrum nigrum* L.、藤梨根 *Actinidia chinensis* Planch、鳖 *Trionyx sinensis* Wiegmann、糯稻 *Oryza sativa* L. var. *glutinosa* Matsum. 等。

3. 鲁东丘陵区

该区由位于潍河以东的胶东山地丘陵区与胶州湾以南、沭河以东的沭东丘陵区构成。胶东山地丘陵区东、南、北三面临海，西与鲁中南山地丘陵区相接，北部与南部地势较高，中部地势低下，海岸线曲折，多海湾、海岬和岛屿；沭东丘陵区是东山地丘陵区的延伸。全区包括青岛市、威海市、烟台市、日照市及胶潍走廊东南部。主要山脉有崂山、昆嵛山、艾山、牙山、大泽山、小珠山、五莲山等。主要的河流有潍河、胶莱河、大沽河、沭河、五龙河等。

该区域构造基础为胶辽台隆的胶北隆起、胶南隆起和胶莱坳陷，根据地势亦可分为胶东山地丘陵区、胶北低山丘陵区、胶南低山丘陵区和胶莱平原区。

胶东半岛海岸蜿蜒曲折，岛陆相连形成陆连岛，如烟台附近的芝罘岛、龙口附近的屺姆岛。沿海岛屿除渤海海峡的庙岛群岛外，均分布于近陆地带，较大者有象岛、莫邪岛、杜家岛、田横岛、刘公岛、鸡鸣岛、崆峒岛、褚岛、苏山岛和南黄岛等。

该区文登有万亩西洋参生产基地。还有威海崮山无花果、荣成黄桃、乳山阳梨、海参、海胆、鲍等（图 0-15，图 0-16）。该区分布的常见药用

植物、动物和矿物有：

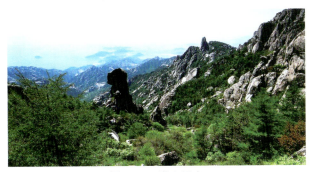

图 0-15　崂山风光

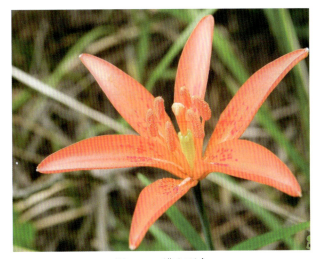

图 0-16　崂山百合

八角枫 *Alangium chinense*（Lour.）Harms、刀豆 *Canavalia gladiata* DC.、土大黄 *Rumex madaio* Makino、大刀螂 *Tenodera sinensis* Saussure、大马勃 *Calvatia gigantea*（Batach. ex Pers.）Lloyd.、大叶白蜡 *Fraxinus rhynchophylla* Hance、大豆 *Glycine max*（L.）Merr.、大戟 *Euphorbia pekinensis* Rupr.、小刀螂 *Statilia maculata*（Thunberg）、小根蒜 *Allium macrostemon* Bge.、山麦冬 *Liriope spicata*（Thunb.）Lour.、山杏 *Prunus armeniaca* L. var. *ansu* Maxim.、山桃 *Prunus davidiana*（Carr.）Franch.、山梗菜 *Lobelia sessilifolia* Lamb.、川续断 *Dipsacus aspercides* C. Y. Cheng et T. M. Ai、川楝 *Melia toosendan* Sieb.et Zucc.、女贞 *Ligustrum lucidum* Ait.、马兜铃 *Aristolochia debilis* Sieb. et Zucc.、马蔺 *Iris lactea* Pall. var. *chinensis*（Flsch.）Koidz.、天门冬 *Asparagus cochinchinensis*（Lour.）Merr、天名精 *Carpesium abrotanoides* L.、天南星 *Arisaema erubescens*（Wall.）Schott.、天麻 *Gastrodia elata* Bl.、无花果 *Ficus carica* Linn.、木瓜 *Chaenomeles sinensis*（Thouin）Koehne、木耳 *Auricularia auricular*（L. ex Hook.）

Underw、木芙蓉 *Hibiscus mutabilis* Linn.、木通 *Akebia quinata*（Houtt.）Decne.、五味子 *Schisandra chinensis*（Turcz.）Baill、车前 *Plantago asiatica* L.、巨斧螳螂 *Hierodula patellifera*（Serville）、少棘巨蜈蚣 *Scolopendra subspinipes mutilans* L. Koch、中华大蟾蜍 *Bufo bufo gargarizans* Cantor、牛蒡 *Arctium lappa* L.、升麻 *Cimicifuga foetida* L.、长叶地榆 *Sanguisorba officinalis* L. var. *longifolia*（Bert.）Yu et Li、月季 *Rosa chinensis* Jacq.、丹参 *Salvia miltiorrhiza* Bunge.、凤仙花 *Impatiens balsamina* L.、甘草 *Glycyrrhiza uralensis* Fisch.、甘紫菜 *Porphyra tenera* Kjellm.、石榴 *Punica granatum* L.、龙牙草 *Agrimonia pilosa* Ledeb.、东北杏 *Prunus mandshurica*（Maxim.）Koehne、东亚钳蝎 *Buthus martensii* Karsch、北苍术 *Atractylodes chinensis*（DC.）Koidz.、四叶参 *Codonopsis lanceolata* Benth. et Hook.、仙人掌 *Opuntia stricta*（Haw.）Haw. var. *dillenii*（Ker-Gawl.）Benson、白头翁 *Pulsatilla chinensis*（Bge.）Regel、白花曼陀罗 *Datura metel* L.、白英 *Solanum lyratum* Thunb.、白屈菜 *Chelidonium majus* L.、白桦 *Betula platyphylla* Suk.、白蔹 *Ampelopsis japonica*（Thunb.）Makino、白蜡树 *Fraxinus chinensis* Roxb.、白鲜 *Dictamnus dasycarpus* Turcz.、白薇 *Cynanchum atratum* Bunge.、冬瓜 *Benincasa hispida*（Thunb.）Cogn、玄参 *Scrophularia ningpoensis* Hemsl.、半枝莲 *Scutellaria barbata* D. Don、半夏 *Pinellia ternata*（Thunb.）Breit.、宁夏枸杞 *Lycium barbarum* L.、辽藁本 *Liqusticum jeholense*（Nakai et Kitagawa）Nakai et Kitagawa、丝瓜 *Luffa cylindrica*（L.）Roem.、老鹳草 *Geranium wilfordii* Maxim.、地肤 *Kochia scoparia*（L.）Schrad.、地黄 *Rehmannia glutinosa*（Gaetn.）Libosch. ex Fisch. et Mey.、地榆 *Sanguisorba officinalis* L.、地锦 *Euphorbia humifusa* Willd.、亚麻 *Linum usitatissimum* L.、芝麻 *Sesamum indicum* Linn.、西瓜 *Citrullus lanatus*（Thunb.）Matsum. et Nakai、西洋参 *Panax quinquefolium* L.、有柄石韦 *Pyrrosia petiolosa*（Christ）Ching、百合 *Lilium brownii* F. E. Brown var. *viridulum* Baker、百蕊草 *Thesium chinense* Turcz.、尖叶白蜡树 *Fraxinus szaboana* Lingelsh.、延胡索 *Corydalis yanhusuo* W. T. Wang、合欢 *Albizzia julibrissin* Durazz.、决明 *Cassia tora* Linn.、羊栖菜 *Sargassum fusiforme*（Harv.）Setch.、灯心草 *Juncus effusus* L.、祁州漏芦 *Rhaponticum uniflorum*

（L.）DC.、阴行草 *Siphonostegia chinensis* Benth.、防风 *Saposhnikovia divaricata*（Turcz.）Schischk.、荭蓼 *Polygonum orientale* L.、麦冬 *Ophiopogon japonicus*（Linn. f.）Ker-Gawl.、远志 *Polygala tenuifolia* Willd.、赤芝 *Ganoderma lucidum* Karst、芫花 *Daphne genkwa* Sieb. et Zucc.、芫荽 *Coriandrum sativum* L.、花椒 *Zanthoxylum bungeanum* Maxim.、苍耳 *Xanthium sibiricum* Patrin ex Widder、苎麻 *Boehmeria nivea*（L.）Gaudich.、杜仲 *Eucommia ulmoides* Oliver.、杠柳 *Periploca sepium* Bge.、杏 *Prunus armeniaca* L.、吴茱萸 *Evodia rutaecarpa*（Juss.）Benth.、何首乌 *Polygonum multiflorum* Thunb.、皂荚 *Gleditsia sinensis* Lam.、佛手 *Citrus medica* L. var. *sarcodactylis* Swingle、条叶龙胆 *Gentiana manshurica* Kitag.、条斑紫菜 *Porphyra yezoensis* Ueda、补骨脂 *Psoralea corylifolia* Linn.、忍冬 *Lonicera japonica* Thunb.、鸡矢藤 *Paederia scandens*（Lour.）Merr.、青花椒 *Zanthoxylum schinifolium* Sieb. et Zucc.、玫瑰 *Rosa rugosa* Thunb.、茉莉 *Jasminum sambac*（L.）Ait、苦木 *Picrasma quassioides*（D. Don）Benn、苦瓜 *Momordica charantia* L.、大叶白蜡树 *Fraxinus rhynchophylla* Hance、苦参 *Sophora flavescens* Ait.、苘麻 *Abutilon theophrasti* Medicus、茅苍术 *Atractylodes lancea*（Thunb.）DC.、香茅 *Hierochloe odorata*（L.）Beauv.、板栗 *Castanea mollissima* Blume、枫香 *Liquidambar formosana* Hance、刺儿菜 *Cirsium setosum*（Willd.）MB.、郁李 *Cerasus japonica*（Thunb.）Lois.、欧亚旋覆花 *Inula britannica* L.、欧李 *Prunus humilis* Bunge、虎杖 *Polygonum cuspidatum* Sieb. et Zucc.、罗布麻 *Apocynum venetum* L.、罗勒 *Ocimum basilicum* L、垂盆草 *Sedum sarmentosum* Bunge.、委陵菜 *Potentilla chinensis* Ser.、侧金盏花 *Adonis amurensis* Regel et Radde、侧柏 *Platycladus orientalis*（L.）Franco、佩兰 *Eupatorium fortunei* Turcz.、金钱松 *Pseudolarix kamepferi* Gord.、卷丹 *Lilium lancifolium* Thunb.、卷柏 *Selaginella tamariscina*（Beauv.）Spring、单叶蔓荆 *Vitex trifolia* L. var. *simplicifolia* Cham.、泡桐 *Paulownia tomentosa*（Thunb.）Steud.、细叶十大功劳 *Mahonia fortunei*（Lindl.）Fedde、细叶百合 *Lilium pumilum* DC.、华细辛 *Asarum sieboldii* Miq.、珊瑚菜 *Glehnia littoralis* Fr. Schmidt ex Miq.、荆芥 *Nepeta cataria* L.、茜草 *Rubia cordifolia* L.、草麻黄 *Ephedra*

sinica Stapf、茴香 *Foeniculum vulgare* Mill.、南瓜 *Cucurbita moschata*（Duch. ex Lam.）Duch. ex Poiret、枳椇 *Hovenia dulcis* Thunb.、栀子 *Gardenia jasminoides* Ellis、枸杞 *Lycium chinense* Mill.、枸骨 *Ilex cornuta* Lindl. ex Paxt.、柿 *Diospyros kaki* Thunb.、柽柳 *Tamarix chinensis* Lour.、厚朴 *Magnolia officinalis* Rehd. et Wils.、牵牛 *Pharbitis nil*（L.）Choisy、香薷 *Elsholtzia ciliata*（Thunb.）Hyland.、姜 *Zingiber officinale* Roscoe、活血丹 *Glechoma longituba*（Nakai）Kupr.、孩儿参 *Pseudollaria heterophylla*（Miq.）Pax ex Pax et Hoffm.、络石 *Trachelospermum jasminoides*（Lindl.）Lem.、绞股蓝 *Gynostemma pentaphyllum*（Thunb.）Makino、盐肤木 *Rhus chinensis* Mill.、桔梗 *Platycodon grandiflorus*（Jacq.）A. DC.、栝楼 *Trichosanthes kirilowii* Maxim.、桃 *Prunus persica*（L.）Batsch、夏枯草 *Prunella vulgaris* L.、柴胡 *Bupleurum chinense* DC.、党参 *Codonopsis pilosula*（Franch.）Nannf.、崂山百合 *Lilium tsingtauense* Gilg、透骨草 *Phryma leptostachya* L.、臭椿 *Ailanthus altissima*（Mill.）Swingle、射干 *Belamcanda chinensis*（L.）DC.、徐长卿 *Cynanchum paniculatum*（Bunge.）Kitagawa、狼毒大戟 *Euphorbia fischeriana* Steud.、拳参 *Polygonum bistorta* L.、海带 *Laminaria japonica* Aresch.、海洲香薷 *Elsholtzia splendens* Nakai、海蒿子 *Sargassum pallidum*（Turn.）C. Ag.、家鸡 *Gallus gallus domesticus* Brisson、桑 *Morus alba* L.、接骨木 *Sambucus williamsii* Hance、菘蓝 *Isatis indigotica* Fortune、黄瓜 *Cucumis sativus* L.、黄花败酱 *Patrina scabiosaefolia* Fisch. ex Trev、黄花菜 *Hemerocallis citrina* Baroni、黄芩 *Scutellaria baicalensis* Georgi、黄精 *Polygonatum sibiricum* Delar. ex Redoute、黄檗 *Phellodendron amurense* Rupr.、菟丝子 *Cuscuta chinensis* Lam.、菊花 *Dendranthema morifolium*（Ramat.）Tzvel.、野菊 *Dendranthema indicum*（L.）Des Moul.、野葛 *Pueraria lobata*（Willd.）Ohwi、蛇床 *Cnidium monnieri*（L.）Cuss.、银耳 *Tremella fuciformis* Berk.、甜瓜 *Cucumis melo* L.、脱皮马勃 *Lasiosphaera fenzlii* Reich.、猕猴桃 *Actinidia chinensis* Planch、旋覆花 *Inula japonica* Thunb.、续随子 *Euphorbia lathyris* L.、斑地锦 *Euphorbia maculata* L.、款冬 *Tussilago farfara* L.、葫芦 *Lagenaria siceraria*（Molina）Standl、葱 *Allium fistulosum* L.、落新妇 *Astilbe chinensis*（Maxim.）Franch. et Sav.、

萱草 *Hemerocallis fulva*（L.）L.、萹蓄 *Polygonum aviculare* L.、紫丁香 *Syringa oblata* Lindl.、紫芝 *Ganoderma sinense* Zhao, Xu et Zhang、紫色马勃 *Calvatia lilacina* Lloyd.、紫花地丁 *Viola yedonensis* Makino、紫花前胡 *Peucedanum decusivum*（Miq.）Maxim.、紫苏 *Perilla frutescens*（L.）Britt.、紫草 *Lithospermum erythrorhizon* Sieb. et Zucc.、紫萍 *Spirodela polyrrhiza*（L.）Schleid.、黑三棱 *Sparganium stoloniferum*（Graebn.）Buch.、黑眶蟾蜍 *Bufo melanostictus* Schneider、黑蚱 *Cryptotympana pustulata* Fabricius、番红花 *Crocus sativus* L.、阔叶十大功劳 *Mahonia bealei*（Fort.）Car、阔叶山麦冬 *Liriope platyphylla* Wang et Tang、滑石 Talcum、寒水石 Calcitum(Gypsum Rubrum)、蒜 *Allium sativum* L.、蓝刺头 *Echinops latifolius* Tausch.、蓖麻 *Castor bean* Latin、蓟 *Cirsium japonicum* DC.、蒺藜 *Tribulus terrestris* L.、蒲公英 *Taraxacum mongolicum* Hand.-Mazz.、楝树 *Melia azedarach* L.、槐 *Sophora japonica* Linn.、路边青 *Geum aleppicum* Jacq.、腺梗豨莶 *Siegesbeckia pubescens* Makino、蔓荆 *Vitex trifolia* L.、酸枣 *Ziziphus jujuba* Mill. var. *spinosa*（Bunge）Hu ex H. F. Chou、酸浆 *Physalis alkekengi* L. var. *franchetii*（Mast.）Makino、豨莶 *Siegesbeckia orientalis* L.、膜荚黄芪 *Astragalus membranaceus*（Fisch.）Bunge、赭石 Haematitum、樟 *Cinnamomum camphora*（L.）Presl、蝙蝠 *Vespertilio superans* Thomas、蝙蝠葛 *Menispermum dauricum* DC.、薤 *Allium chinensis* G. Don、薯蓣 *Dioscorea opposita* Thunb.、薏苡 *Coix lacryma-jobi* L.、薄荷 *Mentha haplocalyx* Briq.、藜芦 *Veratrum nigrum* L.、翻白草 *Potentilla discolor* Bunge、藿香 *Agastache rugosa*（Fisch. et Mey.）O. Ktze.、鳢肠 *Eclipta prostrata* L.、三疣梭子蟹 *Portunus trituberculatus*（Miers）、大黄鱼 *Larimichthys crocea*（Richardson）、小黄鱼 *Pseudosciaena polyactis* Bleeker、文蛤 *Meretrix meretrix* Linnaeus、中国明对虾 *Penaeus chinensis*（Osbeck）、毛蚶 *Scapharca subcrenata*（Lischke）、对虾 *Penaeus orientalis* Kishinouye、泥蚶 *Tegillarca granosa*（Linnaeus）、盘大鲍 *Haliotis gigantea discns* Reeve、魁蚶 *Sapharca inflate*（Reeve）等。

4. 鲁西南平原区

鲁西南平原区包括菏泽地区；济宁以南的南四湖（南阳湖、微山湖、昭阳湖、独山湖）；济宁以北的北五湖（安山湖、马踏湖、南旺湖、蜀山湖和马场湖）；东平湖地区，运西地区（大运河以西，以郓城为中心）；湖西地区（微山湖以西，以单县为中心）。

菏泽三大特产菏泽牡丹、曹州木瓜、曹州耿饼，有万亩牡丹，誉为牡丹之乡。曹县有万亩荷塘等（图 0-17 至图 0-21）。该区分布的常见药用植物、动物和矿物有：

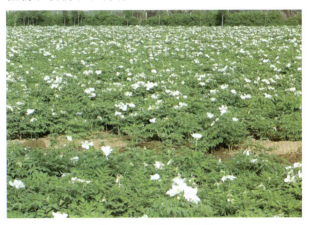

图 0-17 菏泽万亩牡丹

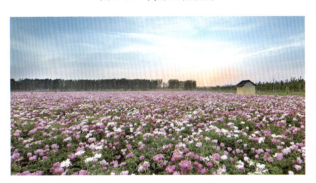

图 0-18 郓城千亩芍药

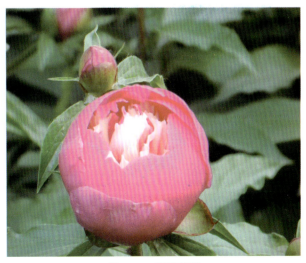

图 0-19 菏泽芍药

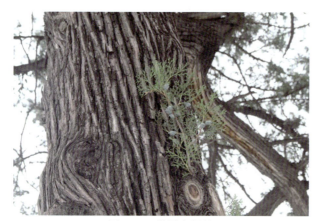

图 0-20　菏泽古侧柏

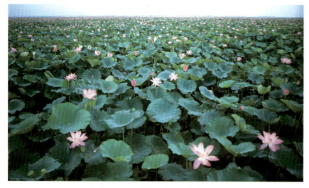

图 0-21　微山湖万亩荷塘

川楝 *MeLia toosendan* Sieb. et Zucc.、马鞭草 *Verbena officinalis* L.、木瓜 *Chaenomeles sinensis*（Thouin）Koehne、水蛭 *Hirudo nipponica* Whitman、牛蒡 *Arctium lappa* L.、牛膝 *Achyranthes bidentata* Blume、长叶地榆 *Sanguisorba officinalis* L. var. *longifolia*（Bert.）Yu et Li、丹参 *Salvia miltiorrhiza* Bunge、乌龟 *Mauremys reevesii*（Gray）、石竹 *Dianthus chinensis* L.、白术 *Atractylodes macrocephala* Koidz.、玄参 *Scrophularia ningpoensis* Hemsl.、地黄 *Rehmannia glutinosa*（Gaetn.）Libosch. ex Fisch. et Mey.、地榆 *Sanguisorba officinalis* L.、地鳖 *Eupolyphaga sinensis* Walker、芍药 *Paeonia lactiflora* Pall.、防风 *Saposhnikovia divaricata*（Turcz.）Schischk.、红花 *Carthamus tinctorius* L.、麦冬 *Ophiopogon japonicus*（Linn. f.）Ker-Gawl.、芡 *Euryale ferox* Salisb. ex Konig et Sims、牡丹 *Paeonia suffruticosa* Andr.、直立百部 *Stemona sessilifolia*（Miq.）、杭白芷 *Angelica formosana* Boiss.、刺猬 *Erinaceus europaeus* L.、知母 *Anemarrhena asphodeloides* Bung、卷柏 *Selaginella tamariscina*（Beauv.）Spring、油菜 *Brassica campeatris* L.、泽泻 *Alisma orientale*（Sam.）Juz.、枸杞 *Lycium*

chinense Miller、柿 *Diospyros kaki* Thunb.、蚂蟥 *Whitmania pigra* Whitman、孩儿参 *Pseudostellaria heterophylla*（Miq.）Pax、绞股蓝 *Gynostemma pentaphyllum*（Thunb.）Makino、莲 *Nelumbo nucifera* Gaertn、桔梗 *Platycodon grandiflorus*（Jacq.）A. DC.、栝楼 *Trichosanthes kirilowii* Maxim.、射干 *Belamcanda chinensis*（L.）DC.、家鸡 *Gallus gallus domesticus* Brisson、菱角 *Trapa bispinosa* Roxb.、菘蓝 *Isatis indigotica* Fortune、菊花 *Dendranthema morifolium*（Ramat.）Tzvel.、梅花鹿 *Cervus nippon* Temminck、葫芦巴 *Trigonella foenum-graecum* L.、葱 *Allium fistulosum* L.、黑三棱 *Sparganium stolonierum* Buch. -Ham.、黑蚱 *Cryptotympana pustulata* Fabricius、蒜 *Allium sativum* L.、蒙古兔 *Lepus tolai* Pallas、膜荚黄芪 *Astragalus membranaceus*（Fisch.）、蕺菜 *Houttuynia cordata* Thunb.、蝙蝠 *Vespertilio superans* Thomas、鲤鱼 *Cyprinus carpio* Linnaeus、薯蓣 *Dioscorea opposita* Thunb.、薏苡 *Coix lacryma-jobi* L.、薄荷 *Mentha haplocalyx* Linn.、冀地鳖 *Steleophaga plancyi*（Boleny）、鳖 *Trionyx sinensis* Wiegmann、獾 *Meles meles* Linnaeus 等。

二、齐鲁道地药材

道地药材是指先秦以来中医临床传承使用的中药材总称。据《杜佑通典》中记载："秦有太医令丞主医药"，说明当时中药材已经形成了完整的商业化体系。《黄帝内经》中记载："岁物者，天地之专精也，非司岁物则气散，质同而异等也"。寇宗奭（宋）在《本草衍义》中提出："凡用药必须择州土所宜者，则药力具，用之有据"。在宋代道地药材得到了高度的总结和发展，并在概念与理论上进行了阐述。道地药材是指在一特定自然环境的地域内所产的药材，我国中医药专家，在总结了中药临床实践的基础上，将符合临床用药要求的药材基本属性归纳为四产，即产地、产季、产作、产收。

换言之，疗效确切的中药材即是道地药材。所谓产之有地，采之有时……，是说药材的四产不同，其内在物质的组分不同，其功能和疗效存在着自然的显著性差异。道地药材是中药基原内涵的高度概括，中药基原的标准涵盖了药材生产地（生态环境）、采收加工的时间、田间管理的技术、贮藏保管的条件等四项基本要求。

　　道地即疗效确切可靠，在中医处方中，常将中药饮片前冠以地名，以示货真价实。常见的齐鲁道地药材有北沙参、济银花、汶香附、金丝小枣、济菊花、东全蝎等，经实地考察不完全统计，齐鲁道地药材有130种之多，其分布地域广泛、应用历史悠久、加工方法独特、炮制技术一脉相承、绝大部分为栽培品和养殖品。山东省地产药材集散地是舜王出生地鄄城，即舜王城中药材市场。

　　按照自然地理区划，山东道地药材集中分布于鲁中南山地丘陵区、鲁东丘陵区、鲁西北平原区和鲁西南平原区，以丘陵区产量最大、品种最多。如五莲山连翘（图0-22）、历城远志、日照月见草、长岛海参、文登西洋参（图0-23）、平阴玫瑰、平邑金银花（图0-24）、忍冬藤、徐长卿、东平三棱、东阿阿胶、东明和泰安香附（图0-25）、东营蒲黄、方海、乐陵金丝小枣（图0-26）、蜂蜜、蜂王浆、蜂蜡、蜂胶、兰陵蒜、汶上酸枣仁、青州山楂、枣庄山茱萸、石榴皮、肥城瓜蒌（图0-27）、瓜蒌皮、瓜蒌子、天花粉、单县附子、莒县黄芩；莒南和沂水蟾酥、干蟾、荣成海带、石决明、海藻、威海蔓荆子、崮山无花果、海螵蛸（图0-28）、临沂半夏、楮实子、莲子、藕节、莲须、荷梗、临朐丹参、甜杏仁、苦杏仁、费县柏子仁、侧柏叶、泰山赤灵芝、穿山龙、白首乌（图0-29）、羊乳（四叶参）、黄精、硬紫草、核桃仁、分心木、槐花、莱阳沙参、龙胆、莱芜干姜（图0-30）、白花丹参（图0-31）、崂山灵芝、卷柏、石韦、百合（图0-32）、黄精、何首乌、烟台太子参、胶州芸台子、鄄城白果仁、银杏叶、聊城枸杞子、地骨皮、黄河三角洲西河柳、罗布麻叶、茵陈、白茅根、芦根、菏泽牡丹皮（图0-33）、白芍（图0-34）、地黄、红花、山药、麦冬、虎掌南星、桑椹、桑叶、紫苏（图0-35）、牛膝、薄荷、板蓝根、大青叶、曹州木瓜、柿霜（图0-36）、柿蒂、佛手、鄄城白芷、地黄、章丘葱、淄博桔梗、藤梨根、板栗、花椒（图0-37）、苦杏仁、蓬莱延胡索、蒙山瞿麦、马兜铃、地榆、蒙阴全蝎（图0-38）、酸枣仁、桃仁、桃胶、微山湖水蛭、荷叶、莲子、芡实、鳖甲、龟板、鲤鱼、鲫鱼、菱角（图0-39）、滨州蛇床子、麻黄、蔓荆子、嘉祥济菊花、潍坊莱菔、莱菔子、百部（直立百部）、昆嵛山天麻、荆芥等。

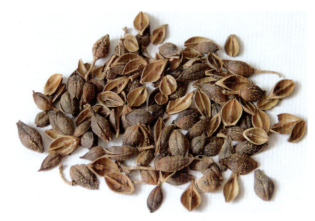

图0-22　五莲山连翘

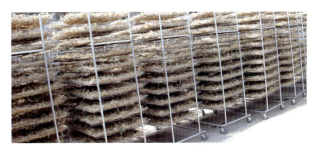

图0-23　文登西洋参

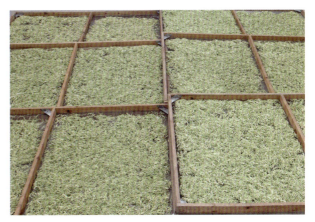

图0-24　平邑金银花

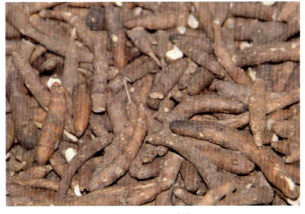

图0-25　汶香附

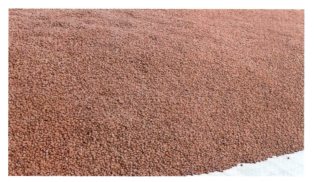

图 0-26　乐陵金丝小枣

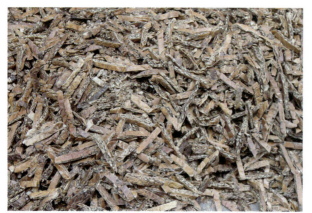

图 0-27　肥城瓜蒌

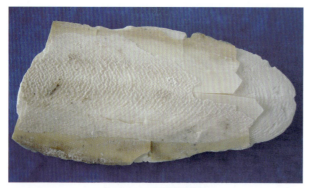

图 0-28　威海海螵蛸

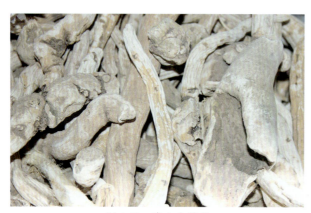

图 0-29　泰山白首乌

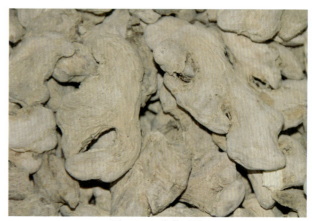

图 0-30　莱芜干姜

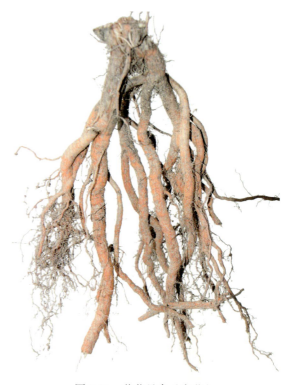

图 0-31　莱芜丹参（白花）

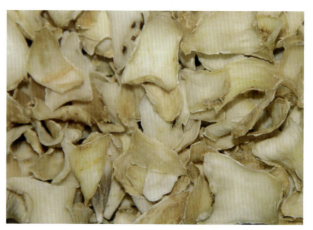

图 0-32　崂山百合

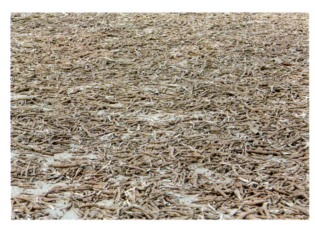

图 0-33 菏泽牡丹皮

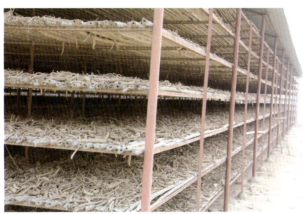

图 0-34 菏泽白芍

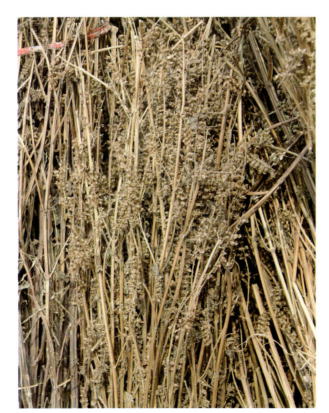

图 0-35 菏泽紫苏

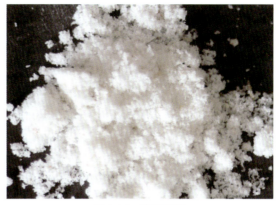

图 0-36 曹州柿霜

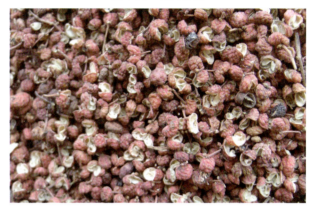

图 0-37 淄博花椒

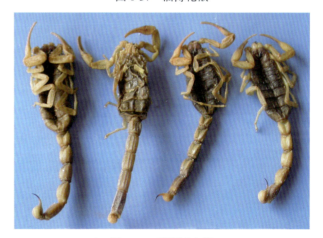

图 0-38 蒙阴淡全蝎

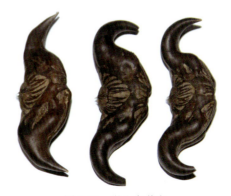

图 0-39 微山湖菱角

三、齐鲁中医药科学技术历史沿革

中医药是中华民族繁衍发展的优秀科学技术和宝贵财富，据可考的文字记载，已有5000余年的悠久历史。在公元前4082至公元前3702年，神农氏（炎帝，图0-40）系统地总结了中医药的科学实践，并亲自口尝身试百草之滋味、辨别其品质特征，发现了治病救人的药品，撰成了人类最早的中药学著作《神农本草经》。

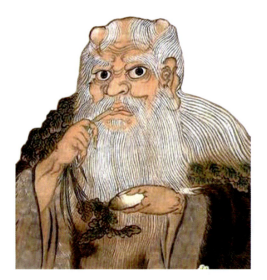

图 0-40　神农氏

1. 齐鲁中医药科学历史沿革

齐鲁中医药科学可追溯到舜帝时代（公元前2277至公元前2178年，图0-41），"舜生于诸冯，迁于负夏，卒于鸣条，东夷之人也"；即今山东诸城市万家庄乡诸冯村人。舜王地位显赫、对中医药的贡献卓越。在这一时期，源于齐鲁的砭石疗法形成，大汶口文化遗址出土的砭石表明，山东是砭石的主要发源地。公元前1549至公元前1448年，商朝初年丞相、中华厨祖伊尹（图0-42），并以擅长医术而闻名，在神农氏辨百药之味性的基础上，著有《汤液经法》32卷，尊为中药汤剂始祖。商朝第五任君主沃丁以天子之礼把伊尹安葬于亳都附近，以表彰他的贡献。

春秋战国时代，传有鲁国阿邑神医长桑君（生平履贯未详）精于医道，撰有医书医方甚多，传有针灸"长桑君天星秘诀（乾坤生意）"等经典

之作。

公元前407至公元前310年，齐国勃海郡（今河北任丘）郑人扁鹊（图0-43）创立了中医《内经》和《外经》，被誉为我国传统医学的鼻祖，是我国历史上第一位载入正史的医家，创立了针刺疗法与脉学，被后世尊为"针灸祖师"，对中医药学的发展有着特殊的贡献。相传扁鹊里籍为齐国卢邑（今山东长清），号卢医。相传其师承长桑君，尽得其道，遂成古代名医。《史记·扁鹊仓公列传》中记载："扁鹊少时为人舍长。舍客长桑君过，扁鹊独奇之，常谨遇之。长桑君亦知扁鹊非常人也。出入十余年，乃呼扁鹊私坐，间与语曰：'我有禁方，年老，欲传与公，公毋泄。'扁鹊曰：'敬诺。'乃出其怀中药予扁鹊：'饮是以上池之水，三十日当知物矣。'乃悉取其禁方书尽与扁鹊。"此后，扁鹊悬壶行医，奔波于齐鲁大地，为百姓诊脉治病。

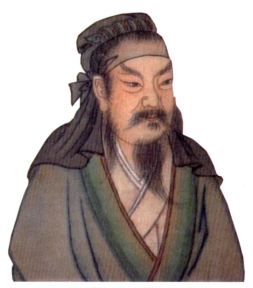

图 0-41　舜帝

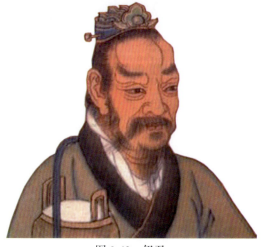

图 0-42　伊尹

用法用量：日常食用。

2 海藻 Hai Zao

（一）基原

1. 集解

海藻始载于《神农本草经》，列为中品。《名医别录》中记载："海藻生东海池泽，七月七日采，曝干。"陶弘景曰："生海岛上，黑色如乱发而大少许，叶大都似藻叶。"陈藏器曰："此有二种，马尾藻生浅水中，如短马尾细，黑色，用之当浸出咸味；大叶藻生深海中及新罗，叶如水藻而大。"《本草纲目》收入草部水草类，载："海藻近海诸地采取，亦作海菜。"本品生长于海中，洁净如浴澡，故名。

2. 品种

（1）小叶海藻：为绿藻纲马尾藻科羊栖菜属植物羊栖菜 *Sargassum fusiforme*（Harv.）Setch. 的干燥藻体。

（2）大叶海藻：为绿藻纲马尾藻科马尾藻属植物海蒿子 *Sargassum pallidum*（Turn.）C.Ag. 的干燥藻体。

3. 分布

本品山东境内均产于烟台、青岛、日照、威海等沿海地区。

4. 生态

（1）羊栖菜：生于低潮带岩石上。

（2）海蒿子：生长于潮间带的石沼中和大干潮线下 1～4m 深处的岩石上。

5. 形态特征

（1）羊栖菜：多年生褐藻，藻体直立，高30～50cm，最长达 3m 以上，多分枝，黄褐色，肥厚多汁，叶状体的变异很大，形状各种各样。藻体可分假根、主干、叶与气囊。圆柱状假根具分枝。"茎"下方初生叶扁厚，卵圆形，"茎"上部后生"叶"棒状或茄形。气囊纺锤形，生于叶腋。雌雄异株，生殖托内分别形成卵囊和精子囊。雌托椭圆形，长 2～4mm，直径 1～1.5mm；雄托圆柱形，长 0.4～1cm，直径 1～1.5mm。成熟

期为 6～7 月（图 2-1）。

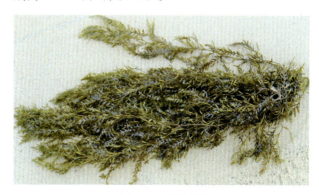

图 2-1 羊栖菜植株

（2）海蒿子：多年生褐藻，藻体直立，高30～60cm，黑褐色，有的被白霜。主干呈圆柱状，具圆锥形突起，主枝自主干两侧生出，侧枝自主枝叶腋生出，具短小的刺状突起。初生叶披针形或倒卵形，长 5～7cm，宽约 1cm，全缘或具粗锯齿；次生叶条形或披针形，叶腋间有着生条状叶的小枝。气囊黑褐色，球形或卵圆形，有的有柄，顶端钝圆，有的有细短尖。雌雄异株。成熟期为 9～12月（图 2-2）。

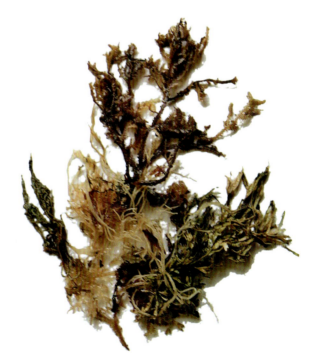

图 2-2 海蒿子植株

6. 产地加工

全年均可采收，但以立秋前后最宜，此时藻体最大，出芽率最高，而且已进行了有性生殖，捞出后用淡水洗漂，去净盐沙，晒干。

（二）药材

1. 性状特征

（1）小叶海藻：干燥藻体卷曲皱缩成团块状，棕黑色或黑褐色。表面带一层白色盐霜。用水浸软后膨胀，黏滑柔韧，肉质厚，固着器假根状，主干直立，圆柱形，表面粗糙。主干上有分枝，枝上生叶，叶呈线状或根棒状，有的先端膨大，中空成气囊。生殖托圆柱状或长椭圆形，有柄，丛生于小枝或叶腋间。气腥，味咸（图2-3）。

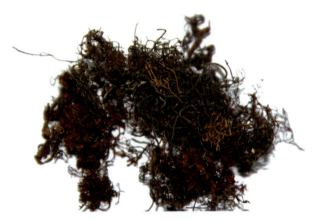

图 2-3　小叶海藻药材

（2）大叶海藻：干燥藻体皱缩卷曲，黑褐色，有的披盐霜。用水浸软后膨胀，略黏滑柔韧。固着体盘状，上生圆柱状的主干及枝，枝干上有小刺，叶形变异很大，基部的叶呈长披针形，全缘或稍有粗锯齿，革质。上部的叶呈狭披针形或丝状。气囊呈圆球形或纺锤形，顶端圆滑或有针状突起。叶腋间生有圆柱形生殖托。气腥、味咸（图2-4）。

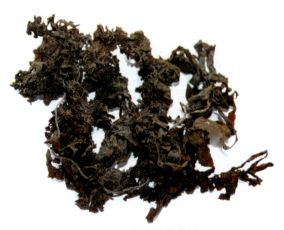

图 2-4　大叶海藻药材

2. 商品规格

本品均为统货，分咸统、淡统等。

3. 道地药材

本品山东沿海产为道地药材。

4. 质量标志

（1）小叶海藻：以色黑、条长、干燥无杂质者为佳。

（2）大叶海藻：以枝嫩、盐霜少、色黑褐、无沙石者为佳。

5. 显微特征

（1）小叶海藻组织鉴别

1）叶横切面：呈椭圆形，有6～8个钝棱，由表皮、皮层和髓部组成。表皮细胞排列紧密，直径15～25μm，细胞壁增厚，内含褐色物。皮层细胞较大，呈长椭圆形，直径20～60μm，壁较薄；紧贴表皮者小，类圆形或多角形。髓部细胞略小，直径10～30μm，壁稍增厚（图2-5）。

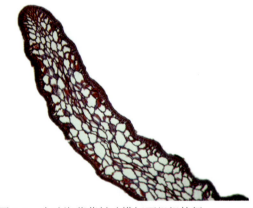

图 2-5　小叶海藻药材叶横切面组织特征

2）主干横切面：呈类圆形。表皮细胞略大，直径20～30μm；皮层细胞呈类圆形至椭圆形，直径20～40μm；髓部细胞与叶相同。

（2）大叶海藻组织鉴别

1）叶横切面：呈扁平带状。叶片由表皮、皮层组成，中肋部较厚，中心有椭圆形髓部。表皮细胞排列紧密，壁较厚；皮层宽广，细胞较大，壁较薄；中央髓部细胞排列较密，壁较厚。

2）主干横切面：呈三角形，亦由表皮、皮层、髓部组成，各部分构造与叶相似。

6. 化学组分

小叶海藻藻体含多糖，如褐藻酸，羊栖菜多

糖 A、羊栖菜多糖 B、羊栖菜多糖 C，褐藻淀粉（laminarin），马尾藻多糖（sargassan）。此外，还含藻胶酸、粗蛋白、甘露醇及含钾、碘无机盐等。

大叶海藻藻体含褐藻酸、马尾藻多糖、褐藻糖胶、岩藻糖、褐藻胶等。此外，还含藻胶酸、粗蛋白、甘露醇、磷脂酰乙醇胺等。

7. 理化特征

化学定性：

（1）取粉末 0.5g，加 10% 铬酸溶液 10ml，微热 30 分钟，水洗去铬酸液，残渣置载玻片上，加硫酸数滴，海蒿子呈淡绿色，微热后稍溶解；羊栖菜呈棕褐色，微热后不溶解。

（2）取本品 1g，剪碎，加水 20ml，冷浸数小时，滤过，滤液浓缩至 3 ~ 5ml，加三氯化铁试液 3 滴，生成棕色沉淀。

（3）取上述浓缩液 2 ~ 3ml 加三氯化铁试液 2 ~ 3 滴，即产生棕色沉淀，再加 0.1mol/L 氢氧化钠溶液 3 滴，振摇棕色沉淀即溶解，继续加氢氧化钠溶液则呈橙黄色澄清溶液（检查甘露醇）。

8. 贮藏

袋装。置阴凉干燥处保存，防潮，防热。

（三）炮制与饮片

1. 药材炮制

除去杂质，洗净，稍晾，切段，干燥。

2. 饮片名称

海藻。

3. 药品类别

化痰药。

4. 性状特征

本品卷曲皱缩成团，余同药材。

5. 质量要求

（1）水分：不得过 19.0%。

（2）重金属及有害元素：铅不得过 5mg/kg，镉不得过 4mg/kg；汞不得过 0.1mg/kg；铜不得过 20mg/kg。

（3）浸出物：用热浸法测定，乙醇作溶剂，不得少于 6.5%。

（4）含量测定：本品含海藻多糖以岩藻糖（$C_6H_{12}O_5$）计，不得少于 1.70%。

6. 性味功能

本品性寒，味苦、咸。软坚散结，消痰利水。用于瘿瘤、瘰疬、睾丸肿痛、痰饮水肿等症。

7. 用法用量

内服：煎汤、浸酒或入丸、散，6 ~ 12g。

8. 配伍禁忌

反甘草。

9. 使用注意

脾胃虚寒蕴湿者忌服。

10. 贮藏

袋装。置阴凉干燥处保存，防潮，防热。

（四）经典方剂与临床应用

牡蛎泽泻散（《伤寒论》）

处方：牡蛎（熬），泽泻，蜀漆（暖水洗去腥），葶苈子（熬），商陆根（熬），海藻（洗去咸），天花粉各等份。

制法：上七味，分别捣碎，下筛为散，置于臼中研之。

功能主治：逐水消肿。治大病愈后、水气停聚、腰以下浮肿、小便不利、脉沉实有力者。

用法用量：白开水送服，1 次 1g，1 日 3 次。小便利，止后服。

用药禁忌：肾虚者忌服。

（五）食疗与药膳

1. 猪肉海藻汤

原料：猪瘦肉 150g，海藻、夏枯草各 30g，盐、味精各适量。

制作方法：先将海藻、夏枯草共入锅，加适量水共煮汁，待汁浓时停火去渣取汁；将切好的猪肉丝，加入药汁中共煮，待肉熟时，加入盐、味精调味即成。

功能主治：清热解毒，软坚散结，生津止渴。可辅助治疗淋巴结核、淋巴结肿大等。

用法用量：1 日 1 次或隔日 1 次。常服用，食肉饮汤。

2. 海藻汤

原料： 海藻 50g，水 500ml。

制作方法： 将海藻切碎入锅，加入 500ml 水，煎煮 30 分钟即成。

功能主治： 软坚散结，消痰。用于瘿瘤结肿或瘰疬结核、睾丸肿痛、疝气、高血脂等症。

用法用量： 1 次 100ml，1 日 2 次，口服。

使用注意： 海藻反甘草，脾胃虚寒、血气亏虚、畏冷者慎食。

③ 紫菜 Zi Cai

（一）基原

1. 集解

紫菜始载于《食疗本草》，原名甘紫菜。书中记载："紫菜生南海中，附石。正青色，取而干之则紫色。"李时珍曰："闽、越海边悉有之。大叶而薄。彼人授成饼状，晒干货之，其色正紫，亦石衣之属也。"陈藏器曰："多食令人腹痛发气，吐白沫，饮热醋少许，即消。"

2. 品种

紫菜为红藻纲红毛菜科紫菜属甘紫菜 *Porphyratenera* Kjellm. 的干燥叶状体。

3. 分布

本品山东境内产于烟台、青岛、日照、威海等沿海地区。

4. 生态

紫菜生于浅海潮间带的岩石上。有养殖（图 3-1）。

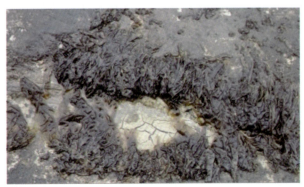

图 3-1　紫菜生态

5. 形态特征

甘紫菜：藻体暗紫绿，略带褐色，披针形、亚卵形或长卵形，长 12～30cm 以上。基部呈心脏形、圆形或楔形，边缘稍有褶皱或无，具有稀疏的锯齿。藻体单层，局部双层。色素体单一或少数具双。基部细胞呈圆头形。雌雄异株，少数同株（图 3-2）。

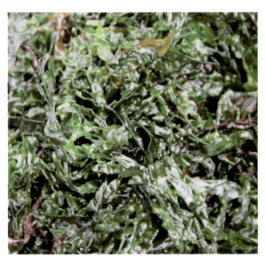

图 3-2　甘紫菜

6. 产地加工

夏、秋二季采收，晒干或烘干（图 3-3）。

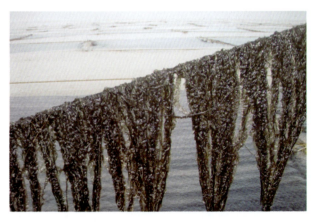

图 3-3　甘紫菜

（二）药材

1. 性状特征

藻体常粘连成片，深紫色或紫色。水泡开后，单个完整藻体较薄，卵形或长条形，长 20～50cm，宽 10 ～ 25cm；表面平滑，边缘有皱褶或呈微波状。体轻，质柔韧。气微腥，味微咸（图 3-4）。

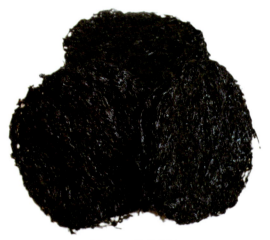

图 3-4 紫菜药材

2. 商品规格
本品均为统货。

3. 道地药材
本品山东威海产者为道地药材。

4. 质量标志
紫菜以体轻薄、色紫红、无杂质者为佳。

5. 化学组分
脂多糖（lipopolysaccharide），维生素 B_{12}，砷（As），维生素 B_2，烟酸、硫辛酸、胆碱、丙氨酸、谷氨酸、天冬氨酸等氨基酸，β- 胡萝卜素、α- 胡萝卜素、叶黄素、玉蜀黍黄质、藻红蛋白、藻青蛋白（phycocyan），α- 蒎烯、d-柠檬烯、异松油烯、牻牛儿醇、葛缕酮、糠醛、缬草酸、甲酸、乙酸、丙酸及脂类等。

（三）炮制与饮片

1. 药材炮制
除去杂质，洗净，切段，干燥。

2. 饮片名称
紫菜。

3. 药品类别
清热化痰药。

4. 性状特征
本品呈粘连成片的碎段状，深紫色或紫色。余同药材。

5. 质量要求
同药材。

6. 性味功能
本品味甘、咸，性凉。软坚散结，清热化痰，利尿。用于瘿瘤、瘰疬、咳嗽痰稠、饮酒过多、烦热不安、脚气、水肿、小便不利。

7. 用法用量
煎汤，煮食，研末等。

8. 配伍禁忌
紫草属于藻类，反甘草。腹痛便溏、脾胃虚寒者忌食。

9. 使用注意
《本草拾遗》记载："多食令人腹痛，发气，吐白沫，饮热醋少许即消。"故本品非久服之物。

10. 贮藏
盒装或袋装。置阴凉干燥处。

（四）食疗与药膳

1. 紫菜汤
原料： 紫菜 15g。

制作方法： 加水煎服；或用猪肉与紫菜煮汤，略加油、盐调味食。

功能主治： 用于瘿瘤、瘰疬和痰核肿块。

2. 紫菜散
原料： 紫菜 15g。

制作方法： 研成细末。每次 5g，蜂蜜兑开水送服。

紫菜清热化痰，蜂蜜润肺止咳。

功能主治： 用于肺脓肿、支气管扩张，咳嗽痰稠或腥臭。

3. 紫菜南瓜汤
原料： 紫菜 10g，老南瓜 100g，虾皮 20g，鸡蛋 1 个，猪油、黄酒、酱油、醋、味精、香油适量。

制作方法：将紫菜撕碎，洗净备用；将鸡蛋打入碗内；虾皮用黄酒浸泡，火上置铁锅，放少许猪油，油热后放入酱油炝锅，加水适量，放入虾皮、老南瓜（切块）煮30分钟；将紫菜加入，10分钟后打入搅匀的鸡蛋液，加上醋、味精，淋上香油即可食用。

功能主治：护肝，补肾。

④ 木耳 Mu Er

（一）基原

1. 集解

木耳始载于《神农本草经》桑根白皮项下，列为下品，名木檽。《名医别录》中载："五木耳生犍为山谷。六月多雨时采，即曝干。"陶弘景曰："此云五木耳，而不显言是何木。惟老桑树生桑耳，有青、黄、赤、白者。软湿者人采以作菹，无复药用。"恭曰："桑、槐、楮、榆、柳，此为五木耳。软者并堪啖。楮耳人常食，槐耳疗痔。煮浆粥安诸木上，以草覆之，即生蕈尔。"《本草纲目》中载："木耳各木皆生，其良毒亦必随木性，不可不审。然今货者，亦多杂木，惟桑、柳、楮、榆之耳为多云。"

权曰："蕈耳，古槐、桑树上者良，柘木者次之。其余树上，多动风气，发痼疾，令人肋下急，损经络背膊，闷人。"陈藏器曰："木耳，恶蛇、虫从下过者，有毒。枫木上生者，令人笑不止。采归色变者有毒，夜视有光者、欲烂不生虫者并有毒，并生捣冬瓜蔓汁解之。李时珍曰：按：张仲景云：木耳赤色及仰生者，并不可食。"

2. 品种

木耳为担子菌纲木耳科木耳属植物木耳 *Auricularia auricula*（L.）Underw. 培植或野生品的干燥子实体。

3. 分布

本品山东境内大部分地区均产。

4. 生态

木耳生长于栎、杨、榕、槐等120多种阔叶树的腐木上，单生或群生。现多为人工培植（图4-1，图4-2）。

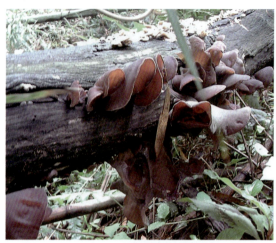

图4-1 木耳植株（培植）

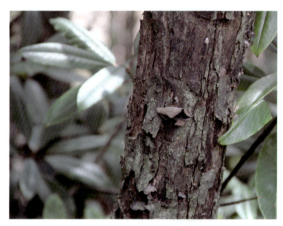

图4-2 野生木耳植株

5. 形态特征

木耳：子实体丛生，常覆瓦状叠生，耳状。叶状或近林状，边缘波状，薄，宽2～6cm，最大者可黑木耳达12cm，厚2mm左右，以侧生的短柄或狭细的基部固着于基质上。初期为柔软的胶质，黏而富弹性，以后稍带软骨质，干后强烈收缩，变为黑色硬而脆的角质至近革质。背面外面呈弧形，紫褐色至暗青灰色，疏生短绒毛。绒毛基部褐色，向上渐尖，尖端几无色，（115～135）μm×（5～6）μm。里面凹入，平滑或稍有脉状皱纹，黑褐色至褐色。菌肉由有锁状联合的菌丝组成，粗2～3.5μm。子实层生于里面，由担子、担孢子及侧丝组成。担子长60～70μm，粗约6μm，横隔明显。

孢子肾形，无色，（9～15）μm×（4～7）μm；分生孢子近球形至卵形，（11～15）μm×（4～7）μm，无色，常生于子实层表面。

6. 产地加工

夏、秋二季采收，除去杂质，晒干。

（二）药材

1. 性状特征

干燥子实体呈不规则耳状块片，多卷缩，直径约10cm。表面呈黑褐色或紫褐色，平滑，下表面色较淡；质脆，易折断。水浸后膨胀呈片状，淡棕褐色，质柔润微透明，表面附有黏液。气微香，味淡（图4-3至图4-5）。

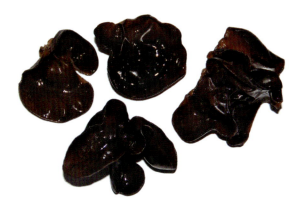

图4-5 木耳药材（水发品）

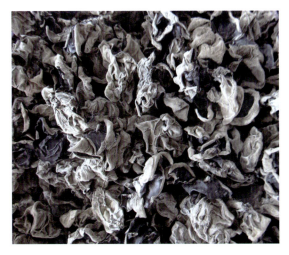

图4-3 木耳药材

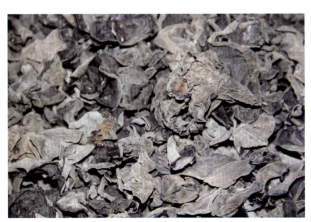

图4-4 木耳药材（青州产品）

2. 商品规格

（1）干品：分1～3等。

一等品：耳片黑褐色，有光亮感，背面灰色；不允许有拳耳、流耳、流失耳、虫蛀耳和霉烂耳；朵片完整，不能通过直径2cm的筛眼；含水量不能超过14%；干湿比为1：15以上；耳片厚度为1mm以上；杂质不能超过0.3%。

二等品：耳片黑褐色，背暗灰色；不允许有拳耳、流耳、流失耳、虫蛀耳和霉烂耳；朵片完整，不能通过直径1cm的筛眼；含水量不能超过14%；干湿比为1：14以上；耳片厚度为0.7mm以上，杂质不能超过0.5%。

三等品：耳片光泽多为黑褐色或浅棕色；拳耳不能超过1%；流耳不能超过0.5%；不允许有流失耳、虫蛀耳和霉烂耳；朵小或成碎片，不能通过直径0.4cm的筛眼；含水量不能超过14%；干湿比为1：12以上；杂质不能超过1%。没有虫蛀耳、霉烂耳。

（2）鲜品：常按照下面要求分等。

1）特级品（单片耳）：主要以小孔技术栽培，单片耳主要以棚室吊袋，春耳、秋耳居多，单片采摘，分阴阳面。阴面为黑色，阳面为灰白色或青色，叶片均匀规整，有光泽，无杂质。

2）甲级品（春耳）：春耳以小暑前采收者为主，面青色，底灰白，有光泽，朵大肉厚，膨胀率大；肉层坚韧，有弹性，无杂质，无卷耳、拳耳（由于成熟过度，久晒不干，黏在一起）。

3）乙级品（伏耳）：伏耳以小暑到立秋前采收者为主。表面青色，底灰褐色，朵形完整，无杂质。

4）丙级品（秋耳）：秋耳以立秋以后采收者为主。色泽暗褐，朵形不一，有部分碎耳、鼠耳（小木耳），无杂质。

5）丁级品：不符合上述规格，不成朵或碎片占多数者。

3. 道地药材

本品山东产者，以鱼台、临沂产品为道地药材。

4. 质量标志

本品以干燥、片大、肉厚者为佳。

5. 化学组分

木耳多糖，L-岩藻糖（fucose），L-阿拉伯糖（L-arabinose），D-木糖（D-xylose），D-甘露糖（D-mannose），D-葡萄糖（D-glucose），葡萄糖醛酸（glucuronicacid）等。

菌丝体含外多糖（exopolysaccharide），麦角甾醇（ergosterol），原维生素 D_2（provitamin D_2），黑刺菌素（ustilaginoidin）。

6. 贮藏

散货盒装或袋装，压缩品密封后盒装。置阴凉干燥处保存。

鲜品贮藏适宜温度为 0℃，相对湿度 95% 以上为宜。因它是胶质食用菌，质地柔软，易发黏成僵块，需适时通风换气，以免霉烂。

（三）炮制与饮片

1. 药材炮制

取干木耳，除去杂质。

2. 饮片名称

木耳。

3. 药品类别

补益类药。

4. 性状特征

本品呈不规则形或长方形压缩块状。余同药材。

5. 质量要求

本品以块形完整、泡开后片厚质柔软者为佳。

6. 性味功能

本品性平，味甘。补气血，润肺，止血。用于气虚血亏、四肢搐搦、肺虚咳嗽、咯血、吐血、衄血、崩漏、原发性高血压、便秘。

7. 用法用量

3～6g。

8. 配伍禁忌

本品有出血性疾病、腹泻者不宜食或少食；孕妇不宜多食。

9. 使用注意

（1）生长在古槐、桑木上的木耳质佳，柘树上的其次。其余树上生的木耳，吃后会使人动风气，发旧疾，肋下急，损经络背膊，烦闷。只要是有蛇、虫从下面经过的木耳，有毒，尤其是枫木上生长的树耳，有大毒，如误食会使人狂笑不止。采来的木耳如颜色有变，就有毒，夜间发光的木耳也有毒，欲烂而不生虫的也有毒，食用害人。如吃木耳后发生中毒，可生捣冬瓜藤汁解毒。

（2）木耳本身无毒，但是长时间浸泡会变质产生生物毒素，或滋生细菌、真菌等致病微生物，其症状就跟误食蘑菇中毒一样，常以急性肝、肾衰竭为主要临床表现，重症患者易出现多器官功能障碍和衰竭，所以，黑木耳一旦泡开了，就赶紧捞出来，不要一直浸泡着。

10. 贮藏

同药材。

（四）食疗与药膳

1. 炖黑木耳

原料：黑木耳 60g，冰糖 60g。

制作方法：先将黑木耳泡后洗净，再与冰糖同炖至烂。

功能主治：理血止痛。用于因热郁而经脉受阻所引起的头痛、牙痛、痔疮、血痢等症。

2. 黑木耳炒黄花菜

原料：木耳 20g，黄花菜 80g。精盐、味精、葱花、生油、素鲜汤、湿淀粉。

制作方法：将木耳放入温水中泡发，去杂质洗净，用手撕成片。黄花菜用冷水泡发，去杂质洗净，挤去水分。锅中放生油烧热，放入葱花煸香，放入木耳、黄花菜煸炒，加入素鲜汤、精盐、味精煸炒至木耳、黄花菜熟入味，用湿淀粉勾芡，出锅即成。

功能主治：木耳含丰富的蛋白质、铁、磷、维生素 B_2 等脑需要的营养成分。木耳有减低人体血凝块的作用，对冠心病、脑及心血管病患者有益。黄花菜又称金针菜，含蛋白质、脂肪、钙、铁、维生素 B₁、维生素 B₂、维生素 C 等脑及神经系统需要的营养物质，《本草图经》中记载其"安五脏，利心志，明目"。二物相合经调制成此菜肴，常人食之对脑有益，可保持精神的安定。

5 银耳 Yin Er

（一）基原

1. 集解

银耳始载于《神农本草经》，原名"五木耳"。《名医别录》中载："生犍为山谷，六月多雨时采，即曝干。"《本草经集注》中载："此云五木耳而不显四者是何木，按老桑树生燥耳，有黄者、赤、白者，又多雨时亦生，软湿者入采以作俎。"《新修本草》所载五木耳是指生于楮、槐、榆、柳、桑五种树上之木耳。《品汇精要》中记载木耳有"黄、白、黑"色。据古代本草所描述的木耳颜色及其中软者可食之特点，当包括银耳科银耳属和木耳科木耳属一类可食用的真菌（参见"木耳"条）。其中色白、黄或金色、赤者分别为银耳科银耳、金黄耳（黄木耳）和橙耳；色黑者，为木耳科木耳属一类。

2. 品种

银耳为担子菌纲银耳科银耳属真菌银耳 *Tremella fuciformis* Berk. 的干燥子实体。

3. 分布

本品山东境内大部分地区均有培植。

4. 生态

银耳寄生于阔叶树腐木上（图 5-1）。

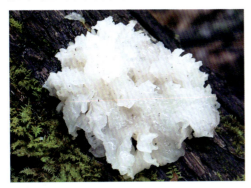

图 5-1 银耳植株

5. 形态特征

银耳：由 10 余片薄而多皱褶的扁平形瓣片组成。实体纯白至乳白色，一般呈菊花状或鸡冠状，直径 5～10cm，柔软洁白，半透明，富有弹性，由数片至 10 余片组成，形似菊花形、牡丹形或绣球形，直径 3～15cm。担子近球形，纵分隔，孢子无色，光滑，卵形。

6. 产地加工

当耳片开齐停止生长时，应及时采收，清水漂洗 3 次后，及时晒干或烘干。

（二）药材

1. 性状特征

干燥子实体由数片至 10 余片薄而多皱褶的瓣片组成，呈菊花形、牡丹花形或绣球形，直径 3～15cm，白色或类黄色，表面光滑，有光泽，基蒂黄褐色。角质，硬而脆。浸泡水中膨胀，有胶质。气微，味淡（图 5-2，图 5-3）。

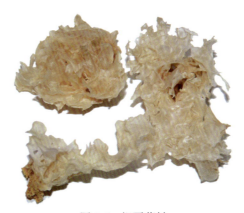

图 5-2 银耳药材

图 5-3 银耳药材（水发品）

2. 商品规格

干品：分为 1～4 等。

一等品：干燥，色白，肉肥厚，数朵成圆形，有光泽，无杂质，无耳脚。

二等品：干燥，色白或略带米黄，略带耳脚，余同一等品。

三等品：干燥，色白或米黄，肉略薄，整朵成形，余同二等品。

四等品：干燥，色次白或米黄，略带斑点，朵形大小不一，带有耳脚，无僵块，余同三等品。

3. 道地药材

本品四川产银耳为道地药材。

4. 质量标志

本品以金黄色，有光泽，朵大体轻疏松，肉质肥厚，坚韧而有弹性，蒂头无耳脚、黑点、无杂质者为佳。

5. 化学组分

银耳子实体多糖（TP），银耳孢子多糖（TSP），多糖 TP-1，糖蛋白 TP，细胞壁多糖，葡萄糖醛酸木糖甘露聚糖（glucuronoxylomannan），中性多糖，酸性杂多聚糖（acidicheteroglycans）AC、BC 等。

6. 贮藏

贮干燥容器内，密闭，置阴凉干燥处，防霉，防蛀。

（三）炮制与饮片

1. 药材炮制

取原药材，除去杂质，洗净，晒干。

2. 饮片名称

银耳。

3. 药品类别

补益药。

4. 性状特征

本品性状特征同药材。

5. 质量要求

本品以色白、朵大者为佳。

6. 性味功能

本品性平，味甘、淡。滋补生津，润肺养胃。用于虚劳咳嗽、痰中带血、津少口渴、病后体虚、气短乏力。

7. 用法用量

内服：煎汤，3～9g；或炖冰糖、肉类服。

8. 使用注意

风寒咳嗽者及湿热酿痰致咳者禁用。外感风寒、各种出血症、糖尿病患者慎用。

9. 贮藏

贮干燥容器内，密闭，置阴凉干燥处，防霉，防蛀。

（四）食疗与药膳

1. 银杞明目汤

原料：银耳 15g，枸杞子 15g，鸡肝 100g，茉莉花 24 朵，料酒、姜汁、食盐、味精等各适量。

制作方法：将鸡肝洗净，切成薄片，放入碗内，加料酒、姜汁、食盐拌匀待用。银耳洗净，撕成小片，用清水浸泡待用；茉莉花择去花蒂，洗净，放入盘中；枸杞子洗净待用。将锅置火上，加入清汤、料酒、姜汁、食盐和味精，随即下入银耳、鸡肝、枸杞子烧沸，撇去浮沫，待鸡肝刚熟，装入碗内，将茉莉花撒入碗内即成。

功能主治：补肝益肾，明目养颜。适用于阴虚所致的视物模糊、两眼昏花、面色发黄等。

2. 云片银耳汤

原料：银耳 15g，鸡蛋清 50g，鸡脯肉 100g，猪油 75g，熟火腿 100g，清汤 1500g，豌豆尖叶 30 片，盐、味精、葱、姜水适量。

制作方法：鸡脯肉用刀背捶成泥去筋，装碗中加葱、姜水搅匀过箩。向过箩后的鸡茸中加入盐、胡椒粉、料酒及味精搅上劲，加入猪油、蛋清搅成的泡糊和少许湿荠粉，搅匀。在洗净的菊花形小铁模里边涂些猪油，摆进四、五片银耳（用水发好），用调羹将制好的鸡茸舀成球形，放在银耳中间，使银耳底部黏住鸡茸，再将豆尖叶和火腿小薄片放在鸡茸上点缀成花草图案。制成后放方盘上，上屉蒸四、五分钟，取出放小汤碗内。

再将钢精锅置火上，加入清汤烧沸，用精盐和味素调好味，浇在汤碗内。

功能主治：补血养肾，滋阴润肺。适用于食欲减退、体弱无力。

⑥ 灵芝 Ling Zhi

（一）基原

1. 集解

灵芝始载于《神农本草经》，列为上品，名芝，并有赤、黑、青、白、黄、紫六芝的记载，主要以色泽分。《本草经集注》中载："此六芝皆仙草之类，俗所稀见，族种甚多，形色环异，并载《芝草图》中。"今俗所用紫芝，此是朽树木株上所生，状如木檽。

2. 品种

灵芝为层菌纲多孔菌科灵芝属真菌赤芝 *Ganoderma lucidum*（Leyss. ex Fr.）Karst. 的干燥子实体。或为层菌纲多孔菌科灵芝属真菌紫芝 *Ganoderma sinense* Zhao，Xu et Zhang 的干燥子实体。

3. 分布

（1）赤芝：山东境内威海、泰安、临沂等地均有培植，野生于泰山、正棋山、李口山、蒙山及昆嵛山等山地。

（2）紫芝：山东境内烟台、威海、临沂、青岛及泰安等地均有培植。

4. 生态

（1）赤芝：腐生于向阳的壳斗科和松科松属植物等根际或枯树桩上。

（2）紫芝：腐生于阔叶树或松科松属的树桩上。引起木材白色腐朽。

5. 形态特征

（1）赤芝：担子果一年生，有柄，栓质。菌盖半圆形或肾形，直径 10～20cm，盖肉厚 1.5～2cm，盖表褐黄色或红褐色，盖边渐趋淡黄，有同心环纹，微皱或平滑，有亮漆状光泽，边缘微钝。菌肉乳白色，近管处淡褐色。菌管长达 1cm，每毫米间 4～5 个。管口近圆形，初白色，后呈淡黄色或黄褐色。菌柄圆柱形，侧生或偏生，

偶中生。长 10～19cm，粗 1.5～4cm，与菌盖色泽相似。皮壳部菌丝呈棒状，顶端膨大。菌丝系统三体型，生殖菌丝透明，薄壁；骨架菌丝黄褐色，厚壁，近乎实心；缠绕菌丝无色，厚壁弯曲，均分枝；孢子卵形，双层壁，顶端平截，外壁透明，内壁淡褐色，有小刺，大小（9～11）μm ×（6～7）μm，担子果多在秋季成熟，华南及西南可延至冬季成熟。灵芝孢子褐色，卵形，一端平截，（8.5～11.2）μm×（5.2～6.9）μm，有双层壁。在每个孢子的褐色内层产生许多针状小突起，深深地伸入孢子壁的透明外层，外层孢壁光滑（图 6-1）。

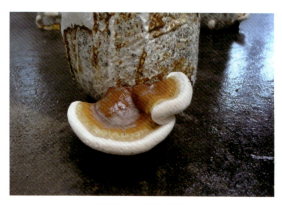

图 6-1 赤芝植株

（2）紫芝：菌盖木栓质，多呈半圆形至肾形，少数近圆形，大型个体长宽可达 20cm，一般个体 4.7cm×4cm，小型个体 2cm×1.4cm，表面黑色，有漆样光泽，有环形同心棱纹及辐射状棱纹。菌肉锈褐色。菌管管口与菌肉同色，管口圆形，每毫米 5 个。菌柄侧生，长可达 15cm，直径约 2cm，黑色，有光泽。孢子广卵圆形，（10～12.5）μm ×（7～8.5）μm，内壁有显著小疣（图 6-2）。

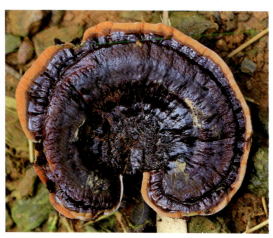

图 6-2 紫芝植株

6. 产地加工

全年采收，除去杂质，剪除附有朽木、泥沙或培养基质的下端菌柄，阴干或在 40 ～ 50℃ 烘干。

（二）药材

1. 性状特征

（1）赤芝：干燥子实体外形呈伞状，菌盖肾形、半圆形或近圆形，直径 10 ～ 18cm，厚 1 ～ 2cm。皮壳坚硬，黄褐色至红褐色，有光泽，具环状棱纹和辐射状皱纹，边缘薄而平截，常稍内卷。菌肉白色至淡棕色。菌柄圆柱形，侧生，少偏生，长 7 ～ 15cm，直径 1 ～ 3.5cm，红褐色至紫褐色，光亮。孢子细小，黄褐色。气微香，味苦涩（图 6-3 至图 6-5）。

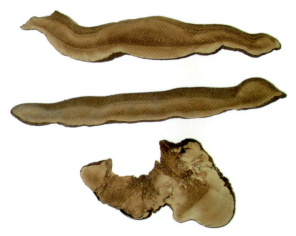

图 6-5 赤芝片

（2）紫芝：干燥子实体菌盖半圆形、肾形或不规则形、分枝状等。表面紫黑，有光泽，具明显同心环，边缘钝圆，有时在菌盖边缘又生小菌盖。断面黑褐色。菌盖下方有皮壳覆盖，有时脱落，可见菌管口。菌柄侧生，紫黑色有光泽。质坚硬，不易折断，气微，味苦（图 6-6 至图 6-8）。

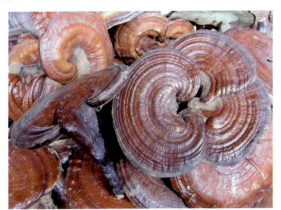

图 6-3 赤芝药材

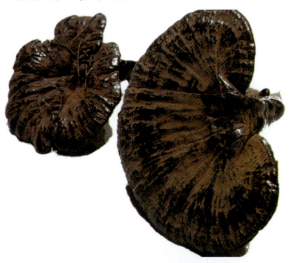

图 6-6 紫芝药材

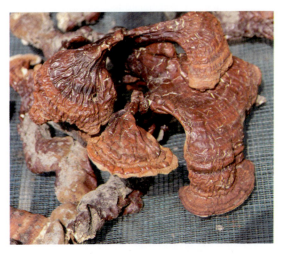

图 6-4 赤芝药材（野生品）

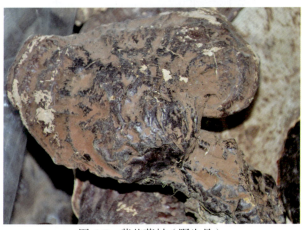

图 6-7 紫芝药材（野生品）

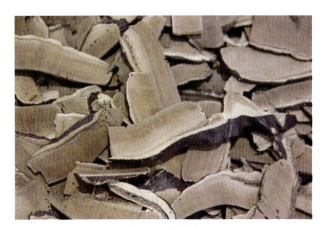

图 6-8 紫芝片

2. 商品规格

本品分赤芝和紫芝 2 种规格，一般以紫芝质量为佳，均为统货。

3. 道地药材

本品以泰山地区产者为道地药材。泰山灵芝为泰山四宝之一。

4. 质量标志

（1）赤芝：以子实体完整、色红褐、有光泽、味苦者为佳。

（2）紫芝：以子实体完整、色紫黑、有光泽、味苦者为佳。

5. 显微特征

（1）赤芝组织鉴别：纵切面皮壳由栅状组织样紧密排列的菌丝组成。菌肉内无环纹，由无隔而有分枝的菌丝交织而成，与菌管层交界处有棕色环。菌管细长且弯曲，纵切面观呈多层。横切面菌管口类多边形或类圆形，直径 130 ～ 170μm，管孔隔厚 16 ～ 40μm。菌柄有背腹之分，横切面可见腹面有多数菌管于菌柄一侧排列成半环状，管腔狭长；纵切面管孔呈类圆形。孢子褐色，卵形，偶见一端凹入呈 "V" 字形，长 6 ～ 10μm，宽 4 ～ 6μm，壁两层，外壁平滑、无色，内壁略呈锯齿状，褐色（图 6-9，图 6-10）。

（2）紫芝组织鉴别：菌盖纵切面黑褐色，皮壳菌丝似栅状组织，菌肉内可见层纹，菌丝有分枝无隔，菌管层下方有皮壳（有时脱落）。横切面菌管口类圆形，孔径 30 ～ 35μm，管孔隔厚 20 ～ 70μm。菌柄类圆柱形，横切面皮壳似栅状组织，菌肉中有层纹。孢子淡褐色，卵圆形或一端

平截，或一端钝尖，长 10 ～ 12μm，宽 5 ～ 10μm，具双层壁，内壁褐色，有小刺，外壁无色。

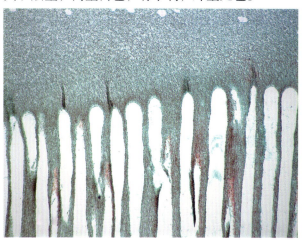

图 6-9 赤芝药材菌盖纵切面组织特征

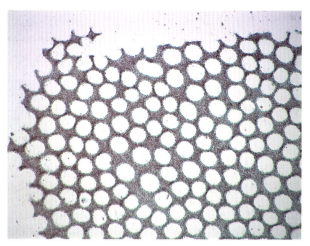

图 6-10 赤芝药材菌盖横切面组织特征

6. 化学组分

灵芝：含三萜类，有灵芝酸（ganoderic acid），灵芝草酸（sanedermic acid），赤芝酸（lucidenic acid），灵赤酸（ganolucidic acid）等。此外，还含灵芝多糖，真菌溶膜酶（fungal lysozyme），酸性蛋白酶（acidic protease），漆酶（laccase）及各种氨基酸等。

紫芝：含麦角甾醇（ergosterol），海藻糖（trehalose），顺蓖麻酸（ricinoleic acid），延胡索酸（fumaricacid），葡萄糖胺（glucosamine），甜菜碱，γ-三甲氨基丁内盐（γ-butyrobetaine），树脂（resin）以及各种氨基酸等。

7. 理化特征

薄层色谱：取本品粉末 2g，加乙醇 30ml，加热回流 30 分钟，滤过，滤液蒸干，残渣加甲醇

2ml 使溶解，作为供试品溶液。另取灵芝对照药材 2g，同法制成对照药材溶液。照薄层色谱法试验，吸取上述 2 种溶液各 4μl，分别点于同一硅胶 G 薄层板上，以石油醚（60～90℃）- 甲酸乙酯 - 甲酸（15：5：1）的上层溶液为展开剂，展开，取出，晾干，置紫外光灯（365nm）下检视。供试品色谱中，在与对照药材色谱相应的位置上，显相同颜色的荧光斑点。

8. 贮藏

袋装。置阴凉干燥处。

（三）炮制与饮片

1. 药材炮制

孢子粉在培植场收集。取药材除去杂质，洗净。润后切片，晾干。

2. 饮片名称

灵芝。

3. 药品类别

安神药：养心安神药。

4. 性状特征

本品呈片状或块状。孢子粉呈棕色，粉末状。其余同药材（图 6-11）。

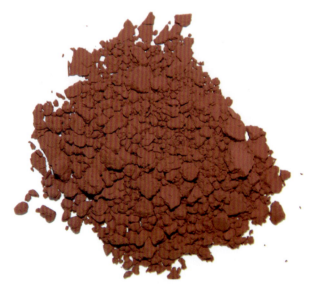

图 6-11 灵芝孢子粉药材

5. 质量要求

（1）水分：不得过 17.0%。

（2）总灰分：不得过 3.2%。

（3）浸出物：用热浸法测定，水作溶剂，不得少于 3.0%。

（4）含量测定：照紫外 - 可见分光光度法于 625nm 波长处测定，本品含灵芝多糖以无水葡萄糖（$C_6H_{12}O_6$）计，不得少于 0.90%；含三萜及甾醇以齐墩果酸（$C_{30}H_{48}O_3$）计，不得少于 0.50%。

6. 性味功能

本品性温，味淡。安神健胃，滋补强壮。用于神经衰弱、失眠、食欲缺乏、久病体虚及一些慢性疾病，如冠心病、高脂血症、慢性气管炎、慢性肝炎、白细胞减少症等。

7. 用法用量

内服：煎汤，9～12g。

8. 贮藏

袋装。置阴凉干燥处。

（四）经典方剂与临床应用

紫芝丸（《圣济总录》）

处方： 紫芝 45g；泽泻、瓜子仁（炒香）各 15g；人参、生地黄（洗，焙）、麦冬（去心，焙）、五味子（炒）、半夏（汤洗去滑，炒）、牡丹皮、附子（炮裂，去皮脐）各 0.9g；山芋、天雄（炮裂，去皮脐）、柏子仁（炒香，别研）、枳实（去瓤，麸炒黄）、巴戟天（去心）、白茯苓各 0.45g；蓑实、远志（去心）各 0.3g。

制法： 上述药研成粉末，炼蜜为丸，如梧桐子大。

功能主治： 安神，保精。用于虚劳短气、胸肋苦伤、唇口干燥、手足逆冷或有烦躁、腹内时痛。

用法用量： 每次服 15 丸，渐增至 30 丸，温酒送下，空腹、中午和晚上各 1 服。

（五）食疗与药膳

1. 灵芝鹌鹑蛋汤

原料： 鹌鹑蛋 12 个，灵芝 60g，红枣 12 个。

制作方法： 将灵芝洗净，切成细块；红枣（去核）洗净；鹌鹑蛋煮熟，去壳。把全部用料放入锅内，加清水适量，武火煮沸后，文火煲至灵芝出味，加白糖适量,再煲沸即成。

功能主治: 补血益精,悦色减皱。用于血虚体弱、消瘦神疲、面皱早现、心悸失眠、精神呆滞。亦用于营养不良、贫血、虚劳等。

2. 灵芝蹄筋汤

原料: 灵芝 15g,黄芪 10g,猪蹄筋 100g,葱、姜、调料适量。

制作方法: 将灵芝、黄芪装纱布袋内,扎口;猪蹄筋洗净与灵芝、黄芪及水共炖至熟烂,去药袋,调味,饮汤食肉。

功能主治: 健脾安神,益肾养肝。适用于慢性肝炎、食欲缺乏、体虚乏力、神经衰弱等。

7 马勃 Ma Bo

(一)基原

1. 集解

马勃始载于《名医别录》,书中记载:"马勃,生园中久腐处。"陶弘景曰:"俗人呼为马屁勃,紫色虚软,状如狗肺,弹之粉出。"《本草衍义》中载:"马勃,此韩退之(愈)所谓牛溲、马勃,俱收并蓄者是也,有大如斗者,小亦如升杓。"

2. 品种

马勃为担子菌亚门腹菌纲灰包科马勃属真菌脱皮马勃 *Lasiosphaera fenzlii* Reich.、大马勃 *Calvatia gigantean* (Batsch ex Pers.) Lloyd、紫色马勃 *Calvatia lilacina* (Mont. et Berk.) Lloyd 的干燥子实体。

3. 分布

脱皮马勃:山东境内产于烟台、潍坊、泰安、济南、青岛等地;大马勃、紫色马勃:山东境内各地均产。

4. 生态

脱皮马勃:生于山地腐植丰富的草地上;大马勃:生于林地和竹林间及草原阴湿草丛内;紫色马勃:生于旷野的草地或草原上。

5. 形态特征

(1)脱皮马勃:子实体近球形至长圆形,直径 15～20cm。包被薄,易消失,外包被成块地与内包被脱离,内包被纸状,浅烟色,成熟后全部消失,遗留成团的孢体随风滚动。孢体紧密,有弹性,灰褐色,渐退成浅烟色,由孢丝及孢子组成;孢丝长,分枝,相互交织,浅褐色,直径 2～4.5μm;孢子褐色,球形,有小刺。直径 4.5～5μm(图 7-1)。

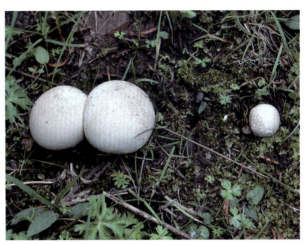

图 7-1 脱皮马勃植株

(2)大马勃:子实体球形或近球形,直径 15～20cm,或更大,不孕基部无或很小;包被白色,后变浅黄或淡青黄色,由膜状外被和较厚的内被所组成,初微具绒毛,渐变光滑,质脆,成熟后开裂成块而脱落,露出浅青褐色的孢体;孢子粉状,球形,光滑或有时具细微小疣,淡青黄色,直径 3.5～5μm;孢丝长,与孢子同色,稍分枝,有稀少横隔,粗 2.5～6μm(图 7-2)。

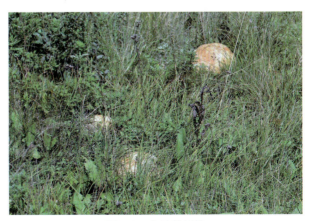

图 7-2 大马勃植株

(3)紫色马勃:子实体陀螺形,直径 5～12cm,不孕基部发达;包被薄,两层,上部常裂成小块,逐渐脱落,内部紫色,当孢子及孢丝散失后遗留的不孕基部呈杯状；孢子粉状，球形，直径 4～5.5μm，上有小刺；孢丝很长，分枝，有横隔，互相交织，色淡，直径 2～5μm。

6. 产地加工

夏、秋二季子实体刚成熟时及时采收。除去泥沙，晒干。

（二）药材

1. 性状特征

（1）脱皮马勃：干燥子实体呈扁球形或类球形，无不育基部，直径 15～20cm。包被灰棕色至黄褐色，纸质，常破碎呈块片状，或已全部脱落。孢体灰褐色或浅褐色，紧密，有弹性，用手撕之，内有灰褐色棉絮状的丝状物。触之则孢子呈尘土样飞扬，手捻有细腻感。气似尘土（图7-3）。

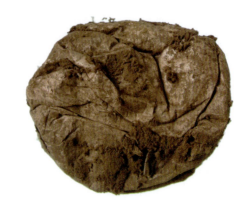

图7-4　大马勃药材

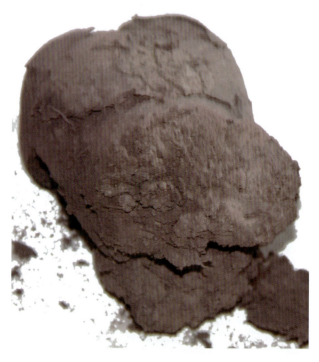

图7-5　紫色马勃药材

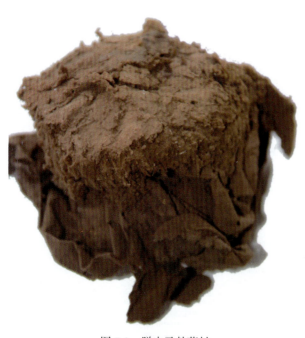

图7-3　脱皮马勃药材

（2）大马勃：干燥子实体呈球形或近球形，直径 5～12cm，不孕基部很小或无。残留的包被由黄棕色的膜状外包被和较厚的灰黄色内包被所组成，光滑，质硬而脆，成块脱落。孢体浅青褐色，手捻有细腻感（图7-4）。

（3）紫色马勃：干燥子实体呈陀螺形或已压扁呈扁圆形，直径 5～12cm，不孕基部发达。包被薄，2层，紫褐色，粗皱，有圆形凹陷，外翻，上部裂成小块或已部分脱落。孢体紫色（图7-5）。

2. 商品规格

本品按来源不同分为脱皮马勃、大马勃、紫色马勃等规格，均为统货。

3. 道地药材

本品泰山地区产者为道地药材。

4. 质量标志

（1）脱皮马勃：以个大完整、色黄棕、松泡质轻、按之如棉絮、有粉尘飞出者为佳。

（2）大马勃：以个大饱满、色青褐、有弹性者为佳。

（3）紫色马勃：以个大完整、色紫、体轻、有弹性者为佳。

5. 显微特征

粉末鉴别：

1）脱皮马勃粉末灰褐色。孢丝长，淡褐色，有分枝，相互交织，直径 $2 \sim 4.5 \mu m$，壁厚。孢子褐色，球形，直径 $4.5 \sim 5 \mu m$，有小刺，长 $1.5 \sim 3 \mu m$。草酸钙结晶较多，呈长方形，长 $3.5 \sim 8 \mu m$，宽 $1 \sim 2 \mu m$。

2）大马勃粉末淡青褐色。孢丝稍分枝，有稀少横隔，直径 $2.5 \sim 6 \mu m$。孢子淡黄色，光滑或有的具微细疣点，直径 $3.5 \sim 5 \mu m$。

3）紫色马勃粉末灰紫色。孢丝分枝，有横隔，直径 $2 \sim 5 \mu m$，壁厚。孢子紫色，直径 $4 \sim 5.5 \mu m$，有小刺。草酸钙结晶较多，呈长方形，长 $3 \sim 7 \mu m$，宽 $1 \sim 2 \mu m$。

6. 化学组分

脱皮马勃子实体含亮氨酸、酪氨酸、尿素、麦角甾醇、类脂质、马勃素及磷酸钠、铝、镁、硅酸、硫酸盐等。

大马勃子实体脂溶性部分含麦角甾 -7，22- 二烯 -3- 酮；麦角甾 -7，22- 二烯 -3- 醇；β- 谷甾醇、棕榈酸；过氧化酶；辅酶 Q 及脂肪酸等。

紫色马勃子实体含马勃菌酸（calvatic acid），多糖、氨基酸和磷酸盐。

7. 理化特征

化学定性：

（1）取本品置火焰上，轻轻抖动，即可见微细的火星飞场，熄火后，产生大量白色浓烟。

（2）分别取 3 种马勃碎块 0.5g，分别加 50% 乙醇 10ml，煮沸 5 分钟，滤过，分别将 3 种滤液点在滤纸上，喷 0.2% 茚三酮乙醇溶液后，烘烤片刻，3 种马勃斑点均显蓝紫色。

8. 贮藏

麻袋或木箱装。本品外皮膜极薄，易破碎，破碎后内含孢子易飞散损失，若受潮则易吸潮黏结，应置通风干燥处，防潮，防破碎，防尘。

（三）炮制与饮片

1. 药材炮制

取原药材，除去杂质，剪成小块。

2. 饮片名称

马勃。

3. 药品类别

清热药：清热解毒药。

4. 性状特征

本品呈不规则小块状，灰褐色或浅褐色，紧密，有弹性，用手撕之，内有褐色棉絮状的丝状物。触之孢子呈尘土样飞扬，手捻有细腻感。无臭。

5. 质量要求

（1）水分：不得过 15.0%。

（2）总灰分：不得过 15.0%。

（3）酸不溶性灰分：不得过 10.0%。

（4）浸出物：用热浸法测定，稀乙醇作溶剂，不得少于 8.0%。

6. 性味功能

本品性平，味辛。清肺，解毒，利咽，止血。用于肺热咳嗽、失声、咽喉肿痛、血热吐血、衄血及外伤出血。

7. 用法用量

内服：煎汤，$1.5 \sim 6g$，入汤剂当包煎，或入丸、散剂；外用：适量。

8. 使用注意

风寒劳咳失声者忌用。

9. 贮藏

麻袋或木箱装。本品外皮膜极薄，易破碎，破碎后内含孢子易飞散损失，若受潮则易吸潮黏结，应置通风干燥处，防潮，防破碎，防尘。

（四）经典方剂与临床应用

1. 普济消毒饮（《东垣试效方》）

处方：酒黄芩 15g，酒黄连 15g，陈皮 6g（去白），甘草 6g，玄参 6g，柴胡 6g，桔梗 6g，连翘 3g，板蓝根 3g，马勃 3g，牛蒡子 3g，薄荷 3g，僵蚕 2g，升麻 2g。

功能主治：清热解毒，疏风消肿。用于恶寒发热、头面红肿灼痛、目不能开、咽喉不利、舌燥口渴、舌红苔白兼黄、脉浮数有力。

用法用量：水煎服。

2. 银翘马勃散（《温病条辨》卷一）

处方：连翘 30g，牛蒡子 18g，金银花 15g，射干 9g，马勃 6g。

功能主治：清热利咽。治湿温喉阻咽痛。

用法用量：每服 18g，水煎服。

（五）食疗与药膳

马勃糖

原料：马勃 200g，白砂糖 500g。

制作方法：白砂糖放在不锈钢锅中，加水少许，以小火煎熬至较稠厚时，加入马勃细粉，调匀，即停火。趁热将糖倒在表面涂过食用油的大搪瓷盘中，待稍冷，将糖压平，用刀划成小块，冷却后即成棕色沙板糖。

功能主治：清肺，解毒，止血。用于肺热咳嗽、咽喉肿痛、咯血、鼻齿出血等。

⑧　卷柏 Juan Bai

（一）基原

1. 集解

卷柏始载于《神农本草经》，列为上品。《名医别录》中载："卷柏生常山山谷石间。五月、七月采，阴干。"《本草经集注》中载："今出近道。丛生石土上，细叶似柏，屈藏如鸡足，青黄色。用之，去下近沙石处。"

2. 品种

卷柏为石松纲卷柏科卷柏属植物卷柏 *Selaginella tamariscina*（Beauv.）Spring 的干燥全草。

3. 分布

本品山东境内产于胶东半岛、蒙山和泰山等山地。

4. 生态

卷柏生于向阳山坡或岩石缝内（图 8-1）。

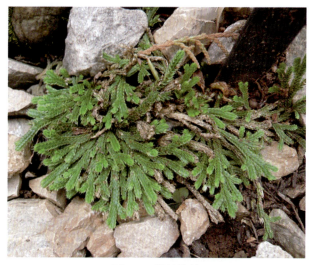

图 8-1　卷柏植株

5. 形态特征

卷柏：多年生草本，高 5～15cm。主茎短或长，直立，下着须根。各枝丛生，直立，干后拳卷，密被覆瓦状叶，各枝扇状分枝至 2～3 回羽状分枝。叶小，异型，交互排列；侧叶披针状钻形，长约 3mm，基部龙骨状，先端有长芒，远轴的一边全缘，宽膜质，近轴的一边膜质缘极狭，有微锯齿；中叶两行，卵圆披针形，长 2mm，先端有长芒，斜向，左右两侧不等，边缘有微锯齿，中脉在叶上面下陷。孢子囊穗生于枝顶，四棱形；孢子叶三角形，先端有长芒，边缘有宽的膜质；孢子囊肾形，大小孢子的排列不规则。

6. 产地加工

全年均可采收，除去须根及泥沙，晒干。

（二）药材

1. 性状特征

全草呈卷缩似拳状，长 3～10cm，枝丛生，扁而有分枝，绿色或棕黄色，向内卷曲。枝上密生鳞片状小叶，叶先端具长芒；中叶（腹叶）2 行，卵状矩圆形，斜向上排列，叶缘膜质，有不整齐的细锯齿。背叶（侧叶）背面的膜质边缘常呈棕黑色。基部残留棕色至棕褐色须根，散生或聚生成短杆状。质脆，易折断。气微，味淡（图 8-2，图 8-3）。

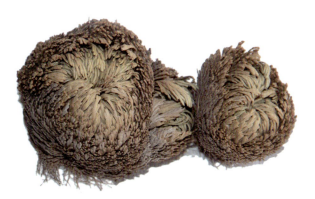

图 8-2 卷柏药材

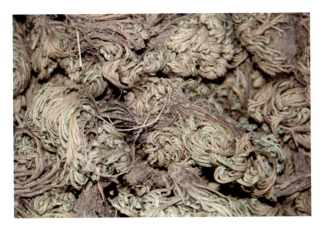

图 8-3 卷柏

2. 商品规格
统货。

3. 道地药材
本品山东胶东半岛产者为道地药材。

4. 质量标志
本品以完整、叶多、色绿、无须根者为佳。

5. 显微特征
（1）组织鉴别：茎横切面，表皮为 1 列细胞，其内为厚壁细胞层，占横切面极大部分，胞腔内含红棕色物质。近背、腹两侧各有 1 个叶迹维管束；再向内为薄壁细胞层，细胞排列疏松，内含油滴；内皮层不明显。维管束周韧型，3 个并列，中央 1 个较大，呈新月形，木质部由多角形管胞组成（图 8-4）。

（2）粉末鉴别：气孔不定式，副卫细胞 4～7 个。叶缘细胞狭长，齿芽由 2～3 个尖形狭长细胞并列组成。螺纹管胞两端渐尖，直径约 19μm。孢子圆球形，小孢子直径 35～70μm，大孢子直

径 370～400μm。

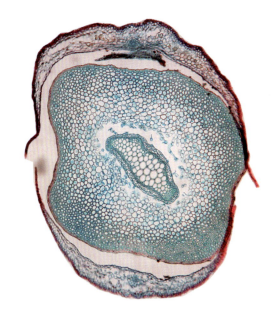

图 8-4 卷柏药材茎横切面组织特征

6. 化学组分
苏铁双黄酮（sotetsuflavone），穗花杉双黄酮（amentoflavone），扁柏双黄酮（hinokiflavone），异柳杉双黄酮（isocryptomerin），柳杉双黄酮（cryptomerin）B，芹菜素（apigenin）和海藻糖（trehalose）等。

7. 理化特征
（1）化学定性：取本品粉末 1g，甲醇 25ml，回流 1 小时，滤过。滤液回收至干，加无水乙醇 1ml 溶解。取 0.5ml 稀释至 3ml，加镁粉少许，再加浓盐酸 0.5ml 加热数分钟，显红色。

（2）薄层色谱：取本品粉末 2g，加甲醇 50ml，加热回流 1 小时，滤过，滤液蒸干，残渣加无水乙醇 3ml 使溶解，作为供试品溶液。另取卷柏对照药材 2g，同法制成对照药材溶液。照薄层色谱法试验，吸取上述 2 种溶液各 3μl，分别点于同一硅胶 G 薄层板上，以异丙醇 - 浓氨试液 - 水（13：1：1）为展开剂，展开，取出，晾干，喷以 2% 三氯化铝甲醇溶液，置紫外光灯（365nm）下检视。供试品色谱中，在与对照药材色谱相应的位置上，显相同颜色的荧光斑点。

8. 贮藏
置阴凉干燥处。

（三）炮制与饮片

1. 药材炮制

（1）卷柏：除去残留须根及杂质，洗净，切段，晒干。

（2）卷柏炭：取洁净的卷柏，置锅内用武火炒至外表现焦黑色，内呈焦黄色，喷淋清水，取出，晒干。

2. 饮片名称

卷柏，卷柏炭。

3. 药品类别

（1）卷柏：活血药。

（2）卷柏炭：止血药。

4. 性状特征

（1）卷柏：本品呈卷缩的段状，枝扁而有分枝，绿色或棕黄色，向内卷曲，枝上密生鳞片状小叶。叶先端具长芒。中叶（腹叶）两行，卵状矩圆形或卵状披针形，斜向或直向上排列，叶缘膜质，有不整齐的细锯齿或全缘；背叶（侧叶）背面的膜质边缘常呈棕黑色。气微，味淡。

（2）卷柏炭：本品形同卷柏，表面焦黑色，染手。

5. 质量要求

（1）水分：不得过 10.0%。

（2）含量测定：用照高效液相色谱法测定，本品含穗花杉双黄酮（$C_{30}H_{18}O_{10}$）不得少于 0.30%。

6. 性味功能

（1）卷柏：性平，味辛。活血通经。用于经闭痛经、癥瘕痞块、跌扑损伤。

（2）卷柏炭：化瘀止血。用于吐血、崩漏、便血、脱肛。

7. 用法用量

内服：煎汤，浸酒或入丸、散，4.5～9g。外用：捣敷或研末撒。

8. 使用注意

孕妇禁服。

9. 贮藏

置阴凉干燥处。

（四）经典方剂与临床应用

卷柏丸（《太平圣惠方》）

处方：卷柏，钟乳粉，鹿角胶（捣碎、炒令黄燥），紫石英（细研，水飞过），阳起石（细研，水飞过），桑螵蛸（微炒），熟干地黄，禹余粮（烧，醋淬七遍以上）各30g；杜仲（去粗皮，炙微黄，锉），川芎，当归（锉，微炒），桂心，桑寄生，牛膝，五味子，蛇床子，牡丹皮各23g。

制法：上药捣罗为末，都研令匀，炼蜜和丸，如梧桐子大。

功能主治：用于妇人气血不足、子藏虚冷，以致怀孕之后，胎不坚固、多次堕胎者。

用法用量：每服 30 丸，空腹时用温酒送下。

⑨ 贯众 Guan Zhong

（一）基原

1. 集解

贯众始载于《神农本草经》，列为下品。《新修本草》中载："春生苗赤，叶大如蕨，茎干三棱，叶绿色似鸡翎，又名凤尾草，其根紫黑色，形如犬爪，下有黑顺毛。"《本草纲目》中载："此草叶似凤尾，其根一本而众枝贯之，故草名凤尾草，根名贯众。"《中国药典》中载：绵马贯众。

2. 品种

贯众为薄囊蕨纲鳞毛蕨科鳞毛蕨属植物粗茎鳞毛蕨 Dryopteris crassirhizoma Nakai 野生品的带叶柄残基的干燥根茎。《中国药典》称"绵马贯众"。

3. 分布

本品山东境内产于肥城、济南等地。

4. 生态

粗茎鳞毛蕨生于海拔 300～1200m 的林下沼泽地或林下阴湿处。

5. 形态特征

粗茎鳞毛蕨：多年生草本，高 50～100cm。根茎粗大，块状，斜生，有许多坚硬的叶柄残基及黑色细根，密被锈色或深褐色大鳞片。叶簇生于根茎顶端，具长柄，叶片宽倒披针形，2回羽状全裂或深裂，中轴及叶脉上多少被褐色鳞片，羽片对生或近对生，无柄，披针形，羽片再深裂，小裂片密接，长圆形近全缘或先端有钝锯齿。孢子叶与营养叶同形，孢子囊群生于叶中部以上的羽片上，生于叶背小脉中部以下，囊群盖肾形或圆肾形（图9-1）。

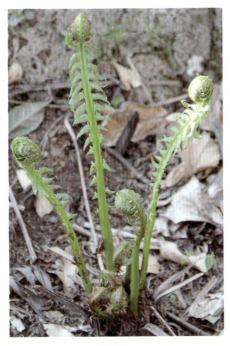

图 9-1　粗茎鳞毛蕨植株

6. 产地加工

夏、秋二季采挖，削去叶柄、须根，除去泥土，整个或剖成两半，晒干。

（二）药材

1. 性状特征

带叶柄残基的根茎呈长倒卵形，略弯曲，上端钝圆或截形，下端较尖，有的纵剖为两半，长7～20cm，直径4～8cm。表面黄棕色至黑褐色，密被排列整齐的叶柄残基及鳞片，并有弯曲的须根。叶柄残基呈扁圆形，长3～5cm，直径0.5～1.0cm；表面有纵棱线，质硬而脆，断面略平坦，棕色，有黄白色维管束5～13个，环列；每个叶柄残基的外侧常有3条须根，鳞片条状披针形，全缘，常脱落。质坚硬，断面略平坦，深绿色至棕色，有黄白色维管束5～13个，环列，其外散有较多的叶迹维管束。气特异，味初淡而

微涩，后渐苦、辛（图9-2～图9-4）。

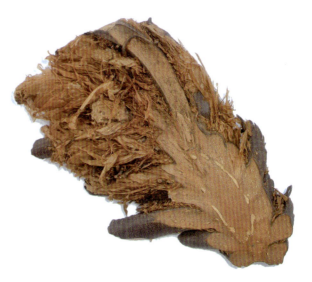

图 9-2　绵马贯众药材

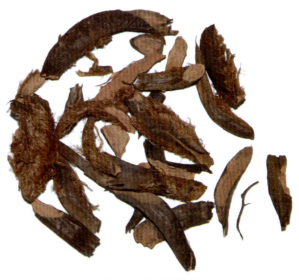

图 9-3　绵马贯众片

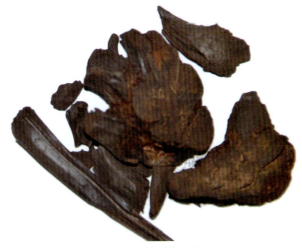

图 9-4　绵马贯众炭

2. 商品规格

统货。

3. 道地药材

本品山东泰山、蒙山地区产者为佳。我国东北地区产者称东北贯众，为道地药材。

4. 质量标志

本品以个大，色棕色、质坚实，叶柄断面棕绿色者为佳。

5. 显微特征

（1）组织鉴别：叶柄基部横切面。表皮为 1 列外壁增厚的小形细胞，常脱落。下皮为 10 列多角形厚壁细胞，棕色至褐色，基本组织细胞排列疏松，细胞间隙中有单细胞的间隙腺毛，头部呈球形或梨形，内含棕色分泌物；周韧维管束 5～13 个环列，每个维管束周围有 1 列扁小的内皮层细胞，凯氏点明显，有油滴散在，其外有 1～2 列中柱鞘薄壁细胞，薄壁细胞中含棕色物与淀粉粒（图 9-5，图 9-6）。

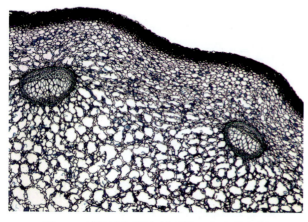

图 9-5 绵马贯众药材叶柄横切面组织特征图

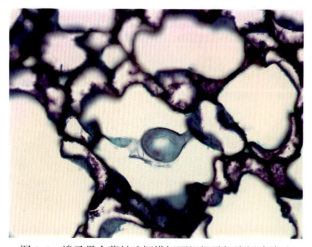

图 9-6 绵马贯众药材叶柄横切面组织示细胞间隙腺毛

（2）粉末鉴别：细胞间隙腺毛，多破碎，类圆形或长卵形，基部延长似柄状，有的含黄色或黄棕色分泌物。管胞主要为梯纹管胞，少数为网纹管胞。纤维成束或单个散在，棕色或黄棕色。内皮层细胞长方形或类方形，壁薄，微波状或弯曲。淀粉粒单粒，圆形、椭圆形，脐点及层纹明显（图 9-7）。

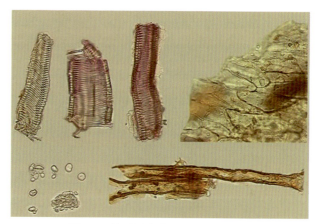

图 9-7 绵马贯众药材粉末显微特征

6. 化学组分

绵马酸（filixic acid），黄绵马酸（flavaspidic acid），白绵马素（albaspidin），东北贯众素（dryocrassin），异戊烯腺苷（isopenteny aldenosine），里白烯（diploptene），铁线蕨酮（adiantone），29- 何帕醇（29-hopanol），里白醇（diplopterol），雁齿烯（filicene）等。

7. 理化特征

（1）化学定性

1）对二甲氨基苯甲醛试液反应：取本品乙醚提取液，加对二甲氨基苯甲醛试液呈红棕色，放置后逐渐沉淀。

2）香草醛溶液反应：取叶柄基部或根茎横切片，滴加 1% 香草醛溶液及盐酸，镜检，间隙腺毛呈红色。

（2）薄层色谱：取本品粉末 0.5g，加环己烷 20ml，超声处理 30 分钟，滤过，取续滤液 10ml，浓缩至 5ml，作为供试品溶液。另取绵马贯众对照药材 0.5g，同法制成对照药材溶液。照薄层色谱法试验，吸取供试品溶液 4μl、对照药材溶液 5μl，分别点于同一硅胶 G 薄层板上［取硅胶 G10g、枸橼酸 - 磷酸氢二钠缓冲液（pH7.0）10ml、维生素 C 60mg、羧甲基纤维素钠溶液 20ml，调匀，铺板，室温避光晾干,50℃活化2小时后备用],以正己烷-三氯甲烷-甲醇（30∶15∶1）为展开剂,薄层板置展开缸中预饱和2小时,展开,展距8cm以上,取出,立即喷以0.3%坚牢蓝BB盐的稀乙醇溶液,在40℃放置1小时。供试品色谱中,在与对照药材色谱相应的位置上,显相同颜色的斑点。

8. 贮藏

置干燥处,防尘。

（三）炮制与饮片

1. 药材炮制

（1）贯众片：取原药材,拣净杂质,掰下叶柄残基,簸净鳞片,用清水泡透,捞出,切成1～2cm厚横片或斜片,晒干。

（2）贯众炭：取净绵马贯众片,置锅内,用武火炒至表面焦黑色,内呈焦褐色,须存性,喷淋清水,取出,晾干。

2. 饮片名称

贯众,贯众炭。

3. 药品类别

清热药：清热解毒药。

4. 性状特征

（1）贯众片：本品呈不规则的厚片或碎块。表面黄棕色或黑棕色,叶柄基部横切面淡棕色,点状维管束排列成环;叶柄基部外侧有须根残痕。气特异,味初甜而后苦辛、微涩。

（2）贯众炭：本品形如贯众片,表面焦黑色,有光泽,内部棕黑色,质脆易碎。

5. 质量要求

（1）水分：不得过12.0%。

（2）总灰分：不得过5.0%。

（3）酸不溶性灰分：不得过3.0%。

（4）浸出物：用热浸法测定,用稀乙醇作溶剂,不得少于25.0%。

6. 性味功能

（1）贯众：性微寒,味苦;有小毒。清热解毒,止血,杀虫。用于多种肠寄生虫病、风热感冒、温热斑疹、疔腮、衄血、吐血、便血及崩漏等。

（2）贯众炭：性微寒,味苦、涩。收涩止血。

用于崩漏下血。

7. 用法用量

内服：煎汤,4.5～9g。

8. 使用注意

阴虚内热及脾胃虚寒者不宜,孕妇禁用。药材断面变黑者不可使用。

9. 贮藏

置干燥处,防尘。

（四）经典方剂与临床应用

贯众散（《太平圣惠方》）

处方： 贯众、鹤虱（纸上微炒）、狼牙、芜荑仁、龙胆（去芦头）各30g,麝香（研细）3g。

制法： 上述药研成细散。

功能主治： 用于蛔虫攻心,吐如醋水,痛不能止。

用法用量： 每服6g,食前以淡醋汤调下。

（五）食疗与药膳

贯众茶

原料： 贯众6g,乌龙茶3g。

制作方法： 二味共研成粗末,用沸水冲泡10分钟,或煎汤,候温服。

功能主治： 清热解毒、疏风解表。

用法用量： 每日1剂,不拘时徐徐饮之。连服5天。

⑩ 石韦 Shi Wei

（一）基原

1. 集解

石韦之名始载于《神农本草经》,列为中品。《名医别录》中载："韦生华阴山谷石上,不闻水声及人声者良。二月采叶,阴干。"陶弘景曰："处处有之。出建平者,叶长大而浓。"李时珍曰："其叶长者近尺,润寸余,柔韧如皮,背有黄毛。"本品蔓延石上,其叶柔韧如皮,韦者皮也,故名石韦。

2. 品种

石韦为薄囊蕨纲水龙骨科水龙骨属植物有柄石韦 *Pyrrosia petiolosa*（Christ）Ching 的干燥叶。

3. 分布

本品山东境内产于济南、泰安、临沂、淄博、潍坊、青岛、烟台等山地丘陵地区。

4. 生态

有柄石韦生于海拔 200 ~ 2200m 的山地干旱岩石上。

5. 形态特征

有柄石韦植株高 5 ~ 20cm。根状茎长而横生，密被褐棕色的卵状披针形鳞片，边缘有锯齿。叶远生，二型，厚革质，上面无毛，有排列整齐的小凹点，下面密被灰棕色星状毛；孢子叶柄远长于叶片，长 3 ~ 12cm，营养叶柄与叶等长；叶片长圆形或卵状长圆形，先端锐尖或钝头，基部略下延，孢子叶干后通常内卷，几呈筒状；叶脉不明显。孢子囊群成熟时满布叶片背面；孢子囊呈圆的两面形，无盖，隐没于星状毛中（图10-1，图10-2）。

6. 产地加工

全年均可采收，除去根茎及根，洗净，阴干或晒干，散装或扎成小把。

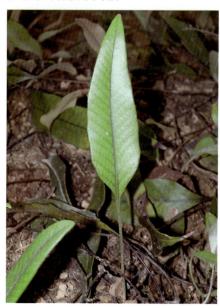

图 10-1　有柄石韦植株

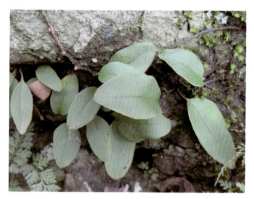

图 10-2　有柄石韦营养叶

（二）药材

1. 性状特征

叶片多卷曲呈筒状，展平后呈长圆形或卵状长圆形，长 3 ~ 8cm，宽 1 ~ 2.5cm。基部楔形，对称，下延至叶柄，全缘。上表面黄绿色或灰绿色，散有多数黑色圆形小凹点；下表面侧脉不明显，布满孢子囊群。叶柄长于叶片，长 3 ~ 12cm，直径约 1mm。叶片革质。气微，味微苦（图10-3，图10-4）。

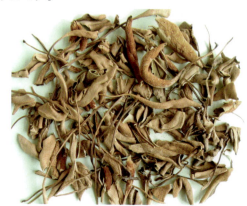

图 10-3　石韦药材 1

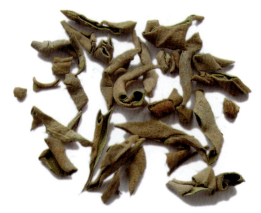

图 10-4　石韦药材 2

2. 商品规格

本品均为统货。按叶型大小不同分为两大类，即大叶石韦和小叶石韦。

3. 道地药材

本品浙江产者为佳。

4. 质量标志

本品以叶片完整、色绿、叶大而厚，背面色发红者为佳。

5. 显微特征

粉末鉴别：粉末黄棕色。星状毛体部 7～12 个细胞，辐射状排列成上、下两轮，每个细胞呈披针形，顶端急尖，有的表面有纵向或不规则网状纹理；柄部 1～9 个细胞。孢子囊环带细胞，表面观扁长方形。孢子极面观椭圆形，赤道面观肾形，外壁具疣状突起。叶下表皮细胞多角形，垂周壁连珠状增厚，气孔类圆形。纤维长梭形，胞腔内充满红棕色或棕色块状物。

6. 化学组分

木犀草素，棉黄素（gossypetin），绿原酸，β-谷甾醇，胡萝卜苷等。

7. 理化特征

荧光检查：取粉末 2g，加乙醇 20ml，加热回流 30 分钟，滤过，滤液加蒸馏水 6ml，用石油醚除去叶绿素，乙醇液水浴蒸干，残渣加乙醇溶解。取溶液滴于滤纸上，干燥后在紫外灯（254nm）下观察，有柄石韦显蓝色荧光。

8. 贮藏

置通风干燥处。

（三）炮制与饮片

1. 药材炮制

将原药材拣去杂草，切去根，洗去泥沙，刷净茸毛，切段，晒或烘干。

2. 饮片名称

石韦。

3. 药品类别

利水渗湿药：利尿通淋药。

4. 性状特征

本品呈丝条状。上表面黄绿色或灰褐色，下表面密生红棕色星状毛。孢子囊群着生侧脉间或下表面布满孢子囊群。叶全缘。叶片革质。气微，味微涩苦。

5. 质量要求

（1）水分：不得过 13.0%。

（2）总灰分：不得过 7.0%。

（3）浸出物：用热浸法测定，稀乙醇作溶剂，不得少于 18.0%。

（4）含量测定：用高效液相色谱法测定，本品含绿原酸（$C_{16}H_{18}O_9$）不得少于 0.20%。

6. 性味功能

本品性微寒，味苦、甘。利尿通淋，清热止血。用于热淋、血淋、石淋、小便不通、淋沥涩痛、吐血、衄血、尿血、崩漏、肺热咳喘。

7. 用法用量

内服：煎汤，6～12g。

8. 使用注意

阴虚及无湿热者忌服。

9. 贮藏

置通风干燥处。

（四）经典方剂与临床应用

石韦散（《外台秘要》）

处方：通草 60g，石韦 60g（去毛），王不留行 30g，滑石 60g，甘草（炙）、当归各 60g，白术、瞿麦、芍药、葵子各 90g。

制法：十十味，捣筛为散。

功能主治：清热利水，活血通淋。用于膀胱有热，致患石淋、劳淋、热淋、小便不利、淋沥频数、胞中满急、脐腹疼痛。

用法用量：每次以麦粥清送服 1～3g，日三服。

（五）食疗与药膳

金钱石韦汤

原料：金钱草、石韦各 12g，鸡内金 15g，川楝子、生黄芪、莪术、地龙各 9g。

功能主治：清热利湿通淋，理气活血散瘀。

适用于泌尿系结石属湿热内阻、气滞血瘀者，症见恶寒发热、腰隐痛或钝痛、少腹急满、小便频数短赤、溺时涩痛难忍、淋漓不爽，或伴腰、侧腹部疼痛如绞、痛引少腹、频频发作、痛时面色苍白、冷汗、呕恶、伴血尿或尿色黄赤、舌质暗红或有瘀点瘀斑、苔黄腻、脉弦滑紧或滑数。

11　白果 Bai Guo

（一）基原

1. 集解

白果之名始载于《日用本草》，原名"银杏"。《本草纲目》列入果部，李时珍曰："原生江南，叶似鸭掌，因名鸭脚。宋初始入贡，改呼银杏，因其形似小杏而核色白也。今名白果。"

2. 品种

白果为银杏纲银杏科银杏属植物银杏 *Ginkgo biloba* L. 栽培品的干燥成熟种子。

3. 分布

本品山东境内产于各山地丘陵地区。

4. 生态

银杏生于海拔 500 ～ 1000m 的酸性土壤，排水良好地带的天然林中。

5. 形态特征

银杏：落叶乔木，高可达 40m。枝有长枝与短枝，幼树树皮淡灰褐色，浅纵裂，老则灰褐色，深纵裂。叶在长枝上螺旋状散生，在短枝上 3 ～ 5（～ 8）簇生；柄长 3 ～ 10cm；叶片扇形，淡绿色，无毛，有多数 2 叉状并列的细脉，上缘宽 5 ～ 8cm，浅波状，有时中央浅裂或深裂。雌雄异株，花单性，稀同株；球花生于短枝顶端的鳞片状叶的腋内；雄球花成柔荑花序状，下垂；雌球花有长梗，梗端常分 2 叉，每叉顶生一盘状珠座，每珠座生一胚珠，仅一个发育成种子。种子核果状，椭圆形至近球形，长 2.5 ～ 3.5cm，直径约 2cm；外种皮肉质，有白粉，熟时淡黄色或橙黄色；中种皮骨质，白色，具 2 ～ 3 棱；内种皮膜质，胚乳丰富。花期 3 ～ 4 月，种子成熟期 9 ～ 10 月（图 11-1，图 11-2）。

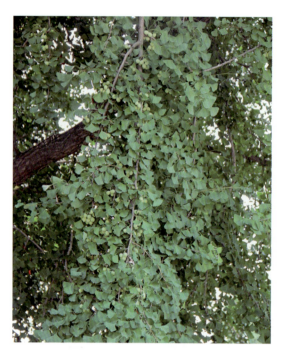

图 11-1　银杏植株

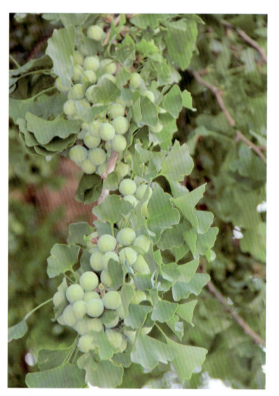

图 11-2　银杏果枝

6. 产地加工

10 ～ 11 月果实成熟时采收，收集种子堆放地上或浸入水中，使外种皮腐烂或除去肉质外种皮，洗净，晒干。也有将种子放入沸水中，稍煮或稍蒸后干燥者。

（二）药材

1. 性状特征

种子略呈椭圆形，长 1.5～2.5cm，宽 1～2cm，厚约 1cm。表面黄白色或淡棕黄色，平滑，两面隆起，两侧边缘各有 1 条纵棱，偶具 3 纵棱，一端稍尖，另一端有一圆点状突起，其中央为珠孔。种皮内层（壳）质硬。种仁宽卵形或椭圆形，一端淡棕色，横断面外层黄色，内部淡黄色或淡绿色，粉性，中间有空隙。气微，味甜、微苦（图 11-3）。

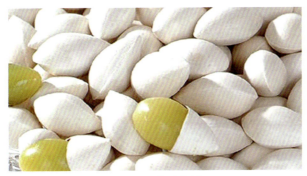

图 11-3　白果药材

2. 商品规格

商品按大小分 1～3 等。

3. 道地药材

山东郯城产者为道地药材。

4. 质量标志

本品以身干、粒大、色白、肥壮充实者为佳。

5. 显微特征

（1）组织鉴别：中种皮为 5～6 列石细胞，类圆形或长圆形，壁厚；内种皮为 1～2 列薄壁细胞，有的壁上有孔纹或细网，内含棕红色物质；胚乳细胞多角形，富含淀粉粒（图 11-4，图 11-5）。

（2）粉末鉴别：粉末呈浅黄棕色。石细胞单个散在或数个成群，类圆形、长圆形、类长方形或不规则形，有的具突起，长 60～322μm，直径 27～125μm，壁厚，孔沟较细密。内种皮薄壁细胞呈浅黄棕色至红棕色，类方形、长方形或类多角形。胚乳薄壁细胞多类长方形，内充满糊化淀粉粒。具缘纹孔管胞多破碎，直径 33～72μm。

图 11-4　白果仁药材横切面组织特征

6. 化学组分

有毒成分 4-O-甲基吡哆醇（4-O-methylpy-ridoxine）；6-十三烷基-2，4-二羟基苯甲酸（6-tridecy-2，4-dihydroxybenzoicacid）；腰果酸（anacaridcacid）和银杏白果多糖。

7. 理化特征

薄层色谱：取本品粉末 10g，加甲醇 40ml，加热回流 1 小时，滤过，滤液蒸干，残渣加水 15ml 使溶解，通过少量棉花滤过，滤液通过聚酰胺柱（80～100 目，3g，内径为 10～15mm），用水 70ml 洗脱，收集洗脱液，用乙酸乙酯振摇提取 2 次，每次 40ml，合并乙酸乙酯液，蒸干，残渣加甲醇 1ml 使溶解，作为供试品溶液。另取银杏内酯 A 对照品、银杏内酯 C 对照品，加甲醇制成每毫升各含 0.5mg 的混合溶液，作为对照品溶液。吸取上述 2 种溶液各 10μl，分别点于同一含 4% 乙酸钠的羧甲基纤维素钠溶液为黏合剂制备的硅胶 G 薄层板上，以甲苯-乙酸乙酯-丙酮-甲醇（10：5：5：0.6）为展开剂，展开，取出，晾干，喷以醋酐，在 140～160℃加热 30 分钟，置紫外光灯（365nm）下检视。供试品色谱中，在与对照品色谱相应的位置上，显相同颜色的荧光斑点。

8. 贮藏

麻袋装。本品易虫蛀、发霉，应置干燥通风处。外壳破裂者，霉蛀更甚，故应防受重压，以保持外壳完整。

（三）炮制与饮片

1. 药材炮制

（1）白果：取原药材，除去杂质，筛去灰屑。

（2）白果仁：取净白果，除去硬壳。

（3）熟白果：取净白果，用文火加热，炒至表面显黄色，取出，放凉，去壳；或取白果仁蒸透，取出干燥。

2. 饮片名称

白果，白果仁，熟白果。

3. 药品类别

化痰止咳平喘药：止咳平喘药。

4. 性状特征

本品略呈椭圆形，一端稍尖，另端钝，长1.5 ～ 2.5cm，宽1 ～ 2cm，厚约1cm。表面黄白色或淡棕黄色，平滑，具2 ～ 3条棱线。中种皮（壳）骨质，坚硬。内种皮膜质，种仁宽卵球形或椭圆形，一端淡棕色，另一端金黄色，横断面外层黄色，胶质样，内层淡黄色或淡绿色，粉性，中间有空隙。气微，味甜、微苦（图11-5）。

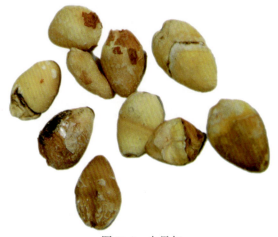

图11-5　白果仁

5. 质量要求

黄酮类成分的定量检查用紫外分光光度法，测定波长510nm，银杏外种皮中总黄酮的含量为1.30%。

6. 性味功能

本品性平，味甘、苦、涩。敛肺气，定咳喘，涩精止带。用于久咳气喘、遗精、带浊、小便频数等症。

7. 用法用量

内服：煎汤，3 ～ 9g；或去壳捣碎，入丸、散。外用适量，捣敷。

8. 使用注意

（1）有实邪者忌服。

（2）生食或炒食过量可致中毒，小儿误服中毒尤为常见。

9. 贮藏

麻袋装。本品易虫蛀、发霉，应置干燥通风处。外壳破裂者，霉蛀更甚，故应防受重压，以保持外壳完整。

（四）经典方剂与临床应用

定喘汤（《扶寿精方》）

处方： 白果21枚（去壳，炒黄色，分破）；麻黄、款冬花、桑白皮（蜜炙）各9g；紫苏子6g；法半夏（如无，甘草煎汤，泡7次）9g；苦杏仁（去皮、尖），黄芩（微炒）各4.5g；甘草3g。

制法： 上药锉碎。用水450ml，煮取300ml。

功能主治： 宣肺平喘，清热化痰。用于风寒外束、痰热壅肺、哮喘咳嗽、痰稠色黄、胸闷气喘、喉中有哮鸣声，或有恶寒发热、舌苔薄黄、脉滑数。现用于支气管哮喘，哮喘性支气管炎、急性支气管炎、慢性支气管炎急性发作者。

用法用量： 每服150ml，不拘时，徐徐服之。

（五）食疗与药膳

1. 白果薏苡汤

原料： 白果仁10粒，薏苡仁20g，秋梨1个，白糖适量。

制作方法： 先将薏苡仁放入锅中，加水煮20分钟；梨去皮，切成小方丁，将秋梨丁加入锅中，和薏苡仁一起再煮10分钟；白果仁用开水泡一下，表面的衣即可去掉，将白果仁加入锅中，煮5分钟，加入白糖，拌匀即可。

功能主治：健脾利湿，止痛清热，排脓祛风，抗肿瘤作用。适用于脾虚泄泻、痰喘咳嗽、小便淋痛、水肿、糖尿病、青年扁平疣等症。

2. 白果膀胱汤

原料：白果 30g，覆盆子 10 ～ 15g，猪膀胱 150 ～ 250g，盐适量。

制作方法：白果炒热去壳；猪膀胱洗净，切小块；将两者与覆盆子一起入锅加适量水共煮为汤，加盐调味即成。

功能主治：补肝肾，缩小便。适用于夜多小便、小儿遗尿等症。

用法用量：佐餐食用。

12 银杏叶 Yin Xing Ye

（一）基原

1. 集解

银杏始载于《绍兴本草》，书中记载："其色如银，形似小杏，故以名之。"《本草纲目》中载："银杏，原生江南，以宣城者为胜，树高二三丈，叶薄，纵理俨如鸭掌形，有刻缺，面绿背淡。"

2. 品种

银杏叶为银杏纲银杏科银杏属植物银杏 *Ginkgo biloba* L. 的干燥叶。

3. 分布

本品山东境内产于各山地丘陵地区。

4. 生态

银杏生于海拔 500 ～ 1000m 的酸性土壤，排水良好地带的天然林中。

5. 形态特征

银杏：落叶乔木，高可达 40m。枝有长枝与短枝，幼树树皮淡灰褐色，浅纵裂，老则灰褐色，深纵裂。叶在长枝上螺旋状散生，在短枝上 3 ～ 5（～ 8）簇生；柄长 3 ～ 10cm；叶片扇形，淡绿色，无毛，有多数 2 叉状并列的细脉，上缘宽 5 ～ 8cm，浅波状，有时中央浅裂或深裂。雌雄异株，花单性，稀同株；球花生于短枝顶端的鳞片状叶的腋内；雄球花成柔荑花序状，下垂；雌球花有长梗，梗端常分 2 叉，每叉顶生一盘状珠座，每珠座生一胚珠，仅一个发育成种子。种子核果状，椭圆形至近球形，长 2.5 ～ 3.5cm，直径约 2cm；外种皮肉质，有白粉，熟时淡黄色或橙黄色；中种皮骨质，白色，具 2 ～ 3 棱；内种皮膜质，胚乳丰富。花期 3 ～ 4 月，种子成熟期 9 ～ 10 月（图 12-1，图 12-2）。

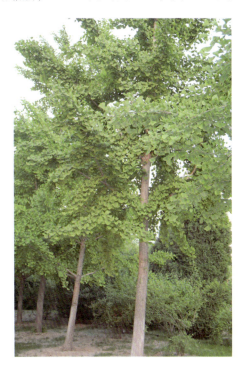

图 12-1　银杏植株

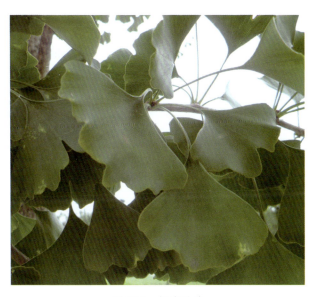

图 12-2　银杏叶片

6. 产地加工

6 ～ 10 月间采收，除去杂质，晒干。

（二）药材

1. 性状特征

干燥叶多皱折或破碎，完整者呈扇形，长3～12cm，宽5～15cm。黄绿色或浅棕黄色，上缘呈不规则的波状弯曲，有的中间凹入，深者可达叶长的4/5。具二叉状平行叶脉，细而密，光滑无毛，易纵向撕裂。叶基楔形，叶柄长2～8cm。体轻。气微，味微苦（图12-3）。

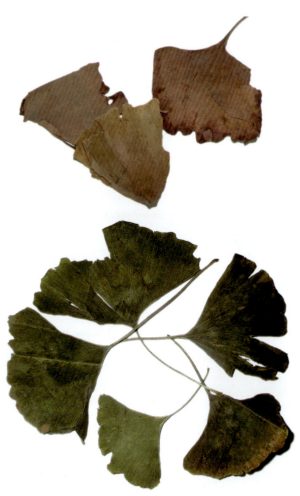

图12-3　银杏叶药材

2. 商品规格

统货。

3. 道地药材

本品山东郯城产者为道地药材。

4. 质量标志

银杏叶以叶片完整、色黄绿者为佳。

5. 显微特征

（1）组织鉴别：叶横切面上表皮细胞类圆形，外壁略呈乳头状突起，被角质层。下表皮细胞类长方形，外壁角质层较薄，可见内陷式气孔。栅栏细胞1列，短分叉状或不明显。维管束外韧型，无主脉与侧脉区别；2个维管束间常见大型离生分泌腔，直径50～104μm。维管束附近有少数纤维。薄壁细胞中可见大型草酸钙簇晶，偶见方晶。

（2）粉末鉴别：管胞具单列或数列具缘纹孔或网纹，直径6～13μm。簇晶直径28～72μm。纤维壁厚或薄，直径12～19μm。叶柄石细胞直径30～36μm。分泌道直径50～104μm，常含棕色物质。表皮组织碎片上可见下陷式气孔。

6. 化学组分

黄酮类：异鼠李素（isorhamnetin），山奈酚（kaempferol），山奈酚-3-鼠李葡萄糖苷，槲皮素（quercetin），芸香苷（rutin），槲皮苷，白果双黄酮（ginkgetin），异白果双黄酮（isoginkgetin）。萜类内酯：白果苦内酯A、B、C（ginkgolides A、B、C），白果内酯A、B、C（bilobalide A、B、C）。此外，还含白果醇（ginnol），二十九烷，二十九烷-10-酮，二十八烷醇，莽草酸（shikimicacid），α-己烯醛，亚麻酸，β-谷甾醇及豆甾醇等。

7. 理化特征

（1）化学定性：

1）取本品碎片2g，加乙醇20ml，加热回流15分钟，趁热滤过。取滤液2ml，加镁粉少量与盐酸3～4滴，置水浴上加热数分钟，显棕红色。

2）取上述溶液适量，点于滤纸上，喷2%三氯化铝乙醇液，干后，置紫外光灯下观察，显黄绿色荧光。

（2）薄层色谱：取本品粉末1g，加40%乙醇10ml，加热回流10分钟，放冷，滤过，取滤液作为供试品溶液。另取银杏叶对照药材1g，同法制成对照药材溶液。吸取上述2种溶液各6μl，分别点于同一含4%乙酸钠的羧甲基纤维素钠溶液为黏合剂制备的硅胶G薄层板上，以乙酸乙酯-丁酮-甲酸-水（5：3：1：1）为展开剂，展开，取出，晾干，喷以3%三氯化铝乙醇溶液，热风吹干，置紫外光灯（365nm）下检视。供试品色谱中，在与对照药材色谱相应的位置上，显相同颜色的荧光主斑点。

8. 贮藏

置通风干燥处。

（三）炮制与饮片

1. 药材炮制

取药材，除去杂质，筛去泥土。

2. 饮片名称

银杏叶。

3. 药品类别

活血化瘀药：活血止痛药。

4. 性状特征

本品为完整或破碎的叶片，余同药材。

5. 质量要求

（1）杂质：不得过 2%。

（2）水分：不得过 12.0%。

（3）总灰分：不得过 10.0%。

（4）酸不溶性灰分：不得过 2.0%。

（5）浸出物：用热浸法测定，稀乙醇作溶剂，不得少于 25.0%。

（6）含量测定：用高效液相色谱法测定，本品含总黄酮醇苷不得少于 0.40%；含萜类内酯以银杏内酯 A（$C_{20}H_{24}O_9$）、银杏内酯 B（$C_{20}H_{24}O_{10}$）、银杏内酯 C（$C_{20}H_{24}O_{11}$）和白果内酯（$C_{15}H_{18}O_8$）的总量计，不得少于 0.25%。

6. 性味功能

性平，味甘、苦、涩。敛肺平喘，止痛。用于肺虚咳喘等。

7. 用法用量

内服：煎汤，9～15g。

8. 配伍禁忌

银杏叶不能与茶叶和菊花一同泡茶喝。禁忌与鱼同食。

9. 使用注意

有实邪者忌用。

10. 贮藏

置通风干燥处。

（四）经典方剂与临床应用

杏叶煎（《太平圣惠方》卷二十四）

处方：杏叶（切）5升，蒴藋根（切）1斤（升）。

功能主治：风隐疹，顽痒。

用法用量：以水 1 斗半，煮取 2 升，去滓。用绵浸药汁揩拭所患处，1 日 2～3 次。

（五）食疗与药膳

银叶红枣绿豆汤

原料：鲜银杏叶 30g（干品 10g），红枣 20g，绿豆 60g，白糖适量。

制作方法：将银杏叶洗净切碎后入砂锅，加水 100g，用小火煮沸，20 分钟后去渣取汁，再将浸泡片刻的红枣和绿豆一起倒入砂锅内，加白糖，煮至绿豆酥烂为止。

功能主治：养心气、补心血、降压降脂、消暑解毒，适用于高血压和冠心病患者服用。

13　土荆皮 Tu Jing Pi

（一）基原

1. 集解

土荆皮始载于《中国药典》。

2. 品种

土荆皮为双子叶植物纲松科金松属植物金钱松 *Pseudolarix amabilis*（Nelson）Rehd. 的干燥根皮或近根树皮。

3. 分布

金钱松山东境内青岛、崂山、泰安、蒙山、莱阳均有栽培。

4. 生态

金钱松生于海拔 1500m 以下的常绿、落叶阔叶混交林中。

5. 形态特征

金钱松：落叶乔木，高 20 ～ 40m。茎干直立，枝轮生平展；长枝有纵纹细裂，叶散生其上，短枝有轮纹密生，叶簇生其上，作辐射状，叶线形，长 3 ～ 7cm，宽 1 ～ 2mm，先端尖，基部渐狭，至秋后叶变金黄色。花单性，雌雄同株；雄花为柔荑状，下垂，黄色，数个或数十个聚生在小枝顶端，基部包有无数倒卵状楔形之膜质鳞片；雌花单生于有叶之短枝顶端，由多数螺旋状排列的鳞片组成。球果卵形，直立，长 5 ～ 7.5cm，直径 3 ～ 6cm，鳞片木质，广卵形至卵状披针形，先端微凹或钝头，基部心脏形，成熟后脱落，苞片披针形，长 6 ～ 7mm，先端长尖，中部突起。种子每鳞 2 个，长 8mm，富油脂，有膜质长翅，与鳞片等长或稍短。花期 4 ～ 5 月。果期 10 ～ 11 月（图 13-1，图 13-2）。

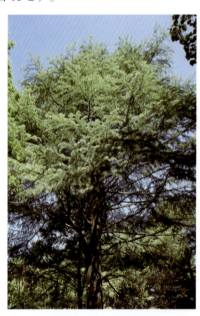

图 13-1　金钱松植株

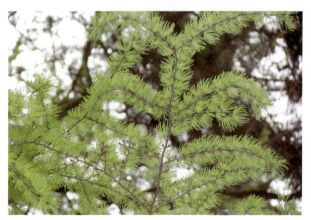

图 13-2　金钱松枝叶

6. 产地加工

夏季剥取根皮或近根树皮，晒干。

（二）药材

1. 性状特征

（1）根皮：呈不规则长条状，扭曲而稍卷，大小不一，厚 2 ～ 5mm。外表面灰黄色，粗糙，有皱纹及横向皮孔。粗皮常呈鳞片状剥落，显出红棕色皮部。内表面黄棕色至红棕色，有纵向细纹理。质脆，易折断，断面红褐色，呈裂片状，可层层剥离。气微，味苦而涩（图 13-3）。

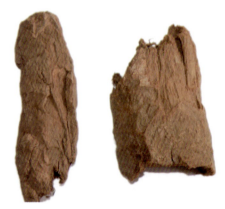

图 13-3　土荆皮药材

（2）树皮：呈板片状，厚约至 8mm，粗皮较厚，外表面龟裂状，内表面稍粗糙（图 13-4）。

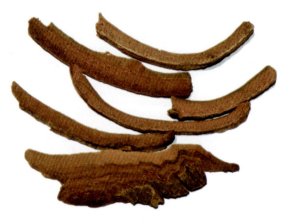

图 13-4　土荆皮

2. 商品规格

统货。

3. 道地药材

本品山东崂山产者为道地药材。

4. 质量标志

本品以块大、无栓皮、色黄褐、味苦者为佳。

5. 显微特征

（1）组织鉴别：皮横切面木栓细胞数列至10余列，但常剥落。栓内层约3列细胞，内含棕色物。皮层及韧皮部均散有石细胞、树脂细胞及多数黏液细胞。韧皮部筛胞成群散在，壁稍厚，外侧筛胞常压缩而颓废；射线为1列细胞，常弯曲。薄壁细胞中充满淀粉粒。

（2）粉末鉴别：石细胞多类圆形、类长方形或不规则分枝状，直径30～96μm，含黄棕色块状物。筛胞大多成束，直径20～40μm，侧壁上有多数椭圆形筛域。黏液细胞类圆形，直径100～300μm。树脂细胞纵向连接成管状，含红棕色至黄棕色树脂状物，有的埋有草酸钙方晶。木栓细胞壁稍厚，有的木化，并有纹孔。

6. 化学组分

萜类：土荆皮酸（pseudolaricacid）A、B、C、D、E，土荆皮酸-A-β-D-葡萄糖苷（pseudolaricacid-A-β-D-glucoside），土荆皮酸-B-β-D-葡萄糖苷（pseudolaricacid-B-β-D-glucoside），金钱松呋喃酸（pseudolarifuroic），白桦脂酸（betulinicacid）。此外，还含β-谷甾醇（β-sitosterol），β-谷甾醇-β-D-葡萄糖苷（β-sitosterol-β-D-glucoside），胡萝卜苷等。

7. 理化特征

薄层色谱：取本品粉末1g，加甲醇20ml，超声处理20分钟，放冷，滤过，取滤液作为供试品溶液。另取土荆皮对照药材1g，同法制成对照药材溶液。再取土荆皮乙酸对照品，加甲醇制成每毫升含0.2mg的溶液，作为对照品溶液。照薄层色谱法试验，吸取上述三种溶液各5μl，分别点于同一硅胶G薄层板上，以甲苯-乙酸乙酯-甲酸（14：4：0.5）为展开剂，展开，取出，晾干，喷以10%硫酸乙醇溶液，在105℃加热至斑点显色清晰，置紫外光灯（365nm）下检视。供试品色谱中，在与对照药材色谱和对照品色谱相应的位置上，分别显相同颜色的荧光斑点。

8. 贮藏

置干燥处。

（三）炮制与饮片

1. 药材炮制

将原药拣去杂质，用清水略润，切丝，晒或烘干。

2. 饮片名称

土荆皮。

3. 药品类别

攻毒杀虫止痒药。

4. 性状特征

本品呈条片状或卷筒状。外表面灰黄色，有时可见灰白色横向皮孔样突起。内表面黄棕色至红棕色，具细纵纹。切面淡红棕色至红棕色，有时可见细小白色结晶，可层层剥离。气微，味苦而涩。

5. 质量要求

（1）水分：不得过13.0%。

（2）总灰分：不得过5.0%。

（3）酸不溶性灰分：不得过2.0%。

（4）浸出物：用热浸法测定，75%乙醇作溶剂，不得少于15.0%。

（5）含量测定：照高效液相色谱法测定，本品含土荆皮乙酸（$C_{23}H_{28}O_8$）不得少于0.25%。

6. 性味功能

本品性温，味辛；有毒。杀虫，止痒。用于疥癣瘙痒。

7. 用法用量

本品外用适量，醋或酒浸涂擦，或研末调涂患处。

8 使用注意

本品有毒，只宜外用。

9. 贮藏

置干燥处。

（四）经典方剂与临床应用

鹅掌风药水（《中国药典》）

处方： 土荆皮250g，蛇床子125g，大风子仁125g，百部125g，防风50g，当归100g，凤仙透骨草 125g，侧柏叶 100g，吴茱萸 50g，花椒 125g，蝉蜕 75g，斑蝥 3g。

制法：将斑蝥粉碎成细粉，其余土荆皮等 11 味粉碎成粗粉，与斑蝥粉末混匀，照流浸膏剂与浸膏剂项下的渗漉法，用乙醇 3 倍与冰醋酸 1 倍的混合液作溶剂，浸渍 48 小时后，缓缓渗漉，收集渗漉液 670ml，静置，取上清液，加入香精适量搅匀，即得。

功能主治：祛风除湿，杀虫止痒。用于鹅掌风、灰指甲、湿癣、脚癣。

用法用量：用时将患处洗净，1 日搽 3 ～ 4 次。灰指甲应先除去空松部分，使药易渗入。

用药禁忌：外用药切忌入口，严防触及眼、鼻、口腔等黏膜处。

14 侧柏叶 Ce Bai Ye

（一）基原

1. 集解

侧柏叶始载于《神农本草经》，列为上品。李时珍曰："柏有数种，入药惟取叶扁而侧生者，故曰侧柏。"

2. 品种

侧柏叶为松柏纲柏科侧柏属植物侧柏 *Platycladus orientalis*（L.）Franco 栽培品的干燥枝梢及叶。

3. 分布

本品山东境内各地均有产。

4. 生态

侧柏生于湿润肥沃地，石灰岩石地也有生长。

5. 形态特征

侧柏：常绿乔木，高达 20m，胸径可达 1m。树皮薄，浅灰褐色，纵裂成条片。小枝扁平，直展，排成一平面。叶鳞形，交互对生，长 1 ～ 3mm，先端微钝，位于小枝上下两面之叶露出部分倒卵状菱形或斜方形，两侧的叶折覆着上下之叶的基部两侧，呈龙骨状。叶背中部均有腺槽。雌雄同株；球花单生于短枝顶端；雄球花黄色，卵圆形，长约 2mm。球果当年成熟，卵圆形，长 1.5 ～ 2cm，熟前肉质，蓝绿色，被白粉；熟后木质，张开，

红褐色；种鳞 4 对，扁平，背部近先端有反曲的尖头，中部种鳞各有种子 1 ～ 2 颗。种子卵圆形或长卵形，长 4 ～ 6mm，灰褐色或紫褐色，无翅或有棱脊，种脐大而明显。花期 3 ～ 4 月，球果 9 ～ 11 月成熟（图 14-1）。

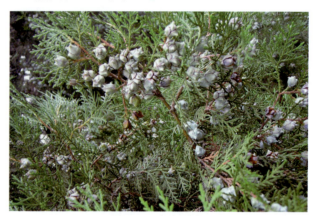

图 14-1 侧柏植株

6. 产地加工

全年均可采收嫩枝叶，阴干。以夏、秋二季采收为好。剪下大枝后再剪小枝，扎成小把吊于通风处阴干即可。如果在太阳下曝晒，叶色则变黄而且易碎。

（二）药材

1. 性状特征

枝梢长短不一，多分枝，小枝扁平。叶细小鳞片状，交互对生，贴伏于枝上，深绿色或黄绿色。质脆，易折断。气清香，味苦涩、微辛（图 14-2 至图 14-4）。

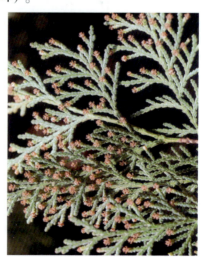

图 14-2 侧柏叶药材

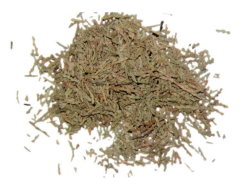

图 14-3　侧柏叶

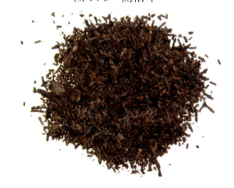

图 14-4　侧柏叶炭

2.商品规格

统货。

3.道地药材

本品山东枣庄、泰山产者为道地药材。

4.质量标志

本品以叶嫩、色深绿、无碎末、气香者为佳。

5.显微特征

（1）组织鉴别：横切面呈长椭圆形，中央为小枝部分，两侧为鳞片状叶。鳞叶表皮细胞小，排列整齐，外被厚角质层；气孔内陷。叶肉栅栏细胞短柱状；海绵组织细胞环状排列，细胞间隙大。与小枝相接部分有小型维管束。小枝部分下皮细胞略呈栅栏组织状；皮层细胞大，间有少数树脂道。中柱大，韧皮部亦有少数树脂道，并散有细小纤维；木质部主要由管胞组成；髓射线明显。中央有扁小髓部（图 14-5，图 14-6）。

（2）粉末鉴别：粉末黄绿色。叶上表皮细胞长方形，壁略厚。下表皮细胞类方形；气孔甚多，凹陷型，保卫细胞较大，侧面观呈哑铃状。薄壁细胞含油滴。纤维细长，直径约 18μm。具缘纹孔管胞有时可见（图 14-7）。

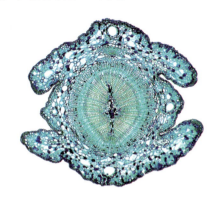

图 14-5　侧柏叶药材组织横切面显微特征

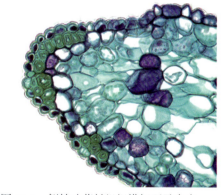

图 14-6　侧柏叶药材组织横切面示表皮

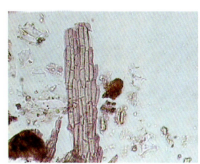

A.上表皮细胞

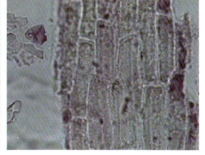

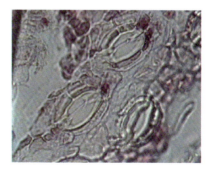

B.下表皮细胞

图 14-7　侧柏叶药材粉末显微特征

6. 化学组分

挥发油：α- 侧柏酮（α-thujone），侧柏烯（thujene），小茴香酮（fechone），蒎烯（pinene），丁香烯（caryphyllene）等。脂肪酸：棕榈酸（palmitic acid），硬脂酸（stearic acid），月桂酸（lauric acid），肉豆蔻酸（myristic acid），油酸（oleic acid），亚油酸（linoleic acid），癸酸（capric acid）。黄酮类：柏木双黄酮（cupressuflavone），芹菜素（apigenin），槲皮苷（quercitrin），山奈酚 -7-O- 葡萄糖苷（kaempferol-7-O-glucoside），槲皮素 -7-O- 鼠李糖苷（quercetin-7-O-rhamnoside），杨梅树皮素（myricetin），扁柏双黄酮（hinoki-flavone），穗花杉双黄酮（amentoflavone）等。

7. 理化特征

薄层色谱：取本品粉末 3g，置索氏提取器中，加乙醚适量，加热回流至提取液无色，弃去乙醚液，药渣挥干乙醚，加 70% 乙醇 50ml，加热回流 1 小时，蒸热滤过，滤液蒸干，残渣加水 25ml 使溶解，加盐酸 3ml，加热水解 30 分钟，立即冷却，用乙酸乙酯振摇提取 2 次，每次 20ml，合并乙酸乙酯液，用水洗涤 3 次，每次 10ml，水浴蒸干，残渣加甲醇 5ml 溶解，作为供试品溶液。另取槲皮素对照品，加乙醇制成每毫升含 0.1mg 的溶液，作为对照品溶液。照薄层色谱法试验，吸取上述供试品溶液和对照品溶液各 3μl，分别点于同一高效硅胶薄层板上，以甲苯 - 乙酸乙酯 - 甲酸（5：2：1）的上层溶液为展开剂，展开，取出，晾干，喷以 1% 三氯化铝乙醇溶液，置紫外光灯（365nm）下检视。供试品色谱中，在与对照品色谱相应的位置上，显相同颜色的荧光斑点。

8. 贮藏

袋装，圆包或装入其他容器内。本品易变色、发霉，应避光、防潮，放置阴暗干燥处保存，防灰尘。

（三）炮制与饮片

1. 药材炮制

（1）侧柏叶：将原药拣去杂质和粗枝梗，切成长 2～3cm 的小段，晒干，筛去灰屑。

（2）侧柏炭：取净侧柏叶，置锅内用武火炒至焦褐色，存性，取出喷洒清水，灭尽火星，冷透，晒干。

2. 饮片名称

侧柏叶，侧柏炭。

3. 药品类别

止血药：凉血止血药。

4. 性状特征

（1）侧柏叶：本品同药材（图 14-3）。

（2）侧柏炭：本品形如侧柏叶，表面黑褐色。质脆，易折断，断面焦黄色。气香，味微苦、涩（图 14-4）。

5. 质量要求

（1）杂质：不得过 6%。

（2）水分：不得过 11.0%。

（3）总灰分：不得过 10.0%。

（4）酸不溶性灰分：不得过 3.0%。

（5）浸出物：用热浸法测定，乙醇作溶剂，不得少于 15.0%。

（6）含量测定：用高效液相色谱法测定，本品含槲皮苷（$C_{21}H_{20}O_{11}$）不得少于 0.10%。

6. 性味功能

本品性微寒，味苦、涩。凉血活血，祛风湿，散肿毒，生发乌发。用于吐血、衄血、尿血、血痢、肠风、须发早白、咳嗽、腮腺炎等。

7. 用法用量

内服：煎汤，10～20g。或入丸、散。外用：煎水洗，捣敷或研末调敷。

8. 使用注意

（1）《药性论》：与酒相宜。

（2）《本草述》：多食亦能倒胃。

9. 贮藏

袋装，圆包或装入其他容器内。本品易变色、发霉，应避光、防潮，放置阴暗干燥处保存，防灰尘。

（四）经典方剂与临床应用

1. 侧柏散（《圣济总录》）

处方：侧柏（去枝）、木贼（锉，炒微焦）各 30g。

制法：上述药研成散。

功能主治：用于室女月水不断。

用法用量： 每服 6g，温酒调下；米饮亦得。

2. 加减四物汤（《重订严氏济生方》）

处方： 侧柏叶、生地黄（洗）、当归（去芦，酒浸）、川芎各 30g，枳壳（去瓤，炒）、荆芥穗、槐花（炒）、甘草（炙）各 15g。

制法： 上药㕮咀（将各药碎成小块）。

功能主治： 凉血疏风。治风热侵袭血分，血渗肠间，肠风下血不止。

用法用量： 每服 12g，用水 220ml，加生姜 3 片，乌梅少许，煎至 160ml，去滓，空腹时温服。

（五）食疗与药膳

侧柏叶粥

原料： 侧柏叶 10g，大米 100g，白糖少许。

制作方法： 将侧柏叶择净，放入锅中，加清水适量，水煎取汁，加大米煮粥，待熟时调入白糖，再煮一二沸即成，每日 1 剂。

功能主治： 凉血止血，祛痰止咳。适用于血热妄行所致的各种出血、肺热咳嗽等。

15 柏子仁 Bai Zi Ren

（一）基原

1. 集解

柏子仁始载于《神农本草经》，列为上品。原名"柏实"。《本草图经》中载："'柏实'生泰山山谷。今处处有之。而乾州者最佳。三月开花，九月结子，候成熟收采，蒸曝干，舂揭取熟仁子用。"

2. 品种

柏子仁为松杉纲柏科侧柏属植物侧柏 *Platycladus orientalis*（L.）Franco 栽培品的干燥成熟种仁。

3. 分布

本品山东境内各地均有产。

4. 生态

侧柏生于湿润肥沃地，石灰岩石地也有生长。

5. 形态特征

侧柏：常绿乔木，高达 20m，胸径可达 1m。

树皮薄，浅灰褐色，纵裂成条片。小枝扁平，直展，排成一平面。叶鳞形，交互对生，长 1～3mm，先端微钝，位于小枝上下两面之叶露出部分倒卵状菱形或斜方形，两侧的叶折覆着上下之叶的基部两侧，呈龙骨状。叶背中部均有腺槽。雌雄同株；球花单生于短枝顶端；雄球花黄色，卵圆形，长约 2mm。球果当年成熟，卵圆形，长 1.5～2cm，熟前肉质，蓝绿色，被白粉；熟后木质，张开，红褐色；种鳞 4 对，扁平，背部近先端有反曲的尖头，中部种鳞各有种子 1～2 颗。种子卵圆形或长卵形，长 4～6mm，灰褐色或紫褐色，无翅或有棱脊，种脐大而明显。花期 3～4 月，球果 9～11 月成熟（图 15-1）。

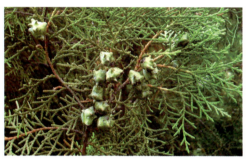

图 15-1 侧柏植株

6. 产地加工

秋、冬两季采收成熟球果，晒干，收集种子，碾去种皮，簸净。

（二）药材

1. 性状特征

种仁呈长卵形或长椭圆形，长 4～7mm，直径 1.5～3mm。表面黄白色或淡黄棕色，外包膜质内种皮，顶端略尖，有深褐色的小点，基部钝圆。质软。断面乳白色至黄白色，胚乳较多，子叶 2 枚，富油性。气微香，味淡（图 15-2，图 15-3）。

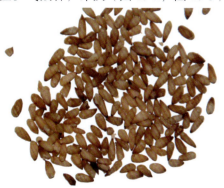

图 15-2 柏子仁

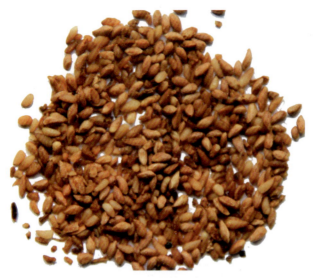

图 15-3　炒柏子仁

2. 商品规格

本品分为柏子仁和柏子仁霜。

3. 道地药材

本品山东枣庄、泰山产者为道地药材。

4. 质量标志

本品以颗粒饱满、色黄白、油性大而不泛油、无皮壳杂质者为佳。

5. 显微特征

（1）组织鉴别：种仁横切面，最外为 1 列扁长的内种皮细胞，外壁稍厚。胚乳较发达；胚乳和子叶薄壁细胞充满脂肪油和糊粉粒。

（2）粉末鉴别：粉末深黄色至棕色。种皮表皮细胞长条形，常与含棕色色素的下皮细胞相连。内胚乳细胞类多角形或类圆形，胞腔内充满较大的糊粉粒和脂肪油滴，糊粉粒溶化后留有网格样痕迹。子叶细胞呈长方形，胞腔内充满较小的糊粉粒和脂肪油滴。

6. 化学组分

柏木醇（cedrol）；谷甾醇（sitosterol），红松内酯（pinusolide）；15，16- 双去甲 -13- 氧代 - 半日花 -8（17）- 烯 -19- 酸〔15，16-bisnor-13-oxo-8（17）-labden-19-oicacid〕；15，16- 双去甲 -13- 氧代 - 半日花 -8（17）-11E- 二烯 -19- 酸〔15，16-bisnor-13-oxo-8（17）-11E-labdadien-19-oicacid〕；14，15，16- 三去甲半日花 -8（17）- 烯 -13，19- 二酸〔14，15，16-trisnor-8（17）-labdene-13，19-dioicacid〕；二羟基半日花三烯酸（12R，13-dihydroxycommunicacid）。此外，还含脂肪油和少量皂苷。

7. 理化特征

化学定性：

（1）取柏子仁粗粉 2g，加水 10ml，煮沸 10 分钟，趁热滤过。取滤液 2ml 置试管中，用力振摇 1 分钟，产生持久性泡沫，放置 10 分钟泡沫仍不消去。

（2）取本品粗粉 2g，加甲醇 10ml，回流提取 10 分钟，滤过。取滤液 2ml 置水浴上蒸干，残渣加冰醋酸 1ml 溶解，再加醋酐 - 浓硫酸试剂（19：1）1ml，则显黄色 - 紫色 - 污绿色。

8. 贮藏

麻袋或编织袋装；密闭；置阴凉干燥处，防热，防蛀。

（三）炮制与饮片

1. 药材炮制

（1）柏子仁：取本品，除去杂质及残留的种皮。

（2）柏子仁霜：取拣净的柏子仁，碾碎，用吸油纸包裹，加热微炕，压榨去油，研细。

（3）炒柏子仁：取净柏子仁，清炒。

2. 饮片名称

柏子仁，柏子仁霜。

3. 药品类别

安神药：养心安神药。

4. 性状特征

（1）柏子仁：本品呈长卵形或长椭圆形，长 4～7mm，直径 1.5～3mm。表面黄白色或淡黄棕色，外包膜质内种皮，顶端略尖，有深褐色的小点，基部钝圆。质软，富油性。气微香，味淡。

（2）柏子仁霜：本品为均匀、疏松的淡黄色粉末，微显油性，气微香。

（3）炒柏子仁：表面有黄斑，气香（图 15-3）。

5. 质量要求

（1）酸败度：酸值不得过 40.0，羰基值不得过 30.0，过氧化值不得过 0.26。

（2）黄曲霉毒素限量：本品每 1000g 含黄曲霉毒素 B_1 不得过 5μg，黄曲霉毒素 G_2、黄曲霉毒素 G_1、黄曲霉毒素 B_2 和黄曲霉毒素 B_1 总量不得过 10μg。

6. 性味功能

（1）柏子仁：性平，味甘。养心安神，止汗，润肠。用于虚烦失眠、心悸怔忡、阴虚盗汗、肠燥便秘。

（2）柏子仁霜：滑肠作用减轻，适用于脾虚患者。

7. 用法用量

内服：煎汤或入丸、散，用量 3～9g。

8. 使用注意

便溏及痰多者忌服。

9. 贮藏

麻袋或编织袋装；密闭；置阴凉干燥处，防热，防蛀。

（四）经典方剂与临床应用

1. 柏子仁丸（《妇人良方》）

处方： 柏子仁（炒，别研）、牛膝、卷柏各15g，泽兰叶、续断各 60g，熟地黄 90g。

制法： 研为细末，炼蜜为丸，如梧桐子大。

功能主治： 治血虚有火、月经耗损、渐至不通、羸瘦而生潮热，以及室女思虑过度、经闭成痨。

用法用量： 每次 30 丸，空腹时用米饮送下。

2. 四补丸（《圣济总录》）

处方： 柏子仁 3 两（生绢袋盛）、何首乌 3 两（切作小片）、肉苁蓉 3 两（切作小片）、牛膝（细切，生绢袋盛）3 两。

制法： 上药用酒 3 升，春、夏浸 7 日，秋、冬浸 14 日，取牛膝、柏子仁先捣如泥，次将何首乌、苁蓉同杵为丸，如梧桐子大。

功能主治： 益气血，补元脏，悦颜色。

用法用量： 每服 20～30 丸，空心温酒送下。

（五）食疗与药膳

柏子仁粥

原料： 柏子仁 10g，大米 100g，蜂蜜适量。

制作方法： 将柏子仁去尽皮壳杂质，择净，稍捣烂，放入锅中，加清水适量，浸泡 5～10 分钟后，水煎取汁，加大米煮为稀粥，待熟时，调入蜂蜜，再煮一二沸即成。

功能主治： 润肠通便，养心安神。适用于慢性便秘、心悸、失眠、健忘、多梦等。

用法用量： 每日 1 剂，连续 2～3 天。

16 麻黄 Ma Huang

（一）基原

1. 集解

麻黄始载于《神农本草经》，列为中品。《名医别录》中载："麻黄生晋地及河东，立秋采茎，阴干令青。"陶弘景曰："今出青州、彭城、荥阳、中牟者为胜，色青而多沫。蜀中亦有，不好。"《本草图经》中载："今近汴京多有之，以荥阳、中牟者为胜。春生苗，至夏五月则长及一尺以来。梢上有黄花，结实如百合瓣而小，又似皂荚子，味甜，微有麻黄气，外皮红，里仁子黑。根赤紫色。"以上所述的产地与现在麻黄的产地基本一致，所描述的原植物形态似现在所用的草麻黄。因其味麻，色黄，故名。

2. 品种

麻黄为盖子植物纲麻黄科麻黄属植物草麻黄 *Ephedra sinica* Staspf 木贼麻黄 *Ephedra equisetina* Bunge 栽培或野生品的干燥草质茎。

3. 分布

（1）草麻黄：山东境内产于无棣、沾化、莱州、蓬莱、利津、东营等地。菏泽、青岛、济南等地有栽培。

（2）木贼麻黄：山东境内蓬莱、宁津及济南药圃有少量栽培。

4. 生态

（1）草麻黄：生于平原、山坡、河床、草原等处。

（2）木贼麻黄：生于干旱地区的山脊、山顶及岩壁等处。

5. 形态特征

（1）草麻黄：草本状小灌木，高 20～40cm。

茎基部多分枝，丛生；木质茎短或成匍匐状，绿色小枝直立，粗糙，具细纵槽纹，节间长 2 ～ 4cm，直径 1 ～ 1.5mm。叶膜质鞘状，下部合生，上部 2 裂，裂片锐三角形，急尖。通常雌雄异株；雄球花为复穗状，长约 14mm，具总梗，苞片常 4 对，淡黄绿色，蕊 6 ～ 8，花丝合生；雌球花单生于当年生枝顶或老枝叶腋，具短梗，有苞片 4 ～ 5 对，最上 1 对苞片内含有 1 雌花。雌球花成熟时苞片肉质、红色，近球形，成浆果状，长 6 ～ 8mm，直径 5 ～ 6mm。种子常 2 粒，包于红色肉质苞片内。花期 5 ～ 6 月，种子成熟期 8 月（图 16-1）。

（2）木贼麻黄：直立小灌木，茎直立；叶褐色，大部合生；花近于卵圆形，花期 6 ～ 7 月；种子窄长卵圆形，种子 8 ～ 9 月成熟。产于北方部分省区。高达 1m，木质茎粗长，直立，稀部分匍匐状，基部直径达 1 ～ 1.5cm，中部茎枝一般直径 3 ～ 4mm；小枝细，直径约 1mm，节间短，长 1 ～ 3.5cm，多为 1.5 ～ 2.5cm，纵槽纹细浅不明显，常被白粉呈蓝绿色或灰绿色（图 16-2）。

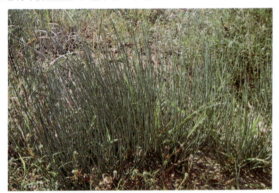

图 16-1　草麻黄植株

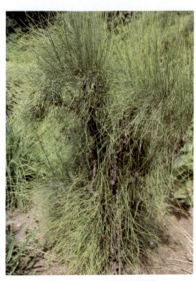

图 16-2　木贼麻黄植株

6. 产地加工

秋季割取草质茎，去净泥土，先晾至七八成干，再晾至足干即可。切勿受霜打，否则颜色会变红，影响疗效。

（二）药材

1. 性状特征

（1）草麻黄：茎呈细长圆柱形，少分枝，直径 0.1 ～ 0.2cm，有的带少量木质茎。表面淡绿色至黄绿色，有细的纵棱线，触之微有粗糙感。节明显，节间长 2 ～ 6cm。节上有膜质鳞叶，长 0.3 ～ 0.4cm；裂片 2（稀 3），锐三角形，先端灰白色，反曲，基部联合成筒状，红棕色。体轻，质脆，易折断。断面略呈纤维性，周边绿黄色，髓部红棕色，近圆形。气微香，味涩、微苦（图 16-3）。

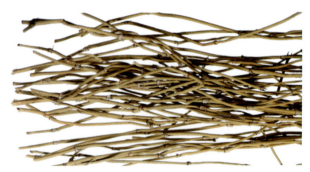

图 16-3　草麻黄药材

（2）木贼麻黄：茎有较多分枝，直径 0.1 ～ 0.15cm，无粗糙感。棱线 13 ～ 14 条，节间长 1 ～ 3cm，膜质鳞叶长 0.1 ～ 0.2cm；裂片 2（稀 3），上部约 1/4 分离，呈短三角形，灰白色，先端多不反曲。基部棕红色至棕黑色（图 16-4）。

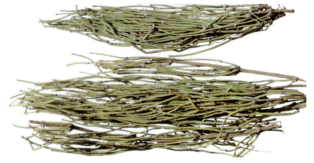

图 16-4　木贼麻黄药材

2. 商品规格

本品均为统货。

3. 道地药材

本品山东蓬莱等地产者质佳，新疆、内蒙古产者为道地药材。

4. 质量标志

本品以色淡绿、髓部色红棕色、手拉不脱节、味苦涩者为佳。

5. 显微特征

（1）组织鉴别

1）草麻黄草质茎横切面：表皮细胞外被厚的角质层；脊线较密，有蜡质疣状凸起，两脊线间有下陷气孔。下皮纤维束位于脊线处，壁厚，非木化。皮层较宽，纤维成束散在。中柱鞘纤维束新月形。维管束外韧型，8～10个。形成层环类圆形。木质部呈三角状。髓部薄壁细胞含棕色块；偶有环髓纤维。表皮细胞外壁、皮层薄壁细胞及纤维均有多数微小草酸钙砂晶或方晶（图16-5）。

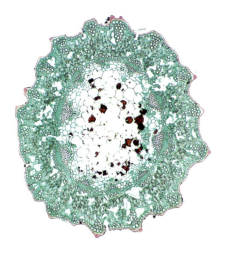

图16-5 草麻黄药材横切面组织特征

2）木贼麻黄草质茎横切面：维管束8～10个。形成层环类圆形。无环髓纤维。

（2）粉末鉴别：草麻黄粉末呈淡棕色。表皮细胞新面观呈类长方形，外壁布满草酸钙砂晶；角质层厚约18μm。气孔特异，长圆形，侧面观保卫细胞似电话筒状，两端特厚。皮层纤维细长，直径10～24μm，壁极厚，有的木化，壁上布满砂晶，形成嵌晶纤维。螺纹、具缘纹孔导管直径10～15μm，导管分子端壁斜面相接，接触面具多数穿孔板。此外，有木纤维，薄壁细胞含细小簇晶、色素块、石细胞等（图16-6）。

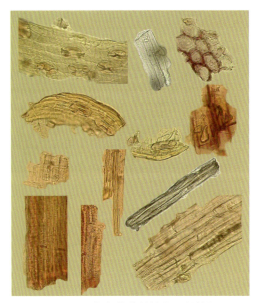

图16-6 草麻黄药材粉末显微特征

6. 化学组分

草麻黄含生物碱类，如麻黄碱，伪麻黄碱，去甲麻黄碱，去甲伪麻黄碱，甲基麻黄碱，甲基伪麻黄碱，α-N-甲基麻黄碱，L-去甲基麻黄碱，麻黄次碱。有机酸类，如苯甲酸，对-羟基苯甲酸，桂皮酸，对-香豆酸（p-coumaric acid），香草酸及原儿茶酸。

木贼麻黄含生物碱类，如麻黄碱、伪麻黄碱、去甲基麻黄碱、去甲基伪麻黄碱、麻黄噁唑酮、N-甲基麻黄碱。黄酮类，如芹菜素、小麦黄素（tricin）、芹菜素-5-O-鼠李糖苷、山奈酚、牡荆素（vitexin）等。有机酸类，如咖啡酸、反式肉桂酸、对羟基苯乙酸、绿原酸（chlorogenic acid）等。

7. 理化特征

（1）荧光检查：药材纵剖面置紫外光下观察，边缘显亮白色荧光，中心显亮棕色荧光。

（2）化学定性：取本品粉末0.2g，加水5ml与稀盐酸1～2滴，煮沸2～3分钟，滤过。滤液置分液漏斗中，加氨试液数滴使呈碱性，再加三氯甲烷5ml，振摇提取。分取三氯甲烷液，置两支试管中，一管加氨制氯化铜试液与二硫化碳各5滴，振摇，静置，三氯甲烷层显深黄色；另一管为空白，以三氯甲烷5滴代替二硫化碳5滴，振摇后三氯甲烷层无色或显微黄色。

（3）薄层色谱：取本品粉末1g，加浓氨试液数滴，再加三氯甲烷10ml，加热回流1小时，滤过，滤液蒸干，残渣加甲醇2ml充分振摇，滤过，取滤液作为供试品溶液。另取盐酸麻黄碱对照品，加甲醇制成每毫升含 1mg 的溶液，作为对照品溶液。照薄层色谱法试验，吸取上述 2 种溶液各 5μl，分别点于同一硅胶 G 薄层板上，以三氯甲烷 - 甲醇 - 浓氨试液（20∶5∶0.5）为展开剂，展开，取出，晾干，喷以茚三酮试液，在 105℃加热至斑点显色清晰。供试品色谱中，在与对照品色谱相应的位置上，显相同的红色斑点。

8. 贮藏

置于通风干燥处，防潮。蜜麻黄，密闭，置于阴凉干燥处。

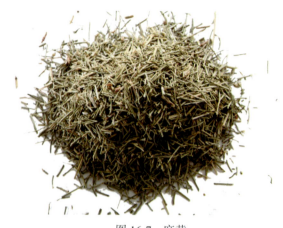

图 16-7　麻黄

（三）炮制与饮片

1. 药材炮制

（1）麻黄：取原药材，除去杂质、木质及残根，洗净，微润后切段，干燥。

（2）蜜麻黄：取炼蜜用适量开水稀释后，加入麻黄段拌匀，闷透，置锅内，用文火加热，炒至不黏手为度，取出放凉（每 100kg 麻黄，用炼蜜 20kg）。

（3）麻黄绒：取麻黄段，碾成绒，筛去细粉。

（4）蜜麻黄绒：取炼蜜用适量开水稀释后，加入麻黄绒拌匀，闷透，置锅内用文火加热，炒至深黄色不黏手为度，取出放凉。（每 100kg 麻黄，用炼蜜 25kg。）

2. 饮片名称

麻黄，蜜麻黄，麻黄绒，蜜麻黄绒。

3. 药品类别

解表药：辛温解表药。

4. 性状特征

（1）麻黄：本品呈细圆形的小段，长 1～2cm，表面黄绿色，粗糙，有细纵棱线，节上有细小鳞叶，质脆，断面中心显红黄色，粉性。气微香，味涩、微苦（图 16-7）。

（2）蜜麻黄：本品形如麻黄段，表面黄绿色，微显光样，有焦香（图 16-8）。

（3）麻黄绒：呈松软的绒状，黄绿色。

（4）蜜麻黄绒：呈松散黏结纤维状，深黄色，微具甜味。

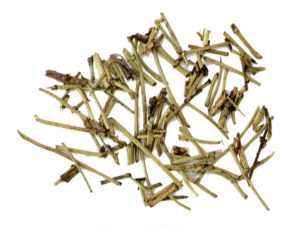

图 16-8　蜜麻黄

5. 质量要求

（1）麻黄

1）水分：不得过 9.0%。

2）总灰分：不得过 10.0%。

3）含量测定：用高效液相色谱法测定，本品含盐酸麻黄碱（$C_{10}H_{15}NO \cdot HCl$）和盐酸伪麻黄碱（$C_{10}H_{15}NO \cdot HCl$）的总量不得少于 0.80%。

（2）蜜麻黄

1）水分：不得过 9.0%。

2）总灰分：不得过 8.0%。

3）含量测定：用高效液相色谱法测定，本品含盐酸麻黄碱（$C_{10}H_{15}NO \cdot HCl$）和盐酸伪麻黄碱（$C_{10}H_{15}NO \cdot HCl$）的总量不得少于 0.80%。

6. 性味功能

（1）麻黄：性温，味辛、微苦。发汗散寒，宣肺平喘，利水消肿。用于风寒感冒、胸闷喘咳、风水浮肿、支气管哮喘。

（2）蜜麻黄：润肺止咳，用于表邪已解、气喘咳嗽。

（3）麻黄绒：宣肺平喘，用于胸闷喘咳。

（4）蜜麻黄绒：润肺止咳，用于表邪已解、气喘咳嗽。

7. 用法用量

内服：煎汤，3～6g；或入丸、散。

8. 使用注意

本品发汗力较强，故表虚自汗及阴虚盗汗，喘咳由于肾不纳气的虚喘者均应慎用。本品能兴奋中枢神经，多汗、失眠患者慎用。

9. 贮藏

本品置于通风干燥处，防潮。蜜麻黄，密闭，置于阴凉干燥处。

（四）经典方剂与临床应用

麻黄汤（《伤寒论》）

处方：麻黄（去节）9g，桂枝（去皮）6g，甘草（炙）3g，杏仁70个（去皮、尖）。

制法：上四味，以水九升，先煮麻黄减二升，去上沫，内诸药煮去二升半，去滓即成。

功能主治：治太阳病头痛发热、身疼腰痛、骨节疼痛、恶风无汗而喘者。

用法用量：温服八合，覆取微似汗，不须啜粥，余如桂枝法将息。

（五）食疗与药膳

雪梨麻黄瘦肉汤

原料：雪梨2个，南、北杏各12g，麻黄8g（中药店均有售），猪瘦肉200g，蜜枣3个，如甜食下冰糖，咸食下生姜2片和适量盐。

制作方法：雪梨洗净，不去皮，切块，去心核；各药材洗净、浸泡；猪瘦肉洗净，不刀切。（咸食则与生姜一起）下瓦煲，加水2000ml（8碗量），武火煲沸后改文火煲2小时，下食盐或冰糖便可。

功能主治：清热降火，润肺止咳。适宜病后伤津烦渴、肺热咳嗽、支气管炎、肺结核等患者饮用。

使用注意：凡脾胃虚寒及便溏腹泻忌饮，糖尿病患者当少饮或不饮。

17 鱼腥草 Yu Xing Cao

（一）基原

1. 集解

鱼腥草。始载于《名医别录》，列为下品。原名蕺。《新修本草》中载："叶似荞麦，肥地亦能蔓生，茎紫赤色，多生湿地、山谷阴处，山南江左人好生食之。"《本草纲目》引赵权文医方载："鱼腥草即紫蕺，叶似荇，其状三角，一边红，一边青。"由上所述可知，古今所用品种相同。李时珍曰："其叶腥气，故俗称鱼腥草。"

2. 品种

鱼腥草为双子叶植物纲三白草科蕺菜属植物蕺菜 *Houttuynia cordata* Thunb. 野生或栽培品的干燥地上部分。

3. 分布

本品山东境内济南等地均有栽培。

4. 生态

蕺菜生于沟边、溪边或林下湿地上。

5. 形态特征

蕺菜：草本，高30～50cm；茎下部伏地，节上轮生小根，上部直立，无毛或节上被毛，有时带紫红色。叶薄纸质，有腺点，背面尤甚，卵形或阔卵形，长4～10cm，宽2.5～6cm，顶端短渐尖，基部心形，两面有时除叶脉被毛外余均无毛，背面常呈紫红色；叶脉4～7条，全部基出或最内1对离基约5mm从中脉发出，如为7脉时，则最外1对很纤细或不明显；叶柄长1～3.5cm，无毛；托叶膜质，长1～2.5cm，顶端钝，下部与叶柄合生而成长为8～20mm的鞘，且常有缘毛，基部扩大，略抱茎。花序长约2cm，宽5～6mm；总花梗长1.5～3cm，无毛；总苞片长圆形或倒卵形，长10～15mm，宽5～7mm，顶端钝圆；雄蕊长于子房，花丝长为花药的3倍。蒴果长2～3mm，顶端有宿存的花柱。搓破有鱼腥气（图17-1）。

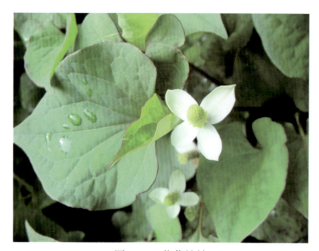

图 17-1　蕺菜植株

6. 产地加工

6～9月茎叶茂盛花穗多时采割，除去杂质、泥土、晒干。

（二）药材

1. 性状特征

茎呈扁圆柱形，扭曲，直径2～3mm，表面淡棕红色或暗棕色，有纵向条纹，节明显，节间长1.5～4.5cm，下部节处有须根残存，质脆，易折断。叶互生，叶片皱缩，展平后呈心形，长3～8cm，宽4～6cm，上表面暗黄绿色或暗棕色，下表面绿褐色或灰褐色，有浅色小凹点；叶柄基部屑状。茎顶部有的可见穗状花序。本品搓碎有鱼腥气，味微涩（图17-2）。

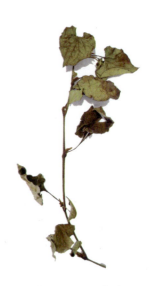

图 17-2　鱼腥草药材

2. 商品规格

统货。

3. 道地药材

本品广东、浙江产者为道地药材。山东泰山地区产者质亦佳。

4. 质量标志

本品以叶多、色绿、带花穗、鱼腥气味浓者为佳。

5. 显微特征

组织鉴别：

1）茎横切面：表皮细胞类方形，有多细胞腺毛及非腺毛。皮层较宽，外方散有油细胞。中柱鞘纤维1列，木化，排列成环状或断续成环（图17-3）。无限外韧维管束，排列成环，射线较宽，髓部占大部分，散有油细胞和草酸钙簇晶（图17-4）。

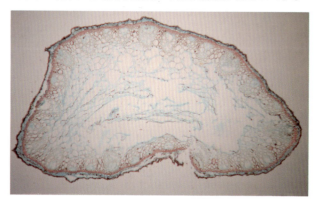

图 17-3　鱼腥草药材茎横切面组织特征

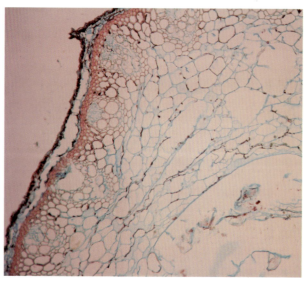

图 17-4　鱼腥草药材茎横切面组织特征示维管束

2）叶片横切面：上表皮细胞1列，切向延长，散有大型类圆形油细胞并有多细胞非腺毛，下表皮细胞较大，有气孔、非腺毛和腺毛。栅栏细胞1列，海绵细胞内散有草酸钙小簇晶，直径6～10μm，下表皮内方有1列类方形的大型细胞。主脉维管束1个，外韧型，韧皮部下方有3～4列厚角组织。

3）叶片表面制片：上表皮细胞多角形，有较密的波状角质层纹理，表皮细胞内嵌有类圆形的油细胞，直径70～80μm。下表皮细胞多角形，气孔不定式，非腺毛较多，多细胞，有的表面有纹理，腺毛多细胞，常含黄棕色物。

6. 化学组分

挥发油类：癸酰乙醛（decanoylacetalde-hyde），月桂烯（myrcene），α- 蒎烯（α-pinene），D- 柠檬烯（D-limonene），芳樟醇（linalool），石竹烯（caryophyllene），月桂醛（dodecanaldehyde）。黄酮类：阿福豆苷（mzelin），金丝桃苷（hyperin），槲皮素，芸香苷。甾体类：β- 谷甾醇（β-sitoterol），豆甾醇（stigmasterol），菠菜甾醇（spinasterol）等。

7. 理化特征

（1）化学定性：取干鱼腥草粉末适量，置小试管中，用玻璃棒压紧，滴加品红亚硫酸试液少量至上层粉末湿润，放置片刻，自侧壁观察，湿粉末显粉红色或红紫色。

（2）薄层色谱：取干鱼腥草25g（鲜鱼腥草125g）剪碎，照挥发油测定法加乙酸乙酯1ml，缓缓加热至沸，并保持微沸4小时，放置半小时，取乙酸乙酯液作为供试品溶液。另取甲基正壬酮对照品，加乙酸乙酯制成每毫升含10μl的溶液，作为对照品溶液。照薄层色谱法试验，吸取供试品溶液5μl、对照品溶液2μl，分别点于同一硅胶G薄层板上，以环己烷- 乙酸乙酯（9∶1）为展开剂，展开，取出，晾干，喷以二硝基苯肼试液。供试品色谱中，在与对照品色谱相应的位置上，显相同的黄色斑点。

8. 贮藏

置阴凉干燥处。

（三）炮制与饮片

1. 药材炮制

除去杂质灰屑，迅速洗净，切小段，晒干。

2. 饮片名称

鱼腥草。

3. 药品类别

清热药：清热解毒药。

4. 性状特征

本品呈不规则的段。茎呈扁圆柱形，表面淡红棕色至黄棕色，有纵棱。叶片多破碎，黄棕色至暗棕色。穗状花序黄棕色。搓碎有鱼腥气，味涩（图17-5）。

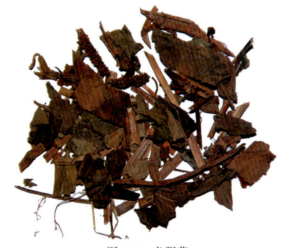

图17-5　鱼腥草

5. 质量要求

（1）水分：干鱼腥草不得过15.0%。

（2）酸不溶性灰分：干鱼腥草不得过2.5%。

（3）浸出物：干鱼腥草用冷浸法测定，水作溶剂，不得少于10.0%。

6. 性味功能

本品性微寒，味辛。清热解毒，消痈排脓，利尿通淋。用于肺痈吐脓、肺热喘咳、热痢、热淋、痈肿疮毒。

7. 用法用量

内服：煎汤，15～25g，不宜久煎；鲜品用量加倍。外用：适量，捣敷或煎汤熏洗患处。

8. 使用注意

虚寒症及阴性外疡忌服。

9. 贮藏

置干燥处。

（四）经典方剂与临床应用

复方鱼腥草片（《中国药典》）

处方：鱼腥草 583g，黄芩 150g，板蓝根 150g，连翘 58g，金银花 58g。

制法：上五味，取鱼腥草 200g，与连翘、金银花粉碎成细粉，剩余的鱼腥草与黄芩、板蓝根加水煎煮 2 次，每次 2 小时，合并煎液，滤过，滤液浓缩成稠膏，加入上述细粉，混匀，干燥，粉碎成细粉，制成颗粒，干燥，压制成 1000 片，包糖衣，即得。

功能主治：清热解毒，消痈排脓，利尿通淋。用于肺痈吐脓、痰热喘咳、热痢、热淋、痈肿疮毒。

用法用量：口服，1 次 4 ～ 6 片，1 日 3 次。

（五）食疗与药膳

1. 鱼腥草苡米鸡蛋羹

原料：鲜鸡蛋（白）4 个，鲜鱼腥草 100g，苡米 90g，甜杏仁 30g，红枣、蜜糖适量。

制作方法：苡米、甜杏仁、红枣（去核）洗净，放入锅内，加清水适量，武火煮沸后，文火煲 1 小时。将洗净的鱼腥草放入再煲半小时，取汁冲入鸡蛋白、蜜糖中，搅匀服之。

功能主治：清肺热，排脓毒。适用于湿热壅滞证型的肺脓肿、肺结核、肺气肿、支气管扩张、慢性支气管炎、前列腺炎和尿道感染等疾病。

用法用量：每日 1 次，连服 5 次。

2. 鱼腥草蒸猪大肠

原料：鲜鱼腥草 150g（干品 50g），猪大肠 200g。

制作方法：将猪大肠用食盐揉洗干净，去内壁附属物，后用少许香油搓揉（为去腥味）后清洗干净，再把洗净的鱼腥草塞进猪大肠内，两端用线系紧，置盆中加入食盐少许隔水蒸熟即可食用。

功能主治：清热解毒，润肠通便。适用于肠燥便秘、热结腹痛等证。

用法用量：1 ～ 2 天吃 1 次，连食 5 次。

18　胡桃仁 Hu Tao Ren

（一）基原

1. 集解

胡桃为汉代张骞出使西域带回，入药时间约始于唐代。《本草图经》中载："胡桃生北土，今陕、洛间甚多。大株浓叶多阴，实亦有房，秋冬熟时采之。"李时珍曰："胡桃树高丈许，春初生叶，长四五寸，微似大青叶，两两相对，颇作恶气。三月开花如栗花，穗苍黄色。结实至秋如青桃状，熟时沤烂皮肉，取核为果。"

2. 品种

胡桃仁为双子叶植物纲胡桃科胡桃属植物胡桃 *Juglans regia* L. 栽培品的干燥成熟种子。

3. 分布

本品山东境内产于青州、临朐、泰安、莱芜、邹城、滕州、临沂等地。邹城"石墙薄皮核桃"获国家地理标志产品认证。

4. 生态

胡桃生于海拔 400 ～ 1800m 的山坡及丘陵地带，我国平原及丘陵地区常见栽培。

5. 形态特征

胡桃：落叶乔木，羽状复叶互生；小叶 5 ～ 9，对生，卵形、椭圆形或椭圆状卵形，长 6 ～ 15cm，宽 3 ～ 6cm，先端尖，全缘。花单性，雌雄同株，与叶同时开放；雄柔荑花序下垂，花密生，雄蕊 6 ～ 30；雌花序簇生，直立，生于幼枝的顶端，有花 1 ～ 3，子房下位，密被毛。核果近球形，外果皮肉质，绿色；内果皮骨质，坚硬，有不规则的浅沟。花期 5 月，果期 10 月（图 18-1，图 18-2）。

6. 产地加工

秋季采收成熟果实，堆集放置，使肉质皮腐烂，洗净，晒干。

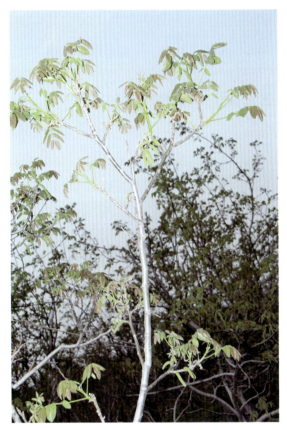

图 18-1 胡桃（薄皮核桃）植株

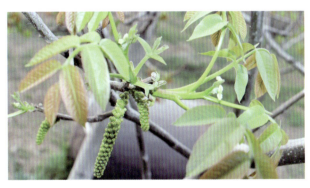

图 18-2 胡桃（薄皮核桃）花

（二）药材

1. 性状特征

种子多破碎，为不规则的块状，有皱曲的沟槽，大小不一。完整者类球形，由两片呈脑状的子叶组成，直径 1～3cm，一端可见三角状突起的胚根。通常两瓣裂或破碎成不规则块状。种皮菲薄，淡棕色至深棕色，有深色纵脉纹。子叶黄白色，碎断后内部黄色或乳白色，富油性。气微香，味甜，种皮微涩（图 18-3，图 18-4）。

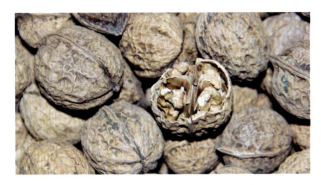

图 18-3 胡桃药材

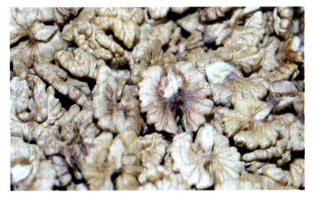

图 18-4 胡桃仁

2. 商品规格

统货。

3. 道地药材

山东邹城及云南、陕西产者为道地药材。

4. 质量标志

本品以个大、饱满、断面色白或乳白色，富油性、不泛油者为佳。

5. 显微特征

粉末鉴别：粉末黄白色，富油性。表皮细胞表面观类多角形，直径 14～34μm，壁薄，垂周壁有的略呈念株状增厚。在水合氯醛装置下观察，可见不规则棕色块。气孔常突出表面，不定式，副卫细胞 3～8 个。子叶表皮细胞表面观类长方形、长条形，壁薄，不规则纵横交错排列。子叶细胞类椭圆形或类圆形，含有糊粉粒及脂肪油滴。网纹细胞偶见，存在于种皮维管束基部，长卵圆形，直径 23～45μm，长 60～140μm，壁稍厚，具斜向、横向长条状或网状纹孔。螺纹导管细小，直径 7～10μm。脂肪油滴极多，散在。糊粉粒多数。

6. 化学组分

脂肪酸：亚油酸，油酸，亚麻酸等。甾醇类 β-谷甾醇，豆甾醇（stigmasterol），菜油甾醇。此外，还含粗蛋白和氨基酸。

7. 贮藏

置阴凉干燥处，防蛀。

（三）炮制与饮片

1. 药材炮制

取核桃除去核壳及木质隔膜。

2. 饮片名称

核桃仁，胡桃仁。

3. 药品类别

补益药。

4. 性状特征

同药材。

5. 质量要求

本品以种仁完整、黄白色、富油性者为佳。

6. 性味功能

本品性温，味甘。补肾固精强腰，温肺定喘，润肠通便。用于肾虚喘嗽、腰痛脚弱、阳痿遗精、小便频数、石淋、大便燥结。

7. 用法用量

6～9g。

8. 配伍禁忌

本品不宜与酒同食。不能与野鸡肉一起食用。

9. 使用注意

肺炎、支气管扩张等患者不易食之。

10. 贮藏

置阴凉干燥处，防蛀。

（四）经典方剂与临床应用

胡桃散（《杨氏家藏方》）

处方：胡桃肉（汤浸，去皮）、补骨脂（炒）、大枣（煮去皮、核）各等份。

制法：上药各为细末和匀。

功能主治：治小肠气。

用法用量：每服 6g，空腹时用温酒调下。

（五）食疗与药膳

1. 胡桃仁粥

原料：胡桃肉 30g，粳米 100g。

制作方法：将胡桃肉研膏水搅滤汁。以米煮粥，米熟后将胡桃肉汁加入再煮，去掉生油气即可。

功能主治：温肾固精，润肠纳气。治阳虚咳嗽、腰痛脚弱、阳痿滑精、小便频数、大便燥结等症。

用法用量：宜空腹食。

2. 胡桃仁炖豆腐

原 料：黑木耳 30g，核桃仁 7 个，豆腐 200g，精盐、味精、香油各适量。

制作方法：将黑木耳水发，洗净；核桃仁去皮，洗净，与豆腐一同放入砂锅内，加水适量，炖熟后加精盐、味精，淋上香油。

功能主治：养阴清热，补心肾。适用于癫痫。

用法用量：佐餐食用，每日 1 次。

19　桦树皮 Hua Shu Pi

（一）基原

1. 集解

桦树皮始载于《开宝本草》，载："桦木皮堪为烛香，木似山桃。"《本草纲目》载："桦木生辽东及临兆、河州西北诸地。其木色黄，有小斑点红色，能收肥腻。其皮厚而轻虚软柔。"本草所述形态及产地与现今白桦基本一致，惟树皮白色的特征未提及。

2. 品种

桦树皮为双子叶植物纲桦木科桦木属植物白桦 *Betula platyphylla* Suk 野生品的干燥树皮。

3. 分布

本品山东境内主产于昆嵛山、崂山、泰山、蒙山等山地。

4. 生态

白桦生于沼泽地、干燥阳坡及湿润阴坡。

5. 形态特征

白桦：落叶乔木，高达 25m，直径 50cm；树冠卵圆形，树皮白色，纸状分层剥离，皮孔黄色。小枝细，红褐色，无毛，外被白色蜡层。叶三角状卵形或菱状卵形，先端渐尖，基部广楔形，缘有不规则重锯齿，侧脉 5～8 对，背面疏生油腺点，无毛或脉腋有毛。果序单生，下垂，圆柱形。坚果小而扁，两侧具宽翅。花期 5～6 月；8～10 月果熟。花单性，雌雄同株，柔荑花序。果序圆柱形，果苞长 3～7mm，中裂片三角形，侧裂片平展或下垂，小坚果椭圆形，膜质翅与果等宽或较果稍宽（图 19-1）。

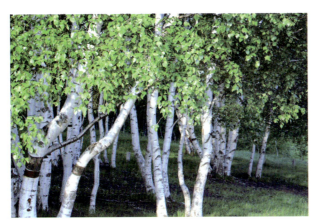

图 19-1 白桦植株

6. 产地加工

春季剥下树皮，或在已采伐的树上剥取，切丝，晒干备用。

（二）药材

1. 性状特征

树皮反卷呈单筒状，长短不一。皮的内表面淡黄棕色，有深色横条纹，栓皮呈层片状剥落。皮的外表皮灰白色而微带红色，有黑棕色疙瘩样的枝痕。质柔韧，折断断面平坦，可成层片状剥离。气微弱而微香，味苦（图 19-2）。

2. 商品规格

本品均为统货。

3. 道地药材

本品山东崂山产者质佳，东北地区和内蒙古产者为道地药材。

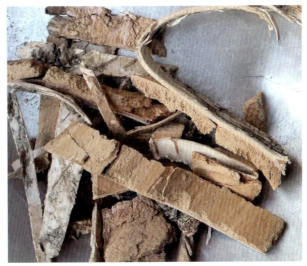

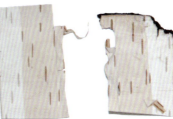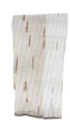

图 19-2 桦树皮药材

4. 质量标志

本品以无粗皮、呈层片状、外表皮白、气微香者为佳。

5. 化学组分

桦叶烯四醇（betulafolienetetraol），桦叶烯四醇 A，桦叶烯五醇（betulafolienepetaol），白桦脂醇（betulin）等。

6. 贮藏

置阴凉干燥处保存。

（三）炮制与饮片

1. 药材炮制

（1）桦树皮：取药材，拣去杂质。
（2）桦树皮炭：取净桦树皮，炒至表面焦黑色，存性。

2. 饮片名称

桦树皮，桦树皮炭。

3. 药品类别

清热利湿药。

4. 性状特征

（1）桦树皮：本品呈不规则的碎断片状，余同药材。

（2）桦树皮炭：本品呈长短不一的层片状，焦黑色。

5. 性味功能

（1）桦树皮：性平，味苦。清热利湿，解毒。用于急性扁桃体炎，支气管炎，肺炎，肠炎，痢疾，肝炎，尿少色黄，急性乳腺炎。

（2）桦树皮炭：治烧烫伤，痈疖肿毒。

6. 用法用量

9～15g；外用适量，研末调服。

7. 贮藏

置阴凉干燥处保存。

20 板栗 Ban Li

（一）基原

1. 集解

板栗始载于《名医别录》。《本草图经》载："叶极似栎，四月开花，青黄色，长条似胡桃花。"《本草纲目》载："木高二三丈，苞生多刺如猬毛，每枝不下四五个苞，有青黄赤三色。种子或单或双，或三或四。其壳生黄熟紫，壳内有膜裹仁，九月霜降乃熟。"

2. 品种

板栗为双子叶植物纲壳斗科栗属植物板栗 *Castanea mollissima* Bl. 栽培品的干燥种仁。

3. 分布

山东境内大部分地区均有栽培，以泰安、日照、郯城、临沂、五莲、莱阳等地较多。

4. 生态

本品多生于低山丘陵缓坡及河滩地带。

5. 形态特征

板栗：落叶乔木，高 20～40m；少数灌木。各种板栗树都结有可以食用的坚果，单叶、椭圆或长椭圆状，长 10～30cm，宽 4～10cm，边缘有刺毛状齿。雌雄同株，雄花为直立柔荑花序，雌花单独或数朵生于总苞内。坚果包藏在密生尖刺地总苞内，总苞直径为 5～11cm，一个总苞内有 1～7 个坚果。花期 5～6 月，果熟期 9～10 月（图 20-1，图 20-2）。

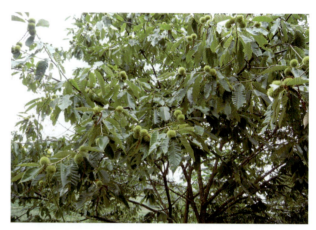

图 20-1　板栗植株

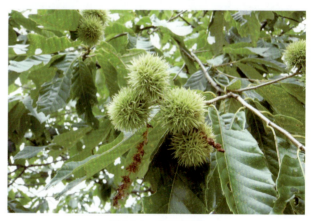

图 20-2　板栗果实

6. 产地加工

秋季果实成熟时采摘。除去壳斗，剥取种子，晒干或鲜用。

（二）药材

1. 性状特征

种仁呈半球形或扁圆球形，直径 2～3cm，先端短尖。表面黄白色，光滑，略有光泽，有时有浅纵沟纹，质坚实而重，断碎后内面富有粉性。气微，味微甜（图20-3，图20-4）。

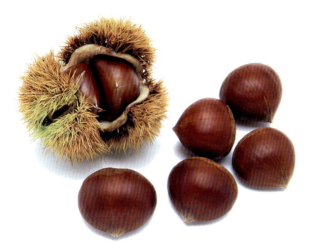

图20-3　板栗药材

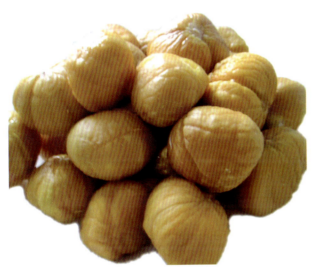

图20-4　炒板栗

2. 商品规格

本品均为统货。

3. 道地药材

本品山东淄博产者质佳，湖北产者为道地药材。

4. 化学组分

生物碱类：尿嘧啶（uracil），5-羟基-2-羟甲基吡啶（5-hydroxyl-2-hydroxyl methyl pyridine）等。

糖类：蔗糖，麦芽糖（maltose），D-葡萄糖，D-果糖等。

此外，还含异庚酸（isoenanthic acid），β-谷甾醇，5-羟甲基糠醛，山奈酚，蛋白质，氨基酸等。

5. 贮藏

置阴凉干燥处。

（三）炮制与饮片

1. 药材炮制

取栗子放入水中浸泡3小时后，清洗干净外壳上的绒毛，再用刀划开一个小口，沥干水分。在无水无油的铁锅内倒入割了小口的栗子，用小火慢慢翻炒15分钟。最后关火后盖上锅盖焖5分钟后过筛，即可。

2. 饮片名称

栗子。

3. 药品类别

补益类药：补气药。

4. 性状特征

本品呈短圆锥形，表面有3个明显的纵沟纹和自基部发出的放射状脉纹，顶端有凸尖。浅棕黄色，折断后粉质，气微，味微甜。

5. 性味功能

本品性温，味甘。养胃健脾，补肾强筋，活血止血。用于反胃、泄泻、腰脚软弱、吐血、衄血、便血、肿痛、瘰疬。

6. 用法用量

本品生食，煮食或炒存性研末服；外用捣敷。

7. 使用注意

本品适用多食滞脾恋膈，风湿病者禁用。

8. 贮藏

置阴凉干燥处保存。

（四）食疗与药膳

1. 山药栗子粥

原料： 山药15～30g，栗子50g，大枣2～4枚，粳米100g。

制作方法： 山药削去外皮，洗净，切成滚刀块；栗子去壳去衣；大枣洗净去核；粳米淘洗干净。锅中放入适量清水，大火烧开，放入淘好的粳米和栗子，大火煮20分钟。放入切好的山药块，转小火继续煮 40 分钟即成。

功能主治：补脾胃、益肺肾，尤其适用于脾肾气虚者。

使用注意：一次不宜多食，否则容易食滞，造成消化不良。

2. 板栗烧鸡

原料：带骨鸡肉 750g，板栗肉 150g，绍酒约 1 汤匙，酱油 1 汤匙，上汤 6 杯，生粉、胡椒粉、香油各适量。

制作方法：将净鸡剔除粗骨，剁成长、宽约 3cm 的方块；板栗肉洗净滤干；葱切成 3cm 段；姜切成长、宽 1cm 的薄片。烧热油锅，烧至六成熟，将板栗肉炸成金黄色，倒入漏勺滤油。再烧热油锅，至八成熟，下鸡块煸炒，至水干，下绍酒，再放入姜片、盐、酱油、上汤焖 3 分钟左右。取瓦钵 1 个，用竹箅子垫底，将炒锅里的鸡块连汤一齐倒入，放小火上煨至八成烂时，加入炸过的板栗肉，继续煨至软烂，再倒入炒锅，放入味精、葱段，洒上胡椒粉，煮滚，用生粉水勾芡，淋入香油即成。

功能主治：补脾胃，强筋骨，止泄泻。一般人群均可食用，老人、病人、体弱者更宜食用。

21　火麻仁 Huo Ma Ren

（一）基原

1. 集解

火麻仁始载于《神农本草经》，原名麻子。李时珍曰："大麻即今火麻，亦曰黄麻。处处种之，剥麻收子……大科如油麻。叶狭而长，状如益母草叶，一枝七叶或九叶。五、六月开细黄花成穗，随即结实，大如胡荽子，可取油。剥其皮作麻。其秸白而有棱，轻虚可为烛心。"据此所述其原植物形态特征与今桑科植物大麻相符合。

2. 品种

火麻仁为双子叶植物纲桑科大麻属植物大麻 *Cannabis sativa* L. 栽培品的干燥成熟果实。

3. 分布

本品山东境内各地均有栽培，以鲁中、鲁南地区最多。

4. 生态

大麻生于路旁、沟边或栽培于田野。

5. 形态特征

大麻：一年生草本，高 1～3m。茎直立，表面有纵沟，密被短柔毛，皮层富纤维，基部木质化。掌状叶互生或下部对生，全裂，裂片 3～11 枚，披针形至条状披针形，两端渐尖，边缘具粗锯齿，上面深绿色，有粗毛，下面密被灰白色毡毛；叶柄长 4～15cm，被短绵毛；托叶小，离生，披针形。花单性，雌雄异株；雄花序为疏散的圆锥花序，顶生或腋生；雄花具花被片 5，雄蕊 5，花丝细长，花药大；雌花簇生于叶腋，绿黄色，每朵花外面有一卵形苞片，花被小膜质，雌蕊 1；子房圆球形，花柱呈二歧。瘦果卵圆形，长 4～5mm，质硬，灰褐色，有细网状纹，为宿存的黄褐色苞片所包裹。花期 5～6 月，果期 7～8 月（图 21-1）。

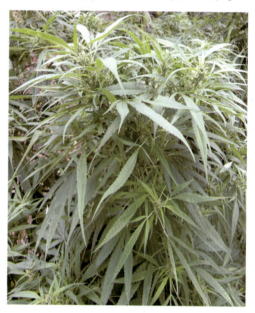

图 21-1　大麻植株

6. 产地加工

秋季果实成熟时采收，除去杂质，晒干。

（二）药材

1. 性状特征

果实呈卵圆形，长 4～5.5mm，直径 2.5～4mm。表面灰绿色或灰黄色，有微细的白色或棕色网纹，两边有棱，顶端略尖，基部有一圆形果梗痕。果皮薄而脆，易破碎。种皮绿色，子叶2，乳白色，富油性。气微，味淡（图21-2～图21-4）。

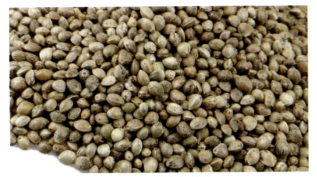

图21-2 火麻仁药材

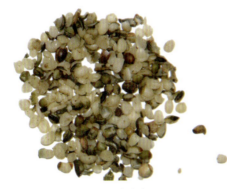

图21-3 火麻仁

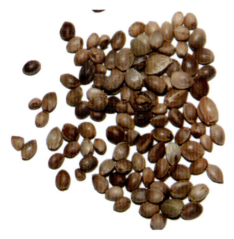

图21-4 炒火麻仁

2. 商品规格

本品均为统货。

3. 道地药材

山东中部地区产者质佳。东北地区产者为道地药材。

4. 质量标志

以粒大、色灰绿、种仁饱满者为佳。

5. 显微特征

粉末鉴别：粉末深棕色。①外果皮石细胞多成片，淡黄色。表面观呈不规则多角形，垂周壁深波状弯曲，有的分枝呈星状，直径13～54μm，壁厚3～11μm，长约90μm，外平周壁稍有纹理，层纹清晰，纹孔细密，胞腔大，有的含棕黄色物。断面观呈长方形，细胞界线不明显。②网状果皮细胞成片，黄棕色。细胞小，直径6～10μm，壁薄，波状弯曲。③内果皮石细胞成片，黄棕色或淡黄色。顶面观呈类圆形或类多角形，胞间层细波状弯曲，垂周壁甚厚，孔沟细密，与胞间层相连，胞腔明显。断面观呈栅状，长70～215μm，宽约52μm，胞间层不规则弯曲，径向壁厚，近内壁渐薄，细胞界限不甚明显。④草酸钙簇晶多存在于皱缩的果皮薄壁细胞中，直径4～13μm。⑤种皮表皮细胞黄色或黄棕色，细胞界限不甚明显，壁薄，有类圆形间隙。⑥子叶细胞无色黄色，含脂肪油滴。

6. 化学组分

生物碱类：葫芦巴碱（trigonelline），甜菜碱，玉蜀黍嘌呤（zeatin）等。此外，还含脂肪油、蛋白质、膳食纤维、维生素及矿物质等。

7. 理化特征

薄层色谱：取本品粉末2g，加乙醚50ml，加热回流1小时，滤过，药渣再加乙醚20ml洗涤，弃去乙醚液，药渣加甲醇30ml，加热回流1小时，滤过，滤液蒸干，残渣加甲醇2ml使溶解，作为供试品溶液。另取火麻仁对照药材2g，同法制成对照药材溶液。吸取上述2种溶液各2μl，分别点于同一硅胶G薄层板上，以甲苯-乙酸乙酯-甲酸（15：1：0.3）为展开剂，展开，取出，晾干，喷以1%香草醛乙醇溶液-硫酸（1：1）混合溶液，在105℃加热至斑点显色清晰。供试品色谱中，在与对照药材色谱相应的位置上，显相同颜色的斑点。

8. 贮藏

置阴凉干燥处，防热，防蛀。

（三）炮制与饮片

1. 药材炮制

（1）火麻仁：取原药材，除去杂质，筛去灰屑。

用时捣碎。

（2）炒火麻仁：取净火麻仁，置炒制容器内，用文火加热，炒至有香气，呈微黄色，取出放凉。用时捣碎。

2. 饮片名称

火麻仁，炒火麻仁。

3. 药品类别

泻下药：润下药。

4. 性状特征

（1）火麻仁：本品呈捣碎状或完整的药材。

（2）炒火麻仁：形如火麻仁，但有碎粒，表面淡黄色，微具焦香气，味淡。

5. 质量要求

完整或呈破碎状，余同药材。

6. 性味功能

（1）火麻仁：性平，味甘。润肠通便。用于血虚津亏、肠燥便秘。

（2）炒火麻仁：润肠燥，滋阴血。

7. 用法用量

10～15g。

8. 配伍禁忌

畏牡蛎、白薇，恶茯苓。

9. 使用注意

本品多食损血脉，滑精气，妇人多食发带疾。肠滑者尤忌。

10. 贮藏

置阴凉干燥处，防热，防蛀。

（四）经典方剂与临床应用

麻子仁丸（《伤寒论》）

处方： 麻子仁500g，芍药250g，枳实250g(炙)，大黄500g（去皮），厚朴250g（炙，去皮），杏仁250g（去皮、尖，熬，别作脂）。

制法： 上六味，蜜和为丸，如梧桐子大。

功能主治： 润肠通便。用于肠胃燥热、津液不足、大便秘结、小便频数。现用于习惯性便秘见有上述症状者。

用法用量： 每服10丸，日三服，渐加，以知为度。

（五）食疗与药膳

小米薄麻粥

原料： 火麻仁50g，薄荷50g，荆芥穗50g，小米150g。

制作方法： 先将火麻仁洗一洗，倒锅内炒至熟，去皮，研细。薄荷、荆芥穗分别洗一洗。砂锅放水煮薄荷叶和荆芥穗，去渣，取汁。小米淘洗净后，加入火麻仁末，倒入汁，兑水，一同煮成粥，即成。

功能主治： 滋养肾气，润肠清热。

22 无花果 Wu Hua Guo

（一）基原

1. 集解

无花果始载于《救荒本草》。《本草纲目》载："无花果出扬州及云南，今吴、楚、闽、越人家亦或折枝插成。枝柯如枇杷树，三月发叶如花构叶。五月内不花而实，实出枝间，状如木馒头，其内虚软。采以盐渍，压实令扁，日干充果食。熟则紫色，软烂甘味如柿而无核也。"考其来源，与今之无花果相同。古人因其"不花而实"故以名之。

2. 品种

无花果为双子叶植物纲桑科榕属植物无花果 *Ficus carica* L. 栽培品干燥近成熟的肉质花序托。

3. 分布

本品山东境内各地均有栽培，以烟台、青岛、威海沿海地区较多。

4. 生态

无花果主要栽培于庭院。

5. 形态特征

无花果：落叶小乔木或灌木，可高达12m，树皮光滑，灰白色或略带褐色，全株具乳管，可分泌白色乳汁。干皮灰褐色，平滑或不规则纵裂。小枝粗壮，托叶包被幼芽，托叶脱落后在枝上留有极为明显的环状托叶痕。单叶、互生、有长柄，叶片大、厚膜质，宽卵形或近球形，长10～20cm。上面粗糙，下面有短毛，暗绿色，常有3～7裂，冬季落叶后在枝条上留下三角形的大型叶痕。边缘有波状齿。叶腋内可形成2～3芽，其中小而呈圆锥形的为叶芽，其他大而圆者为花芽；花单性，淡红色，埋藏于隐头花序中。肉质花序托有短梗，单生于叶腋；雄花生于瘿花序托内面的上半部，雄蕊3；雌花生于另一花序托内。聚花果梨形，熟时黑紫色；瘦果卵形，淡棕黄色。花期4～5月，自6月中旬至10月均可开花结果（图22-1，图22-2）。

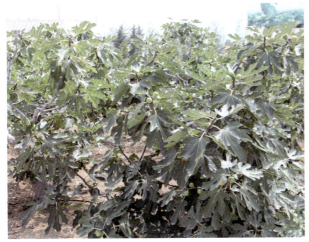

图 22-1　无花果植株

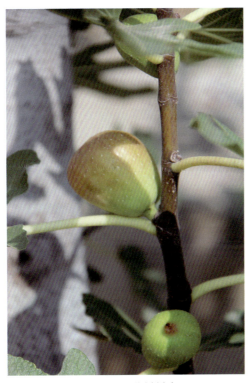

图 22-2　无花果果实

6. 产地加工

秋季采摘未成熟榕果，于沸水中略烫，晒干或烘干；或采摘成熟果实鲜食。夏季采叶，鲜用或晒干。秋、冬二季采根，洗净，晒干。

（二）药材

1. 性状特征

肉质花序托呈圆锥形或类球形，长2～3cm，直径1.3～2.5cm。表面淡黄棕色、暗棕色或青黑色，有波状弯曲的纵棱线。顶端稍平截，中央有圆形突起；下端渐狭，形成花序托梗，基部可见3枚苞片。质坚硬。切面黄白色，内壁着生多数枯萎的花及瘦果。瘦果卵形或三棱状卵形，长1～2mm，淡黄色，外有宿萼包被。气微，味甜（图22-3，图22-4）。

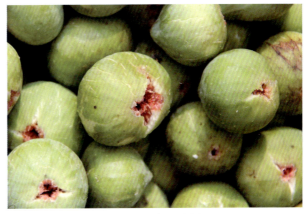

图 22-3　鲜无花果

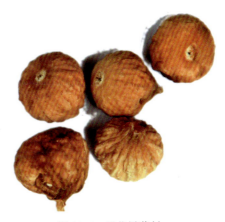

图 22-4　无花果药材

2. 商品规格

本品均为统货。

3. 道地药材

本品山东烟台等地产者为道地药材。

4. 质量标志

本品以干燥、色淡黄棕、味甜、无霉蛀者为佳。

5. 化学组分

机酸类：柠檬酸（citric acid），延胡索酸，琥珀酸（succinic acid），丙二酸（malonic acid），吡咯烷羧酸，草酸，苹果酸，奎宁酸（quinic acid），莽草酸（shikimic acid）。其他类：无花果多糖，叶黄素，堇黄质，维生素，泛酸，叶酸，无花果朊酶（ficin）等。

6. 贮藏

置干燥处，防霉，防蛀。

（三）炮制与饮片

1. 药材炮制

取原药材除去杂质、灰屑及柄，切纵片，干燥。

2. 饮片名称

无花果。

3. 药品类别

补益药类。

4. 性状特征

本品纵切片呈圆锥形、类圆形或因皱缩而呈不规则形，长2～3cm，直径1.3～2.5cm。切面黄白色，内壁着生众多细小瘦果，有时可见枯萎的雄花。瘦果卵形或三棱状卵形，长1～2mm，淡黄色。周边淡棕黄色至青黑色，有平行于切面的波状棱线。气微，味甜（图22-5，图22-6）。

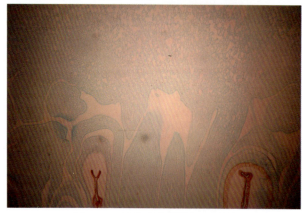

图22-5　无花果药材横切面特征

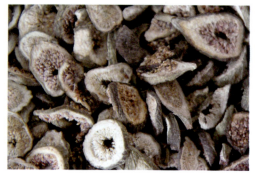

图22-6　无花果

5. 质量要求

本品以片形完整、色淡黄、切面黄白、味甜者为佳。

6. 性味功能

本品性平，味甘。健脾益胃，消肿解毒，润肺止咳。用于食欲缺乏、脘腹胀痛、痔疮便秘、咽喉肿痛、带下症、热痢、咳嗽多痰；外用治痈、疮、疥、癣。

7. 用法用量

内服：煎汤15～30mg。外用：煎水洗、研末调敷或吹喉。

8. 贮藏

置干燥处，防霉，防蛀。

（四）食疗与药膳

无花果炖猪蹄

原料：无花果200g，金针菜100g，猪蹄2只。

制作方法：先将猪蹄切成小块，加生姜、胡椒、大蒜和适量清水与无花果一同煮炖至烂熟时，再放金针菜煮30分钟，入食盐、味精、葱花调味即可食用。

功能主治：清热解毒，通经下乳。适用于肝郁气滞、虚火上窜之乳汁不下、食欲缺乏、气血虚亏、神经衰弱诸症。

23　桑叶 Sang Ye

（一）基原

1. 集解

桑叶始载于《神农本草经》，列为中品。苏

颂曰："桑叶可常服，四月桑茂盛时采叶，又十月霜后三分，二分已落时，一分在者，名神仙叶，即采取……"一般认为经霜后的桑叶品质较佳，故名霜桑叶或冬桑叶。

2. 品种

桑叶为双子叶植物纲桑科桑属植物桑 *Morus alba* L. 栽培品的干燥叶。

3. 分布

本品山东境内产于各山地丘陵地区，烟台、潍坊、聊城、济宁、临沂等地普遍栽培。

4. 生态

桑生于丘陵、山坡、村旁、田野等处。

5. 形态特征

桑：小乔木或灌木，高达 15m。树皮灰黄色或黄褐色；幼枝有毛。叶互生，卵形至阔卵形，长 6～15cm，宽 4～12cm。先端尖或钝，基部圆形或近心形，边缘有粗齿，上面无毛，有光泽，下面绿色，脉上有疏毛，脉腋间有毛；叶柄长 1～2.5cm。雌雄异株，骨朵花序腋生；雄花序早落；雌花序长 1～2cm，花柱不明显或无，柱头 2。聚花果（桑椹）熟时紫黑色或白色。花期 4～5 月，果期 6～7 月（图 23-1）。

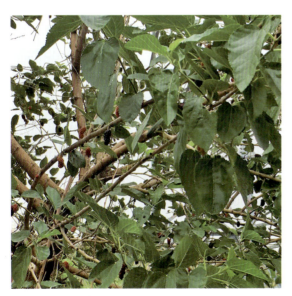

图 23-1 桑植株

6. 产地加工

10～12 月份霜降后采收，经霜叶黄白落者或用竿子将叶打下，除去杂质晾干。

（二）药材

1. 性状特征

干燥叶多皱缩、破碎。完整的叶片有柄，展开后呈卵形或宽卵形，长 8～15cm，宽 7～13cm；先端渐尖，基部截形、圆形或心脏形，边缘钉锯齿或钝锯齿，有时作不规则分裂。上表面黄绿色或浅黄棕色，下表面色稍浅，叶脉突起，小脉交织成网状，密生细毛，叶腋具簇毛。质脆易碎。气微，味淡，微苦涩（图 23-2，图 23-3）。

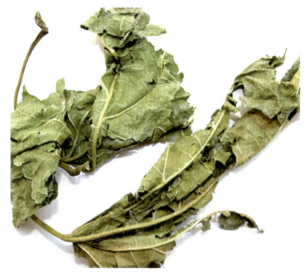

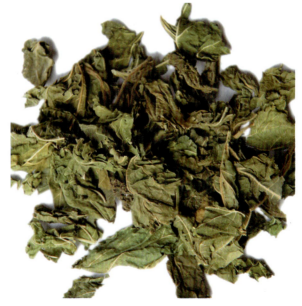

图 23-2 桑叶药材

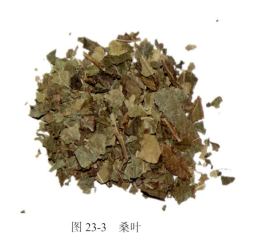

图 23-3　桑叶

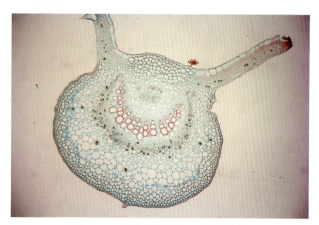

图 23-4　桑叶药材横切面组织特征

2. 商品规格

统货。

3. 道地药材

本品山东临沂等地产者质佳，江苏、浙江产者为道地药材。

4. 质量标志

本品以叶片完整、大而厚、色黄绿、扎手者为佳。

5. 显微特征

（1）组织鉴别：表皮细胞呈多角形或不规则形。上表皮细胞较下表皮细胞大，垂周壁平直，内含细小草酸钙结晶，呈杆状、斜方形或菱形，直径约至 3μm。下表皮气孔多，长圆形，直径 11～16μm，长 16～25μm，副卫细胞 4～6 个，不定式。钟乳体晶细胞大型，上表皮较多，下表皮少。横断面观细胞呈圆多角形，径向 63～72μm，钟乳体略呈螺状，直径 14～45μm，长 18～41μm；表面观呈类球形，稍突出于表皮，直径 63～81μm，周围表皮细胞作放射状排列。乳汁管直径 5～14μm，内含黄棕色物。叶片横切面观，上表皮细胞呈类方形或长方形，较大，栅栏组织为 1～3 列细胞，海绵组织有的细胞似栅状，排列整齐（图 23-4）。

（2）粉末鉴别：粉末黄绿色或黄棕色。上表皮有含钟乳体的大型晶细胞，钟乳体直径 47～77μm。下表皮气孔不定式，副卫细胞 4～6 个。非腺毛单细胞，长 50～230μm。草酸钙簇晶直径 5～16μm；偶见方晶。

6. 化学组分

黄酮类：桑苷（moracetin），异槲皮苷（iso-quercitrin），芸香苷（rutin），槲皮素，桑黄酮（kuwanon）等。生物碱类：胡芦巴碱（trigonelline），胆碱（choline），腺嘌呤，腺碱（adenine）。甾体类：牛膝甾酮（inokosterone），蜕皮甾酮（ecdysterone），豆甾醇，菜油甾醇等。

7. 理化特征

薄层色谱：取本品粉末 2g，加石油醚（60～90℃）30ml，加热回流 30 分钟，弃去石油醚液，药渣挥干，加乙醇 30ml，超声处理 20 分钟，滤过，滤液蒸干，残渣加热水 10ml，置 60℃水浴上搅拌使溶解，滤过，滤液蒸干，残渣加甲醇 1ml 使溶解，作为供试品溶液。另取桑叶对照药材 2g，同法制成对照药材溶液。吸取上述 2 种溶液各 5μl，分别点于同一硅胶 G 薄层板上，以甲苯 - 乙酸乙酯 - 甲酸（5：2：1）的上层溶液为展开剂，置用展开剂预饱和 10 分钟的展开缸内，展开约至 8cm，取出，晾干，置紫外光灯（365nm）下检视。供试品色谱中，在与对照药材色谱相应的位置上，显相同颜色的荧光斑点。

8. 贮藏

席包装或竹篓装。放置干燥通风处存放。防潮，如遇潮湿颜色变黑。

（三）炮制与饮片

1. 药材炮制

（1）桑叶：将原药材拣去杂质，簸去梗，筛尽灰土，搓碎备用。

（2）蜜桑叶：取净桑叶，加炼熟的蜂蜜和开水少许，拌匀，稍闷，置锅内用文火炒至不黏手为度，取出，放凉（每50kg桑叶，用炼熟蜂蜜10～125kg）。

2. 饮片名称

桑叶，蜜桑叶。

3. 药品类别

解表药：发散风热药。

4. 性状特征

同药材（图23-3）。

5. 质量要求

（1）水分：不得过15.0%。

（2）总灰分：不得过13.0%。

（3）酸不溶性灰分：不得过4.5%。

（4）浸出物：用热浸法测定，无水乙醇作溶剂，不得少于5.0%。

（5）含量测定：用高效液相色谱法测定，本品含芸香苷（$C_{27}H_{30}O_{16}$）不得少于0.10%。

6. 性味功能

性寒，味甘、苦。散风清热，清肝明目。用于风热感冒、肺热、咳嗽、头晕头痛、目赤昏花等。

7. 用法用量

内服：煎汤5～15g；或入丸、散。外用：煎水洗或捣敷。

8. 使用注意

经期妇女及孕妇不宜使用。

9. 贮藏

置阴凉干燥处保存。

（四）经典方剂与临床应用

桑菊饮（《温病条辨》）

处方： 苦杏仁6g，连翘4.5g，薄荷2.4g，桑叶7.5g，菊花3g，苦梗6g，甘草2.4g，苇根6g。

功能主治： 疏风清热，宣肺止咳。用于风温初起、咳嗽、身热不甚、口微渴、苔薄白、脉浮数。

用法用量： 用水400ml，煮取200ml，日二服。

（五）食疗与药膳

桑叶粥

原料： 桑叶10g，大米100g，白糖适量。

制作方法： 将桑叶择净，放入锅中，加清水适量，水煎取汁，加大米煮粥，待熟时调入白糖，再煮一二沸即成。

功能主治： 疏风清热，清肝明目，清肺润燥。适用于外感风热、发热、头痛、咳嗽、咽喉干痛、目赤肿痛、畏光多泪等。

用法用量： 每日1～2剂，连续3～5天。

24 桑枝 Sang Zhi

（一）基原

1. 集解

桑枝始载于《本草图经》。《本草撮要》载："桑枝，功专去风湿拘挛，得桂枝治肩臂痹痛；得槐枝、柳枝、桃枝洗遍身痒。"

2. 品种

桑枝为双子叶植物纲桑科桑属植物桑 *Morus alba* L. 栽培品的干燥嫩枝。

3. 分布

山东境内产于各山地丘陵地区，烟台、潍坊、聊城、济宁、临沂等地普遍栽培。

4. 生态

桑生于丘陵、山坡、村旁、田野等处。

5. 形态特征

桑：小乔木或灌木，高达15m。树皮灰黄色或黄褐色；幼枝有毛。叶互生，卵形至阔卵形，长6～15cm，宽4～12cm。先端尖或钝，基部圆形或近心形，边缘有粗齿，上面无毛，有光泽，下面绿色，脉上有疏毛，脉腋间有毛；叶柄长1～2.5cm。雌雄异株，骨朵花序腋生；雄花序早落；雌花序长1～2cm，花柱不明显或无，柱头2。聚花果（桑椹）熟时紫黑色或白色。花期4～5月，果期6～7月（图24-1）。

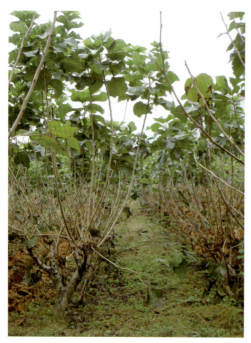

图 24-1　桑植株

6. 产地加工

全年均可采收，以春末夏初采集为宜，去叶，晒干或趁鲜切片，晒干。

（二）药材

1. 性状特征

干燥嫩枝呈长圆柱形，少有分枝，长短不一，直径 0.5～1.5cm。表面灰黄色或黄褐色，有多数黄褐色点状皮孔及细纵纹，并有灰白色略呈半圆形的叶痕和黄棕色的腋芽。质坚韧，不易折断，断面纤维性，切片厚 0.2～0.5cm，皮部较薄，木部黄白色，射线放射状，髓部白色或黄白色。气微，味淡（图 24-2）。

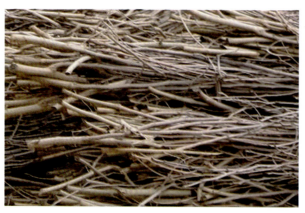

图 24-2　桑枝药材

2. 商品规格

本品均为统货。一般分为江苏、浙江片统装。

3. 道地药材

本品山东临沂等地产者质佳，江苏、浙江产者为道地药材。

4. 质量标志

本品以枝细、质嫩、断面黄白色者为佳。

5. 显微特征

组织鉴别：嫩枝横切面表皮为 1 列原壁细胞，外被非腺毛。下皮细胞 1 列。皮层可见由 5～7 列厚壁细胞组成的环带。维管束外韧型。木质部导管多个散在，类圆形，周围有木纤维髓宽广，薄壁细胞较大（图 24-3）。

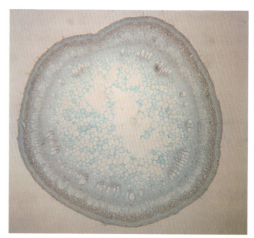

图 24-3　桑枝药材横切面组织特征

粉末鉴别：粉末灰黄色。纤维较多，成束或散在，淡黄色或无色，略弯曲，直径 10～30μm，壁厚 5～15μm，弯曲处呈皱襞，胞腔甚细。石细胞淡黄色，呈类圆形、类方形，直径 15～40μm，壁厚 5～20μm，胞腔小。含晶厚壁细胞成群或散在，形状、大小与石细胞近似，胞腔内含草酸钙方晶 1～2 个。草酸钙方晶存在于厚壁细胞中或散在，直径 5～20μm。木栓细胞表面观呈多角形，垂周壁平直或弯曲。

6. 化学组分

黄酮类：槲皮素，桑色烯，桑素，环桑素，黄桑色烯，桑色素等。糖类：蔗糖（sucrose），果糖（fructose），水苏糖（stachyose），葡萄糖（glucose），麦芽糖（mmaltose），棉子糖（raffinose），阿拉伯糖（arabinose），木糖（xylose）等。

7. 理化特征

化学定性：

（1）取本品粗粉2g，加甲醇20ml，温浸1小时，滤过，滤液浓缩至10ml，加镁粉少许，加浓盐酸2滴，于热水浴上，显棕红色（检查黄酮）。

（2）取本品粗粉1g，加水或乙醇10ml，温浸1小时，滤过，滤液浓缩后于小试管内，加三氯化铁试剂，放置显污绿色（检查酚类）。

8. 贮藏

置于通风干燥处保存。

（三）炮制与饮片

1. 药材炮制

（1）桑枝片：取原药材，除去杂质，稍浸洗净，润透，切厚片，干燥。

（2）炒桑枝：取净桑枝段，置锅内用文火炒至淡黄色，放凉。另法加麸皮拌炒成深黄色，筛去麸皮，放凉（每50kg桑枝段，用麸皮10kg）。

2. 饮片名称

桑枝片，炒桑枝。

3. 药品类别

祛风湿药：祛风湿热药。

4. 性状特征

（1）桑枝片：本品呈类圆形或椭圆形的厚片。外表皮灰黄色或黄褐色，有点状皮孔。切面皮部较薄，木部黄白色，射线放射状，髓部白色或黄白色。气微，味淡（图24-4）。

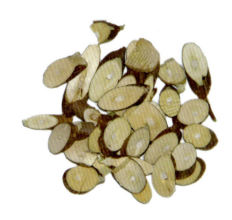

图24-4　桑枝

（2）炒桑枝：本品形如桑枝，表面微黄色，偶有焦斑。

5. 质量要求

（1）水分：不得过10.0%。

（2）总灰分：不得过4.0%。

（3）浸出物：用热浸法测定，乙醇作溶剂，不得少于3.0%。

6. 性味功能

本品性平，味微苦。祛风湿，利关节。用于肩臂、关节酸痛及麻木。

7. 用法用量

内服：煎汤，50～100g；或煎膏。外用：煎水熏洗。

8. 贮藏

置于通风干燥处保存。

（四）经典方剂与临床应用

桑枝茅根汤（《冷方南方》）

处方：嫩桑枝30g，白茅根30g，霜桑叶9g，净连翘9g，苦桔梗9g，生甘草9g。

功能主治：辛凉解表。主血虚外感。

用法用量：水煎服，每日1剂，日服2次。

（五）食疗与药膳

1. 木瓜桑枝茶

原料：木瓜5g，桑枝3g，花茶3g。

制作方法：用250ml开水冲泡后饮用，冲饮至味淡。

功能主治：化湿通络。

2. 桑枝煲鸡

原料：老桑枝60g，母鸡1只（约1000g），食盐少许。

制作方法：将鸡洗净，切块，与老桑枝同放锅内，加适量水煲汤，调味。

功能主治：补肾精，通经络。适用于神经根型颈椎病。

25 桑白皮 Sang Bai Pi

（一）基原

1. 集解

桑白皮始载于《神农本草经》，列为中品。《本草纲目》列为木部灌木类，李时珍曰："桑有数种，有白桑，叶大如掌而厚。"苏颂曰："初采得以铜刀剥去上粗皮，取其里白切焙干，其皮中青涎勿使刮去，药力都在其上，恶铁及鈆，不可近之。"

2. 品种

桑白皮为双子叶植物纲桑科桑属植物桑 *Morus alba* L. 栽培品的去除栓皮的干燥根皮。

3. 分布

桑山东境内产于各山地丘陵地区，烟台、潍坊、聊城、济宁、临沂等地普遍栽培。

4. 生态

桑生于丘陵、山坡、村旁、田野等处。

5. 形态特征

桑：小乔木或灌木，高达 15m。树皮灰黄色或黄褐色；幼枝有毛。叶互生，卵形至阔卵形，长 6～15cm，宽 4～12cm。先端尖或钝，基部圆形或近心形，边缘有粗齿，上面无毛，有光泽，下面绿色，脉上有疏毛，脉腋间有毛；叶柄长 1～2.5cm。雌雄异株，骨朵花序腋生；雄花序早落；雌花序长 1～2cm，花柱不明显或无，柱头 2。聚花果（桑椹）熟时紫黑色或白色。花期 4～5 月，果期 6～7 月（图 25-1）。

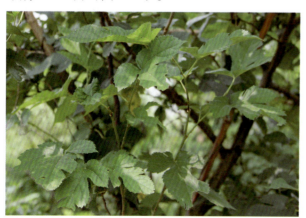

图 25-1 桑植株

6. 产地加工

秋末叶落时至次春发芽前采挖根部，刮去黄棕色粗皮，纵向剖开，剥取根皮，晒干。

（二）药材

1. 性状特征

除去栓皮的干燥根皮呈扭曲的卷筒状、槽状或板片状，长短宽窄不一，厚 1～4mm。外表面白色或淡黄白色，较平坦，有的残留橙黄色或棕黄色鳞片状粗皮；内表面黄白色或灰黄色，有细纵纹。体轻，质韧，纤维性强，难折断，易纵向撕裂，撕裂时有粉尘飞扬。气微，味微甜（图 25-2）。

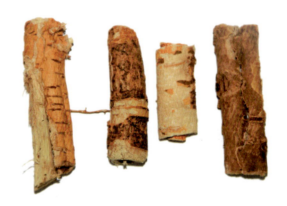

图 25-2 桑白皮药材

2. 商品规格

本品均为统货。

3. 道地药材

本品山东临沂等地产者质佳，安徽亳州产者为道地药材。

4. 质量标志

本品以皮厚、色白、粉性足、质柔韧者为佳。

5. 显微特征

（1）组织鉴别：横切面观韧皮部射线宽 2～6 列细胞；散有乳管；纤维单个散在或成束，非木化或微木化；薄壁细胞含淀粉粒，有的细胞含草酸钙方晶。较老的根皮中，散在夹有石细胞的厚壁细胞群，胞腔大多含方晶（图 25-3）。

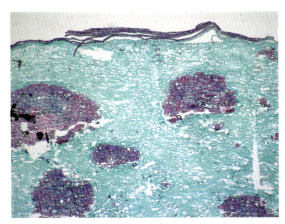

图 25-3 桑白皮药材横切面组织特征

（2）粉末鉴别：粉末淡灰黄色。纤维甚多，多碎断，直径 13～26μm，壁厚，非木化至微木化。草酸钙方晶直径 11～32μm。石细胞类圆形、类方形或形状不规则，直径 22～52μm，壁较厚或极厚，纹孔和孔沟明显，胞腔内有的含方晶。另有含晶厚壁细胞。淀粉粒甚多，单粒类圆形，直径 4～16μm；复粒由 2～8 分粒组成（图 25-4，图 25-5）。

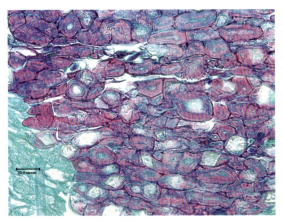

图 25-4 桑白皮药材组织中的石细胞

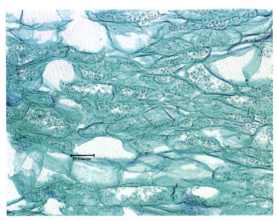

图 25-5 桑白皮药材组织中的棱晶

6. 化学组分

黄酮类：桑根皮素（morusin），环桑根皮素（cyclomorusin），羟基二氢桑根皮素（oxydiphydromorusin），桑素（mulberrin），桑色烯（mulberrochromene），环桑素（cyclomulberrin），环桑色烯（cyclomulber- rochromene）等。香豆素类：东莨菪素（scopoletin），伞形花内酯（umbelliferone）。糖类：桑多糖，甲壳素，壳聚糖，黏液质等。

7. 理化特征

（1）化学定性：取本品粉末 0.2g，加乙醇 8ml，水浴加热 5 分钟，滤过。取滤液 2ml，加镁粉少许混匀，滴加浓盐酸数滴，溶液呈樱红色，并有气泡产生。

（2）薄层色谱：取本品粉末 2g，加饱和碳酸钠溶液 20ml，超声处理 20 分钟，滤过，滤液加稀盐酸调节 pH 至 1～2，静置 30 分钟，滤过，滤液用乙酸乙酯振摇提取 2 次，每次 10ml，合并乙酸乙酯液，蒸干，残渣加甲醇 1ml 使溶解，作为供试品溶液。另取桑白皮对照药材 2g，同法制成对照药材溶液。吸取上述 2 种溶液各 5μl，分别点于同一聚酰胺薄膜上，以乙酸为展开剂，展开约 10cm，取出，晾干，置紫外光灯（365nm）下检视。供试品色谱中，在与对照药材色谱相应的位置上，显相同的两个荧光主斑点。

8. 贮藏

置通风干燥处，防蛀。蜜桑皮应密闭，置阴凉干燥处。

（三）炮制与饮片

1. 药材炮制

（1）桑白皮：取原药材，除去杂质，洗净，沥干，切丝，干燥。

（2）蜜桑白皮：取炼蜜，用适量开水稀释后，加入净桑皮丝，拌匀，润透，置锅内，用文火加热，炒至不黏手为度，取出，放凉（每 100kg 桑白皮丝，用炼蜜 30kg）。

2. 饮片名称

桑白皮，蜜桑白皮。

3. 药品类别

化痰止咳平喘药：止咳平喘药。

4. 性状特征

（1）桑白皮：呈丝状，宽 3～5mm。外表面白色或淡黄白色，较平坦。内表面黄白色或灰黄色，有细纵纹。质韧，纤维性强，撕裂时有白色粉末飞出。气微，味微甜（图 25-6）。

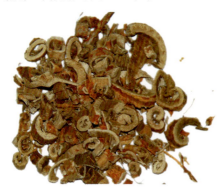

图 25-6　桑白皮

（2）蜜桑白皮：形如桑白皮丝，呈深黄色，质滋润，略有光泽，味甜（图 25-7）。

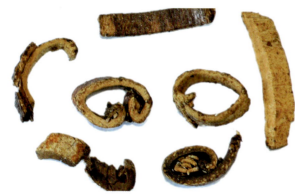

图 25-7　蜜桑白皮

5. 性味功能

（1）桑白皮：性寒，味甘。泻肺平喘，利水消肿。用于肺热喘咳、水肿胀满、尿少、面目肌肤浮肿。

（2）蜜桑白皮：止咳平喘。

6. 用法用量

内服：煎汤，6～15g，或入散剂；外用：捣汁涂或煎水洗。

7. 贮藏

置通风干燥处，防蛀。蜜桑皮应密闭，置阴凉干燥处。

（四）经典方剂与临床应用

桑白皮散（《太平圣惠方》）

处方：桑白皮 30g（锉），赤茯苓 60g，汉防己 15g，木香 15g，紫苏子 7.5g，郁李仁 30g（汤浸，去皮，微炒），木通 22g（锉），大腹皮 15g（锉），槟榔 22g，青橘皮 22g（汤浸，去白、瓤，焙）。

制法：上药捣罗为散。

功能主治：利水退肿，下气降逆。治妇人脚气盛发，两脚浮肿，小便壅涩，腹胁胀满，气急，坐卧不得。

用法用量：每服 9g，以水 300ml 入生姜 4g，煎至 180ml，去滓，不拘时温服。

（五）食疗与药膳

桑白皮茶

原料：桑白皮 30g。

制作方法：先把桑白皮的一层表皮轻轻刮去，冲洗干净，切成短节，同时用砂壶盛水煮沸，随即投下桑白皮，煮 3～5 沸，即行离火，稍焖几分钟，即可代茶饮。

功能主治：利水消肿。

用法用量：每日 1 剂，不拘时频饮。

26　苎麻根 Zhu Ma Gen

（一）基原

1. 集解

苎麻根始载于《名医别录》。苏颂曰："苎根旧不载所出州土，今闽、蜀、江、浙多有之，其皮可以结布。苗高七八尺，叶如楮叶，面青背白，有短毛。夏秋间著细穗青花，其根黄白而轻虚，二月八日采。又有一种山苎亦相似。"《本草衍义》载："苎根如荨麻，花如白杨而长成穗，生每一朵几数十穗，青白色。"根据上述及《重修本草》附图，即今荨麻科植物苎麻。

2. 品种

苎麻根为双子叶植物纲荨麻科苎麻属植物苎麻 *Boehmeria nivea*（L.）Gaud. 野生品的干燥根及

根茎。

3. 分布

苎麻山东境内产于胶东及鲁南地区。

4. 生态

苎麻野生于山坡、山沟、路旁等处。

5. 形态特征

苎麻：多年生草本，高达2m。茎直立，分枝，有柔毛。单叶互生，阔卵形或卵圆形，长7～15cm，宽6～14cm，先端渐尖，边缘有粗锯齿，基部浑圆或阔楔形，上面绿色，粗糙，下面除叶脉外全部密被白色绵毛；托叶锥尖形，脱落；叶柄有柔毛。花单性，雌雄同株，花小成束，为腋生的圆锥花序；雄花黄白色，花被4片，雄蕊4；雌花淡绿色，花被4片，紧抱子房，花柱1。瘦果细小，椭圆形，集合成小球状，上有毛，花柱突出。花期5～6月。果熟期9～10月（图26-1）。

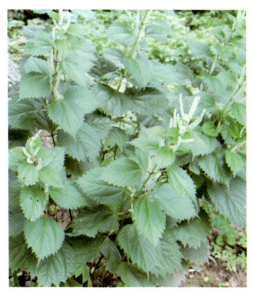

图26-1　苎麻植株

6. 产地加工

冬、春二季挖取根茎及根，除去地上茎叶及泥土，晒干。

（二）药材

1. 性状特征

根茎呈不规则圆柱形，略弯曲，长4～30cm，直径0.4～5cm；表面灰棕色，有纵皱纹及多数皮孔，并有瘤状突起及残留须根；质坚硬，不易折断，断面纤维性，皮部棕色，易剥落，木部淡棕色或淡黄白色，有时可见同心环纹，中央有髓或中空。气微，味淡。根略呈纺锤形，稍膨大，长约10cm，直径1～1.3cm；表面灰棕色，有纵皱纹及横长皮孔，有时皮孔横向连接；断面粉性，无髓，气微，味淡，有黏性（图26-2）。

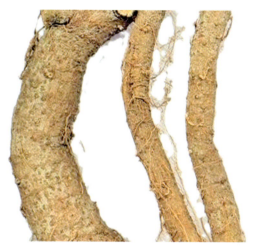

图26-2　苎麻根药材

2. 商品规格

本品均为统货。

3. 道地药材

本品山东鲁山等地产者质佳。

4. 质量标志

本品以根粗、色灰棕、无空心者为佳。

5. 显微特征

组织鉴别：

1）根茎横切面：木栓层为5～6列木栓细胞，外侧破碎。皮层有10余列薄壁细胞，近中柱鞘纤维处为厚角细胞。中柱鞘纤维束位于韧皮部外方，纤维壁厚，胞腔小。韧皮射线明显；韧皮纤维单个或数个成束，壁厚，非木化。形成层成环。木质部射线宽2～10列细胞；导管类圆形或圆多角形，单个散在或2～3（～7）个径向排列，少数切向排列，直径17～150μm。髓部薄壁细胞较大。本品薄壁细胞含淀粉粒，并含草酸钙簇晶，以皮层为多见，木射线尚含方晶；另有黏液道及含鞣质细胞。

2）根横切面：韧皮部狭窄，韧皮纤维较少，韧皮射线不明显；木质部主为薄壁细胞，充满淀粉粒，导管稀少，无髓。

6. 化学组分

本品含大黄素（emodin），绿原酸（chlorogenic acid）等。

7. 理化特征

（1）荧光检查：本品水煎液滴在滤纸上，在紫外光灯下观察，有蓝色荧光。

（2）化学定性：本品水煎液加三氯化铁试液，显墨绿色。

8. 贮藏

置干燥通风处。

（三）炮制与饮片

1. 药材炮制

取原药材，除去杂质，洗净，略浸，润透，切斜厚片，干燥。

2. 饮片名称

苎麻根。

3. 药品类别

止血药：凉血止血药。

4. 性状特征

本品呈类圆形或椭圆形的斜厚片，短径1～2cm。表面灰棕色，极粗糙，有突起的根痕和许多瘤状突起；切面灰棕色，极粗糙，有突起的根痕同心性环纹，根茎髓部棕色或中空。质脆，气微，味淡，嚼之略有黏性（图26-3）。

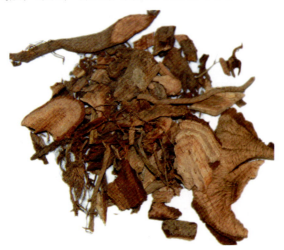

图 26-3　苎麻根

5. 质量要求

同药材。

6. 性味功能

本品性寒，味甘。清热，止血，解毒，散瘀。用于热病大渴、大狂、血淋、癃闭、吐血、下血、赤白带下、丹毒、痈肿、跌打损伤、蚊虫咬伤。

7. 用法用量

内服，煎汤，5～15g；外用，捣敷或煎水洗。

8. 使用注意

无实热者慎服。

9. 贮藏

置干燥通风处。

（四）经典方剂与临床应用

苎根散（《圣济总录》）

处方：苎麻根、人参、白垩、蛤粉各10g。

制法：上4味，捣筛为散。

功能主治：用于吐血不止。

用法用量：每服2g，糯米饮调下，不拘时候。

（五）食疗与药膳

苎麻根粥

原料：苎麻根10g，大米100g，白糖适量。

制作方法：将苎麻根择净，放入锅中，加清水适量，浸泡5～10分钟后，水煎取汁，加大米煮粥，待粥熟时下白糖，再煮一二沸即成。

功能主治：清热安胎，凉血止血，利湿消肿。适用于胎动不安、胎漏下血、咯血、吐血、衄血、尿血、崩漏、小便淋涩等。

用法用量：每日1剂，连续3～5天。

27　百蕊草 Bai Rui Cao

（一）基原

1. 集解

百蕊草始载于《本草图经》。别名百乳草、小草、细须草、青龙草。

2. 品种

百蕊草为双子叶植物纲檀香科百蕊草属植物百蕊草 *Thesium chinense* Turcz. 野生品的干燥全草。

3. 分布

百蕊草山东境内各山地丘陵地区均有产。

4. 生态

百蕊草生于沙地草丛中或石坎边。

5. 形态特征

百蕊草：多年生柔弱草本，高 15 ～ 40cm。全株多少被白粉，无毛；茎细长，簇生，基部以上疏分枝，斜升，有纵沟。叶线形，长 1.5 ～ 3.5cm，宽 0.5 ～ 1.5mm，先端急关或渐尖，具单脉。花单一，5 数，腋生；花梗短或很短，长 3 ～ 3.5mm；苞片 1 枚，线状披针形；小苞片 2 枚，线形，长 2 ～ 6mm，边缘粗糙；花被绿白色，长 2.5 ～ 3mm，花被管呈管状，花被裂片，先端锐尖，内弯，内面的微毛不明显；花蕊不外伸；子房无柄，花柱很短。坚果椭圆形或近球形，长或宽 2 ～ 2.5mm，淡绿色，表面有明显、隆起的网脉，先端的宿存花被近球形，长约 2mm；果柄长 3.5mm。花期 4 月，果期 6 月（图 27-1）。

6. 产地加工

夏秋采集，洗净晒干。

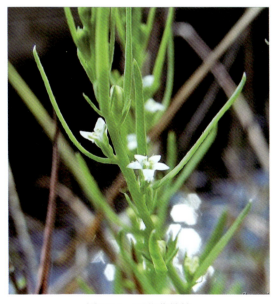

图 27-1 百蕊草植株

（二）药材

1. 性状特征

全草多分枝，长 20 ～ 40cm。根圆锥形，直径 1 ～ 4mm；表面棕黄色，有纵皱纹，具细支根。茎丛生，纤细，长 12 ～ 30cm，暗黄绿色，具纵棱；质脆，易折断，断面中空。叶互生，线状披针形，长 1 ～ 3cm，宽 0.5 ～ 15mm，灰绿色。小花单生于叶腋，近无梗。坚果近球形，直径约 2mm，表面灰黄色，有网状雕纹，有宿存叶状小苞片 2 枚。气微，味淡（图 27-2）。

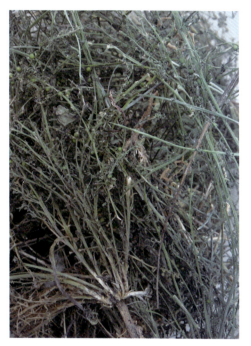

图 27-2 百蕊草药材

2. 商品规格

本品均为统货。

3. 道地药材

本品山东泰山和蒙山地区产者质佳。

4. 质量标志

本品以果多、色灰绿、无杂质者为佳。

5. 显微特征

组织鉴别：

1）茎横切面：类圆形，有 5 ～ 10 棱。表皮细胞长方形，外壁稍厚。皮层外侧为 2 ～ 3 列厚角细胞，棱处更发达；薄壁细胞椭圆形或类圆形，向内细胞渐大。中柱鞘纤维束帽状，位于韧皮部外侧。维管束外韧型。形成层通常不明显。木质部导管类圆形或椭圆形，直径 13～33μm，单个散在或 2～3 个成群；木射线宽 1 列细胞，壁稍厚，木化。髓部常因薄壁细胞破裂而成空洞。叶横切面：上、下表皮细胞相似，类圆形、椭圆形或不规则形，外侧常略呈乳头状；叶缘表皮外侧被角质层。叶肉细胞分化不明显，薄壁细胞中含草酸钙片晶。主脉维管束外韧型，木质部发达。

2）叶表面观：上、下表皮细胞呈多角形或长方形，垂周壁平直。气孔平轴式。叶缘细胞常见有角质层突起。

6. 化学组分

黄酮类：山柰酚（kaempferol），山柰酚 -3-O- 芸香糖苷（kaempferol-3-glucose-rhamnoside），5- 甲基山柰酚，芹菜素 -7-O- 葡萄糖苷，紫云英苷等。

生物碱类：N- 甲基金雀花碱（N-methylcytisine），槐果碱（sophocarpine），白金雀儿碱（lupanine）。其他类：琥珀酸（succinic acid），D- 甘露醇，甾醇，挥发油及无机元素。

7. 理化特征

化学定性：取粉末 1g，加甲醇 10ml，回流提取 30 分钟，滤过。取滤液 5ml，加少量盐酸及镁粉，呈橙红色。

8. 贮藏

置阴凉干燥处保存。

（三）炮制与饮片

1. 药材炮制

取药材，拣去杂质。

2. 饮片名称

百蕊草。

3. 药品类别

清热解毒药。

4. 性状特征

本品呈长短不等的碎段状，余同药材（图 27-3）。

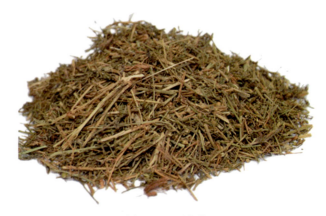

图 27-3　百蕊草

5. 质量要求

本品以色灰绿、无杂质者为佳。

6. 性味功能

本品性寒，味辛、微苦涩。清热解毒，补肾涩精。用于急性乳腺炎、肺炎、肺脓疡、扁桃体炎、上呼吸道感染、肾虚腰痛、头昏、遗精。

7. 用法用量

内服：煎汤 3～60g；研末或浸酒。外用：适量研末调敷。

8. 贮藏

置阴凉干燥处保存。

（四）食疗与药膳

百蕊草茶

原料：百蕊草 20～60g。
制作方法：用文火煮 10～20 分钟。
功能主治：可治疗肺炎。
用法用量：夏季每天喝 1 杯，秋季可以煎浓一些，每天喝 1～2 杯。

28　桑寄生 Sang Ji Sheng

（一）基原

1. 集解

桑寄生始载于《神农本草经》，列为上品。原名："桑上寄生"。《唐本草》载："此多生槲、榉、柳、水杨、枫等树上；子黄，大如小枣子。"《蜀本草》载："按诸树多有寄生，茎叶并相似，云是乌鸟食一物子，粪落树上。叶似橘叶而软厚，茎似槐而肥脆，今处处有，方家惟须桑上者，然非自采即难以别；可断茎而视之，以色深黄者为验。"根据记载，似为桑寄生。因其寄他物而生，故名。

2. 品种

桑寄生为双子叶植物纲桑寄生科钝果寄生属植物桑寄生 *Taxillus chinensis*（DC.）Danser 野生品的干燥带叶茎枝。

3. 分布

桑寄生山东境内产于青州、淄博、郯城等地。

4. 生态

桑寄生生于海拔 20 ～ 400m 的平原或低山常绿阔叶林中，寄生于桑树、桃树、李树、龙眼、荔枝、杨桃、油茶、油桐、橡胶树、榕树、木棉、马尾松或水松等多种植物上。

5. 形态特征

桑寄生为常绿寄生小灌木。老枝无毛，有凸起灰黄色皮孔，小枝梢被暗灰色短毛。叶互生或近于对生，革质，卵圆形至长椭圆状卵形，长 3 ～ 8cm，宽 2 ～ 5cm，先端钝圆，全缘，幼时被毛；叶柄长 1 ～ 1.5cm。聚伞花序 1 ～ 3 个聚生叶腋，总花梗、花梗、花萼和花冠均被红褐色星状短柔毛；花萼近球形，与子房合生；花冠狭管状，稍弯曲，紫红色，先端 4 裂；雄蕊 4；子房下位，1 室。浆果椭圆形，有瘤状突起。花期 8 ～ 9 月，果期 9 ～ 10 月（图 28-1）。

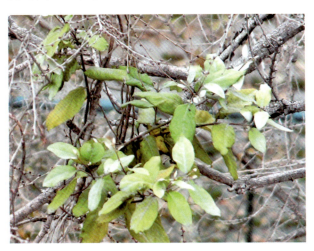

图 28-1　桑寄生植株

6. 产地加工

冬季至次春采割（河南、湖南则在 3 ～ 8 月采），用刀割下，除去粗枝，切段，阴干或晒干，或扎成小把，用沸水煮过或蒸后（使不变色）晒干。

（二）药材

1. 性状特征

茎枝呈长圆柱形，长 3 ～ 4cm，直径 0.2 ～ 1cm；表面红褐色或灰褐色，具细纵纹，并有多数细小凸起棕色皮孔，嫩枝有的可见棕褐色茸毛；质坚硬，断面不整齐，皮部红棕色，木部色较浅。叶多卷曲，具短柄；叶片展开后呈卵形或椭圆形，长 3 ～ 8cm，宽 2 ～ 5cm，表面黄褐色，幼叶被细茸毛，先端钝圆，基部圆形或宽楔形，全缘，革质。气微，味涩（图 28-2）。

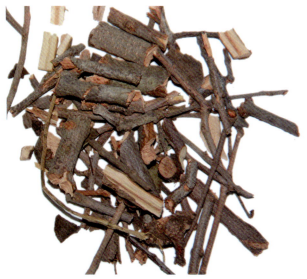

图 28-2　桑寄生药材

2. 商品规格

本品均为统货。分广东、广西捆统装等。

3. 道地药材

本品山东青州、淄博产者质佳，广西产者为道地药材。

4. 质量标志

本品以枝细嫩、色红褐、叶多未脱落者为佳。

5. 显微特征

（1）组织鉴别：茎横切面示表皮细胞有时残存。木栓层为 10 余列细胞，有的含棕色物。皮层窄，老茎有石细胞群，薄壁细胞含棕色物。中柱鞘部位有石细胞群和纤维束，断续环列。韧皮部甚窄，射线散有石细胞。束内形成层明显。木质部射线宽 1～4 列细胞，近髓部也可见石细胞；导管单个散列或 2～3 个相聚。髓部有石细胞群，薄壁细胞含棕色物。有的石细胞含草酸钙方晶或棕色物（图 28-3）。

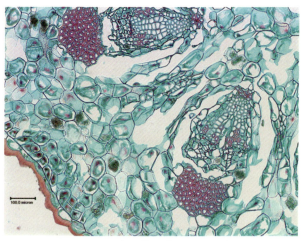

图 28-3　桑寄生药材横切面组织特征

（2）粉末鉴别：粉末淡黄棕色。石细胞类方形、类圆形，偶有分枝。有的壁三面厚，一面薄，含草酸钙方晶。纤维成束，直径约 17μm。具缘纹孔导管、网纹导管及螺纹导管多见。星状毛分枝碎片少见。

6. 化学组分

黄酮类：槲皮素 -3- 阿拉伯糖苷，槲皮素（quercetin），槲皮苷（queritrin），D- 儿茶素（D-catechol），金丝桃苷（hyperin）等。

7. 理化特征

（1）荧光检查：取 1ml 样品甲醇提取液，在沸水浴上蒸干，加入硼酸的饱和丙酮溶液及 10% 枸橼酸丙酮溶液各 1ml，继续蒸干，将残渣置紫外灯下观察，应显强烈荧光。

（2）化学定性：

1）取样品桑寄生粉末 5g，加乙醇 50ml，回流提取 30 分钟，滤过，分别取滤液 2ml 置试管中，加镁粉少许及浓盐酸 4～5 滴，在水浴上加热 3 分钟，呈现红色。（检查黄酮）

2）取粗粉 10g，加 80% 乙醇 50ml，加热回流 30 分钟，滤过，滤液置水浴上蒸干，残渣加热水 l0ml 使溶解，滤过，滤液加乙醚振摇提取 4 次，

每次 15ml，弃去乙醚层，取下层水溶液加乙酸铅饱和溶液至沉淀完全，滤过，滤液加乙醇 10ml，加硫酸钠饱和溶液脱铅，滤过，滤液加氯仿振摇提取 3 次，每次 15ml，合并氯仿液，置水浴上浓缩至 1ml。取浓缩液点于滤纸上，干后，滴加碱性 3，5- 二硝基苯甲酸溶液（取二硝基苯甲酸试液与氢氧化钠试液各 1ml，混合），不得显紫红色。（检查强心苷）

（3）薄层色谱：取本品粉末 5g，加甲醇 - 水（1：1）60ml，加热回流 1 小时，趁热滤过，滤液浓缩至约 20ml，加水 10ml，再加稀硫酸约 0.5ml，煮沸回流 1 小时，用乙酸乙酯振摇提取 2 次。每次 30ml，合并乙酸乙酯液，浓缩至 1ml，作为供试品溶液。另取槲皮素对照品，加乙酸乙酯制成每毫升含 0.5mg 的溶液，作为对照品溶液。照薄层色谱法试验，吸取上述 2 种溶液各 10μl，分别点于同一用 0.5% 氢氧化钠溶液制备的硅胶 G 薄层板上，以甲苯（水饱和）- 甲酸乙酯 - 甲酸（5：4：1）为展开剂，展开，取出，晾干，喷以 5% 三氯化铝乙醇溶液，置紫外光灯（365nm）下检视。供试品色谱中，在与对照品色谱相应的位置上，显相同颜色的荧光斑点。

8. 贮藏

席包或竹篓包装。置阴凉干燥通风处保存。防止发霉、防蛀、防潮。可用硫黄熏以防止虫蛀。

（三）炮制与饮片

1. 药材炮制

（1）鲜货：除去杂质，洗净，切成 1cm 短段，筛去灰屑；干货除去杂质，用清水洗润，沥干使之变软，切成 1cm 顶头片，干燥，筛去灰屑。

（2）酒桑寄生：取净桑寄生片或段，用酒喷洒拌匀，闷透，置锅内用文火加热炒至表面深黄色（每 100kg 桑寄生，用酒 10kg）。

2. 饮片名称

桑寄生，酒桑寄生。

3. 药品类别

祛风湿药：祛风湿强筋骨药。

4. 性状特征

本品呈厚片或不规则短段。外表皮红褐色或灰褐色，具细纵纹，并有多数细小突起的棕色皮

孔，嫩枝有的可见棕褐色茸毛。切面皮部红棕色，木部色较浅。叶多卷曲或破碎，完整者展平后呈卵形或椭圆形，表面黄褐色，幼叶被细茸毛，先端钝圆，基部圆形或宽楔形，全缘；革质。气微，味涩（图28-4）。

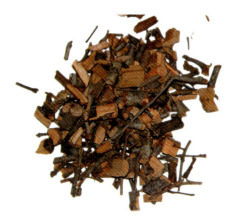

图 28-4　桑寄生

5. 质量要求

本品以外表皮红褐色、切面皮部红棕色者为佳。

6. 性味功能

本品性平，味苦、甘。祛风湿，补肝肾，强筋骨，通经络，降血压，养血，安胎，下乳。用于风湿痹痛、腰膝酸软、筋骨无力、崩漏经多、妊娠漏血、胎动不安、产后乳少、下肢麻木、脚气、高血压等。

7. 用法用量

内服：煎汤 9～15g；入散剂，浸酒或捣汁。

8. 贮藏

置阴凉干燥通风处保存。防止发霉、防蛀、防潮。可用硫黄熏以防止虫蛀。

（四）经典方剂与临床应用

独活寄生汤（《千金要方》）

处方： 独活 9g；桑寄生（《古今录验》用续断，即寄生亦名，非正续断）；当归（酒浸，焙干）；白芍药；熟地；黄芪（酒浸，蒸）；牛膝（去芦，酒浸）；细辛（去苗）；白茯苓（去皮）；防风（去芦）；秦艽（去土）；人参；桂心（不见火）；川芎；杜仲（制炒断丝）；甘草（炙）各6g。

制法： 上15味细挫，以水一斗，煮取三升。

功能主治： 祛风湿，止痹痛，益肝肾，补气血。

用于痹证日久、肝肾两虚、气血不足、腰膝疼痛、痿软、肢节屈伸不利、或麻木不仁、畏寒喜温、心悸气短、舌淡苔白、脉细弱。

用法用量： 分三服。温身勿冷也。

（五）食疗与药膳

桑寄生鸡蛋汤

原料： 桑寄生 15g，鸡蛋 2 个，白砂糖适量。

制作方法： 各物洗净，一起下砂锅，加入清水 600ml，武火滚沸后，改中火至蛋熟，取出放于冷水中片刻，去壳再下锅里，先后煎煮 25 分钟，下白砂糖调味便可。

功能主治： 补益肝肾，强壮筋骨，养血安胎。适用于肝肾亏虚所致的腰膝酸痛、四肢麻木、筋骨痿弱、胎动不安或胎漏等。

29　槲寄生 Hu Ji Sheng

（一）基原

1. 集解

槲寄生始载于《神农本草经》，列为上品。《唐本草》载："此多生槲、榉、柳、水杨、枫等树上；子黄，大如小枣子。惟虢州有桑上者，子汁甚黏，核大似小豆；叶无阴阳，如细柳叶而厚软；茎粗短；实九月始熟而黄。"与槲寄生的形态一致。

2. 品种

槲寄生为双子叶植物纲桑寄生科槲寄生属植物槲寄生 Viscum coloratum（Komar.）Nakai 的干燥带叶茎枝。

3. 分布

槲寄生山东境内产于鲁山、蒙山等山地。

4. 生态

槲寄生寄生于麻栎树、苹果树、白杨树、松树各树木，从寄主植物上吸取水分和无机物，进行光合作用制造养分。

5. 形态特征

槲寄生为灌木，高 30～80cm。茎、枝均呈圆柱状，二歧或三歧，稀多歧分枝，节稍膨大，小枝的节间长 5～10cm，干后具不规则皱纹。叶对生，稀 3 枚轮生，厚革质或革质，长椭圆形至椭圆状披针形，长 3～7cm，宽 0.7～2cm，先端圆形或圆钝，基部渐狭；基出脉 3～5 条，叶柄短。雌雄异株，花序顶生或腋生于茎叉状分枝处；雄花序聚伞状，总苞舟形，通常具花 3 朵，中央的花具 2 枚苞片或无，雄花萼片 4，花药椭圆形；雌花序聚伞式穗状，具花 3～5 朵，顶生的花具 2 苞片或无，交叉对生的花各具 1 被苞片；雌花花蕾时长卵球形，花托卵球形，萼片 4；柱头乳头状。浆果球形，具宿存花柱，成熟时淡黄色或橙红色，果皮平滑。花期 4～5 月，果期 9～11 月（图 29-1）。

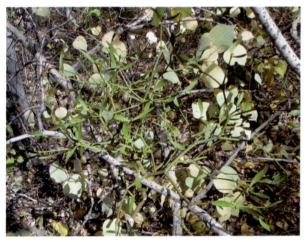

图 29-1　槲寄生植株

6. 产地加工

冬季至次春采割，除去粗茎，切段，干燥，或蒸后干燥。

（二）药材

1. 性状特征

茎枝呈圆柱形，2～5 叉状分枝，长约 30cm，直径 0.3～1cm；表面黄绿色、金黄色或黄棕色，有纵皱纹；节膨大，节上有分枝或枝痕；体轻，质脆，易折断，断面不平坦，皮部黄色，木部色较浅，射线放射状，髓部常偏向一侧。叶对生于枝梢，易脱落，无柄；叶片长椭圆状披针形，长 2～7cm，宽 0.5～1.5cm；先端钝圆，基部楔形，全缘；表面黄绿色，有细皱纹，主脉 5 出，中间 3 条明显；革质。浆果球形，皱缩。气微，味微苦，嚼之有黏性（图 29-2）。

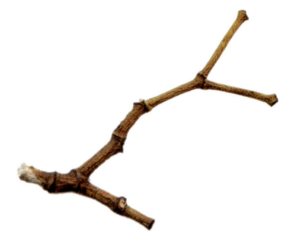

图 29-2　槲寄生药材

2. 商品规格

本品均为统货。分吉林、辽宁捆统装等。

3. 道地药材

本品山东蒙山产者质佳。东北地区产者为道地药材。

4. 质量标志

本品以枝嫩、色黄绿、叶多者为佳。

5. 显微特征

（1）组织鉴别：茎横切面表皮细胞 1 列，长方形，外被黄绿色角质层，厚 19～80μm。皮层较宽广，纤维数十个成束，微木化；老茎石细胞甚多，单个散在或数个成群。韧皮部较窄，老茎散有石细胞。形成层不明显。木质部射线散有纤维束，导管周围纤维甚多，并有少数异形细胞。髓明显。薄壁细胞含草酸钙簇晶和少数方晶（图 29-3，图 29-4）。

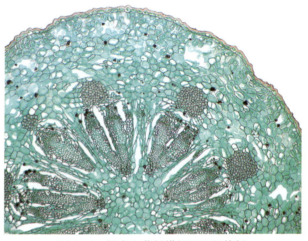

图 29-3　槲寄生药材横切面组织特征

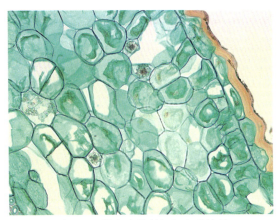

图 29-4　槲寄生药材组织中的簇晶

（2）粉末鉴别：茎粉末淡黄色。表皮碎片黄绿色，细胞类长方形，可见气孔。纤维成束，直径 10～34μm，壁较厚，略成波状，微木化。异形细胞形状不规则，壁较厚，微木化，胞腔大。草酸钙簇晶直径 17～45μm；方晶较少，直径 8～30μm。石细胞类方形、类多角形或不规则形，直径 42～102μm。

6. 化学组分

挥发油类：柠檬烯，萜品烯-4-醇，苯甲醛，1-甲乙醚芳樟醇等。有机酸类：棕榈酸，阿魏酸，琥珀酸，咖啡酸，原儿茶酸等。此外，还含齐墩果酸（oleanoic acid），β-香树脂醇（β-amyrin），内消旋肌醇（mesoinositol），蛇麻脂醇（lupeol），β-谷甾醇（β-sitosterol）等。

7. 理化特征

（1）荧光检查：取药材乙醇提取液点于滤纸上，喷以 1% 三氯化铝乙醇溶液，在紫外光灯下观察，显黄色荧光，氨熏后增强。另取乙醇提取液点于滤纸上，喷 Kedde 试剂，用热风吹干，显橘红色斑点。

（2）光谱鉴别：槲寄生苷的乙醇溶液及其与三氯化铝试剂反应后的吸收峰，槲寄生苷为 284nm，槲寄生苷与三氯化铝螯合后吸收峰在 308nm。

（3）化学定性：取药材粉末 5g，加乙醇 50ml，回流提取 30 分钟，滤过，取滤液 2ml，置试管中，加镁粉少许及浓盐酸 4～5 滴，在水浴上加热 3 分钟，呈现红色。（检查黄酮）

（4）薄层色谱：取本品粉末 1.5g，加乙醇 30ml，加热回流 30 分钟，放冷，滤过，滤液蒸干，残渣加无水乙醇 1ml 使溶解，作为供试品溶液。

另取槲寄生对照药材 1.5g，同法制成对照药材溶液。再取齐墩果酸对照品，加无水乙醇制成每毫升含 1mg 的溶液，作为对照品溶液。照薄层色谱法试验，吸取供试品溶液和对照药材溶液各 4μl、对照品溶液 2μl，分别点于同一硅胶 G 薄层板上，以环己烷-乙酸乙酯-冰醋酸（20：6：1）为展开剂，展开，取出，晾干，喷以 10% 硫酸乙醇溶液，在 80℃加热至斑点显色清晰。供试品色谱中，在与对照药材色谱和对照品色谱相应的位置上，显相同颜色的斑点；再置紫外光灯（365nm）下检视，显相同颜色的荧光斑点。

8. 贮藏

置阴凉干燥处保存。

（三）炮制与饮片

1. 药材炮制

取原药材，除去杂质，略洗，润透，切厚片，干燥。

2. 饮片名称

槲寄生。

3. 药品类别

祛风湿药：祛风湿强筋骨药。

4. 性状特征

本品呈不规则的厚片。茎外皮黄绿色、黄棕色或棕褐色。切面皮部黄色，木部浅黄色，有放射状纹理，髓部常偏向一边。叶片黄绿色或黄棕色，全缘，有细皱纹；革质。气微，味微苦，嚼之有黏性（图 29-5）。

5. 质量要求

（1）水分：不得过 12.0%。

（2）总灰分：不得过 9.0%。

（3）酸不溶性灰分：不得过 2.5%。

（4）浸出物：用热浸法测定，乙醇作溶剂，不得少于 20.0%。

（5）含量测定：用高效液相色谱法测定，本品含紫丁香苷（$C_{17}H_{24}O_9$）不得少于 0.025%。

6. 性味功能

本品性平，味苦。祛风湿，补肝肾，强筋骨，安胎。用于风湿痹痛、腰膝酸软、胎动不安。

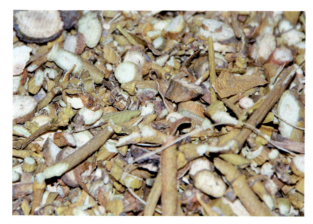

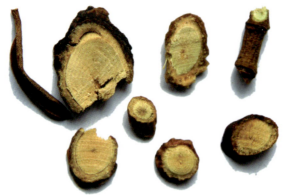

图 29-5 槲寄生

7. 用法用量

内服：煎汤 9 ～ 15g。

8. 贮藏

置干燥处，防蛀。

30 马兜铃 Ma Dou Ling

（一）基原

1. 集解

马兜铃始载于《开宝本草》。《本草纲目》引《开宝本草》载："蔓生，叶似萝藦而圆且涩，花青白色，其子大如桃李而长，十月以后则枯，则头开四系若囊，其中实薄扁似榆荚。"《重修政和经史证类备用本草》引《本草图经》载："马兜铃春生，苗如藤蔓，叶如山芋叶，六月开黄紫花，颇类枸杞花。七月结实枣许大，如铃，作四五瓣。七月八月采实，曝干。因其植物蔓生附木而上，叶脱时其实尚垂，状如马项之铃，故得名马兜铃。"

2. 品种

马兜铃为双子叶植物纲马兜铃科马兜铃属植物北马兜铃 *Aristolochia contorta* Bge. 或马兜铃 *Aristolochia debilis* Sieb.et Zucc. 的干燥成熟果实。

3. 分布

（1）北马兜铃：山东境内各山地丘陵地区均有产，以潍坊、青州、临朐、淄博、临沂、章丘、长清、济宁等地产量最多。

（2）马兜铃：山东境内产于徂徕山、蒙山、沂山、莲花山等山区。

4. 生态

（1）北马兜铃：生于海拔 500 ～ 1200m 的山坡灌丛、沟谷两旁以及林缘，喜气候较温暖、湿润、肥沃、腐殖质丰富的沙壤。

（2）马兜铃：生于海拔 200 ～ 1500m 的山谷、沟边、路旁阴湿处及山坡灌丛中。

5. 形态特征

（1）北马兜铃：多年生草质藤本，茎长达2m 以上，无毛，干后有纵槽纹。叶纸质，卵状心形或三角状心形，长 3 ～ 13cm，宽 3 ～ 10cm，顶端短尖或钝，基部心形，两侧裂片圆形，下垂或扩展，长约1.5cm，边全缘，上面绿色，下面浅绿色，两面均无毛；基出脉 5 ～ 7 条，邻近中脉的两侧脉平行向上，略叉开，各级叶脉在两面均明显且稍凸起；叶柄柔弱，长 2 ～ 7cm。总状花序有花2 ～ 8 朵或有时仅一朵生于叶腋；花序梗和花序轴极短或近无；花梗长 1 ～ 2cm，无毛，基部有小苞片；小苞片卵形，长约 1.5cm，宽约 1cm，具长柄；花被长 2 ～ 3cm，基部膨大呈球形，直径达6mm，向上收狭呈一长管，管长约 1.4cm，绿色，外面无毛，内面具腺体状毛，管口扩大呈漏斗状；檐部一侧极短，有时边缘下翻或稍二裂，另一侧渐扩大成舌片；舌片卵状披针形，顶端长，渐尖，具延伸成 1 ～ 3cm 线形而弯扭的尾尖，黄绿色，常具紫色纵脉和网纹；花药长圆形，贴生于合蕊柱近基部，并单个与其裂片对生；子房圆柱形，长 6 ～ 8mm，6 棱；合蕊柱顶端 6 裂，裂片渐尖，向下延伸成波状圆环。蒴果宽倒卵形或椭圆状倒卵形，长 3 ～ 6.5cm，直径 2.5 ～ 4cm，顶端圆形而微凹，6 棱，平滑无毛，成熟时黄绿色，由基部向上 6 瓣开裂；果梗下垂，长 2.5cm，随果开裂；

种子三角状心形,灰褐色,长宽均 3 ～ 5mm,扁平,具小疣点,具宽 2 ～ 4mm,浅褐色膜质翅。花期 5 ～ 7 月,果期 8 ～ 10 月(图 30-1)。

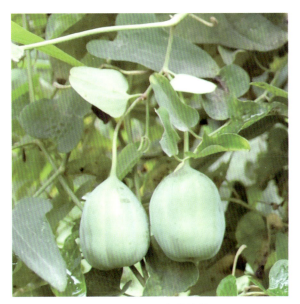

图 30-1 北马兜铃植株

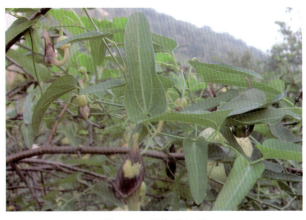

图 30-2 马兜铃植株

(2)马兜铃:多年生草质藤本。根圆柱形。茎柔弱,无毛。叶互生;叶柄长 1 ～ 2cm,柔弱;叶片卵状三角形、长圆状卵形或戟形,长 3 ～ 6cm,基部宽 1.5 ～ 3.5cm,先端钝圆或短渐尖,基部心形,两侧裂片圆形,下垂或稍扩展;基出脉 5 ～ 7 条,各级叶脉在两面均明显。花单生或 2 朵聚生于叶腋;花梗长 1 ～ 1.5cm;小苞片三角形,易脱落;花被长 3 ～ 5.5cm,基部膨大呈球形,向上收狭成一长管,管口扩大成漏斗状,黄绿色,口部有紫斑,内面有腺体状毛;檐部一侧极短,另一侧渐延伸成舌片;舌片卵状披针形,顶端钝;花药贴生于合蕊柱近基部;子房圆柱形,6 棱;合蕊柱先端 6 裂,稍具乳头状凸起,裂片先端钝,向

下延伸形成波状圆环。蒴果近球形,先端圆形而微凹,具 6 棱,成熟时由基部向上沿空间 6 瓣开裂;果梗长 2.5 ～ 5cm,常撕裂成 6 条。种子扁平,钝三角形,边缘具白色膜质宽翅。花期 7 ～ 8 月,果期 9 ～ 10 月(图 30-2,图 30-3)。

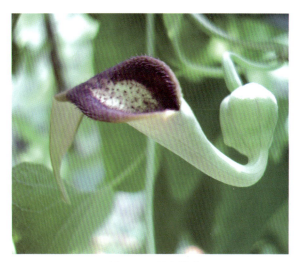

图 30-3 马兜铃花

6. 产地加工

9 ～ 10 月果实由绿变黄时采收,将果实从果柄基部摘下,在烈日下随晒随翻至干,防止霉变。

(二)药材

1. 性状特征

(1)北马兜铃:蒴果呈倒卵形或椭圆形,长 2 ～ 4.5cm,宽 1.8 ～ 3cm,顶端平截,基部略尖,果柄长 2 ～ 5cm,表面暗绿色、黄棕色或棕褐色,果实成熟后自基部沿腹缝、果柄亦裂成线状。每果瓣中央有一条波状弯曲的背缝线及横向平行的细网纹,网纹上多具颗粒状突起。果实 6 室,内果皮及中隔淡黄色或黄白色,光滑,有浅棕色横向或斜向条纹;果皮薄而脆,具特异香气;每室种子多粒,平叠整齐排列;种子扁而薄,全体呈钝三角形、梯形或扇形,边缘有翅,淡棕色,不透明。气特异,味微苦。

(2)马兜铃:蒴果矩圆形或卵圆形,长 2.5 ～ 5.5cm,宽 2 ～ 3.2cm,两端平截或基部钝圆。表面黄棕色至棕褐色,较光滑。背缝线及横向细网纹略平直。种子 30 ～ 40 粒,多呈钝三角形,种仁心形(图 30-4)。

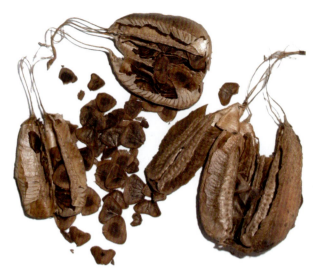

图 30-4　马兜铃药材

2. 商品规格

商品规格分马兜铃和北马兜铃,以北马兜铃为主流商品,均为统货。分江苏、山东、河北统装等。

3. 道地药材

本品山东泰山和蒙山地区产者为道地药材。

4. 质量标志

本品以个大、结实、饱满、色黄绿、不破裂者为佳。

5. 显微特征

（1）组织鉴别

1)北马兜铃果瓣横切面:外果皮为 1 列细胞,细胞切向延长,每隔数个细胞常有一较大含棕色物的细胞。中果皮为 10 余列薄壁细胞,有断续排列的维管束,背缝线处维管束较大,略呈扇形,韧皮部外方有半月形纤维束,木化,束旁可见石细胞,木质部导管散在,外方有多数细小纤维束,最内方近腹缝线处有数列纹孔细胞,至背缝线处减少至 1 ~ 2 列。内果皮为 3 ~ 4 列纤维,纹孔稀少。中隔由 2 层细胞组成,表面观一层细胞细长,壁孔小,另一层为类圆形纹孔细胞,2 层细胞呈垂直排列。种子横切面:背面为 3 ~ 8 列薄壁细胞,其中可见种脊维管束。种翅网纹细胞 4 ~ 8 列,纹孔多呈扁三角形或椭圆形（种翅细胞下依次向内几列细胞表面观）,种皮最外层为 1 列长方形或类方形棕色细胞,内壁略凹凸不平,其内为 1 列深棕色小形木化椭圆形细胞,再向内为上下垂直交叉排列的两层木化细小纤维与

两层薄壁细胞,薄壁细胞多压缩。胚乳细胞壁薄,含脂肪油滴。

2)马兜铃果瓣横切面:与北马兜铃相似,不同点是中隔由 2 层纹孔细胞组成,表面观一层为细长形,壁孔较大,另一层为长方形或类圆形。外果皮及中果皮外侧 3 ~ 4 列细胞壁明显增厚,内多含棕色物。种子横切面:种翅网纹细胞的纹孔多呈圆形。种皮最外层为 1 列棕色细胞,向内为 1 列木化细胞,含方晶。

（2）粉末鉴别

1)北马兜铃粉末:浅黄棕色,味微涩苦,气香。种翅网纹细胞多见,厚壁者类椭圆形、长方形或多角形,直径 30 ~ 110μm,纹孔呈扁三角形或椭圆形,交织成网状。中果皮细胞断面观呈多角形或类圆形,壁薄。果隔孔纹细胞多为两层,上下层呈垂直排列,一层细胞呈纺锤形或长梭形,另一层细胞类长方形或不规则形,壁稍厚,壁孔小。种皮细胞有 3 种,一种五角形或多角形细胞,壁薄,略呈波状弯曲,断面观为类方形或长方形;一种多角形含晶细胞,黄棕色,断面观呈椭圆形;一种细胞类方形或长方形,壁略呈连珠状增厚。内果皮纤维易见,长条形,长 100 ~ 320μm,直径 12 ~ 20μm,常附着长方形或类圆形纹孔细胞。胚乳细胞呈多角形或类方形,壁薄,内含脂肪油滴。果皮石细胞长方形、椭圆形或不规则形,直径 24 ~ 40μm,长可达 160μm,壁厚,孔沟明显。导管主为螺纹或网纹,偶见环纹导管,直径 10 ~ 40μm。

2)马兜铃粉末:黄棕色,味微涩苦,气香。种翅网纹细胞,纹孔多呈圆形。外果皮及中果皮外侧 3 ~ 5 层细胞壁明显增厚。果隔细胞壁孔较大,略稀疏。

6. 化学组分

马兜铃酸 A（aristolochic acid A）,马兜铃内酰胺（aristoloactam）,马兜铃酸 D（aristolochic acid D）,7- 羟基马兜铃酸和木兰花碱（magnoflorine）等。

7. 理化特征

（1）荧光检查:药材的乙醇浸出液,滴在滤纸上,置紫外光灯下观察,显黄绿色荧光。

（2）化学定性:取粉末 1g,加 0.5% 盐酸乙醇溶液 7ml,冷浸过夜,滤过。滤液用氨水调至中性,蒸干,加 5% 盐酸 2ml 溶解残渣,分为 2 份,一份滴加碘化铋钾试液,产生橙红色沉淀;另一

份滴加碘化汞钾试液，产生灰白色沉淀（检查生物碱）。

8. 贮藏

竹篓装，置阴凉干燥处，防霉烂变质。

（三）炮制与饮片

1. 药材炮制

（1）马兜铃：取原药材，除去杂质，搓碎，筛去灰屑。

（2）蜜马兜铃：取炼蜜，用适量开水稀释后，加入净马兜铃碎片拌匀，稍闷，置锅内，用文火加热，炒至不黏手为度，取出放凉（每 100kg 马兜铃，用炼蜜 25kg）。

2. 饮片名称

马兜铃，蜜马兜铃。

3. 药品类别

化痰止咳平喘药：止咳平喘药。

4. 性状特征

（1）马兜铃：为不规则的小碎片，表面灰黄色有波状棱线。种子扁平而薄。钝三角形或扇形，中央棕色，周边淡棕色。种仁乳白色，有油性。气特异，味苦（图 30-4）。

（2）蜜马兜铃：形如马兜铃碎片，表面深黄色，略有光泽，带有黏性，味微甜（图 30-5）。

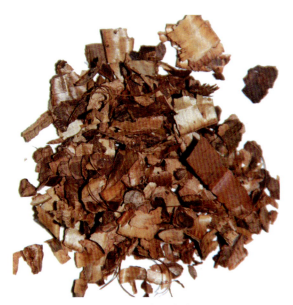

图 30-5　蜜马兜铃

5. 质量要求

同药材。

6. 性味功能

本品性微寒，味苦。清肺降气，止咳平喘，清肠消痔。用于肺热喘咳、痰中带血、肠热痔血、痔疮肿痛。

7. 用法用量

3～9g。

8. 使用注意

本品虚寒咳喘及脾弱便泄者慎服。本品含马兜铃酸，可引起肾脏损害等不良反应；儿童及老年人慎用；孕妇、婴幼儿及肾功能不全者禁用。

9. 贮藏

竹篓装，置阴凉干燥处，防霉烂变质。

（四）经典方剂与临床应用

1. 马兜铃汤（《圣济总录》）

处方： 马兜铃 7 个，桑根白皮（锉）3 两，升麻 1 两，甘草（炙，锉）2 两。

制法： 上锉，如麻豆大。

功能主治： 用于肺热咳嗽、气急喘闷。

用法用量： 每服 5 钱匕，水 2 盏，煎至 1 盏，去滓温服。

2. 马兜铃散（《普济方》）

处方： 马兜铃（炒）1 两，甘草（炒）1 两，百部杏仁（去皮尖，炒熟）1 两。

制法： 上为末。

功能主治： 喘嗽，咳脓涎。

用法用量： 每服 3 钱，水 1 盏，煎至 7 分，去滓，食后温服。

31　天仙藤 Tian Xian Teng

（一）基原

1. 集解

天仙藤出自《本草图经》，载："天仙藤生

江淮及浙江东山，中味苦、温微毒，界风劳得麻黄，则治伤寒。发汗与大黄同服，堕胎气。春生苗。"

2. 品种

天仙藤为双子叶植物纲马兜铃科马兜铃属植物北马兜铃 *Aristolochia contorta* Bge. 或马兜铃 *Aristolochia debilis* Sieb. et Zucc. 的干燥地上部分。

3. 分布

（1）北马兜铃：山东境内各山地丘陵地区均有产，以潍坊、青州、临朐、淄博、临沂、章丘、长清、济宁等地产量最多。

（2）马兜铃：山东境内产于徂徕山、蒙山、沂山、莲花山等山地。

4. 生态

（1）北马兜铃：生于海拔 500 ～ 1200m 的山坡灌丛、沟谷两旁以及林缘，喜气候较温暖、湿润、肥沃、腐殖质丰富的沙壤。

（2）马兜铃：生于海拔 200 ～ 1500m 的山谷、沟边、路旁阴湿处及山坡灌丛中。

5. 形态特征

（1）北马兜铃：多年生草质藤本，茎长达 2m 以上，无毛，干后有纵槽纹。叶纸质，卵状心形或三角状心形，长 3 ～ 13cm，宽 3 ～ 10cm，顶端短尖或钝，基部心形，两侧裂片圆形，下垂或扩展，长约 1.5cm，边全缘，上面绿色，下面浅绿色，两面均无毛；基出脉 5 ～ 7 条，邻近中脉的两侧脉平行向上，略叉开，各级叶脉在两面均明显且稍凸起；叶柄柔弱，长 2 ～ 7cm。总状花序有花 2 ～ 8 朵或有时仅一朵生于叶腋；花序梗和花序轴极短或近无；花梗长 1 ～ 2cm，无毛，基部有小苞片；小苞片卵形，长约 1.5cm，宽约 1cm，具长柄；花被长 2 ～ 3cm，基部膨大呈球形，直径达 6mm，向上收狭呈一长管，管长约 1.4cm，绿色，外面无毛，内面具腺体状毛，管口扩大呈漏斗状；檐部一侧极短，有时边缘下翻或稍二裂，另一侧渐扩大成舌片；舌片卵状披针形，顶端长，渐尖，具延伸成 1 ～ 3cm 线形而弯扭的尾尖，黄绿色，常具紫色纵脉和网纹；花药长圆形，贴生于合蕊柱近基部，并单个与其裂片对生；子房圆柱形，长 6 ～ 8mm，6 棱；合蕊柱顶端 6 裂，裂片渐尖，向下延伸成波状圆环。蒴果宽倒卵形或椭圆状倒卵形，长 3 ～ 6.5cm，直径 2.5 ～ 4cm，顶端圆形

而微凹，6 棱，平滑无毛，成熟时黄绿色，由基部向上 6 瓣开裂；果梗下垂，长 2.5cm，随果开裂；种子三角状心形，灰褐色，长宽均 3 ～ 5mm，扁平，具小疣点，有宽 2 ～ 4mm、浅褐色膜质翅。花期 5 ～ 7 月，果期 8 ～ 10 月。

（2）马兜铃：多年生草质藤本。根圆柱形。茎柔弱，无毛。叶互生，叶柄长 1 ～ 2cm，柔弱；叶片卵状三角形、长圆状卵形或戟形，长 3 ～ 6cm，基部宽 1.5 ～ 3.5cm，先端钝圆或短渐尖，基部心形，两侧裂片圆形，下垂或稍扩展；基出脉 5 ～ 7 条，各级叶脉在两面均明显。花单生或 2 朵聚生于叶腋；花梗长 1 ～ 1.5cm；小苞片三角形，易脱落；花被长 3 ～ 5.5cm，基部膨大呈球形，向上收狭成一长管，管口扩大成漏斗状，黄绿色，口部有紫斑，内面有腺体状毛；檐部一侧极短，另一侧渐延伸成舌片；舌片卵状披针形，顶端钝；花药贴生于合蕊柱近基部；子房圆柱形，6 棱；合蕊柱先端 6 裂，稍具乳头状凸起，裂片先端钝，向下延伸形成波状圆环。蒴果近球形，先端圆形而微凹，具 6 棱，成熟时由基部向上沿空间 6 瓣开裂；果梗长 2.5 ～ 5cm，常撕裂成 6 条。种子扁平，钝三角形，边缘有白色膜质宽翅。花期 7 ～ 8 月，果期 9 ～ 10 月（图 31-1）。

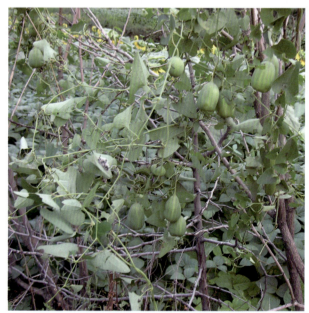

图 31-1　马兜铃植株

6. 产地加工

一般在 9 月霜降叶未落时采收，割取地上部分，晒干，扎成小捆。

（二）药材

1. 性状特征

茎细长，圆柱形，略扭曲，直径 0.1 ～ 0.3cm；表面黄绿色或淡黄褐色，有纵棱及节，节间不等长；质脆，易折断；断面有数个大小不等的维管束。叶互生，多皱缩，破碎，完整叶片展平后呈三角状狭卵形或三角状宽卵形（北马兜铃叶广卵形），基部心形；暗绿色或淡黄褐色，基生叶脉明显，叶柄细长。气清香，味淡（图 31-2）。

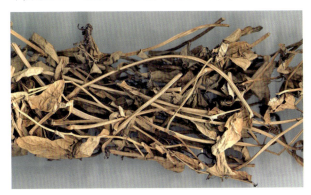

图 31-2 天仙藤药材

2. 商品规格

本品均为统装。

3. 道地药材

本品山东蒙山和泰山地区产者为道地药材。

4. 质量标志

本品以茎细带叶、色青绿、气清香者为佳。

5. 显微特征

组织鉴别：茎横切面表皮细胞类方形，外被角质层。皮层较窄。中柱鞘纤维 6 ～ 10 余层，连接成环带，外侧的纤维壁厚，内侧逐渐变薄。维管束数个，大小不等。形成层成环。导管类圆形，直径 10 ～ 170μm。

6. 化学组分

马兜铃酸 D（aristolochic acid D），木兰花碱（magnoflorine）和 β- 谷甾醇（β-sitosterol）等。

7. 贮藏

置干燥通风处，防霉。

（三）炮制与饮片

1. 药材炮制

拣去杂质，洗净泥土，闷润，切段晒干。

2. 饮片名称

天仙藤。

3. 药品类别

理气药。

4. 性状特征

天仙藤呈碎断状，余同药材（图 31-3）。

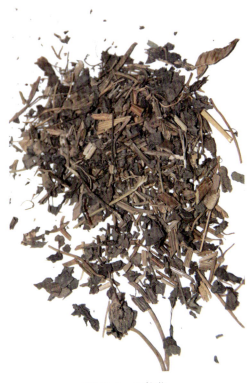

图 31-3 天仙藤

5. 质量要求

（1）水分：不得过 10.0%。

（2）总灰分：不得过 9.0%。

（3）水溶性浸出物：用热浸法测定，水作溶剂，不得少于 16.0%。

（4）含量测定：照高效液相色谱法测定，本品含马兜铃酸 I（$C_{17}H_{11}NO_7$），不得过 0.01%。

6. 性味功能

本品性温，味苦。行气活血，利水消肿。用

于脘腹刺痛、妊娠水肿、关节痹痛。

7. 用法用量

内服：煎汤，4.5～9g；或作散剂。外用：煎水洗或捣烂敷。

8. 使用注意

本品含马兜铃酸，可引起肾脏损害等不良反应；儿童及老年人慎用；孕妇、婴幼儿及肾功能不全者禁用。

9. 贮藏

置干燥通风处，防霉。

（四）经典方剂与临床应用

天仙藤散（《妇人大全良方》）

处方： 天仙藤150g（炒焦）。

制法： 上为细末。

功能主治： 治产后腹痛不止及一切血气腹痛。

用法用量： 每服6g，产后腹痛用生姜、小便和酒调下，常患血气用温酒调服。

32　青木香 Qing Mu Xiang

（一）基原

1. 集解

青木香始载于《唐本草》，称其名曰"土青木香"，至明代陈嘉谟之《本草蒙荃》方称其为青木香。古人又名"独行根"。《蜀本草》载："独行根生古堤城旁，所在平泽丛林中皆有之，山南名为土青木香，一名兜铃根。"《本草纲目》载："木香，草类也……昔人谓之青木香，后人因呼马兜铃根为青木香，乃呼此为南木香、广木香以别之。"历史上分青香王、奎青香、堤青香、拣青香、统青香等。

2. 品种

青木香为双子叶植物纲马兜铃科马兜铃属植物马兜铃 *Aristolochia debilis* Sieb. et Zucc. 野生品的干燥根。

3. 分布

马兜铃山东境内产于徂徕山、蒙山、沂山、莲花山等山区。

4. 生态

马兜铃生于海拔200～1500m的山谷、沟边、路旁阴湿处及山坡灌丛中。

5. 形态特征

马兜铃：草质藤本。根圆柱形。茎柔弱，无毛。叶互生；叶柄长1～2cm，柔弱；叶片卵状三角形、长圆状卵形或戟形，长3～6cm，基部宽1.5～3.5cm，先端钝圆或短渐尖，基部心形，两侧裂片圆形，下垂或稍扩展；基出脉5～7条，各级叶脉在两面均明显。花单生或2朵聚生于叶腋；花梗长1～1.5cm；小苞片三角形，易脱落；花被长3～5.5cm，基部膨大呈球形，向上收狭成一长管，管口扩大成漏斗状，黄绿色，口部有紫斑，内面有腺体状毛；檐部一侧极短，另一侧渐延伸成舌片；舌片卵状披针形，顶端钝；花药贴生于合蕊柱近基部；子房圆柱形，6棱；合蕊柱先端6裂，稍具乳头状凸起，裂片先端钝，向下延伸形成波状圆环。蒴果近球形，先端圆形而微凹，有6棱，成熟时由基部向上沿空间6瓣开裂；果梗长2.5～5cm，常撕裂成6条。种子扁平，钝三角形，边缘有白色膜质宽翅。花期7～8月，果期9～10月（图32-1）。

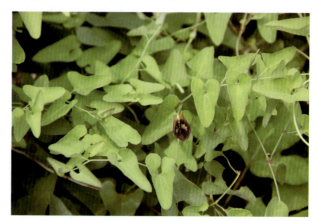

图32-1　马兜铃植株

6. 产地加工

春、秋二季采挖，除去须根及泥沙，晒干。

（二）药材

1. 性状特征

根呈圆柱形或扁圆柱形，略弯曲，长5～15cm，直径 0.5～1.5cm；表面黄褐色，有皱纹及细根痕。质脆，易折断，折断时有粉尘飞出，断面不平坦，形成层环状明显可见，木部射线乳白色，扇形或倒三角形，将木质部分隔成数条，木质部浅黄色，有小孔。气香，味先苦而后麻辣（图 32-2）。

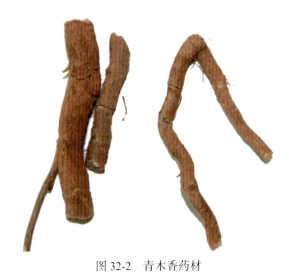

图 32-2　青木香药材

2. 商品规格
本品均为统货。

3. 道地药材
本品山东蒙山和泰山地区产者为道地药材。

4. 质量标志
本品以粗壮、坚实、色黄褐、粉多、香浓者为佳。

5. 显微特征
（1）组织鉴别：木栓层由多列木栓细胞组成。皮层有油细胞呈稀疏的环球排列。维管束外韧型，导管大型、射线明显（图 32-3）。

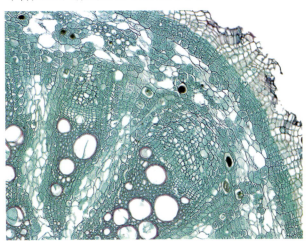

图 32-3　青木香药材横切面组织特征

（2）粉末鉴别：淀粉粒极多。单粒类圆形，脐点点状，大粒层纹可见；复粒较多，由 2～21 分粒组成，有的分粒层纹明显，有的分粒一端稍尖突。油细胞较多，存在于薄壁组织间或单个散在。呈类圆形或长圆形、类多角形，内含黄色或无色油滴。油细胞周围薄壁细胞的壁微波状弯曲。导管为具缘纹孔及网纹导管，直径 14～29（～124）μm；另可见具缘纹孔管胞，呈梭形，直径 74～27μm。木纤维成束或单个散在，无色或淡棕色。呈长梭形，稍弯曲，末端长尖或较钝，直径 20～42μm，壁厚 4～7μm，有单斜纹孔或具缘纹孔，孔沟明显。木薄壁细胞呈长方形或长梭形，壁厚薄不匀，有的呈连珠状，单纹孔较大，类圆形或不规则长圆形。木栓细胞黄棕色，断面观呈类长方形，微木化。

6. 化学组分
马兜铃酸（aristolochic acid），7- 羟基马兜铃酸（7-hydroxyaristolochi cacid），7- 甲氧基马兜铃酸（7-methoxyaristolochic acid），马兜铃内酰胺的 N- 六碳糖苷，青木香酸（debilic acid）和尿囊素（allantoin）等。

7. 理化特征
化学定性：取本品粉末 1g，加 0.5% 盐酸乙醇溶液 7ml，冷浸过夜，滤过。滤液用氨水调至中性，蒸干，残渣加 5% 盐酸 2ml 溶解，1 份滴加改良碘化铋钾溶液，产生橙红色沉淀；另 1 份滴加碘化汞钾试液，产生灰白色沉淀。（检查生物碱）

8. 贮藏
置阴凉干燥处。

（三）炮制与饮片

1. 药材炮制
取原药材，除去杂质，洗净润透，切厚片，晒干。

2. 饮片名称
青木香。

3. 药品类别
理气药。

4. 性状特征
本品呈圆形或扁圆形的厚片，直径 0.5～1.5cm，厚 2～4mm。切面黄白色，有类白色与黄棕色相间排列的放射状纹理，皮部与木部间有明显的黄棕色形成层环纹，木部可见明显的导管细孔。周边黄棕色、灰棕色或黄褐色，略粗糙，有纵皱纹与须根痕。质硬脆，易破折。气香特异，味苦（图32-4）。

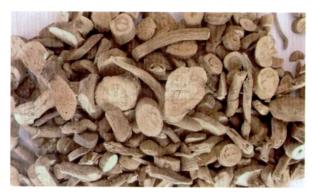

图 32-4　青木香

5. 质量要求

本品以片大、切面黄白色、味苦者为佳。

6. 性味功能

本品性寒，味辛、苦。平肝止痛，解毒消肿。用于眩晕头痛、胸腹胀痛、痈肿疔疮、蚊虫咬伤。

7. 用法用量

内服：煎汤，3～9g；外用：适量，研末敷患处。

8. 使用注意

体质虚寒者慎用，胃弱者勿服。

9. 贮藏

置阴凉干燥处保存。

（四）经典方剂与临床应用

青木香丸（《太平惠民和剂局方》）

处方： 补骨脂（炒香）、荜澄茄、槟榔（酸粟米饭裹，湿纸包，火中煨令纸焦，去饭）各 1.2kg，黑牵牛 7.32kg（炒香，别捣末 3.6kg），木香 600g。

制法： 上药研为细末，入牵牛末拌匀，渐入清水和令得所，丸如绿豆大。

功能主治： 行气破滞，祛痰逐水。用于气滞痰阻、水湿内停、胸膈噎塞、腹胁胀痛、心下坚痞、肠中水声、呕哕痰逆、不思饮食、寒湿疝气、结硬如石、控睾丸而痛。

用法用量： 每服 20 丸，茶、汤、熟水任下，食后服。每酒食后可服 5～7 丸；小儿 1 岁服 1 丸。

用药禁忌： 妊娠忌服。

33　寻骨风 Xun Gu Feng

（一）基原

1. 集解

寻骨风始载于《植物名实图考》，书中载："湖南岳州有之。蔓生，叶如萝藦，柔厚多毛，面绿背白，秋结实六棱，似使君子，色青黑，子如豆。"据其产地及文图记述，与现今普遍使用的马兜铃科植物寻骨风相符。

2. 品种

寻骨风为双子叶植物纲马兜铃科马兜铃属植物绵毛马兜铃 *Aristolochia mollissima* Hance. 的干燥全株。

3. 分布

本品山东境内各山地丘陵地区均有产。

4. 生态

马兜铃生于低山草丛、山坡灌丛及路旁。

5. 形态特征

绵毛马兜铃为多年生草质藤本。根细长，圆柱形。嫩枝密被灰白色长绵毛。叶互生；叶柄长 2～5cm，密被白色长绵毛。叶片卵形、卵状心形，长 3.5～10cm，宽 2.5～8cm，先端钝圆至短尖，基部心形，两侧裂片广展，弯缺深 1～2cm，边全缘，上面被糙伏毛，下面密被灰色或白色长绵毛，基出脉 5～7 条。花单生于叶腋；花梗长 1.5～3cm，直立或近顶端向下弯；小苞片卵形或长卵形，两面被毛；花被管中部急剧弯曲，弯曲处至檐部较下部短而狭，外面密生白色长绵毛；檐部盘状，直径 2～2.5cm，内面无毛或稍微柔毛，浅黄色，并有紫色网纹，外面密生白色长绵毛，边缘浅 3 裂，裂片先端短尖或钝，喉部近圆形，稍呈邻状突起，紫色；花药成对贴生于合蕊柱近基部；子房圆柱形，密被白色长绵毛；合蕊柱近基部；子房圆珠笔柱形，密被白色长绵毛；合蕊柱裂片先端钝圆，边缘向下延伸，并具乳头状突起。蒴果长圆状或椭圆状倒卵形，具6条呈波状或扭曲的棱或翅，毛常脱落，成熟时自先端向下6瓣开裂。种子卵状三角形。花期4～6月，果期8～10月（图33-1）。

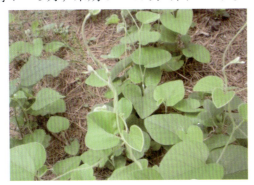

图33-1 绵毛马兜铃植株

6. 产地加工

5月开花前采收，连根挖出，除去泥土杂质，洗净，切段，晒干。

（二）药材

1. 性状特征

茎呈细长圆柱形，多分枝，直径约2mm，少数达5mm。表面棕黄色，有纵向纹理，节间纹理，节间长1～3cm。质韧而硬，断面黄白色。嫩茎淡绿色，直径1～2mm，密被白色绵毛。叶皱缩卷曲，灰绿色或黄绿色，展平后呈卵状心形，先端钝圆或短尖，两面密被白绵毛，全缘。质脆易碎。气微香，味苦、辛（图33-2）。

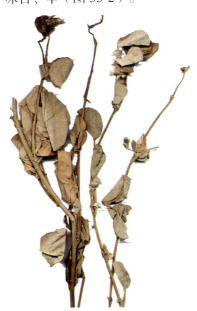

图33-2 寻骨风药材

2. 商品规格

本品均为统货。

3. 道地药材

本品山东蒙山地区产者为道地药材。

4. 质量标志

本品以根茎多、叶色绿、香气浓者为佳。

5. 显微特征

组织鉴别：根茎横切面表皮细胞1列，外壁稍厚，棕色，有多细胞非腺毛。粗的根茎有木栓层，为多列木栓细胞。皮层石细胞单个散在或2个相聚，石细胞类圆形，壁较厚。中柱鞘纤维排列成断续环状。维管束3～8个放射状排列，大小不等。束间形成层明显。导管直径20～105μm。皮层偶见近圆形或长圆形的石细胞，直径50～64μm，壁较厚；髓部有近圆形木化细胞，壁略厚。本品薄壁细胞含簇晶，直径8～60μm。

6. 化学组分

尿囊素（allantoin），马兜铃内酯（aristolactone），绵毛马兜铃内酯（mollislactone），β-谷甾醇（β-sitosterol），马兜铃酸A（aristolochic acid A），9-乙氧基马兜铃内酰胺（9-ethoxy-aristololactam）和9-乙氧基马兜铃内酯（9-ethoxy-aristolactone）等。

7. 贮藏

贮干燥容器内，置通风干燥处。

（三）炮制与饮片

1. 药材炮制

取原药材，除去杂质，洗净或淋润，切段，干燥。

2. 饮片名称

寻骨风。

3. 药品类别

祛风湿药：祛风寒湿药。

4. 性状特征

本品呈不整齐的短段状，余同药材（图33-3）。

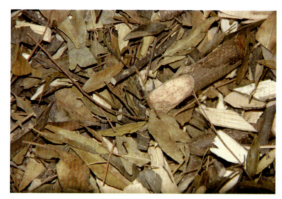

图 33-3 寻骨风

5. 质量要求

同药材。

6. 性味功能

本品性平,味辛、苦。祛风湿,通经络,止痛。用于风湿痹痛、筋骨拘挛、肢体麻木、脘腹疼痛、月经不调、跌打损伤、外伤出血、痈肿疮疖。

7. 用法用量

内服,煎汤,9 ~ 15g,或浸酒,或入丸、散;外用:适量,研末调敷;或煎水洗。

8. 使用注意

阴虚内热及孕妇禁服。

9. 贮藏

贮于干燥容器内,置通风干燥处。

（四）食疗与药膳

寻骨风酒

原料: 寻骨风 200g,酒 750g。

制作方法: 将上药粗碎,用酒浸 7 日后开口,去渣备用。

功能主治: 用于风湿痹痛、肢体麻木、筋脉拘挛。

用法用量: 每次空腹温饮 10 ~ 15ml,每日 3 次。

34 细辛 Xi Xin

（一）基原

1. 集解

细辛始载于《神农本草经》,载:"细辛,今处处有之,然它处所出者不及华州者真。其根细而味极辛,故名之曰细辛"。《名医别录》载:"细辛,生华阴山谷,二月、八月采根阴干。"陶弘景曰:"今用东阳临海者,形段乃好而辛烈不及华阴、高丽者。《本草纲目》载:"叶似小葵,柔茎细根,直而色紫,味极辛者,细辛也。"

2. 品种

细辛为双子叶植物纲马兜铃科细辛属植物华细辛 *Asarum sieboldii* Miq. 和北细辛 *Asarum heterotropoides* Fr. Schmidt var. *mandshuricum*（Maxim.）Kitag 的干燥根及根茎。

3. 分布

本品山东境内产于青岛崂山。

4. 生态

细辛生于林下坡地或山沟阴湿而肥沃处。

5. 形态特征

（1）华细辛:多年生草本,高约至 30cm。根茎较长,横走,生有多数细长的根,节间短。叶 1 ~ 2 片,叶片肾状心形,长 7 ~ 14cm,宽 6 ~ 11cm,顶端锐尖至长锐尖,基部深心形,边缘粗糙刺毛,两面疏生短柔毛;叶柄长 10 ~ 15cm。花单生于叶腋。花被筒质厚,筒部扁球形,顶端 3 裂,裂片平展;雄蕊12,花丝长于花药;子房下位,花柱6。蒴果肉质,近球形。花期 4 ~ 5 月（图 34-1,图 34-2）。

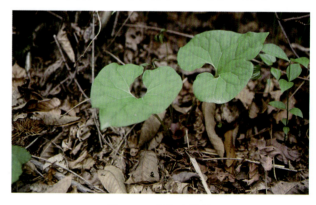

图 34-1 华细辛植株

（2）北细辛:花被片暗紫色,花被顶裂片由基部反卷与花被筒几乎全部相贴（图 34-2）。

6. 产地加工

夏季果实成熟期或初秋采挖,除去泥沙,阴干。

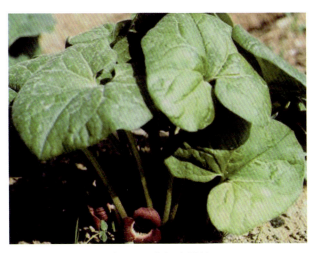

图 34-2 北细辛植株

（二）药材

1. 性状特征

根茎呈不规则细长圆柱形，长 5 ～ 15cm，直径 1 ～ 3mm，表面灰棕色，粗糙，有节，节间长 0.2 ～ 1cm。根细长，密生节上，长约 15cm，直径约 1mm，表面灰黄色，平滑或具纵皱纹，有须根或须根痕。质脆，易折断。气辛香，味辛辣、麻舌（图 34-3）。

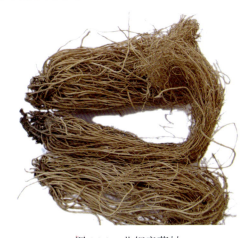

图 34-3 北细辛药材

2. 商品规格

本品均为统货。

3. 道地药材

山东崂山地区产者质佳。辽细辛为道地药材。

4. 质量标志

本品以根多而细长、色灰黄、气味辛辣浓者为佳。

5. 显微特征

组织鉴别：北细辛根横切面的后生表皮为 1 列方形细胞。其外侧偶残留表皮细胞。皮层宽广，含油细胞和淀粉粒，内皮层明显，可见石细胞。维管束次生组织不发达（图 34-4）。

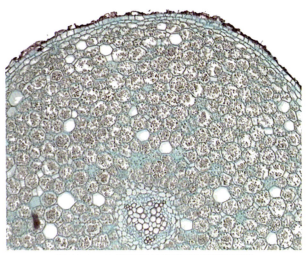

图 34-4 北细辛药材根横切面组织特征

6. 化学组分

挥发油类：黄樟醚（safrole）；3,5- 二甲氧基甲苯（3,5-dimethoxytoluene）；二甲氧基黄樟醚（croweacin）；细辛醚（asaricin）；甲基丁香酚（methyleugenol）；1,8- 桉油素（1,8-cineole）等。其他类：细辛脂素（elemicin），芝麻脂素（sesamine），榄香脂素（elemicin），山柰酚 -3-O- 葡萄糖苷等。

7. 理化特征

（1）化学定性：取粉末 1g，加乙醚 5ml，振摇后浸 15 分钟，滤过，取滤液 1ml 置蒸发皿中，待乙醚挥散后加 1% 香草醛浓硫酸试剂，溶液由浅棕色变为紫棕色。

（2）薄层色谱：取本品粉末 0.5g，加甲醇 20ml，超声处理 45 分钟，滤过，滤液蒸干，残渣加甲醇 2ml 使溶解，作为供试品溶液，另取细辛对照药材 0.5g，同法制成对照药材溶液。再取细辛脂素对照品，加甲醇制成每毫升含 1mg 的溶液，作为对照品溶液。吸取上述三种溶液各 10μl，分别点于同一硅胶 G 薄层板上，以石油醚（60 ～ 90℃）- 乙酸乙酯（3：1）为展开剂，展开，取出，晾干，喷以 1% 香草醛硫酸溶液，热风吹至斑点显色清晰。供试品色谱中，在与对照药材色谱和对照品色谱相应的位置上，显相同颜色的斑点。

8. 贮藏

置阴凉干燥处，防霉烂、气味散失。本品抗虫蛀，可用来养护其他易虫蛀药材。

（三）炮制与饮片

1. 药材炮制

取原药材，除去杂质，淋水洗净，稍晾，切段，晾干。

2. 饮片名称

细辛。

3. 药品类别

解表药：发散风寒药。

4. 性状特征

本品呈不规则的小段。余同药材（图34-5）。

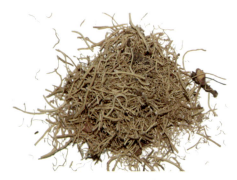

图34-5 细辛

5. 质量要求

（1）水分：不得过10.0%。

（2）总灰分：不得过8.0%。

（3）酸不溶性灰分：不得过5.0%。

（4）浸出物：用热浸法测定，乙醇作溶剂，不得少于9.0%。

（5）含量测定：用高效液相色谱法测定，本品含马兜铃酸 I（$C_{17}H_{11}NO_7$）不得过0.001%；含细辛脂素（$C_{20}H_{18}O_6$）不得少于0.050%。本品含挥发油不得少于2.0%（ml/g）。

6. 性味功能

本品性温，味辛。祛风散寒，通窍止痛，温肺化饮。用于风寒感冒、头痛、牙痛、鼻塞、鼻渊、风湿痹痛、痰饮喘咳。

7. 用法用量

内服：煎汤，1～3g；或入丸、散或水磨服。外用：适量。

8. 配伍禁忌

本品不宜与藜芦同用。

9. 使用注意

本品气虚多汗，血虚头痛，阴虚咳嗽等忌服。

10. 贮藏

置阴凉干燥处，防霉烂、气味散失。本品抗虫蛀，可用来养护其他易虫蛀药材。

（四）经典方剂与临床应用

细辛散（《太平惠民和剂局方》）

处方： 红椒（去目、炒）、鹤虱、牙皂、荜拨（古方治牙疼为要药）、缩砂（去壳）各15g，荆芥（去梗）、细辛（去苗）各30g，白芷、制草乌各60g。

制法： 上捣为细末。

功能主治： 用于风火牙疼、牙宣烂、牙齿动摇、腮颌浮肿。

用法用量： 每用少许。

（五）食疗与药膳

细辛粥

原料： 细辛3g，大米100g。

制作方法： 将细辛择净，放入锅中，加清水适量，浸泡5～10分钟后，水煎取汁，加大米煮为稀粥即成。

功能主治： 祛风散寒，温肺化饮，宣通鼻窍。适用于外感风寒头痛、身痛、牙痛、痰饮咳嗽、痰白清稀、鼻塞等。

用法用量： 每日1～2剂，连续2～3天。

35 荞麦 Qiao Mai

（一）基原

1. 集解

炳曰：“荞麦作饭，须蒸使气馏，烈日曝令

开口，春取米仁作之。"时珍曰："荞麦南北皆有。立秋前后下种，八九月收刈，性最畏霜。苗高一、二尺，赤茎绿叶，如乌树叶。开小白花，繁密粲粲然。结实累累如羊蹄，实有三棱，老则乌黑色。荞麦之茎弱而翘然，易长易收，磨面如麦，故曰荞曰荍，而与麦同名也。俗亦呼为甜荞，以别苦荞。"王祯《农书》载："北方多种。磨而为面，作煎饼，配蒜食。或作汤饼，谓之河漏，以供常食，滑细如粉，亚于麦面。南方亦种，但作粉饵食，乃农家居冬谷也。"

2. 品种

荞麦为双子叶植物纲蓼科荞麦属植物荞麦 *Fagopyrum esculentum* Moench. 栽培品的干燥成熟的果实或种子加工品。

3. 分布

荞麦山东境内各山地丘陵地区均有产。

4. 生态

荞麦生于荒地、路边。

5. 形态特征

荞麦：一年生草本，茎直立，高 30～100cm。叶互生；三角形，或三角戟形；托叶鞘膜质，短筒状。花簇密集，排顶生或腋生总状花序；花梗长 2～3mm，有关节。花被淡红色或白色，5 深裂；雄蕊 8 枚，药淡红色；柱 3 枚。瘦果棱形。种子富含淀粉（图 35-1）。

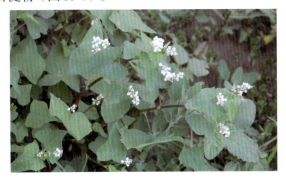

图 35-1　荞麦植株

6. 产地加工

秋季果实成熟时采收，晒干。

（二）药材

1. 性状特征

果实呈三棱形，少有两棱或多棱不规则形、长卵圆形，先端渐尖，基部有 5 裂宿存花被，果皮棕黑色；棱间有纵沟，表面光滑。种子黄白色或淡绿黄色，子叶 2 枚，断面白色，粉性（图 35-2，图 35-3）。

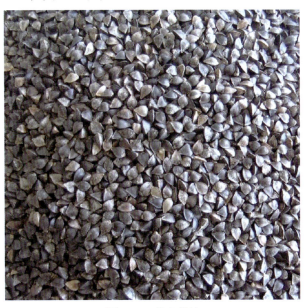

图 35-2　荞麦药材

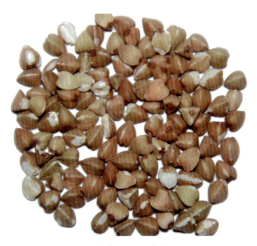

图 35-3　荞麦

2. 商品规格

本品均为统货。

3. 道地药材

本品山东青州、淄博产者为道地药材。

4. 质量标志

本品以粒大、饱满、粉性强者为佳。

5. 显微特征

粉末鉴别：粉末类白色。种皮碎片红棕色，多角形。淀粉粒多单粒，脐点点状。

6. 化学组分

黄酮类：芸香苷，槲皮素，山柰酚，山柰酚 -3-O-β-D- 吡喃葡萄糖苷，木犀草素 -7-O-β-D- 葡萄糖苷等。其他类：蛋白质，维生素，淀粉，烟酸，赖氨酸，胡萝卜苷，β- 谷甾醇，咖啡酸，铬、铁、锰、锌等元素。

7. 贮藏

置阴凉干燥处保存。

（三）炮制与饮片

1. 药材炮制

取药材，除去杂质、磨去果皮，或研粉炒黄、炒焦用。

2. 饮片名称

荞麦，炒荞麦面。

3. 药品类别

收涩药。

4. 性状特征

（1）荞麦米：本品呈长卵形颗粒状。表面黄白色，粉性。质硬，断面白色，气微，味淡（图 35-3）。

（2）炒荞麦面：本品呈淡黄或焦黄色粉末，有糊香气。

5. 质量要求

荞麦米以颗粒饱满、色黄白者为佳。炒荞麦面以香气浓者为佳。

6. 性味功能

本品性凉，味甘、平。健脾益气，开胃宽肠，消食化滞，除湿下气，收敛止汗。用于肠胃积滞，胀满腹痛；湿热腹泻，痢疾；或妇女带下病。炒香研末用于收敛止虚汗。外用收敛。

7. 用法用量

3 ～ 15g。外用适量。

8. 配伍禁忌

忌与野鸡肉、猪肉配伍同食。

9. 使用注意

体质敏感的人食用时要谨慎，少数人有时可引起皮肤瘙痒、头晕等过敏反应。体虚气弱、癌症、肿瘤患者、脾胃虚寒者等不宜。

10. 贮藏

置阴凉干燥处。

（四）经典方剂与临床应用

1. 荞麦莱菔子散

处方：荞麦 15g，隔山撬 30g，莱菔子 10g。

制法：共研为细末。

功能主治：用于饮食积滞，脾胃运化无力，腹胀腹痛。

用法用量：每次服 10g，温开水送服。

2. 荞麦济生丹（《本草纲目》）

处方：炒荞麦适量。

制法：取荞麦适量炒至微焦，研细末，水泛为丸。

用法用量：每次 6g，温开水送服，或以荞菜煎汤送服。

功能主治：用于脾虚而湿热下注，小便混浊色白，或轻度的腹泻，妇女白带病。

3. 荞麦糊（《简便单方》）

处方：炒荞麦面 10g。

制法：加水煮成稀糊。

用法用量：10g，食用。

功能主治：降气宽肠。用于夏季肠胃不和，腹痛腹泻。

4. 外用

痘疮溃烂：用荞麦粉频频敷之。（《痘疹方》）

汤火伤灼：炒荞麦面水和敷之，如神。（《奇效方》）

（五）食疗与药膳

1. 荞麦茶

原料：茶叶 6g 研末，加荞麦粉 120g，蜂蜜 60g 和匀。

功能主治：用于咳嗽。

用法用量：每次服 20g，沸水冲泡饮用。

2. 健胃荞麦茶

原料：荞麦 3g，黄芪 15g。

制作方法：将荞麦、黄芪，放入 600ml 的热水冲泡，盖杯焖 10 分钟，滤渣取汁。

功能主治：健胃。此方可改善身体虚弱、盗汗、腹胀食少，可促进脾胃运作、增加食欲。

【附注】

荞麦草　为荞麦干燥茎叶。茎长短不一，多分枝，表面绿褐色或黄褐色，有细条纹，节部略膨大，断面中空。叶多皱缩或破碎，完整叶片展平后呈三角形或卵状三角形，长 3～10cm，宽 3.5～11cm，先端狭渐尖，基部心形，叶耳三角状，具尖头，全缘。表面深绿色，两面无毛，纸质，托叶鞘筒状，褐色，膜质。气微，味淡、略涩。

性寒，味甘、平。降压，止血。适用于高血压、毛细血管脆弱性出血，防治中风、视网膜出血、肺出血。

36　何首乌 He Shou Wu

（一）基原

1. 集解

何首乌始载于《开宝本草》。《本草图经》载："何首乌，本出顺州南河县，今处处有之，岭外、江南诸州皆有，以西洛、嵩山及河南柘城县者为胜。春生苗，蔓延竹木墙壁间，茎紫色。叶叶相对如薯蓣，而不光泽。"与今所用何首乌相符。传说很久以前，顺州南河县（今广西陆州一带）有个叫何田儿的人，生来身体素弱，无妻子儿女，孤身一人，58 岁时挖掘此药根服之，旧病皆愈，发乌容少，十年内生数子，乃改名"能嗣"。后来，其子延秀服此药，也活 60 余岁。延秀生儿名首乌，也服此根，130 岁始终，终时头发仍乌黑。他在世时，用此药治好许多人的疾病，人们当时不知此物为何名，就起名叫何首乌。《开宝本草》载："何首乌，蔓紫，花黄白，叶如薯蓣而不光。生必相对，根大如拳，有赤、白两种，赤者雄，白者雌。"《本草纲目》载："白者入气分，赤者入血分。"据考证，雄首乌（赤者）即今何首乌，而雌首乌（白者）为萝藦科植物白首乌（*Cynanchum bungei* Decne）的块根。

2. 品种

何首乌为双子叶植物纲蓼科何首乌属植物何首乌 *Polygonum multiflorum* Thunb. 野生或栽培品的干燥块根。

3. 分布

山东境内产于崂山、白云山、蒙山、泰山、徂徕山等山地。

4. 生态

何首乌生于海拔 200～3000m 山谷灌丛、山坡林下、沟边石隙。

5. 形态特征

何首乌：多年生草本。喜阳，耐半阴，喜湿，畏涝，要求排水良好的土壤。块根肥厚，长椭圆形，黑褐色。茎缠绕，长 2～4m，多分枝，具纵棱，无毛，微粗糙，下部木质化。叶卵形或长卵形，长 3～7cm，宽 2～5cm，顶端渐尖，基部心形或近心形，两面粗糙，边缘全缘；叶柄长 1.5～3cm；托叶鞘膜质，偏斜，无毛，长 3～5mm。花序圆锥状，顶生或腋生，长 10～20cm，分枝开展，具细纵棱，沿棱密被小突起；苞片三角状卵形，具小突起，顶端尖，每苞内具 2～4 花；花梗细弱，长 2～3mm，下部具关节，果时延长；花被 5 深裂，白色或淡绿色，花被片椭圆形，大小不相等，外面 3 片较大背部具翅，果时增大，且下延至花梗，内面 2 片倒卵形；雄蕊 8，花丝下部较宽；花柱 3，极短，柱头头状。瘦果卵形，具 3 棱，长 2.5～3mm，黑褐色，有光泽，包于宿存花被内。花期 8～9 月，果期 9～10 月（图 36-1，图 36-2）。

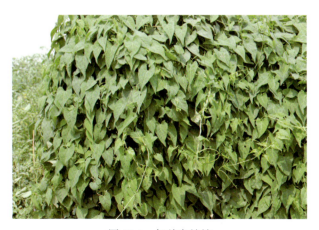

图 36-1　何首乌植株

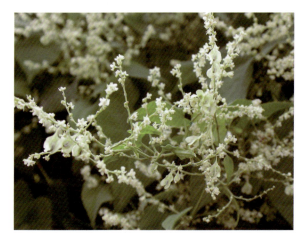

图 36-2　何首乌花序

6. 产地加工

秋、冬二季叶枯萎时采挖，削去两端，洗净，个大的切成块，干燥。

（二）药材

1. 性状特征

块根呈团块状或不规则纺锤形，长 6～15cm，直径 4～12cm。表面红棕色或红褐色，皱缩不平，有浅沟，并有横长皮孔及细根痕。体重，质坚实，不易折断，断面浅黄棕色或浅红棕色，显粉性，皮部有 4～11 个类圆形异型维管束环列，形成云锦状花纹，中央木部较大，有的呈木心。气微，味微苦而甘涩（图 36-3）。

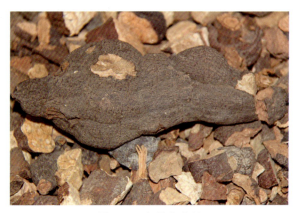

图 36-3　何首乌药材

2. 商品规格

本品均为统货。

3. 道地药材

本品山东崂山产者质佳。广东产者为道地药材。

4. 质量标志

本品以体重、质坚实、色红棕、断面有云锦花纹、粉性足者为佳。

5. 显微特征

（1）组织鉴别：横切面示木栓层为数列细胞，充满棕色物。韧皮部较宽，散有类圆形异型维管束 4～11 个，为外韧型，导管稀少。根的中央形成层成环；木质部导管较少，周围有管胞和少数木纤维。薄壁细胞含草酸钙簇晶和淀粉粒（图 36-4，图 36-5）。

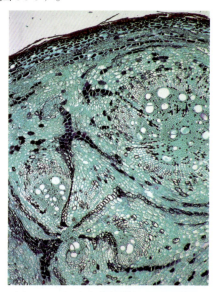

图 36-4　何首乌药材横切面组织特征

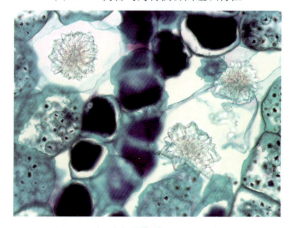

图 36-5　何首乌药材横切面草酸钙簇晶

（2）粉末鉴别：粉末黄棕色。淀粉粒单粒类圆形，直径 4～50μm，脐点人字形、星状或三叉状，大粒者隐约可见层纹；复粒由 2～9 分粒组成。草酸钙簇晶直径 10～80（160）μm，偶见簇晶与较大的方形结晶合生。棕色细胞类圆形或椭圆形，壁稍厚，胞腔内充满淡黄棕色、棕色或红棕色物质，并含淀粉粒。具缘纹孔导管直径 17～178μm。棕色块散在，形状、大小及颜色深浅不一（图 36-6）。

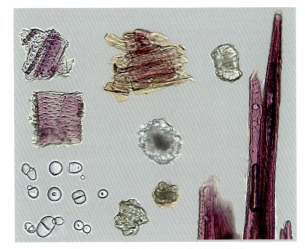

图 36-6　何首乌药材粉末显微特征

6. 化学组分

蒽醌类：大黄素（emodin），大黄酚（chrysophanol），大黄素甲醚（physcion），大黄酸（rhein），大黄酚蒽酮（chrysophanolanthrone）。苷类：白藜芦醇（resveratrol）；云杉新苷（piceid）；2, 3, 5, 4′- 四羟基芪 -2-O-D- 葡萄糖苷（2, 3, 5, 4′-tetrahydroxystilbene-2-O-β-D-glucop- yranoside）等。其他类：没食子酸（gallicacid）；右旋儿茶精（catechin）；右旋表儿茶精（epicatechin）；3-O-没食子酰原矢车菊素（3-O-galloyl-procyanidin）；3,3′- 二 -O- 没食子酰原矢车菊素（3,3′-di-O-galloyl-procyanidin）；β- 谷甾醇（β-sitosterol）；卵磷脂。

7. 理化特征

（1）化学定性

1）取本品粉末约 0.1g，加氢氧化钠溶液（1～10）10ml，煮沸 3 分钟，冷后滤过。取滤液，加盐酸使成酸性，再加等量乙醚，振摇，醚层应显黄色。分取醚层 4ml，加氨试液 2ml，振摇，氨液层显红色。

2）取本品粉末约 0.2g，加乙醇 5ml，置水浴中煮沸 3 分钟，不断振摇，趁热过滤，放冷。取滤液 2 滴，置蒸发皿中蒸干，趁热加三氯化锑的氯仿饱和液 1 滴，即显紫红色（检查甾醇类）。

（2）薄层色谱：取本品粉末 0.25g，加乙醇 50ml，加热回流 1 小时，滤过，滤液浓缩至 3ml，作为供试品溶液。另取何首乌对照药材 0.25g，同法制成对照药材溶液。吸上述 2 种溶液各 2μl，分别点于同一以羧甲基纤维素钠为黏合剂的硅胶 H 薄层板上使成条状，以三氯甲烷 - 甲醇（7：3）为展开剂，展至约 3.5cm，取出，晾干，再以三氯甲烷 - 甲醇（20：1）为展开剂，展至约 7cm，取出，晾干，置紫外光灯（365nm）下检视。供试品色谱中，在与对照药材色谱相应的位置上，显相同颜色的荧光斑点。

8. 贮藏

置干燥处，防蛀。

（三）炮制与饮片

1. 药材炮制

（1）生何首乌：除去杂质，洗净，稍浸，润透，切厚片或块，干燥。

（2）制何首乌：取何首乌片或块，照炖法用黑豆汁拌匀，置非铁质的适宜容器内，炖至汁液吸尽或照蒸法清蒸或用黑豆汁拌匀后蒸，蒸至内外均呈棕褐色，或晒至半干，切片，干燥。（每 100kg 何首乌，用黑豆 10kg。黑豆 10kg，加水适量煮约 4 小时，熬汁约 15kg，豆渣再加水煮约 3 小时，熬汁约 10kg，合并得黑豆汁约 25kg。）

2. 饮片名称

何首乌，制何首乌。

3. 药品类别

制何首乌：补虚药，补血药。
何首乌：润肠通便药。

4. 性状特征

（1）何首乌：本品呈不规则的厚片或块。外表皮红棕色或红褐色，皱缩不平，有浅沟，并有横长皮孔样突起及细根痕。切面浅黄棕色或浅红棕色，显粉性；横切面有的皮部可见云锦状花纹，中央木部较大，有的呈木心。气微，味微苦而涩（图 36-7）。

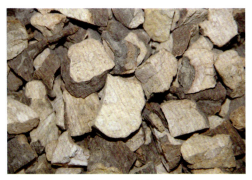

图 36-7　何首乌

（2）制何首乌：呈不规则皱缩状的块片，厚约1cm。表面黑褐色或棕褐色，凹凸不平。质坚硬，断面角质样，棕褐色或黑色。气微，味微甜而苦涩（图36-8）。

5. 质量要求

（1）何首乌：用高效液相色谱法测定，本品含结合蒽醌以大黄素（$C_{15}H_{10}O_5$）和大黄素甲醚（$C_{16}H_{12}O_5$）的总量计，不得少于0.05%。

（2）制何首乌：用高效液相色谱法测定，本品含结合蒽醌以大黄素（$C_{15}H_{10}O_5$）和大黄素甲醚（$C_{16}H_{12}O_5$）的总量计，不得少于0.10%。

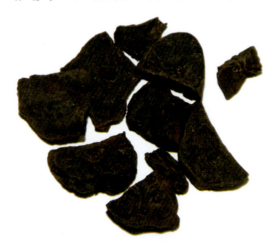

图 36-8　制何首乌

6. 性味功能

（1）何首乌：性温，味苦、涩。解毒，消痈，润肠通便。用于瘰疬疮痈、风疹瘙痒、肠燥便秘。

（2）制何首乌：性温，味甘、涩。补肝肾，益精血，乌须发，强筋骨。用于血虚萎黄、眩晕耳鸣、须发早白、腰膝酸软、肢体麻木、崩漏带下、久疟体虚。

7. 用法用量

内服：煎汤、熬膏、浸酒或入丸、散，6～12g。外用：煎水洗，研末撒或调涂。

8. 配伍禁忌

本品忌猪肉、血、无鳞鱼。忌铁，恶萝卜。忌葱、蒜。

9. 使用注意

本品大便清泄及有湿痰者不宜。

10. 贮藏

置干燥处，防蛀。

（四）经典方剂与临床应用

1. 何首乌丸（《太平圣惠方》）

处方：何首乌1两，石菖蒲1两，荆芥穗1两，苍耳子1两，胡麻（炒）1两，玄参半两，沙参半两，苦参半两，白花蛇（酒浸，去皮骨，炙）半两，乌蛇（酒浸，去皮骨，炙）半两。

制法：上为末，炼蜜为丸，如梧桐子大。

功能主治：脾肺风，并恶风等疾。

用法用量：服10丸，茶、酒任下；如要作散，每服2钱匕，温酒调下，不拘时服。

2. 何首乌散（《圣惠方》）

处方：何首乌15g，防风15g（去芦头），白蒺藜15g（微炒，去刺），枳壳15g（麸炒微黄，去瓤），天麻15g，胡麻15g，白僵蚕15g（微炒），茺蔚子15g，蔓荆子15g。

制法：捣细罗为散。

功能主治：治妇人血风，皮肤瘙痒，心神烦闷，并治血游风。

用法用量：每次服3g，煎茵陈汤调下，不拘时。

（五）食疗与药膳

1. 何首乌茶

原料：绿茶、制何首乌，泽泻、丹参各10g。

制作方法：加水共煎，去渣饮用。

功能主治：养血滋阴，润肠通便，截疟祛风，解毒。

使用注意：服用何首乌茶的前后2小时忌食猪肉、羊肉、血、无鳞鱼、葱、蒜、萝卜。冲泡忌金属器皿；产妇、孕妇及一周岁以内的小孩请勿服用或遵医嘱。

2. 何首乌煨鸡

原料：制何首乌30g，母鸡1只，食盐，生姜，料酒各适量。

制作方法：将何首乌研成细末，备用；将母鸡宰杀后去毛，内脏洗净，用布包何首乌粉，纳入鸡腹内，放瓦锅内，加水适量，煨熟；从鸡腹内取出何首乌袋，加食盐，生姜，料酒适量即成。

功能主治：补肝养血，滋肾益精。适用于血虚、肝肾阴虚所引起的头昏眼花、失眠、脱肛、子宫脱垂等。

用法用量：食用时吃肉喝汤，1日2次。

37　萹蓄 Bian Xu

（一）基原

1. 集解

萹蓄始载于《神农本草经》。《尔雅》郭璞注："萹蓄似小藜，赤茎节，好生道傍，可食，又杀虫。"《本草图经》载："萹蓄，今在处有之。春中布地生道傍，苗似瞿麦，叶细绿如竹，赤茎如钗股，节间花出，甚细微，青黄色，根如蒿根。四月、五月采苗阴干。"

2. 品种

萹蓄为双子叶植物纲蓼科蓼属植物萹蓄 *Polygonum aviculare* L. 野生品的干燥地上部分。

3. 分布

山东境内产于各地。

4. 生态

萹蓄生于田野、路旁、荒地或河边。

5. 形态特征

萹蓄为一年生草本，高15～50cm。茎匍匐或斜上，基部分枝甚多，具明显的节及纵沟纹；幼枝上微有棱角。叶互生；叶柄短，2～3mm，亦有近于无柄者；叶片披针形至椭圆形，长5～16mm，宽1.5～5mm，先端钝或尖，基部楔形，全缘，绿色，两面无毛；托鞘膜质，抱茎，下部绿色，上部透明无色，具明显脉纹，其上之多数平行脉常伸出成丝状裂片。花6～10朵簇生于叶腋；花梗短；苞片及小苞片均为白色透明膜质；花被绿色，5深裂，具白色边缘，结果后，边缘变为粉红色；雄蕊通常8枚，花丝短；子房长方形，花柱短，柱头3枚。瘦果包围于宿存花被内，仅顶端小部分外露，卵形，具3棱，长2～3mm，黑褐色，具细纹及小点。花期6～8月。果期9～10月（图37-1）。

6. 产地加工

夏季叶茂盛时采收，除去根及杂质，晒干。

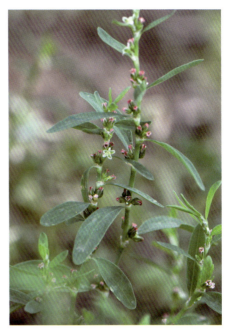

图37-1　萹蓄植株

（二）药材

1. 性状特征

全草皱缩，长15～40cm。茎呈圆柱形而略扁，有分枝，长15～40cm，直径0.2～0.3cm。表面灰绿色或棕红色，有细密微突起的纵纹；节部稍膨大，有浅棕色膜质的托叶鞘，节间长约3cm；质硬，易折断，断面髓部白色。叶互生，近无柄或具短柄，叶片多脱落或皱缩、破碎，完整者展平后呈披针形，全缘，两面均呈棕绿色或灰绿色。气微，味微苦（图37-2）。

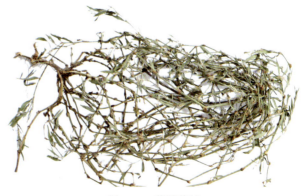

图37-2　萹蓄药材

2. 商品规格

本品均为统货。

3. 道地药材

本品沂蒙山区产品质佳。

4. 质量标志

本品以质嫩、叶多、色灰绿者为佳。

5. 显微特征

组织鉴别：

1）茎横切面：表皮细胞1列，长方形，外壁稍厚，内含棕黄色物，外被角质层。皮层为数列薄壁细胞，细胞径向延长，栅栏状排列；角棱处有下皮纤维束。中柱鞘纤维束断续排列成环。韧皮部较窄。形成层成环。木质部导管单个散列；木纤维发达。髓较大。薄壁组织间有分泌细胞。有的细胞含草酸钙簇晶。

2）叶表面观：上、下表皮细胞均为长多角形、长方形或多角形，垂周壁微弯曲或近平直，呈细小连珠状增厚，外平周壁表面均有角质线纹。气孔不定式，副卫细胞2～4个。叶肉组织中可见众多草酸钙簇晶，直径5～55μm。

6. 化学组分

黄酮类：槲皮素（quercetin），萹蓄苷（avivcularin），槲皮苷（quercitrin），牡荆素（vitexin），异牡荆素（isovitexin），木犀草素（luteolin），金丝桃苷（hyperin）等。香豆素类：伞形花内酯（umbellifer-one），东莨菪素（scopoletin）。有机酸类：阿魏酸（ferulic acid），芥子酸（sinapic acid），香草酸（vanillic acid），丁香酸（syringic acid），龙胆酸（gentisic acid），咖啡酸（caffeic acid），原儿茶酸（protocatechuic acid），对羟基苯乙酸（p-hydroxyphenylacetic acid），绿原酸（chlorogenic acid）等。糖类：葡萄糖（glucose），果糖（fructose），蔗糖（sucrose），水溶性多糖等。

7. 理化特征

薄层色谱：取本品粗粉2g，加甲醇30ml，回流提取30分钟，滤过，取滤液10ml，浓缩至2ml，作为供试品溶液。取杨梅苷对照品，加60%乙醇制成每毫升含0.2mg的溶液，作为对照品溶液。吸取供试品溶液及上述对照品溶液各2μl，分别点于同一硅胶G薄层板上，以三氯甲烷-甲醇-甲酸（20∶5∶2）为展开剂，展开，取出，晾干，喷以三氯化铝试液，热风吹干，置紫外光灯（365nm）下检视。供试品色谱中，在与对照品色谱相应的位置上，显相同颜色的荧光斑点。

8. 贮藏

置干燥处保存。

（三）炮制与饮片

1. 药材炮制

除去杂质，洗净，切段，干燥。

2. 饮片名称

萹蓄。

3. 药品类别

利水渗湿药：利尿通淋药。

4. 性状特征

本品呈不规则的段。茎呈圆柱形而略扁，表面灰绿色或棕红色，有细密微突起的纵纹；节部稍膨大，有浅棕色膜质的托叶鞘。切面髓部白色。叶片多破碎，完整者展平后呈披针形，全缘。气微，味微苦（图37-3）。

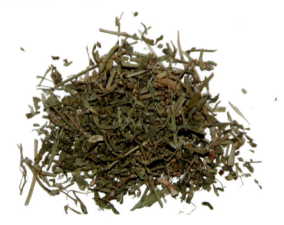

图37-3　萹蓄

5. 质量要求

（1）水分：不得过12.0%。

（2）总灰分：不得过14.0%。

（3）酸不溶性灰分：不得过4.0%。

（4）浸出物：用热浸法测定，稀乙醇作溶剂，不得少于10.0%。

（5）含量测定：用高效液相色谱法测定，本品含杨梅苷（$C_{21}H_{20}O_{12}$）不得少于0.030%。

6. 性味功能

本品性寒，味苦。利尿通淋，杀虫，止痒。

用于膀胱热淋、小便短赤、热淋涩痛、皮肤湿疹、阴痒带下。

7. 用法用量

9～15g；外用适量，煎洗患处。

8. 使用注意

《得配本草》载："多服泄精气。"

9. 贮藏

贮阴凉干燥处。

（四）经典方剂与临床应用

八正散（《太平惠民和剂局方》）

处方： 车前子、瞿麦、萹蓄、滑石、栀子仁、甘草（炙）、木通、大黄（面裹煨，去面，切，焙）各等份。

制法： 上为散。

功能主治： 用于大人小儿心经邪热、一切蕴毒、咽干口燥、大渴引饮、心忪面热、烦躁不宁、目赤睛疼、唇焦鼻衄、口舌生疮、咽喉肿痛。

用法用量： 每服6g，水一盏，入灯心煎至七分，去滓。温服，食后临卧，小儿量力少少与之。

（五）食疗与药膳

1. 凉拌萹蓄

原料： 萹蓄嫩茎叶250g，精盐、味精、酱油、蒜泥、香油各适量。

制作方法： 将萹蓄去杂洗净，入沸水锅内焯一下，多次洗净，放入盘内，加入精盐、味精、酱油、蒜泥、香油，拌匀即成。

功能主治： 用于热黄、蛔虫、蛲虫等病症。

2. 萹蓄炒肉

原料： 萹蓄嫩茎叶200g，猪肉150g，料酒、精盐、味精、酱油、葱花、姜片各适量。

制作方法： 将萹蓄去杂洗净，入沸水锅焯一下，捞出洗净切段；猪肉洗净切丝。锅烧热放入猪肉煸炒，炒至水干，烹入酱油，放入葱姜煸炒几下，加入适量的水、料酒、精盐，炒至肉熟烂，放入萹蓄继续炒至入味，点入味精，

摊匀出锅即成。

功能主治： 用于小儿疳积、体倦、乏力、阴虚干咳、便秘等病症。

38 拳参 Quan Shen

（一）基原

1. 集解

拳参始载于《本草图经》，曰："拳参，生淄州田野。叶如羊蹄，根似海虾，黑色。五月采之。"《唐本草》中所载紫参及《本草图经》的"晋州紫参"，为蓼属拳参组植物。故本品亦即《本草》紫参中的一种。

2. 品种

拳参为双子叶植物纲蓼科蓼属植物拳参 *Polygonum bistorta* L. 野生或栽培的干燥根茎。

3. 分布

本品山东境内产于各山地丘陵。

4. 生态

拳参生于山坡草丛阴湿处。

5. 形态特征

拳参为多年生草本，高50～90cm。根茎肥厚扭曲，外皮紫红色。茎直立，单一或数茎丛生，不分枝。根生叶丛生，有长柄；叶片椭圆形至卵状披针形，长12～18cm，宽2.5～6cm，先端短尖或钝，基部心形或圆形。下延成翅状，边缘外卷，无毛，或有时下面疏被柔毛。茎生叶较小，近乎无柄，叶片披针形至线形；托叶鞘膜质，管状，长达3cm。穗状花序顶生，长达6cm；花小，花被白色或淡红色，5裂，裂片长达3mm；雄蕊8，着生于花被基部；子房上位，花柱3裂。瘦果三棱形，长约3mm，褐色，常包于宿存花被内。花期夏、秋季（图38-1）。

6. 产地加工

春初发芽时或秋季茎叶将枯萎时采挖，除去泥沙，晒干，去须根。

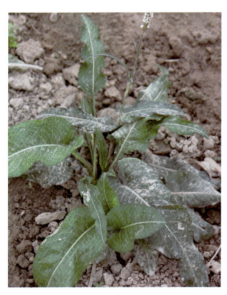

图 38-1 拳参植株

（二）药材

1. 性状特征

干燥根茎呈扁长条形或扁圆柱形，弯曲，有的对卷弯曲，两端略尖，或一端渐细，长 6～13cm，直径 1～2.5cm。表面紫褐色或紫黑色，粗糙，一面隆起，一面稍平坦或略具凹槽，全体密具粗环纹，有残留须根或根痕。质硬，断面浅棕红色或棕红色，维管束呈黄白色点状，排列成环。气微，味苦、涩（图 38-2）。

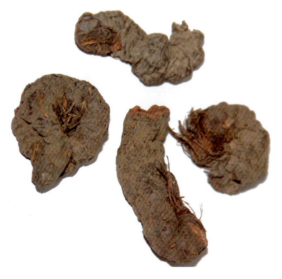

图 38-2 拳参药材

2. 商品规格

本品均为统货。

3. 道地药材

本品泰山、蒙山等地产者质佳。东北地区产者为道地药材。

4. 质量标志

本品以根茎粗大、色紫褐、质坚硬、断面红棕色、无须根者为佳。

5. 显微特征

（1）组织鉴别：根茎横切面木栓层为数列木栓细胞，深棕色。皮层较宽。维管束外韧型，断续排列成环，有的韧皮部外侧有纤维束。髓部大。本品薄壁细胞含较多草酸钙晶及淀粉粒。

（2）粉末鉴别：粉末淡棕红色。木栓细胞多角形，含棕红色物。草酸钙簇晶甚多，直径 15～65μm。具缘纹孔导管直径 20～55μm，亦有网纹导管和螺纹导管。纤维长梭形，直径 10～20μm，壁较厚，木化，孔沟明显。淀粉粒单粒椭圆形、卵形或类圆形，直径 5～12μm。

6. 化学组分

黄酮类：山柰酚，槲皮素，槲皮素 -5-O-β-D-葡萄糖苷，芸香苷，儿茶素等。有机酸类：没食子酸，原儿茶酸（protocatechuic acid），阿魏酸等。其他类：丁二酸，丁香苷（sytingin），葡萄糖及无机元素等。

7. 理化特征

（1）化学定性：取本品 1 薄片（或粉末少量），加乙醇 2 滴与 1% 三氯化铁乙醇溶液 1 滴，显蓝黑色。

（2）薄层色谱：取本品粉末 0.5g，加甲醇 20ml，超声处理 15 分钟，滤过，滤液蒸干，残渣加甲醇 5ml 使溶解，作为供试品溶液。另取拳参对照药材 0.5g，同法制成对照药材溶液。再取没食子酸对照品、绿原酸对照品，加甲醇分别制成每毫升各含 1mg 的溶液，作为对照品溶液。吸取上述四种溶液各 5μl，分别点于同一硅胶 G 薄层板上，以二氯甲烷 - 乙酸乙酯 - 甲酸（5∶4∶1）为展开剂，展开，取出，晾干，置氨蒸气中熏至斑点显色清晰。供试品色谱中，在与对照药材色谱和对照品色谱相应的位置上，显相同颜色的斑点。

8. 贮藏

置干燥处保存。

（三）炮制与饮片

1. 药材炮制

除去杂质，洗净，略泡，润透，切薄片，干燥。

2. 饮片名称

拳参。

3. 药品类别

清热药：清热解毒药。

4. 性状特征

本品呈类圆形或近肾形的薄片。外表皮紫褐色或紫黑色。切面棕红色或浅棕红色，平坦，近边缘有一圈黄白色小点（维管束），气微，味苦、涩（图38-3）。

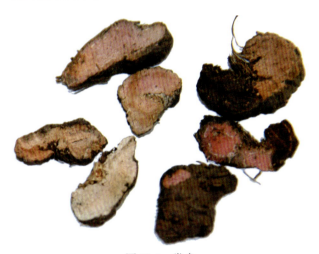

图38-3 拳参

5. 质量要求

（1）水分：不得过 15.0%。

（2）总灰分：不得过 9.0%。

（3）浸出物：用冷浸法测定，乙醇作溶剂，不得少于 15.0%。

（4）含量测定：用高效液相色谱法测定，本品含没食子酸（$C_7H_6O_5$）不得少于 0.12%。

6. 性味功能

本品性微寒，味苦、涩。清热解毒，消肿，止血。用于赤痢热泻、肺热咳嗽、痈肿瘰疬、口舌生疮、血热吐衄、痔疮出血、蛇虫咬伤。

7. 用法用量

3～6g。外用适量。

8. 使用注意

无实火热毒者不宜。阴证外疡忌服。

9. 贮藏

置阴凉干燥处保存。

（四）经典方剂与临床应用

1. 二参阿胶散（《太平圣惠方》）

处方：拳参、人参、阿胶（炒）等份。
制法：上为末。
功能：治吐血不止。
用法用量：3g，用乌梅汤服。
附：另一方去人参，加甘草，以糯米汤服。

2. 拳参散（《贵州省中草药资料》）

处方：拳参9g。
制法：取拳参药材研成细粉。
功能：治烧伤、烫伤。
用法用量：调麻油匀涂患处，每日 1～2 次。

39 水红花子 Shui Hong Hua Zi

（一）基原

1. 集解

水红花子始载于《名医别录》。列为中品，原名荭草。《本草图经》载："荭即水荭也，似蓼而叶大，赤白色，高丈余。"《本草纲目》载："此蓼甚大，而花亦繁红，故曰荭。"又载："其茎粗如拇指，有毛，其叶大如商陆叶，其花色浅红成穗，秋深子成，扁如酸枣仁而小，其色赤黑而肉白，不甚辛。"《本草衍义》载有水荭子，《政和本草》将水荭子附于水蓼项下，此均指蓼科植物荭草的果实。

2. 品种

水红花子为双子叶植物纲蓼科蓼属植物荭蓼 *Polygonum orientale* L. 和酸模叶蓼 *Polygonum lapathifolium* L. 栽培或野生的干燥成熟果实。

3. 分布

荭蓼山东境内各地均有产，并有少量栽培；酸模叶蓼山东境内各地均有产。

4. 生态

荭蓼生于沟边湿地或村边路旁；酸模叶蓼生于路边或山坡阴湿草丛中。

5. 形态特征

（1）荭蓼：一年生草本。茎直立，粗壮，高1～2m，上部多分枝，密被长柔毛。叶宽卵形、宽椭圆形或卵状披针形，长10～20cm，宽5～12cm，顶端渐尖，基部圆形或近心形，微下延，边缘全缘，密生缘毛，两面密生短柔毛，叶脉上密生长柔毛；叶柄长2～10cm，具开展的长柔毛；托叶鞘筒状，膜质，长1～2cm，被长柔毛，具长缘毛，通常沿顶端具草质、绿色的翅。总状花序呈穗状，顶生或腋生，长3～7cm，花紧密，微下垂，通常数个再组成圆锥状；苞片宽漏斗状，长3～5mm，草质，绿色，被短柔毛，边缘具长缘毛，每苞内具3～5花；花梗比苞片长；花被5深裂，淡红色或白色；花被片椭圆形，长3～4mm；雄蕊7，比花被长；花盘明显；花柱2，中下部合生，比花被长，柱头头状。瘦果近圆形，双凹，直径长3～3.5mm，黑褐色，有光泽，包于宿存花被内。花期6～9月，果期8～10月（图39-1）。

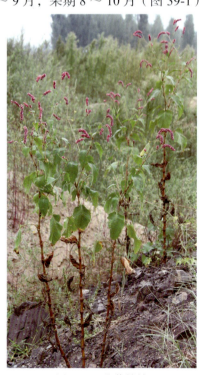

图39-1　荭蓼植株

（2）酸模叶蓼：茎直立，高30～100cm，具分枝，光滑，无毛。叶互生有柄；叶片披针形至宽披针形，叶上无毛，全缘，边缘具粗硬毛，叶面上常具新月形黑褐色斑块；托叶鞘筒状。花序穗状，顶生或腋生，数个排列成圆锥状；花被浅红色或白色，4深裂。瘦果卵圆形，黑褐色。

6. 产地加工

8～10月间割取果穗，晒干，打落果实，除去杂质。

（二）药材

1. 性状特征

果实呈扁圆形，直径2～3mm，厚1～1.5mm。表面棕黑色，或红棕色，有光泽，两侧面微凹入，其中央呈微隆起的线状，先端有刺状突起的柱基，基部有浅棕色略突起的果柄痕，有时残留膜质花被。果皮厚而坚硬。种子扁圆形，种皮浅棕色膜质；胚乳粉质，类白色，胚细小弯曲，略成环状。气微弱，味淡（图39-2）。

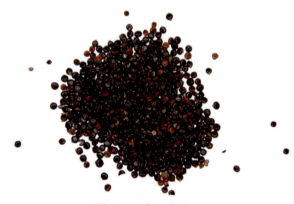

图39-2　水红花子

2. 商品规格

本品均为统货。

3. 道地药材

山东产者为道地药材。

4. 质量标志

本品以粒大饱满、色红黑者为佳。

5. 显微特征

粉末鉴别：粉末灰棕色。淀粉粒类圆形，偶见多角形，直径2～25μm，脐点点状，隐约同见；

复粒由数十至数百单粒聚合成团块状。外果皮栅状细胞 1 列，长 136 ～ 187μm，直径约 17μm，外壁及侧壁不规则增厚；顶面观呈多角形壁厚约 7μm，棕色。种皮内表皮角质层碎片长条形或不规则形，边缘多巨卷，常带有壁呈波形或不规则长方形的种皮细胞。此外，可见脂肪油滴，有六角形雕纹的花粉粒及草酸钙簇晶。

6. 化学组分

黄酮类：槲皮素，花旗松素（taxifolin），圣草酚（eriodictyol），香橙素（aromadendrin），儿茶素等。其他类：异香兰酸（isovanillic acid），香草酸，对羟基苯乙醇。

7. 理化鉴别

（1）化学定性：取新鲜研磨的粉末 0.5g，加乙醇 5ml，温浸 0.5 ～ 1 小时，滤过。滤液加少许锌粉，再加数滴浓盐酸，微热，溶液显橙红色。

（2）薄层色谱：取样品粗粉 1g，加 1% 盐酸 15ml，微沸约 1 小时，滤过，滤液加乙醚提取 2 次，合并醚液，加少许无水硫酸钠脱水，浓缩，点样。吸附剂：硅酸 G（青岛）10g，加锌粉 1g，再加 1% 羧甲基纤维素钠水溶液 35ml，铺板，干燥后活化 1 小时。展开剂：正丁醇 - 乙酸 - 水（5：1：4）。展距：10cm。显色剂：置 254nm 紫外光灯下观察荧光，然后喷 6% 盐酸，如不立即显色，可加热，斑点显橙红色。

8. 贮藏

置阴凉干燥处保存。

（三）炮制与饮片

1. 药材炮制

（1）水红花子：除去杂质及灰屑，用时捣碎。
（2）炒水红花子：取净水红花子，置炒制容器内，用中火加热，拌炒至爆花，取出放凉。

2. 饮片名称

水红花子，炒水红花子。

3. 药品类别

利水药。

4. 性状特征

（1）水红花子：本品呈扁圆球形。表面棕黑色或红棕色，有光泽，两端微凹，中部略有纵向隆起，顶端有短突尖，基部有浅棕色略突起的痕。质硬。气微，味淡。
（2）炒水红花子：大部分爆裂成白花，质松，有香气（图 39-3）。

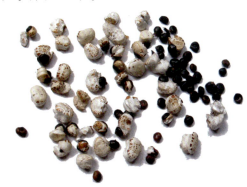

图 39-3　炒水红花子

5. 质量要求

（1）总灰分：不得过 5.0%。
（2）含量测定：用高效液相色谱法测定，按干燥品计算，含花旗松素（$C_{15}H_{12}O_7$）不得少于 0.15%。

6. 性味功能

本品性微寒，味咸，散血消癥，消积止痛，用于癥瘕痞块，瘿瘤肿痛，食积不消，胃脘胀痛。

7. 用法用量

内服：煎汤，15 ～ 30g；研末、熬膏或浸酒。外用：适量，熬膏涂；捣烂外敷。

8. 使用注意

本品凡血分无瘀滞及脾胃虚寒者忌服。

9. 贮藏

置阴凉干燥处保存。

（四）经典方剂与临床应用

水红花子散（《本草衍义》）

处方： 生水红花子和炒水红花子各等份。
制法： 研成细粉。
功能主治： 用于瘰疬，破者亦治。
用法用量： 6g。酒调服，1 日 3 次，食后、夜卧各一服。

（五）食疗与药膳

水红花子猪肉汤

原料： 水红花子 30g，瘦猪肉 120g。

功能主治： 适用于慢性肾炎水肿、蛋白尿较多者。脾肾阳虚、水湿泛滥型及脾肾两虚、精血亏虚型均宜服食。

用法用量： 水煎喝汤吃肉，每日 1 剂，分 2 次服。

④⓪ 蓼大青叶 Liao Da Qing Ye

（一）基原

1. 集解

蓼大青叶始载于《神农本草经》，列为上品。《名医别录》载："蓝，其茎叶可以染青。"李时珍曰："蓝凡五种，各有主治，惟蓝实专取蓼蓝者。蓼蓝，叶如蓼，五六月开花，成穗细小，浅红色，子亦如蓼。"

2. 品种

蓼大青叶为双子叶植物纲蓼科蓼属植物蓼蓝 *Polygonum tinctorium* Ait. 栽培品的干燥叶。

3. 分布

本品山东境内泰安等地有栽培。

4. 生态

蓼蓝生于旷野水沟边。

5. 形态特征

蓼蓝为一年生草本。茎直立，通常分枝，高50～80cm。叶卵形或宽椭圆形，长 3～8cm，宽2～4cm，干后呈暗蓝绿色，顶端圆钝，基部宽楔形，边缘全缘，具短缘毛，上面无毛，下面有时沿叶脉疏生伏毛；叶柄长 5～10mm；托叶鞘膜质，稍松散，长 1～1.5cm，被伏毛，顶端截形，具长缘毛。总状花序呈穗状，长 2～5cm，顶生或腋生；苞片漏斗状，绿色，有缘毛，每苞内含花 3～5；花梗细，与苞片近等长；花被 5 深裂，淡红色，花被片卵形，长 2.5～3mm；雄蕊 6～8，比花被

短；花柱 3，下部合生。瘦果宽卵形，具 3 棱，长2～2.5mm，褐色，有光泽，包于宿存花被内。花期 8～9 月，果期 9～10 月（图 40-1）。

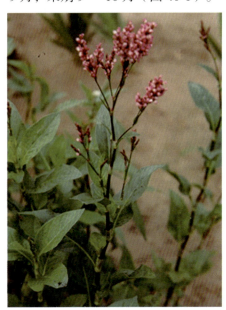

图 40-1 蓼蓝植株

6. 产地加工

夏、秋二季枝叶茂盛时采收两次，除去茎枝及杂质，干燥。

（二）药材

1. 性状特征

干燥的叶多皱缩，有时破碎。完整叶片展开似桃叶而较阔，呈长圆形至倒卵形。长 5～8cm，宽 3～5cm。蓝绿色或黑蓝色，先端钝，基部渐狭窄，全缘，多数呈波状，稍有黄色毛茸，主脉黄色，亦有稀疏的毛茸。叶柄扁平，长约 1cm，基部具膜质托叶鞘，透明，灰白色，其边缘有稀疏长毛。质脆易碎。气微，味微涩而稍苦（图 40-2）。

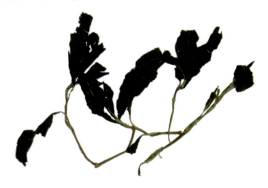

图 40-2 蓼大青叶药材

2. 商品规格

本品均为统货。

3. 道地药材

山东泰安产者质佳，河北产者为道地药材。

4. 质量标志

本品以叶大、质厚、色蓝绿、无枝梗者为佳。

5. 显微特征

（1）组织鉴别：叶横切面上、下表皮细胞各1列。中脉向上微突出，向下凸出，表皮内侧均有厚角组织；维管束6～8个，环状排列，维管束外围纤维束壁厚，木化。栅栏组织细胞2～3列不通过中脉。叶肉细胞含草酸钙簇晶及蓝色至蓝黑色色素颗粒。

（2）粉末鉴别：表皮细胞多角形，垂周壁平直或微波状弯曲；气孔平轴式，少数不等式。腺毛头部4～8个细胞，少数2～11个细胞；柄2个细胞并列，亦有多细胞构成多列的。非腺毛多列性，壁木化增厚，常见于叶片边缘及主脉处。叶肉组织含多量蓝色至蓝黑色色素颗粒。草酸钙簇晶多见，直径12～80μm。

6. 化学组分

靛玉红（indirubin），靛蓝（indigotin），N-苯基-2-萘胺（N-phenyl-2-naphthylamine），β-谷甾醇（β-sitosterol），虫漆蜡醇（laccerol）等。

7. 理化特征

薄层色谱：取本品细粉约25mg，置25ml量瓶中，加2%水合氯醛的三氯甲烷溶液10ml，浓缩至1ml，作为供试品溶液。另取靛蓝对照品，加三氯甲烷制成每毫升含1mg的溶液，作为对照品溶液。照薄层色谱法试验，吸取上述2种溶液各5μl，分别点于同一硅胶G薄层板上，以苯-三氯甲烷-丙酮（5·4：1）为展开剂，展升，取出，晾干。供试品色谱中，在与对照品色谱相应的位置上，显相同的蓝色斑点。

8. 贮藏

袋装。放置干燥通风处保存。防止受潮发霉。

（三）炮制与饮片

1. 药材炮制

取本品除去杂质。

2. 饮片名称

蓼大青叶。

3. 药品类别

清热药：清热解毒药。

4. 性状特征

本品呈破碎状或段状，余同药材（图40-3）。

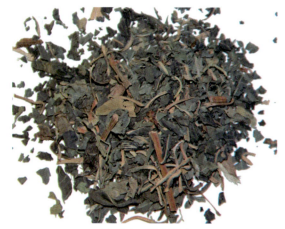

图40-3　蓼大青叶

5. 质量要求

含量测定：用高效液相色谱法测定，本品含靛蓝（$C_{16}H_{10}N_2O_2$）不得少于0.55%。

6. 性味功能

本品性大寒，味苦。清热解毒，凉血止血。用于流行性感冒、热病发斑、咽喉炎、扁桃体炎、腮腺炎、流脑、肠炎、菌痢、肺炎等。外敷疮肿毒。

7. 用法用量

内服：煎汤，15～25g，大剂量30～60g。或鲜者50～100g捣汁服用。外用：捣敷或煎水洗。

8. 使用注意

脾胃虚寒者慎服。

9. 贮藏

袋装。放置干燥通风处保存。防止受潮发霉。

（四）经典方剂与临床应用

1. 蓼大青叶蒲公英汤

处方：蓼大青叶20g，蒲公英、荆芥、忍冬藤各10g。

功能主治：痄腮。

用法用量：水煎服，1 日 1 剂。外用青黛水调涂擦患处，1 日 2 次。

2. 蓼大青叶葛根汤

处方：蓼大青叶 60g，葛根、天花粉各 30g，青黛（冲）3g。

功能主治：丹毒。

用法用量：水煎服，1 日 1 剂。

41 虎杖 Hu Zhang

（一）基原

1. 集解

虎杖始载于《名医别录》，列为中品。《本草经集注》载："田野其多，状如大马蓼，茎斑而叶圆。"《图经本草》载："三月生苗，茎如竹笋状，上有赤斑点，初生便分枝丫，叶如小杏叶，七月开花，九月结实，南中出者，无花，根皮黑色，破开即黄。"《本草纲目》载："虎杖，杖言其茎，虎言其斑也。"

2. 品种

虎杖为双子叶植物纲蓼科蓼属植物虎杖 *Polygonum cuspidatum* Sieb. et Zucc. 野生或栽培品的干燥根及根茎。

3. 分布

山东境内产于胶东丘陵及鲁中南等山地。

4. 生态

虎杖多生于山沟、溪边、林下阴湿处。

5. 形态特征

虎杖：多年生灌木状草本，高达 1m 以上。根茎横卧地下，木质，黄褐色，节明显。茎直立、圆柱形、丛生，无毛，中空，散生紫红色斑点。叶互生；叶柄短；托叶鞘膜质，褐色，早落；叶片宽卵形或卵状椭圆形，长 6～12cm，宽 5～9cm，先端急尖，基部圆形或楔形，全缘，无毛。花单性，雌雄异株，腋生圆锥花序；花梗细长，上部有翅；花被 5 深裂，裂片 2 轮，外轮 3 片，在果时增大，背部生翅；雄花雄蕊 8，雌花花柱 3，柱头头状。

瘦果椭圆形，有 3 棱，黑褐色。花期 6～8 月。果期 9～10 月（图 41-1，图 41-2）。

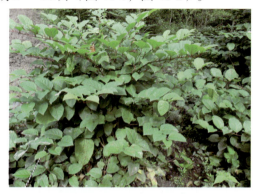

图 41-1 虎杖植株

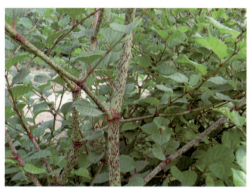

图 41-2 虎杖茎叶

6. 产地加工

春、秋二季采挖，除去须根，洗净，趁鲜切短段或厚片，晒干。

（二）药材

1. 性状特征

根茎圆柱形，有分枝，长 1～7cm，直径 0.5～2.5cm。外皮棕褐色，有纵皱纹及须根痕，切面皮部较薄，木部宽广，棕黄色，射线放射状，皮部与木部较易分离。根茎髓中有隔或呈空洞状。质坚硬。气微，味微苦、涩（图 41-3）。

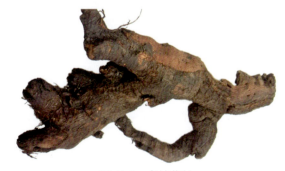

图 41-3 虎杖药材

2. 商品规格

本品均为统货。

3. 道地药材

山东胶东地区产者质佳,四川产者为道地药材。

4. 质量标志

本品以根条粗壮、色棕褐、质坚实、内心不枯朽者为佳。

5. 显微特征

(1)组织鉴别:横切面示木栓层5～10数列细胞,棕红色。皮层和韧皮部有纤维束及草酸钙簇晶散在。木质部中木纤维发达,导管形大,射线宽2～7列细胞。髓部薄壁细胞含草酸钙簇晶(图41-4,图41-5)。

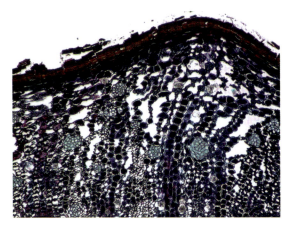

图41-4 虎杖药材横切面组织特征

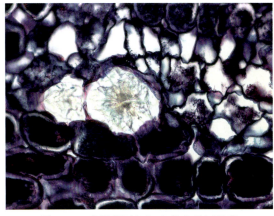

图41-5 虎杖药材组织中的草酸钙簇晶

(2)粉末鉴别:草酸钙簇晶多,直径21～110μm,棱角较钝。分枝状石细胞2～3个相连,直径56～88μm,壁厚3～10μm,孔沟疏密不一,胞腔内含淀粉粒,有的具横隔。皮层纤维棱形或长纺锤形,略弯曲,边缘不平整,末端偏斜,长180～336μm,直径24～56μm,壁厚5～6μm,木化,纹孔稀疏。具缘纹孔导管,直径56～104(197)μm。木栓细胞:棕红色,直径32～64μm,垂周壁细波状弯曲或略呈连珠状增厚。淀粉粒单粒直径3～13μm,复粒由2～4分粒组成。韧皮纤维、木纤维、木射线细胞等可见。

6. 化学组分

蒽醌类:大黄素(emodin),大黄素甲醚(physcion),大黄酚(chrysophanol),大黄素甲醚-8-O-β-D-葡萄糖苷(physcion-8-O-β-D-glucoside),大黄素8-O-β-D-葡萄糖苷(emodin-8-O-β-D-glucoside)等。其他类:3,4′,5-三羟基芪(3,4′,5-trihydroxystilbene);虎杖苷(polydatin);右旋儿茶精(catechin);β-谷甾醇葡萄糖苷(β-sitosterol glucoside);葡萄糖(glucose);鼠李糖(rhamnose);多糖;氨基酸等。

7. 理化特征

(1)化学定性:取药材粉末5g,加乙醇25ml,浸渍2小时,滤过,滤液蒸干,残渣加水约5ml,充分搅拌,取上清液,加氯仿10ml,振摇提取,分取氯仿液,蒸干,加氢氧化钠试液2滴,显樱红色。取氯仿提取后的水液,加乙酸乙酯10ml,振摇提取,分取乙酸乙酯液,蒸干,残渣加水约5ml,再用乙醚5ml提取。分取乙醚液,挥干,残渣加乙醇1ml使溶解,取少量点于滤纸上,晾干,365nm紫外灯下观察,显亮蓝色荧光;取水层液,加三氯化铁试液2滴,显污绿色。

(2)薄层色谱:取本品粉末0.1g,加甲醇10ml,超声处理15分钟,滤过,滤液蒸干,残渣加2.5mol/L硫酸溶液5ml,水浴加热30分钟,放冷,用三氯甲烷振摇提取2次,每次5ml,合并三氯甲烷液,蒸干,残渣加三氯甲烷1ml使溶解,作为供试品溶液。另取虎杖对照药材0.1g,同法制成对照药材溶液。再取大黄素对照品、大黄素甲醚对照品,加甲醇制成每毫升各含1mg的溶液,作为对照品溶液。吸取供试品溶液和对照药材溶液各4μl、对照品溶液各1μl,分别点于同一硅胶G薄层板上,以石油醚(30～60℃)-甲酸乙酯-甲酸(15:5:1)的上层溶液为展开剂,展开,取出,晾干,置紫外光灯(365nm)下检视。供试品色谱中,在与对照药材色谱和对照品色谱相应的位置上,显相同颜色的荧光斑点;置氨蒸气中熏蒸后，斑点变为红色。

8. 贮藏

置干燥处，防霉，防蛀。

（三）炮制与饮片

1. 药材炮制

取原药材，除去杂质，洗净，润透，切厚片，干燥。

2. 饮片名称

虎杖。

3. 药品类别

利水渗湿药：利湿退黄药。

4. 性状特征

本品呈不规则厚片或圆柱形段片，直径 1 ~ 3cm，厚 4 ~ 8mm。切面棕黄色，皮部较薄，木部宽广，有放射状纹理，皮部与木部较易分离，根茎髓中有隔或呈空洞状。周边棕褐色，有纵皱纹及须根痕。质坚硬。气微，味微苦、涩（图 41-6）。

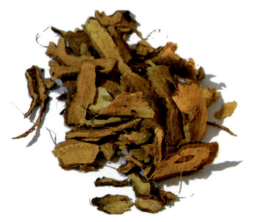

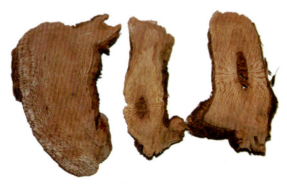

图 41-6　虎杖

5. 质量要求

（1）水分：不得过 12.0%。

（2）总灰分：不得过 5.0%。

（3）酸不溶性灰分：不得过 1.0%。

（4）浸出物：用冷浸法测定，乙醇作溶剂，不得少于 9.0%。

（5）含量测定：用高效液相色谱法测定，本品含大黄素（$C_{15}H_{10}O_5$）不得少于 0.60%；含虎杖苷（$C_{20}H_{22}O_8$）不得少于 0.15%。

6. 性味功能

本品性微寒，味微苦。祛风利湿、散瘀定痛、止咳化痰。用于关节痹痛、湿热黄疸、经闭、癥瘕、咳嗽痰多、水火烫伤、跌扑损伤、痈肿疮毒。

7. 用法用量

内服：煎汤、浸酒或入丸、散，9 ~ 15g。外用：研末、烧灰撒、熬膏涂或煎水浸渍。

8. 使用注意

孕妇慎用。

9. 贮藏

置干燥处，防霉，防蛀。

（四）经典方剂与临床应用

1. 虎杖散（《太平惠民和剂局方》）

处方：虎杖 45g，桂心 30g，当归 30g，赤芍药 30g，天雄 30g（炮裂，去皮、脐），桃仁 30g（汤浸，去皮、尖、双仁，麸炒微黄），川芎 30g，枳实 30g（炒微黄），羌活 30g，防风 30g（去芦头），秦艽 30g（去苗），木香 30g。

制法：上药捣粗罗为散。

功能主治：治白虎风。血脉结滞，骨髓疼痛，发作无时。

用法用量：每服 10g，以水 250ml，入生姜 1.5g，煎至 150ml，不计时候，稍热服。

2. 虎杖汤（《圣济总录》）

处方：虎杖（细锉）4 两。

功能主治：伤寒毒气攻手足，虚肿疼痛甚者。

用法用量：上以水 1 斗，煎至 5 升，去滓，看冷热以渍手足，即愈。于避风处用。

（五）食疗与药膳

乌梅虎杖蜜

原料： 乌梅 500g，虎杖 250g，蜂蜜适量。

制作方法： 先将乌梅、虎杖洗净，水浸 1 小时再入瓦罐，加水适量，文火慢煎 1 小时，滤出头汁 500ml，加水再煎，滤出二汁 300ml 备用。再将药汁与蜂蜜入锅中，文火煎 5 分钟，冷却装瓶。

功能主治： 清热解毒，利胆止痛。适用于慢性胆囊炎、右上腹疼痛或不适等症。

用法用量： 每次服 1 汤匙，饭后开水冲服，每日 2 次，3 个月为 1 个疗程。

42　土大黄 Tu Da Huang

（一）基原

1. 集解

土大黄见于《证类本草》，在大黄项下引述："江淮出者曰土大黄，二月开花，结细实。"《本草纲目拾遗》中记载："金不换，亦名救命王。如羊蹄根而叶圆短，本不甚高。此草出于西极，传入中土，人家种之治疗，故山泽中不产。立春后生，夏至后枯，用根。"《植物名实图考》中记载："金不换，江西、湖南皆有之，叶如羊蹄菜而圆，或称为土大黄。"根据描述和附图，可认为即是钝叶酸模 *Rumex obtusifolius* L.。

2. 品种

土大黄为双子叶植物纲蓼科酸模属植物皱叶酸模 *Rumex crispus* L. 野生或栽培品的干燥根。

3. 分布

本品山东境内烟台、青岛、潍坊、济南等地有少量栽培。

4. 生态

皱叶酸模生于河滩、沟边湿地，海拔 30～2500m。

5. 形态特征

皱叶酸模：多年生草本，高 50～100cm。主根粗大肥厚，黄色。茎粗壮直立，有沟纹。叶基生；叶片披针形或圆状披针形，长 15～25cm，宽 1.5～4cm，顶端和基部渐狭，边缘有波状皱褶，茎上部叶小，有短柄，托叶鞘膜质。花簇集成圆锥状花序；花小，绿色或紫绿色，花两性；花被 6，排成 2 轮，外轮花被片开展，内轮花被片增大，狭三角状卵形，边缘每侧具不明显刺状齿。雄蕊 6，柱头 3。瘦果椭圆形，褐色，有光泽。花期 6～7 月；果期 7～8 月（图 42-1）。

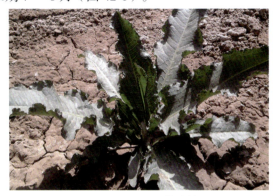

图 42-1　皱叶酸模植株

6. 产地加工

秋季采收者质量较好。挖取根部，除去茎、叶、须根，去净泥土，晒干。

（二）药材

1. 性状特征

根呈圆柱形或圆锥形，肥厚粗大，表面土黄色或黄褐色，皱褶而不平坦，残留有多数细根。质坚硬，难折断，断面黄色，可见由表面凹入的深沟条纹。气微，味苦、涩（图 42-2）。

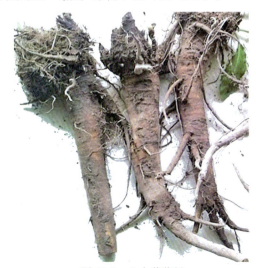

图 42-2　土大黄药材

2. 商品规格

本品均为统货。

3. 道地药材

本品山东烟台等地产者质佳。

4. 质量标志

本品以块大、色黄、味苦者为佳。

5. 显微特征

组织鉴别：根横切面木栓层薄。皮层为薄壁组织，有的薄壁细胞含有草酸钙簇晶，直径50～60μm。韧皮部细胞压缩。形成层环明显。木质部导管单个散在或数个成群，呈径向排列。无髓。本品薄壁细胞含淀粉粒，类梭形、类球形，长径5～32μm。根茎中央有髓部。

6. 化学组分

蒽醌类：大黄素（emodin），大黄素甲醚（physcion），大黄酚（chrysophanol），酸模素（musizin）及大量鞣质。其他类：6-O-丙二酰基-β-甲基-D-吡喃葡萄糖苷（6-O-maloynyl-β-methyl-D-glucopyranoside）及阿斯考巴拉酸（ascorbalamic acid）。

7. 理化特征

化学定性：

1）取本品粉末少许，置滤纸上，加氢氧化钠试液，滤纸即染成红色。

2）Borntrager 反应：取本品粉末 0.1g，加稀硫酸 5ml，煮沸 2 分钟，趁热滤过。滤液放冷后，加乙醚 5ml，振摇，乙醚液即染成黄色。分取乙醚液，加氨试液 2ml，振摇，氨液层即染成红色，醚层仍显黄色。

8. 贮藏

置干燥通风处保存。密封，避光。

（三）炮制与饮片

1. 药材炮制

取原药材，除去杂质，洗净，润透，切厚片，干燥。

2. 饮片名称

土大黄。

3. 药品类别

清热药：清热解毒药。

4. 性状特征

本品呈不规则土黄色厚片，切面可见放射状纹理。余同药材（图 42-3）。

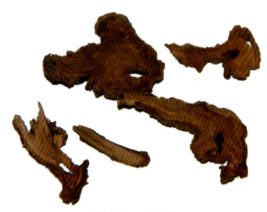

图 42-3　土大黄

5. 性味功能

本品性凉，味辛、苦。清热解毒，破瘀消肿，止血，杀虫止痒。用于咳嗽吐血、肺结核出血、痈肿疮毒、湿疹、疥癣、跌打损伤、水火烫伤。

6. 用法用量

内服：煎汤，9～15g；外用：鲜根捣烂或干根研末敷患处。

7. 使用注意

孕妇、哺乳期妇女慎用。

8. 贮藏

置干燥通风处，密封、避光保存。

（四）经典方剂与临床应用

土大黄膏（《外科正宗》）

处方：硫黄 240g，生矾 120g，红川椒 60g。

制法：上药各研为末，用土大黄根捣汁，和前药调成膏。

功能主治：适用于干湿顽癣，不论新久。但皮肤顽厚，串走不定，惟痒不痛者。

用法用量：新癣抓损擦之，多年顽癣加醋和擦，如日久药干，以醋调搽，牛皮癣用穿山甲抓损擦之。

43　地肤子 Di Fu Zi

（一）基原

1. 集解

地肤子始载于《神农本草经》，列为上品。历代本草均有收栽。《本草纲目》载："地肤嫩苗，可作蔬茹，一科数十枝，攒簇团团直上，性最柔弱，故将老时可分为帚，耐用。"以上所述，即指本种。李时珍曰："地肤，地麦，因其子形似也，故名。"

2. 品种

地肤子为双子叶植物纲藜科地肤属植物地肤 *Kochia scoparia*（L.）Schrad. 的干燥成熟果实。

3. 分布

山东境内产于各地方。

4. 生态

地肤生于山野荒地、田野、路旁或庭园。

5. 形态特征

地肤：一年生草本，高 50～100cm。根略呈纺锤形。茎直立，圆柱状，淡绿色或带紫红色，有多数条棱，稍有短柔毛或下部几无毛；分枝稀疏，斜上。叶为平面叶，披针形或条状披针形，长 2～5cm，宽 3～9mm，无毛或稍有毛，先端短渐尖，基部渐狭入短柄，通常有 3 条明显的主脉，边缘有疏生的锈色绢状缘毛；茎上部叶较小，无柄，1 脉。花两性或雌性，通常 1～3 个生于上部叶腋，构成疏穗状圆锥状花序，花下有时有锈色长柔毛；花被近球形，淡绿色，花被裂片近三角形，无毛或先端稍有毛；翅端附属物三角形至倒卵形，有时近扇形，膜质，脉不很明显，边缘微波状或具缺刻；花丝丝状，花药淡黄色；柱头 2，丝状，紫褐色，花柱极短。胞果扁球形，果皮膜质，与种子离生。种子卵形，黑褐色，长 1.5～2mm，稍有光泽；胚环形，胚乳块状。花期 6～9 月，果期 7～10 月（图 43-1）。

6. 产地加工

秋天果实成熟时，割取全草晒干，打下果实，去净枝、叶等杂质。

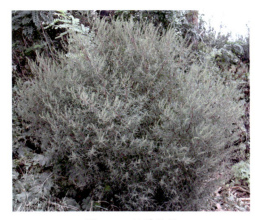

图 43-1　地肤植株

（二）药材

1. 性状特征

果实呈扁球状五角形，直径 1～3mm。外被宿存花被，表面灰绿色或浅棕色，周围具膜质小翅 5 枚，背面中心有微突起的点状果梗痕及放射状脉纹 5～10 条；剥离花被，可见膜质果皮，半透明。种子扁卵形，长约 1mm，黑色。气微，味微苦（图 43-2）。

2. 商品规格

本品均为统货。

3. 道地药材

本品山东产者质佳，江苏产者为道地药材。

4. 质量标志

本品以饱满、宿存花被完整、色灰绿者为佳。

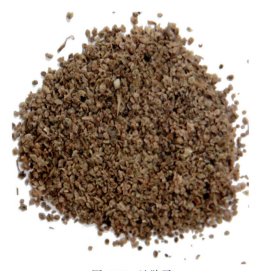

图 43-2　地肤子

5. 显微特征

（1）组织鉴别：果实纵切面，果皮细胞 1～2 列，细胞内充满细小方晶。种皮细胞 1～2 列，黄棕色。外胚乳菲薄；胚乳位于马蹄状胚的中心，含微细淀粉粒。

（2）粉末鉴别：粉末棕褐色。花被表皮细胞多角形，气孔不定式，薄壁细胞中含草酸钙簇晶。果皮细胞呈类长方形或多边形，壁薄，波状弯曲，含众多草酸钙小方晶。种皮细胞棕褐色，呈多角形或类方形，多皱缩。

6. 化学组分

三萜及其苷类：齐墩果酸（oleanolic acid），3-O-［β-D-吡喃木糖（1→3）β-D-吡喃葡萄糖醛酸基］齐墩果酸等。甾体类：豆甾醇-3-O-β-D-吡喃葡萄糖苷；20-羟基蜕皮素（20-hydeoxyecdysone）；5, 20-二羟基蜕皮素；20-羟基-24-甲基蜕皮素。此外，还含正三十烷醇，亚油酸，油酸，软脂酸和硬脂酸等。

7. 理化特征

（1）化学定性

1）取粉末约 0.5g，置试管中，加蒸馏水 10ml，温浸 10 分钟，滤过，取滤液在试管中用力振摇，产生持久性泡沫，放置 10 分钟，泡沫没有明显的消失。

2）取粉末 10g，加 15% 硫酸 30ml，以 100ml 氯仿提取，取氯仿提取液 5ml，置蒸发皿中蒸干，滴三氯化锑氯仿饱和溶液，显棕紫色。

3）取甲醇浸出液 2ml，加浓盐酸 4～5 滴及镁粉少许，水浴上加热 2 分钟，显浅红色。

4）取粉末 10g，加酸性水温浸 30 分钟，分别取滤液 2ml 置 4 支试管中，分别加碘化铋钾试剂、碘-碘化钾试剂、硅钨酸试剂、碘化汞钾试剂，均产生沉淀。

（2）光谱鉴别：取粗粉 0.4g，加乙醇 20ml，放置 12 小时，滤过，滤液供测紫外吸收光谱用。测试条件：扫描范围 200～400nm，吸收度量程 0～1A，狭缝宽度 2nm，波长标尺放大 20nm/cm。样品在 272nm±2nm、260nm±2nm、254nm±2nm、248nm±2nm 处有最大吸收。

（3）薄层色谱：取本品粉末 1g，加甲醇 10ml，超声处理 30 分钟，滤过，滤液作为供试品溶液。另取地肤子皂苷Ⅰc对照品，加甲醇制成每毫升含 0.5mg 的溶液，作为对照品溶液。吸取上述 2 种溶液各 5μl，分别点于同一硅胶 G 薄层板上，以三氯甲烷-甲醇-水（16：9：2）为展开剂，展开，取出，晾干，喷以 10% 硫酸乙醇溶液，热风吹至斑点显色清晰。供试品色谱中，在与对照品色谱相应的位置上，显相同的紫红色斑点。

8. 贮藏

麻袋装。置通风干燥处保存。

（三）炮制与饮片

1. 药材炮制

取原药材，筛去灰土，晒干。

2. 饮片名称

地肤子。

3. 药品类别

利水渗湿药：利水通淋药。

4. 性状特征

同药材。

5. 质量要求

（1）水分：不得过 14.0%。

（2）总灰分：不得过 10.0%。

（3）酸不溶性灰分：不得过 3.0%。

（4）含量测定：用高效液相色谱法测定，本品含地肤子皂苷Ⅰc（$C_{41}H_{64}O_{13}$）不得少于 1.8%。

6. 性味功能

本品性寒，味辛、苦。清热利湿，祛风止痒。用于小便涩痛、阴痒带下、风疹、湿疹、皮肤瘙痒。

7. 用法用量

内服：煎汤，9～15g；外用：适量，煎汤熏洗。

8. 配伍禁忌

恶螵蛸。

9. 贮藏

置通风干燥处保存。

（四）经典方剂与临床应用

地肤子汤（《备急千金要方》）

处方：地肤子 9g，知母、黄芩、猪苓、瞿麦、枳实、升麻、通草、冬葵子、海藻各 3g。

制法：上药咬咀。

功能主治：用于下焦热结、致患淋证、小便赤涩不利、尿频量少、茎中刺痛，或有血尿。

用法用量：以水 600ml，煮取 200ml，分温三服。

（五）食疗与药膳

地肤子蒸鱼

原料：海鱼 500g，地肤子 10g，橘子 2 个，海带丝、精盐、酱油、味精、水淀粉各适量。

制作方法：将海鱼洗净后，斜划数刀，用少许精盐涂抹好；地肤子加适量水小火煎煮 30 分钟，用纱布滤取药液，再加水煎煮 20 分钟，滤取药液，然后将两次滤取的药液一起倒入锅内，加入海带丝、精盐、酱油、橘子皮丝再用少许水淀粉勾芡，煮至汤黏稠；将腌好的鱼放入蒸碗中，加上葱、浓汤、姜丝蒸熟即成。

功能主治：增强性功能，防治早衰。

44 菠菜子 Bo Cai Zi

（一）基原

1. 集解

菠菜始载于《食疗本草》，原名菠薐。《本草纲目》载："菠薐茎柔脆中空。其叶绿腻柔厚，直出一尖，旁出两尖，似鼓子花叶之状而长大。其根数寸，大如桔梗而色赤，味更甘美。四月起苔尺许，有雌雄，就茎开碎红花，丛簇不显。雌者结实有刺，状如蒺藜子。"《药物之秘》载："菠菜子，是菠菜的种子，菠菜是众所周知的名菜；呈三角状类圆形，小种子，灰白色或浅黄灰色，果皮坚硬，砸破后可见种皮深棕色，内为粉质白色。"

2. 品种

菠菜子为双子叶植物纲藜科菠菜属植物菠菜 *Spinaciaole olerancea* L. 栽培品的干燥果实。

3. 分布

本品山东境内各地普遍栽培。

4. 生态

菠菜栽培于菜园或麦田。

5. 形态特征

菠菜：一年生草本，全体光滑，柔嫩多水分。幼根带红色。叶互生；基部叶和茎下部叶较大；茎上部叶渐次变小，戟形或三角状卵形；花序上的叶变为披针形；具长柄。花单性，雌雄异株；雄花排列成穗状花序，顶生或腋生，花被 4，黄绿色，雄蕊 4，伸出；雌花簇生于叶腋，花被坛状，有 2 齿，花柱 4，线形，细长，下部结合。胞果，硬，通常有 2 个角刺。花期夏季。菠菜主根发达，肉质根红色，味甜可食。根群主要分布在 25～30cm 的土壤表层。叶簇生，抽薹前叶柄着生于短缩茎盘上，呈莲座状，深绿色。单性花雌雄异株，两性比约为 1：1，偶也有雌雄同株的。雄花呈穗状或圆锥花序，雌花簇生于叶腋。胞果，每果含 1 粒种子，果壳坚硬、革质（图 44-1）。

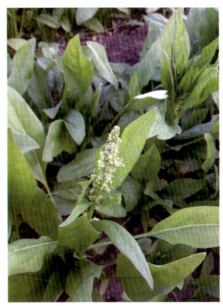

图 44-1 菠菜植株

6. 产地加工

果实成熟，种子已老时，将植株连根拔下，晒干，用木棒打落果实，去净杂质。

（二）药材

1. 性状特征

果实呈不规则形，直径 0.3～0.5cm，有 2 个角刺，表面黄绿色，质坚硬。气微，味淡（图44-2）。

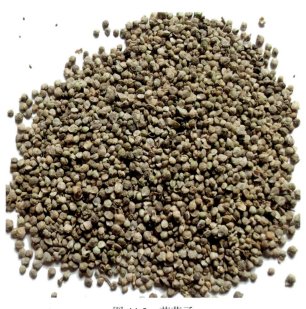

图44-2　菠菜子

2. 商品规格

统货。

3. 道地药材

山东产者为道地药材。

4. 质量标志

菠菜子以干燥、黄绿色、无杂质者为佳。

5. 显微特征

粉末鉴别：粉末淡灰白色至浅黄灰色。厚壁细胞黄色，类椭圆形或多角形；外果皮细胞呈椭圆形，常含粒状物；胚乳细胞多角形，含糊粉粒；中果皮薄壁细胞较大，内含草酸钙簇晶，内果皮纤维呈条形，有的壁孔密集；子叶细胞碎小。

6. 化学组分

小龙骨素B，蜕皮甾酮，α-菠菜甾醇，豆甾烯醇，豆甾烷醇，棉子糖，水苏糖等。

7. 贮藏

置干燥通风处，防蛀。

（三）炮制与饮片

1. 药材炮制

取药材，除去杂质。

2. 饮片名称

菠菜子。

3. 药品类别

解表药。

4. 性状特征

同药材。

5. 质量要求

同药材。

6. 性味功能

本品性微温，味微辛、甘。祛风明目，开通关窍，利肠胃。

7. 用法用量

内服：煎汤，9～15g；或研末。

8. 贮藏

置干燥通风处，防蛀。

45　牛膝 Niu Xi

（一）基原

1. 集解

牛膝始载于《神农本草经》，列为上品。《别录》载："牛膝生河内川谷及临朐。二月、八月、十月采根，阴干。"普曰："叶如夏蓝，茎本赤。"陶景曰："今出近道蔡州者，最长大柔润。其茎有节，茎紫节大者为雄，青细者为雌，以雄为胜。"大明曰："怀州者长白，苏州者色紫。"苏颂曰："今江淮、闽粤、关中亦有之，然不及怀州者为真。春生苗，茎高二三尺，青紫色，有节如鹤膝及牛膝状。叶尖圆如匙，两两相对。于节上生花作穗，秋结实甚细。以根极长，大至三尺而柔润者为佳。茎叶亦可单用。"时珍曰："牛膝处处有之，谓之土牛膝，不堪服食。惟北土及川中人家栽莳者为良。秋间收子，至春种之。其苗方茎暴节，叶皆对生，颇似苋叶而长且尖。秋月开花，作穗结子，状如小鼠负虫，有涩虽白直可贵，而去白汁入药，不如留。"因主产于河南旧怀庆府（今沁阳焦作、武陟等地），故又习称为"怀牛膝"。

2. 品种

牛膝为双子叶植物纲苋科牛膝属植物牛膝 *Achyranthes bidentata* Bl. 栽培品的干燥根。

3. 分布

本品山东境内产于各山地丘陵，各地有栽培，菏泽种植面积较大。

4. 生态

牛膝生于屋旁、林缘、山坡草丛中。

5. 形态特征

牛膝：多年生草本，高 70 ～ 120cm。根圆柱形，直径 5 ～ 10mm，土黄色。茎有棱角或四方形，绿色或带紫色，有白色贴生或开展柔毛，或近无毛，分枝对生，节膨大。单叶对生；叶柄长 5 ～ 30mm；叶片膜质，椭圆形或椭圆状披针形，长 5 ～ 12cm，宽 2 ～ 6cm，先端渐尖，基部宽楔形，全缘，两面被柔毛。穗状花序顶生及腋生，长 3 ～ 5cm，花期后反折；总花梗长 1 ～ 2cm，有白色柔毛；花多数，密生，长 5mm；苞片宽卵形，长 2 ～ 3mm，先端长渐尖；小苞片刺状，长 2.5 ～ 3mm，先端弯曲，基部两侧各有 1 卵形膜质小裂片，长约 1mm；花被片披针形，长 3 ～ 5mm，光亮，先端急尖，有 1 中脉；雄蕊长 2 ～ 2.5mm；退化雄蕊先端平圆，稍有缺刻状细锯齿。胞果长圆形，长 2 ～ 2.5mm，黄褐色，光滑。种子长圆形，长 1mm，黄褐色。花期 7 ～ 9 月，果期 9 ～ 10 月（图 45-1）。

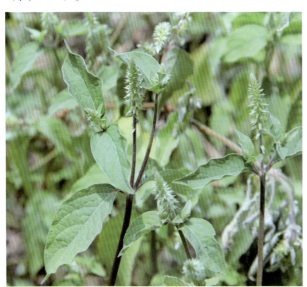

图 45-1　牛膝植株

6. 产地加工

立冬至小雪间采收，栽培者一般于播种当年采收。挖出后除去细根及泥沙，捆成小把，晒至干皱后，用硫黄熏两次，将顶端切齐，晒干即可。

（二）药材

1. 性状特征

根呈细长圆柱形，挺直或稍弯曲，长 15 ～ 70cm，直径 0.4 ～ 1cm。表面灰黄色或淡棕色，有微扭曲的细纵皱纹、排列稀疏的侧根痕和横长皮孔样的突起。质硬脆，易折断，受潮后变软，断面平坦，淡棕色，略呈角质样而油润，中心维管束木质部较大，黄白色，其外周散有多数黄白色点状维管束，断续排列成 2 ～ 4 轮。气微，味微甜而稍苦涩（图 45-2）。

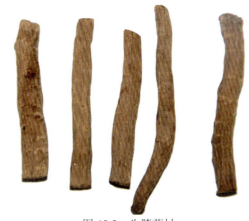

图 45-2　牛膝药材

2. 商品规格

统货。常分为 3 等。一等品（头肥）；条长 50cm 以上，中部直径 6mm 以上。二等品（二肥）：条长 35cm 以上，中部直径 4mm 以上。三等品（平条）．长短不分，中部直径 2 ～ 4mm。

3. 道地药材

山东菏泽产者质佳，河南产者为道地药材。

4. 质量标志

本品以根粗长，皮细坚实，色淡黄、味甜者为佳。

5. 显微特征

（1）组织鉴别：横切面示木栓层为数列扁平细胞，切向延伸。栓内层较窄。异型维管束外韧型，断续排列成 2～4 轮，最外轮的维管束较小，有的仅 1 至数个导管，束间形成层几乎连接成环，向内维管束较大；木质部主要由导管及小的木纤维组成，根中心木质部集成 2～3 群。薄壁细胞含有草酸钙砂晶（图 45-3）。

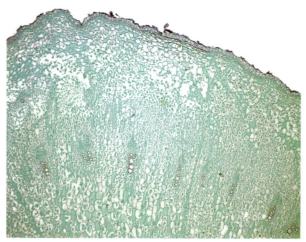

图 45-3　牛膝药材横切面组织特征

（2）粉末鉴别：可见木纤维、木薄壁细胞、草酸钙砂晶。木栓细胞和导管（图 45-4）。

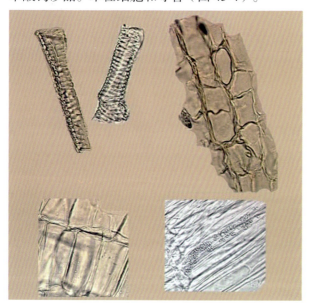

图 45-4　牛膝药材粉末显微特征

6. 化学组分

甾体类：蜕皮甾酮（ecdysterone），牛膝甾酮（inokosterone），红苋甾酮（rubrosterone）。三萜类：齐墩果酸，齐墩果酸 -α-L- 鼠李糖基 -β-D- 半乳糖苷等。此外，还含氨基酸，尿囊素（allantoin），琥珀酸，软脂酸等。

7. 理化特征

（1）荧光检查：取切片置紫外光灯下观察，显黄白色荧光。滴加 1% 氨水，显淡黄绿色荧光。

（2）化学定性：取粉末少许，滴加冰醋酸及浓硫酸，显紫红色。取粉末 0.5g，置试管内，加水 10ml，激烈振摇，可产生持续性泡沫。取切片或粉末置试管内，滴加醋酐 0.5ml，沿管壁缓缓加入硫酸 2 滴，接触面即显红棕色。15 分钟后，上层液显暗红棕色，1 小时后显褐色。

（3）薄层色谱：取本品粉末 4g，加 80% 甲醇 50ml，加热回流 3 小时，滤过，滤液蒸干，残渣加水 15ml，微热使溶解，加在 D101 型大孔吸附树脂柱（内径为 1.5cm，柱高为 15cm）上，用水 100ml 洗脱，弃去水液，再用 20% 乙醇 100ml 洗脱，弃去洗脱液，继用 80% 乙醇 100ml 洗脱，收集洗脱液，蒸干，残渣加 80% 甲醇 1ml 使溶解，作为供试品溶液。另取牛膝对照药材 4g，同法制成对照药材溶液。再取 β- 蜕皮甾酮对照品、人参皂苷 Ro 对照品，加甲醇分别制成每毫升含 1mg 的溶液，作为对照品溶液。吸取供试品溶液 4～8μl、对照药材溶液和对照品溶液各 4μl，分别点于同一硅胶 G 薄层板上，以三氯甲烷 - 甲醇 - 水 - 甲酸（7：3：0.5：0.05）为展开剂，展开，取出，晾干，喷以 5% 香草醛硫酸溶液，在 105℃加热至斑点显色清晰。供试品色谱中，在与对照药材色谱和对照品色谱相应的位置上，显相同颜色的斑点。

8. 贮藏

本品见风易转软，受潮或高温易走油，故宜放在 30℃以下，阴凉干燥处密封保存。

（三）炮制与饮片

1. 药材炮制

（1）牛膝段：原药材，拣去杂质，大小分开，去芦头，洗净，用清水浸泡六七成透时，捞出，润透，切段，晒干或烘干。

（2）酒牛膝：取净段于容器内，喷淋黄酒拌匀，闷 1～2 小时，置锅内微火加热，翻炒至颜色变深，取出，晾干（每 100kg 牛膝，用黄酒 10kg）。

2. 饮片名称

牛膝，酒牛膝。

3. 药品类别

活血化瘀药：活血调经药。

4. 性状特征

（1）牛膝：呈圆柱形的段。外表皮灰黄色或淡棕色，有微细的纵皱纹及横长皮孔。质硬脆，易折断，受潮变软。切面平坦，淡棕色或棕色，略呈角质样而油润，中心维管束木部较大，黄白色，其外围散有多数黄白色点状维管束，断续排列成2～4轮。气微，味微甜而稍苦涩（图45-5）。

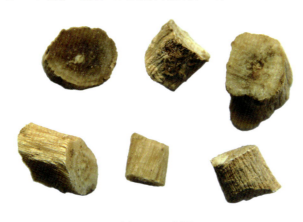

图45-5 牛膝

（2）酒牛膝：形如牛膝段，颜色较深，呈棕色，偶有焦斑，味微甜稍涩，微有酒气。

5. 质量要求

（1）牛膝

1）水分：不得过15.0%。

2）总灰分：不得过9.0%。

3）二氧化硫残留量：用二氧化硫残留量测定法测定，不得过400mg/kg。

4）浸出物：用热浸法测定，以水饱和正丁醇作溶剂，不得少于5.0%。

5）含量测定：用高效液相色谱法测定，本品含 β- 蜕皮甾酮（$C_{27}H_{44}O_7$）不得少于0.030%。

（2）酒牛膝

1）水分：不得过15.0%。

2）总灰分：不得过9.0%。

3）二氧化硫残留量：用二氧化硫残留量测定法测定，不得过400mg/kg。

4）浸出物：用热浸法测定，以水饱和正丁醇作溶剂，不得少于4.0%。

5）含量测定：用高效液相色谱法测定，本品含 β- 蜕皮甾酮（$C_{27}H_{44}O_7$）不得少于0.030%。

6. 性味功能

本品性平，味苦、酸。活血祛瘀，补肝肾，强筋骨，利尿通淋，引血下行。用于腰膝酸软、筋骨无力、经闭癥瘕、小便不利、吐血、衄血、尿血、头痛眩晕。

（1）牛膝：破血通淋。

（2）酒牛膝：活血，补肝肾，强筋骨。

7. 用法用量

内服：煎汤或泡酒，4.5～9g。

8. 使用注意

凡中气下陷，脾虚泄泻，下元不固，梦遗失精，月经过多及孕妇均忌服。

9. 贮藏

本品见风易转软，受潮或高温易走油，故宜放在30℃以下，阴凉干燥处密封保存。

（四）经典方剂与临床应用

1. 牛膝独活酒（《千金方》）

处方： 桑寄生30g，牛膝45g，独活25g，秦艽25g，杜仲40g，人参10g，当归35g，白酒1000ml。

制法： 将所有药材洗净后切碎；放入纱布袋中，缝口；放入酒中，浸泡30天；将药渣取出，过滤备用。

功能主治： 补养气血，益肝强肾，除祛风湿，止腰腿痛。

用法用量： 每次10～30ml，每日1次（上午9～11点服用为佳）。

2. 牛膝散（《太平圣惠方》）

处方： 牛膝2两（去苗），羚羊角屑2两半，漏芦2两，败酱2两，茯苓2两，酸枣仁2两（微炒），芎䓖1两半，防风1两（去芦头），枳壳1两（麸炒微黄，去瓤）。

制法： 上为粗散。

功能主治： 中风半身不遂，筋脉拘急疼痛。

用法用量： 每服5钱，以水1中盏，煎至6分，去滓，入荆沥1合，更煎一二沸，不拘时候温服。

（五）食疗与药膳

牛膝蹄筋

原料： 猪蹄筋100g，鸡肉500g，牛膝10g，

火腿 50g，蘑菇 25g，胡椒 3g，料酒 10g，味精 1g，姜 10g，葱 10g，盐 3g。

制作方法：将牛膝洗净，润后切成斜口片。蹄筋放入钵中，加水上笼蒸 4 小时，至蹄筋酥软时取出。再用凉水浸漂 2 小时，剥去外层筋膜，洗净，火腿洗净后切丝。蘑菇水发后切成丝，姜、葱洗净后，姜切片，葱切段。把发胀的蹄筋切成长节，鸡肉剁成小方块，取蒸碗将蹄筋、鸡肉放入碗内，再把牛膝片放在鸡肉上面，火腿丝和蘑菇丝调合均匀，撒在周围。姜片、葱段放入碗中，上笼蒸约 3 小时，待蹄筋酥烂后出笼，拣去姜、葱，加胡椒、料酒、盐、味精等调味即成。

功能主治：祛风湿，活筋骨。

46 反枝苋 Fan Zhi Xian

（一）基原

1. 集解

近百年药食两用品种。见于《山东药用植物志》。

2. 品种

反枝苋为双子叶植物纲苋科苋属植物反枝苋 *Amaranthus retroflexus* L. 野生品的干燥全草。

3. 分布

山东境内产于各地。

4. 生态

反枝苋生长于海拔 600 ～ 3000m 的地区，多生长于农地旁，人家附近的草地上、田园内及瓦房上。

5. 形态特征

反枝苋：一年生草本，茎直立，高 20 ～ 80cm，有分枝，有时达 1.3m；茎直立，粗壮，淡绿色，有时具带紫色条纹，稍具钝棱，密生短柔毛。叶互生有长柄，叶片菱状卵形或椭圆状卵形，长 5 ～ 12cm，宽 2 ～ 5cm，先端锐尖或尖凹，有小凸尖，基部楔形，有柔毛。圆锥花序顶生及腋生，直立，直径 2 ～ 4cm，由多数穗状花序形成，顶生花穗较侧生者长；苞片及小苞片钻形，长 4 ～ 6mm，白色，先端具芒尖；5 被片，花被片白色，有 1 淡绿色细中脉，先端急尖或尖凹，具小突尖。胞果扁卵形，

环状横裂，包裹在宿存花被片内。种子近球形，直径 1mm，棕色或黑色（图 46-1，图 46-2）。

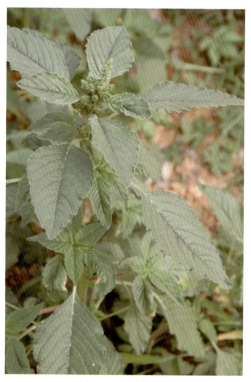

图 46-1 反枝苋植株

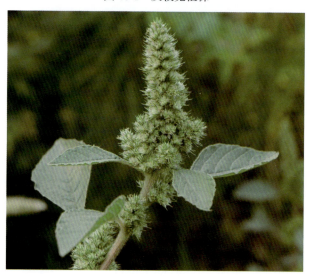

图 46-2 反枝苋花序

6. 产地加工

夏季采收带根全草，除去杂质，鲜用或晒干。

（二）药材

1. 性状特征

主根呈圆柱形，有须根。茎长 20 ～ 70cm，

表面淡绿色，稍有钝棱，被短柔毛。叶片皱缩，展平后呈棱状卵形，长 5 ～ 12cm，宽 2 ～ 5cm，先端尖锐或微凸，两面及边缘有柔毛。圆锥花序。胞果扁卵形，盖裂。种子近球形，棕黑色。气微，味淡。

2. 商品规格

本品均为统货。

3. 道地药材

山东淄博产者为道地药材。

4. 质量标志

本品以叶多、色绿或略带紫色者为佳。

5. 化学组分

黄酮类：芸香苷，山柰酚 -3-*O*- 芸香糖苷。甾醇类：豆甾醇，*β*- 谷甾醇，*α*- 波甾醇 -*β*-D- 吡喃葡萄糖苷。脂肪酸：亚麻酸，棕榈酸，亚油酸，油酸，肉豆蔻酸（myristic acid）等。

6. 贮藏

置阴凉干燥处。

（三）炮制与饮片

1. 药材炮制

取药材，拣净杂质。

2. 饮片名称

苋菜，反枝苋。

3. 药品类别

清热利水药。

4. 性状特征

本品为叶茎混合的碎段状，余同药材。

5. 质量要求

本品以叶超过 30%，色绿者为佳。

6. 性味功能

本品性寒，味甘、微苦。清热解毒，凉血利湿，收敛消肿。用于痢疾泄泻、痔疮肿痛出血、白带、胁痛、瘰疬、疔疮、湿疹。

7. 用法用量

30 ～ 50g。

8. 配伍禁忌

不宜与鳖同食。

9. 使用注意

脾虚便溏者慎用。

10. 贮藏

置阴凉干燥处。

（四）食疗与药膳

反枝苋炒双丁

原料： 反枝苋 200g，猪瘦肉 100g，黄瓜半根，葱花、姜丝各 15g，色拉油 30g，酱油、料酒、盐各 10g，淀粉 5g，味精、胡椒粉各 4g，花椒粉 3g。

制法： 将反枝苋洗净，切成 2cm 长的段。将黄瓜洗净，切成 2cm 见方的丁。猪瘦肉洗净，切成 1cm 见方的丁，加入酱油、料酒、淀粉、盐 3g。味精 1g 抓匀，腌渍 10 分钟。炒锅内倒入色拉油，用大火烧热，下入猪肉丁，迅速翻炒，再加花椒粉、葱花、姜丝。喜欢吃辣味的，可加入辣椒酱。炒出香味后下黄瓜丁、反枝苋一同翻炒至熟。放盐 7g、味精 3g、胡椒粉适量炒匀即可。

功能主治： 清热解毒。

47 青葙子 Qing Xiang Zi

（一）基原

1. 集解

青葙子始载于《神农本草经》，列为下品。李时珍曰："青葙生田野间，嫩苗似苋可食，长则高三四尺，苗叶花实与鸡冠花一样无别。……梢间出花穗，尖长四五寸，状如兔尾，水红色，亦有黄白色者。子在穗中，与鸡冠子及苋子一样难辨。"历代本草均有记载，与现今所用品种相符，并且明代已发现青葙子与鸡冠花子性状相似，较难分辨。

2. 品种

青葙子为双子叶植物纲苋科青葙属植物青葙 *Celosia argentea* L. 的干燥成熟种子。

3. 分布

本品山东境内产于各地。

4. 生态

青葙生于平原或山坡等疏松土壤上。

5. 形态特征

青葙：一年生草本。高 30～100cm，茎直立，具分枝。花多数，密生，在茎和枝端形成塔状或圆柱状穗状花序。胞果卵状，包在宿存花被片内；盖裂，上部作帽状脱落。种子扁圆形，少数圆肾形，直径 1～1.5mm。表面黑色或红黑色，光亮，中间微隆起，侧边微凹处有种脐。种皮薄而脆。气微，无味。化学成分含脂肪油、淀粉、烟酸、硝酸钾。叶片矩圆披针形、披针形或披针状条形，少数卵状矩圆形，长 5～8cm，宽 1～3cm；绿色常带红色，顶端急尖或渐尖，具小芒尖，基部渐狭；叶柄长 2～15mm，或无叶柄。花多数，密生，在茎端或枝端成单一、无分枝的塔状或圆柱状穗状花序，长 3～10cm；苞片及小苞片披针形，长 3～4mm，白色，光亮，顶端渐尖，延长成细芒，具 1 中脉，在背部隆起；花被片矩圆状披针形，长 6～10mm，初为白色顶端带红色，或全部粉红色，后成白色，顶端渐尖，具 1 中脉，在背面凸起；花丝长 5～6mm，分离部分长 2.5～3mm，花药紫色；子房有短柄，花柱紫色，长 3～5mm。胞果卵形，长 3～3.5mm，包裹在宿存花被片内。种子凸透镜状肾形，直径约 1.5mm。花期 5～8 月，果期 6～10 月（图 47-1，图 47-2）。

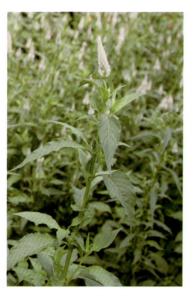

图 47-1 青葙植株

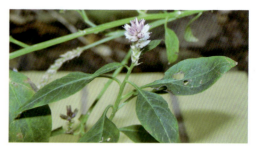

图 47-2 青葙花

6. 产地加工

7～9 月种子成熟时，割取地上部分或摘取果穗晒干，收集种子，除去杂质，即得。

（二）药材

1. 性状特征

种子呈扁圆形，中心微隆起，直径 1～1.8mm。表面黑色或红黑色，平滑而有光泽，置放大镜下观察，可见细网状花纹，侧边微凹处为种脐。有时夹杂黄白色帽状果壳，其顶端有一细丝状花柱，长 4～6mm。种皮薄而脆，除去后可见类白色胚乳，胚弯曲于种皮和胚乳之间。气无，味淡（图 47-3）。

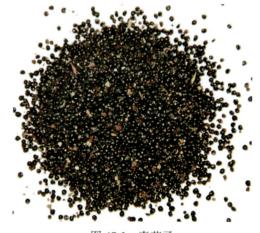

图 47-3 青葙子

2. 商品规格

本品均为统货。

3. 道地药材

本品河南产者为道地药材。

4. 质量标志

本品以粒细小、扁圆形、色黑有光泽、纯净无杂质者为佳。

5. 显微特征

粉末鉴别：粉末灰黑色。种皮外表皮细胞暗红棕色，表面观多角形至长多角形，有多角形网格状增厚纹理。种皮内层细胞淡黄色或无色，表面观多角形，密布细直纹理。胚乳细胞充满淀粉粒和糊粉粒，并含脂肪油滴和草酸钙方晶。

6. 化学组分

齐墩果酸，青葙苷（celosin），鸡冠花苷（cristatain），亚麻酸，油酸，棕榈酸，胡萝卜苷，硝酸钾及烟酸（nicotinic acid）。

7. 理化特征

化学定性：取本品粗粉 1g，加乙醇 5ml，水浴加热 15 分钟，滤过，取滤液 2ml，蒸干，加浓硫酸 - 醋酐试剂 1 ～ 2 滴，显紫色，渐变为蓝色，再转为绿色（甾体化合物反应）。

8. 贮藏

置干燥处保存。

（三）炮制与饮片

1. 药材炮制

（1）青葙子：取原药材，除去杂质，筛去灰屑。
（2）炒青葙子：取净青葙子，置预热炒制容器内，用文火加热，炒至有爆鸣声，内部浅黄色，并逸出香气时，取出放凉。

2. 饮片名称

青葙子，炒青葙子。

3. 药品类别

清热药：清热泻火药。

4. 性状特征

（1）青葙子：本品性状特征同药材。
（2）炒青葙子：表面光泽稍差，内部色浅黄。

5. 质量要求

杂质：不得过 2%。

6. 性味功能

本品性微寒，味苦。清肝，明目，退翳。用于肝热目赤、眼生翳膜、视物昏花、肝火眩晕。

7. 用法用量

内服：煎汤，9 ～ 15g。

8. 使用注意

肝肾阴虚之目疾及青光眼患者忌用。

9. 贮藏

置干燥处保存。

（四）经典方剂与临床应用

青葙子丸（《太平圣惠方》）

处方： 青葙子，甜瓜子仁，菟丝子（酒浸 3 日，曝干，别杵为末），白蒺藜（微炒，去刺），面曲（炒令微黄），乌梅丸（微炒），棒心，蔓菁子，决明子，牡荆子，茺蔚子，枸杞子，川大黄（锉碎，微炒），萤火虫（微炒，去翅、足），地肤子，柏子仁各 30g；蕤仁（汤浸，去赤皮）、细辛各 60g。

制法： 上药捣罗为末，炼蜜和捣三五百杵，丸如梧桐子大。

功能主治： 用于肝风多泪、眼目昏暗。

用法用量： 每服以温酒下 20 丸。不计时候。

（五）食疗与药膳

青葙子鱼片汤

原料： 青葙子 3g，鱼肉 40g，豆腐 250g，海带、时令蔬菜、精盐、味精各适量。

制作方法： 青葙子入砂锅内，加水适量，文火煎 2 次。取青葙子煎汁放锅内，放入洗净切碎的海带再煮，煮 10 分钟后弃海带。将鱼肉切成片，放入碗内加少量汤汁拌和，下锅内，并下豆腐，稍煮后下蔬菜，加调料，略煮即成。

功能主治： 益脑髓，明耳目，镇肝，坚筋骨，祛风寒湿痹。适用于嗜酒过度、热毒上攻而致酒精性头痛、高血压、失眠多梦、口苦口干等病症。

用法用量： 每日 1 ～ 3 次，每次 150 ～ 200ml。

使用注意： 大便溏泻者不宜食用。

48 鸡冠花 Ji Guan Hua

（一）基原

1. 集解

鸡冠花始见于宋《嘉祐本草》。《本草纲目》

载："鸡冠处处有之。三月生苗，入夏高者五六尺，矮者才数寸，其叶青柔，颇似白苋菜而窄，稍有赤脉。其茎赤色，或圆或扁，有筋起。六七月梢间开花，有红、白、黄三色。其穗圆长而大者，俨如青葙之穗；扁卷而平者，俨如雄鸡之冠。花大有围一二尺者，层层卷出可爱。子在穗中，黑细光滑，与苋实一样。其穗如秕麦状，花最耐久，霜后始蔫。"由《植物名实图考》附图和上述本草所述，知其古今所用来源一致。本品药用花序状似公鸡冠，故名。

2. 品种

鸡冠花为双子叶植物纲苋科青葙属植物鸡冠花 *Celosia cristata* L. 的干燥花序。

3. 分布

鸡冠花山东境内各地均有栽培。

4. 生态

鸡冠花多栽培于公园或庭院。

5. 形态特征

鸡冠花：一年生草本，株高 40 ～ 100cm，全体无毛。茎直立粗壮。叶互生，长卵形或卵状披针形，长 5 ～ 13cm，宽 2 ～ 6cm，先端渐尖，基部渐狭，全缘。肉穗状花序顶生，呈扇形、肾形、扁球形等。胞果卵形，长约 3mm，盖裂，包在宿存花被内。种子黑色，光亮。花期 7 ～ 9 月（图 48-1）。

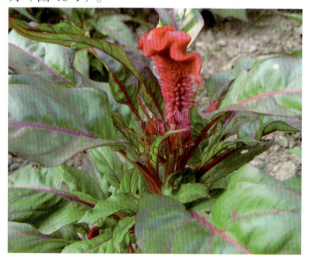

图 48-1　鸡冠花植株

6. 产地加工

秋季花盛开时采收，连花轴剪下，迅速晒干。

（二）药材

1. 性状特征

穗状花序多扁平而肥厚，呈鸡冠状，长 8 ～ 25cm，宽 5 ～ 20cm。上缘宽，具皱褶，密生线状鳞片；下端渐窄，常残留扁平的茎。表面红色、紫红色或黄白色；中部以下密生多数小花，每花宿存的苞片及花被片均呈膜质状。果实盖裂，种子扁圆肾形，黑色，有光泽。体轻，质柔韧。气微，味淡（图 48-2）。

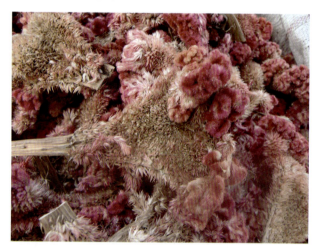

图 48-2　鸡冠花药材

2. 商品规格

本品分红鸡冠花和白鸡冠花，均为统货。

3. 道地药材

安徽产者质佳。

4. 质量标志

本品以花朵大而扁、柄短、颜色鲜艳者为佳。

5. 显微特征

粉末鉴别：花序梗的纤维较细长，末端渐尖，长 154 ～ 732μm，直径 8.5 ～ 23μm，有时可具细小分枝或横隔，壁薄，非木化，有斜纹孔。薄壁细胞类方形或长圆形，具较大的椭圆形纹孔。果皮表皮细胞类长方形或多角形，壁稍厚，具网状或条纹状增厚，非木化，常含细小砂晶；薄壁细胞类圆形或半长圆形，常含有或充满草酸钙砂晶，并伴有小方晶或片状结晶。种子表皮细胞棕红色，多角形，有增厚纹理。花粉粒圆球形，直径 19 ～ 31μm，外壁有细小突起，具散孔。

6. 化学组分

本品含山柰苷，松醇（pinite），甜菜红素，甜菜黄素，苋菜红素，鸡冠花素及异鸡冠花素等。

7. 理化特征

（1）化学定性

1）取本品粉末 1g，加乙醇 15ml，水浴加热 100 分钟，滤过。取滤液 5ml，浓缩至 1ml，加镁粉少量，混匀，滴加浓盐酸数滴，可见产生大量气泡，溶液渐变淡橘红色。

2）取本品粉末 1g，加水 15ml，煮沸 5 分钟，滤过，取滤液 1ml，加 10% 氢氧化钠溶液 1 滴，溶液由红色转变为鲜黄色，再加 10% 盐酸 2 滴至酸性，鲜黄色褪去。

（2）薄层色谱：取本品 2g，剪碎，加乙醇 30ml，加热回流 30 分钟，滤过，滤液蒸干，残渣加乙醇 2ml 使溶解，作为供试品溶液。另取鸡冠花对照药材 2g，同法制成对照药材溶液。照薄层色谱法试验，吸取上述 2 种溶液各 2μl，分别点于同一硅胶 G 薄层板上，以环己烷 - 丙酮（5：1）为展开剂，展开，取出，晾干，喷以 5% 香草醛硫酸溶液，加热至斑点显色清晰。供试品色谱中，在与对照药材色谱相应的位置上，显相同颜色的斑点。

8. 贮藏

麻袋或席包装，置干燥通风处。

（三）炮制与饮片

1. 药材炮制

（1）鸡冠花：除去杂质及残茎，切段。

（2）鸡冠花炭：取净鸡冠花，置锅内用武火炒至表面焦黑色时，喷淋水少许，取出，晾干。

2. 饮片名称

鸡冠花，鸡冠花炭。

3. 药品类别

止血药：收敛止血药。

4. 性状特征

（1）鸡冠花：本品呈不规则的块状或部分碎末。表面紫色、红色或黄白色。体较轻，质柔韧。气微，味淡（图 48-3）。

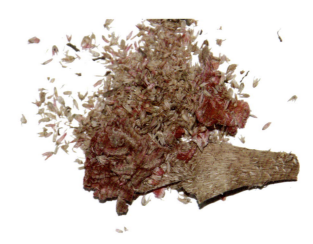

图 48-3 鸡冠花

（2）鸡冠花炭：本品形如鸡冠花段，表面焦黑色，内部焦黄色。质轻，易碎。味苦。

5. 质量要求

浸出物：用热浸法测定，用水作溶剂，不得少于 16.0%。

6. 性味功能

本品性凉，味甘、涩。收敛止血，止带止痢。用于吐血、崩漏、便血、痔血、赤白带下、久痢不止。

7. 用法用量

内服：煎汤，4.5 ～ 9g；或入丸、散。外用：适量，煎水熏洗。

8. 配伍禁忌

忌鱼腥、猪肉。

9. 使用注意

湿滞未尽者不宜。

10. 贮藏

麻袋或席包装，置干燥通风处。

（四）经典方剂与临床应用

鸡冠花散

处方：鸡冠花 1 两（焙令香），棕榈 2 两（烧灰），羌活 1 两。

制法：上为细散。

功能主治：小儿痔疾，下血不止。

用法用量：每服半钱，以粥调下，1 日 4 次。

（五）食疗与药膳

冠花蚌肉汤

原料： 鸡冠花 100g，蚌肉 200g，木耳 79g，胡椒粉、料酒、姜、葱、鸡精、精盐、香油适量。

制作方法： 于净锅内放猪肉汤、净水发木耳片、净蚌肉，烧沸后，打净浮沫，放上胡椒粉、料酒、姜葱汁，煮至软时，再下精盐、净鸡冠花片、鸡精，煮至熟，起锅淋上香油，即可食用。

功能主治： 凉血止血，清热解毒，清肝明目，滋阴润燥。

④⑨ 千日红 Qian Ri Hong

（一）基原

1. 集解

千日红始载于《花镜》。《植物名实图考》载："千日红本高二三尺，茎淡紫色，……夏开深紫色花，千瓣细碎，圆整如球，生于枝梢……"其他历代本草未有记载。本植物花色有红、白诸色，开花期长可达数十天，故名。

2. 品种

千日红为双子叶植物纲苋科千日红属植物千日红 *Gomphrena globosa* L. 的干燥花序。

3. 分布

本品山东境内各地均有栽培。

4. 生态

千日红本品生于疏松肥沃、排水良好的土壤中。

5. 形态特征

千日红：一年生直立草本，高 20 ～ 60cm，茎粗壮，有分枝，枝略成四棱形，有灰色糙毛，幼时更密，节部稍膨大。叶片纸质，长椭圆形或矩圆状倒卵形，长 3.5 ～ 13cm，宽 1.5 ～ 5cm，顶端急尖或圆钝，凸尖，基部渐狭，边缘波状，两面有小斑点、白色长柔毛及缘毛，叶柄长 1 ～ 1.5cm，有灰色长柔毛。花多数，密生，成顶生球形或矩圆形头状花序，单一或 2 ～ 3 个，直径 2 ～ 2.5cm，

常紫红色，有时淡紫色或白色；总苞片为 2，叶状，卵形或心形，长 1 ～ 1.5cm，两面有灰色长柔毛；苞片卵形，长 3 ～ 5mm，白色，顶端紫红色；小苞片三角状披针形，长 1 ～ 1.2cm，紫红色，内面凹陷，顶端渐尖，背棱有细锯齿缘；花被片披针形，长 5 ～ 6mm，不展开，顶端渐尖，外面密生白色绵毛，花期后不变硬；雄蕊花丝连合成管状，顶端 5 浅裂，花药生在裂片的内面，微伸出；花柱条形，比雄蕊管短，柱头 2，叉状分枝。胞果近球形，直径 2 ～ 2.5mm。种子肾形，棕色，光亮。花果期 6 ～ 9 月（图 49-1 ）。

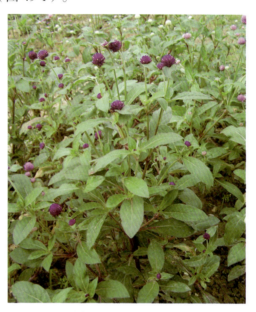

图 49-1　千日红植株

6. 产地加工

秋季花盛开时采收花序，晒干。

（二）药材

1. 性状特征

干燥花序呈球形或长圆形，多数单一，少数 2 ～ 3 个聚生，直径 1.3 ～ 2.0cm，紫红色、浅红色或白色。总苞片 2，对生，绿色，心形或卵形，两面具毛。花覆瓦状排列，每花具 1 干膜质状苞片，卵形，长 3 ～ 5mm，白色，顶端红色；另有小苞片 2，三角状披针形，包围花被，紫红色、浅红色或白色，膜质，有光泽。花被 5，线状披针形，不展开，色浅，顶端紫红色或浅红色。外面密被白色长柔毛。雄蕊 5，花丝连合成管状，花药黄色。

胞果类球形，内有棕色种子1枚，直径约1.5mm，质硬，具光泽。气微，味淡（图49-2）。

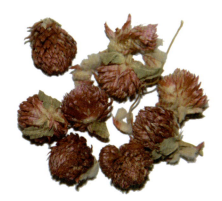

图49-2　千日红药材

2. 商品规格

本品分特级和统货。

3. 道地药材

本品云南产者为道地药材。

4. 质量标志

本品以色紫红、花序大而饱满者为佳。

5. 显微特征

粉末鉴别：粉末呈灰红色或灰白色。花粉粒圆球形，外壁具明显刺状突起及六角形网状雕纹，直径22～27μm，总苞片下表皮细胞长方形，有气孔。内轮苞片表皮细胞长方形，壁薄，垂周壁波状弯曲，干膜质苞片薄壁细胞长方形，细胞壁连珠状增厚。非腺毛众多，长达1～3mm，由3～4个细胞组成。草酸钙簇晶及方晶众多，前者直径27～108μm，后者长5～11μm，宽5～7μm。

6. 化学组分

矢车菊苷Ⅰ～Ⅷ（cyanin Ⅰ～Ⅷ），苋菜红苷（amarantin），异苋菜红苷（isoamarantin），氨基酸及微量挥发油等。

7. 理化特征

（1）化学定性：取本品粉末1g，加50%乙醇10ml，水浴温浸30分钟，滤过，取滤液2ml，加茚二酮试剂数滴，水浴加热数分钟，显紫色。

（2）纸色谱：取本品粉末0.5g，加50%乙醇10ml，水浴温浸15～30分钟，滤过，滤液浓缩至1ml，作为供试品溶液，另取谷氨酸对照品1～2mg，加乙醇1ml溶解，作为对照品溶液。取此二溶液分别点样于同一色谱滤纸上，用正丁醇 - 乙酸 - 水（16：5：6）为展开剂展开，取出，晾干，喷雾0.2%茚三酮试剂，烘烤后，供试品色谱中与对照品相应位置显相同颜色的斑点。

8. 贮藏

置通风干燥处。

（三）炮制与饮片

1. 药材炮制

取原药材，除去杂质，剪去花梗，筛去灰屑。

2. 饮片名称

千日红。

3. 药品类别

化痰止咳平喘药：止咳平喘药。

4. 性状特征

本品性状特征同药材。

5. 质量要求

同药材。

6. 性味功能

本品性平，味甘。止咳平喘，清肝明目，解毒。用于气喘咳嗽、慢性支气管炎、喘息性支气管炎、百日咳、头风目痛、眼目昏糊。

7. 用法用量

内服：煎汤，9～15g。

8. 使用注意

全株煎汤外洗，治跌打疮疖。

9. 贮藏

置通风干燥处。

（四）食疗与药膳

千日红茶

原料： 千日红适量。

制作方法： 将千日红放入茶壶内，将烧开的水注入壶内至1/3处；拿起壶轻轻摇匀，再将水倒出不要，此为洗茶；在壶内放入冰糖，注入开水，用勺搅拌一下，盖上盖闷5分钟即成。

功能主治: 降血脂、血压,清热明目,平肝清肺、活血通经,散瘀止痛。用于经闭、痛经、恶露不行、癥瘕痞块、跌打损伤等。

50 商陆 Shang Lu

（一）基原

1. 集解

商陆始载于《神农本草经》,列为下品。《名医别录》载:"商陆生咸阳山谷。如人形者有神。"《新修本草》载:"此有赤白二种,白者入药,赤者见鬼神,甚有毒,但贴肿外用。"《图经本草》载述商陆的植物甚详,根据其文及《证类本草》所附"并州商陆"图和《本草纲目》附图,可证实与现今全国绝大部分地区使用的商陆科商陆相符,至于古代所称的赤商则不知是何种。本品原名遂荡,因其能逐水气,故名。讹为商陆。

2. 品种

商陆为双子叶植物纲商陆科商陆属植物商陆 *Phytolacca acinosa* Roxb. 和垂序商陆 *Phytolacca americana* L. 野生品的干燥根。

3. 分布

商陆山东境内产于各山区;垂序商陆:山东境内各山区有零星逸生;各地药圃、庭院有少量栽培。

4. 生态

（1）商陆:野生于海拔 500～3400m 的沟谷、山坡林下、林缘路旁。也栽植于房前屋后及园地中,多生于湿润肥沃地,喜生垃圾堆上。

（2）垂序商陆:生于山坡、山沟、荒地或林缘较阴湿处。

5. 形态特征

（1）商陆:多年生草本,高 70～100cm,全株无毛,根粗壮,肉质,圆锥形,外皮淡黄色。茎直立,多分枝,绿色或紫红色,具纵沟。叶互生,椭圆形或卵状椭圆形,长 12～25cm,宽 5～10cm,先端急尖,基部楔形而下延,全缘,侧脉羽状,主脉粗壮;叶柄长 1.5～3cm,上面具槽,下面半圆形。顶生或侧生,长 10～15cm;花两性,直径约 8mm,有小梗,小梗基部有苞片 1,梗上有小苞片 2;萼通常 5 片,偶为 4 片,卵形或长方状椭圆形,初白色,后变为淡红色;无花瓣;雄蕊 8,花药淡粉红色（少数呈淡紫色）;心皮 8～10,离生。浆果扁球形,直径约 7mm,通常由 8 个分果组成,熟时紫黑色。种子肾圆形,扁平,黑色。花期 6～8 月,果期 8～10 月（图 50-1）。

（2）垂序商陆:本种茎紫红色,棱角较为明显,叶片通常较上种略窄,总状果序下垂,雄蕊及心皮通常 10 枚。花期 7～8 月,果期 8～10 月（图 50-2）。

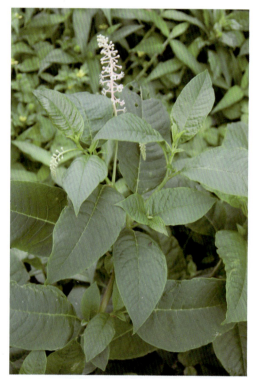

图 50-1 商陆植株

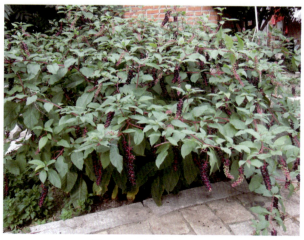

图 50-2 垂序商陆植株

6. 产地加工

秋季至次春采挖，除去茎叶、须根，横切或纵切成片块，晒干或阴干。

（二）药材

1. 性状特征

根为纵切或横切的不规则块片，大小不等。外皮黄白色或淡棕色。横切片为不规则圆形，弯曲不平，边缘皱缩，直径为2～8cm，厚2～6mm，切面浅黄棕色或黄白色，木部隆起形成多个凹凸不平的3～10层同心性环状层纹，俗称"罗盘纹"。纵切片呈不规则长方形，弯曲或卷曲，木质部呈平行条状突起。质硬，不易折断。气微，味稍甜，久嚼麻舌（图50-3）。

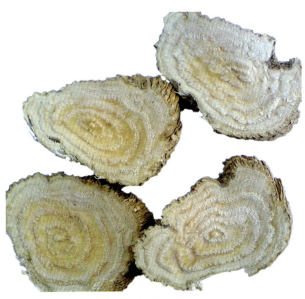

图50-3 商陆药材

2. 商品规格

本品均为统货，分为安徽、江苏片统装等。

3. 道地药材

本品安徽产者质佳。

4. 质量标志

本品以块大、断面色黄白者为佳。

5. 显微特征

（1）组织鉴别：横切面示木栓层为数列棕黄色细胞。栓内层较窄。异常维管束断续排列成数轮，维管束外韧型，有数层同心性的形成层环，木质部有导管、木纤维和木薄壁细胞。正常维管束位于中央，木质部细胞呈放射状排列。薄壁细胞含草酸钙针晶束，长40～72μm。并含淀粉粒（图50-4，图50-5）。

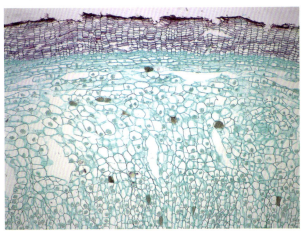

图50-4 商陆药材横切面组织特征

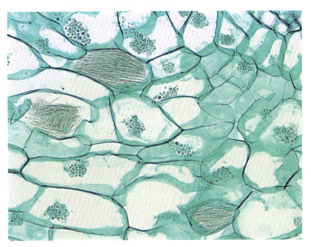

图50-5 商陆药材组织中的草酸钙针晶

（2）粉末鉴别：粉末呈灰白色。

1）商陆：草酸钙针晶成束或散在，针晶纤细，针晶束长40～72μm，尚可见草酸钙方晶或簇晶。木纤维多成束，直径10～20μm，壁厚或稍厚，有多数十字形纹孔。木栓细胞棕黄色，长方形或多角形，有的含颗粒状物。淀粉粒单粒类圆形或长圆形，直径3～28μm，脐点短缝状、点状、星状和人字形，层纹不明显；复粒少数，由2～3分粒组成。

2）垂序商陆：草酸钙针晶束稍长，约至96μm；无方晶和簇晶。

6. 化学组分

商陆根含商陆碱（phytolaccine），商陆酸（esculentic acid），商陆皂苷元A、B、C（phytolaccagenin A、B、C），

商陆毒素（phytolaccatoxin），氧化肉豆蔻酸（oxyristic acid），三萜酸（jaligouic acid）等。

垂序商陆根含商陆皂苷 A、B、D、E、F、D2（phytolaccoside A、B、D、E、F、D2），商陆皂苷元，加利果酸（jaligonic acid）及甾体混合物。

7. 理化特征

（1）化学定性

1）取细粉 0.5g，加 50% 乙醇 10ml 回流提取 30 分钟，滤过，滤液蒸干，残渣溶于 7ml 生理盐水中，滤过，用氢氧化钠溶液调至中性。取上述滤液 2ml，加 2% 红细胞悬浮液 2ml，混匀，静置 10 分钟后，变为透明，即溶血。

2）取细粉 0.5g，加 95% 乙醇 10ml 回流提取 30 分钟，滤过，滤液蒸干，残渣用冰醋酸 1ml 和醋酐 1ml 溶解，再滴加浓硫酸，立即显红棕色，2 小时内不褪色。

（2）薄层色谱：取本品粉末 3g，加稀乙醇 25ml，超声处理 30 分钟，滤过，取滤液作为供试品溶液。吸取供试品溶液和对照品溶液各 10μl，分别点于同一硅胶 G 薄层板上，以三氯甲烷 - 甲醇 - 水（7：3：1）的下层溶液为展开剂，展开，取出，晾干，喷以 10% 硫酸乙醇溶液，加热至斑点显色清晰。供试品色谱中，在与对照品色谱相应的位置上，显相同颜色的斑点。

8. 贮藏

置干燥处，防霉，防蛀。

（三）炮制与饮片

1. 药材炮制

（1）商陆片：取原药材，除去杂质，洗净，润透，切约 5mm 小块，晒干。

（2）醋商陆：取净药材置煮药锅内，加入定量米醋和适量清水浸拌均匀，用微火加热煮至醋液吸尽，取出，切小块，摊晾干（每 100kg 净商陆，用米醋 30kg，水 40 ～ 50kg）。

2. 饮片名称

商陆，醋商陆。

3. 药品类别

泻下药：峻下逐水药。

4. 性状特征

（1）商陆：本品呈不规则条块状，余同药材（图 50-6）。

（2）醋商陆：本品形如商陆片（块）。表面黄棕色，微有醋香气，味稍甜，久嚼麻舌。

5. 质量要求

（1）酸不溶性灰分：不得过 2.0%。

（2）浸出物：用冷浸法测定，水为溶剂，不得少于 15.0%。

（3）含量测定：用高效液相色谱法测定，本品含商陆皂苷甲（$C_{42}H_{66}O_{16}$）不得少于 0.20%。

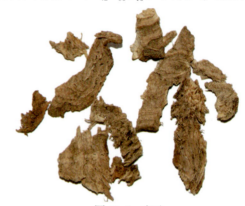

图 50-6　商陆

6. 性味功能

本品性寒，味苦；有毒。逐水，解毒。用于水肿尿少、腹水胀满，外治外伤出血、痈肿疮毒。

7. 用法用量

内服：煎汤，3 ～ 9g。外用：鲜品捣烂或干品研末涂敷。

8. 配伍禁忌

《本草经集注》："有商陆勿食犬肉。"
《品汇纲要》："妊娠不可服。"

9. 使用注意

脾虚水肿及孕妇忌服。

10. 贮藏

置干燥处，防霉，防蛀。

（四）经典方剂与临床应用

1. 千金治水气方（《备急千金要方》）

处方：商陆 120g，甘遂 30g，芒硝、吴茱萸、芫花各 60g。

制法： 研末蜜丸，如梧桐子大。

功能主治： 用于水肿利小便、酒客虚热、当风饮冷水、腹肿、阴胀满。

用法用量： 饮服 3 丸，每日 3 次。

2. 商陆丸（《证治准绳》）

处方： 商陆 30g，黄连 15g。

制法： 上为末，姜汁煮面糊为丸，绿豆大。

功能主治： 治水肿，小便不通。

用法用量： 每服 30 ～ 50 丸，空腹用紫苏煎汤或温葱汤送下。

（五）食疗与药膳

商陆粥

原料： 商陆 10g，粳米 100g。

制作方法： 先将商陆用水煎汁、去渣，然后加入粳米煮粥。

功能主治： 通利大小便，利水消肿。适宜于水肿胀满、膨胀病，包括慢性肾炎水肿、肝硬化腹水等症。

51 马齿苋 Ma Chi Xian

（一）基原

1. 集解

马齿苋始载于《本草经集注》，载："马苋与苋别是一种，布地生，实至微细，俗呼马齿苋，亦可食，小酸。"《本草图经》载："马齿苋旧不著所出州土，今处处有之，虽名苋类，而苗叶与人苋辈都不相似，又名五行草，以其叶青、梗赤、花黄、根白、子黑也。"《本草纲目》载："马齿苋处处园野生之，柔茎布地，细细对生，六七月开细花，结小尖实，实中细子如葶苈子状，人多采苗煮晒为蔬。"从上述记载和《本草纲目》及《植物名实图考》的附图看，与现今使用的马齿苋相同。李时珍曰："其叶比并如马齿，而性滑利似苋，故名。"

2. 品种

马齿苋为双子叶植物纲马齿苋科马齿苋属植物马齿苋 *Portulaca oleracea* L. 的干燥地上部分或鲜品。

3. 分布

马齿苋山东境内产于各地。

4. 生态

马齿苋生于菜园、农田、路旁或荒地。

5. 形态特征

马齿苋：一年生草本植物，全株无毛。茎平卧或斜倚，伏地铺散，多分枝，圆柱形，长 10 ～ 15cm，淡绿色或带暗红色。叶互生，有时近对生，叶片扁平，肥厚，倒卵形，似马齿状，长 1 ～ 3cm，宽 0.6 ～ 1.5cm，顶端钝圆或平截，有时微凹，基部楔形，全缘，上面暗绿色，下面暗红色或淡绿色，中脉微隆起；叶柄粗短。花无梗，直径 4 ～ 5mm，常 3 ～ 5 朵簇生枝端，午时盛开；苞片 2 ～ 6，叶状，质膜，近轮生；萼片 2，对生，绿色，盔形，左右压扁，长约 4mm，顶端急尖，背部具龙骨凸起，基部合生；花瓣 5，稀 4，黄色，倒卵形，长 3 ～ 5mm，顶端微凹，基部合生；雄蕊通常 8，或更多，长约 12mm，花药黄色；子房无毛，花柱比雄蕊稍长，柱头 4 ～ 6 裂，线形。蒴果卵球形，长约 5mm，盖裂；种子细小，多数，斜偏球形，黑褐色，有光泽，直径不及 1mm，有小疣状凸起。花期 5 ～ 8 月。果期 6 ～ 9 月（图 51-1，图 51-2）。

6. 产地加工

夏、秋二季植株生长茂盛，花盛开时，选择晴天割取地上部分或拔取全草，除去根及杂质，洗净，略烫后晒干。

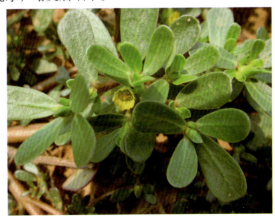

图 51-1 马齿苋植株

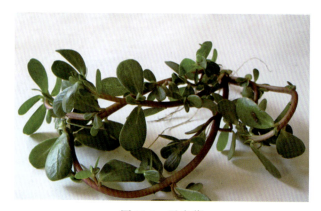

图 51-2　马齿苋

（二）药材

1. 性状特征

全草多皱缩卷曲成团，茎圆柱形，长可达30cm，直径 1 ～ 2mm，表面黄褐色至绿褐色，有明显纵沟纹。叶对生或互生，易脱落，完整的叶片倒卵形，长 1 ～ 2.5cm，宽 0.5 ～ 1.5cm；绿褐色，先端钝平或微缺，全缘。花小，数朵生于枝端，花瓣 5，黄色。蒴果圆锥形，长约 5mm，内含多数细小种子。气微，味微酸（图 51-3）。

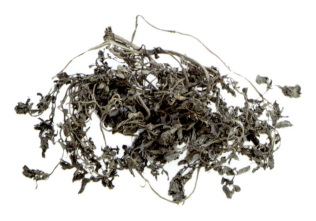

图 51-3　马齿苋药材

2. 商品规格
本品均为统货。

3. 道地药材
本品山东产者质佳。

4. 质量标志
本品以株小、质嫩、整齐少碎、叶多、色青绿、无杂质者为佳。

5. 显微特征
（1）组织鉴别

1）茎横切面：表皮细胞 1 列，紫红色。皮层占大部分，外侧为 2 ～ 3 列厚角组织，薄壁细胞内含草酸钙簇晶，直径 15 ～ 60μm，有时可见细小棱状结晶。维管束外韧型，8 ～ 14 个排列成环状，束间形成层明显。髓部也可见到草酸钙簇晶（图 51-4）。

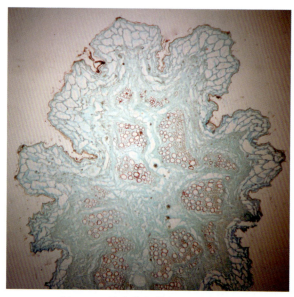

图 51-4　马齿苋茎横切面组织特征

2）叶表面制片：叶上表皮细胞壁较平直，角质层纹理显著；下表皮细胞的垂周壁呈波浪状，气孔平轴式，以下表皮为多。叶肉组织中含大量草酸钙簇晶，直径 7 ～ 18（～ 37）μm。

（2）粉末鉴别：粉末灰绿色。草酸钙簇晶众多，大小不一，直径 7 ～ 108μm，大型簇晶的晶块较大，棱角钝。草酸钙方晶宽 8 ～ 69μm，长至125μm，有的方晶堆砌成簇晶状。叶表皮细胞垂周壁弯曲或较平直，气孔平轴式。含晶细胞常位于维管束旁，内含细小草酸钙簇晶。内果皮石细胞大多成群，呈长梭形或长方形，壁稍厚，可见孔沟与纹孔。种皮细胞棕红色或棕黄色，表面观呈多角星状，表面密布不整齐小突起。花粉粒类球形，直径 48 ～ 65μm，表面有细刺状纹饰，萌发孔短横线状。

6. 化学组分
黄酮类：甜菜素（betanidin），异甜菜素（iso-betanidin），芹菜素，槲皮素，橙皮苷等。有机酸类：草酸（oxalic acid），苹果酸（malic acid），

柠檬酸（citric acid），咖啡酸，水杨酸等。生物碱类：马齿苋酰胺（oleracein），马齿苋脑苷 A（portulacerebroside A），金莲花碱（trollisine），去甲肾上腺素等。此外，还含谷氨酸（glutamic acid），天冬氨酸（aspartic acid），丙氨酸（alanine）以及葡萄糖（glucose），果糖（fructose），蔗糖（sucrose）等。

7. 理化特征

（1）化学定性

1）取粉末 2g，加 5% 盐酸乙醇溶液 15ml，加热回流 10 分钟，趁热滤过。取滤液 2ml，加 3% 碳酸钠溶液 1ml，置水浴中加热 3 分钟后，在冰水中冷却，加活性炭少量，搅拌滤过，滤液加新制的重氮化对硝基苯胺试液 2 滴，显红色。

2）取粗粉 10g，加蒸馏水 100ml，用甲酸调 pH 至 3 ~ 4，冷浸 24 小时，时时振摇，滤过，滤液置蒸发皿中在水浴上浓缩至约 10ml，滤过。取滤液数滴置比色板上，加 1% 铁氰化钾水溶液 1 ~ 2 滴，再加 1% 三氯化铁乙醇溶液 1 ~ 2 滴，溶液变绿色并出现蓝色沉淀。

（2）薄层色谱：取本品粉末 2g，加水 20ml，加甲酸调节 pH 至 3 ~ 4，冷浸 3 小时，滤过，滤液蒸干，残渣加水 5ml 使溶解，作为供试品溶液。另取马齿苋对照药材 2g，同法制成对照药材溶液。吸取上述 2 种溶液各 1 ~ 2μl，分别点于同一硅胶 G 薄层板上，以水饱和正丁醇 - 冰醋酸 - 水（4：1：1）为展开剂，展开，取出，晾干，喷以 0.2% 茚三酮乙醇溶液，在 110℃加热至斑点显色清晰。供试品色谱中，在与对照药材色谱相应的位置上，显相同颜色的斑点。

8. 贮藏

置通风干燥处，防潮。

（三）炮制与饮片

1. 药材炮制

除去杂质，洗净，稍润，切段，晒干。

2. 饮片名称

马齿苋。

3. 药品类别

清热药：清热解毒药。

4. 性状特征

本品呈不规则的段。茎圆柱形，表面黄褐色，有明显纵沟纹。叶多破碎，完整者展平后呈倒卵形，先端钝平或微缺，全缘。蒴果圆锥形，内含多数细小种子。气微，味微酸（图 51-5）。

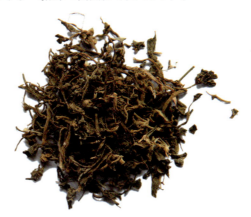

图 51-5　马齿苋

5. 质量要求

水分：不得过 9.0%。

6. 性味功能

本品性寒，味酸。清热解毒，凉血止血。用于热毒血痢、痈肿疔疮、湿疹、丹毒、蛇虫咬伤、便血、痔血、崩漏下血。

7. 用法用量

9 ~ 15g。外用适量捣敷患处。

8. 配伍禁忌

忌与鳖甲和甲鱼同用。

9. 使用注意

凡脾胃素虚，腹泻便溏之人忌食。怀孕妇女，尤其是有习惯性流产的孕妇忌食。

10. 贮藏

置通风干燥处，防潮。

（四）经典方剂与临床应用

马齿粥（《太平圣惠方》）

处方：马齿苋二大握（切），粳米三合。

制法：以水和马齿苋煮粥，不着盐、醋。

功能主治：用于痢疾腹痛、脚气、头面水肿、心腹胀满、小便淋涩。

用法用量：空腹淡食。

（五）食疗与药膳

1. 马齿苋粥

原料：马齿苋（鲜者加倍）30g，大米 100g，白糖适量。

制作方法：将马齿苋择净，放入锅中，加清水适量，浸泡 5～10 分钟后，水煎取汁，加大米煮粥，或将鲜马齿择洗干净，切细，待粥熟时调入粥中，纳入白糖，再煮一二沸即成。

功能主治：清热解毒，消痈利尿。适用于湿热或热毒痢疾、泄泻、疔疮疖肿、热淋等。

用法用量：每日 1 剂，连续 5 天。

2. 枸杞马齿鱼肚

原料：枸杞子 30g，马齿苋 6g，鱼肚 200g，调料适量。

制作方法：将马齿苋洗净，锅中放素油适量烧热后，放入马齿苋及味精、精盐、料酒、鸡汤少许翻炒后，放在盘子四周。鱼肚发开，洗净，放入鸡汤中，加入味精、料酒、食盐等，中火煨至七成熟时，放入发好的枸杞子，待熟，加入湿淀粉勾芡，倒存盘子中间，余汁浇在马齿苋上即成。

功能主治：滋补肝肾，适用于肝肾亏虚之头目眩晕、腰膝酸软、眼口干涩等。

用法用量：每周 2 剂。

52　石竹 Shi Zhu

（一）基原

1. 集解

石竹见于《本草备要》，载："降心火，利小肠，逐膀胱邪热，为治淋要药。"

2. 品种

石竹为双子叶植物纲石竹科石竹属植物石竹 *Dianthus chinensis* L. 栽培品或野生品的干燥地上部分。

3. 分布

山东境内产于各山地丘陵区。

4. 生态

石竹生长在海拔 300m 以上的山岗、山脊或山坡上，常成片，在海拔 800m 处均有生长。

5. 形态特征

石竹：多年生草本。茎丛生，高 30～50cm，直立或基部匍匐，节膨大。叶线状披针形，长 3～5cm，宽 3～5mm，先端渐尖，基部狭窄成聚伞花序；小苞片 4～6，广卵形，先端尾状渐尖，长约为萼筒的 1/2；萼圆筒形，先端 5 裂；花瓣鲜红色、白色、粉红色，边缘有不整齐的浅锯齿，喉部有斑纹或疏生须毛。蒴果包于宿萼内。种子扁卵形，灰黑色，边缘有狭翅。花期 5～9 月，果期 8～10 月（图 52-1）。

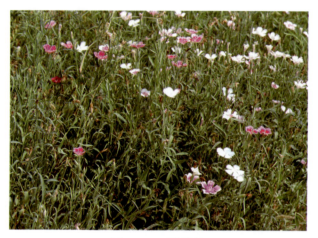

图 52-1　石竹植株

6. 产地加工

夏、秋二季花果期割取地上部分，除去杂质，晒干。

（二）药材

1. 性状特征

全草常扎成小捆，青绿色。茎圆柱形，有分枝，长 30～50cm，表面黄绿色，基部微带紫色，光滑无毛，节膨大，质硬脆，易折断，断面常中空。叶多皱缩，对生，完整叶片展平后呈线状披针形，长 3～5cm，宽约 5mm，基部短鞘状抱茎。花单生或数朵簇生于枝顶，花萼筒状，黄绿色，表面有纵细纹。果实长筒状，比萼筒长或近等长，4 齿裂。种子黑色，细小，边缘有狭翅。气微，味淡（图 52-2）。

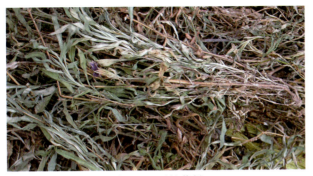

图 52-2　石竹药材

2. 商品规格

本品均为统货。

3. 道地药材

本品山东产者质佳。

4. 质量标志

本品以叶多、色青绿、带花果者为佳。

5. 显微特征

（1）组织鉴别

1）茎（直径约 2mm）横切面：表皮细胞多列，外被角质层。皮层薄壁细胞 2～4 列，内含叶绿体；皮层最内方为 1 列细胞组成的淀粉鞘。淀粉鞘内为 2～5 列细胞宽的纤维环。维管组织连续成环，木质部及韧皮部均较狭窄。髓宽大，有时形成大的腔隙。

2）叶表面观：表皮细胞垂周壁直生，略弯曲或为牙齿状弯曲，有时呈念珠状，外壁具角质层及纵行的角质层纹理。上、下表皮均有气孔，直轴式。

（2）粉末鉴别：粉末黄绿色。纤维细长，末端钝圆，边缘较平整或波状，直径 8～22μm，壁厚 3～7μm，孔沟不明显，胞腔线形。有晶纤维，含晶细胞呈类圆形，壁稍厚，微木化，散列或纵向成行。草酸钙簇晶呈类圆形或椭圆形，直径 5～8（～75）μm，棱角短钝或较平截。非腺毛 1～11 个细胞，较平直或弯曲，先端钝圆或稍膨大，直径 7～33μm，长 50～298μm，壁厚至 121μm，向上壁渐薄，有的细胞内含黄棕色或黄色物。茎表皮细胞表面观呈类方形或类多角形，垂周壁念珠状增厚，表面有粗而稀疏的角质纹理，有气孔、毛茸。花粉粒呈圆球形，直径 27～53μm，具散孔，孔数为 9～12（～14），孔径约为 13μm，表面有网状雕纹。果皮栅状细胞淡黄绿色，横断面观有细胞 1 列，呈类长方形或长条形，长 43～175μm，宽 20～72μm，外壁厚或外壁及侧

壁特厚，约为 94μm，木化，层纹隐约可见，胞腔位于下端；侧面观呈扁长方形，外壁厚，层纹波状；表面观呈梭形或稍延长，长约为 288μm，外平周壁具紧密的宽带状增厚。种皮表皮细胞黄棕色或红棕色，表面观呈类长方形，垂周壁深波状弯曲，表面有较密集的颗粒状角质突起，内含棕色物。具缘纹孔、梯纹或螺纹导管。

6. 化学组分

石竹皂苷 A、B（dianchinenoside A、B），瞿麦吡喃酮苷（dianthoside），松醇，维生素及糖类等。

7. 理化特征

薄层色谱：取本品粉末 1g，加甲醇 10ml，超声处理 20 分钟，滤过，滤液浓缩至 1ml，作为供试品溶液。另取石竹对照药材各 1g，同法制成对照药材溶液。吸取上述 2 种溶液各 1μl，分别点于同一聚酰胺薄膜上，以正丁醇-丙酮-乙酸-水（2：2：1：16）为展开剂，展开，取出，晾干，喷以三氯化铝试液，热风吹干，置紫外光灯（365nm）下检视。供试品色谱中，在与石竹对照药材色谱相应的位置上，显相同颜色的荧光斑点。

8. 贮藏

置通风干燥处。

（三）炮制与饮片

1. 药材炮制

除去杂质，洗净，稍润，切段，干燥。

2. 饮片名称

石竹。

3. 药品类别

利水渗湿药：利尿通淋药。

4. 性状特征

本品呈不规则段状。茎圆柱形，表面淡绿色或黄绿色，节明显，略膨大。切面中空。叶多破碎。花萼筒状，苞片 4～6。蒴果长筒形，与宿萼等长。种子细小，多数。气微，味淡（图 52-3）。

5. 质量要求

（1）水分：不得过 12.0%。

（2）总灰分：不得过 10.0%。

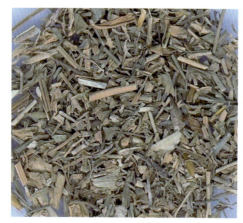

图 52-3　石竹

6. 性味功能

本品性寒，味苦。利尿通淋，破血通经。用于尿路感染、热淋、尿血、妇女经闭、疮毒、湿疹。

7. 用法用量

内服：煎汤 9 ～ 15g，或入丸散。外用适量，研末调敷。

8. 使用注意

孕妇慎用。

9. 贮藏

置通风干燥处。

（四）经典方剂与临床应用

石竹花汤（《普济方》）

处方：滑石、天葵子、榆白皮、枳壳各 15g，石竹花、木通各 9g，百草霜 3g。

制法：上为末。

功能主治：催生。

用法用量：清油少许，沸汤调服。久而未生，再服即下。

53　瞿麦 Qu Mai

（一）基原

1. 集解

瞿麦始载于《神农本草经》，列为中品。陶弘景曰："瞿麦今出近道，一茎生细叶，花红紫赤色可爱，合子叶刈取之，子颇似麦，故名瞿麦。此类有 2 种，一种微大，花边有叉桠，未知何者是也，今市人皆用小者。复一种叶广，相似而有毛，花晚而甚赤。"李时珍曰："石竹叶似地肤而尖小，又似初生小竹叶而细窄，茎纤细有茎节，高尺余，梢间开花，田野生者花大如钱，红紫色，人家栽者花稍小而妩媚，有细白粉红紫赤色，俗呼洛阳花，结实如燕麦，内有小黑子。"子颇似麦，故名瞿麦。

2. 品种

瞿麦为双子叶植物纲石竹科石竹属植物瞿麦 *Dianthus superbus* L. 栽培品或野生品的干燥地上部分。

3. 分布

山东境内产于各大山区。

4. 生态

瞿麦生于海拔 400 ～ 2600m 的山坡、林缘、疏林下、草甸或沟谷溪边。

5. 形态特征

瞿麦为多年生草本，高达 1m。茎丛生，直立，无毛，上部二歧分枝，节明显。叶对生，线形或线状披针形，长 1.5 ～ 9cm，宽 1 ～ 4mm，先端渐尖，基部成短鞘状包茎，全缘，两面均无毛。两性花；花单生或数朵集成稀疏歧式分枝的圆锥花序；花梗长达 4cm；小苞片 4 ～ 6，排成 2 ～ 3 轮；花萼圆筒形，淡紫红色，长达 4cm，先端 5 裂，裂片披针形，边缘膜质，有细毛；花瓣 5，淡红色、白色或淡紫红色，先端深裂成细线状，基部有长爪；雄蕊 10；子房上位，1 室，花柱 2，细长。蒴果长圆形，与宿萼近等长。种子黑色。花期 8 ～ 9 月，果期 9 ～ 11 月（图 53-1，图 53-2）。

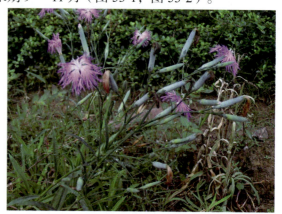

图 53-1　瞿麦植株

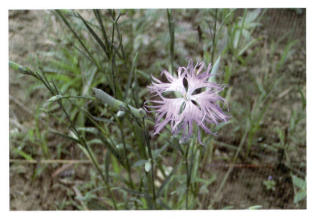

图 53-2　瞿麦花

6. 产地加工

夏、秋二季花果期采割，除去杂质，干燥。

（二）药材

1. 性状特征

茎呈圆柱形，上部有分枝，长 30 ～ 60cm；表面淡绿色或黄绿色，光滑无毛，节明显，略膨大，断面中空。叶对生，多皱缩，展平叶片呈条形至条状披针形。枝端有花及果实，花萼筒状，长 2.7 ～ 3.7cm；苞片 4 ～ 6，宽卵形，长约为萼筒的 1/4；花瓣棕紫色或棕黄色，卷曲，先端深裂成丝状，蒴果长筒形，与宿萼等长。种子细小，多数。气微，味淡（图 53-3）。

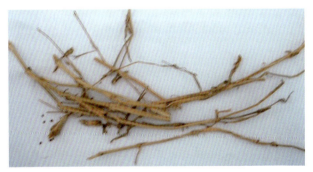

图 53-3　瞿麦药材

2. 商品规格

本品均为统货。分江苏、浙江捆统装等。

3. 道地药材

本品山东、江苏产品为道地药材。

4. 质量标志

本品以身干、色黄绿、无杂草、无根须及花

未开者为佳。

5. 显微特征

粉末鉴别：粉末黄绿色或黄棕色。纤维多成束，细长，边缘平直或波状，直径 10 ～ 25（～ 38）μm，壁厚 3 ～ 10μm，孔沟稀疏或不明显，胞腔狭窄。有晶纤维，含晶细胞类圆形，壁稍厚，微木化，散列或纵向成行。草酸钙簇晶棱角短尖或钝圆，直径 7 ～ 85μm。非腺毛有 2 种，一种呈棍棒状，1 ～ 2 个细胞，先端钝圆，直径 10 ～ 131μm，长 37 ～ 83μm，壁厚 2 ～ 5μm，表面有角质短条状纹理；另一种 1 ～ 3 个细胞，平直或弯曲，顶端细胞稍膨大，直径 5 ～ 12μm，长 42 ～ 83μm，壁薄。叶上表皮横断面观细胞呈类长方形，外壁甚厚，角质层皱缩或有分离；表面观呈类多角形，垂周壁念珠状增厚，表面有较粗而稀疏的角质条纹。气孔类圆形或长圆形，直径 25 ～ 37μm，主要为直轴式或不定式。花萼下表皮细胞：表面观呈类方形或类多角形，略扁，垂周壁稍弯曲或平直，念珠状增厚，表面有细密弯曲的角质线纹。花粉粒呈圆形，直径 31 ～ 75μm，具散孔，孔数 10 ～ 17，孔径 4 ～ 9μm，表面有网状雕纹。果皮栅状细胞淡黄绿色或近无色，横断面观细胞 1 列，呈类长方形或长条形，长 27 ～ 135μm，宽 18 ～ 68μm，外壁厚或外壁及侧壁特厚，约至 117μm，木化，层纹隐约可见，胞腔位于下端，类三角形；侧面观呈扁长方形，外壁厚，有纵纹，层纹波状，细密；表面观长条形或略呈棱形，长约 135μm，外平周壁具紧密的宽带状增厚。种皮表皮细胞棕色，表面观呈类长方形，垂周壁深波状弯曲，表面有颗粒状角质突起，胞腔内含棕色物。厚壁细胞呈类长方形或长条形，有的一端偏斜，直径 37 ～ 93μm，壁厚 3 ～ 8μm，微木化，层纹隐约可见，孔沟稀疏。导管具缘纹孔、梯纹或螺纹导管。

6. 化学组分

植物醇；乙酸牻牛儿酯（geranyl acetone）；乙酸四氢牻牛儿酯；乙酸金合欢酯（farnesyl acetone）；6，10，14- 三甲基 -2- 十五酮；正己醇；山梨醇等。

7. 理化特征

薄层色谱：取本品粉末 1g，加甲醇 10ml，超声处理 20 分钟，滤过，滤液浓缩至 lml，作为供试品溶液。另取瞿麦对照药材 1g，同法制成对照药材溶液。吸取上述 2 种溶液各 1μl，分别点于同一聚酰胺薄膜上，以正丁醇 - 丙酮 - 乙酸 - 水（2 : 2 : 1 : 16）为展开剂，展开，取出，晾干，喷以三氯化铝试液，热风吹干，置紫外光灯（365nm）下检视。供试品色谱中，在与瞿麦对照药材色谱相应的位置上，显相同颜色的荧光斑点。

8. 贮藏

用席包装，应置通风干燥处保存。

（三）炮制与饮片

1. 药材炮制

除去杂质，洗净，稍润，切 10mm 段，干燥。

2. 饮片名称

瞿麦。

3. 药品类别

利水渗湿药：利尿通淋药。

4. 性状特征

本品呈不规则段状。茎圆柱形，表面淡绿色或黄绿色，节明显，略膨大。切面中空。叶多破碎。花萼筒状，苞片 4 ～ 6。蒴果长筒形，与宿萼等长。种子细小，多数。气微，味淡（图 53-4）。

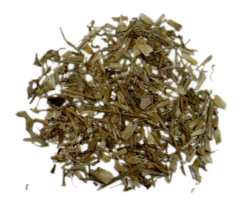

图 53-4　瞿麦

5. 质量要求

（1）水分：不得过 12.0%。

（2）总灰分：不得过 10.0%。

6. 性味功能

性寒，味苦。利尿通淋，破血通经。用于热淋、血淋、石淋、小便不通、淋沥涩痛、月经闭止。

7. 用法用量

内服：煎汤 9 ～ 15g，或入丸、散；外用：适量，研末调敷。

8. 使用注意

孕妇忌服。

9. 贮藏

用席包装，应置通风干燥处保存。

（四）经典方剂与临床应用

八正散（《太平惠民和剂局方》）

处方：瞿麦、萹蓄、车前子、滑石、栀子仁、甘草（炙）、木通、大黄（面裹煨，去面切焙）各一斤等份。

制法：上为散。

功能主治：用于大人小儿心经邪热、一切蕴毒、咽干口燥、大渴引饮、心松面热、烦躁不宁、目赤睛疼、唇焦鼻衄、口舌生疮、咽喉肿痛。

用法用量：每服 6g，水一盏，入灯心，煎至七分，去渣，食后临卧温服。小儿量力少少与之。

（五）食疗与药膳

瞿麦血竭儿茶蜜饮

原料：瞿麦 15g，血竭、儿茶各 10g，白芷 8g，蜂蜜 30g。

制作方法：白芷切成片，血竭研成粗末，与瞿麦同放入砂锅，大火煮沸，调入儿茶，拌匀，煮 30 分钟，用洁净纱布过滤取汁，兑入蜂蜜。

功能主治：本食疗方利尿通淋。活血止痛。

用法用量：早晚 2 次分服。

54　太子参 Tai Zi Shen

（一）基原

1. 集解

太子参始载于《本草从新》，载："太子参，虽其细如参条，短紧结实，而有芦纹，其力不下大参。"《本草纲目拾遗》引《百草镜》载："太子参即辽参之小者，非别种也。"据《本草从新》、《本草纲目拾遗》及《饮片新参》等书，太子参原指五加科人参之小者。与现今所用太子参不相符合。本品原在南京明孝陵所发现，故名太子参。俗称孩儿参，是指块根很小，又用于小孩子滋补剂之故。

2. 品种

太子参为双子叶植物纲石竹科孩儿参属植物孩儿参 *Pseudostellaria heterophylla*（Miq.）Pax ex Pax et Hoffm. 栽培品的干燥块根。

3. 分布

山东省内分布于蒙山（望海楼子）、泰山、崂山、昆嵛山等各大山区及胶南（灵山岛）。

4. 生态

孩儿参生于山坡林下和岩石缝中。

5. 形态特征

孩儿参为多年生草本，高 15 ～ 20cm。地下有肉质直生纺锤形块根，四周疏生须根。茎单一，不分枝，下部带紫色，近方形，上部绿色，圆柱形，有明显膨大的节，光滑无毛。单叶对生；茎下部的叶最小，倒披针形，先端尖，基部渐窄成柄，全缘，向上渐大，在茎顶的叶最大，通常两对密接成 4 叶轮生状，长卵形或卵状披针形，长 4 ～ 9cm，宽 2 ～ 4.5cm，先端渐尖，基部狭窄成柄，叶背脉上有疏毛，边缘略呈波状。花二型；近地面的花小，为闭锁花，花梗紫色；有短柔毛，萼片 4，背面紫色，边缘白色而呈薄膜质，无花瓣；茎顶上的花较大而开放，花梗细，长 1 ～ 2（～ 4）cm，有短柔毛，花时直立，花后下垂，萼片 5，披针形，绿色，背面及边缘有长毛；花瓣 5，白色，先端呈浅齿状 2 裂或钝；雄蕊 10；子房卵形，花柱 3。蒴果近球形。有少数种子，种子褐色，扁圆形或长圆状肾形，有疣状突起。花期 4 月，果期 5 ～ 6 月（图 54-1，图 54-2）。

6. 产地加工

夏季茎叶大部分枯萎时采挖，洗净，除去须根，置沸水中略烫后晒干或直接晒干。

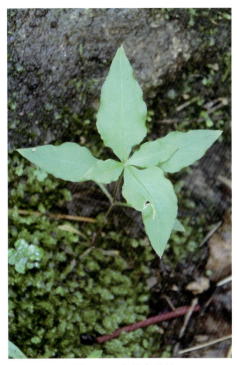

图 54-1 孩儿参植株

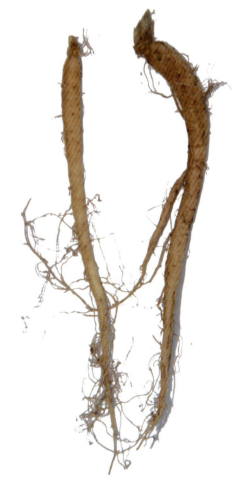

图 54-2 孩儿参根

（二）药材

1. 性状特征

块根呈细长纺锤形或细长条形，稍弯曲，长3～10cm，直径0.2～0.6cm。表面黄白色，较光滑，微有纵皱纹，凹陷处有须根痕。顶端有茎痕。质硬而脆，断面平坦，淡黄白色，角质样，或类白色，有粉性。气微，味微甜（图54-3）。

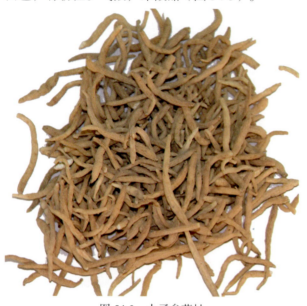

图54-3　太子参药材

2. 商品规格

本品均为统货。

3. 道地药材

本品山东产者为道地药材。

4. 质量标志

本品以条粗、色黄白、光滑无须根、质坚实者为佳。

5. 显微特征

组织鉴别：横切面示木栓层为2～4列类方形细胞。栓内层薄，仅数列薄壁细胞，切向延长。韧皮部窄，射线宽广。形成层成环。木质部占根的大部分，导管稀疏排列成放射状，初生木质部3～4原型。薄壁细胞充满淀粉粒，有的薄壁细胞中可见草酸钙簇晶。

6. 化学组分

太子参环肽 A、B（heterophyllin A、B），棕榈酸（palmitic acid），亚油酸（linoleic acid），吡咯-2-羧酸-3′-呋喃甲醇酯（3′-furfurylpyrrole-2-carboxylate），山萮酸（behenic acid），2-吡咯甲酸（2-pyrrolecarboxylic acid），β-谷甾醇（β-sitoserol）等。

7. 理化特征

薄层色谱：取本品粉末1g，加甲醇10ml，温浸，振摇30分钟，滤过，滤液浓缩至1ml，作为供试品溶液。另取太子参对照药材1g，同法制成对照药材溶液。吸取上述2种溶液各1μl，分别点于同一硅胶G薄层板上，以正丁醇-冰醋酸-水（4：1：1）为展开剂，置用展开剂预饱和15分钟的展开缸内，展开，取出，晾干，喷以0.2%茚三酮乙醇溶液，在105℃加热至斑点显色清晰。供试品色谱中，在与对照药材色谱相应的位置上，显相同颜色的斑点。

8. 贮藏

置通风干燥处，防潮，防蛀。

（三）炮制与饮片

1. 药材炮制

用清水洗净参体，搓去须根，薄摊于晒场或晒席上直接晒干。或将参根运回后置通风干燥的室内摊晾1～2天，待其根部失水变软后，再用清水洗净，投入100℃开水锅中，烫2～3分钟，取出立即摊放于晒场或晒席上暴晒，晒干即成商品。每公顷（1ha=1×10⁴m²）产干货750～2250kg，1.5kg鲜货可加工成0.5kg干货。

2. 饮片名称

太子参。

3. 药品类别

补虚药：补气药。

4. 性状特征

本品呈不规则碎段状或与药材性状特征相同。

5. 质量要求

（1）水分：不得过14.0%。

（2）总灰分：不得过4.0%。

（3）浸出物：用冷浸法测定，水作溶剂，不得少于25.0%。

6. 性味功能

本品性平，味甘、微苦。益气健脾，生津润肺。用于脾虚体倦、食欲缺乏、病后虚弱、气阴不足、自汗口渴、肺燥干燥等。

7. 用法用量

内服：煎汤，9～30g。

8. 配伍禁忌

不宜与藜芦配伍。

9. 使用注意

表实邪盛者不宜用。

10. 贮藏

置通风干燥处，防潮，防蛀。

（四）经典方剂与临床应用

1. 降逆止呃汤（《中医治法与方剂》）

处方：赭石 24g，陈皮 15g，旋覆花、竹茹、太子参各 12g，丁香、柿蒂、天冬、麦冬、甘草、枇杷叶各 9g。

功能主治：降逆止呕。治寒热错杂，胃气上逆，呃声低怯，下肢欠温，口干，舌红苔薄，脉细。

用法用量：水煎服。

2. 清中消痞汤（《名医李寿山之方》）

处方：太子参 15g，麦冬 15g，制半夏 7.5g，柴胡 6g，生白芍 10g，炒栀子 7.5g，牡丹皮 7.5g，青皮 10g，丹参 15g，甘草 6g。

制法：先将药物用冷水浸泡 20 分钟，浸透后煎煮。首煎沸后文火煎 30 分钟，二煎沸后文火煎 20 分钟。煎好后两煎混匀，总量以 200ml 为宜。

功能主治：用于浅表性胃炎、反流性胃炎、萎缩性胃炎等病，证见胃脘痞塞、灼热似痛、似饥不欲食、口干不欲饮、五心烦热、纳呆食少、大便燥秘、舌红少津或光剥龟裂、脉细或数等。

用法用量：每日服 1 剂，早晚分服，饭前或饭后两小时温服。视病情连服 3 剂或 6 剂停药一天。等病情稳定或治愈后停药，服药过程中，停服其他中西药物。慢性萎缩性胃炎一般需坚持治疗 3 个月，即 1 个疗程。

（五）食疗与药膳

1. 黄芪红枣太子参汤

原料：黄芪 15g，红枣 7 枚，太子参 10g。

制作方法：将黄芪、红枣、太子参加适量水煮 30 分钟。

功能主治：补肺健脾。

用法用量：每晚临睡前或清晨空腹时代茶给孩子喝。

2. 太子参炖柴鸡

原料：太子参 8g，柴鸡 250g，盐、葱、姜、料酒适量。

制作方法：将柴鸡切块，在沸水中焯后，将水倒掉。将柴鸡与太子参一起，放入葱、姜、料酒，加清水约炖 2 小时，至熟透后加入盐稍煮几分钟即成。

功能主治：滋阴补虚，温中益气。特别适于秋冬女性进补，调养产后虚弱等。

使用注意：高血压及肾炎、胃炎患者不宜多食。

55 王不留行
Wang Bu Liu Xing

（一）基原

1. 集解

王不留行始载于《神农本草经》，载："今处处有之。叶似酸浆，子似菘子。人言是蓼子，不尔。多入痈方用。"麦蓝菜之名，见于《救荒本草》，描述与本种相近。李时珍曰·"多生麦地中，苗高者一二尺，四月开小花，如铎铃状，红白色，结实如灯笼草子，壳有五棱，壳内包一实，大如豆，实内细子，大如松实，生白熟黑，正圆如细珠可爱。"即为本种。

2. 品种

王不留行为双子叶植物纲石竹科麦蓝菜属植物麦蓝菜 Vaccaria segetalis（Neck.）Garcke 栽培品或野生品的干燥成熟种子。

3. 分布

山东境内产于各地。

4. 生态

麦蓝菜生于山坡、路旁，尤以麦田中最多。

5. 形态特征

麦蓝菜：一年生或二年生草本。茎直立，高30～70cm，圆柱形，节处略膨大，上部呈二叉状分枝。叶对生，无柄，卵状披针形或线状披针形，长4～9cm，宽1.2～2.7cm，先端渐尖，基部圆形或近心脏形，全缘。顶端聚伞花序疏生，花柄细长，下有鳞片状小包2枚；萼筒有5条绿色棱翅，先端5裂，裂片短小三角形，花后萼筒中下部膨大呈棱状球形；花瓣5，分离，淡红色，倒卵形，先端有不整齐的小齿牙，由萼筒口向外开展，下部渐狭呈爪状；雄蕊10，不等长；雌蕊1，子房椭圆形，1室，花柱2，细长。蒴果广卵形，包在萼筒内。花期4～5月（图55-1）。

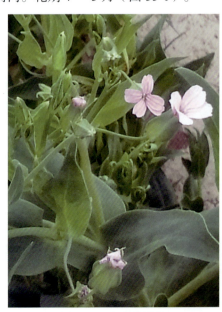

图 55-1　麦蓝菜植株

6. 产地加工

夏季果实成熟、果皮尚未开裂时采割植株，晒干，打下种子，除去杂质，再晒干。

（二）药材

1. 性状特征

种子呈圆球形或近球形，直径1.5～2mm。表面黑色，少数红棕色，略有光泽，密布细小颗粒状突起。种脐圆点状，下陷，色较浅，种脐的一侧有1个带形凹沟，沟内颗粒状突起呈纵行排列。质硬，难破碎。除去种皮后可见白色的胚乳，胚弯曲成环状。子叶2枚。气微，味淡（图55-2）。

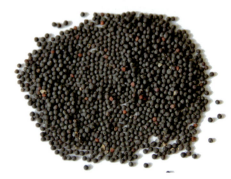

图 55-2　王不留行药材

2. 商品规格

本品均为统货，分山东、河北、辽宁统装等。

3. 道地药材

山东产者为道地药材。

4. 质量标志

本品以粒均匀、饱满、色黑者为佳。

5. 显微特征

粉末鉴别：粉末淡灰褐色。种皮表皮细胞红棕色或黄棕色，表面观多角形或长多角形，直径50～120μm，垂周壁增厚，星角状或深波状弯曲。种皮内表皮细胞淡黄棕色，表面观类方形、类长方形或多角形，垂周壁呈紧密的连珠状增厚，表面可见网状增厚纹理。胚乳细胞多角形、类方形或类长方形，胞腔内充满淀粉粒和糊粉粒。子叶细胞含有脂肪油滴。

6. 化学组分

王不留行皂苷（vacsegoside），王不留行黄酮苷（vaccarin），王不留行环肽 A ～ H（segetalin A ～ H），异肥皂草苷（isosaponarin），植酸钙镁（phytin），磷脂（phospholipid），豆甾醇（stigmasterol）等。

7. 理化特征

（1）化学定性：取粉末1g，加乙醇5ml，置水浴上回流10分钟，滤过，取滤液1ml，加镁粉少量与盐酸3～4滴，显红色。

（2）薄层色谱：取本品粉末 1.5g，加甲醇 20ml，加热回流 30 分钟，放冷，滤过，滤液蒸干，残渣加甲醇 2ml 使溶解，作为供试品溶液。另取王不留行对照药材 1.5g，同法制成对照药材溶液。吸取上述 2 种溶液各 10μl，分别点于同一硅胶 G 薄层板上，以三氯甲烷 - 甲醇 - 水（15：7：2）的下层溶液为展开剂，展开，取出，晾干，喷以改良碘化铋钾试液。供试品色谱中，在与对照药材色谱相应的位置上，显相同的橙红色斑点。

8. 贮藏

置通风干燥处，防蛀。

（三）炮制与饮片

1. 药材炮制

（1）王不留行：取原药材，除去杂质，洗净，干燥。

（2）炒王不留行：取净王不留行置锅内，用中火加热，炒至大多数爆裂成白花时，取出放凉。

2. 饮片名称

王不留行，炒王不留行。

3. 药品类别

活血化瘀药：活血调经药。

4. 性状特征

（1）王不留行：本品呈球形，直径约 2mm。表面黑色，少数红棕色，略有光泽，有细密颗粒状突起，一侧有一凹陷的纵沟。质硬。胚乳白色，胚弯曲成环。气微，味微涩、苦。

（2）炒王不留行：本品呈类球形爆花状，表面白色，质松脆（图 55-3）。

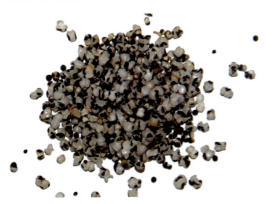

图 55-3　炒王不留行

5. 质量要求

（1）王不留行

1）水分：不得过 12.0%。

2）总灰分：不得过 4.0%。

3）浸出物：用热浸法测定，乙醇作溶剂，不得少于 6.0%。

4）含量测定：用高效液相色谱法测定，本品含王不留行黄酮苷（$C_{32}H_{38}O_{19}$）不得少于 0.40%。

（2）炒王不留行

1）水分：不得过 10.0%。

2）含量测定：用高效液相色谱法测定，本品含王不留行黄酮苷（$C_{32}H_{38}O_{19}$）不得少于 0.15%。

6. 性味功能

本品性平，味苦。活血通经，下乳消肿。用于乳汁不下、经闭、痛经、乳痈肿痛。

7. 用法用量

内服：煎汤，3 ～ 9g；或入丸、散。外用：研末调敷。

8. 使用注意

孕妇忌服。

9. 贮藏

置通风干燥处，防蛀。

（四）经典方剂与临床应用

1. 胜金散（《普济方》）

处方： 王不留行、酸浆草（死胎焙用）、茺蔚子、白蒺藜（去刺）、五灵脂（行血俱生用）各等份。

制法： 上药为散。

功能主治： 用于难产逆生、胎死腹中。

用法用量： 每服 9g，取利。山水 盏半。入白花刘寄奴子一撮，同煎温服。

2. 王不留行散（《圣济总录》）

处方： 王不留行 30g，赤芍 22.5g，木通 22.5g，当归 22.5g，滑石 30g，子芩 15g，生干地黄 30g，榆白皮 22.5g（锉）。

制法： 上药捣细罗为散。

功能主治： 治虚劳，小肠热，小便淋沥，茎中痛。

用法用量： 每服 6g，空腹时用热粥饮下。

（五）食疗与药膳

王不留行炖猪蹄

原料：猪蹄 3 ～ 4 个，王不留行 12g，调味料适量。

制作方法：将王不留行用纱布包裹，和洗净的猪蹄一起放进锅内，加水及调味料煮烂即可食用。

功能主治：猪蹄性味甘、咸、平，常用以治疗乳汁不足。加上王不留行，对缺乳具有良好的疗效。

56 芡实 Qian Shi

（一）基原

1. 集解

芡实始载于《神农本草经》，曰："茎上花似鸡冠，故名鸡头。"《名医别录》载："鸡头实生雷泽池泽，八月采之。"《本草纲目》载："芡茎三月生叶贴水，大于荷叶，皱纹如縠，蹙衄如沸，面青背紫，茎、叶皆有刺。其茎长至丈余，中亦有孔有丝，嫩者剥皮可食。五六月生紫花，花开向日结苞，外有青刺，如猬刺及栗球之形。花在苞顶，亦如鸡喙及猬喙。剥开内有斑驳软肉裹子，累累如珠玑。壳内白米，状如鱼目。"李时珍曰："芡可济俭歉，故谓之芡。"

2. 品种

芡实为双子叶植物纲睡莲科芡属植物芡 *Euryale ferox* Salisb. 的干燥成熟种仁。

3. 分布

山东境内产于南四湖（南阳湖、微山湖、昭阳湖、独山湖）、东平湖及全省，蕴藏量在 2 200 000kg 以上，其中东平湖产量约占总产量的 80%。

4. 生态

芡生于池塘、湖沼中。

5. 形态特征

芡为一年生大型水生草本。沉水叶箭形或椭圆肾形，两面无刺；叶柄无刺；浮水叶革质，椭圆肾形至圆形，盾状，有或无弯缺，全缘，下面带紫色，有短柔毛，两面在叶脉分枝处有锐刺；叶柄及花梗粗壮，花长约 5cm；萼片披针形，内面紫色，外面密生稍弯硬刺；花瓣矩圆披针形或披针形，紫红色，成数轮排列，向内渐变成雄蕊；无花柱，柱头红色，成凹入的柱头盘。浆果球形，直径 3 ～ 5cm，污紫红色，外面密生硬刺；种子球形，直径大于 10mm，黑色。花期 7 ～ 8 月，果期 8 ～ 9 月（图 56-1，图 56-2）。

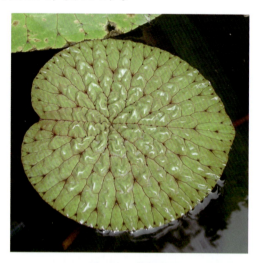

图 56-1 芡植株

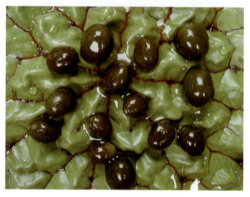

图 56-2 芡果实

6. 产地加工

秋末冬初采收成熟果实，除去果皮，取出种仁，再除去硬壳，晒干。

（二）药材

1. 性状特征

种仁类圆球形，直径 5 ～ 8mm，有的破碎成小块，完整者表面（内种皮）薄膜状，紧贴于胚乳之外，红棕色或暗紫色，有不规则的脉状网纹，一端淡黄色（约占 1/3），胚小，位于淡黄色一端的圆形凹窝内。断面白色，粉质，质地较硬。气微，味淡（图 56-3）。

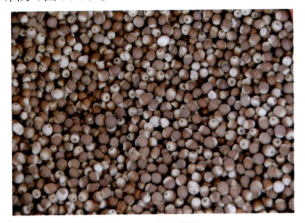

图 56-3 芡实药材

2. 商品规格

本品均为统货。

3. 道地药材

山东产者为道地药材。

4. 质量标志

本品以颗粒饱满均匀、粉性足、无碎屑及皮壳者为佳。

5. 显微特征

（1）组织鉴别：内种皮的外侧为 4 ～ 5 列网状厚壁组织，非木化，并散在细小的螺纹及环纹管胞；内侧为 3 ～ 4 列薄壁细胞，含糊粉粒。胚乳为多数椭圆形薄壁细胞，内含多数淀粉粒。淀粉粒多为复粒，由百余分粒至数百分粒组成，类圆形，直径 12 ～ 20μm；单粒类圆形或圆形，直径 1 ～ 1.8μm，五层纹，脐点不明显。

（2）粉末鉴别：粉末类白色。主要为淀粉粒，单粒类圆形，直径 1 ～ 4μm，大粒脐点隐约可见；复粒多数由百余分粒组成，类球形，直径 13 ～ 35μm，少数由 2 ～ 3 分粒组成。

6. 化学组分

9- 十八碳烯酸，十六碳烯酸，Z-9，12- 十八碳二烯酸，异落叶松树脂醇 -9-O-β-D- 吡喃葡萄糖苷（isolariciresinol-9-O-β-D-glucopyranoside），氨基酸，δ- 生育酚（δ-tocopherol），蛋白质，脂肪及无机元素等。

7. 理化特征

（1）化学定性

1）取样品 1g，加水 10ml，加热至 40 ～ 60℃，20 分钟后滤过。取滤液 2ml，加 α- 萘酚 2 ～ 3 滴，沿管壁滴加硫酸 1ml，与硫酸的接触面成紫红色环。

2）取样品 5g，加 5ml 石油醚冷浸 12 小时，滤过。滤液置蒸发皿中蒸干，残渣中加入 0.5ml 冰醋酸，使之溶解，再加入 0.5ml 醋酐，最后加 1 滴硫酸。呈现紫红 - 绿 - 污绿色。

（2）薄层色谱：取本品粉末 2g，加二氯甲烷 30ml，超声处理 15 分钟，滤过，滤液蒸干，残渣加乙酸乙酯 2ml 使溶解，作为供试品溶液。另取芡实对照药材 2g，同法制成对照药材溶液。吸取上述 2 种溶液各 10μl，分别点于同一硅胶 G 薄层板上，以正己烷 - 丙酮（5 ：1）为展开剂，展开，取出，晾干，喷以 10% 硫酸乙醇溶液，在 105℃加热至斑点显色清晰。供试品色谱中，在与对照药材色谱相应的位置上，显相同颜色的斑点。

8. 贮藏

置于麻袋或用缸装。本品易虫蛀，曝晒后，入缸盖紧，以便防蛀，亦有用硫黄熏者，色泽洁白。防鼠害。

（三）炮制与饮片

1. 药材炮制

（1）芡实：取原药材，除去杂质及残留硬壳。用时捣碎。

（2）炒芡实：取净芡实，用文火炒至微黄色并有香气时，取出放凉。

（3）麸炒芡实：先将锅烧热，撒入麦麸，待冒烟时，投入净芡实，不断翻动，呈黄色时取出，筛去麦麸，放凉（每 100 千克芡实，用麦麸 10kg）。

2. 饮片名称

芡实，炒芡实，麸炒芡实。

3. 药品类别

收涩药：固精缩尿止带药。

4. 性状特征

（1）芡实：本品呈类球形，多为半球形破粒。

表面有红棕色内种皮，一端黄白色。质较硬，破碎面白色，粉性。味淡（图56-4）。

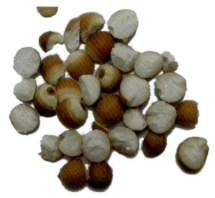

图56-4　芡实

（2）炒芡实：本品表面呈黄色或微黄色，偶有焦斑。具香气。

（3）麸炒芡实：本品表面呈鲜黄色或微黄色，有香气。

5.质量要求

（1）芡实

1）水分：不得过14.0%。

2）总灰分：不得过1.0%。

（2）炒芡实

1）水分：不得过10.0%。

2）总灰分：不得过1.0%。

6.性味功能

本品性平，味甘、涩。补脾止泻，祛湿止带。用于梦遗、滑精、遗尿、尿频、脾虚久泻、白浊、带下。

7.用法用量

内服：煎汤，9～15g。

8.使用注意

凡外感前后，疟痢疳痔，气郁痞胀，溺赤便秘，食不运化及新产后皆忌之。

9.贮藏

置于麻袋或用缸装。本品易虫蛀，曝晒后，入缸盖紧，以便防蛀，亦有用硫黄熏者，色泽洁白。防鼠害。

（四）经典方剂与临床应用

1.金锁固精丸（《医方集解》）

处方：蒺藜（炒）、芡实（蒸）、莲须各6g，龙骨（酥炙）、牡蛎（盐水煮一日一夜，煅粉）各3g。

制法：共为末。

功能主治：固肾涩精。用于肾虚精关不固、遗精滑泄、腰酸耳鸣、四肢乏力、舌淡苔白、脉细弱。

用法用量：莲子粉糊为丸，盐汤下。

2.易黄汤（《傅青主女科》）

处方：山药（炒）、芡实（炒）各30g，黄柏（盐水炒）6g，车前子（酒炒）3g，白果仁（碎，十枚）12g。

功能主治：固肾止带，清热祛湿。肾虚湿热带下。带下黏稠量多，色黄如浓茶汁，其气腥秽，舌红，苔黄腻者。

用法用量：水煎服。

（五）食疗与药膳

1.芡实粉粥

原料：芡实粉30g，核桃肉（打碎）15g，红枣（去核）5～7枚，糖适量。

制作方法：芡实粉先用凉开水打糊，放入滚开水中搅拌，再拌入核桃肉、红枣肉，煮熟成糊粥，加糖。

功能主治：滋补脾肾，固涩精气。

用法用量：不拘时服。

2.芡实糊

原料：芡实1000g，开水适量。

制作方法：将芡实磨成粉，临服时，取50～100g粉末冲开水调服。

功能主治：健身体，强筋骨，耳聪目明。

57　莲子 Lian Zi

（一）基原

1.集解

莲子始载于《神农本草经》，列为上品，原名藕实，一名水芝丹。《本草纲目》载："诸处湖泽陂池皆有之……节生二茎：一为藕荷，其叶贴水，其下旁行生藕也；一为芰荷，其叶出水，其旁茎生花也。其叶清明后生。六七月开花，花有红、白、粉红三色，花心有黄须，蕊长寸余，须内即莲也。"所述生境、形态及《本草图经》等本草附图，与植物莲完全一致。

2. 品种

莲子为双子叶植物纲睡莲科莲属植物莲 *Nelumbo nucifera* Gaertn. 的干燥成熟种子。

3. 分布

山东境内产于各湖泊、池塘及水湾中。

4. 生态

莲自生或栽培在池塘或水田内。

5. 形态特征

莲为多年生水生草本；根状茎横生，肥厚，节间膨大，内有多数纵行通气孔道，节部缢缩，上生黑色鳞叶，下生须状不定根。叶圆形，盾状，直径 25～90cm，全缘稍呈波状，上面光滑，具白粉，下面叶脉从中央射出，有 1～2 次叉状分枝；叶柄粗壮，圆柱形，长 1～2m，中空，外面散生小刺。花梗和叶柄等长或稍长，也散生小刺；花直径 10～20cm，美丽，芳香；花瓣红色、粉红色或白色，矩圆状椭圆形至倒卵形，长 5～10cm，宽 3～5cm，由外向内渐小，先端圆钝或微尖；雄蕊多数花药条形，花丝细长，着生在花托之下；花柱极短，柱头顶生；花托（莲房）直径 5～10cm。坚果椭圆形或卵形，长 1.8～2.5cm，果皮革质，坚硬，熟时黑褐色；种子（莲子）卵形或椭圆形，长 1.2～1.7cm，种皮红色或白色。花期 6～8 月，果期 8～10 月（图 57-1）。

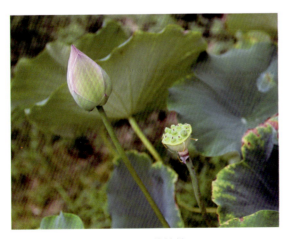

图 57-1　莲植株

6. 产地加工

秋季果实成熟时，剪割下莲房，取出果实，除去果皮，晒干。

（二）药材

1. 性状特征

种子略呈椭圆形或类球形，长 1.2～1.8cm，直径 0.8～1.4cm。表面浅黄棕色至红棕色，有细纵纹和较宽的脉纹。一端中心呈乳头状突起，深棕色，多有裂口，其周边略下陷。质硬，种皮薄，不易剥离。子叶 2，黄白色，肥厚，中有空隙，具绿色莲子心。气微，味甜、微涩；莲子心味苦（图 57-2，图 57-3）。

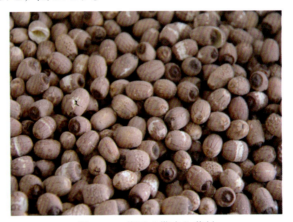

图 57-2　莲子（带皮）药材

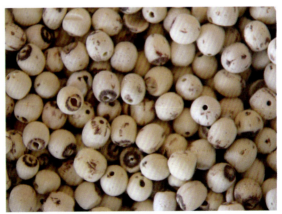

图 57-3　莲子（去皮）药材

2. 商品规格

本品按产地不同分湘莲、湖莲、建莲。

3. 道地药材

本品山东、湖南产者为道地药材。

4. 质量标志

本品以个大饱满、色深棕、无破碎者为佳。

5. 显微特征

粉末鉴别：粉末类白色。主要为淀粉粒，单粒长圆形、类圆形、卵圆形或类三角形，有的具小尖突，直径 4～25μm，脐点少数可见，裂缝状或点状；复粒稀少，由 2～3 分粒组成。色素层细胞黄棕色或红棕色，表面观呈类长方形、类长多角形或类圆形，有的可见草酸钙簇晶。子叶细胞呈长圆形，壁稍厚，有的呈连珠状，隐约可见纹孔域。可见螺纹导管和环纹导管。

6. 化学组分

淀粉，棉子糖，蛋白质，脂肪，肉豆蔻酸，棕榈酸，油酸，亚油酸，维生素及无机元素等。

7. 理化特征

（1）化学定性

1）取本品粉末少许，加水适量，混匀，加碘试液数滴，呈蓝紫色，加热后逐渐褪色，放冷，蓝紫色复现。

2）取本品粉末 0.5g，加水 5ml，浸泡，滤过，滤液置试管中，加 α-萘酚试液数滴，摇匀，沿管壁缓缓滴加硫酸 1ml，两液接界处出现紫色环。

（2）薄层色谱：取本品粗粉 5g，加三氯甲烷 30ml，振摇，放置过夜，滤过，滤液蒸干，残渣加乙酸乙酯 2ml 使溶解，作为供试品溶液。另取莲子对照药材 5g，同法制成对照药材溶液。吸取 2 种溶液各 2μl，分别点于同一硅胶 G 薄层板上，以正己烷-丙酮（7：2）为展开剂，展开，取出，晾干，喷以 5% 香草醛的 10% 硫酸乙醇溶液，在 105℃加热至斑点显色清晰。供试品色谱中，在与对照药材色谱相应的位置上，显相同颜色的斑点。

8. 贮藏

置干燥处，防虫蛀。

（三）炮制与饮片

1. 药材炮制

（1）莲子肉：取原药材，除去杂质，用温水略浸，捞出润软，剥开去心（"莲子心"另作药用），干燥（图 57-4）。

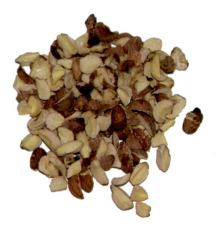

图 57-4 莲子

（2）炒莲子肉：取净莲子肉，置预热炒制容器内，用文火加热，炒至表面颜色加深，内表面微黄色，有香气逸出，取出晾凉。

2. 饮片名称

莲子肉，炒莲子肉。

3. 药品类别

收涩药：固精缩尿止带药。

4. 性状特征

（1）莲子肉：本品多剖成两瓣，呈半椭圆形，有的除去棕红色外皮呈类白色。剖面类白色，中间具凹槽。粉性足。

（2）炒莲子肉：本品形似莲肉，惟色淡，呈黄棕色，微有香气。

5. 质量要求

黄曲霉毒素：本品每千克含黄曲霉毒素 B_1 不得过 5μg，黄曲霉毒素 G_2、黄曲霉毒素 G_1、黄曲霉毒素 B_2 和黄曲霉毒素 B_1 总量不得过 10μg。

6. 性味功能

本品性平，味甘、涩。补脾止泻，益肾涩精，养心安神。用于脾虚久泻、遗精带下、心悸失眠。

7. 用法用量

内服：煎汤，6～15g，或入丸、散。

8. 使用注意

中满痞胀及大便燥结者忌服。

9. 贮藏

置干燥处，防虫蛀。

（四）经典方剂与临床应用

清心莲子饮（《太平惠民和剂局方》）

处方：黄芩、麦冬（去心）、地骨皮、车前子、甘草（炙）各半两，石莲肉（去心）、白茯苓、黄芪（蜜炙）、人参各各七两半。

制法：上药为散。

功能主治：治心中蓄积，时常烦躁，因而思虑劳力，忧愁抑郁，是致小便白浊，或有沙膜，夜梦走泄，遗沥涩痛，便赤如血，或因酒色过度，上盛下虚，心火炎上，肺金受克，口舌干燥，渐成消渴，睡卧不安，四肢倦怠，男子五淋，妇人带下赤白；及病后气不收敛，阳浮于外，五心烦热。药性温平，不冷不热，常服清心养神，秘精补虚，滋润肠胃，调顺血气。

用法用量：每三钱，麦冬 10 粒，水一盏半，煎取八分，去滓，水中沉冷，空腹，食前服。发热加柴胡、薄荷煎。

（五）食疗与药膳

1. 莲子苡芡炖猪肚

原料：莲子、薏苡仁、芡实各 15g，猪肚 150g，瘦猪肉 50g，生姜片 3 片。

制作方法：先将猪肚反复洗净，切成条状；瘦猪肉洗净后切成块，其他三味用热水浸透。将所有用料置于炖盅内，加入 800ml 沸水，炖盅加盖，隔水炖之。水烧开后，用小火炖 2.5 ～ 3 小时，加入盐、味精调味即成。

功能主治：补益脾胃，固精养肾。用于虚损体伤、脾胃虚弱的人。

使用注意：孕妇慎用。

2. 莲子红枣桂圆羹

原料：莲子 30g，红枣、桂圆肉各 20g，冰糖适量。

制作方法：莲子去心，红枣去核。一同放入砂锅内，加清水文火炖至莲子酥烂，下冰糖调味即成。

功能主治：健脾补血，养心安神。可用于心脾两虚之神疲乏力、心悸怔忡、头晕失眠等症。还可作为妇女日常保健食品。

58　荷叶 He Ye

（一）基原

1. 集解

荷叶始载于《食疗本草》。《本草纲目》载："其茎、叶为荷。嫩者称荷钱……"

2. 品种

荷叶为双子叶植物纲睡莲科莲属植物莲 *Nelumbo nucifera* Gaertn. 的干燥叶。

3. 分布

山东境内产于各湖泊、池塘及水湾中。

4. 生态

莲自生或栽培在池塘与水田内。

5. 形态特征

莲为多年生水生草本；根状茎横生，肥厚，节间膨大，内有多数纵行通气孔道，节部缢缩，上生黑色鳞叶，下生须状不定根。叶圆形，盾状，直径 25 ～ 90cm，全缘稍呈波状，上面光滑，具白粉，下面叶脉从中央射出，有 1 ～ 2 次叉状分枝；叶柄粗壮，圆柱形，长 1 ～ 2m，中空，外面散生小刺。花梗和叶柄等长或稍长，也散生小刺；花直径 10 ～ 20cm，美丽，芳香；花瓣红色、粉红色或白色，矩圆状椭圆形至倒卵形，长 5 ～ 10cm，宽 3 ～ 5cm，由外向内渐小，先端圆钝或微尖；雄蕊多数花药条形，花丝细长，着生在花托之下；花柱极短，柱头顶生；花托（莲房）直径 5 ～ 10cm。坚果椭圆形或卵形，长 1.8 ～ 2.5cm，果皮革质，坚硬，熟时黑褐色；种子（莲子）卵形或椭圆形，长 1.2 ～ 1.7cm，种皮红色或白色。花期 6 ～ 8 月，果期 8 ～ 10 月（图 58-1）。

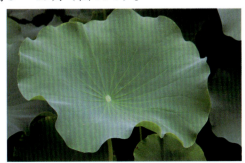

图 58-1　莲植株荷叶

6. 产地加工

夏、秋二季采收，晒至七、八成干时，除去叶柄，折成半圆形或折扇形，干燥。

（二）药材

1. 性状特征

干燥的叶呈半圆形或折扇形，展开后呈类圆形，直径 20～50cm。全缘或稍呈波状。上表面深绿色或黄绿色，较粗糙；下表面淡灰棕色，较光滑，有粗脉 21～22 条，自中心向四周射出；中心有突出的叶柄残基。质脆，易破碎。稍有清香气，味微苦（图 58-2）。

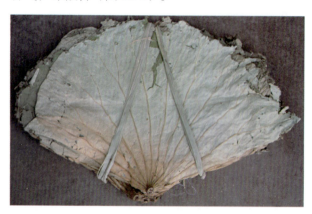

图 58-2　荷叶药材

2. 商品规格

本品均为统装。

3. 道地药材

本品山东菏泽地区产者为道地药材。

4. 质量标志

本品以叶大、完整、色绿、无杂质霉变者为佳。

5. 显微特征

（1）组织鉴别：上表皮横断面细胞呈长方形，外平周壁较厚，呈乳头状突起；表面观呈多角形，垂周壁平直，乳头突起呈双圆圈状。气孔较密集，长圆形，直径 18～22μm，长 20～27μm，副卫细胞 4～6 个，不定式。上表皮下栅栏细胞明显。下表皮表面观细胞呈不规则形，垂周壁连珠状增厚，微弯曲，偶见气孔，副卫细胞 7～8 个。

（2）粉末鉴别：粉末灰绿色。上表皮细胞表面观多角形，外壁乳头状或短绒毛状突起，呈双圆圈状；断面观长方形，外壁呈乳头状突起；气孔不定式，副卫细胞 5～8 个。下表皮细胞表面观垂周壁略波状弯曲，有时可见连珠状增厚。草酸钙簇晶多见，直径约至 40μm。

6. 化学组分

生物碱类：荷叶碱（nuciferine），N-去甲荷叶碱（N-nornuciferine），O-去甲荷叶碱（O-nornuciferin），牛心果碱（anonaine），罗默碱（roemerine），亚美尼亚罂粟碱（armepavine），N-甲基衡州乌药碱（N-methglcoclaurine），N-甲基异衡州乌药碱（N-methylisococaurine），前荷叶碱（pronuciferine），鹅掌楸碱（spermatheridine），去氢荷叶碱（dehydeonuciferine）。

黄酮类：荷叶苷（nelumboside），槲皮素，与槲皮苷，金丝桃苷（hyperin），山奈酚，异鼠李素等。

有机酸类：枸橼酸，酒石酸，苹果酸，草酸，琥珀酸等。

7. 贮藏

竹篓装或蒲席包。放置干燥通风处保存，防蛀、鲜荷叶放在缸内备用。

（三）炮制与饮片

1. 药材炮制

（1）荷叶：用水洗净，剪去蒂及边缘，切成 0.5～1cm 丝片，晒干。

（2）荷叶炭：取净荷叶，置锅内，上覆一口径略小的锅，锅外贴白纸，两锅交接处用黄泥封固，烧煅至白纸呈黄色，停火，待冷取出，即为荷叶炭。

2. 饮片名称

荷叶，荷叶炭。

3. 药品类别

清热药：清热解毒药。

4. 性状特征

（1）荷叶：本品呈不规则的丝状。上表面深绿色或黄绿色，较粗糙；下表面淡灰棕色，较光滑，叶脉明显突起。质脆，易破碎。稍有清香气，味微苦（图 58-3）。

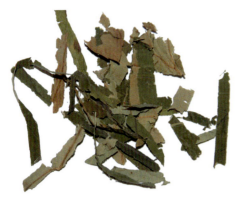

图 58-3 荷叶

（2）荷叶炭：呈不规则的片状，表面棕褐色或黑褐色。气焦香，味涩。

5. 质量要求

（1）水分：不得过 15.0%。

（2）总灰分：不得过 12.0%。

（3）浸出物：用热浸法测定，70% 乙醇作溶剂，不得少于 10.0%。

（4）含量测定：用高效液相色谱法测定，本品含荷叶碱（$C_{19}H_{21}NO_2$）不得少于 0.070%。

6. 性味功能

（1）荷叶：性平，味苦。清热解暑，升发清阳，凉血止血。用于暑热烦渴、暑热泄泻，血热吐衄、脾虚泄泻、便血崩漏。

（2）荷叶炭：收涩化瘀止血。用于出血症和产后血晕。

7. 用法用量

荷叶 3 ～ 9g；荷叶炭 3 ～ 6g。

8. 使用注意

（1）《本草纲目》载："畏桐油、茯苓、白银。"

（2）《本草从新》载："升散消耗，虚者禁之。"

（3）《随息居饮食谱》载："凡上焦邪盛，治宜清降者，切不可用。"

9. 贮藏

竹篓装或蒲席包。放置干燥通风处保存，防蛀，鲜荷叶放在缸内备用。

（四）经典方剂与临床应用

1. 四生丸（《妇人良方》）

处方：生荷叶、生艾叶、生柏叶、生地黄各等份。

制法：上药捣烂，丸如鸡头子大。

功能主治：治阳乘于阴，以致吐血、衄血。

用法用量：每服 1 丸，水煎服。

2. 荷叶散（《太平圣惠方》）

处方：荷叶三片，蒲黄二两，甘草二两（炙微赤，锉）。

制法：上药捣筛为散。

功能主治：治产后血运，烦闷不识人。或狂言乱语，气欲绝。

用法用量：每服三钱，以水一中盏，煎至五分，入生地黄汁一合，蜜半匙，更煎三五沸，去滓，不计时候温服。

（五）食疗与药膳

鲜荷叶煲鸡

原料：净鸡肉 500g，香菇 50g，火腿 30g，鲜荷叶 4 张，味精、糖、料酒、葱、姜、味精、麻油等调料。

制作方法：鸡肉、火腿、香菇洗净后切成片，葱姜切成小段。荷叶洗净后用开水烫一下，撕成几片。把鸡肉、香菇、火腿放入碗内，加料酒、精盐、葱、姜、糖、味精、麻油拌匀，然后用荷叶包成几包，上笼蒸熟即成。

功能主治：解暑，补益，强身。适用于夏季心烦口渴、食而无味等虚弱症。

59　莲须 Lian Xu

（一）基原

1. 集解

《本草纲目》称本品为"佛座须"，列于莲下。

2. 品种

莲须为双子叶植物纲睡莲科莲属植物莲 *Nelumbo nucifera* Gaertn. 的干燥雄蕊。

3. 分布

本品山东境内产于各湖泊、池塘及水湾中。

4. 生态

莲自生或栽培在池塘或水田内。

5. 形态特征

莲为多年生水生草本；根状茎横生，肥厚，节间膨大，内有多数纵行通气孔道，节部缢缩，上生黑色鳞叶，下生须状不定根。叶圆形，盾状，直径 25 ～ 90cm，全缘稍呈波状，上面光滑，具白粉，下面叶脉从中央射出，有 1 ～ 2 次叉状分枝；叶柄粗壮，圆柱形，长 1 ～ 2m，中空，外面散生小刺。花梗和叶柄等长或稍长，也散生小刺；花直径 10 ～ 20cm，美丽，芳香；花瓣红色、粉红色或白色，矩圆状椭圆形至倒卵形，长 5 ～ 10cm，宽 3 ～ 5cm，由外向内渐小，先端圆钝或微尖；雄蕊多数花药条形，花丝细长，着生在花托之下；花柱极短，柱头顶生；花托（莲房）直径 5 ～ 10cm。坚果椭圆形或卵形，长 1.8 ～ 2.5cm，果皮革质，坚硬，熟时黑褐色；种子（莲子）卵形或椭圆形，长 1.2 ～ 1.7cm，种皮红色或白色。花期 6 ～ 8 月，果期 8 ～ 10 月（图 59-1）。

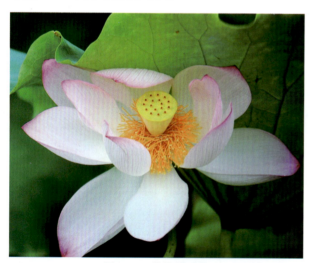

图 59-1　莲植株示花

6. 产地加工

6 ～ 8 月份，当花初开放时采收。一般认为夏季采收者较好。夏季采收，莲须长约 4cm，色鲜黄，黄粉多而较好。秋季采收，较粗而短，长约 2.5cm，色淡黄粉少，品质较次。采取后阴干或盖上白纸晒干。不宜在烈日下久晒，以免变色。

（二）药材

1. 性状特征

干燥的雄蕊呈线状，花药长 1 ～ 1.5cm，直径约 0.5mm，多数扭转，呈螺旋状，黄色或淡棕黄色，二室、纵裂，内有多数黄色花粉。花丝呈丝状而略扁，稍弯曲，长 1 ～ 1.6cm，棕黄色或棕褐色。质轻，气微香，味微涩（图 59-2）。

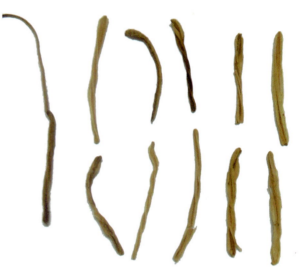

图 59-2　莲须药材

2. 商品规格

统装。

3. 道地药材

本品浙江、江苏产者为道地药材。

4. 质量标志

本品以干燥、完整、细长、色黄、质软者为佳。

5. 显微特征

粉末鉴别：粉末黄棕色。花粉粒类球形或长圆形，直径 45 ～ 86μm，有 3 孔沟，表面有颗粒网纹。表皮细胞呈长方形、多角形或不规则形，垂周壁微波状弯曲；侧面观外壁呈乳头状突起。花粉囊内壁细胞成片，呈长条形，壁稍厚，胞腔内充满黄棕色或红棕色物。可见螺纹导管。

6. 化学组分

黄酮类：槲皮素，木犀草素，山柰酚，山柰酚 -3-O-β-D- 吡喃半乳糖苷，异鼠李素等。三萜类：环阿尔廷醇（cycbartenol），环阿尔屯烷 -23- 烯 -3β，25- 二醇，1- 癸醇，二十四烷酸，棕榈酸，金色酰胺醇酯（aurantiamide acetate）等。

7. 理化特征

化学定性：取该品粉末 0.5g，加水 5ml，浸泡，滤过，滤液置试管中，加 α- 萘酚试液数滴，摇匀，沿管壁缓缓滴加硫酸 1ml，两液接界处出现紫色环。

8. 贮藏

纸箱或麻袋装，放置阴凉干燥处保存。防生霉、虫蛀及变色。

（三）炮制与饮片

1. 药材炮制

将原药材拣净杂质。

2. 饮片名称

莲须。

3. 药品类别

收涩药：固精缩尿止带药。

4. 性状特征

本品呈长短不等的线条状，余同药材（图 59-3）。

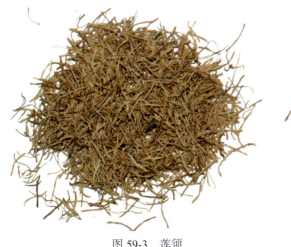

图 59-3　莲须

5. 质量要求

本品以完整、色黄者为佳。

6. 性味功能

本品性温，味甘、涩。固肾涩精。用于遗精滑精、带下、尿频。

7. 用法用量

水煎服，5～10g。或入丸、散。

8. 贮藏

纸箱或麻袋装，置阴凉干燥处保存。防生霉、虫蛀及变色。

（四）经典方剂与临床应用

金锁固精丸（《医方集解》）

处方：蒺藜（炒）、芡实（蒸）、莲须各 6g，龙骨（酥炙）、牡蛎（盐水煮一日一夜，煅粉）各 3g。

制法：共为细末。

功能主治：固肾涩精。用于肾虚精关不固、遗精滑泄、腰酸耳鸣、四肢乏力、舌淡苔白、脉细弱。

用法用量：莲子粉糊为丸，盐汤下。

（五）食疗与药膳

莲须炖白鸽

原料：白果仁 10g，莲须 10g，怀山药 100g，红枣 4 枚，白鸽 6 只。

制作方法：先将白鸽活宰，除去毛及内脏，洗干净；将白果去壳、心，洗干净；将莲须、怀山药洗净，红枣去核，洗净。把全部用料放入锅内，加入清水适量，用武火煮沸后。改用文火炖约 2 小时，调味即可食用。

功能主治：固肾涩精。

60　藕节 Ou Jie

（一）基原

1. 集解

藕节始载于《神农本草经》，原名"莲藕"，列为上品。

2. 品种

藕节为双子叶植物纲睡莲科莲属植物莲 *Nelumbo nucifera* Gaertn. 的干燥根茎节部。

3. 分布

山东境内产于各湖泊、池塘及水湾中。

4. 生态

莲自生或栽培在池塘或水田内。

5. 形态特征

莲为多年生水生草本；根状茎横生，肥厚，

节间膨大，内有多数纵行通气孔道，节部缢缩，上生黑色鳞叶，下生须状不定根。叶圆形，盾状，直径 25 ～ 90cm，全缘稍呈波状，上面光滑，具白粉，下面叶脉从中央射出，有 1 ～ 2 次叉状分枝；叶柄粗壮，圆柱形，长 1 ～ 2m，中空，外面散生小刺。花梗和叶柄等长或稍长，也散生小刺；花直径 10 ～ 20cm，美丽，芳香；花瓣红色、粉红色或白色，矩圆状椭圆形至倒卵形，长 5 ～ 10cm，宽 3 ～ 5cm，由外向内渐小，先端圆钝或微尖；雄蕊多数花药条形，花丝细长，着生在花托之下；花柱极短，柱头顶生；花托（莲房）直径 5 ～ 10cm。坚果椭圆形或卵形，长 1.8 ～ 2.5cm，果皮革质，坚硬，熟时黑褐色；种子（莲子）卵形或椭圆形，长 1.2 ～ 1.7cm，种皮红色或白色。花期 6 ～ 8 月，果期 8 ～ 10 月（图 60-1）。

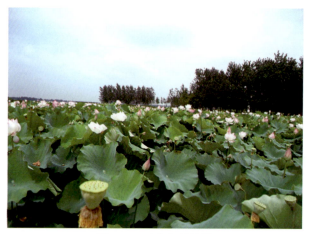

图 60-1 （白）莲植株

6. 产地加工

秋、冬二季采挖根茎，洗净，切取节部，除去须根，晒干。

（二）药材

1. 性状特征

根茎节部呈短圆柱形，中部稍细，长 2 ～ 4cm，直径约 2cm。表面灰黄色，有残存须根及须根痕，偶见暗红棕色鳞叶残基。两端残留节间部分，表面皱缩，有纵皱纹。质硬，断面有多数类圆形的孔，大小不等。气微，味微甜、涩（图 60-2）。

2. 商品规格

本品均为统货。

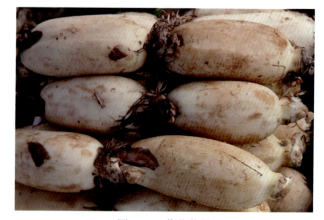

图 60-2 藕节药材

3. 道地药材

山东菏泽产者为道地药材。

4. 质量标志

本品以色灰黄、体重、无须根泥土者为佳。

5. 化学组分

淀粉，蛋白质，天门冬素，维生素 C 及氧化酶等。

6. 理化特征

薄层色谱：取本品粉末 1g，加稀乙醇 20ml，超声处理 20 分钟，滤过，取滤液作为供试品溶液。另取藕节对照药材 1g，同法制成对照药材溶液。再取丙氨酸对照品，加稀乙醇制成每毫升含 0.5mg 的溶液，作为对照品溶液。吸取供试品溶液及对照药材溶液各 10μl、对照品溶液 2μl，分别点于同一硅胶 G 薄层板上，以正丁醇 - 冰醋酸 - 水（4 : 1 : 1）为展开剂，展开，取出，晾干，喷以茚三酮试液，在 105℃加热至斑点显色清晰。供试品色谱中，在与对照药材色谱和对照品色谱相应的位置上，显相同颜色的斑点。

7. 贮藏

置干燥处，防潮，防蛀。

（三）炮制与饮片

1. 药材炮制

（1）藕节：除去杂质，洗净，干燥。

（2）藕节炭：取净藕节置锅内炒至外面呈黑色，内部呈老黄色，稍洒清水，取出，干燥。

2.饮片名称

藕节，藕节炭。

3.药品类别

止血药：收敛止血药。

4.性状特征

（1）藕节：本品呈不规则短段状，断面可见多数类圆形孔，余同药材（图60-3）。

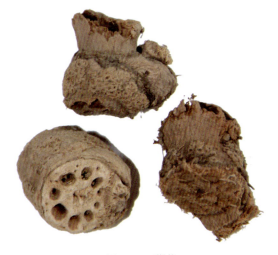

图60-3　藕节

（2）藕节炭：形如藕节，表面黑褐色或焦黑色，内部黄褐色或棕褐色。断面可见多数类圆形的孔。气微，味微甜、涩（图60-4）。

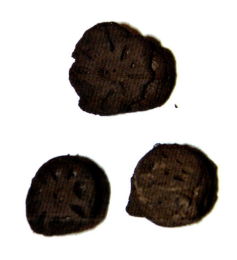

图60-4　藕节炭

5.质量要求

（1）水分：藕节不得过15.0%。藕节炭不得过10.0%。

（2）总灰分：藕节不得过8.0%。

（3）酸不溶性灰分：藕节和藕节炭均不得过3.0%。

（4）浸出物：用热浸法测定，水作溶剂，藕节不得少于15.0%。藕节炭不得少于20.0%。

6.性味功能

本品性平，味甘、涩。收敛止血，化瘀。用于吐血、咯血、衄血、尿血、崩漏。

7.用法用量

9～15g。

8.贮藏

置干燥处，防潮，防蛀。

（四）经典方剂与临床应用

姜藕饮（《圣济总录》）

处方：生藕（洗，切）30g，生姜（洗，切）0.3g。
功能主治：用于霍乱呕吐不止，兼渴。
用法用量：研绞取汁。分3服，不拘时候。

（五）食疗与药膳

1.三七藕蛋

原料：鲜藕1个，三七粉5g，鸡蛋1个，食盐适量。

制作方法：藕洗净，切碎入锅中；加清水适量，煮沸后调入三七粉、鸡蛋、食盐等，再沸后即成。

功能主治：益胃止血，治疗胃出血、胃脘疼痛等。

用法用量：分食藕和鸡蛋。

2.藕粥

原料：鲜藕150g，大米100g，白糖适量。

制作方法：将藕洗净，切粒，与大米同放入锅中，加清水适量，煮粥，待粥熟时调入白糖，再煮一二沸即成，或将鲜藕榨汁，待粥熟时调入粥中即成。

功能主治：清热生津，凉血散瘀，健脾开胃。适用于热病烦渴、吐血、衄血、脾虚久泄久痢、食欲缺乏等。

用法用量：每日1剂，连续3～5天。

61 莲子心 Lian Zi Xin

（一）基原

1. 集解

莲子心始载于《神农本草经》，列为上品。《本草纲目》载："以莲子种者生迟，藕芽种者最易发，……节生二茎，一为藕荷，其叶贴水，其下旁侧生藕也；一为芰荷，其叶出水，其旁茎生花也。其叶清明后生，七八月开花，花有红、白、粉红三色。花心有黄须，蕊长寸余，须内即莲也。花褪莲房成，在房如蜂子在窠之状。"以上所述与现今植物莲相符。

2. 品种

莲子心为双子叶植物纲睡莲科莲属植物莲 *Nelumbo nucifera* Gaertn. 的成熟种子中的干燥幼叶和胚根。

3. 分布

山东境内产于各湖泊、池塘及水湾中。

4. 生态

莲自生或栽培在池塘或水田内。

5. 形态特征

莲为多年生水生草本；根状茎横生，肥厚，节间膨大，内有多数纵行通气孔道，节部缢缩，上生黑色鳞叶，下生须状不定根。叶圆形，盾状，直径25～90cm，全缘稍呈波状，上面光滑，具白粉，下面叶脉从中央射出，有1～2次叉状分枝；叶柄粗壮，圆柱形，长1～2m，中空，外面散生小刺。花梗和叶柄等长或稍长，也散生小刺；花直径10～20cm，美丽，芳香；花瓣红色、粉红色或白色，矩圆状椭圆形至倒卵形，长5～10cm，宽3～5cm，由外向内渐小，先端圆钝或微尖；雄蕊多数花药条形，花丝细长，着生在花托之下；花柱极短，柱头顶生；花托（莲房）直径5～10cm。坚果椭圆形或卵形，长1.8～2.5cm，果皮革质，坚硬，熟时黑褐色；种子（莲子）卵形或椭圆形，长1.2～1.7cm，种皮红色或白色。花期6～8月，果期8～10月（图61-1）。

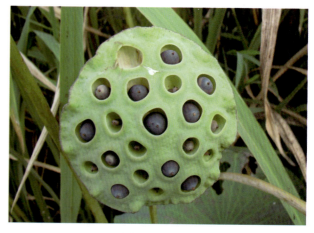

图61-1 莲蓬

6. 产地加工

加工莲子时，剥取晒干。

（二）药材

1. 性状特征

叶和胚根略呈棒状，长1.1～1.4cm，直径约2mm，幼叶2片，一长一短，黄绿色至暗绿色，叶片卷成箭形，先端向下反折，芽极小，位于2片幼叶之间；基部有圆柱形胚根，长约3mm，黄白色。质脆，易折断，断面有数个小孔。气微，味极苦（图61-2）。

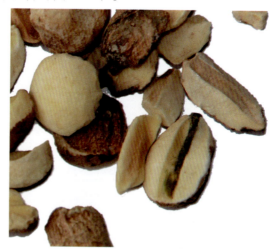

图61-2 莲子心药材

2. 商品规格

本品均为统货。

3. 道地药材

山东荷泽产者为道地药材。

4. 质量标志

本品以完整、色绿、味苦者为佳。

5. 显微特征

粉末鉴别：粉末灰绿色。表皮细胞略呈长方形，壁薄。叶肉细胞壁薄，类圆形，细胞内含众多淀粉粒与绿色色素。胚根细胞呈长方形，排列整齐，壁菲薄，有的含脂肪油滴。幼叶组织中细胞间隙较大。

6. 化学组分

生物碱类：莲心碱（liensinine），异莲心碱，甲基莲心碱（neferine）。黄酮类：木犀草素，芸香苷，金丝桃苷等。挥发油：2- 氯亚油酸乙酯，*n*- 十六烷酸，Z-9,17-十八碳二烯醛等。有机酸及其衍生物：9，12- 十八碳二烯酸；14- 甲基十五烷酸；棕榈酸甲酯；三棕榈酸甘油酯等。

7. 理化特征

薄层色谱：取本品粉末 2g，加甲醇 30ml，超声处理 30 分钟，滤过，滤液蒸干，残渣加甲醇 1ml 使溶解，作为供试品溶液。另取莲心碱高氯酸盐对照品，加甲醇制成每毫升含 1mg 的溶液，作为对照品溶液。吸取供试品溶液 4～6μl、对照品溶液 4μl，分别点于同一硅胶 G 薄层板上，以三氯甲烷 - 乙酸乙酯 - 二乙胺（5：4：1）为展开剂，展开，取出，晾干，喷以稀碘化铋钾试液。供试品色谱中，在与对照品色谱相应的位置上，显相同颜色的斑点。

8. 贮藏

置通风干燥处，防潮。

（三）炮制与饮片

1. 药材炮制

取出幼叶和胚根，晒干。

2. 饮片名称

莲子心。

3. 药品类别

安神药：清心安神药。

4. 性状特征

本品性状特征同药材（图 61-3）。

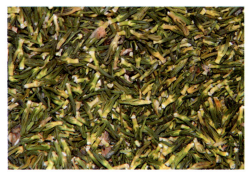

图 61-3 莲子心

5. 质量要求

（1）水分：不得过 12.0%。

（2）总灰分：不得过 5.0%。

（3）含量测定：用高效液相色谱法测定，本品含莲心碱（$C_{37}H_{42}N_2O_6$）不得少于 0.20%。

6. 性味功能

本品性寒，味苦。清心安神，交通心肾，涩精止血。用于热入心包、神昏谵语、心肾不交、失眠遗精、血热吐血。

7. 用法用量

内服：煎汤，1.5～3g。

8. 使用注意

平素大便干结难解或腹部胀满之人忌食。

9. 贮藏

置通风干燥处，防潮。

（四）经典方剂与临床应用

清宫汤（《温病条辨》）

处方：玄参心、连心麦冬各 9g，竹叶卷心、连翘心、犀角尖（磨，冲）各 6g，莲子心 1.5g。

功能主治：清心解毒，养阴生津。用于温病、邪陷心包、发热、神昏谵语。

用法用量：水煎服。

（五）食疗与药膳

莲心夏枯草饮

原料：莲子心 5g，夏枯草 15g。

功能主治：清热除烦，清肝火，降血压。可用于高血压、心烦发热、眩晕头痛症。

用法用量：水煎后代茶饮。

62 荷梗 He Geng

（一）基原

1. 集解

荷梗始载于《本草纲目》，列于果部莲藕项下。

2. 品种

本品为双子叶植物纲睡莲科莲属植物莲 *Nelumbo nucifera* Gaertn. 的干燥叶柄或花梗。

3. 分布

山东境内产于各湖泊、池塘及水湾中。

4. 生态

莲自生或栽培在池塘或水田内。

5. 形态特征

莲：多年生水生草本；根状茎横生，肥厚，节间膨大，内有多数纵行通气孔道，节部缢缩，上生黑色鳞叶，下生须状不定根。叶圆形，盾状，直径 25～90cm，全缘稍呈波状，上面光滑，具白粉，下面叶脉从中央射出，有 1～2 次叉状分枝；叶柄粗壮，圆柱形，长 1～2m，中空，外面散生小刺。花梗和叶柄等长或稍长，也散生小刺；花直径 10～20cm，美丽，芳香；花瓣红色、粉红色或白色，矩圆状椭圆形至倒卵形，长 5～10cm，宽 3～5cm，由外向内渐小，先端圆钝或微尖；雄蕊多数花药条形，花丝细长，着生在花托之下；花柱极短，柱头顶生；花托（莲房）直径 5～10cm。坚果椭圆形或卵形，长 1.8～2.5cm，果皮革质，坚硬，熟时黑褐色；种子（莲子）卵形或椭圆形，长 1.2～1.7cm，种皮红色或白色。花期 6～8 月，果期 8～10 月（图 62-1）。

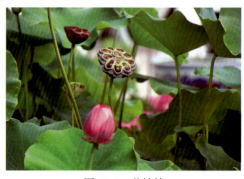

图 62-1　莲植株

6. 产地加工

将叶连柄晒至七八成干后，自叶上剪下叶柄，再晒至纯干。

（二）药材

1. 性状特征

干燥的荷梗近圆柱形，长 20～60cm，直径 8～15mm，表面淡棕黄色，有深浅不等的纵沟及多数刺状突起。折断面淡粉红色，可见数个大小不等的孔道。质轻，易折断，折断时有粉尘飞出。稍有清香气（图 62-2）。

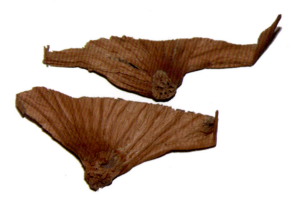

图 62-2　荷蒂示荷梗断面

2. 商品规格

本品均为统装。

3. 道地药材

山东菏泽产者为道地药材。

4. 质量标志

本品以身干、条长、径粗、色黄褐者为佳。

5. 显微特征

组织鉴别：横切面表皮为 1 列细胞，外被角质层。外皮层为数列厚壁细胞（纤维），基本组织为薄壁细胞。维管束外韧型，排列成断续的环，导管多为 1 个，纤维束包围于两端。薄壁细胞内偶见草酸钙簇晶。中心有数个大型孔道。

6. 化学组分

生物碱类：斑点亚洲罂粟碱（roemerine），原荷叶碱（nornuciferine），荷叶碱等。此外，还含黄酮苷，天冬酰胺（asparagine），树脂及鞣质等。

7. 理化特征

化学定性：取本品粗粉 1g，加稀盐酸 10ml，振摇，置热水浴中浸泡 15 分钟，滤过。取滤液 1ml，加碘化铋钾试液 3～4 滴，生成红色沉淀。另取滤液 1ml，加硅钨酸试液 3～4 滴，生成灰白色沉淀。

8. 贮藏

放置干燥通风处保存。

（三）炮制与饮片

1. 药材炮制

取干燥荷梗，润透，切段，晾干。

2. 饮片名称

荷梗。

3. 药品类别

清热药：清热解暑药。

4. 性状特征

本品呈短段状，余同药材（图 62-3）。

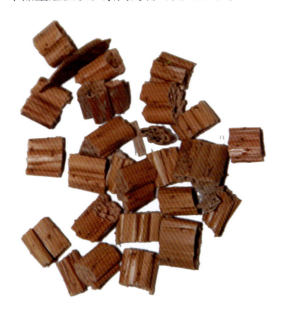

图 62-3 荷梗

5. 质量要求

以色黄褐者为佳。

6. 性味功能

性平，味微苦。清热解暑，行水，宽中理气。用于中暑头昏、胸闷气滞、泄泻、痢疾、带下、荨麻疹等。

7. 用法用量

内服：煎汤，9～15g。

8. 贮藏

置通风干燥处保存。

（四）食疗与药膳

生津和胃饮

原料： 鸭梨 4 个，藕 1 根，荷梗 1 段，莲心 10 个，生姜 10g，橘络、玄参各 5g，甘草 3g。

制作方法： 先将生姜、藕、鸭梨去皮捣烂绞汁；荷梗切碎，玄参切片和橘络、莲心、甘草等加水煎汁，去渣，与藕、鸭梨、姜汁和匀饮用。

功能主治： 生津和胃，清热止咳。适用于肺胃阴虚型糖尿病。

63 草乌 Cao Wu

（一）基原

1. 集解

草乌始载于《神农本草经》，列为下品。《本草纲目》载："此即乌头之野生于他处者，俗谓之草乌头，亦曰竹节乌头，出江北者曰淮乌头……处处有之，根苗花实并与川乌头相同。"《吴普本草》载："乌头，形如乌之头也。有两歧相合如乌之喙者，名曰乌喙。喙即乌之口也。"

2. 品种

草乌为双子叶植物纲毛茛科乌头属植物乌头 *Aconitum carmichaei* Debx. 或北乌头 *Acomitum kusnezoffii* Reichb. 野生品的干燥块根。

3. 分布

山东境内产于烟台、泰山、临沂等地；菏泽单县有少量栽培；分布于昆嵛山、艾山、牙山、蒙山、沂山、沂南、泰山等山区。

4. 生态

乌头、北乌头生于山地草坡或灌丛中。

5. 形态特征

（1）乌头：块根倒圆锥形，长 2 ～ 4cm，粗 1 ～ 1.6cm。茎高 60 ～ 150（～ 200）cm，中部之上疏被反曲的短柔毛，有分枝。茎下部叶在开花时枯萎。茎中部叶有长柄；叶片薄革质或纸质，五角形，长 6 ～ 11cm，宽 9 ～ 15cm，基部浅心形三裂，几达基部，中央全裂片宽菱形，有时倒卵状菱形或菱形，急尖，有时短渐尖近羽状分裂，二回裂片约 2 对，斜三角形，生 1 ～ 3 枚牙齿，间或全缘，侧全裂片在近基部有不等二深裂，表面疏被短伏毛，背面通常只沿脉疏被短柔毛；叶柄长 1 ～ 2.5cm，疏被短柔毛。顶生总状花序长 6 ～ 10（～ 25）cm；轴及花梗多少密被反曲而紧贴的短柔毛；下部苞片三裂，其他苞片狭卵形至披针形；花梗长 1.5 ～ 3（～ 5.5）cm；小苞片生花梗中部或下部，长 3 ～ 5（10）mm，宽 0.5 ～ 0.8（～ 2）mm；萼片蓝紫色，外面被短柔毛，上萼片高盔形，高 2 ～ 2.6cm，自基部至喙长 1.7 ～ 2.2cm，下缘稍凹，喙不明显，侧萼片长 1.5 ～ 2cm；花瓣无毛，瓣片长约 1.1cm，唇长约 6mm，微凹，距长 1 ～ 2.5mm，通常拳卷；雄蕊无毛或疏被短毛，花丝有 2 小齿或全缘；心皮 3 ～ 5，子房疏或密被短柔毛，稀无毛。蓇葖长 1.5 ～ 1.8cm；种子长 3 ～ 3.2mm，三棱形，只在二面密生横膜翅。9 ～ 10 月开花（图 63-1）。

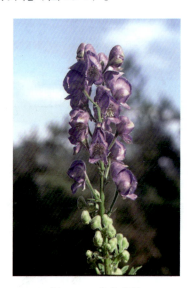

图 63-1 乌头植物

（2）北乌头：茎无毛，茎下部叶有长柄或短柄，叶五角形，基部心形，三全裂，中央全裂片菱形，渐尖近羽状分裂，叶背无毛（图 63-2）。

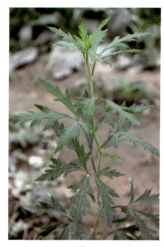

图 63-2 北乌头植株

6. 产地加工

秋季茎叶枯萎时采挖，除去残茎、须根及泥沙，晒干，即为生草乌。

（二）药材

1. 性状特征

（1）北乌头块根：呈不规则圆锥形，略弯曲，形如乌鸦头，长 2 ～ 7cm，直径 0.6 ～ 1.8cm。顶端常有残茎或茎痕；表面暗棕色或灰褐色，皱缩有纵皱纹，有突起的支根（钉角）。质坚硬，难折断，切断面灰白色或暗灰色，粉性，可见多角形的形成层环纹。气微，味辛辣麻舌（图 63-3）。

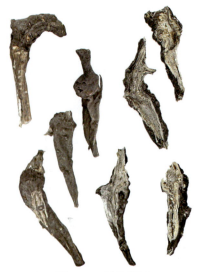

图 63-3 草乌药材

（2）乌头母根：呈纺锤形至倒卵形，长 2 ～ 5cm，直径 1 ～ 2.5cm。表面灰褐色，有纵皱纹及突起的须根痕，上部有残留茎基。质坚硬，不易折断，切断面灰白色。

2. 商品规格

本品均为统货。

3. 道地药材

本品东北和山东产者为道地药材。

4. 质量标志

本品以个大、质坚实、断面灰白色者为佳。

5. 显微特征

粉末鉴别：石细胞常单个散在或数个成群，呈类方形、类圆形、棱形，壁厚薄不一，层纹明显，纹孔细小。后生皮层细胞：棕色或深棕色，完整者呈类方形或多角形。导管：主为网纹和具缘纹孔导管（图63-4）。

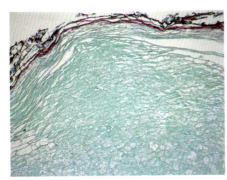

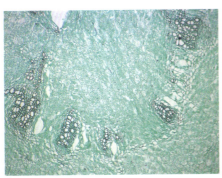

图63-4 草乌药材横切面组织特征

6. 化学组分

剧毒的双酯类生物碱：新乌头碱（mesaconitine），次乌头碱（hypaconitine）及乌头碱（aconitine）。在加工过程中双酯类生物碱易水解成毒性较小的单酯类生物碱：苯甲酰新乌头原碱（benzoylmesaconine），苯甲酰次乌头原碱（benzoylnypaconine），苯甲酰乌头原碱（benzoylaconine）及毒性更小的不带酯键的胺醇类碱：乌头胺（aconine），中乌头胺（mesaconine）和次乌头胺（hypaconine）等。

7. 理化特征

（1）光谱鉴别：取粉末0.5g，加乙醚100ml与氨试液0.5ml，振摇10分钟，滤过。滤液置分液漏斗中，加0.25mol/L硫酸20ml，振摇提取，分取酸液适量，用水稀释后按分光光度法测定，乌头在231nm波长处有最大吸收。

（2）化学定性

1）取粉末约1g，加0.5%盐酸的乙醇溶液2～4ml，滤过，滤液遇碘化铋钾试剂发生沉淀。

2）取粉末5g，加乙醚15ml（30ml）与氨试液1ml（3ml），浸渍1小时，时时振摇，滤过。取滤液5ml（6ml），蒸干，残渣加7%盐酸羟胺甲醇溶液5滴（10滴）与0.1%麝香草酚甲醇溶液1滴（2滴），滴加氢氧化钾饱和的甲醇溶液至显蓝色后，再多加2滴（4滴），置60℃水浴上加热1～2分钟，用冷水冷却，滴加稀盐酸调节pH至2～3，加三氯化铁试液1～2滴与氯仿1ml，振摇，下层液显紫色。

3）粉末加亚铁氰化钾颗粒少许，再加1滴甲酸即产生绿色。间苯二酚反应：取乌头碱少许，加浓硫酸1ml，在沸水浴上加热5分钟，加间苯二酚结晶少许，再继续加热20分钟，产生紫红色。

4）取乌头碱的乙醇溶液少量加香草醛和少量0.25mol/L硫酸溶液，在沸水浴上加热20分钟，显红紫色。

5）取乌头碱的醚溶液10ml，置白瓷皿中，挥去乙醚，残渣加磷酸6～8滴，置小火上微微加热，显紫堇色。

（3）薄层色谱：取本品粉末2g，加氨试液2ml润湿，加乙醚20ml，超声处理30分钟，滤过，滤液挥干，残渣加二氯甲烷1ml使溶解，作为供试品溶液。另取乌头碱对照品、次乌头碱对照品、新乌头碱对照品，加异丙醇-三氯甲烷（1∶1）混合溶液制成每毫升各含1mg的混合溶液，作为对照品溶液。吸取上述2种溶液各5μl，分别点于同一硅胶G薄层板上，以正己烷-乙酸乙酯-甲醇（6.4∶3.6∶1）为展开剂，置氨蒸气饱和20分钟的展开缸内，展开，取出，晾干，喷以稀碘化铋钾试液。供试品色谱中，在与对照品色谱相对应的位置上，显相同颜色的斑点。

8. 贮藏

麻袋或席装。置干燥通风处，本品易虫蛀。为防蛀，可用硫黄熏之。本品有毒，应单独放置，勿与他药堆放在一处。

（三）炮制与饮片

1. 药材炮制

（1）生草乌：取原药材，除去杂质及残茎，洗净，捞出，切片，干燥。

（2）制草乌：取净草乌，大小个分开用水浸至内无干心，取出，蒸6～8小时或煮4～6小时，取大个及实心者切开，内无白心、口尝微有麻舌感时，取出。晾至六成干再闷润后切薄片，干燥。

2. 饮片名称

草乌，制草乌。

3. 药品类别

祛风湿药：祛风寒湿药。

4. 性状特征

（1）草乌：本品呈不规则或三角形切片，余同药材。

（2）制草乌：呈不规则类圆形或近三角形片状，表面黑褐色或暗黄色，微显光泽，中心部色较浅，呈灰色，外层有灰白色的小筋脉点，并有空隙，周边褐色，有深皱缩或弯曲的深缺刻。质坚脆。味较弱（图63-5）。

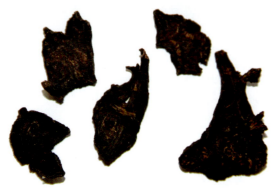

图63-5　制草乌

5. 质量要求

（1）草乌

1）杂质：残茎不得过5%。

2）水分：不得过12.0%。

3）总灰分：不得过6.0%。

4）含量测定：用高效液相色谱法测定，本品含乌头碱（$C_{34}H_{47}NO_{11}$）、次乌头碱（$C_{33}H_{45}NO_{10}$）和新乌头碱（$C_{33}H_{45}NO_{11}$）的总量应为0.10%～0.50%。

（2）制草乌

1）水分：不得过12.0%。

2）双酯型生物碱限量检查：用高效液相色谱法测定。本品含乌头碱（$C_{34}H_{47}NO_{11}$）、次乌头碱（$C_{33}H_{45}NO_{10}$）和新乌头碱（$C_{33}H_{45}NO_{11}$）的总量计，不得过0.040%。

3）含量测定：用高效液相色谱法测定。本品含苯甲酰乌头原碱（$C_{32}H_{45}NO_{10}$）、苯甲酰次乌头原碱（$C_{31}H_{43}NO_{9}$）及苯甲酰新乌头原碱（$C_{31}H_{43}NO_{10}$）的总量应为0.020%～0.070%。

6. 性味功能

本品性热，味辛、苦；有大毒。祛风除湿，温经止痛。用于风寒湿痹、关节疼痛、心腹冷痛、寒疝作痛、麻醉止痛。

7. 用法用量

内服：煎汤或入丸、散，1.5～4.5g。药材炮制后应用，要先煎、久煎。生品内服宜慎。

8. 配伍禁忌

本品不宜与半夏、瓜蒌、瓜蒌子、瓜蒌皮、天花粉、川贝母、浙贝母、平贝母、伊贝母、湖北贝母、白蔹、白及同用。

9. 使用注意

凡体虚、孕妇、阴虚火旺及热证疼痛者忌服。生者慎服。生品内服宜慎。

10. 贮藏

麻袋或席装。置干燥通风处，本品易虫蛀。为防蛀，可用硫黄熏之。本品有毒，应单独放置，勿与他药堆放在一处。

（四）经典方剂与临床应用

草乌敷贴药（《普济方》）

处方： 草乌、绿豆粉、白胶香各等份。

制法： 上为末，煎牛皮胶调药摊纸上。

功能主治： 折伤。

用法用量： 贴痛处。

（五）食疗与药膳

白蛇草乌酒

原料： 白花蛇、制草乌、羌独活、川芎、防风、细辛、麻黄、香附、延胡索、制乳没、鲜生姜各10g，薏苡仁、秦艽各12g，梧桐花6g。

制作方法： 上药一剂，浸于45°～70°烧酒中（1～1.5升均可），半个月后用此药酒。

功能主治： 用于慢性肩背腰腿疼痛。

用法用量： 以此酒蘸手掌上在局部拍打，第一周每日拍一次，每次10分钟，以后每日2次，每次15分钟，拍打轻重以舒适为度。每用一周，将瓶中烧酒加满，使酒保持一定浓度。

使用注意： 对于皮肤有过敏，局部皮肤破损或有皮肤病者，不宜使用。

64 侧金盏花 Ce Jin Zhan Hua

（一）基原

1. 集解

侧金盏花又称"福寿草"，见于《现代实用中药》。

2. 品种

侧金盏花为双子叶植物纲毛茛科侧金盏花属植物侧金盏花 *Adonis amurensis* Regel et Radde 的干燥全草。

3. 分布

山东境内产于乳山等地。

4. 生态

侧金盏花生于山坡或山脚的灌木丛间、阔叶林下以及林缘地上、山坡、腐殖质多的湿润土壤上。

5. 形态特征

侧金盏花为多年生草本。根状茎短而粗，有多数须根。茎在开花时高5～15cm，以后高达30cm，无毛或顶部有稀疏短柔毛，不分枝或有时分枝，基部有数个膜质鳞片。叶在花后长大，茎下部叶有长柄，无毛；叶片正三角形，长达7.5cm，宽达9cm，三全裂，全裂片有长柄，二至三回细裂，末回裂片狭卵形至披针形，有短尖头；叶柄长达6.5cm。花直径2.8～3.5cm；萼片约9，常带淡灰紫色，长圆形或倒卵形长圆形，与花瓣等长或稍长，长14～18mm，无毛或近边缘有稀疏短柔毛；花瓣约10，黄色，倒卵状长圆形或狭倒卵形，长1.4～2cm，宽5～7mm，无毛；雄蕊长约3mm，无毛；心皮多数，子房有短柔毛，花柱长约0.8mm，向外弯曲，柱头小，球形。瘦果倒卵球形，长约3.8mm，被短柔毛，有短宿存花柱（图64-1）。

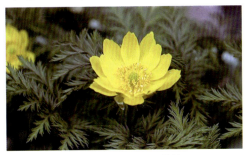

图64-1 侧金盏花植株

6. 产地加工

4月花初开时采挖带根全草，洗净，晒干。

（二）药材

1. 性状特征

根茎粗短，长1～3cm，直径3～7mm，表面暗红棕色或褐色，断面黄白色，下方密集多数细根，呈疏松团块状。根长3～8cm，直径约1mm，表面黄棕色，稍有皱纹，质脆，易折断。茎长20～30cm，表面黄白色，有纵线纹。叶常皱缩，表面灰绿色。花顶生，萼片约9，淡灰紫色，花瓣黄色或黄棕色，雄蕊和心皮多数。质脆，易碎。气微，根味极苦，微辛。

2. 商品规格

本品均为统货。

3. 道地药材

东北三省产者为道地药材。

4. 质量标志

本品以根多、色黄棕、带有花或花蕾、味苦者为佳。

5. 化学组分

强心苷类：索马林（somalin），加拿大麻苷

（cymarin），加拿大麻醇苷（cymarol），麻黄苷A（corchoroside A），侧金盏花毒苷（adonitoxin）等。强心苷苷元：毒毛旋花子苷元（strophanthidin），洋地黄毒苷元（digitoxigenin）。此外，还含厚果酮，异热马酮（isoramanone），夜来香素（pergularin），伞形花内酯，D-加拿大麻糖，D-沙门糖，L-夹竹桃糖等。

6. 贮藏

置阴凉干燥处。

（三）炮制与饮片

1. 药材炮制

取药材拣除杂质。

2. 饮片名称

侧金盏花。

3. 药品类别

利水药。

4. 性状特征

本品性状特征同药材。

5. 性味功能

本品性平，味苦，有小毒。利尿。用于心悸、水肿、癫痫。

6. 用法用量

酒浸或水煎。0.3～0.6g。

7. 配伍禁忌

配伍宜慎。

8. 使用注意

本品中毒可出现恶心、呕吐、嗜睡、室性异位搏动二联律。

9. 贮藏

置阴凉干燥处。

（四）经典方剂与临床应用

侧金盏花酒（《陕甘宁青中草药选》）

处方： 侧金盏花 5g，白酒 1 斤。

制法： 浸泡 7 日后服用。

功能主治： 用于心悸、充血性心力衰竭、心脏性水肿。

用法用量： 1 日 2 次，1 次 5～10ml。

65 升麻 Sheng Ma

（一）基原

1. 集解

升麻始载于《神农本草经》，列为上品。《名医别录》载："升麻，生益州山谷。二月、八月采根，晒干。"陶弘景曰："旧出宁州者第一，形细而黑，极坚实，顷无复有。今惟出益州，好者细削，皮青绿色，谓之鸡骨升麻，北部间亦有，形又虚大，黄色。"陶氏所述产益州（即今四川省广汉市北）的鸡骨升麻，似指升麻属升麻。产北部形虚大，黄色的似指升麻属的其他种植物。由此可知，历代本草所载升麻有多种。李时珍释其名曰："其叶似麻，其性主升，故名。"

2. 品种

升麻为双子叶植物纲毛茛科升麻属植物兴安升麻 Cimicifuga dahurica（Turcz.）Maxim. 野生品的干燥根茎。

3. 分布

山东境内产于烟台、荣成等山地丘陵。

4. 生态

兴安升麻生于林缘灌丛、山坡疏林或草地中。

5. 形态特征

兴安升麻：多年生草本，高达 1m。根茎粗壮，多弯曲，表面黑色，有许多下陷圆洞状的老茎残迹。茎直立，无毛或微被毛。下部茎生叶为二至三回出复叶；叶柄长达 17cm；顶生小叶宽菱形，长 5～10cm，宽 3.5～9cm，3 深裂，基部微心形或圆形，边缘有不规则锯齿，侧生小叶长椭圆状卵形，稍斜，边缘有不规则锯齿，上面无毛，下面沿脉被疏柔毛；茎上部叶似下部叶，但较小，具短柄。复总状花序；花单性，雌雄异株，雄株花序大，长达 30cm，分枝 7～20，雌株花序稍小，分枝少；花序轴和花梗被灰色腺毛和短柔毛；苞片钻形；萼片 5，花瓣状，白色，宽椭圆形或宽倒卵形，长 3 ～ 3.5mm，早落；花瓣无；退化雄蕊叉状 2 深裂，先端各有 1 个空花药；雄蕊多数，花丝丝状，长 4 ～ 5mm，花药长约 1mm；心皮 4 ～ 7，疏被灰色柔毛或近无毛，无柄或有短柄。蓇葖果，长 7 ～ 8mm，宽约 4mm，先端有贴伏的白色柔毛，果柄长 1 ～ 2mm。种子椭圆形，长约 3mm，褐色，四周有膜质鳞翅，中央有横鳞翅。花期 7 ～ 8 月，果期 8 ～ 9 月（图 65-1，图 65-2）。

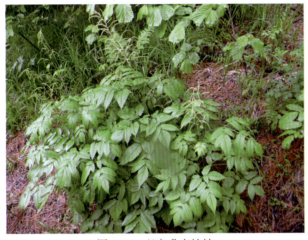

图 65-1　兴安升麻植株

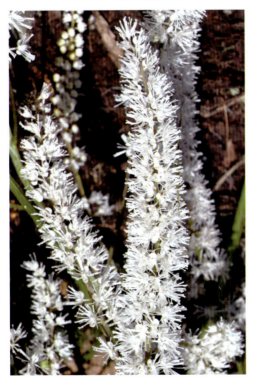

图 65-2　兴安升麻花序

6. 产地加工

春、秋二季采挖，晒至须根干时，用火燎或除去须根，晒干。

（二）药材

1. 性状特征

根茎呈不规则的长形块状，多分枝，呈结节状，长 10 ～ 20cm，直径 2 ～ 4cm。表面黑褐色或棕褐色，粗糙不平，有坚硬的细须根残留，上面有数个圆形空洞的茎基痕，洞内壁显网状沟纹；下面凹凸不平，有须根痕。体轻，质坚硬，不易折断，断面不平坦，有裂隙，纤维性，黄绿色或淡黄白色。气微，味微苦而涩（图 65-3）。

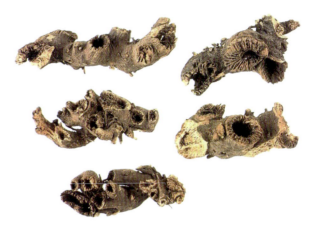

图 65-3　北升麻药材

2. 商品规格

本品均为统货。

3. 道地药材

本品东北和山东产者为道地药材。

4. 质量标志

本品以个大质坚、外皮黑褐色、断面黄绿色、味苦者为佳。

5. 显微特征

组织鉴别：后生表皮细胞呈类方形，壁稍增厚，无纹理；皮层石细胞长条形或不规则形，壁较薄，纹孔较少；薄壁组织中树脂块很少（图 65-4）。

6. 化学组分

甾萜类：升麻醇（cimigenol），升麻醇木糖苷（cimigenolxyloside），北升麻醇（dahurinol）及 β-谷甾醇等。此外，还含升麻酰胺（cinicifugamide），北升麻瑞（cimidahurine），北升麻萜（cimicilen），

齿阿米素（vosmagin），异阿魏酸，阿魏酸，咖啡酸，豆甾醇葡萄糖苷等。

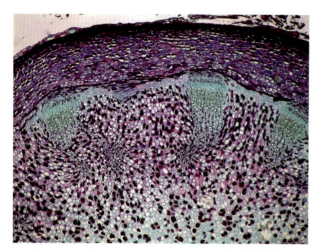

图 65-4　升麻药材横切面组织特征

7. 理化特征

薄层色谱：取本品粉末 1g，加乙醇 50ml，加热回流 1 小时，滤过，滤液蒸干，残渣加乙醇 1ml 使溶解，作为供试品溶液。另取阿魏酸对照品、异阿魏酸对照品，加乙醇制成每毫升各含 1mg 的溶液，作为对照品溶液。吸取上述三种溶液各 10μl，分别点于同一硅胶 G 薄层板上，以苯 - 三氯甲烷 - 冰醋酸（6∶1∶0.5）为展开剂，展开，取出，晾干，置紫外光灯（365nm）下检视。供试品色谱中，在与对照品色谱相应的位置上，显相同颜色的荧光斑点。

8. 贮藏

置通风干燥处，防霉。

（三）炮制与饮片

1. 药材炮制

（1）升麻片：取原药材，拣净杂质，洗净，清水泡五六成，捞出，润透，切 2 ～ 2.5mm 厚片，晒干。

（2）蜜升麻：取炼蜜用适量开水稀释后，加入升麻片拌匀，闷透，置锅内，用文火加热，炒至稍黏手时，取出放凉，称"蜜升麻"。

（3）升麻炭：取生麻片置锅内，用武火加热，炒至表面焦黑色，内部棕褐色，喷淋清水少许，灭尽火星，取出晾干，称"升麻炭"。

2. 饮片名称

升麻，蜜升麻，升麻炭。

3. 药品类别

解表药：发散风热药。

4. 性状特征

（1）升麻片：本品呈不规则的薄片，直径 1.5 ～ 3.5cm，表面黄白色至淡棕黑色，有裂隙，纤维性，皮部很薄，中心有放射状网纹条纹，髓部有空洞，质脆，味苦（图 65-5）。

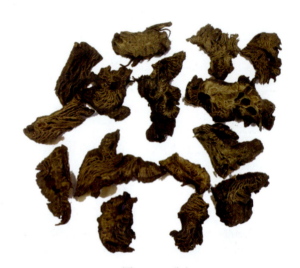

图 65-5　升麻

（2）蜜升麻：本品呈黄棕色或棕褐色，味甜。

（3）升麻炭：本品呈黑色，折断面黑褐色。

5. 质量要求

（1）杂质：不得过 5%。

（2）水分：不得过 13.0%。

（3）总灰分：不得过 8.0%。

（4）酸不溶性灰分：不得过 4.0%。

（5）浸出物：用热浸法测定，稀乙醇作溶剂，不得少于 17.0%。

（6）含量测定：照高效液相色谱法测定，本品含异阿魏酸（$C_{10}H_{10}O_4$）不得少于 0.10%。

6. 性味功能

本品性微寒，味辛、微甘。发表透疹，清热解毒，升举阳气。用于风热头痛、齿痛、口疮、咽喉肿痛、麻疹不透、阳毒发斑、子宫脱垂、脾虚泄泻、脱肛。

7. 用法用量

内服：煎汤或入丸、散，3 ～ 9g。

8. 使用注意

（1）阴虚阳浮，喘满气逆及麻疹已透之证忌服。

（2）服用过量可产生头晕、震颤、四肢拘挛等证。

9. 贮藏

置通风干燥处。

（四）经典方剂与临床应用

1. 升麻丸（《太平圣惠方》）

处方：川升麻，羚羊角屑，茯神，柴胡（去苗），栀子仁，麦冬（去心，焙），朱砂（细研，水飞过）各 30g；黄连（去须），甘草（炙微赤，锉）各 15g；牛黄 7.5g（细研如粉）；龙脑 3g（细研如粉）。

制法：上药为细末，入牛黄等同研和匀，炼蜜和捣二三百杵，丸如梧桐子大。

功能主治：用于肝脏壅热、烦躁恍惚、头目不利。

用法用量：每于食后，煎竹叶汤下 15 丸。

用药禁忌：服药期间，忌食猪肉、羊血。

2. 升麻汤（《圣济总录》）

处方：升麻 2 两，白茯苓（去黑皮）2 两，青竹茹 1 两，木香 1 两 1 分，黄芩（去黑心）1 两半，桑根白皮（锉）2 两，石膏 3 两，麦冬（去心，焙）2 两。

制法：上为粗末。

功能主治：气退而客热未定，干渴不止，胸膈尚闷，脚疼。

用法用量：每服 5 钱匕，水 1 盏半，加生姜 1 分（拍碎），大枣 2 枚（擘破），煎至 8 分，去滓温服，1 日 2 次。

（五）食疗与药膳

1. 升麻炖乌龟

原料：鲜乌龟肉 120g，升麻 12g，调料适量。

制作方法：新鲜乌龟肉切片，升麻用纱布包好，同入砂锅，加适量水，隔水大火炖至烂熟。去药袋，调味即成。

功能主治：补益气血，升提举陷，用于膈疝。

用法用量：饮汤食肉。

2. 人参升麻粥

原料：人参 6g，升麻 3g，粳米 30g。

制作方法：前 2 药水煎取汁与粳米同煮为粥。

功能主治：补气摄血，升阳举陷。

用法用量：每日 1 剂，连服 1 周。

66　白头翁 Bai Tou Weng

（一）基原

1. 集解

白头翁始载于《神农本草经》，载："一名野丈人，一名胡王使者，生山谷。"陶弘景在其著作《本草经集注》中记载："白头翁处处有之，近根处有白草，状如老翁，故以为名"。《本草衍义》载："白头翁生河南洛阳界及新安土山中。"《本草品汇精要》载："白头翁，春生苗，二月取花，四月取实，七八月取根，曝干，用根茎叶，质类软柴胡而毛茸。"本品原植物茎叶密被白色长柔毛，近根头处也被白茸，形似白头老翁，故名。

2. 品种

白头翁为双子叶植物纲毛茛科白头翁属植物白头翁 *Pulsatilla chinensis*（Bge.）Regel 野生品的干燥根。

3. 分布

山东境内产于各山地丘陵。

4. 生态

白头翁生于平原和低山山坡草丛中、林边或干旱多石的坡地。

5. 形态特征

白头翁：植株高 15～35cm，根状茎粗 0.8～1.5cm。基生叶 4～5，通常在开花时刚刚生出，有长柄；叶片宽卵形，长 4.5～14cm，宽 6.5～16cm，三全裂，中全裂片有柄或近无柄，宽卵形，三深裂，中深裂片楔状倒卵形，少有狭楔形或倒梯形，全缘或有齿，侧深裂片不等二浅裂，侧全裂片无柄或近无柄，不等三深裂，表面变无毛，背面有长柔毛；叶柄长 7 ～ 15cm，有密长柔毛。花葶 1（～ 2），有柔毛；苞片 3，基部合生成 3 ～ 10mm 的筒，三深裂，深裂片线形，不分裂或上部三浅裂，背面密被长柔毛；花梗长 2.5 ～ 5.5cm，结果时长达 23cm；花直立；萼片蓝紫色，长圆状卵形，长 2.8 ～ 4.4cm，宽 0.9 ～ 2cm，背面有密柔毛；雄蕊长约为萼片之半。聚合果直径 9 ～ 12cm；瘦果扁纺锤形，长 3.5 ～ 4mm，有长柔毛，宿存花柱长 3.5 ～ 6.5cm，有向上斜展的长柔毛。4 月至 5 月开花（图 66-1，图 66-2）。

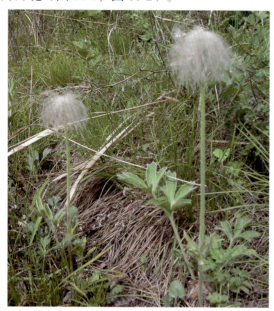

图 66-1　白头翁植株

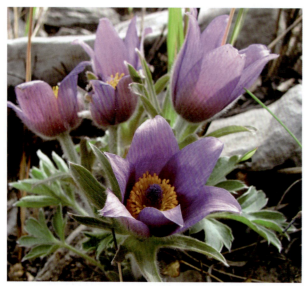

图 66-2　白头翁花

6. 产地加工

春、秋二季采挖，除去残留的花茎及须根，保留根头白茸毛，去净泥土，晒干。

（二）药材

1. 性状特征

根呈类圆柱形或圆锥形，稍弯曲，有时扭曲而稍扁，长 6 ～ 20cm，直径 0.5 ～ 2cm。表面黄棕色或棕褐色，具不规则纵皱纹或纵沟，皮部易脱落而露出黄色的木部，有的有网状裂纹或裂隙，近根头处常有朽状凹洞。根头部稍膨大，有时分叉，有白色绒毛，有的可见鞘状叶柄残基。质硬而脆，断面皮部黄白色或淡黄棕色，木部淡黄色。气微，味微苦涩（图 66-3）。

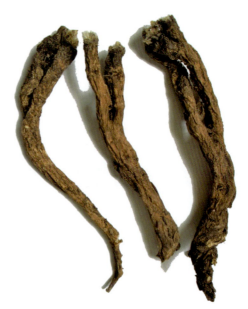

图 66-3　白头翁药材

2. 商品规格

本品均为统货。

3. 道地药材

山东产者质佳。

4. 质量标志

本品以根粗长、色灰黄、质坚实、根头部有白毛者为佳。

5. 显微特征

（1）组织鉴别：横切面表皮、皮层多呈脱落，有的残留部分皮层和内皮层细胞。韧皮部宽广。外侧细胞棕色，壁木栓化，韧皮纤维单个散在或数个成束，直径 15～35μm。形成层环明显。木质部较宽，导管呈圆多角形，木纤维壁稍厚，非木化。较粗根的中央为薄壁细胞（图66-4）。

（2）粉末鉴别：粉末灰棕色。韧皮纤维梭形或纺锤形，长 100～390μm，直径 16～42μm，壁木化。非腺毛单细胞，直径 13～33μm，基部稍膨大，壁大多木化，有的可见螺状或双螺状纹理。具缘纹孔、网纹及螺纹导管，直径 10～72μm。后生皮层细胞少数，微黄色或金黄色，表面观呈类多角形。淀粉粒少数，单粒类圆形，直径 3～22μm，脐点及层纹均不明显。复粒由 2～4 粒组成。

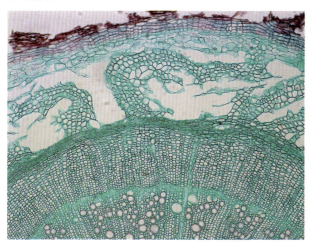

图66-4 白头翁药材横切面组织特征

6. 化学组分

三萜类：白头翁皂苷 A～D（pulchinenoside A～D），常春藤皂苷（hederagenin），2,3-二羟基-羽扇豆烷-20（29）-烯-28-酸，齐墩果酸-3-O-α-L-吡喃阿拉伯糖苷等。有机酸类：二十四烷酸，咖啡酸，阿魏酸等。此外，还含原白头翁素（protoanemonin），白头翁素，胡萝卜苷等。

7. 理化特征

（1）化学定性：取本品粉末 4g，加乙醇 20ml，加热回流提取 1 小时，滤过，滤液置水浴上浓缩至约 6ml，放冷，加丙酮适量，则生成沉淀，滤过，速取沉淀少量（约 5mg），置试管中，加醋酐 1ml 使溶解，沿管壁加硫酸 1ml，两液接界处显红色或红紫色环。

（2）薄层色谱：取本品 1g，研细，加甲醇 10ml，超声处理 10 分钟，滤过，取滤液作为供试品溶液。另取白头翁对照药材 1g，同法制成对照药材溶液。吸取上述 2 种溶液各 5μl，分别点于同一硅胶 G 薄层板上，以正丁醇-乙酸-水（4：1：2）的上层溶液为展开剂，展开，取出，晾干，喷以 10% 硫酸乙醇溶液，在 105℃加热至斑点显色清晰。供试品色谱中，在与对照药材色谱相应的位置上，显相同颜色的斑点。

8. 贮藏

置干燥通风处，防潮，防蛀。

（三）炮制与饮片

1. 药材炮制

白头翁片：取白头翁，除去杂质，洗净，闷润至透，切厚片。

2. 饮片名称

白头翁。

3. 药品类别

清热药：清热解毒药。

4. 性状特征

本品呈类圆形的片。外表皮黄棕色或棕褐色，具不规则纵皱纹或纵沟，近根头部有白色绒毛。切面皮部黄白色或淡黄棕色，木部淡黄色。气微，味微苦涩（图66-5）。

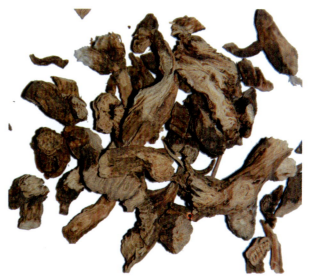

图66-5 白头翁

5. 质量要求

（1）水分：不得过 13.0%。

（2）总灰分：不得过 11.0%。

（3）浸出物：用冷浸法测定，水饱和正丁醇作溶剂，不得少于 17.0%。

（4）含量测定：用高效液相色谱法测定，本品含白头翁皂苷 B_4（$C_{59}H_{96}O_{26}$）不得少于 4.6%。

6. 性味功能

本品性寒，味苦。清热解毒，凉血止痢。用于热毒血痢、阴痒带下、阿米巴痢疾、痔疮出血等症。

7. 用法用量

内服：煎汤或入丸、散。外用：鲜品捣敷或煎汤熏洗患部。

8. 贮藏

置干燥通风处，防潮，防蛀。

（四）经典方剂与临床应用

1. 白头翁汤（《伤寒论》）

处方： 白头翁 15g，黄柏 12g，黄连 6g，秦皮 12g。

功能主治： 清热解毒，凉血止痢。用于热毒痢疾、腹痛、里急后重、肛门灼热、下痢脓血、赤多白少、渴欲饮水、舌红苔黄、脉弦数。

用法用量： 上药四味，以水七升，煮取二升，去滓，温服一升，不愈再服一升（现代用法：水煎服）。若外有表邪，恶寒发热者，加葛根、连翘、银花以透表解热；里急后重较甚，加木香、槟榔、枳壳以调气；脓血多者，加赤芍、丹皮、地榆以凉血和血；夹有食滞者，加焦山楂、枳实以消食导滞；用于阿米巴痢疾，配合吞服鸦胆子（桂圆肉包裹），疗效更佳。

2. 白头翁汤（《普济方》）

处方： 白头翁 2 两，黄连 3 两，柏皮 3 两，椿皮 3 两。

制法： 上锉为散。

功能主治： 热痢滞下，下血连月不愈。

用法用量： 每服 4 大钱，水 1 盏，煎 7 分，去滓服。

（五）食疗与药膳

白头翁解毒饮

原料： 白头翁 50g，金银花、木槿花、白糖

各 30g。

制作方法： 将白头翁、银花、木槿花煎取浓汁 200g，加白糖，温服。

功能主治： 清热解毒，利湿止带。适用于湿热塞阻型盆腔炎，症见下腹疼痛、带下量多、色黄如脓、口苦便秘等。

用法用量： 上为 1 日量，分顿食用，7 日为 1 个疗程。

67 猫爪草 Mao Zhua Cao

（一）基原

1. 集解

猫爪草始见于《中药材手册》。本品块根形似猫爪，故名。

2. 品种

猫爪草为双子叶植物纲毛茛科毛茛属植物小毛茛 *Ranunculu sternatus* Thunb. 野生或栽培品的干燥块根。

3. 分布

山东境内产于各地。

4. 生态

小毛茛生于平原湿草地、田边荒地或山坡草丛中，在海拔 1000m 以上的山地亦可见生长。

5. 形态特征

小毛茛为多年生草本。幼株疏被灰白色的细柔毛，后变秃净或稍具柔毛。块根肉质，纺锤形，常数个聚集。茎高 5～15cm，具分枝；基生叶为 3 出复叶或 3 深裂，小叶片卵圆形或阔倒卵形，先端 3 浅裂或齿裂，基部楔形，有时裂成线形或线状披针形，中央裂片较两侧者略大；具叶柄，基部扩大，边缘膜质，茎生叶互生，通常无柄。花单生于茎端，与叶对生，花瓣 5，阔倒卵形，黄色，无毛。花期 4～5 月。果期 5～6 月（图 67-1）。

6. 产地加工

春、秋二季采挖，除去茎叶、须根及泥土，晒干，生用。

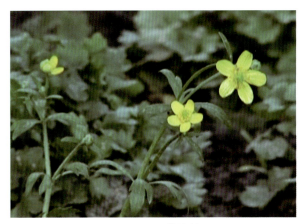

图 67-1　毛茛植株

（二）药材

1. 性状特征

块根呈纺锤形，常 5 ～ 6 个簇生成猫爪状，长 3 ～ 10mm，直径 2 ～ 3mm。表面淡棕色至暗棕色，平滑或有细纵皱纹，顶端有茎痕或残留茎基及叶柄基部，下面间有须状细根。质坚实，断面类白色或淡棕色。粉性，气微，味淡、微辛（图 67-2）。

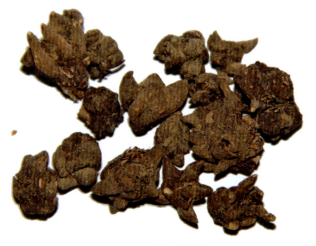

图 67-2　猫爪草药材

2. 商品规格

本品均为统货。

3. 道地药材

山东产者质佳。

4. 质量标志

本品以色黄褐、质坚实饱满者为佳。

5. 显微特征

组织鉴别：根横切面表皮细胞切向延长，黄棕色，有的分化为表皮毛，微木化。皮层为 20 ～ 30 列细胞组成，壁稍厚，有纹孔；内皮层明显，中柱小，中柱鞘为 1 ～ 2 列薄壁细胞；木质部、韧皮部各 2 束，间隔排列。薄壁细胞充满淀粉粒（图 67-3）。

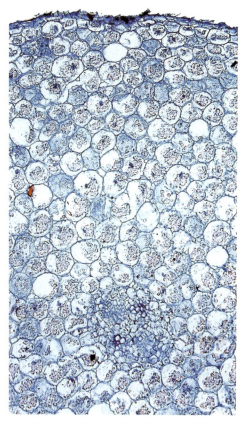

图 67-3　猫爪草药材横切面组织特征

6. 化学组分

肉豆蔻酸十八烷基酯（myristicac- idocta- decylester），二十烷酸（eicosanoicacid），豆甾醇（stigmasterol）。此外，还含糖，油以及微量生物碱等。

7. 理化特征

（1）化学定性：①氨基酸反应：取细粉 0.5g，加 80% 乙醇 8ml，温浸 1 小时，滤过，滤液稍浓缩，取 1ml 于试管中，加 1% 茚三酮溶液 4 滴，在水浴上加热数分钟，显紫红色反应。②糖类反应：取细粉 0.5g，加 50% 乙醇 8ml，温浸 1 小时，滤过，滤液浓缩至 3ml，取 1ml 于试管中，加 10% α- 萘酚乙醇溶液 5 滴，摇匀，沿试管壁加浓硫酸 0.5ml，两液交界面产生紫红色环。

（2）薄层色谱：取样品粉末 1.5g，加 50% 乙醇 10ml，70℃浸 1 小时，滤液浓缩至 1ml，点于硅胶 G 板上，以氯仿 - 苯 - 丙酮（20 ∶ 1 ∶ 4）为展开剂，展开后用 5% 磷钼酸乙醇液喷雾，加热后斑点显蓝色。

8. 贮藏

置通风干燥处，防蛀。

（三）炮制与饮片

1. 药材炮制

取原药，除去杂质，水洗净，干燥。

2. 饮片名称

猫爪草。

3. 药品类别

活血化瘀药。

4. 性状特征

本品呈破碎状，余同药材。

5. 质量要求

（1）水分：不得过 13.0%。

（2）总灰分：不得过 8.0%。

（3）酸不溶性灰分：不得过 4.0%。

（4）浸出物：用热浸法测定，稀乙醇作溶剂，不得少于 30.0%。

6. 性味功能

本品性温，味甘、辛。散结，消肿。用于瘰疬、淋巴结结核未溃。

7. 用法用量

内服：煎汤，15 ～ 30g，单味药可用至 120g。外用：研末敷。

8. 贮藏

置通风干燥处，防蛀。

（四）食疗与药膳

猫爪草胖大海炖鹧鸪

原料： 胖大海 1 个，猫爪草 20g，鹧鸪 2 只，猪瘦肉 150g，蜜枣 3 个，生姜 3 片。

制作方法： 各物分别洗净，猫爪草稍浸泡；蜜枣去核；鹧鸪宰净，置沸水中稍滚沸，与生姜一起放进瓦煲内，加入冷开水 1250ml（5 碗量），加盖隔水炖 3 小时便可。

功能主治： 三者合炖为汤，相得益彰，能清热解毒、利咽清音而不寒凉，补虚补脑健胃而不温热。同时能辅助治疗咽炎、瘰疬、甲亢等。

68　白芍 Bai Shao

（一）基原

1. 集解

白芍始载于《神农本草经》，列为中品，原名芍药。《图经本草》载："芍药有金芍药，色白多脂肉；木芍药，色紫瘦多脉，今处处有之，淮南者胜……春生红芽作丛，茎上三枝五叶，似牡丹而狭长，高一二尺。夏开花，有红白紫数种，子似牡丹子而小。秋时采根。"《本草别说》载："今世所用者多是人家种植。"可见，宋代已采用栽培的芍药入药，且已分色白多脂肉者和色紫瘦多脉者 2 种，这与现代以家种经加工而成的白芍和以野生细瘦多筋未加工者的赤芍有相似之处。但明代以前有以花色分辨赤芍、白芍的记载。

2. 品种

白芍为双子叶植物纲毛茛科芍药属植物芍药 *Paeonia lactiflora* Pall. 野生或栽培品干燥根的加工品。

3. 分布

本品山东境内各地均有栽培，以菏泽市最多，习称"菏泽白芍"。

4. 生态

芍药生于山坡、山谷的灌木丛或草丛中。

5. 形态特征

芍药为多年生草本，高 50 ～ 80cm。根肥大，通常圆柱形或略呈纺锤形。茎直立，光滑无毛。叶互生；具长柄；二回三出复叶，小叶片椭圆形至披针形，长 8 ～ 12cm，宽 2 ～ 4cm，先端渐尖或锐尖，基部楔形，全缘，叶缘具极细乳突，上面深绿色，下面淡绿色，叶脉在下面隆起，叶基部常带红色。花甚大，单生于花茎的分枝顶端，每花茎有 2 ～ 5 朵花，花茎长 9 ～ 11cm；萼片 3，叶状；花瓣 10 片左右或更多，倒卵形，白色、粉红色或红色；雄蕊多数，花药黄色；心皮 3 ～ 5 枚，分离。蓇葖果 3 ～ 5 枚，卵形，先端钩状向外弯。花期 5 ～ 7 月。果期 6 ～ 7 月（图 68-1，图 68-2）。

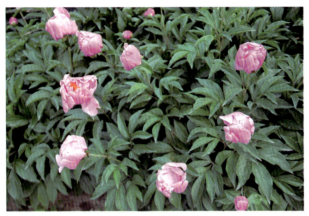

图 68-1　芍药植株

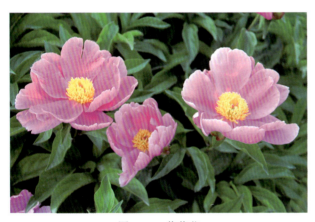

图 68-2　芍药花

6. 产地加工

夏、秋二季采挖种植 3 ～ 4 年植株的根，洗净，除去头尾及细根，置沸水中煮后除去外皮或去皮后再煮，晒干。

（二）药材

1. 性状特征

加工后的干燥根呈圆柱形，稍弯曲，两端平截，长 5 ～ 8cm，直径 1 ～ 2.5cm。表面类白色或淡红棕色，有纵皱纹及细根痕，偶有残存的棕褐色外皮。质坚实而重，不易折断，断面较平坦，类白色或微带红棕色，角质样，形成层环明显，木部有放射状纹理。气微，味微苦、酸（图 68-3，图 68-4）。

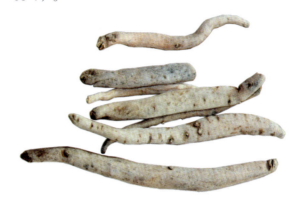

图 68-3　白芍药材

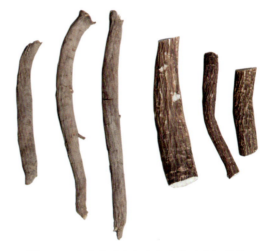

图 68-4　春白芍（左）和冬白芍（右）药材

2. 商品规格

白芍按根的粗细分为一等至五等、等外，共六个等级。

3. 道地药材

本品以浙江、安徽、山东产者为道地药材。

4. 质量标志

本品以根粗长匀直、皮色光洁、质坚实、断面粉白、无白心或断裂痕者为佳。

5. 显微特征

（1）组织鉴别：根横切面示木栓细胞数列或部分残存。栓内层为数列薄壁细胞，切向延长。韧皮部宽广，由薄壁细胞组成。形成层环明显，波状弯曲。木质部中木射线宽可达数十列细胞，导管稀疏，径向排列，近形成层处较密。薄壁细胞中含草酸钙簇晶和糊化的淀粉粒团块（图68-5）。

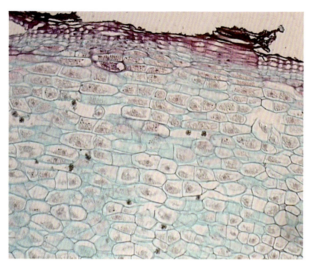

图68-5　白芍药材横切面组织特征

（2）粉末鉴别：粉末黄白色。糊化淀粉粒团块甚多。草酸钙簇晶直径11～35μm，存在于薄壁细胞中，常排列成行，或一个细胞中含数个簇晶。具缘纹孔导管和网纹导管直径20～65μm。纤维长梭形，直径15～40μm，壁厚，微木化，具有大的圆形纹孔（图68-6）。

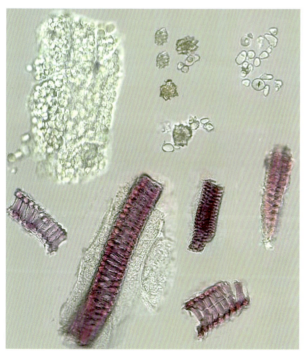

图68-6　白芍药材粉末显微特征

6. 化学组分

芍药苷（paeoniflorin），芍药花苷（paeonin），氧化芍药苷（oxypaeoniflorin），牡丹酚（pa-eonol），白芍药苷（albiflorin），苯甲酰芍药苷（benzoylpaeoniflorin），羟基芍药苷（oxypaeoniflorin），芍药吉酮（paeoniflorigenone）等。此外，还含苯甲酸（benzoicacid），β-谷甾醇（β-sitosterol），没食子鞣质（gallotannin）以及挥发油，胡萝卜苷，蔗糖等。

7. 理化特征

（1）化学定性：取本品横切片，加1%三氯化铁试液显蓝色。取本品粉末5g，加乙醚50ml，加热回流10分钟，滤过。取滤液10ml，置水浴上蒸干，加醋酐1ml与硫酸4～5滴，先显黄色，渐变成红色、紫色，最后呈绿色。

（2）薄层色谱：取本品粉末0.5g，加乙醇10ml，振摇5分钟，滤过，滤液蒸干，残渣加乙醇1ml使溶解，作为供试品溶液。另取芍药苷对照品，加乙醇制成每毫升含1mg溶液，作为对照品溶液。吸取上述2种溶液各10μl，分别点于同一硅胶G薄层板上，以三氯甲烷-乙酸乙酯-甲醇-甲酸（40：5：10：0.2）为展开剂，展开，取出，晾干，喷以5%香草醛硫酸溶液，加热至斑点显色清晰。供试品色谱中，在与对照品色谱相应的位置上，显相同的蓝紫色斑点。

8. 贮藏

置干燥处，防蛀。

（三）炮制与饮片

1. 药材炮制

（1）生白芍：原药拣去杂质，粗细分档，用清水浸2～8小时，洗净，捞起，中途淋水，待润透切片，片厚约3mm，晒或烘干，筛去灰屑。

（2）炒白芍：取白芍片用麸皮拌炒或清炒至微黄色（每10kg白芍片，用麸皮1kg）。

（3）酒白芍：取白芍片，加酒拌匀，闷透，置锅内，用文火炒至规定程度时，取出，放凉（每10kg白芍片，用黄酒1kg）。

（4）焦白芍：取白芍片，置热锅内炒至表面焦黄色。

（5）白芍炭：取白芍片，置热锅内，用武火炒至表面焦黑色，内部焦黄色，喷淋清水少许，熄灭火星，取出，晾干。

（6）醋白芍：取白芍片，加米醋拌匀，闷透，置锅内，用文火炒至规定程度，取出，放凉。

2. 饮片名称

白芍，炒白芍，酒白芍，白芍炭。

3. 药品类别

补虚药：补血药。

4. 性状特征

（1）白芍片：本品呈类圆形的薄片。表面淡棕红色或类白色，平滑。切面类白色或微带棕红色，形成层环明显，可见稍隆起的筋脉纹呈放射状排列。气微，味微苦、酸（图68-7）。

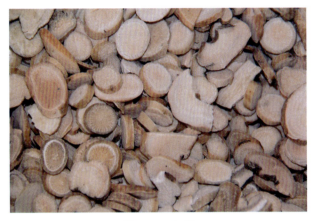

图68-7　白芍

（2）炒白芍、酒白芍或醋白芍：本品特征同上，外表面黄色或棕黄色。酒白芍有酒气，醋白芍有醋气（图68-8～图68-10）。

（3）焦白芍：本品表面呈焦黄色，其他特征同白芍炭（图68-11）。

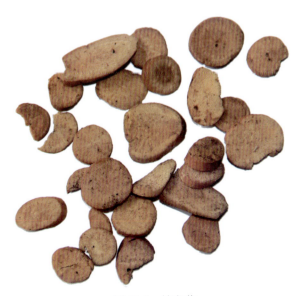

图68-8　炒白芍

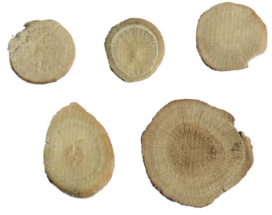

图68-9　醋白芍

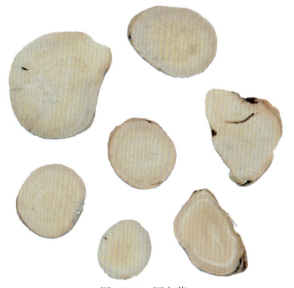

图68-10　酒白芍

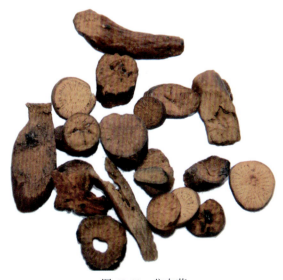

图68-11　焦白芍

（4）白芍炭：外表面黑褐色，折断面棕色。

5. 质量要求

（1）白芍

1）水分：不得过 14.0%。

2）总灰分：不得过 4.0%。

3）二氧化硫残留量：用二氧化硫残留量测定法测定，不得过 400mg/kg。

4）浸出物：用热浸法测定，水作溶剂，不得少于 22.0%。

5）含量测定：用高效液相色谱法测定，本品含芍药苷（$C_{23}H_{28}O_{11}$）不得少于 1.2%。

（2）炒白芍

1）水分：不得过 10.0%。

2）总灰分：不得过 4.0%。

3）二氧化硫残留量：用二氧化硫残留量测定法测定，不得过 400mg/kg。

4）浸出物：用热浸法测定，水作溶剂，不得少于 22.0%。

5）含量测定：用高效液相色谱法测定，本品含芍药苷（$C_{23}H_{28}O_{11}$）不得少于 1.2%。

6. 性味功能

本品性微寒，味苦、酸。平肝止痛，养血调经，敛阴止汗。用于头痛眩晕、胁痛、腹痛、四肢挛痛、血虚萎黄、月经不调、自汗、盗汗。

7. 用法用量

内服：煎汤或入丸、散，6～15g。

8. 配伍禁忌

反藜芦。

9. 使用注意

虚寒之证不宜单独应用。虚寒性腹痛泄泻者以及小儿出麻疹期间不宜食用。

10. 贮藏

置干燥处，防蛀。

（四）经典方剂与临床应用

四物汤（《太平惠民和剂局方》）

处方： 当归（去芦，酒浸，炒）、川芎、白芍药、熟干地黄（酒洒，蒸）各等份。

制法： 上为粗末。

功能主治： 调益荣卫，滋养气血。用于冲任虚损、月水不调、崩中漏下、血瘕块硬、发歇疼痛、妊娠宿冷、胎动不安、血下不止，以及产后乘虚、风寒内搏、恶露不下、结生瘕聚、少腹坚痛、时作寒热。

用法用量： 每服 1g，水一盏半，煎至八分，去渣，热服空心，食前。

（五）食疗与药膳

天麻白芍煲生蚝

原料： 天麻 20g，白芍 10g，生蚝肉 300g，西芹 50g，生姜 4 片。

制作方法： 各物分别洗净。药材、生蚝稍浸泡；西芹切段。先把药材下瓦煲，加清水 2000ml（约 10 碗量），武火滚沸后改文火煲约 1.5 小时，弃药渣留药液，改为武火下生蚝，再下西芹、盐和油便可。

功能主治： 滋阴益血，养肝补肾，祛风止颤，安神平肝潜阳。

⑥⑨ 牡丹皮 Mu Dan Pi

（一）基原

1. 集解

牡丹皮始载于《神农本草经》，列为中品。《唐本草》载："牡丹，生汉中。剑南所出者，苗似羊桃。夏生白花，秋实圆绿，冬实赤色，凌冬不凋，根似芍药，肉白皮丹。"《本草纲目》释其名曰："牡丹以色丹者为上，虽结子而根上生苗，故谓之牡丹。"

2. 品种

牡丹皮为双子叶植物纲毛茛科芍药属植物牡丹 *Paeonia suffruticosa* Andr. 栽培品的干燥根皮。

3. 分布

山东境内各地均有栽培，以菏泽最为著名，有"牡丹乡"之称，济宁亦有产。

4. 生态

牡丹生于向阳及土壤肥沃的地方，常栽培于庭园。

5. 形态特征

牡丹：多年生落叶小灌木，生长缓慢，株型小，株高多在 0.5～2m；根肉质，粗而长，中心木质化，长度一般在 0.5～0.8m，极少数根长度可达 2m；根皮和根肉的色泽因品种而异；枝干直立而脆，圆形，从根茎处丛生数枝而成灌木状，当年生枝光滑，黄褐色，常开裂而剥落；叶互生，叶片通常为二回三出复叶，枝上部常为单叶，小叶片有披针、卵圆、椭圆等形状，顶生小叶常为 2～3 裂，叶上面深绿色或黄绿色，下为灰绿色，光滑或有毛；总叶柄长 8～20cm，表面有凹槽；花单生于当年枝顶，两性，花大色艳，形美多姿，花径 10～30cm；花的颜色有白、黄、粉、红、紫红、紫、墨紫（黑）、雪青（粉蓝）、绿、复色十大色；雄雌蕊常有瓣化现象，花瓣自然增多和雄雌蕊瓣化的程度、品种、栽培环境条件、生长年限等有关；正常花的雄蕊多数，结籽力强，种子成熟度也高，雌蕊瓣化严重的花，结籽少或不结籽，完全花雄蕊离生，心皮一般 5 枚，少有 8 枚，各有瓶状子房一室，边缘胎座，多数胚珠，蓇葖果五角，每一果角结籽 7～13 粒，种籽类圆形，成熟时为棕黄色，老时变成黑褐色，成熟种子直径 0.6～0.9cm，千粒重约 400g（图 69-1，图 69-2）。

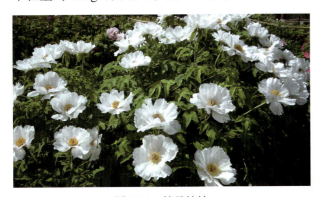

图 69-1 牡丹植株

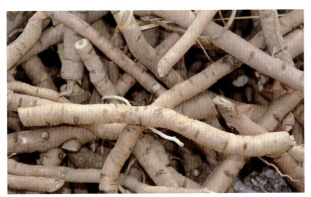

图 69-2 牡丹根

6. 产地加工

栽培 3～5 年后采收，于 10～11 月挖根，洗净，去掉须根，用刀剖皮，抽去木部，将根皮晒干，为原丹皮；如先用竹刀或碗片刮去外皮，再抽去木部，名为刮丹皮（粉丹皮）。

（二）药材

1. 性状特征

干燥根皮呈筒状或半筒状，有裂隙，略向内卷曲或张开，长 5～20cm，直径 0.5～1.2cm。外表面淡灰褐色，有多数横长皮孔及细根痕，栓皮脱落处显粉红色，内表面浅棕褐色，有明显的细纵纹，常见较多的闪亮的点状结晶物（丹皮酚）。质硬脆，易折断，具粉性，断面粉白色。气香浓，味微苦涩而麻舌感较强（图 69-3）。

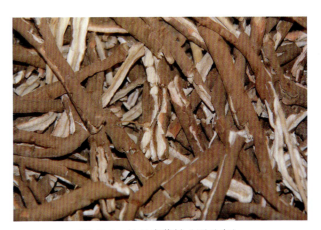

图 69-3 牡丹皮药材（原丹皮）

2. 商品规格

商品按加工方法及产区分为凤丹皮（安徽铜陵凤凰山，习称凤丹皮）、原丹皮（连丹皮）和刮丹皮 3 种，均分为 1～4 个等级。

（1）凤丹皮、原丹皮：①一等品：长 6cm 以上，中部围粗 2.5cm 以上；②二等品：长 5cm 以上，中部围粗 1.8cm 以上；③三等品：长 4cm 以上，中部围粗 1cm 以上；④四等品：不符合一、二、三等的细条及断支碎片，最小围粗不低于 0.6cm。

（2）刮丹皮：①一等品：长 6cm 以上，中部围粗 2.4cm 以上；②二等品：长 5cm 以上，中部围粗 1.7cm 以上；③三等品：长 4cm 以上，中部围粗 0.9cm 以上；④四等品：不符合一、二、三等长度的断支碎片。

3. 道地药材

安徽凤凰山产者为传统的道地药材，山东菏泽产者亦佳。

4. 质量标志

本品以条粗长、皮厚、断面粉白色、粉性足、结晶多、香气浓者为佳。

5. 显微特征

（1）组织鉴别：横切面木栓层由 10 多列木栓细胞组成，细胞壁显棕色。皮层菲薄，由约 10 层切向延长的薄壁细胞组成。韧皮部占根皮的绝大部分，射线细胞 1 列，少数 2 例，草酸钙簇晶众多，常单个或数个相聚，散在于皮层及韧皮部薄壁细胞以及细胞间隙中；纵切面草酸钙簇晶往往数个或数十个成行排列，簇晶直径 7.6 ～ 45μm。淀粉粒甚多（图 69-4）。

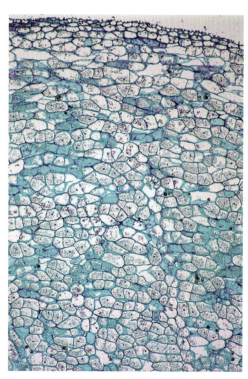

图 69-4　牡丹皮药材横切面组织特征

（2）粉末鉴别：粉末淡红棕色。淀粉粒甚多，单粒类圆形或多角形，直径 3 ～ 16μm，脐点点状、裂缝状或飞鸟状；复粒由 2 ～ 6 分粒组成。草酸钙簇晶直径 9 ～ 45μm，有时含晶细胞连接，簇晶排列成行，或一个细胞含数个簇晶。连丹皮可见木栓细胞长方形，壁稍厚，浅红色（图 69-5）。

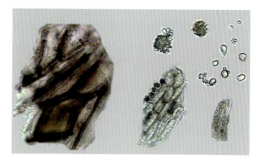

图 69-5　牡丹皮药材粉末特征

6. 化学组分

芍药苷（paeoniflorin），羟基芍药苷（oxy-paeoniflorin），苯甲酰芍药苷（benzoylpaeoniflorin），苯甲酰羟基芍药苷（benzoyloxypaeonolide），丹皮酚（paeonol），丹皮酚苷（paeonoside），丹皮酚原苷（paeonoide），丹皮酚新苷（apiopaeonoside）。此外，还含挥发油，苯甲酸以及植物甾醇等。

7. 理化特征

（1）化学定性

1）取粉末微量升华，升华物在显微镜下观察，可见长柱形结晶或针状及羽状簇晶，于结晶上滴加三氯化铁醇溶液，则结晶溶解而呈暗紫色。

2）取粉末 2g，加乙醚 20ml，振摇 2 分钟，滤过，取滤液 5ml，置水浴上蒸干，放冷，残渣中加硝酸数滴，初显棕黄色，后变鲜绿色。

（2）薄层色谱：取本品粉末 1g，加乙醚 10ml，密塞，振摇 10 分钟，滤过，滤液挥干，残渣加丙酮 2ml 使溶解，作为供试品溶液。另取丹皮酚对照品，加丙酮制成每毫升含 2mg 的溶液，作为对照品溶液。吸取上述 2 种溶液各 10μl，分别点于同一硅胶 G 薄层板上，以环己烷-乙酸乙酯-冰醋酸（4：1：0.1）为展开剂，展开，取出，晾干，喷以 2% 香草醛硫酸乙醇溶液（1→10），在 105℃加热至斑点显色清晰。供试品色谱中，在与对照品色谱相应的位置上，显相同颜色的斑点。

8. 贮藏

放缸内盖紧（或有盖木箱内），置干燥处，防霉。

（三）炮制与饮片

1. 药材炮制

迅速洗净，润后切薄片，晒干。

2. 饮片名称

牡丹皮。

3. 药品类别

清热药：清热凉血药。

4. 性状特征

本品呈圆形或卷曲形的薄片。连丹皮外表面灰褐色或黄褐色，栓皮脱落处粉红色；刮丹皮外表面红棕色或淡灰黄色。内表面有时可见发亮的结晶。切面淡粉红色，粉性。气芳香，味微苦而涩（图69-6，图69-7）。

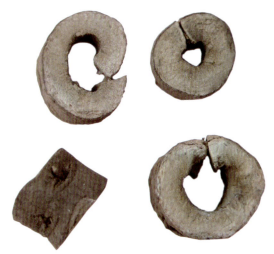

图 69-6 牡丹皮（原丹皮）

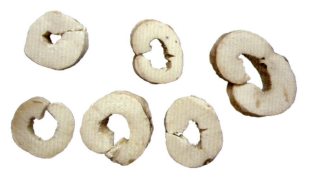

图 69-7 牡丹皮（刮丹皮）

5. 质量要求

（1）水分：不得过 13.0%。

（2）总灰分：不得过 5.0%。

（3）浸出物：用热浸法测定，乙醇作溶剂，不得少于 15.0%。

（4）含量测定：用高效液相色谱法测定，本品含丹皮酚（$C_9H_{10}O_3$）不得少于 1.2%。

6. 性味功能

本品性微寒，味苦、辛。清热凉血，活血化瘀。用于温毒发斑、吐血衄血、夜热早凉、无汗骨蒸、经闭痛经、痈肿疮毒、跌扑伤痛。

7. 用法用量

内服：煎汤，6 ～ 12g。

8. 使用注意

血虚有寒、孕妇及月经过多者慎服。

9. 贮藏

放缸内盖紧（或有盖木箱内），置干燥处，防霉。

（四）经典方剂与临床应用

1. 牡丹汤（《圣济总录》）

处方：牡丹皮，柴胡（去苗），犀角（镑），杜仲（去粗皮锉炒），当归（切，焙），桂（去粗皮），枳壳（去瓤，麸炒），槟榔（煨，锉），丹参，桔梗（锉，炒），郁李仁（汤浸，去皮、尖）各 30g。

功能主治：用于产后腰痛沉重、举动艰难。

用法用量：上为粗末。每服 1g，水 1 盏，煎至 7 分，去滓温服，不拘时候。

2. 牡丹散（《普济方》）

处方：川升麻、桔梗、薏苡仁、地榆、黄芩、赤芍药、牡丹皮、北甘草各等份。

制法：上药锉散。

功能主治：清肺排脓。治肺痈。胸乳间皆痛，口吐脓血，气味腥臭。

用法用量：每服 30g，用水 1.5L，煎至 500ml，分三次温服。

（五）食疗与药膳

丹皮粥

原料：牡丹皮 15g，大米 100g，白糖适量。

制作方法：将牡丹皮洗净，放入锅中，加清水适量，水煎取汁，再加大米煮粥，待熟时调入白糖，再煮一二沸即成。

功能主治：清热凉血，活血化瘀。适用于热入血分所致的斑疹、吐血、衄血等出血证，或热病后期低热不退，或阴虚内热所致的骨蒸潮热，以及瘀血所致的腹痛、跌打损伤、痛经等。

用法用量：每日1剂。

70 木通 Mu Tong

（一）基原

1. 集解

木通始载于《神农本草经》，列为中品。《本草图经》载："木通，藤生，蔓大如指，其茎干大者径三寸，一枝五叶，颇类石韦，又似芍药，三叶相对。夏秋开紫花，亦有白花者。结实如小木瓜，食之甘美。"按上所述，似与本种相似。《神农本草经》的通草到唐末宋初已分化为木通与通草2种中药材，苏颂曰："俗间所谓通草乃通脱木也，古方所用通草皆今之木通。"因本品茎中有细孔，首尾相通，又有通利血脉、行水、通乳之功效，故名。

2. 品种

木通为双子叶植物纲木通科木通属植物木通 *Akebia quinata*（Thunb.）Decne. 的干燥茎藤。

3. 分布

山东境内产于胶东丘陵及鲁中南等山区。

4. 生态

木通生于土层肥厚的山沟、山坡、林缘或灌丛中。

5. 形态特征

木通：落叶木质藤本，长3～15m，全株无毛。幼枝灰绿色，有纵纹。掌状复叶，小叶片5，倒卵形或椭圆形，长3～6cm，先端圆常微凹，具一细短尖，基部圆形或楔形，全缘。短总状花序腋生，花单性，雌雄同株；花序基部着生1～2朵雌花，上部着生密而较细的雄花；花瓣3片；雄花具雄蕊6个；雌花较大，有离生雌蕊2～13。果肉质，浆果状，长椭圆形，或略呈肾形，两端圆，长约8cm，直径2～3cm，熟后紫色，柔软，沿腹缝线开裂。种子多数，长卵形，稍扁，黑色或黑褐色。花期4～5月，果熟期8月（图70-1，图70-2）。

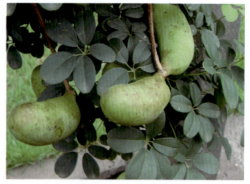

图 70-1　木通植株

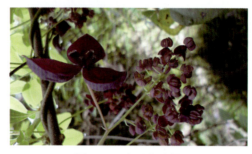

图 70-2　木通花及茎

6. 产地加工

夏、秋二季采收茎藤，除去叶及侧枝，刮去外皮，晒干。

（二）药材

1. 性状特征

茎藤呈圆柱形，常稍扭曲，长30～70cm，直径0.5～2cm。表面灰棕色至灰褐色，外皮粗糙而有许多不规则的裂纹或纵沟纹，具突起的皮孔。节部膨大或不明显，具侧枝断痕。体轻，质坚实，不易折断，断面不整齐，皮部较厚，黄棕色，可见淡黄色颗粒状小点，木部黄白色，射线呈放射状排列，髓小或有时中空，黄白色或黄棕色。气微，味微苦而涩（图70-3）。

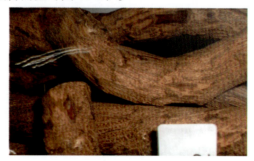

图 70-3　木通药材

2. 商品规格

本品均为统货。

3. 道地药材

本品陕西、山东产者为道地药材。

4. 质量标志

本品以条匀、内色黄者为佳。

5. 显微特征

粉末鉴别：粉末浅棕色或棕色。含晶石细胞方形或长方形，胞腔内含1至数个棱晶。中柱鞘纤维细长梭形，直径10～40μm，胞腔内含密集的小棱晶，周围常可见含晶石细胞。木纤维长梭形，直径8～28um，壁增厚，具裂隙状单纹孔或小的具缘纹孔。具缘纹孔导管直径20～110（220）μm，纹孔椭圆形、卵圆形或六边形。

6. 化学组分

白桦脂醇（betulin），齐墩果酸（oleanolicacid），常春藤皂苷元（hederagein），木通茎酸（quinatic stem acid），木通苯乙醇苷B（calceolarioside B）。此外，还含豆甾醇（stigmasterol），β-谷甾醇（β-sitosterol），胡萝卜苷（daucosterol），肌醇（inositol），蔗糖及钾盐等。

7. 理化特征

（1）荧光检查：取白木通样品粗粉1g，加甲醇5ml，冷浸1小时，滤过，取滤液点于滤纸上，置于紫外光灯（365nm）下检视，显浅蓝色荧光。

（2）薄层色谱：取本品粉末1g，加70%甲醇50ml，超声处理30分钟，滤过，滤液蒸干，残渣加水10ml使溶解，用乙酸乙酯振摇提取3次，每次10ml，合并乙酸乙酯液，蒸干，残渣加甲醇1ml使溶解，作为供试品溶液。另取木通苯乙醇苷B对照品，加甲醇制成每毫升含1mg的溶液，作为对照品溶液。吸取上述2种溶液各5μl，分别点于同一硅胶G薄层板上，以三氯甲烷-甲醇-水（30：10：1）为展开剂，展开，取出，晾干，喷以2%香草醛硫酸溶液，在105℃加热至斑点显色清晰。供试品色谱中，在与对照品色谱相应的位置上，显相同颜色的斑点。

8. 贮藏

置通风干燥处，防潮。

（三）炮制与饮片

1. 药材炮制

取原药材，除去杂质，洗净，略浸，润透，切薄片，晒干。

2. 饮片名称

木通。

3. 药品类别

利水渗湿药：利尿通淋药。

4. 性状特征

本品呈圆形、椭圆形或不规则形片。外表皮灰棕色或灰褐色。切面射线呈放射状排列，髓小或有时中空。气微，味微苦而涩（图70-4）。

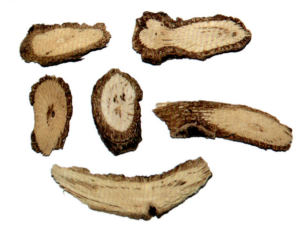

图70-4　木通

5. 质量要求

（1）水分：不得过10.0%。

（2）总灰分：不得过6.5%。

（3）含量测定：用高效液相色谱法测定，本品含木通苯乙醇苷B（$C_{23}H_{26}O_{11}$）不得少于0.15%。

6. 性味功能

本品性凉，味苦。泻火行水，通利血脉，止痛通乳。用于小便赤涩、淋浊、水肿、胸中烦热、喉痹咽痛、遍身拘痛、妇女月经不调、闭经、乳汁不通。

7. 用法用量

内服：煎汤，3～6g；或入丸、散。

8. 使用注意

内无湿热，津亏，气弱，滑精，溲频和孕妇忌用。

9. 贮藏

置通风干燥处，防潮。

（四）经典方剂与临床应用

1. 木通散（《太平圣惠方》）

处方： 木通 30g（锉），槟榔、羚羊角屑、赤芍药、黄芪、当归（锉，微炒）、车前子各22.5g，甘草 15g（炙微赤，锉）。

制法： 上药捣筛为散。

功能主治： 清热通淋。用于小肠实热、心胸烦闷、小便赤涩、小腹中急痛。

用法用量： 每服 12g，以水 300ml，煎至200ml，去滓，空腹时温服。

2. 木通汤（《奇效良方》）

处方： 木通、滑石各 15g，牵牛（取头末）7.5g。

制法： 上作一服。

功能主治： 治小便不通，小腹痛不可忍。

用法用量： 用水 400ml，加灯心草 10 茎，葱白 1 根，煎至 200ml，空腹时服。

（五）食疗与药膳

地榆木通酒

原料： 生地榆、白茅根各 50g，木通、车前子各 30g，低度白酒 500ml。

制作方法： 将前 4 味切碎，置容器中，加入白酒，密封，隔水煮 30 分钟，浸泡 1～2 宿，过滤去渣，即成。

功能主治： 凉血清热，利尿通淋。用于热淋、血淋，兼治血尿。

用法用量： 每次服 15～30ml，日服 3 次。

71 功劳叶 Gong Lao Ye

（一）基原

1. 集解

功劳叶始载于《本草拾遗》，原名"枸骨叶"。功劳叶为十大功劳叶之简称。

2. 品种

功劳叶为双子叶植物纲小檗科十大功劳属植物十大功劳 *Mahonia fortunei*（Lindl.）Fedde 栽培品的干燥叶。

3. 分布

山东境内青岛、济南、泰安等公园温室有栽培。

4. 生态

十大功劳生于向阳山坡的灌丛中，有栽培。

5. 形态特征

十大功劳：灌木，高 0.5～2（～4）m。叶倒卵形至倒卵状披针形，长 10～28cm，宽 8～18cm，具 2～5 对小叶，最下一对小叶外形与往上小叶相似，距叶柄基部 2～9cm，上面暗绿至深绿色，叶脉不显，背面淡黄色，偶稍苍白色，叶脉隆起，叶轴粗 1～2mm，节间 1.5～4cm，往上渐短；小叶无柄或近无柄，狭披针形至狭椭圆形，长 4.5～14cm，宽 0.9～2.5cm，基部楔形，边缘每边具 5～10 刺齿，先端急尖或渐尖。总状花序 4～10 个簇生，长 3～7cm；芽鳞披针形至三角状卵形，长 5～10mm，宽 3～5mm；花梗长 2～2.5mm；苞片卵形，急尖，长 1.5～2.5mm，宽 1～1.2mm；花黄色；外萼片卵形或三角状卵形，长 1.5～3mm，宽约 1.5mm，中萼片长卵状椭圆形，长 3.8～5mm，宽 2～3mm，内萼片长卵状椭圆形，长 4～5.5mm，宽 2.1～2.5mm；花瓣长卵形，长 3.5～4mm，宽 1.5～2mm，基部腺体明显，先端微缺裂，裂片急尖；雄蕊长 2～2.5mm，药隔不延伸，顶端平截；子房长 1.1～2mm，无花柱，胚珠 2 枚。浆果球形，直径 4～6mm，紫黑色，被白粉。花期 7～9 月，果期 9～11 月（图 71-1）。

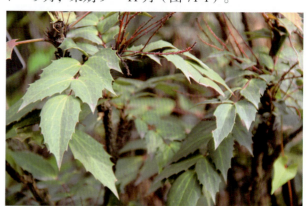

图 71-1　十大功劳植株

6. 产地加工

全年均可采摘，晒干备用。

（二）药材

1. 性状特征

完整叶片呈披针形，长 6 ～ 12cm，宽 1 ～ 1.8cm，先端尖锐有刺，基部楔形，边缘两侧各有 6 ～ 13 个刺状锯齿。上表面绿色，具光泽，下表面色浅，黄绿色；厚革质。质硬脆。气弱，味淡（71-2）。

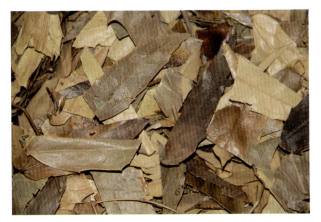

图 71-2 功劳叶

2. 商品规格

本品均为统货。

3. 道地药材

本品陕西、安徽产者为道地药材。

4. 质量标志

本品以叶大、色绿者为佳。

5. 显微特征

组织鉴别：叶横切面示上表皮细胞 1 列，有的内含红棕色物质，外被角质层，厚可达 8μm，下表皮细胞 1 列，有较多气孔。上、下表皮内侧各有 1 ～ 2 列纤维，多角形，壁微木化。栅栏组织细胞 1 ～ 3 列，通过主脉。海绵组织细胞内含草酸钙方晶。主脉维管束 3，外韧型，外有众多纤维环列，下方的纤维常与下表皮内侧的纤维相连（图 71-3）。

6. 化学组分

小檗碱（berberine），药根碱，木兰花碱，掌叶防己碱，β- 谷甾醇，木犀草素等。

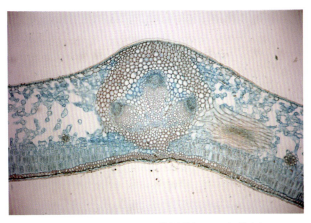

图 71-3 十大功劳叶药材横切面组织特征

7. 理化特征

（1）化学定性：取本品粗粉约 0.1g，加 1%HCl 5ml，水温浸 15 分钟，滤液加碘化铋钾试剂数滴生成橙红色沉淀。

（2）薄层色谱：取本品粉末 1g，加乙醇 10ml，冷浸 30 分钟，时加振摇，滤过，滤液。另取盐酸小檗碱，乙醇溶解成每毫升含 0.5 ～ 1mg 的对照品溶液。取上述 2 种溶液各 10μl，点于同一硅胶 H-CMC 薄层板上，以正丁醇 - 冰醋酸 - 水（7 : 1 : 2）展开，展距 10cm，取出晾干，于 254nm 紫外分析灯下观察。供试品色谱中，在与对照品色谱相应的位置上，显相同的黄色斑点。

8. 贮藏

置阴凉干燥处。

（三）炮制与饮片

1. 药材炮制

取叶洗净，阴干备用。

2. 饮片名称

十大功劳叶。

3. 药品类别

清热药：清热燥湿药。

4. 性状特征

本品性状特征同药材。

5. 质量要求

本品以色绿、味苦者为佳。

6. 性味功能

本品性寒，味苦。清热燥湿，解毒。用于肺结核咯血、骨蒸潮热、头晕耳鸣、腰酸腿软、湿热黄疸、带下、痢疾、风热感冒、目赤肿痛、痈肿疮疡。

7. 用法用量

内服：煎汤，6～9g。外用：适量，研末调敷。

8. 使用注意

脾胃虚寒者慎用。

9. 贮藏

置阴凉干燥处。

（四）经典方剂与临床应用

治风火牙痛方（《江西草药》），十大功劳叶 3 钱，水煎顿服，每日 1 剂，痛甚者服 2 剂。

72　北豆根 Bei Dou Gen

（一）基原

1. 集解

北豆根以地上部分"蝙蝠藤"之名收载于《本草纲目拾遗》。赵学敏曰："叶类蒲荡而小，多歧劲厚青滑，绝似蝙蝠形，故名。"

2. 品种

北豆根为双子叶植物纲防己科蝙蝠葛属植物蝙蝠葛 *Menispermum dauricum* DC. 野生品的干燥根茎。

3. 分布

山东境内产于崂山、昆嵛山、泰山、徂徕山、沂山、蒙山等山区。

4. 生态

蝙蝠葛生于山坡林缘、灌丛中、田边、路旁及石砾滩地，或攀援于岩石上。

5. 形态特征

蝙蝠葛：缠绕落叶木质藤本。小枝有细纵条纹。叶互生，圆肾形或卵圆形，先端尖，基部浅心形或近于截形，边缘近全缘或 3～7 浅裂，掌状脉 5～7；

叶柄盾状着生。花小，单性异株，花序短圆锥状；雄花萼片 6，花瓣 6～9，黄绿色，较萼片小；雄蕊 10～20，花药球形；雌花心皮 3。果实核果状，熟时黑紫色。花期 6～7 月，果期 7～8 月（图 72-1）。

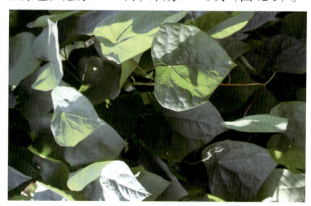

图 72-1　蝙蝠葛植株

6. 产地加工

春、秋二季采挖，除残茎及须根，晒干。

（二）药材

1. 性状特征

根茎呈细长圆柱形，有分枝，长 30～50cm，直径 3～8mm。表面黄棕色至暗棕色，外皮易脱落，内部呈淡黄色，有皱纹及根痕，质韧，易折断，折断面纤维状，可见放射状纹理，木部黄色，髓部类白色。气微，味苦（图 72-2）。

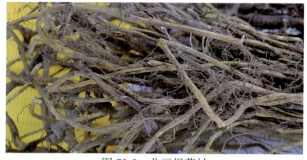

图 72-2　北豆根药材

2. 商品规格

本品均为统货。

3. 道地药材

本品山东和东北地自产者为道地药材。

4. 质量标志

本品以条粗、外皮色棕褐、质坚、味苦者为佳。

5. 显微特征

（1）组织鉴别：横切面观表皮细胞 1 列，外被棕黄色角质层，木栓层为数列细胞。皮层较宽，老的根茎有石细胞散在。中柱鞘纤维排列成新月形。维管束外韧型，环列。束间形成层不明显。木质部由导管、管胞、木纤维及木薄壁细胞组成，均木化。中央有髓。薄壁细胞含淀粉粒及细小草酸钙结晶（图 72-3）。

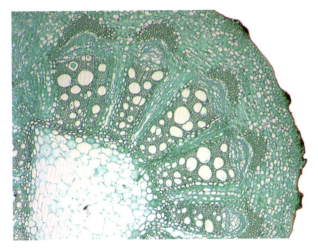

图 72-3　北豆根药材横切面组织特征

（2）粉末鉴别：粉末呈淡棕黄色。石细胞单个散在，淡黄色，分枝状或不规则形，直径 43～147μm（200μm），胞腔较大。中柱鞘纤维多成束，淡黄色，直径 18～34μm，常具分隔。木纤维成束，直径 10～26μm，壁具斜纹孔或交叉纹孔。具缘纹孔导管。草酸钙结晶细小。淀粉粒单粒直径 3～12μm；复粒 2～8 分粒。

6. 化学组分

生物碱类：山豆根碱（dauricine），6-去甲山豆根碱（daurinoline），青藤碱（sinomenine），蝙蝠葛定（bianfugedine），碎叶紫堇碱（cheilan-thifoline），多利诺林（daurinoline），蝙蝠葛碱（menispermine），北豆根酚碱，木兰碱及青防己碱等。

7. 理化特征

（1）化学定性：取粉末约 5g，加氨试液 5ml，拌匀，放置 20 分钟，加氯仿 50ml，振摇，放置 1 小时，滤过，滤液置分液漏斗中，加 10% 盐酸溶液 5ml，振摇提取。分取酸液，置 2 支试管中。一管中加碘化铋钾试液，生成橙红色沉淀；另一管中加碘试液，生成棕色沉淀。

（2）薄层色谱：取本品粉末 0.5g，加乙酸乙酯 15ml 及浓氨试液 0.5ml，回流 30 分钟，滤过，滤液蒸干，残渣加乙酸乙酯 1ml 使溶解，作为供试品溶液。另取北豆根对照药材 0.5g，同法制成对照药材溶液。吸取上述 2 种溶液各 2μl，分别点于同一硅胶 G 薄层板上，以三氯甲烷 - 甲醇 - 浓氨试液（9：1：1）为展开剂，展开，取出，晾干，喷以碘化铋钾试液。供试品色谱中，在与对照药材色谱相应位置上，显相同颜色的斑点。

8. 贮藏

置干燥处，防霉，防蛀。

（三）炮制与饮片

1. 药材炮制

取原药材，除去杂质，洗净，润透，切片，干燥。

2. 饮片名称

北豆根。

3. 药品类别

清热药：清热解毒药。

4. 性状特征

本品呈圆形或类圆片，直径 3～8mm，厚至 1～2mm，切面皮部薄，浅棕黄色，木部淡黄色，髓居中心，白色或类白色，浅黄色木部束与黄白色射线相间排列。周边黄棕色至暗棕色，有纵皱纹，偶有突起的细根痕，外皮脱落后呈棕黄色。质略硬而脆，易纵向掰断，断面纤维状。气微，味苦（图 72-4）。

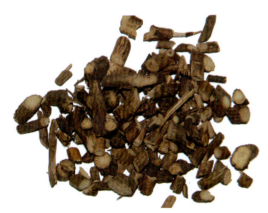

图 72-4　北豆根

5. 质量要求

（1）水分：不得过 12.0%。

（2）总灰分：不得过 7.0%。

（3）酸不溶性灰分：不得过 2.0%。

（4）浸出物：用热浸法测定，乙醇作溶剂，不得少于 13.0%。

（5）含量测定：用高效液相色谱法测定，本品含蝙蝠葛苏林碱（$C_{37}H_{42}N_2O_6$）和蝙蝠葛碱（$C_{38}H_{44}N_2O_6$）的总量不得少于 0.45%。

6. 性味功能

本品性寒，味苦；有小毒。清热解毒，祛风止痛。用于咽喉肿痛、肠炎痢疾、风湿痹痛。

7. 用法用量

内服：煎汤，3～9g。

8. 使用注意

脾虚便溏者禁服，孕妇及有肝病者慎服。

9. 贮藏

置干燥处，防霉，防蛀。

73 辛夷 Xin Yi

（一）基原

1. 集解

辛夷始载于《神农本草经》，列为上品。陶弘景曰："分出丹阳（现河南丹水以南一带）近道，形如桃子，小时气辛香。"《本草图经》载："正月二月生花，似著毛小桃子，色白带紫。"《本草纲目》载："辛夷花初出枝头，苞长半寸，而尖锐俨如笔头，重重有青黄茸毛顺铺，长半分许。"这与河南主产的望春玉兰辛夷花的性状相符，而《本草衍义》载："辛夷处处有之，人家园庭亦多种植，先花后叶，即木笔花也，其花未开时，苞上有毛，尖长如笔，故取象而名，花有桃红、紫色二种。"本草所述说明古代辛夷植物来源不止一种，但均为木兰科木兰属植物，主要有望春玉兰、武当玉兰以及马王堆一号汉墓出土的辛夷原植物玉兰。与现代所用辛夷原植物基本一致。

2. 品种

辛夷为双子叶植物纲木兰科木兰属植物玉兰 *Magnolia denudata* Desr. 的干燥花蕾。

3. 分布

山东境内的大部分地区有栽培（五莲县叩官村有一株大玉兰树，胸围 1.15m，树冠覆盖面积达 100m² ）。

4. 生态

玉兰常栽培于庭院、风景点及旧庙祠堂遗址。

5. 形态特征

玉兰：花白如玉，花香似兰，其树型魁伟，高者可超过 10m，树冠卵形，大型叶为倒卵形，先端短而突尖，基部楔形，表面有光泽，嫩枝及芽外被短绒毛。冬芽具大型鳞片。花先叶开放，顶生、朵大，直径 12～15cm。花被 9 片，钟状。果穗圆筒形，褐色；蓇葖果，成熟后开裂，种红色。3 月至 4 月初开花，6～7 月果熟（图 73-1 至图 73-4）。

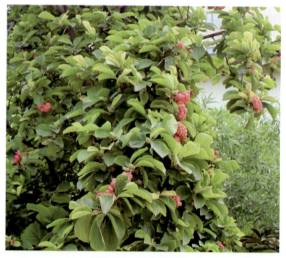

图 73-1　玉兰植株

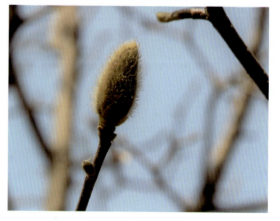

图 73-2　玉兰花蕾

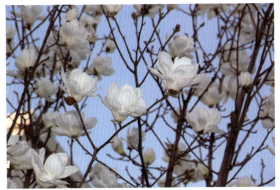

图 73-3　玉兰花

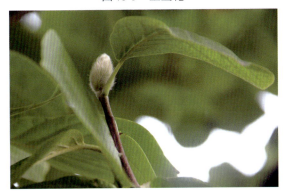

图 73-4　玉兰冬芽

6. 产地加工

从立冬到立春花蕾时采摘，除去枝梗，放于室内晾干。

（二）药材

1. 性状特征

花蕾长 1.5 ～ 3cm，直径 1 ～ 1.5cm；苞片外面密被灰白色或灰绿色茸毛，花被 9 片，3 轮，每轮 3 片，类棕色；雄、雌蕊多数，呈螺旋状排列于花托上。基部枝梗较粗壮，皮孔浅棕色。体轻，质脆。气芳香，味辛凉而稍苦（图 73-5，图 73-6）。

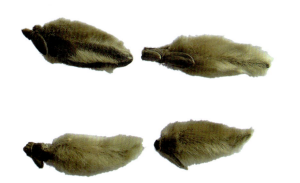

图 73-5　辛夷药材

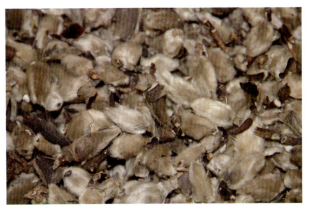

图 73-6　辛夷

2. 商品规格

本品均为统货。

3. 道地药材

本品安徽、山东产者为道地药材。

4. 质量标志

本品以花蕾完整、内瓣紧密、身干、色绿、无枝梗杂质、香气浓者为佳。

5. 显微特征

粉末鉴别：粉末呈灰绿色或淡黄绿色。非腺毛甚多，散在，多碎断；完整者 2 ～ 4 细胞，亦有单细胞，壁厚 4 ～ 13μm，基部细胞短粗膨大，细胞壁极度增厚似石细胞。石细胞多成群，呈椭圆形、不规则形或分枝状，壁厚 4 ～ 20μm，孔沟不甚明显，胞腔中可见棕黄色分泌物。油细胞较多，类圆形，有的可见微小油滴。苞片表皮细胞扁方形，垂周壁连珠状。

6. 化学组分

挥发油类：1, 8- 桉叶素（1, 8-cineole）；香桧烯（sabinene）；β- 波旁烯（β-bourbonene）；大牻牛儿烯（germacrene）；β- 桉叶醇（β-eudesmol）等。此外，还含木兰脂素（magnolin），芸香苷，槲皮素 -7-O- 葡萄糖苷等。

7. 理化特征

薄层色谱：取本品粗粉 1g，加三氯甲烷 10ml，密塞，超声处理 30 分钟，滤过，滤液蒸干，残渣加三氯甲烷 2ml 使溶解，作为供试品溶液。另取木兰脂素对照品，加甲醇制成每毫升含 1mg 的溶液，作为对照品溶液。吸取上述 2 种溶液各 2 ～ 10μl，分别点于同一硅胶 H 薄层板上，以三

氯甲烷 - 乙醚（5：1）为展开剂，展开，取出，晾干，喷以 10% 硫酸乙醇溶液，在 90℃ 加热至斑点显色清晰。供试品色谱中，在与对照品色谱相应的位置上，显相同的紫红色斑点。

8. 贮藏

置阴凉干燥处存放。

（三）炮制与饮片

1. 药材炮制

取药材用微火炒去毛或生用。

2. 饮片名称

辛夷。

3. 药品类别

解表药：发散风寒药。

4. 性状特征

本品呈破碎状或完整的花蕾，余同药材。

5. 质量要求

（1）水分：不得过 18.0%。

（2）含量测定：本品含木兰脂素（$C_{23}H_{28}O_7$）不得少于 0.40%。用挥发油测定法测定，本品含挥发油不得少于 1.0%（ml/g）。

6. 性味功能

本品性温，味辛。散风寒，通鼻窍。用于风寒头痛、鼻塞、鼻渊、鼻流浊涕。

7. 用法用量

内服：煎汤，3～9g；外用适量。

8. 使用注意

阴虚火旺者忌服。

9. 贮藏

置阴凉干燥处。

（四）经典方剂与临床应用

1. 辛夷汤（《御药院方》）

处方：辛夷（去毛）、甘菊花（去枝叉）、吴白芷、前胡（去芦头）、川芎、薄荷叶（去土）、石膏、白术、赤茯苓（去皮）、生干地黄、陈橘皮（去

白）各 30g，甘草（炙）60g。

制法：上药同为粗末。

功能主治：用于热邪壅肺、肺气不利、头目晕眩、鼻塞声重、咯吁稠黏。

用法用量：每服 15g，用水 225ml，煎至 150ml，去滓，食后温服，日服三次。

2. 苍耳散（《济生方》）

处方：辛夷半两，苍耳子二钱半，香白芷一两，薄荷叶半钱。

制法：上并晒干，为细末。

功能主治：治鼻渊。

用法用量：每服二钱，用葱、茶清食后调服。

（五）食疗与药膳

辛夷猪肺汤

原料：辛夷花 10g，猪肺 1 个，生姜 3 片，食盐适量。

制作方法：将猪肺洗净，切片，与辛夷花、生姜同放锅中，加清水适量炖至猪肺烂熟后，食盐调味服食。

功能主治：散寒，宣肺，通窍。适用于风寒犯肺、肺气不利所致的鼻塞不通、流脓鼻涕、鼻渊等症。

74 厚朴 Hou Pu

（一）基原

1. 集解

厚朴始载于《神农本草经》，列为中品。厚朴自古以来，认为四川所产者最佳，通常习称为"川朴"。《本草图经》载："今洛阳、陕西、江淮、湖南、蜀川山谷中往往有之，而以梓州（四川南充）、龙州（四川平武）者为上……皮极鳞皱而厚，紫色多润者佳，薄而白者不堪入药。"《本草衍义》载："今伊阳县及商州亦有，但薄而色淡，不如梓州者厚而紫色有油。"《本草纲目》载："其木质朴而皮厚，味辛烈而色紫赤，故名厚朴、烈、赤诸名。"

2. 品种

厚朴为双子叶植物纲木兰科木兰属植物厚

朴 *Magnolia officinalis* Rehd. et Wils. 和凹叶厚朴 *Magnolia officinalis* Rehd. et Wils. var. *biloba* Rehd. et Wils. 栽培品的干燥树干皮、根皮及枝皮。

3. 分布

厚朴：山东境内青岛、烟台、泰安等地有栽培；凹叶厚朴：山东境内青岛、烟台、邹城等地有栽培。

4. 生态

厚朴栽培于排水良好的酸性土壤。凹叶厚朴：中性偏阴，喜凉爽湿润气候及肥沃排水良好的酸性土壤，畏酷暑和干热。

5. 形态特征

（1）厚朴：落叶乔木，高达20m；树皮厚，褐色，不开裂；小枝粗壮，淡黄色或灰黄色，幼时有绢毛；顶芽大，狭卵状圆锥形，无毛。叶大，近革质，7～9片聚生于枝端，长圆状倒卵形，长22～45cm，宽10～24cm，先端短急尖或圆钝，基部楔形，全缘而微波状，上面绿色，无毛，下面灰绿色，被灰色柔毛，有白粉；叶柄粗壮，长2.5～4cm，托叶痕长为叶柄的2/3。花白色，直径10～15cm，芳香；花梗粗短，被长柔毛，离花被片下1cm处有包片脱落痕，花被片9～12（17），厚肉质，外轮3片淡绿色，长圆状倒卵形，长8～10cm，宽4～5cm，盛开时常向外反卷，内两轮白色，倒卵状匙形，长8～8.5cm，宽3～4.5cm，基部有爪，最内轮7～8.5cm，花盛开时中内轮直立；雄蕊约72枚，长2～3cm，花药长1.2～1.5cm，内向开裂，花丝长4～12mm，红色；雌蕊群椭圆状卵圆形，长2.5～3cm。聚合果长圆状卵圆形，长9～15cm；蓇葖具长3～4mm的喙；种子三角状倒卵形，长约1cm。花期5～6月，果期8～10月（图74-1至图74-3）。

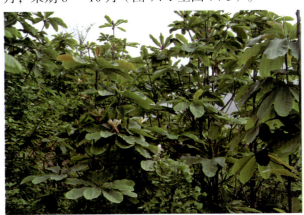

图74-1 厚朴植株

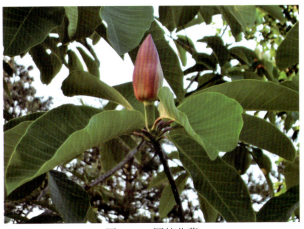

图74-2 厚朴花蕾

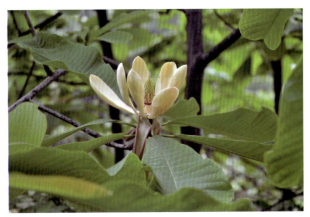

图74-3 厚朴花

（2）凹叶厚朴：落叶乔木，高达15m，胸径40cm。为厚朴的亚种，与厚朴的主要区别是树皮稍薄，叶较小而狭窄，呈狭倒卵形，先端有明显凹缺（图74-4）。

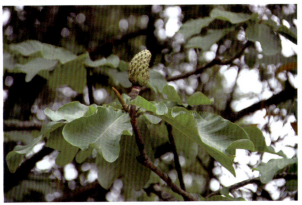

图74-4 凹叶厚朴植株

6. 产地加工

4～6月剥取15～20年的树皮、枝皮、根皮，直接阴干。干皮入沸水中微煮，堆放使发汗，待内表面变紫褐色或棕褐色时，再蒸软，卷成筒状，晒干或炕干，按照质地和颜色、厚薄分为1～4等。

（二）药材

1. 性状特征

（1）干皮：呈卷筒状或双卷筒状，长30～35cm，厚0.2～0.7cm，习称"筒朴"；近根部的干皮一端展开如喇叭口，长13～25cm，厚0.3～0.8cm，习称"靴筒朴"。外表面灰棕色或灰褐色，粗糙，有时呈鳞片状，较易剥落，有明显椭圆形皮孔和纵皱纹，刮去粗皮者显黄棕色。内表面紫棕色或深紫褐色，较平滑，具细密纵纹，划之显油痕。质坚硬，不易折断，断面颗粒性，外层灰棕色，内层紫褐色或棕色，有油性，有的可见多数小亮星。气香，味辛辣、微苦（图74-5）。

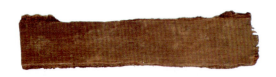
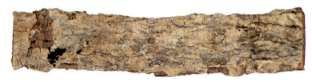

图74-5　凹叶厚朴药材（干皮）

（2）根皮（根朴）：呈单筒状或不规则块片；有的弯曲似鸡肠，习称"鸡肠朴"。质硬，较易折断，断面纤维性。

（3）枝皮（枝朴）：呈单筒状，长10～20cm，厚0.1～0.2cm。质脆，易折断，断面纤维性（图74-6）。

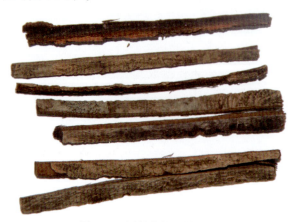

图74-6　厚朴药材（枝皮）

2. 商品规格

商品按产区分为川朴（四川、湖北、陕西等地），温朴（浙江，福建），潜山朴，湖南朴等。以川朴质优，称"紫油厚朴"。规格有根朴（统装）、筒朴、蔸朴（即靴角朴，为靠近根部的干皮）、枝朴等。筒朴分为1～4个等级。根朴、枝朴分为统装货，分1～2个等级。均以皮厚肉细，内表面色紫棕，油性足，断面有小亮点，香气浓者为佳。以四川、湖北的产品最优，习称"紫油厚朴"。规格等级标准如下。

（1）温朴

1）一等品：卷成半筒或双筒，两端平齐。表面灰棕色或灰褐色，有纵皱纹，内面深紫色或紫棕色，平滑，质坚硬，断面外侧灰褐色，内侧紫棕色，颗粒状。气香，味苦、辛。筒长40cm，重800g以上。

2）二等品：筒长40cm，重500g以上，其余同一等。

3）三等品：筒长40cm，重200g以上，其余同一等。

4）四等品：凡不合以上规格者，以及碎片、枝朴，不分长短大小，均属此等。

（2）川朴

1）一等品：卷成单筒或双筒状，两端平齐。表面黄棕色，有细密纵纹，内面紫棕色，平滑，划之显油痕。断面外侧黄棕色，内面紫棕色，显油润，纤维少，气香，味苦、辛。筒长40cm，不超过43cm，重500g以上。

2）二等品：筒长40cm，不超过43cm，重200g以上，其余同一等。

3）三等品：筒长40cm，重不少于100g，其余同一等。

4）四等品：凡不符合以上规格者，以及碎片、枝朴，不分长短大小，均属此等。

（3）蔸朴

1）一等品：为靠近根部的干皮和根皮，似靴形，表面粗糙，灰棕色或灰褐色，内面深紫色，下端呈喇叭口状，纤维性不明显。气香，味苦、辛。块长70cm以上，重2000g以上。

2）二等品：块长70cm以上，重2000g以下，其余同一等。

3）三等品：块长70cm以上，重500g以上，其余同一等。

（4）耳朴：统货为靠近根部的干皮，呈块片状或半卷形，多似耳状。表面灰棕色或灰褐色，内面淡紫色。断面紫棕色，显油润，纤维性小。气香，味苦、辛。大小不一。

（5）根朴

1）一等品：呈卷筒状长条。表面土黄色或灰褐色，内面深紫色。质韧，断面油润。气香，味苦辛。条长 70cm，重 400g 以上。

2）二等品：长短不分，每枝 400g 以下，其余同一等。

3. 道地药材

四川、湖北产者为道地药材，习称"川朴"和"紫油厚朴"。

4. 质量标志

本品以皮厚肉细、油性大，断面紫棕色、有小亮星、气味浓厚者为佳。

5. 显微特征

（1）组织鉴别：横切面木栓层为 10 余列细胞；有的可见落皮层。皮层外侧有石细胞环带，内侧散有多层油细胞及石细胞群。韧皮部射线宽 1 ～ 3 列细胞；纤维多数个成束，亦有油细胞散在（图 74-7）。

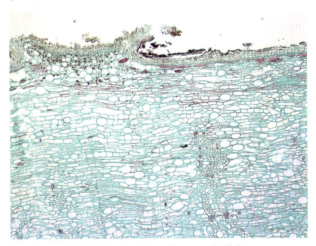

图 74-7　厚朴药材横切面组织特征

（2）粉末鉴别

1）厚朴：粉末棕黄色。石细胞：众多，呈长圆形、类方形者，直径 11 ～ 65μm，有呈不规则分枝状者则较大，分枝有短而钝圆或长而锐尖的，有时可见层纹，木化。纤维：直径 15 ～ 32μm，壁甚厚，平直，孔沟不明显，木化。油细胞：呈圆形或椭圆形，直径 50 ～ 85μm，含黄棕色油状物，细胞壁木化。木栓细胞：呈多角形，壁薄微弯曲。筛管分子：复筛板筛域较大，筛孔明显。稀有草酸钙方晶及含糊化或未糊化的淀粉粒细胞碎片（图 74-8）。

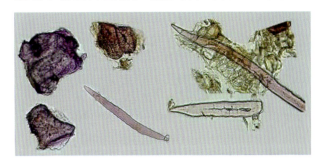

图 74-8　厚朴药材粉末显微特征

2）凹叶厚朴：粉末与上种的主要区别是纤维一边呈齿状凹凸；油细胞直径 27 ～ 75μm，壁非木化或木化；木栓细胞壁菲薄而平直，常多层重叠。淀粉粒圆形，直径 3 ～ 10μm。

6. 化学组分

木脂素类：厚朴酚（magnolol），和厚朴酚（holnokiol），三羟基厚朴酚，去氢三羟基厚朴酚，和厚朴新酚（obovatol），丁香树脂酚（syringaresinol）等。生物碱类：木兰箭毒碱（magnocurarine），柳叶木兰碱（salicifoline）等。挥发油：β- 桉叶醇，荜澄茄醇（cadinol），愈创薁醇（guaiol），对 - 聚伞花素，1，4- 桉叶素，丁香烯等。

根皮尚含望春花素（magnolin），松脂酚二甲醚（pinoresinol dimethylether），鹅掌楸树脂酚 B 二甲醚（lirioresinol B dimethylether）等。

7. 理化特征

（1）化学定性：取粗粉 3g，加氯仿 30ml，回流 30 分钟，滤过。取 15ml 氯仿提取液，蒸去氯仿，残渣加 10ml 乙醇溶解，取滤液各 1ml，分别加 5% 三氯化铁的甲醇溶液（1：1）1 滴显棕黑色或蓝黑色；加米伦（Millon）试剂 1 滴，产生棕色沉淀。

（2）薄层色谱：取本品粉末 0.5g，加甲醇 5ml，密塞，振摇 30 分钟，滤过，取滤液作为供试品溶液。另取厚朴酚对照品、和厚朴酚对照品，加甲醇制成每毫升各含 1mg 的混合溶液，作为对照品溶液。吸取上述 2 种溶液各 5μl，分别点于同一硅胶 G 薄层板上，以甲苯 - 甲醇（17：1）为展开剂，展开，取出，晾干，喷以 1% 香草醛硫酸溶液，在 100℃加热至斑点显色清晰。供试品色谱中，在与对照品色谱相应的位置上，显相同颜色的斑点。

8.贮藏

打捆或木箱装。本品易散失香气，故应避光、避风吹。置阴凉干燥处保存。

（三）炮制与饮片

1.药材炮制

（1）厚朴丝：取原药材，刮去粗皮，洗净，润透，切丝，晒干。

（2）炒厚朴：取厚朴丝，加水拌匀，闷润至水吸尽，文火炒黄。

（3）焦厚朴：取厚朴丝，加水拌匀，闷润至水吸尽，中火炒至表面褐色为度。

（4）姜厚朴：取厚朴丝，加姜汁拌匀，不断翻动，使吸透，用文火炒干。或取一定量生姜切片，加水熬汤，另取刮净粗皮的药材，捆成捆，置姜汤中，用微火加热共煮至姜液吸尽，取出，切丝，干燥（每100kg厚朴，用生姜10kg或干姜3kg）。

（5）酒厚朴

酒炙厚朴：取厚朴丝，加酒拌匀，闷润至酒吸尽，用文火炒干。

1）酒煮厚朴：取厚朴丝，加酒拌匀，用文火煮至酒尽，在低温条件下烘干。

2）酒浸厚朴：取厚朴丝，加酒拌匀，润至酒吸尽，在低温条件下烘干。

（6）醋厚朴

1）醋炙厚朴：取厚朴丝，加醋拌匀，闷润至醋吸尽，用文火炒干。

2）醋煮厚朴：取厚朴丝，加醋拌匀，用文火煮至醋尽，在低温条件下烘干。

3）醋浸厚朴：取厚朴丝，加醋拌匀，闷润至醋吸尽，在低温条件下炒干。

2.饮片名称
厚朴。

3.药品类别
化湿药。

4.性状特征

（1）厚朴丝：本品呈丝条状，宽3～5mm。外表面棕褐色、灰褐色或紫褐色。内表面紫棕色或紫褐色，较光滑，有细纵皱纹。切面颗粒性，有油性，有时可见少数小亮星。气辛香，味辛辣微苦（图74-9）。

（2）姜厚朴：本品颜色较深，稍有姜的辛辣气味。

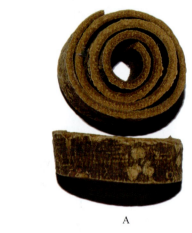

A

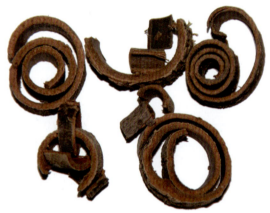

B

图74-9　厚朴

5.质量要求

（1）厚朴

1）水分：不得过10.0%。

2）总灰分：不得过5.0%。

3）酸不溶性灰分：不得过3.0%。

4）含量测定：用高效液相色谱法测定，本品含厚朴酚（$C_{18}H_{18}O_2$）与和厚朴酚（$C_{18}H_{18}O_2$）的总量不得少于2.0%。

（2）姜厚朴

1）水分：不得过10.0%。

2）总灰分：不得过5.0%。

3）酸不溶性灰分：不得过3.0%。

4）含量测定：用高效液相色谱法测定，本品含厚朴酚（$C_{18}H_{18}O_2$）与和厚朴酚（$C_{18}H_{18}O_2$）的总量不得少于1.6%。

6. 性味功能

本品性温，味苦、辛。温中理气，散满消胀，燥湿消积。用于胸腹胀满、反胃呕吐、宿食不消、泄泻痢疾、气逆作喘等症。

7. 用法用量

内服：煎汤，3～9g。

8. 使用注意

孕妇慎用。

9. 贮藏

打捆或木箱装。本品易散失香气，故应避光、避风吹。置阴凉干燥处。

（四）经典方剂与临床应用

1. 半夏厚朴汤（《金匮要略》）

处方： 半夏 12g，厚朴 9g，茯苓 12g，生姜9g，苏叶 6g。

功能主治： 行气散结，降逆化痰。用于梅核气、咽中如有物阻、咯吐不出、吞咽不下、胸膈满闷，或咳或呕、舌苔白润或白腻、脉弦缓或弦滑。

用法用量： 以水七升，煮取四升，分温四服，日三夜一服。

2. 小承气汤（《伤寒论》）

处方： 大黄 12g（酒洗），厚朴 6g（炙，去皮），枳实 9g（大者，炙）。

功能主治： 轻下热结，除满消痞。

用法用量： 上药三味，以水 800ml，煮取400ml，去滓，分两次温服。

（五）食疗与药膳

1. 厚朴香附煨猪肘

原料： 厚朴、枳壳各 15g，香附 10g，川芎6g，猪肘 500g，调料适量。

制作方法： 将上 4 味中药压碎，装入纱布袋，与猪肘共入砂锅中，加水适量，武火烧沸，撇去浮沫，再用文火煨至熟烂，去除药包，加入适量酒、盐、味精、酱油、糖等，再煨片刻，即可食用。

功能主治： 用于黄褐斑肝气郁结型：面色无华、斑疹黄褐、胸胁胀闷、月经不调、舌淡红、脉弦。

2. 香薷饮

原料： 香薷 10g，厚朴 5g，白扁豆 5g。

制法： 洁净的香薷、厚朴，用剪刀剪碎，白扁豆炒黄捣碎，放入保温杯中，以沸水冲泡，盖严温浸 1 小时。

功能主治： 可治疗夏季感冒，发热、头痛、头沉、胸闷、倦怠、腹痛、吐泻等症。

用法用量： 代茶频饮，每日 2 次。

75　五味子 Wu Wei Zi

（一）基原

1. 集解

五味子始载于《神农本草经》，列为上品。陶弘景曰："今第一出高丽，多肉而酸甜；次出青州、冀州，味过酸，其核并似猪肾。又有建平者，少肉，核形不相似，味苦，亦良。此药多膏润，烈日曝之，乃可捣筛。"苏恭曰："五味，皮肉甘、酸，核中辛、苦，都有咸味，此则五味具也。"故名。

2. 品种

五味子为双子叶植物纲木兰科五味子属植物五味子 Schisandra chinensis（Turcz.）Baill. 的干燥成熟果实。

3. 分布

山东境内产于胶东、鲁中南各大山区。

4. 生态

五味子生于海拔 1500m 以下的向阳山坡杂林中、林缘及溪旁灌木中。

5. 形态特征

五味子：落叶木质藤本。幼枝红褐色，老枝灰褐色，稍有棱角。叶柄长 2～4.5cm；叶互生，膜质；叶片倒卵形或卵状椭圆形，长 5～10cm，宽 3～5cm，先端急尖或渐尖，基部楔形，边缘有腺状细齿，上面光滑无毛，下面叶脉上幼时有短柔毛。花多为单性，雌雄异株，稀同株，花单生或丛生叶腋，乳白色或粉红色，花被 6～7 片；雄蕊通常 5 枚，花药聚生于圆柱状花托的顶端；

雌蕊群椭圆形，离生心皮 17～40，花后花托渐伸长为穗状，长 3～10cm。小浆果球形，成熟时红色。种子 1～2，肾形，淡褐色有光泽。花期 5～6 月，果期 8～9 月（图 75-1）。

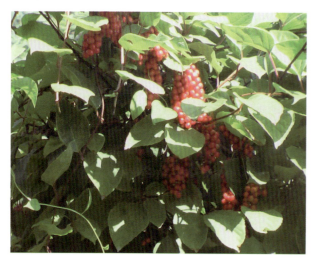

图 75-1　五味子植株

6. 产地加工

秋季果实成熟时采摘，晒干或蒸后晒干，除去果梗和杂质。

（二）药材

1. 性状特征

干燥成熟果实呈不规则球形或扁球形，直径 0.5～0.8cm；表面红色、紫红色或暗紫红色，皱缩，有时数个黏在一起；果皮肉质柔软，各含种子 1～2 粒。种子肾形，表面黄棕色，有光泽；种皮坚硬而脆，剥去后可见淡棕色种仁，胚乳油质，胚小，不易察见。果皮气微，味酸。种子破碎后，有香气，味辛辣而微苦（图 75-2）。

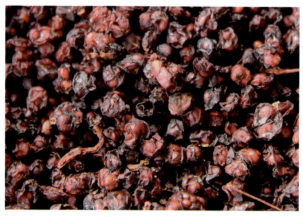

图 75-2　五味子药材

2. 商品规格

五味子常分为两个等级：

（1）一等品：呈不规则球形或椭圆形。表面紫红色或红褐色，皱缩，肉厚，质柔润。内有肾形种子 1～2 粒。果肉味酸，种子有香气，味辛微苦。干瘪粒不超过 2%，无枝梗、杂质。

（2）二等品：表面黑红、暗红或淡红色，皱缩，肉较薄。干瘪粒不超过 20%。余同一等。

3. 道地药材

辽宁产者为道地药材。

4. 质量标志

本品以粒大、色红、肉厚、有油性及光泽者为佳。

5. 显微特征

（1）组织鉴别：横切面示外果皮为 1 列方形或长方形细胞，壁稍厚，外被角质层，散有油细胞。中果皮薄壁细胞 10 余列，含淀粉粒，散有小型外韧型维管束。内果皮为 1 列小方形薄壁细胞。种皮最外层为 1 列径向延长的石细胞，壁厚，纹孔和孔沟细密；其下为数列类圆形、三角形或多角形石细胞，纹孔较大。石细胞层下为数列薄壁细胞，种脊部位有维管束。油细胞层为 1 列长方形细胞，含棕黄色油滴；其下为 3～5 列小型细胞。种皮内表皮为 1 列小细胞，壁稍厚，胚乳细胞含脂肪油滴及糊粉粒（图 75-3）。

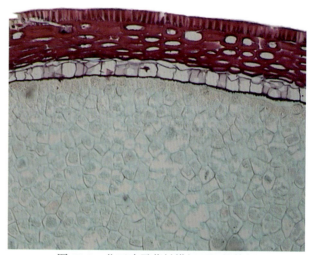

图 75-3　北五味子药材横切面组织特征

（2）粉末鉴别：粉末呈暗紫色。种皮表皮石细胞表面观呈多角形或长多角形，直径 18～50μm，壁厚，孔沟极细密，胞腔内含深棕色物。种皮内层石细胞呈多角形、类圆形或不规则形，直径约至83μm，壁稍厚，纹孔较大。果皮表皮细胞表面观类多角形，垂周壁略呈连珠状增厚，表面有角质线纹；表皮中散有油细胞。中果皮细胞皱缩，含暗棕色物，并含淀粉粒（图75-4）。

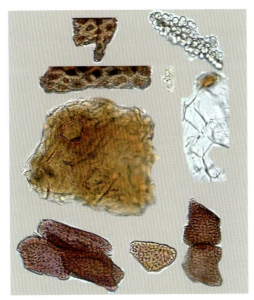

图75-4 五味子药材粉末显微特征

6. 化学组分

木脂素类：戈米辛 A ～ H（gomisin A ～ H），五味子醇甲、乙（schisandrol A、B），五味子素（schisandrin）及前五味子素（pregomisin）等。挥发油：α-侧柏烯（α-thujene），樟烯（camphene），α-水芹烯（α-phellandrene），β-松油烯（β-terpinene），α-松油烯醇（α-terpineol），β-榄香烯（β-elemene），菖蒲二烯（acoradiene）等。此外，还含原儿茶酸，奎宁酸（quinic acid），柠檬酸单甲酯，胡萝卜苷等。

7. 理化特征

（1）化学定性：将五味子压成饼，称取1g，加水10ml，时时振摇，浸10分钟，滤过，滤液浓缩至小体积，加5倍量95%乙醇，并强烈搅拌5分钟左右，滤过，滤液回收乙醇，加水稀释至10ml，加活性炭少许，振摇后滤过，得无色或粉红色澄明溶液。

（2）薄层色谱：取本品粉末1g，加三氯甲烷20ml，加热回流30分钟，滤过，滤液蒸干，残渣加三氯甲烷1ml使溶解，作为供试品溶液。另取五味子对照药材1g，同法制成对照药材溶液。再取五味子甲素对照品，加三氯甲烷制成每毫升含

1mg的溶液，作为对照品溶液。吸取上述3种溶液各2μl，分别点于同一硅胶 GF$_{254}$ 薄层板上，以石油醚（30～60℃）-甲酸乙酯-甲酸（15：5：1）的上层溶液为展开剂，展开，取出，晾干，置紫外光灯（254nm）下检视。供试品色谱中，在与对照药材色谱和对照品色谱相应的位置上，显相同颜色的斑点。

8. 贮藏

本品因含较多糖分和树脂状物质，易吸湿返潮、发热、霉变。应置于阴凉干燥处。

（三）炮制与饮片

1. 药材炮制

（1）五味子：取原药材，除去杂质及果柄，洗净，干燥。

（2）醋五味子：取净五味子，加入黄酒，拌匀，置适宜容器内，密闭，隔水加热至黑色取出干燥。每100kg五味子，用米醋20kg。

（3）酒五味子：取净五味子，加入黄酒，拌匀，置适宜的容器内，密闭，隔水加热至表面呈紫黑色或黑褐色，取出干燥，每100kg五味子，用黄酒20kg。

（4）蜜五味子：取炼蜜用适量开水稀释后，加入净五味子，拌匀，闷透，置锅内，用文火加热，炒至不黏手为度，取出放凉。每100kg五味子，用炼蜜10kg。

2. 饮片名称

五味子，醋五味子，酒五味子，蜜五味子。

3. 药品类别

收涩药；敛肺涩肠药。

4. 性状特征

（1）五味子：本品呈不规则的球形或扁球形，直径5～8mm。表面红色、紫红色或暗红色，皱缩，显油润；有的表面呈黑红色或出现"白霜"。果肉柔软，种子1～2，肾形，表面棕黄色，有光泽，种皮薄而脆。果肉气微，味酸；种子破碎后，有香气，味辛、微苦（图75-2）。

（2）醋五味子：本品表面黑色，质柔润或稍显油润，微有醋气（图75-5）。

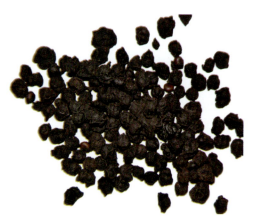

图 75-5　醋五味子

（3）酒五味子：本品表面紫黑色或黑褐色，质柔润或稍显油润，微有酒气（图 75-6）。

（4）蜜五味子：本品色泽较深，略显光泽。味酸，兼有甜味（图 75-7）。

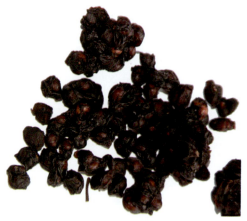

图 75-6　酒五味子

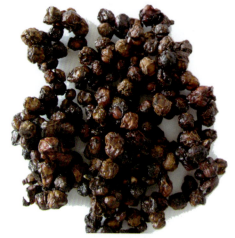

图 75-7　蜜五味子

5. 质量要求

（1）五味子

1）水分：不得过 16.0%。

2）总灰分：不得过 7.0%。

3）含量测定：用高效液相色谱法测定，本品含五味子醇甲（$C_{24}H_{32}O_7$）不得少于 0.40%。

（2）醋五味子

1）水分：不得过 16.0%。

2）总灰分：不得过 7.0%。

3）浸出物：用热浸法测定，乙醇作溶剂，不得少于 28.0%。

4）含量测定：照高效液相色谱法测定，本品含五味子醇甲（$C_{24}H_{32}O_7$）不得少于 0.40%。

6. 性味功能

本品味酸、甘，性温。收敛固涩，益气生津，补肾宁心。用于久咳、虚喘、梦遗、滑精、遗尿、尿频、久泻不止、自汗盗汗、津伤口渴、短气、脉虚、内热消渴、心悸、失眠。

7. 用法用量

内服：煎汤，5～10g；或入丸、散。外用：研末掺或煎水洗。

8. 使用注意

外有表邪，内有实热，或咳嗽初起、疹疹初发者忌服。

9. 贮藏

本品因含较多糖分和树脂状物质，易吸湿返潮、发热、霉变。应置于阴凉干燥处。

（四）经典方剂与临床应用

1. 五味子汤（《备急千金要方》）

处方：五味子、桔梗、紫菀、甘草、续断各 6g，生地黄、桑根白皮各 15g，竹茹 9g，赤小豆 15g。

制法：上 9 味，㕮咀。

功能主治：用于咳嗽、唾中有脓血、痛引胸胁。

用法用量：以水 900ml，煮取 300ml，分三次服。

2. 五味子散（《普济方》）

处方：五味子 60g（拣），吴茱萸 15g（细粒，绿色者）。

制法：上 2 味，同炒香熟，研为细末。

功能主治：治肾泄。

用法用量：每服 6g，陈米饮下。

（五）食疗与药膳

1. 五味子党参大枣汤

原料：五味子 12g，党参 15g，大枣 10 枚，适量的红糖。

制作方法：将材料浸洗清洁，注 6 碗清水入瓦煲。煲约两个半小时，放红糖饮用。

功能主治：可预防和治皮肤湿疹，比较适用于体质较差，易出汗之皮肤湿疹者。

用法用量：佐餐服用。

2. 五味子汤

原料：北五味子 5g，紫苏梗 6g，人参 6g，砂糖 100g。

制作方法：将三物水煮熬成粥，去渣，加入砂糖。

功能主治：生津止渴，暖精益气。

76　腊梅花 La Mei Hua

（一）基原

1. 集解

腊梅花见于《救荒本草》，曰："腊梅花，多生南方，今北土亦有。其树似桃叶而宽大，纹微粗，开淡黄花。"《本草纲目》载："腊梅小树，丛枝尖叶。种凡三种：以子种出不经接者，腊月开小花香淡，名狗蝇梅；经接而花疏，开时含口者，名磬口梅；花密而香浓，色深黄如紫檀香者，名檀香梅，最佳。结实如垂铃，尖长寸余，子在其中，其树皮浸水磨墨有光彩。"所述形态与现今腊梅科植物腊梅一致。

2. 品种

腊梅花为双子叶植物纲腊梅科腊梅属植物腊梅 *Chimonanthus praecox*（L.）Link. 栽培品的干燥花蕾。

3. 分布

山东境内各地均有栽培，多见于古庙名胜风景区（泰山王母池院内生长一丛，株高 7m，遮荫面积达 80m²）。

4. 生态

腊梅栽培于公园或庭院。

5. 形态特征

腊梅：落叶灌木，高 2～4m。茎丛出，多分枝，皮灰白色。叶对生，有短柄，不具托叶，叶片卵形或矩圆状披针形，长 7～15cm，宽 3～7cm，先端渐尖，全缘，基部楔形或圆形，上面深绿色而光亮，老时粗糙，下面淡绿色，光滑，有时于叶脉上略被疏毛。花先于叶开放，黄色，富有香气；花被多数，呈花瓣状，成多层的覆瓦状排列，内层花被小型，中层花被较大；黄色，薄而稍带光泽，外层成多数细鳞片；雄蕊 5～6 个，药外向；心皮多数，分离，着生于花托的内面；子房卵形，1 室。瘦果，椭圆形，深紫褐色，疏生细白毛，内有种子 1 粒（图 76-1 至图 76-3）。

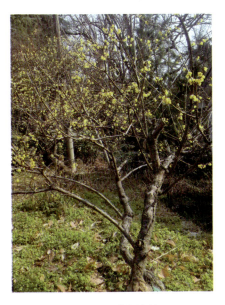

图 76-1　腊梅植株

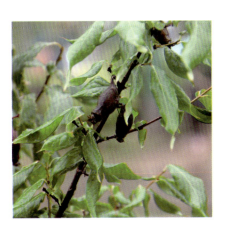

图 76-2　腊梅叶及果实

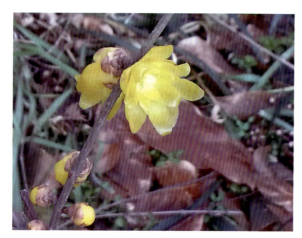

图 76-3　腊梅花

6. 产地加工

1～2 月间采摘，晒干或烘干。

（二）药材

1. 性状特征

花蕾近圆球形或倒卵形，长 0.5～1.5cm，直径 0.2～1cm，花被叠合作花瓣状，黄色或黄棕色，中部以下由多数膜质鳞片所包被，鳞片黄褐色，略成三角形，覆瓦状排列，外被微毛。气清香，味微甜而后苦，稍有油腻感（图 76-4）。

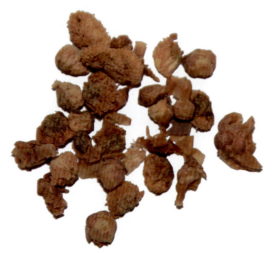

图 76-4　腊梅花药材

2. 商品规格

本品均为统货。

3. 道地药材

本品山东、江苏产者为道地药材。

4. 质量标志

本品以花蕾未开放、完整、花心色黄、香气浓者为佳。

5. 化学组分

挥发油类：罗勒烯（α-ocimene），1，1-二乙氧基乙烷（1，1-diethoxyethane），异戊醇（isoamylalcohol），1，3-二氧戊环（1，3-dioxolang），双丙酮醇（diacetonealcohol），侧柏烯（2-thujene），月桂烯（myrcene），对聚伞花素（pcymene），柠檬烯（limonene）等。此外，还含红豆杉氰苷（taxiphyllin），腊梅苷（meratin），α-胡萝卜素（α-carotene），腊梅碱（calycanthine）等。

6. 贮藏

置阴凉干燥处。

（三）炮制与饮片

1. 药材炮制

取药材，除去杂质。

2. 饮片名称

腊梅花。

3. 药品类别

芳香开窍药。

4. 性状特征

本品性状特征同药材。

5. 质量要求

本品以色黄、香气浓者为佳。

6. 性味功能

本品性辛、温，味甘、微苦。解暑生津，开胃散郁。用于治热病烦渴、胸闷、咳嗽、烫火伤。

7. 用法用量

内服：煎汤，3～6g。外用：浸油涂。

8. 使用注意

湿邪盛者慎用。

9. 贮藏

置阴凉干燥处。

（四）食疗与药膳

腊梅花鸽肉片

原料： 腊梅花 25 朵，鸽脯肉 260g，鲜豌豆苗、鲜蘑菇各 50g，熟火腿 35g，精盐、味精、胡椒粉、淀粉、鲜汤各适量。

制作方法： 先将腊梅花洗净。生鸽脯肉去皮筋，切成大片，在案板上撒上干淀粉面，将鸽脯肉砸成泥，加淀粉揉合，再擀成薄片。鲜豌豆苗洗净，蘑菇洗净切薄片，开水烫一下，冷水过凉。熟火腿切薄片。锅内放入鲜汤烧开，鸽片逐片放入锅内焯熟，捞入凉水过凉，切成长刀片。锅内鲜汤倒出，放入鲜汤烧开，加少许精盐、胡椒粉、味精，调好味，倒入大汤盘内，锅内留一些汤，下入鸽片、腊梅花、鲜豌豆苗、火腿、鲜蘑菇，烧开撇去浮沫，盛入大盘内即成。

功能主治： 滋肾益气，健脾开胃，生津散郁。

77　樟木 Zhang Mu

（一）基原

1. 集解

樟木始载于《本草拾遗》。李时珍曰："樟，西南处处山谷有之。木高丈余，小叶似楠而尖长，背有黄赤茸毛，四时不凋，夏开细花，结小子。木大者数抱，肌膝细而错纵有纹，宜于雕刻，气甚芬烈。"《品汇精要》记载："樟，木高四五丈，径大丈许，皮如柳而坚实……生福建福州府罗源深山谷及漳州府，或道旁郊野中亦有之。"

2. 品种

樟木为双子叶植物纲樟科樟属植物樟 *Cinnamomum camphora*（L.）Presl 栽培品的干燥木材。

3. 分布

山东境内青岛市崂山林场、日照、临沂等地有引种，其他多见于温室。

4. 生态

樟生于山坡、溪边；多栽培。

5. 形态特征

樟：常绿乔木，高 20～30m。树皮灰褐色或黄褐色，纵裂；小枝淡褐色，光滑；枝和叶均有樟脑味。叶互生，革质，卵状椭圆形或卵形，长 6～12cm，宽 3～6cm，先端渐尖，基部钝或阔楔形，全缘或呈波状，上面深绿色有光泽，下面灰绿色或粉白色，无毛，幼叶淡红色，脉在基部以上 3 出，脉腋内有隆起的腺体；叶柄长 2～3cm。圆锥花序腋生；花小，绿白色或淡黄色，长约 2mm；花被 6 裂，椭圆形，长约 2mm，内面密生细柔毛；能育雄蕊 9，花药 4 室；子房卵形，光滑无毛，花柱短，柱头头状。核果球形，宽约 1cm，熟时紫黑色，基部为宿存、扩大的花被管所包围。花期 4～6 月，果期 8～11 月（图 77-1）。

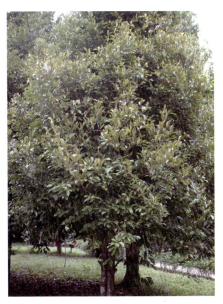

图 77-1　樟植株

6. 产地加工

全年均可采收，冬季砍取树干，锯段，劈成小块后晒干。

（二）药材

1. 性状特征

加工的木材为圆柱状或不规则的木块，大小不一。表面红棕色至暗棕色，纹理顺直。质重而硬，横断面可见年轮。有强烈樟脑香气，味辛，尝之有清凉感（图 77-2）。

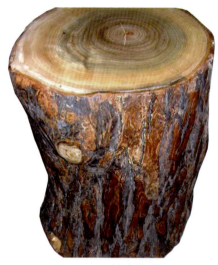

图 77-2　樟木药材

2. 商品规格
本品均为统货。

3. 道地药材
本品湖南等地产者为道地药材。

4. 质量标志
本品以块大、完整、色红棕、香气浓郁者为佳。

5. 显微特征
组织鉴别：

1）横切面：年轮明显，导管单个或2～3个成群，散在，木纤维壁厚，木薄壁细胞少。有油细胞，呈椭圆形。射线细胞径向延长，1～2个细胞宽（图77-3）。

2）切向纵切面：导管主为具缘纹孔；射线梭形，宽1～3列细胞；油细胞椭圆形，内含红棕色挥发油。

3）径向纵切面：射线细胞方形，排列呈带状。

6. 化学组分
樟脑（camphor），1,8-桉叶素（1,8-cineole），α-蒎烯（α-pinene），莰烯（L-camphene），柠檬烯（D-limonene），黄樟醚（safrole），α-松油醇（α-terpineol），香荆芥酚（carvacrol），丁香油酚（eugenol）等。

7. 贮藏
置阴凉干燥处。

（三）炮制与饮片

1. 药材炮制
取药材，除去杂质。

2. 饮片名称
樟木。

3. 药品类别
祛风湿药。

4. 性状特征
本品呈不规则的片状（图77-4）。切面红棕或棕黄色，有颜色较深的纹理，质重坚硬，有强烈的樟脑香气、味辛。

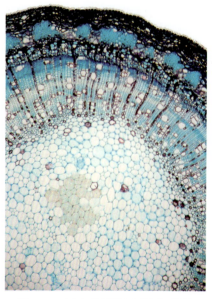

图 77-3　樟木药材横切面组织特征

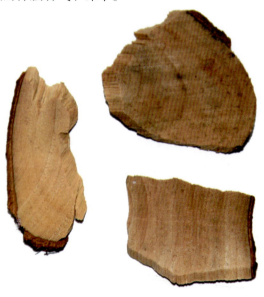

图 77-4　樟木

5. 质量要求

本品以香气浓者为佳。

6. 性味功能

本品性温，味辛。祛风湿，行气血，利关节。用于心腹胀痛、脚气、痛风、疥癣、跌打损伤等。

7. 用法用量

内服：煎汤，15～25g；或浸酒。外用：煎水熏洗。

8. 贮藏

置阴凉干燥处。

（四）经典方剂与临床应用

樟木散（《圣济总录》）

处方： 樟木瘤节（锉）、皂荚瘤节（锉）、槐木瘤节（锉）各90g，天灵盖（涂酥炙令黄）30g，麝香（细研）15g，牛黄（细研）1g。

制法： 上为细散，入牛黄、麝香令匀。

功能主治： 用于风劳、羸瘦、面色青黄、肢节烦重、神思不安、脏腑虚伤、有虫所作、令人心躁、食饮无味。

用法用量： 每服6g，空心及晚食前以温酒送下。

78 白屈菜 Bai Qu Cai

（一）基原

1. 集解

白屈菜始载于《救荒本草》。屈者，弯曲之谓。本品茎色白，形微弯曲，可以入菜，故名白屈菜。

2. 品种

白屈菜为双子叶植物纲罂粟科白屈菜属植物白屈菜 *Chelidonium majus* L. 的带花新鲜或干燥全草。

3. 分布

山东境内产于各山地丘陵。

4. 生态

白屈菜生于山谷湿润地、水沟边、绿林草地或草丛中、住宅附近。

5. 形态特征

白屈菜：多年生草本，高30～100cm，含橘黄色乳汁。主根粗壮，圆锥形，土黄色或暗褐色，密生须根。茎直立，多分枝，有白粉，具白色细长柔毛。叶互生，一至二回奇数羽状分裂；基生叶长10～15cm，裂片5～8对，裂片先端钝，边缘具不整齐缺刻；茎生叶长5～10cm，裂片2～4对，边缘具不整齐缺刻，上面近无毛，褐色，下面疏生柔毛，脉上更明显，绿白色。花数朵，排列成伞形聚伞花序，花梗长短不一；苞片小，卵形，长约1.5mm；萼片2枚，椭圆形，淡绿色，疏生柔毛，早落；花瓣4枚，卵圆形或长卵状倒卵形，黄色，长0.8～1.6cm，宽0.7～1.4cm，两面光滑，雄蕊多数，分离；雌蕊细圆柱形，花柱短，柱头头状，2浅裂，密生乳头状突起。蒴果长角形，长2～4.5cm，直径约2mm，直立，灰绿色，成熟时由下向上2瓣。种子多数细小，卵球形，褐色，有光泽。花期5～8月，果期6～9月（图78-1）。

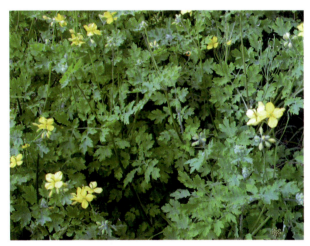

图78-1　白屈菜植株

6. 产地加工

5～7月间开花时采收地上部分，置通风处干燥，切段备用。

（二）药材

1. 性状特征

根呈圆柱状，多有分枝，密生须根。

茎干瘪中空，表面黄绿色，有白粉。叶互生，多皱缩，破碎，完整者为一至二回羽状分裂，裂片近对生，先端钝，边缘具不整齐的缺刻，上表面黄绿色，下表面灰绿色，有白色柔毛，脉上尤多。花瓣4片，卵圆形，黄色，雄蕊多数，雌蕊1枚。蒴果细圆柱形；种子多数，卵形，细小，黑色。气微，味微苦（图78-2）。

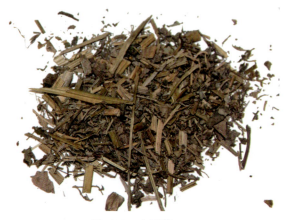

图78-2　白屈菜

2. 商品规格
本品均为统货。

3. 道地药材
本品山东产者为道地药材。

4. 质量标志
本品以叶多、色绿、味苦者为佳。

5. 显微特征
粉末鉴别：粉末绿褐色或黄褐色。纤维多成束，细长，两端平截，直径25～40μm，壁薄。导管多为网纹导管、梯纹导管及螺纹导管，直径25～45μm。叶上表皮细胞多角形；叶下表皮细胞壁波状弯曲，气孔为不定式。非腺毛由1～10余个细胞组成，表面有细密的疣状突起，顶端细胞较尖，中部常有一至数个细胞缢缩。花粉粒类球形，直径20～38μm，表面有细密的点状纹理，具3个萌发孔。果皮表皮细胞长方形或长梭形，长60～100μm，宽25～40μm，有的细胞中含草酸钙方晶，细胞壁呈连珠状增厚。淀粉粒单粒，直径3～10μm；复粒由2～10分粒组成。

6. 化学组分
生物碱类：白屈菜碱（chelidonine），原阿片碱（protoPine），消旋金罂粟碱（styloPine），左旋金罂粟碱，别隐品碱（allocryptopine），白屈菜玉红碱（chlirubin），血根碱（sanguinarine），白屈菜红碱（chelerythrine），黄连碱（coptisine）等。此外，还含白屈菜醇（celidoniol），胆碱（choline），甲胺（methylamine），组胺（histamine），酪胺（tyramine）等。

7. 理化特征
（1）化学定性：取本品粉末5g，用氨化的氯仿20ml浸泡过夜，滤过，氯仿液分为两份，一份留作薄层点样；另一份挥去氯仿，以1%盐酸2ml溶解，放入试管中，滴加改良碘化铋钾试液，溶液立即产生红棕色沉淀。

（2）薄层色谱：取本品粉末1g，加盐酸-甲醇（0.5∶100）混合溶液20ml，加热回流45分钟，滤过，滤液蒸干，残渣加水10ml使溶解，用石油醚（60～90℃）振摇提取2次，每次10ml，弃去石油醚液，用0.1mol/L氢氧化钠溶液调节pH至7～8，用二氯甲烷振摇提取2次，每次20ml，合并二氯甲烷液，蒸干，残渣加甲醇1ml使溶解，作为供试品溶液。另取白屈菜对照药材1g，同法制成对照药材溶液。再取白屈菜红碱对照品，加甲醇制成每毫升含0.1mg的溶液，作为对照品溶液。吸取上述三种溶液各2μl，分别点于同一硅胶G薄层板上，以甲苯-乙酸乙酯-甲醇（10∶2∶0.2）为展开剂，展开，取出，晾干，置紫外光灯（365nm）下检视。供试品色谱中，在与对照药材色谱和对照品色谱相应的位置上，显相同颜色的荧光斑点。

8. 贮藏
置阴凉干燥处保存。

（三）炮制与饮片

1. 药材炮制
取药材除去杂质，闷润，切段，晾干。

2. 饮片名称
白屈菜。

3. 药品类别
清热解毒、止咳药。

4. 性状特征
本品呈不规则的小段。茎、叶混合。茎圆柱形，中空，表面黄绿色。叶完整者为羽状分裂，多皱缩，破碎。花偶见，黄色。花瓣 4 片，卵圆形。气微，味微苦。

5. 质量要求

（1）水分：不得过 13.0%。

（2）总灰分：不得过 12.0%。

（3）浸出物：用热浸法测定，稀乙醇作溶剂，不得少于 17.0%。

（4）含量测定：用高效液相色谱法测定，本品含白屈菜红碱（$C_{21}H_{18}NO_4^+$）不得少于 0.020%。

6. 性味功能

本品性凉，味苦，有小毒。镇痛，止咳，利尿解毒。用于胃肠疼痛、黄疸、水肿、疥癣疮肿、蛇虫咬伤。

7. 用法用量

内服：煎汤，3 ～ 9g。外用：适量，捣敷患处。

8. 贮藏

置阴凉干燥处保存。

（四）食疗与药膳

白屈菜汤

原料：白屈菜 15g，墨菜 15g，大枣 5 个。

制作方法：上三味加水适量，水煎沸约 20 分钟即成。

功能主治：清热解毒，和胃止血。用于肝胃不和。

用法用量：冷却后，分 2 次服用。每日 1 次，连服 15 天。

79 延胡索 Yan Hu Suo

（一）基原

1. 集解

延胡索始载于宋《开宝本草》。陈藏器曰："延胡索生于奚，从安东来，根如半夏，色黄。"据李时珍曰："延胡索今茅山西上龙洞种之，每年寒露后栽，立春后生苗，叶如竹叶样，三月长三寸高，根丛生，如芋卵样，立夏掘起。"本品原名玄胡索，后因避宋真宗讳而改玄为延，在历代本草中通称延胡索。

2. 品种

延胡索为双子叶植物纲罂粟科紫堇属植物延胡索 *Corydalis yanhusuo* W. T. Wang 栽培品的干燥块茎。习称"元胡"。

3. 分布

山东境内烟台、泰安、临沂、枣庄、潍坊、济南等地有栽培。

4. 生态

延胡索野生于山地、稀疏林以及树林边缘的草丛中。

5. 形态特征

延胡索：株高 10 ～ 30cm，茎直立，常分枝，基部以上具 1 鳞片，偶具 2 鳞片，茎生叶 3 ～ 4 枚，鳞片和下部茎生叶常具腋生块茎，下部茎生叶常具长柄，柄基部具鞘。二回三出或近三回三出羽状复叶，小叶 3 裂或深裂，裂片全缘，披针形，长 2 ～ 2.5cm，宽 5 ～ 8mm。球形块茎，直径 1 ～ 2.5cm，小者有 0.5cm，淡黄色。夏季开花，总状花序由 5 ～ 15 枚稀疏组成，花紫红，萼片小，早落，花期花柄长 1cm，果期延长为 2cm。外花瓣舒展，较宽，具齿，顶端微凹，具短尖；上花瓣长 2 ～ 2.2cm，小者为 1.5cm，瓣片与花距常向上弯曲；花距圆筒形，长 1.1 ～ 1.3cm；蜜腺体贯穿距长的一半，末端钝；下花瓣具短爪，瓣片向前渐宽展；内花瓣长 8 ～ 9mm，爪长于瓣片；柱头近圆形，具较长乳突 8 个；苞片披针形或长卵形，全缘，有时下部稍分裂，长约 8mm。秋季挂线形蒴果，长 2 ～ 2.8cm，有 1 列种子（图 79-1，图 79-2）。

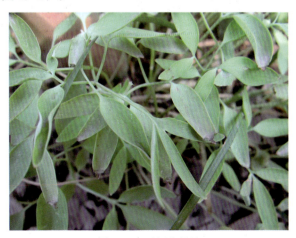

图 79-1 延胡索植株

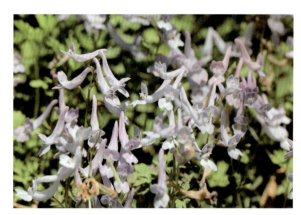

图 79-2 延胡索花

6. 产地加工

栽培的延胡索于 5～6 月植株枯萎时采挖块茎，除去地上部分及须根，搓掉浮皮，洗净，入沸水煮 3～6 分钟，至块茎内部恰无白心时，捞起晒干或烘干。

（二）药材

1. 性状特征

块茎呈不规则的扁球形，直径 0.5～1.5cm。表面黄色或黄褐色，有不规则网状皱纹，顶端有略凹陷的茎痕，底部常有疙瘩状凸起。质硬而脆，断面黄色，角质样，有蜡样光泽。气微，味苦（图 79-3）。

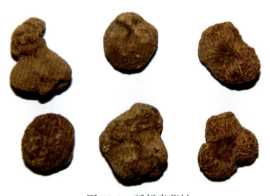

图 79-3 延胡索药材

2. 商品规格

本品均为统货。

3. 道地药材

本品浙江产者为道地药材。

4. 质量标志

本品以个大、饱满、质坚实、断面色黄、味苦者为佳。

5. 显微特征

（1）组织鉴别：复表皮多已脱落，下皮细胞绿黄色、壁厚，皮层较宽，维管束环列，髓较大（图 79-4）。

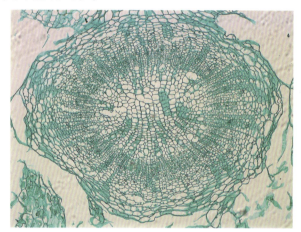

图 79-4 延胡索药材横切面组织显微特征

（2）粉末鉴别：粉末绿黄色。糊化淀粉粒团块淡黄色或近无色。下皮厚壁细胞绿黄色，细胞多角形、类方形或长条形，壁稍弯曲，木化，有的成连珠状增厚，纹孔细密。螺纹导管直径 16～32μm（图 79-5）。

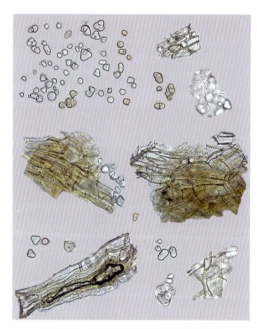

图 79-5 延胡索药材粉末显微特征

6. 化学组分

延胡索甲素（D-coryaaline），延胡索乙素（DL-tetrahyaropamatine），延胡索丁素（L-tetrahyarocoptisine），延胡索戊素，延胡索庚素

（D-corybulbine），黄连碱（coptisine），脱氢紫堇碱（dehyarocorydaline），去氢紫堇达明碱（dehydrocorydalmine），原阿片片碱（protopine）等。

7. 理化特征

（1）化学定性：取本品粉末 2g，加 0.25mol/L 硫酸溶液 20ml，振摇片刻，滤过。取滤液 2ml，加 1% 铁氰化钾溶液 0.4ml 与 1% 三氯化铁溶液 0.3ml 的混合液，即显深绿色，渐变深蓝色，放置后底部有较多深蓝色沉淀。另取滤液 2ml，加重铬酸钾试液 1 滴，即生成黄色沉淀。

（2）薄层色谱：取本品粉末 1g，加甲醇 50ml，超声处理 30 分钟，滤过，滤液蒸干，残渣加水 10ml 使溶解，加浓氨试液调至碱性，用乙醚振摇提取 3 次，每次 10ml，合并乙醚液，蒸干，残渣加甲醇 1ml 使溶解，作为供试品溶液。另取延胡索对照药材 1g，同法制成对照药材溶液。再取延胡索乙素对照品，加甲醇制成每毫升含 0.5mg 的溶液，作为对照品溶液。吸取上述三种溶液各 2～3μl，分别点于同一用 1% 氢氧化钠溶液制备的硅胶 G 薄层板上，以甲苯-丙酮（9：2）为展开剂，展开，取出，晾干，置碘缸中约 3 分钟后取出，挥尽板上吸附的碘后，置紫外光灯（365nm）下检视。供试品色谱中，在与对照药材色谱和对照品色谱相应的位置上，显相同颜色的荧光斑点。

8. 贮藏

置阴凉干燥处。

（三）炮制与饮片

1. 药材炮制

（1）延胡索：除去杂质，洗净，干燥，切厚片或用时捣碎。

（2）醋延胡索：取净延胡索，加醋拌匀，闷透，置锅内，炒干，或加醋拌匀，煮至醋液完全被吸尽，取出，干燥。

2. 饮片名称

延胡索，醋延胡索。

3. 药品类别

活血化瘀药：活血止痛药。

4. 性状特征

（1）延胡索：本品呈不规则的圆形厚片。外表皮黄色或黄褐色，有不规则细皱纹。切面黄色，角质样，有蜡样光泽。气微，味苦。

（2）醋延胡索：本品表面和切面黄褐色，质较硬。微有醋香气（图 79-6）。

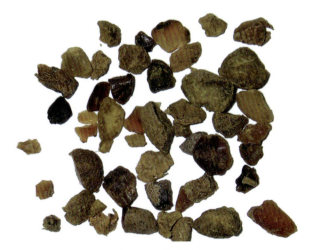

图 79-6　醋延胡索

5. 质量要求

（1）水分：不得过 15.0%。

（2）总灰分：不得过 4.0%。

（3）浸出物：用热浸法测定，稀乙醇作溶剂，不得少于 13.0%。

（4）含量测定：用高效液相色谱法测定。本品含延胡索乙素（$C_{21}H_{25}NO_4$）不得少于 0.040%。

6. 性味功能

本品性温，味辛、苦。活血，利气，止痛。用于气血瘀滞所致胃脘疼痛、胸胁痛、腹痛、痛经和跌打肿痛。

（1）延胡索：破血祛瘀力大，行气止痛效强，用于血瘀气滞、癥瘕积聚。

（2）酒延胡索：辛散通达，行血祛瘀，用于风湿痹痛、关节酸痛。

7. 用法用量

内服：煎汤，3～9g；研末吞服，每次 1.5～3g。

8. 使用注意

孕妇禁忌。

9. 贮藏

置阴凉干燥处。

（四）经典方剂与临床应用

延胡索散（《圣济总录》）

处方：延胡索、当归（切，焙）、蒲黄（炒）、芎䓖、生地黄（焙）、赤芍药、泽兰、蓬莪术（煨，锉）、天麻、桂（去粗皮）、滑石各30g，地榆（醋炒，焙）15g。

制法：上十二味，捣罗为散。

功能主治：活血调经。用于室女月水不利、骨节酸痛、头面微浮、筋脉拘急，或生丹疹、寒热不时、饮食无味。

用法用量：每服6g，温酒或薄荷、茶清调下。

（五）食疗与药膳

元胡粥

原料：延胡索10g，大米100g，白糖适量。

制作方法：将延胡索择净，放入锅内，加清水适量，浸泡5～10分钟后，水煎取汁，加大米煮粥，待煮至粥熟后，白糖调味即成。

功能主治：活血，行气，止痛。用于气滞血瘀所致的各种疼痛。

用法用量：每日1剂，连续3～5天。

使用注意：孕妇慎用。

80 罂粟壳 Ying Su Ke

（一）基原

1. 集解

罂粟始载于《本草拾遗》，名罂子粟，云："其花四叶，有浅红晕子也。"《本草图经》载："罂子粟今处处用之，人家园庭多莳以为饰。花有红白二种，微腥气；其实做瓶子，似箍箭头，中有米，极细。种之甚难，圃人隔年粪地，九月布子，涉冬至春始生苗，极繁茂矣。"《本草纲目》载："叶如白苣，三四月抽茎结青苞，花开则苞脱。花凡四瓣，大如仰盏，罂在花中，须蕊裹之。花开三日即谢。而罂在茎头，长一二寸，大如马兜铃，上有盖，下有蒂，宛然如酒罂。中有白米极细……其壳入药甚多，而本草不载，乃知古人不用之也。"

所述形态与罂粟基本一致。

2. 品种

罂粟壳为双子叶植物纲罂粟科罂粟属植物罂粟 *Papaver somniferum* L. 栽培品的干燥成熟果壳。

3. 分布

罂粟原产于南欧。我国由政府指定的农场生产。

4. 生态

罂粟生于日晒充足，土壤富养分，地势在海拔900～1300m地方。

5. 形态特征

罂粟：一年生草本。茎高30～80cm，分枝，有伸展的糙毛。叶互生，羽状深裂，裂片披针形或条状披针形，两面有糙毛。花蕾卵球形，有长梗，未开放时下垂；萼片绿色，花开后即脱落；花瓣4，紫红色，种植罂粟有多个花型和花色。基部常具深紫色斑，宽倒卵形或近圆形，花药黄色；雌蕊倒卵球形，柱头辐射状。花果期3～11月（图80-1至图80-3）。

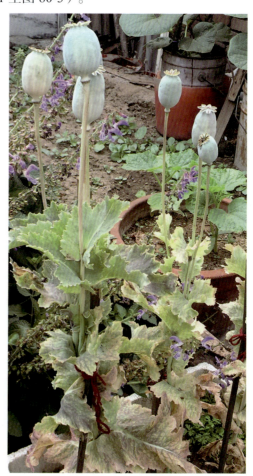

图80-1　罂粟植株

直径1.5～5cm，长3～7cm。外表面黄白色、浅棕色至淡紫色，平滑，略有光泽，有纵向或横向的割痕。顶端有6～14条放射状排列呈圆盘状的残留柱头；基部有短柄。体轻，质脆。内表面淡黄色，微有光泽。有纵向排列的假隔膜，棕黄色，上面密布略突起的棕褐色小点。气微清香，味微苦（图80-4）。

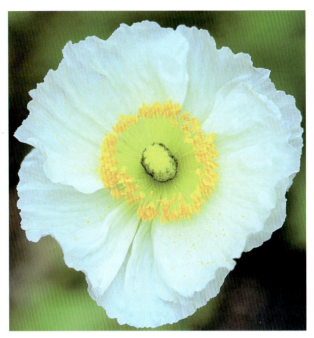

图80-2 罂粟花

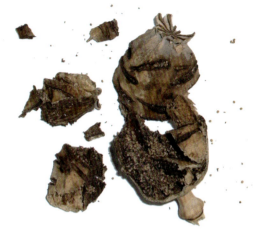

图80-4 罂粟壳

2. 商品规格

本品均为统货。

3. 道地药材

本品青海、西藏等地产者质佳。

4. 质量标志

本品以壳完整、清香气浓者为佳。

5. 显微特征

粉末鉴别：粉末黄白色。果皮外表皮细胞表面观类多角形或类方形，直径20～50μm，壁厚，有的胞腔内含淡黄色物。果皮内表皮细胞表面观长多角形、长方形或长条形，直径20～65μm，长25～230μm，垂周壁厚，纹孔和孔沟明显，有的可见层纹。果皮薄壁细胞类圆形或长圆形，壁稍厚。导管多为网纹导管或螺纹导管，直径10～70μm。韧皮纤维长梭形，直径20～30μm，壁稍厚，斜纹孔明显，有的纹孔相交成人字形或十字形。乳汁管长条形，壁稍厚，内含淡黄色物。

6. 化学组分

吗啡（morphine），可待因（codeine），蒂巴因（thebaine），那可汀（narcotine），罂粟壳

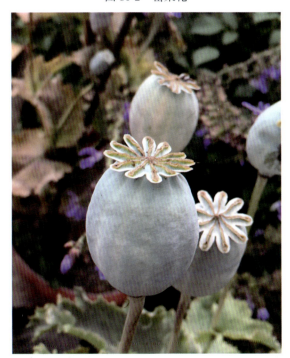

图80-3 罂粟果实

6. 产地加工

秋季将成熟果实或已割取浆汁后的成熟果实摘下，破开，除去种子和枝梗，干燥。

（二）药材

1. 性状特征

果壳呈椭圆形或瓶状卵形，多已破碎成片状，

碱（narcotoline）和罂粟碱（papaverine）等。

7. 理化特征

（1）化学定性：取本品粉末 1g，加乙醇 10ml，温浸 30 分钟，滤过，取滤液 0.5ml 置 25ml 量瓶中，加乙醇至刻度。照紫外 - 可见分光光度法测定，在 283nm 波长处有最大吸收。

（2）薄层色谱：取本品粉末 2g，加甲醇 20ml，加热回流 30 分钟，趁热滤过，滤液蒸干，残渣加甲醇 1ml 使溶解，作为供试品溶液。另取吗啡对照品、磷酸可待因对照品和盐酸罂粟碱对照品，加甲醇制成每毫升各含 1mg 的混合溶液，作为对照品溶液。吸取上述 2 种溶液各 2 ~ 4µl，分别点于同一用 2% 氢氧化钠溶液制备的硅胶 G 薄层板上，以甲苯 - 丙酮 - 乙醇 - 浓氨试液（20：20：3：1）为展开剂，展开，取出，晾干，置紫外光灯（365nm）下检视。供试品色谱中，在与对照品色谱相应的位置上，显相同颜色的荧光斑点；再依次喷以稀碘化铋钾试液和亚硝酸钠乙醇试液，显相同颜色的斑点。

8. 贮藏

置阴凉干燥处。

（三）炮制与饮片

1. 药材炮制

（1）罂粟壳：除去杂质，捣碎或洗净，润透，切丝，干燥。

（2）蜜罂粟壳：取炼蜜用适量开水稀释，加入净罂粟壳丝拌匀，稍闷，置炒制容器内，用文火加热，炒至不黏手为度，取出晾凉（每 100kg 罂粟壳丝，用炼蜜 25kg）。

2. 饮片名称

罂粟壳，蜜罂粟壳。

3. 药品类别

收涩药。

4. 性状特征

（1）罂粟壳：本品呈不规则的丝或块。外表面黄白色、浅棕色至淡紫色，平滑，偶见残留柱头。内表面淡黄色，有的具棕黄色的假隔膜。气微清香，味微苦。

（2）蜜罂粟壳：本品表面微黄色，略有黏性，味甜，微苦。

5. 质量要求

（1）罂粟壳

1）水分：不得过 12.0%。

2）浸出物：用热浸法测定，70% 乙醇作溶剂，不得少于 13.0%。

3）含量测定：用高效液相色谱法测定，本品含吗啡（$C_{17}H_{19}O_3N$）应为 0.06% ~ 0.40%。

（2）蜜罂粟壳

1）水分：不得过 12.0%。

2）浸出物：用热浸法测定，70% 乙醇作溶剂，不得少于 18.0%。

3）含量测定：用高效液相色谱法测定，本品含吗啡（$C_{17}H_{19}O_3N$）应为 0.06% ~ 0.40%。

6. 性味功能

本品性平，味酸、涩；有毒。敛肺，涩肠，止痛。用于久咳、久泻、脱肛、脘腹疼痛。

7. 用法用量

3 ~ 6g。

8. 使用注意

本品易成瘾，不宜常服；孕妇及儿童禁用；运动员慎用。

9. 贮藏

置阴凉干燥处，防蛀。

（四）经典方剂与临床应用

真人养脏汤（《太平惠民和剂局方》）

处方： 人参、当归（去芦）、白术（焙）各 18g，肉豆蔻（面裹，煨）15g，肉桂（去粗皮）、甘草（炙）各 24g，白芍药 48g，木香（不见火）42g，诃子（去核）36g，罂粟壳（去蒂萼，蜜炙）108g。

功能主治： 涩肠固脱，温补脾肾。用于久泻久痢、脾肾虚寒证、泻痢无度、滑脱不禁，甚至脱肛坠下、脐腹疼痛、喜温喜按、倦怠食少、舌淡苔白、脉迟细。

用法用量： 上锉为粗末。每服 6g，水一盏半，煎至八分，去滓，食前温服。

用药禁忌： 忌酒、面、生、冷、鱼腥、油腻。

81 芸苔子 Yun Tai Zi

（一）基原

1. 集解

芸苔子始载于《唐本草》。《本草纲目》载："此菜易起苔，须采其苔食，则分枝必多，故名芸苔……芸苔方药多用，诸家注亦不明，今人不识为何菜？珍访考之，乃今油菜也。九月、十月下种，生叶形色微似白菜……开小黄花，四瓣，如芥花。结荚收子，亦如芥子，灰赤色。"据上记载，与今用者相同。

2. 品种

芸苔子为双子叶植物纲十字花科芸苔属植物油菜 *Brassica campestris* L. 栽培品的成熟种子。

3. 分布

山东境内的鲁西南地区常见栽培。

4. 生态

油菜栽培于排水良好、土壤肥沃的园地。

5. 形态特征

油菜：一年生草本，直根系，茎直立，分枝较少，株高 30～90cm。叶互生，分基生叶和茎生叶 2 种。基生叶不发达，匍匐生长，椭圆形，长 10～20cm，有叶柄，大头羽状分裂，顶生裂片圆形或卵形，侧生裂片 1 至数对，密被刺毛。茎生叶和分枝叶无叶柄，下部茎生叶羽状半裂，基部扩展且抱茎，两面有硬毛和缘毛；上部茎生叶提琴形或披针形，基部心形，抱茎，两侧有垂耳，全缘或有枝状细齿。总状无限花序，着生于主茎或分枝顶端。花黄色，花瓣 4，为典型的十字形。雄蕊 6 枚，为 4 强雄蕊。长角果条形，长 3～8cm，宽 2～3mm，先端有长 9～24mm 的喙，果梗长 3～15mm。种子球形，紫褐色（图 81-1 至图 81-3）。

6. 产地加工

夏季果实成熟时，割取地上部分，晒干，打下种子，除去杂质，晒干贮存。

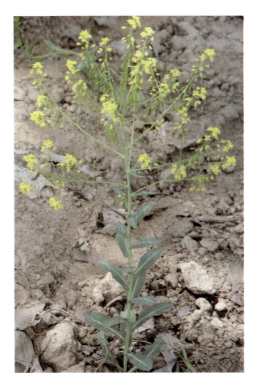

图 81-1 油菜植株

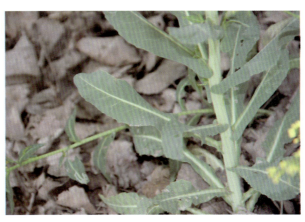

图 81-2 油菜茎叶

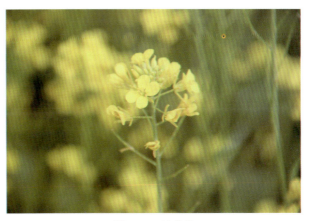

图 81-3 油菜花

（二）药材

1. 性状特征

成熟种子近球形，直径 1.5 ～ 2mm。表面红褐色或黑褐色，扩大镜下观察可见微细网状纹理；一端具点状种脐，色较深；一侧有一条微凹陷的浅沟，沟中央有一条凸起的棱线。除去种皮可见子叶 2 片，淡黄色，沿中脉相重对折，胚根位于二对折的子叶之间。气微，味淡，有油腻感（图 81-4）。

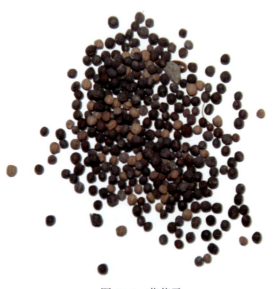

图 81-4　芸苔子

2. 商品规格

本品均为统货。

3. 道地药材

本品新疆、青海产者为道地药材。

4. 质量标志

本品以饱满、表面光滑、无杂质者为佳。

5. 显微特征

组织鉴别：种子横切面示种皮的最外层为 1 列略切向延长的表皮细胞；下皮细胞为 1 列近半月形的巨细胞；下方为 1 列栅状细胞层，栅状细胞宽 17μm 左右，其内壁和侧壁木化增厚呈红棕色；色素层薄，含红棕色色素。种皮下方为 1 列内胚乳细胞和数列颓废细胞，内胚乳细胞中含糊粉粒；子叶和胚根的细胞多角形、类圆形或近长方形，内含糊粉粒及脂肪油。

6. 化学组分

芸香苷（rutin），芥酸（emcic acid），芥子油苷（glucosinolate），葡萄糖芜菁素（glucorapiferen），菜子甾醇（brassicasterol），磷脂酰肌醇（phosphatidyl inositol），磷脂酰乙醇胺（phosphatidyl ethanolamine）等。

7. 理化特征

化学定性：取亚硝基铁氰化钠 1 小粒，置白瓷板上，加水 1 ～ 2 滴使溶解，加上述样品滤液 1 ～ 2 滴，显紫红色。

8. 贮藏

麻袋装。置通风干燥处保存。

（三）炮制与饮片

1. 药材炮制

取原药材，除去杂质，筛去灰屑，用时捣碎。

2. 饮片名称

芸苔子。

3. 药品类别

理气药。

4. 性状特征

本品呈破碎状或部分完整，可见深色种皮和浅黄色子叶。气微、味淡。有油腻感。

5. 质量要求

本品以色黄白、有油腻感者为佳。

6. 性味功能

本品性温，味辛。行气祛瘀，消肿散结。用于痛经、产后血滞腹痛；外用治疮疖痈肿。

7. 用法用量

内服：煎汤，4.5 ～ 9g。外用：适量。

8. 贮藏

麻袋装。置通风干燥处保存。

（四）经典方剂与临床应用

备急涂顶膏（《太平圣惠方》）

处方：川鸡头末 3g，芸苔子末 9g。

功能主治：小儿天吊。

用法用量：上取新汲水调。涂、贴在顶上。

（五）食疗与药膳

可榨油，为食用油。

82 芥子 Jie Zi

（一）基原

1. 集解

芥子始载于《名医别录》，列为上品。《本草经集注》载："芥似菘而有毛。味辣。"《唐本草》载："子入药用。"至《开宝本草》才将白芥独立成条，又名胡芥、蜀芥。《唐本草》中载："又有白芥子，粗大，白色，如白粱米，甚辛美，从戎中来。"《蜀本草》亦载有："一种叶大、子白、且粗，曰胡芥，啖之及入药最佳。"《本草纲目》载："以八九月下种，冬生可食。至春深茎高二三尺，其叶花而有丫，如花芥叶，青白色。茎易起而中空……三月开黄花，香郁。结角如芥角，其子大如粱米，黄白色。又有一种茎大而中实者尤高，其子亦大。此菜虽是芥类，迥然别种也，然入药胜于芥子。"李时珍曰："其种来自胡戎，而盛于蜀，故名。"

2. 品种

芥子为双子叶植物纲十字花科芸薹属植物芥 *Brassica juncea*（L.）Czern. et Coss. 或白芥属植物白芥 *Sinapis alba* L. 栽培品的干燥成熟种子。根据颜色不同，药材可分为黄芥子和白芥子。

3. 分布

山东境内各地均有栽培。

4. 生态

芥栽培于排水良好、疏松肥沃的砂质土壤。

5. 形态特征

芥：一年生草本，高 30 ～ 150cm，常无毛，有时幼茎及叶具刺毛，带粉霜，有辣味；茎直立，有分枝。基生叶宽卵形至倒卵形，长 15 ～ 35cm，顶端圆钝，基部楔形，大头羽裂，有 2 ～ 3 对裂片，或不裂，边缘均有缺刻或牙齿，叶柄长 3 ～ 9cm，

有小裂片；茎下部叶较小，边缘有缺刻或牙齿，有时具圆钝锯齿，不抱茎；茎上部叶窄披针形，长 2.5 ～ 5cm，宽 4 ～ 9mm，边缘具不明显疏齿或全缘。总状花序顶生，花后延长；花黄色，直径 7 ～ 10mm；花梗长 4 ～ 9mm；萼片淡黄色，长圆状椭圆形，长 4 ～ 5mm，直立开展；花瓣倒卵形，长 8 ～ 10mm，宽 4 ～ 5mm。长角果线形，长 3 ～ 5.5cm，宽 2 ～ 3.5mm，果瓣有 1 突出中脉；喙长 6 ～ 12mm；果梗长 5 ～ 15mm。种子球形，直径约 1mm，紫褐色。花期 3 ～ 5 月，果期 5 ～ 6 月（图 82-1）。

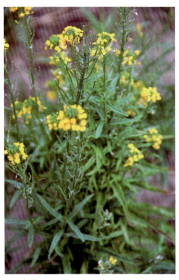

图 82-1 芥植株

白芥：茎有稍外折白硬毛，花淡黄色。花瓣倒卵形，有短爪。长角果近圆柱形，种子圆形，淡黄白色（图 82-2）。

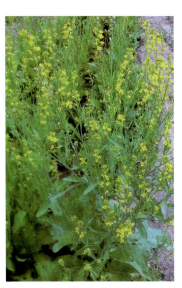

图 82-2 白芥植株

6. 产地加工

夏末秋初果实成熟变黄时，采割植株，晒干，打下种子，除净杂质。

（二）药材

1. 性状特征

种子近球形，直径 1～2mm。表面灰白色（白芥子）至黄色、棕黄色，少数为暗红棕色（黄芥子），有细网纹，种脐点状。种皮薄脆，子叶折叠，有油性。气微，研碎后加水浸湿，产生强烈的特异臭气，味极辛辣（图 82-3，图 82-4）。

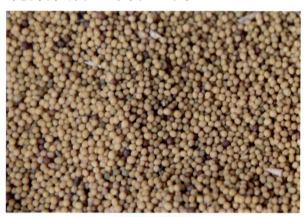

图 82-3　黄芥子

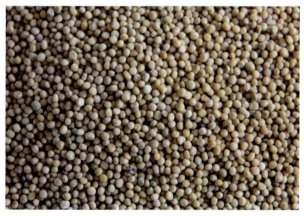

图 82-4　白芥子

2. 商品规格

本品均为统货，分江苏、山东、安徽统装等规格。

3. 道地药材

本品山东、江苏产者为道地药材。

4. 质量标志

本品以子粒饱满、均匀、鲜黄色、无杂质者为佳。

5. 显微特征

（1）组织鉴别：白芥子横切面示表皮细胞 1 列，为黏液细胞，长方形，切向延长。表面观黏液质纹理不明显。下皮细胞 1 列，细胞切向延长，壁薄。栅状细胞 1 列，高度不一，长 17～44μm，宽 7～22μm，侧壁大部分及内壁增厚，侧壁中部尤厚；表面观多角形，长多角形或长方形，位于下皮细胞侧壁处的栅状细胞较小且径向壁高，形成多角形或类方形暗影，此暗影直径为 54～90（～117）μm，与下皮细胞的大小相当。内胚乳 1 列，细胞长方形，内含糊粉粒和油滴。子叶及胚根细胞含糊粉粒及油滴（图 82-5）。

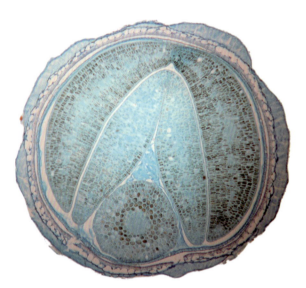

图 82-5　白芥子药材横切面组织特征

（2）粉末鉴别：黄芥子粉末黄棕色。种皮栅状细胞成片，淡黄色、黄棕色或棕红色。横断面观细胞 1 列，高度不一，一般长（径向）17～34（～46）μm，宽（切向）7～22μm，外壁及侧壁上端薄，稍弯曲，侧壁大部及内壁增厚，侧壁中部尤厚；表面观呈多角形或长多角形，少数类长方形，直径约至 22μm，长至 31μm，垂周壁平直，厚 2～5μm。栅状细胞与大型下皮细胞重叠，表面观可见多角形或类方形暗影，其直径为 54～90（～117）μm。种皮下皮细胞形大，横断面观呈扁长圆形，外壁及侧壁皱缩，其下与栅状细胞相接。下皮细胞外的表皮细胞观察不清。内胚乳细胞横断面观呈扁长方形，表面观多角形，直径 18～29μm，含糊粉粒、脂肪油滴。子叶细胞五色，含糊粉粒、脂肪油滴。

6. 化学组分

芥子苷（sinigrin），芥子油，芥子酶（myrosin），芥子酸（sinapic acid），芥子碱（sonapine），芥酸（emcic acid），油酸，亚油酸，花生酸，亚麻油酸，棕榈酸，硬脂酸，山嵛酸（behenic acid）的甘油酯等。

7. 理化特征

（1）化学定性

1）取样品粉末约1g，置硬质试管内，加氢氧化钠1小粒，于酒精灯上灼热，放冷，加水2ml使溶解，滤过，取滤液1ml，加5%盐酸酸化，即有硫化氢产生，遇新制的乙酸铅试纸，显有光泽的棕黑色。

2）取亚硝基铁氰化钠1小粒，置白瓷板上，加水1～2滴使溶解，加上述样品滤液1～2滴，显紫红色。

（2）薄层色谱：取本品粉末1g，加甲醇50ml，超声处理1小时，滤过，滤液蒸干，残渣加甲醇5ml使溶解，作为供试品溶液。另取芥子碱硫氰酸盐对照品，加甲醇制成每毫升含1mg的溶液，作为对照品溶液。吸取上述2种溶液各5～10μl，分别点于同一硅胶G薄层板上，以乙酸乙酯-丙酮-甲酸-水（3.5：5：1：0.5）为展开剂，展开，取出，晾干，喷以稀碘化铋钾试液。供试品色谱中，在与对照品色谱相应的位置上，显相同颜色的斑点。

8. 贮藏

置通风干燥处。

（三）炮制与饮片

1. 药材炮制

（1）芥子：取原药材，除去杂质，筛去灰屑。

（2）炒芥子：取净芥子置锅内，用文火加热，炒至深黄色或棕黄色爆裂，有香气逸出时，取出放凉。用时捣碎。

2. 饮片名称

白芥，炒芥子。

3. 药品类别

化痰止咳平喘药：温化寒痰药。

4. 性状特征

（1）芥子：本品呈球形，直径1.5～2.5mm。表面灰白色至淡黄色，有细微的网纹，有明显的点状种脐。种皮薄而脆，破开后内有白色折叠的子叶，有油性。气微，味辛辣。

（2）炒芥子：本品呈球形，直径1.5～2.5mm。表面灰白色至淡黄色，有细微的网纹，有明显的点状种脐。种皮薄而脆，破开后内有白色折叠的子叶，有油性。气微，味辛辣（图82-6）。

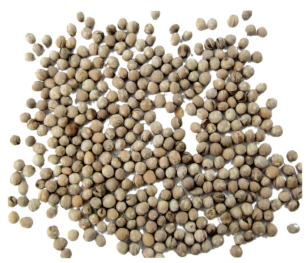

图82-6 炒芥子

5. 质量要求

（1）芥子

1）水分：不得过14.0%。

2）总灰分：不得过6.0%。

3）浸出物：用冷浸法测定，水作溶剂，不得少于12.0%。

4）含量测定：用高效液相色谱法测定，本品含芥子碱以芥子碱硫氰酸盐（$C_{16}H_{24}NO_5 \cdot SCN$）计，不得少于0.50%。

（2）炒芥子

1）水分：不得过8.0%。

2）总灰分：不得过6.0%。

3）浸出物：用冷浸法测定，水作溶剂，不得少于12.0%。

4）含量测定：用高效液相色谱法测定。本品含芥子碱以芥子碱硫氰酸盐（$C_{16}H_{24}NO_5 \cdot SCN$）计，不得少于0.40%。

6. 性味功能

本品性温，味辛。温肺豁痰利气，散结通络

止痛。用于寒痰喘咳、胸胁胀痛、痰滞、经络关节麻木、疼痛、痰湿流注、阴疽肿毒。

7. 用法用量

内服：煎汤，3 ～ 9g；外用：适量。

8. 使用注意

本品肺虚咳嗽及阴虚火旺者忌服。凡疮疡、目疾、痔疮、便血及平素热盛之患者忌食。

9. 贮藏

置通风干燥处。

（四）经典方剂与临床应用

芥子酒熨方（《圣济总录》）

处方： 芥子（研碎）五合。
制法： 上一味，用酒煮令半熟，带热包裹。
功能主治： 用于伤寒后肺中风冷、失声不语。
用法用量： 熨项颈周遭，冷则易之。

（五）食疗与药膳

白芥子粥

原料： 芥子 10g，大米 100g。
制作方法： 将芥子择净，放入锅中，加清水适量，浸泡 5 ～ 10 分钟后，水煎取汁，加大米煮粥。
功能主治： 温肺祛痰，通络止痛。适用于咳嗽气喘，胸膈满闷，肢体关节疼痛，麻木等。
用法用量： 每日 1 剂，连续 2 ～ 3 天。

83　葶苈子 Ting Li Zi

（一）基原

1. 集解

葶苈子始载于《神农本草经》，列为下品。《名医别录》载："生藁城平泽及田野。今京东、陕西、河北州郡皆有之，曹州者尤胜，初春生苗叶，高六七寸，叶似芥，根白，枝茎俱青，三月开花，微黄，结角，子扁小如黍粒微长、黄色。"《本草衍义》载："葶苈用子，子之味有甜、苦两等，其形则一也。"李时珍曰："盖葶苈子有甜、苦两种。狗芥味微

甘，即甜葶苈也。或云甜葶苈是菥蓂子，考其功用亦似不然。"根据上述和《本草图经》所绘葶苈三图，有二图与现今所用葶苈一致，一图不同，说明历史上存在着混乱情况。本品功能祛痰定喘，泻肺利水，"停"同"葶"，"利"同"苈"同义，药用种子，故名。

2. 品种

北葶苈子为双子叶植物纲十字花科独行菜属植物独行菜 *Lepidium apetalum* Willd. 的干燥成熟种子。

南葶苈子为双子叶植物纲十字花科播娘蒿属植物播娘蒿 *Descurania sophia*（L.）Webb. ex Plantl 的干燥或熟种子。

3. 分布

山东境内各地均有产。

4. 生态

独行菜生长于海拔 400 ～ 2000m 的地区，多生于村边、路旁、田间撂荒地，也生于山地、沟谷。

播娘蒿生于山坡、田野及农田。

5. 形态特征

（1）独行菜：一年生或二年生草本，高 5 ～ 30cm，茎直立或斜升，多分枝，被微小头状毛。基生叶莲座状，平铺地面，羽状浅裂或深裂，叶片狭匙形，长 2 ～ 4cm，宽 5 ～ 10mm，叶柄长 1 ～ 2cm；茎生叶狭披针形至条形，长 1.5 ～ 3.5cm，宽 1 ～ 4mm，有疏齿或全缘；总状花序顶生；花小，不明显；花梗丝状，长约 1mm，被棒状毛；萼片舟状，椭圆形，长 5 ～ 7mm，无毛或被柔毛，具膜质边缘；花瓣极小，匙形，白色，长约 0.3mm，有时退化成丝状或无花瓣；雄蕊 2，稀 4，位于子房两侧，伸出萼片外。短角果扁平，近圆形，长约 3mm，无毛，顶端凹，具 2 室，每室含种子一粒。种子近椭圆形，长约 1mm，棕色，具密而细的纵条纹。花果期 5 ～ 7 月（图 83-1）。

（2）播娘蒿：一年生草本，高 20 ～ 80cm，有毛或无毛，毛为叉状毛，以下部茎生叶为多，向上渐少。茎直立，分枝多，下部常呈淡紫色。叶三回羽状深裂，长 2 ～ 15cm，末端裂片条形或长圆形，裂片长 2 ～ 10mm，宽 0.8 ～ 2mm；下部叶有柄。伞房状花序，果期伸长；萼片直立，早落，长圆条形，背面有分叉细柔毛；花瓣黄色，长圆状倒卵形，长 2 ～ 2.5mm，或稍短于萼片；有爪；

雄蕊 6 枚，比花瓣长 1/3。长角果圆筒状，长 2.5～3cm，宽约 1mm，无毛，稍内曲，与果梗不成一条直线，果瓣中脉明显；果梗长 1～2cm。种子每室 1 行，种子形小，多数，长圆形，长约 1mm，稍扁，淡红褐色，表面有细网纹。花期 4～5 月（图 83-2）。

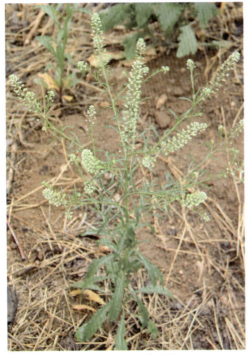

图 83-1　独行菜植株

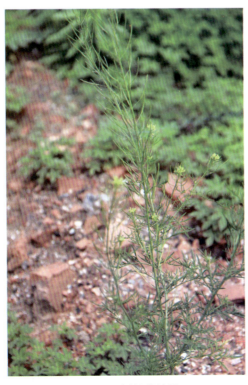

图 83-2　播娘蒿植株

6. 产地加工

夏季果实成熟时采割植株，晒干，搓出种子，除去杂质。

（二）药材

1. 性状特征

（1）北葶苈子：种子呈扁卵形，长 1～1.5mm，宽 0.5～1mm。表面棕色或红棕色，微有光泽，有纵沟 2 条，其中 1 条较明显。一端钝圆，另端尖而微凹，类白色，种脐位于凹入端。气微，味微辛辣，黏性较强（图 83-3）。

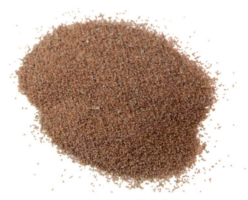

图 83-3　北葶苈子

（2）南葶苈子：种子呈长圆形，长 0.8～1.2mm，宽约 0.5mm。表面黄棕色，一端钝圆，另一端微凹或较平截，中央凹入，种脐位于凹下处；种子表面有细密的网纹及两条纵列的浅槽。气微，味微辛，略带黏性（图 83-4）。

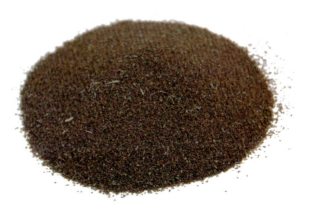

图 83-4　南葶苈子

2. 商品规格

本品均为统货。

3. 道地药材

本品山东产者为道地药材。

4. 质量标志

本品以子粒饱满均匀、表面黄棕色、有光泽、黏性较强者质佳。

5. 显微特征

（1）组织鉴别：北葶苈子横切面近卵圆形，种皮表皮细胞为 1 列黏液细胞，垂周壁为纤维素柱，内壁明显增厚。种皮内层细胞黄色，长方形，1 列，垂周壁明显。胚乳较薄，子叶细胞发达（图 83-5）。

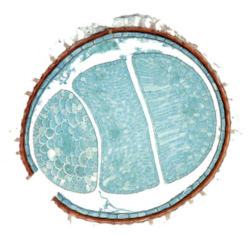

图 83-5 北葶苈子药材横切面组织特征

南葶苈子横切面长圆形，种皮黏液细胞纤维素柱较短，内壁稍薄。种皮内层细胞略小，垂周壁不明显（图 83-6）。

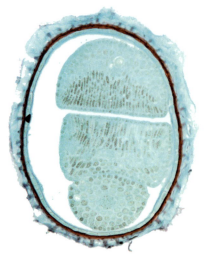

图 83-6 南葶苈子药材横切面组织特征

（2）粉末鉴别

1）北葶苈子粉末黄棕色。种皮表皮细胞为黏液细胞，断面观略呈长方形，内壁增厚向外延伸成纤维素柱，纤维素柱长 24 ～ 34μm，顶端钝圆、偏斜或平截，周围可见黏液质纹理。种皮内表皮细胞为黄色，表面观呈多角形、类方形，少数长多角形，直径 15 ～ 42μm，壁厚 5 ～ 8μm。

2）南葶苈子种皮表皮细胞断面观类方形，纤维束柱短。种皮内表皮细胞表面观呈长方多角形。

6. 化学组分

北葶苈子含黑芥子苷、脂肪油、蛋白质和糖类等。

7. 理化特征

化学定性：取本品少量，加水浸泡后，用放大镜观察，南葶苈子透明状黏液层薄，厚度约为种子宽度的 1/5 以下。北葶苈子透明状黏液层较厚，厚度可超过种子宽度的 1/2 以上。

8. 贮藏

袋装或置缸中保存，置干燥处。

（三）炮制与饮片

1. 药材炮制

（1）葶苈子：除去杂质及灰屑。
（2）炒葶苈子：取净葶苈子，置炒制容器内，用文火加热，炒至有爆声，并有香气逸出时，取出晾凉。

2. 饮片名称

葶苈子，炒葶苈子。

3. 药品类别

化痰止咳平喘药：止咳平喘药。

4. 性状特征

（1）葶苈子：本品性状特征同药材。
（2）炒葶苈子：本品微鼓起，偶有爆裂痕，表面棕黄色。有油香气，不带黏性（图 83-7）。

5. 质量要求

（1）葶苈子

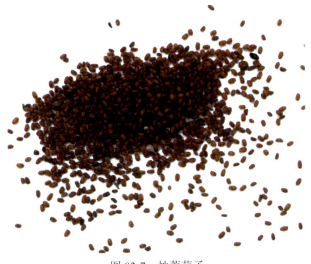

图 83-7　炒葶苈子

1）水分：不得过 9.0%。

2）总灰分：不得过 8.0%。

3）酸不溶性灰分：不得过 3.0%。

4）膨胀度：用膨胀度测定法测定，南葶苈子不得低于 3，北葶苈子不得低于 12。

5）含量测定：用高效液相色谱法测定，南葶苈子含槲皮素 -3-O-β-D- 葡萄糖 -7-O-β-D- 龙胆双糖苷（$C_{33}H_{40}O_{22}$）不得少于 0.075%。

（2）炒葶苈子

1）水分：不得过 5.0%。

2）总灰分：不得过 8.0%。

3）酸不溶性灰分：不得过 3.0%。

4）含量测定：用高效液相色谱法测定，南葶苈子含槲皮素 -3-O-β-D- 葡萄糖 -7-O-β-D- 龙胆双糖苷（$C_{33}H_{40}O_{22}$）不得少于 0.080%。

6. 性味功能

本品性大寒，味辛、苦。泻肺平喘，行水消肿。用于痰涎壅肺、喘咳痰多、胸胁胀满、不得平卧、胸腹水肿、小便不利。亦用于肺源性心脏病水肿。

7. 用法用量

内服：煎汤或入丸、散；用量：3～9g。外用：适量煎水洗或研末调敷。

8. 使用注意

肺虚喘咳、脾虚肿满者忌服。

9. 贮藏

袋装或置缸中保存，置干燥处。

（四）经典方剂与临床应用

葶苈大枣泻肺汤（《金匮要略》）

处方： 葶苈 15g（熬令黄色，捣丸），大枣 12 枚。

功能主治： 泻肺去痰，利水平喘。用于肺痈、胸中胀满、痰涎壅塞、喘咳不得卧，甚则一身面目浮肿、鼻塞流涕、不闻香臭酸辛；支饮胸满者。

用法用量： 先以水 600ml，煮枣取 400ml，去枣，纳葶苈，煮取 200ml，顿服。

（五）食疗与药膳

葶苈子粥

原料： 葶苈子 9g，大枣 5 枚，粳米 50g，冰糖适量。

制作方法： 把葶苈子拿纱布包好，放入水锅中煎汁，滤渣取汁，加入去核的红枣、粳米，煮粥，加入冰糖即可。

功能主治： 泻肺定喘。用于咳嗽气喘、痰多、胸胁痞满。

用法用量： 早晚 2 次，温服。

使用注意： 肺气虚患者忌食。

84　大青叶 Da Qing Ye

（一）基原

1. 集解

大青叶始载于《神农本草经》，列为上品。苏恭曰："陶氏所说乃是菘蓝，其汁抨为靛甚青者。""菘蓝为淀，惟堪染青"。《本草纲目》载蓝凡五种，其中"菘蓝，叶如白菘"的形态应是十字花科植物。菘蓝是大青叶的原植物。

2. 品种

大青叶为双子叶植物纲十字花科大青属植物菘蓝 *Isatis indigotica* Fort. 的干燥叶。

3. 分布

山东境内各地均有栽培，以菏泽、淄博、潍坊、烟台、青岛等地较多。

4. 生态

菘蓝栽培于排水良好、疏松肥沃的砂质土壤。

5. 形态特征

菘蓝：二年生草本，高 40 ～ 100cm；茎直立，绿色，顶部多分枝，植株光滑无毛，带白粉霜。基生叶莲座状，长圆形至宽倒披针形，长 5 ～ 15cm，宽 1.5 ～ 4cm，顶端钝或尖，基部渐狭，全缘或稍有波状齿，具柄；基生叶蓝绿色，长椭圆形或长圆状披针形，长 7 ～ 15cm，宽 1 ～ 4cm，基部叶耳不明显或为圆形。萼片宽卵形或宽披针形，长 2 ～ 2.5mm；花瓣黄白，宽楔形，长 3 ～ 4mm，顶端近平截，有短爪。短角果近长圆形，扁平，无毛，边缘有翅；果梗细长，微下垂。种子长圆形，长 3 ～ 3.5mm，淡褐色。花期 4 ～ 5 月，果期 5 ～ 6 月（图 84-1，图 84-2）。

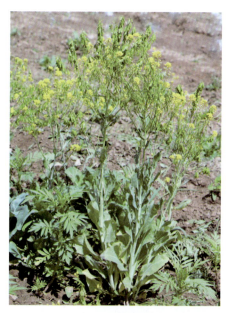

图 84-1 菘蓝植株

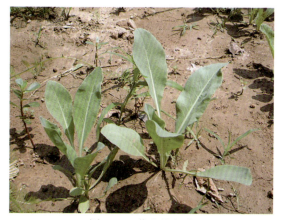

图 84-2 菘蓝基生叶

6. 产地加工

5 ～ 11 月采收，一般每年收割 2 ～ 3 次，6 月中旬割者为头刀，7 ～ 8 月割者称二刀，拣去杂质，晒干。

（二）药材

1. 性状特征

干燥叶多皱缩卷曲，有的破碎。完整叶片展平后呈长椭圆形至长圆状倒披针形，长 5 ～ 20cm，宽 2 ～ 6cm；上表面暗灰绿色，有时可见色较深稍突起的小点；先端钝，全缘或微波状，基部狭窄下延至叶柄呈翼状；叶柄长 4 ～ 10cm，淡棕黄色。质脆。气微，味微酸、苦、涩（图 84-3）。

2. 商品规格

本品均为统货。

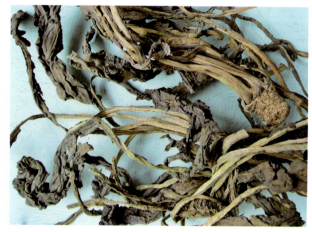

图 84-3 大青叶药材

3. 道地药材

本品山东、河北产者为道地药材。

4. 质量标志

本品以身干、叶完整而大、无柄、色暗灰绿者质佳。

5. 显微特征

粉末鉴别：粉末绿褐色。下表皮细胞垂周壁稍弯曲，略成连珠状增厚；气孔不等式，副卫细胞 3 ～ 4 个。叶肉组织分化不明显；叶肉细胞中含蓝色细小颗粒状物，亦含橙皮苷样结晶（图 84-4）。

6. 化学组分

靛玉红，靛蓝，菘蓝苷（isatan B），丁香酸，烟酸，5-羟基-2-吲哚酸，琥珀酸，水杨酸，β-谷甾醇，γ-谷甾醇和多种氨基酸等。

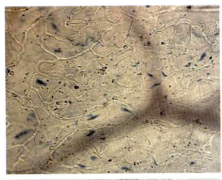

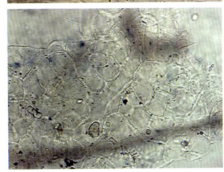

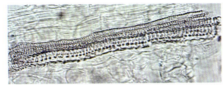

图 84-4 大青叶药材粉末显微特征

7. 理化特征

薄层色谱：取本品粉末 0.5g，加三氯甲烷 20ml，加热回流 1 小时，滤过，滤液浓缩至 1ml，作为供试品溶液。另取靛蓝对照品、靛玉红对照品，加三氯甲烷制成每毫升各含 1mg 的混合溶液，作为对照品溶液。吸取上述 2 种溶液各 5μl，分别点于同一硅胶 G 薄层板上，以环己烷 - 三氯甲烷 - 丙酮（5∶4∶2）为展开剂，展开，取出，晾干。供试品色谱中，在与对照品色谱相应的位置上，分别显相同的蓝色斑点和浅紫红色斑点。

8. 贮藏

袋装，置通风干燥处。

（三）炮制与饮片

1. 药材炮制

除去杂质，抢水洗，切碎，干燥。

2. 饮片名称

大青叶。

3. 药品类别

清热药：清热解毒药。

4. 性状特征

本品呈不规则的碎段。叶片暗灰绿色，叶上表面有的可见色较深稍突起的小点；叶柄碎片淡棕黄色。质脆。气微，味微酸、苦、涩（图 84-5）。

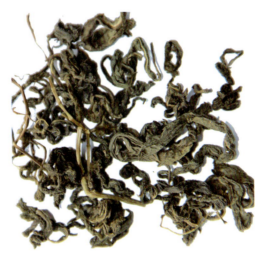

图 84-5 大青叶

5. 质量要求

（1）水分：不得过 10.0%。

（2）浸出物：用热浸法测定，乙醇作溶剂，不得少于 16.0%。

（3）含量测定：用高效液相色谱法测定，本品含靛玉红（$C_{16}H_{10}N_2O_2$）不得少于 0.020%。

6. 性味功能

本品性寒，味苦。清热解毒，凉血消斑。用于温邪入营、高热神昏、发斑发疹、黄疸、热痢、咽喉肿痛、痈肿疮疖。

7. 用法用量

内服：煎汤，6～15g。外用：煎水洗。

8. 使用注意

脾胃虚寒、无实热者忌用。

9. 贮藏

置通风干燥处保存，防霉。

（四）经典方剂与临床应用

1. 大青汤（《圣济总录》）

处方： 大青叶、升麻、大黄（锉、炒）各 100g，生地黄（切、焙）150g。

制法： 上四味粗捣筛。

功能主治： 咽喉唇肿，口舌糜烂，口干面热。

用法用量： 每服 10g，以水一盏，煎至七分，去滓，温服。

2. 大青丸（《圣济总录》）

处方： 大青叶、大黄（锉、炒）、栀子（去皮）、黄芪（制）、升麻、黄连（去须）各 50g，朴硝 100g。

制法： 上七味，捣罗为末，炼蜜丸如梧桐子大。

功能主治： 治脑热耳聋。

用法用量： 每服 30 丸，温水下。

85　板蓝根 Ban Lan Gen

（一）基原

1. 集解

板蓝根始载于《神农本草经》，列为上品，名"蓝实"。《名医别录》载："其茎叶，可以染青，生河内。"《本草纲目》载："蓝凡五种，各有主治，惟蓝实专取蓼蓝者。蓼蓝，叶如蓼，五六月开花，成穗细小，浅红色，子亦如蓼……菘蓝，叶如白菘。马蓝，叶如苦荬，即郭璞所谓大叶冬蓝，俗中所谓板蓝者。"本品叶片呈矩状椭圆形，俗称扁表叶，"扁"与"板"同义，为蓝之一种，药用其根，故名。

2. 品种

板蓝根为双子叶植物纲十字花科菘蓝属植物菘蓝 *Isatis indigotica* Fort. 栽培品的干燥根。

3. 分布

山东境内各地均有栽培，以菏泽、淄博、潍坊、烟台、青岛等地较多。

4. 生态

菘蓝栽培于排水良好、疏松肥沃的砂质土壤。

5. 形态特征

菘蓝：同大青叶项下（图 85-1，图 85-2）。

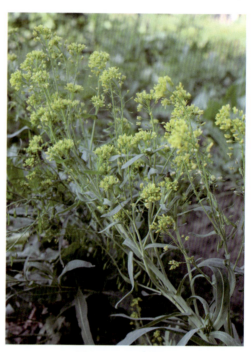

图 85-1　菘蓝植株

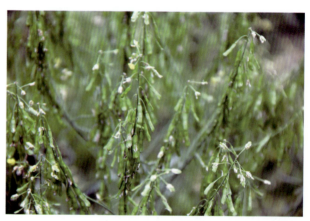

图 85-2　菘蓝果实

6. 产地加工

主要秋季采挖，去净叶，用手顺直，晒干。

（二）药材

1. 性状特征

根呈圆柱形，根头部膨大，稍扭曲，长 10 ～ 20cm，直径 0.5 ～ 1cm。表面淡灰色或淡棕黄色，有纵皱纹及横生皮孔，并有支根痕。可见暗绿色或暗棕色轮状排列的叶柄残基和密集的疣状突起。体实，质略软，断面皮部黄白色，木中黄色。

气微，味先微甜后苦、涩（图85-3）。

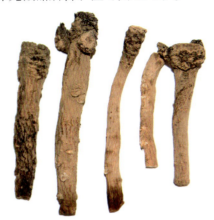

图85-3　板蓝根药材

2. 商品规格

本品均为统货。

3. 道地药材

山东、河北产者为道地药材。

4. 质量标志

本品以根长直、粗壮、断面木部黄、质坚实而粉性足者为佳。

5. 显微特征

（1）组织鉴别：根横切面示木栓层为数列细胞。栓内层狭。韧皮部宽广，射线明显。形成层成环。木质部导管黄色，类圆形，直径约至80μm；有木纤维束。薄壁细胞含淀粉粒（图85-4）。

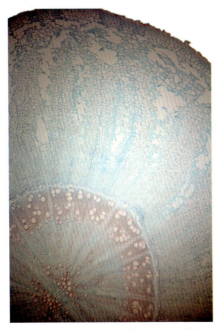

图85-4　板蓝根药材横切面组织特征

（2）粉末鉴别：粉末呈淡棕黄色。淀粉粒众多，单粒类圆形，类方形或矩圆形，直径2～17μm，脐点点状、短缝状或人字形；复粒由2～5分粒组成。石细胞淡黄色，呈长条形、类方形、类长方形或不规则形，有的稍分叉状，直径17～51μm，长20～77（～156）μm，层纹明显，孔沟细。网纹导管，直径7～51（～119）μm，亦有具缘纹孔。梯纹、螺纹导管。木纤维多成束，淡黄色，甚长，多碎断，纹孔及孔沟较明显。木栓细胞多角形或长多角形。

6. 化学组分

靛蓝（indigotin），靛玉红（indirubin），黑芥子苷，色胺酮（tryptanthrine），1-硫氰酸-2-羟基丁-3-烯（1-thiocyano-2-hydroxy-3-butene），落叶松脂醇-4-O-β-D-吡喃葡萄糖苷，蔗糖，腺苷和氨基酸等。

7. 理化特征

薄层色谱：取本品粉末0.5g，加稀乙醇20ml，超声处理20分钟，滤过，滤液蒸干，残渣加稀乙醇1ml使溶解，作为供试品溶液。另取板蓝根对照药材0.5g，同法制成对照药材溶液。再取精氨酸对照品，加稀乙醇制成每毫升含0.5mg的溶液，作为对照品溶液。吸取上述三种溶液各1～2μl，分别点于同一硅胶G薄层板上，以正丁醇-冰醋酸-水（19∶5∶5）为展开剂，展开，取出，热风吹干，喷以茚三酮试液，在105℃加热至斑点显色清晰。供试品色谱中，在与对照药材色谱和对照品色谱相应的位置上，显相同颜色的斑点。

8. 贮藏

席包或麻袋装，置干燥通风处。

（三）炮制与饮片

1. 药材炮制

板蓝根片：取板蓝根，洗净，润透，切薄片。

2. 饮片名称

板蓝根。

3. 药品类别

清热药：清热解毒药。

4. 性状特征

本品呈圆形的厚片。外表皮淡灰黄色至淡棕黄色，有纵皱纹。切面皮部黄白色，木部黄色。气微，味微甜后苦涩（图 85-5）。

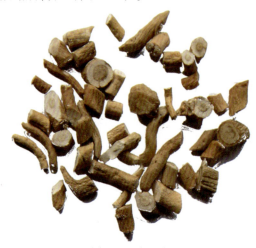

图 85-5　板蓝根

5. 质量要求

（1）水分：不得过 13.0%。

（2）总灰分：不得过 9.0%。

（3）酸不溶性灰分：不得过 2.0%。

（4）浸出物：用热浸法测定，45% 乙醇作溶剂，不得少于 25.0%。

（5）含量测定：用高效液相色谱法测定，本品含（R, S）-告依春（C_5H_7NOS）不得少于 0.030%。

6. 性味功能

本品味苦，性寒。有清热解毒、凉血利咽的功效。用于温病发热、发斑、风热感冒、咽喉肿痛、流脑、乙脑、肝炎、腮腺炎等。

7. 用法用量

内服：煎汤或入丸、散，用量 9 ～ 15g。

8. 使用注意

体虚而无实火热毒者忌服。

9. 贮藏

席包或麻袋装，置干燥通风处。

（四）经典方剂与临床应用

普济消毒饮（《东垣试效方》）

处方：黄芩（酒炒）、黄连（酒炒）各五钱，陈皮（去白）、甘草（生用）、玄参各二钱，连翘、板蓝根、马勃、牛蒡子、薄荷各一钱，僵蚕、升麻各七分，柴胡、桔梗各二钱。

制法：为末汤调或蜜拌为丸。

功能主治：治大头天行，初觉憎寒体重，次传头面肿盛，目不能开，上喘，咽喉不利，口渴舌燥。

用法用量：为末汤调，时时服之；蜜拌为丸，噙化。

（五）食疗与药膳

1. 板蓝根炖猪腱

原料：板蓝根 8g，猪腱 60g，姜 1 片，蜜枣半粒。

制作方法：清洗猪腱（即猪前小腿的肉），切成大片。用水冲洗一下板蓝根片，然后把所有材料放入炖盅内，猛火炖 3 小时，保温至饮用时再加入食盐调味。

功能主治：祛湿。

2. 板蓝根粥

原料：板蓝根 30g，夏枯草 20g，粳米 30g，白糖适量。

制作方法：将上二味药煎水，取汁去渣，加入粳米、白糖，同煮为粥。

功能主治：清热解毒，凉血散结。适用于腮腺炎肿痛发热有硬块者。

用法用量：每日 2 ～ 3 次，温热服。

86　青黛 Qing Dai

（一）基原

1. 集解

青黛始载于《开宝本草》。马志曰："青黛从波斯国来。今以太原并庐陵、南康等处，染淀瓮上沫紫碧色者用之，与青黛同功。"李时珍曰："以蓝浸水一宿，入石灰搅至千下，澄去水，则青黑色。亦可干收，用染青碧。其搅起浮沫，掠出阴干，谓之靛花，即青黛。"据考证，黛是眉毛，因唐代妇女曾以青黛染眉，故叫青黛。

2. 品种

青黛为双子叶植物纲蓼科蓼属植物蓼蓝 *Po-*

lygonum tinctorium Ait. 的茎叶经加工制得的干燥粉末或团块。或双子叶植物纲十字花科菘蓝属植物菘蓝 *Isatis indigotica* Fort. 的茎叶经加工制得的干燥粉末或团块。

3. 分布

蓼蓝：山东境内泰安等地有栽培；菘蓝：山东境内各地均有栽培，以菏泽、淄博、潍坊、烟台、青岛等地较多。

4. 生态

蓼蓝：生于旷野、水沟边或栽培；菘蓝：栽培于排水良好、疏松肥沃的砂质土壤。

5. 形态特征

（1）蓼蓝：一年生草本，高50～80cm，茎直立，单一分枝，有棱和明显的节，带红紫色，几无毛。单叶互生，有柄；托叶鞘圆筒状，具长睫毛；叶片卵形至宽椭圆形，长3～8cm，宽2～5cm，先端圆钝，基部近圆形或平截，灰绿色，干后变蓝绿色。夏季开淡红色小花，穗状花序顶生或腋生。花密集，苞片膜质，有纤毛，花被5；卵形；雄蕊6～8个，短于花被。瘦果宽卵形，三棱，棕色，有光泽，包于宿存的膜质花被内（图86-1）。

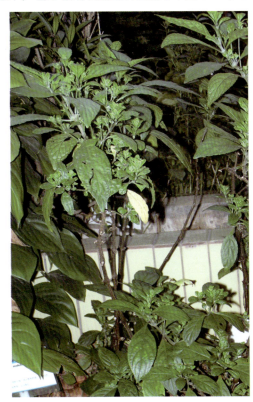

图 86-1 蓼蓝植株

（2）菘蓝：二年生草本，高40～100cm；茎直立，绿色，顶部多分枝，植株光滑无毛，带白粉霜。基生叶莲座状，长圆形至宽倒披针形，长5～15cm，宽1.5～4cm，顶端钝或尖，基部渐狭，全缘或稍具波状齿，具柄；基生叶蓝绿色，长椭圆形或长圆状披针形，长7～15cm，宽1～4cm，基部叶耳不明显或为圆形。萼片宽卵形或宽披针形，长2～2.5mm；花瓣黄白，宽楔形，长3～4mm，顶端近平截，有短爪。短角果近长圆形，扁平，无毛，边缘有翅；果梗细长，微下垂。种子长圆形，长3～3.5mm，淡褐色。花期4～5月，果期5～6月（图86-2）。

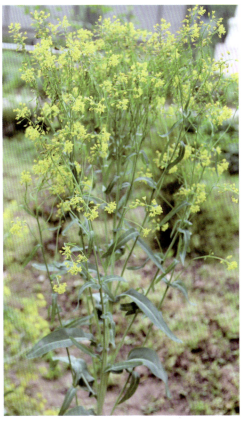

图 86-2 菘蓝植株

6. 产地加工

夏、秋二季采收茎叶，置缸内，倒入清水，浸渍2～3天，至叶能自枝条上脱落，捞出枝条，每5kg叶加入0.5kg石灰，充分搅拌，至浸液由乌绿色变为深紫红色时，捞出液面蓝色泡沫，晒干即为青黛，质量最好。当泡沫减少时，停止搅拌，使其沉淀2～3小时，放出上清液，将沉淀物过筛除去碎渣，此沉淀物为靛蓝。然后再倒入上清液，再搅拌，又会产生泡沫，捞出晒干，仍为青黛，但质量较次。制作时，掌握茎叶浸泡时间及加入石灰量很重要，它影响青黛和靛蓝的产量和质量。

（二）药材

1. 性状特征

茎叶加工品为灰蓝色至深蓝色的粉末，体轻，易飞扬；或呈不规则多孔性的团块，用手搓捻即成细末。微有草腥气，味淡（图 86-3）。

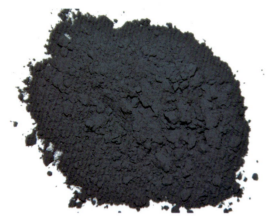

图 86-3　青黛

2. 商品规格

本品均为统货。

3. 道地药材

传统以福建产者为道地药材，习称"建青黛"。

4. 质量标志

本品以体质轻松、色深蓝、粉末较细、能浮于水面、燃烧产生紫红色火焰者为佳。质重而坚实、多呈团块状、有白色小点、置水中有颗粒状下沉、使水变蓝色者有掺假或染色物，质次。

5. 化学组分

靛玉红，靛蓝，N-苯基-2-萘胺，β-谷甾醇，虫漆蜡醇（laccerol）等。

6. 理化特征

（1）化学定性

1）取本品少量，用微火灼烧，有紫红色的烟雾产生。

2）取本品少量，滴加硝酸，产生气泡并显棕红色或黄棕色。

（2）薄层色谱：取本品 50mg，加三氯甲烷

5ml，充分搅拌，滤过，滤液作为供试品溶液。另取靛蓝对照品、靛玉红对照品，加三氯甲烷分别制成每毫升含 1mg 和 0.5mg 的溶液，作为对照品溶液。吸取上述三种溶液各 5μl，分别点于同一硅胶 G 薄层板上，以甲苯-三氯甲烷-丙酮(5：4：1）为展开剂，展开，取出，晾干。供试品色谱中，在与对照品色谱相应的位置上，显相同的蓝色和浅紫红色的斑点。

7. 贮藏

装塑料袋内封口。置干燥处，防灰尘。

（三）炮制与饮片

1. 药材炮制

用时研成细末即可。

2. 饮片名称

青黛。

3. 药品类别

清热药：清热解毒药。

4. 性状特征

本品呈粉末状，余同药材（图 86-3）。

5. 质量要求

（1）水分：不得过 12.0%。

（2）水溶性色素：水层不得显深蓝色。

（3）用高效液相色谱法测定，本品含靛蓝（$C_{16}H_{10}N_2O_2$）不得少于 2.0%，含靛玉红（$C_{16}H_{10}N_2O_2$）不得少于 0.13%。

6. 性味功能

本品性寒，味咸。清热解毒，凉血，定惊。用于温毒发斑、血热吐衄、胸痛咯血、口疮、痄腮、喉痹、小儿惊痫。

7. 用法用量

内服：煎汤，1.5～3g，宜入丸、散用；外用：适量。

8. 使用注意

《本草从新》："中寒者勿使。"

9. 贮藏

装塑料袋内封口。置干燥处，防潮，防霉，

防灰尘。

（四）经典方剂与临床应用

青黛丸（《太平圣惠方》）

处方： 青黛15g（细研），全蝎5枚（微炒）、白附子（炮裂）、天竺黄（细研）、胡黄连、芦荟（细研）、牛黄（细研）、地龙（微炒）、麝香（细研）各7.5g。

制法： 上药捣罗为末，用夜明砂15g，糯米中炒，米熟为度，去米入汤，细研夜明砂为糊，入诸药末，同研令匀，丸如绿豆大。

功能主治： 治小儿蛔疳。

用法用量： 每次3丸，空腹用热水送下。当有虫出。

87　莱菔子 Lai Fu Zi

（一）基原

1. 集解

莱菔子始载于《唐本草》，俗称萝卜子。《本草纲目》载："圃人种莱菔，六月下种，秋采苗，冬掘根，春末抽高薹，开小花，紫碧色；夏初结角，其子大如大麻子，圆长不等，黄赤色，五月亦可再种，其叶有大者如芜菁，细者如花芥，皆有细柔毛，其根有红白二色，其状有长圆二类。"据上所述与现今莱菔子之植物相同。

2. 品种

莱菔子为双子叶植物纲十字花科萝卜属植物萝卜 *Raphanus sativus* L. 栽培品的干燥成熟种子。

3. 分布

山东境内各地均有栽培。

4. 生态

萝卜栽培于砂质土壤。

5. 形态特征

萝卜：一、二年生草本。根肉质，长圆形、球形或圆锥形，根皮红色、绿色、白色、粉红色或紫色。茎直立，粗壮，圆柱形，中空，自基部分枝。通常大头羽状分裂，被粗毛，侧裂片1～3

对，边缘有锯齿或缺刻；茎中向上渐变小，不裂或稍分裂，不抱茎。总状花序，顶生及腋生。花淡粉红色或白色。长角果，不开裂，近圆锥形，直或稍弯，种子间缢缩成串珠状，先端具长喙，喙长2.5～5cm，果壁海绵质。种子1～6粒，红褐色，圆形，有细网纹（图87-1，图87-2）。

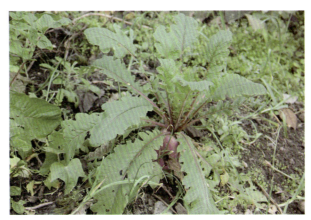

图87-1　萝卜植株

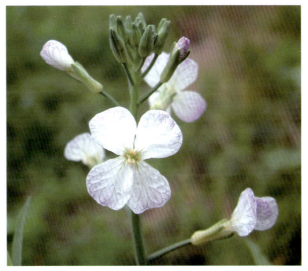

图87-2　萝卜花

6. 产地加工

夏季种子成熟时，割取地上部分，晒干，搓出种子，簸净果皮及杂质，收集种子。

（二）药材

1. 性状特征

种子呈类圆形或椭圆形，稍扁，长2.5～4mm，宽2～3mm。表面黄棕色、红棕色或灰棕色。放大镜下可见网状纹理，较宽的一端有深棕色圆形种脐，一侧有数条纵沟。种皮硬而脆。子叶2，乳黄色，肥厚，纵褶，有油性。气微，味微辛（图87-3）。

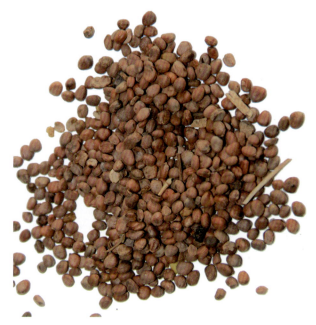

图87-3 莱菔子药材

2. 商品规格
本品均为统货。

3. 道地药材
本品山东产者为道地药材。

4. 质量标志
本品以粗大、饱满、油性大者为佳。

5. 显微特征
粉末鉴别：粉末呈淡黄色至棕黄色。种皮栅状细胞成片，淡黄色、橙黄色、黄棕色或红棕色，表面观呈多角形或长多角形，直径约至15μm，常与种皮大型下皮细胞重叠，可见类多角形或长多角形暗影。内胚乳细胞表面观呈类多角形，含糊粉粒和脂肪油滴。子叶细胞无色或淡灰绿色，壁薄，含糊粉粒及脂肪油滴。

6. 化学组分
芥子碱（sinapine），芥酸（erucic acid），亚油酸（linoleic acid），亚麻酸（linolenic acid），菜子甾醇（brassicasterol），22-去氢菜油甾醇（22-dehydrocampesterol）和莱菔素（raphanin）等。

7. 理化特征
（1）化学定性：取莱菔子粉末1g，置硬质试管内，加氢氧化钠小粒，于酒精灯上灼热，放冷，加水2ml使溶解，滤过。取滤液1ml，加5%盐酸酸化，即有硫化氢产生，遇新制的乙酸铅试液，显有光泽的棕黑色。

（2）薄层色谱：取本品粉末1g，加乙醚30ml，加热回流1小时，弃去乙醚液，药渣挥干，加甲醇20ml，加热回流1小时，滤过，滤液蒸干，残渣加甲醇2ml使溶解，作为供试品溶液。另取莱菔子对照药材1g，同法制成对照药材溶液。再取芥子碱硫氰酸盐对照品，加甲醇制成每毫升含1mg的溶液，作为对照品溶液。吸取上述三种溶液各3～5μl，分别点于同一硅胶G薄层板上，以乙酸乙酯-甲酸-水（10：2：3）的上层溶液为展开剂，展开，取出，晾干，置紫外光灯（365nm）下检视。供试品色谱中，在与对照药材色谱和对照品色谱相应的位置上，显相同颜色的荧光斑点；喷以1%香草醛的10%硫酸乙醇溶液，加热至斑点显色清晰，显相同颜色的斑点。

8. 贮藏
置通风干燥处。

（三）炮制与饮片

1. 药材炮制
（1）莱菔子：除去杂质，洗净，干燥。用时捣碎。
（2）炒莱菔子：取净莱菔子置锅中，微火炒至微鼓起，放凉。用时捣碎。

2. 饮片名称
莱菔子，炒莱菔子。

3. 药品类别
理气药。

4. 性状特征
（1）莱菔子：本品呈类卵圆形或椭圆形，稍扁，长2.5～4mm，宽2～3mm或呈捣后的破碎状。表面黄棕色、红棕色或灰棕色。一端有深棕色圆形种脐，一侧有数条纵沟。种皮薄而脆，子叶2，黄白色，有油性。气微，味淡、微苦辛（图87-4）。

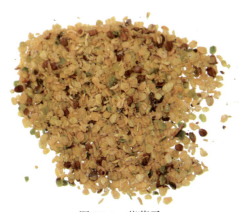

图87-4 莱菔子

（2）炒莱菔子：本品表面微鼓起，色泽加深，质酥脆，气微香（图87-5）。

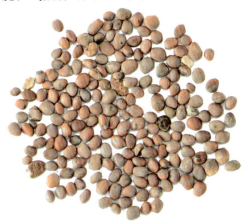

图87-5 炒莱菔子

5. 质量要求

（1）水分：不得过8.0%。

（2）总灰分：不得过6.0%。

（3）酸不溶性灰分：不得过2.0%。

（4）浸出物：用热浸法测定，乙醇作溶剂，不得少于10.0%。

（5）含量测定：用高效液相色谱法测定，本品含芥子碱以芥子碱硫氰酸盐（$C_{16}H_{24}NO_5CN$）计，不得少于0.40%。

6. 性味功能

本品性平，味辛、甘。消食除胀，降气化痰。用于饮食停滞、脘腹胀痛、大便秘结、积滞泻痢、痰壅咳喘。

7. 用法用量

内服：煎汤，4～9g，或入丸、散。外用适量，研末调服。

8. 配伍禁忌

不宜与人参同用。

9. 使用注意

气虚无食积、痰滞者慎用。

10. 贮藏

置通风干燥处，防蛀。

（四）经典方剂与临床应用

1. 保和丸（《丹溪心法》）

处方：山楂180g，半夏、茯苓各90g，神曲60g，陈皮、连翘、莱菔子各30g。

制法：上为末，水泛丸如梧桐子大。

功能主治：用于一切食积。

用法用量：每服七八十丸，空腹时用白汤送下。

2. 莱菔子煎（《圣济总录》）

处方：莱菔子（烂研）15g；桃仁（去皮、尖、双仁，研如膏），苦杏仁（去皮、尖、双仁，研如膏）蜜酥饧各30g。

功能主治：治咳嗽多痰，气喘，唾脓血。

用法用量：上六味，慢火同煎如稀饧，每服5ml，沸汤化下，不拘时候。

（五）食疗与药膳

莱菔子粥

原料：莱菔子末15g，粳米100g。

制作方法：将莱菔子末与粳米同煮为粥。

功能主治：化痰平喘，行气消食。适用于老年慢性气管炎、肺气肿。

用法用量：早晚温热食用。

88 葤菜 Han Cai

（一）基原

1. 集解

葤菜始载于《本草纲目》，"葤菜生南地，田园间小草也，冬月布地丛生，长二三寸，柔梗细叶。二月开细花，黄色。结细角长一二分，角内有细子。"所述形态与蔊菜相似，但其附图却似葶苈属（*Lepidium*）植物。《植物名实图考》蔊菜图似碎米荠属植物，而葶苈一条附图与蔊菜相符。说明古代蔊菜存在同名异物现象。

2. 品种

蔊菜为双子叶植物纲十字花科蔊菜属植物蔊菜 *Rorippa indica*（L.）Hiern. 的干燥全草。

3. 分布

山东境内产于各地。

4. 生态

蔊菜生于路旁、田边、园圃、河边、屋边墙脚及山坡路旁等较潮湿处，海拔 230 ～ 1450m。

5. 形态特征

蔊菜：一年生草本，高达 50cm，基部有毛或无毛。茎直立或斜升，分枝，有纵条纹，有时带紫色。叶形变化大，基生叶和茎下部叶有柄，柄基部扩大呈耳状抱茎，叶片卵形或大头状羽裂，边缘有浅齿裂或近于全缘；茎上部叶向上渐小，多不分裂，基部抱茎，边缘有不整齐细牙齿。花小，黄色；萼片长圆形，长约 2mm；花瓣匙形，与萼片等长。长角果细圆柱形或线形，长 2cm 以上，宽 1 ～ 1.5mm，斜上开展，有时稍内弯，顶端喙长 1 ～ 2mm；种子 2 行，多数，细小，卵圆形，褐色。花期 4 ～ 5 月，果实于花后渐次成熟，有时在 8 ～ 9 月仍有开花结果的（图 88-1，图 88-2）。

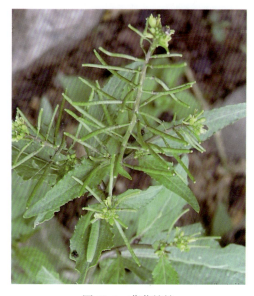

图 88-1　蔊菜植株

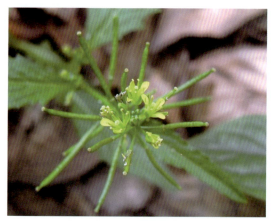

图 88-2　蔊菜花果

6. 产地加工

4 ～ 6 月花期采收全草，除去泥沙，晒干或鲜用。

（二）药材

1. 性状特征

全草长 15 ～ 30cm，淡绿色。根长而弯曲，直径 2 ～ 5mm，表面淡黄色，有不规则纵皱纹及须根痕。茎近基部有分枝，淡绿色。叶多卷曲、皱缩或已破碎脱落。总状花序顶生或侧生，花小，黄花。长角果线形，稍弯曲，长 1 ～ 2cm。种子多数，每室 2 列。气微，味淡（图 88-3）。

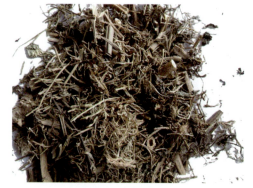

图 88-3　蔊菜药材

2. 商品规格

本品均为统货。

3. 道地药材

本品山东产者质佳。

4. 质量标志

本品以色绿、带花果者为佳。

5. 化学组分

蔊菜素（rorifone），蔊菜酰胺（rorifamide），有机酸，黄酮类化合物及微量生物碱等。

6. 贮藏

置阴凉干燥处。

（三）炮制与饮片

1. 药材炮制

取药材除去杂质，润软、切段，晾干。

2. 饮片名称

蔊菜。

3. 药品类别

清热药：清热解毒药。

4. 性状特征

本品呈长短不等的短段状，余同药材。

5. 质量要求

本品以色绿、叶多者为佳。

6. 性味功能

本品性凉，味甘、淡。清热解毒，镇咳，利尿。用于感冒发热、咽喉肿痛、肺热咳嗽、慢性气管炎、急性风湿性关节炎、肝炎、小便不利；外用治漆疮、蛇咬伤、疔疮痈肿。

7. 用法用量

内服：煎汤，9～30g；外用适量。

8. 配伍禁忌

不能和黄荆叶同用，否则引起肢体麻木。

9. 使用注意

凡外感时邪及内有宿热者不宜食用。

10. 贮藏

置阴凉干燥处。

（四）食疗与药膳

1. 蔊菜生姜汤

原料：蔊菜30g，切碎，生姜10g。
功能主治：温肺祛痰，止咳作用。用于感冒风寒，或肺寒咳嗽。

用法用量：水煎温服。

2. 蔊菜鲤鱼汤

原料：蔊菜250g，鲤鱼1条（重约500g），葱花、姜末各10g。

制作方法：将蔊菜去杂，洗净切段，鲤鱼去鳞、鳃及内脏，洗净；油锅烧热，下葱、姜煸香，投入鲤鱼，加入料酒、精盐、胡椒粉和适量水，烧至鱼熟，再加蔊菜烧至入味，点入味精，出锅即成。

功能主治：健脾和胃，利水消肿。适用于水肿、湿痹、消化不良、感冒、热咳等。

89　菥蓂 Xi Ming

（一）基原

1. 集解

菥蓂始载于《神农本草经》，列为上品。《名医别录》名大荠。《本草纲目》载："荠与菥蓂一物也，但分大、小二种耳。小者为荠，大者为菥蓂，菥蓂有毛，而陈士良之本草，亦谓荠实一名菥蓂也，葶苈与菥蓂同类，但菥蓂味甘花白，葶苈味苦花黄。"《救荒本草》名遏蓝菜，载："生田野中下湿地，苗初揭地生，叶似初生菠菜叶而小，其头颇圆，叶间撺葶分叉，上结荚儿，似榆钱状而小。"所述形态与菥蓂基本一致。

2. 品种

菥蓂为双子叶植物纲十字花科菥蓂属植物菥蓂 *Thlaspi arvense* L. 的干燥地上部分。

3. 分布

山东境内产于各地。

4. 生态

菥蓂生于山坡、路旁、沟边或村庄附近。

5. 形态特征

菥蓂：一年生草本，高9～60cm，无毛；茎直立，不分枝或分枝，具棱。基生叶倒卵状长圆形，长3～5cm，宽1～1.5cm，顶端圆钝或急尖，基部抱茎，两侧箭形，边缘有疏齿；叶柄长1～3cm。总状花序顶生；花白色，直径约2mm；花梗细，长 5 ～ 10mm；萼片直立，卵形，长约 2mm，顶端圆钝；花瓣长圆状倒卵形，长 2 ～ 4mm，顶端圆钝或微凹。短角果倒卵形或近圆形，长 13 ～ 16mm，宽 9 ～ 13mm，扁平，顶端凹入，边缘有翅，宽约 3mm。种子每室 2 ～ 8 个，倒卵形，长约 1.5mm，稍扁平，黄褐色，有同心环状条纹。花期 3 ～ 4 月，果期 5 ～ 6 月（图 89-1 至图 89-3）。

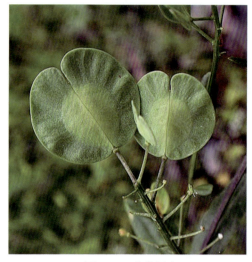

图 89-3　菥蓂果实

6. 产地加工

夏季果实成熟时采割，除去杂质，干燥。

（二）药材

1. 性状特征

全草长 10 ～ 45cm。茎呈圆柱形。表面黄绿色或灰黄色，有细纵棱线；质脆，易折断，断面髓部白色。完整披针形，基部叶多为倒披针形。果实卵圆形而扁平，直径 0.5 ～ 1.3cm；表面灰黄色或灰绿色，中心略隆起，边缘有翅，宽约 0.2cm，两面中间各有 1 条纵棱线，先端凹陷，基部有细果梗，长约 1cm；果实内分 2 室，中间有纵隔膜，每室种子 5 ～ 7 粒。种子扁卵圆形。气微，味淡（图 89-4）。

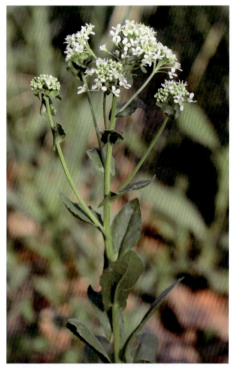

图 89-1　菥蓂植株

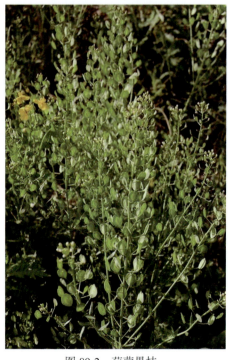

图 89-2　菥蓂果枝

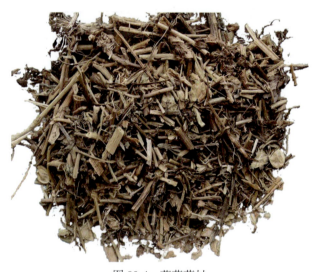

图 89-4　菥蓂药材

2. 商品规格

本品均为统货。

3. 道地药材

本品山东产者质佳。

4. 质量标志

本品以色黄绿、果实完整者为佳。

5. 显微特征

组织鉴别：茎横切面示表皮为 1 列类方形薄壁细胞，外周壁增厚，棱脊处特厚。皮层为 5 ~ 10 余列薄壁细胞。中柱鞘纤维浅黄色，数个至十数个成群，壁微木化或非木化。韧皮部狭窄。木质部导管多角形，常数个成群。维管束间为木化纤维，宽 10 ~ 25 列细胞。髓部宽广，周围 5 ~ 10 列细胞壁稍厚，木化，有圆形或长圆形单纹孔，其余为薄壁细胞。

6. 化学组分

黑芥子苷，吲哚，油酸，亚油酸，二十碳 -11- 烯酸甲酯，芥子酸，烯丙基异硫氰酸酯（ally isothiocyanate）等。

7. 理化特征

薄层色谱：取本品粉末 1g，加甲醇 20ml，超声处理 30 分钟，滤过，滤液浓缩至 2ml，作为供试品溶液。另取菥蓂对照药材 1g，同法制成对照药材溶液。吸取上述 2 种溶液各 5μl，分别点于同一硅胶 G 薄层板上，以正丁醇 - 冰醋酸 - 水（4∶1∶5）的上层溶液为展开剂，展开，取出，晾干，置紫外光灯（365nm）下检视。供试品色谱中，在与对照药材色谱相应的位置上，显相同颜色的荧光斑点。

8. 贮藏

置通风干燥处。

（三）炮制与饮片

1. 药材炮制

除去杂质，稍润，切段，干燥。

2. 饮片名称

菥蓂。

3. 药品类别

清热药：清热利湿药。

4. 性状特征

本品呈长短不等的短段状，余同药材。

5. 质量要求

（1）杂质：不得过 3%。

（2）水分：不得过 10.0%。

（3）总灰分：不得过 10.0%。

（4）酸不溶性灰分：不得过 2.0%。

（5）浸出物：用冷浸法测定，水作溶剂，不得少于 15.0%。

6. 性味功能

本品性微寒，味辛。清肝明目，和中利湿，解毒消肿。用于目赤肿痛、脘腹胀痛、胁痛、肠痈、水肿、带下、疮疖、痈肿。

7. 用法用量

内服：煎汤，10 ~ 30g，鲜品加倍。

8. 配伍禁忌

恶干姜、苦参。

9. 使用注意

《本草经集注》：得荆实、细辛良。

10. 贮藏

置通风干燥处。

⑨⓪ 瓦松 Wa Song

（一）基原

1. 集解

瓦松始载于《唐本草》，原名"昨叶荷草"，记载："治胃热，酒积，烟火、金石丹毒成血痢肠风者，服之即止，此凉血而止血也。"

2. 品种

瓦松为双子叶植物纲景天科瓦松属植物瓦松 *Orostachys fimbriata*（Turcz.）Berg. 的干燥地上部分。

3. 分布

山东境内产于各地。

4. 生态

瓦松生于石质山坡和岩石上以及瓦房或草房顶上。

5. 形态特征

瓦松：多年生肉质草本，高10～40cm。茎略斜伸，全体粉绿色。基部叶呈紧密的莲座状，线形至倒披针形，长2～3cm，绿色带紫，或具白粉，边缘有流苏状的软骨片和1针状尖刺。茎上叶线形至倒卵形，长尖。花梗分枝，侧生于茎上，密被线形或长倒披针形苞叶，花成顶生肥大穗状的圆锥花序，幼嫩植株上则排列疏散，呈伞房状圆锥花序；花萼与花瓣通常均为5片，罕为4片；萼片卵圆形或长圆形，基部鞘合生；花瓣淡红色，膜质，长卵状披针形或长椭圆形；雄蕊10，几与花瓣等长；雌蕊为离生的5心皮组成，花柱与雄蕊等长。蓇葖果。花期7～9月，果期8～10月（图90-1）。

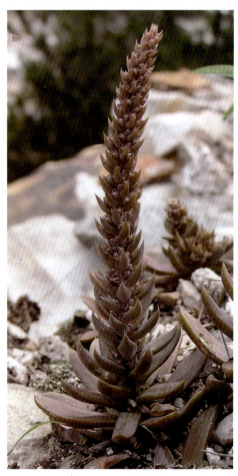

图 90-1　瓦松植株

6. 产地加工

夏、秋二季花开时采收，除去根及杂质，晒干。

（二）药材

1. 性状特征

茎呈细长圆柱形，长5～27cm，直径2～6mm。表面灰棕色，具多数突起的残留叶基，有明显的纵棱线。叶多脱落，破碎或卷曲，灰绿色。圆锥花序穗状，小花白色或粉红色，花梗长约5mm。体轻，质脆，易碎。气微，味酸（图90-2）。

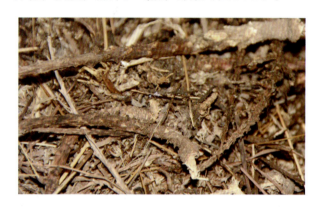

图 90-2　瓦松

2. 商品规格

本品均为统货。

3. 道地药材

本品湖北、江苏、山东产者质佳。

4. 质量标志

本品以身干、花穗带红色、质老者为佳。

5. 显微特征

组织鉴别：茎横切面示最外层为1列表皮细胞，长方形或近方形，外被角质层。皮层由数列薄壁细胞组成，细胞多类圆形，有分泌细胞散在。维管束外韧型，形成层成环，木质部导管排列整齐。中央髓部较大，薄壁细胞常含红棕色物。

6. 化学组分

草酸，山柰素（kaempferol），山柰素-7-鼠李糖苷（kaempferol-7-rhamneside），山柰素-3-葡萄糖-7-鼠李糖苷（kaempferol-3-gluco-7-rhamnoside）等。

7. 理化特征

薄层色谱：取本品粉末 5g，加甲醇 -25% 盐酸溶液（4：1）混合溶液 50ml，加热回流 1 小时，滤过，滤液蒸至近干，残渣加水 20ml 使溶解，用乙酸乙酯振摇提取 2 次，每次 20ml，合并乙酸乙酯液，用水 10ml 洗涤，弃去水液，滤液挥干，残渣加甲醇 2ml 使溶解，作为供试品溶液。另取瓦松对照药材 2g，同法制成对照药材溶液。再取山柰素对照品，加甲醇制成每毫升含 0.5mg 的溶液，作为对照品溶液。吸取供试品溶液和对照药材溶液各 5μl、对照品溶液 2μl，分别点于同一用 1% 氢氧化钠溶液制备的硅胶 G 薄层板上，以甲苯 - 乙酸乙酯 - 甲酸（25：20：1）为展开剂，展开，取出，晾干，喷以 10% 三氯化铝乙醇溶液，置紫外光灯（365nm）下检视。供试品色谱中，在与对照药材色谱和对照品色谱相应的位置上，显相同颜色的荧光斑点。

8. 贮藏

席包装或装竹篓内，放置干燥通风处保存。

（三）炮制与饮片

1. 药材炮制

取原药材，拣净杂质，去根，洗净，切断，干燥。

2. 饮片名称

瓦松。

3. 药品类别

止血药：凉血止血药。

4. 性状特征

本品呈不规则的小段，茎、叶、花混合。茎表面灰棕色或淡紫棕色，有多数叶脱落后的瘢痕，交互连接成菱形花纹，叶灰绿色或黄褐色，间有红褐色小花，质轻脆。气微，味酸。

5. 质量要求

（1）水分：不得过 13.0%。
（2）浸出物：用热浸法测定，乙醇作溶剂，不得少于 3.0%。
（3）含量测定：用高效液相色谱法测定，本品含槲皮素（$C_{15}H_{10}O_7$）和山柰素（$C_{15}H_{10}O_6$）的总量不得少于 0.020%。

6. 性味功能

本品性平，味酸；有毒。凉血止血，解毒，敛疮。用于血痢、便血、痔血、疮口久不愈合。

7. 用法用量

内服：煎汤，3 ~ 9g；外用：适量，鲜品捣烂外敷。

8. 使用注意

脾胃虚寒者忌用。

9. 贮藏

席包装或装竹篓内，放置干燥通风处保存。

（四）食疗与药膳

松蛋糖油饮

原料：瓦松、蜂糖各 30g，鸡蛋 3 枚，芝麻油 3g。
制作方法：将瓦松加水 500ml，急火煎至 300ml，离火，去渣，兑入鸡蛋清、糖、油，搅匀即成。
功能主治：养阴利咽。适用于急、慢性咽炎。
用法用量：温服，每日 1 剂；分早、午、晚 3 次服。

91 垂盆草 Chui Pen Cao

（一）基原

1. 集解

垂盆草与《履巉岩本草》收载的山护花及其附图较为相近。《本草纲目拾遗》在"鼠牙半支"条引《百草镜》中载："二月发苗，茎白，其叶三瓣一聚，层积蔓生，花后即枯，四月开花黄色，如瓦松。"所述形态特征似垂盆草。

2. 品种

垂盆草为双子叶植物纲景天科景天属植物垂盆草 *Sedum sarmentosum* Bunge 新鲜或干燥的全草。

3. 分布

山东境内产于昆嵛山、崂山、沂山、云门山、蒙山、泰山等各大山区。

4. 生态

垂盆草生于海拔 1600m 以下的向阳山坡、石隙、沟边及路旁湿润处。

5. 形态特征

垂盆草：多年生草本植物。高 9 ～ 18cm，茎平卧或上部直立，匍匐状延伸，整株光滑无毛，长达 70cm，并于每个茎节上发出 3 ～ 5 个不定根，根长 12cm 左右，根系颇发达，幅宽 20cm 左右。三叶轮生，矩圆形、全缘、无柄。初夏开五星状黄色小花，直径 3 ～ 8mm。蝎尾状花序组成聚伞花序，每花序有花可达 50 朵以上。花期 5 ～ 6 月（图 91-1）。

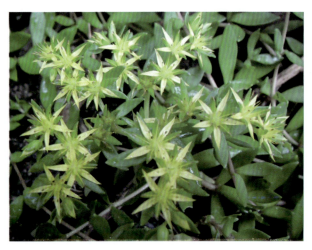

图 91-1　垂盆草植株

6. 产地加工

夏、秋二季采收，除去杂质，鲜用或干燥后应用。以秋季采者有效成分含量较高。

（二）药材

1. 性状特征

全草卷曲成团。根细小。茎纤细，长可达 20cm 以上，直径 0.1 ～ 0.2cm；表面黄绿色至淡褐色，节部明显，偶有残留的不定根；质脆或较柔韧，断面中心淡黄色。叶常皱缩、破碎或脱落，完整叶片展平后呈倒披针形至矩圆形，肉质，长 1.5 ～ 2.8cm，宽 0.3 ～ 0.7cm，黄绿色至暗绿色，先端近急尖，基部急狭，有距。有的带花，聚伞状花序顶生，小花黄白色，气微，味微苦（图 91-2）。

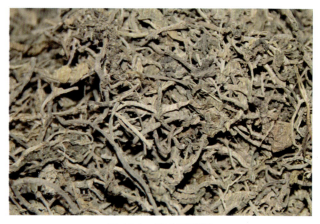

图 91-2　垂盆草药材

2. 商品规格

本品均为统货。分江苏、浙江统装等。

3. 道地药材

本品江苏产者为道地药材。

4. 质量标志

本品以身干、色绿褐、无杂质者为佳。

5. 显微特征

组织鉴别：茎横切面示表皮细胞长方形，外壁增厚，内层约 10 列薄壁细胞。中柱小，维管束外韧型，导管类圆形。髓部呈三角状，细胞多角形，壁甚厚，非木化。紧靠韧皮部细胞和髓部细胞中含红棕色分泌物（图 91-3）。

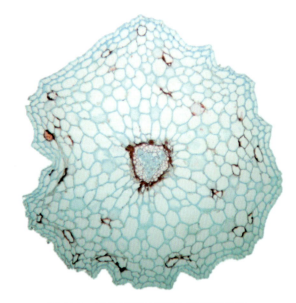

图 91-3　垂盆草药材茎横切面组织特征

6. 化学组分

黄酮类：山柰酚，槲皮素，异鼠李素，苜蓿素（tricin），木犀草素，甘草素（liquiritigenin），甘草苷（liquiritin），异鼠李素 -7-O-β-D- 葡萄糖苷，金丝桃苷等。此外，还含二氢异石榴皮碱（dihydroisopelletierine），β- 谷甾醇，胡萝卜苷，六氢金合欢丙酮，甘露醇，景天庚糖，垂盆草苷（sarmentosin）等。

7. 理化特征

薄层色谱：取本品粉末 3g，加甲醇 20ml，超声处理 30 分钟，滤过，取滤液作为供试品溶液。另取垂盆草对照药材 3g，同法制成对照药材溶液。吸取上述 2 种溶液各 3μl，分别点于同一硅胶 G 薄层板上，以环己烷 - 乙酸乙酯（40∶1）为展开剂，展开，取出，晾干，喷以 5% 磷钼酸乙醇溶液，在 105℃加热至斑点显色清晰。供试品色谱中，在与对照药材色谱相应的位置上，显相同颜色的斑点。

8. 贮藏

干货置通风干燥处。鲜货培种在背阴处，备用；或随采随用。

（三）炮制与饮片

1. 药材炮制

（1）鲜垂盆草：将原药拣去杂草，洗去泥灰，切 1cm 段片。

（2）干垂盆草：将原药材拣去杂草，抖去泥灰，干切或用清水喷潮切 0.5 ～ 1cm 段，晒干或烘干，筛去灰屑。

2. 饮片名称

垂盆草。

3. 药品类别

利水渗湿药：利湿退黄药。

4. 性状特征

本品呈不规则的段。部分节上可见纤细的不定根。3 叶轮生，叶片倒披针形至矩圆形，绿色。气微，味微苦（图 91-4）。

5. 质量要求

（1）水分：不得过 13.0%。

（2）总灰分：不得过 6.0%。

（3）酸不溶性灰分：不得过 3.0%。

（4）浸出物：用热浸法测定，水作溶剂，不得少于 20.0%。

（5）含量测定：用高效液相色谱法测定，本品含槲皮素（$C_{15}H_{10}O_7$）、山柰素（$C_{15}H_{10}O_6$）和异鼠李素（$C_{16}H_{12}O_7$）的总量不得少于 0.10%。

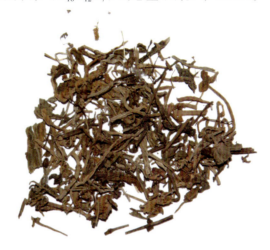

图 91-4　垂盆草

6. 性味功能

本品性凉，味甘、淡。清利湿热，解毒。用于湿热黄疸、小便不利、痈肿疮疡、急慢性肝炎。

7. 用法用量

内服：煎汤，鲜品 50 ～ 100g，干品 15 ～ 30g；外用：适量，鲜品捣烂外敷。

8. 使用注意

脾胃虚寒者慎服。

9. 贮藏

干货置通风干燥处，防霉，防蛀。鲜货培种在背阴处，备用；或随采随用。

（四）食疗与药膳

垂盆草糖浆

原料：鲜垂盆草 200g，红枣 20 个，白糖 15g。

制作方法：将鲜垂盆草切碎，红枣洗净，加水 1000g 共煎成浆约 600g，加白糖即成。

功能主治：适宜于急性肝炎、低热烦躁、脾胃素虚、体倦乏力患者。

92 落新妇 Luo Xin Fu

（一）基原

1. 集解

落新妇始载于《本草经集注》升麻项下，历代本草多有收载，均为野生。《本草拾遗》记载："今人多呼小升麻为落新妇，功用同于升麻，亦大小有殊。"现今民间有把落新妇作"升麻"使用者，称为"红升麻"，用于活血止痛，治疗跌打损伤、筋骨痛等症。

2. 品种

落新妇为双子叶植物纲虎耳草科落新妇属植物落新妇 *Astilbe chinensis*（Maxim.）Franch. et Sav. 野生品的干燥根茎。

3. 分布

山东境内产于崂山、昆嵛山、蒙山、沂山、莱芜市（房干大峡谷）、泰山等山区。

4. 生态

落新妇生于海拔 390 ～ 3600m 的山谷、溪边、林下、林缘和草甸等处。

5. 形态特征

落新妇：多年生草本植物，高 50 ～ 100cm。根状茎暗褐色，粗壮，须根多数。茎无毛。基生叶为二至三回三出羽状复叶；顶生小叶片菱状椭圆形，侧生小叶片卵形至椭圆形，长 1.8 ～ 8cm，宽 1.1 ～ 4cm，先端短渐尖至急尖，边缘有重锯齿，基部楔形、浅心形至圆形，腹面沿脉生硬毛，背面沿脉疏生硬毛和小腺毛；叶轴仅于叶腋部具褐色柔毛；茎生叶 2 ～ 3，较小。圆锥花序长 8 ～ 37cm，宽 3 ～ 4（～ 12）cm；下部第一回分枝长 4 ～ 11.5cm，通常与花序轴成 15 ～ 30 度角斜上；花序轴密被褐色卷曲长柔毛；苞片卵形，几无花梗；花密集；萼片 5，卵形，长 1 ～ 1.5mm，宽约 0.7mm，两面无毛，边缘中部以上生微腺毛；花瓣 5，淡紫色至紫红色，线形，长 4.5 ～ 5mm，宽 0.5 ～ 1mm，单脉；雄蕊 10，长 2 ～ 2.5mm；心皮 2，仅基部合生，长约 1.6mm。蒴果长约 3mm；种子褐色，长约 1.5mm。染色体 $2n=14$。

花果期 6 ～ 9 月（图 92-1，图 92-2）。

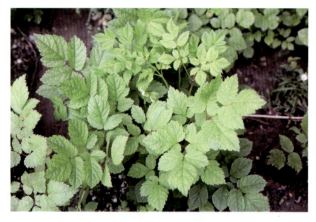

图 92-1　落新妇植株

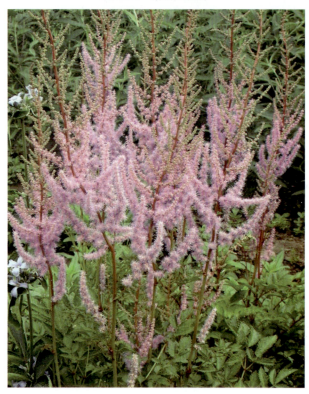

图 92-2　落新妇花序

6. 产地加工

夏、秋二季采挖，除去泥土、须根、鳞片和绒毛，晒干即可。

（二）药材

1. 性状特征

根茎呈不规则块状或长条形，上面有数个圆形茎痕，有棕黄色绒毛，有时有棕黑色鳞片状苞片；外皮棕色或黑棕色，凹凸不平，有多数须根痕。

质硬，不易折断，断面白色，微带红色或棕红色。气微辛，味涩苦（图92-3）。

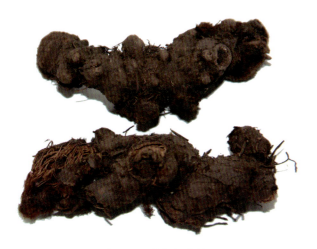

图92-3　落新妇药材

2. 商品规格
本品均为统货。

3. 道地药材
本品山东产者质佳。

4. 质量标志
本品以个大、质坚、断面白色或微带红色者为佳。

5. 显微特征
组织鉴别：根茎横切面示表皮细胞长方形，外壁增厚，栓化，棕褐色，可见鳞叶组织或毛茸，毛茸为单或多细胞毛并列成束。皮层较宽，外侧2～3列细胞较小，棕色，皮层中有根迹维管束。内皮层可见凯氏点或凯氏带。中柱维管束断续环状排列，韧皮部的外侧有纤维束，木化，束间形成层不明显。中央有宽广的髓部。薄壁细胞中含草酸钙簇晶及淀粉粒。

6. 化学组分
香豆素类：矮茶素（bergenin），11-没食子酰岩白菜素（11-O-galloyl bergenin），4-没食子酰岩白菜素。此外，还含2-羟基苯乙酸（2-hydroxyphenylacetic acid），氢氰酸，香草酸，没食子甲酯（methyl gallate），淀粉和鞣质，β-谷甾醇等。

7. 理化特征
化学定性：取少量岩白菜素加1ml甲醇使溶解，加7%盐酸羟胺的甲醇溶液数滴，再加10%氢氧化钾甲醇溶液使成碱性，置水浴中加热至微沸，放冷，加稀盐酸使成酸性，加1%氯化铁的乙醇溶液1～2滴，显紫红色。

8. 贮藏
竹篓或席包装。置干燥通风处保存。

（三）炮制与饮片

1. 药材炮制
取药材除杂质，润透、切厚片，晾干。

2. 饮片名称
落新妇。

3. 药品类别
清热药。

4. 性状特征
本品呈不规则厚片，余同药材。

5. 质量要求
本品以片大、片面色白微带红者为佳。

6. 性味功能
本品性凉，味辛、苦。祛风、清热、止咳。用于风热感冒、头身疼痛、发热咳嗽等症。

7. 用法用量
内服：煎汤6～9g。

8. 贮藏
竹篓或席包装。置干燥通风处保存。

９３　枫香脂 Feng Xiang Zhi

（一）基原

1. 集解
枫香脂始载于《新修本草》，书中记载："所在大山皆有。树高硕，叶三角，商洛之间多有。五月斫树为坎，十一月采脂。"《本草纲目》收枫香脂于木部香木类，书中记载："枫木枝干修耸，大者连数围。其木甚坚，有赤有白，白者细腻。其实成球，有柔刺。"据所述形态，均与金缕梅科植物枫香树一致。

2. 品种

枫香脂为双子叶植物纲金缕梅科枫香树属植物枫香树 *Liquidambar formosana* Hance 的干燥树脂。

3. 分布

山东境内昆嵛山、崂山、泰山及徂徕山均有栽培。

4. 生态

枫香树生于山地常绿阔叶林中。

5. 形态特征

枫香树：落叶乔木，高 20 ～ 40m。树皮灰褐色，方块状剥落。叶互生；叶柄长 3 ～ 7cm；托叶线形，早落；叶片宽卵形，常 3 裂，长 6 ～ 12cm，宽 8 ～ 15cm，裂片卵状三角形或卵形，先端尾状渐尖，基部心形，边缘有细锯齿，齿尖有腺状突。花单性，雌雄同株，无花被；雄花淡黄绿色，成葇荑花序再排成总状，生于枝顶；雄蕊多数，花丝不等长；雌花排成圆球形的头状花序；萼齿 5，针形；子房半下位，2 室，花柱 2，柱头弯曲。果序圆球形，直径 2.5 ～ 4.5cm，表面有刺，蒴果有宿存花萼和花柱，两瓣裂开，每瓣 2 浅裂。种子多数，细小，扁平。花期 3 ～ 4 月，果期 9 ～ 10 月（图 93-1，图 93-2）。

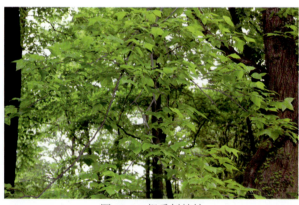

图 93-1　枫香树植株

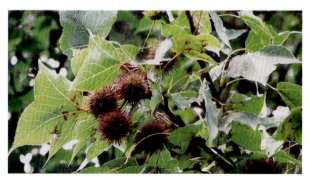

图 93-2　枫香树果枝

6. 产地加工

选择生长 20 年以上的粗壮大树，于 7 ～ 8 月间凿开树皮，从树根起每隔 15 ～ 20cm 交错凿开一洞。到 11 月至次年 3 月间采收流出的树脂。晒干或自然干燥。

（二）药材

1. 性状特征

干燥树脂呈不规则块状，或呈类圆形颗粒状，大小不等，直径多在 0.5 ～ 1cm，少数可达 3cm。表面淡黄色至黄棕色，半透明或不透明。质脆易碎，破碎面具玻璃样光泽。气清香，燃烧时香气更浓，味淡（图 93-3）。

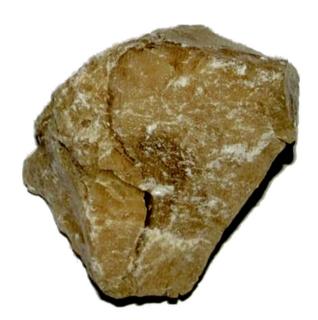

图 93-3　枫香脂药材

2. 商品规格

本品均为统货。

3. 道地药材

本品云南产者为道地药材。

4. 质量标志

本品以色淡黄、半透明、气清香者为佳。

5. 化学组分

阿姆布酮酸（ambronic acid），阿姆布醇酸（ambrolic acid），阿姆布二醇酸（ambradiolic acid），路路通酮酸（liquidambronic acid），路路通二醇酸（liquidambrodiolic acid），枫香脂熊果酸

（forucosolic acid），枫香脂诺维酸（liquidambronovic acid）等。

6. 理化特征

（1）化学定性

1）取本品少量，用微火灼烧，有多烟火焰，具特异香气。

2）取本品约 50mg，置试管中，加四氯化碳 5ml，振摇使溶解，沿管壁加硫酸 2ml，两液接界处显红色环。

（2）薄层色谱：取本品粉末 0.2g，加甲醇 10ml，超声处理 20 分钟，静置，取上清液作为供试品溶液。另取枫香脂对照药材 0.2g，同法制成对照药材溶液。吸取上述 2 种溶液各 1μl，分别点于同一硅胶 GF$_{245}$ 薄层板上，以正己烷 - 石油醚（60 ~ 90℃）- 乙酸乙酯 - 冰醋酸（6：2：3：0.2）为展开剂，展开，取出，晾干，置紫外光灯（254nm）下检视。供试品色谱中，在与对照药材色谱相应的位置上，显相同颜色的斑点。

7. 贮藏

密闭，置阴凉处。

（三）炮制与饮片

1. 药材炮制

取原药材，除去杂质，捣碎。

2. 饮片名称

枫香脂。

3. 药品类别

凉血解毒药。

4. 性状特征

本品呈粉末或颗粒状，余同药材。

5. 质量要求

（1）干燥失重：取本品粉末 1g，精密称定，置五氧化二磷中，减压干燥至恒重，减失重量不得过 2.0%。

（2）总灰分：不得过 1.5%。

（3）含量测定：按挥发油测定法测定，本品含挥发油不得少于 1.0%（ml/g）。

6. 性味功能

本品性平，味辛、苦。活血止痛，解毒生肌，凉血止血。用于跌扑损伤、痈疽肿痛、吐血、衄血、外伤出血。

7. 用法用量

1 ~ 3g，宜入丸散内服。外用适量。

8. 使用注意

孕妇禁服。内服多不宜。

9. 贮藏

密闭，置阴凉处。

（四）经典方剂与临床应用

1. 枫香脂丸（《圣济总录》）

处方：枫香脂 1.5g，巴豆 7 粒（去皮心）。

制法：上同研相入，捻为丸，如枣核大。

功能主治：耳聋。

用法用量：绵裹塞耳中。

2. 白胶香膏（《鸡峰普济方》）

处方：乳香、白胶香（枫香脂）、沥青各等份（研）。

制法：以脂麻油和如面剂，重汤煮成膏，不犯铜铁，以杖子剔起如丝即成膏。

功能主治：治折伤。

94　杜仲 Du Zhong

（一）基原

1. 集解

杜仲始载于《神农本草经》，列为上品，书中记载："主腰脊痛，补中，益精气，坚筋骨，强志，除阴下痒湿，小便余沥。"保升曰："生深山大谷，所在有之。树高数丈，叶似辛夷。"颂曰："今出商州、成州、峡州近处大山中，叶亦类柘，其皮折之白丝相连。"《本草纲目》载："昔有杜仲，服此得道，因此名之。"《中国树木分类学》载："杜仲产贵州者最佳。"上述本草记载与现在药用杜仲相符。

2. 品种

杜仲为双子叶植物纲杜仲科杜仲属植物杜仲 *Eucommia ulmoides* Oliv. 栽培品的干燥树皮。

3. 分布

山东境内各山区及部分庭院有栽培，崂山、蒙山等地栽培历史较长。

4. 生态

杜仲生于海拔 300～500m 的低山、谷地或疏林中，多栽培。

5. 形态特征

杜仲：多年生落叶乔木，成年树高约 20m。树皮灰褐色，较粗糙，或灰白色，较光滑，嫩枝有黄褐色毛，不久变秃净，老枝有明显气孔。单叶互生，有叶柄，上面有槽，无托叶，卵状椭圆形，先端渐尖，基部宽楔形或圆形，边缘有细锯齿，叶片薄革质，表面暗绿色，光滑，幼叶有褐色柔毛，老叶略有皱纹，背面淡绿色。花单生，雌雄异株，无花被，生于幼枝基部的苞叶内，与叶同生或先叶开放，雄花簇生，具梗，雄蕊 4～10 枚，花丝短，花药线形，纵裂，雌花单生，具短梗，子房由 2 个心皮合成，扁平，顶端呈 "V" 字形，柱头生于其中。果为翅果，扁平，长椭圆形，中间稍突，先端裂，基部楔形，周围有薄翅，内含 1 粒种子，扁平线形，胚乳丰富。枝、叶、果皮及树皮断裂后均有银白色的胶丝相连。花期 4 月，果熟期 9～11 月（图 94-1，图 94-2）。

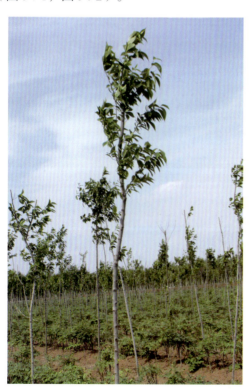

图 94-1　杜仲植株

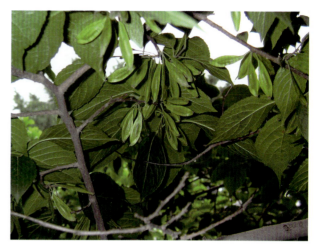

图 94-2　杜仲果枝

6. 产地加工

4～6 月剥取栽培 10 年以上植株的树皮，刮去粗皮，将内表面相对，层层叠放堆积发汗，待内皮呈紫褐色时取出，晒干。

（二）药材

1. 性状特征

树皮呈板片状或两边稍向内卷，大小不一，厚 2～7mm。外表面淡棕色或灰褐色，有明显的皱纹或纵裂槽纹；有的树皮较薄，未去粗皮，可见明显的皮孔；内表面暗紫色，光滑。质脆，易折断，断面有细密银白色、富弹性胶丝相连。气微，味微苦（图 94-3）。

2. 商品规格

通常分为四个等级：

（1）特等品：干货。呈平板状，两端切齐，去净粗皮。表面呈灰褐色，里面黑褐色，质脆。断处有胶丝相连，味微苦。整张长 70～80cm，宽 50cm 以上，厚 0.7cm 以上。碎块不超过 10%。无卷形、杂质。

（2）一等品：干货。呈平板状，两端切齐，去净粗皮。表面呈灰褐色，里面黑褐色。质脆。断处有胶丝相连，味微苦。整张长 40cm 以上，宽 40cm 以上，厚 0.5cm 以上，碎块不超过 10%。无卷形、杂质。

（3）二等品：干货。呈板片状或卷曲状。表面呈灰褐色，里面青褐色，质脆。断处有胶丝相连，味微苦。整张长 40cm 以上。碎块不超过 10%，无

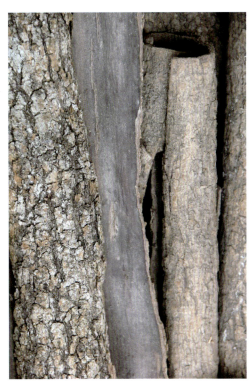

图 94-3　杜仲药材

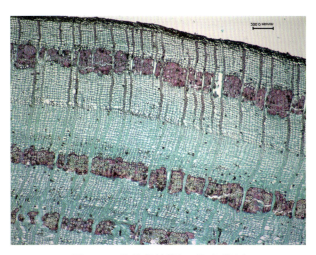

图 94-4　杜仲药材横切面组织特征

杂质。

（4）三等品：干货。凡不合特等及一、二等标准，厚度最薄不得小于 0.2cm，包括枝皮、根皮、碎块，均多属此等，无杂质。

3. 道地药材

本品贵州产者为道地药材。

4. 质量标志

本品以皮厚而大、粗皮刮净、内表面色暗紫、断面银白色橡胶丝多者质佳。

5. 显微特征

（1）组织鉴别：横切面示木栓组织有 2 ～ 7 个层带，每个层带多为 2 ～ 5 列内壁特别增厚且木质化的木栓细胞组成。在 2 个木栓层之间为被推出的颓废皮层组织，细胞壁木化，其间散有石细胞群；木栓形成层为 2 ～ 3 列扁平细胞，排列颇整齐。韧皮部有 5 ～ 7 条木化的石细胞环带，每环带为 3 ～ 5 列石细胞，并偶伴有少数纤维；射线为 2 ～ 3 列细胞，穿过石细胞环向外辐射，近石细胞环处可见橡胶质团块（图 94-4）。

（2）粉末鉴别：粉末棕色。橡胶丝成条或扭曲成团，表面现颗粒性。石细胞甚多，大多成群，类圆形，长方形或形状不规则，直径

20 ～ 80μm，长约至 180μm，壁厚，有的胞腔内含橡胶团块。木栓细胞表面观多角形，直径 15 ～ 40μm，壁不均匀增厚，木化，有细小纹孔；侧面观长方形，壁三面增厚，一面薄，孔沟明显（图 94-5）。

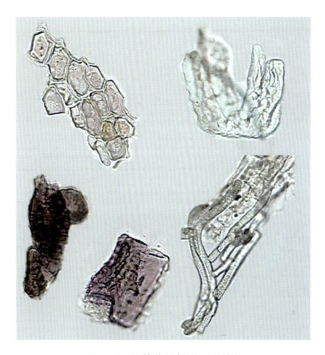

图 94-5　杜仲药材粉末显微特征

6. 化学组分

杜仲胶（guttapercha），松脂醇二葡萄糖苷（pinoresinol diglucoside），松脂醇（pinoresinol），杜仲素 A（eucommin A），杜仲苷（ulmoside），杜仲醇（eucommiol），去羟栀子苷（geniposide），桃叶珊瑚苷（aueubin）等。

7. 理化特征

化学反应：取本品粉末 1g，加氯仿 10ml，浸渍 2 小时，滤过，滤液挥干，加乙醇 1ml，产生具弹性的胶膜。

8. 贮藏

置通风干燥处。

（三）炮制与饮片

1. 药材炮制

（1）杜仲：取原药材，刮去残留粗皮，洗净，切成块或丝，干燥。

（2）盐杜仲：取杜仲块或丝，用盐水拌匀，润透，置锅内，用中火加热炒或炒烫至丝易断，取出晾干（每 100kg 杜仲块或丝，用食盐 2kg）。

（3）炒杜仲：取杜仲块或丝，置锅内炒至焦黄色。

（4）杜仲炭：取杜仲块，置锅内炒至焦黑色，存性。

2. 饮片名称

杜仲，盐杜仲。

3. 药品类别

补虚药：补阳药。

4. 性状特征

（1）杜仲：呈小方块或丝状。外表面淡棕色或灰褐色，有明显的皱纹。内表面暗紫色，光滑。断面有细密、银白色、富弹性的橡胶丝相连。气微，味稍苦（图 94-6）。

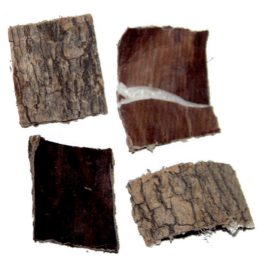

图 94-6　杜仲

（2）盐杜仲：形如杜仲块或丝，表面黑褐色，内表面褐色，折断时胶丝弹性较差。味微咸（图 94-7）。

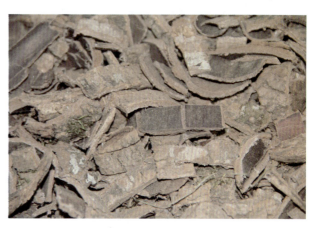

图 94-7　盐杜仲

（3）炒杜仲：本品形如杜仲块或丝，表面焦黄色，味稍苦（图 94-8）。

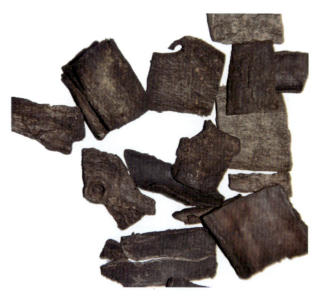

图 94-8　炒杜仲

（4）杜仲炭：本品呈不规则块状，表面焦黑色，断面深棕色（图 94-9）。

5. 质量要求

（1）杜仲

1）浸出物：用热浸法测定，75% 乙醇作溶剂，不得少于 11.0%。

2）含量测定：用高效液相色谱法测定，本品含松脂醇二葡萄糖苷（$C_{32}H_{42}O_{16}$）不得少于 0.10%。

（2）盐杜仲

1）水分：不得过 13.0%。

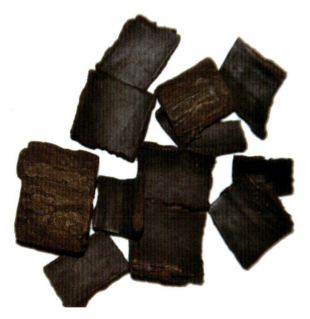

图 94-9 杜仲炭

2）总灰分：不得过 10.0%。

3）浸出物：用热浸法测定，75% 乙醇作溶剂，不得少于 12.0%。

4）含量测定：用高效液相色谱法测定，本品含松脂醇二葡萄糖苷（$C_{32}H_{42}O_{16}$）不得少于 0.10%。

6. 性味功能

本品性温，味苦。补肝肾，强筋骨，安胎。用于肾虚腰痛、筋骨无力、妊娠漏血、胎动不安、高血压病。

7. 用法用量

内服：煎汤，6～9g。

8. 使用注意

阴虚火旺者慎服。

9. 贮藏

置通风干燥处。

（四）经典方剂与临床应用

1. 杜仲酒（《备急千金要方》）

处方：杜仲 240g，石楠 60g，羌活 120g，大附子 5 枚。

制法：上四味药，（㕮）咀，以酒 3 升，渍三宿。

功能主治：补肝肾，祛风湿。用于肝肾不足、风湿外侵、腰脚疼痛不遂。

用法用量：每次 10～20ml，日服 2 次。偏宜冷病、妇人服。

2. 杜仲散（《圣济总录》）

处方：杜仲 1 两（去粗皮，炙微黄，锉），熟干地黄 1 两，桂心半两，附子 1 两（炮裂，去皮脐），五味子 3 分，续断半两，川芎 3 分，石斛 1 两（去根，锉），当归 3 分（锉，微炒），草薢 1 两（锉），牛膝半两（去苗），木香 1 两。

制法：上为散。

功能主治：产后伤虚，腰间疼痛，四肢少力，不能饮食。

用法用量：每服 4 钱，以水 1 中盏，加生姜半分，大枣 3 枚，煎至 6 分，去滓，食前温服。

（五）食疗与药膳

杜仲爆羊肾

原料：杜仲 15g，五味子 6g，羊肾 2 个，调料适量。

制作方法：杜仲、五味子加水煎取浓汁；羊肾剖开，去筋膜，洗净，切成小块腰花放碗中，加入前汁、芡粉调匀，用油爆炒至嫩熟，以盐、姜、葱等调味即成。

功能主治：补肾固精。用于肾虚腰痛，遗精尿频。

95 仙鹤草 Xian He Cao

（一）基原

1. 集解

仙鹤草见于《本草图经》原名龙芽草。李时珍将其并入马鞭草项下。《救荒本草》一名瓜香草。《本草纲目拾遗》的石见穿下记载："龙芽草生山土，立夏时发苗布地，叶有微毛，起茎高一二尺，寒露时开花成穗，色黄而细小，根有白芽，尖圆似龙芽，顶开黄花，故名金顶龙芽。"仙鹤草一名见于《伪药条辨》。

2. 品种

仙鹤草为双子叶植物纲蔷薇科龙芽草属植物龙芽草 *Agrimonia pilosu* Ledeb. 的干燥地上部分。

3. 分布

山东境内产于济南、泰安、枣庄、临沂、淄博、青岛、烟台等地。

4. 生态

龙芽草生于溪边、路旁、草地、灌丛、林缘及疏林下。

5. 形态特征

龙芽草：多年生草木，高 30 ～ 120cm。根茎短，基部常有 1 或数个地下芽。茎被疏柔毛及短柔毛，稀下部被疏长硬毛。奇数羽状复叶互生；托叶镰形，稀卵形，先端急尖或渐尖，边缘有锐锯齿或裂片，稀全缘；小叶有大小 2 种，相间生于叶轴上，较大的小叶 3 ～ 4 对，稀 2 对，向上减少至 3 小叶，小叶几无柄，倒卵形至倒卵状披针形，长 1.5 ～ 5cm，宽 1 ～ 2.5cm，先端急尖至圆钝，稀渐尖，基部楔形，边缘有急尖到圆钝锯齿，上面绿色，被疏柔毛，下面淡绿色，脉上伏生疏柔毛，稀脱落无毛，有显著腺点。总状花序单一或 2 ～ 3 个生于茎顶，花序轴被柔毛，花梗长 1 ～ 5mm，被柔毛；苞片通常 3 深裂，裂片带形，小苞片对生，卵形，全缘或边缘分裂；花直径 6 ～ 9mm，萼片 5，三角卵形；花瓣 5，长圆形，黄色；雄蕊 5 ～ 15；花柱 2，丝状，柱头头状。瘦果倒卵圆锥形，外面有 10 条脉，被疏柔毛，先端有数层钩刺，幼时直立，成熟时向内先靠合，连钩刺长 7 ～ 8mm，最宽处直径 3 ～ 4mm。花果期 5 ～ 12 月（图 95-1）。

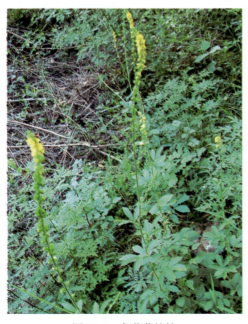

图 95-1　龙芽草植株

6. 产地加工

夏、秋二季枝叶茂盛时，割取地上部分，除去杂质、泥土，晒干。

（二）药材

1. 性状特征

干燥地上部分全体被白色柔毛。茎下部圆柱形，直径 4 ～ 6mm，常木质化，红棕色，上部方柱形，四面略凹陷，绿褐色，有纵沟及棱线，茎节明显，节间长 0.2 ～ 2.5cm，向上节间渐长；体轻，质硬脆，易折断，断面中空。奇数羽状复叶，叶互生，干缩卷曲，暗绿色，质脆易碎，茎中、下部叶多脱落；小叶片有大小 2 种，相间生于叶轴上，顶端小叶较大；湿润展平后可见小叶片为倒卵形或倒卵状披针形，下面毛较多。有时带细长的总状花序；花小，花瓣呈黄色。稀有带果实者。气微，味微苦涩（图 95-2）。

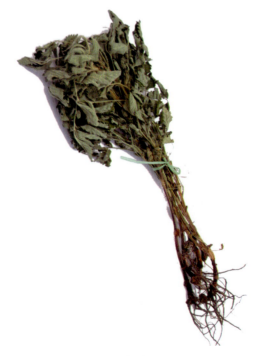

图 95-2　仙鹤草药材

2. 商品规格

本品均为统货。

3. 道地药材

本品浙江、山东产者质佳。

4. 质量标志

本品以质嫩、叶多、色绿者为佳。

5. 显微特征

（1）组织鉴别：叶片横切面示中脉向下凸出，维管束外韧型，呈新月状。上表皮有非腺毛；下表皮有非腺毛、腺毛和气孔。叶肉栅栏细胞 2 列，不通过中脉。栅栏组织及叶脉薄壁组织中散有草酸钙簇晶，直径 15 ～ 25（～ 40）μm（图 95-3）。

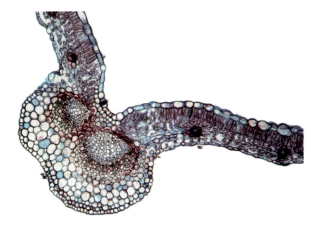

图 95-3　仙鹤草药材叶横切面组织特征

（2）粉末鉴别：叶的粉末暗绿色。上表皮细胞多角形；下表皮细胞壁波状弯曲，气孔不定式或不等式。非腺毛单细胞，长短不一，壁厚，木化，具疣状突起，少数有螺旋纹理。小腺毛头部 1 ～ 4 细胞，卵圆形，柄 1 ～ 2 细胞；另有少数腺鳞，头部单细胞，直径约至 68μm，含油滴，柄单细胞。草酸钙簇晶甚多，直径 9 ～ 50μm。

6. 化学组分

仙鹤草素，仙鹤草内酯（agrimonolide），仙鹤草酚 A、B、C、D、E、F、G，大波斯菊苷（cosmosin），仙鹤草素甲、乙、丙（agrimonin A，B，C），木犀草素 -7-β- 葡萄糖苷（luteolin-7-β -glucoside），芹菜素 -7-β- 葡萄糖苷（apigenin-7-β -glucoside）和维生素 C、维生素 K 等。

7. 理化特征

（1）化学定性：取仙鹤草茎、叶粉末 20g，用 70% 乙醇 100ml 回流提取 60 分钟，回收乙醇至少量，供以下试验用。

1）取供试液 2ml，加 5% 香草醛浓硫酸溶液 2ml，界面呈红褐色环（检查酚类）。

2）取供试液 2ml，加 3% 氯化铁试液 1ml 呈污绿色（检查鞣质）。

3）取供试液 2ml，加 5% 明胶溶液 2ml，产生白色沉淀（检查鞣质）。

（2）薄层色谱：取本品粉末 2g，加石油醚（60 ～ 90℃）40ml，超声处理 30 分钟，滤过，滤液蒸干。残渣加三氯甲烷 10ml 溶解，用 5% 氢氧化钠溶液 10ml 振摇提取，弃去三氯甲烷液，氢氧化钠液用稀盐酸调节 pH 1 ～ 2，用三氯甲烷振摇提取 2 次，每次 10ml，合并三氯甲烷液，加水 10ml 洗涤，弃去水液，三氯甲烷液浓缩至 1ml，作为供试品溶液。另取仙鹤草对照药材 2g，同法制成对照药材溶液。再取仙鹤草酚 B 对照品，加三氯甲烷制成每毫升含 0.5mg 的溶液，作为对照品溶液。吸取上述 3 种溶液各 10μl，分别点于同一硅胶 G 薄层板上，以石油醚（60 ～ 90℃）- 乙酸乙酯 - 乙酸（100 ：9 ：5）的上层溶液为展开剂，展开，取出，晾干，喷以 10% 硫酸乙醇溶液，在 105℃加热至斑点显色清晰。供试品色谱中，在与对照药材色谱和对照品色谱相应的位置上，显相同颜色的斑点。

8. 贮藏

置通风干燥处存放。

（三）炮制与饮片

1. 药材炮制

除去残根及杂质，洗净，稍润，切段，干燥。

2. 饮片名称

仙鹤草。

3. 药品类别

止血药：收敛止血药。

4. 性状特征

本品为不规则的段，茎多数方柱形，有纵沟和棱线，有节。切面中空。叶多破碎，暗绿色，边缘有锯齿；托叶抱茎。有时可见黄色花或带钩刺的果实。气微，味微苦（图 95-4）。

5. 质量要求

（1）水分：不得过 12.0%。

（2）总灰分：不得过 10.0%。

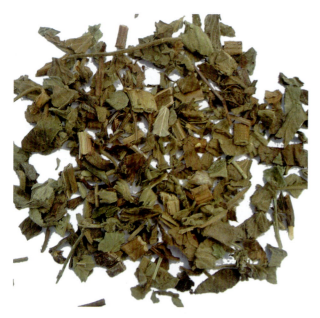

图 95-4　仙鹤草

6. 性味功能

本品性平，味苦、涩。收敛止血，截疟，止痢，解毒。用于咯血、吐血、崩漏下血、疟疾、血痢、脱力劳伤、痈肿疮毒、阴痒带下。

7. 用法用量

内服：煎汤，6～12g；外用：适量。

8. 使用注意

（1）非出血不止者不用。

（2）过敏反应：表现为胸闷、气短、心悸、烦躁、头晕眼花、大汗淋漓、面色苍白、四肢冰冷、寒战、血压下降。重者尚有头晕、面色潮红、大汗淋漓。中毒性球后视神经炎失明，腹痛腹泻、呕吐、面红、血压下降。

9. 贮藏

置通风干燥处存放。

（四）食疗与药膳

仙鹤草茶

原料：仙鹤草45g，红枣30g。

制作方法：以上2味洗净。加水煎煮半小时即成。

功能主治：扶正补虚，收敛止血。适用于疲乏无力、精神倦怠、体衰虚弱以及各种出血症。

用法用量：每日1剂，代茶频饮。

96　桃仁 Tao Ren

（一）基原

1. 集解

桃仁始载于《神农本草经》，原名桃核仁，列为下品。《名医别录》载："今处处有，京口者亦好，当取解核种之为佳，又有山桃其人不堪用。"《本草纲目》载："桃品甚多，易于栽种，且早结实……惟山中毛桃，即《尔雅》所谓桃者，小而多毛，核黏味恶，其仁充满多脂，可入药用，盖外不足者内有余也。"据上所述，古时所使用的桃仁，多以桃为主，有经过嫁接的桃和没有嫁接的桃，认为以没有嫁接的桃仁为佳，而山桃仁则少用。李时珍曰："桃性早花，易植而子繁，故字从木、兆。十亿曰兆，言其多也。或云从兆谐声也。"

2. 品种

桃仁为双子叶植物纲蔷薇科桃属植物桃 *Prunus persica*（L.）Batsch 和山桃 *Prunus davidiana*（Carr.）Franch. 栽培品的干燥成熟种子。

3. 分布

（1）桃：山东境内产于全省各地，栽培以肥城、青州、诸城、泰安、沂水、沂源、蒙阴、齐河、临朐、章丘等地较多。

（2）山桃：山东境内产于各山地丘陵。

4. 生态

（1）桃：生于海拔800～1200m的山坡、山谷沟底或荒野疏林及灌丛内。

（2）山桃：生于山坡、山谷沟底或荒野疏林及灌丛内，海拔800～3200m。

5. 形态特征

（1）桃：落叶小乔木，高达3～8m。小枝绿色或半边红褐色，无毛。叶互生，在短枝上呈簇生状；叶柄长1～2cm，通常有1至数枚腺体；叶片椭圆状披针形至倒卵状披针形，边缘具细锯齿，两面无毛。花通常单生，直径2.5～3.5cm；具短梗；萼片5，基部合生成短萼筒，外被绒毛；

花瓣5，倒卵形，粉红色；罕为白色；雄蕊多数，子房1室。花柱细长，柱头小，圆头状。核果近球形，直径5～7cm，表面有短绒毛；果肉白色或黄色；离核或黏核。种子1枚，扁卵状心形。花期3～4月，果期6～7月（图96-1至图96-3）。

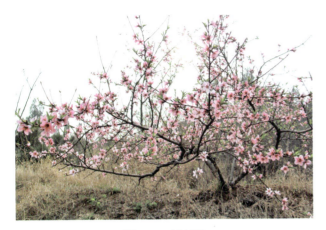

图96-1 桃植株

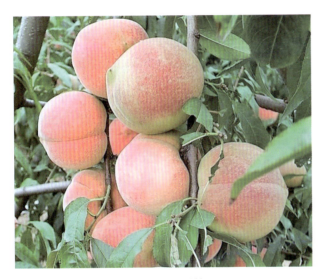

图96-2 桃果枝

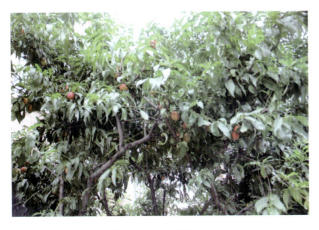

图96-3 油桃植株

（2）山桃：落叶小乔木，高5～9m。叶互生；托叶早落；叶柄长1.5～3cm；叶片卵状披针形，长4～8cm，宽2～3.5cm，花单生，萼片5，花瓣5，阔倒卵形，粉红色至白色。核果近圆形，黄绿色，表面被黄褐色柔毛。果肉离核；核小，坚硬。种子1颗，棕红色。花期3～4月，果期6～7月（图96-4）。

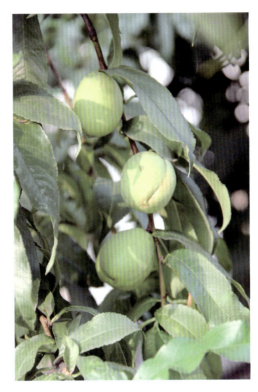

图96-4 山桃果枝

6.产地加工

7～9月摘下成熟的果实，除去果肉，将果核放于已挖刻好许多小洞的砖块上或木板上，然后用锤逐个敲破，取出核仁晒干。以秋桃或野桃的种子饱满，质佳。夏桃桃仁瘦瘪无肉，多不采用。

（二）药材

1.性状特征

（1）桃仁：种子呈扁椭圆形，顶端尖，中部略膨大，基部钝圆而偏斜，边缘较薄，长1.2～1.8cm，宽0.8～1.2cm，厚0.2～0.4cm。表面黄棕色或红棕色，密布颗粒状突起。尖端一侧有短线形种脐，基部有合点，并自该处分散出多数棕色维管束脉纹，形成布满种皮的纵向凹纹。

种皮薄。子叶2，肥大，类白色，富油质。气弱，味微苦。

（2）山桃仁：种子呈类卵圆形，较小而肥厚，边缘不薄，长约0.9cm，宽约0.7cm，厚约0.5cm。种皮红棕色或黄棕色，表面颗粒状突起较粗而密（图96-5）。

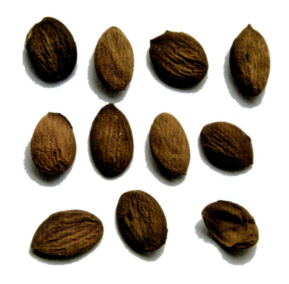

A. 桃仁药材

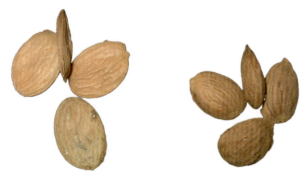

B. 家桃仁和山桃仁

图96-5　桃仁药材

2. 商品规格

本品均为统货。

3. 道地药材

本品山东产者为道地药材。

4. 质量标志

本品均以粒饱满、完整、外皮色棕红、内仁色白者为佳。

5. 显微特征

（1）组织鉴别

1）桃仁种皮表面观：石细胞单个或2～4个相连，散列于表皮组织中，椭圆形或呈多边的类圆形，直径20～160μm，有时可见因扁压而呈的同心圈（外圈为石细胞基部的壁，内圈为石细胞顶端壁）（图96-6）。

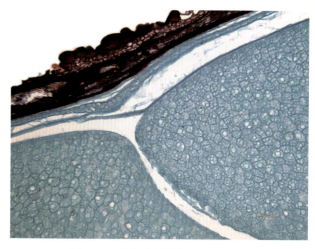

图96-6　桃仁药材横切面组织特征

2）山桃仁种皮表面观：石细胞类圆形，纹孔明显，直径42～300μm，常可见到石细胞因扁压而呈同心圈或一侧有突起的顶端。

（2）粉末鉴别

1）桃仁种皮粉末：石细胞黄色或黄棕色，侧面观贝壳形、盔帽形、弓形或椭圆形，高54～153μm，底部宽约至180μm，壁一边较厚，层纹细密；表面观类圆形、圆多角形或类方形，底部壁上纹孔大而较密。

2）山桃仁种皮粉末：石细胞淡黄色、橙黄色或橙红色，侧面观贝壳形、矩圆形、椭圆形或长条形，高81～198（279）μm，宽约至128（198）μm；表面观类圆形、类六角形、长多角形或类方形，底部壁厚薄不匀，纹孔较小。

6. 化学组分

苦杏仁苷（amygdalin），24-亚甲基环木菠萝烷醇（24-methylene cycloartanol），柠檬甾二烯醇（citrostadienol），7-去氢燕麦甾醇（7-dehydroavenasterol），菜油甾醇（campesterol），菜油甾醇-3-O-β-D-吡喃葡萄糖苷（campesterol-3-O-β-D-glucopyranoside），绿原酸（chlorogenic acid），3-咖啡酰奎宁酸（3-caffeoylquinic acid）等。

7. 理化特征

（1）化学定性：取粉末 0.5g，置具塞试管中，加 5% 硫酸溶液 3ml，充分混合，试管口悬挂一用三硝基苯酚钠溶液湿润的滤纸条，塞紧，将试管置 40～50℃水浴中加热 10 分钟，滤纸条由黄色变砖红色。

（2）薄层色谱：取本品粗粉 2g，加石油醚（60～90℃）50ml，加热回流 1 小时，滤过，弃去石油醚液，药渣再用石油醚 25ml 洗涤，弃去石油醚，药渣挥干，加甲醇 30ml，加热回流 1 小时，放冷，滤过，取滤液作为供试品溶液。另取苦杏仁苷对照品，加甲醇制成每毫升含 2mg 的溶液，作为对照品溶液。吸取上述 2 种溶液各 5μl，分别点于同一硅胶 G 薄层板上，以三氯甲烷-乙酸乙酯-甲醇-水（15：40：22：10）5～10℃放置 12 小时的下层溶液为展开剂，展开，取出，立即喷以磷钼酸硫酸溶液（磷钼酸 2g，加水 20ml 使溶解，再缓缓加入硫酸 30ml，混匀），在 105℃加热至斑点显色清晰。供试品色谱中，在与对照品色谱相应的位置上，显相同颜色的斑点。

8. 贮藏

置阴凉干燥处，防蛀，防泛油。

（三）炮制与饮片

1. 药材炮制

（1）桃仁：取原药材，除去杂质及残留的硬壳，筛去灰屑。

（2）燀桃仁：取净桃仁置沸水锅中，煮至外皮由皱缩至舒展，能搓去种皮时，捞出，放在冷水中浸泡，搓去种皮，晒干，簸净。

（3）炒桃仁：取去皮桃仁置锅内，用文火加热炒至微黄色，取出放凉。

2. 饮片名称

桃仁，燀桃仁，炒桃仁。

3. 药品类别

活血化瘀药：活血调经药。

4. 性状特征

（1）桃仁：种仁呈扁长卵形，长 1.2～1.8cm，宽 0.8～1.2cm，厚 0.2～0.4cm。表面类白色，红棕色，密布颗粒状突起。一端尖，中部膨大，另一端钝圆稍偏斜，边缘较薄。尖端一侧有短线形种脐，圆端有颜色略深不甚明显的合点，自合点处散出多数纵向维管束。种皮薄，子叶 2，类白色，富油性。气微，味微苦。

（2）燀桃仁：本品呈扁长卵形，长 1.2～1.8cm，宽 0.8～1.2cm，厚 0.2～0.4cm。表面浅黄白色，一端尖，中部膨大，另一端钝圆稍偏斜，边缘较薄。子叶 2，富油性。气微香，味微苦（图 96-7）。

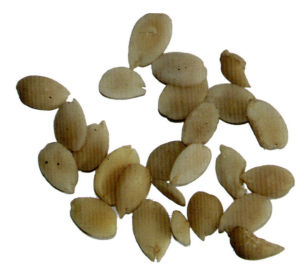

图 96-7　燀桃仁

（3）炒桃仁：本品呈扁长卵形，长 1.2～1.8cm，宽 0.8～1.2cm，厚 0.2～0.4cm。表面黄色至棕黄色，可见焦斑。一端尖，中部膨大，另一端钝圆稍偏斜，边缘较薄。子叶 2，富油性。气微香，味微苦（图 96-8）。

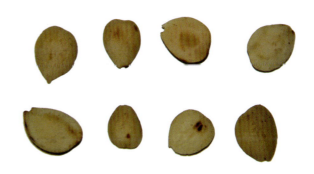

图 96-8　炒桃仁

5. 质量要求

（1）桃仁

1）酸败度：用酸败度测定法测定。酸值：不得过 10.0；羰基值：不得过 11.0。

2）黄曲霉毒素：用黄曲霉毒素测定法测定，本品每 1000g 含黄曲霉毒素 B_1 不得过 5μg，黄曲霉毒素 G_2、黄曲霉毒素 G_1、黄曲霉毒素 B_2 和黄曲霉毒素 B_1 总量不得过 10μg。

3）含量测定：用高效液相色谱法测定，本品含苦杏仁苷（$C_{20}H_{27}NO_{11}$）不得少于 2.0%。

（2）燀桃仁

1）酸败度：用酸败度测定法测定。酸值：不得过 10.0，羰基值：不得过 11.0。

2）黄曲霉毒素：用黄曲霉毒素测定法测定，本品每 1000g 含黄曲霉毒素 B_1 不得过 5μg，黄曲霉毒素 G_2、黄曲霉毒素 G_1、黄曲霉毒素 B_2 和黄曲霉毒素 B_1 总量不得过 10μg。

3）含量测定：用高效液相色谱法测定，本品含苦杏仁苷（$C_{20}H_{27}NO_{11}$）不得少于 1.5%。

（3）炒桃仁

1）酸败度：用酸败度测定法测定。酸值：不得过 10.0，羰基值：不得过 11.0。

2）黄曲霉毒素：用黄曲霉毒素测定法测定，本品每 1000g 含黄曲霉毒素 B_1 不得过 5μg，黄曲霉毒素 G_2、黄曲霉毒素 G_1、黄曲霉毒素 B_2 和黄曲霉毒素 B_1 总量不得过 10μg。

3）含量测定：用高效液相色谱法测定，本品含苦杏仁苷（$C_{20}H_{27}NO_{11}$）不得少于 1.6%。

6. 性味功能

本品性平，味苦、甘。活血祛瘀，润肠通便。用于经闭、痛经、癥瘕痞块、跌打损伤、肠燥便秘等。

7. 用法用量

内服：煎汤，4.5 ～ 9g。

8. 使用注意

孕妇忌服。便溏者慎用。本品有毒，不可过量。

9. 贮藏

置阴凉干燥处，防蛀，防泛油。

（四）经典方剂与临床应用

1. 下瘀血汤（《金匮要略》）

处方： 大黄 9g，桃仁 20 枚，蟅虫 20 枚（熬，去足）。

制法： 上药三味为末，炼蜜和为 4 丸。

功能主治： 用于产妇瘀阻腹痛，以及瘀血阻滞、经水不利、腹中癥块等。

用法用量： 以酒 200ml，煎 1 丸，取 160ml，顿服之。

2. 桃仁散（《杨氏家藏方》）

处方： 桃仁（焙）、红花、当归（洗焙）、杜牛膝各等份。

制法： 上为细末。

功能主治： 妇人、室女血闭不通，五心烦热。

用法用量： 每服 3 钱，空心、食前温酒调下。

（五）食疗与药膳

1. 桃仁鲑鱼汤

原料： 桃仁 6g，泽泻 10g，鲑鱼 100g。

制作方法： 鲑鱼去鳞、腮、内脏，与桃仁、泽泻一起，加入葱、姜等佐料，一同炖熟。

功能主治： 活血化瘀，除湿通窍。适用于慢性鼻炎。

用法用量： 食鱼喝汤。

2. 山楂桃仁降脂露

原料： 鲜山楂 1000g，桃仁 60g，蜂蜜 250g。

制作方法： 将山楂、桃仁打碎，入锅中水煎 2 次，去渣，盛入耐高温的瓶中，加入蜂蜜，调匀，隔水蒸半小时。

功能主治： 健脾胃，消食积，降血脂，降胆固醇，降血压，增加心肌供血的功效。

用法用量： 每日 2 次，每次 1 勺，饭后开水冲服。

97 苦杏仁 Ku Xing Ren

（一）基原

1. 集解

苦杏仁始载于《名医别录》，列为下品。《本草图经》载："杏核仁，今处处有之。其实亦数种，黄而圆者名金杏。相传云种出济南郡之分流山，彼人谓之汉帝杏，今近都多种之，熟最早。其扁而青黄者为木杏，味酢，不及金杏。杏子入药，今以东来者为胜，仍用家园种者。山杏不堪入药。五月采，破核去双仁者。"《本草纲目》载："诸杏，叶皆圆而尖，二月开红花，亦有千叶者，不结实……"，综上所述，可知古时所用的杏仁，多以家杏为主，而无甜苦之分，并认为山杏不堪入药，今药用则以苦杏仁为主。因此不管家杏或野杏，凡是苦的杏仁均可作药用。李时珍曰："杏字篆文象子在木枝之形"，因其果仁又味苦，故名。

2. 品种
苦杏仁为双子叶植物纲蔷薇科杏属植物东北杏 *Prunus mandshurica* (Maxim.) Koehne 栽培品或野生品的干燥成熟种子。

3. 分布
山东境内产于鲁北地区。

4. 生态
杏生于开阔的向阳山坡灌木林或杂木林下，海拔 400 ~ 1000m。

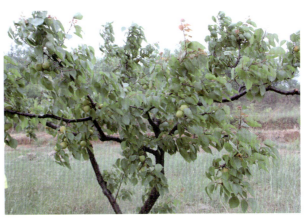
图 97-1 杏植株

5. 形态特征
东北杏：乔木，高 5 ~ 15m；树皮木栓质发达，深裂，暗灰色；嫩枝无毛，淡红褐色或微绿色。叶片宽卵形至宽椭圆形，长 5 ~ 12（15）cm，宽 3 ~ 6（8）cm，先端渐尖至尾尖，基部宽楔形至圆形，有时心形，叶边具不整齐的细长尖锐重锯齿，幼时两面具毛，逐渐脱落，老时仅下面脉腋间具柔毛；叶柄长 1.5 ~ 3cm，常有 2 腺体。花单生，直径 2 ~ 3cm，先于叶开放；花梗长 7 ~ 10mm，无毛或幼时疏生短柔毛；花萼带红褐色，常无毛；萼筒钟形；萼片长圆形或椭圆状长圆形，先端圆钝或急尖，边常具不明显细小锯齿；花瓣宽倒卵形或近圆形，粉红色或白色；雄蕊多数，与花瓣近等长或稍长；子房密被柔毛。果实近球形，直径 1.5 ~ 2.6cm，黄色，有时向阳处具红晕或红点，被短柔毛；果肉稍肉质或干燥，味酸或稍苦涩，果实大的类型可食，有香味；核近球形或宽椭圆形，长 13 ~ 18mm，宽 11 ~ 18mm，两侧扁，顶端圆钝或微尖，基部近对称，表面微有皱纹，腹棱钝，侧棱不发育，有浅纵沟，背棱近圆形；种仁味苦，稀甜。花期 4 月，果期 5 ~ 7 月（图 97-1 至图 97-4）。

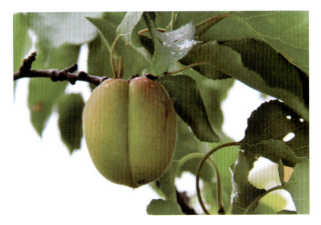
图 97-2 杏果枝

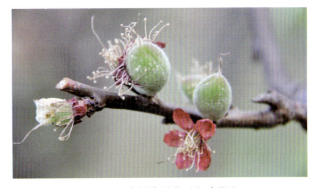
图 97-3 杏果实及花（红太阳）

6. 产地加工
夏季采收成熟果实，除去果肉及核壳，取出种子，晒干。

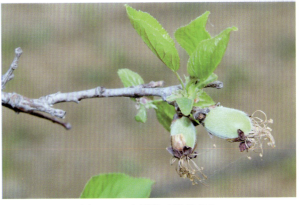
图 97-4 杏果枝（凯特杏）

（二）药材

1. 性状特征

种子呈扁心形，长1～1.9cm，宽0.8～1.5cm，厚0.5～0.8cm。表面黄棕色至深棕色，一端尖，另端钝圆，肥厚，左右不对称，尖端一侧有短线形种脐，圆端合点处向上具多数深棕色的脉纹。种皮薄，子叶2，乳白色，富油性。气微，味苦（图97-5）。

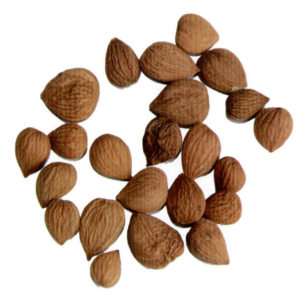

图97-5　苦杏仁药材

2. 商品规格

本品均为统货。分河北、辽宁、河南、山东1～2等及统装等。

3. 道地药材

本品山东、新疆产者为道地药材。

4. 质量标志

本品以种子饱满者为佳。

5. 显微特征

（1）组织鉴别：杏种子横切面示种皮的表皮为1列薄壁细胞，散有近圆形的橙黄色细胞，内为多列薄壁细胞，有小型维管束通过。外胚乳为1列颓废细胞。内胚乳为1至数列方形细胞，内含糊粉粒及脂肪油。子叶为多角形薄壁细胞，含糊粉粒及脂肪油（图97-6）。

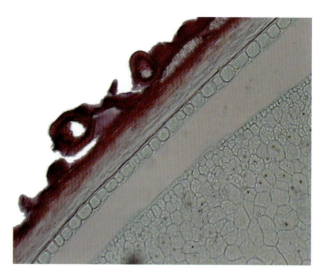

图97-6　苦杏仁药材横切面组织特征

（2）粉末鉴别：石细胞近圆形，橙黄色，内胚乳细胞呈方形。螺纹导管细小。子叶细胞多角形，含糊粉粒（图97-7）。

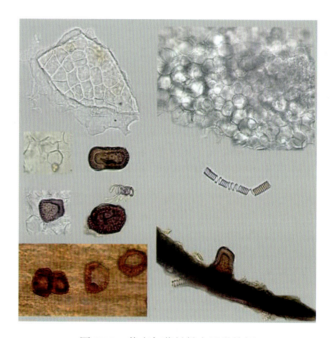

图97-7　苦杏仁药材粉末显微特征

6. 化学组分

苦杏仁苷（amygdalin），野樱苷（prunasin），脂肪油，绿原酸（chlorogenicacid），肌醇（inositol），豆甾醇（stigmasterol），β-谷甾醇（β-sitosterol），雌性酮（estrone），17β-雌二醇（17β-estyadiol），甘油三油酸酯（triolein），芳樟醇（linalool），4-松油烯醇（4-terpinenol），α-松油醇（α-terpineol）等。

7. 理化特征

（1）化学定性：取本品数粒，捣碎，取约0.1g置试管中，加水数滴使湿润，试管中悬挂1条三硝基苯酚试纸，用软木塞塞紧，置温水浴中，10分钟后，试纸显砖红色。

（2）薄层色谱：取本品粉末2g，置索氏提取器中，加二氯甲烷适量，加热回流2小时，弃去二氯甲烷液，药渣挥干，加甲醇30ml，加热回流30分钟，放冷，滤过，滤液作为供试品溶液。另取苦杏仁苷对照品，加甲醇制成每毫升含2mg的溶液，作为对照品溶液。吸取上述2种溶液各3μl，分别点于同一硅胶G薄层板上，以三氯甲烷-乙酸乙酯-甲醇-水（15：40：22：10）5～10℃放置12小时的下层溶液为展开剂，展开，取出，立即用0.8%磷钼酸的15%硫酸乙醇溶液浸板，在105℃加热至斑点显色清晰。供试品色谱中，在与对照品色谱相应的位置上，显相同颜色的斑点。

8. 贮藏

麻袋或木箱装。本品易虫蛀，发霉，泛油，应置阴凉干燥处保存。夏季为防蛀，可用氯化苦或磷化铝熏，但不宜用硫黄熏，以免影响品质和色泽。

（三）炮制与饮片

1. 药材炮制

（1）苦杏仁：取原药材，除去杂质、残留的硬壳及霉烂者，筛去灰屑。用时捣碎。

（2）燀苦杏仁：取净苦杏仁，置沸水锅中略烫，至外皮微胀时，捞出，用凉水稍浸，搓去种皮，晒干后簸净，取仁。用时捣碎。

（3）炒苦杏仁：取燀苦杏仁置锅内，用文火加热，炒至表面微黄色，取出放凉。用时捣碎。

2. 饮片名称

苦杏仁，燀苦杏仁，炒苦杏仁。

3. 药品类别

泻下药：润下药。

4. 性状特征

（1）苦杏仁：种仁呈扁心形，长1～1.9cm，宽0.8～1.5cm。厚0.5～0.8cm。表面黄棕色至深棕色，一端尖，另一端钝圆，肥厚，左右不对称，尖端一侧有短线形种脐，圆端合点处向上具多数深棕色的脉纹。种皮薄，子叶2，乳白色，富油性，余同药材。

（2）燀苦杏仁：本品呈扁心形。表面乳白色或黄白色，一端尖，另一端钝圆，肥厚，左右不对称，富油性。有特异的香气，味苦（图97-8）。

（3）炒苦杏仁：本品表面黄色至棕黄色，微带焦斑。有香气，味苦（图97-9）。

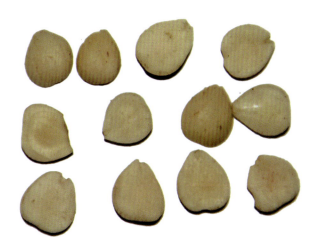

图97-8　燀苦杏仁

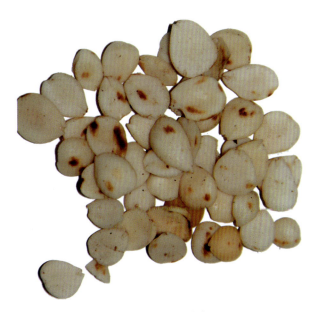

图97-9　炒苦杏仁

5. 质量要求

（1）苦杏仁

1）过氧化值：不得过0.11。

2）含量测定：用高效液相色谱法测定，本品含苦杏仁苷（$C_{20}H_{27}NO_{11}$）不得少于 3.0%。

（2）燀苦杏仁

1）过氧化值：不得过 0.11。

2）含量测定：用高效液相色谱法测定，本品含苦杏仁苷（$C_{20}H_{27}NO_{11}$）不得少于 2.4%。

（3）炒苦杏仁

1）过氧化值：不得过 0.11。

2）含量测定：用高效液相色谱法测定，本品含苦杏仁苷（$C_{20}H_{27}NO_{11}$）不得少于 2.1%。

6. 性味功能

本品性微温，味苦；有小毒。降气，止咳平喘，润肠通便。用于咳嗽气喘、胸满痰多、血虚津枯、肠燥便秘。

7. 用法用量

内服：煎汤，4.5 ～ 9g，入煎剂宜后下。

8. 使用注意

阴虚咳嗽及大便溏泄者忌服。

9. 贮藏

麻袋或木箱装。本品易虫蛀，发霉，泛油，应置阴凉干燥处保存。夏季为防蛀，可用氯化苦或磷化铝熏，但不宜用硫黄熏，以免影响品质和色泽。

（四）经典方剂与临床应用

麻杏甘石汤（《伤寒论》）

处方：麻黄 5g，苦杏仁 9g，甘草 6g，石膏 18g。

制法：以水七升，煮麻黄去上沫，内诸药，煮取二升，去渣。

功能主治：用于肺热壅盛证。身热不解、有汗或无汗、咳逆气急甚或鼻煽、口渴、舌苔薄白或黄、脉浮滑而数。

用法用量：温服一升。

（五）食疗与药膳

杏仁荸荠藕粉羹

原料：苦杏仁 15g，荸荠、藕粉各 50g，冰糖适量。

制法：先将苦杏仁拣杂，放入温开水中泡胀，去皮尖，连同浸泡液放入碗中，备用。将荸荠洗净，除去荸荠头及根须，用温开水冲一下，连皮切碎，剁成荸荠泥糊，待用。烧锅置火上，加清水适量，放入杏仁浸泡液，煎煮 30 分钟，过滤取汁，与荸荠泥糊同放入锅中，拌和均匀，小火煨煮至沸，拌入调匀的湿藕粉及冰糖（研末），边拌边煨煮成羹。

功能主治：清肺止咳，化痰抗癌。适用于肺癌痰热咳嗽。

用法用量：早晚 2 次分服。

98 乌梅 Wu Mei

（一）基原

1. 集解

乌梅之名始载于《神农本草经》，列为中品。《本草纲目》载："树、叶皆略似杏，叶有长尖，先众木而花，其实酢，曝干为脯。"据上述描述和附图，与现用之乌梅相一致。

2. 品种

乌梅为双子叶植物纲蔷薇科杏属植物梅 *Prunus mume*（Sieb.）Sieb. et Zucc. 栽培品的近成熟果实加工而成。

3. 分布

山东境内各地均有栽培。

4. 生态

梅栽培于公园、庭院或绿地。

5. 形态特征

梅：小乔木，稀灌木，高 4 ～ 10m；树皮浅灰色或带绿色，平滑；小枝绿色，光滑无毛。叶片卵形或椭圆形，长 4 ～ 8cm，宽 2.5 ～ 5cm，先端尾尖，基部宽楔形至圆形，叶边常具小锐锯齿，灰绿色，幼嫩时两面被短柔毛，成长时逐渐脱落，或仅下面脉腋间有短柔毛；叶柄长 1 ～ 2cm，幼时具毛，老时脱落，常有腺体。花单生或有时 2 朵同生于 1 芽内，直径 2 ～ 2.5cm，香味浓，先于叶开放；花梗短，长 1 ～ 3mm，常无毛；花萼通常红褐色，但有些品种的花萼为绿色或绿紫色；萼筒宽钟形，无毛或有时被短柔毛；萼片卵形或近圆形，先端圆钝；花瓣倒卵形，白色至粉红色；雄蕊短或稍长于花瓣；子房密被柔毛，花柱短或稍长于雄蕊。果实近球形，直径 2～3cm，黄色或绿白色，被柔毛，味酸；果肉与核粘连；核椭圆形，顶端圆形而有小突尖头，基部渐狭成楔形，两侧微扁，腹棱稍钝，腹面和背棱上均有明显纵沟，表面具蜂窝状孔穴。花期冬春季，果期 5～6 月（在华北果期延至 7～8 月）（图 98-1 至图 98-3）。

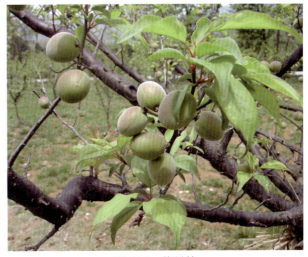

图 98-3 梅果枝

6. 产地加工

夏季摘取近成熟果实，低温烘干后，闷至色变黑。或采收近成熟的绿色果实，按大小分别烘焙，火力不宜过大，当焙至六成干时，加以翻动，不要翻破外皮，一般烘焙 2～3 昼夜可干，再闷 2～3 天，使颜色变黑即得。

（二）药材

1. 性状特征

近成熟果实加工品呈类球形或扁球形，直径 1.5～3cm。表面乌黑或棕黑色，皱缩不平，基部有圆形果梗痕。果肉柔软或较硬，果核坚硬，椭圆形，棕黄色，表面有凹点。内含扁卵圆形淡黄色种子 1 粒。有焦酸气，味极酸而涩（图 98-4）。

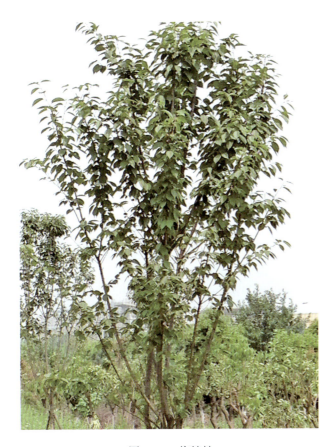

图 98-1 梅植株

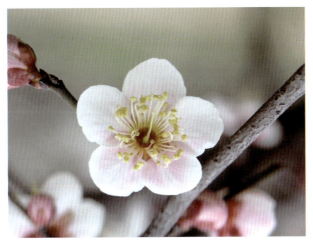

图 98-2 梅花

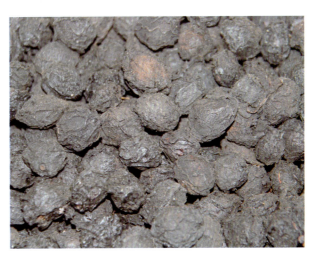

图 98-4 乌梅药材

2. 商品规格

本品均为统货。

3. 道地药材

山东肥城等地产者质量最佳。浙江长兴产者为道地药材。

4. 质量标志

本品以个大、色乌黑、肉厚、柔润、味极酸者为佳。

5. 显微特征

粉末鉴别：果肉粉末棕黑色。非腺毛大多为单细胞，少数 2～5 细胞，平直或弯曲作镰刀状，浅黄棕色，长 32～400（～720）μm，直径 16～49μm，壁厚，非木化或微木化，表面有时可见螺纹交错的纹理，胞腔有棕色物。中果皮薄壁细胞极皱缩，有时含草酸钙簇晶，直径 75～315μm。纤维单个或数个成束，直径 6～29μm，壁厚 3～9μm，非木化或微木化。表皮细胞多角形，胞腔含黑棕色物。石细胞少见，胞腔含红棕色物。

6. 化学组分

有机酸类：枸橼酸（citric acid），苹果酸（malic acid），草酸（oxalic acid），琥珀酸（succinic acid），延胡索酸（fumaric acid），苦味酸（picric acid），5-羟甲基-2-糠醛（5-hydroxymethyl-2-furaldehyde），苯甲醛（benzaldehyde），苯甲醇（benzyl alcohol）和十六烷酸（hexadecanoic acid）等。

7. 理化特征

薄层色谱：取本品粉末 5g，加甲醇 30ml，超声处理 30 分钟，滤过，滤液蒸干，残渣加水 20ml 使溶解，加乙醚振摇提取 2 次，每次 20ml，合并乙醚液，蒸干，残渣用石油醚（30～60℃）浸泡 2 次，每次 15ml（浸泡约 2 分钟），倾去石油醚，残渣加无水乙醇 2ml 使溶解，作为供试品溶液。另取乌梅对照药材 5g，同法制成对照药材溶液。再取熊果酸对照品，加无水乙醇制成每毫升含 0.5mg 的溶液，作为对照品溶液。吸取上述三种溶液各 1～2μl，分别点于同一硅胶 G 薄层板上，以环己烷-三氯甲烷-乙酸乙酯-甲酸（20：5：8：0.1）为展开剂，展开，取出，晾干，喷以 10% 硫酸乙醇溶液，在 105℃加热至斑点显色清晰。供试品色谱中，在与对照药材色谱和对照品色谱相应的位置上，显

相同颜色的斑点。

8. 贮藏

置阴凉干燥处，防潮。

（三）炮制与饮片

1. 药材炮制

（1）乌梅：除去杂质，洗净，晒干。

（2）乌梅炭：取净乌梅，置锅内，用武火炒至皮肉鼓起即可。

2. 饮片名称

乌梅，乌梅炭。

3. 药品类别

收涩药：敛肺涩肠药。

4. 性状特征

（1）乌梅肉：本品呈不规则的碎块，大小不一，黑褐色，肉较厚，柔软。味极酸（图 98-5）。

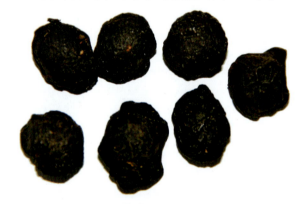

图 98-5　乌梅

（2）乌梅炭：本品皮肉鼓起，表面焦黑色。味酸，略有苦味。

5. 质量要求

（1）乌梅

1）水分：不得过 16.0%。

2）总灰分：不得过 5.0%。

3）浸出物：用热浸法测定，水作溶剂，不得少于 24.0%。

4）含量测定：用本品含枸橼酸（$C_6H_8O_7$）不得少于 12.0%。

（2）乌梅炭

1）浸出物：用热浸法测定，水作溶剂，不得

少于 18.0%。

（2）含量测定：照高效液相色谱法测定，本品含枸橼酸（$C_6H_8O_7$）不得少于 6.0%。

6. 性味功能

本品性平，味酸、涩。敛肺，涩肠，生津，安蛔。用于肺虚久咳、久痢滑肠、虚热消渴、蛔厥呕吐腹痛、胆道蛔虫症。

7. 用法用量

内服：煎汤，6～12g；外用：适量，煅炭研细粉或湿润后捣烂敷患处。

8. 使用注意

有实邪者忌服。胃酸过多者慎服。

9. 贮藏

置阴凉干燥处，防潮。

（四）经典方剂与临床应用

乌梅丸（《伤寒论》）

处方： 乌梅 300 枚，细辛 84g，干姜 140g，黄连 224g，当归 56g，附子 84g（去皮，炮），蜀椒 56g（出汗），桂枝（去皮）84g，人参 84g，黄柏 84g。

制法： 上十味，各捣筛，混合和匀；以苦酒渍乌梅一宿，去核，蒸于米饭下，饭熟捣成泥，和药令相得，纳臼中，与蜜杵二千下，丸如梧桐子大。

功能主治： 温脏安蛔。治蛔厥，脘腹阵痛，烦闷呕吐，时发时止，得食则吐，甚至吐蛔，手足厥冷，或久痢不止，反胃呕吐，脉沉细或弦紧。现用于胆道蛔虫病。

用法用量： 空腹时饮服 10 丸，1 日 3 次，稍加至 20 丸。

使用注意： 服药期间，忌生冷、滑物、臭食等。

（五）食疗与药膳

酸梅汤

原料： 干乌梅（250g）、山楂（250g）、桂花（50g）、甘草（50g）、冰片糖或者红糖。

制作方法： 先将干乌梅和山楂用水泡开。连同少量的桂花和甘草将泡开的乌梅和山楂用纱布包起来。在大锅里注满水，放入纱布包，大火烧开。

煮沸后，加入适量的冰片糖或者可以起到染色作用的红糖。小火熬煮 6～7 小时，在水大约被熬去一半时即成。

功能主治： 消食和中，行气散瘀，生津止渴，收敛肺气，除烦安神。常饮确可祛病除疾、保健强身，是炎热夏季不可多得的保健饮品。

⑨⑨　郁李仁 Yu Li Ren

（一）基原

1. 集解

郁李仁始载于《神农本草经》，列为下品，原名"郁李人"。《名医别录》载："郁李生高山川谷及丘陵上。"《蜀本草》载："树高五六尺，叶、花及树亦似大李；惟子小若樱桃，甘酸而香，有少涩味也。"《嘉祐补注本草》载：按郭璞云："棣树（棠树）生山中，子如樱桃，可食。"《本草图经》载："今汴洛人家园圃植一种，枝茎作长条，花极繁密而多叶者，亦谓之郁李，不堪入药。"《本草纲目》载："其花粉红色，实如小李。"可见古时使用的郁李仁不但名称繁杂，而且所附的植物图也不一样。因花实郁香，故名郁李。

2. 品种

郁李仁为双子叶植物纲蔷薇科樱属植物郁李 *Prunus japonica* Thunb. 或欧李 *Prunus humilis* Bge. 栽培品的干燥成熟种子。习称"小李仁"。

3. 分布

山东境内主要分布于烟台、威海、青岛、临沂、泰安、潍坊、淄博等地。

4. 生态

（1）郁李：生长在向阳山坡、路旁或小灌木丛中。

（2）欧李：生于海拔 100～1800m 的向阳山坡沙地、山地灌丛中或庭园栽培。

5. 形态特征

（1）郁李：落叶灌木，高 1～1.5m。树皮灰褐色，有不规则的纵条纹；幼枝黄棕色，光滑。叶互生；叶柄长 2～3mm，被短柔毛；托叶 2 枚，线形，早落；叶片通常为长卵形或卵圆形，稀为卵状披针形，长 3～7cm，宽 1.5～2.5cm，先端渐尖，基部圆形，边缘缺刻状尖锐重锯齿，上面深绿色，无毛，下面淡绿色，脉上无毛或有稀疏柔毛。花先叶开放或花叶同开，1～3 朵簇生，花梗长 5～10mm，有棱；萼筒陀螺形，长宽近相等，无毛，萼片椭圆形；雄蕊约 1cm；核表面光滑。花期 5 月，果期 7～8 月（图 99-1、图 99-2）。

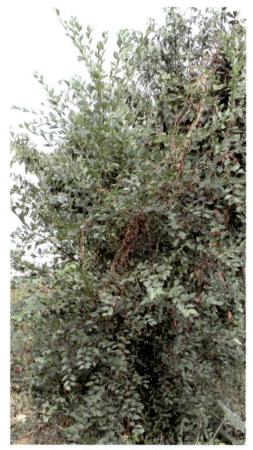

图 99-1 郁李植株

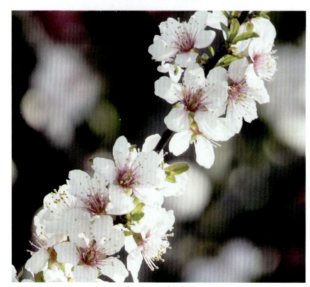

图 99-2 郁李花

（2）欧李：落叶灌木，高 0.4～1.5m。小枝灰褐色或棕色，被短柔毛。叶互生；叶柄长 2～4mm，无毛或被稀疏柔毛；托叶线形，长 5～6mm，边缘有腺体；叶片倒卵状长椭圆形或倒卵状披针形，长 2.5～5cm，宽 1～2cm，中部以上最宽，先端急尖或短渐尖，基部楔形，边缘有单细锯齿或重锯齿，上面深绿色，下面淡绿色，无毛或被疏稀柔毛。花与叶同时开放，单生或 2～3 朵簇生；花梗长 5～10mm，被稀疏短柔毛；萼筒长宽相等，外面被稀疏柔毛，萼片三角卵圆形，先端急尖或圆钝；花瓣白色或粉红色，长圆形或倒卵形；雄蕊 30～50；花柱与雄蕊近等长，无毛。核果成熟后近球形，红色或紫红色，直径 1.5～1.8cm；核表面除背部两侧外无棱纹。花期 4～5 月，果期 6～10 月（图 99-3）。

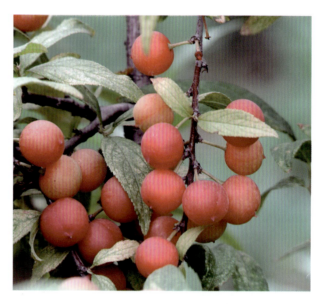

图 99-3 欧李果枝

6. 产地加工

8～10 月间采收成熟果实，堆放烂去果肉，冲洗干净，将果核蒸约 2 小时，使种仁变白（不蒸则种皮为红黄色，过久则易出油），再分开大小果核，用石碾或机器压碎外壳取仁，即可。也可将果实置锅内，煮至果肉烂时，捞出洗净，碾碎外壳，选出种仁。

（二）药材

1. 性状特征

（1）郁李仁：种子呈卵形，长 7mm，直径

5mm。外表黄白色或浅棕色。顶端尖，尖端一侧有线形痕（种脐），基部钝圆，圆端中央有深色合点，由合点处向上具多条纵向脉纹（维管束）。种皮薄，易剥落，子叶2，乳白色，富油性。气微，味微苦（图99-4）。

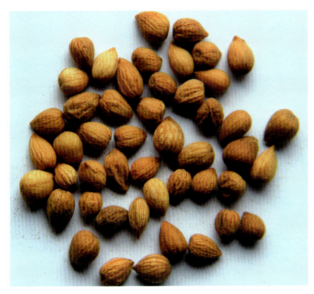

图99-4 郁李仁

（2）欧李仁：种子似郁李仁，呈卵形至长卵形，少数圆球形，长6～7mm，直径3～4mm。外表黄棕色。合点深棕色，直径约0.7mm。气微，味微苦。

2.商品规格

本品有小李仁、大李仁、山东李仁、川李仁等规格。

3.道地药材

本品山东产者为道地药材。

4.质量标志

本品以颗粒饱满、完整、浅黄白色、不泛油者为佳。

5.显微特征

（1）组织鉴别

1）郁李仁种子中部横切面：内胚乳细胞10～12列。种皮表皮细胞表面观：石细胞常单个或2个散在。

2）欧李仁种子中部横切面：表皮为1列薄壁细胞，散列有长圆形的黄色石细胞，其下半部嵌在薄壁细胞间，有纹孔。下方为3～5列皱缩的黄色薄壁细胞。内表皮细胞1列，含黄色物。外胚乳为1列颓废细胞。内胚乳细胞7～9列。种皮表皮的表面观：在薄壁细胞间散有单个或2～4个相连的石细胞。

（2）粉末鉴别

1）郁李仁粉末：分布于种皮外表皮的石细胞，单个散在或数个相连，有的排列紧密，宛如乳头状突起或短绒毛状，淡黄色、深黄色或黄棕色，有时无色，侧（断）面观呈类圆形、椭圆形、类长方形、贝壳形、弓形或梭形，一般径向（9～）36～90μm，有的呈非腺毛状，长至225μm，底部宽27～213μm，突出于表皮层的部分呈半月形或圆拱形，色较淡，壁厚约至20μm，层纹细密整齐，孔沟无或极少，底部色较深，壁厚约12μm，层纹无或极少，孔沟较多而明显，胞腔有橙红色物；表面观石细胞呈类圆形、卵圆形、类方形或圆多角形，纹孔大而较密，类圆形、卵形或椭圆形，分布较均匀，直径5μm，长约至13μm。种皮外表皮细胞黄棕色或棕色，常与石细胞相连，呈类圆形，壁稍厚，有的皱缩，细胞界限不清楚。子叶细胞较大，含糊粉粒，直径5～7μm，较大糊粉粒中可见拟晶体，有的含细小簇晶；并含脂肪油滴。草酸钙簇晶少数，存在于皱缩的种皮细胞中，直径13～22μm。另有糊粉粒中的细小簇晶，直径约4μm。内胚乳细胞断面观为1列扁方形细胞；表面观呈类多角形，直径14～34μm，壁稍厚，含脂肪油滴。此外，棕色种皮内表皮细胞，界限不清楚。种皮薄壁细胞含棕色物。螺纹导管细小。

2）欧李仁粉末：石细胞黄色，高49～102μm，宽23～65μm，长圆形或略带长方形，窄贝壳形，上部壁厚15～20μm，无纹孔，下部壁较薄，或仅底部壁厚，纹孔少。

6.化学组分

苦杏仁苷，脂肪油，挥发性有机酸，粗蛋白质，纤维素，淀粉，油酸，植物甾醇，维生素 B_1 等。

7.理化特征

（1）化学定性：取本品粉末0.5g，置具塞试管中，加5%硫酸溶液3ml，充分混合。试管口悬挂1条用三硝基苯酚钠溶液（取1%三硝基苯酚钠溶液加热至60℃时，与等量的10%碳酸钠溶液混合）湿润的滤纸条，注意勿使滤纸条与溶液接触，塞紧，将试管置40～50℃水浴中加热10分钟，滤纸条由黄色变为红色。

（2）薄层色谱：取本品粉末0.5g，加甲醇

10ml，超声处理 15 分钟，滤过，滤液蒸干，残渣加甲醇 2ml 使溶解，作为供试品溶液。另取苦杏仁苷对照品，加甲醇制成每毫升含 4mg 的溶液，作为对照品溶液。吸取上述 2 种溶液各 2μl，分别点于同一硅胶 G 薄层板上，以三氯甲烷－乙酸乙酯－甲醇－水（3∶8∶5∶2）10℃以下放置的下层溶液为展开剂，展开，取出，晾干，喷以磷钼酸硫酸溶液（磷钼酸 2g，加水 20ml 使溶解，再缓缓加入硫酸 30ml，混匀），在 105℃加热至斑点显色清晰。供试品色谱中，在与对照品色谱相应的位置上，显相同颜色的斑点。

8. 贮藏

麻袋或塑料编织袋包装。本品易虫蛀、发霉、泛油，应置阴凉干燥处保存。夏季为防虫蛀，可复晒，若有虫蛀，可用硫黄、氯化苦或磷化铝熏。

（三）炮制与饮片

1. 药材炮制

取原药材，拣净杂质，用时捣碎。

2. 饮片名称

郁李仁。

3. 药品类别

泻下药：润下药。

4. 性状特征

本品性状同药材。

5. 质量要求

（1）水分：不得过 6.0%。

（2）酸败度：用酸败度测定法测定，酸值不得过 10.0，羰基值不得过 3.0，过氧化值不得过 0.05。

（3）含量测定：用高效液相色谱法测定，本品含苦杏仁苷（$C_{20}H_{27}NO_{11}$）不得少于 2.0%。

6. 性味功能

本品性平，味辛、苦、甘。润燥滑肠，下气，利水。用于津枯肠燥、食积气滞、腹胀便秘、水肿、脚气、小便不利。

7. 用法用量

内服：煎汤，3～9g。

8. 配伍禁忌

忌牛肉、马肉。

9. 使用注意

阴虚液亏者及孕妇慎服。

10. 贮藏

置阴凉干燥处。

（四）经典方剂与临床应用

郁李仁汤（《圣济总录》）

处方： 郁李仁（汤浸，去皮尖，炒，捣研），大黄（煨，锉）、柴胡（去苗）各 45g；芍药、猪苓（去黑心）、泽泻各 30g；赤茯苓（去黑皮）、黄芩（去黑皮）各 30.3g；升麻，苦杏仁（汤浸，去皮尖双仁，炒，研），鳖甲（去裙襕，醋炙）各 1g；麻黄（去根节）0.3g。

制法： 上为粗末。

功能主治： 用于小儿通体肿满、腹胀气喘。

用法用量： 5～6 岁儿每服 6g，水 1 盏，煎至 5 分，去滓，分温 2 服，1 日 2 次。以利为度。

（五）食疗与药膳

郁李仁粥

原料： 郁李仁 10g，大米 100g。

制作方法： 将郁李仁择净，捣碎，放入锅中，加清水适量，浸泡 5～10 分钟后，水煎取汁，加大米煮为稀粥即成。

功能主治： 润肠通便，利水消肿。适用于大便干燥难解、小便不利、水肿胀满（肝硬化腹水）、肢体水肿等。

用法用量： 每日 1 剂，连续 2～3 天。

100　光皮木瓜
Guang Pi Mu Gua

（一）基原

1. 集解

木瓜之名始载于《神农本草经》，名楙樝，载：

"榠楂，大而黄，可进酒去痰。"《本草图经》载："又有一种榠楂，木叶花实酷类木瓜……欲辨之，看蒂间别有重蒂如乳为木瓜，无此者为榠楂也。"《本草纲目》及《植物名实图考》并附图，其形态均与现今药材光皮木瓜原植物一致。

2. 品种

光皮木瓜为双子叶植物纲蔷薇科木瓜属植物木瓜 *Chaenomeles sinensis*（Thouin.）Koehne 栽培品的干燥近成熟果实。

3. 分布

山东境内均有栽培。

4. 生态

木瓜生于山坡、林边、道旁，少有野生。

5. 形态特征

木瓜：落叶乔木，高可达 7m，无枝刺；小枝圆柱形，幼时被淡黄色绒毛；不久即脱落，紫红色，二年生枝无毛，紫褐色；冬芽半圆形，先端圆钝，无毛，紫褐色。落后痕迹木瓜（蔷薇科）果实形状显著。叶片椭圆形或椭圆状长圆形，长 5～9cm，宽 3～6cm，先端急尖，基部楔形或近圆形，边缘具刺芒状细锯齿，齿端具腺体，表面无毛，幼时沿叶脉被稀疏柔毛，背面幼时密被黄白色绒毛；叶柄粗壮，长 1～1.5cm，被黄白色绒毛，上面两侧具棒状腺体；托叶膜质，椭圆状披针形，长 7～15mm，先端渐尖，边缘具腺齿，沿叶脉被柔毛。花单生于短枝端，直径 2.5～3cm；花梗粗短，长 5～10mm，无毛；萼筒外面无毛；萼裂片三角状披针形，长约 7mm，先端长渐尖，边缘具稀疏腺齿，外面无毛或被稀疏柔毛，内面密被浅褐色绒毛，较萼筒长，果时反折；花，淡红色；雄蕊长约 5mm；花柱长约 6mm，被柔毛。梨果长椭圆体形，长 10～15cm，深黄色，具光泽，果肉木质，味微酸、涩，有芳香，具短果梗。花期 4 月，果期 9～10 月（图 100-1，图 100-2）。

6. 产地加工

夏、秋二季果实绿黄色时采收，放沸水中烫 5～10 分钟，用铜刀纵向切开，晒干；或先切成两半，烫后晒干。

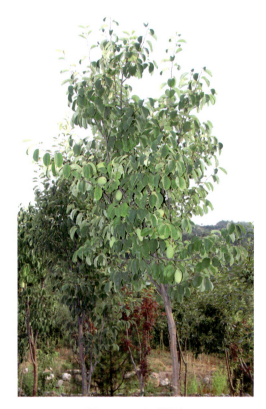

图 100-1 木瓜植株

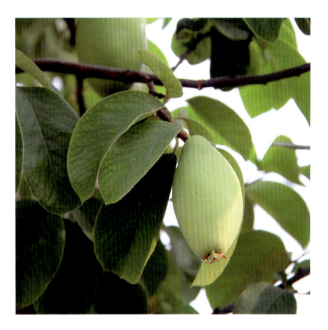

图 100-2 木瓜果实

（二）药材

1. 性状特征

近成熟果实多呈纵剖成对半的长圆形，长

5～10cm，宽2～5cm，厚1～2.5cm，果肉厚1～1.5cm。外表面紫红色或红棕色，平滑无皱纹或稍粗糙，切面边缘平坦，不内卷，果肉红棕色，颗粒性，中央有凹陷的子房室。种子扁长三角形，表面红棕色，密集或已脱落。质坚硬，体重。气微清香，味酸，嚼之有沙粒感（图100-3）。

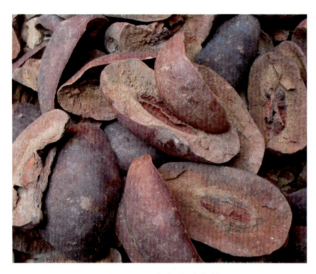

图100-3　光皮木瓜药材

2. 商品规格
统货。

3. 道地药材
山东济宁、泰山地区产者为道地药材。

4. 质量标志
本品以外皮平滑、色紫红、质坚实、果肉淡红棕色者为佳。

5. 显微特征
粉末鉴别：粉末棕红色。石细胞成群或单个散在，无色、淡黄色或橙黄色。呈类圆形、类长方形、长条形、长椭圆形、类三角形或类圆形，直径12～82μm，长至136μm，壁厚5～20μm，层纹大多明显，孔沟细，少数分枝，有的胞腔含棕色或红棕色物。果肉薄壁细胞常破碎，壁较厚，极皱缩，胞腔含黄棕色或深棕色物。纤维成束，有时上下层交错排列，淡黄色或黄色，末端多圆钝，直径11～27μm，壁层5～12μm，木化，胞腔含棕色物。中果皮薄壁细胞淡黄色或棕色，偶含细小草酸钙方晶。果皮表皮细胞断面观呈类长方形，外壁厚14～32μm，角质化，胞腔小，内含红棕色物。色素块黄棕色或棕色。

6. 化学组分
有机酸类：棕榈酸，亚油酸，苹果酸，柠檬酸等。

三萜类：乌苏酸-3-O-山嵛酸酯（ursolicacid-3-O-behenate），乌苏酸，3-乙酰乌苏酸，3-乙酰坡模醇酸，桦木酸等。

其他类：胡萝卜苷，鞣质，氨基酸等。

7. 理化特征
（1）化学定性：取本品粉末1g，加70%乙醇10ml，加热回流1小时。滤液供试验：取滤液1ml，蒸干，残渣加醋酐1ml使溶解，倾入试管中，沿管壁加硫酸1～2滴，两液接触面显紫红色环，上层液显棕黄色；另取滤液滴于滤纸上，待干，喷洒三氯化铝试液，干燥后，于紫外光灯（365nm）下观察，显蓝色荧光。

（2）薄层色谱：取样品粉末2g，加入0.5%盐酸乙醇14ml，置水浴上回流10分钟，趁热滤过（若不回流，可在室温条件浸放24小时后滤过），滤液供点样。另以苹果酸、枸橼酸、酒石酸、维生素C作为对照，一同点样于硅胶G薄板上，用氯仿-丙酮-甲醇（2：7：4）为展开剂，展距10cm。用溴甲酚绿试液或甲基红试液为显色剂显色，样品与对照品在相同位置处显黄色斑点或红色斑点。

8. 贮藏
置阴凉干燥处。

（三）炮制与饮片

1. 药材炮制
取本品净制，润透后切厚片，晾干。

2. 饮片名称
光皮木瓜。

3. 药品类别
祛风湿药。

4. 性状特征
本品呈不规则的半月形、不规则形片状。切面红棕色，呈颗粒状（图100-4）。

5. 质量要求
本品以片大、外皮紫红、果肉淡红棕者为佳。

6. 性味功能
本品性温，味酸。舒筋、化湿、和胃。用于

胃脘痉挛、吐泻腹痛、风湿痹痛、腰膝酸痛等。

7. 用法用量

水煎服：6～9g。

8. 贮藏

置阴凉干燥处。

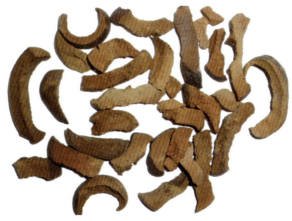

图 100-4 光皮木瓜

101 木瓜 Mu Gua

（一）基原

1. 集解

木瓜始载于《名医别录》，列为中品，原名"木瓜实。"《本草图经》始名木瓜。苏颂曰："木瓜，旧不著所出州土，陶隐居云山阴兰亭尤多。今处处有之，而宣城者为佳。其木状若柰花，生于春末而深红色。其实大者如瓜，小者如拳……又有一种榠楂，花实酷类木瓜……欲辨之，看蒂间别有重蒂如乳者为木瓜，无此者为榠楂也。"上述记载说明，历代所用木瓜主流商品与现今药品标准收载木瓜来源一致，但也存在着以榠楂充木瓜使用的混乱情况。本品为梨果，呈卵形或球形，熟时外果皮黄色或黄绿色，形如小瓜，味酸可食，质坚实，口嚼有木渣感，故名。

2. 品种

木瓜为双子叶植物纲蔷薇科木瓜属植物贴梗海棠 Chaenomeles speciosa（Sweet）Nakai 栽培品的干燥近成熟果实。

3. 分布

山东境内主产于济宁（邹城）、泰安、菏泽，

为全国主产区之一。

4. 生态

贴梗海棠生于山坡平缓处或栽培于房前屋后。

5. 形态特征

贴梗海棠：落叶灌木，高达 2m，有刺。小枝平滑，无毛。叶卵形或椭圆形，长 39cm，先端渐尖，表面无毛，有光泽。花 3～5 朵簇生，花梗短粗或近无梗，粉红色、朱红色或白色，花期 3～5 月。果卵形至球形，黄色或黄绿色，芳香，8～9 月成熟（图 101-1 至图 101-3）。

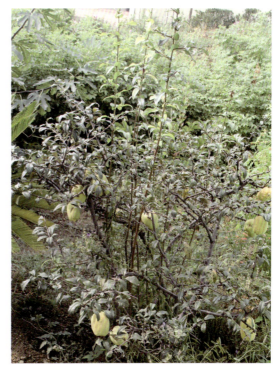

图 101-1 贴梗海棠植株

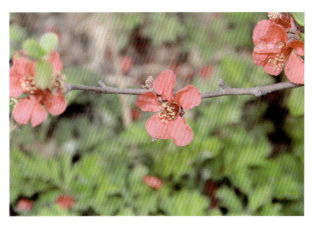

图 101-2 贴梗海棠花

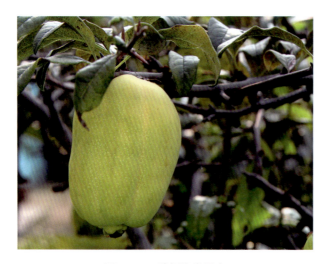

图 101-3　贴梗海棠果实

6. 产地加工

夏、秋二季果实绿黄时采收，置沸水中烫至外皮灰白色，对半纵剖，晒干。

（二）药材

1. 性状特征

果实呈长圆形，多纵剖成两半，长 4 ～ 9cm，宽 2 ～ 5cm，厚 1 ～ 2.5cm。外表面紫红色或红棕色，有不规则的深皱纹；剖面边缘向内卷曲，果肉红棕色，中心部分凹陷，棕黄色；种子扁长三角形，多脱落。质坚硬。气微清香，味酸（图 101-4）。

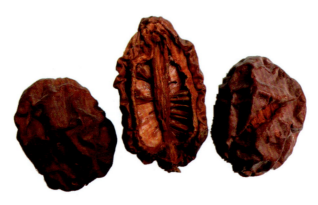

图 101-4　木瓜药材

2. 商品规格

本品均为统货。

3. 道地药材

本品以山东临沂、邹城所产者为佳。传统以安徽宣城产品为道地药材。

4. 质量标志

本品以质实、肉厚、色紫红、味酸者质佳。

5. 显微特征

粉末鉴别：粉末黄棕色至棕红色。石细胞较多，成群或散在，无色、淡黄色或橙黄色，圆形、长圆形或类多角形，直径 20 ～ 82μm，层纹明显，孔沟细，胞腔含棕色或橙红色物。外果皮细胞多角形或类多角形，直径 10 ～ 35μm，胞腔内含棕色或红棕色物。中果皮薄壁细胞，淡黄色或浅棕色，类圆形，皱缩，偶含细小草酸钙方晶（图 101-5）。

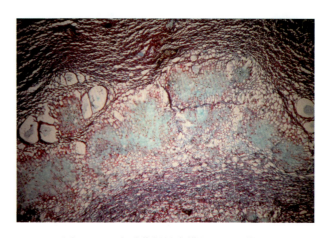

图 101-5　木瓜药材果肉横切面组织特征

6. 化学组分

有机酸及其酯类：苹果酸，酒石酸，柠檬酸，原儿茶酸，没食子酸，莽草酸（shilimic acid），咖啡酸等。三萜类：齐墩果酸，熊果酸，乙酰熊果酸，3-O- 乙酰坡模醇酸（3-O-acetylpomolic acid）等。此外，还含胡萝卜苷，槲皮素，氨基酸等。

7. 理化特征

（1）荧光检查：取本品粉末 1g，加 70% 乙醇 10ml，加热回流 1 小时，滤过。取滤液 2 滴滴于滤纸上，待干，喷洒三氯化铝试液，干燥后，置紫外光灯（365nm）下观察，显蓝色荧光。

（2）化学定性：上述滤液 1ml，蒸干，残渣加醋酐 1ml 使溶解，倾入试管中，沿管壁加硫酸 1 ～ 2 滴，两液接界处显紫红色环；上层液显棕黄色。

8. 贮藏

麻袋装，或木箱包装。置阴凉干燥处。

（三）炮制与饮片

1. 药材炮制

取本品洗净，润透或蒸透后切薄片，晒干。

2. 饮片名称

木瓜。

3. 药品类别

祛风湿药：祛风寒湿药。

4. 性状特征

本品呈类月牙形薄片。外表紫红色或棕红色，有不规则的深皱纹。切面棕红色。气微清香，味酸（图101-6）。

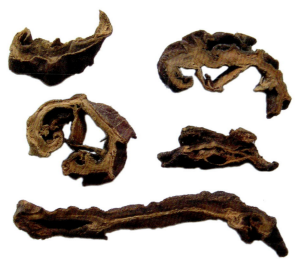

图 101-6　木瓜

5. 质量要求

（1）水分：不得过 15.0%。

（2）总灰分：不得过 5.0%。

（3）酸度：取本品粉末 5g，加水 50ml，振摇，放置 1 小时，滤过，滤液依法测定，pH 应为 3.0 ～ 4.0。

（4）浸出物：用热浸法测定，乙醇作溶剂，不得少于 15.0%。

（5）含量测定：用高效液相色谱法测定，本品含齐墩果酸（$C_{30}H_{48}O_3$）和熊果酸（$C_{30}H_{48}O_3$）的总量不得少于 0.50%。

6. 性味功能

本品性温，味酸。平肝舒筋，和胃化湿。用于湿痹拘挛、腰膝关节酸重疼痛、吐泻转筋、脚气水肿。

7. 用法用量

内服：煎汤或入丸、散，用量 6 ～ 9g。外用：适量煎水熏洗患处。

8. 配伍禁忌

忌铅、铁。

9. 使用注意

本品不可多食，损齿及骨。下部腰膝无力，由于精血虚、真阴不足者不宜用。伤食脾胃未虚、积滞多者，不宜用。

10. 贮藏

麻袋装，或木箱包装。置阴凉干燥处，防潮，防蛀。

（四）经典方剂与临床应用

木瓜丸（《太平圣惠方》）

处方： 槟榔 60g；木瓜（干者），赤茯苓，沉香，陈橘皮（汤浸，去白、瓤，焙），紫苏茎叶，柴胡（去苗），高良姜（锉）各 30g；吴茱萸 22.5g（汤浸七遍，焙干，微炒）；木香、赤芍药各 15g；桂心 7.5g。

制法： 上药捣罗为末。炼蜜和捣二三百杵。丸如梧桐子大。

功能主治： 用于脚气、心腹胀满、脚膝浮肿、上气喘促。

用法用量： 每服不计时候，以温酒下 30 丸。

（五）食疗与药膳

1. 虎骨木瓜酒

原料： 虎骨（酥炙）31g，木瓜 1 个，玉竹 62g，高粱酒 10 升，桑枝 100g，防风、秦艽各 15g，白茄根、川续断、红花、五加皮、天麻、当归、牛膝、川芎各 31g，冰糖适量。

制作方法： 将上面的药材研细成末，用绢袋装起来，然后放入高粱酒里，浸泡七日，滤清后加入冰糖即成。

功能主治： 祛湿驱寒，调和气血，壮筋强骨，祛风定痛。

2. 猪蹄木瓜汤

原料： 猪蹄 100g，木瓜 30g，食盐适量。

制作方法: 将木瓜切片,与猪蹄一起入锅炖40分钟,加少许食盐调味即成。

功能主治: 用于产后缺乳或少乳。

用法用量: 每日内服2次。

102 山楂 Shan Zha

(一)基原

1. 集解

山楂始载于《唐本草》,原名赤瓜木。《本草图经》名棠球子,《本草纲目》始名山楂。《本草图经》载:"棠球子,生滁州。三月开白花,随便结实,其味酢而涩。"《本草品汇精要》引《唐本草》中记载:"树小,高五六尺,叶似香荚,子似虎掌,瓜木如小林檎,赤色。"《本草纲目》载:"赤瓜、棠球、山楂,一物也……其类有两种,皆生山中。一种小者,山人呼为棠杭子、茅楂、猴楂,可入药用。树高数尺,叶有五尖,桠间有刺,三月开五出小白花,实有赤、黄二色,肥者如小林梢,小者如指头,九月乃熟。闽人取熟者去核,捣和糖蜜作为楂糕以充果物,其核状如牵牛子,黑色甚坚。一种大者,山人呼为羊杭子。树高丈余,花叶皆同,但实稍大而色黄绿……初甚酸涩,经霜乃可食。"上述本草记载说明历代所用山楂与当今所用山楂一致。本品原植物生于山中,李时珍曰:"山楂味似楂子故亦名楂。"故名。

2. 品种

山楂为双子叶植物纲蔷薇科山楂属植物山里红 *Crataegus pinnatifida* Bge. var. *major* N. E. Br. 或山楂 *Crataegus pinnatifida* Bge. 的干燥成熟果实。

3. 分布

山东境内主产于潍坊、临沂、济南、泰安、济宁等地;以青州产质量最好,有"青州府山楂"之称;省内各山地丘陵及平原均有栽培。山里红在山东境内均有栽培。

4. 生态

(1)山里红:生于山坡林边或灌木丛中。海拔100~1500m。

(2)山楂:生于海拔100~1500m的溪边、山谷、林缘或灌木丛中。

5. 形态特征

(1)山里红:落叶乔木,高达6m。枝刺长1~2cm,或无刺。单叶互生;叶柄长2~6cm;叶片阔卵形或三角卵形稀菱状卵形,长6~12cm,宽5~8cm,有2~4对羽状裂片,先端渐尖,基部宽楔形,上面有光泽,下面沿叶脉被短柔毛,边缘有不规则重锯齿。伞房花序,直径4~6cm;萼筒钟状,5齿裂;花冠白色,直径约1.5cm,花瓣5,倒卵形或近圆形;雄蕊约20,花药粉红色;雌蕊1,子房下位,5室,花柱5。梨果近球形,直径可达2.5cm,深红色,有黄白色小斑点,萼片脱落很迟,先端留下一圆形深洼;小核3~5,向外的一面稍具棱,向内面侧面平滑。花期5~6月,果期8~10月。

(2)山楂:与山里红极为相似,仅果形较小,直径1.5cm;叶片亦较小,且分裂较深(图102-1至图102-3)。

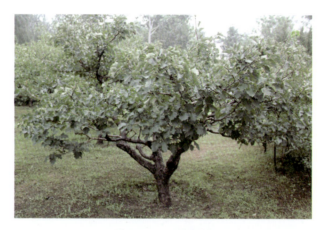

图102-1　山楂植株

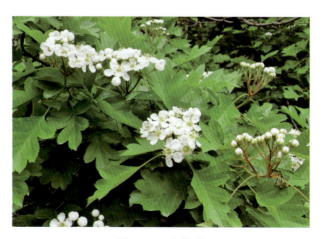

图102-2　山楂花

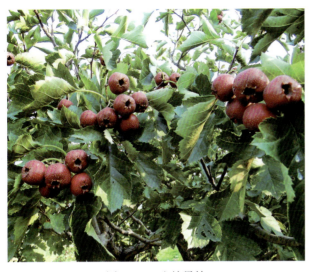

图 102-3　山楂果枝

6. 产地加工

秋季果实成熟时采收，晒干，或切片，干燥。

（二）药材

1. 性状特征

（1）山里红果实近球形或片状，直径 1～2.5cm。表面鲜红色至紫红色，有光泽，满布灰白色的斑点，顶端有宿存花萼，基部有果柄残痕。商品常加工成纵切片或横切片，厚 2～8mm，多卷曲皱缩不平。果肉厚，深黄色至浅棕色，切面可见淡黄色种子 3～5 颗，有的已脱落。质坚硬。气微清香，味酸微甜。

（2）山楂果实类球形或片状，直径 1～1.5cm。表面深红色，有小斑点，顶端有宿存花萼，基部有细长果柄。质坚硬。气微清香，味酸微涩（图 102-4）。

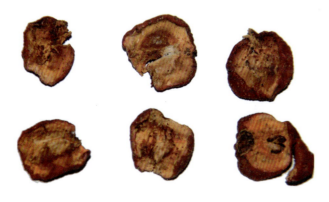

图 102-4　山楂

2. 商品规格

本品分山楂个和山楂片，均为统货。

3. 道地药材

山楂以青州所产质量最好，有"青州府山楂"之称，为道地药材。

4. 质量标志

山里红：以片大、皮红、肉厚、味酸甜者为佳。山楂：以个匀、色棕红、肉质者为佳。

5. 显微特征

组织鉴别：外果皮细胞呈方形列，外被角质层。中果皮宽广，外侧有 2～3 列含棕色素的薄壁细胞；可见草酸钙方晶或石细胞有外韧型维管束散在（图 102-5）。

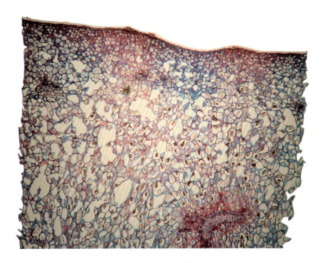

图 102-5　山楂药材果肉横切面组织特征

粉末鉴别：粉末红棕色。石细胞较多，成群或单个散在，近无色或淡黄色，呈类圆形、卵圆形、类方形或长条形、类三角形，直径 18～176μm，壁厚至 53μm，孔沟较密，有的层纹明显，胞腔含橙黄色、棕色或橙红色物质。草酸钙簇晶存在于淡黄色薄壁组织中，直径 15～54μm；草酸钙方晶呈方形、长方形、锥形或棱形，直径 13～47μm。纤维成束，有时上下层交错排列。果肉表皮细胞表面观类圆形、长圆形或类多角形，直径 9～47μm，胞腔内含黄棕色至红棕色物。果肉薄壁细胞皱缩，细胞界限不甚清楚，胞腔内含棕色或橙红色物质，常包埋有淀粉粒或草酸钙晶体。淀粉粒较多，单粒类圆形、长圆形或多角形，边缘有突起，有的一端稍尖突，直径 4 ～ 14μm，长至 191μm；复粒由 2 ～ 8 分粒组成（图 102-5）。

6. 化学组分

黄酮类：牡荆素（vitexin）；槲皮素（quercetin）；槲皮苷（quercitin）；金丝桃苷（hyperoside）；3，4′，5，7- 四羟基黄酮 -7- 葡萄糖苷（3，4′，5，7-tetrahydroxyflavones-7-glucoside）和芸香苷（rutoside）。有机酸类：山楂酸（maslinicacid），柠檬酸（citricacid），熊果酸（ursolicacid）等。此外，还含磷脂（phosphatide），维生素 C（vitamin C），维生素 B_2（citamin B_2）等。

7. 理化特征

薄层色谱：取本品粉末 1g，加乙酸乙酯 4ml，超声处理 15 分钟，滤过，取滤液作为供试品溶液。另取熊果酸对照品，加甲醇制成每毫升含 1mg 的溶液，作为对照品溶液。吸取上述 2 种溶液各 4μl，分别点于同一硅胶 G 薄层板上，以甲苯 - 乙酸乙酯 - 甲酸（20：4：0.5）为展开剂，展开，取出，晾干，喷以硫酸乙醇溶液（3 → 10），在 80℃加热至斑点显色清晰。供试品色谱中，在与对照品色谱相应的位置上，显相同的紫红色斑点；置紫外光灯（365nm）下检视，显相同的橙黄色荧光斑点。

8. 贮藏

本品用麻袋装；置通风干燥处，防蛀。

（三）炮制与饮片

1. 药材炮制

（1）净山楂：除去杂质及脱落的核（图 102-6）。

（2）炒山楂：取净山楂，置炒制容器内，用中火加热，炒至颜色加深，取出放凉。

（3）焦山楂：取净山楂，置炒制容器内，用中火加热，炒至外表焦褐色，内部焦黄色，取出放凉。

2. 饮片名称

山楂，炒山楂，焦山楂。

3. 药品类别

消食药。

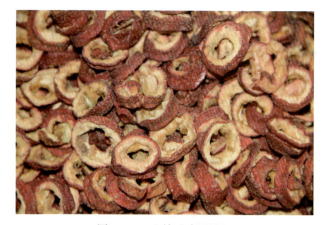

图 102-6　山楂（冻干品）

4. 性状特征

（1）炒山楂：形如山楂片，果肉黄褐色，偶见焦斑。气清香，味酸、微甜（图 102-7）。

（2）焦山楂：形如山楂片，表面焦褐色，内部黄褐色。有焦香气（图 102-8）。

（3）山楂炭：形如山楂片，表面黑色，内部呈黑褐色（图 102-9）。

5. 质量要求

（1）炒山楂：含量测定：用高效液相色谱法测定，本品含有机酸以枸橼酸（$C_6H_8O_7$）计，不得少于 4.0%。

（2）焦山楂：含量测定：用高效液相色谱法测定，本品含有机酸以枸橼酸（$C_6H_8O_7$）计，不得少于 4.0%。

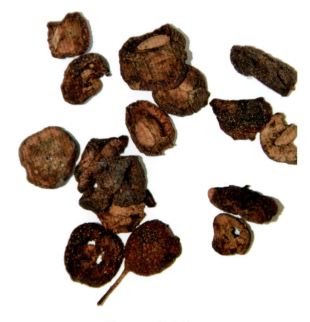

图 102-7　炒山楂

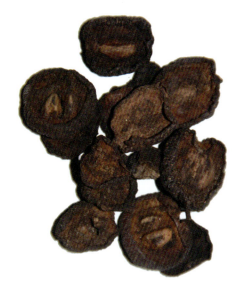

图 102-8 焦山楂

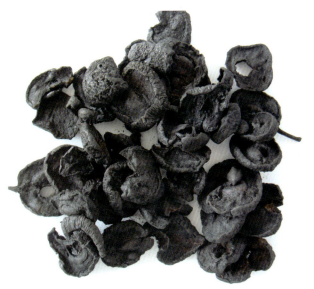

图 102-9 山楂炭

6. 性味功能

本品性微温，味酸、甘。消食健胃，行气散瘀，化浊降脂。用于肉食积滞，胃脘胀满，泻痢腹痛，瘀血经闭，产后瘀阻，心腹刺痛，胸痹心痛，疝气疼痛，高脂血症。焦山楂消食导滞作用增强。用于肉食积滞，泻痢不爽。

7. 用法用量

内服：煎汤或入丸、散，用量 9～12g。

8. 使用注意

脾胃虚弱者慎服。

9. 贮藏

用麻袋装；置通风干燥处，防蛀。

（四）经典方剂与临床应用

健脾丸（《医方集解》）

处方： 人参、白术（土炒）、陈皮、麦芽（炒）各 60g，山楂（去核）45g，枳实 90g。

制法： 上药研为细末，神曲糊丸。

功能主治： 健脾消食。治脾虚气弱，饮食不消。

用法用量： 每次 10g，米饮送下，一日 2～3 次。

（五）食疗与药膳

1. 山楂黑木耳红糖汤

原料： 山楂 100g，黑木耳 50g，红糖 30g。

制作方法： 将山楂水煎约 500ml 去渣，加入泡发的黑木耳，文火煨烂，加入红糖即成。

功能主治： 活血散瘀，健脾补血。

用法用量： 可服 2～3 次，5 天服完，连服 2～3 周。

2. 肉桂山楂粥

原料： 肉桂 4g，山楂 30g，粳米 50g，红糖适量。

制作方法： 先将肉桂水煎 20 分钟，与山楂、粳米同时入锅，煮成粥，加糖即可食用。

功能主治： 温中散寒，活血化瘀。适用于肾阳虚弱引起的手足发凉、脾胃虚弱及血脂高者。

用法用量： 每日 1 剂，趁热服食（不食肉桂）。

103 路边青 Lu Bian Qing

（一）基原

1. 集解

路边青始载于《本草纲目》，名水杨梅，书中记载："生水边，条叶甚多，生子如杨梅状……丛生，苗叶似菊，茎端开黄花。"所述形态似路边青。

2. 品种

路边青为双子叶植物纲蔷薇科路边青属植物路边青 Geum aleppicum Jacq. 的干燥全草。

3. 分布

山东境内主产于青岛、烟台、泰安、临沂等

斤9两6钱，朱砂面11斤零6钱4分，研匀，收贮勿令泄气，装瓶备用。

功能主治：清暑散风，通窍止痛。主治感受四时不正之气，呕吐恶心，夏令受暑，头目眩昏，伤风头痛，晕车船。

用法用量：搐鼻，必要时并可内服，每服0.3g，白开水送下。

（五）食疗与药膳

玫瑰玻璃肉

原料：鲜玫瑰花2朵，猪肉400g（稍肥者好），熟芝麻、白糖各适量。

制作方法：猪肉切小条加湿淀粉拌匀；鲜玫瑰花洗净，切成粗丝。油热，将酱好的猪肉入锅中油炸好捞出沥油；锅内留底油少许，放入白糖，翻炒至能挂长丝。随即下肉条颠翻几下，待糖全裹在猪肉上面，投入芝麻、鲜玫瑰花丝，迅速翻炒几下，盛盘晾凉即成。

功能主治：补肺健脾，理气活血功效。适用于脾胃虚弱、阴虚咳嗽、食欲缺乏、消化不良、便秘等病症。

109　地榆 Di Yu

（一）基原

1. 集解

地榆始载于《神农本草经》，列为中品。《本草经集注》载："今近道处处有。叶似榆而长，初生布地，而花子紫黑色如豉，故名玉豉，一茎长直上。"《本草图经》载："今处处平原川泽皆有之。宿根三月内生苗，初生布地，独茎直上，高三四尺，对分出叶。叶似榆叶而稍狭，细长作锯齿状，青色。七月开花如椹子，紫黑色。根外黑里红，似柳根。"《本草纲目》载："地榆除下焦热，治大小便血症。"其叶似榆而长，初生布地，故名。

2. 品种

地榆为双子叶植物纲蔷薇科地榆属植物地榆 *Sanguisorba officinalis* L. 或长叶地榆 *Sanguisorba officinalis* L. var. *longifolia*（Bert.）Yü et Li 的干燥根。

3. 分布

山东境内产于烟台、青岛、淄博、临沂、泰安、潍坊、枣庄、菏泽、济宁等地，以蒙阴、牟平、淄博、长青、邹平、龙口、泰安、历城、章丘等地产量较多。

4. 生态

地榆生于海拔30～3000m的草原、草甸、山坡草地、灌丛中或疏林下。

5. 形态特征

（1）地榆：多年生草本。根多呈纺锤形，表面棕褐色或紫褐色，有纵皱纹及横裂纹。茎直立，有棱，无毛或基部有稀疏腺毛。基生叶为羽状复生，小叶4～6对；叶柄无毛或基部有稀疏腺毛；小叶片有短柄；托叶膜质，褐色，外面无毛或稀疏腺毛；小叶片卵形或长圆形，长1～7cm，宽0.5～3cm，先端圆钝，稀急尖，基部心形至浅心形，边缘有多数粗大、圆钝的锯齿，两面无毛；茎生叶较少，小叶片长圆形至长圆状披针形，狭长，基部微心形至圆形，先端急尖，托叶大，革质，半卵形，外侧边缘有尖锐锯齿。穗状花序椭圆形、圆柱形或卵球形，直立，长1～3（～4）cm，直径0.5～1cm，紫色至暗紫色，从花序顶端向下开放；苞片2，膜质，披针形，先端渐尖至骤尖，比萼片短或近等长，背面及边缘有柔毛；裂片4，椭圆形至宽卵形；先端常具短尖头，紫红色；雄蕊4，花丝丝状与萼片近等长，柱头先端盘形。瘦果包藏在宿存萼筒内，倒卵状长圆形或近圆形，外面4棱。花期7～10月，果期9～11月（图109-1至图109-3）。

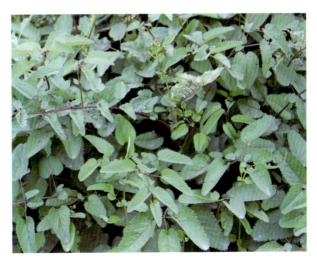

图109-1　地榆植株

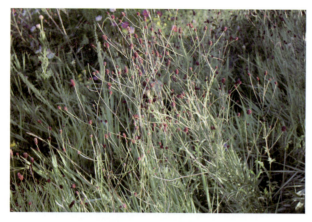

图 109-2　地榆花枝

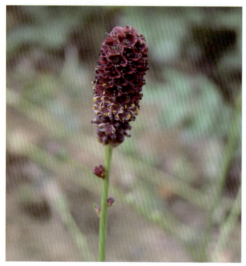

图 109-3　地榆花序

（2）长叶地榆：基生叶小叶带状长圆形至带状披针形，基部微心形，圆形至宽楔形，茎生叶较多，与基生叶相似，但更长而狭窄；花穗长圆柱形，长 2～6cm，直径通常 0.5～1cm，雄蕊与萼片近等长。花果期 8～11 月（图 109-4）。

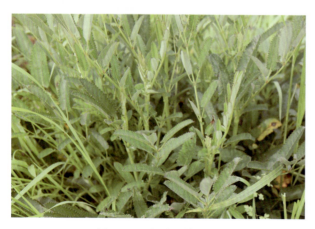

图 109-4　长叶地榆植株

6. 产地加工

秋季植株枯萎后或春季将发芽时采挖，除去根茎及须根，洗净，晒干或烘干。亦有趁鲜时切片后干燥者。

（二）药材

1. 性状特征

根呈圆柱形，略弯曲，长 18～21cm，直径 0.5～2cm，有时有支根或支根痕。表面棕褐色，纵皱纹明显，顶端有时具环纹，有圆柱状根茎或根茎残基。质坚脆，折断面平整，略粉质，横断面形成层环明显，皮部淡黄色，木部棕黄色或带粉红色，有放射状纹理。气微，味微苦涩（图 109-5）。

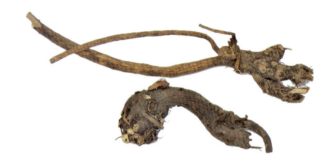

图 109-5　地榆药材

2. 商品规格

本品均为统货。

3. 道地药材

本品以蒙阴、牟平、淄博、长清、邹平、龙口、泰安、历城、章丘等地产者质佳。

4. 质量标志

本品以根条粗、表面棕褐、质坚硬、断面粉红色者为佳。

5. 显微特征

（1）组织鉴别

1）地榆根横切面：木栓细胞 8～9 列；皮层细胞 1～3 列，壁薄；韧皮部与木质部约等宽，有较多裂隙，韧皮纤维单个散在，壁厚，多木化。形成层明显成环，木质部导管较少，周围有众多木纤维，初生木质部四原型，无髓。薄壁细胞充满淀粉粒，并含草酸钙簇晶（图 109-6）。

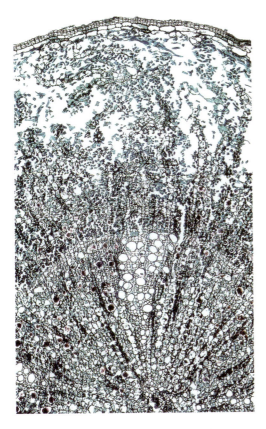

图 109-6　地榆药材横切面组织特征

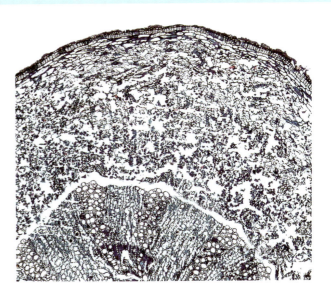

图 109-7　长叶地榆药材横切面组织特征

2）长叶地榆根横切面：皮层较宽，韧皮纤维束较多（图 109-7）。

（2）粉末鉴别：粉末灰黄色至土黄色。草酸钙簇晶众多，棱角较钝，直径 18 ～ 65μm。淀粉粒众多，多单粒，长 11 ～ 25μm，直径 3 ～ 9μm，类圆形、广卵形或不规则形，脐点多为裂缝状，层纹不明显。木栓细胞黄棕色，长方形，有的胞腔内含黄棕色块状物或油滴状物。导管多为网纹导管和具缘纹孔导管，直径 13 ～ 60μm。纤维较少，单个散在或成束，细长，直径 5 ～ 9μm，非木化，孔沟不明显。草酸钙方晶直径 5 ～ 20μm。

6. 化学组分

鞣质类：没食子酸；1，2，3，6- 四没食子酰 -β-D- 葡萄糖苷；3-O- 甲基没食子酸甲酯（3-O-methylmethylgallate）等。黄酮类：槲皮素；山奈酚 -3，7- 二鼠李糖苷等。三萜皂苷类：地榆苷Ⅰ、Ⅱ（ziyuglycoside Ⅰ，Ⅱ）；地榆皂苷 A ～ C（sanguisorbinA ～ C）；白桦脂酸（betulinic acid）；山香醇酸糖苷 R1（suavissimoside R1）等。

7. 理化特征

（1）化学定性：取本品粉末 0.1g，加水 3ml，水浴温热数分钟，过滤，取滤液 1ml 加 1% 三氯化铁试剂 1 ～ 2 滴，显深蓝绿色。另取滤液 1ml，加明胶试剂 1 ～ 2 滴，有沉淀产生。取本品粉末 2g，加乙醇 20ml，加热回流约 10 分钟，过滤，滤液加氨试液调节 pH 至 8 ～ 9，滤过，滤液蒸干，残渣加水 10ml 使溶解，滤过，取滤液 5ml，蒸干，加醋酐 1ml 与硫酸 2 滴，显红紫色，放置后变棕色。

（2）薄层色谱：取本品粉末 2g，加 10% 盐酸的 50% 甲醇溶液 50ml，加热回流 2 小时，放冷，滤过，滤液用盐酸饱和的乙醚振摇提取 2 次，每次 25ml，合并乙醚液，挥干，残渣加甲醇 1ml 使溶解，作为供试品溶液。另取没食子酸对照品，加甲醇制成每毫升含 0.5mg 的溶液，作为对照品溶液。吸取供试品溶液 5 ～ 10μl、对照品溶液 5μl，分别点于同一硅胶 G 薄层板上，以甲苯（用水饱和）- 乙酸乙酯 - 甲酸（6 : 3 : 1）为展开剂，展开，取出，晾干，喷以 1% 三氯化铁乙醇溶液。供试品色谱中，在与对照品色谱相应的位置上，显相同颜色的斑点。

8. 贮藏

置通风干燥处，防蛀。

（三）炮制与饮片

1. 药材炮制

（1）地榆：拣去杂质，用水洗净，稍浸泡，润透，切成厚片，晒干。

（2）地榆炭：取地榆片置锅内炒至外表变为黑色，内部老黄色，喷洒清水。取出，晒干。

2. 饮片名称

地榆，地榆炭。

3. 药品类别

止血药：凉血止血药。

4. 性状特征

（1）地榆：本品呈不规则的类圆形片或斜切片。外表皮灰褐色至深褐色。切面较平坦，粉红色、淡黄色或黄棕色，木部略呈放射状排列；或皮部有多数黄棕色绵状纤维。气微，味微苦涩（图109-8）。

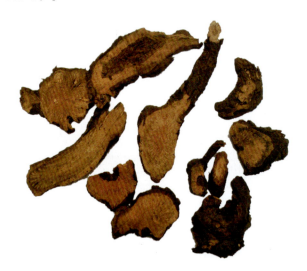

图 109-8　地榆

（2）地榆炭：本品表面焦黑色，内部棕褐色。有焦香气，味微苦涩。

5. 质量要求

（1）地榆

1）水分：不得过 12.0%。

2）总灰分：不得过 10.0%。

3）酸不溶性灰分：不得过 2.0%。

4）浸出物：用热浸法测定，稀乙醇作溶剂，不得少于 23.0%。

5）含量测定：用鞣质含量测定法测定，本品含鞣质不得少于 8.0%。

用高效液相色谱法测定，本品含没食子酸（$C_7H_6O_5$）不得少于 1.0%。

（2）地榆炭（图 109-9）

1）浸出物：用热浸法测定，稀乙醇作溶剂，不得少于 20.0%。

2）含量测定：用鞣质含量测定法测定，本品含鞣质不得少于 2.0%。

用高效液相色谱法测定，本品含没食子酸（$C_7H_6O_5$）不得少于 0.60%。

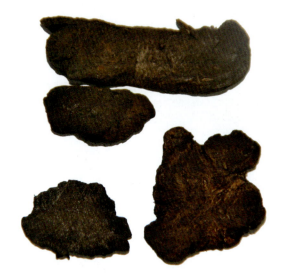

图 109-9　地榆炭

6. 性味功能

本品性微寒，味苦、酸、涩。凉血止血，解毒敛疮。用于便血、痔血、血痢、崩漏、水火烫伤、痈肿疮毒。

7. 用法用量

内服：用量 9～15g。外用：适量研末涂敷患处。

8. 使用注意

虚寒者忌服。

9. 贮藏

置通风干燥处，防蛀。

（四）经典方剂与临床应用

地榆汤（《圣济总录》）

处方：地榆 60g，甘草（炙、锉）15g。

制法：上二味粗捣筛。

功能主治：用于血痢不止。

用法用量：每服 14g，以水一盏，煎取七分，去渣，温服，日二夜一。

（五）食疗与药膳

1.地榆槐花蜜饮

原料： 地榆60g，槐花30g，蜂蜜30g。

制作方法： 先将挖取或购买的地榆洗净，切成片，放入砂锅加水适量，煎煮2次，每次40分钟，合并2次浓煎液，回入砂锅，加入槐花，视需要可酌加清水，大火再煎煮10分钟，用洁净纱布过滤，去渣，收取滤汁放入容器，待其温热时，兑入蜂蜜，拌匀即成。

功能主治： 清热凉血，抗癌止血。适用于宫颈癌阴道出血等症。

用法用量： 早晚2次分服。

2.地榆粥

原料： 地榆15g，大米100g，白糖适量。

制作方法： 将地榆择净，放入锅中，加清水适量，浸泡5～10分钟后，水煎取汁，加大米煮粥，待粥熟时下白糖，再煮一二沸即成。

功能主治： 凉血止血，解毒疗疮。适用于衄血、咯血、吐血、尿血、痔疮出血、崩漏、血痢不止及水火烫伤等。

110 合欢花 He Huan Hua

（一）基原

1.集解

合欢花始载于《神农本草经》，列为中品，书中记载："合欢生豫州河内山谷，树如狗骨树。"《本草纲目》附方载："夜合花枝煮浓汁，试口中并洗之，可治小儿撮口。"

2.品种

合欢花为双子叶植物纲豆科合欢属植物合欢 *Albizzia julibrissin* Durazz. 的花蕾或初开放的干燥花。

3.分布

山东境内除鲁西北以外，各地均产。

4.生态

合欢生于路旁、林边及山坡上。

5.形态特征

合欢：落叶乔木，高可达16m。树皮灰褐色，小枝带棱角。二回羽状复叶互生，羽片4～12对；小叶10～30对，镰状长圆形，两侧极偏斜，长6～12mm，宽1～4mm，先端急尖，基部楔形。花序头状，多数，伞房状排列，腋生或顶生；花萼筒状，5齿裂；花冠漏斗状，5裂，淡红色；雄蕊多数而细长，花丝基部连合。荚果扁平，长椭圆形，长9～15cm。花期6～7月，果期9～11月（图110-1，图110-2）。

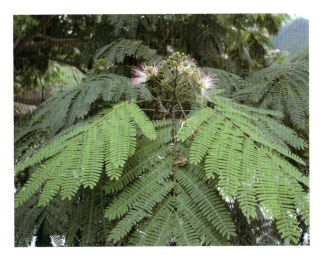

图110-1 合欢植株

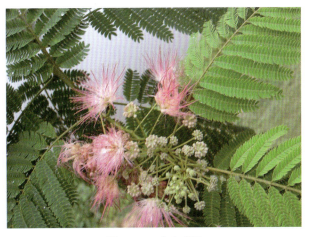

图110-2 合欢花枝

6.产地加工

6～7月份，选择晴天将花序采下，摊于竹匾内迅即晒干，晒时需常翻动，2～3天后花由红白色转变成黄褐色即可。5月采的花蕾，呈绿色，称"合欢米"（图110-3）。

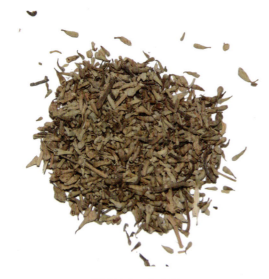

图 110-3　合欢米

（二）药材

1. 性状特征

干燥花序皱缩成团。总花梗长 3 ～ 4cm，有时与花序脱离，黄绿色，有纵纹，被稀疏毛茸。花全体密被毛茸，细长而弯曲，长 0.7 ～ 1cm，淡黄色或黄褐色，无花梗或几无花梗。花萼筒状，先端有 5 小齿；花冠筒长约为萼筒的 2 倍，先端 5 裂，裂片披针形；雄蕊多数，花丝细长，黄棕色至黄褐色。下部合生，上部分离，伸出花冠筒外。气微香，味淡（图 110-4）。

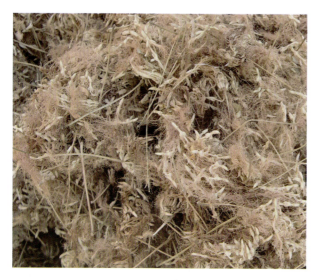

图 110-4　合欢花

2. 商品规格

本品均为统装。

3. 道地药材

本品以潍坊市诸城产者为佳。

4. 质量标志

本品以干燥、呈淡黄褐色、短梗而无霉者为佳。

5. 显微特征

粉末鉴别：粉末灰黄色。非腺毛单细胞，长 81 ～ 447μm。草酸钙方晶较多，存在于薄壁细胞中，直径 3 ～ 31μm。复合花粉粒呈扁球形，为 16 合体，直径 81 ～ 146μm，外围 8 个围在四周；单个分体呈类方形或长球形。

6. 化学组分

黄酮类：槲皮素，槲皮苷，异槲皮苷，芸香苷，异鼠李素，山柰酚，木犀草素等。芳香成分：反 - 芳樟醇氧化物（linalool oxide）；异戊醇（isopentanol）；2, 2, 4- 三甲基噁丁烷（2, 2, 4-trimethyloxetane）等。

7. 理化特征

薄层色谱：取本品粉末 0.6g，加 70% 乙醇 30ml，加热回流 1 小时，滤过，滤液蒸干，残渣加水 25ml 使溶解，用水饱和的正丁醇振摇提取 2 次，每次 30ml，合并正丁醇液，蒸干，残渣加甲醇 10ml 使溶解，作为供试品溶液。另取合欢花对照药材 0.6g，同法制成对照药材溶液。再取槲皮苷对照品，加甲醇制成每毫升含 0.5mg 的溶液，作为对照品溶液。吸取上述三种溶液各 1μl，分别点于同一聚酰胺薄膜上，以甲苯 - 乙酸乙酯 -88% 甲酸 - 水（1 : 8 : 1 : 1）的上层溶液为展开剂，展开，取出，晾干，喷以三氯化铝试液，热风吹约 1 分钟，置紫外光灯（365nm）下检视。供试品色谱中，在与对照药材色谱和对照品色谱相应的位置上，显相同颜色的荧光斑点。

8. 贮藏

放箱内置于干燥通风处。防虫蛀。

（三）炮制与饮片

1. 药材炮制

将原药拣去残留枝叶，筛去灰屑。

2. 饮片名称

合欢花。

3. 药品类别

安神药：养心安神药。

4. 性状特征

本品性状特征同药材。

5. 质量要求

（1）水分：不得过 15.0%。

（2）总灰分：不得过 10.0%。

（3）酸不溶性灰分：不得过 3.0%。

（4）浸出物：用热浸法测定，稀乙醇作溶剂，不得少于 25.0%。

（5）含量测定：用高效液相色谱法测定，本品含槲皮苷（$C_{21}H_{20}O_{11}$）不得少于 1.0%。

6. 性味功能

本品性平，味苦、甘。养心开胃，理气解郁，明目。用于夜眠不安、抑郁不舒、神经衰弱、食欲缺乏、跌打损伤、视物不清等。

7. 用法用量

内服：煎汤，3～6g 或入丸、散。

8. 贮藏

放箱内置于干燥通风处。防虫蛀。

（四）经典方剂与临床应用

归桂化逆汤（《校注医醇剩义》）

处方： 当归、茯苓、郁金、合欢花、牛膝各二钱，白芍药（酒炒）一钱五分，青皮一钱，肉桂、玫瑰花、木香、降香各五分，蒺藜四钱，大枣五枚。

制法： 水煎。

功能主治： 主治关格，肝气犯胃，食入作吐。

（五）食疗与药膳

合欢花粥

原料： 合欢花 30g（或鲜品 50g），粳米 50g，红糖适量。

制作方法： 将合欢花、粳米、红糖同放入锅内，加清水 500g，用文火烧至粥稠即可。

功能主治： 安神解郁，活血，消痈肿。适用于忿怒忧郁、虚烦不安、健忘失眠等症。

用法用量： 每晚睡前 1 小时空腹温热顿服。

111 合欢皮 He Huan Pi

（一）基原

1. 集解

合欢皮始载于《神农本草经》，书中记载："合欢，味甘平。主安五脏，利心志，令人欢乐无忧……生山谷。"《唐本草》载："此树叶似皂荚及槐。极细，五月花发，红白色……秋实作荚，子极薄细。"《本草图经》载："木似梧桐，枝甚柔弱，叶似皂角，极细而繁密……五月花发，红白色，瓣上若丝茸，然至秋而实作荚，子极薄细。"

2. 品种

合欢皮为双子叶植物纲豆科合欢属植物合欢 *Albizia julibrissin* Durazz. 的干燥树皮。

3. 分布

山东境内除鲁西北以外，各地均产。

4. 生态

合欢生于路旁、林边及山坡上。

5. 形态特征

合欢：落叶乔木，高可达 16m。树皮灰褐色，小枝带棱角。二回羽状复叶互生，羽片 4～12 对；小叶 10～30 对，镰状长圆形，两侧极偏斜，长 6～12mm，宽 1～4mm，先端急尖，基部楔形。花序头状，多数，伞房状排列，腋生或顶生；花萼筒状，5 齿裂；花冠漏斗状，5 裂，淡红色；雄蕊多数而细长，花丝基部连合。荚果扁平，长椭圆形，长 9～15cm。花期 6～7 月，果期 9～11 月（图 111-1）。

6. 产地加工

春、秋二季均可剥取树皮，扎起把，晒干，以春季清明后采剥为宜。

（二）药材

1. 性状特征

树皮呈卷曲筒状或半筒状，长 40～80cm，厚 0.1～0.3cm。外表面灰棕色或灰褐色，稍有纵

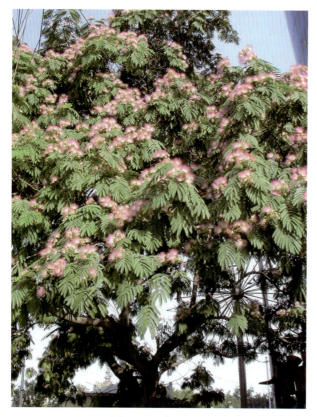

图 111-1　合欢植株

皱纹,有的成浅裂纹,密生明显的椭圆形横向皮孔,棕色或棕红色,偶有突起的横棱或较大的圆形枝痕,常附有地衣斑;内表面淡黄棕色或黄白色,平滑,有细密纵纹。质硬而脆,易折断,断面呈纤维性片状,淡黄棕色或黄白色。气微香,味淡,微涩,稍刺舌,而后喉头有不适感(图 111-2,图 111-3)。

2. 商品规格

本品均为统货。

3. 道地药材

以潍坊诸城产者为佳。

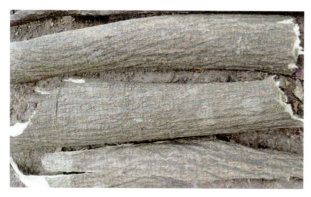

图 111-2　合欢皮药材 1

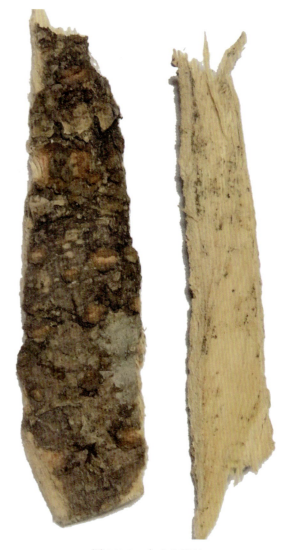

图 111-3　合欢皮药材 2

4. 质量标志

本品以表皮细密、内皮色黄、味涩有刺舌感者为佳。

5. 显微特征

(1)组织鉴别:横切面示木栓层由多层木栓细胞组成,皮层可见石细胞和晶鞘纤维。萃取钙方晶可见(图 111-4,图 111-5)。

(2)粉末鉴别:粉末灰黄色。石细胞类长圆形、类圆形、长方形、长条形或不规则形,直径 16 ~ 58μm,壁较厚,孔沟明显,有的分枝。纤维细长,直径 7 ~ 22μm,常成束,周围细胞含草酸钙方晶,形成晶纤维,含晶细胞壁不均匀增厚,木化或微木化。草酸钙方晶直径 5 ~ 26μm。

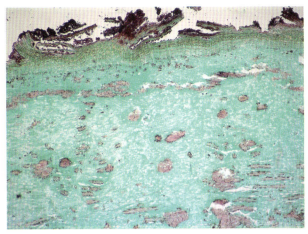

图 111-4　合欢皮药材横切面组织特征

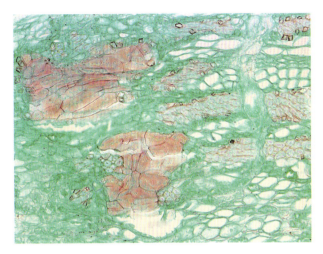

图 111-5　合欢皮药材组织中的厚壁细胞和草酸钙方晶

6. 化学组分

金合欢皂苷元 B（acacigenin B），美基豆酸内酯（machaerinicacidlactone）及美基豆酸（machaerinic acid）。此外，还含 3′,4′,7′- 三羟基黄酮；菠甾醇 -D- 葡萄糖苷和鞣质等。

7. 理化特征

化学定性：

（1）取该品粉末 0.5g，加生理盐水 5ml，水浴煮沸 2 分钟，滤过。取滤液 2ml，加 2% 红细胞生理盐水混悬液 2ml，摇匀，可见溶血现象。

（2）取该品粉末 2g，加甲醇 15ml，冷浸过夜，滤过。取滤液 1ml，加铁氰化钾 - 三氯化铁试剂数滴，显蓝色。

8. 贮藏

置通风干燥处。

（三）炮制与饮片

1. 药材炮制

将原药拣去杂质，用清水略浸，捞起，待润软切片，晒或烘干，筛去灰屑。

2. 饮片名称

合欢皮。

3. 药品类别

安神药：养心安神药。

4. 性状特征

本品呈弯曲的丝或块片状。外表面灰棕色至灰褐色，稍有纵皱纹，密生明显的椭圆形横向皮孔，棕色或棕红色。内表面淡黄棕色或黄白色，平滑，具细密纵纹。切面呈纤维性片状，淡黄棕色或黄白色。气微香，味淡、微涩、稍刺舌，而后喉头有不适感（图 111-6）。

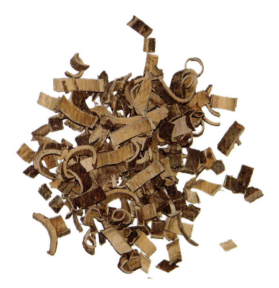

图 111-6　合欢皮

5. 质量要求

（1）水分：不得过 10.0%。

（2）总灰分：不得过 6.0%。

（3）浸出物：用热浸法测定，稀乙醇作溶剂，不得少于 10.0%。

（4）含量测定：用高效液相色谱法测定，本品含（−）- 丁香树脂酚 -4-O-β -D- 呋喃芹糖基 -（1 → 2）-β -D- 吡喃葡萄糖苷（$C_{33}H_{44}O_{17}$）不得少于 0.030%。

6. 性味功能

本品性平，味甘。解郁安神，活血消肿。用于心神不安、忧郁失眠、肺痈疮肿、跌扑伤痛。

7. 用法用量

内服：煎汤，6～12g；外用：适量，研末调敷。

8. 使用注意

溃疡病及胃炎患者慎服，风热自汗、外感不眠者禁服。

9. 贮藏

置通风干燥处。

（四）经典方剂与临床应用

黄昏汤（《备急千金要方》）

处方： 黄昏（即合欢皮）手掌大1片。
制作方法： 细切，以水3升，煮取1升。
功能主治： 用于肺痈、咳有微热、烦满、胸心甲错。
用法用量： 分3服。

（五）食疗与药膳

合欢高粱酒

原料： 合欢皮600g，米酒或高粱酒3000ml。
制作方法： 药切碎和酒装入大口瓶中，密封保存3个月。
功能主治： 补精强身，安五脏，壮筋骨。适用于阳痿、性功能减退症等。
用法用量： 每晚睡前及饭前饮1杯。

112 黄芪 Huang Qi

（一）基原

1. 集解

黄芪始载于《神农本草经》，列为上品。陶弘景曰："陇西、洮阳者色黄白甜美，黑水、岩昌者色白，肌理粗，蚕陵白水者色理胜蜀中者而冷补。"《新修本草》载："今出原州（宁夏固原）及华原（陕西耀州区）者最良，蜀汉不复采用。"

《本草图经》载："……其皮折之如绵，谓之绵黄芪，然有数种，有白水芪，有赤水芪，有木芪，功用并同而力不及白水芪，木芪短而理横。"《证类本草》所附的"宪州黄芪"图则近于豆科蒙古黄芪，宪州即现今山西静乐县，邻近忻州，似应为现今的原生芪。至于甘肃所产的红芪，又似与陶弘景所称的"又有赤色者，可作膏贴，用消痈肿，俗方多用，道家不须"的品种相同。有关黄芪的产地，陶弘景曰："第一出陇西、洮阳（甘肃临潭），次用黑水（辽宁开原）、宕昌（甘肃宕昌），又有蚕陵白水者……"《本草图经》载："今河东（山西境内）、陕西州郡多有之……其皮折之如绵，谓之绵黄芪。"《本草别说》载："黄芪本出绵上者为良，故名绵黄芪。"本品原名"黄耆"，李时珍释其名曰："耆，长也。黄耆色黄，为补药之长，故名。"现今常将"耆"简写为"芪"。

2. 品种

黄芪为双子叶植物纲豆科黄芪属植物膜荚黄芪 *Astragalus membranaceus*（Fisch.）Bge. 或蒙古黄芪 *Astragalus membranaceus* Bge. var. *mongholicus*（Bge.）Hsiao 栽培品的干燥根，前者习称"黑皮芪"，后者习称"白皮芪"。

3. 分布

膜荚黄芪山东境内各大山区均有产，菏泽、文登、荣成、曲阜、桓台及胶东各地亦有栽培；蒙古黄芪山东境内各地均有栽培（图112-1）。

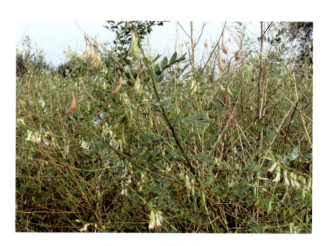

图 112-1　膜荚黄芪植株

4. 生态

膜荚黄芪生于林缘、灌丛或疏林下，亦见于山坡草地或草甸中；蒙古黄芪生于向阳山坡、沟旁或疏林下。栽培于土层深厚、富含腐殖层、排水良好和渗水力强的中性或弱碱性沙质土壤（图112-2）。

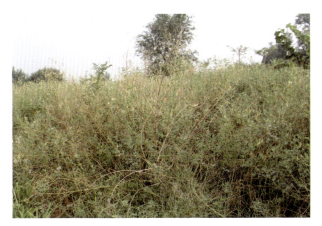

图112-2　膜荚黄芪生态

5.形态特征

（1）膜荚黄芪：多年生草本，高50～100cm。主根肥厚，木质，常分枝，灰白色。茎直立，上部多分枝，有细棱，被白色柔毛。羽状复叶有13～27片小叶，长5～10cm；叶柄长0.5～1cm；托叶离生，卵形，披针形或线状披针形，长4～10mm，下面被白色柔毛或近无毛；小叶椭圆形或长圆状卵形，长7～30mm，宽3～12mm，先端钝圆或微凹，具小尖头或不明显，基部圆形，上面绿色，近无毛，下面被伏贴白色柔毛。总状花序稍密，有10～20朵花；总花梗与叶近等长或较长，至果期显著伸长；苞片线状披针形，长2～5mm，背面被白色柔毛；花梗长3～4mm，连同花序轴稍密被棕色或黑色柔毛；小苞片2；花萼钟状，长5～7mm，外面被白色或黑色柔毛，有时萼筒近于无毛，仅萼齿有毛，萼齿短，三角形至钻形，长仅为萼筒的1/5～1/4；花冠黄色或淡黄色，旗瓣倒卵形，长12～20mm，顶端微凹，基部具短瓣柄，翼瓣较旗瓣稍短，瓣片长圆形，基部具短耳，瓣柄较瓣片长约1.5倍，龙骨瓣与翼瓣近等长，瓣片半卵形，瓣柄较瓣片稍长；子房有柄，被细柔毛。荚果薄膜质，稍膨胀，半椭圆形，长20～30mm，宽8～12mm，顶端具刺尖，两面被白色或黑色细短柔毛，果颈超出萼外；种子3～8颗。花期6～8月，果期7～9月（图112-3）。

（2）蒙古黄芪：与原种的主要区别是植株较矮小，茎直立或半直立，高40～80cm。主根直而长。奇数羽状复叶，小叶25～37片，小叶片较小，长0.5～1cm，宽3～5mm。子房和荚果光滑无毛（图112-4）。

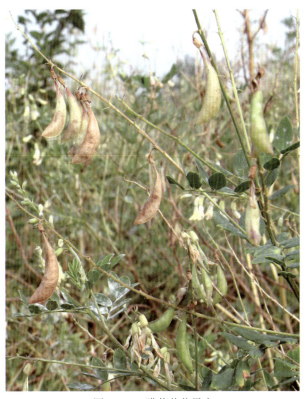

图112-3　膜荚黄芪果实

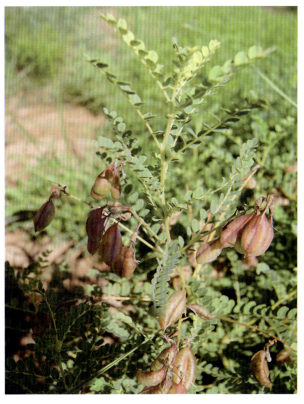

图112-4　蒙古黄芪植株

6. 产地加工

播种后 1 ～ 2 年采收。秋季 9 ～ 11 月或春季冬芽萌动前挖根，除去须根及根头，晒干。

（二）药材

1. 性状特征

（1）黑皮芪：根呈圆柱形，上粗下细，有分枝，长 30 ～ 90cm，直径 1 ～ 3cm，表面灰褐色，有不规则细似底纹及稀疏须根痕。质坚实，不易折断，断面纤维性而有粉性，皮部稍松，白色或淡黄白色，木部较紧结，黄色，菊花心明显，习称"皮松肉紧"。气香，味甜，嚼之有"豆腥"味（图112-5）。

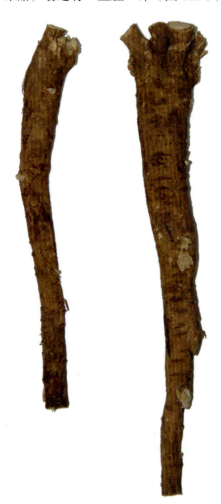

图 112-5　膜荚黄芪药材（黑皮芪）

（2）白皮芪：根与膜荚黄芪相似，主要不同点为根直条，少分枝，顶端残留茎基较多，略细。表面色较淡。质软韧，断面皮部占半径的 2/5 ～ 3/5（图112-6）。

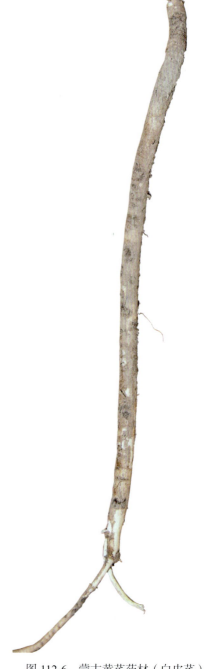

图 112-6　蒙古黄芪药材（白皮芪）

2. 商品规格

（1）一般分为四个等级

1）特等品：呈圆柱形的单条，斩疙瘩头或喇叭头，顶端间有空心。表面灰白色或淡褐色。质硬而韧。断面外层白色，中间淡黄色或黄色，有粉性。味甘，有生豆气。长 70cm 以上，上中部直径 2cm 以上，末端直径不小于 0.6cm。无须根、老皮、虫蛀、霉变。

2）一等品：长 50cm 以上，上中部直径 1.5cm

以上，末端直径不小于0.5cm。余同特等。

3）二等品：长50cm以上，上中部直径1cm以上，末端直径不小于0.4cm。间有老皮。余同特等。

4）三等品：不分长短，上中部直径0.7cm以上，末端直径不小于0.3cm。间有破短节子。余同特等。

（2）统货。

3. 道地药材

山东文登已有40余年膜荚黄芪的栽培历史，自20世纪开始进行提纯复壮，并育出了"文黄11号"和"文黄16号"等优良黄芪品种。

4. 质量标志

本品以根条粗长、皱纹少、质坚而绵、粉性足、味甜者为佳。

5. 显微特征

（1）组织鉴别

1）膜荚黄芪根横切面组织特征：与蒙古黄芪相似，主要区别是韧皮部纤维束较多（图112-7）。

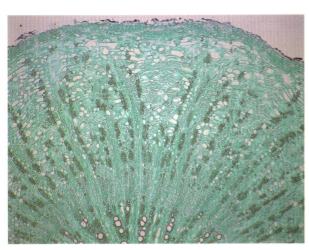

图112-7 膜荚黄芪药材横切面组织特征

2）蒙古黄芪根横切面木栓层为数列木栓细胞，栓内层为3～5列厚角细胞。切向延长，韧皮部有纤维束，与筛管群交替排列，近栓内层处有时可见石细胞及管状木栓组织；韧皮射线外侧弯曲，有裂隙。形成层成环。木质部导管单个散在或2～3个相聚，有木纤维束，木射线明显。薄壁细胞含淀粉粒（图112-8）。

（2）粉末鉴别：蒙古黄芪根粉末纤维较多，成束，稀有单个散离，无色，细长，稍弯曲，直径8～30μm，壁极厚，非木化，初生壁与次生壁

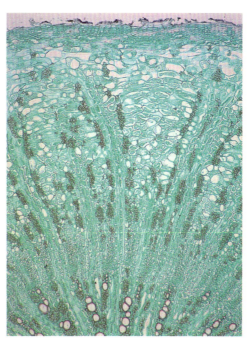

图112-8 蒙古黄芪药材横切面组织特征

多少分离，表面有较多不规则纵裂纹，孔沟不明显。纤维断端常纵裂成帚状。导管主要为具缘纹孔导管，无色或淡黄绿色，直径24～160μm，导管分子甚短，具缘纹孔排列紧密，椭圆形、类方形或类斜方形，可见3～10个纹孔口连接成线状，也有具缘纹孔横向延长成梯纹状，另有较细的网纹导管。淀粉粒较多，单粒类圆形、椭圆形或类肾形，直径3～13μm；复粒由2～4分粒组成。木栓细胞微黄绿色，表面观呈类多角形或类方形，垂周壁薄，有的呈细波状弯曲。石细胞稀少，呈类三角形或类方形，直径约至60μm，壁厚至10μm，微木化，层纹可见，孔沟稀少。膜荚黄芪根与蒙古黄芪根主要区别点为纤维无色或橙黄色，直径6～22μm，断端较平截；导管具缘纹孔导管有的显橙黄色，直径约至224μm，也含橙红色色素块，或色素块散在；淀粉粒较少；木栓细胞无色或黄棕色（图112-9）。

6. 化学组分

膜荚黄芪根：含甜菜碱（betaine），胆碱（choline），熊竹素（kumatakenin），毛蕊异黄酮（calycosin），刺芒柄花素（formononetin），胡萝卜苷，黄芪皂甲，膜荚黄芪苷Ⅰ及Ⅱ（astramembrannin Ⅰ，Ⅱ），新三萜黄芪苷（astragloside），紫云英苷（astragalin），黄芪多糖（astragalan）以及氨基酸等。

蒙古黄芪根：含芒柄花黄素，毛蕊异黄酮，

β-谷甾醇，亚油酸，亚麻酸，氨基酸，胡萝卜苷，二十九烷，胆碱，黄芪多糖等。

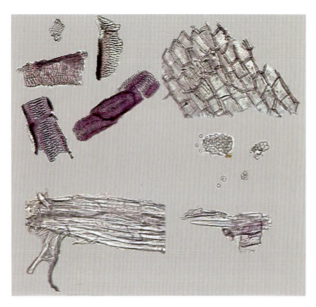

图 112-9　黄芪药材粉末显微特征

7. 理化特征

（1）光谱鉴别：取粉末 0.2g，加水 20ml，放置 12 小时，滤过，滤液供测试用。测试条件：扫描范围 200～400nm，吸收度量程 0～2A，狭缝宽度 2nm，波长标尺放大 40nm/cm。样品无明显吸收峰，仅有强的末端吸收。

（2）化学定性

1）取粉末 3g，加水 30ml，浸渍过夜，滤过，取滤液 1ml，加 0.2% 茚三酮溶液 2 滴，在沸水中加热 5 分钟，冷后呈紫红色。

2）取上述水溶液 1ml，于 60℃水浴中加热 10 分钟，加 5%α-萘酚乙醇溶液 5 滴，摇匀，沿管壁缓缓加入浓硫酸 0.5ml，在试液与硫酸交界处出现紫红色环。

3）取粉末 2g，加甲醇 10ml，放置过夜，滤过。取滤液 1ml，在水浴上蒸干，用少量冰醋酸溶解残渣，加入醋酸酐 - 浓硫酸试剂（19：1）0.5ml，颜色由黄转变为红色→青色→污绿色。（检查甾醇）

4）取粉末 2g，加酸性乙醇 10ml，温浸 2 小时，滤过。滤液调至中性，蒸干，加 3% 盐酸 1ml 溶解残渣。各取滤液 0.5ml，分别滴加碘化铋钾及碘化汞钾试剂各 1 滴，前者产生橙红色沉淀。后者产生灰白色沉淀。

（3）薄层色谱：取粉末（40 目）3g，加水

15ml 冷浸过夜，滤过。滤液点于硅胶 G 薄层板上，用氯仿 - 无水乙醇（8：2）展开，磷钼酸试剂显色，105℃烘烤 10 分钟，显蓝色斑点。取粉末 2g，加乙醇 15ml，冷浸 24 小时，滤过，滤液水浴浓缩至干，加适量乙醇 15ml，冷浸 24 小时，滤过，滤液水浴浓缩至干，加适量乙醇溶解，点于硅胶 G 薄层板上。以氯仿 - 甲醇（9：1）展开，展距 15cm。置紫外光灯下检视。样品在 R_f 0.71、0.80 处有 2 个斑点。取粉末 3g，加甲醇 20ml，置水浴上加热回流 1 小时，滤过，滤液加于已处理好的中性氧化铝柱（100～120 目，5g，内径 10～15mm）上，用 40% 甲醇 100ml 洗脱，收集洗脱液，置水浴上蒸干。残渣加水 30ml 使溶解，用水饱和的正丁醇提取 2 次，每次 20ml，合并正丁醇液；用水洗涤 2 次，每次 20ml；弃去水液，正丁醇液置水浴上蒸干，残渣加甲醇 0.5ml 使溶解，供点样用。另取黄芪甲苷对照品，加甲醇制成每毫升含 1mg 的溶液，作为对照品溶液。吸取上述 2 种溶液各 2μl，分别点于同一硅胶 G 薄层板上，以氯仿 - 甲醇 - 水（65：35：10）的下层溶液为展开剂，展开，取出，晾干。喷以 10% 硫酸乙醇溶液，105℃烘约 5 分钟，在与对照品相对应的位置上，显相同棕褐色斑点；再置紫外光灯（365nm）下检视，显相同的橙黄色荧光斑点。

8. 贮藏

置通风干燥处，防潮，防蛀。

（三）炮制与饮片

1. 药材炮制

（1）黄芪片：取原药材，拣去杂质，切去残茎，大小分开，洗净，润透，切厚片，干燥。

（2）蜜黄芪：将黄芪片加炼熟的蜂蜜与少许开水，拌匀稍闷，放锅内炒至黄色并不黏手时，取出晾凉（每 50kg 黄芪片，用炼熟的蜂蜜 1.25kg）。

2. 饮片名称

黄芪，蜜黄芪。

3. 药品类别

补虚药：补气药。

4. 性状特征

（1）黄芪片：本品呈类圆形或椭圆形的厚片，

外表皮黄白色至淡棕褐色,可见纵皱纹或纵沟。切面皮部黄白色,木部淡黄色,有放射状纹理及裂隙,有的中心偶有枯朽状,黑褐色或呈空洞。气微,味微甜,嚼之有豆腥味(图112-10)。

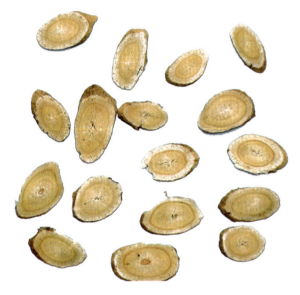

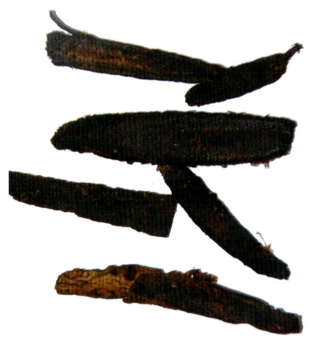

图112-11 蜜黄芪

5. 质量要求

(1)黄芪

1)水分:不得过10.0%。

2)总灰分:不得过5.0%。

3)重金属及有害元素:用铅、镉、砷、汞、铜测定法测定,铅不得过5mg/kg;镉不得过0.3mg/kg;砷不得过2mg/kg;汞不得过0.2mg/kg;铜不得过20mg/kg。

4)有机氯农药残留量:用农药残留量测定法测定,六六六(总BHC)不得过0.2mg/kg;滴滴涕(总DDT)不得过0.2mg/kg;五氯硝基苯(PCNB)不得过0.1mg/kg。

5)浸出物:用冷浸法测定,不得少于17.0%。

6)含量测定:水作溶剂用高效液相色谱法测定,本品含黄芪甲苷($C_{41}H_{68}O_{14}$)不得少于0.040%;含毛蕊异黄酮葡萄糖苷($C_{22}H_{22}O_{10}$)不得少于0.020%。

(2)蜜黄芪

1)水分:不得过10.0%。

2)总灰分:不得过4.0%。

3)含量测定:按高效液相色谱法测定,本品含黄芪甲苷($C_{41}H_{68}O_{14}$)不得少于0.030%;含毛蕊异黄酮葡萄糖苷($C_{22}H_{22}O_{10}$)不得少于0.020%。

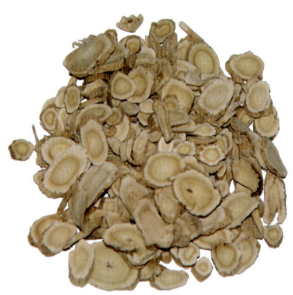

图112-10 黄芪

(2)蜜黄芪:形如黄芪片,表面显金黄色,质较脆,略带黏性,味甜。呈圆形或椭圆形的厚片,直径0.8~3.5cm,厚0.1~0.4cm。外表皮淡棕黄色或淡棕褐色,略有光泽,可见纵皱纹或纵沟。切面皮部黄白色,木部淡黄色,有放射状纹理和裂隙,有的中心偶有枯朽状,黑褐色或呈空洞。具蜜香气,味甜,略带黏性,嚼之微有豆腥味(图112-11)。

6. 性味功能

本品性微温，味甘。补气升阳，益卫固表，托毒生肌，利水退肿。用于脾肺气虚或中气下陷之证、卫气虚所致表虚自汗、气血不足所致痈疽不溃或溃久不敛、气虚血滞导致的肢体麻木、关节痹痛或半身不遂以及气虚津亏的消渴等。

7. 用法用量

内服：煎汤，9～15g。大剂量可至30g。

8. 使用注意

表实邪盛、气滞湿阻、食积停滞、痈疽初起或溃后热毒尚盛等实证，以及阴虚阳亢者均须禁服。

9. 贮藏

置通风干燥处，防潮，防蛀。

（四）经典方剂与临床应用

1. 补中益气汤（《脾胃论》）

处方： 黄芪15g，白术10g，党参15g，当归6g，陈皮6g，柴胡5g，升麻5g，炙甘草5g。

制作方法： 水煎，分两次温服。

功能主治： 用于脾胃气虚及气陷。症见神疲乏力、食少便溏、舌嫩色淡、脉虚或身热有汗、渴喜热饮或脱肛、子宫脱垂、久痢、久疟等证。

用法用量： 水煎服。

2. 当归补血汤（《内外伤辨惑论》）

处方： 黄芪30g，当归6g。

制作方法： 水煎。

功能主治： 补气生血。可用于妇人经期、产后发热等属血虚阳浮者，以及各种贫血、过敏性紫癜等属血虚气弱者。

用法用量： 水煎，1日2次，空腹时温服。

（五）食疗与药膳

1. 黄芪烧牛肉

原料： 黄牛绒1500g，黄芪20g，绍酒30g，酱油40g，味精1g，姜块20g，大葱3根，胡椒粉1g，牛油30g，枸杞子15g。

制作方法： 将牛肉洗净，漂入水中，除去部分血分，捞出，沥干水分，切成5cm长、3cm宽的条块。黄芪去净灰渣，烘干研成粉末，姜葱洗净，姜拍破，葱打结。将锅置中旺火上，下牛油烧至六成熟，放入牛肉块，煸炒至发白，加酱油炒上色，掺鲜汤烧开，再加姜块、大葱、绍酒、胡椒，移至小火上烤熟烂，起锅前6分钟撒入枸杞子，汤汁带稠时起锅入盘。

功能主治： 补气养血，驻颜色。适用于气血不足、容颜淡白、肌肉消瘦等症。

用法用量： 一人分6次食用。冬季1个月为1个疗程。

用药禁忌： 凡有表邪，内有积滞，气实胸满，阳盛阴虚，上热下寒者忌食。

2. 芪香蜜营膏

原料： 黄芪300g，木香45g，蜂蜜适量。

制作方法： 将黄芪、木香加水适量煎煮，每30分钟取煎液1次，加水再煎，共取2次，合并煎液，再以小火煎熬浓缩，至较稠黏时，加蜂蜜一倍，至沸停火，待冷装瓶备用。

功能主治： 补气行气，润肠通便。用于气虚型便秘。

用法用量： 每日2次，每次1汤匙，沸水冲化。

113　刀豆 Dao Dou

（一）基原

1. 集解

刀豆始见于《救荒本草》。李时珍曰："刀豆，人多种之。三月下种，蔓生引一、二丈，叶如豇豆叶而稍长大，五、六、七月开紫花如蛾形。结荚，长者近尺，微似皂荚，扁而剑脊，三棱宛然。嫩时煮食、酱食、蜜煎皆佳。老则收子，子大如拇指头，淡红色。同猪肉、鸡肉煮食，尤美。"

2. 品种

刀豆为双子叶植物纲豆科刀豆属植物刀豆*Canavalia gladiata*（Jacq.）DC. 栽培品的干燥成熟种子。

3. 分布

山东境内各地均有栽培。

4. 生态

刀豆栽培于肥沃的土壤、墙边或地堰上。

5. 形态特征

刀豆：缠绕草本，长达数米，无毛或稍被毛。羽状复叶具3小叶，小叶卵形，长8～15cm，宽（4～）8～12cm，先端渐尖或具急尖的尖头，基部宽楔形，两面薄被微柔毛或近无毛，侧生小叶偏斜；叶柄常较小叶片为短；小叶柄长约7mm，被毛。总状花序具长总花梗，有花数朵生于总轴中部以上；花梗极短，生于花序轴隆起的节上；小苞片卵形，长约1mm，早落；花萼长15～16mm，稍被毛，上唇约为萼管长的1/3，具2枚阔而圆的裂齿，下唇3裂，齿小，长2～3mm，急尖；花冠白色或粉红，长3～3.5cm，旗瓣宽椭圆形，顶端凹入，基部具不明显的耳及阔瓣柄，翼瓣和龙骨瓣均弯曲，具向下的耳；子房线形，被毛。荚果带状，略弯曲，长20～35cm，宽4～6cm，离缝线约5mm处有棱；种子椭圆形或长椭圆形，长约3.5cm，宽约2cm，厚约1.5cm，种皮红色或褐色，种脐约为种子周长的3/4。花期7～9月，果期10月（图113-1）。

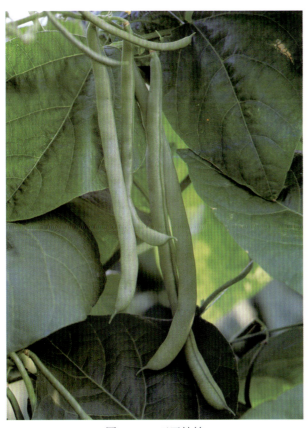

图113-1 刀豆植株

6. 产地加工

秋季荚果成熟时采收，晒干，剥取种子；或剥取种子后晒干。

（二）药材

1. 性状特征

种子呈扁卵形或扁肾形，长2～3.5cm，宽1～2cm，厚0.5～1.2cm。表面淡红色、红紫色或紫黑色，微皱缩，略有光泽。边缘具眉状黑色种脐，长约2cm，上有白色细纹3条。质硬，难破碎。种皮革质，内表面棕绿色而光亮；子叶2，黄白色，油润。气微，味淡，嚼之有豆腥味（图113-2，图113-3）。

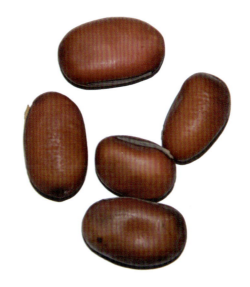

图113-2 红刀豆药材

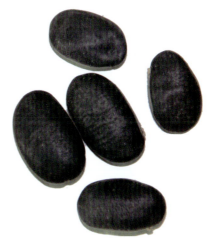

图113-3 黑刀豆药材

2. 商品规格

本品均为统货。分安徽、江苏种子统装或连荚统装。

3. 道地药材

本品山东产者质佳。

4. 质量标志

本品以籽粒饱满、色淡红、无杂质者为佳。

5. 显微特征

（1）组织鉴别：横切面示表皮处栅状细胞 1 列，种脐处 2 列，细胞长 170～272μm，宽 14～26μm，胞腔自外向内渐增大，近外缘处有光辉带 1 条。表皮内侧为支持细胞 2～6 列，于种脐处列数增多，哑铃状，长 60～172μm，宽 34～63μm，缢缩部宽 12～24μm，壁厚 1.7～5μm。薄壁细胞 10 余列，内侧部分细胞呈颓废状。胚乳细胞类方形或多角形。种脐处栅状细胞外侧具种阜，细胞类圆形或不规则长柱形，壁较厚；内侧为管胞岛，椭圆形，胞壁网状增厚，偶见具缘纹孔，其两侧为星状组织，细胞星芒状，具大型细胞间隙。

（2）粉末鉴别：子叶粉末，淀粉粒极多，大都为单粒，复粒偶见，类圆形，直径 8～20（～47）μm。脐点圆孔状或裂隙状，层纹明显。

6. 化学组分

刀豆氨酸（canavanine）；刀豆四胺（canavalmine）；没食子酸；没食子酸甲酯；1，6-二 -*O*- 没食子酰基 -β-D- 吡喃葡萄糖苷；β- 谷甾醇；羽扇豆醇；δ - 生育酚（δ -tocopherol）；凝集素；可溶性糖以及类脂。

7. 理化特征

薄层色谱：取本品粉末 0.5g，加 70% 乙醇 7ml，于沸水浴加热 20 分钟，放冷滤过，滤液浓缩至 0.2ml，点样于硅胶 C-1%CMC 板，用展开剂 Ⅰ 正丁醇－乙酸－水（3：1：1）及展开剂 Ⅱ 酚 - 水（75：25）双向色谱，展距 10cm，1% 茚三酮丙酮液显色，105℃烘烤 5 分钟，呈紫红色斑点（检查氨基酸）。

8. 贮藏

连荚统货置通风干燥处，防潮、霉蛀或鼠咬。种子统货放甏及箱内，防潮及霉蛀。炒刀豆防味香招鼠咬。盐刀豆须单独存放，防潮解或过干析出盐霜。

（三）炮制与饮片

1. 药材炮制

（1）刀豆子：取原药材，去除碎壳、泥屑、烂豆等杂质，用时捣碎。

（2）炒刀豆：取净刀豆，文火微炒，用时捣碎。

（3）盐刀豆：取净刀豆，盐水拌匀，炒至具焦斑，取出，放凉，用时捣碎。

2. 饮片名称

刀豆，炒刀豆，盐刀豆。

3. 药品类别

理气药。

4. 性状特征

（1）刀豆：本品呈破碎的颗粒状。完整者可见表面淡红色至红紫色，微皱缩，略有光泽。边缘有眉状黑色种脐。质硬。种皮革质，内表面棕绿色而光亮；子叶颗粒黄白色，油润。气微，味淡，嚼之有豆腥味。

（2）炒刀豆：本品外皮稍有焦黄，气香，余同药材。

（3）盐刀豆：本品外皮可见焦斑，气香，味咸，余同药材。

5. 性味功能

本品性温，味甘。温中下气，益肾补元，止呃。用于虚寒呃逆、呕吐及肾虚腰痛。

6. 用法用量

内服：煎汤，6～9g；或烧存性研末吞服。

7. 使用注意

胃热炽盛者忌服。

8. 贮藏

放甏及箱内，防潮及霉蛀。炒刀豆防味香招鼠咬。盐刀豆须单独存放，防潮解或过干析出盐霜。

（四）经典方剂与临床应用

刀豆散（《医级》）

处方：刀豆（取老而绽者，切，炒，研用）。

制法：研粉。

功能主治：用于气滞呃逆、膈闷不舒。

用法用量：每服 2 ～ 3 钱，开水送下。

（五）食疗与药膳

1. 刀豆生姜汤

原料：生姜 3 片，老刀豆 30g，红糖适量。

制作方法：将生姜、刀豆洗净，倒入锅中，加水 300ml，大约煮 10 分钟，然后去渣取汁，加红糖搅匀即成。

功能主治：止呃止呕，温中降逆。用于虚寒性呕吐。

2. 刀豆木瓜肉片汤

原料：猪肉 50g，刀豆 50g，木瓜 100g。

制作方法：先将猪肉洗净，切成薄片，放入碗中加精盐，湿淀粉适量，抓揉均匀，备用。将刀豆、木瓜洗净，木瓜切成片，与刀豆同放入砂锅，加适量水，煎煮 30 分钟，用洁净纱布过滤，取汁后同入砂锅，视滤液量可加适量清水，大火煮沸，加入肉片，拌匀，烹入黄酒适量，再煮至沸，加葱花、姜末适量，并加少许精盐，拌匀即成。

功能主治：疏肝解郁。用于肝郁气滞引起的乳腺小叶增生。

114　决明子 Jue Ming Zi

（一）基原

1. 集解

决明子始载于《神农本草经》，列为上品。《本草纲目》载："决明有两种，一种马蹄决明，叶如苜蓿，而本小末奓，昼开夜合，两两相贴，秋夏开淡黄花五出，结角如初生细豇豆，长五、六寸，角中子数十粒，参差相连，状如马蹄，青绿色，入眼药最良。一种茳芒决明，《救荒本草》谓之山扁豆是也，苗茎似马蹄决明，但本小末尖，正似槐叶，夜亦不合，秋开深黄花五出，结角大如人指，长二寸许，角中子成数列，状如黄葵而扁，其色褐，味甘滑。"据考，马蹄决明为决明或小决明，茳芒决明为望江南。《本草图经》载："马蹄决明，叶如江豆，子形如马蹄，故得此名。"《本草纲目》载："此马蹄决明也，以明目之功而名。"

2. 品种

决明子为双子叶植物纲豆科决明属植物决明 *Cassia obtusifolia* L. 栽培品的干燥成熟种子。

3. 分布

山东境内各地均有栽培，菏泽市东明县有野生。

4. 生态

决明生于丘陵、路边、荒山、山坡疏林下。

5. 形态特征

决明：一年生半灌木状草本，高 0.5 ～ 2m。上部分枝多。叶互生，羽状复叶；叶柄长 2 ～ 5cm；小叶 3 对，叶片倒卵形或倒卵状长圆形，长 2 ～ 6cm，宽 1.5 ～ 3.5cm，先端圆形，基部楔形，稍偏斜，下面及边缘有柔毛，最下 1 对小叶间有一条形腺体，或下面 2 对小叶间各有一腺体。花成对腋生，最上部的聚生；总花梗极短；小花梗长 1 ～ 2cm；萼片 5，倒卵形；花冠黄色，花瓣 5，倒卵形，长 12 ～ 15mm，基部有爪；雄蕊 10，发有雄蕊 7，3 个较大的花药先端急狭呈瓶颈状；子房细长，花柱弯曲。荚果细长，近四棱形，长 15 ～ 20cm，宽 3 ～ 4mm，果柄长 2 ～ 4cm。种子多数，棱柱形或棱形略扁，淡褐色，光亮，两侧各有 1 条线形斜凹纹。花期 6 ～ 8 月，果期 8 ～ 10 月（图 114-1）。

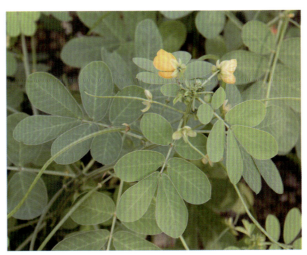

图 114-1　决明植株

6. 产地加工

秋季采收成熟果实，晒干，打下种子，除去杂质。

（二）药材

1. 性状特征

种子略呈棱方形或短圆柱形，两端平行倾斜，长 3～7mm，宽 2～4mm。表面绿棕色或暗棕色，平滑有光泽。一端较平坦，另端斜尖，背腹面各有 1 条突起的棱线，棱线两侧各有 1 条斜向对称而色较浅的线形凹纹。质坚硬，不易破碎。种皮薄，子叶 2，黄色，呈 "S" 形折曲并重叠。气微，味微苦（图 114-2）。

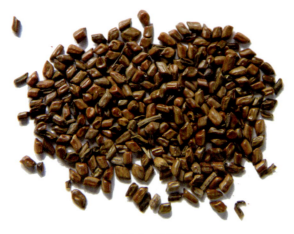

图 114-2　决明子

2. 商品规格

本品均为统货。

3. 道地药材

本品山东、广西产者质佳。

4. 质量标志

本品以颗粒均匀、饱满、色绿棕者为佳。

5. 显微特征

（1）组织鉴别：种子最外层为厚的角质层，表皮为 1 列栅状细胞，壁不均匀加厚，在细胞的 1/2 和下 1/3 处各有 1 条光辉带；其下为 1 列支持细胞，略呈哑铃状，壁厚，相邻两细胞间有大的细胞间隙；内方为 6～8 列营养层薄壁细胞，内含草酸钙簇晶，直径 3～10μm；最内 1 列种皮细胞排列整齐，长方形，含草酸钙棱晶。胚乳细胞壁不均匀增厚，含黏液质、糊粉粒、色素、草酸钙簇晶和油滴。子叶细胞内含草酸钙簇晶。

（2）粉末鉴别：粉末呈黄棕色。种皮栅状细胞无色或淡黄色，侧面观细胞 1 列，呈长方形，排列稍不平整，长 42～53μm，壁较厚，光辉带 2 条；表面观呈类多角形，壁稍皱缩。种皮支持细胞表面观呈类圆形，直径 10～35（55）μm，可见两个同心圆圈；侧面观呈哑铃状或葫芦状。角质层碎片厚 11～19μm。草酸钙簇晶众多，多存在于薄壁细胞中，直径 8～21μm。

6. 化学组分

蒽醌类：大黄素（emodin），大黄素甲醚（physcion），大黄酚（chrysophanol），芦荟大黄素（aloeemodin），钝叶素（obtusifolin），钝新素（obtusin），大黄酸（rhein）等。萘骈 -γ- 吡酮类：决明苷（cassiaside）。内酯类：决明子内酯（toralactone），异决明子内酯（isotoralactone）及 cassialactone。脂肪油：脂肪酸主要为棕榈酸、硬脂酸、油酸、亚油酸。

7. 理化特征

（1）微量升华：取本品粉末 0.2g，常法进行微量升华，镜检，可见针状或羽毛状黄色结晶，加氢氧化钾试液，结晶溶解并呈红色。

（2）化学定性：取本品粉末 0.5g，加稀硫酸 20ml 与氯仿 10ml，微沸回流 15 分钟，放冷后移入分液漏斗中，分取氯仿层，加氢氧化钠试液 10ml，振摇，放置，碱液层显红色。如显棕色，分取碱液层加过氧化氢试液 1～2 滴，置水浴中加热 4 分钟，显红色。

（3）薄层色谱：取本品粉末 1g，加甲醇 10ml，浸渍 1 小时，滤过，滤液蒸干，残渣加水 10ml 使溶解，再加盐酸 1ml，置水浴上加热 30 分钟，立即冷却，用乙醚提取 2 次，每次 20ml，合并乙醚液，蒸干，残渣加三氯甲烷 1ml 使溶解，作为供试品溶液。另取橙黄决明素对照品、大黄酚对照品，加无水乙醇 - 乙酸乙酯（2：1）制成每毫升各含 1mg 的混合溶液，作为对照品溶液。吸取上述 2 种溶液各 2μl，分别点于同一硅胶 H 薄层板上，以石油醚（30～60℃）- 丙酮（2：1）为展开剂，展开，取出，晾干。供试品色谱中，在与对照品色谱相应的位置上，显相同颜色的斑点；

置氨蒸气中熏后，斑点变为亮黄色（橙黄决明素）和粉红色（大黄酚）。

8. 贮藏

置阴凉干燥处。

（三）炮制与饮片

1. 药材炮制

（1）决明子：除去杂质，洗净，干燥，用时捣碎。

（2）炒决明子：取净决明子炒至微黄、稍鼓起微有香气时，放凉，用时捣碎。

2. 饮片名称

决明子，炒决明子。

3. 药品类别

清热药：清热泻火药。

4. 性状特征

（1）决明子：本品性状特征同药材（图114-2）。

（2）炒决明子：本品微鼓起，表面绿褐色或暗棕色，偶见焦斑。微有香气（图114-3）。

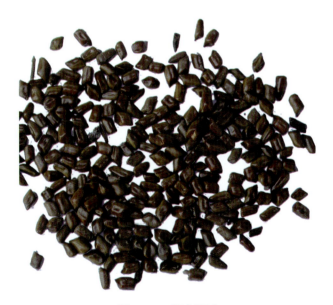

图114-3　炒决明子

5. 质量要求

（1）决明子

1）水分：不得过 15.0%。

2）总灰分：不得过 5.0%。

3）黄曲霉毒素：用黄曲霉毒素测定法测定，本品每 1000g 含黄曲霉毒素 B_1 不得过 5μg，黄曲霉毒素 G_2、黄曲霉毒素 G_1、黄曲霉毒素 B_2 和黄曲霉毒素 B_1 总量不得过 10μg。

4）含量测定：用高效液相色谱法测定，本品含大黄酚（$C_{15}H_{10}O_4$）不得少于 0.20%，含橙黄决明素（$C_{17}H_{14}O_7$）不得少于 0.080%。

（2）炒决明子

1）水分：不得过 12.0%。

2）总灰分：不得过 6.0%。

3）含量测定：用高效液相色谱法测定，本品含大黄酚（$C_{15}H_{10}O_4$）不得少于 0.12%，含橙黄决明素（$C_{17}H_{14}O_7$）不得少于 0.080%。

6. 性味功能

本品性微寒，味甘、苦、咸。清热明目，润肠通便。用于目赤涩痛、羞明多泪、头痛眩晕、目暗不明、大便秘结。

7. 用法用量

内服：煎汤：9 ～ 15g；外用：捣敷。

8. 使用注意

孕妇忌服，脾胃虚寒、气血不足者不宜服用。

9. 贮藏

置阴凉干燥处。

（四）经典方剂与临床应用

1. 决明子散（《太平圣惠方》）

处方： 决明子、地肤子、细辛、白芷、桂心、车前子各 90g，柏子仁 60g，防风 60g（去芦头），川椒 120g（去目及闭口者，微炒去汗）。

制法： 上药捣细罗为散。

功能主治： 用于视物昏暗、迎风泪出。

用法用量： 每服 6g，空腹及晚食前以温酒调下。

2. 决明子丸（《证治准绳·类方》）

处方： 炒决明子、细辛、青葙子、炒蒺藜、茺蔚子、川芎、独活、羚羊角、升麻、防风各半两，玄参、枸杞子、黄连各三两，菊花一两。

制法： 上药为细末，炼蜜为丸，如梧桐子大。

功能主治： 主治风热上冲、目痛视物不明。

用法用量： 每服 20 ～ 30 丸，淡竹叶煎汤送下。

（五）食疗与药膳

菊花决明子粥

原料： 菊花 10g，决明子 15g，粳米 50g，冰糖适量。

制作方法： 先把决明子放入砂锅内炒至微有香气，取出，待冷后与菊花煎汁，去渣取汁，放入粳米煮粥，粥将熟时，加入冰糖，再煮一二沸即成。

功能主治： 清肝明目，降压通便。适用于高血压、高脂血症，以及习惯性便秘等。

用法用量： 每日 1 次，5 ～ 7 日为 1 个疗程。

注意事项： 大便泄泻者忌食。

115　檀香 Tan Xiang

（一）基原

1. 集解

檀香始载于《名医别录》，列为下品。《本草拾遗》载："白檀出海南，树如檀。"苏颂曰："檀香有数种，黄、白、紫之异，今人盛用之。"李时珍曰："檀香出广东、云南，及占城、真腊、爪哇、渤泥、暹罗、三佛齐等国，今岭南诸地亦皆有之。树、叶皆似荔枝，皮青色而滑泽。"现今所用檀香多为白檀，均系进口。檀，善木也，故字从亶。亶，善也。且气味芳香，故名檀香。

2. 品种

檀香为双子叶植物纲豆科黄檀属植物黄檀 *Dalbergia hapeana* Hance. 栽培品的干燥心材。

3. 分布

山东境内产于胶东丘陵、沂蒙山区及枣庄等地。

4. 生态

黄檀生于山谷杂木林或山沟溪边。

5. 形态特征

黄檀：乔木，高 10 ～ 20m。树皮暗灰色，呈薄片状剥落；幼枝淡绿色，无毛。羽状复叶长 15 ～ 25cm；小叶 3 ～ 5 对，近革质，椭圆形至长圆状椭圆形，先端钝，或稍凹入，基部圆形或阔楔形，两面无毛，细脉隆起，上面有光泽。圆锥花序顶生或生于最上部的叶腋间，疏被锈色短柔毛；花密集；花梗长约 5mm，与花萼同疏被锈色柔毛；基生和副萼状小苞片卵形，被柔毛，脱落；花萼钟状，萼齿 5，上方 2 枚阔圆形，近合生，侧方的卵形，最下 1 枚披针形，长为其余 4 枚之倍。花冠白色或淡紫色，长倍于花萼，各瓣均有柄，旗瓣圆形，先端微缺，翼瓣倒卵形，龙骨瓣关月形，与翼瓣内侧均有耳；雄蕊 10，二体；子房有短柄，胚珠 2 ～ 3 粒，柱头小，头状。荚果长圆形或阔舌头状，顶端急尖，基部渐狭成果颈，果瓣薄革质，有 1 ～ 3 粒种子；种子肾形。花果期 5 ～ 10 月（图 115-1）。

6. 产地加工

采伐木材后，切成段，除去树皮和边材。

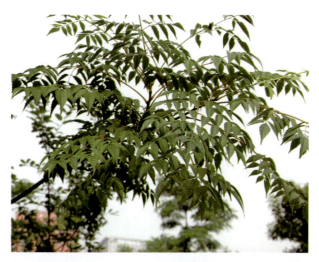

图 115-1　黄檀植株

（二）药材

1. 性状特征

（1）老山檀香：又称"白皮散枝"（产于印度）。加工后的心材呈长条圆柱形或稍扁，挺直，少数微弯曲，长 100 ～ 150cm 不等，直径 10 ～ 20cm（商品称檀香杠）。表面蜜黄色或浅黄棕色，放置日久则颜色渐深。外表木纹致密，光滑细腻，两端截口齐平，并常见有裂隙呈放射状排列。体重，质坚实，难折断。横断面可见年轮呈波纹状，深棕色。气香而清幽，火燃之香气更浓郁，味微苦辛。

（2）雪梨檀香：又称"澳洲檀香"（产于澳大利亚）。加工后的心材呈长圆柱形，顺直，直径多在 5～10cm。外表木纹致密，黄棕色，体重，质坚实。气香，味微苦。

（3）新山檀香：又称"西香"（产于印度尼西亚等国）。加工后的心材呈长条圆柱形或扁圆柱形，倾直或弯曲，常截成长段，长 30～40cm，直径 10～15cm。表面不光滑，黄白色，间有结节疤痕和纵向裂隙。体重，质坚实。气香，但比老山香气稍逊，味微苦。

（4）国产檀香：加工后的心材呈长条圆柱形，有的略弯曲，长约 1m，直径 10～20cm 或过之。表面灰黄色或黄褐色，光滑细腻，间见疤节或纵裂，截断面呈棕黄色，显油迹。年轮明显或不明显，棕色。纵向劈开纹理顺直。质坚实，不易折断。气清香，火燃之香气更浓。味淡，嚼之微有辛辣感（图 115-2）。

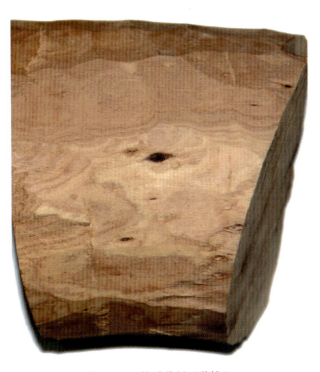

图 115-2　檀香药材（黄檀）

2. 商品规格

（1）白檀香

1）老山檀香：又称"白皮散枝"。药材色蜜黄，质重皮细。芳香幽郁，香气浓厚，纯正带甜味，为上品，多供做扇骨及药用。

2）雪梨檀香：又称"澳洲檀香"。色黄白，干细质重，皮质软，芳香稍逊。

3）新山檀香：又称"西香""线香"。黄色较重，表面不光滑，多有弯曲、疤节和裂隙，香气较弱，略带酸味。近几年进口的商品，除圆形木段外，多数为长 20～30cm，宽 3～5cm 厚薄不等的木块。

（2）黄檀香：统货。

3. 道地药材

本品山东产者质佳，广东、云南产者为道地药材。

4. 质量标志

本品以体重、质坚、香气浓郁、燃烧时其烟可直线上升者为佳。一般以粗大的干材所加工的老檀香为最佳。

5. 显微特征

（1）组织鉴别：横切面示导管单个散在，偶有 2～3 个联合。木射线由 1～2 列径向延长的细胞组成。木纤维与纤维管胞无明显区别。木薄壁细胞单个散在或数个联结，有的含草酸钙方晶。导管、射线细胞、木薄壁细胞内均可见油滴（图 115-3）。

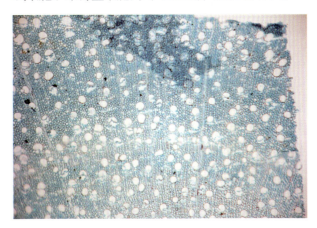

图 115-3　檀香药材（心材）横切面组织特征

（2）粉末鉴别：粉末呈淡黄棕色，气芳香，味微辛。含晶厚壁细胞呈类方形、长方形或类多角形，直径约至 45μm，长约至 72μm，壁厚，于角隅处特厚，木化，层纹隐约可见，纹孔不明显，胞腔内含草酸钙方晶。含晶细胞位于纤维旁，常数个或十数个纵向相接，形成晶纤维。草酸钙方晶较多，呈多面形、扁类方形、或为鱼尾状双晶、膝状双晶，直径 22～42μm。韧型纤维成束，淡黄色，较长，直径 4～20μm，壁厚约 6μm，单纹孔卵圆形或短缝状，孔沟明显，也有纹孔、孔沟不明显的。纤维管胞少数，大小与韧型纤维相似，切向壁具缘纹孔，纹孔口斜裂缝状或相交呈十字形。导管具缘纹孔，导管完整者直径约至 64μm，具缘纹孔排列较疏，并列或互列，纹孔缘有时不甚显著，导管中常含红棕色或黄棕色分泌物。木射线径向纵断面为多见，细胞呈长方形，直径约至 18μm，壁稍厚，木化，纹孔较少，有的胞腔内含棕色分泌物；切向纵断面射线宽 1～2（～3）列细胞，纹孔较明显。管状分泌细胞界限不甚明显，狭细，长短不一，直径约 16μm 以下，内含红棕色分泌物。黄棕色分泌物散在，呈类圆形、类方形或不规则块状。

6. 化学组分

挥发油类：α-檀香醇和 β-檀香醇（α-，β-santalo1），α-檀香萜烯，β-檀香萜烯（α-，β-santalene），檀萜（santene），α-檀萜醇（α-santenol），檀香酮（santalone），檀香酸（santalic acid），檀油酸（teresantalic acid），檀油醇，三环准檀香醛（tricycloekasantal）。此外，还含檀香色素（santalin），去氧檀香色素（deoxysantalin），银械醛（sinapylaidehyde），紫丁香醛（syringa aldehyde），香荚醛（vanillin）等。

7. 理化特征

薄层色谱：取本品含量测定项下的挥发油，加乙醚制成每毫升含 10μl 的溶液，作为供试品溶液。另取檀香醇对照品，加乙醚制成每毫升含 5μl 的溶液（或用印度檀香的挥发油加乙醚制成每毫升含 10μl 的溶液）作为对照品溶液。吸取上述 2 种溶液各 10μl，分别点于同一硅胶 G 薄层板上，以石油醚（60～90℃）-乙酸乙酯（85：15）为展开剂，展开，取出，晾干，喷以对二甲氨基苯甲醛溶液（取对二甲氨基苯甲醛 0.25g，溶于冰醋酸 50g 中，加 85% 磷酸 5g 与水 20ml，混匀），在 80～90℃烘 5 分钟。供试品色谱中，在与对照品色谱相应的位置上，显相同的紫蓝色斑点。

8. 贮藏

置阴凉干燥处，最好能密封保存，以免走失香气，降低质量。

（三）炮制与饮片

1. 药材炮制

取原药材，除去杂质，镑片或锯成小段、劈成小碎块。

2. 饮片名称

檀香。

3. 药品类别

理气药。

4. 性状特征

本品呈卷曲或破碎状。表面淡棕色，较粗糙，有细致的刨裂纹，似海绵状（图 115-4）。

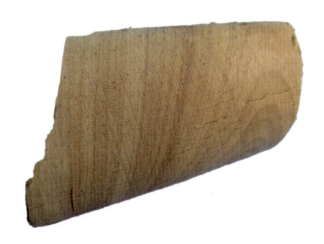

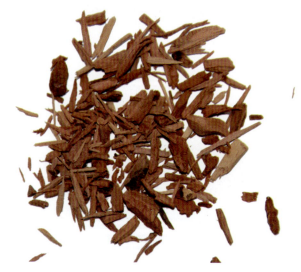

图 115-4　檀香

5. 质量要求

（1）水分：不得过 12.0%。
（2）含量测定：照挥发油测定法测定，本品含挥发油不得少于 3.0%（ml/g）。

6. 性味功能

性温，味辛。行气温中，开胃止痛。用于

寒凝气滞、胸痛、腹痛、胃痛食少、冠心病、心绞痛。

7. 用法用量

内服：煎汤，2～5g。

8. 使用注意

阴虚火旺，实热吐衄者慎用。

9. 贮藏

置阴凉干燥处，最好能密封保存，以免走失香气，降低质量。

（四）经典方剂与临床应用

檀香汤（《太平惠民和剂局方》）

处方： 川芎（不见火）、白芷（不见火）各6g；桔梗（焙）90g，檀香（不见火）9g，甘草（炒）18g。

制法： 上为细末。

功能主治： 调中顺气，安神定志，清爽头目。用于精神不爽、头目昏眩、心忪烦躁、意志不定。

用法用量： 每服0.3g，入盐少许，沸汤点服。

（五）食疗与药膳

檀香红花茶

原料： 红花5g，白檀香2g。

制作方法： 将红花和白檀香放入茶杯里，冲入沸水，盖上盖子闷10～15分钟即成。

功能主治： 清凉开窍，收敛强心，行心温中。适合心血管疾病患者饮用。

用法用量： 代茶频饮。每天一剂，一剂可冲泡3～5次。

116 皂角 Zao Jiao

（一）基原

1. 集解

皂角始载《神农本草经》。《名医别录》载："皂荚，生雍州川谷及鲁邹县。如猪牙者良，九月、十月采荚，阴干。"《唐本草》载："皂荚，有三种，猪牙皂荚最下，其形曲戾薄恶，全无滋润，洗垢亦不去。其尺二寸者，粗大长虚无润也。若长六、七寸，圆厚节促直者，皮薄多肉味浓，大好也。"《本草图经》载："皂荚，今所在有之，以怀孟州者为胜。木极有高大者。此有三种，医家作疏风气丸煎，多用长皂荚；治齿及取积药，多用猪牙皂荚。所用虽殊，大抵性味不相远。"

2. 品种

皂角为双子叶植物纲豆科皂角属植物皂荚 *Gleditsia sinensis* Lam. 的干燥成熟果实。《中国药典》称大皂角。

3. 分布

山东境内主产于邹城、济宁。

4. 生态

皂荚多生于稻田水边、草地、湿润沟坡、路边，或栽培。

5. 形态特征

皂荚：落叶乔木或小乔木，高可达30m；枝灰色至深褐色；刺粗壮，圆柱形，常分枝，多呈圆锥状，长达16cm。叶为一回羽状复叶，长10～18（26）cm；小叶（2）3～9对，纸质，卵状披针形至长圆形，长2～8.5（12.5）cm，宽1～4（6）cm，先端急尖或渐尖，顶端圆钝，具小尖头，基部圆形或楔形，有时稍歪斜，边缘具细锯齿，上面被短柔毛，下面中脉上稍被柔毛；网脉明显，在两面凸起；小叶柄长1～2（5）mm，被短柔毛。花杂性，黄白色，组成总状花序；花序腋生或顶生，长5～14cm，被短柔毛；雄花：直径9～10mm；花梗长2～8（10）mm；花托长2.5～3mm，深棕色，外面被柔毛；萼片4，三角状披针形，长3mm，两面被柔毛；花瓣4，长圆形，长4～5mm，被微柔毛；雄蕊8（6）；退化雌蕊长2.5mm；两性花：直径10～12mm；花梗长2～5mm；萼、花瓣与雄花的相似，惟萼片长4～5mm，花瓣长5～6mm；雄蕊8；子房缝线上及基部被毛（偶有少数湖北标本子房全体被毛），柱头浅2裂；胚珠多数。荚果带状，长12～37cm，宽2～4cm，劲直或扭曲，果肉稍厚，两面鼓起，或有的荚果短小，多少呈柱形，长5～13cm，宽1～1.5cm，弯曲作新月形，通常称猪牙皂，内无种子；果颈长 1～3.5cm；果瓣革质，褐棕色或红褐色，常被白色粉霜；种子多颗，长圆形或椭圆形，长 11～13mm，宽 8～9mm，棕色，光亮。花期 3～5月；果期 5～12月（图116-1，图116-2）。

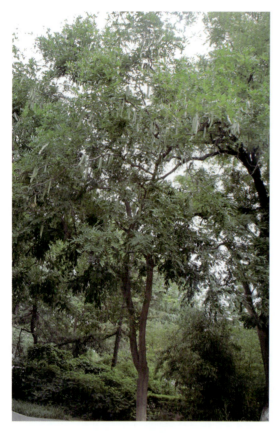

图 116-1　皂荚植株

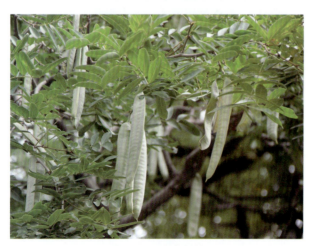

图 116-2　皂荚果枝

6. 产地加工

秋季果实成熟时采摘，晒干。

（二）药材

1. 性状特征

荚果呈扁长的剑鞘状，有的略弯曲，长 15～40cm，宽 2～5cm，厚 0.2～1.5cm。表面棕褐色或紫褐色，被灰色粉霜，擦去后有光泽，种子所在处隆起。基部渐窄而弯曲，有短果柄或果柄痕，两侧有明显的纵棱线。质硬，摇之有声，易折断，断面黄色，纤维性。种子多数，扁椭圆形，黄棕色至棕褐色，光滑。气特异，有刺激性，味辛辣（图116-3）。

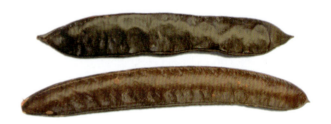

图 116-3　皂角药材

2. 商品规格

本品均为统货。

3. 道地药材

本品山东产者为道地药材。

4. 质量标志

本品以肥厚、色紫褐、质硬、味辛辣、刺激性强者为佳。

5. 化学组分

皂荚皂苷（gleditschiasaponin），蜡酸（ced alcohol），二十九烷（nonacosane），正二十七烷（heptacosane），豆甾醇（stigmasterol），谷甾醇（sitosterol），鞣质（tannin）等。

6. 理化特征

薄层色谱：取本品粉末 1g，加甲醇 10ml，超声处理 30 分钟，滤过，滤液蒸干，残渣加水 10ml 使溶解，用乙酸乙酯振摇提取 2 次，每次 10ml，合并乙酸乙酯液，蒸干，残渣加甲醇 1ml 使溶解，作为供试品溶液。另取大皂角对照药材 1g，同法制成对照药材溶液。吸取上述 2 种溶液各 10μl，分别点于同一硅胶G薄层板上，以三氯甲烷-甲醇-水-冰醋酸（18：1：0.6：0.2）的下层溶液为展开剂，展开，取出，晾干，喷以10%硫酸乙醇溶液，在105℃加热至斑点显色清晰。供试品色谱中，在与对照药材色谱相应的位置上，显相同颜色的斑点。

7. 贮藏

置阴凉干燥处，防蛀。

（三）炮制与饮片

1. 药材炮制

取药材除去杂质，同时捣碎；或闷润后切段。

2. 饮片名称

皂角。

3. 药品类别

化痰止咳平喘药：温化寒痰药。

4. 性状特征

本品呈短段状，断面色浅组织疏松。余同药材（图116-4）。

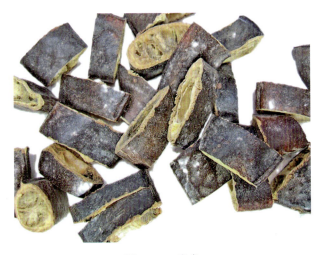

图116-4 皂角

5. 质量要求

本品以肥厚、色紫褐、辛辣味浓者为佳。

6. 性味功能

本品辛、咸，温；有小毒。祛痰开窍，散结消肿。用于中风口噤，昏迷不醒，癫痫痰盛，关窍不通，喉痹痰阻，顽痰喘咳，咳痰不爽，大便燥结；外治痈肿。

7. 用法用量

内服：1～1.5g，多入丸、散用。外用适量，研末吹鼻取嚏或研末调敷患处。

8. 使用注意

孕妇及咯血、吐血患者忌服。

9. 贮藏

置干燥处，防蛀。

（四）经典方剂与临床应用

1. 皂角散（《全生指迷方》）

处方： 皂角（烧，细研）、蛤粉（研）各等份。

制法： 上药研细。

功能主治： 清热解毒，化痰散结。用于哺乳期患乳痈、结硬疼痛、乳汁不通。

用法用量： 用热酒调服1～1.5g，并以手揉患处，取软为度。

2. 皂荚丸（《金匮要略》卷上）

处方： 皂荚112g（刮去皮，酥炙）。

制法： 上一味，研末，蜜和为丸，如梧桐子大。

功能主治： 痰浊壅肺，咳逆上气，时时吐浊，但坐不得眠。

用法用量： 以枣膏和汤服3丸，日三夜一服。

（五）食疗与药膳

黄芪皂角粥

原料： 黄芪30g，皂角30g，粳米60g。

制作方法： 将粳米淘洗干净，黄芪切片，与皂角同入布袋中，与粳米同入锅中，加水适量，煮成稠粥，捞出布袋即成。

功能主治： 益气健脾，活血抗癌。适用于脾气虚弱型大肠癌。

117 皂角刺 Zao Jiao Ci

（一）基原

1. 集解

皂角刺始载于《本草图经》。苏颂谓皂刺与

米醋熬嫩刺作煎,涂疮癣有奇效;《本草纲目》将本品列于"皂荚"项下。李时珍曰:"治痈肿妒乳,风疠恶疮,胎衣不下。"又曰:"治风杀虫,功与荚同,但其锐利直达病所为异耳。"

2. 品种

皂角刺为双子叶植物纲豆科皂角属植物皂荚 *Gleditsia sinensis* Lam. 栽培品的干燥棘刺。

3. 分布

山东境内主产于邹城、济宁。

4. 生态

皂荚多生于稻田水边、草地、湿润沟坡、路边,或栽培。

5. 形态特征

皂荚:落叶乔木或小乔木,高可达30m;枝灰色至深褐色;刺粗壮,圆柱形,常分枝,多呈圆锥状,长达16cm。叶为一回羽状复叶,长10～18(26)cm;小叶(2)3～9对,纸质,卵状披针形至长圆形,长2～8.5(12.5)cm,宽1～4(6)cm,先端急尖或渐尖,顶端圆钝,具小尖头,基部圆形或楔形,有时稍歪斜,边缘具细锯齿,上面被短柔毛,下面中脉上稍被柔毛;网脉明显,在两面凸起;小叶柄长1～2(5)毫米,被短柔毛。花杂性,黄白色,组成总状花序;花序腋生或顶生,长5～14cm,被短柔毛;雄花:直径9～10mm;花梗长2～8(10)mm;花托长2.5～3mm,深棕色,外面被柔毛;萼片4,三角状披针形,长3mm,两面被柔毛;花瓣4,长圆形,长4～5mm,被微柔毛;雄蕊8(6);退化雌蕊长2.5mm;两性花:直径10～12mm;花梗长2～5mm;萼、花瓣与雄花的相似,惟萼片长4～5mm,花瓣长5～6mm;雄蕊8;子房缝线上及基部被毛(偶有少数湖北标本子房全体被毛),柱头浅2裂;胚珠多数。荚果带状,长12～37cm,宽2～4cm,颈直或扭曲,果肉稍厚,两面鼓起,有的荚果短小,呈柱形,长5～13cm,宽1～1.5cm,弯曲作新月形,通常称猪牙皂,内无种子;果颈长1～3.5cm;果瓣革质,褐棕色或红褐色,常被白色粉霜;种子多颗,长圆形或椭圆形,长11～13mm,宽8～9mm,棕色,光亮。花期3～5月;果期5～12月(图117-1,图117-2)。

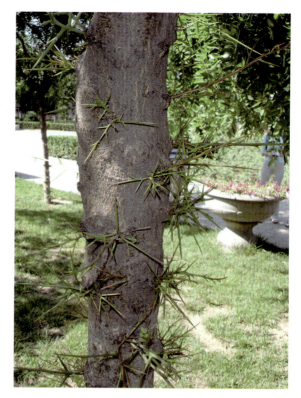

图117-1 皂荚树干

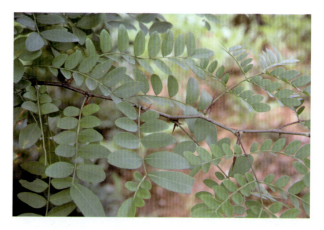

图117-2 皂荚枝叶

6. 产地加工

全年均可采收,但以10月至翌年3月为宜。将针刺铲下,晒干,或趁鲜纵切成薄片后晒干。

(二)药材

1. 性状特征

皂角刺为主刺和1～2次分枝的棘刺。主刺长圆锥形,长3～15cm或更长,直径0.3～1cm;分枝刺长1～6cm,刺端锐尖。表面紫棕色或棕褐色。体轻，质坚硬，不易折断。切片厚 0.1 ～ 0.3cm，常带有尖细的刺端；木部黄白色，髓部疏松，淡红棕色；质脆，易折断。气微，味淡（图 117-3）。

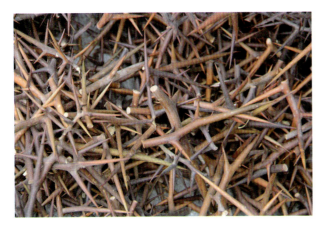

图 117-3 皂角刺

2. 商品规格

本品均为统货，分为原装和片统装 2 种。

3. 道地药材

本品山东产者为道地药材。

4. 质量标志

本品以片薄、纯净、无核梗、色棕紫、切片中间棕红色、慷心者为佳。

5. 显微特征

组织鉴别：横切面示表皮细胞 1 列，外被角质层，有时可见单细胞非腺毛。皮层为 2 ～ 3 列薄壁细胞，细胞中有的含棕红色物。中柱鞘纤维束断续排列成环，纤维束周围的细胞有的含草酸钙方晶，偶见簇晶，纤维束旁常有单个或 2 ～ 3 个相聚的石细胞，壁薄。韧皮部狭窄。形成层成环。木质部连接成环，木射线宽 1 ～ 2 列细胞。髓部宽广，薄壁细胞含少量淀粉粒。

6. 化学组分

黄颜木素（fustin 即 3，7，3′，4′- 四羟基双氢黄酮）；非瑟素（fisetin 即 3，7，3′，4′- 四羟基黄酮）；有无色花青素等。

7. 理化特征

薄层色谱：取本品粉末 1g，加甲醇 10ml，超声处理 30 分钟，滤过，滤液蒸干，残渣加水 10ml 使溶解，加乙酸乙酯 10ml 振摇提取，取乙酸乙酯液，蒸干，残渣加甲醇 5ml 使溶解，作为供试品溶液。

另取皂角刺对照药材 1g，同法制成对照药材溶液。吸取供试品溶液 5 ～ 10μl、对照药材溶液 5μl，分别点于同一硅胶 G 薄层板上，以二氯甲烷 - 甲醇 - 浓氨试液（9：1：0.2）的下层溶液为展开剂，展开，取出，晾干，置紫外光灯（365nm）下检视。供试品色谱中，在与对照药材色谱相应的位置上，显相同颜色的荧光斑点。

8. 贮藏

置阴凉干燥处。

（三）炮制与饮片

1. 药材炮制

取原药材，除去杂质；未切片者，略浸泡，润透，切厚片，干燥。已切片者，除去杂质，筛去灰屑。

2. 饮片名称

皂角刺。

3. 药品类别

消毒、杀虫药。

4. 性状特征

本品呈不规则的斜片，厚 0.1 ～ 0.3cm，常带有尖细的刺端。切面木质部黄白色，中心髓部呈海绵状，淡红棕色，周边棕紫色或棕褐色。质脆，易折断。气微，味淡。

5. 性味功能

本品性温，味辛。消肿托毒，排脓，杀虫。用于痈肿疮毒初起或脓成不溃、乳汁不下；外治疥癣麻风。

6. 用法用量

内服：煎汤，3 ～ 9g。外用：适量，醋煮涂患处，研末撒或调敷。

7. 使用注意

痈疽已溃者不宜服，孕妇忌服。

8. 贮藏

置干燥处。

（四）经典方剂与临床应用

皂角刺丸（《圣惠方》）

处方：皂荚刺（烧令烟尽）60g；臭樗皮（微炙），

防风（去芦头），赤芍药，枳壳（麸炒，微黄，去瓤）各30g。

制法： 上药，捣罗为末，用酽醋一斤，熬一半成膏，次下余药，和丸，如小豆大。

功能主治： 用于妇人痔疾、久不止者。

用法用量： 每于食前，煎防风汤下20丸。

（五）食疗与药膳

糯米皂角刺白花蛇舌草方

原料： 糯米300g，皂角刺20g，白花蛇舌草30g。

制作方法： 将糯米洗净，皂角刺、白花蛇舌草入锅，加水1200ml，煎煮40分钟，去渣取药液，用白布过滤后再入锅，药液煮沸后再入糯米，煮至糯米熟而成粥后即成。

功能主治： 用于胃癌、各种癌症晚期。

用法用量： 1日1剂，早、晚分服。

118 猪牙皂 Zhu Ya Zao

（一）基原

1. 集解

猪牙皂始载于《神农本草经》，列为下品，原名"皂荚"。猪牙皂之名始见于《名医别录》，载："生雍州山谷及鲁邹县，如猪牙者良，九月十月采荚，阴干。"《本草纲目》载："结实有三种：一种小如猪牙；一种长而肥厚，多脂而黏；一种长而瘦薄，枯燥不黏。以多脂者为佳。"其形似猪牙，故名。

2. 品种

猪牙皂为双子叶植物纲豆科皂角属植物皂荚 *Gleditsia sinensis* Lam. 栽培品的干燥不育果实。

3. 分布

山东境内主产于邹城、济宁。

4. 生态

皂荚多生于稻田水边、草地、湿润沟坡、路边，或栽培。

5. 形态特征

皂荚：落叶乔木或小乔木，高可达30m；枝灰色至深褐色；刺粗壮，圆柱形，常分枝，多呈圆锥状，长达16cm。叶为一回羽状复叶，长10～18（26）cm；小叶（2）3～9对，纸质，卵状披针形至长圆形，长2～8.5（12.5）cm，宽1～4（6）cm，先端急尖或渐尖，顶端圆钝，具小尖头，基部圆形或楔形，有时稍歪斜，边缘具细锯齿，上面被短柔毛，下面中脉上稍被柔毛；网脉明显，在两面凸起；小叶柄长1～2（5）mm，被短柔毛。花杂性，黄白色，组成总状花序；花序腋生或顶生，长5～14cm，被短柔毛；雄花：直径9～10mm；花梗长2～8（10）mm；花托长2.5～3mm，深棕色，外面被柔毛；萼片4，三角状披针形，长3mm，两面被柔毛；花瓣4，长圆形，长4～5mm，被微柔毛；雄蕊8（6）；退化雌蕊长2.5mm；两性花：直径10～12mm；花梗长2～5mm；萼、花瓣与雄花的相似，惟萼片长4～5mm，花瓣长5～6mm；雄蕊8；子房缝线上及基部被毛（偶有少数湖北标本子房全体被毛），柱头浅2裂；胚珠多数。荚果带状，长12～37cm，宽2～4cm，颈直或扭曲，果肉稍厚，两面鼓起，或有的荚果短小，多少呈柱形，长5～13cm，宽1～1.5厘米，弯曲作新月形，通常称猪牙皂，内无种子；果颈长1～3.5cm；果瓣革质，褐棕色或红褐色，常被白色粉霜；种子多颗，长圆形或椭圆形，长11～13mm，宽8～9mm，棕色，光亮。花期3～5月；果期5～12月（图118-1）。

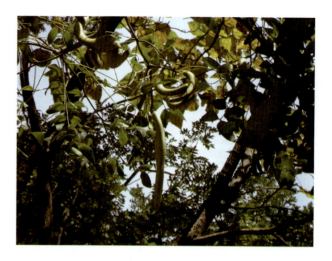

图118-1　皂荚植株

6. 产地加工

9～10月果实成熟后采收，四川省于7～8月间果实足壮时采收。果实打下后，拣净杂质，晒干即可。

（二）药材

1. 性状特征

不育果实圆柱形，略扁，弯曲作镰刀状，长5～11cm，直径0.7～1.5cm，表面紫棕色或紫褐色，被灰白色蜡质粉霜，擦去后有光泽，并有细小疣状突起及线状或网状裂纹。顶端有鸟喙状花柱残基，基部具果柄痕。质硬而脆，易折断，断面棕黄色，外果皮革质，中果皮纤维性，内果皮粉性，中间疏松，有灰绿色或淡棕黄色丝状物。纵向剖开可见整齐的凹窝，偶有发育不全的种子。气微，有刺激性，味先甜而后辣。粉末有催嚏性（图118-2）。

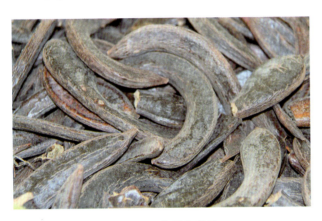

图 118-2　猪牙皂药材

2. 商品规格

本品均为统货。

3. 道地药材

山东产品为道地药材。"邹城柳下邑猪牙皂"已注册国家地理标志产品。

4. 质量标志

本品以个小饱满、色紫黑、有光泽、无果柄、质坚硬、肉多而黏、断面淡绿色者为佳。

5. 显微特征

（1）组织鉴别：果实（中部）横切面示外果皮1列，细胞类方形，排列紧密，外被角质层。中果皮主要为薄壁组织，外侧有石细胞组成的断续环带；维管束常斜向排列；纤维束多位于维管束内侧或外侧；草酸钙棱晶常见于石细胞群及维管束旁的薄壁细胞中，并有少数草酸钙簇晶；中果皮内侧有厚壁性孔纹细胞一至数列，类方形或长方形，其内外侧常伴有少量纤维束。内果皮厚，白色，由径向延长的薄壁细胞组成，并可见少数草酸钙小簇晶（图118-3）。

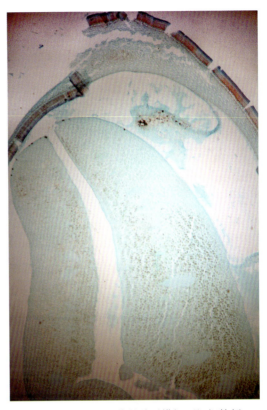

图 118-3　猪牙皂药材种子横切面组织特征

（2）粉末鉴别：粉末棕黄色。石细胞众多，类圆形、长圆形或形状不规则，直径15～53μm。纤维大多成束，直径10～25μm，壁微木化，周围薄壁细胞含草酸钙方晶及少数簇晶，形成晶纤维；纤维束旁常伴有类方形厚壁细胞。草酸钙方晶长6～15μm；簇晶直径6～14μm。木化薄壁组织甚多，纹孔及孔沟明显。果皮表皮细胞红棕色，表面观类多角形，壁较厚，表面有颗粒状角质层。

6. 化学组分

蜡醇（ceryl alcohol），二十九烷（nonacosane），豆甾醇（stigmasterol），谷甾醇（sitosterol），聚糖（glucan），树胶（gum）等。

7. 理化特征

（1）化学定性

1）取本品粉末1g，加乙醇8ml，加热回流5分钟，放冷，滤过，取滤液0.5ml，置小瓷皿中，蒸干，放冷，加醋酐 3 滴，搅匀，沿壁加硫酸 2 滴，渐显红紫色。

2）取生理盐水稀释的 2% 新鲜兔血 1ml，沿管壁加入本品生理盐水浸液（0.1g∶1ml）若干，迅速发生溶血现象。

3）取生猪牙皂粉 1g，加水 10ml，煮沸 10 分钟，滤过，强烈振摇滤液即产生持久性泡沫（持续 15 分钟以上）。

（2）薄层色谱：取样品粗粉 1g，加甲醇 30ml，加热回流 6 小时，滤过，滤液蒸干，残渣溶于 20ml 水中，用乙醚提取 2～3 次，醚液弃去，水层再用水饱和的正丁醇提取 3 次，合并正丁醇提取液，最后将正丁醇液减压浓缩蒸干，残渣用少量甲醇溶解，供点样用。以皂角苷 L 作对照品。吸附剂：硅胶 G。展开剂：正丁醇 - 乙醇 - 氨水（10∶2∶5）。展距 16cm。显色剂：20% 磷钼酸乙醇试液；喷雾后，于 120℃烤 10 分钟，斑点显不同程度深蓝色。

8. 贮藏

麻袋或塑料编织袋装。本品易虫蛀、发霉，应防潮，置于干燥处保存。为防蛀，可用硫黄、氯化苦或磷化铝熏。

（三）炮制与饮片

1. 药材炮制

（1）猪牙皂：取原药材，除去杂质，洗净，干燥。或润透，切段。

（2）炒猪牙皂：取净砂子，置锅内，用中火炒热，加入净牙皂，扦炒至疏松鼓起呈深棕色，取出，筛上砂子，放凉。

2. 饮片名称

猪牙皂，炒猪牙皂。

3. 药品类别

开窍祛痰药。

4. 性状特征

（1）猪牙皂：本品呈碎段状或完整的不育果实，余同药材（图 118-4）。

（2）炒猪牙皂：本品微鼓起，色泽加深。气微香，有刺激性。

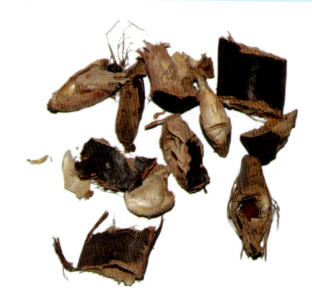

图 118-4　猪牙皂

5. 质量要求

（1）水分：不得过 14.0%。

（2）总灰分：不得过 5.0%。

6. 性味功能

本品性温，味辛、咸；有毒。祛痰开窍，散结消肿。用于中风口噤、昏迷不醒、癫痫痰盛、七窍不通、喉痹痰阻、顽痰喘咳、咳痰不爽、大便燥结；外治痈肿。

7. 用法用量

内服：煎汤，1～1.5g；或入丸、散；焙焦研粉吞服，每次 0.6～1.5g。外用：适量，煎水洗，研末吹鼻取嚏或研末调敷患处。

8. 使用注意

孕妇及咯血、吐血患者禁用。

9. 贮藏

麻袋或塑料编织袋装。本品易虫蛀、发霉，应防潮，置于干燥处保存。为防蛀，可用硫黄、氯化苦或磷化铝熏。

（四）经典方剂与临床应用

猪牙皂荚丸（《太平圣惠方》）

处方： 鳖甲（涂酥或醋炙令黄，去裙襕）、天灵盖（涂酥炙令黄）各 30g，猪牙皂荚（去黑皮，涂酥炙令焦黄，去子）、桃仁（汤浸，去皮尖双仁、麸炒微黄）、郁李仁（汤浸，去皮尖，微炒）、虎头骨（涂酥炙令黄）、干青蒿各 15g，甜葶苈（隔纸炒令黄或紫色）0.3g。

制法： 上为末，炼蜜为丸，如梧桐子大。

功能主治： 用于热劳，或咳嗽气喘、两胁胀、不思饮食、大便秘涩、心脏燥热、恍惚不安。

用法用量： 每服 20 丸，以麦冬汤送下，不拘时候。

配伍禁忌： 忌同食苋菜。

（五）食疗与药膳

牙皂鸡蛋清

原料： 猪牙皂角 1.5g，鸡蛋 1 枚。

制法： 将皂角研为细末，与鸡蛋调匀。

功能主治： 清热利咽，生津润燥。用于风热外袭之慢性咽炎。

用法用量： 噙口内或以开水送服，使口水流出为度。

119 淡豆豉 Dan Dou Chi

（一）基原

1. 集解

淡豆豉始载于《名医别录》，列入中品。李时珍曰："豉诸大豆皆可为之，以黑豆者入药。"豉者，嗜也。功能调和五味，可甘嗜也，故名。

2. 品种

淡豆豉为双子叶植物纲豆科大豆属植物大豆 *Glycine max*（L.）Merr. 栽培品的黑色成熟种子的发酵加工品。

3. 分布

山东境内各地广泛栽培。

4. 生态

大豆栽培于排水良好、肥沃的土壤中。

5. 形态特征

大豆：一年生草本，高 50 ～ 150cm。茎多分枝，密生黄褐色长硬毛。三出复叶，叶柄长达20cm，密生黄色长硬毛；小叶卵形、广卵形或狭

卵形，两侧的小叶通常为狭卵形，长 5 ～ 15cm，宽 3 ～ 8.5cm；旗瓣倒卵形，翼瓣长椭圆形，龙骨瓣斜倒卵形。荚果带状矩形，黄绿色或黄褐色，密生长硬毛，长 5 ～ 7cm，宽约 1cm。种子 2 ～ 4 粒，卵圆形或近球形，黑色。花期 6 ～ 7 月，果期 7 ～ 9 月（图 119-1，图 119-2）。

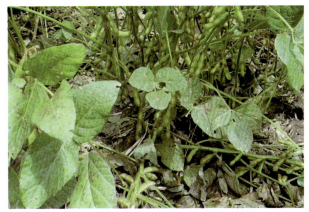

图 119-1 黑大豆植株

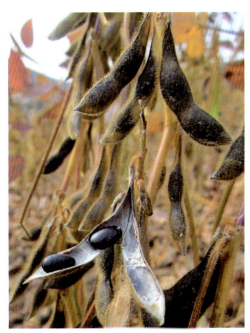

图 119-2 黑大豆果实

6. 产地加工

立秋霜降后收割或拔取黑大豆全株，晒干，将种子打落，簸净杂质。装袋入库保存于通风干燥处。防止发霉变质。

（二）药材

1. 性状特征

发酵的种子呈椭圆形，略扁，长 0.6 ～ 1cm，

直径 0.5 ~ 0.7cm，外皮黑色，有光泽，微有纵横不整齐的皱折，上有黄灰色膜状物。外皮多松泡，有的已脱落，露出棕色种仁。质脆，易碎，断面色较浅。气香，味微甜（图 119-3）。

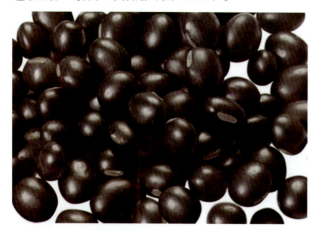

图 119-3　黑大豆

2. 商品规格

本品均为统货。常分清豆豉统装、淡豆豉统装等。

3. 道地药材

山东产者为道地药材，已有数千年栽培历史。

4. 质量标志

本品以粒大、饱满、色黑、质柔、附有膜状物、气香者为佳。

5. 化学组分

蛋白质，脂肪，碳水化合物，维生素 B_1，维生素 B_2，烟酸。另含钙、铁、磷盐、氨基酸以及酶。

6. 理化特征

（1）化学定性

1）取本品 1g，研碎，加水 10ml，加热至沸，并保持微沸数分钟，滤过。取滤液 0.5ml，点于滤纸上，待干，喷以 1% 吲哚醌 - 乙酸（10：1）的混合溶液，干后，在 100 ~ 110℃烘约 10 分钟，显紫红色。

2）取本品 1g，研碎，加水 10ml，在 50 ~ 60℃水浴中温浸 1 小时，滤过。取滤液 1ml，加 1% 硫酸铜溶液与 40% 氢氧化钾溶液各 4 滴，振摇，应无紫红色出现。

（2）薄层色谱：取本品 15g，研碎，加水适量，煎煮约 1 小时，滤过，滤液蒸干，残渣加乙醇 1ml

使溶解，作为供试品溶液。另取淡豆豉对照药材 15g、青蒿对照药材 0.2g，同法分别制成对照药材溶液。吸取供试品溶液、淡豆豉对照药材溶液各 10 ~ 20μl，青蒿对照药材溶液 2 ~ 5μl，分别点于同一硅胶 G 薄层板上，以甲苯 - 甲酸乙酯 - 甲酸（5：4：1）为展开剂，展开，取出，晾干，置紫外光灯（365nm）下检视。供试品色谱中，分别在与对照药材色谱相应的位置上，显相同颜色的荧光斑点。

7. 贮藏

装于缸内，最好密闭，置阴凉通风干燥处，防蛀，防鼠食。

（三）炮制与饮片

1. 药材炮制

（1）清豆豉：取黑大豆洗净，另取桑叶、青蒿，加水煎煮，滤过，煎液拌入净大豆中，待吸尽后，置蒸具内，蒸透，取出，稍凉，再置容器内，用煎过的桑叶、青蒿渣覆盖，在 25 ~ 28℃、相对湿度 80% 的条件下闷，使发酵至长满黄衣时，取出，除去药渣，加适量水搅拌，置容器内，保持温度 50 ~ 60℃，再闷 15 ~ 20 天，至充分发酵，有香气溢出时，取出，略蒸，干燥。每 100kg 大豆，用桑叶、青蒿各 7 ~ 10kg。

（2）制豆豉：又称"淡豆豉"。制法同上，辅料每 100kg 黑豆，用麻黄 6.25kg，煎浓汁拌匀蒸制之。

2. 饮片名称

淡豆豉。

3. 药品类别

解表药：发散风寒药。

4. 性状特征

本品呈椭圆形粒状，略扁。表面黑色，皱缩不平，一侧有棕色的条状种脐。质柔软，断面棕黑色，子叶 2 片，肥厚，气香，味微甜（图 119-4）。

5. 质量要求

取本品 1g，研碎，加水 10ml，在 50 ~ 60℃水浴中温浸 1 小时，滤过。取滤液 1ml，加 1% 硫酸铜溶液与 40% 氢氧化钾溶液各 4 滴，振摇，应无紫红色出现。

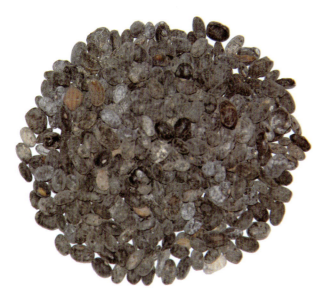

图 119-4 淡豆豉

6. 性味功能

本品性凉，味苦、辛。解表，除烦，宣郁，解毒，发汗。用于感冒、寒热头痛、烦躁胸闷、虚烦不眠、血尿等症。

7. 用法用量

内服：6～12g，煎汤；或入丸剂。外用：捣敷或炒焦研末调敷。

8. 使用注意

胃虚易泛恶者慎服。

9. 贮藏

装于缸内，最好密闭，置阴凉通风干燥处，防蛀，防鼠食。

（四）经典方剂与临床应用

栀子豉汤（《伤寒论》）

处方： 栀子 14 个（擘），香豉四合（绵裹）。

制法： 上二味，以水四升，先煎栀子，得二升半，纳豉，煮取一升华，去滓。

功能主治： 用于发汗吐下后、虚烦不得眠、心中懊憹。

用法用量： 分为二服，温进一服，得吐者止后服。

（五）食疗与药膳

1. 豆豉茶

原料： 淡豆豉 10g，薄荷 3g。

制法： 将豆豉洗净，打碎，与薄荷一起放入茶杯，用沸水冲泡。

功能主治： 疏散风热，解表除烦。适用于风热感冒之发热、恶寒、鼻塞、头痛、身不汗出，或微汗出、咽痛、口渴、舌红、脉数。

用法用量： 代茶服用。

使用注意： 风寒感冒不宜服用。

2. 淡豆豉葱白煲豆腐

原料： 豆腐 2～4 块，淡豆豉 12g，葱白 15g，生姜 1～2 片。

制法： 先将豆腐放入锅中，用生油略煎，然后放入淡豆豉，加清水 150ml（约 1 碗半），煎取 80～90ml，放入葱白、生姜，煮沸后取出即成。

功能主治： 发散风寒，清咽止咳。适用于外感风寒、伤风鼻塞、流清涕、打喷嚏、咽痒咳嗽等。

用法用量： 趁热服用，淡豆豉、生姜等可不吃。服后盖上被子，微出汗。每日 1 剂，可连续服 1～3 日。

120 甘草 Gan Cao

（一）基原

1. 集解

甘草始载于《神农本草经》，列为上品。《名医别录》载："甘草生河西（黄河西部）川谷积沙山及上郡（陕西）。"陶弘景曰："河西上郡不复通市，今出蜀中，悉从汶山诸夷中来。赤皮断理看之坚实者，是抱罕草，最佳。抱罕、羌地名。"抱罕即今甘肃兰州、陇西、甘谷一带。《图经本草》载："今陕西河东州群皆有之……根长者三四尺，粗细不定，皮赤色，上有横梁，梁下皆细根也……以坚实断理者为佳，其轻虚纵理及细韧者不堪用。"以上记载，与现今商品经营实际情况基本相符。因其味甘甜，故名。

2. 品种

甘草为双子叶植物纲豆科甘草属植物甘草 *Glycyrrhiza uralensis* Fisch. 野生或栽培品的干燥根及根茎。

3. 分布

山东境内主产于沾化、孤岛、青岛等地，东营、滨州等地亦有栽培。

4. 生态

甘草生长在干旱、半干旱的沙土、沙漠边缘和黄土丘陵地带，在引黄灌区的田野和河滩地里也易于繁殖。

5. 形态特征

甘草：多年生草本，根与根状茎粗壮，直径 1～3cm，外皮褐色，里面淡黄色。具甜味。茎直立，多分枝，高 30～120cm，密被鳞片状腺点、刺毛状腺体及白色或褐色的绒毛。叶长 5～20cm，托叶三角状披针形，长约 5mm，宽约 2mm，两面密被白色短柔毛；叶柄密被褐色腺点和短柔毛；小叶 5～17 枚，卵形、长卵形或近圆形，长 1.5～5cm，宽 0.8～3cm，上面暗绿色，下面绿色，两面均密被黄褐色腺点及短柔毛，顶端钝，具短尖，基部圆，边缘全缘或微呈波状，多少反卷。总状花序腋生，具多数花，总花梗短于叶，密生褐色的鳞片状腺点和短柔毛；苞片长圆状披针形，长 3～4mm，褐色，膜质，外面被黄色腺点和短柔毛；花萼钟状，长 7～14mm，密被黄色腺点及短柔毛，基部偏斜并膨大呈囊状，萼齿 5，与萼筒近等长，上部 2 齿大部分连合；花冠紫色、白色或黄色，长 10～24mm，旗瓣长圆形，顶端微凹，基部具短瓣柄，翼瓣短于旗瓣，龙骨瓣短于翼瓣；子房密被刺毛状腺体。荚果弯曲呈镰刀状或呈环状，密集成球，密生瘤状突起和刺毛状腺体。种子 3～11 粒，暗绿色，圆形或肾形，长约 3mm。花期 6～8 月，果期 7～10 月（图 120-1）。

6. 产地加工

春、秋二季采挖，除去须根及茎基，切成适当长度的段，晒干。亦有把外皮削除，切成长段晒干者，习称"粉甘草"；扎成把者称"把甘草"。

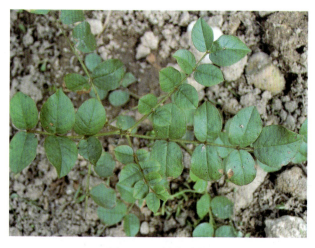

图 120-1　甘草植株

（二）药材

1. 性状特征

根呈圆柱形，长 25～100cm，直径 0.6～3.5cm。外皮松紧不一。表面红棕色或灰棕色，有显著的纵皱纹、沟纹、皮孔及稀疏的细根痕。质坚实，断面略显纤维性，黄白色，粉性，形成层环明显，射线放射状，有的有裂隙。根茎呈圆柱形，表面有芽痕，断面中部有髓。气微，味甜而特殊（图 120-2）。

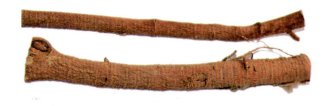

图 120-2　甘草药材

2. 商品规格

通常按照粗细分为 1～4 四个等级。

3. 道地药材

本品内蒙古产者为道地药材。

4. 质量标志

本品以根条粗、皮细紧、色红棕、质坚实、断面色黄白、粉性足、味甜者为佳。

5. 显微特征

（1）组织鉴别：木栓层由多层细胞组成（粉甘草木栓层已除去），外层数层呈红棕色。皮层、韧皮部及木质部中均有纤维束存在，纤维束四周的薄壁细胞中常有草酸钙方晶，形成晶鞘纤维。偶有少数分泌细胞内含红棕色树脂状物质。韧皮部由纤维束、薄壁细胞及筛管群等交错排列而成，初生韧皮部的筛管多已颓废成条状。射线稍弯曲，常成裂隙。束间形成层不明显。木质部导管形大，直径约180μm，常单个或2～3个成群。薄壁细胞中大多含淀粉粒，部分薄壁细胞中有少数红棕色树脂状物质（图120-3）。

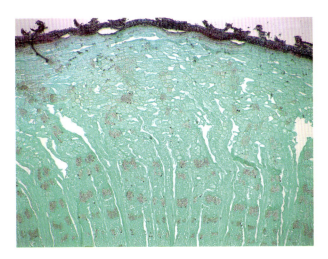

图 120-3　甘草药材横切面组织特征

（2）粉末鉴别：粉末黄棕色。淀粉粒众多，大多为单粒，呈卵圆形或椭圆形，长3～20μm，脐点呈点状。晶纤维易察见，方晶大至30μm。纤维碎片众多，成束或分离，直径约至15μm，胞腔狭窄，无孔沟。具缘纹孔导管带黄色，往往呈碎片，稀有网纹导管。不去木栓层的粉末，木栓细胞呈多角形，红棕色。有形状不一的棕色块状物（图120-4）。

6. 化学组分

皂苷甘草甜素（glycyrrhizin），甘草苷（liquiritin），异甘草苷（isoliquiritin），新甘草苷（neoliquiritin），甘草内酯（glabrolide），香豆素，氨基酸，β-谷甾醇等。

7. 理化特征

薄层色谱：取本品粉末1g，加乙醚40ml，加热回流1小时，滤过，弃去醚液，药渣加甲醇30ml，加热回流1小时，滤过，滤液蒸干，残渣加水40ml使溶解，用正丁醇提取3次，每次20ml，合并正丁醇液，用水洗涤3次，弃去水液，正丁醇液蒸干，残渣加甲醇5ml使溶解，作为供试品溶液。另取甘草对照药材1g，同法制成对照药材溶液。再取甘草酸单铵盐对照品，加甲醇制成每毫升含2mg的溶液，作为对照品溶液。吸取上述3种溶液各1～2μl，分别点于同一用1%氢氧化钠溶液制备的硅胶G薄层板上，以乙酸乙酯－甲酸－冰醋酸－水（15：1：1：2）为展开剂，展开，取出，晾干，喷以10%硫酸乙醇溶液，在105℃加热至斑点显色清晰，置紫外光灯（365nm）下检视。供试品色谱中，在与对照药材色谱相应的位置上，显相同颜色的荧光斑点；在与对照品色谱相应的位置上，显相同的橙黄色荧光斑点。

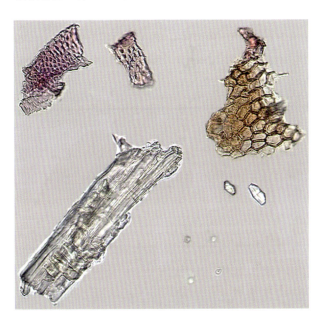

图 120-4　甘草药材粉末显微特征

8. 贮藏

置阴凉通风、干燥处；防霉、蛀，散者箱贮。

（三）炮制与饮片

1. 药材炮制

（1）甘草：取原药材，拣去杂质，洗净，润透，切厚片（细甘草切斜片），晒干。

（2）蜜甘草（炙甘草）：取一定量的炼蜜，加适量开水（3：1）稀释后，淋加干净甘草生片内拌匀，闷润，使蜜渗入生片内部，置锅内用文火炒至表面显金黄火色、不黏手为度，取出，摊晾（每 100kg 甘草片，用炼蜜 25kg）。

2. 饮片名称

甘草，炙甘草。

3. 药品类别

补虚药：补气药。

4. 性状特征

（1）甘草：本品呈类圆形或椭圆形的厚片。外表皮红棕色或灰棕色，有纵皱纹。切面略显纤维性，中心黄白色，有明显放射状纹理及形成层环。质坚实，粉性。气微，味甜而特殊（图 120-5，图 120-6）。

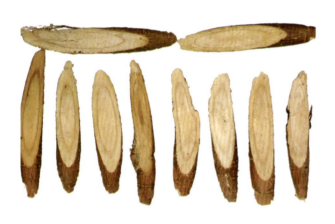

图 120-5　甘草

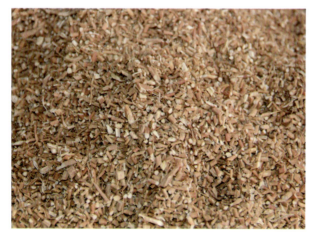

图 120-6　甘草梢

（2）炙甘草：本品呈类圆形或椭圆形切片。外表皮红棕色或灰棕色，微有光泽。切面黄色至深黄色，形成层环明显，射线放射状。略有黏性。有焦香气，味甜（图 120-7）。

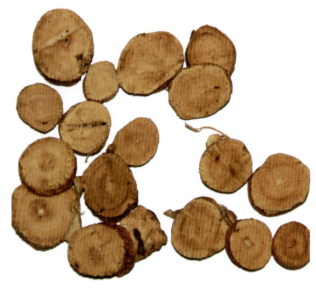

图 120-7　炙甘草

5. 质量要求

（1）甘草

1）水分：不得过 12.0%。

2）总灰分：不得过 7.0%。

3）重金属及有害元素：用铅、镉、砷、汞、铜测定法测定，铅不得过 5mg/kg；镉不得过 0.3mg/kg；砷不得过 2mg/kg；汞不得过 0.2mg/kg；铜不得过 20mg/kg。

4）有机氯农药残留量：用农药残留量测定法测定，六六六（总 BHC）不得过 0.2mg/kg；滴滴涕（总 DDT）不得过 0.2mg/kg；五氯硝基苯（PCNB）不得过 0.1mg/kg。

5）浸出物：用冷浸法测定，水作溶剂不得少于 17.0%。

6）含量测定：用高效液相色谱法测定，本品含甘草苷（$C_{21}H_{22}O_9$）不得少于 0.45%，甘草酸（$C_{42}H_{62}O_{16}$）不得少于 1.8%。

（2）炙甘草

1）水分：不得过 10.0%。

2）总灰分：不得过 5.0%。

3）含量测定：用高效液相色谱法测定，本品含甘草苷（$C_{21}H_{22}O_9$）不得少于 0.50%，甘草酸（$C_{42}H_{62}O_{16}$）不得少于 1.0%。

6. 性味功能

本品性平，味甘。补脾益气，清热解毒，润肺止咳，缓急止痛，调和诸药。用于脾胃虚弱、倦怠乏力、心悸气短、咳嗽痰多、脘腹及四肢拘急疼痛、痈肿疮毒，可缓解药物的毒性、烈性。

7. 用法用量

内服：煎汤或入丸、散，1.5～9g。

8. 配伍禁忌

不宜与海藻、京大戟、红大戟、甘遂、芫花同用。

9. 使用注意

实证中满腹胀忌服。

10. 贮藏

本品置阴凉、通风、干燥处；防霉、蛀，散者箱贮，饮片缸贮。

（四）经典方剂与临床应用

1. 桂枝甘草汤（《伤寒论》）

处方：桂枝 12g（去皮），甘草 6g（炙）。

制法：上药二味，以水 600ml，煮取 200ml。

功能主治：补心气，温心阳。用于发汗过多、其人又手自冒心、心下悸、欲得按者。

用法用量：去滓，顿服。

2. 芍药甘草汤（《伤寒论》）

处方：白芍 4 两，甘草 4 两（炙）。

制法：上药二味，以水 600ml，煮取 300ml。

功能主治：调和肝脾，缓急止痛。治伤寒伤阴，筋脉失濡，腿脚挛急，心烦，微恶寒，肝脾不和，脘腹疼痛。

用法用量：去滓，分温再服。

（五）食疗与药膳

甘菊饮

原料：菊花 6g，甘草 3g，白糖 30g。

制作方法：把菊花洗净，去杂质；甘草洗净，切成薄片。把菊花、甘草放入锅内，加清水 300ml，把锅置于中火上烧沸，再用文火煮 15 分钟，过滤，去除药渣，留汁。在药汁内加入白糖，拌匀即成。

功能主治：滋补心肝，理气明目。适用于心肝失调型冠心病患者。

121　甜地丁 Tian Di Ding

（一）基原

1. 集解

甜地丁始载于《救荒本草》，原名米布袋，书中记载："生田野中，苗塌地生，叶似泽漆叶而窄，其叶顺茎排生，梢头攒，结三四角，中有子如黍粒大微扁，味甘。采角取子，水淘洗净。"所述形态及附图与米口袋相似。

2. 品种

甜地丁为双子叶植物纲豆科米口袋属植物米口袋 *Gueldenstaedtia multiflora* Bge. 野生品的干燥全草。

3. 分布

山东境内产于各地。

4. 生态

米口袋生于海拔 1300m 以下的山坡、路旁、田边等。

5. 形态特征

米口袋：多年生草本，主根圆锥状。分茎缩短，叶及总花梗于分茎上丛生。托叶宿存，下面的阔三角形，上面的狭三角形，基部合生，外面密被白色长柔毛；叶在早春时长仅 2～5cm，夏秋间可长达 15cm，个别甚至可达 23cm，早生叶被长柔毛，后生叶毛稀疏，甚几至无毛；叶柄具沟；小叶 7～21 片，椭圆形到长圆形，卵形到长卵形，有时披针形，顶端小叶有时为倒卵形，长（4.5）10～14（～25）mm，宽（1.5）5～8（～10）mm，基部圆，先端具细尖，急尖、钝、微缺或下凹成弧形。伞形花序有 2～6 朵花；总花梗具沟，被长柔毛，花期较叶稍长，花后约与叶等长或短于叶长；苞片三角状线形，长 2～4mm，花梗长 1～3.5mm；花萼钟状，长 7～8mm，被贴伏长柔毛，上 2 萼齿最大，与萼筒等长，下 3 萼齿较小，最下一片最小；花冠紫堇色，旗瓣长 13mm，宽 8mm，倒卵形，全缘，先端微缺，基部渐狭成瓣柄，翼瓣长 10mm，宽 3mm，斜长倒卵形，有短耳，瓣柄长 3mm，龙骨瓣长 6mm，宽 2mm，倒卵形，瓣柄长 2.5mm；子房椭圆状，密被长柔毛，花柱无毛，内卷，顶端膨大成圆形柱头。荚果圆筒状，长 17 ～ 22mm，直径 3 ～ 4mm，被长柔毛；种子三角状肾形，直径约 1.8mm，具凹点。花期 4 月，果期 5 ～ 6 月（图 121-1，图 121-2）。

灰绿色，有茸毛。花冠蝶形，紫色。荚果圆柱形，棕色，有茸毛。种子黑色，细小。气微，味淡（图 121-3，图 121-4）。

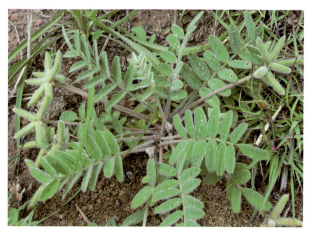

图 121-1　米口袋植株

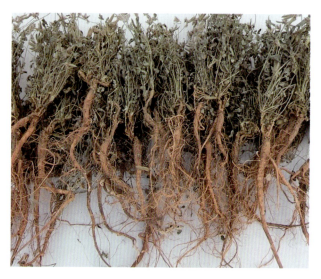

图 121-3　甜地丁药材

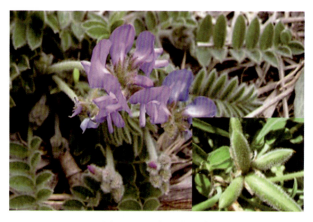

图 121-2　米口袋花序

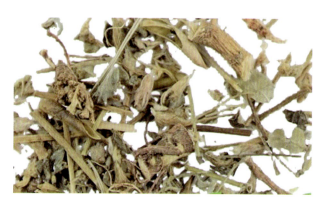

图 121-4　甜地丁

6. 产地加工

春、夏季采收，除去杂质，洗净泥土，晒干，切段备用。

（二）药材

1. 性状特征

全草皱缩卷曲。主根发达，圆柱形，长 1 ～ 3cm，直径 0.2 ～ 0.7cm。根呈长圆锥形，有的略扭曲，长 9 ～ 18cm，直径 0.3 ～ 0.8cm；表面红棕色或灰黄色，有纵皱纹、横向皮孔及细长的侧根；质硬，断面黄白色，边缘绵毛状。茎短而细，灰绿色，有茸毛。单数羽状复叶，丛生，具托叶，叶多皱缩、破碎，完整小叶片展平后呈椭圆形或长椭圆形，

2. 商品规格

本品均为统货。

3. 道地药材

山东产者质佳。内蒙古产者为道地药材。

4. 质量标志

本品以根粗长、叶灰绿色者为佳。

5. 化学组分

黄酮类：芹菜素；2,4′- 二羟基黄酮；芹菜素 -7-O-β-D- 葡萄糖苷；槲皮素 -3-β-D- 葡萄糖苷。三萜类：大豆皂醇 B、E；木栓醇；木栓酮。挥发油：主要成分为 9,12-（Z, Z）- 十八二烯酸乙酯；十六酸乙酯等。

6. 贮藏

置阴凉干燥处。

（三）炮制与饮片

1. 药材炮制

取药材，除去杂质，闷润，切段，晾干。

2. 饮片名称

甜地丁。

3. 药品类别

清热药：清热解毒药。

4. 性状特征

本品呈长短不等的短段，根与茎叶混合，余同药材（图121-4）。

5. 性味功能

本品性寒，味甘、苦。清热解毒，散瘀消肿。用于痈疽疔疮、瘰疬、丹毒、目赤肿痛、黄疸、肠炎、痢疾、毒蛇咬伤。

6. 用法用量

内服：9～30g，水煎。蒙药多入丸、散。

7. 贮藏

置阴凉干燥处。

122　白扁豆 Bai Bian Dou

（一）基原

1. 集解

白扁豆始载于《名医别录》，原名扁豆，列为中品。苏颂曰："蔓延而上，大叶细花，花有紫白二色，荚生花下。其实亦有黑、白二种，白者温而黑者小冷，入药用白者。"李时珍曰："扁豆二月下种，蔓生延缠。叶大如杯，团而有尖，其花状如小蛾，有翅尾形，其荚凡十余样，或长或团，或如龙爪、虎爪，或如猪耳、刀镰，种种不同，皆累累成枝。"又曰："子有黑、白、赤、斑四色……惟豆子粗圆而色白者可入药。"又曰："稨本作扁，荚形扁也。"故名扁豆。

2. 品种

白扁豆本品为双子叶植物纲豆科扁豆属植物扁豆 *Dolichos lablab* L. 栽培品的干燥种子。

3. 分布

山东境内各地普遍栽培。

4. 生态

扁豆栽培于园地、篱笆、地堰、路旁。

5. 形态特征

扁豆：一年生缠绕草质藤本，长达 6m。茎常呈淡紫色或淡绿色，无毛或疏被柔毛。三出复叶；叶柄长 4～14cm；托叶披针形或三角状卵形，被白色柔毛；顶生小叶柄长 1.5～3.5cm，两侧小叶柄较短，长 2～3mm，均被白色柔毛；顶生小叶宽三角状卵形，长 5～10cm，宽约与长相等，先端尖，基部广楔形或截形，全线，两面均被短柔毛，沿叶脉处较多，基出 3 主脉，侧卧羽状；侧生小叶斜卵形，两边不均等。总状花序腋生，长 15～25cm，直立，花序轴较粗壮；2～4 花或多花丛生于花序轴的节上，小苞片舌状，2 枚，早落；花萼宽钟状，先端 5 齿，上部 2 齿几乎完全合生，其余 3 齿近相等，边缘密被白色柔毛；花冠蝶形，白色或淡紫色，长约 2cm，旗瓣广椭圆形，先端向内微凹，翼瓣斜椭圆形，近基部处一侧有耳状突起，龙骨瓣舟状，弯曲几成直角；雄蕊 10，1 枚单生，其余 9 枚的花丝部分连合成管状，将雌蕊包被；子房线形，有绢毛，基部有腺体，花柱近先端有白色髯毛，柱头头状。荚果镰形或倒卵状长椭圆形，扁平，长 5～8cm，宽 1～3cm，先端较宽，顶上具一向下弯曲的喙，边缘粗糙。种子 2～5 颗，扁椭圆形，白色、红褐色或近黑色，长 8～13mm，宽 6～9mm，厚 4～7mm，种脐与种脊长而隆起，一侧边缘有隆起的白色半月形种阜。花期 6～8 月，果期 9 月（图 122-1，图 122-2）。

6. 产地加工

9～10 月间摘下成熟荚果晒干，剥出或敲出种子，再晒至足干即可。

（二）药材

1. 性状特征

种子呈扁椭圆形或扁卵圆形，长 0.8～1.3cm，宽 0.6 ～ 0.9cm，厚约 0.7cm。表面黄白色，平滑而光亮，有的底部具深色点，一端有一条凸起的白色眉状种阜，剥去后可见凹陷的种脐，紧接种阜的一端有珠孔，另端有短的种脊。皮坚硬。种皮薄而脆，子叶肥厚，2 枚，黄白色，角质，气微，味甘，嚼之有豆腥气（图 122-3）。

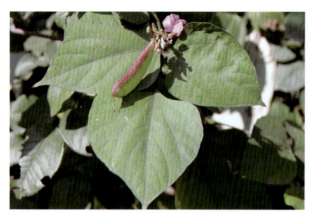

图 122-1　扁豆植株

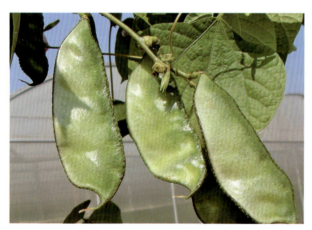

图 122-2　白扁豆果实

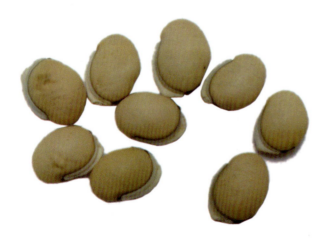

图 122-3　白扁豆

2. 商品规格

统货。商品分为江苏、安徽、湖南统装等。

3. 道地药材

本品山东产者为道地药材。

4. 质量标志

本品以身干、个大粒实、饱满、色白者为佳。

5. 显微特征

（1）组织鉴别：种子横切面示表皮为 1 列栅状细胞，种脐处 2 列，光辉带明显。支持细胞 1 列，呈哑铃状，种脐部位为 3 ～ 5 列。其下为 10 列薄壁细胞，内侧细胞呈颓废状。子叶细胞含众多淀粉粒。种脐部位栅状细胞的外侧有种阜，内侧有管胞岛，椭圆形，细胞壁网状增厚，其两侧为星状组织，细胞星芒状，有大型的细胞间隙，有的胞腔含棕色物。

（2）粉末鉴别：淀粉粒极多，主为单粒，类圆形、卵圆形、广卵形、肾形、圆三角形或不规则形，脐点少数明显，点状、十字状、裂缝状，有的开裂，层纹少数明显；复粒偶见，由 2 分粒组成。种皮栅状细胞成片；横切面观，细胞 1 列，较细长，长 110 ～ 213μm，有的 2 列（种脐处），外壁极厚，有较多纵沟纹，侧壁上部增厚，中、下部稍厚，内壁薄；光辉带位于细胞近外缘；顶面观呈类多角形，壁极厚，孔沟细密，胞腔细窄；底面观呈类圆形，壁较厚，胞腔较大。种皮支持细胞 1 列，或有多列，数个成群或单个散离，无色。侧（断）面观呈哑铃形，外壁和内壁薄，侧壁中部厚至 14μm；表面观呈类圆形或卵圆形，可见环状增厚壁（侧壁中部增厚部分），胞腔明显。种阜细胞成片或单个散在，呈栅状，类长圆形或不规则形，壁稍厚，有的可见细小横向纹孔，胞腔内充满细小淀粉粒。星状细胞呈不规则形，分枝较宽而短，胞腔内含棕色物，有大形细胞间隙。子叶细胞呈类多角形，细胞壁微波状弯曲，有的略呈连珠状增厚，胞腔内含淀粉粒。

6. 化学组分

脂肪油类：棕榈酸，亚油酸，反油酸（elaidic acid），油酸，花生酸，山嵛酸等。糖类：蔗糖，棉子糖，水苏糖，葡萄糖，半乳糖，果糖，淀粉等。氨基酸：甲硫氨酸，亮氨酸，苏氨酸等。此外，还含蛋白质，葫芦巴碱，维生素 B_1、维生素 C，胡萝卜素，植物凝集素，磷脂等。

7. 理化特征

化学定性：取粗粉 1g，加 70% 乙醇 10ml，沸水浴上提取 20 分钟，冷后滤过，取滤液 0.2ml，置水浴上蒸干，加醋酐 2 ～ 3 滴和硫酸 1 ～ 2 滴，显黄色，渐变为红色，紫红色，污绿色。

8. 贮藏

置干燥通风处，防虫蛀。

（三）炮制与饮片

1. 药材炮制

（1）白扁豆：除去杂质。用时捣碎。

（2）炒扁豆：取净白扁豆，置容器内，用中火炒至微黄色具焦斑。用时捣碎。

2. 饮片名称

白扁豆，炒扁豆。

3. 药品类别

补虚药；补气药。

4. 性状特征

（1）白扁豆：本品呈扁椭圆形或扁卵圆形，长 8 ～ 13mm，宽 6 ～ 9mm，厚约 7mm。表面淡黄白色或淡黄色，平滑，略有光泽，一侧边缘有隆起的白色眉状种阜。质坚硬。种皮薄而脆，子叶 2，肥厚，黄白色。气微，味淡，嚼之有豆腥气。

（2）炒扁豆：本品呈扁椭圆形或扁卵圆形，炒后表面色泽加深，略有焦斑，有香气（图 122-4，图 122-5）。

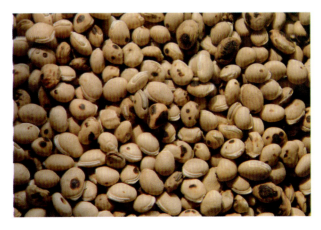

图 122-4 炒白扁豆 1

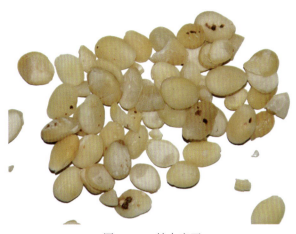

图 122-5 炒白扁豆 2

5. 质量要求

水分：不得过 14.0%。

6. 性味功能

（1）白扁豆：性微温，味甘。健脾化湿，和中消暑。用于脾胃虚弱、食欲缺乏、大便溏泻、白带过多、暑湿吐泻、胸闷腹胀。

（2）炒白扁豆：健脾化湿。用于脾虚泄泻、白带过多。

7. 用法用量

内服：煎汤，9 ～ 15g。

8. 贮藏

置干燥通风处，防虫蛀。

（四）经典方剂与临床应用

白扁豆散（《普济本事方》）

处方：白扁豆（饭上蒸）、生姜各 15g，枇杷叶（去毛）、半夏（汤浸 7 次）、人参（去芦）、白术各 0.3g，白茅根 0.9g。

制法：上为细末。

功能主治：用于久嗽咯血成肺痿、多吐白涎、胸膈满闷不食。

用法用量：水 3 升，煎至 1 升，去滓，下槟榔末 3g，和匀，分作 4 服，不拘时候。

（五）食疗与药膳

1. 白扁豆参米粥

原料：白扁豆 30g，党参 10g，粳米 100g。

制法：取白扁豆、党参同煎 30 分钟，去渣取汁，加入粳米煮成稀粥。

功能主治：益气健脾，主治慢性鼻炎。

使用注意：不宜与藜芦同用。

2. 白扁豆栗子粥

原料：白扁豆 12g，栗子 10g，粳米 24g，红糖适量。

制法：取白扁豆、栗子、粳米共同煮粥，待粥熟时加入适量红糖烊化即成。

功能主治：健脾止泻，化湿止带。适用于脾虚泄泻，形瘦乏力。

用法用量：每天 1 次。

123 扁豆花 Bian Dou Hua

（一）基原

1. 集解

扁豆花始载于《名医别录》，列为中品。《本草图经》载："人家多种于篱援间，蔓延而上，大叶细花，花有紫、白二色，荚生花下。其实亦有黑、白二种，白者温而黑者小冷，入药当用白者。"

2. 品种

扁豆花为双子叶植物纲豆科扁豆属植物扁豆 *Dolichos lablab* L. 栽培品的干燥初开放的花。

3. 分布

山东境内各地普遍栽培。

4. 生态

扁豆栽培于园地、地堰、路旁。

5. 形态特征

扁豆：一年生缠绕草质藤本，长达 6m。茎常呈淡紫色或淡绿色，无毛或疏被柔毛。三出复叶；叶柄长 4 ～ 14cm；托叶披针形或三角状卵形，被白色柔毛；顶生小叶柄长 1.5 ～ 3.5cm，两侧小叶柄较短，长 2 ～ 3mm，均被白色柔毛；顶生小叶宽三角状卵形，长 5 ～ 10cm，宽约与长相等，先端尖，基部广楔形或截形，全线，两面均被短柔毛，沿叶脉处较多，基出 3 主脉，侧卧羽状；侧生小叶斜卵形，两边不均等。总状花序腋生，长 15 ～ 25cm，直立，花序轴较粗壮；2 ～ 4 花或多花丛生于花序轴的节上，小苞片舌状，2 枚，早落；花萼宽钟状，先端 5 齿，上部 2 齿几乎完全合生，其余 3 齿近相等，边缘密被白色柔毛；花冠蝶形，白色或淡紫色，长约 2cm，旗瓣广椭圆形，先端向内微凹，翼瓣斜椭圆形，近基部处一侧有耳状突起，龙骨瓣舟状，弯曲几成直角；雄蕊 10，1 枚单生，其余 9 枚的花丝部分连合成管状，将雌蕊包被；子房线形，有绢毛，基部有腺体，花柱近先端有白色髯毛，柱头头状。荚果镰形或倒卵状长椭圆形，扁平，长 5 ～ 8cm，宽 1 ～ 3cm，先端较宽，顶上具一向下弯曲的喙，边缘粗糙。种子 2 ～ 5 颗，扁椭圆形，白色、红褐色或近黑色，长 8 ～ 13mm，宽 6 ～ 9mm，厚 4 ～ 7mm，种脐与种脊长而隆起，一侧边缘有隆起的白色半月形种阜。花期 6 ～ 8 月，果期 9 月（图 123-1）。

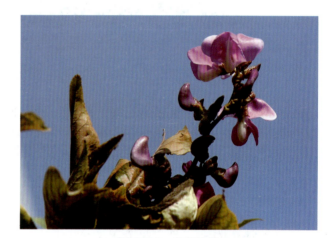

图 123-1　扁豆植株

6. 产地加工

夏、秋二季花未完全开放时，选择晴天，采收后迅速晒干，晒时常翻动，次日再复晒 1 次。

（二）药材

1. 性状特征

干燥的花呈不规则扁三角形，萼钟状，绿褐色，皱缩，有 5 萼齿；外面被白色短毛，尤以萼的边缘为多；花瓣黄白色或黄棕色，有脉纹，未开放的花外为旗瓣包被，开放后即向外反折，翼瓣位于两侧，龙骨瓣镰刀状；雄蕊 10，其中 9 枚基部联合，里面有一黄绿色柱状的雄蕊，弯曲，先端可见白色细毛绒。质软，体轻。气微香，味淡（图

123-2）。

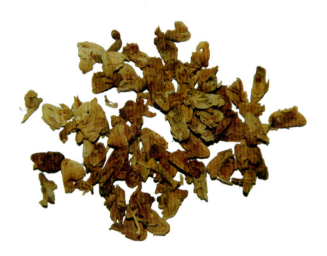

图123-2 扁豆花

2. 商品规格

统货。

3. 道地药材

山东产者为道地药材。

4. 质量标志

本品以朵大、色白、无杂质、干燥者为佳。

5. 显微特征

组织鉴别：花萼上下表皮均密被1～2个细胞的保护毛，极少数的毛顶端钝圆。长47～270（～600）μm，基部直径13～24μm。腺毛行单细胞柄多细胞头，或多细胞柄多细胞头，少数为多细胞柄单细胞头。气孔多数为不定式，偶有平轴式。薄壁细胞内含有草酸钙棱晶，花瓣表皮细胞呈乳头状突起；雄蕊的表面行少数保护毛及腺毛，其形状与萼片上的毛相同。

6. 化学组分

原花青苷（proanthocyanidins），花青素（anthocyanidins），香豆精（conmarins），木犀草素，木犀草素-7-O-葡萄糖苷，野漆树苷，大波斯菊苷，甘露醇等。

7. 理化特征

（1）取本品粗粉1g，加水20ml，微沸20分钟，趁热滤过，取滤液点于滤纸上，再点加0.3%茚三酮溶液，热吹风，显紫红色。

（2）取本品粗粉0.5g，加乙醇10ml，温浸30分钟，滤过，滤液浓缩至约2ml，加浓盐酸2～3

滴，并慢慢加入锌粉少许，放于温水浴中数分钟，显红色。

（3）薄层色谱取本品粗粉0.5g，加氯仿10ml，冷浸24小时，滤过，滤渣挥尽氯仿后，加乙醇15ml，冷浸24小时，滤过，滤液浓缩至1ml，作供试品溶液。另取对照品槲皮素和芸香苷制成对照品溶液。吸取二溶液点于硅胶G-CMC层析板上，用乙酸乙酯-丁酮-甲酸-水（5：3：1：0.5）展开，干后喷5%三氯化铝乙醇溶液，紫外灯下观察：供试品色谱中，在与对照品色谱相应位置显相同颜色的荧光斑点。

8. 贮藏

置干燥通风处存放，防虫蛀。

（三）炮制与饮片

1. 药材炮制

将原药材拣去杂质及黑色花朵，筛去泥土。

2. 饮片名称

扁豆花。

3. 药品类别

健脾药；祛暑药。

4. 性状特征

本品呈破碎状或完整，余同药材。

5. 质量要求

同药材。

6. 性味功能

本品性微温，味甘。消暑化湿，止泻，止带。用于暑湿泄泻、痢疾、白带等。

7. 用法用量

内服：煎汤，5～15g。或研末。外用：捣敷。

8. 贮藏

置干燥通风处存放，防虫蛀。

（四）经典方剂与临床应用

仙人饮（《良朋汇集》卷一）

处方： 粟壳2钱，青皮3钱，陈皮3钱，白扁豆花 49 朵（无花，豆亦可），乌梅肉 2 个，砂仁 7 粒，葱白 5 根。

　　制法：水 2 盏，加灯心草 30 寸，煎 8 分。

　　功能主治：久痢。

　　用法用量：温服。

（五）食疗与药膳

桂扁猪脏饮

　　原料：雄猪大心 1 条（洗净），桂圆肉 2 两，新鲜扁豆花 4 两。

　　制法：将桂圆肉、新鲜扁豆花一同打烂，用白糯米拌和，装入脏内，两头扎住，放入砂锅烧烂，忌用铁器。

　　功能主治：大便下脓血，日夜数次，数年久病。

　　用法用量：以酱油蘸吃，服用 4 ～ 5 条即愈。

124　补骨脂 Bu Gu Zhi

（一）基原

1. 集解

　　补骨脂始载于《开宝本草》，又名破故纸。《本草图经》记载："今岭外山间多有之，四川合州亦有，皆不及番舶者佳。茎高三四尺，叶小似薄荷，花微紫色，实如麻子，圆扁而黑，九月采。"李时珍曰："补骨脂言其功也，胡人呼为婆固脂，而俗讹为破故纸也。"

2. 品种

　　补骨脂为双子叶植物纲豆科补骨脂属植物补骨脂 *Psoralea corylifolia* L. 的干燥成熟果实。

3. 分布

　　山东境内各有栽培。

4. 生态

　　补骨脂生长于山坡、溪边、田边。

5. 形态特征

　　补骨脂：一年生直立草本，高 60 ～ 150cm。枝坚硬，疏被白色绒毛，有明显腺点。叶为单叶，有 1 片长 1 ～ 2cm 的侧生小叶；托叶镰形，长 7 ～ 8mm；叶柄长 2 ～ 4.5cm，有腺点；小叶柄长 2 ～ 3mm，被白色绒毛；叶宽卵形，长 4.5 ～ 9cm，宽 3 ～ 6cm，先端钝或锐尖，基部圆形或心形，边缘有粗而不规则的锯齿，质地坚韧，两面有明显黑色腺点，被疏毛或近无毛。花序腋生，有花 10 ～ 30 朵，组成密集的总状或小头状花序，总花梗长 3 ～ 7cm，被白色柔毛和腺点；苞片膜质，披针形，长 3mm，被绒毛和腺点；花梗长约 1mm；花萼长 4 ～ 6mm，被白色柔毛和腺点，萼齿披针形，下方一个较长，花冠黄色或蓝色，花瓣明显具瓣柄，旗瓣倒卵形，长 5.5mm；雄蕊 10，上部分离。荚果卵形，长 5mm，有小尖头，黑色，表面具不规则网纹，不开裂，果皮与种子不易分离；种子扁。花果期 7 ～ 10 月（图 124-1，图 124-2）。

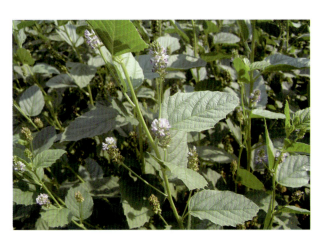

图 124-1　补骨脂植株

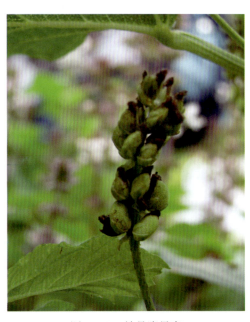

图 124-2　补骨脂果序

6. 产地加工

秋季果实成熟时采收果枝，晒干，打出果实，除去杂质，小于果实成熟期有先后，故一般均随成熟随采。

（二）药材

1. 性状特征

果实呈扁圆肾形，少数有宿萼。表面黑棕色或棕褐色，有微细网状皱纹，在放大镜下可见众多点状凸凹纹理，果皮厚不及 0.5mm，与种皮紧密贴生。种子 1 枚，棕褐色，外种皮质硬，光滑，种脐小点状，位于凹侧上端略下处，合点位于另一端，种脊不明显，内种皮膜质，灰白色，无胚孔，子叶 2 枚，肥厚，淡黄色至淡黄棕色，胚根小，质坚硬，气芳香，味苦、微辛（图 124-3）。

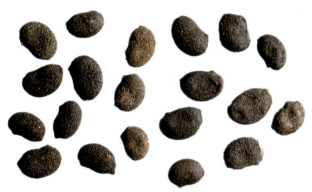

图 124-3 补骨脂

2. 商品规格

本品均为统货，按产地有时分川补骨脂和怀补骨脂。

3. 道地药材

本品四川产者为道地药材。

4. 质量标志

本品以颗粒饱满、色黑、芳香气浓、味苦者为佳。

5. 显微特征

（1）组织鉴别：果实横切面示果皮波状起伏，表皮细胞 1 列，有时可见小形腺毛；表皮下为数列薄壁细胞，内有众多碗形壁内腺沿周边排列，内含油滴；小形维管束散列。种皮最外层为 1 列栅栏细胞，壁略呈倒"V"字形增厚，其下为 1 列

哑铃状支持细胞，向内为数列薄壁细胞，散有外韧型维管束；色素细胞 1 列，细胞扁平。种皮内表皮细胞 1 列，细胞扁平。子叶细胞类方形或多角形，充满糊粉粒与油滴（图 124-4）。

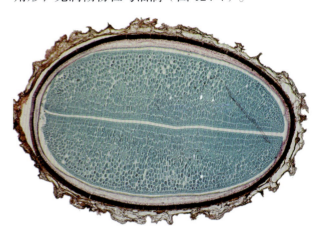

图 124-4 补骨脂药材横切面组织特征

（2）粉末鉴别：果皮表面制片示壁内腺类圆形，深棕色，直径 110 ～ 285μm，细胞数十个，少数可在数百个，中央的细胞多角形而小，周围细胞径向延长，辐射状排列，腺体腔内有众多油滴。腺毛长约 45μm，头部细胞 1 ～ 6 个，柄短，细胞 1 ～ 3 个。非腺毛长 280 ～ 350μm，直径约 28μm，基部细胞 1 ～ 2 个，极短；顶端 1 个细胞占全长的 9/10 以上，密布疣点。气孔平轴式，表皮细胞具条状纹理。草酸钙柱晶长 13 ～ 25μm，宽 1.5 ～ 3μm（图 124-5）。

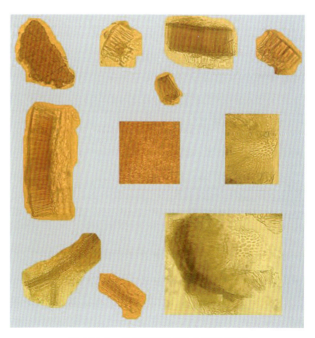

图 124-5 补骨脂药材粉末显微特征

6. 化学组分

香豆素类：补骨脂内酯（psoralen），异补骨脂内酯（isopsoralen），补骨脂酊（psoralidin），异补骨脂酊（isopsoralidin），双羟异补骨脂酊（corylidin），8-甲氧基补骨脂内酯（8-methoxypsoralen）等。黄酮类：补骨脂查耳酮（bavachalcone），异补骨脂查耳酮（isobavachalcone），补骨脂乙素（corylifolinin），补骨脂甲素（loryfolin），新补骨脂异黄酮（neobavaisoflavone），补骨脂异黄酮（lmylin），补骨脂异黄酮醛（corylinal）及补骨脂异黄酮醇（psoralenol）。挥发油：柠檬烯（limonene）4-萜品醇（4-terpineol），芳樟醇（linalool），β-石竹烯（β-caryophyllene），乙酸香叶酯（geranylacetate）等。

7. 理化特征

（1）化学定性：取本品粉末 0.5g，加乙醇 5ml，温浸 30 分钟，滤过，取滤液 1ml，加新配制的 70% 盐酸羟胺甲醇溶液 2～3 滴，20% 氢氧化钾甲醇溶液 2 滴，水浴加热 1～2 分钟，加 10% 盐酸至呈酸性，再加入 10% 三氯化铁乙醇溶液 1～2 滴，溶液呈红色。

（2）薄层色谱：取本品粉末 0.5g，加乙酸乙酯 20ml，超声处理 15 分钟，滤过，滤液蒸干，残渣加乙酸乙酯毫升使溶解，作为供试品溶液。另取补骨脂素对照品、异补骨脂素对照品，加乙酸乙酯制成每毫升各含 2mg 的混合溶液，作为对照品溶液。吸取上述 2 种溶液各 2～4μl，分别点于同一硅胶 G 薄层板上，以正己烷-乙酸乙酯（4∶1）为展开剂，展开，取出，晾干，喷以 10% 氢氧化钾甲醇溶液，置紫外光灯（365nm）下检视。供试品色谱中，在与对照品色谱相应的位置上，显相同的两个荧光斑点。

8. 贮藏

置阴凉干燥处。

（三）炮制与饮片

1. 药材炮制

（1）补骨脂：除去杂质，洗净，晒干。

（2）盐补骨脂：取净补骨脂用盐水拌匀，微润，置锅内用文火炒至微鼓起，取出，晾干（每 50 千克补骨脂，用盐 1.4kg，加适量开水化开澄清）。

2. 饮片名称

补骨脂，盐补骨脂。

3. 药品类别

补虚药：补阳药。

4. 性状特征

（1）补骨脂：本品性状特征同药材。

（2）盐补骨脂：本品表面黑色或黑褐色，微鼓起。气微香，味微咸（图 124-6）。

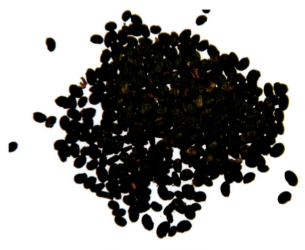

图 124-6　盐补骨脂

5. 质量要求

（1）补骨脂

1）水分：不得过 9.0%。

2）总灰分：不得过 8.0%。

3）酸不溶性灰分：不得过 2.0%。

4）含量测定：用高效液相色谱法测定，本品含补骨脂素（$C_{11}H_6O_3$）和异补骨脂素（$C_{11}H_6O_3$）的总量不得少于 0.70%。

（2）盐补骨脂

1）水分：不得过 7.5%。

2）总灰分：不得过 8.5%。

3）含量测定：用高效液相色谱法测定，本品含补骨脂素（$C_{11}H_6O_3$）和异补骨脂素（$C_{11}H_6O_3$）的总量不得少于 0.70%。

6. 性味功能

本品性温，味辛、苦。温肾助阳，纳气，止泻。用于阳痿遗精、遗尿尿频、腰膝冷痛、肾虚作喘、五更泄泻；外用可治白癜风、斑秃，多配成酊剂应用。

7.用法用量

内服：煎汤，6～9g。外用：20%～30%酊剂涂患处。

8.使用注意

阴虚火旺者忌服。

9.贮藏

置阴凉干燥处。

（四）经典方剂与临床应用

二神丸（《普济本事方》）

处方：补骨脂120g（炒香）、肉豆蔻60g（生）、大肥枣49个，生姜120g。

制法：上药研为细末。将大肥枣、生姜切片同煮，枣烂去姜，取枣剥去皮核，用肉研为膏，入上药末杵匀，丸如梧桐子大。

功能主治：用于脾肾虚弱、全不进食。

用法用量：每服30丸，盐汤送下。

（五）食疗与药膳

补骨脂芡实老鸭汤

原料：芡实30g，补骨脂10g，鸭肉250g。

制法：鸭肉洗净后放沸水里汆烫一下去血水，捞出沥干，芡实洗净备用；然后和鸭肉、补骨脂一起放入砂锅里，然后倒入适量清水，大火煮沸，小火炖半小时，炖到鸭肉熟烂，然后加盐调味即可。

功能主治：升阳健脾，固肾养精。

125 葛根 Ge Gen

（一）基原

1.集解

葛根始载于《神农本草经》，列为中品。李时珍曰："葛有野生，有家种。其蔓延长……根外紫内白，长者七八尺。其叶有三尖，如枫叶而长，面青背淡。其花成穗，叠叠相缀，红紫色。其荚如小黄豆荚，亦有毛。"上述记载，与当今用药情况一致。《本草纲目》名野葛。

2.品种

葛根为双子叶植物纲豆科葛属植物野葛*Pueraria lobata*（Willd.）Ohwi野生品的干燥根。

3.分布

山东境内产于临沂、泰安、潍坊、烟台、青岛、济南等山地丘陵地区。

4.生态

野葛生于海拔1850m的山谷杂木林缘。

5.形态特征

野葛：木质藤本，具肥厚的大块根。枝灰褐色，微具棱，疏生褐色硬毛。羽状三出复叶；托叶2，卵状披针形，被褐色硬毛；小托叶线形；叶柄长7～20cm。被贴生的短白毛和开展的褐色粗毛；小叶柄短，被褐色硬毛；小托叶线形；顶小叶菱状卵形，长8～15cm，宽7～13cm，3浅裂，基部近圆形，先端急尖，表面绿色，背面灰白色，两面均被短柔毛，侧小叶斜广卵形，有时稍2浅裂，长7～15（20）cm，宽6～13cm。总状花序腋生，比叶短，总花梗贴生白色短柔毛，密花；小苞卵状披针形，长约5mm；萼钟状，5裂，裂片披针形，上面2裂片合生，萼内外被黄褐色毛；花冠紫色，旗瓣近圆形，长13mm，宽11mm，先端微凹，基部内侧有2个耳和短爪，翼瓣长圆形，长12mm，先端圆。基部具弯耳和长爪，龙骨瓣倒卵状长圆形，长约13mm，基部有弯耳和长爪；雄蕊10枚，成9与1两体；子房线形，被白色短柔毛，柱头头状顶生。荚果长圆形，扁平，长4～10cm，宽约10mm，密被黄褐色长硬毛，含2～10粒种子。花期7～8月，果期9～10月（图125-1，图125-2）。

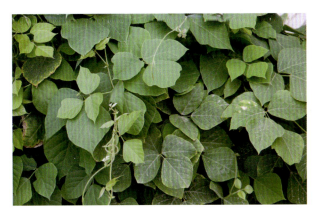

图 125-1　野葛植株

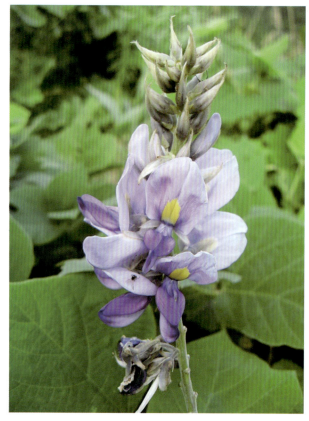

图 125-2　野葛花

6. 产地加工

秋、冬二季采挖，洗净，除去外皮，切斜厚片或小块后晒干。

（二）药材

1. 性状特征

根的加工品呈圆锥形成纵切的长方形厚片或小方块，长 5～35cm，厚 0.5～1cm。外皮淡棕色，有纵皱纹，粗糙。切面黄白色，纹理不明显。质韧，纤维性强。质轻松。气微，味微甜（图 125-3，图 125-4）。

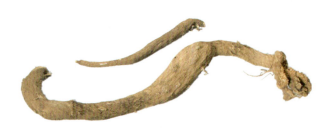

图 125-3　葛根药材

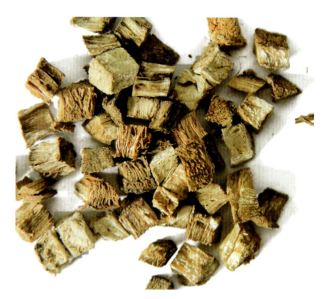

图 125-4　葛根

2. 商品规格

（1）野葛：分为葛方、葛片 2 种规格，均为统货。

（2）甘葛藤（广葛）：分为一等、二等 2 个等级。一等：干货，纵剖两瓣。全体粉白色。断面显环纹，粉性足，纤维很少。气微，味甘。剖瓣长 13～17cm，中部宽 5cm 以上。无杂质、虫蛀、霉变。二等：干货。鲜时刮去外皮，不剖瓣。表皮黄白色。断面白色，有环纹，纤维多，有粉性。气微，味甘。中部直径 15cm 以上，间有断根、破碎小块。无茎蒂、杂质、虫蛀、霉变。

3. 道地药材

本品广东、广西产者为道地药材。

4. 质量标志

本品以块大、色白、质坚实、粉性足、纤维少者为佳。

5. 显微特征

（1）组织鉴别：根横切面示数层木栓细胞，皮层宽广，含大量纤维，木化。木质部导管类圆形，多单个散在有木纤维（图 125-5）。

（2）粉末鉴别：粉末淡棕色。淀粉粒单粒球形，直径 3～37μm，脐点点状、裂缝状或星状；复粒由 2～10 分粒组成。纤维多成束，壁厚，木化，周围细胞大多含草酸钙方晶，形成晶纤维，含晶细胞壁木化增厚。石细胞少见，类圆形或多角形，直径 38～70μm。具缘纹孔导管较大，具缘纹孔六角形或椭圆形，排列极为紧密。

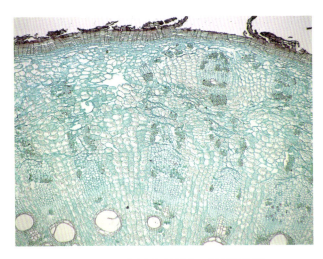

图 125-5　葛根药材横切面组织特征

6. 化学组分

葛根素（puerarin）；葛根苷（xylopuerai）；大豆苷元（daidzeini）；大豆苷（daidzin）；大豆黄素 -4′,7- 二葡萄糖苷（daidzein-4′,7-diglucoside）；4′,6″-O- 二乙酰葛根素（4′,6″-O-diacetylpuerarin）等。

7. 理化特征

（1）化学定性：取本品粉末 10g，加 50ml 甲醇在水浴上回流提取 10 分钟，滤过，取滤液 1ml，加浓盐酸 4 ～ 5 滴及少量镁粉，在沸水浴上加热数分钟，溶液呈橙色。

（2）荧光检查：取本品粉末少量在紫外光下观察，呈亮蓝色荧光。

（3）薄层色谱：取本品粉末 0.8g，加甲醇 10ml，放置 2 小时，滤过，滤液蒸干，残渣加甲醇 0.5ml 使溶解，作为供试品溶液。另取葛根对照药材 0.8g，同法制成对照药材溶液。再取葛根素对照品，加甲醇制成每毫升含 1mg 的溶液，作为对照品溶液。吸取上述三种溶液各 10μl，分别点于同一硅胶 G 薄层板上，使成条状，以三氯甲烷 - 甲醇 - 水（7 ∶ 2.5 ∶ 0.25）为展开剂，展开，取出，晾干，置紫外光灯（365nm）下检视。供试品色谱中，在与对照药材色谱和对照品色谱相应的位置上，显相同颜色的荧光条斑。

8. 贮藏

置通风干燥处，防蛀。

（三）炮制与饮片

1. 药材炮制

（1）葛根：取原药材，除去杂质，洗净，润透，切厚片，干燥。

（2）炒葛根：取麦麸撒在热锅中，加热，待冒烟时，加入葛根片，拌炒至葛根片呈焦黄色，取出，筛去焦麸，放凉（每 100 千克葛根片，用麦麸 30kg）。

2. 饮片名称

葛根，炒葛根。

3. 药品类别

解表药：发散风热药。

4. 性状特征

（1）葛根：本品呈不规则的厚片、粗丝或边长为 5 ～ 12mm 的方块。切面浅黄棕色至棕黄色。质韧，纤维性强。气微，味微甜（图 125-4）。

（2）炒葛根：本品表面微黄色、米黄色或深黄色（图 125-6）。

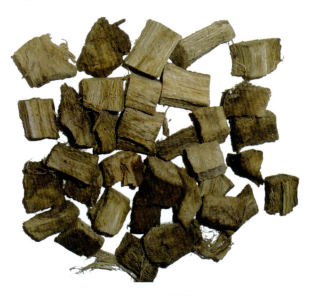

图 125-6　炒葛根

5. 质量要求

（1）水分：不得过 13.0%。

（2）总灰分：不得过 6.0%。

（3）浸出物：用热浸法测定，稀乙醇作溶剂，不得少于 24.0%。

（4）含量测定：用高效液相色谱法测定，本品含葛根素（$C_{21}H_{20}O_9$）不得少于 2.4%。

6. 性味功能

本品性凉，味甘、辛。解肌退热，生津，透疹，升阳止泻。用于外感发热头痛、项强、口渴、消渴、麻疹不透、热痢、泄泻及高血压病颈项强痛。

7. 用法用量

内服：煎汤，用量 9～15g。

8. 使用注意

脾胃虚寒者慎用。

9. 贮藏

置通风干燥处，防蛀。

（四）经典方剂与临床应用

1. 葛根汤（《伤寒论》）

处方：葛根 12g，麻黄（去节）、生姜（切）各 9g，桂枝（去皮）、甘草（炙）、芍药各 6g，大枣 12 枚（擘）。

制法：上七味，以水 1L，先煮麻黄、葛根，减至 800ml，去上沫，纳诸药，再煮取 300ml，去滓。

功能主治：发汗解毒，升津舒筋。用于外感风寒表实、恶寒发热、头痛、身痛无汗、腹微痛，或下利，或干呕，或微喘、舌淡苔白、脉浮紧。现用于感冒、流行性感冒、麻疹、痢疾以及关节痛等病证见上述症状者。

用法用量：每次温服 150ml，覆取微似汗。

2. 葛根芩连汤（《伤寒论》）

处方：葛根 15g，黄芩 9g，黄连 9g，炙甘草 6g。

制法：上药四味，以水 800ml，先煮葛根，减至 600ml，纳入诸药，煮取 200ml，去渣。

功能主治：解表清里。主治表证未解，误用攻下，虚其里气，以致表热内陷阳明而下利不止的协热下利证，现代常用于治疗急性肠炎、细菌性痢疾、肠伤寒、胃肠型感冒等属表证未解而里热甚者。

用法用量：分两次温服。

（五）食疗与药膳

桂花葛粉羹

原料：桂花糖 5g，葛根 50g。

制作方法：先用凉开水适量调葛粉，再用沸水冲化葛粉，使之成晶莹透明状，加入桂花糖调拌均匀即成。

功能主治：退热生津，解肌发表的功效，适用于发热、口渴、心烦、口舌溃疡等。

126 苦参 Ku Shen

（一）基原

1. 集解

苦参始载于《神农本草经》，列为中品。《名医别录》载："苦参，生汝南山谷及田野，三月、八月、十月采根，曝干。"陶弘景曰："近道处处有之。叶极似槐叶，花黄色，子作荚，根味至苦恶。"李时珍曰："苦以味名，参以功名。"因形似参，味苦而得名。

2. 品种

苦参为双子叶植物纲豆科苦参属植物苦参 *Sophora flavescens* Ait 野生或栽培品的干燥根。

3. 分布

山东境内产于各山地丘陵地区。

4. 生态

苦参生于沙地或向阳山坡草丛中及溪沟边。

5. 形态特征

苦参：落叶半灌木，高 1.5～3m。根圆柱状，外皮黄白色。茎直立，多分枝，具纵沟；幼枝被疏毛，后变无毛。奇数羽状复叶，长 20～25cm，互生；小叶 15～29，叶片披针形至线状披针形，长 3～4cm，宽 1.2～2cm，先端渐尖，基部圆，有短柄，全缘，背面密生平贴柔毛；托叶线形。总状花序顶生，长 15～20cm，被短毛，苞片线形；萼钟状，扁平，长 6～7mm，5 浅裂；花冠蝶形，淡黄白色；旗瓣匙形，翼瓣无耳，与龙骨瓣等长；雄蕊 10，花丝分离；子房柄被细毛，柱头圆形。

荚果线形,先端具长喙,成熟时不开裂,长 5～8cm。种子间微缢缩,呈不明显的串珠状,疏生短柔毛。种子 3～7 颗,近球形,黑色。花期 6～7 月,果期 7～9 月(图 126-1)。

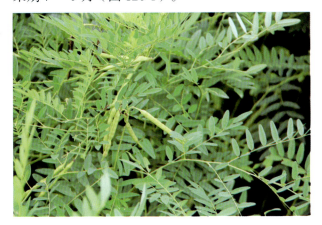

图 126-1 苦参植株

6. 产地加工

春、秋二季采挖地下部分,切去根头及小支根,洗净泥土,晒干或趁鲜切片晒干。

(二)药材

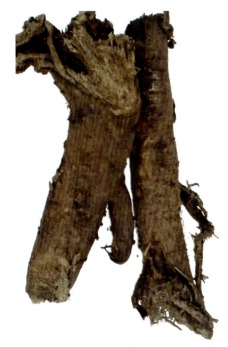

图 126-2 苦参药材

1. 性状特征

本品根呈圆柱形,下部常有分枝,长 10～30cm,直径 1～6.5cm。表面灰棕色或棕黄色,有明显纵皱纹及横长皮孔,栓皮破裂后向外卷曲,剥落处显黄色,光滑。质坚韧,难折断。折断面纤维性,黄白色;切断面有微细的放射状纹理。气微,味极苦(图 126-2)。

2. 商品规格

统货。

3. 道地药材

本品山东产者质佳。

4. 质量标志

本品以条匀、色黄棕、断面黄白、味极苦者为佳。

5. 显微特征

(1)组织鉴别:木栓层为 8～12 列细胞,有时栓皮剥落。韧皮部有多数纤维束。木质部有木纤维束,射线宽 5～15 列细胞。薄壁细胞含众多淀粉粒及草酸钙方晶(图 126-3)。

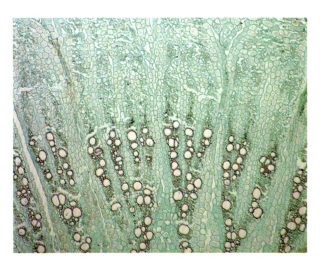

图 126-3 苦参药材横切面组织特征

(2)粉末鉴别:粉末淡黄色。木栓细胞淡棕色,横断面观呈扁长方形,壁微弯曲;表面观呈类多角形,平周壁表面有不规则细裂纹,垂周壁有纹孔呈断续状。纤维和晶纤维,多成束;纤维细长,直径 11～27μm,壁厚,非木化;纤维束周围的细胞含草酸钙方晶,形成晶纤维,含晶细胞的壁不均匀增厚。草酸钙方晶,呈类双锥形、菱形或多面形,直径约至 237μm。淀粉粒,单粒类圆形或长圆形,直径 2～20μm,脐点裂缝状,大粒层纹隐约可见;复粒较多,由 2～12 分粒组成。

6. 化学组分

生物碱类:苦参碱(matrine),氧化苦参碱（oxymatrine），羟基苦参碱（sophoranol），N-甲基金雀花碱（N-methylcytisine），安那吉碱（anagyrine），�..靛叶碱（baptifoline），脱氢苦参碱，槐果碱（sophocarpine）等。黄酮类：苦参查尔酮（kuraridin），降甲苦参酮（norkurarinone），苦参查尔酮醇（kuraridinol），苦参醇（kurarinol），异苦参酮（isokuraritinone）等。

7. 理化特征

（1）化学定性：取粉末 1g，加含 0.5% 盐酸的乙醇 20ml，加热回流 1 小时，滤过，滤液加氨试液使呈中性，蒸干，残渣加 1% 盐酸溶液 10ml 使溶解，滤过。取滤液分置 3 支试管中：加碘化铋钾试液，产生红棕色沉淀；加碘化汞钾试液，产生黄白色沉淀；加碘-磺化钾试液产生褐色沉淀。

（2）荧光检查：取粉末 0.5g，加甲醇 10ml，加热回流 10 分钟，滤过。取滤液 1mg，置试管中，加镁粉少量与盐酸 3 ～ 4 滴，加热，显红色。另取滤液 5μl，点于滤纸上，喷以 5% 三氯化铝乙醇溶液，晾干，置紫外光灯（254nm）下观察，显黄绿色荧光。

（3）薄层色谱：取本品粉末 0.5g，加浓氨试液 0.3ml、三氯甲烷 25ml，放置过夜，滤过，滤液蒸干，残渣加三氯甲烷 0.5ml 使溶解，作为供试品溶液。另取苦参碱对照品、槐定碱对照品，加乙醇制成每毫升各含 0.2mg 的混合溶液，作为对照品溶液。吸取上述 2 种溶液各 4μl，分别点于同一用 2% 氢氧化钠溶液制备的硅胶 G 薄层板上，以甲苯-丙酮-甲醇（8：3：0.5）为展开剂，展开，展距 8cm，取出，晾干，再以甲苯-乙酸乙酯-甲醇-水（2：4：2：1）10℃以下放置的上层溶液为展开剂，展开，取出，晾干，依次喷以碘化铋钾试液和亚硝酸钠乙醇试液。供试品色谱中，在与对照品色谱相应的位置上，显相同的橙色斑点。

8. 贮藏

条以席装，片以麻袋装。本品受潮易虫蛀、发霉，应置干燥通风处保存。

（三）炮制与饮片

1. 药材炮制

（1）苦参：取原药材，除去残留根头及杂质，大小个分开，洗净，略浸，润透，切厚片，干燥。

（2）苦参炭：取苦参片，置锅中，用武火加热，炒至表面呈焦黑色，内部焦黄色，喷淋清水少许，熄灭火星，取出，凉透。

2. 饮片名称

苦参，苦参炭。

3. 药品类别

清热药：清热燥湿药。

4. 性状特征

（1）苦参：本品呈类圆形或不规则形的厚片。外表皮灰棕色或棕黄色，有时可见横长皮孔样突起，外皮薄，常破裂反卷或脱落，脱落处显黄色或棕黄色，光滑。切面黄白色，纤维性，具放射状纹理和裂隙，有的可见同心性环纹。气微，味极苦（图 126-4）。

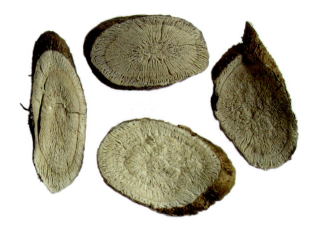

图 126-4　苦参

（2）苦参炭：本品形如苦参片，表面焦黑色，内部焦黄色。气微，味微苦（图 126-5）。

5. 质量要求

（1）水分：不得过 11.0%。

（2）总灰分：不得过 8.0%。

（3）浸出物：用冷浸法测定，水作溶剂，不得少于 20.0%。

（4）含量测定：用高效液相色谱法测定，本品含苦参碱（$C_{15}H_{24}N_2O$）和氧化苦参碱（$C_{15}H_{24}N_2O_2$）的总量不得少于 1.0%。

6. 性味功能

（1）苦参：性寒，味苦。清热燥湿，杀虫，利尿。用于热痢、便血、黄疸尿闭、赤白带下、阴肿、阴痒、

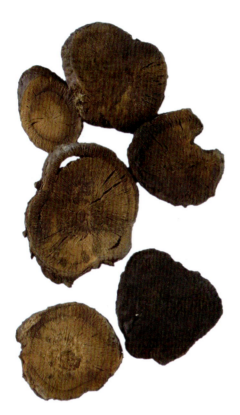

图 126-5　苦参炭

湿疹、皮肤瘙痒、疥癣麻风；外用治阴痒带下。

（2）苦参炭：止血治痢。用于热痢、便血。

7. 用法用量

内服：煎汤，用量 4.5 ～ 9g。外用适量，煎汤洗患处。

8. 配伍禁忌

不宜与藜芦同用。

9. 使用注意

脾胃虚寒者忌服。

10. 贮藏

片以麻袋装。置干燥通风处保存。

（四）经典方剂与临床应用

苦参丸（《太平惠民和剂局方》）

处方：苦参 100g，荆芥（去梗）500g。

制法：上药共为细末，水糊为丸，如梧桐子大。

功能主治：用于风湿热毒攻于皮肤、时生疥癞、瘙痒难忍、时出黄水；及大风手足烂坏、眉毛脱落。

用法用量：每服 30 丸，食后用好茶或荆芥汤

送下。

（五）食疗与药膳

苦参鸡蛋汤

原料：苦参 10g，鸡蛋 1 个。

制作方法：苦参加水煎汁，取碗，打入鸡蛋，将鸡蛋搅匀，然后将沸腾的药汁冲入鸡蛋碗里，要趁热服用。

功能主治：养心护心，安神定志，清热泻火。患有心血管疾病的患者可经常食用。

127　槐花 Huai Hua

（一）基原

1. 集解

槐花始载于《神农本草经》，列为上品，在槐实项下。槐花一名始见于《本草图经》，载："槐实，生河南平泽。今处处有之。其木有极高大者。谨按：《尔雅》槐有数种，……叶细而青绿者但谓之槐，……四月、五月开花，六月、七月结实，……取花之陈旧者，筛末，饮服，以治下血。"《本草衍义》载："槐花，收时择其未开花。"《本草纲目》载："其花未开时，状如米粒……"据历代本草记载，古代所用槐花与当今药品标准收载槐花来源、部位一致。

2. 品种

槐花为双子叶植物纲豆科槐属植物槐 *Sophora japonica* L. 栽培品的干燥花蕾（槐米）或开放的花。

3. 分布

山东境内产于各山地丘陵。

4. 生态

槐栽培于屋边、路边。

5. 形态特征

槐：落叶乔木，高 8 ～ 20m。树皮灰棕色，具不规则纵裂，内皮鲜黄色，具臭味；嫩枝暗绿褐色，近光滑或有短细毛，皮孔明显。奇数现状复叶，互生，长 15 ～ 25cm，叶轴有毛，基部膨

大；小叶 7 ～ 15，柄长约 2mm，密生白色短柔毛；托叶镰刀状，早落；小叶片卵状长圆形，长 2.5 ～ 7.5cm，宽 1.5 ～ 3cm，先端渐尖具细突尖，基部宽楔形，全缘，上面绿色，微亮，背面优生白色短毛。圆锥花序顶生，长 15 ～ 30cm；萼钟状，5 浅裂；花冠蝶形，乳白色，旗瓣阔心形，有短爪，脉微紫，翼瓣和龙骨瓣均为长方形；雄蕊 10，分离，不等长；子房筒状，有细长毛，花柱弯曲。荚果肉质，串珠状，长 2.5 ～ 5cm，黄绿色，无毛，不开裂，种子间极细缩。种子 1 ～ 6 颗，肾形，深棕色。花期 7 ～ 8 月，果期 10 ～ 11 月（图 127-1）。

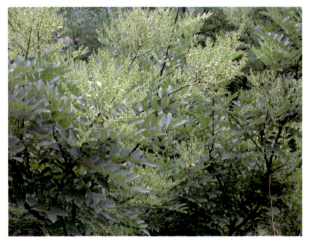

图 127-1　槐植株

6. 产地加工

夏季花开放或花蕾形成时采收，及时干燥，除去枝、梗及杂质。

（二）药材

1. 性状特征

（1）槐花：干燥花皱缩而卷曲，花瓣多散落。完整者花萼钟状，黄绿色，先端 5 浅裂；花瓣 5，黄色或黄白色，1 片较大，近圆形，先端微凹，其余 4 片长圆形。雄蕊 10，其中 9 个基部连合，花丝细长。雌蕊圆柱形，弯曲。体轻。无臭，味微苦（图 127-2）。

（2）槐米：花蕾卵形或椭圆形。花萼黄绿色，下部有数条纵纹。萼的上方为黄白色未开放的花瓣。体轻，质脆。味微苦涩（图 127-3）。

2. 商品规格

统货。

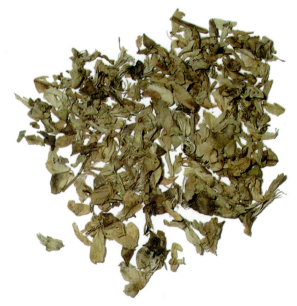

图 127-2　槐花

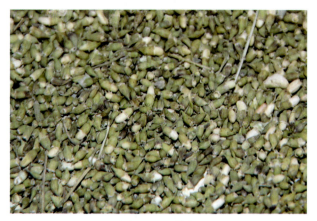

图 127-3　槐米

3. 道地药材

山东产者为道地药材。

4. 质量标志

本品以花初开、完整不碎、色黄白者质佳。

5. 显微特征

（1）组织鉴别：槐米横切面示花萼筒细胞层，花瓣 5 枚，1 枚较大。雄蕊花丝 10 枚、三角形排列、子房横断呈长椭圆形（图 127-4）。

（2）粉末鉴别：粉末黄绿色。花粉粒类球形或钝三角形，直径 14 ～ 19μm。有 3 个萌发孔。非腺毛 1 ～ 3 细胞，长 86 ～ 660μm，气孔不定式，副卫细胞 4 ～ 8 个。草酸钙方晶少见。

6. 化学组分

三萜皂苷类：赤豆皂苷（azukisaponin）Ⅰ、

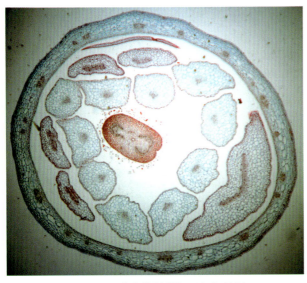

图 127-4 槐米药材横切面组织特征

Ⅱ、Ⅴ，大豆皂苷（soyasaponin）Ⅰ、Ⅲ，槐花皂苷（kaikasaponin）Ⅰ、Ⅱ、Ⅲ。黄酮类：槲皮素（quercetin），芸香苷（rutin），异鼠李素（isorhamnetin），异鼠李素-3-芸香糖苷（isorhamnetin-3-rutinoside），山柰酚-3-芸香糖苷（kaempferol-3-rutinoside）等。

7. 理化特征

（1）化学定性：取本品粉末 0.1g，加乙醇100ml，加热 5min，滤过。取滤液 1ml，加镁粉少量与盐酸 2～3 滴，即显樱红色。

（2）薄层色谱：取本品粉末 0.2g，加甲醇5ml，密塞，振摇 10 分钟，滤过，取滤液作为供试品溶液。另取芸香苷对照品，加甲醇制成每毫升含 4mg 的溶液，作为对照品溶液。吸取上述 2种溶液各 10μl，分别点于同一硅胶 G 薄层板上，以乙酸乙酯－甲酸－水（8∶1∶1）为展开剂，展开，取出，晾干，喷以三氯化铝试液，待乙醇挥干后，置紫外光灯（365nm）下检视。供试品色谱中，在与对照品色谱相应的位置上，显相同颜色的荧光斑点。

8. 贮藏

木箱或麻袋装。置干燥处，防潮，防蛀。

（三）炮制与饮片

1. 药材炮制

（1）槐花或槐米：取原药材，除去杂质及枝梗，筛去碎屑。

（2）炒槐花：取净槐花，置预热炒制容器内，用文火加热，炒至深黄色，取出晾凉。

（3）槐花炭：取净槐花，置预热炒制容器内，用中火加热，炒至焦褐色，喷洒少许清水，灭尽火星，炒干，取出晾凉。

2. 饮片名称

槐花，槐米，炒槐花，槐花炭。

3. 药品类别

止血药：凉血止血药。

4. 性状特征

（1）槐花：本品性状特征同药材。

（2）炒槐花：本品形如槐花、槐米，表面微黄色或深黄色，体轻，手捻易碎。味微苦、涩（图127-5）。

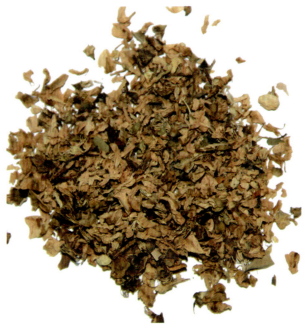

图 127-5 炒槐花

（3）槐花炭：本品形如槐花、槐米，表面焦褐色，体轻易碎。

5. 质量要求

（1）水分：不得过 11.0%。

（2）总灰分：不得过 14.0%。

（3）酸不溶性灰分：不得过 8.0%。

（4）浸出物：用热浸法测定，以 30% 甲醇作溶剂，不得少于 37.0%。

（5）含量测定：用高效液相色谱法测定，本品含总黄酮以芸香苷（$C_{27}H_{30}O_{16}$）计，不得少于8.0%；含芸香苷（$C_{27}H_{30}O_{16}$）不得少于6.0%。

6. 性味功能

（1）槐花：性微寒，味苦。凉血止血、清肝泻火。用于便血、痔血、血痢、崩漏、吐血、衄血、肝热目赤、头痛眩晕。

（2）槐花炭：鞣质含量提高，可增加凉血止血的功效。

7. 用法用量

内服：煎汤或入丸、散，用量 5～9g。

8. 使用注意

脾胃虚寒者慎服。

9. 贮藏

木箱或麻袋装。置干燥处，防潮，防蛀。

（四）经典方剂与临床应用

槐花散（《普济本事方》）

处方： 槐花（炒）、侧柏叶（烂杵，焙）、荆芥穗、枳壳（去瓤，细切，麸炒黄）各等分。

制法： 上药经炮制后，研为细末。

功能主治： 清肠止血，疏风下气。用于肠风、脏毒、痔疮便血、血色鲜红或紫暗、证属湿热内蕴者。

用法用量： 用清米饮调下 6g，空腹时服。

使用注意： 便血日久，见有气虚或阴虚者，非本方所宜。

（五）食疗与药膳

大黄槐花蜜饮

原料： 生大黄 4g，槐花 30g，蜂蜜 15g，绿茶 2g。

制作方法： 先将生大黄拣杂，洗净，晾干或晒干，切成片，放入砂锅，加水适量，煎煮 5 分钟，去渣，留汁，待用。锅中加槐花、茶叶，加清水适量，煮沸，倒入生大黄煎汁，离火，稍凉，趁温热时，调拌入蜂蜜即成。

功能主治： 清热凉血。适用于大肠癌患者引起的便血、血色鲜红以及癌术后便血。

用法用量： 早晚 2 次分服。

128　胡芦巴 Hu Lu Ba

（一）基原

1. 集解

胡芦巴始载于《嘉祐本草》。苏颂曰："今出广州。或云种出海南诸番，盖其他芦菔子也。舶客将种莳于岭外亦生。然不及番中来者真好。今医家治元脏虚冷为要药，而唐已前方不见用，本草不著，盖是近出。"结合《大观本草》广州胡芦巴的附图来看，古今药用胡芦巴品种不同，但由于古本草对形态描述过于简单，故一时尚难做出定论。

2. 品种

胡芦巴为双子叶植物纲豆科胡芦巴属植物胡芦巴 *Trigonella foenum-graecum* L. 栽培品的干燥成熟种子。

3. 分布

山东境内的菏泽有较大面积的栽培。

4. 生态

胡芦巴生于气候温和、排水良好的肥沃土壤。

5. 形态特征

胡芦巴：一年生草本，高 20～80cm，全株有香气。茎直立，多丛生，被疏毛。三出复叶互生；小叶长卵形或卵状披针形，长 1～3.5cm，宽 0.5～1.5cm，两边均生疏柔毛；叶柄长，托叶与叶柄连合。花无梗，1～2 朵腋生；花萼筒状；花冠蝶形，白色，后渐变淡黄色，基部微带紫色；雄蕊10，二体；子房线形。荚果细长，扁圆筒状，略弯曲，长 6～11cm，宽 0.5cm，具网脉及柔毛，先端有长喙。种子 10～20 粒，棕色，有香气。花期 4～6 月，果期 7～8 月（图 128-1）。

6. 产地加工

夏季果实成熟时，采割植株，晒干，打下种子，除去杂质。

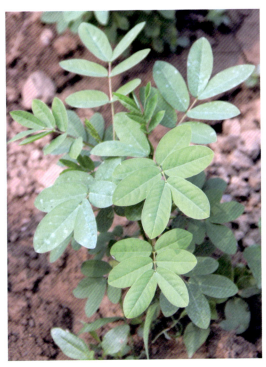

图 128-1　胡芦巴植株

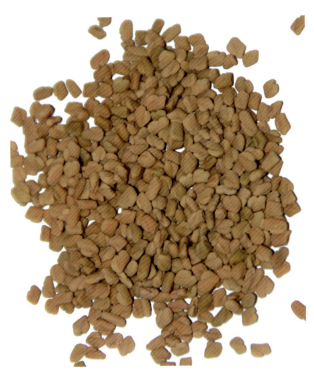

图 128-2　胡芦巴

（二）药材

1. 性状特征

种子略呈斜方形或矩形，长 3～4mm，宽 2～3mm，厚约 2mm。表面淡黄色至黄棕色，平滑，两侧各有一深斜沟，两沟相交处有点状种脐。纵切面可见种皮薄，胚乳层遇水后有黏性，半透明；淡黄色子叶 2 片，胚根弯曲，肥大而长。质坚硬，不易破碎。气微，味微苦。嚼之有豆腥气（图 128-2）。

2. 商品规格

本品均为统货，分河南、安徽统装。

3. 道地药材

本品山东产者质佳，安徽产者为道地药材。

4. 质量标志

本品以个大、饱满、坚实、无杂质者为佳。

5. 显微特征

（1）组织鉴别：横切面可见种皮最外为 1 列栅状细胞，外被角质层，栅状细胞顶端尖，壁厚，弱木化，层纹明显，其外侧有光辉带，胞腔内常有棕色内含物。向内为 1 列支持细胞，梯形，上窄下宽，上部有大形细胞间隙，外平周壁加厚，侧壁有放射状条纹增厚。向内有 3～4 列薄壁细胞。胚乳的最外层为 1 列类方形的糊粉层细胞，内有棕色物。内侧胚乳细胞较大，类圆形，初生薄壁，次生壁含黏液质，极厚；子叶表皮细胞稍小，栅栏细胞数列，胚细胞中均含有脂肪油滴及糊粉粒。

（2）粉末鉴别：粉末淡黄色或灰棕色。种皮栅状细胞成片，淡黄棕色或红棕色。横断面观细胞重列，顶端平截或尖，外被角质层，外壁及侧壁上部较厚，有细密纵沟纹，侧壁下部较薄，胞腔较大；光辉带较宽，位于细胞靠外 1/3 处；顶面观呈类多角形，壁较厚，胞腔较小，渐向下孔沟细密，或胞腔不规则分枝状，稍有孔沟；底面观呈类圆形或类多角形，有时可见细胞间隙，壁较薄，稍弯曲，胞腔较大，内含棕色物。种皮支持细胞 1 列，侧（断）面观略呈扁哑铃状，上端稍窄，下端较宽，侧壁中部厚约 7μm，垂周壁现条状纹理；底面观呈类圆形或六角形，有密集的放射状条纹增厚，似菊花纹状，胞腔明显。内胚乳细胞主要为黏液细胞，壁甚厚，破碎后呈无色无定形块片。子叶细胞含糊粉粒及脂肪油滴。

6. 化学组分

生物碱类：胡芦巴碱（trigonelline），胆碱，龙胆宁碱（gentianine），番木瓜碱（carpaine）等。黄酮类：牡荆素（vitexin），异牡荆素

（saponaretin），牡荆素 -7- 葡萄糖苷，荭草素（orientin），胡芦巴苷Ⅰ、Ⅱ（viceninⅠ、Ⅱ），槲皮素（quereetin），木犀草素（luteolin）等。脂肪酸类：油酸（oleicacid），亚油酸（linoleicacid），亚麻酸（linolenicacid），棕榈酸（palmificacid），月桂酸（lauricacid）等。此外，还含胆甾醇，4-羟基异亮氨酸（4-hydroxyisoleucine），半乳甘露聚糖（galactomannan），维生素 B 等。

7. 理化特征

化学定性：

1）取粉末 1g，加 0.5% 盐酸乙醇溶液 7ml，回流 10 分钟。趁热滤过，滤液用氨水调至中性，蒸干，加 5% 盐酸 2ml，溶解残渣，滴加碘化汞钾试液，生成灰白色沉淀。

2）取粉末 2g，加水 30ml，水浴上加热 10 分钟，滤过。取水提液 2ml，置带塞试管中，振摇 1 分钟，产生蜂窝状泡沫，放置 10 分钟，泡沫不消失。

3）在 2 支试管中各加入 1ml 上述水提液，一管加入 5% 氢氧化钠溶液 2ml，另一管加 2ml 5% 盐酸溶液，将试管塞紧，用力振摇 1 分钟，观察结果，含碱液管比含酸液管的泡沫高达数倍。

8. 贮藏

麻袋装或布袋装。放置干燥通风处，防霉。

（三）炮制与饮片

1. 药材炮制

（1）胡芦巴：取原药材，拣去杂质，用水洗净，晒干。

（2）盐胡芦巴：取净胡芦巴用盐水拌匀，闷润至透，置锅内，用文火加热，炒至有爆裂声，香气逸出时，取出放凉（每 10 千克胡芦巴，用食盐 2kg）。

2. 饮片名称

胡芦巴，盐胡芦巴。

3. 药品类别

补虚药：补阳药。

4. 性状特征

（1）胡芦巴：本品性状特征同药材。

（2）盐胡芦巴：本品形如胡芦巴，表面黄棕色至棕色，偶见焦斑。略具香气，味微咸。

5. 质量要求

（1）胡芦巴

1）水分：不得过 15.0%。

2）总灰分：不得过 5.0%。

3）酸不溶性灰分：不得过 1.0%。

4）浸出物：用热浸法测定，稀乙醇作溶剂，不得少于 18.0%。

5）含量测定：用高效液相色谱法测定，本品含胡芦巴碱（$C_7H_7O_2$）不得少于 0.45%。

（2）盐胡芦巴

1）水分：不得过 11.0%。

2）总灰分：不得过 7.5%。

3）浸出物：用热浸法测定，稀乙醇作溶剂，不得少于 18.0%。

4）含量测定：用高效液相色谱法测定，本品含胡芦巴碱（$C_7H_7O_2$）不得 0.45%。

6. 性味功能

本品性温，味苦。温肾，祛寒，止痛。用于肾脏虚冷、小腹冷痛、小肠疝气、寒湿脚气。

7. 用法用量

内服：煎汤，4.5 ~ 9g；或入丸、散。阴虚火旺者忌服。

8. 使用注意

阴虚火旺者忌服。

9. 贮藏

麻袋装或布袋装。放置干燥通风处，防霉。

（四）经典方剂与临床应用

胡芦巴丸（《太平惠民和剂局方》）

处方：胡芦巴（炒）48g；吴茱萸（汤洗十次，炒）30g；川楝子（炒）54g；大巴戟天（去心，炒）及川乌（炮，去皮、脐）各 18g；小茴香（淘去土，炒）36g。

制法：上为细末，酒煮面糊为丸，如梧桐子大。

功能主治：用于大人、小儿小肠气、蟠肠气、奔豚气、疝气、偏坠阴肿，小腹有形如卵，上下来去痛不可忍，或绞结绕脐攻刺、呕恶闷乱。

用法用量：每服十五丸，空心，温酒吞下，小儿五丸，小茴香汤下。

（五）食疗与药膳

阳起石合剂

原料： 阳起石 30g，巴戟天、胡芦巴、山茱萸、菟丝子、枸杞子、五味子各 10g，淫羊藿、制何首乌各 15g，仙茅 6g，肉苁蓉 12g，羊睾丸 1 对。

功能主治： 主治阳痿。

用法用量： 每日 1 剂，水煎服。15 日为 1 疗程。

129　透骨草 Tou Gu Cao

（一）基原

1. 集解

透骨草始见于《救荒本草》，《本草原始》的透骨草系指大戟科的地构叶。《本草纲目拾遗》引《灵秘丹药笺》载："风仙花一名透骨草。"即凤仙花科的凤仙；所引《医学指南》的铁线透骨草，则为毛茛科铁线莲属的透骨草，可见古代药用的透骨草已非一种。本品为豆科植物山野豌豆干燥全草，见于《中国药典》。

2. 品种

透骨草为双子叶植物纲豆科野豌豆属植物山野豌豆 *Vicia a moena* Fisch. ex DC. 野生品的干燥茎。

3. 分布

山东境内产于各大山区。

4. 生态

山野豌豆生于疏松肥沃微酸土壤中，但也耐瘠薄。

5. 形态特征

山野豌豆：多年生草本，高 30 ～ 100cm，植株被疏柔毛，稀近无毛。主根粗壮，须根发达。茎有棱，多分枝，斜升或攀援。偶数羽状复叶，几无柄，顶端卷须有 2 ～ 3 分枝。托叶半箭头形。小叶 4 ～ 7 对，互生或近对生，椭圆形至卵披针形，先端圆、微凹，基部近圆形，上面被贴伏长柔毛。总状花序通常长于叶。花 10 ～ 30 密集着生于花序轴

上部，花冠红紫色、蓝紫色或蓝色花期颜色多变。花萼斜钟状，萼齿近三角形。子房无毛，胚珠 6，花柱上部四周被毛，子房柄长约 0.4cm。荚果长圆形。种子 1 ～ 6，圆形，深褐色，有花斑；种脐内凹，黄褐色。花果期 4 ～ 10 月（图 129-1）。

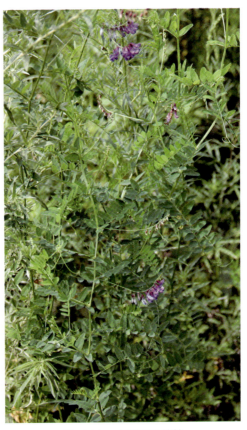

图 129-1　山野豌豆植株

6. 产地加工

夏季采收嫩茎，鲜用或晒干。

（二）药材

1. 性状特征

干燥茎略圆或呈四棱形，质脆，易折断。叶卷曲皱缩，完整者椭圆形或披针形，偶见花及黑色种子。气微，味淡（图 129-2）。

2. 商品规格

本品均为统货。

3. 道地药材

本品山东产者质佳。东北地区产者为道地药材。

4. 质量标志

本品以茎多、不带叶者为佳。

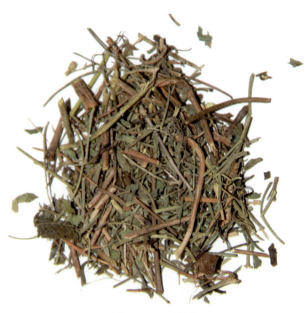

图 129-2　透骨草

5. 化学组分

黄酮类：山野豌豆苷（amoenin），槲皮素，山柰酚，槲皮素-3-*O*-α-L-葡萄糖苷，山柰酚-3,7-二-α-L-鼠李糖苷等。此外，还含蛋白质、多肽、氨基酸、皂苷、鞣质、蒽醌类及内酯类。

6. 贮藏

置阴凉干燥处。

（三）炮制与饮片

1. 药材炮制

取药材除去杂质，润透，切段，晾干。

2. 饮片名称

透骨草。

3. 药品类别

祛风湿药。

4. 性状特征

本品呈长短不等的碎段，绿色或淡绿色。可见卵状长圆形或椭圆形小叶。

5. 性味功能

本品性温，味甘、辛。祛风除湿，活血，止痛。用于风湿关节痛；外用治疮疡肿毒。

6. 用法用量

内服：煎汤，9～15g；或入丸、散。外用：煎水熏洗。

7. 贮藏

置阴凉干燥处。

（四）食疗与药膳

透骨草炖乳鸽

原料： 透骨草 20g，乳鸽 1 只，料酒 10g，姜 5g，葱 10g，草盐 3g，鸡油 30g，胡椒粉 3g，鸡精 3g。

制作方法： 将透骨草洗净，盛装在纱布袋内，扎紧口；乳鸽宰杀后，去毛、内脏及爪；姜切片，葱切段。将透骨草药包、乳鸽、料酒、姜、葱同放炖锅内，加水 1500ml，置武火烧沸，再用文火炖煮 28 分钟，加入盐、鸡精、鸡油、胡椒粉即成。

功能主治： 祛风湿，补肝肾，益精血。适用于风湿疼痛、四肢麻木、腰膝酸软等症。

130　赤小豆 Chi Xiao Dou

（一）基原

1. 集解

赤小豆始载于《神农本草经》，列为中品。李时珍曰："此豆以紧小而赤黯色者入药，其稍大而鲜红、淡红色者，并不治病。俱于夏至后下种，苗高尺许，枝叶似豇豆，叶微圆峭而小。至秋开花，似豇豆花而小淡，银褐色，有腐气。结荚长二三寸，似绿豆荚稍大，皮色微白带红，三青二黄时即收之。"李时珍指出有"紧小而赤黯色者"和"稍大而鲜红、淡红者"2 种，但这 2 种植物的外形和习性都很相似。按上所述，并参阅《证类本草》和《植物名实图考》赤小豆附图，赤小豆应为 *Phaseolus* 属植物，"紧小而赤黯者"系指赤小豆 *P. calcaratus* Roxb.，而"稍大而鲜红、淡红色者"系指赤豆 *P. angularis*（Willd.）W. F, Wight。虽李时珍认为"稍大而鲜红者"（赤豆）不供药用，但因这 2 种植物不易区分，赤豆作赤小豆用的历史已久。因其色红，属豆类，故名。

2. 品种

赤小豆为双子叶植物纲豆科豇豆属植物赤

豆 *Vigna angularis* Ohwi et Ohashi、赤小豆 *Vigna umbellata* Ohwi et Ohashi 栽培品的干燥成熟种子。

3. 分布

山东境内各地普遍栽培。

4. 生态

赤豆、赤小豆栽培于农田。

5. 形态特征

（1）赤豆：一年生直立或缠绕草本，高30～90cm，植株被疏长毛；羽状复叶具3小叶，托叶盾状着生，箭头形，长0.9～1.7cm；小叶卵形至菱状卵形，长5～10cm，宽5～8cm，先端宽三角形或近圆形，侧生的偏斜，全缘或浅三裂，两面均稍被长毛。花黄色，约5或6朵生于短的总花梗顶端；花梗极短；小苞片披针形，长6～8mm；花萼钟状，长3～4mm；花冠长约9mm，旗瓣扁圆形，常稍歪斜，顶端凹，翼瓣比龙骨瓣宽，具短瓣柄及耳，龙骨瓣顶端弯曲近半圆，其中一片的中下部有一角状凸起，基部有瓣柄；子房线形，花柱弯曲，近先端有毛。荚果圆柱状，长5～8cm，宽5～6mm，平展或下弯，无毛；种子通常为暗红色或其他颜色，长圆形，长5～6mm，宽4～5mm，两头截平或近浑圆，种脐不凹陷。花期夏季，果期9～10月（图130-1）。

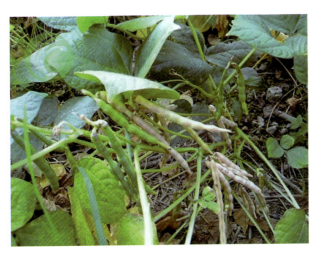

图 130-1 赤豆植株

（2）赤小豆：一年生直立草本，高可达90cm。茎上有显著的长硬毛。三出复叶互生；顶生小叶卵形，长5～10cm，宽2～5cm，先端渐尖，侧生小叶偏斜，全缘或3浅裂，两面疏被白色柔毛；托叶卵形。总状花序腋生；花萼5裂；花冠蝶形，黄色，旗瓣具短爪，龙骨瓣上部卷曲；雄蕊10，二体。荚果圆柱形，长5～8cm。种子6～8粒。花期6～7月，果期7～8月。

6. 产地加工

秋季果实成熟而未开裂时拔取全株，晒干，打下种子，除去杂质，再晒干。

（二）药材

1. 性状特征

（1）赤豆：种子呈短圆柱形，两端较平截或钝圆，长5～8mm，直径4～6mm。表面暗棕红色，有光泽，种脐白色，平坦而不突起，中央不凹陷。种皮硬，不易破碎。除去种皮，子叶2，肥厚，黄白色。气微，味微甜，嚼之有豆腥气。

（2）赤小豆：干燥种子略呈圆柱形而稍扁，长5～7mm，直径约3mm，种皮赤褐色或紫褐色，平滑，微有光泽，种脐线形，白色，约为全长的2/3，中间凹陷成一纵沟，偏向一端，背面有一条不明显的棱脊（图130-2）。质坚硬，不易破碎，除去种皮，可见两瓣乳白色子仁（图130-3）。气微，嚼之有豆腥味。

2. 商品规格

本品均为统货。

3. 道地药材

本品山东产者质佳。

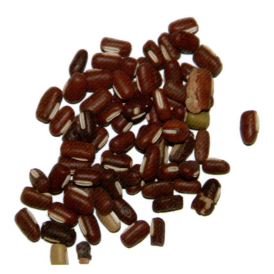

图 130-2 赤小豆药材

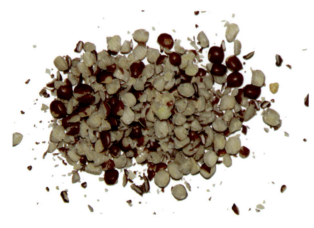

图 130-3　赤小豆

4. 质量标志

本品以颗粒饱满、色暗棕红者为佳。

5. 显微特征

组织鉴别：赤豆子叶叶肉细胞稀，含细小方晶，直径 3 ～ 6μm，不含簇晶。

6. 化学组分

赤豆：D- 儿茶精，D- 表儿茶精，表没食子儿茶精（epigallocatechin），3- 呋喃甲醇 -β -D- 吡喃葡萄糖苷（3-furanmethanol-β -D-glucopyranoside），赤豆皂苷（azukisaponin）Ⅰ～Ⅵ。

赤小豆：蛋白质，氨基酸，硫胺素，核黄素，脂肪，烟酸，糖类，维生素 A，植物甾醇，色素及无机元素等。

7. 理化特征

化学定性：取粗粉 1g，加 70% 乙醇 10ml，在沸水浴中加热 20 分钟，冷后滤过。取滤液 0.2ml，置水浴上蒸干，加醋酐 2 ～ 3 滴，加硫酸 1 ～ 2 滴，显黄色，渐变为红色、紫红色。

8. 贮藏

麻袋或塑料编织袋装。本品易虫蛀，应置通风干燥处。

（三）炮制与饮片

1. 药材炮制

取原药材，除去杂质，筛去灰屑。

2. 饮片名称

赤小豆。

3. 药品类别

解毒利水药。

4. 性状特征

本品呈捣碎状，余同药材（图 130-3）。

5. 质量要求

（1）水分：不得过 14.0%。

（2）总灰分：不得过 5.0%。

（3）浸出物：用热浸法测定，75% 乙醇作溶剂，不得少于 7.0%。

6. 性味功能

本品性平，味甘、酸。利水消肿，解毒排脓。用于水肿胀满、脚气浮肿、黄疸尿赤、风湿热痹、痈肿疮毒、肠痈腹痛。

7. 用法用量

内服：煎汤，9 ～ 30g。外用：适量，研末调敷。

8. 使用注意

阴虚而无湿热者及小便清长者忌食。

9. 贮藏

麻袋或塑料编织袋装。置通风干燥处。

（四）经典方剂与临床应用

赤小豆散（《太平圣惠方》）

处方：川大黄（锉碎，微炒）30g，赤小豆、猪牙皂荚、消石、黄柏、木鳖子 15g。

制法：上为细散，都研令匀。

功能主治：用于小儿热毒风毒、生恶核。

用法用量：用鸡子清调涂，每日 3 ～ 4 次。

（五）食疗与药膳

赤小豆鸡

原料：母鸡 1 只，赤小豆 100g，料酒、葱、姜、鸡精、精盐等调料。

制作方法：赤小豆放入鸡腹内，把鸡放入炖钵内，加清水适量，加料酒、精盐、葱、姜、鸡精炖熟烂即可。

功能主治：补中益气，利水消肿。用于水肿。

131　绿豆 Lü Dou

（一）基原

1. 集解

绿豆始载于《开宝本草》。马志曰："绿豆圆小者佳。粉作饵炙食之良。大者名豆，苗、子相似，亦能下气治霍乱也。"李时珍曰："绿豆，处处种之。三、四月下种，苗高尺许，叶小而有毛，至秋开小花，荚如赤豆荚。粒粗而色鲜者为官绿；皮薄而粉多、粒小而色深者为油绿；皮浓而粉少早种者，呼为摘绿，可频摘也；迟种呼为拔绿，一拔而已。北人用之甚广，可作豆粥、豆饭、豆酒、炒食、食，磨而为面，澄滤取粉，可以作饵顿糕，荡皮搓索，为食中要物。以水浸湿生白芽，又为菜中佳品。牛马之食亦多赖之。真济世之良谷也。"

2. 品种

绿豆为双子叶植物纲豆科豇豆属植物绿豆 *Phaseolus radiatus* L. 栽培品的干燥成熟种子。

3. 分布

绿豆山东境内各地广泛栽培。

4. 生态

绿豆栽培于排水良好的肥沃土地。

5. 形态特征

绿豆：一年生直立草本，高 20～60cm。茎被褐色长硬毛。羽状复叶具 3 小叶；托叶盾状着生，卵形，长 0.8～1.2cm，具缘毛；小托叶显著，披针形；小叶卵形，长 5～16cm，宽 3～12cm，侧生的多少偏斜，全缘，先端渐尖，基部阔楔形或浑圆，两面多少被疏长毛，基部三脉明显；叶柄长 5～21cm；叶轴长 1.5～4cm；小叶柄长 3～6mm。总状花序腋生，有花 4 至数朵，最多可达 25 朵；总花梗长 2.5～9.5cm；花梗长 2～3mm；小苞片线状披针形或长圆形，长 4～7mm，有线条，近宿存；萼管无毛，长 3～4mm，裂片狭三角形，长 1.5～4mm，具缘毛，上方的一对合生成一先端 2 裂的裂片；旗瓣近方形，长 1.2cm，宽 1.6cm，外面黄绿色，里面有时粉红，顶端微凹，内弯，无毛；翼瓣卵形，黄色；龙骨瓣镰刀状，绿色而染粉红，右侧有显著的囊。荚果线状圆柱形，平展，长 4～9cm，宽 5～6mm，被淡褐色、散生的长硬毛，种子间多少收缩；种子 8～14 颗，淡绿色或黄褐色，短圆柱形，长 2.5～4mm，宽 2.5～3mm，种脐白色而不凹陷。花期初夏，果期 6～8 月（图 131-1）。

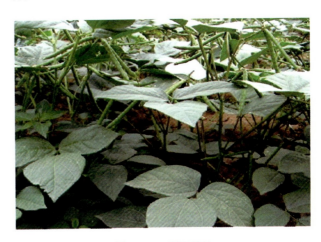

图 131-1　绿豆植株

6. 产地加工

采摘即将成熟的豆荚，晒干，敲出豆粒，筛去灰屑杂质，晒干。

（二）药材

1. 性状特征

种子呈短矩圆形，长 4～6mm。表面绿黄色或暗绿色，有光泽，种脐位于一侧上端，长约为种子的 1/3，呈白色纵向线状。种皮薄而韧，剥离后露出淡黄绿色或黄白色的种仁，子叶 2 枚，肥厚。质坚硬，不易破碎。气微，味淡（图 131-2）。

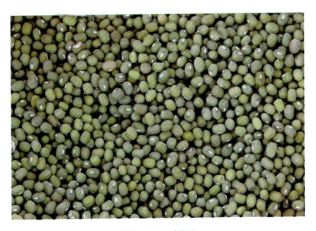

图 131-2　绿豆

2. 商品规格

本品均为统货。

3. 道地药材

本品山东产者质佳。

4. 质量标志

本品以粒大饱满、色绿者佳。

5. 显微特征

粉末鉴别：淀粉粒众多，主为单粒，肾形、长圆形、类圆形、三角形等，有的一端稍尖凸，直径 3 ～ 30μm；脐点短缝状、星状或点状，少数放射状开裂；层纹多数不明显。种皮栅状细胞成片，断面观胞腔自外向内渐大，顶面观胞腔成狭缝状，孔沟明显、密集；底面观胞腔大，可见含一结晶体。种皮支持细胞断面观呈哑铃状，长 17 ～ 55μm。星状细胞呈不规则多角形，有多数短分枝状突起，胞腔内含黄棕色物。色素块较多，黄棕色或红棕色，常在星状细胞或薄壁细胞内察见。导管细小，主为螺纹或环纹。

6. 化学组分

磷脂类：磷脂酰胆碱，磷脂酰乙醇胺，磷脂酰肌胺，磷脂酰甘油，磷脂酸等。此外，还含有蛋白质，超氧物歧化酶，硬脂酸，胡萝卜苷，核黄素，7-甲氧基牡荆素，β-谷甾醇等。

7. 贮藏

置干燥处，防虫蛀、鼠害。

（三）炮制与饮片

1. 药材炮制

取原药筛去泥灰，拣去杂质，再用清水淘净，晒干或烘干。

2. 饮片名称

绿豆。

3. 药品类别

清热药：清热解毒药。

4. 性状特征

本品性状特征同药材。

5. 质量要求

同药材。

6. 性味功能

本品性凉，味甘。清热解毒，消暑，利水。用于暑热烦渴、水肿、泻痢、丹毒、痈肿，为解药毒。

7. 用法用量

内服，煎汤或水煮烂熟，食豆服汤，30 ～ 60g。

8. 使用注意

脾胃虚寒滑泄者忌之。

9. 贮藏

置干燥处，防虫蛀、鼠害。

（四）经典方剂与临床应用

麦豆饮（《圣济总录》）

处方：大麦仁半升，绿豆（水浸，退去皮）半升。

制法：上药净淘，于星月下各贮一铛中，用水2升，慢火煮熟，次取绿豆过麦仁铛内，同煮令烂，并汁收在瓷瓶内。

功能主治：消渴。

用法用量：渴即饮，食后仍吃 2 ～ 3 匙麦仁、绿豆尤妙。

（五）食疗与药膳

1. 绿豆枣仁莲藕汤

原料：绿豆200g，酸枣仁60g，莲藕500g，红糖适量。

制作方法：将二者洗净，藕去皮切块，同入锅中，加清水适量煮至烂熟后，红糖调味服食。

功能主治：健脾开胃，宁心安神，清热解毒。适用于慢性迁延性肝炎、睡眠不佳、多梦易醒、久嗽劳咳、久泻久痢、食欲不振、消化不良、消渴烦热等。

2. 绿豆鸭肉汤

原料：老母鸭1500g，大蒜4头，绿豆50g，黄酒2匙，姜片、葱段各适量。

制作方法：将老母鸭宰杀并常规处理干净，用沸水烫一下，以黄酒抹遍全身。将绿豆、葱头及葱段、姜片塞入鸭腹内，以线缝合，置瓷盆中入锅蒸 3～4 小时，至鸭肉烂熟离火即成。

功能主治：适用于慢性肾炎、水肿、小便短少、腰膝酸软、心烦失眠、口干咽燥等症。

132　绿豆衣 Lü Dou Yi

（一）基原

1. 集解

绿豆始载于《开宝本草》，原名菉豆。《本草纲目》增收绿豆皮，曰："绿豆，处处种之。三、四月下种，苗高尺许，叶小而有毛，至秋开小花，荚如赤豆荚。"

2. 品种

绿豆衣为双子叶植物纲豆科豇豆属植物绿豆 *Phaseolus radiatus* L. 栽培品成熟种子的干燥种皮。

3. 分布

山东境内各地广泛栽培。

4. 生态

绿豆栽培于排水良好的肥沃土地。

5. 形态特征

绿豆：一年生直立草本，高 20～60cm。茎被褐色长硬毛。羽状复叶具 3 小叶；托叶盾状着生，卵形，长 0.8～1.2cm，具缘毛；小托叶显著，披针形；小叶卵形，长 5～16cm，宽 3～12cm，侧生的多少偏斜，全缘，先端渐尖，基部阔楔形或浑圆，两面多少被疏长毛，基部三脉明显；叶柄长 5～21cm；叶轴长 1.5～4cm；小叶柄长 3～6mm。总状花序腋生，有花 4 至数朵，最多可达 25 朵；总花梗长 2.5～9.5cm；花梗长 2～3mm；小苞片线状披针形或长圆形，长 4～7mm，有线条，近宿存；萼管无毛，长 3～4mm，裂片狭三角形，长 1.5～4mm，具缘毛，上方的一对合生成一先端 2 裂的裂片；旗瓣近方形，长 1.2cm，宽 1.6cm，外面黄绿色，里面有时粉红，顶端微凹，内弯，无毛；翼瓣卵形，黄色；龙骨瓣镰刀状，绿色而染粉红，右侧有显著的囊。荚果线状圆柱形，平展，长 4～9cm，宽 5～6mm，被淡褐色、散生的长硬毛，种子间多少收缩；种子 8～14 颗，

淡绿色或黄褐色，短圆柱形，长 2.5～4mm，宽 2.5～3mm，种脐白色而不凹陷。花期初夏，果期 6～8 月（图 132-1）。

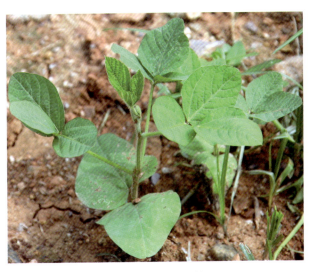

图 132-1　绿豆植株

6. 产地加工

将绿豆用水浸胀，揉搓取种皮或取绿豆发芽后残留的种皮，晒干。

（二）药材

1. 性状特征

种皮不规则，均自裂口处向内翻卷，大小不一。表面绿色、黄绿色或暗绿色，有致密纹理，种脐长圆形槽状。内表面光滑，色较淡。体轻，质较脆，易碎。气微，味淡（图 132-2）。

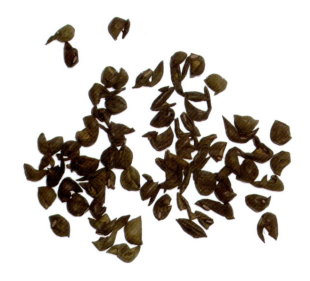

图 132-2　绿豆衣

2. 商品规格

本品均为统货。

3. 道地药材

本品以山东产者质佳。

4. 质量标志

本品以干燥、完整、表面色绿者为佳。

5. 贮藏

置阴凉干燥处。

（三）炮制与饮片

1. 药材炮制

取原药筛去灰屑，拣去杂质。

2. 饮片名称

绿豆衣。

3. 药品类别

清热药：清热解毒药。

4. 性状特征

本品性状特征同药材。

5. 性味功能

本品性寒，味甘。清热解毒，明日退翳。用于暑热烦渴、毒疗痈疖肿、目赤翳障。

6. 用法用量

内服，煎汤，4.5 ～ 9g。

7. 贮藏

置阴凉干燥处。

（四）经典方剂与临床应用

新加翘荷汤（《秋瘟证治要略》）

处方：连翘9g，薄荷梗、蝉衣、苦丁茶、栀皮、绿豆衣、射干各4.5g，玄参9g，桔梗1.5g，苦杏仁9g，马勃3g。

制法：水煎。

功能主治：辛散风热，降火解毒。治秋瘟证，燥夹伏热化火，咳嗽，耳鸣目赤，龈肿咽痛。

用法用量：1日分2次服。

（五）食疗与药膳

马齿苋绿豆汤

原料：鲜马齿苋 120g，绿豆 60g。

制作方法：将鲜马齿苋与绿豆同煎汤。

功能主治：清热解毒，杀菌止痢。

133 老鹳草 Lao Guan Cao

（一）基原

1. 集解

老鹳草始载于《本草纲目拾遗》，列入草部。因其蒴果顶端具坚硬长喙，形如"老鹳嘴"一般，故称其为老鹳草。

2. 品种

老鹳草为双子叶植物纲牻牛儿苗科老鹳草属植物牻牛儿苗 *Erodium stephanianum* Willd. 或牻牛儿苗属植物老鹳草 *Geranium wilfordii* Maxim. 野生品的干燥地上部分，前者习称"长嘴老鹳草"，后者习称"短嘴老鹳草"。

3. 分布

（1）牻牛儿苗：山东境内各地均有产，主产于临沂、昌乐、长清、莱阳等地。

（2）老鹳草：山东境内产于各山地丘陵地区。

4. 生态

（1）牻牛儿苗：生于山坡、草地、田埂、路边及村庄住宅附近。

（2）老鹳草：生于河岸、湿地、山林下、林旁、路边及山地。

5. 形态特征

（1）牻牛儿苗：多年生草本，高通常15 ～ 50cm，根为直根，较粗壮，少分枝。茎多数，仰卧或蔓生，具节，被柔毛。叶对生；托叶三角状披针形，分离，被疏柔毛，边缘具缘毛；基生叶和茎下部叶具长柄，柄长为叶片的 1.5 ～ 2 倍，被开展的长柔毛和倒向短柔毛；叶片轮廓卵形或三角状卵形，基部心形，长 5 ～ 10cm，宽 3 ～ 5cm，二回羽状深裂，小裂片卵状条形，全缘或有疏齿，表面被疏伏毛，背面被疏柔毛，沿脉被毛较密。伞形花序腋生，明显长于叶，总花梗被开展长柔毛和倒向短柔毛，每梗具 2～5 花；苞片狭披针形，分离；花梗与总花梗相似，等于或稍长于花，花期直立，果期开展，上部向上弯曲；萼片矩圆状卵形，长 6～8mm，宽 2～3mm，先端具长芒，被长糙毛，花瓣紫红色，倒卵形，等于或稍长于萼片，先端圆形或微凹；雄蕊稍长于萼片，花丝紫色，中部以下扩展，被柔毛；雌蕊被糙毛，花柱紫红色。蒴果长约 4cm，密被短糙毛。种子褐色，有斑点。花期 6～8 月，果期 8～9 月（图 133-1）。

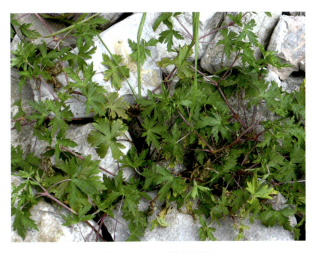

图 133-2　老鹳草植株

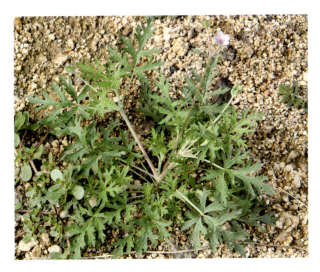

图 133-1　牻牛儿苗植株

（2）老鹳草：多年生草本，高 30～80cm。根茎短而直立，有略增厚的长根。茎直立或下部稍蔓生，有倒生柔毛。叶对生；基生叶和下部叶有长柄，向上渐短；托叶狭披针形，先端渐尖，有毛；叶片肾状三角形，基部心形，长 3～5cm，宽 4～6cm，3 深裂，中央裂片稍大，卵状菱形，先端尖，上部有缺刻或粗牙齿，齿顶有短凹尖；下部叶有时近 5 深裂，上下两面多少有伏毛。花单生叶腋，或 2～3 花成聚伞花序；花梗在花时伸长，果时弯曲下倾；萼片 5，卵形或披针形，先端有芒，长 5～6mm，被柔毛；花瓣 5，淡红色或粉红色，与萼片近等长，有 5 条紫红色纵脉；雄蕊 10，基部连合，花丝基部突然扩大，扩大部分有缘毛；子房上位，5 室，花柱 5，不明显或极短。蒴果，有微毛，喙较短，果熟时 5 个果瓣与中轴分离，喙部由下向上内卷，长约 2cm。花期 7～8 月，果期 8～10 月（图 133-2）。

6. 产地加工

夏、秋二季在果实将近成熟或成熟时，采集全草，晒干。

（二）药材

1. 性状特征

（1）牻牛儿苗地上部分：茎长 30～50cm，直径 3～7mm；分枝多，节膨大明显。表面灰绿色或带有紫色，有明显的纵棱，被稀疏的茸毛。叶对生，具柄，叶片多破碎脱落，完整叶片湿润后展开为 2 回羽状分裂，裂片宽在 3mm 以下。叶腋生有具长柄的果实，花萼宿存，5 裂，蒴果有长喙，长 3～4cm，成熟时常裂成 5 瓣，呈螺旋状卷曲而露出内面棕色的长毛。无臭，味淡。

（2）老鹳草地上部分：茎伸直或全株盘曲成团，多分枝，直径 2～4mm。表面灰绿色，有明显的细纵棱，上面的毛茸较细而密。叶有长柄，对生，叶片多卷曲皱缩。完整叶片润湿展平，为 3～5 裂的肾状多角形，裂片有粗齿或缺刻。腋生有长柄的花 1～2 朵，萼片 5 裂宿存。蒴果有柱状长喙，成熟时开裂反卷，内面无毛。无臭，味淡（图 133-3、图 133-4）。

2. 商品规格

本品分长嘴老鹳草和短嘴老鹳草 2 类，均为统货。

3. 道地药材

东北地区产者为道地药材。

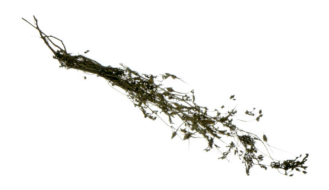

图 133-3　老鹳草药材

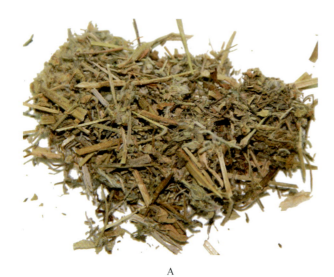

A

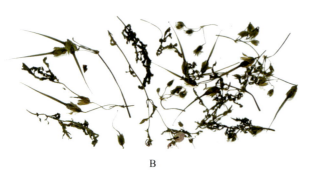

B

图 133-4　老鹳草

4. 质量标志

本品以表面绿色、叶多为佳。

5. 显微特征

粉末鉴别：牻牛儿苗粉末灰棕色。非腺毛较多，单细胞。短小者略弯曲，长约至152μm，直径7～20μm，壁厚1.5～3μm，细小疣状突起明显，少数胞腔内含细小结晶。果皮毛细长，表面隐约可见纵纹理，有的胞腔内含棕色物。花柱毛淡棕色或棕色。腺毛多破碎。完整者头部类圆形、扁圆形或长圆形，单细胞，茎部细胞常较长。草酸钙簇晶存在于茎、叶薄壁细胞中或散在，形状多样，直径7～5μm，棱角大多明显，也有结晶呈圆盘状或圆盘中央有小型簇状结晶，有的圆盘状簇晶与方晶合生。含晶细胞（萼片）壁稍厚，簇晶直径6～13μm，少数细胞含2个簇晶，草酸钙方晶存在于茎叶薄壁细胞以及果皮、种皮结晶层细胞中。呈正立方体，多面体或柱形、方形、菱形、双锥形或不规则形，直径2～25μm，长至45μm。叶片碎片下表皮细胞垂周壁薄，波状弯曲，表面有角质纹理；气孔长圆形或类圆形，直径18～28μm，副卫细胞4～5个；毛茸脱落痕直径8～25μm。上表皮细胞垂周壁较平直，有气孔；断面观可见栅栏组织下的含晶细胞层。果皮表皮细胞淡棕色，突起呈绒毛状，直径17～34μm，壁稍厚，有的表面可见螺纹状纹理，表皮有单细胞非腺毛。果皮含晶细胞成片，与纤维层上下连结。表面观呈圆多角形，直径8～25μm，壁稍厚，胞腔内含1～2个方晶，少数呈碎块状。果皮纤维淡黄绿色，上下层交错排列，有的与果皮含晶细胞相连。呈长梭形，直径8～25μm，壁厚3～7μm，孔沟稀少。种皮含晶厚壁细胞成片，黄棕色。断面观略延长，长（径向）约17μm，宽（切向）约10μm，外壁及侧壁特厚，近中部有光辉带，顶部细小胞腔内含微小方晶；表面观呈多角形，直径5～18μm。种皮栅状细胞成片，黄棕色。断面观呈长方形，栅状排列，外壁及侧壁增厚，层纹隐约可见，内壁菲薄；顶面观垂周壁增厚，波状弯曲，胞间层不明显；底面观垂周壁薄。厚壁细胞偶见，单个散在。呈长条形或长方形，纹孔较大，斜向或横向排列。淀粉粒单粒类圆形、卵圆形，直径7～31μm，脐点裂缝状、飞鸟状或三叉状，有的层纹较明显；复粒由2～3分粒组成。纤维无色或淡棕色，直径18～37pm，壁厚2.5～8μm，胞腔内含细小结晶，疏散或聚集成群。茎、叶表皮细胞狭长，壁薄，表面有纹理；毛茸脱落痕直径13～27μm。网纹、具缘纹孔、螺纹及环纹导管直径5～61μm。

6. 化学组分

牻牛儿苗全草含：牻牛儿苗醇，槲皮素，山奈酚，鞣花酸，3-O-没食子酰莽草酸（3-O-galloyl-shikimicacid），β-谷甾醇等。

老鹳草全草含：槲皮素，山奈酚，山奈酚-7-

（4）含量测定：用高效液相色谱法测定，本品含葛根素（$C_{21}H_{20}O_9$）不得少于 2.4%。

6. 性味功能

本品性凉，味甘、辛。解肌退热，生津，透疹，升阳止泻。用于外感发热头痛、项强、口渴、消渴、麻疹不透、热痢、泄泻及高血压病颈项强痛。

7. 用法用量

内服：煎汤，用量 9 ～ 15g。

8. 使用注意

脾胃虚寒者慎用。

9. 贮藏

置通风干燥处，防蛀。

（四）经典方剂与临床应用

1. 葛根汤（《伤寒论》）

处方：葛根 12g，麻黄（去节）、生姜（切）各 9g，桂枝（去皮）、甘草（炙）、芍药各 6g，大枣 12 枚（擘）。

制法：上七味，以水 1L，先煮麻黄、葛根，减至 800ml，去上沫，纳诸药，再煮取 300ml，去滓。

功能主治：发汗解毒，升津舒筋。用于外感风寒表实、恶寒发热、头痛、身痛无汗、腹微痛，或下利，或干呕，或微喘、舌淡苔白、脉浮紧。现用于感冒、流行性感冒、麻疹、痢疾以及关节痛等病证见上述症状者。

用法用量：每次温服 150ml，覆取微似汗。

2. 葛根芩连汤（《伤寒论》）

处方：葛根 15g，黄芩 9g，黄连 9g，炙甘草 6g。

制法：上药四味，以水 800ml，先煮葛根，减至 600ml，纳入诸药，煮取 200ml，去渣。

功能主治：解表清里。主治表证未解，误用攻下，虚其里气，以致表热内陷阳明而下利不止的协热下利证，现代常用于治疗急性肠炎、细菌性痢疾、肠伤寒、胃肠型感冒等属表证未解而里热甚者。

用法用量：分两次温服。

（五）食疗与药膳

桂花葛粉羹

原料：桂花糖 5g，葛根 50g。

制作方法：先用凉开水适量调葛粉，再用沸水冲化葛粉，使之成晶莹透明状，加入桂花糖调拌均匀即成。

功能主治：退热生津，解肌发表的功效，适用于发热、口渴、心烦、口舌溃疡等。

126　苦参 Ku Shen

（一）基原

1. 集解

苦参始载于《神农本草经》，列为中品。《名医别录》载："苦参，生汝南山谷及田野，三月、八月、十月采根，曝干。"陶弘景曰："近道处处有之。叶极似槐叶，花黄色，子作荚，根味至苦恶。"李时珍曰："苦以味名，参以功名。"因形似参，味苦而得名。

2. 品种

苦参为双子叶植物纲豆科苦参属植物苦参 *Sophora flavescens* Ait 野生或栽培品的干燥根。

3. 分布

山东境内产于各山地丘陵地区。

4. 生态

苦参生于沙地或向阳山坡草丛中及溪沟边。

5. 形态特征

苦参：落叶半灌木，高 1.5 ～ 3m。根圆柱状，外皮黄白色。茎直立，多分枝，具纵沟；幼枝被疏毛，后变无毛。奇数羽状复叶，长 20 ～ 25cm，互生；小叶 15 ～ 29，叶片披针形至线状披针形，长 3 ～ 4cm，宽 1.2 ～ 2cm，先端渐尖，基部圆，有短柄，全缘，背面密生平贴柔毛；托叶线形。总状花序顶生，长 15 ～ 20cm，被短毛，苞片线形；萼钟状，扁平，长 6 ～ 7mm，5 浅裂；花冠蝶形，淡黄白色；旗瓣匙形，翼瓣无耳，与龙骨瓣等长；雄蕊 10，花丝分离；子房柄被细毛，柱头圆形。

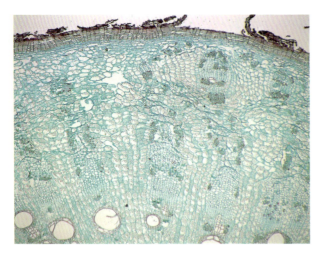

图 125-5 葛根药材横切面组织特征

6. 化学组分

葛根素（puerarin）；葛根苷（xylopuerai）；大豆苷元（daidzeini）；大豆苷（daidzin）；大豆黄素-4′,7-二葡萄糖苷（daidzein-4′,7-diglucoside）；4′,6″-O-二乙酰葛根素（4′,6″-O-diacetylpuerarin）等。

7. 理化特征

（1）化学定性：取本品粉末 10g，加 50ml 甲醇在水浴上回流提取 10 分钟，滤过，取滤液 1ml，加浓盐酸 4～5 滴及少量镁粉，在沸水浴上加热数分钟，溶液呈橙色。

（2）荧光检查：取本品粉末少量在紫外光下观察，呈亮蓝色荧光。

（3）薄层色谱：取本品粉末 0.8g，加甲醇 10ml，放置 2 小时，滤过，滤液蒸干，残渣加甲醇 0.5ml 使溶解，作为供试品溶液。另取葛根对照药材 0.8g，同法制成对照药材溶液。再取葛根素对照品，加甲醇制成每毫升含 1mg 的溶液，作为对照品溶液。吸取上述三种溶液各 10μl，分别点于同一硅胶 G 薄层板上，使成条状，以三氯甲烷-甲醇-水（7∶2.5∶0.25）为展开剂，展开，取出，晾干，置紫外光灯（365nm）下检视。供试品色谱中，在与对照药材色谱和对照品色谱相应的位置上，显相同颜色的荧光条斑。

8. 贮藏

置通风干燥处，防蛀。

（三）炮制与饮片

1. 药材炮制

（1）葛根：取原药材，除去杂质，洗净，润透，切厚片，干燥。

（2）炒葛根：取麦麸撒在热锅中，加热，待冒烟时，加入葛根片，拌炒至葛根片呈焦黄色，取出，筛去焦麸，放凉（每 100 千克葛根片，用麦麸 30kg）。

2. 饮片名称

葛根，炒葛根。

3. 药品类别

解表药：发散风热药。

4. 性状特征

（1）葛根：本品呈不规则的厚片、粗丝或边长为 5～12mm 的方块。切面浅黄棕色至棕黄色。质韧，纤维性强。气微，味微甜（图 125-4）。

（2）炒葛根：本品表面微黄色、米黄色或深黄色（图 125-6）。

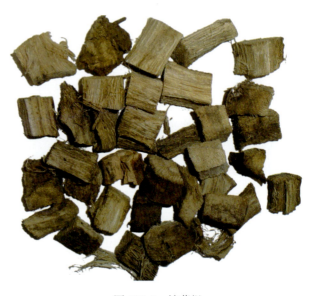

图 125-6 炒葛根

5. 质量要求

（1）水分：不得过 13.0%。

（2）总灰分：不得过 6.0%。

（3）浸出物：用热浸法测定，稀乙醇作溶剂，不得少于 24.0%。

O-β-D- 葡萄糖苷，金丝桃苷，没食子酸，老鹳草鞣质（geraniin），β- 谷甾醇等。

7. 理化特征

（1）化学定性：取粗粉 0.5g，加乙醇 10ml，于水浴上温浸 30min，滤过，滤液加浓盐酸数滴，再加镁粉少许，溶液由红棕色转为红色。

（2）薄层色谱：取粉末 1g，加乙醇 40ml，在水浴上煮沸 30min，滤过，滤液浓缩至干，再加乙醇 0.5ml，点于聚酰胺薄膜上，以乙醇 - 水（7∶3）展开，展距 10cm，喷以 5% 三氯化铝试液，置紫外光灯下检视，样品由下而上呈 8 个斑点。

8. 贮藏

原药材用麻布包，堆垛干燥处，周围保持清洁。饮片桶贮。

（三）炮制与饮片

1. 药材炮制

取原药材，除去杂质及残根，清水洗净，稍润，切段，干燥。

2. 饮片名称

老鹳草。

3. 药品类别

祛风湿药：祛风湿热药。

4. 性状特征

（1）长嘴老鹳草：本品茎呈短段状，节膨大；表面灰绿色或带紫色，有纵沟纹及稀疏茸毛；断面黄白色，有的中空。叶片卷曲皱缩，易碎。果实长圆形。鹳喙（花柱）长 2.5 ～ 4cm，裂成 5 瓣，呈螺旋形卷曲。气微，味淡。

（2）短嘴老鹳草：本品茎较细。叶裂片较宽，边缘有缺刻。果实球形。鹳喙长 1 ～ 1.5cm，有的5 裂向上卷曲呈伞形。

5. 质量要求

（1）水分：不得过 12.0%。

（2）总灰分：不得过 10.0%。

（3）浸出物：用热浸法测定，水作溶剂，不得少于 18.0%。

6. 性味功能

本品性平，味辛、苦。祛风湿，通经络，止泻痢。用于风湿痹痛、麻木拘挛、筋骨酸痛、泄泻、痢疾。

7. 用法用量

内服：煎汤，9 ～ 15g，或浸酒或熬膏。

8. 贮藏

原药材用麻布包，堆垛干燥处，周围保持清洁。饮片桶贮。

（四）经典方剂与临床应用

茵陈防己汤（《朱洪文方》）

处方：茯苓皮 10g，茵陈 12g，防己 12g，薏苡仁 30g，防风 10g，白芷 10g，地肤子 30g，金银花 12g，连翘 12g，鱼腥草 30g，焦栀子 6g，乌梢蛇 15g，老鹳草 20g。

制法：水煎。

功能主治：祛风除湿，清热解毒，止痒。主脾肺风热挟湿毒。

用法用量：水煎服，每日 1 剂，日服 2 次。

（五）食疗与药膳

舒筋活血酒

原料：老鹳草 1250g，桂枝、牛膝各 750g，红花、当归、赤芍各 500g，白糖 25g，50° 白酒 10L。

制作方法：上药放入白酒中，浸泡 7 天，过滤。

功能主治：适用于跌打损伤，风湿痹证，腰膝腿痛，风寒麻木。

用法用量：温服，10 ～ 15ml，每日 2 ～ 3 次。

注意事项：孕妇忌服。

134　亚麻子 Ya Ma Zi

（一）基原

1. 集解

亚麻子始载于《本草图经》，曰："亚麻子，出兖州、威胜军。味甘，微温，无毒。苗叶俱青，花白色，八月上旬采其实用。"《本草纲目》载："今陕西人亦种之，即壁虱胡麻也。其实亦可榨油点灯。气恶不堪食。"但据考证认为此非现今亚麻。

2.品种

亚麻子为双子叶植物纲亚麻属亚麻科植物亚麻 *Linum usitatissimum* L. 栽培品的干燥种子。

3.分布

山东境内昆嵛山、蒙山、牙山有野生。

4.生态

亚麻生于山坡林缘或草丛中。

5.形态特征

亚麻：一年生草本植物。茎直立，高 30～120cm，多在上部分枝，有时自茎基部亦有分枝，但密植则不分枝，基部木质化，无毛，韧皮部纤维强韧弹性，构造如棉。叶互生；叶片线形，线状披针形或披针形，长 2～4cm，宽 1～5mm，先端锐尖，基部渐狭，无柄，内卷，有 3（5）出脉。花单生于枝顶或枝的上部叶腋，组成疏散的聚伞花序；花直径 15～20mm；花梗长 1～3cm，直立；萼片 5，卵形或卵状披针形，长 5～8mm，先端凸尖或长尖，有 3（5）脉；中央一脉明显凸起，边缘膜质，无腺点，全缘，有时上部有锯齿，宿存；花瓣 5，倒卵形，长 8～12mm，蓝色或紫蓝色，稀白色或红色，先端啮蚀状；雄蕊 5 枚，花丝基部合生；退化雄蕊 5 枚，钻状；子房 5 室，花柱 5 枚，分离，柱头比花柱微粗，细线状或棒状，长于或几等于雄蕊。蒴果球形，干后棕黄色，直径 6～9mm，顶端微尖，室间开裂成 5 瓣；种子 10 粒，长圆形，扁平，长 3.5～4mm，棕褐色。花期 6～8 月，果期 7～10 月（图 134-1，图 134-2）。

6.产地加工

秋季果实成熟时割取全草，捆成小把，晒干，打下种子，除去杂质。

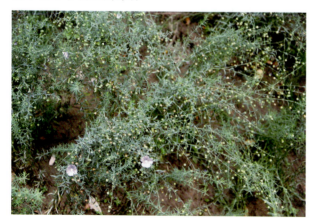

图 134-1　亚麻植株

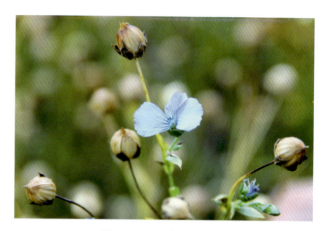

图 134-2　亚麻花和果实

（二）药材

1.性状特征

种子呈长卵形，长 4～6mm，宽 2～3mm。表面红棕色或灰褐色，平滑有光泽，一端钝圆，另一端尖而略偏斜。种脐位于尖端的凹入处，种脊浅棕色，位于一侧边缘。种皮薄脆，胚乳棕色，薄膜状，子叶 2，黄白色，富油性。无臭，嚼之有豆腥味（图 134-3）。

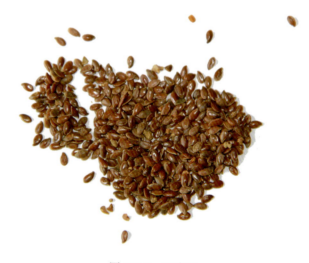

图 134-3　亚麻子

2.商品规格

本品均为统货。

3.道地药材

本品山东产者为道地药材。

4.质量标志

本品以颗粒饱满、色红棕、有光泽者为佳。

5. 显微特征

组织鉴别：横切面示表皮细胞较大，类长方形，壁含黏液质，遇水膨胀显层纹，外面有角质层。下皮为 1～5 列薄壁细胞，壁稍厚。纤维层为 1 列排列紧密的纤维细胞，略径向延长，直径 3～5μm，壁厚，木化，胞腔较窄，层纹隐约可见。颓废层细胞不明显。色素层为一层扁平薄壁细胞，内含棕红色物质。胚乳及子叶细胞多角形，内含脂肪油及糊粉粒。糊粉粒直径 7～14μm，含拟晶体及拟球体 1～2 个。

6. 化学组分

脂肪油：亚油酸，α-亚麻酸，油酸，肉豆蔻酸，棕榈酸等。甾醇类：胆甾醇，菜油甾醇，豆甾醇，谷甾醇等。木脂素类：落叶松脂酚，异落叶松脂酚，松脂酚等。黄酮类：草棉黄素（herbacetin）；3, 7-二甲基草棉黄素（3, 7-dimethyleneherbacetin）；草棉黄素 -3,8- 二葡萄糖苷等。

7. 理化特征

（1）取本品少量，加温水浸泡后，表皮黏液层膨胀而成一透明黏液膜，包围整个种子。

（2）取本品粉末 0.5g，置试管中，加水少许，试管中悬挂一条浸有 10% 碳酸钠溶液的三硝基苯酚试纸，塞紧（试纸勿接触粉末和管壁），置热水浴中 3～5 分钟，试纸显砖红色。

8. 贮藏

置于阴凉干燥处，防虫蛀。

（三）炮制与饮片

1. 药材炮制

取药材除去杂质，生用捣碎或炒研。

2. 饮片名称

亚麻子。

3. 药品类别

润燥通便药。

4. 性状特征

本品性状特征同药材。

5. 质量要求

同药材。

6. 性味功能

本品性平，味甘。润燥通便，养血祛风。用于肠燥便秘、皮肤燥痒、瘙痒、脱发。

7. 用法用量

9～15g。

8. 使用注意

胃弱、大便滑泄及孕妇忌服。

9. 贮藏

置于阴凉干燥处，防蛀。

（四）经典方剂与临床应用

消风止痒颗粒（《中药部颁标准》）

处方： 防风 50g，蝉蜕 50g，地骨皮 90g，苍术（炒）60g，亚麻子 90g，当归 90g，生地黄 150g，木通 30g，荆芥 50g，石膏 30g，甘草 30g。

制法： 以上十一味，取石膏打碎加水煮沸 2 小时，加入其余防风等十味继续煎煮二次，第一次 3 小时，第二次 2 小时，合并煎液，滤过，滤液浓缩至适量（每毫升含 0.5g 药材）。加乙醇使含醇量达 70%，搅匀，静置，滤过，滤液浓缩至相对密度为 1.36 左右（20℃）的清膏。每 100g 清膏加蔗糖粉 800g，制成颗粒，低温干燥，装成 100 袋；或压制成 100 块，即得。

功能主治： 消风清热，除湿止痒。主治丘疹样荨麻疹，也用于湿疹、皮肤瘙痒证。

用法用量： 口服，1 岁以内 1 日 1 袋，或 1 块；1～4 岁 1 日 2 袋或 2 块；5～9 岁 1 日 3 袋或 3 块；10～14 岁 1 日 4 袋或 4 块；15 岁以上 1 日 6 袋或 6 块。分 2～3 服用；或遵医嘱。

135 蒺藜 Ji Li

（一）基原

1. 集解

蒺藜始载于《神农本草经》，原名蒺藜子，列为上品。《名医别录》载："蒺藜子生冯翊平泽或道旁。七月、八月采实，曝干。"《本草图经》载："古方云蒺藜子皆用有刺者，治风明目最良。"

李时珍曰:"刺蒺藜状如赤根菜子及细菱,三角四刺实有仁。"以上所述均指本品而言。

2. 品种

蒺藜为双子叶植物纲蒺藜科蒺藜属植物蒺藜 *Tribulus terrestris* L. 野生品的干燥成熟果实。

3. 分布

山东境内产于各地。

4. 生态

蒺藜生于荒丘、田边及田间。

5. 形态特征

蒺藜:一年生草本。茎通常由基部分枝,平卧地面,具棱条,长可达1m左右;全株被绢丝状柔毛。托叶披针形,形小而尖,长约3mm;叶为偶数羽状复叶,对生,一长一短;长叶长3~5cm,宽1.5~2cm,通常具6~8对小叶;短叶长1~2cm,具3~5对小叶;小叶对生,长圆形,长4~15mm,先端尖或钝,表面无毛或仅沿中脉有丝状毛,背面被以白色伏生的丝状毛。花淡黄色,小型,整齐,单生于短叶的叶腋;花梗长4~10mm,有时达20mm;萼5,卵状披针形,渐尖,长约4mm,背面有毛,宿存;花瓣5,倒卵形,先端略呈截形,与萼片互生;雄蕊10,着生与花盘基部,基部有鳞片状腺体。子房5心皮。果实为离果,五角形或球形,由5个呈星状排列的果瓣组成,每个果瓣具长短棘刺各1对,背面有短硬毛及瘤状突起。花期5~8月,果期6~9月(图135-1)。

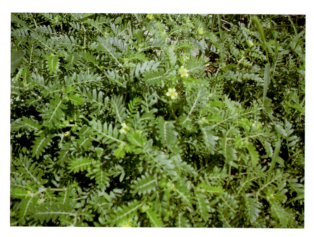

图 135-1 蒺藜植株

6. 产地加工

8~10月果实成熟时,采割植株,晒干,打下果实,除去杂质。

(二)药材

1. 性状特征

果实由5个分果瓣组成,呈放射状排列,直径7~12mm。常裂为单一的分果瓣,分果瓣呈斧状,长3~6mm;背部黄绿色,隆起,有纵棱和多数小刺,并有对称的长刺和短刺各1对,两侧面粗糙,有网纹,灰白色。质坚硬。气微,味苦、辛(图135-2)。

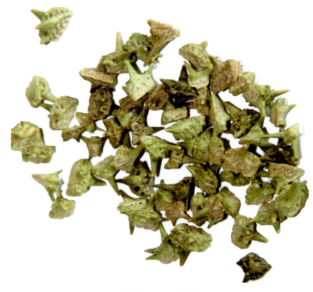

图 135-2 蒺藜

2. 商品规格

本品均为统货。

3. 道地药材

本品山东产者质佳。

4. 质量标志

本品以未碾的颗粒均匀、饱满坚实、色灰白者为佳。

5. 显微特征

(1)组织鉴别:果实横切面,外果皮为1列细胞,有单细胞非腺毛;中果皮为薄壁细胞;果皮偶见草酸钙簇晶,靠近内果皮的1列细胞含有草酸钙方晶,形成结晶层;维管束细小,纵横散布;分果刺的部位有圆锥形纤维束,纤维壁极厚,木化,基部有石细胞群;内果皮为纵横交错排列的纤维层;种皮细胞1层,排列紧密,细胞壁网状增厚。

子叶薄壁细胞内含有油滴。

（2）粉末鉴别：粉末黄绿色。内果皮纤维木化，上下层纵横交错排列，少数单个散在，有时纤维束与石细胞群相连结。中果皮纤维多成束，多碎断，直径 15 ～ 40μm，壁甚厚，胞腔疏具圆形点状纹孔。石细胞长椭圆形或类圆形，黄色，成群。种皮细胞多角形或类方形，直径约 30μm，壁网状增厚，木化。草酸钙方晶直径 8 ～ 20μm。

6. 化学组分

黄酮类：山奈酚，山奈酚 -3- 葡萄糖苷，山奈酚 -3- 芸香糖苷，刺蒺藜苷（tribuloside），木犀草素，芸香苷等。此外，还含薯蓣皂苷元，海可皂苷元等甾体皂苷元，其中薯蓣皂苷元是主要组分。

7. 理化特征

（1）化学定性：取本品粉末 5g，加水 20ml，水浴上加热 15 分钟，滤过。取水提液 5ml，置具塞试管中，强烈振摇后产生大量泡沫，放置 15 分钟，泡沫没有明显的减失；取本品粉末 5g，加 70% 乙醇 20ml，浸泡 3 小时。滤过，取滤液 5ml，蒸去乙醇，放冷，残渣溶于少量醋酐中，加入浓硫酸数滴，呈红紫色。

（2）薄层色谱：取本品粉末 3g，加三氯甲烷 50ml，超声处理 30 分钟，滤过，弃去三氯甲烷液，药渣挥干，加水 1ml，搅匀，加水饱和的正丁醇 50ml，超声处理 30 分钟，分取上清液，加 2 倍量的氨试液洗涤，弃去洗液，取正丁醇液，蒸干，残渣加甲醇 1ml 使溶解，作为供试品溶液。另取蒺藜对照药材 3g，同法制成对照药材溶液。吸取上述 2 种溶液各 5μl，分别点于同一硅胶 G 薄层板上，以三氯甲烷 - 甲醇 - 水（13：7：2）10℃以下放置的下层溶液为展开剂，展开，取出，晾干，喷以改良对二甲氨基苯甲醛溶液（取对二甲氨基苯甲醛 1g，加盐酸 34ml，甲醇 100ml，摇匀，即得），在 105℃加热至斑点显色清晰。供试品色谱中，在与对照药材色谱相应的位置上，显相同颜色的斑点。

8. 贮藏

放置干燥通风处，防霉。

（三）炮制与饮片

1. 药材炮制

（1）蒺藜：取药材，除去杂质。

（2）炒蒺藜：取净蒺藜置锅内，用文火炒至微黄色，取出，放凉。

2. 饮片名称

蒺藜，炒蒺藜。

3. 药品类别

平肝息风药：平抑肝阳药。

4. 性状特征

（1）蒺藜：本品性状特征同药材。

（2）炒蒺藜：本品多为单一的分果瓣，分果瓣呈斧状，长 3 ～ 6mm；背部棕黄色，隆起，有纵棱，两侧面粗糙，有网纹。气微香，味苦、辛（图135-3）。

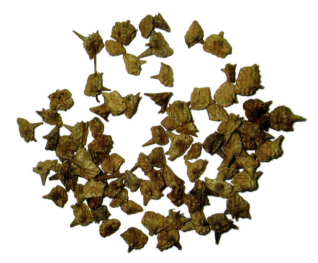

图 135-3 炒蒺藜

5. 质量要求

（1）水分：不得过 9.0%。

（2）总灰分：不得过 12.0%。

6. 性味功能

本品性微温，味苦、辛；有小毒。平肝解郁，祛风明目。用于头痛眩晕、胸胁胀痛、乳闭乳痈、目赤翳障、风疹瘙痒。

7. 用法用量

内服：煎汤，6 ～ 9g。

8. 使用注意

血虚气弱者及孕妇慎用。

9. 贮藏

放置干燥通风处，防霉。

（四）经典方剂与临床应用

蒺藜汤（《圣济总录》）

处方： 蒺藜（炒，去角），附子（炮裂，去皮、脐），栀子仁各 30g。

制法： 上三味，用水 230ml，煎至 180ml，去滓。

功能主治： 用于阴疝、牵引小腹作痛、小便不利、手足逆冷或腹胁闷痛。

用法用量： 每服 15g，空腹时温服。

（五）食疗与药膳

蒺藜烩豆腐

原料： 蒺藜 15g，豆腐 2 块，猪肉 200g，胡萝卜 4 条，香菇 5 朵，豌豆 100g，虾米鸡汤少许。

制作方法： 将蒺藜洗净，捣碎后煎出汁待用。用麻油起锅，把刹碎的猪肉炒一遍调味后盛起。将胡萝卜洗净切丝。香菇泡软后切丝。虾米最好用酒泡一下。用麻油起锅，放入豆腐用大火不停地翻炒，用锅铲将豆腐压碎，放入胡萝卜、豌豆、香菇、虾米、猪肉、鸡汤和蒺藜汁，调味后勾芡即成。

功能主治： 适用于肾虚、视力衰退者。

136 佛手 Fo Shou

（一）基原

1. 集解

佛手始载于《本草图经》，曰："今闽广江南皆有之，彼人呼为香橼，子形长如小爪状……"《本草纲目》载："枸橼产闽广间，木似朱栾而叶尖长，枝间有刺，植近水乃生，其实状如人手，有指，俗呼为佛手柑……"按其所述及附图，所指枸橼即现在的佛手。李时珍曰："其实状如人手，有指，俗呼为佛手柑……"又曰："佛手取象也。"

2. 品种

佛手为双子叶植物纲芸香科柑橘属植物佛手 *Citrus medica* L. var. *sarcodactylis* Swingle 栽培品的成熟果实。

3. 分布

山东境内各城市花圃温室、公园及庭院常有栽培。

4. 生态

佛手栽培于公园或庭院。

5. 形态特征

佛手：常绿小乔木或灌木。叶互生，长椭圆形，边缘有微锯齿；叶腋有刺。初夏于枝梢叶腋开花，圆锥花序，花瓣五枚，上部白色，基部紫赤色。果实冬季成熟，鲜黄色，基部圆形，上部分裂如掌，成手指状，果肉几乎完全退化，香气浓郁。老枝灰绿色，幼枝略带紫红色，有短而硬的刺。单叶互生叶柄短，长 3～6mm，无翼叶，无关节；叶片革质，长椭圆形或倒卵状长圆形，长 5～16cm，宽 2.5～7cm，先端钝，有时微凹，基部近圆形或楔形，边缘有浅波状钝锯齿花单生，簇生或为总状花序；花萼杯状，5 浅裂，裂片三角形；花瓣 5，内面白色，外面紫色；雄蕊多数；子房椭圆形，上部窄尖。柑果卵形或长圆形，先端分裂如拳状或张开似指尖，其裂数代表心皮数，表面橙黄色，粗糙，果肉淡黄色。种子数颗，卵形，先端尖，有时不完全发育。花期 4～5 月，果熟期 10～12 月（图 136-1，图 136-2）。

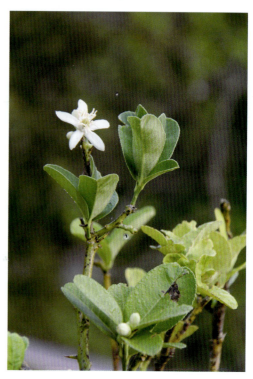

图 136-1　佛手植株

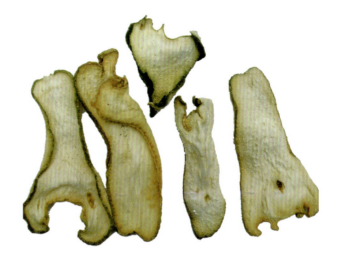

图 136-3 佛手药材

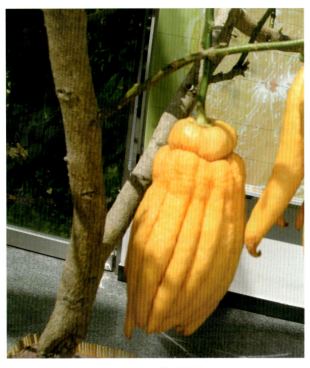

图 136-2 佛手果实

6. 产地加工

秋季果实将熟尚未变黄或变黄时采收。晾数天，待水分大部蒸发后纵切成厚约 0.5cm 的薄片，晒干或低温干燥。

（二）药材

1. 性状特征

果实呈长椭圆形或长片状。完整者顶端分裂如拳状或张开似指状，其裂数即代表心皮数；近果柄一端略细瘦。表皮嫩时绿色，成熟时金黄色，粗糙，密布小凹点状油室，并有数条纵沟或棱；果肉淡黄色。种子数粒，卵形，先端尖，有时不完全发育。成熟果实气香甜浓郁（图 136-3，图 136-4）。

2. 商品规格

（1）佛手鲜果：统装。

（2）佛手片：分广佛手片、川佛手片 1～3 等及统货。

3. 道地药材

山东产者质佳，广东、四川产者为道地药材。

4. 质量标志

（1）佛手：以个完整、肥大、瓤白、香气浓

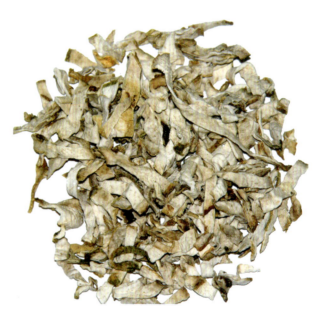

图 136-4 佛手

者为佳。

（2）佛手片：以身干、片大、黄边白瓤（广佛手）或绿边白瓤（川佛手）、香气浓者为佳。

5. 显微特征

（1）组织鉴别：果皮横切面见外果皮为 1 列方形或长方形的表皮细胞，外被角质层；有时可见气孔。中果皮薄壁细胞圆形或类圆形，近外果皮的 2～3 列细胞较小，壁略厚，内含草酸钙棱晶；外侧有大型油室 1～2 列，大多椭圆形，少数圆形，径向 270～600μm，切向 180～450μm；散布有细小维管束，呈不规则走向。果皮最内层为 1 列排列整齐的细小薄壁细胞。其内的组织多颓废。

（2）粉末鉴别：粉末淡棕黄色。中果皮薄壁

组织众多，细胞呈不规则形或类圆形，壁不均匀增厚。果皮表皮细胞表面观呈不规则多角形，偶见类圆形气孔。草酸钙方晶成片存在于多角形的薄壁细胞中，呈多面形、菱形或双锥形。

6. 化学组分

黄酮类：橙皮苷，布枯叶苷（diosmin）和橙皮苷（hesperidin）等。香豆素类：柠檬油酸（citropten）；6，7-二甲氧基香豆素；7-羟基-6甲氧基香豆素；柠檬苦酸等。有机酸类：3-甲氧基-4-羟基苯丙烯酸，棕榈酸，琥珀酸，香豆酸，原儿茶酸等。

7. 理化特征

（1）荧光检查：取粉末少许进行微量升华，可得到黄色针状或羽毛状结晶。结晶加95%乙醇溶解后滴于滤纸上，于254nm紫外光灯下观察，有紫色荧光。

（2）化学定性：取粉末0.5g，加乙醇适量，浸泡，滤过，滤液加镁粉少量，混匀，滴加浓盐酸数滴，溶液呈橙色。

（3）薄层色谱：取本品粉末1g，加无水乙醇10ml，超声处理20分钟，滤过，滤液浓缩至干，残渣加无水乙醇0.5ml使溶解，作为供试品溶液。另取佛手对照药材1g，同法制成对照药材溶液。吸取上述2种溶液各2μl，分别点于同一硅胶G薄层板上，以环己烷-乙酸乙酯（3∶1）为展开剂，展开，取出，晾干，置紫外光灯（365nm）下检视。供试品色谱中，在与对照药材色谱相应的位置上，显相同颜色的荧光斑点。

8. 贮藏

本品易受潮、虫蛀、发霉，受热易走失芳香，应置阴凉干燥处，防霉，防蛀。

（三）炮制与饮片

1. 药材炮制

取原药材薄片，除去杂质。

2. 饮片名称

佛手。

3. 药品类别

理气药。

4. 性状特征

本品为未成熟果实的纵切片，呈类圆形或卵圆形的薄片，常皱缩或卷曲，长4～6cm，宽2～4cm，厚约3mm。顶端稍宽，常有3～5个手指状的裂瓣，基部略窄，有的可见圆形果柄痕。外皮绿褐色或黄绿色，密布小凹点状油室和皱纹，果肉黄白色或淡黄褐色，散有凹凸不平的线状或点状维管束。质硬而脆，受潮后柔韧。气香，味微苦、酸（图136-4）。

5. 质量要求

（1）水分：不得过15.0%。

（2）浸出物：用热浸法测定，乙醇作溶剂，不得少于10.0%。

（3）含量测定：用高效液相色谱法测定，本品含橙皮苷（$C_{28}H_{34}O_{15}$）不得少于0.030%。

6. 性味功能

本品性温，味辛、苦、酸。疏肝理气，和胃止痛。用于肝胃气滞、胸肋胀痛、胃脘痞满、食少呕吐。

7. 用法用量

内服：煎汤，3～9g。

8. 使用注意

阴虚有火、气血无滞者慎用。

9. 贮藏

本品易受潮、虫蛀、发霉，受热易走失芳香，应置阴凉干燥处，防霉，防蛀。

（四）食疗与药膳

阿胶佛手羹

原料：东阿阿胶5g，佛手片10g，柏子仁15g，生鸡肝一只，冰糖20g。

制作方法：将柏子仁放入锅内炒香，取出研成粉末。阿胶捣碎，加水烊化。冰糖、佛手片加水后煮开。将生鸡肝洗净捏烂用纱布包裹，加入佛手片、冰糖、开水，用勺来回挤压，去纱布包，倒入已烊化的阿胶中，加入柏子仁粉，搅均匀即可食用。

功能主治：补血养血、安神除烦之功，尤其适用于血虚肝郁型失眠、彻夜难眠或多梦易惊醒者。

刀纵向划开，抽去木心，晒干即可。

137 白鲜皮 Bai Xian Pi

（一）基原

1. 集解

白鲜皮始载于《神农本草经》，列为中品。《名医别录》载："白鲜。生上谷及宛朐。四月、五月采根、阴干。"陶弘景曰："近道处处有之，以蜀中者为良。"又曰："俗呼为白羊鲜，气息正似羊膻，故又名白膻。"李时珍曰："鲜者，羊之气也，此草根白色，有羊膻气，故名。"

2. 品种

白鲜皮为双子叶植物纲芸香科白鲜属植物白鲜 *Dictamnus dasycarpus* Turcz. 野生品的干燥根皮。

3. 分布

山东境内产于胶东山地丘陵。

4. 生态

白鲜生于山地灌木丛中及森林下，山坡阳坡。

5. 形态特征

白鲜：多年生草本，基部木质，高达 1m。全株有特异的香味。根肉质，多侧根，外皮黄白至黄褐色。奇数羽状复叶互生；叶轴有狭翼，无叶柄；小叶 9～13，叶片卵形至椭圆形，长 3.5～9cm，宽 2～4cm，先端锐尖，基部楔形，边缘具细锯齿，上面深绿色，密布腺点，下面白绿色，腺点较稀。总状花序顶生，长达 30cm，花轴及花柄混生白色柔毛及黑色腺毛；花柄长 1～2.5cm，基部有线形苞片 1 枚；萼片 5，卵状披针形，长约 5mm，宽约 2mm，基部愈合；花瓣 5，色淡红而有紫红色线条，倒披针形或长圆形，长约 25mm，宽 5～7mm，某部渐细呈柄状；雄蕊 10；子房上位，5 室。蒴果，密被腺毛，成熟时 5 裂，每瓣片先端有一针尖。种子 2～3 颗，近球形，直径约 3mm，先端短尖，黑色，有光泽。花期 4～5 月，果期 6 月（图 137-1）。

6. 产地加工

春、秋二季均可采挖，以春季为佳。将根挖出后，洗净泥土，用竹片刮去粗皮，趁鲜时用小

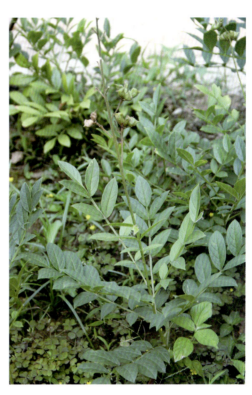

图 137-1　白鲜植株

（二）药材

1. 性状特征

根皮呈卷筒状，长 5～13cm，直径 0.5～1.5cm，厚 2～4mm。外表面灰黄色或灰白色，有多数突起的颗粒状小点、纵缩沟纹和支根痕，有的可见环纹，稍粗糙；内表面类白色，具细纵条纹。质脆，折断时有粉尘飞扬，断面不平坦，略呈层状，白色，在日光下可见闪烁的小亮点。有羊膻气，味微苦（图 137-2）。

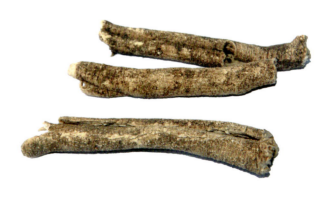

图 137-2　白鲜皮药材

2. 商品规格

本品均为统货。

3. 道地药材

本品辽宁产者为道地药材。

4. 质量标志

本品以条大、肉厚、无木心、色灰白者为佳。

5. 显微特征

（1）组织鉴别：横切面示木栓层为 10 余列细胞。栓内层狭窄，纤维多单个散在，黄色，直径 25～100μm，壁厚，层纹明显。韧皮部宽广，射线宽 1～3 列细胞；纤维单个散在。薄壁组织中有多数草酸钙簇晶，直径 5～30μm（图 137-3）。

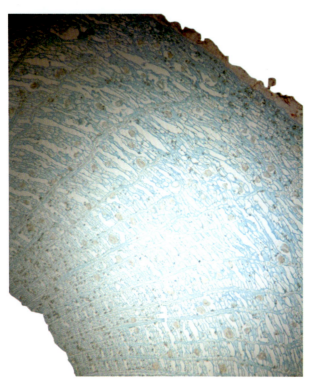

图 137-3　白鲜皮药材横切面组织特征

（2）粉末鉴别：粉末灰白色。纤维较多，常单个散在，少 2 个成束，多碎断，完整者多呈梭形，胞腔常为狭缝状；有的纤维壁上嵌有草酸钙簇晶。草酸钙簇晶多含于薄壁细胞中，直径 10～32μm。淀粉粒多为单粒，类球形，直径 2.5～10μm，脐点及层纹不明显，稀为 2 至数个分粒组成的复粒。木栓层碎片较少见，木栓细胞表面呈方形或多角形。

6. 化学组分

生物碱类：白鲜碱（dictamnine），γ- 崖椒碱（γ-fagarine），前茵芋碱（preskimmianine），白鲜明碱（dasycarpamin），胡芦巴碱（trigonelline），胆碱（choline）等。苦味素类：吴茱萸苦素（rutaevin），梣酮（fraxinellone），黄柏酮（obacunone），柠檬苦素（limonin）等。

7. 理化特征

薄层色谱：取本品粉末 1g，加甲醇 20ml，超声处理 30 分钟，滤过，滤液蒸干，残渣加甲醇 1ml 使溶解，作为供试品溶液。另取黄柏酮对照品和梣酮对照品，加甲醇制成每毫升各含 1mg 的混合溶液，作为对照品溶液。吸取上述 2 种溶液各 5μl，分别点于同一硅胶 G 薄层板上，以甲苯 - 环己烷 - 乙酸乙酯（3：3：3）为展开剂，展开，取出，晾干，喷以 5% 香草醛硫酸溶液，在 105℃加热至斑点显色清晰。供试品色谱中，在与对照品色谱相应的位置上，显相同颜色的斑点。

8. 贮藏

袋装。本品易虫蛀，应防潮，置干燥通风处保存。

（三）炮制与饮片

1. 药材炮制

除去杂质及木心，洗净，润透，切片，干燥。

2. 饮片名称

白鲜皮。

3. 药品类别

清热药：清热燥湿药。

4. 性状特征

本品呈不规则的厚片。外表皮灰白色或淡灰黄色，具细纵皱纹及细根痕，常有突起的颗粒状小点；内表面类白色，有细纵纹。切面类白色，略呈层片状。有羊膻气，味微苦（图 137-4）。

5. 质量要求

（1）水分：不得过 14.0%。

（2）总灰分：不得过 3.0%。

（3）浸出物：用冷浸法测定，水作溶剂，不得少于 20.0%。

（4）含量测定：用高效液相色谱法测定，本品含梣酮（$C_{14}H_{16}O_3$）不得少于 0.050%，黄柏酮（$C_{26}H_{34}O_7$）不得少于 0.15%。

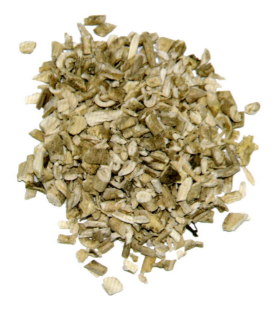

图 137-4 白鲜皮

6. 性味功能

本品性寒，味苦。清热燥湿，祛风止痒。用于湿热疮毒、风疹疥癣、皮肤瘙痒、湿热黄疸、妇女阴痒带下。

7. 用法用量

内服：煎汤，4.5 ~ 9g。外用：适量，煎汤洗或研成极细粉末敷患处。

8. 使用注意

脾胃虚寒证忌服。

9. 贮藏

席或麻袋装。本品易虫蛀，应防潮，置干燥通风处保存。为防虫蛀，可用氯化苦或磷化铝熏。

（四）经典方剂与临床应用

白鲜皮散（《太平圣惠方》）

处方：白鲜皮，黄芩，秦艽（去苗），犀角屑，甘草（炙微赤，锉），麦门冬（去心），大青，苦杏仁（汤浸，去皮、尖、双仁，麸炒微黄）各等分。

制法：上药捣筛为散。以水 350ml，煎至 175ml，去渣。

功能主治：用于热病、狂言不止。

用法用量：每服 15g，不计时候，温服。

（五）食疗与药膳

白鲜皮酒

原料：白鲜皮 90g，独活 90g，酒 5 ~ 6L。

制作方法：上药与酒混合，浸渍 7 天，滤过。

功能主治：用于产后中风，脉沉弦涩者。

138 吴茱萸 Wu Zhu Yu

（一）基原

1. 集解

吴茱萸始载于《神农本草经》，列为中品，曰："味辛温。主温中下气，止痛，咳逆寒热，除湿血痹，逐风邪开腠理。"《名医别录》载："火热，有小毒。主痰冷，腹内绞痛，诸冷实不消，中恶，心腹痛，逆气，利五脏。"《本草图经》载："今处处有之，江浙、蜀汉尤多。木高丈余，皮青绿色。叶似椿而阔厚，紫色，三月开红紫细花。七八月结子似椒子，嫩时微黄，至熟则深紫。"《本草纲目》载："茱萸枝柔而肥，叶长而皱，其实结于梢头，累累成簇而无核。与椒不同，一种粒大，一种粒小，小者入药为胜。"上述本草所记载的药用功能和植物形态，正是现在药用的吴茱萸。

2. 品种

吴茱萸为双子叶植物纲芸香科吴茱萸属植物吴茱萸 *Euodia rutaecarpa*（Juss.）Benth. 栽培品的干燥近成熟果实。

3. 分布

山东境内的枣庄、青岛、潍坊、泰安、临沂和济南等地药圃、药场有引种栽培。

4. 生态

吴茱萸栽培于园圃。

5. 形态特征

吴茱萸：属常绿灌木或小乔木，高 2.5 ~ 5m。

幼枝、叶轴、小叶柄均密被黄褐色长柔毛。单数羽状复叶，对生；小叶2～4对，椭圆形至卵形，长5～15cm，宽2.5～6cm，先端短尖，急尖，少有渐尖，基部楔形至圆形，全缘，罕有不明显的圆锯齿，两面均密被淡黄色长柔毛，厚纸质或纸质，有油点。花单性，雌雄异株，聚伞花序，偶成圆锥状，顶生；花轴基部有苞片2枚，上部的苞片鳞片状；花单性，雌雄异株，聚伞花序，偶成圆锥状，顶生；花轴基部有苞片2枚，上部的苞片鳞片状；花小，黄白色。萼片5，广卵形，外侧密披淡黄色短柔毛；花瓣5，长圆形，内侧密被白色长柔毛；雄花有雄蕊5枚，长于花瓣，花药基着，椭圆形，花丝被毛，退化子房略成三棱形，被毛，先端4～5裂；雌花较大，具退化雄蕊5枚，鳞片状，子房上位，圆球形，心皮通常5枚，花柱粗短，柱头头状，蒴果扁球形，长约3mm，直径约6mm，熟时紫红色，表面有腺点，每心皮有种子1枚，卵圆形，黑色，有光泽。花期6～8月。果期9～10月（图138-1）。

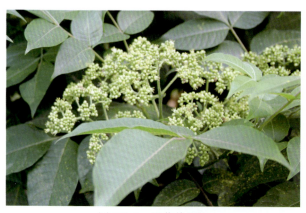

图138-1　吴茱萸植株

6. 产地加工

每年处暑前后（8月下旬），吴茱萸由绿色变黄色而心皮尚未分离时采收，采摘时将果穗成串剪下，立即摊开日晒，晚上收回亦摊开，晒7～8天即干。若遇阴雨天气，可用不超过60℃的文火烤干。晒或烤的过程中，须经常翻动，使之干燥一致。干后用手或木棒揉搓打下果实，拣尽枝、叶、果柄等杂质。折干率为30%～50%。

（二）药材

1. 性状特征

近成熟果实呈类圆球形或略呈五角状扁球形，直径为3～6nm，表面褐色，粗糙，有多个点状突起或凹下油室。顶端稍下凹，可见五角星状裂隙，中央有花柱残留物，基部有黄棕色花萼及短小果柄。质硬而脆，横切面可见子房5室，每室有未成熟的淡黄色种子1～2粒，气芳香浓郁，味辣而苦（图138-2）。

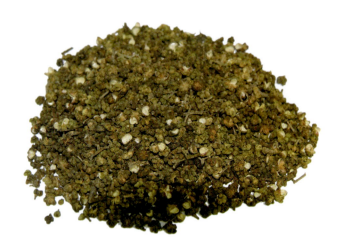

图138-2　吴茱萸

2. 商品规格

本品均为统货。

3. 道地药材

本品江苏产者为道地药材。

4. 质量标志

本品以颗粒饱满、色绿、气味浓烈者为佳。

5. 显微特征

（1）组织鉴别

1）果实横切面示外果皮细胞1列，类圆形，排列整齐，大多含橙皮苷结晶。中果皮较厚，全为薄壁组织，有多数大型油室散在，油室直径120～180μm，薄壁细胞中含有草酸钙簇晶，近内果皮尤密，簇晶直径12～16μm。内果皮为4～5列薄壁细胞，长方形，切向排列，较中果皮细胞小。果实每室内有1～2粒种子，类三角形，种皮石细胞呈栅栏状排列，壁较厚，种皮内全为胚乳组织（图138-3）。

2）果柄横切面示表皮有多数腺毛，头部长圆形或梨形，细胞1～10个，含挥发油，柄1～5（6）个细胞，排成1～2列；并有非腺毛，1～5个细胞。皮层中有石细胞散在，类圆形或分枝状，直径80～120μm。木质部由导管、木薄壁细胞及木纤维组成，也有少数石细胞。髓部为薄壁细胞。

（2）粉末鉴别：粉末褐色。非腺毛2～6个细胞，长140～350μm，壁疣明显，有的胞腔内含棕黄色至棕红色物。腺毛头部7～14细胞，椭圆形，常含黄棕色内含物；柄2～3个细胞。草酸钙簇晶较多，直径10～25μm，偶有方晶，石细胞类圆形或长方形，直径35～70μm，胞腔大。油室碎片有时可见，淡黄色。

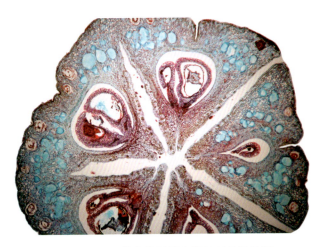

图138-3 吴茱萸药材果实横切面组织特征

6. 化学组分

挥发油：吴茱萸烯（evodene），罗勒烯（ocimene），吴茱萸内酯，吴茱萸内酯醇，吴茱萸酸等。生物碱类：吴茱萸碱（evodoamine），吴茱萸次碱（rutaecarpine），羟基吴茱萸碱（hydroxuevodiamine），吴茱萸精（evogin）等。苦味素类：柠檬苦素，吴茱萸苦素乙酸酯（rutaevine acetate），吴茱萸苦素等。

7. 理化特征

（1）化学定性：取本品粉末0.5g加1%盐酸溶液10ml，用力振摇数分钟，滤过。取滤液2ml，加碘化汞钾试液1滴，振摇后，生成黄白色沉淀；另取滤液1ml，缓缓加入对二甲氨基苯甲醛试液2ml，置水浴上加热，两液接界处生成红褐色环状带。

（2）薄层色谱：取本品粉末0.4g，加乙醇10ml，静置30分钟，超声处理30分钟，滤过，取滤液作为供试品溶液。另取吴茱萸次碱对照品、吴茱萸碱对照品，加乙醇分别制成每毫升含0.2mg和1.5mg的溶液，作为对照品溶液。吸取上述三种溶液各2μl，分别点于同一硅胶G薄层板上，以石油醚（60～90℃）-乙酸乙酯-三乙胺（7：3：0.1）为展开剂，展开，取出，晾干，置紫外光灯（365nm）下检视。供试品色谱中，在与对照品色谱相应的位置上，显相同颜色的荧光斑点。

8. 贮藏

置阴凉干燥处。

（三）炮制与饮片

1. 药材炮制

（1）吴茱萸：除去杂质，投入沸水浸2分钟，捞出晒干。

（2）制吴茱萸：取甘草捣碎，加适量水煎汤，去渣，加入净吴茱萸，闷润吸尽甘草水后，用文火炒至微干，取出，晒干（每100kg吴茱萸，用甘草6kg）。

2. 饮片名称

吴茱萸，制吴茱萸。

3. 药品类别

温里药。

4. 性状特征

（1）吴茱萸：本品性状特征同药材。

（2）制吴茱萸：本品形如吴茱萸，表面棕褐色至暗褐色（图138-4，图138-5）。

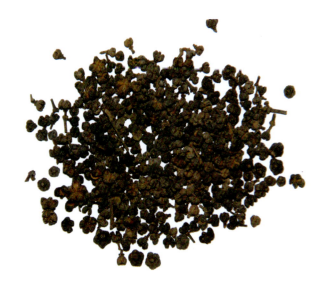

图138-4 制吴茱萸1

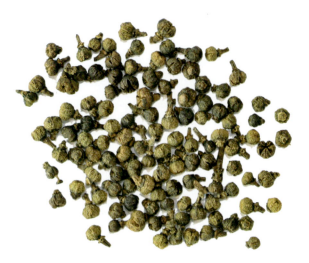

图 138-5　制吴茱萸 2

5. 质量要求

（1）水分：不得过 15.0%。

（2）总灰分：不得过 10.0%。

（3）浸出物：用热浸法测定，用稀乙醇作溶剂，不得少于 30.0%。

（4）含量测定：用高效液相色谱法测定，本品含吴茱萸碱（$C_{19}H_{17}N_3O$）和吴茱萸次碱（$C_{18}H_{13}N_3O$）的总量不得少于 0.15%，含柠檬苦素（$C_{26}H_{30}O_8$）不得少于 0.2%。

6. 性味功能

本品性热，味辛、苦；有小毒。散寒止痛，降逆止呕，助阳止泻。用于厥阴头痛、寒疝腹痛、寒湿脚气、经行腹痛、脘腹胀痛、呕吐吞酸、五更泄泻。

7. 用法用量

内服：煎汤，1.5～4.5g。外用：适量。

8. 使用注意

阴虚火旺者忌服。

9. 贮藏

置阴凉干燥处。

（四）经典方剂与临床应用

左金丸（《丹溪心法》）

处方：黄连 180g，吴茱萸 30g。

制法：上为末，水丸或蒸饼为丸。

功能主治：清肝泻火，降逆止呕。用于肝火犯胃、胁肋及脘腹胀痛、呕吐口苦、吞酸嘈杂、嗳气、口干、舌红苔黄、脉弦数。

用法用量：白汤下 50 丸。

（五）食疗与药膳

吴茱萸汤

原料：大枣 4 枚，生姜 18g，人参 9g，吴茱萸 9g。

制作方法：将所有材料倒入锅中，加水 1L，煮至剩 400ml，去渣取汁。

功能主治：降逆止呕，温中补脾。用于因脾胃虚寒或肝经寒气上逆引起的头痛、干呕等症。

用法用量：每日分 3 次服，一次服用 100ml。

139　关黄柏 Guan Huang Bai

（一）基原

1. 集解

关黄柏原名檗木，始载于《神农本草经》，列为上品。《名医别录》则称为黄檗。禹锡引《蜀本草》图经云："黄檗树高数丈。叶似吴茱萸，亦如紫椿，经冬不凋。皮外白，里深黄色。……皮紧，厚二三分，鲜黄者上。二月、五月采皮，日干。"苏颂曰："今处处有之，以蜀中出者肉厚色深为佳。"上述记载及《证类本草》所附"黄檗"与"商州黄檗"图，均与黄皮树类似。

2. 品种

本品为双子叶植物纲芸香科黄檗属植物黄檗 *Phellodendron amurense* Rupr. 野生或栽培品干燥除去栓皮的树皮。

3. 分布

山东境内的泰山后石坞已成林，各地药圃、苗圃有栽培。

4. 生态

黄檗生于深山、河边、溪旁林中。

5. 形态特征

黄檗：落叶乔木，高 10～25m。树皮厚，外皮灰褐色，木栓发达，不规则网状纵沟裂，内皮鲜黄色。小枝通常为灰褐色或淡棕色，罕为红棕色，有小皮孔。奇数羽状复叶对生，小叶柄短；小叶5～15枚，披针形至卵状长圆形，长3～11cm，宽1.5～4cm，先端长渐尖，叶基不等的广楔形或近圆形，边缘有细钝齿，齿缝有腺点，上面暗绿色无毛，下面苍白色，仅中脉基部两侧密被柔毛，薄纸质。雌雄异株；圆锥状聚伞花序，花轴及花枝幼时被毛；花小，黄绿色；雄花雄蕊5，伸出花瓣外，花丝基部有毛；雌花的退化雄蕊呈小鳞片状；雌蕊1，子房有短柄，5室，花枝短，柱头5浅裂。浆果状核果呈球形，直径8～10mm，密集成团，熟后紫黑色，内有种子2～5颗。花期5～6月，果期9～10月（图139-1）。

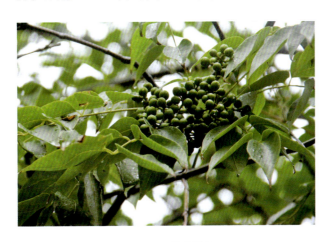

图139-1 黄檗植株

6. 产地加工

3～6月间采收。选择生长10年以上的树，轮流部分剥皮，剥皮处还可新生树皮，可再次剥取。将剥下的树皮晒至半干，压平，刮去外层粗皮至显黄色，刷净晒干。

（二）药材

1. 性状特征

除去栓皮的树皮呈板片状或浅槽状，长宽不一，厚2～4mm。外表面黄绿色或淡棕黄色，较平坦，有不规则的纵裂纹，皮孔痕小而少见，偶有灰白色的粗皮残留；内表面黄色或黄棕色。体轻，质较硬，断面纤维性，有的呈裂片状分层，鲜黄色或黄绿色。气微，味极苦，嚼之有黏性（图139-2）。

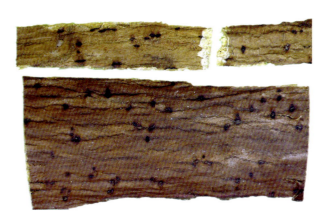

图139-2 关黄柏药材

2. 商品规格

本品均为统货。

3. 道地药材

本品以辽宁产者为道地药材。

4. 质量标志

本品以皮厚、无栓皮、色鲜黄、味苦者为佳。

5. 显微特征

（1）组织鉴别：横切面与川黄柏相似，不同点是关黄柏木栓细胞呈方形，皮层较宽广，石细胞较川黄柏略少，射线较平直，韧皮纤维不甚发达，韧皮部外侧无石细胞（图139-3）。

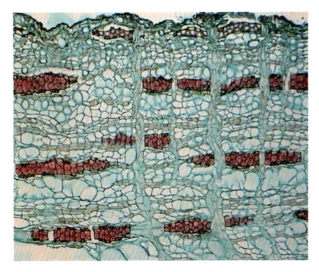

图139-3 关黄柏药材横切面组织特征

（2）粉末鉴别：粉末绿黄色或黄色。纤维鲜黄色，直径16～38μm，常成束，周围细胞含草酸钙方晶，形成晶纤维；含晶细胞壁木化增厚。石细胞鲜黄色，类圆形或纺锤形，直径 35～80μm，有的呈分枝状，壁厚，层纹明显。草酸钙方晶直径约 24μm（图 139-4）。

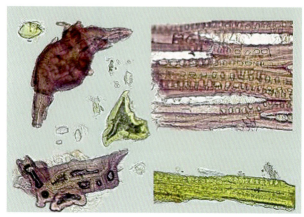

图 139-4　关黄柏药材粉末显微特征

6. 化学组分

生物碱类：小檗碱，药根碱（jatrorrhizine），木兰碱，黄柏碱，掌叶防己碱，蝙蝠葛碱（menisperine），白栝楼碱（candicine）等。酯类：黄柏内酯（obaculactone），黄柏酮（obacunone），白鲜交酯（dictamnolide）。甾醇类：菜油甾醇（campesterol），β-谷甾醇（β-sitosterol），豆甾醇等。

7. 理化特征

（1）荧光检查：取黄柏断面，置紫外灯光下观察，显亮黄色荧光。

（2）光谱鉴别：取本品粉末 0.4g，加甲醇 10ml，密塞振摇后，室温浸泡过夜，滤过。取滤液 1ml，用甲醇稀释 60 倍，照分光光度法在波长 200～400nm 区间扫描测定，本品在 340nm、266nm、229nm 和 204nm 的波长处有最大吸收。

（3）化学定性：取本品粉末 0.1g，加乙醇 10ml，振摇数分钟，滤过，滤液加硫酸 1ml，沿管壁加新配制的氯气饱和溶液 1ml，在两液交界面显红色环。

8. 贮藏

置通风干燥处，防潮。

（三）炮制与饮片

1. 药材炮制

（1）关黄柏：取原药材，除去杂质，洗净，润透，切丝，干燥。

（2）盐关黄柏：取关黄柏丝，加盐水拌匀，闷透，置炒制容器内，以文火加热，炒干，取出，放凉（每 100kg 关黄柏，用食盐 2kg）。

（3）关黄柏炭：取关黄柏丝置锅内，用武火加热，炒至表面焦黑色，内部焦褐色，喷淋清水灭尽火星，取出晾干。

2. 饮片名称

关黄柏，盐关黄柏，关黄柏炭。

3. 药品类别

清热药：清热燥湿药。

4. 性状特征

（1）关黄柏：本品呈丝状，外表面黄绿色或淡棕黄色，较平坦。内表面黄色或黄棕色。体轻，质较硬，切面鲜黄色。气微，味苦（图 139-5）。

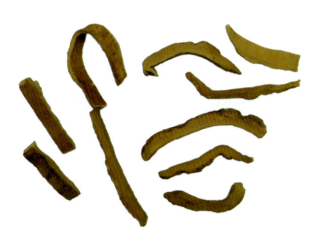

图 139-5　关黄柏

（2）盐关黄柏：本品形如关黄柏丝，深黄色，偶有焦斑。略具咸味（图 139-6）。

（3）关黄柏炭：本品形如关黄柏丝，表面焦黑色，断面焦褐色。质轻而脆。味微苦、涩（图 139-7）。

5. 质量要求

（1）关黄柏

1）水分：不得过 11.0%。

2）总灰分：不得过 9.0%。

3）浸出物：用热浸法测定，以 60% 乙醇作溶剂，不得少于 17.0%。

4）含量测定：用高效液相色谱法测定，本品含盐酸小檗碱（$C_{20}H_{17}NO_4 \cdot HCl$）不得少于 0.60%，盐酸巴马汀（$C_{21}H_{21}NO_4 \cdot HCl$）不得少于 0.30%。

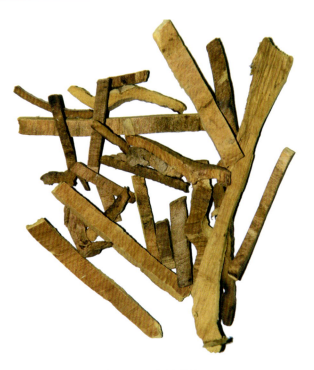

图 139-6 盐关黄柏

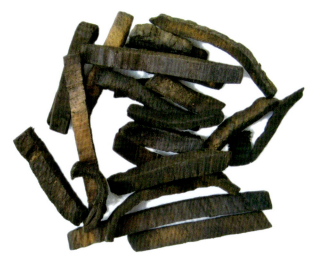

图 139-7 关黄柏炭

（2）盐关黄柏

1）水分：不得过 10.0%。

2）总灰分：不得过 14.0%。

3）浸出物：用热浸法测定，以 60% 乙醇作溶剂，不得少于 17.0%。

4）含量测定：用高效液相色谱法测定，本品含盐酸小檗碱（$C_{20}H_{17}NO_4 \cdot HCl$）不得少于 0.60%，盐酸巴马汀（$C_{21}H_{21}NO_4 \cdot HCl$）不得少于 0.30%。

6. 性味功能

（1）关黄柏：性寒，味苦。清热燥湿，泻火

除蒸，解毒疗疮。用于湿热泻痢、黄疸、带下、热淋、脚气、痿蹙、骨蒸劳热、盗汗、遗精、疮疡肿毒、湿疹瘙痒。

（2）盐关黄柏：滋阴降火。用于阴虚火旺、盗汗骨蒸。

7. 用法用量

内服：煎汤，3 ～ 12g。外用：适量。

8. 贮藏

置通风干燥处，防潮。

140 黄柏 Huang Bai

（一）基原

1. 集解

黄柏原名檗木，始载于《神农本草经》，列为上品。《名医别录》则称为黄檗。掌禹锡引《蜀本草》图经云："黄檗树高数丈。叶似吴茱萸，亦如紫椿，经冬不凋。皮外白，里深黄色。……皮紧，厚二三分，鲜黄者上。二月、五月采皮，日干。"苏颂曰："处处有之，以蜀中出者肉厚色深为佳。"上述记载及《证类本草》所附"黄檗"与"商州黄檗"图，均与黄皮树类似。因树皮呈黄色，故名黄柏。

2. 品种

黄柏为双子叶植物纲芸香科黄檗属植物黄皮树 *Phellodendron chinense* Schneid. 的干燥树皮，习称"川黄柏"。

3. 分布

山东大学西校区有引种。

4. 生态

黄皮树生于杂木林中，也有栽培。

5. 形态特征

黄皮树：落叶乔木，高 10 ～ 12m。树皮外观棕褐色，可见唇形皮孔，外层木栓较薄。奇数羽状复叶对生；小叶 7 ～ 15，长圆状披针形至长圆状卵形，长 9 ～ 15cm，宽 3 ～ 5cm，先端长渐尖，基部宽楔形或圆形，不对称，近全缘，上面中脉上具有锈色短毛，下面密被锈色长柔毛，小叶厚

纸质。花单性，雌雄异株；排成顶生圆锥花序，花序轴密被短毛。花紫色；雄花有雄蕊 5～6，长于花瓣，退化雌蕊钻形；雌花有退化雄蕊 5～6，子房上位，有短柄，5 室，花柱短，柱头 5 浅裂。果轴及果皮粗大，常密被短毛；浆果状核果近球形，直径 1～1.5cm，密集成团，熟后黑色，内有种子 5～6 颗。花期 5～6 月，果期 10～11 月（图 140-1）。

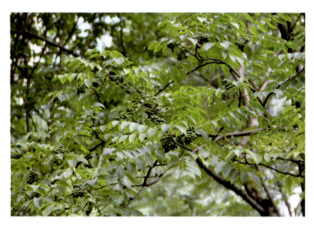

图 140-1　黄皮树植株

6. 产地加工

3～6 月间采收。选择生长 10 年以上的树，轮流部分剥皮，剥皮处还可新生树皮，可再次剥取。将剥下的树皮晒至半干，压平，刮去外层粗皮至显黄色，刷净晒干。

（二）药材

1. 性状特征

树皮呈板片状或浅槽状，长宽不一，厚 3～6mm。外表面黄褐色或黄棕色，平坦或具纵沟纹，有的可见皮孔痕及残存的灰褐色粗皮。内表面暗黄色或淡棕色，具细密的纵棱纹。体轻，质硬，断面纤维性，呈裂片状分层，深黄色。气微，味甚苦，嚼之有黏性（图 140-2）。

2. 商品规格

本品分两个等级，一等品：呈平板状，去净粗栓皮，长 40cm，宽 15cm 以上。二等品：长、宽大小不分，厚度不得薄于 0.2cm，间有栓皮，余同一等。

3. 道地药材

本品以四川产者为道地药材。

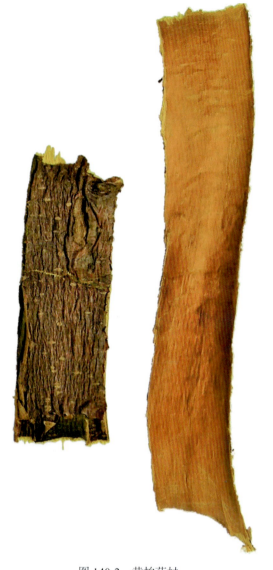

图 140-2　黄柏药材

4. 质量标志

本品以色鲜黄、粗皮去净、皮厚、皮张均匀、纹细、体洁者为佳。

5. 显微特征

（1）组织鉴别：横切面残存的木栓层为数列长方形木栓细胞，内含棕色物质，木栓形成层明显，栓内层细胞含草酸钙方晶。皮层较狭窄，散有纤维群及多数石细胞，石细胞单独或数个相聚，多为分枝状，壁甚厚，层纹明显，木化。韧皮部宽广，外侧分布有较多的石细胞，韧皮纤维束略呈带状，断续成层排列，纤维束周围的薄壁细胞中含草酸钙方晶。韧皮射线狭长，先端常弯曲，宽 2～4 列细胞。石细胞及纤维均呈鲜黄色。黏液细胞随处可见。薄壁细胞中含细小淀粉粒，并含草酸钙方晶（图 140-3）。

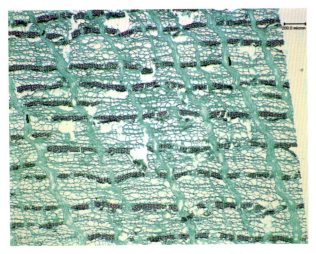

图 140-3　黄柏药材横切面组织特征

（2）粉末鉴别：粉末鲜黄色。纤维鲜黄色，直径 16～38μm，常成束，周围细胞含草酸钙方晶，形成晶纤维；含晶细胞壁木化增厚。石细胞鲜黄色，类圆形或纺锤形，直径 35～128μm，有的呈分枝状，枝端锐尖，壁厚，层纹明显；有的可见大型纤维状的石细胞，长可达 900μm。草酸钙方晶众多。

6. 化学组分

生物碱类：小檗碱（berberine），木兰碱（magnoflorine），黄柏碱（phellodendrine），掌叶防己碱（palmatine）等。此外，还含内酯（lactone），甾醇（sterol），黏液质（mucilage）等。

7. 理化特征

（1）荧光检查：取黄柏断面，置紫外灯光下观察，显亮黄色荧光。

（2）光谱鉴别：取本品粉末 0.4g，加甲醇 10ml，密塞振摇后，室温浸泡过夜，滤过。取滤液 1ml，用甲醇稀释 60 倍，照分光光度法在波长 200～400nm 区间扫描测定，本品在 340nm、266nm、229nm 和 204nm 的波长处有最大吸收。

（3）化学定性：取本品粉末 0.1g，加乙醇 10ml，振摇数分钟，滤过，滤液加硫酸 1ml，沿管壁加新配制的氯气饱和溶液 1ml，在两液交界面显红色环。

（4）薄层色谱：取本品粉末 0.2g，加 1% 乙酸甲醇溶液 40ml，于 60℃超声处理 20 分钟，滤过，滤液浓缩至 2ml，作为供试品溶液。另取黄柏对照药材 0.1g，加 1% 乙酸甲醇 20ml，同法制成对照药材溶液。再取盐酸黄柏碱对照品，加甲醇制成每毫升含 0.5mg 的溶液，作为对照品溶液。吸取上述三种溶液各 3～5μl，分别点于同一硅胶 G 薄层板上，以三氯甲烷 - 甲醇 - 水（30∶15∶4）的下层溶液为展开剂，置氨蒸气饱和的展开缸内，展开，取出，晾干，喷以稀碘化铋钾试液。供试品色谱中，在与对照药材色谱和对照品色谱相应的位置上，显相同颜色的斑点。

8. 贮藏

置通风干燥处，防潮。

（三）炮制与饮片

1. 药材炮制

（1）黄柏丝：原药材，除去杂质，洗净，润透，切丝，干燥。

（2）盐黄柏：取黄柏丝，用盐水拌匀，润透，置锅内，用文火加热，炒干，取出放凉（每 100kg 黄柏丝，用食盐 2kg）。

（3）酒黄柏：取黄柏丝，用黄酒拌匀，润透，置锅内，用文火加热，炒干，取出放凉（每 100kg 黄柏丝，用黄酒 10kg）。

（4）黄柏炭：取黄柏丝置锅内，用武火加热，炒至表面焦黑色，内部焦褐色，喷淋清水灭尽火星，取出晾干。

2. 饮片名称

黄柏，盐黄柏，酒黄柏，黄柏炭。

3. 药品类别

清热药：清热燥湿药。

4. 性状特征

（1）黄柏：本品呈丝条状。外表面黄褐色或黄棕色。内表面暗黄色或淡棕色，具纵棱纹。切面纤维性，呈裂片状分层，深黄色。味极苦（图 140-4）。

（2）盐黄柏：本品形如黄柏丝，深黄色，偶有焦斑，略具咸味。

（3）酒黄柏：本品形如黄柏丝，深黄色，偶有焦斑，略有酒气。

（4）黄柏炭：本品形如黄柏丝，表面焦黑色，内部焦褐色，质轻而脆，味微苦涩。

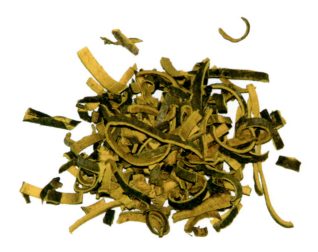

图 140-4 黄柏

5. 质量要求

（1）水分：不得过 12.0%。

（2）总灰分：不得过 8.0%。

（3）浸出物：用热浸法测定，稀乙醇作溶剂，不得少于 14.0%。

（4）含量测定：用高效液相色谱法测定，本品含小檗碱以盐酸小檗碱（$C_{20}H_{17}NO_4 \cdot HCl$）计，不得少于 3.0%；含黄柏碱以盐酸黄柏碱（$C_{20}H_{23}NO_4 \cdot HCl$）计，不得少于 0.34%。

6. 性味功能

（1）黄柏：性寒，味苦。清热燥湿，泻火除蒸，解毒疗疮。用于湿热泻痢、黄疸、带下、热淋、脚气、痿躄、骨蒸劳热、盗汗、遗精、疮疡肿毒、湿疹瘙痒。

（2）盐黄柏：滋阴降火。用于阴虚火旺、盗汗骨蒸。

（3）酒黄柏：清上焦湿热。用于口、舌生疮。

（4）黄柏炭：止血。用于崩漏及赤白带下。

7. 用法用量

内服：煎汤，3 ～ 12g。外用：适量。

8. 使用注意

脾胃虚寒者忌用。

9. 贮藏

置通风干燥处，防潮。

（四）经典方剂与临床应用

知柏地黄丸（《医宗金鉴》）

处方：知母、黄柏各 40g，熟地黄 160g，山茱萸（制）、山药各 80g，茯苓、泽泻、牡丹皮各 60g。

制法：上八味，粉碎成细粉，过筛，混匀。每 100g 粉末用炼蜜 35 ～ 50g 加适量的水泛丸，干燥，制成水蜜丸；或加炼蜜 80 ～ 110g 制成小蜜丸或大蜜丸，即得。

功能主治：滋阴降火。用于阴虚火旺、潮热盗汗、口干咽痛、耳鸣遗精、小便短赤。

用法用量：口服，水蜜丸 1 次 6g，小蜜丸 1 次 9g，大蜜丸 1 次 1 丸；1 日 2 次。

（五）食疗与药膳

黄柏绿豆汤

原料：黄柏 10g，绿豆 250g，白糖少许。

制作方法：黄柏煎水去渣，加入绿豆煮汤至烂熟，放入白糖，凉服，随意服用。

功能主治：清利湿热，泻火解毒。

141 花椒 Hua Jiao

（一）基原

1. 集解

花椒始载于《神农本草经》，列为下品。《本草纲目》名秦椒，列入果部味类。《唐本草》载："秦椒，树叶及子都似蜀椒，但叶短实细。蓝田秦岭间大有。"李时珍曰："秦椒，花椒也。始产于秦，今处处可种，最易繁衍。其叶对生，尖而有刺，四月生细花，五月结实，生青熟红，大于蜀椒，其目亦不及蜀椒目光黑也。"

2. 品种

花椒为双子叶植物纲芸香科花椒属植物花椒 *Zanthoxylum bungeanum* Maxim. 栽培品的干燥成熟果实。

3. 分布

山东境内各地均有栽培，以胶东、潍坊、淄博、鲁中南山区、莱芜、泰安等地产量较大。

4. 生态

花椒生于温暖湿润及土层深厚肥沃壤土、

沙壤土中。

5. 形态特征

花椒：落叶灌木，高 3～7m，茎干通常有增大皮刺；枝灰色或褐灰色，有细小的皮孔及略斜向上生的皮刺；当年生小枝被短柔毛。奇数羽状复叶，叶轴边缘有狭翅；小叶 5～11 个，纸质，卵形或卵状长圆形，无柄或近无柄，长 1.5～7cm，宽 1～3cm，先端尖或微凹，基部近圆形，边缘有细锯齿，表面中脉基部两侧常被一簇褐色长柔毛，无针刺。聚伞圆锥花序顶生，花被片 4～8 个；雄花雄蕊 5～7 个，雌花心皮 3～4 个，稀 6～7 个，子房无柄。果球形，通常 2～3 个，红色或紫红色，密生疣状凸起的油点。花期 3～5 月，果期 7～9 月（图 141-1）。

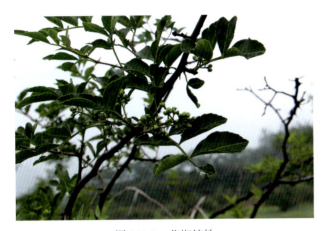

图 141-1　花椒植株

6. 产地加工

秋季果实成熟时采摘或连小枝剪下，晾晒至干，除去枝叶等杂质，将果皮（习称"花椒"）与种子（习称"椒目"）分开。

（二）药材

1. 性状特征

蓇葖果圆球形，多单生，直径 4～5mm，每一蓇葖果自顶端沿腹线或背缝线开裂，常呈基部相连的两瓣状，基部有时具小果柄或 1～2 个未发育的颗粒状心皮。外表面紫红色或棕红色，散有多数疣状突起的油点，直径 0.5～1mm，对光观察半透明；内表面淡黄色。种子黑色，有光泽。果皮革质，稍韧。香气浓，味麻辣而持久（图 141-2）。

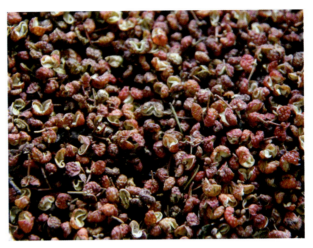

图 141-2　花椒

2. 商品规格

本品按大小和厚薄分为 1～3 等。亦有分四川红袍 1～2 等，陕西、山西统装等规格者。

3. 道地药材

章丘"文祖花椒"和"莱芜花椒"已注册国家地理标志产品，为道地药材。四川产品亦属道地药材。

4. 质量标志

本品以粒大、色紫红、气味浓烈者为佳。

5. 显微特征

组织鉴别：横切面外果皮为 1 列表皮细胞，细胞外壁被角质纹理，胞腔内含棕色物，表面观可见不定式气孔，气孔直径 32～42μm。中果皮布有维管束及大型油室，油室椭圆形，长 500～900μm，直径 300～700μm，内含淡黄色疣状物，薄壁细胞内含酸钙簇晶，靠近内果皮处较大多，直径 15～50μm。内果皮由数列木化的薄壁细胞组成，长短不等，彼此交错，接近中果皮处的 2～3 列条形，其余呈长圆形、类圆形或多角形，直径 12～23μm，壁厚 2～6μm，有稀少斜纹孔。

6. 化学组分

挥发油：4-松油烯醇，辣薄荷酮（piperitone），香桧烯（sabinene），柠檬烯，枯醇，牻牛儿醇等。

7. 理化特征

薄层色谱：取本品粉末 2g，加乙醚 10ml，充分振摇，浸渍过夜，滤过，滤液挥至 1ml，作为供试品溶液。另取花椒对照药材 2g，同法制成对照药材溶液。吸取上述 2 种溶液各 5μl，分别点于同一硅胶 G 薄层板上，以正己烷 - 乙酸乙酯（4 : 1）为展开剂，展开，取出，晾干，置紫外光灯（365nm）下检视。供试品色谱中，在与对照药材色谱相应的位置上，显相同的红色荧光主斑点。

8. 贮藏

置通风干燥处。

（三）炮制与饮片

1. 药材炮制

（1）花椒：取原药材，除去椒目、果柄及杂质。

（2）炒花椒：取净花椒置锅内，用文火加热，炒至"出汗"，有香气逸出时，取出放凉。

2. 饮片名称

花椒，炒花椒。

3. 药品类别

温里药。

4. 性状特征

（1）花椒：本品性状同药材。

（2）炒花椒：本品形如花椒，外表面焦黄色或棕褐色，内表面深黄色。香气浓郁。

5. 质量要求

含量测定：用挥发油测定法测定，本品含挥发油不得少于 1.5%（ml/g）。

6. 性味功能

本品性温，味辛；有小毒。温中止痛，杀虫止痒。用于脘腹冷痛、呕吐泄泻、虫积腹痛、蛔虫症；外治湿疹瘙痒。

7. 用法用量

内服：煎汤，3 ～ 6g。外用：适量，煎汤熏洗。

8. 使用注意

阴虚火旺者忌服。孕妇慎服。

9. 贮藏

置通风干燥处。

（四）经典方剂与临床应用

大建中汤（《金匮要略》）

处方：蜀椒 3g（炒去汗），干姜 12g，人参 6g。

制法：上三味，用水 400ml，煮取 200ml，纳胶饴 70ml，微火煎取 150ml。

功能主治：温中补虚，降逆止痛。用于脾胃虚寒、心胸中大寒痛、呕不能食、腹中寒、上冲皮起、出见有头足、上下痛而不可触近。

用法用量：分 2 次温服，每次相隔约 1 小时。药后可饮粥适量。当一日食糜，温覆之。

142　青椒 Qing Jiao

（一）基原

1. 集解

青椒属花椒类。花椒之多始见于《神农本草经》。

2. 品种

青椒为双子叶植物纲芸香科花椒属植物青花椒 *Zanthoxylum schinifoliun* Sieb. et Zucc. 栽培品的干燥成熟果实。

3. 分布

山东境内产于胶东及鲁中南山地丘陵。

4. 生态

青花椒生于林缘、灌丛或坡地石旁。

5. 形态特征

青花椒：小叶片 15 ～ 21，对生或近对生，呈不对称的卵形至椭圆状披针形，长 1 ～ 3.5cm，宽 0.5 ～ 1cm；主脉下陷，例脉不明显。伞房状圆锥花序顶生；花被明显分为花萼和花瓣，排成两轮；无子房柄，蓇葖果表面草绿色、黄绿色至暗绿色，表面有细皱纹，腺点色深，呈点状下陷，先端有极短的喙状尖。花期 8 ～ 9 月；果期 10 ～ 11 月（图 142-1）。

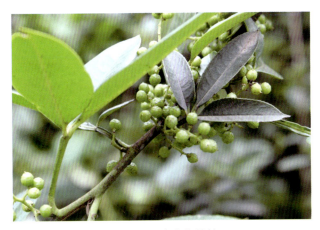

图 142-1 青花椒植株

6. 产地加工

青花椒多于中秋节前后采收。以中秋节后采者为佳，过早采收者香气较小，过迟则果实脱落。

（二）药材

1. 性状特征

蓇葖果球形，上部离生 2 ～ 3 个集生于小果梗上，沿腹缝线开裂，直径 3 ～ 4mm。外表面灰绿色或暗绿色，散有多数油点和细密的网状隆起皱纹；内表面类白色，光滑。内果皮常由基部与外果皮分离。残存种子呈卵形，长 3 ～ 4mm，直径 2 ～ 3mm，表面黑色，有光泽。气香，味微甜而辛（图 142-2）。

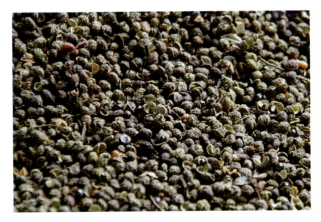

图 142-2 青椒

2. 商品规格

统货。

3. 道地药材

山东产者质佳，四川产者为道地药材。

4. 质量标志

本品以粒大、色绿、香气浓郁者为佳。

5. 显微特征

（1）组织鉴别：横切面见外果皮表皮细胞含草绿色橙皮苷，表面观可见角质纹理及不定式气孔，气孔直径 22 ～ 32μm。中果皮油室长 200 ～ 400μm，直径 150 ～ 250μm，草酸钙簇晶少见，直径 8 ～ 40μm。内果皮的木化薄壁细胞呈正方形、类圆形或多角形，直径 18 ～ 30μm，壁厚 3 ～ 5μm。

（2）粉末鉴别：内果皮细胞五色，长短不一，作镶嵌排列，或上下层垂直相交，也有呈类方形或类多角形者，直径 10 ～ 27μm，壁厚 2.5 ～ 3μm，木化，孔沟不明显，或有稀少斜纹孔。种皮表皮细胞甚多，红棕色或棕黑色。红棕色者表面观呈多角形，垂周壁薄，或略呈连球状增厚；棕黑色者细胞界限常不明显、果皮表皮细胞表面观略呈多角形，壁薄，角质纹理细密明显，胞腔内含类圆形橙皮苷结晶，气孔较少见，不定式，直径约 35μm。果皮下皮细胞常与表皮细胞连结，呈类长方形、类圆形或类二角形，直径至 47μm，壁稍厚，微木化，具单纹孔，孔沟不甚明显。草酸钙簇晶稀少，直径 8 ～ 35μm，偶见于中果皮薄壁细胞中。导管细小，主为螺纹导管，直径约 8μm。木纤维少数，常与导管成束存在，直径约 10μm。

6. 化学组分

挥发油，香叶木苷（diosmin），佛手内酯和苯甲酸等。

7. 理化特征

薄层色谱：取本品粉末 2g，加乙醚 10ml，充分振摇，浸渍过夜，滤过，滤液挥至 1ml，作为供试品溶液。另取对照药材 2g，同法制成对照药材溶液。吸取上述 2 种溶液各 5μl，分别点于同一硅胶 G 薄层板上，以正己烷 - 乙酸乙酯（4 : 1）为展开剂，展开，取出，晾干，置紫外光灯（365nm）下检视。供试品色谱中，在与对照药材色谱相应的位置上，显相同的红色荧光主斑点。

8. 贮藏

置通风干燥处。

（三）炮制与饮片

1. 药材炮制

（1）青椒：取原药材，除去椒目、果柄及杂质。

（2）炒青椒：取净青椒置锅内，用文火加热，炒至"出汗"，有香气逸出时，取出放凉。

2. 饮片名称

青椒，炒青椒。

3. 药品类别

温里药。

4. 性状特征

（1）青椒：本品饮片性状同药材。

（2）炒青椒：本品形如花椒，外表面焦黄绿色或棕绿色，内表面深黄色。香气浓郁。

5. 质量要求

含量测定：用挥发油测定法测定，本品含挥发油不得少于 1.5%（ml/g）。

6. 性味功能

本品性温，味辛；有小毒。温中止痛，杀虫止痒。用于脘腹冷痛、呕吐泄泻、虫积腹痛、蛔虫症；外治湿疹瘙痒。

7. 用法用量

内服：煎汤，3～6g。外用：适量，煎汤熏洗。

8. 使用注意

阴虚火旺者忌服。孕妇慎服。

9. 贮藏

置通风干燥处。

（四）食疗与药膳

花椒鸡丁

原料： 鸡腿 2 只约 400g，青椒 1 只，红椒 1 只，花椒 10g，干辣椒 25g，姜片 20g，葱段 15g，大蒜片 10g，调料适量。

制作方法： 将鸡腿纵向剖开，取出鸡腿骨，切成 1.5cm 见方的块；用料酒、酱油、少量盐拌匀腌制 20 分钟；干辣椒剪成段待用；青椒、红椒去籽去筋后切块待用；锅中放入较多的油，烧至 5 成热的时候，放入鸡丁炸至金黄捞出沥干待用；锅中留 2 汤匙（30ml）的油，放入花椒、干辣椒炒香；放入姜片、葱段、大蒜片炒香；放入炸过的鸡丁一起炒；加入 1 茶匙料酒、1 汤匙酱油、1 茶匙糖、鸡精、鲜汤；加入青椒、红椒炒匀；汤汁收干后，淋入 1 茶匙香油起锅。

功能主治： 芳香健胃，温中散寒，除湿止痛，杀虫解毒，止痒解腥。

143　椒目 Jiao Mu

（一）基原

1. 集解

椒目始载于《本草经集注》。唐《新修本草》列入木部蜀椒项下。《本草纲目》载："蜀椒肉厚皮皱，其子光黑，如人之瞳目，故谓之椒目。他椒子虽光黑，亦不似之。"花椒种子光黑如人之瞳目，故名。

2. 品种

椒目为双子叶植物纲芸香科花椒属植物花椒 *Zanthoxylum bungeanum* Maxim. 或青椒 *Zanthoxylum schinifoliun* Sieb. et Zucc. 栽培品的干燥种子。

3. 分布

山东境内各地均有栽培，以胶东、潍坊、淄博、鲁中南山区、莱芜、泰安等地产量较大；青椒产于胶东及鲁中南山地丘陵地区。

4. 生态

花椒生于温暖湿润及土层深厚肥沃壤土、沙壤土中；青椒生于林缘、灌丛或坡地石旁。

5. 形态特征

（1）花椒：落叶灌木，高 3～7m，茎干通常有增大皮刺；枝灰色或褐灰色，有细小的皮孔及略斜向上生的皮刺；当年生小枝被短柔毛。奇数羽状复叶，叶轴边缘有狭翅；小叶 5～11 个，纸质，卵形或卵状长圆形，无柄或近无柄，长 1.5～7cm，宽 1～3cm，先端尖或微凹，基部近圆形，边缘有细锯齿，表面中脉基部两侧常被一簇褐色长柔毛，无针刺。聚伞圆锥花序顶生，花被片 4～8 个；雄花雄蕊 5～7 个，雌花心皮 3～4 个，稀 6～7 个，子房无柄。果球形，通常 2～3 个，红色或紫红色，密生疣状凸起的油点。花期 3～5 月，果期 7～9 月（图 143-1）。

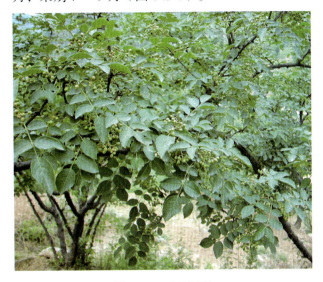

图 143-1　花椒植株

（2）青椒：与前种的区别在于其小叶片 15～21，对生或近对生，呈不对称的卵形至椭圆状披针形，长 1～3.5cm，宽 0.5～1cm；主脉下陷，侧脉不明显。伞房状圆锥花序顶生；花被明显分为花萼和花瓣，排成两轮；无子房柄，蓇葖果表面草绿色、黄绿色至暗绿色，表面有细皱纹，腺点色深，呈点状下陷，先端有极短的喙状尖。花期 8～9 月；果期 10～11 月。

6. 产地加工

在采收花椒时，打出种子，除去果皮、果柄及杂质。

（二）药材

1. 性状特征

（1）花椒种子：呈椭圆形或半球形，直径 3～4mm。表面黑色，无皱缩，具光泽，密布小疣点。有时表皮脱落，露出网状纹理，网目较浅。种脐椭圆形，种脊明显。种皮质硬脆，剥除后可见淡黄白色胚乳及子叶。胚乳丰富，子叶肥厚，位于胚乳中央，胚根大，胚芽明显。有时中空，残留少量胚乳。气芳香浓烈，味辛、麻，持久。

（2）青椒种子：呈卵圆形，直径 2～4mm。外表棕黑色，多皱缩，有光泽，密布小疣点。外皮脱落后可见网状纹理，网眼深，狭长形。种脐狭长形，种脊可见。种皮质脆易碎，胚乳丰富，子叶扁平，位于中央。胚根大，胚芽不明显。气香，味辛、微甜。

2. 商品规格

本品均为统货。

3. 道地药材

四川和山东产者为道地药材。

4. 质量标志

本品以颗粒饱满、色黑、有光泽、气味浓郁者为佳。

5. 显微特征

（1）组织鉴别

1）花椒种子：横切面见表皮细胞重列，长方形。其下为 1 至数列栅状细胞，壁薄、径向排列；向内为众多石细胞，相聚成带，细胞形态多样，纹孔及孔沟清晰。内种皮细胞数列，垂周壁波状弯曲。胚乳细胞多列，内含大量油滴及糊粉粒。

2）青椒种子：横切面见表皮细胞 1 列。栅状细胞 1～2 列，壁薄、径向延长。石细胞众多，可达 10 余列，纹孔、孔沟明显。内种皮细胞垂周壁波状弯曲。胚乳细胞壁薄，内含油滴及糊粉粒。

（2）粉末鉴别

1）花椒种子：粉末黑棕色。表皮细胞多角形，长 22～56μm，垂周壁连珠状增厚，石细胞多角形、长圆形或类方形，孔沟及纹孔明显。内种皮细胞平周壁网状增厚，木化。胚乳细胞多角形，壁薄，内含糊粉粒及油滴。

2）青椒种子：粉末特征与花椒目相似，仅表皮细胞略大，长可至 112μm。内种皮细胞网状纹理较粗。

6. 化学组分

花椒种子：含挥发油芳樟烯，月桂烯，叔丁基苯（tert-butylbenzene）等。此外，还含粗脂肪和蛋白质等。

青椒种子：含多种脂肪酸，蛋白质含量可高达约 20%。

7. 理化特征

化学定性：

1）取椒目粉末 0.2g，加 1% 盐酸 5ml，水浴加热5分钟，滤过，取滤液1ml，加碘化铋钾试剂1～2滴，生成棕红或橙红色沉淀。

2）取椒目粉末0.2g，加50%乙醇5ml，水浴温热5分钟，滤过，取滤液1ml，加茚三酮试剂数滴，水浴加热数分钟，显蓝紫色。

8. 贮藏

置干燥容器内。

（三）炮制与饮片

1. 药材炮制

（1）椒目：取药材除去杂质。

（2）炒椒目：取原药材，清炒至油出，晾凉。

2. 饮片名称

椒目。

3. 药品类别

利水平喘药。

4. 性状特征

（1）椒目：光泽较逊，余同原药材（图143-2）。

（2）炒椒目：表面焦黑，显油性（图143-3）。

5. 质量要求

炒后表面焦黑、有油性者为佳。

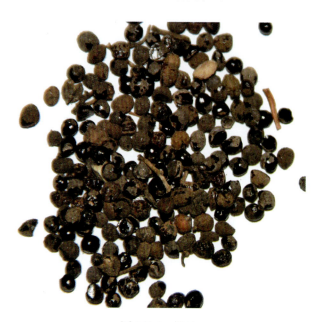

图143-2　椒目

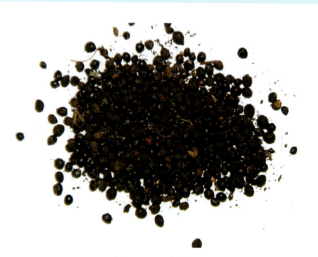

图143-3　炒椒目

6. 性味功能

本品性寒，味苦、辛。行水，平喘。用于痰饮喘逆、胸腹胀满、水肿等。

7. 用法用量

内服：煎汤，5～8分，或入丸、散。

8. 使用注意

阴虚火旺者忌服。孕妇慎服。

9. 贮藏

置干燥容器内。

（四）经典方剂与临床应用

己椒苈黄丸（《金匮要略》）

处方：防己、椒目、葶苈子（熬）、大黄各30g。

制法：上四味，末之，蜜丸如梧子大。

功能主治：用于水饮积聚脘腹、肠间有声、腹满便秘、小便不利、口干舌燥、脉沉弦。

用法用量：先食饮服一丸，日三服，稍增，口中有津液。渴者加芒硝半两。

（五）食疗与药膳

椒目瓜蒌汤

原料：椒目18g，苦杏仁10g，全瓜蒌30g，枳壳10g，车前子15g（包煎），茯苓15g，猪苓15g，泽泻10g，葶苈子10g，桂枝5g，桑白皮15g，冬瓜皮30g。

功能主治：温阳、健脾、利水。用于胸腔积液证属阳微阴盛、本虚标实者。症见咳嗽、胸胁引痛、呼吸急促、四肢欠温、舌质淡、苔薄白、脉沉。

使用注意：痰热互结，症见干咳少痰、胸胁隐痛、口干口苦、舌红苔黄腻、脉滑数者，不宜用本方。

144　椿皮 Chun Pi

（一）基原

1. 集解

椿皮原名"樗白皮"，始载于《唐本草》，附于"椿木叶"项下。《本草图经》载："椿木、樗木，二木形干大抵相类，但椿木实而叶香可啖，樗木疏而气臭。"《本草纲目》收入木部乔木类椿樗条，载："椿、樗、栲，乃一木三种也。椿木皮细肌实而赤，嫩叶香甘可茹。樗木皮粗肌虚而白，其叶臭恶……"可见历代本草中认为椿木、樗木为 2 种不同的植物，而古时所用的椿皮系指此两种植物的根皮或干皮，而以臭椿皮为优。现代我国药物文献记载中，已将二种分开，椿皮即指苦木科植物臭椿的根皮或干皮，而楝科植物香椿的根皮或干皮则称"香椿皮"，但亦有部分地区将其作椿皮药用。《中国药典》1995 年版一部收载之椿皮，即为臭椿的根皮或干皮。

2. 品种

椿皮为双子叶植物纲苦木科臭椿属植物臭椿 *Ailanthus altissima*（Mill.）Swingle 的干燥根皮或树干皮。习称"椿树皮"。

3. 分布

山东境内产于各地。

4. 生态

臭椿生于山坡、路旁；或栽培于庭院、村边。

5. 形态特征

臭椿：落叶乔木。树皮灰褐色。叶互生，羽状复叶，小叶 13～25。卵状披针形，长 7～12cm，宽 2～4.5cm，先端渐尖，基部截形，近基部有 1～2 对粗齿，齿尖背面有一腺体，揉碎有臭气。

圆锥花序顶生。花小，白色带绿，杂性。翅果扁平，长椭圆形，1～6 个着生于一果柄上，每个翅果中部具一种子。花期 6～7 月，果期 9 月（图 144-1、图 144-2）。

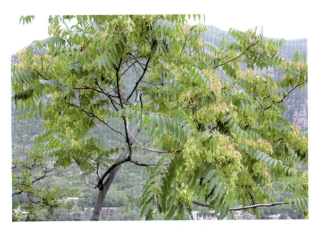

图 144-1　臭椿植株

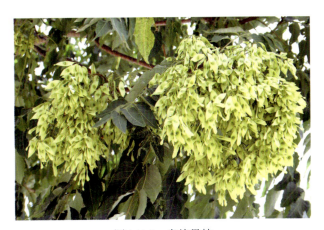

图 144-2　臭椿果枝

6. 产地加工

春、秋二季剥取根皮或干皮，刮去或不去粗皮，晒干。

（二）药材

1. 性状特征

根皮呈不规则的片状或卷片状，长宽不一，厚 0.3～1cm。外表面灰黄色或黄褐色，粗糙，有多数突起的纵向皮孔及不规则纵横裂纹，除去粗皮者显黄白色；内表面淡黄色，较平坦，密布梭形小孔或小点。质硬而脆，断面外层颗粒性，内层纤维性。气微，味苦（图 144-3）。

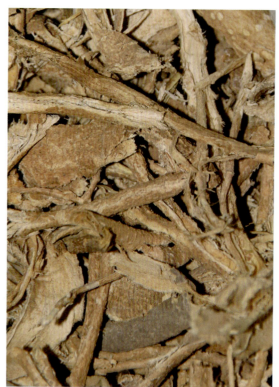

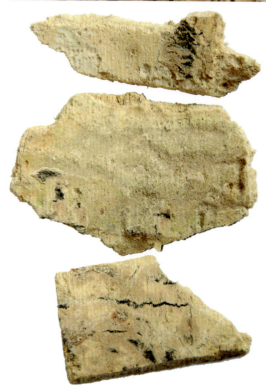

图144-3　椿皮

2.商品规格

本品均为统货。

3.道地药材

本品山东产者为道地药材。

4.质量标志

本品以皮厚、块大、黄白色、无粗皮者为佳。

5.显微特征

（1）组织鉴别：根皮横切面见木栓细胞切向延长，排列整齐，厚达数十列，其内侧有环列的石细胞群。皮层由数十列细胞组成，其中有纤维束和石细胞群散在。韧皮部有成束或偶有单个散在的纤维和石细胞群。纤维直径20～40μm，壁极厚，木化；石细胞黄色，壁厚，木化。韧皮射线2～4列，外部加宽呈喇叭状；有的薄壁细胞中含草酸钙方晶和簇晶（图144-4）。

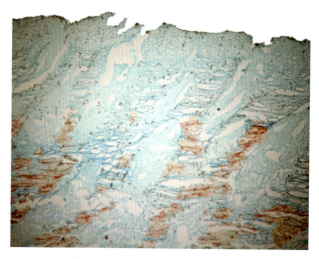

图144-4　椿皮药材横切面组织特征

（2）粉末鉴别：粉末浅黄色。石细胞：呈方形、类圆形、长方形或不规则形，直径24～30μm，长可达150μm，壁厚，黄色，孔沟明显，有的石细胞中含有草酸钙方晶。纤维：细长，可达2000μm，直径20～40μm，壁厚，木化，层纹不明显。草酸钙结晶：簇晶直径15～50μm；方晶呈多面形或双锥形，直径11～50μm。淀粉粒：多为单粒，直径2～14μm，层纹、脐点均不明显；亦有2～3个分粒组成的复粒淀粉。木栓碎片：较少，表面观细胞呈多角形。

6.化学组分

苦味素类：臭椿苦内酯（amarolide），臭椿辛内酯（shinjudilactone），苦楝素（mersosin），苦味素A（ailanthin A）等。此外，还含鞣质，赭朴酚（phlobaphen）山奈酚，东莨菪内酯，丁香酸，香草酸等。

7. 理化特征

（1）荧光检查：取本品粗粉 5g，加甲醇 50ml，振摇，放置过夜，滤过。取滤液 2ml，置试管中于紫外光灯（365nm）下观察，显天蓝色荧光；点于滤纸上观察为黄色荧光。

（2）化学定性：取上述滤液 1ml，加 3% 碳酸钠溶液 1ml，在沸水中加热 3 分钟，再置水浴中冷却，加入新配制的重氮化试剂 1～2 滴，溶液立即呈深红色。

8. 贮藏

置通风干燥处，防蛀。

（三）炮制与饮片

1. 药材炮制

（1）椿皮：取原药材，除去粗皮，洗净，润透，切丝或厚片，干燥。

（2）炒椿皮：取椿皮丝或片置锅内，用文火加热，炒至表面呈黄色，取出放凉。

（3）麸炒椿皮：取麸皮撒在热锅内，加热至冒烟时，加入椿皮丝或片，拌炒至表面呈深黄色时，取出，筛去麸皮，放凉（每 100kg 椿皮丝或片，用麸皮 10kg）。

（4）醋椿皮：取椿皮丝或片，加入米醋拌匀，稍闷，置锅内，用文火炒至表面呈黄色时，取出，放凉（每 100kg 椿皮丝或片，用米醋 20kg）。

2. 饮片名称

椿皮，炒椿皮，麸炒椿皮，醋椿皮。

3. 药品类别

清热药：清热燥湿药。

4. 性状特征

（1）椿皮：本品呈不规则丝状或片状。余同药材性状。

（2）炒椿皮：本品形如椿皮丝或片，表面黄色。

（3）麸炒椿皮：本品形如椿皮丝或片，表面黄色，微有香气。

（4）醋椿皮：本品形如椿皮丝或片，表面黄色，微有香气。

5. 质量要求

（1）水分：不得过 10.0%。

（2）灰分：不得过 11%，酸不溶性灰分不得过 2%。

（3）浸出物：用热浸法测定，以稀乙醇为溶剂，不得少于 6.0%。

6. 性味功能

（1）椿皮：性寒，味苦、涩。清热燥湿，收涩止带，止泻，止血。用于赤白带下、湿热泻痢、久泻久痢、便血、崩漏。

（2）醋椿皮：治肠风便血。

7. 用法用量

内服：煎汤，6～9g。

8. 贮藏

置通风干燥处，防蛀。

（四）经典方剂与临床应用

椿根皮汤（《医统》）

处方： 臭椿皮、荆芥穗、藿香各等分。

制法： 上锉。

功能主治： 用于妇人阴痒突出。

用法用量： 煎汤熏洗。既入即止。

（五）食疗与药膳

便血红痢膏

原料： 椿皮半斤，酸梨 500g，鲜姜 3 两，红糖 4 两。

制作方法： 先将椿皮多加水（约 3 升）熬剩 250g，去渣取汁，再将姜、梨捣汁去渣，将汁对在一起，放在锅内熬开，再下红糖成膏。

功能主治： 便血，赤痢。

用法用量： 每日早、晚各服 1 匙，温开水冲下。

145 苦木 Ku Mu

（一）基原

1. 集解

苦木为我国南方地区民间草药，历代本草书籍均未见收载。《中国药典》自 1977 年版一部收载本品。因本品味极苦，故名。

2. 品种

苦木为双子叶植物纲苦木科苦树属植物苦木 *Picrasma quassioides*（D. Don）Benn. 的干燥枝及叶。

3. 分布

山东境内产于胶东及鲁中南山地丘陵。

4. 生态

苦木生于海拔 2400m 以下的湿润而肥沃的山地、林缘、溪边路旁等处。

5. 形态特征

苦木：落叶灌木或小乔木，高 7～10m。树皮灰黑色，幼枝灰绿色，无毛，具明显的黄色皮孔。奇数羽状复叶互生，常集生于枝端，长 20～30cm；小叶 9～15，卵状披针形至阔卵形，长 4～10cm，宽 2～4cm，先端渐尖，基部阔楔形，两侧不对称，边缘具不整齐锯齿，二歧聚伞花序腋生，总花梗长达 12cm，密被柔毛；花杂性，黄绿色；萼片 4～5，卵形，被毛；花瓣 4～5，倒卵形，比萼片长约 2 倍；雄蕊 4～5，着生于 4～5 裂的花盘基部；雌花较雄花小，子房卵形，4～5 室，花柱 4～5，彼此相拥扭转，基部连合。核果倒卵形，肉质，蓝至红色，3～4 个并生，基部具宿存花萼。花期 4～5 月，果期 8～9 月（图 145-1）。

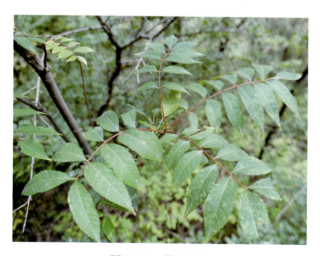

图 145-1 苦木植株

6. 产地加工

夏、秋二季采收，干燥。

（二）药材

1. 性状特征

枝呈圆柱形，长短不一，直径 0.5～2cm；表面灰绿色或棕绿色，有细密的皱纹及多数点状皮孔；质脆，易折断，断面不平整，淡黄色，嫩枝色较浅且髓部较大。叶为单数羽状复叶，易脱落；小叶卵状长椭圆形或卵状披针形，近无柄，长 4～16cm，宽重 5～6cm；先端锐尖，基部偏斜或稍圆，边缘钝齿；两面通常绿色，有的下表面淡紫红色，沿中脉有柔毛。气微，味极苦（图 145-2）。

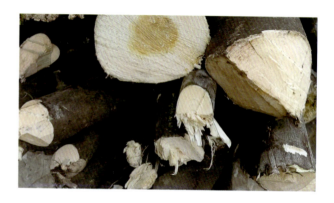

图 145-2 苦木药材

2. 商品规格

本品均为统货。

3. 道地药材

本品陕西、山西产者质佳。

4. 质量标志

本品以叶多、色绿、味苦者为佳。

5. 显微特征

粉末鉴别：粉末黄绿色。叶上表皮细胞多边形，下表皮细胞气孔甚多，气孔不定式。叶肉细胞中含众多草酸钙簇晶。纤维成束，细长，周围薄壁细胞中含草酸钙簇晶，偶见方晶，形成晶纤维。

6. 化学组分

挥发油：枯茗醇（cuminol），β-甜没药烯，反式-丁香烯（tran-caryophyllene），α-佛手柑油烯（α-bergamotene），反式-β-金合欢烯（tran-β-farnesene）等。

7. 理化特征

（1）荧光检查：取本品粉末 2g，加乙醇提取，挥干乙醇后，加适量水溶解，再以氯仿提取，蒸干，加水 2ml 溶解残渣。取 1ml 溶液置紫外光灯下观察，呈天蓝色荧光；滴加氢氧化铵试液后，显淡黄色荧光。

（2）化学定性：取上述溶液 1ml，加异羟肟酸铁试液 2～3 滴，溶液呈紫红色。

（3）薄层色谱：取本品粉末 1g，加甲醇 10ml，冷浸过夜，滤过，滤液蒸干，残渣加甲醇 1ml 使溶解，作为供试品溶液。另取苦木对照药材 1g，同法制成对照药材溶液。吸取上述 2 种溶液各 10μl，分别点于同一硅胶 G 薄层板上，以三氯甲烷 - 甲醇（17：3）为展开剂，展开，取出，晾干，喷以改良碘化铋钾试液。供试品色谱中，在与对照药材色谱相应的位置上，显相同颜色的斑点。

8. 贮藏

置阴凉干燥处。

（三）炮制与饮片

1. 药材炮制

取原药材，除去杂质。枝洗净，润透，切片，晒干；叶喷淋清水，稍润，切丝，晒干。

2. 饮片名称

苦木。

3. 药品类别

清热药：清热解毒药。

4. 性状特征

本品呈大小不等的小碎块，余同药材（图 145-3）。

5. 质量要求

同药材。

6. 性味功能

本品性寒，味苦；有小毒。清热解毒，祛湿。用于感冒、急性扁桃体炎、咽喉炎、肠炎、细菌性痢疾、湿疹、疮疖、毒蛇咬伤。

7. 用法用量

内服：煎汤，枝 3～4.5g；叶 1～3g。外用适量。

8. 使用注意

本品有一定毒性，内服不宜过量。孕妇慎服。

9. 贮藏

置干燥处。

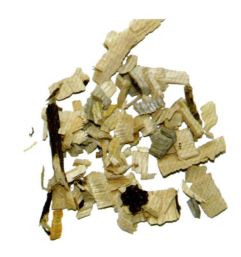

图 145-3　苦木

（四）经典方剂与临床应用

复方苦木消炎片（《中药部颁标准》）

处方：穿心莲 100g，苦木 100g。

制法：以上二味，穿心莲加水煎煮二次，每次 2 小时，合并煎液，滤过，滤液浓缩成稠膏；苦木粉碎成粗粉，用乙醇作溶剂，缓缓渗漉，漉液回收乙醇，浓缩成稠膏。将上述二种稠膏混匀，干燥，粉碎过筛，加辅料适量，制成颗粒，压制成 1000 片，包糖衣，即得。

功能主治：清热解毒，燥湿止痢。用于细菌性痢疾，急性肠炎及各种急性感染性疾患。

用法用量：口服，1 次 4～6 片，1 日 3～4 次。

146　苦楝子 Ku Lian Zi

（一）基原

1. 集解

苦楝子始载于《神农本草经》，列为下品。原名：《本草图经》释名苦楝。苏颂曰："楝实以蜀川者为佳。木高丈余，叶密如槐而长。三四月开花，红紫色。……实如弹丸，生青熟黄，……俗间谓之为苦楝子。"《本草纲目》收入木部乔木类。李时珍曰："按尔雅云：楝叶可以练物，故谓之楝。其子如小铃，熟则黄色。"又曰："按罗愿尔雅翼云，'楝叶可以练物，故谓之楝。'"

2. 品种

苦楝子为双子叶植物纲楝科楝属植物楝 *Melia azedarach* L. 栽培品的干燥成熟果实。

3. 分布

山东境内产于各地。

4. 生态

楝生于旷野或路旁，常栽培于屋前房后。

5. 形态特征

楝：落叶乔木，高25m。树冠倒伞形，侧枝开展。树皮灰褐色，浅纵裂。小枝呈轮生状，灰褐色，被稀疏短柔毛，后光滑，叶痕和皮孔明显。叶互生，二至三回羽状复叶，长20～40cm，叶轴初被柔毛，后光滑；小叶对生，卵形、椭圆形或披针形，长3～7cm，宽0.5～3cm，先端渐尖，基部圆形或楔形，通常偏斜，边缘具锯齿或浅钝齿，稀全缘；主脉突起明显，具特殊香味；小叶柄长0.1～1.0cm。圆锥花序，长15～20cm，与叶近等长，花瓣5个，浅紫色或白色，倒卵状匙形，长0.8～1cm，外面被柔毛，内面光滑；雄蕊10个，花丝合成雄蕊筒，紫色。子房球形，5～6室，花柱细长，柱头头状。核果，黄绿色或淡黄色，近球形或椭圆形，长1～3cm，每室具种子1个；外果皮薄革质，中果皮肉质，内果皮木质；种子椭圆形，红褐色。花期4～5月，果实生理成熟期10～11月（图146-1）。

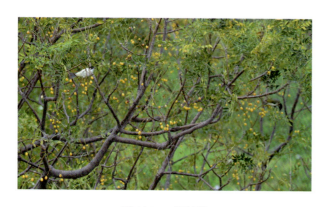

图146-1　楝植株

6. 产地加工

秋、冬二季果实成熟呈黄色时采收，晒干。

（二）药材

1. 性状特征

果实呈椭圆形，长径1.2～2cm，短径1～1.5cm。表面黄棕色至黑红色，有光泽，多皱缩，一端可见果柄残痕，另一端有圆形凹点。外果皮革质，果肉极薄，淡黄色，遇水润湿微显黏性。果核长椭圆形，质坚硬，一端平截，另一端略尖，具5～6条纵棱，内分5～6室，每室含紫红色至紫黑色棱形种子1枚，种仁乳白色，富油性。气微而特异，味酸而后苦（图146-2）。

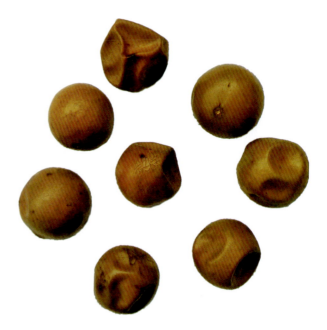

图146-2　苦楝子

2. 商品规格

本品均为统货。

3. 道地药材

本品四川产者为道地药材。

4. 质量标志

本品以身干、个大、肉厚者为佳。

5. 显微特征

（1）组织鉴别：果实横切面示外果皮细胞类方形，外被厚角质层。中果皮主要为薄壁细胞，内含淀粉粒，有的含草酸钙簇晶，直径 8 ~ 21μm，亦有棱晶、方晶；分泌细胞圆形或椭圆形，长 26 ~ 420μm，宽 52 ~ 91μm，维管束细小，散布在内侧。内果皮主要为纤维，外侧为斜纹孔细胞及石细胞，中部多为纵向排列的纤维，内侧纤维多横向排列；此外，可见含晶薄壁细胞，常数个相连，胞腔内含草酸钙方晶。种皮外表皮细胞扁平，壁厚，具径向纹孔；表皮下第 1 列细胞类方形，第 2 列为含红棕色物质的薄壁细胞，第 3 列薄壁细胞具径向纹理，不含色素；色素层为数列薄壁细胞，内含棕色物；其下为 1 列含方晶细胞；内表皮细胞 1 列，扁平，切向延长。胚乳细胞多角形，主含脂肪油滴及糊粉粒。

（2）粉末鉴别：粉末棕黄色。纤维及晶纤维成束，常交错排列，无色或淡黄色；纤维长短不一，稍弯曲，末端钝圆，直径 8 ~ 21μm，壁极厚，孔沟不明显，胞腔线形，有的壁稍厚，胞腔含黄棕色粒状物，纤维旁的薄壁细胞含草酸钙方晶，形成晶纤维。石细胞成群或单个散在，无色或淡黄色，呈不规则长条形、类圆形或不规则形，直径 18 ~ 34（~ 68）μm，长约至 156μm，壁厚 3 ~ 18μm，壁极厚者胞腔窄细或不明显，纹孔较密，胞腔充满棕色物。斜纹孔细胞多呈类长条形，偶有分枝，直径 33 ~ 67μm，壁稍厚，有的可见数个斜纹孔集成纹孔域。果皮表皮细胞淡黄色或黄棕色，断面观细胞外被厚角质层，厚 13 ~ 18μm；表面观细胞呈类圆多角形，直径 10 ~ 29μm，有的胞腔内含棕色物。种子外表皮细胞鲜黄色或橙黄色，表面观呈多角形，直径 14 ~ 44μm，长至 55μm，有较密的颗粒状纹理。种皮含方晶细胞，呈类圆形或长圆形，直径 7 ~ 20μm，壁厚薄不一，厚者形成石细胞，胞腔内含细小草酸钙方晶。种皮内表皮细胞多破碎，淡棕色，完整者表面观呈六角形，断面观细胞扁平，壁有横向平直细条纹。草酸钙结晶类方形、棱形，直径 7 ~ 14μm，或呈簇状，直径 8 ~ 26μm，偶见圆簇状结晶。淀粉粒细小，多为单粒，类圆形或椭圆形，直径 2 ~ 9μm，脐点少见，点状或裂缝状。

6. 化学组分

苦楝子酮（melianone），苦楝子醇（melianol），苦楝子内酯（melialactone），7- 二十三醇（7-triccoanol），儿茶精（caiechin），羽扇豆醇（lupeol），β- 谷甾醇（β-sitosterol），β- 谷甾醇 -3-O- 葡萄糖苷（β-sitosteryl-3-O-glucoside），香草醛（vanillin），桂皮酸（cinnamicacid），印楝子素（azadirachtin），1- 桂皮酰苦楝子醇酮（1-cinnamoylmelianolone），苦楝子二醇（melianediol），苦楝新醇（melianoninol）等。

7. 理化特征

（1）光谱鉴别：方法同 148. 川楝子，苦楝子甲醇提取液在 217.5nm 处有最大吸收。

（2）化学定性：方法同 148. 川楝子，显粉红色，渐变浅紫色。

8. 贮藏

放置通风干燥处，防止生霉、虫蛀、变黑。

（三）炮制与饮片

1. 药材炮制
取原药材，除去杂质，用时捣碎。

2. 饮片名称
苦楝子。

3. 药品类别
理气药。

4. 性状特征
本品性状特征同药材。

5. 质量要求
同药材。

6. 性味功能
本品性寒，味苦。理气止痛，清湿热，驱虫。外用治疥癣、冻疮。

7. 用法用量
内服：煎汤，3 ~ 9g。外用：适量，研末调涂。行气止痛炒用，杀虫生用。

8. 使用注意
脾胃虚寒者禁服。不宜过量及长期服用。内服量过大，可有恶心、呕吐等不良反应，甚至中毒死亡。

9. 贮藏
放置通风干燥处，防止生霉、虫蛀、变黑。

（四）经典方剂与临床应用

苦楝子丸（《普济方》）

处方： 马蔺花（以瓷器内炒令微黄），芫花（醋淬，微炒），胡芦巴半两；苦楝子半两。

制法： 上为末，醋糊为丸，如梧桐子大。

功能主治： 用于盲肠气。

用法用量： 每服 10 丸，以热酒送下，不拘时候。

147　苦楝皮 Ku Lian Pi

（一）基原

1. 集解

苦楝皮见于宋代《证类本草》所附简州（今四川简阳市）楝子图，叶为全缘，梓州（今四川三台县）楝实图，叶有缺刻，可见当时所用楝实，可能为川楝和楝树的果实。而明代《本草纲目》和清代《植物名实图考》新附楝树图，其叶均具明显锯齿。根据上述记载及《证类本草》和《植物名实图考》楝的附图，可认为古时所用楝皮即楝科植物楝或川楝的皮，与现今苦楝皮的植物来源一致。因树皮及根皮味极苦，故名苦楝皮。

2. 品种

苦楝皮为双子叶植物纲楝科楝属植物川楝 *Melia toosendan* Sieb. et Zuec. 或楝 *Melia azedarach* L. 栽培品的干燥树皮及根皮。

3. 分布

（1）川楝：山东境内青岛、泰安、定陶等地有引种。

（2）楝：山东境内各地均有产。

4. 生态

（1）川楝：生于海拔 500 ～ 2100m 的杂木林和疏林内或平坝、丘陵地带湿润处，常栽培于村旁附近或公路边。

（2）楝：生于旷野或路旁，常栽培于屋前房后。

5. 形态特征

（1）川楝：乔木，高达 10m。树皮灰褐色；幼嫩部分密被星状鳞片。二至三回奇数羽状复叶，长约 35cm；羽片 4 ～ 5 对；小叶卵形或窄卵形，长 4 ～ 10cm，宽 2 ～ 4cm，全缘或少有疏锯齿。圆锥花序腋生；花萼灰绿色，萼片 5 ～ 6；花瓣 5 ～ 6，淡紫色；雄蕊 10 或 12，花丝合生成筒。核果大，椭圆形或近球形，长约 3cm，黄色或粟棕色，果皮为坚硬木质，有棱，6 ～ 8 室，种子长椭圆形，扁平。花期 3 ～ 4 月，果期 9 ～ 11 月。

（2）楝：落叶乔木，高 25m。树冠倒伞形，侧枝开展。树皮灰褐色，浅纵裂。小枝呈轮生状，灰褐色，被稀疏短柔毛，后光滑，叶痕和皮孔明显。叶互生，二至三回羽状复叶，长 20 ～ 40cm，叶轴初被柔毛，后光滑；小叶对生，卵形、椭圆形或披针形，长 3 ～ 7cm，宽 0.5 ～ 3cm，先端渐尖，基部圆形或楔形，通常偏斜，边缘具锯齿或浅钝齿，稀全缘；主脉突起明显，具特殊香味；小叶柄长 0.1 ～ 1.0cm。圆锥花序，长 15 ～ 20cm，与叶近等长，花瓣 5 个，浅紫色或白色，倒卵状匙形，长 0.8 ～ 1cm，外面被柔毛，内面光滑；雄蕊 10 个，花丝合成雄蕊筒，紫色。子房球形，5 ～ 6 室，花柱细长，柱头头状。核果，黄绿色或淡黄色，近球形或椭圆形，长 1 ～ 3cm，每室具种子 1 个；外果皮薄革质，中果皮肉质，内果皮木质；种子椭圆形，红褐色。花期 4 ～ 5 月，果实生理成熟期 10 ～ 11 月（图 147-1，图 147-2）。

6. 产地加工

春、秋二季剥取，晒干，或除去粗皮，晒干。

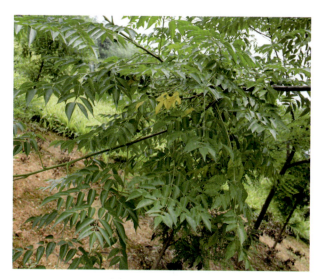

图 147-1　楝树植株

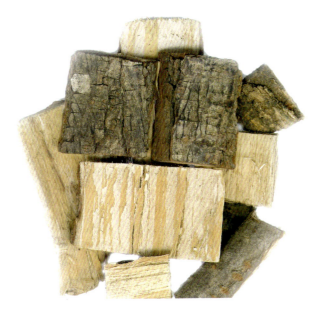

图 147-3 苦楝皮药材

根皮以皮厚、刮去栓皮、色黄白、富含纤维者为佳。

5. 显微特征

（1）组织鉴别：干皮横切面外侧有 3 ～ 4 条木栓层带，木栓层常已深入到韧皮部。老皮多已不见皮层。韧皮部有的纤维束与薄壁组织相间排列成层；纤维束周围的薄壁细胞中含草酸钙方晶形成晶鞘纤维；方晶直径 6 ～ 31μm，纤维壁厚，木化。初生射线喇叭形开口处的细胞常含草酸钙簇晶。薄壁细胞中含淀粉粒。

（2）粉末鉴别

1）川楝皮：粉末呈淡棕色。纤维：较多，单个或成束，甚长，较平直，直径 16 ～ 29μm，壁极厚，木化，孔沟不明显，胞腔线形。纤维束周围薄壁细胞中含草酸钙方晶，形成晶纤维；含晶细胞的壁多不均匀木质增厚，厚约 9μm。草酸钙方晶：多面形，少数类双锥形，直径 8 ～ 24μm。木栓细胞：表面观呈多角形，壁稍厚，胞腔内含棕色物。草酸钙簇晶：少见，直径 10 ～ 30μm。淀粉粒：单粒长圆形、卵圆形或类圆形，直径 3 ～ 10μm，脐点状或短缝状，大粒层纹隐约可见；复粒由 2 ～ 4 分粒组成。棕色块：多见，形状不一。

2）楝皮：与川楝皮粉末特征相似，主要区别：含晶细胞壁厚约 14μm；草酸钙方晶较大，直径 13 ～ 29μm；纤维束旁有木化韧皮薄壁细胞，呈类长方形、长圆形、类圆形或长条形，长 43 ～ 130μm，直径 15 ～ 37μm，壁厚约 3μm，微

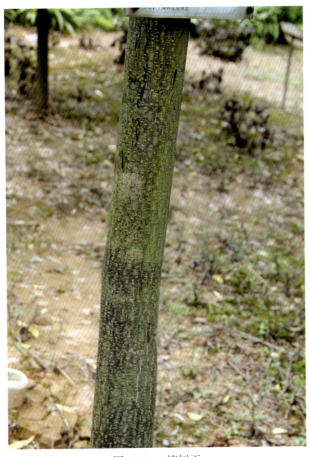

图 147-2 楝树干

（二）药材

1. 性状特征

（1）根皮：呈不规则片状或卷筒状，半筒状，长短宽窄不一，厚约 2mm。外表面灰棕色或灰褐色，粗糙，常破裂似鱼鳞状，刮去粗皮者呈淡黄白色。内表面淡黄白色，有纵直细纹。质坚韧，不易折断。断面纤维性，呈层片状。气微，味极苦。

（2）干皮：呈不规则长块状或稍呈槽状卷曲，长宽不一，厚 2 ～ 6mm。外表面灰棕色或灰褐色，有纵向裂纹和细横裂纹及多数棕色皮孔。余同根皮（图 147-3）。

2. 商品规格

本品均为统货。

3. 道地药材

本品四川产者为道地药材。

4. 质量标志

干皮以皮细、色紫褐、有显著的横斑白点、折断面层次分明、味苦者为佳。

木化，纹孔稀密不一，有的纹孔不明显；淀粉粒复粒多由 2 分粒组成。

6. 化学组分

川楝皮：川楝素（chuanliansu），楝树碱（margosin），山奈酚（kaempferol），树脂，鞣质等。

楝树皮：川楝素，葛杜宁（gedunin），苦楝酮（kulinone），苦楝内酯（kulactone），苦洛内酯（kulolactone），苦楝子三醇（meliantriol），β-谷甾醇（β-sitosterol），正十三烷（triacontane）及水溶性成分等。

7. 理化特征

（1）荧光检查：取楝树皮和川楝树皮各 1g，加乙醚 10ml，浸渍 2h，并时时振摇，滤过。取滤液 1 滴，点于滤纸上，在紫外灯（254nm）下观察，川楝树皮斑点显紫色荧光，楝树皮显粉红色荧光。若加饱和的三氯化锑氯仿溶液 1 滴，于 95 ～ 105℃烘箱中放置 3 ～ 5 分钟，取出于紫外光灯下观察，斑点则显红色荧光。

（2）薄层色谱：取本品的 2 种中药粉末各 1g，加乙醚 10ml，浸渍过夜，滤过，滤液浓缩至 1ml，作为供试品溶液。取上述溶液，分别点于同一硅胶 G（黄岩）薄层板上，以苯-氯仿-丙酮（21：21：1）为展开剂，展开，展距 12cm。取出，晾干，喷以 5% 磷钼酸试液，在 80℃加热约 5 分钟，显蓝色斑点。

8. 贮藏

置通风干燥处保存，防潮。

（三）炮制与饮片

1. 药材炮制

取原药材，除去杂质，洗净，润透，切丝，干燥。

2. 饮片名称

苦楝皮。

3. 药品类别

驱虫药。

4. 性状特征

本品呈不规则的丝状或片状。外表面灰棕色或灰褐色，除去粗皮者呈淡黄色。内表面类白色或淡黄色。切面纤维性，略呈层片状，易剥离。

气微，味苦（图 147-4）。

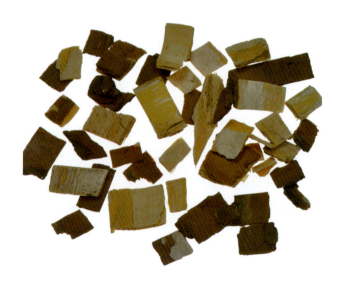

图 147-4　苦楝皮

5. 质量要求

（1）水分：不得过 12.0%。

（2）总灰分：不得过 10.0%。

（3）含量测定：用高效液相色谱法测定，本品含川楝素（$C_{30}H_{38}O_{11}$）应为 0.010% ～ 0.20%。

6. 性味功能

本品性寒，味苦；有毒。驱虫疗癣。用于蛔蛲虫病、虫积腹痛；外用治疗疥癣瘙痒。

7. 用法用量

内服：煎汤，4.5 ～ 9g。外用：适量，研末，用猪脂调敷患处。

8. 使用注意

孕妇及肝肾功能不全者慎用。

9. 贮藏

置通风干燥处保存，防潮。

（四）经典方剂与临床应用

楝根皮丸（《圣惠方》）

处方：苦楝根白皮（锉）、狼牙、白矾灰各 30g，猪胆 3 枚（取汁，用酒 3 合相和，重汤煮如膏）。

制法：上为末，用猪胆膏和丸，如梧桐子大。

功能主治：用于伤寒蚀下部，腹中痛。

用法用量：每服 20 丸，食前以桃枝汤送下。

148 川楝子 Chuan Lian Zi

（一）基原

1. 集解

川楝子始载于《神农本草经》，列为下品。苏颂曰："楝实即金铃子，生荆山山谷，今处处有之，以蜀川者为佳。"又曰："楝实……以蜀川者为佳。"李时珍曰："以川中者为良。"后世因其在四川产量大，质量佳，故名川楝子。

2. 品种

川楝子为双子叶植物纲楝科楝属植物川楝 *Melia toosendan* Sieb. et Zuec. 栽培品的干燥成熟果实。

3. 分布

山东境内青岛、泰安、定陶等地有引种。

4. 生态

川楝生于海拔 500 ～ 2100m 的杂木林和疏林内或平坝、丘陵地带湿润处，常栽培于村旁附近或公路边。

5. 形态特征

川楝：乔木，高达 10m。树皮灰褐色；幼嫩部分密被星状鳞片。二至三回奇数羽状复叶，长约 35cm；羽片 4 ～ 5 对；小叶卵形或窄卵形，长 4 ～ 10cm，宽 2 ～ 4cm，全缘或少有疏锯齿。圆锥花序腋生；花萼灰绿色，萼片 5 ～ 6；花瓣 5 ～ 6，淡紫色；雄蕊 10 或 12，花丝合生成筒。核果大，椭圆形或近球形，长约 3cm，黄色或栗棕色，果皮为坚硬木质，有棱，6 ～ 8 室，种子长椭圆形，扁平。花期 3 ～ 4 月，果期 9 ～ 11 月（图 148-1）。

6. 产地加工

冬季果实呈黄色时采收，或收集经霜后落下的黄色果实，晒干或烘干。

（二）药材

1. 性状特征

果实呈类球形，直径 2 ～ 3.2cm。表面金黄色至棕黄色，微有光泽，具深棕色小点，少数凹陷

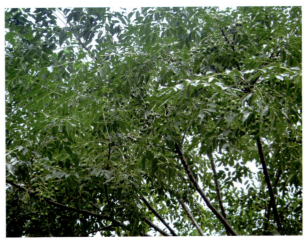

图 148-1 川楝植株

或皱缩。一端凹陷，有果柄痕，另一端微凹，有一个棕色小点状花柱残痕。外果皮革质，与果肉间常成空隙，果肉松软，淡黄色，遇水润湿显黏性。果核类球形或卵圆形，木质坚硬，两端平截，有 6 ～ 8 条纵棱，内分 6 ～ 8 室，每室含黑棕色长圆形的种子 1 粒。气特异，味酸、苦（图 148-2）。

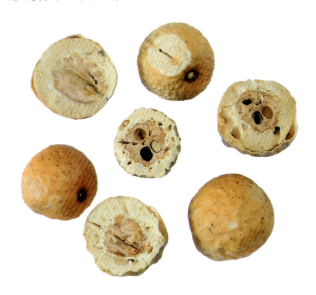

图 148-2 川楝子

2. 商品规格

统货。

3. 道地药材

四川产者为道地药材。

4. 质量标志

本品以个大、饱满、外皮色金黄、果肉黄白色者为佳。

5. 显微特征

（1）组织鉴别

1）果横切面示外果皮细胞类方形，外被厚角质层。中果皮主要为薄壁细胞，内含淀粉粒，有的含草酸钙簇晶，直径约 16μm；分泌细胞圆形或椭圆形，长 85～197μm，宽 40～127μm；维管束细小，纵横散布在内侧。内果皮主要为纤维，其中有石细胞散在，靠近中果皮的纤维多纵向排列，内侧的纤维多横向排列；可见含晶细胞常数个相连，壁不均匀增厚，胞腔内含草酸钙棱晶。

2）种子横切面示种皮外表皮细胞类方形，有明显径向纹理，外壁表面有细密的小突起；下皮为 1～2 列含红棕色物质的薄壁细胞；其下为 1 列类方形或略呈椭圆形具纵向纹理的薄壁细胞；色素层为数列薄壁细胞，含棕色物；内表皮细胞 1 列，主要是石细胞，类圆形或椭圆形，偶见薄壁细胞。胚乳细胞多角形，含大量脂肪油滴及糊粉粒。

（2）粉末鉴别：粉末黄棕色，气特异，味酸、苦。果皮纤维及晶纤维成束，常上下层交错排列或排列不整齐，长短不一，无色或淡黄色，末端钝圆，直径 9～36μm，壁极厚，有时不规则纵裂成须束状，孔沟不明显，有的胞腔含黄棕色颗粒状物。纤维束旁的细胞中含草酸钙方晶或少数簇晶，形成晶纤维。果皮石细胞成群或单个散在，无色、淡黄色或橙黄色。呈不规则长条形或长多角形，有瘤状突起或钝圆短分枝，弯曲呈 S 形，有的呈类圆形、类长圆形，直径 14～54μm，长约至 150μm，孔沟较疏而短，胞腔细窄，每一短分枝胞腔呈星状。有的壁稍厚，胞腔充满棕色物。果皮细胞类长多角形或长条形，壁稍厚，弯曲，具圆纹孔或斜纹孔，常可见数个纹孔集成纹孔域。果皮表皮淡灰黄色、橙黄色或黄棕色，断面观外被厚角质层，厚 17～43μm，表面观细胞呈圆多角形，内含棕色物。种皮细胞成片，鲜黄色或橙黄色。表皮细胞表面观呈多角形，有较密颗粒状纹理，胞腔不明显。断面观表皮细胞扁平，切向 17～41μm，径向约至 9μm，壁厚，有纵纹孔。表皮下为 1 列类方形细胞，直径约至 44μm，壁极厚，胞腔不明显，有纵向微波状纹理，胞腔不明显；其下连接色素层，细胞界限不甚清楚，含红棕色物。种皮含晶细胞圆形或长圆形，直径 13～27μm，壁厚薄不一，厚者形成石细胞，孔沟短，胞腔内充满淡绿色、黄棕色或红棕色物，并含细小草酸钙方晶，直径约 5μm。种皮内表皮细胞多破碎，淡黄色或淡棕色。表面观呈六角形，较大，完整者直径 54～90μm；断面观细胞扁平，高 7～13μm，壁有横向平直细条纹。脂肪油滴多见。

6. 化学组分

四环三萜类：川楝素（toosendanin，chuanliansu），异川楝素（isotoosendanin，isochuanliansu），21-O-甲基川楝戊醇（21-O-methyltoosendapentol），脂川楝子醇（lipomelianol）及其多种脂肪酸的混合酯。倍半萜糖苷：川楝紫罗兰酮苷甲、乙（melia ionosideA，B）等。

7. 理化特征

（1）光谱鉴别：取川楝子 2.5g，粉碎，加甲醇 100ml，水浴回流 30 分钟，滤过，取滤液 10ml，加 1g 活性炭脱色，滤过，取滤液，按分光光度法在 190～400nm 的波长处分别扫描。结果：川楝子甲醇提取液在 214nm 及 254nm 处有最大吸收。

（2）化学定性：取本晶粉末 1g，加乙醚 5ml，浸泡过夜，滤过。取滤液 1ml，置蒸发皿中，挥去乙醚，残渣加 0.125% 对二甲氨基苯甲醛硫酸溶液（50%V/V）6 滴，呈紫红色。

8. 贮藏

应防潮，置通风干燥处，防蛀。

（三）炮制与饮片

1. 药材炮制

（1）川楝子：取原药材，除去杂质，用时捣碎。

（2）炒川楝子：取净川楝子，切厚片或碾碎，用文火加热，炒至表面焦黄色时，取出放凉。

（3）盐川楝子：取川楝子片或碎块，用盐水拌匀，闷透，置锅中用文火加热，炒至深黄色，取出，晾干（每 100kg 川楝子片或碎块，用食盐 2kg）。

（4）醋川楝子：取川楝子片或碎块，用米醋拌匀，闷透，置锅内，用文火加热，炒至深黄色，取出晾干（每 100kg 川楝子片或碎块，用米醋 20kg）。

2. 饮片名称

川楝子，炒川楝子，盐川楝子，醋川楝子。

3. 药品类别

理气药。

4. 性状特征

（1）川楝子：本品呈不规则的碎块。果皮表面金黄色至棕黄色，微有光泽；断面果肉淡黄色，质松软，略有弹性，内果皮木质坚硬，气特异，味酸、苦。

（2）炒川楝子：本品形如川楝子，表面黄色，外果皮焦黄色，发泡，有焦斑。气焦香，味甜而涩（图148-3）。

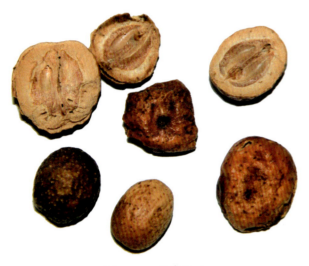

图148-3 炒川楝子

（3）盐川楝子：本品形如川楝子，色泽加深，味咸苦。

（4）醋川楝子：本品形如川楝子，色泽加深，略有醋香气。

5. 质量要求

（1）川楝子

1）水分：不得过12.0%。

2）总灰分：不得过5.0%。

3）浸出物：照水溶性浸出物测定法项下的热浸法测定，水作溶剂，不得少于32.0%。

4）含量测定：用高效液相色谱法测定，本品含川楝素（$C_{30}H_{38}O_{11}$）应为0.060%～0.20%。

（2）炒川楝子

1）水分：不得过10.0%。

2）总灰分：不得过4.0%。

3）浸出物：用热浸法测定，水作溶剂，不得少于32.0%。

4）含量测定：用高效液相色谱法测定，本品含川楝素（$C_{30}H_{38}O_{11}$）应为0.040%～0.20%。

6. 性味功能

本品性寒，味苦；有小毒。舒肝行气，止痛，驱虫。用于胸胁及脘腹胀痛、疝痛、虫积腹痛。

7. 用法用量

内服：煎汤，4.5～9g。

8. 使用注意

脾胃虚寒者忌服。

9. 贮藏

置通风干燥处。

（四）经典方剂与临床应用

川楝子散（《医方类聚》）

处方：川楝子（炮），滑州茴香（微炒），木香，巴戟天（去心）各30g；附子（炮裂，去皮脐）15g。

制法：上为散。

功能主治：用于小肠气痛不可忍，以及膀胱气冷、结硬不散。

用法用量：每服3g，食前热酒调下。遇病发，不拘时候。

（五）食疗与药膳

川楝子粥

原料：川楝子5g，大米100g，白糖适量。

制作方法：将川楝子放入锅中，加清水适量，浸泡5～10分钟后，水煎取汁，加大米煮粥，待粥熟时下白糖，再煮一二沸即成。

功能主治：杀虫止痛。适用于肠道蛔虫症、虫积腹痛等。

用法用量：每日1剂。

149 远志 Yuan Zhi

（一）基原

1. 集解

远志始载于《神农本草经》，列为中品。《新修本草》载："根形如蒿根，黄色，苗似麻黄而青，又如毕豆。叶亦有似大青而小者。三月开白花。根长及一尺。"上述品种与现今所用相符。《本草纲目》载："此草服之能益智强志，故有远志之称。"

2. 品种

远志为双子叶植物纲远志科远志属植物远志 *Polygala tenuifolia* Willd. 野生或栽培品的干燥根或除去木部的根皮。

3. 分布

远志山东境内产于各山地丘陵。

4. 生态

远志生于草原、山坡草地、灌丛中，以及杂木林下，海拔 200～2300m。

5. 形态特征

远志：多年生草本，高 20～40cm。根圆柱形，长达 40cm，肥厚，淡黄白色，具少数侧根。茎直立或斜上，丛生，上部多分枝。叶互生，狭线形或线状披针形，长 1～4cm，宽 1～3mm，先端渐尖，基部渐窄，全缘，无柄或近无柄。总状花序长 2～14cm，偏侧生与小枝顶端，细弱，通常稍弯曲；花淡蓝紫色，长 6mm；花梗细弱，长 3～6mm；苞片 3，极小，易脱落；萼片的外轮 3 片比较小，线状披针形，长约 2mm，内轮 2 片呈花瓣状，成稍弯些的长圆状倒卵形，长 5～6mm，宽 2～3mm；花瓣的 2 侧瓣倒卵形，长约 4mm，中央花瓣较大，呈龙骨瓣状，背面顶端有撕裂成条的鸡冠状附属物；雄蕊 8，花丝连合成鞘状；子房倒卵形，扁平，花柱线形，弯垂，柱头二裂。蒴果扁平，卵圆形，边有狭翅，长宽均 4～5mm，绿色，光滑无睫毛。种子卵形，微扁，长约 2mm，棕黑色，密被白色细绒毛，上端有发达的种阜。花期 5～7 月，果期 7～9 月（图 149-1，图 149-2）。

6. 产地加工

春季长苗时或秋季叶枯萎时采挖根部，除去泥土，晒至皮部稍皱，用手揉搓抽去木心，晒干称"远志筒"，如不能抽去木心的，可将皮部割开，去掉木心称"远志肉"。过于小的远志因不能去木心，商品称"远志棍"。

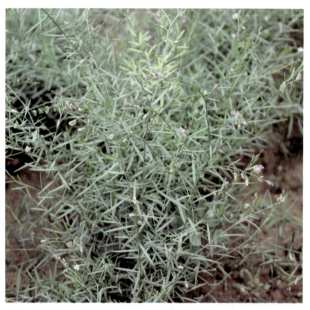

图 149-1 远志植株

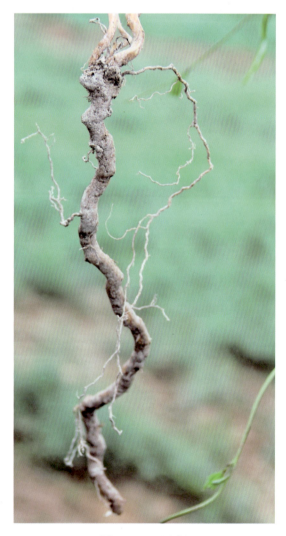

图 149-2 远志根

（二）药材

1. 性状特征

（1）远志筒：根皮呈圆管筒状，略弯曲，长2～8cm，中部直径3～6mm。表面灰黄色或浅棕色。全体有较深而密的横皱纹，管状形如蚯蚓，呈结节状，易折断，断面黄白色，平坦。气微，味苦、微辛，嚼之有刺喉感（图149-3）。

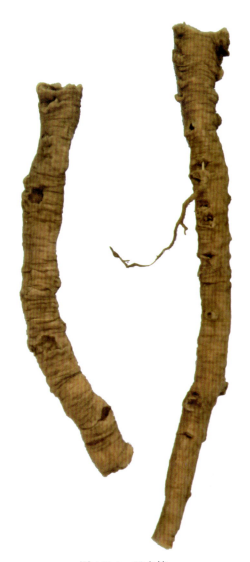

图 149-3　远志筒

（2）远志肉：皮部断裂成不规则的短段或碎块。

（3）远志棍：根条中心有质硬而韧的木心。

2. 商品规格

商品分远志筒一等、二等及统装远志肉三个规格。

（1）一等远志筒：干货。呈筒状，中空。表面浅棕色或灰黄色，全体有较深的横皱纹，皮细肉厚。质脆易断。断面黄白色。气特殊，味苦微辛。长7cm，中部直径0.5cm以上。无木心、杂质、虫蛀、霉变。

（2）二等远志筒：干货。呈筒状，中空。表面浅棕色或灰黄色，全体有较深的横皱纹，皮细肉厚。质脆易断。断面黄白色，气特殊，味苦微辛。长5cm，中部直径0.3cm以上。无木心、杂质、虫蛀、霉变。

（3）统装远志肉：多为破碎断裂的肉质根皮。表面棕黄色或灰黄色，全体有横皱纹，皮粗细厚薄不等。质脆易断，断面黄白色。气特殊，味苦，微辛，无茎、木心、须根、杂质、虫蛀、霉变。

（4）出口规格要求：干货。根皮呈筒状（习称鹅管志通），中空，表面浅棕色或灰黄色，全体有较深的横纹，皮细肉厚，质脆易断，断面黄白色。气特殊，味苦微辛。出口商品分一至五等和远志肉六个规格。一等：身长2～6cm，直径0.6cm以上。二等、三等、四等、五等：长短要求与一等同，直径要求分别是0.45～0.55cm，0.36～0.42cm，0.24～0.3cm，0.15～0.24cm。远志肉：干货。根皮筒状，多已破裂或压扁，抽去木心，去净毛须，无泥沙。

3. 道地药材

本品山西产者为道地药材。

4. 质量标志

本品以根粗、皮厚、色灰黄、味苦及刺激性强者为佳。

5. 显微特征

（1）组织鉴别：横切面示木栓细胞10余列。栓内层为20余列薄壁细胞，有切向裂隙。韧皮部较宽广，常现径向裂隙。形成层成环。木质部发达，均木化，射线宽1～3列细胞。薄壁细胞大多含脂肪油滴；有的含草酸钙簇晶和方晶（图149-4）。

（2）粉末鉴别：草酸钙簇晶存在于薄壁细胞中或散在。木栓细胞多角形，微木化，有纹孔呈断续状。木纤维单个散在或成束。导管主要为具缘纹孔，也有为细小网纹或螺纹者。木薄壁细胞长方形，木化，孔沟明显。

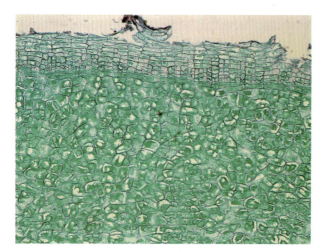

图 149-4　远志药材横切面组织特征

6. 化学组分

皂苷类：远志皂苷 A、B、E、F、G（onjisaponin A，B，E，F，G）；细叶远志皂苷。黄酮类：远志双苯吡酮Ⅲ；1，3- 二羟基 -5，6，7- 三甲氧基双苯吡酮等。此外，还含远志糖醇（polygalitol）；N- 乙酰 -D- 氨基葡萄糖（N-acetylglucosamine）；桂皮酸（cinnamic acid）等。

7. 理化特征

（1）化学定性

1）取粉末 0.5g，加蒸馏水 10ml，剧烈振摇 1 分钟，生成持久性泡沫，在 10 分钟内不消失。

2）溶血反应：取本品 10% 生理盐水浸出液 1ml 于试管中，加入 2% 家兔血球生理盐水悬浮液 1ml，摇匀，放置后观察溶血反应。显色反应：手切薄片，加浓硫酸 1 滴，显紫色；加氢氧化钾试液显鲜黄色。

（2）薄层色谱：取本品粉末 0.5g，加 70% 甲醇 20ml，超声处理 30 分钟，滤过，滤液蒸干，残渣加甲醇 1ml 使溶解，作为供试品溶液。另取远志𠯹酮Ⅲ对照品，加甲醇制成每毫升含 0.5mg 的溶液，作为对照品溶液。吸取上述 2 种溶液各 2μl，分别点于同一硅胶 G 薄层板上，以三氯甲烷 - 甲醇 - 水（7：3：1）的下层溶液为展开剂，展开，取出，晾干，置紫外光灯（365nm）下检视。供试品色谱中，在与对照品色谱相应的位置上，显相同颜色的荧光斑点。

8. 贮藏

置通风干燥处。蜜远志，密闭，置于阴凉干燥处。

（三）炮制与饮片

1. 药材炮制

（1）远志段：取原药材，除去杂质，略洗，润透，去心，切段，干燥。

（2）制远志：取甘草，加适量水煎汤，加入净远志，用文火煮至汤吸尽，取出干燥（每 100kg 远志，用甘草 6kg）。

（3）蜜远志：取炼蜜，用适量开水稀释后，加入远志段拌匀，闷透，置锅内，用文火加热，炒至不黏手为度，取出，放凉（每 100kg 远志，用炼蜜 25kg）。

（4）朱远志：取制远志加水湿润后，撒入朱砂细粉，拌匀，晾干（每 100kg 远志，用朱砂 2kg）。

2. 饮片名称

远志，制远志，蜜远志。

3. 药品类别

安神药：养心安神药。

4. 性状特征

（1）远志段：本品呈圆柱形的段。外表皮灰黄色至灰棕色，有横皱纹。切面棕黄色，中空。气微，味苦、微辛，嚼之有刺喉感（图 149-5）。

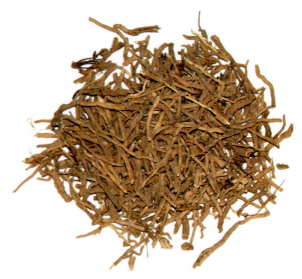

图 149-5　远志

（2）制远志：本品形如远志段，表面黄棕色。味微甜（图 149-6）。

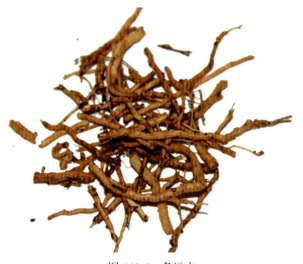

图 149-6 炙远志

（3）蜜远志：本品形如远志段，色泽加深，味甜。

（4）朱远志：本品形如远志段，外被朱砂细粉。

5. 质量要求

（1）远志

1）水分：不得过 12.0%。

2）总灰分：不得过 6.0%。

3）黄曲霉毒素：用黄曲霉毒素测定法测定，本品每 1000g 含黄曲霉毒素 B_1 不得过 5μg，黄曲霉毒素 G_2、黄曲霉毒素 G_1、黄曲霉毒素 B_2 和黄曲霉毒素 B_1 总量不得过 10μg。

4）浸出物：用热浸法测定，70% 乙醇作溶剂，不得少于 30.0%。

5）含量测定：用高效液相色谱法测定，本品含细叶远志皂苷（$C_{36}H_{56}O_{12}$）不得少于 2.0%；含远志𠮩酮Ⅲ（$C_{25}H_{28}O_{15}$）不得少于 0.15%，含 3,6′-二芥子酰基蔗糖（$C_{36}H_{46}O_{17}$）不得少于 0.50%。

（2）制远志

1）水分：不得过 12.0%。

2）总灰分：不得过 6.0%。

3）黄曲霉毒素：用黄曲霉毒素测定法测定，本品每 1000g 含黄曲霉毒素 B_1 不得过 5μg，黄曲霉毒素 G_2、黄曲霉毒素 G_1、黄曲霉毒素 B_2 和黄曲霉毒素 B_1 总量不得过 10μg。

4）酸不溶性灰分：不得过 3.0%。

5）浸出物：照醇溶性浸出物测定法项下的热浸法测定，用 70% 乙醇作溶剂，不得少于 30.0%。

6）含量测定：用高效液相色谱法测定，本品

含细叶远志皂苷（$C_{36}H_{56}O_{12}$）不得少于 2.0%；含远志𠮩酮Ⅲ（$C_{25}H_{28}O_{15}$）不得少于 0.10%，含 3,6′-二芥子酰基蔗糖（$C_{36}H_{46}O_{17}$）不得少于 0.30%。

6. 性味功能

（1）远志：性温，味苦、辛。安神益智，祛痰，消肿。用于心肾不交、失眠多梦、健忘惊悸、神志恍惚、咳痰不爽、疮疡肿毒、乳房肿痛。

（2）制远志：缓急，用于心悸。

（3）蜜远志：润肺，用于咳嗽。

（4）朱远志：安神定惊，用于惊悸失眠。

7. 用法用量

内服：煎汤或入丸、散，用量 3 ～ 9g。

8. 使用注意

大剂量可致恶心、呕吐。胃炎及胃溃疡患者慎用。

9. 贮藏

置通风干燥处。蜜远志，密闭，置于阴凉干燥处。

（四）经典方剂与临床应用

远志丸（《太平惠民和剂局方》）

处方： 远志（去心，姜汁炒）、牡蛎（煅，取粉）各 60g；白茯苓（去皮）、人参、干姜（炮）、辰砂（别研）各 30g，肉苁蓉（净洗，切片，焙干）120g。

制法： 上药为细末，炼蜜为丸，如梧桐子大。

功能主治： 补肾养心，定志安神。用于心肾两虚、精神恍惚、健忘多惊、睡卧不宁、遗精淋浊、虚汗盗汗、耳聋耳鸣。

用法用量： 每服 30 粒，空腹时煎灯心、盐汤下，或温酒送下。

（五）食疗与药膳

远志枣仁粥

原料： 远志肉 10g，酸枣仁 10g，粳米 50g。

制作方法： 将远志、枣仁、粳米洗净，粳米放入砂锅中，加适量清水，大火煮沸，然后放入远志、枣仁，小火煮至粥熟即成。

功能主治： 滋阴养血安神。适用于心悸、失

眠者。

用法用量:晚间睡前服食。

150　狼毒 Lang Du

（一）基原

1. 集解

狼毒始载于《神农本草经》,列为下品。苏颂曰:"狼毒生秦亭山谷及奉高,今陕西州郡及辽石州亦有之,苗叶似商陆及大黄,茎叶上有毛。"从《证类本草》所载石州狼毒图,其根头处茎丛生,叶互生,披针形,似为瑞香科狼毒。李时珍曰:"狼毒出秦、晋地。今人往往以草茹为之,误矣。"可见狼毒来源较混乱。按茹亦列入《神农本草经》。陶弘景曰:"今第一出高丽,色黄,……次出近道,名草茹,色白。"李时珍记述草茹:"高二三尺,根长大如萝卜,蔓菁状,或有歧出者,皮黄赤,肉白色,破之有黄浆汁,茎叶如大戟,而叶长微阔,不甚尖,折之有白汁。"从形态看,草茹与大戟科狼毒相似。现大部分地区狼毒的原植物为月腺大戟和狼毒大戟。因此物狼吃后能被毒死,故名狼毒。

2. 品种

狼毒为双子叶植物纲大戟科大戟属植物狼毒大戟 *Euphorbia fischeriana* Steud. 野生品的干燥根。

3. 分布

山东境内产于烟台、青岛(崂山)等胶东半岛地区。

4. 生态

狼毒大戟生于草原、丘陵、坡地或向阳疏林下。

5. 形态特征

狼毒大戟:多年生草本,高达 40cm,有白色乳汁。叶互生,叶片矩圆形至矩圆状披针形,长 3～8cm,宽 1～3cm,全缘,叶状苞片 5,轮生。总状花序多歧聚伞状,通常 5 伞梗,每伞梗又生出 3 小伞梗或再抽第 3 回小伞梗;杯状总苞裂片内面近无毛,外面有柔毛,边缘有睫毛,腺体肾形。蒴果密生短柔毛或无毛。花期 5～6 月,果期 6～7 月(图 150-1)。

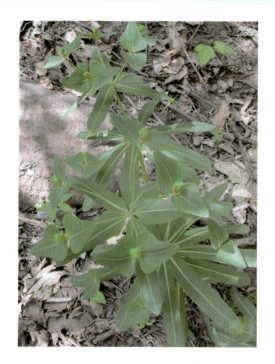

图 150-1　狼毒大戟植株

6. 产地加工

春、秋二季采挖,洗净,切片,晒干。

（二）药材

1. 性状特征

本品呈圆锥形、分叉,顶端有短小根茎,根外皮棕黄色,切面纹理或环纹显黑褐色。水浸后有黏性。撕开可见黏丝(图 150-2)。

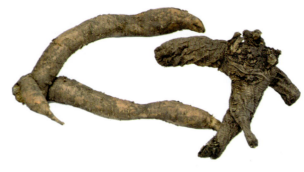

图 150-2　狼毒药材

2. 商品规格

本品均为统货。狼毒大戟分河北、山东、山西、黑龙江统货等。

3. 道地药材

河北、山东产者质佳。

4. 质量标志

本品以片大、粉性足者为佳。

5. 显微特征

粉末鉴别：粉末黄棕色。淀粉粒单粒直径至24μm，复粒由 2 ～ 7 粒组成，半复粒少见。网状具缘纹孔导管 102μm，乳汁无色。

6. 化学组分

大戟醇，羽扇豆醇，羽扇豆醇 -3- 乙酸酯（lupeol-3-acetate），狼毒大戟素 A、B（fischeriana A、B），菜油甾醇，豆甾醇，富马酸，没食子酸，挥发油，蔗糖等。

7. 理化特征

（1）化学定性：取粉末 1g，加乙醇 10ml，冷浸 24 小时，滤过，滤液作以下试验。检查酚性物质：取滤液 2ml，加三氯化铁乙醇试液 2 滴，显暗绿色。检查植物甾醇：取滤液 2ml，置蒸发皿中，在水浴上蒸干，加醋酐 1ml 溶解，将溶液置试管中，沿管壁加浓硫酸 1ml，二液界面均出现紫红色环。另取粉末 5g，加乙醇 50ml，加热回流 1 小时，滤过。取滤液 2ml，加 3% 碳酸钠溶液 1ml，置水浴中加热 3 分钟，冷却后加入新制的重氮对硝基苯胺试液 2 滴，显红色。

（2）薄层色谱：取本品粗粉 2g，加乙醇 30ml，加热回流 1 小时，放冷，滤过，滤液蒸干，残渣加甲醇 2ml 使溶解，作为供试品溶液。另取狼毒对照药材 2g，同法制成对照药材溶液。吸取上述 2 种溶液各 2μl，分别点于同一硅胶 G 薄层板上，以环己烷 - 乙酸乙酯（8.5 ： 1.5）为展开剂，展开，取出，晾干，喷以 10% 硫酸乙醇溶液，在 105℃加热至斑点显色清晰，置紫外光灯（365nm）下检视。供试品色谱中，在与对照药材色谱相应的位置上，显相同颜色的荧光斑点。

8. 贮藏

麻袋装，置干燥通风处保存。易虫蛀、发霉。若受潮，须翻晒。为防虫蛀，可用硫黄、氯化苦或磷化铝熏。因有毒，贮存时应注意安全。

（三）炮制与饮片

1. 药材炮制

（1）狼毒：取原药材，用水浸泡，捞出堆润至透，切 3 ～ 6mm 片，晒干。

（2）醋狼毒：取净药材置煮药锅内，加入定量米醋和适量清水，用微火加热煮至醋液吸尽，煮时勤加翻动，以免锅底焦糊，取出，摊晒干（每 100kg 净狼毒片，用米醋 30kg、水 30 ～ 40kg）。

2. 饮片名称

狼毒，醋狼毒。

3. 药品类别

外用药。

4. 性状特征

（1）狼毒：本品呈不规则片状，厚约 6mm。余同药材性状特征（图 150-3）。

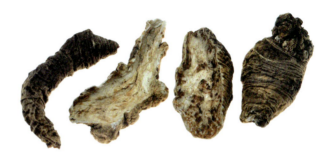

图 150-3 狼毒

（2）醋狼毒：形如生狼毒片，表面呈黄色，闻之微有醋香气。

5. 质量要求

（1）水分：不得过 13.0%。

（2）总灰分：不得过 7.0%。

（3）酸不溶性灰分：不得过 1.0%。

（4）浸出物：用热浸法测定，稀乙醇作溶剂，不得少于 20.0%。

6. 性味功能

本品性平，味辛；有毒。逐水祛痰，破积杀虫。用于咳逆上气、痰饮积聚；外用于淋巴结结核、皮癣，也可用来灭蛆。

7. 用法用量

内服：入丸散剂，每次 0.5 ～ 1g。外用：适量，煎水洗或研粉敷患处。

8. 配伍禁忌

不宜与密陀僧同用。

9. 使用注意

本品有毒，内服宜慎；体弱及孕妇忌服。

10. 贮藏

麻袋装，置干燥通风处保存。易虫蛀、发霉。若受潮，须翻晒。为防虫蛀，可用硫黄、氯化苦或磷化铝熏。因有毒，贮存时应注意安全。

（四）经典方剂与临床应用

狼毒丸（《太平圣惠和剂局方》）

处方：狼毒（锉碎，醋拌炒干）120g，附子（炮裂，去皮脐）、防葵各90g。

制法：上药捣罗为末，炼蜜和捣二三百杵，丸如梧桐子大。

功能主治：用于积聚，心腹胀如鼓者。

用法用量：每于食前，以粥饮下五丸，以利为度。

（五）食疗与药膳

狼毒枣蛋

原料：狼毒1～3g，鸡蛋2只，红枣10枚。

制作方法：狼毒水煮后捞出，再于狼毒汤内打入鸡蛋，加红枣煮熟即成。

功能主治：破坚散结，利水抗癌。用于肺癌胸腔积液。

用法用量：吃蛋喝汤吃枣子。1日2次分服。

151 地锦草 Di Jin Cao

（一）基原

1. 集解

地锦草始载于《嘉祐本草》。《本草图经》记载："地锦草，生滁州及近道田野中。其苗叶细弱作蔓遍地，茎赤，叶青赤，中夏茂盛；六月开红花；细实。"李时珍曰："地锦，田野及阶砌间皆有之，小草也。就地而生，赤茎，黄花，黑实，状如蒺藜之朵，断之有汁。"

2. 品种

地锦草为双子叶植物纲大戟科大戟属植物地锦草 *Euphorbia humifusa* Willd. 的干燥全草。

3. 分布

地锦草山东境内产于各地。

4. 生态

地锦草生于平原、荒地、路旁及田间，为习见杂草。

5. 形态特征

地锦草：一年生匍匐草本。茎纤细，近基部分枝，带紫红色，无毛。叶对生；叶柄极短；托叶线形，通常3裂；叶片长圆形，长4～10mm，宽4～6mm，先端钝圆，基部偏狭，边缘有细齿，两面无毛或疏生柔毛，绿色或淡红色。杯状花序单生于叶腋；总苞倒圆锥形，浅红色，顶端4裂，裂片长三角形；腺体4，长圆形，有白色花瓣状附属物；子房3室；花柱3，2裂。蒴果三棱状球形，光滑无毛；种子卵形，黑褐色，外被白色蜡粉，长约1.2mm，宽约0.7mm。花期6～10月，果实7月渐次成熟（图151-1）。

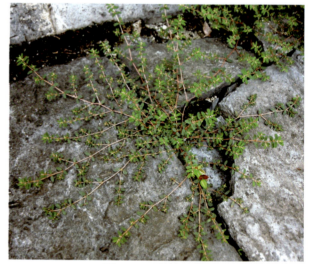

图151-1　地锦植株

6. 产地加工

夏、秋二季采全草，除去杂质，晒干。

（二）药材

1. 性状特征

干燥草常皱缩卷曲，根细小。茎细，呈叉状

分枝；表面带紫红色，光滑无毛或疏生白色细柔毛；质脆，易折断，断面黄白色，中空。单叶对生，具淡红色短柄或几无柄；叶片多皱缩或已脱落，展平后呈长椭圆形，长 0.5 ～ 1.0cm，宽 0.4 ～ 0.6cm，绿色带紫红色，通常无毛或疏生细柔毛，先端钝圆，基部偏斜，边缘具小锯齿或呈微波状。杯状聚伞花序腋生，较小。蒴果 3 棱状球形，表面光滑。种子细小，卵形，褐色。气微，味微涩（图 151-2 ）。

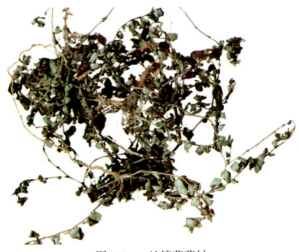

图 151-2　地锦草药材

2. 商品规格

本品均为统货。

3. 道地药材

本品山东产者质佳。

4. 质量标志

本品以叶多、色绿、茎色绿褐或带紫红色、带花果者为佳。

5. 显微特征

（1）组织鉴别

1）茎横切面：呈长圆形，有 4 个棱角，其中 2 个更明显。表皮细胞 2 层，棱角处有厚角组织；皮层部散有多数乳汁管，直径 7 ～ 15μm。中柱鞘纤维呈断续的环状排列。韧皮部狭窄，形成层环不明显。木质部较宽，导管呈放射状排列。髓部较大，中央呈空洞。

2）叶横切面：表皮细胞外壁向外突起，下皮表皮细胞更明显，呈乳头状。栅栏组织为 1 列柱状细胞，排列紧密。海绵组织细胞类圆形，排列疏松。叶脉维管束细小，有明显的维管束鞘。

3）叶表面观：非腺毛一般由 4 ～ 8 个细胞组成，长 400 ～ 900μm，表面不光滑，有较密而细小的突起。气孔不等式，下表皮垂周壁波状弯曲。

（2）粉末鉴别：粉末绿褐色。叶表皮细胞外壁呈乳头状突起。叶肉组织中，细脉末端周围的细胞放射状排列。非腺毛 3 ～ 8 细胞，直径约 14μm，多碎断。

6. 化学组分

黄酮类：山奈酚（kaempferol），槲皮素（quercetin），芹菜素等。香豆精类：东莨菪素（scopoletin），伞形花内酯（umbelliferone），阿牙潘泽兰内酯（ayapin）等。又含棕榈酸（palmiticacid），没食子酸（gallicacid），没食子酸甲酯（methylgallate）和内消旋肌醇（meso-inositol）。

7. 理化特征

（1）化学定性

1）取粗粉 2g，加甲醇 20ml 冷浸过夜，滤过，滤液用石油醚抽提 3 次，将甲醇提取液浓缩至 4ml，供以下实验用。将提取液滴在滤纸上，滴加 3% 的三氯化铝乙醇溶液，置紫外灯下观察，斑点加深为深黄色。取提取液 2ml，加入数滴浓盐酸及小量镁粉，溶液呈红色。

2）将提取液滴在滤纸上，再滴加 0.1% 溴酚蓝溶液，立即在蓝色的背景上显黄色斑点。

3）取粗粉 2g，加 20ml 水，水浴加热 1 小时，滤过，滤液供下列试验。取滤液 1ml，加入 1% 三氯化铁乙醇溶液，溶液呈蓝黑色。取滤液 2ml，加入氯化钠明胶溶液，产生白色沉淀。

（2）薄层色谱：取本品粉末 1g，加 80% 甲醇 50ml，加热回流 1 小时，放冷，滤过，滤液蒸干，残渣加水 - 乙醚（1 ：1）混合溶液 60ml 使溶解，静置分层，弃去乙醚液，水液加乙醚提取 2 次，每次 20ml，弃去乙醚液，水液加盐酸 5ml，置水浴中水解 1 小时，取出，迅速冷却，用乙醚提取 2 次，每次 20ml，合并乙醚液，用水 30ml 洗涤，弃去水液，乙醚液挥干，残渣加乙醇 1ml 使溶解，作为供试品溶液。另取槲皮素对照品，加乙醇制成每毫升含 1mg 的溶液，作为对照品溶液。吸取供试品溶液 10μl、对照品溶液 2μl，分别点于同一硅胶 G 薄层板上，以甲苯 - 乙酸乙酯 - 甲酸（5 ：4.5 ：0.5）为展开剂，展开，取出，晾干，喷以 3% 三氯化铝乙醇溶液，在 105℃加热数分钟，置紫外光灯（365nm）

下检视。供试品色谱中，在与对照品色谱相应的位置上，显相同颜色的荧光斑点。

8. 贮藏

麻袋装或席包装。置阴凉干燥处保存。

（三）炮制与饮片

1. 药材炮制

取原药材，除去杂质，清水洗净，切段，干燥，称"地锦草段"。

2. 饮片名称

地锦草。

3. 药品类别

清热药：清热解毒药。

4. 性状特征

本品呈不规则的小段，茎、叶、花混合。茎表面带紫红色，质脆易折断。切面带白色，中空。叶卷曲皱缩，绿色。斑地锦叶表面有红斑。偶见 3 棱状球形蒴果及褐色卵形种子。气微，味微涩（图151-3）。

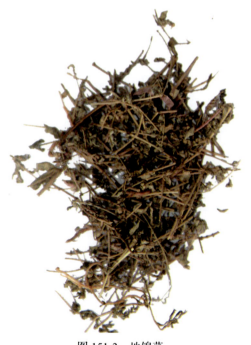

图 151-3　地锦草

5. 质量要求

（1）水分：不得过 10.0%。
（2）总灰分：不得过 12.0%。
（3）酸不溶性灰分：不得过 3.0%。
（4）浸出物：用热浸法测定，75%乙醇作溶剂，不得少于 18.0%。
（5）含量测定：照高效液相色谱法测定，本品含槲皮素（$C_{15}H_{10}O_7$）不得少于 0.10%。

6. 性味功能

本品性平，味辛。清热解毒，活血止血，利湿通乳。用于痢疾、肠炎、咳血、吐血、尿血、便血、崩漏、外伤出血、痈肿疮毒、跌打损伤、肿痛、湿热黄疸、乳汁不下。

7. 用法用量

内服：煎汤，9 ～ 20g，鲜品 30 ～ 60g。外用：适量。

8. 贮藏

麻袋装或席包装。置阴凉干燥处保存。

（四）经典方剂与临床应用

地锦汤（《鸡峰》）

处方：菜叶、千针草、酸草子、地锦草各等分（阴干）。
制法：上为细末。
功能主治：肠风下血。
用法用量：每服 2 钱，白汤调下，食后温服。

（五）食疗与药膳

地锦草猪蹄

原料：猪前蹄 1 只，地锦草 20g。
制作方法：将上述材料放入锅中炖烂，加甜酒 60ml，大火煮开即成。
功能主治：用于妇女产后缺乳。
用法用量：分 2 次服食。

152　千金子 Qian Jin Zi

（一）基原

1. 集解

千金子始载于《开宝本草》，原名续随子。

马志曰："续随子生蜀郡，处处亦有之，苗如大戟。"苏颂曰："今南中多有，北土差少。苗如大戟，初生一茎，茎端生叶，叶中复出数茎相续，花亦类大戟，自叶中抽干而生，实青有壳。人家园亭中多种以为饰，秋种冬长，春秀夏实。入药采无实，下水最速。"李时珍曰："茎中亦有白汁。"苏颂又曰："叶中出叶，数数相续而生，故名续随子。"

2. 品种

千金子为双子叶植物纲大戟科大戟属植物续随子 *Euphorbia lathyris* L. 栽培品的干燥成熟种子。

3. 分布

山东境内的烟台、济南、泰安等地有栽培。

4. 生态

续随子生于向阳山坡，栽培或野生。

5. 形态特征

续随子：二年生草本，高约 1m。茎直立，多分枝。茎下部叶密生，条状披针形，无柄；上部叶交互对生，卵状披针形，长 6～12cm，先端锐尖，基部心形略抱茎。总花序顶生，伞形，基部有 2～4 轮生叶；花单性，无花被；雄花多数和雌花 1 枚同生于萼状总苞内。蒴果近球形无毛。种子矩圆状球形，表面有黑白相间的斑纹（图 152-1）。

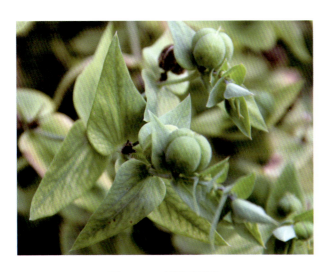

图 152-1 续随子植株

6. 产地加工

秋季种子成熟后，割取植株，打下种子，除去杂质，晒干。

（二）药材

1. 性状特征

种子呈椭圆形或倒卵形，长 5mm，直径 4mm。表面灰棕色或灰褐色，具不规则网状皱纹，网孔凹陷处呈灰黑色，形成细斑点。一侧有纵沟状种脊，顶端为突起的合点，下端为线形种脐，基部有类白色突起的种阜或具脱落后的圆形瘢痕。种皮薄脆，种仁白色或黄白色，胚乳丰富，富油质。气微，味辛（图 152-2）。

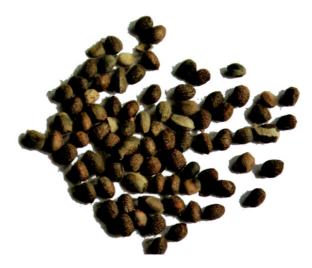

图 152-2 千金子药材

2. 商品规格

本品均为统货。

3. 道地药材

本品山东产者质佳。

4. 质量标志

本品以粒饱满、种仁色白、油性足者为佳。

5. 显微特征

组织鉴别：横切面示种皮表皮细胞波齿状，外壁较厚，细胞内含棕色物质；下方为 1～3 列薄壁细胞组成的下皮；内表皮为 1 列类方形栅状细胞，其侧壁内方及内壁明显增厚。内种皮栅状细胞 1 列，棕色，细长柱状，壁厚，木化，有时可见壁孔。外胚乳为数列类方形薄壁细胞；内胚乳细胞类圆形；子叶细胞方形或长方形，均含糊粉粒。

6. 化学组分

脂肪油：千金子甾醇（euphobiasteroid），油酸，棕榈酸，亚油酸等。甾醇类：γ-大戟甾醇（γ-euphol），α-大戟甲烯醇（α-euphorbol），β-谷甾醇等。萜类：续随子醇（lathyrol），巨大戟醇（ingenol）等。此外，还含千金子素（euphorbetin），苯甲酸，对羟基苯甲酸，2，3-二羟丙基十九碳酸酯等。

7. 理化特征

（1）化学定性：取本品 10g，研粉，用石油醚在索氏提取器中回流脱脂 30 分钟后，药渣加乙醇 100ml，在索氏提取器中回流提取 2 小时，回收乙醇至 40ml，备用。取已制备各样品 2ml，于水浴上蒸干，加冰醋酸 1ml，溶解，再加醋酐-硫酸（19：1）混合液 1ml，二液界面由红变为红棕色，最后呈暗棕色。

（2）薄层色谱：取本品粉末 2g，置索氏提取器中，加石油醚（30～60℃）80ml，加热回流 30 分钟，滤过，弃去石油醚液，药渣加乙醇 80ml，加热回流 1 小时，放冷，滤过，滤液蒸干，残渣加乙醇 10ml 使溶解，作为供试品溶液。另取秦皮乙素对照品，加乙醇制成每毫升含 1mg 的溶液，作为对照品溶液。吸取供试品溶液 5μl、对照品溶液 1μl，分别点于同一硅胶 G 薄层板上，以甲苯-乙酸乙酯-甲酸（5：4：1）为展开剂，展开，取出，晾干，置紫外光灯（365nm）下检视。供试品色谱中，在与对照品色谱相应的位置上，显相同的亮蓝色荧光斑点。

8. 贮藏

置阴凉干燥处，防蛀。宜 30℃以下保存。

（三）炮制与饮片

1. 药材炮制

（1）千金子：将杂质除去，筛去泥沙，洗净，晒干，用时打碎。

（2）千金子霜：搓去外壳，用纸包裹，置炉旁烤至油尽，剥去纸，放凉，碾碎后用纸裹，微烤后，压去油，碾碎待用。

2. 饮片名称

千金子，千金子霜。

3. 药品类别

泻下药：峻下逐水药。

4. 性状特征

（1）千金子：本品性状特征同药材。

（2）千金子霜：本品为均匀、疏松的淡黄色粉末，微显油性。味辛辣（图 152-3）。

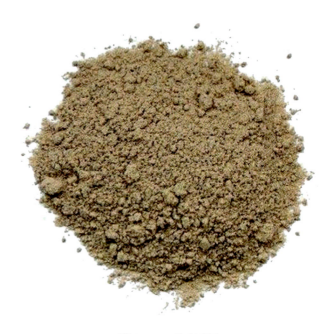

图 152-3 千金子霜

5. 质量要求

脂肪油检测：本品含脂肪油不得少于 35.0%。

含量测定：用高效液相色谱法测定，本品含千金子甾醇（$C_{32}H_{40}O_8$）不得少于 0.35%。

6. 性味功能

本品性温，味辛；有毒。逐水消肿，破血消癥。用于水肿、痰饮、积滞胀满、二便不通、血瘀经闭；外治顽癣、疣赘。

7. 用法用量

内服：煎汤，1～2g；去壳、去油用，多入丸散服。外用：适量，捣烂敷患处。

8. 使用注意

孕妇禁用。

9. 贮藏

置阴凉干燥处，防蛀。宜 30℃以下保存。

（四）经典方剂与临床应用

换金丹（《玉案》卷五）

处方： 广木香3两，青皮（醋炒）3两，芦荟3两，肉豆蔻（面包煨）3两，麦芽（炒）3两，神曲（炒）3两，山楂肉3两，千金子（去壳、油）3两，白术（土炒）2两，黄连2两，槟榔1两，沉香7钱。

制法： 黑蝉7只，洗净入雄猪肚内，扎口，煮半熟，取出去蝉骨与肠，再同煎极烂，和前药捣为丸。

功能主治： 一切鼓胀。

用法用量： 每服5分，白滚汤送下，加至1钱止；如上膈胀，白豆蔻汤送下；下膈胀，砂仁汤送下，此丸服后，要合参苓白术散间服。

153 大戟 Da Ji

（一）基原

1. 集解

大戟始载于《神农本草经》，列为下品。韩保曰："苗似甘遂而高大，叶有白汁，花黄，根似细苦参，皮黄黑，肉黄白，五月采苗，二月、八月采根用。"《本草纲目》载："其根辛苦，戟入咽喉，故名。"

2. 品种

大戟为双子叶植物纲大戟科大戟属植物大戟 *Euphorbia pekinensis* Rupr. 野生品的干燥根。

3. 分布

山东境内产于各山地丘陵。

4. 生态

大戟生于海拔200～3000m山沟、山坡、灌丛、草地、疏林等地，种群数量较大。

5. 形态特征

大戟：多年生草本。根圆柱状，长20～30cm。直径6～14mm，分枝或不分枝。茎单生或自基部多分枝，每个分枝上部又4～5分枝，高40～80（90）cm，直径3～6（7）cm，被柔毛或被少许柔毛或无毛。叶互生，常为椭圆形，少为披针形或披针状椭圆形，变异较大，先端尖或渐尖，基部渐狭或呈楔形或近圆形或近平截，边缘全缘；主脉明显，侧脉羽状，不明显，叶两面无毛或有时叶背具少许柔毛或被较密的柔毛，变化较大且不稳定；总苞叶4～7枚，长椭圆形，先端尖，基部近平截；伞幅4～7，长2～5cm；苞叶2枚，近圆形，先端具短尖头，基部平截或近平截。花序单生于二歧分枝顶端，无柄；总苞杯状，高约3.5mm，直径3.5～4.0mm，边缘4裂，裂片半圆形，边缘具不明显的缘毛；腺体4，半圆形或肾状圆形，淡褐色。雄花多数，伸出总苞之外；雌花1枚，具较长的子房柄，柄长3～5（6）mm；子房幼时被较密的瘤状突起；花柱3，分离；柱头2裂。蒴果球状，长约4.5mm，直径4.0～4.5mm，被稀疏的瘤状突起，成熟时分裂为3个分果；花柱宿存且易脱落。种子长球状，长约2.5mm，直径1.5～2.0mm，暗褐色或微光亮，腹面具浅色条纹；种阜近盾状，无柄。花期5～8月，果期6～9月（图153-1）。

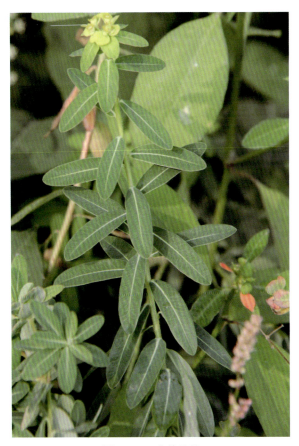

图153-1 大戟植株

6. 产地加工

秋、冬二季采挖，洗净，晒干。

（二）药材

1. 性状特征

根呈不整齐的长圆锥形，略弯曲，常有分枝，长 10～20cm，直径 1.5～4cm。表面灰棕色或棕褐色，粗糙，有纵皱纹、横向皮孔样突起及支根痕。顶端略膨大，有多数茎基及芽痕。质坚硬，不易折断，断面类白色或淡黄色，纤维性。气微，味微苦、涩（图 153-2）。

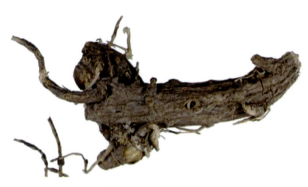

图 153-2　大戟药材

2. 商品规格

本品均为统货。

3. 道地药材

本品河北产者质佳。

4. 质量标志

本品以根条粗、表面灰棕、断面色白、味苦涩者为佳。

5. 显微特征

（1）组织鉴别：根直径约 1cm 的横切面，木栓层为 10～20 余列木栓细胞。皮层狭窄。韧皮部散有多数乳汁管，直径 30～90μm。形成层成环。木质部占根的大部分；射线宽广；导管大多径向排列，其旁散有单个或成束的非木化木纤维。本品薄壁细胞中含草酸钙簇晶，直径 15～53μm，偶见方晶，并含淀粉粒（图 153-3）。

（2）粉末鉴别：粉末淡黄色。淀粉粒单粒类圆形或卵圆形，直径 3～15μm，脐点点状或裂缝状；复粒由 2～3 分粒组成。草酸钙簇晶直径 19～40μm。具缘纹孔导管和网纹导管较多见，直径 26～50μm。纤维单个或成束，壁较厚，

非木化。无节乳管多碎断，内含黄色微细颗粒状乳汁。

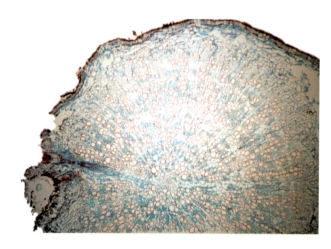

图 153-3　大戟药材横切面组织特征

6. 化学组分

萜类：大戟醇（euphol），大戟酮（euphorbone），京大戟素（euphpekinensin）等。甾醇类：豆甾-4-烯-6β-醇-3-酮，β-谷甾醇，胡萝卜苷等。此外，还含生物碱，有机酸，鞣质，树脂胶多糖，大戟色素体（euphorbia）A、B、C 等。

7. 理化特征

（1）化学反应：取本品手切薄片 2 片，一片加冰醋酸与硫酸各 1 滴，置显微镜下观察，在韧皮部乳管群处呈现红色，5 分钟后渐退去；另一片加氢氧化钾试液，呈棕黄色。

（2）薄层色谱：大戟醇成分的检识　取样品粉末 0.5g，加石油醚 5ml，浸渍 1h，浸出液浓缩至 1ml，点于硅胶 G 板上，以甲醇-氯仿（5：10）和甲醇-氯仿（0.25：10）为展开剂，以大戟醇为对照。先后展开 2 次，第一次展开 2cm，第 2 次展开 10cm，先用碘蒸汽熏，再用香荚兰醛浓硫酸喷雾显色。

8. 贮藏

置通风干燥处，防霉、防蛀，或贮石灰内保存。

（三）炮制与饮片

1. 药材炮制

（1）大戟片：取原药材，除去杂质，洗净，润透，切厚片，干燥。

（2）醋大戟：取大戟置锅内，用米醋和适量水，浸拌1～2小时，用文火加热，煮至醋液被吸尽时，取出，晾至六七成干时，切厚片，干燥（每100kg大戟，用米醋30kg）。

2. 饮片名称

大戟，醋大戟。

3. 药品类别

泻下药：峻下逐水药。

4. 性状特征

（1）大戟片：本品为斜厚片，短径0.6～1.2cm，厚0.1～0.2cm。外表面红褐色，有扭曲的纵凹纹。质坚实。切面中心棕黄色。气微，味甜、微辛（图153-4）。

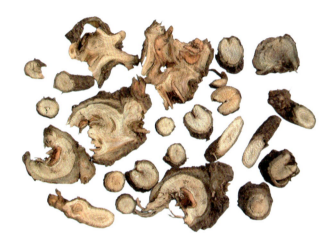

图153-4 大戟

（2）醋大戟：本品形如大戟，色深，微有醋气。

5. 质量要求

（1）水分：不得过11.0%。

（2）浸出物：用热浸法测定，乙醇作溶剂，不得少于8.0%。

（3）含量测定：用高效液相色谱法测定，本品含大戟二烯醇（$C_{30}H_{50}O$）不得少于0.60%。

6. 性味功能

本品性寒，味苦；有毒。泻水逐饮。用于水肿胀满、胸腹积水、痰饮积聚、气逆喘咳、二便不利。

7. 用法用量

内服：煎汤，1.5～3g；或入丸、散。外用：煎水熏洗。

8. 配伍禁忌

不宜与甘草同用。

9. 使用注意

患虚寒阴水及孕妇忌服。体弱者慎用。

10. 贮藏

置通风干燥处，防霉、防蛀，或贮石灰内保存。

（四）经典方剂与临床应用

大戟芫花散（《圣惠方》）

处方：大戟（锉碎，微炒）、芫花（醋拌，炒令干）、苦葫芦子（微炒）、甜葶苈（隔纸炒，令紫色）各30g。

制法：上为细散。

功能主治：用于水病、肿满喘促、不得眠卧。

用法用量：每服3g，以陈大麦面6g，水1中盏，煎至4分，每日空心和滓温服。良久腹内作雷声，更吃热茶投之，使大小肠通利，不过3服效。

154 蓖麻子 Bi Ma Zi

（一）基原

1. 集解

蓖麻子始载于《唐本草》，名麻。苏颂谓其叶大似大麻，子形如牛蜱。李时珍谓亦作蜱，蜱，牛虱也，其子有麻点，故名麻。

2. 品种

蓖麻子为双子叶植物纲大戟科蓖麻属植物蓖麻 *Ricinus communis* L. 栽培品的干燥成熟种子。

3. 分布

山东境内各有栽培。

4. 生态

蓖麻栽培于荒地、山坡、宅旁或路边。

5. 形态特征

蓖麻：一年生草本，在热带或南方地区常成多年生灌木或小乔木，高2～3m。幼嫩部分被白粉，绿色或稍呈紫色，无毛。单叶互生，具长柄；叶片盾状圆形，直径15～60cm，有时大至90cm，掌状分裂至叶片的一半以下，裂片5～11，卵状披针形至长圆形，先端渐尖，边缘有锯齿，主脉掌状。圆锥花序与叶对生及顶生，长10～30cm或更长，下部生雄花，上部生雌花；花瓣性同株，无花瓣；雄花萼3～5裂；雄蕊多数，花丝多分枝；雌花萼3～5理解；子房3室，每室1胚珠；花柱3，深红色，顶端2叉。蒴果球形，长1～2cm，有软刺，成熟时开裂，种子长圆形，光滑有斑纹。花期5～8月，果期7～10月（图154-1）。

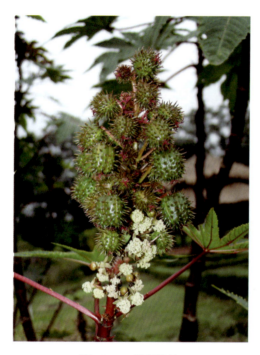

图154-1 蓖麻植株

6. 产地加工

秋季分批采摘成熟果实，晒干，除去果壳，取净种子。

（二）药材

1. 性状特征

种子呈椭圆形或卵形，稍扁，长0.9～1.8cm，宽0.5～1cm。表面光滑，有灰白色与黑褐色或黄棕色与红棕色相间的花斑纹。一面较平，一面较隆起，较平的一面有1条隆起的种脊；一端有灰白色或浅棕色突起的种阜。种皮薄而脆。胚乳肥厚，白色，富油性，子叶2，菲薄。气微，味微苦辛（图154-2）。

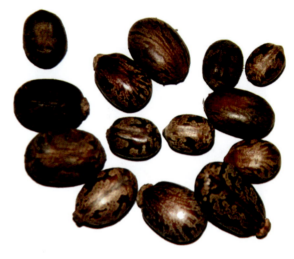

图154-2 蓖麻子药材

2. 商品规格

本品均为统货。分江苏、浙江、安徽统装等。

3. 道地药材

本品河北、山东产者质佳。

4. 质量标志

本品以粒大、饱满、花纹明显、断面色白、不泛油者为佳。

5. 显微特征

（1）组织鉴别：外种皮细胞1列，长方形，外被角质层，其下为3～4列薄壁细胞，再下为1列栅状细胞，壁厚，木化。内种皮为数列薄壁细胞，其中散在螺纹导管，胚乳和子叶均含糊粉粒。

（2）粉末鉴别：粉末灰黄色或黄棕色。种皮栅状细胞红棕色，细长柱形，排列紧密，孔沟细密，胞腔内含红棕色物质。外胚乳组织细胞壁不明显，密布细小圆簇状结晶体，菊花形或圆球形，直径8～20mm。内胚乳细胞类多角形，胞腔内含糊粉粒和脂肪油滴。

6. 化学组分

脂肪油：蓖麻酸（ricinoleicacid）；棕榈酸；硬脂酸；油酸；亚油酸；亚麻酸；9，10-二羟基硬脂酸等。蓖麻毒蛋白（ricin）：蓖麻毒碱D（ricin D），酸性毒蛋白（acidricin）及碱性毒蛋白（basicricin）。此外，还含解脂酶（lipase），凝集素（agglulinin），植物凝血素（kectin），绿原酸（chlorogenicacid），芸香苷（rutin），挥发油、氨基酸及糖。

7. 理化特征

（1）化学定性：取粉末约1g，加1%盐酸溶液10ml，沸水浴中浸30分钟，滤过，滤液浓缩至1.5ml，分为3份，分别置于小试管，滴加碘化铋钾、碘化汞钾、碘-碘化钾试液各2滴，分别产生橘红色、黄白色、棕红色沉淀。

（2）薄层色谱：取本品粗粉1g，加无水乙醇10ml，冷浸30分钟，滤过，取滤液作为供试品溶液。另取蓖麻酸对照品，加无水乙醇制成每毫升含1μl的溶液，作为对照品溶液。吸取供试品溶液0.5～1μl、对照品溶液2μl，分点于同一硅胶G薄层板上，以石油醚（60～90℃）-乙酸乙酯-甲酸（14：4：0.4）为展开剂，展开，取出，晾干，喷以1%香草醛硫酸溶液，在110℃加热至斑点显色清晰。供试品色谱中，在与对照品色谱相应的位置上，显相同颜色的斑点。

8. 贮藏

置阴凉干燥处，防蛀。

（三）炮制与饮片

1. 药材炮制

除去原药材中瘪子、果壳等杂质，用时去壳捣碎。

2. 饮片名称

蓖麻子。

3. 药品类别

泻下药。

4. 性状特征

本品呈椭圆形或卵形，稍扁，长0.9～1.8cm，宽0.5～1cm。表面光滑，有灰白色与黑褐色或黄棕色与红棕色相间的花斑纹。一面较平，一面较隆起，较平的一面有1条隆起的种脊；一端有灰白色或浅棕色突起的种阜。种皮薄而脆。胚乳肥厚，白色，富油性，子叶2，菲薄。气微，味微苦辛。

5. 质量要求

（1）水分：不得过7.0%。

（2）酸败度：用酸败度测定法测定，酸值：不得过35.0。羰基值：不得过7.0。过氧化值：不得过0.20。

（3）含量测定：用高效液相色谱法测定，本品含蓖麻碱（$C_8H_8N_2O_2$）不得过0.32%。

6. 性味功能

本品性平，味甘，辛；有毒。消肿拔毒，泻下通滞。用于痈疽肿毒、喉痹、瘰疬、大便秘结等症。

7. 用法用量

内服：煎汤，25～50g。外用：捣敷，适量即可。

8. 使用注意

孕妇及大便泄泻者忌服蓖麻子。

9. 贮藏

置阴凉干燥处，防蛀。

（四）经典方剂与临床应用

蓖麻子（《圣济总录》）

处方：蓖麻子1000颗（半生用，半瓦内炒令烟起），矾石1两（瓦上熔3～5沸，放冷研），黑豆6颗（3粒生用，3粒瓦上炒熟）。

制法：上并不得犯铁器，一处细杵匀烂，丸如皂子大。

功能主治：用于瘰疬。

用法用量：每服1丸，盐汤送下，妇人醋汤送下，不拘时候。

155　五倍子 Wu Bei Zi

（一）基原

1. 集解

五倍子始载于《开宝本草》。苏颂曰："以蜀中者为胜，生于肤木叶上。"李时珍曰："虽知生于肤木之上，而不知其乃虫所造也。肤木，即盐肤子木也。此木生丛林处者，五六月有小虫如蚁，食其汁，老则遗种，结小球于叶间，正如初起甚小，渐渐长坚，其大如拳，或小如菱，形状圆长不等。初时青绿，久则细黄，缀于枝叶，宛若结成。其壳坚脆，其中空虚，有细虫如蠛蠓。山人霜降前采取，蒸杀货。否则虫必穿坏，而壳薄且腐矣。树又名肤木，于五六月露零叶底凝结成窠，初白渐黄，小者如指，大者如儿拳。经霜采之，久则其中有虫及白花茸茸。"

2. 品种

五倍子为双子叶植物纲漆树科盐肤木属植物盐肤木 *Rhus chinensis* Mill. 叶上的干燥虫瘿。

3. 分布

山东境内产于各山地丘陵。

4. 生态

盐肤木生于海拔 350～2300m 的石灰山灌丛、疏林中。

5. 形态特征

盐肤木：落叶小乔木或灌木，高 2～10m。小枝棕褐色，被锈色柔毛，具圆形小皮孔。奇数羽状复叶互生，叶轴及叶柄常有翅；小叶 5～13，小叶无柄；小叶纸质，多形，常为卵形或椭圆状卵形或长圆形，长 6～12cm，宽 3～7cm。先端急尖，基部圆形，边缘具粗锯齿或圆锯，叶面暗绿色，叶背粉绿色，被白粉，叶面沿中脉疏被柔毛或近无毛，叶背被锈色柔毛。圆锥花序宽大，顶生，多分枝，雄花序长 30～40cm，雌花序较短，密被锈色柔毛；花小，杂性，黄白色；雄花花萼裂片长卵形，长约 1mm，花瓣倒卵状长圆形，长约 2mm，开花时外卷，雄蕊伸出，花丝线形，花药卵形；雌花花萼裂片较短，长约 0.6mm，花瓣椭圆状卵形，长约 1.6mm；花盘无毛；子房卵形，长约 1mm，密被白色微柔毛；花柱 3，柱头头状。核果球形，略压扁，径为 4～5mm，被具节柔毛和腺毛，成熟时红色，果核径 3～4mm。花期 8～9月，果期 10 月（图 155-1，图 155-2）。

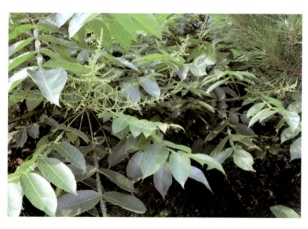

图 155-1　盐肤木植株

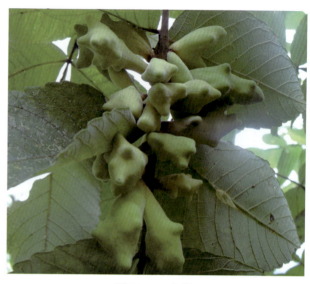

图 155-2　虫瘿

6. 产地加工

角倍于 9～10 月，肚倍于 6～8 月在五倍子由绿变成黄褐色时采集。用沸水煮 3～5 分钟，至表面变为半透明时，捞出晒干，或水蒸后晒干，则五倍子含鞣质量较高。

（二）药材

1. 性状特征

（1）肚倍：干燥虫瘿呈长圆形或纺锤形囊状，长 2.5～9cm，直径 1.5～4cm。表面灰褐色或灰棕色，微有柔毛。质硬脆，易破碎，断面角质样，有光泽，壁厚 0.2～0.3cm，内壁平滑，有黑褐色死蚜虫及灰色粉状排泄物。气特异，味涩。

（2）角倍：干燥虫瘿呈菱形，有不规则角状分枝，柔毛较明显，壁较薄。余同肚倍（图 155-3）。

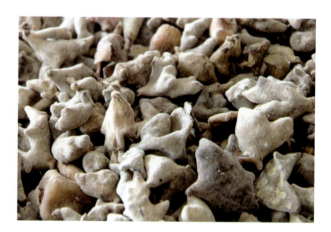

图 155-3　五倍子药材

2. 商品规格

本品均为统货。

3. 道地药材

本品贵州产者为道地药材。

4. 质量标志

本品以个大、完整、壁厚、色灰褐、纯净者为佳。

5. 显微特征

（1）组织鉴别：横切面外表皮细胞1列，类方形，间生非腺毛。表皮内为薄壁组织，细胞含糊化淀粉，有的含草酸钙小棱晶。薄壁组织中散在维管束，每个维管束外侧有一个大型树脂道，直径50～200～350μm（图155-4）。

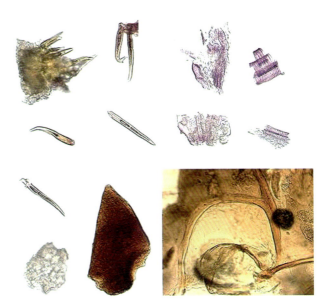

图155-5　五倍子药材粉末显微特征

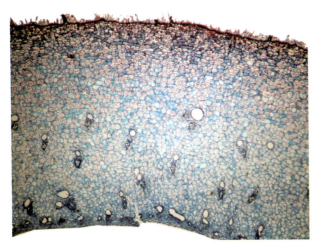

图155-4　五倍子药材横切面组织特征

（2）粉末鉴别：非腺毛较多，长80～180μm，1～4个细胞。薄壁细胞类方形或类圆形，多数含糊化淀粉块，有的含小棱晶。导管多为螺纹导管，直径10～15μm。树脂块：散在，大小不一，黄棕色。树脂道多不完整（图155-5）。

6. 化学组分

五倍子鞣酸（gallotannicacid），含量一般为50%～70%。另含没食子酸（gallicacid），脂肪和树脂等。

7. 理化特征

（1）化学定性：取本品粉末0.5g，加水4ml，微热，滤过。取滤液1ml，加三氯化铁试液1滴，即生成蓝黑色沉淀；另取滤液1ml，加10%酒石酸锑钾溶液2滴，即生成白色沉淀。

（2）薄层色谱：取本品粉末0.5g，加甲醇5ml，超声处理15分钟，滤过，滤液作为供试品溶液。另取五倍子对照药材0.5g，同法制成对照药材溶液。再取没食子酸对照品，加甲醇制成每毫升含1mg的溶液，作为对照品溶液。吸取上述三种溶液各2μl，分别点于同一硅胶GF$_{245}$薄层板上，以三氯甲烷-甲酸乙酯-甲酸（5∶5∶1）为展开剂，展开，取出，晾干，置紫外光灯（254nm）下检视。供试品色谱中，在与对照药材色谱和对照品色谱相应的位置上，显相同颜色的斑点。

8. 贮藏

置通风干燥处，防压。

（三）炮制与饮片

1. 药材炮制

取原药材，敲开，除去虫垢、杂质，捣碎。

2. 饮片名称

五倍子。

3. 药品类别

收涩药：敛肺涩肠药。

4. 性状特征

本品呈不规则的角质样碎片，有光泽，表面显刮毛后的痕迹。气特异，味涩（图155-6）。

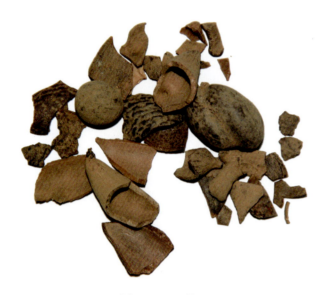

图 155-6　五倍子

5. 质量要求

（1）水分：不得过 12.0%。

（2）总灰分：不得过 3.5%。

（3）含量测定：用鞣质含量测定法测定，本品鞣质不得少于 50%。

照高效液相色谱法测定，本品含鞣质以没食子酸（$C_7H_6O_5$）计，不得少于 50.0%。

6. 性味功能

本品性寒，味酸、涩。敛肺降火，涩肠止泻，敛汗止血。用于肺虚久咳、肺热痰嗽、久泻久痢、盗汗、消渴、便血痔血、痈肿疮毒、皮肤湿烂。

7. 用法用量

内服：煎汤，3～6g。外用：适量。

8. 使用注意

外感风寒或肺有实热之咳嗽及积滞未清之泻痢忌服。

9. 贮藏

置通风干燥处，防压。

（四）经典方剂与临床应用

五倍子汤（《疡科选粹》）

处方： 五倍子、朴消、桑寄生、莲房、荆芥各30g。

制法： 煎汤。

功能主治： 用于痔疮脱肛等。

用法用量： 熏洗患处。

（五）食疗与药膳

五倍子绿茶

原料： 五倍子 500g，绿茶 30g，酵糟 120g。

制作方法： 五倍子捣碎，研末，同余药同拌匀，做成 10g 重的块饼，待发酵至表面长白霜时晒干，贮于干燥处。

功能主治： 用于久咳痰多。

用法用量： 白开水冲泡代茶饮。

156　枸骨叶 Gou Gu Ye

（一）基原

1. 集解

枸骨叶始载于《本草拾遗》，曰："此木肌白，如狗之骨。"李时珍在《本草纲目》中收载，曰："微苦，凉，无毒。浸酒，补腰脚令健。""烧灰淋汁或煎膏，涂白癜风。"义曰："叶有五刺，如猫之形，故名。"

2. 品种

枸骨叶为双子叶植物纲冬青科冬青属植物枸骨 *Ilex cornuta* Lindl. ex Paxt. 栽培品的干燥叶。

3. 分布

山东境内的青岛、烟台、济南及泰安等地公园常见栽培。

4. 生态

枸骨生于山坡、谷地、溪边杂木林及灌丛中。

5. 形态特征

枸骨：常绿灌木或小乔木，高约 3m，树皮灰白色，平滑。叶互生，革质，近长方形，长 4～10cm，宽 1.5～4cm，先端有 3 枚刺齿，中央的刺齿反曲，基部两侧各有 1～2 刺齿，有的全缘，基部圆形，边缘硬骨质。花小，杂性；花萼 4 裂；花瓣 4，黄绿色，基部愈合；雄蕊 4；子房上位，4～6 室。果实球形，红色。花期 4～5 月，果期 9～10 月（图 156-1）。

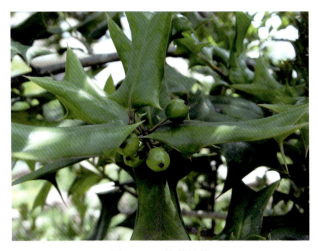

图 156-1 枸骨植株

6. 产地加工

8～10月采收，拣去细枝，晒干。

（二）药材

1. 性状特征

干燥叶呈类长方形或矩圆状长方形，偶有长卵圆形，长3～8cm，宽1.5～4cm。先端具3枚较大的硬刺齿，顶端1枚常反曲，基部平截或宽楔形，两侧有时各具刺齿1～3枚，边缘稍反卷；长卵圆形叶常无刺齿。上表面黄绿色或绿褐色，有光泽，下表面灰黄色或灰绿色。叶脉羽状，叶柄较短。革质，硬而厚。气微，味微苦（图156-2）。

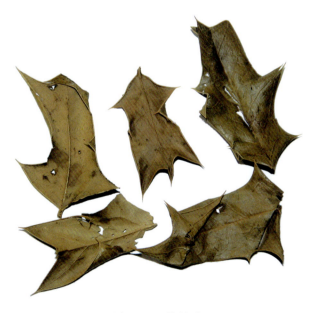

图 156-2 枸骨叶

2. 商品规格

统货。

3. 道地药材

本品河南、湖北产者质佳。

4. 质量标志

本品以叶大、色绿者为佳。

5. 显微特征

组织鉴别：叶片近基部横切面：上表皮细胞类方形，壁厚，外被厚的角质层，主脉处有单细胞非腺毛；下表皮细胞略小，可见气孔。栅栏组织为2～4列细胞，海绵组织疏松；主脉处上、下表皮内为1至数列厚角细胞。主脉维管束外韧型，其上、下方均具木化纤维群。叶缘表皮内常依次为厚角细胞和石细胞半环带，再内为本化纤维群；时缘近时柄处仅有数列厚角细胞，近基部以上渐无厚角组织。叶缘表皮内和主脉处下表皮内厚角组织中偶有石细胞，韧皮部下方的纤维群外亦偶见。薄壁组织和下表皮细胞常含草酸钙簇晶（图156-3，图156-4）。

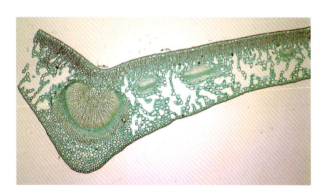

图 156-3 枸骨叶药材横切面组织特征

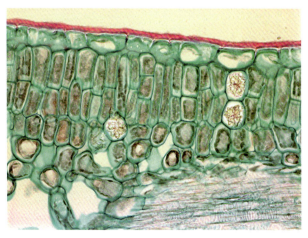

图 156-4 枸骨叶药材叶肉组织中的草酸钙簇晶

6. 化学组分

皂苷及皂苷元：地榆糖苷Ⅰ、Ⅱ（ziguglucoside Ⅰ、Ⅱ）；枸骨叶皂苷Ⅱ；羽扇豆醇；3，28-乌索酸二醇；熊果酸等。黄酮类：异鼠李素，异鼠李素-3-O-β-D-葡萄糖苷，山奈酚-3-O-β-D-葡萄糖苷等。此外，还含咖啡因（caffeine），新木质体（neolignan），胡萝卜苷等。

7. 理化特征

化学定性：

1）取本品粉末 1g，加水 20ml，水浴加热 10 分钟，冷却，滤过，取滤液 2ml，加 1% 三氯化铁试剂 1 滴，生成蓝绿色沉淀。

2）取本品粉末 1g，加水 10ml，水浴加热，滤过，滤液蒸干，加 1～2ml 醋酐溶解，移入小试管，沿管壁加入浓硫酸 1ml，两液层间出现红褐色环。

8. 贮藏

置阴凉干燥处。

（三）炮制与饮片

1. 药材炮制

（1）枸骨叶：取原药材，剪去梗及尖刺即可。

（2）枸骨叶丝：取原药材，洗净泡透，切半分宽丝，晒干即可。

（3）去刺枸骨叶丝：取原药材，去刺，喷水闷透，切丝晒干。

2. 饮片名称

枸骨叶。

3. 药品类别

补虚药：补阴药。

4. 性状特征

本品性状特征同药材。

5. 质量要求

（1）水分：不得过 8.0%。

（2）总灰分：不得过 6.0%。

6. 性味功能

性凉、平，味微苦。清热养阴，平肝，益肾。用于肺结核咯血、骨蒸潮热、头晕目眩、高血压。

7. 用法用量

内服：煎汤，9～15g。外用：捣汁或煎膏涂敷。

8. 使用注意

脾胃虚寒及肾阳不足者慎服。

9. 贮藏

置阴凉干燥处。

（四）经典方剂与临床应用

扶肺煎（《中国医学报》）

处方：生晒参 9g，炙黄芪 30g，南沙参 12g，楮实子 12g，参三七 10g，枸骨叶 15g，玄参 10g，百合 10g，麦冬 10g，芦根 15g，莪术 15g，蜈蚣 3 条，桔梗 8g，陈皮 6g。

制法：水煎。

功能主治：益气养阴。主气虚阴虚。

用法用量：每日 1 剂，日服 2 次。

（五）食疗与药膳

枸骨叶茶

原料：枸骨叶、茶叶各 120g。

制作方法：上药共研粗末，纱布包分装，每袋重 9g。每服用 1 袋，置保温杯中，以沸开水 200ml 冲泡，盖闷 10 分钟后温饮。

功能主治：祛风除湿，活血定痛。用于风湿阻滞经络，气血运行不畅而成的肢体关节疼痛，或因跌打损伤、瘀血滞留所致的腰膝疼痛，软弱无力。

用法用量：每日冲泡 1～2 袋。

使用注意：习惯性流产妇女忌服，经常失眠者慎服。

157　凤仙花 Feng Xian Hua

（一）基原

1. 集解

凤仙花始载于《救荒本草》。《本草纲目》载："凤仙人家多种之。极易生，二月下子，五月又再种，苗高二三尺，茎有红白二种，其大如指，中空而脆。叶长而尖，似桃叶而有锯齿。桠间开花，或黄或白，或红或紫，或碧或杂色，亦自变易，状如飞禽，自夏初至秋尽，开谢相续。结实累然，大如樱桃，其形微长，色如毛桃，生青熟黄，犯之即自裂，皮卷如拳，苞中有子似萝卜子而小，褐色。"《采药书》载："凤仙白花者亦名透骨白，追风散气；红花者名透骨红，破血堕胎。"《本草纲目》载："其花头翅尾足，俱翘然如凤状，故以名之。"

2. 品种

凤仙花为双子叶植物纲凤仙花科凤仙花属植物凤仙 *Impatiens balsamina* L. 栽培品的干燥或新鲜的花。

3. 分布

凤仙山东境内各地常见栽培。

4. 生态

凤仙生于向阳的地势和疏松肥沃排水良好的沙质土壤中。

5. 形态特征

凤仙：一年生草本，高 60～80cm。茎粗壮，肉质，常带红色，节略膨大。叶互生，披针形，长 6～15cm，宽 1.5～2.5cm，先端长渐尖，基部楔形，边缘有锐锯齿；叶柄两侧有腺体。花不整齐，单一或数朵簇生于叶腋，密生短柔毛，粉红色、红色、紫红色或白色；萼片 3，后面一片大，花瓣状，向后延伸成距；花瓣 5，侧瓣合生，不等大；雄蕊 5，花药黏合；子房上位，5 室。蒴果密生茸毛。种子圆形，黄褐色。花期 6～8 月，果期 9 月（图 157-1）。

6. 产地加工

开花期间，每日下午采摘，拣去杂质，晾干。

（二）药材

1. 性状特征

干燥的花朵呈皱缩状，具短梗。花有红色、白色、粉红色、淡紫色或杂色等。有距，长短不一，向后弯曲。花萼 3 枚，2 枚侧生，先端绿色。花瓣 5 枚，旗瓣圆形，先端凹入而有小锐尖，两侧的两对翼瓣各在一侧，合生而成 2 片。气微，味淡（图 157-2）。

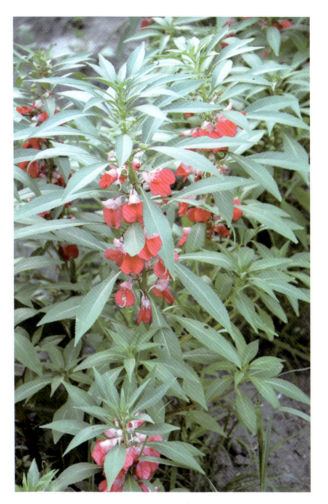

图 157-1　凤仙植株

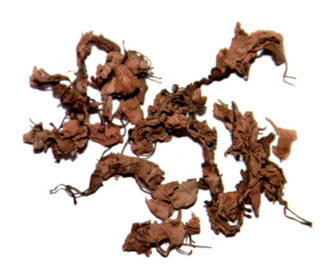

图 157-2　凤仙花

2. 商品规格

统货。

3. 道地药材

山东产品质佳。

4. 质量标志

本品以红、白二色花者入药较佳。

5. 化学组分

黄酮类：山奈酚（kaempferol），槲皮素（quercetin），山奈酚 -3- 芸香糖苷，山奈酚 -3- 鼠李糖基双葡萄糖苷，槲皮素 -3- 葡萄糖苷等。花色苷（anthocyanins）：行矢车素（cyanidin），飞燕草素（delphinidin），蹄纹大竺素（pelargonidin），锦葵花素（malvidin）等。

6. 贮藏

置阴凉干燥处密闭保存。

（三）炮制与饮片

1. 药材炮制

拣去杂质，筛去灰屑、备用。

2. 饮片名称

凤仙花。

3. 药品类别

祛风止痛药。

4. 性状特征

本品性状特征同药材。

5. 性味功能

本品性温，味甘、微苦。祛风活血，消肿止痛。用于风湿偏瘫、腰胁疼痛、妇女经闭疼痛、产后血未尽、跌打损伤、痛疽、疔疮、鹅掌风、灰指甲等。

6. 用法用量

内服：煎汤，1.5 ～ 3g（鲜者 3 ～ 9g），研末或泡酒。外用：捣汁滴耳，捣敷或水熏洗。

7. 使用注意

孕妇忌服。

8. 贮藏

置阴凉干燥处密闭保存。

（四）食疗与药膳

凤仙花饮

原料：凤仙花 2g，金银花 12g，水 500ml。

制作方法：凤仙花、金银花洗净备用。水煮沸后加入洗净的凤仙花和金银花，再次煮沸后即成。

功能主治：祛风湿，活血止痛，清热解毒。

用法用量：当茶饮用。

158　急性子 Ji Xing Zi

（一）基原

1. 集解

急性子始载于《救荒本草》，曰："苗高二尺许，叶似桃叶而旁边有细锯齿。开红花，结实形似桃样，极小，有子似萝卜籽，取之易迸散，俗称急性子。"

2. 品种

急性子为双子叶植物纲凤仙花科凤仙花属植物凤仙花 *Impatiens balsamina* L. 栽培品的干燥成熟种子。

3. 分布

凤仙花山东境内各地常见栽培。

4. 生态

凤仙花生于向阳的地势和疏松肥沃排水良好的沙质土壤中。

5. 形态特征

凤仙花：一年生草本，高 60 ～ 80cm。茎粗壮，肉质，常带红色，节略膨大。叶互生，披针形，长 6 ～ 15cm，宽 1.5 ～ 2.5cm，先端长渐尖，基部楔形，边缘有锐锯齿；叶柄两侧有腺体。花不整齐，单一或数朵簇生于叶腋，密生短柔毛，粉红色、红色、紫红色或白色；萼片 3，后面一片大，花瓣状，向后延伸成距；花瓣 5，侧瓣合生，不等大；雄蕊 5，花药黏合；子房上位，5 室。蒴果密生茸毛。种子圆形，黄褐色。花果期 6 ～ 9 月（图 158-1）。

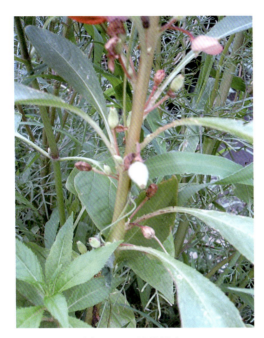

图 158-1　凤仙果实

6. 产地加工

秋季采收尚未开裂的成熟果实，晒干，打出种子，除去果皮及杂质。

（二）药材

1. 性状特征

种子呈椭圆形、扁圆形或卵圆形，长 2～3mm，宽 1.5～2.5mm。表面棕褐色或灰褐色，粗糙，有稀疏的白色或浅黄棕色小点，种脐位于狭端，稍突出。质坚实，种皮薄，子叶灰白色，半透明，油质。无臭，味淡、微苦（图 158-2）。

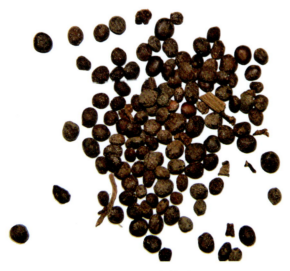

图 158-2　急性子

2. 商品规格

本品均为统货。

3. 道地药材

本品山东产品质佳。

4. 质量标志

本品以颗粒饱满、色棕褐者为佳。

5. 显微特征

（1）组织鉴别：种子横切面外种皮外被腺毛及非腺毛。下皮层 1 列细胞。色素层细胞含棕红色物质，外侧近下皮层分布有大形薄壁细胞，内含草酸钙针晶束。内种皮 1 列细胞，壁稍增厚。子叶薄壁细胞含淀粉粒及糊粉粒。

（2）粉末特征：粉末黄棕色或灰褐色。种皮表皮细胞表面观形状不规则，垂周壁波状弯曲。腺鳞头部类球形，4～5（～12）细胞，直径 22～60μm，细胞内充满黄棕色物。草酸钙针晶束存在于黏液细胞中，长 16～60μm。内胚乳细胞多角形，壁稍厚，内含脂肪油滴，常与种皮颓废组织相连。

6. 化学组分

脂肪油类：十八碳四烯酸（parinaricacid），棕榈酸，硬脂酸，油酸等。甾醇类：凤仙甾醇（balsaminasterol），α-菠菜甾醇（α-spinasterol），β-谷甾醇（β-sitosterol），胡萝卜苷，豆甾醇等。三萜类：β-香树脂醇（β-amyrin），凤仙萜四醇-A（hosenkol-A），凤仙萜四醇苷（hosenioside）等。

7. 理化特征

薄层色谱：取本品粉末 4g，加丙酮 40ml，加热回流 1 小时，弃去丙酮液，药渣挥干，加水饱和正丁醇 40ml，超声处理 30 分钟，滤过，滤液蒸干，残渣加甲醇 1ml 使溶解，作为供试品溶液。另取急性子对照药材 4g，同法制成对照药材溶液。吸取上述 2 种溶液各 2μl，分别点于同一硅胶 G 薄层板上，以三氯甲烷-甲醇-水-甲酸（7：3：0.5：0.5）为展开剂，展开，取出，晾干，喷以 5% 香草醛硫酸溶液，在 105℃加热至斑点显色清晰。供试品色谱中，在与对照药材色谱相应的位置上，显相同颜色的斑点。

8. 贮藏

置阴凉干燥处。

9. 质量要求

（1）杂质：不得过 5%。

（2）水分：不得过 11.0%。

（3）总灰分：不得过 6.0%。

（4）浸出物：用热浸法测定，乙醇作溶剂，不得少于 10.0%。

（5）含量测定：用高效液相色谱法测定，本品含凤仙萜四醇皂苷 K（$C_{54}H_{92}O_{25}$）和凤仙萜四醇皂苷 A（$C_{48}H_{82}O_{20}$）的总量不得少于 0.20%。

（三）饮片

1. 药材炮制

取原药材，除去杂质。

2. 饮片名称

急性子。

3. 药品类别

活血祛瘀药：破血消癥药。

4. 性状特征

本品性状特征同药材。

5. 性味功能

本品性温，味微苦、辛；有小毒。破血软坚，消积。用于癥瘕痞块、经闭、噎膈。

6. 用法用量

内服：3 ～ 4.5g。

7. 使用注意

内无瘀积者及孕妇忌服。

8. 贮藏

置阴凉干燥处。

（四）经典方剂与临床应用

兔脑催生丹（《陈素庵妇科补解》）

处方：麝香（每丸用）3 厘，丁香 5 钱，肉桂 1 两，百草霜（筛净）3 两，急性子 2 两，枳壳 2 两，腊月兔脑 2 个，红花 2 两，苏木 3 两（煎汁 1 两），冬葵子 2 两。

制法：加生姜 3 片煎汤。

功能主治：催生。

用法用量：胞破见红方服。

159 酸枣仁 Suan Zao Ren

（一）基原

1. 集解

酸枣始载于《神农本草经》，列为上品。宋代马志对酸枣的描述非常确切，云："酸枣即棘实，更非他物。若云是大枣味酸者，全非也。酸枣小而圆，其核中仁微扁，其大枣仁大而长，不相类也。"酸枣仁之名出自《雷公炮炙论》。

2. 品种

酸枣仁为鼠李科植物酸枣 Ziziphus jujuba Mill. var. spinosa（Bunge）Hu ex H. F. Chou 栽培品的干燥成熟种子。

3. 分布

山东分布于鲁中南丘陵山区和鲁西南湖泊平原区。

4. 生态

枣喜温暖干燥气候，耐旱，耐寒，耐碱。适于向阳干燥的山坡、丘陵、山谷、平原及路旁的砂石土壤栽培，不宜在低洼水涝地种植。

5. 形态特征

酸枣为落叶灌木或小乔木，高 1 ～ 3m。老枝褐色，幼枝绿色；枝上有 2 种刺，一为针形刺，长约 2cm，一为反曲刺，长约 5mm。叶互生；叶柄极短；托叶细长，针状；叶片椭圆形至卵状披针形，长 2.5 ～ 5cm，宽 1.2 ～ 3cm，先端短尖而钝，基部偏斜，边缘有细锯齿，主脉 3 条。花 2 ～ 3 朵簇生叶腋，小形，黄绿色；花梗极短；萼片 5，卵状三角形；花瓣小，5 片，与萼互生；雄蕊 5，与花瓣对生，比花瓣稍长；花盘 10 浅裂；子房椭圆形，2 室，埋于花盘中，花柱短，柱头 2 裂。核果近球形，直径 1 ～ 1.4cm，先端钝，熟时暗红色，有酸味。花果期 4 ～ 10 月（图 159-1 ～图 159-3）。

6. 产地加工

秋季果实成熟时采收，将果实浸泡一宿，搓去果肉，捞出，用石碾碾碎果核，取出种子，晒干。

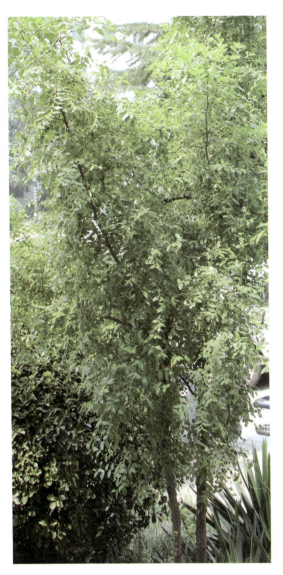

图 159-1　酸枣植株

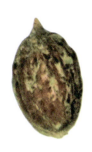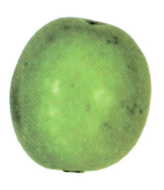

图 159-3　酸枣果实及枣核

（二）药材

1.性状特征

种子呈扁圆形或椭圆形，长 5～9mm，宽 5～8mm，厚约 3mm。表面紫红或紫褐色，平滑有光泽，有的具裂纹，一面较平坦，中间有 1 条隆起的纵线纹，另一面稍凸起。一端凹陷，可见白色线形种脐；另端有细小凸起的合点。种皮较脆，胚乳白色，子叶 2 片，浅黄色，富油性。气微，味淡（图 159-4）。

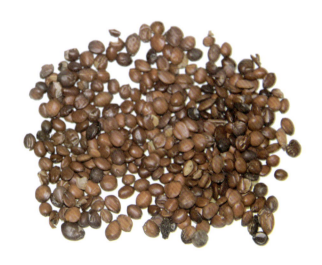

图 159-4　酸枣仁

2.商品规格

商品有顺枣仁、东枣仁 2 种规格，均分为一、二等。

一等品：呈扁圆形或扁椭圆形，饱满。表面深红色或紫褐色，有光泽。断面内仁浅黄色，有油性。味甜、淡。核壳不超过 2%，碎仁不超过 5%，

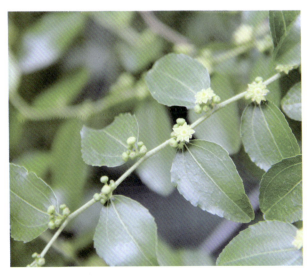

图 159-2　酸枣花

无黑仁、杂质。

二等品：干货。呈扁圆形或扁椭圆形，较瘦瘦。表面深红色或棕黄色，断面内仁浅黄色，有油性。味甜、淡。核壳不超过5%，碎仁不超过10%，无杂质。

3. 道地药材

山东汶上、蒙阴酸枣仁最为著名。河北邢台产量大，亦为道地药材。

4. 质量标志

本品以粒大，饱满，外皮色紫红，光滑油润，种仁色黄白、无核壳者为佳。

5. 显微特征

粉末特征：棕红色。种皮栅状细胞棕红色，表面观多角形，直径约15μm，壁厚，木化，胞腔小；侧面观呈长条形，外壁增厚，侧壁上、中部甚厚，下部渐薄；底面观类多角形或圆多角形。种皮内表皮细胞棕黄色，表面观长方形或类方形，垂周壁连珠状增厚，木化。子叶表皮细胞含细小草酸钙簇晶和方晶（图159-5）。

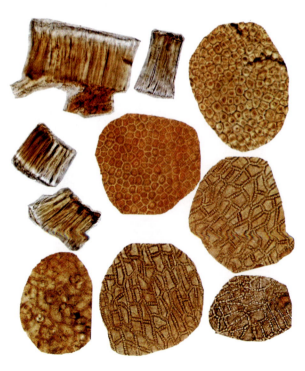

图159-5 酸枣仁药材粉末显微特征

6. 化学组分

酸枣仁皂苷A，酸枣仁皂苷B，白桦脂酸，白桦脂醇，多量脂肪油，蛋白质，甾醇，三萜类化合物麦珠子酸，胡萝卜苷等。

7. 理化特征

（1）取酸枣仁粗粉1g，加水10ml，浸泡过夜；滤过，取滤液1ml，置试管内，激烈振摇，产生泡沫，经久不消。

（2）取酸枣仁粗粉2g，加乙醇20ml回流提取1小时，滤过，取滤液5ml，置蒸发皿中，蒸去溶剂，加少量醋酐-浓硫酸溶解残渣，再加入醋酐-浓硫酸试剂3滴，液层界面出现紫红色环。

（3）取酸枣仁粗粉2g，加乙醇20ml回流提取1小时，滤过，取滤液5ml，置蒸发皿中，蒸去溶剂，加少量醋酐-浓硫酸溶解残渣，再加入醋酐-浓硫酸试剂3滴，液层界面出现紫红色环。

8. 贮藏

置阴凉干燥处保存，防蛀。

（三）炮制与饮片

1. 药材炮制

取药材除去残留核壳，用时捣碎或炒后捣碎。

2. 饮片名称

酸枣仁。

3. 药品类别

养心安神药。

4. 性状特征

本品呈扁圆形、椭圆形或破碎状。表面紫红或紫褐色，平滑有光泽，有裂纹，子叶黄白色，有油性。气微，味淡（图159-6）。

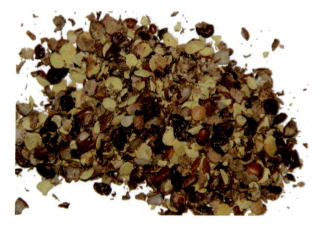

图159-6 炒酸枣仁

5. 质量要求

（1）杂质（核壳等）：不得过5%。

（2）水分：不得过9.0%。

（3）总灰分：不得过7.0%。

（4）含量测定：用高效液相色谱测定，含酸枣仁皂苷A不得少于0.030%。含斯皮诺素不得少于0.080%。

6. 性味功能

本品性平，味甘、酸。补肝，宁心，敛汗，生津。用于虚烦不眠、多梦易惊、心悸健忘、自汗盗汗、津伤口渴。

7. 用法用量

水煎服，用量9～15g。

8. 配伍禁忌

《本草经集注》：恶防己。不与防己配伍使用。

9. 使用注意

凡有实邪郁火及患有滑泄症者慎服。内服剂量过大易引起中毒。孕妇慎用。

10. 贮藏

置阴凉干燥处保存，防蛀，防鼠害。

（四）经典方剂与临床应用

酸枣仁丸（《圣济总录》）

处方：酸枣仁60g（微炒，捣，研）；人参、白术、白茯苓（去粗皮）、半夏（汤洗七遍去滑，切，焙）、干姜（炮）各45g；陈皮（去白，焙）、榆白皮（锉）、旋覆花、前胡（锉）各30g；槟榔5枚（捶碎）。

制法：上十一味，捣为末，炼蜜为丸，如梧桐子大。

功能主治：主治胆虚睡眠不安，精神恐怯。

用法用量：每服20丸，空腹时用枣汤送下。再服加至30丸。

（五）食疗与药膳

1. 酸枣仁粥

原料：酸枣仁末15g，粳米100g。

制作方法：先以粳米煮粥，临熟，下酸枣仁末再煮。

功能主治：宁心安神。适用于心悸、失眠、多梦、心烦。

用法用量：空腹食用。

2. 茯神益智补脑汤

原料：胡桃仁10g，茯神、酸枣仁、龙眼肉各6g（为1日剂量）。

制作方法：酸枣仁打碎用纱布扎紧置水中先煎汁约30分钟，而后再加入三味共煎，取出纱布包，药液备用。

功能主治：补益脾胃、滋阴润燥、补血安神。

用法用量：每日服用。

160　大枣 Da Zao

（一）基原

1. 集解

陶弘景曰："世传河东猗氏县枣特异。今青州出者形大而核细，多膏甚甜。郁州互市者亦好，小不及耳。江东临沂、金城枣形大而虚，少脂，好者亦可用之。南枣大恶，不堪啖。"郭璞注《尔雅》载："壶枣大而锐，壶犹瓠也。边，腰枣也，细腰，今谓之辘轳枣。白枣也，子白乃熟。洗，大枣，也，出河东猗氏县，大如鸡卵。"《本草衍义》载："大枣先青州，次晋州，皆可晒曝入药，益脾胃。"李时珍曰："枣木赤心有刺。四月生小叶，尖觥光泽。五月开小花，白色微青。南北皆有，惟青、晋所出者肥大甘美，入药为良。"

2. 品种

大枣为双子叶植物纲鼠李科枣属植物枣 *Ziziphus jujuba* Mill. 栽培品的干燥成熟果实。

3. 分布

山东境内产于聊城、德州及滨州等地。

4. 生态

枣生长于海拔1700m以下的山区、丘陵或平原。

5. 形态特征

枣：落叶小乔木，稀灌木，高达10余米；树皮褐色或灰褐色；有长枝，短枝和无芽小枝（即新枝）比长枝光滑，紫红色或灰褐色，呈之字形曲折，具 2 个托叶刺，长刺可达 3cm，粗直，短刺下弯，长 4 ～ 6mm；短枝短粗，矩状，自老枝发出；当年生小枝绿色，下垂，单生或 2 ～ 7 个簇生于短枝上。叶纸质，卵形，卵状椭圆形，或卵状矩圆形；长 3 ～ 7cm，宽 1.5 ～ 4cm，顶端钝或圆形，稀锐尖，具小尖头，基部稍不对称，近圆形，边缘具圆齿状锯齿，上面深绿色，无毛，下面浅绿色，无毛或仅沿脉多少被疏微毛，基生三出脉；叶柄长 1 ～ 6mm，或在长枝上的可达 1cm，无毛或有疏微毛；托叶刺纤细，后期常脱落。花黄绿色，两性，5 基数，无毛，具短总花梗，单生或 2 ～ 8 个密集成腋生聚伞花序；花梗长 2 ～ 3mm；萼片卵状三角形；花瓣倒卵圆形，基部有爪，与雄蕊等长；花盘厚，肉质，圆形，5 裂；子房下部藏于花盘内，与花盘合生，2 室，每室有 1 胚珠，花柱 2 半裂。核果矩圆形或长卵圆形，长 2 ～ 3.5cm，直径 1.5 ～ 2cm，成熟时红色，后变红紫色，中果皮肉质，厚，味甜，核顶端锐尖，基部锐尖或钝，2 室，具 1 或 2 种子，果梗长 2 ～ 5mm；种子扁椭圆形，长约 1cm，宽 8mm。花期 5 ～ 7 月，果期 8 ～ 9 月（图 160-1 至图 160-6）。

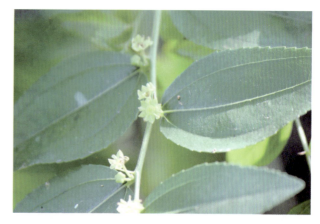

图 160-2 枣花

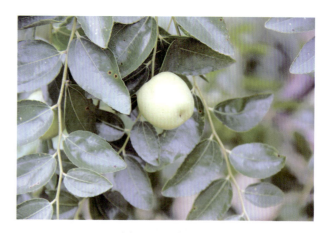

图 160-3 枣果实

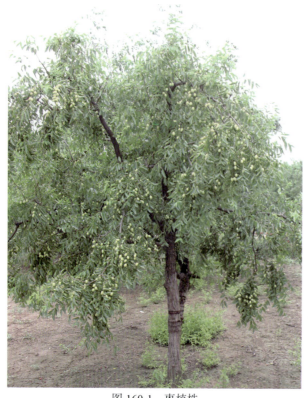

图 160-1 枣植株

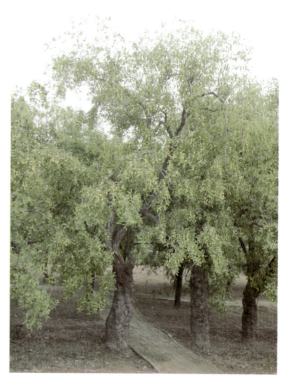

图 160-4 千年枣林

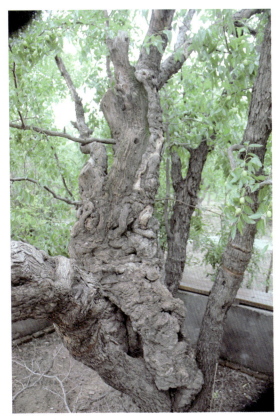

图 160-5　古枣树（母子树）

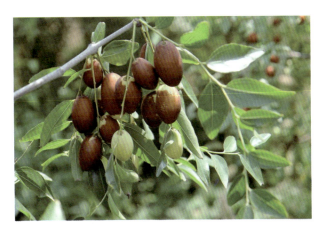

图 160-6　乐陵金丝枣

6. 产地加工

秋季果实成熟时采收，晒干。

（二）药材

1. 性状特征

果实呈椭圆形或球形，长 2～3.5cm，直径 1.5～2.5cm。表面暗红色，略带光泽，有不规则皱纹。基部凹陷，有短果梗。外果皮薄，中果皮

棕黄色或淡褐色，肉质，柔软，富糖性而油润。果核纺锤形，两端锐尖，质坚硬。气微香，味甜（图 160-7，图 160-8）。

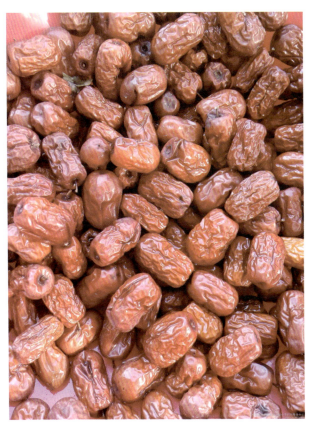

图 160-7　大枣药材（金丝枣）

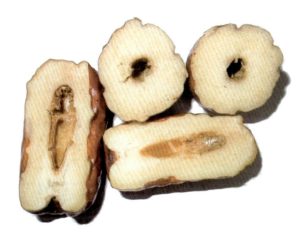

图 160-8　金丝枣断面

2. 商品规格

本品按大小分等或为统货。

3. 道地药材

乐陵市是国家命名的"金丝小枣之乡"。"乐

陵金丝小枣""无棣金丝小枣""茌平圆铃大枣""沾化冬枣""邹城香城大红枣""枣庄店子长红枣""魁王金丝小枣""宁阳大枣""峄县大枣""灰埠大枣"已注册了国家地理标志产品。山东产者为道地药材。

4. 质量标志

本品以果实饱满、色红、肉厚、核小、味甜者为佳。

5. 显微特征

粉末鉴别：粉末棕色。外果皮棕色至棕红色；表皮细胞表面观类方形、多角形或长方形，胞腔内充满棕红色物，断面观外被较厚角质层；表皮下细胞黄色或黄棕色，类多角形，壁稍厚。草酸钙簇晶（有的碎为砂晶）或方晶较小，存在于中果皮薄壁细胞中。果核石细胞淡黄棕色，类多角形，层纹明显，孔沟细密，胞腔内含黄棕色物。

6. 化学组分

糖类：D-果糖，D-葡糖糖，蔗糖，阿聚糖，阿拉伯聚糖及半乳糖醛酸聚糖等。生物碱类：光千金藤碱（stepharine），N-去甲基荷叶碱（N-nornuciferine），巴婆碱（asmilobine）等。三萜类：齐墩果酸，白桦脂酸，白桦脂酮酸（betulinicacid），熊果酸，山楂酸（crategolicacid）等。

7. 理化特征

薄层色谱：取本品粉末 2g，加石油醚（60～90℃）10ml，浸泡 10 分钟，超声处理 10 分钟，滤过，弃去石油醚液，药渣晾干，加乙醚 20ml，浸泡 1 小时，超声处理 15 分钟，滤过，滤液浓缩至 2ml，作为供试品溶液。另取大枣对照药材 2g，同法制成对照药材溶液。再取齐墩果酸对照品、白桦脂酸对照品，加乙醇分别制成每毫升各含 1mg 的溶液，作为对照品溶液。吸取供试品溶液和对照药材溶液各 10μl、上述 2 种对照品溶液各 4μl，分别点于同一硅胶 G 薄层板上，以甲苯-乙酸乙酯-冰醋酸（14∶4∶0.5）为展开剂，展开，取出，晾干，喷以 10% 硫酸乙醇溶液，加热至斑点显色清晰。分别置日光和紫外光灯（365nm）下检视。供试品色谱中，在与对照药材色谱和对照品色谱相应的位置上，显相同颜色的斑点或荧光斑点。

8. 贮藏

置阴凉干燥处，防蛀。

（三）炮制与饮片

1. 药材炮制

取药材除去杂质，洗净，晒干。用时破开或去核。

2. 饮片名称

大枣。

3. 药品类别

补虚药：补气药。

4. 性状特征

本品性状同药材或为除去核的切片（图 160-9）。

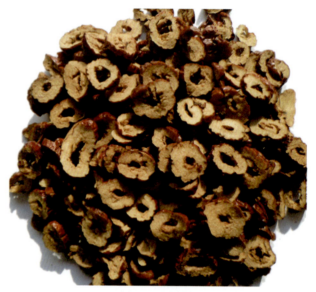

图 160-9　大枣

5. 质量要求

（1）总灰分：不得过 2.0%。

（2）黄曲霉毒素：用黄曲霉毒素测定法测定，本品每 1000g 含黄曲霉毒素 B_1 不得过 5μg，黄曲霉毒素 G_2、黄曲霉毒素 G_1、黄曲霉毒素 B_2 和黄曲霉毒素 B_1 总量不得过 10μg。

6. 性味功能

本品性温，味甘。补中益气，养血安神。用于脾虚食少、乏力便溏、妇人脏躁。

7. 用法用量

6～15g。

8. 贮藏

置阴凉干燥处，防蛀。

（四）经典方剂与临床应用

小建中汤

处方：桂枝（去皮）、生姜各 3 两，炙甘草 2 两，大枣 12 枚，芍药 6 两，饴糖 1 升。

制法：水煎取汁，入饴糖，更上微火烊化。

功能主治：温中补虚，和里缓急。主治因中焦虚寒、化源不足所致的虚劳里急证。

用法用量：温服。

（五）食疗与药膳

1. 当归大枣粥

原料：当归 3g，大枣 50g，白糖 20g，粳米 50g。

制作方法：先将当归用温水浸泡片刻，加水 200g，先煎浓汁 100g，去渣取汁，与粳米、大枣和白糖一同加水适量，煮至粥成。

功能主治：补血调经，活血止痛，润肠通便。适用于气血不足、月经不调、闭经痛经、血虚头痛、眩晕及便秘等症。

用法用量：每日早晚温热服用，10 日为 1 个疗程。

2. 大枣黑木耳汤

原料：大枣 10 枚，黑木耳 15g，冰糖适量。

制作方法：将大枣冲洗干净，用清水浸泡约 2 小时后捞出，剔去枣核。黑木耳用清水泡发，摘洗干净。把大枣、黑木耳放入汤盆内，加入适量清水、冰糖，上笼蒸约 1 小时即成。

功能主治：补虚养血。适用于血虚面色苍白、心慌心惊及贫血者食用。

用法用量：每日早、晚餐后各服 1 次。

161 白蔹 Bai Lian

（一）基原

1. 集解

白蔹始载于《神农本草经》，列为下品。苏颂曰："二月生苗，多在林中，作蔓赤茎，叶如小桑，五月开花，七月结实。根如鸡鸭卵而长，三五枚同一窠，皮黑肉白。"上述记载与现今用商品一致。《本草衍义》载："服饵方少用，惟敛疮方多用之，故名白蔹。"

2. 品种

白蔹为双子叶植物纲葡萄科蛇葡萄属植物白蔹 *Ampelopsis japonica*（Thunb.）Makino 的干燥块根。

3. 分布

白蔹山东境内产于各山地丘陵。

4. 生态

白蔹生长在山坡地边、灌丛或草地，海拔 100 ～ 900m。

5. 形态特征

白蔹：落叶攀援木质藤本，长约 1m。块根粗壮，肉质，卵形、长圆形或长纺锤形，深白蔹棕褐色，数个相聚。茎多分枝，幼枝带淡紫色，光滑，有细条纹；卷须与叶对生。掌状复叶互生；叶柄长 3 ～ 5cm，微淡紫色，光滑或略具细毛；叶片长 6 ～ 10cm，宽 7 ～ 12cm；小叶 3 ～ 5，羽状分裂或羽状缺刻，裂片卵形至椭圆状卵形或卵状披针形，先端渐尖，基部楔形，边缘有深锯齿或缺刻，中间裂片最长，两侧的较小，中轴有阔翅，裂片基部有关节，两面无毛。聚伞花序小，与叶对生，花序梗长 3 ～ 8cm，细长，常缠绕；花小，黄绿色；花萼 5 浅裂；花瓣、雄蕊各 5；花盘边缘稍分裂。浆果球形，径约 6mm，熟时白色或蓝色，有针孔状凹点。花期 5 ～ 6 月，果期 9 ～ 10 月（图 161-1）。

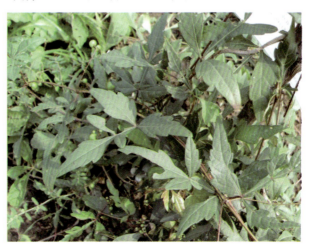

图 161-1　白蔹植株

6. 产地加工

春秋二季均可采挖，以春采为好，洗净泥土，切成两瓣、四瓣或斜片，晒干。

（二）药材

1. 性状特征

块根呈长圆形或近纺锤形，长 4～10cm，直径 1～2.5cm。多切成两瓣、四瓣或斜片。外皮红棕色或红褐色，有纵皱纹、细横纹及横长皮孔，易层层脱落，脱落处呈淡红棕色。斜片呈卵圆形，长 2.5～5cm，宽 2～3cm，切面类白色或浅红棕色，可见放射状纹理，周边较厚，微翘起或略弯曲。体轻，质硬脆，易折断，折断时，有粉尘飞出。气微，微甜（图 161-2）。

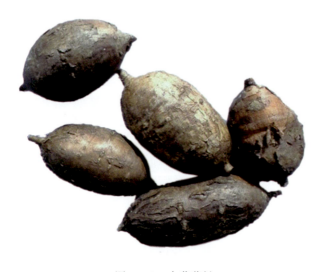

图 161-2 白蔹药材

2. 商品规格

本品均为统货。

3. 道地药材

本品山东产者为道地药材。

4. 质量标志

本品以肥大、断面粉红色、粉性足者为佳。

5. 显微特征

（1）组织鉴别：横切面示木栓层 2～6 列木栓细胞。韧皮部束呈窄条状。木质部导管稀疏，周围有木纤维及木化细胞。薄壁组织中有针晶束和草酸钙簇晶（图 161-3）。

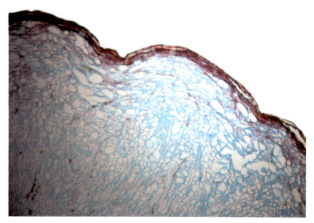

图 161-3 白蔹药材横切面组织特征

（2）粉末鉴别：粉末淡红棕色。淀粉粒单粒，长圆形、长卵形、肾形或不规则形，直径 3～13μm，脐点不明显；复粒少数。草酸钙针晶长 86～169μm，散在或成束存在于黏液细胞中。草酸钙簇晶直径 25～78μm，棱角宽大。具缘纹孔导管，直径 35～60μm。

6. 化学组分

蒽醌类：大黄酚，大黄素甲醚，大黄素，大黄素 -8-O-β-D- 吡喃葡萄糖苷。甾体类：β- 谷甾醇，胡萝卜苷等。三萜类：羽扇豆醇，齐墩果酸。有机酸类：延胡索酸，龙胆酸，酒石酸，富马酸，没食子酸，原儿茶酸等。糖及糖苷类：白蔹多糖，甲基 -α-D- 呋喃果糖苷，甲基 -β-D- 呋喃果糖苷等。

7. 理化特征

薄层色谱：取本品粉末 2g，加乙醇 30ml，加热回流 1 小时，滤过，滤液蒸干，残渣加乙醇 2ml 使溶解，作为供试品溶液。另取白蔹对照药材 2g，同法制成对照药材溶液。吸取上述 2 种溶液各 5μl，分别点于同一硅胶 G 薄层板上，以三氯甲烷 - 甲醇（6∶1）为展开剂，展开，取出，晾干，喷以 10% 硫酸乙醇溶液，在 105℃加热至斑点显色清晰。供试品色谱中，在与对照药材色谱相应的位置上，显相同颜色的斑点。

8. 贮藏

置通风干燥处，防蛀。

（三）炮制与饮片

1. 药材炮制

除去杂质，洗净，润透，切厚片，晒干。

2. 饮片名称

白蔹。

3. 药品类别

清热药：清热解毒药。

4. 性状特征

本品呈卵圆形斜片，切面类白色或浅红棕色，可见放射状纹理，周边较厚，微翘起或略弯曲。体轻，质硬脆，易折断，折断时有粉尘飞出。气微，味甜（图 161-4）。

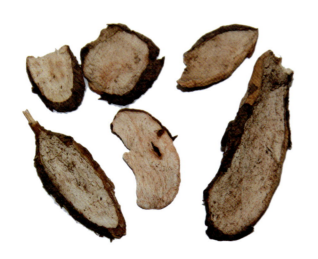

图 161-4　白蔹

5. 质量要求

（1）水分：不得过 15.0%。
（2）总灰分：不得过 12.0%。
（3）酸不溶性灰分：不得过 3.0%。
（4）浸出物：用热浸法测定，25% 乙醇作溶剂，不得少于 18.0%。

6. 性味功能

本品性微寒，味苦。清热解毒，消痈散结。用于痈疽发背、疔疮、瘰疬、水火烫伤。

7. 用法用量

内服：煎汤，5～9g。外用：适量煎汤洗或研成极细粉敷患处。

8. 配伍禁忌

不宜与川乌、制川乌、草乌、制草乌、附子同用。

9. 使用注意

（1）痈疽已溃者均不宜服。阴疽色淡不起，

胃气弱者，也不宜服用。
（2）脾胃虚寒及无实火者忌服。

10. 贮藏

置通风干燥处，防蛀。

（四）经典方剂与临床应用

白蔹汤（《圣济总录》）

处方：白蔹 3 两，阿胶 2 两（炙令燥）。
制法：上为粗末。
功能主治：用于吐血、咯血不止。
用法用量：每服 2 钱匕，酒、水共 1 盏，加生地黄汁 2 合，同煎至 7 分，去滓温服。如无地黄汁，加生干地黄 1 分同煎亦得。

（五）食疗与药膳

玫瑰白蔹茶

原料：白蔹 6g，玫瑰花 3 朵，大枣 5 枚。
制作方法：将诸物混合后用沸水冲泡 15 分钟即成。
功能主治：排毒散瘀，润肤养颜。适用于局部有黑斑、雀斑和面部有痤疮、疙瘩者。

162　苘麻子 Qing Ma Zi

（一）基原

1. 集解

苘麻子始载于《唐本草》，列为阜部下品，称苘实。《本草纲目》载："结实如半磨形，有齿，嫩青老黑。中子扁黑，状如黄葵子。"又曰："苘一作䔛。种必连顷，故谓之䔛也。"

2. 品种

苘麻子为双子叶植物纲锦葵科苘麻属植物苘麻 *Abutilon theophrasti* Medic. 栽培品的干燥成熟种子。

3. 分布

苘麻山东境内各地有栽培及野生。

4. 生态

苘麻生于路旁、田野或栽培。

5. 形态特征

苘麻：一年生亚灌木状草本，高达 1～2m。茎枝被柔毛。叶互生；叶柄长 3～12cm，被星状细柔毛；托叶早落；叶片圆心形，长 5～10cm，先端长渐尖，基部心形，两面均被星状柔毛，边缘具细圆锯齿。花单生于叶腋，花梗长 1～3cm，被柔毛，近顶端具节；花萼杯状，密被短绒毛，裂片 5，卵形，长约 6mm；花黄色，花瓣倒卵形，长约 1cm；雄蕊柱平滑无毛；心皮 15～20，长 1～1.5cm，先端平截，具扩展、被毛的长芒 2，排列成轮状，密被软毛。蒴果半球形，直径约 2cm，长约 1.2cm，分果爿 15～20，被粗毛，顶端具长芒 2。种子肾形，褐色，被星状柔毛。花期 7～8 月（图 162-1）。

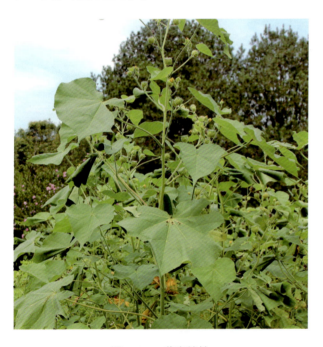

图 162-1　苘麻植株

6. 产地加工

秋季采收成熟果实，晒干，打下种子，除去杂质。

（二）药材

1. 性状特征

种子呈三角状肾形，长 3.5～6mm，宽 2.5～4.5mm，厚 1～2mm，表面灰黑色或暗褐色，有白稀疏绒毛，凹陷处有类椭圆形种脐，淡棕色，四周有放射状细纹。种皮坚硬，子叶 2 枚，重叠折曲，富油性。气微，味淡（图 162-2）。

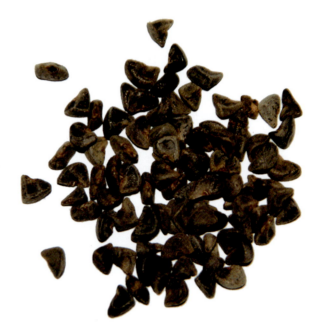

图 162-2　苘麻子

2. 商品规格

本品均为统货。

3. 道地药材

本品山东产者质佳。

4. 质量标志

本品以籽粒饱满、色灰黑、无杂质者为佳。

5. 显微特征

横组织鉴别：切面表皮细胞 1 列，扁长方形，有的分化成单细胞非腺毛。下皮细胞 1 列，略径向延长。栅状细胞 1 列，长柱形，长约至 88μm，壁极厚，上部可见线形胞腔，其末端膨大，内含细小球状结晶。色素层 4～5 列细胞，含黄棕色或红棕色物。胚乳和子叶细胞含脂肪油和糊粉粒，子叶细胞还含少数细小草酸钙簇晶。

6. 化学组分

种子含脂肪油 15%～17%，其中亚油酸占 58%。并含球朊 C（globulin C），水解后得组氨酸（histidine），精氨酸（arginine），酪氨酸（tyrosine），赖氨酸（lysine）等。此外，还含锦葵酸（malvalicacid），胆甾醇，蛋白质及无机元素钾、磷、镁、铁、钙等。

7. 理化特征

薄层色谱：取本品粉末 2g，置索氏提取器中，加石油醚（60～90℃）适量，加热回流至提取液无色，放冷，弃去石油醚液，药渣挥干，加乙醇 30ml，超声处理 30 分钟，放冷，滤过，滤液浓缩至 2ml，作为供试品溶液。另取茼麻子对照药材 2g，同法制成对照药材溶液。吸取上述 2 种溶液各 5μl，分别点于同一硅胶 G 薄层板上，以三氯甲烷 - 丙酮 - 甲醇 - 甲酸（3：1：0.5：0.1）为展开剂，展开，取出，晾干，喷以 10% 硫酸乙醇溶液，在 110℃ 加热至斑点显色清晰，置紫外光灯（365nm）下检视。供试品色谱中，在与对照药材色谱相应的位置上，显相同颜色的荧光斑点。

8. 贮藏

置阴凉通风干燥处。

（三）炮制与饮片

1. 药材炮制

除去杂质，洗净，晒干。

2. 饮片名称

茼麻子。

3. 药品类别

清热利湿药。

4. 性状特征

本品性状特征同药材。

5. 质量要求

（1）水分：不得过 10.0%。
（2）总灰分：不得过 7.0%。
（3）浸出物：用热浸法测定，乙醇作溶剂，不得少于 17.0%。

6. 性味功能

本品性平，味苦。清热利湿，解毒，退翳。用于赤白痢疾、淋病涩痛、痈肿目翳、瘰疬。

7. 用法用量

内服：煎汤，10～15g；或入丸、散剂。

8. 贮藏

置阴凉通风干燥处。

（四）经典方剂与临床应用

炙肝散（《圣济总录》）

处方： 茼麻子 1 升（去土）。

制法： 上为末。以猳猪肝 1 片，如手大，薄批作 5～7 片，于药末中蘸匀炙干，再蘸再炙，末尽为度，捣为散。

功能主治： 一切眼疾。

用法用量： 每服 1 字匕，空心、临卧陈米饮调下；服 5～7 服，加半字，又 5～7 服，加至半钱止。

163 木芙蓉花
Mu Fu Rong Hua

（一）基原

1. 集解

木芙蓉始载于《本草图经》，称地芙蓉。《本草纲目》载："木芙蓉处处有之，插条即生，小木也。其干丛生如荆，高者丈许，其叶大如桐，有五尖及七尖者，冬凋夏茂，秋半始着花。花类牡丹、芍药，有红者、白者、黄者、千叶者，最耐寒而不落。"结合《植物名实图考》对该植物的描述及附图，均与现今木芙蓉相符。本品花艳，故有芙蓉、木莲之名。

2. 品种

木芙蓉花为双子叶植物纲锦葵科木槿属植物木芙蓉 *Hibiscus mutabilis* L. 栽培品的干燥花。

3. 分布

山东境内的济南、青岛、烟台等城市常见栽培。

4. 生态

木芙蓉栽种于庭院向阳处或水塘边。

5. 形态特征

木芙蓉：落叶灌木或小乔木。原产中国，喜温暖、湿润环境，不耐寒。忌干旱，耐水湿。对土壤要求不高，瘠薄土地亦可生长。黄河流域至华南各省均有栽培，尤以四川、湖南为多。落叶灌木或小乔木。丛生，高仅 1m 许。大形叶，广卵形，呈 3～5 裂，裂片呈三角形，基部心形，叶缘具钝锯齿，两面被毛。花于枝端叶腋间单生。9～11月次第开放（图163-1）。

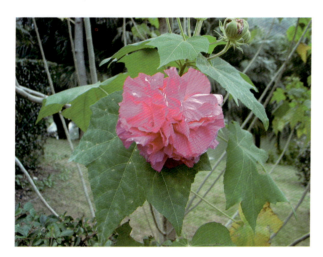

图163-1　木芙蓉植株

6. 产地加工

九至十月间采摘初开放的花朵，晒干。

（二）药材

1. 性状特征

干燥花呈钟形，或团缩成不规则椭圆形；小苞片8～10枚，线形，花萼灰绿色，表面被星状毛；花冠淡红色、红褐色至棕色，皱缩，质软，中心有黄褐色的花蕊。气微香、味微辛（图163-2）。

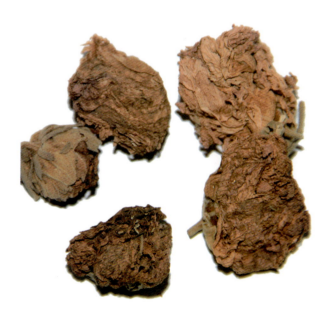

图163-2　木芙蓉花

2. 商品规格

本品均为统货。

3. 道地药材

本品湖南、四川产者为道地药材。

4. 质量标志

本品以花冠完整、色淡棕、萼绿、有香气者为佳。

5. 显微特征

组织鉴别：花表面观，小苞片内外表面均具较多毛茸，以外表面基部较密，星状毛及簇生毛2～19分枝，以2～5分枝为多，每分枝单细胞，长66～566μm，直径8～29μm，较平直或稍弯曲，偶见单细胞非腺毛；腺毛2种，一种类圆形，或椭圆形，腺头2～7细胞，长40～58μm，直径32～46μm，柄单细胞，另一种细长棒状，黄色，腺头单细胞，腺柄19～36细胞，单列，长295～771μm，近基部细胞多呈扁平状。花萼内外表面密布毛茸，内表面下半部较稀，星状毛及簇生毛2～20分枝，每分枝单细胞。多弯曲，偶见单细胞非腺毛，腺毛细棒状，黄色，头单细胞，柄17～31细胞。花冠外表面及内表面上半部多星状毛及簇生毛。一种2～7分枝，每分枝单细胞，另一种分枝细粗大，以4分枝为主，每分枝单细胞，长可达820μm，直径达123μm，可见黄色腺毛，头16～28细胞，柄单细胞。花粉粒众多，类圆形，直径90～148μm，外表具钝头锥形刺状雕纹，长约16μm。

6. 化学组分

黄酮类：异槲皮苷（isoquercitrin），金丝桃苷（hypemside），芸香苷（rutin），绣线菊苷（spraeoside）和槲皮黄苷（qucimeritrin）等。花色苷：矢车菊素-3,5-二葡萄糖苷（cyandin-3,5-di-glucoside）；矢车菊素-3-芸香糖苷基-5-葡萄糖苷（cymlidin-3-rutinosyl-5-glucoside）；矢车菊素-3-接骨木二糖苷（cyanidin-3-sambudioside）等。

7. 理化特征

（1）化学定性：取本品粉末1g，加乙醇10ml，冷浸，振摇10分钟，滤过，取滤液2ml，加少量镁粉及盐酸2～3滴，可见溶液呈浅红色。

（2）薄层色谱：取本品粉末5g，加乙醇回流30分钟，滤液浓缩至1.0ml，供点样用。对照品为芸香苷乙醇液。吸附剂为硅胶 H，加 1% 羧甲基纤维素钠溶液，湿法铺板，110℃ 活化 30 分钟。用苯 - 甲醇 - 乙酸乙酯 - 冰醋酸（7：3：3：1）展开，喷 1% 三氯化铝乙醇液后，晾干，在紫外光灯下（365nm）观察荧光，在样品色谱中，与对照品相应位置有相同的荧光斑点。

8. 贮藏

置阴凉干燥处。

（三）炮制与饮片

1. 药材炮制

取原药材拣去杂质，筛去灰屑。

2. 饮片名称

木芙蓉花。

3. 药品类别

清热药：清热凉血药。

4. 性状特征

本品性状特征同药材。

5. 质量要求

同药材。

6. 性味功能

本品性平，味微苦。清热凉血，消肿解毒。用于治痈肿、疔疮、烫伤、肺热咳嗽、吐血、崩漏、白带等。

7. 用法用量

内服：煎汤 6 ～ 12g。外用：研末调敷或捣敷。

8. 使用注意

阴疽不红不肿者忌用。

9. 贮藏

置阴凉干燥处。

（四）经典方剂与临床应用

芙蓉膏（《中医皮肤病学简编》）

处方：木芙蓉（叶、花）。
制法：晒干，为末，加凡士林调成 1：4 软膏。
功能主治：用于急腹症术后并发腮腺炎、软

组织感染初期，有红肿热痛而脓未形成者。丹毒、蜂窝组织炎、疖、乳腺炎初犯。
用法用量：外敷。

（五）食疗与药膳

木芙蓉花糯米粥

原料：白米 20g，糯米 30g。木芙蓉花适量。
制作方法：白米、糯米洗净；木芙蓉花用清水浸泡，去掉花心，洗净；取砂锅，放适量清水，放下混合米，大火煮开，小火炖 40 分钟，放下木芙蓉花，煮 2 分钟即可，吃时加蜂蜜。
功能主治：补中益气，健脾养胃，止虚汗。

164　藤梨根 Teng Li Gen

（一）基原

1. 集解

猕猴桃始载于《开宝本草》，曰："生山谷，藤生著树，叶圆有毛，其形似鸡卵大，其皮褐色，经霜始甘美可食。"《本草衍义》载："猕猴桃，今永兴军南山甚多，食之解实热，过多则令人脏寒泄，十月烂熟，色淡绿，生则极酸，子繁细，其色如芥子，枝条柔弱，高二三丈，多附木而生，浅山傍道则有存者，深山则多为猴所食。"

2. 品种

藤梨根为双子叶植物纲猕猴桃科猕猴桃属植物藤梨（软枣猕猴桃）*Actinidia arguta*（S. et Z.）Planch. 或中华猕猴桃 *Actinidia chinensis* Planch. 野生或栽培品的干燥根。

3. 分布

软枣猕猴桃在山东境内于昆嵛山、崂山、泰山、徂徕山等地；中华猕猴桃在山东境内烟台、泰安、济南、青岛及潍坊有引种栽培。

4. 生态

软枣猕猴桃生于山坡杂木林中；中华猕猴桃栽培于排水良好、肥沃的微酸性砂质土壤。

5. 形态特征

（1）软枣猕猴桃：大型藤本，长可达 30m 以

上。嫩枝有时被灰折色疏柔毛，老枝光滑；髓褐色，片状。单叶互生；叶柄及叶脉干后常带黑色；叶片膜质或纸质，卵圆形、椭圆状卵形或长圆形，长 6～13cm，宽 5～9cm，先端突尖或短尾尖，基部圆形或心形，少有近楔形，边缘有锐锯齿，下面脉腋有淡棕色或灰白色柔毛，其余无毛。聚伞花序腋生，有花 3～6 朵；花单性，雌雄异株或单性花与两性花共存；花白色，直径 1.2～2cm；花被 5 数；萼 5 数；萼片仅边缘有毛；雄蕊多数；花柱丝状，多数。浆果球形至长圆形，光滑。花期 6～7 月。果期 9 月（图 164-1，图 164-2）。

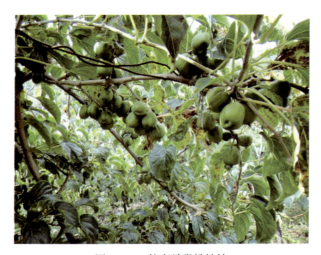

图 164-1　软枣猕猴桃植株

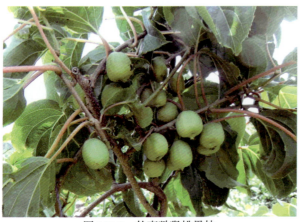

图 164-2　软枣猕猴桃果枝

（2）中华猕猴桃：藤本，枝褐色，有柔毛，髓白色，层片状。叶近圆形或宽倒卵形，顶端钝圆或微凹，很少有小突尖，基部圆形至心形，边缘有芒状小齿，表面有疏毛，背面密生灰白色星状绒毛。花开时乳白色，后变黄色，单生或数朵生于叶腋。萼片 5，有淡棕色柔毛；花瓣 5～6，有短爪；雄蕊多数，花药黄色；花柱丝状，多数。

浆果卵形成长圆形，横径约 3cm，密被黄棕色有分枝的长柔毛。花期 5～6 月，果熟期 8～10 月（图 164-3）。

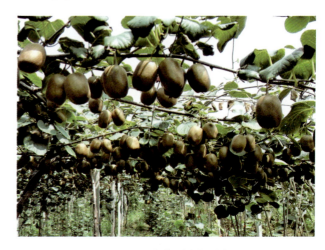

图 164-3　中华猕猴桃植株

6. 产地加工

全年可采，洗净，晒干或鲜用。

（二）药材

1. 性状特征

根呈圆柱形。表面棕褐色或灰白色，见纵皱沟与横裂纹，留有稀疏细根。质坚不易折断，折时外皮易与木部分离。横切面外层皮部棕褐色，有白色蜡样小点，木质部淡棕色，散布无数小孔。气微，味淡微涩（图 164-4）。

2. 商品规格

本品均为统货。

3. 道地药材

本品山东淄博产者为道地药材。

4. 质量标志

本品以粗壮、外皮棕褐、质坚者为佳。

5. 化学组分

软枣猕猴桃：根含 β-谷甾醇；毛花猕猴桃酸 B；2α,3α,24-三羟基-12-烯-28-乌苏酸及挥发油等。

猕猴桃：根含三萜类 2α-羟基齐墩果酸，2α-羟基乌苏果酸，蔷薇酸（rosolicacid），23-羟基乌苏酸，表科罗索酸等。黄酮类：芒柄花素，鹰嘴豆芽素 A（biochanin A）等。此外，还含硬脂酸，β - 谷甾醇，蔗糖，葡萄糖，猕猴桃多糖，维生素 C 等。

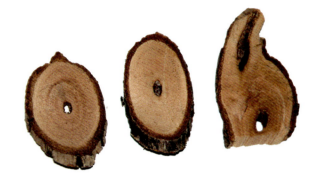

图 164-5　藤梨根

5.性味功能

本品性凉，味酸、微涩。健胃，活血，解毒，清热利湿。用于消化不良、呕吐、腹泻、水肿、黄疸、跌打损伤、风湿骨痛。

6.用法用量

内服，煎汤 15 ～ 30g。外用捣敷。

7.贮藏

置阴凉干燥处。

（四）食疗与药膳

藤梨根炖白鹅

原料：藤梨根 30g，白鹅块 500g，鲜百合 50g。

制作方法：把鹅块洗净（也可取活鹅宰杀脱毛，去内脏及脚爪，因鹅体较大，一只鹅可分次食用），用沸水烫过后放入砂锅中。将藤梨根洗净切成寸段，鲜百合洗净切片，一并放入砂锅中，加入调味品，不要放酱油。大火煮至砂锅汤水沸腾后改小火久炖至鹅块烂熟止。

功能主治：清热解毒，防癌抗癌。适用于各种癌症患者。

用法用量：食肉喝汤。

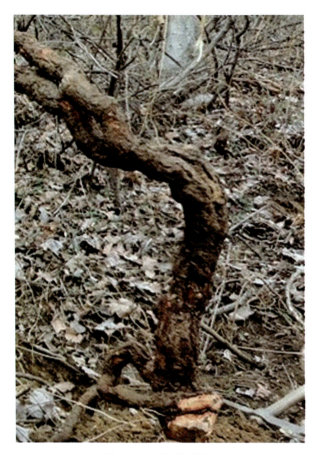

图 164-4　藤梨根药材

6.贮藏

置阴凉干燥处。

（三）炮制与饮片

1.药材炮制

取药材洗净，晒干，切碎用。

2.饮片名称

藤梨根。

3.药品类别

清热药：清热利湿解毒药。

4.性状特征

本品呈纵切、横切或斜切片状，灰红色或红棕色，切面密布小孔，质坚硬，易折断，气微，味涩（图 164-5）。

165　地耳草 Di Er Cao

（一）基原

1.集解

地耳草又名田基黄，始载于《植物名实图考》，曰："地耳草，一名斑鸠窝，一名雀舌草，生江西田野中。高三四寸，丛生，叶如小虫儿卧单。叶初生甚红，叶皆抱茎上耸，老则变绿，梢端春开小黄花。按野菜谱有雀舌草，状亦相类，或即此。"本品为我国南方地区常用民间草药。因生于山野、平原、路旁，花小，黄色，故名。

2. 品种

地耳草为双子叶植物纲藤黄科金丝桃属植物地耳草 *Hypericum japonicum* Thunb. 的干燥全草。

3. 分布

山东境内产于蒙山、徂徕山等地。

4. 生态

地耳草生于山野及较潮湿的地方。

5. 形态特征

地耳草：一年生草本，高 15～40cm，无毛。根多须状。茎直立，或倾斜，细瘦，有 4 棱，节明显，基部近节处生细根。单叶，短小，对生，多少抱茎，叶片卵形，长 4～15mm，全缘；先端钝，叶面有微细的透明点。聚伞花序顶生，成叉状而疏，花小，黄色；萼片 5，披针形；花瓣 5，长椭圆形，内曲，几与萼片等长；雄蕊 10 个以上，基部连合成 3 束；子房 1 室，花柱 3 枚。蒴果长圆形，长约 4mm，外面包围有等长的宿萼。花期 5～6 月（图 165-1）。

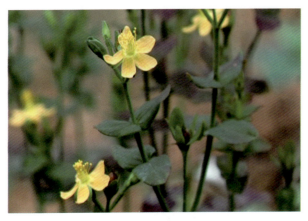

图 165-1　地耳草植株

6. 产地加工

春、夏二季开花时采挖，除去杂质和泥土，晒干。

（二）药材

1. 性状特征

全草长 10～40cm。根须状，黄褐色。茎单一或茎部分枝，有四棱，光滑，表面黄绿色或黄棕色；质脆，易折断，断面中空。叶对生，无柄；纸质，叶片卵形或卵圆形，全缘，具细小透明腺点。聚伞花序顶生，花小，黄色。蒴果红棕色，长卵形，多裂成 3 瓣，顶端喙尖，种子细小，多数。气微，味微苦（图 165-2）。

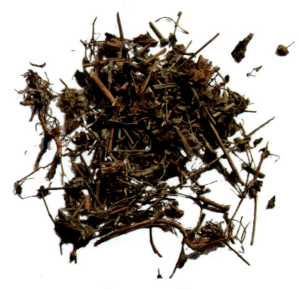

图 165-2　地耳草

2. 商品规格

本品均为统货。分广东、广西、江西捆统装等规格。

3. 道地药材

江西产者质佳。

4. 质量标志

本品以叶多、色黄绿、带花叶、无泥杂者为佳。

5. 显微特征

组织鉴别：

1）茎横切面：最外为 1 列表皮细胞；紧贴皮层有 2～3 层下皮组织，大部分充满棕色内含物，偶见小的分泌腔；皮层窄，由 3～4 层排列疏松的细胞组成；内皮层明显。维管束成环状排列，韧皮部窄，细胞多皱缩，木质部宽，由导管、木纤维组成，导管直径 20 ～ 75μm，射线 1 列，中央髓部大多中空。

2）叶片表面观：上下表皮垂周壁均波状弯曲，均有不等式气孔，下表面气孔常 2 个连接。

3）叶片横切面：叶肉组织中栅栏组织 1 列，叶肉组织中均散有分泌腔，圆形，直径 30 ～ 65μm。

6. 化学组分

黄酮类：槲皮素（quercetin），槲皮苷（quercitrin），异槲皮苷（isoqueritrin），槲皮素 -7- 鼠李糖苷，田基黄绵马素（saroaspidin），地耳草素（japonicine）等。另含内酯、鞣质、蒽醌、氨基酸、酚类。

7. 理化特征

（1）化学定性：取本品粉末 1g，用甲醇回流提取 5 小时，浓缩甲醇提取液近干，加入聚酰胺粉 1g，拌匀后干燥，移置装有 1.5g 粗聚酰胺粉小柱中，用氯仿洗脱除去杂质后，以甲醇洗脱并浓缩甲醇液为 5ml，取上述提液 1ml 加入少量镁粉及 4 ～ 5 滴浓盐酸，在沸水浴中加热，溶液显淡红色。

（2）薄层色谱：取粉末适量，加水煎煮 2 次，滤过，滤液合并，浓缩至 1 ∶ 4，加乙醇至含醇量为 60%，搅匀，静置，滤过，滤液减压回收乙醇，浓缩至 1 ∶ 8，用 20% 氢氧化钠溶液调 pH 8.0 ～ 8.5 后，加入乙醇使沉淀完全，放置，滤过，滤液调 pH 5 ～ 7，减压回收乙醇，加蒸馏水稀释至 1 ∶ 10，冷藏过夜，滤过，滤液点于以聚酰胺溶于甲酸并加乙醇制成的薄层板上，以甲醇-水（3 ∶ 1）为展开剂，展开后，喷三氯化铝试液，置紫外灯下检视，可见 4 个斑点（黄酮类成分检识）。

8. 贮藏

置干燥处，防霉，防蛀。

（三）炮制与饮片

1. 药材炮制

将原药拣去杂质，清水洗净泥屑，捞出沥干，及时切 0.5 ～ 1cm 片段，晒干，筛去灰屑即得。

2. 饮片名称

地耳草。

3. 药品类别

利水渗湿药：利湿退黄药。

4. 性状特征

本品呈长短不等的短段状，余同药材。

5. 性味功能

本品性平，味苦、辛。清热利湿，散瘀消肿。用于疮疖痈肿、泄泻、痢疾、跌打损伤、蛇咬伤、急慢性肝炎。

6. 用法用量

内服：煎汤，15 ～ 30g，鲜用加倍。外用：适量。

7. 贮藏

置干燥处，防霉，防蛀。

（四）经典方剂与临床应用

三白草肝炎糖浆（《中药部颁标准》）

处方：三白草 450g，地耳草 300g，黄芩 150g，茯苓 150g。

制法：以上四味，加水煎煮二次，滤过，合并滤液，滤液浓缩至相对密度约为 1.20，加乙醇使含醇量达 70%，静置，滤过，滤液回收乙醇，浓缩至适量，加入蔗糖 650g 及防腐剂与食用香精适量，加水至 1000ml，搅匀，滤过，即得。

功能主治：清热利湿，疏肝解郁，祛瘀退黄，利胆降酶。用于急性黄疸和无黄疸型肝炎，迁延性、慢性肝炎等。

用法用量：口服，1 次 15 ～ 20ml，1 日 3 ～ 4 次。

（五）食疗与药膳

鸡蛋地耳茵陈汤

原料：鲜地耳草 120g（干品 60g），茵陈 30g，鸡蛋 2 个。

制作方法：将地耳草、茵陈、鸡蛋共入锅中，加清水适量炖煮，蛋熟后去壳再煮 10 分钟即可。

功能主治： 适用于急性黄疸型肝炎。

用法用量： 捞出鸡蛋，弃药渣，吃蛋饮汁。

166 西河柳 Xi He Liu

（一）基原

1. 集解

柽柳之名始载于宋代《开宝本草》。李时珍曰："柽柳小干弱枝，插之易生，赤皮细叶如丝，婀娜可爱，一年三次作花，花穗长三四寸，水红色，如蓼花色。"此即今日柽柳。《开宝本草》载："赤柽木生河西沙地，皮赤色，叶细。"故名西河柳。

2. 品种

西河柳为双子叶植物纲柽柳科柽柳属植物柽柳 *Tamarix chinensis* Lour. 的干燥细嫩枝叶。

3. 分布

山东境内产于鲁西、鲁北及胶东等地。

4. 生态

柽柳生于河流冲积地、海滨、滩头、潮湿盐碱地和沙荒地。

5. 形态特征

柽柳：灌木或小乔木，高 3 ～ 6m。幼枝柔弱，开展而下垂，红紫色或暗紫色。叶鳞片状，钻形或卵状披针形，长 1 ～ 3mm，半贴生，背面有龙骨状柱。每天开花 2 ～ 3 次；春季在去年生小枝节上侧生总状花序，花稍大而稀疏；夏、秋季在当年生幼枝顶端形成总状花序组成顶生大型圆锥花序，常下弯，花略小而密生，每朵花具 1 线状钻形的绿色小苞片；花 5 数，粉红色；萼片卵形；花瓣椭圆状倒卵形，长约 2mm；雄蕊着生于花盘裂片之间，长于花瓣；子房圆锥状瓶形，花柱 3，棍棒状。蒴果长约 3.5mm，3 瓣裂。花期 4 ～ 9 月，果期 6 ～ 10 月（图 166-1，图 166-2）。

6. 产地加工

夏季花未开放时，选择晴天采收，阴干。

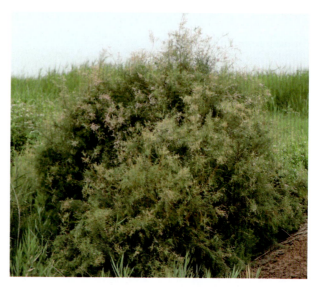

图 166-1 柽柳植株

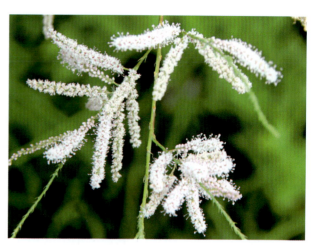

图 166-2 柽柳花序

（二）药材

1. 性状特征

茎枝呈细圆柱形，直径 0.5 ～ 1.5cm。表面灰绿色，有多数互生的鳞片状小叶，卵状三角形，长不足 1mm，先端尖，基部抱茎。质脆，易折断。稍粗的枝表面红褐色，叶片常脱而残留突起的叶基，断面黄白色，中心有髓。气微，味淡（图 166-3）。

2. 商品规格

本品均为统货。分江苏、浙江捆统装等。

3. 道地药材

本品江苏、山东产者质佳。

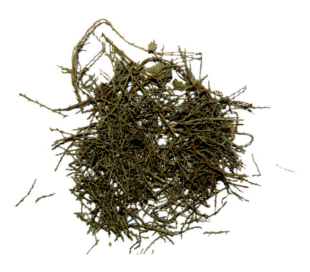

图 166-3　西河柳

4. 质量标志

本品以枝叶细嫩、色绿者为佳。

5. 显微特征

粉末鉴别：粉末灰绿色。叶表皮细胞横断面观类方形，外壁增厚并呈乳头状突起。不定式气孔下陷。硫酸钙结晶众多，大多聚集呈簇状，有的棱角明显。纤维多成束，壁稍厚，木化，表面平滑或有刺状突起；有的周围细胞含有硫酸钙结晶，形成晶纤维。可见螺纹导管和具缘纹孔导管。

6. 化学组分

萜类：柽柳酮（tamarixone），柽柳醇（tamarixol），白桦脂醇（betulin），白桦脂酸（betulinicacid）等。黄酮类：5-羟基-7，4′-二甲氧基黄酮；山柰酚；7-甲氧基山柰酚；槲皮素；异鼠李素等。甾体类：豆甾-4-烯-3，6-二酮；豆甾烷-3，6-二酮；豆甾-4-烯-3-酮；胡萝卜苷等。

7. 理化特征

（1）化学定性：取本品粉末 1g，加甲醇 10ml，在水浴上回流提取 20 分钟，滤过。取滤液 1ml，加镁粉少许，加盐酸 3～4 滴，在水浴上加热，显橘红色。另取滤液分别滴在滤纸片上，用氨蒸气熏显黄色；喷 1% 三氯化铝乙醇液，显明显黄色。

（2）薄层色谱：取本品粉末 2g，加甲醇 25ml，超声处理 20 分钟，滤过，取滤液作为供试品溶液。另取西河柳对照药材 2g，同法制成对照药材溶液。吸取上述 2 种溶液各 3μl，分别点于同一聚酰胺薄膜上，以乙醇 - 丙酮 - 甲酸 - 水（10∶6∶0.5∶5）为展开剂，展开，取出，晾干，喷以 3% 三氯化铝乙醇溶液，置紫外光灯（365nm）下检视。供试品色谱中，在与对照药材色谱相应的位置上，显相同颜色的荧光斑点。

8. 贮藏

置阴凉干燥通风处。

（三）炮制与饮片

1. 药材炮制

取药材除去老枝与杂质，洗净，稍润，切段，晒干。

2. 饮片名称

柽柳。

3. 药品类别

解表药：发散风寒药。

4. 性状特征

本品呈圆柱形的段。表面灰绿色或红褐色，叶片常脱落而残留突起的叶基。切面黄白色，中心有髓。气微，味淡。

5. 质量要求

（1）水分：不得过 15.0%。

（2）总灰分：不得过 15.0%。

（3）浸出物：用热浸法测定，水作溶剂不得少于 25.0%。

6. 性味功能

本品性平，味甘、辛。散风，解表，透疹。用于麻疹不透、风湿痹痛。

7. 用法用量

内服：煎汤，3～6g；或研末为散剂。外用，煎水洗。

8. 使用注意

麻疹已透及体虚多汗者禁服。

9. 贮藏

置阴凉干燥通风处。

（四）经典方剂与临床应用

竹叶柳蒡汤（《先醒斋医学广笔记》）

处方： 西河柳 15g，荆芥穗 3g，甘葛 4.5g，蝉蜕 3g，薄荷叶 3g，鼠粘子（炒，研）4.5g，知母（蜜炙）3g，玄参 6g，甘草 3g，麦门冬（去心）9g，竹叶 3g。

制法： 水煎。

功能主治： 透疹解表，清热生津。用于痧疹初起，透发不出。

（五）食疗与药膳

荸荠柽柳汤

原料： 西河柳叶 15g，荸荠 90g。

功能主治： 温中益气，消风毒。用于麻疹透发不快。

167　紫花地丁
Zi Hua Di Ding

（一）基原

1. 集解

紫花地丁始载于《救荒本草》，名堇堇菜，曰："一名箭头草。生田野中，苗初塌地生。叶似铍箭头样，而叶蒂甚长。其后叶间窜葶，开紫花。结三瓣蒴儿，中有子如芥子大，茶褐色。"《本草纲目》载："紫花地丁，处处有之。其叶似柳而微细，夏开紫花结角。"因其花紫，地下根如钉，故名。

2. 品种

紫花地丁为双子叶植物纲堇菜科堇菜属植物紫花地丁 Viola yedoensis Makino 的干燥全草。

3. 分布

山东境内产于各地。

4. 生态

紫花地丁生于田间、荒地、山坡草丛、林缘或灌丛中。

5. 形态特征

紫花地丁：多年生草本，高 4～14cm；果期高可达 20 余 cm。根茎短，垂直，淡褐色，长 4～13mm，粗 2～7mm；节密生，有数条细根。叶多数，基生，莲座状；叶柄于花期长于叶片 1～2 倍，具狭翅，于果期长可达 10 余厘米，上部者较长，呈长圆形、狭卵状披针形或长圆状卵形，长 1.5～4cm，宽 0.5～1cm，先端圆钝，基部截形或楔形，近心形，边缘较平的圆齿，两面无毛或被细短毛，果期叶片增大；托叶膜质，苍白色或淡绿色，2/3～4/5 与叶柄合生，离生部分线状披针形。花梗通常多数，细弱，与叶片等长或高出叶片；花紫堇色或淡紫色，稀呈白色，喉部色较淡并带有紫色条纹；萼片 5，卵状披针形或披针形，基部附属物短，末端圆或截形；花瓣 5，倒卵形或长圆状倒卵形；距细管状，长 4～8mm，末端圆；雄蕊 5，花药长约 2mm，药隔先端的附属物长约 1.5mm；子房卵形，花柱棍棒状，柱头三角形。蒴果长圆形，长 5～12mm，无毛。种子卵球形，长 1.8mm，淡黄色。花、果期 4 月中旬至 9 月（图 167-1）。

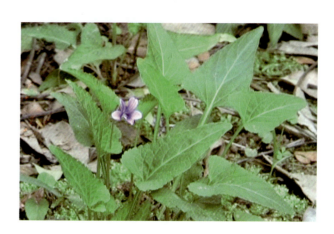

图 167-1　紫花地丁植株

6. 产地加工

春、秋二季采收，除去杂质，晒干。

（二）药材

1. 性状特征

全草多皱缩成团。主根长圆锥形，直径 0.1～0.3cm；淡黄棕色，有细纵皱纹。叶基生，灰绿色，展平后叶片呈披针形或卵状披针形，长

1.5～6cm，宽1～2cm；先端钝，基部截形或稍心形，边缘有钝锯齿，两面有毛；叶柄细，长2～6cm，上部具明显狭翅。花茎纤细；花瓣5片，紫堇色或淡棕色；花距细管状。蒴果椭圆形或3裂，内有多数淡棕色种子。气微，味微苦而稍黏（图167-2）。

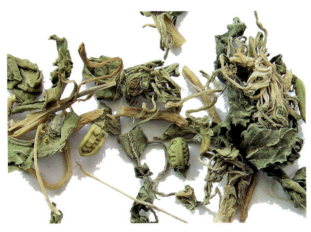

图167-2　紫花地丁药材

2. 商品规格
本品均为统货。分江苏、浙江统装等规格。

3. 道地药材
本品江苏、山东产者质佳。

4. 质量标志
本品以根黄、叶多、色绿、带花果者为佳。

5. 显微特征
组织鉴别：叶横切面示上表皮细胞较大，切向延长，外壁较厚，内壁黏液化，常膨胀呈半圆形；下表皮细胞较小，偶有黏液细胞；上、下表皮有单细胞非腺毛，长32～240μm，直径24～32μm，具角质短线纹。栅栏细胞2～3列；海绵细胞类圆形，含草酸钙簇晶，直径11～40μm。主脉维管束外韧型，上、下表皮内方有厚角细胞1～2列（图167-3）。

6. 化学组分
黄酮类：槲皮素，槲皮素-3-O-β-D-葡萄糖苷，山柰酚-3-O-β-D-葡萄糖苷，芹菜素，柚皮素等。香豆素类：秦皮乙素，东莨菪素，菊苣苷（cichoriin），秦皮甲素，双七叶内酯等。有机酸类：棕榈酸，对羟基苯甲酸，反式桂皮酸，琥珀酸（succinicacid），

奎宁酸等。此外，还含地丁酰胺（violyedoenamide），黑麦草内酯（loliolide），金色酰胺醇（aurantiamide），磺化聚糖，植醇及挥发油等。

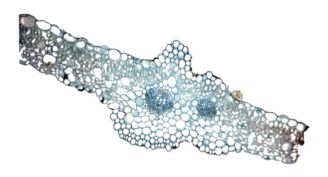

图167-3　紫花地丁药材叶横切面组织特征

7. 理化特征
（1）荧光检查：取粉末2g，加甲醇20ml，在水浴上回流30分钟，滤过。滤液在水浴上浓缩至6ml，取滤液1滴，点于滤纸片上，在紫外灯光（254nm）下观察，显浅红色荧光，用氨蒸气熏后呈黄色荧光；喷1%三氯化铝则溶液显亮黄绿色荧光。

（2）薄层色谱：取本品粉末2g，加甲醇20ml，超声处理20分钟，滤过，滤液蒸干，残渣加热水10ml，搅拌使溶解，滤过，滤液蒸干，残渣加甲醇1ml使溶解，作为供试品溶液。另取紫花地丁对照药材2g，同法制成对照药材溶液。吸取供试品溶液5～10μl、对照药材溶液5μl，分别点于同一硅胶G薄层板上，以甲苯-乙酸乙酯-甲酸（5∶3∶1）的上层溶液为展开剂，展开，取出，晾干，置紫外光灯（365nm）下检视。供试品色谱中，在与对照药材色谱相应的位置上，显3个相同颜色的荧光主斑点。

8. 贮藏
置阴凉干燥处。

（三）炮制与饮片

1. 药材炮制
将原药材拣去杂质，洗净，切碎，干燥。

2. 饮片名称
紫花地丁。

3. 药品类别

清热药：清热解毒药。

4. 性状特征

本品呈皱缩碎段状，淡黄棕色，有细纵皱纹。气微，味微苦而稍黏（图167-4）。

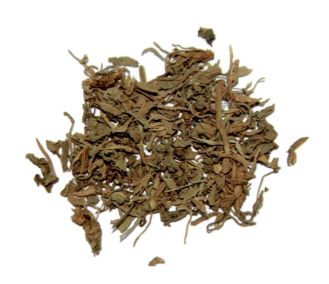

图 167-4　紫花地丁

5. 性味功能

本品性寒，味苦、辛。清热解毒，凉血消肿。用于疔疮肿毒、痈疽发背、丹毒、毒蛇咬伤。

6. 用法用量

内服：煎汤，15～30g，捣汁或研末。外用：鲜品适量捣敷或熬膏摊贴。

7. 使用注意

体质虚寒者忌服。

8. 贮藏

置阴凉干燥处。

（四）经典方剂与临床应用

五味消毒饮（《医宗金鉴》）

处方：金银花15g，野菊花、蒲公英、紫花地丁、紫背天葵子各6g。

制法：水一盅，煎八分，加无灰酒半盅，再滚二三沸时。

功能主治：清热解毒，消散疔疮。用于疔疮初起、发热恶寒、疮形如粟、坚硬根深、状如铁钉，以及痈疡疔肿、红肿热痛、舌红苔黄、脉数。

用法用量：热服，被盖出汗为度。

（五）食疗与药膳

蜂房地丁汤

原料：露蜂房10g，萍蓬草根50g，紫花地丁20g，白糖适量。

制作方法：将露蜂房、萍蓬草根、紫花地丁、白糖共加水煎汤即成。

功能主治：用于治疗成脓期郁热内蕴型急性乳腺炎。

用法用量：每日服1剂，连用5日。

168　仙人掌 Xian Ren Zhang

（一）基原

1. 集解

仙人掌始载于《本草纲目拾遗》。《植物名实图考》引《岭南杂记》云："仙人掌，人家种于田畔，以止牛践；种于墙头，以避火灾。无叶，枝青而扁厚有刺，每层有数枝，枝木亚而生，绝无可观。"

2. 品种

仙人掌为双子叶植物纲仙人掌科仙人掌属植物仙人掌 Opuntia dillenii（Ker. Gawl.）Haw. 栽培品的干燥茎。

3. 分布

山东境内全省各地常见栽培。

4. 生态

仙人掌栽培于公园或庭院。

5. 形态特征

仙人掌：丛生肉质灌木，高（1～）1.5～3m。上部分枝宽倒卵形、倒卵状椭圆形或近圆形，长10～35（～40）cm，宽7.5～20（～25）cm，厚达1.2～2cm，先端圆形，边缘通常不规则波状，基部楔形或渐狭，绿色至蓝绿色，无毛；小窠疏生，直径0.2～0.9cm，明显突出，成长后刺常增粗并增多，每小窠具（1～）3～10（～20）根刺，密生短绵毛和倒刺刚毛；刺黄色，有淡褐色横纹，粗钻形，多少开展并内弯，基部扁，坚硬，长1.2～4（～6）cm，宽1～1.5mm；倒刺刚毛暗褐色，长2～5mm，直立，多少宿存；短绵毛灰色，短于倒刺刚毛，宿存。叶钻形，长4～6mm，绿色，早落。花辐状，直径5～6.5cm；花托倒卵形，长3.3～3.5cm，直径1.7～2.2cm，顶端截形并凹陷，基部渐狭，绿色，疏生突出的小窠，小窠具短绵毛、倒刺刚毛和钻形刺；萼状花被片宽倒卵形至狭倒卵形，长10～25mm，宽6～12mm，先端急尖或圆形，具小尖头，黄色，具绿色中肋；瓣状花被片倒卵形或匙状倒卵形，长25～30mm，宽12～23mm，先端圆形、截形或微凹，边缘全缘或浅啮蚀状；花丝淡黄色，长9～11mm；花药长约1.5mm，黄色；花柱长11～18mm，直径1.5～2mm，淡黄色；柱头5，长4.5～5mm，黄白色。浆果倒卵球形，顶端凹陷，基部多少狭缩成柄状，长4～6cm，直径2.5～4cm，表面平滑无毛，紫红色，每侧有5～10个突起的小窠，小窠具短绵毛、倒刺刚毛和钻形刺。种子多数扁圆形，长4～6mm，宽4～4.5mm，厚约2mm，边缘稍不规则，无毛，淡黄褐色。花期6～10月（图168-1，图168-2）。

6. 产地加工

四季均可采收，除去刺后鲜用或切片晒干备用。

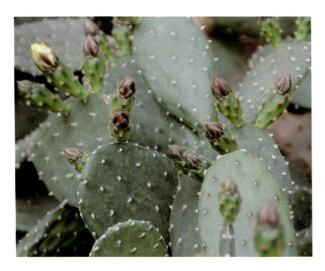

图168-1 仙人掌植株

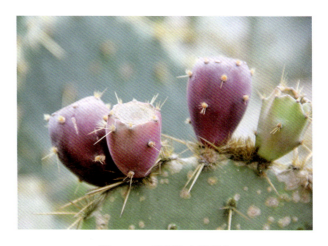

图168-2 单刺仙人掌果实

（二）药材

1. 性状特征

茎多为肉质绿色或灰绿色的扁平体，呈结节状，每节卵形至矩圆形，长15～30cm。其上散生多数小瘤体，每一小瘤体上簇生长1.2～2.5cm的利刺和多数倒生短刺毛。质柔韧，易折断，断面不平，中间有空隙。气微，味微苦、酸（图168-3）。

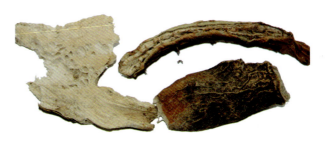

图168-3 仙人掌药材

2. 商品规格
本品均为统货。

3. 道地药材
本品海南、广东产者质佳。

4. 质量标志
本品以个大、质嫩、汁多、饱满者质佳。

5. 显微特征

组织鉴别：针刺断片黄色，由多列长条形细胞组成，表面多具单细胞的倒弯钩状刺突，茎表皮细胞黄绿色，多角形，壁常不规则弯曲，气孔平轴式；下表皮细胞几乎均含草酸钙簇晶，直径 49～175μm，导管为螺纹、梯纹、网纹及孔纹等。淀粉粒多为单粒，类圆形、半圆形及椭圆形，直径 8～21μm，脐点短缝状、点状或"V"字形，复粒较少，常由 2～4 个分粒组成（图 168-4）。

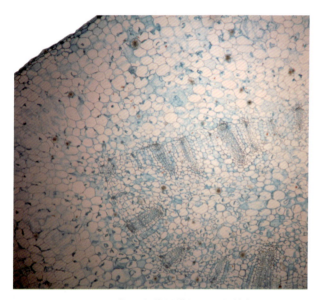

图 168-4　仙人掌药材横切面组织特征

6. 化学组分

黄酮类：槲皮素-3-葡萄糖苷，香橙素，槲皮素，芸香苷，异鼠李素，3-甲氧基槲皮素等。有机酸类：酒石酸（tartaric），对羟基苯甲酸，L-苹果酸，阿魏酸等。此外，还含仙人掌醇（opumtiol），仙人掌苷（opuntioside），胡萝卜苷，愈创木基甘油-β-阿魏酸醚等。

7. 贮藏

鲜品置阴凉潮湿处；干品宜置通风干燥处。

（三）炮制与饮片

1. 药材炮制

取仙人掌未木质化部分的肉质茎，切成条块状，晒干。

2. 饮片名称

仙人掌。

3. 药品类别

清热药：清热解毒药。

4. 性状特征

本品呈不规则碎块状，余同药材。

5. 性味功能

本品性寒，味苦。行气活血，清热解毒。用于心胃气痛、痞块、痢疾、痔血、咳嗽、喉痛、乳痈、疔疮、烫火伤、蛇伤等；外用治流行性腮腺炎、乳腺炎等。

6. 用法用量

内服：煎汤或浸酒 10～30g，研末 3～16g。鲜者 50～100g。外用：鲜品适量，捣敷或干品研末调敷。

7. 使用注意

虚寒者忌用。

8. 贮藏

鲜品置阴凉潮湿处。干品宜置通风干燥处。

（四）经典方剂与临床应用

内消浸酒《普剂方》

处方：鲜仙人掌 250g，羌活 30g，炒苦杏仁 30g，白酒 1000ml。

制法：将上述 3 味药材捣成粗末，装入纱布袋中，放入干净的瓶子内；倒入酒浸泡，密封；7 日后开封，去掉药袋，过滤备用。

功能主治：清热解毒，消肿。主治风热毒气，结成瘰疬。

用法用量：每日 10～15ml，将酒温热空腹服用，临睡前按上量再饮 1 次，以消为度。

（五）食疗与药膳

仙人掌炖猪肚

原料：仙人掌 30g，猪肚 100g。

制作方法：将仙人掌剖成薄片，猪肚洗净切成条状，一同放入锅内，加水煮炖。待猪肚熟后，加入少许盐、味精，即可食用。

功能主治：养胃、理气、止痛作用，可以防治胃脘痛。

169 芫花 Yuan Hua

（一）基原

1. 集解

芫花始载于《神农本草经》，列为草部下品。《吴普本草》论芫花："花有紫赤白者，三月实落尽，叶乃生。"《蜀本草》载："近道处处有之，苗高二三尺，叶似白前及柳叶，根皮黄似桑根，正月二月花发，紫碧色，叶未生时收采，日干，三月即叶生花落，不堪用也。"苏颂曰："宿根旧枝茎紫，长一二尺，根入土深 3 ～ 5 寸，白色，似榆根。春生苗叶，小而实，似杨柳枝叶。二月开紫花，颇似紫荆而作穗。"

2. 品种

芫花为双子叶植物纲瑞香科瑞香属植物芫花 *Daphne genkwa* Sieb. et Zucc. 的干燥花蕾。

3. 分布

山东境内产于各山地丘陵，以胶南、日照、莒南、历城、泰安及鲁中南地区为多。

4. 生态

芫花生于山坡、路旁、溪边或疏林灌丛，以肥沃疏松的砂质土壤栽培为宜。

5. 形态特征

芫花：落叶灌木，高 0.3 ～ 1m，多分枝；树皮褐色，无毛；小枝圆柱形，细瘦，干燥后多有皱纹，幼枝黄绿色或紫褐色，密被淡黄色丝状柔毛，老枝紫褐色或紫红色，无毛。叶对生，稀互生，纸质，卵形或卵状披针形至椭圆状长圆形，长 3 ～ 4cm，宽 1 ～ 2cm，先端急尖或短渐尖，基部宽楔形或钝圆形，边缘全缘，上面绿色，干燥后黑褐色，下面淡绿色，干燥后黄褐色，幼时密被绢状黄色柔毛，老时则仅叶脉基部散生绢状黄色柔毛，侧脉 5 ～ 7 对，在下面较上面显着；叶柄短或几无，长约 2mm，具灰色柔毛。花比叶先开放，花紫色或淡蓝紫色，常 3 ～ 6 花簇生叶腋或侧生，比叶先开放，易于与其他种相区别。花梗短，具灰黄色柔毛；花萼筒细瘦，筒状，长 6 ～ 10mm，外面具丝状柔毛，裂片 4，卵形或长圆形，长 5 ～ 6mm，宽 4mm，顶端圆形，外面疏生短柔毛；雄蕊 8，2 轮，分别着生于花萼筒的上部和中部，花丝短，长约 0.5mm，花药黄色，卵状椭圆形，长约 1mm，伸出喉部，顶端钝尖；花盘环状，不发达；子房长倒卵形，长 2mm，密被淡黄色柔毛，花柱短或无，柱头头状，橘红色。果实肉质，白色，椭圆形，长约 4mm，包藏于宿存的花萼筒的下部，具 1 颗种子。花期 3 ～ 5 月，果期 6 ～ 7 月（图 169-1）。

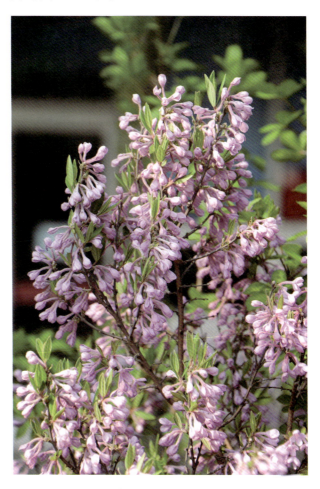

图 169-1 芫花植株

6. 产地加工

每年春季 4 月当花将开放时，采取花蕾，拣除杂质，阴干或烘干。

（二）药材

1. 性状特征

花蕾常 3 ～ 7 朵簇生于短花轴上，基部有卵形苞片 1 ～ 2 片，多脱落为单朵。完整单朵花呈棒槌状，常弯曲，长 1 ～ 1.7cm，直径约 1.5mm；花被筒表面淡紫色或灰绿色，密被短柔毛，先端 4 裂，呈花冠状，裂片淡紫色或黄棕色。质软。气微，味辛辣（图 169-2）。

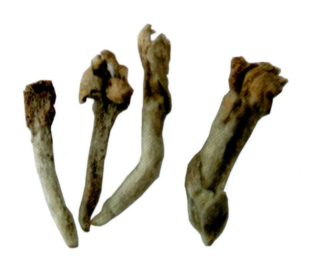

图 169-2　芫花药材

2. 商品规格

本品均为统货。

3. 道地药材

本品河北、山西产者质佳。

4. 质量标志

本品以花蕾整齐、色淡紫、外有短柔毛、无杂质者为佳。

5. 显微特征

粉末鉴别：粉末灰褐色。花粉粒黄色，类球形，直径 23 ～ 45μm，表面有较明显的网状雕纹，萌发孔多数，散在。花被下表面有非腺毛，单细胞，多弯曲，长 88 ～ 780μm，直径 15 ～ 23μm，壁较厚，微有疣状突起。

6. 化学组分

黄酮类：芫花素（genkwanin），羟基芫花素（hydmxygenkwanin），芫根苷（yuankanin），芹菜素（apigenin），木犀草素等。二萜类：芫花酯甲（yuanhuacine），芫花酯乙（yuanhuadine），芫花酯丙（yuanhuafine），芫花瑞香宁（genkwadaphnin），谷甾醇，苯甲酸，黄嘌呤氧化酸及刺激性有毒油状物，毒性成分二萜原酸酯 -12- 苯甲酰氯基瑞香毒素（12-benyoxy-daphnetoxin）等。

7. 理化特征

（1）化学定性：取本品粉末 1g，加乙醇 10ml，加热回流 1 小时，滤过。取滤液 1 滴，点于滤纸上，加 1% 二氯化铁溶液 1 滴，显污绿色；另取滤液 2ml，加镁粉少量与盐酸 1 滴，必要时置水浴上稍加热，即显红色。

（2）薄层色谱：取本品粉末 1g，加甲醇 25ml，超声处理 10 分钟，滤过，滤液蒸干，残渣加乙醇 1ml 使溶解，作为供试品溶液。另取芫花对照药材 1g，同法制成对照药材溶液。再取芫花素对照品，加甲醇制成每毫升含 2mg 的溶液，作为对照品溶液。吸取上述 3 种溶液各 4μl，分别点于同一硅胶 G 薄层板上。以甲苯 - 乙酸乙酯 - 甲酸（8：4：0.2）为展开剂，展开，取出，晾干，置紫外光灯（365nm）下检视。供试品色谱中，在与对照药材色谱和对照品色谱相应的位置上，显相同颜色的荧光斑点。

8. 贮藏

置通风干燥处，防霉，防蛀。

（三）炮制与饮片

1. 药材炮制

（1）芫花：取药材，除去杂质。

（2）醋芫花：将原药材拣净，加醋拌匀，润透后放锅内炒至将醋吸尽并呈微黄色时取出，晾干即可（每 100kg 芫花，用醋 30kg）。

2. 饮片名称

芫花，醋芫花。

3. 药品类别

泻下药：峻下逐水药。

4. 性状特征

（1）芫花：本品为单朵花，呈棒槌状，多弯曲，长 1 ～ 1.7cm，直径约 1.5mm；花被筒表面淡紫色或灰绿色，密被短柔毛，先端 4 裂，裂片淡紫色或黄棕色。质软。气微，味甜、微辛（图 169-3）。

（2）醋芫花：本品形如芫花，表面微黄色。微有醋香气。

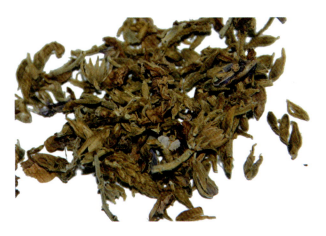

图 169-3　芫花

5. 质量要求

（1）浸出物：用热浸法测定，稀乙醇作溶剂，不得少于 20.0%。

（2）含量测定：用高效液相色谱法测定，本品含芫花素（$C_{16}H_{12}O_5$）不得少于 0.20%。

6. 性味功能

本品性寒，味苦、辛。泻水逐饮，解毒杀虫。用于水肿胀满、胸腹积水、痰饮积聚、气逆喘咳、二便不利；外治疥癣秃疮、冻疮。

7. 用法用量

内服：煎汤，1.5～3g；醋芫花研末吞服，1次 0.6～0.9g，1日1次。

8. 配伍禁忌

不宜与甘草同用。

9. 使用注意

体质虚弱及孕妇禁服。

10. 贮藏

置通风干燥处，防霉，防蛀。

（四）经典方剂与临床应用

芫花散（《太平圣惠方》）

处方：芫花 22.5g（醋拌，炒令干），狼牙 22.5g，雷丸 22.5g，桃仁 22.5g（汤浸，去皮、尖、双仁，生用），白芜荑 22.5g。

制法：上药捣细罗为散。

功能主治：可治蛲虫。

用法用量：隔宿勿食，早晨以粥饮调下 3g。

（五）食疗与药膳

糯米芫花粥

原料：糯米 50g，芫花 5g。

制作方法：芫花洗净，加水煎汁，去渣取汁，倒入砂锅，糯米洗净倒入砂锅，煮粥即可。

功能主治：泻下行气，清热消肿。用于身体浮肿、面肿。

170　石榴皮 Shi Liu Pi

（一）基原

1. 集解

石榴皮见于《本草图经》载："安石榴本生西域，今处处有之。实有甘、酢二种，甘者可食，酢者入药。"《本草衍义》载："石榴有酸、淡二种。惟酸石榴入药，须老木所结，收留陈久者乃佳。"李时珍曰："榴者瘤也，丹实垂垂如赘瘤也。"《博物志》载："汉张骞出使西域，得涂林安石国榴种以归，故名安石榴。"

2. 品种

石榴皮为双子叶植物纲石榴科石榴属植物石榴 *Punica granatum* L. 栽培品的干燥果皮。

3. 分布

山东境内各地普遍有栽培。

4. 生态

石榴生于湿润肥沃的石灰质土壤中。

5. 形态特征

石榴：落叶灌木或乔木，高通常 3～5m，稀达 10m。枝顶常成尖锐尖长刺，幼枝有棱角，无毛，老枝近圆柱形。叶对生或簇生；叶柄短；叶片长圆圆状披针形，纸质，长 2～9cm，宽 1～1.8cm，先端尖或微凹，基部渐狭，全缘，上面光亮；侧脉稍细密。花 1～5 朵生枝顶；花梗长 2～3mm；花径约 3cm；萼筒钟状，长 2～3cm，通常红色或淡黄色，6 裂，裂片略外展，卵状三角形，外面近顶端有一黄绿以腺体,边缘有小乳突;花瓣6,红色、黄色或白色,与萼片互生,倒卵形,长 1.5～3cm,宽 1～2cm,先端圆钝;雄蕊多数,着生于萼管中部,花药球形,花丝细短;雌蕊 1,子房下位,柱头头状。浆果近球形,直径 5～12cm,通常淡黄褐色、淡黄绿色或带红色,果皮肥厚,先端有宿存花萼裂片。种子多数,钝角形,红色至乳白色。花期 5～6 月。果期 7～8 月(图 170-1,图 170-2)。

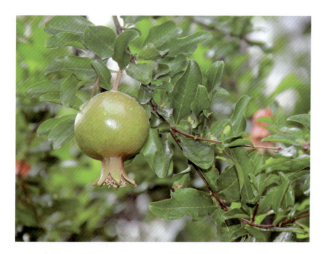

图 170-1　石榴植株

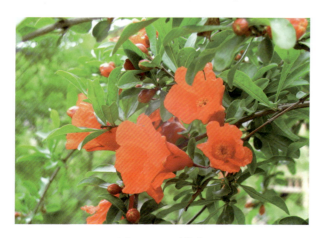

图 170-2　石榴花

6. 产地加工

秋季果实成熟后,收集果皮,干燥。

(二)药材

1. 性状特征

果皮呈不规则块或瓢状,大小不一,厚 1.5～3mm。外表面红棕色、黄棕色或暗棕色,微

有光泽,有多数疣状突起。有的有筒状宿存花萼或粗短果柄或果柄痕。内表面黄色或红棕色。有隆起呈网状果蒂残痕。质硬脆,断面黄色,微显颗粒状。气微,味苦、涩(图 170-3)。

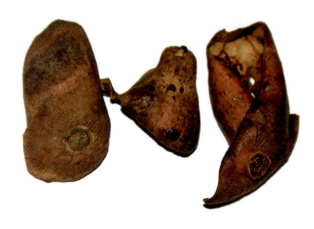

图 170-3　石榴皮

2. 商品规格

本品均为统货。

3. 道地药材

山东产品为道地药材。枣庄市峄城区大面积栽培,有"万亩石榴园"之称,"峄山石榴"已注册了国家地理标志产品。临沂平邑县培育的"蒙山红"新品种也有大面积栽培。

4. 质量标志

本品以皮厚、色红褐、断面黄者为佳。

5. 显微特征

(1)组织鉴别:果皮横切面,外果皮为 1 列表皮细胞,外被角质层。中果皮较厚,薄壁细胞内含淀粉粒、草酸钙簇晶或方晶;石细胞单个散在,类圆形、长方形或不规则形,少数分枝状,壁较厚;维管束散在。内果皮薄壁细胞较小,也含淀粉粒、草酸钙簇晶或方晶;石细胞较小;导管呈辐射状排列。

(2)粉末鉴别:粉末红棕色。石细胞类圆形、长方形或不规则形,少数分枝状,直径 27～102μm,壁较厚,孔沟细密,胞腔大,有的含棕色物。表皮细胞类方形或类长方形,壁略厚。草酸钙簇晶直径 10～25μm,稀有方晶。螺纹导管和网纹导管直径 12～18μm。淀粉粒类圆形,直径 2～10μm。

6.化学组分

鞣质类：没食子酸（gallicacid），石榴皮苦素（granatin），石榴皮鞣质（punicalagin）等。黄酮类：异槲皮苷（isoquemitrin），矢车菊-3-O-葡萄糖苷，蹄纹天竺素-3-O-葡萄糖苷等。此外，还含甘露醇（mannitol），苹果酸等。

7.理化特征

（1）化学定性：取粉末1g，加水10ml，放入60℃水浴加热10分钟，趁热滤过。取滤液1ml，加1%三氯化铁溶液1滴，显墨绿色。

（2）薄层色谱：取本品3g，加无水乙醇30ml，加热回流1小时，滤过，滤液蒸干，残渣加水20ml使溶解，滤过，滤液用石油醚（60～90℃）振摇提取2次，每次20ml，弃去石油醚液，水液再用乙酸乙酯振摇提取2次，每次20ml，合并乙酸乙酯液，蒸干，残渣加甲醇1ml使溶解，作为供试品溶液。另取没食子酸对照品，加甲醇制成每毫升含1mg的溶液，作为对照品溶液。吸取上述2种溶液各5μl，分别点于同一聚酰胺薄膜上，以乙酸乙酯-丁酮-甲酸-水（10∶1∶1∶1）为展开剂，展开，取出，晾干，喷以1%三氯化铁乙醇溶液。供试品色谱中，在与对照品色谱相应的位置上，显相同颜色的斑点。

8.贮藏

置阴凉干燥处。

（三）炮制与饮片

1.药材炮制

（1）石榴皮：取石榴皮除去杂质，洗净，切块，干燥。

（2）石榴皮炭：取净石榴皮块，置炒制容器内，用武火加热，炒至表面焦黑色，内部棕褐色，喷淋少许清水，灭尽火星，取出晾干凉透。

2.饮片名称

石榴皮，石榴皮炭。

3.药品类别

收涩药：敛肺涩肠药。

4.性状特征

（1）石榴皮：本品呈不规则的长条状或不规则的块状。外表面红棕色、棕黄色或暗棕色，略有光泽，有多数疣状突起，有时可见筒状宿萼及果梗痕。内表面黄色或红棕色，有种子脱落后的小凹坑及隔瓤残迹。切面黄色或鲜黄色，略显颗粒状。气微，味苦涩。

（2）石榴皮炭：本品形如石榴皮丝或块，表面黑黄色，内部棕褐色。

5.质量要求

（1）水分：不得过15.0%。

（2）总灰分：不得过7.0%。

（3）浸出物：用热浸法测定，乙醇作溶剂，不得少于15.0%。

（4）含量测定：照鞣质含量测定法测定，本品鞣质不得少于10.0%。

用高效液相色谱法测定，本品含鞣花酸（$C_{14}H_6O_8$）计，不得少于0.30%。

6.性味功能

本品性温，味酸、涩。涩肠止泻，止血，驱虫。用于久泻、久痢、便血、脱肛、崩漏、白带、肠生蛔虫。

7.用法用量

内服：煎汤，3～9g。

8.贮藏

置阴凉干燥处。

（四）经典方剂与临床应用

石榴皮散（《太平圣惠方》）

处方： 酸石榴皮30g，龙骨30g（烧过），诃黎勒30g（煨，用皮）。

制法： 上药捣细箩为散。

功能主治： 用于赤白痢、日久不止。

用法用量： 每服3～6g，用薤白粥饮调下，不计时。

（五）食疗与药膳

石榴皮荠菜粥

原料： 大米80g，鲜荠菜40g，干石榴皮10g，蜂蜜适量。

制作方法： 荠菜洗净后切末，石榴皮洗净，用干净的纱布包好，大米洗净，放入锅里，加水、放石榴皮一起熬粥，熬到八成熟时倒入荠菜末，煮熟，把石榴皮袋拣出，倒入蜂蜜调匀即可。

功能主治：平肝明目，清热止血，和脾利水，涩肠止泻。

用法用量：日服 2 次，连续服用 3～5 天。

171　八角枫 Ba Jiao Feng

（一）基原

1. 集解

八角枫始载于《简易草药》："八角枫其叶八角，故名八角枫。有花者，其根名白龙须；无花者即名八角枫。"《植物名实图考》载："株高二三尺，叶如梧桐而八角，秋开白花细簇，取近根皮用，即此树也，江西、湖南极多，不经樵采，高至丈余。其叶角甚多，八角言其大者耳。"根据上述，并视其附图，与本种相符。因本品之叶多呈掌状分裂成八角，故名。

2. 品种

八角枫为双子叶植物纲山茱萸科八角枫属植物八角枫 *Alangium chinense*（Lour.）Harms 野生品的干燥根，须根称"白龙须"，支根称"白金条"。

3. 分布

山东境内产于崂山、昆嵛山、蒙山等地。

4. 生态

八角枫生于肥沃、疏松、湿润的土壤中。

5. 形态特征

八角枫：落叶乔木，高达 15m，胸径 40cm。常成灌木状。树皮淡灰色、平滑，小枝呈"之"字形曲折，疏被毛或无毛。叶柄下芽，红色。单叶互生，卵圆形，基部偏斜。全缘或微浅裂，表面无毛，背面脉腋簇生毛，基出脉 3～5，入秋叶转为橙黄色。花为黄白色，花瓣狭带形，有芳香，花丝基部及花柱疏生粗短毛。核果卵圆形，黑色。花期 5～7 月，果期 9～10 月（图 171-1）。

6. 产地加工

全年可采，以 9～10 月采收为佳。挖取侧根及须根，除去泥土后晒干。

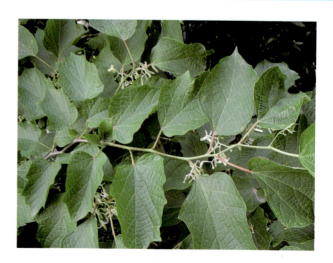

图 171-1　八角枫植株

（二）药材

1. 性状特征

（1）白金条：根呈圆柱形，略呈波状弯曲，长短不一，长者可达 1m 以上，直径 2～8mm，有分枝及众多纤细须根或其残基。表面灰黄色至棕黄色，栓皮纵裂，有时剥离。质硬而脆，断面不平坦，纤维性，黄白色。气微，味淡、微辛。

（2）白龙须：须根纤长，略弯曲，有分枝，长 10～30cm，直径 0.4～1.5mm。表面黄棕色或灰褐色，有纵纹，有的外皮纵裂。质硬而脆，断面黄白色。气微，味淡或微辛。

2. 商品规格

本品均为统货。

3. 道地药材

本品河南产者质佳。

4. 质量标志

本品以干燥、无杂质、须根多者为佳。

5. 显微特征

（1）组织鉴别：根横切面木栓层为 10 余列木栓细胞，皮层窄小，有时有石细胞。韧皮部外方有伴有纤维的石细胞群，石细胞类圆形、椭圆形；纤维类多角形，壁极厚，层纹明显，胞腔圆点状。韧皮部有单个纤维或小群纤维束。形成层环状。木质部导管单个散列或 3～5 个成群，初生木质部 3～4 原型。木射线宽 2～数列，细胞内有直径为 25～30μm 的草酸钙方晶，本品薄壁细胞中多含淀粉粒,有的含草酸钙簇晶,以韧皮射线为多。

（2）粉末鉴别:草酸钙簇晶众多,直径 18 ～ 75μm。韧皮纤维较多,淡黄色或黄棕色,多单个散在,呈长纺锤形成阔披针形,直径 33 ～ 55μm,壁极厚,胞腔狭,孔沟呈羽状排列,纹孔呈圆形或扁圆形。石细胞单个散在,大型,淡黄棕色,类圆形或不规则长圆形,直径 60 ～ 80μm 或更大,长可达 400μm。壁极厚,胞腔细小,纹孔密集,呈放射状排列。具缘纹孔导管直径 60 ～ 70μm,大的可达 500μm,具缘纹孔近六角形,互列,排列整齐而紧密,纹孔口狭长,常超出纹孔缘。木纤维多与木射线细胞相连成片;纤维呈长条形,直径 20 ～ 45μm,壁不甚厚,纹孔及孔沟均不明显。另可见淀粉粒和木射线细胞。

6. 化学组分

八角枫碱,喜树次碱等。

7. 理化特征

（1）化学定性

1）取本品粗粉 5g,加 1% 盐酸约 30ml,置水浴上加热 20 分钟,滤过。取滤液 3ml,分置于 2 支试管中,一管加碘化铋钾试液 2 ～ 3 滴,发生橙红色反应;一管加硅钨酸试液 2 ～ 3 滴,发生乳白色沉淀。

2）取上述滤液 2ml,用 1% 氢氧化钠溶液调 pH 为 9 ～ 10,以氯仿 2ml 提取,吸取氯仿液 1ml,且蒸发皿中加 2, 4- 二硝基氯苯结晶少许,自然挥干后,加氢氧化钾乙醇液 3 ～ 4 滴,即显紫色,并迅速消失。

（2）薄层色谱:取本品粉末 5g,以 0.5% 氢氧化钠调 pH 为 8 ～ 9,加氯仿 50ml 回流提取 30 分钟,提取液浓缩至干,残渣用 1% 盐酸溶解,蒸干,再加氯仿约 5ml 溶解。点样于硅胶 G 板上,以氯仿 - 甲醇（1：1）为展开剂,以盐酸八角枫碱为对照,展距 8cm,用改良碘化铋钾试液显色,斑点呈橙红色。

8. 贮藏

置阴凉干燥处。

（三）炮制与饮片

1. 药材炮制

取药材,除去杂质,闷润切片,干燥。

2. 饮片名称

八角枫。

3. 药品类别

祛风湿药。

4. 性状特征

本品呈不规则的片状,切面灰黄色或棕黄色,木质坚硬,味微辛（图 171-2）。

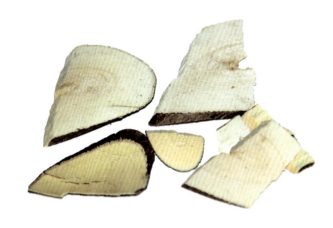

图 171-2　八角枫

5. 性味功能

本品性微温,味辛苦;有毒。祛风除湿,舒筋活络,散瘀止痛。用于风湿痹痛、麻木瘫痪、心力衰竭、劳伤腰痛、跌打损伤。

6. 用法用量

内服:煎汤,3 ～ 6g。外用:煎水洗。

7. 使用注意

有毒,孕妇忌服,小儿和年老体弱者慎用。

8. 贮藏

置阴凉干燥处。

（四）经典方剂与临床应用

风湿定片（《中国药典》）

原料: 八角枫 1500g,白芷 50g,徐长卿 150g,甘草 20g。

制作方法: 以上四味,白芷及徐长卿 15g 粉碎成细粉,过筛。剩余的徐长卿加水,浸润 2 小时,水蒸气蒸馏 6 小时,蒸馏液冷却,析晶,滤过,结晶（丹皮酚）备用;药渣与八角枫、甘草加水煎煮二次，每次 2 小时，煎液滤过，滤液合并浓缩至适量，与上述粉末混匀，干燥，研成细粉，加辅料适量，制颗粒，干燥，加入丹皮酚（用适量乙醇溶解），混匀，压制成 1000 片，包糖衣，即得。

功能主治： 散风除湿，通络止痛。用于风湿阻络所致的痹病，症见关节疼痛；风湿性关节炎，类风湿关节炎，肋神经痛，坐骨神经痛见上述证候者。

用法用量： 口服。1 次 4 片，1 日 2 次，6 天为 1 疗程。

172 菱角 Ling Jiao

（一）基原

1. 集解

菱始载于《名医别录》。《本草纲目》载："菱菱有湖泺处则有之。菱落泥中最易生发。有野菱、家菱，皆三月生蔓延引。叶浮水上，扁而有尖，光面如镜……或有三角、四角或两角、无角。野菱自生湖中，叶、实俱小。其角硬直刺人。家菱种于陂塘，叶、实俱大，角软而脆，亦有两角弯卷如弓形者。"目前一般将李时珍所说的家菱称之为菱。

2. 品种

菱角为双子叶植物纲菱科菱属植物菱 *Trapa bispinosa* Roxb. 的干燥成熟果实。

3. 分布

山东境内产于南四湖、东平湖及各地池塘、河湾、浅水中。

4. 生态

菱生于湖湾、池塘、河湾。

5. 形态特征

菱：一年生浮水水生草本。根二型：着泥根细铁丝状，着生水底水中；同化根，羽状细裂，裂片丝状。茎柔弱分枝。叶二型：浮水叶互生，聚生于主茎或分枝茎的顶端，呈旋叠状镶嵌排列在水面成莲座状的菱盘，叶片菱圆形或三角状菱圆形，表面深亮绿色，无毛，背面灰褐色或绿色，

主侧脉在背面稍突起，密被淡灰色或棕褐色短毛，脉间有棕色斑块，叶边缘中上部具不整齐的圆凹齿或锯齿，边缘中下部全缘，基部楔形或近圆形；果颈高 1mm，径 4～5mm，内有 1 白色种子。花期 5～10 月，果期 7～11 月（图 172-1 至图 172-3）。

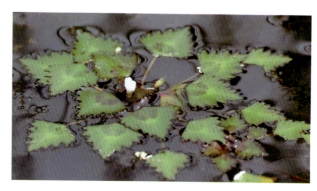

图 172-1 乌菱植株

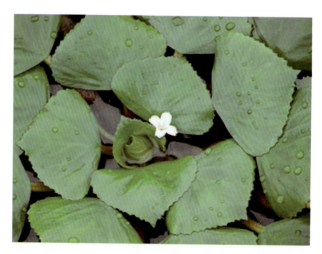

图 172-2 四角菱植株

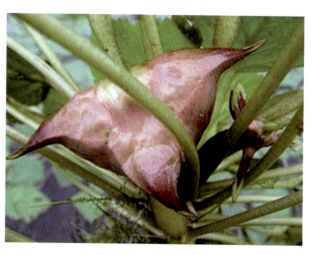

图 172-3 四角菱果实

6. 产地加工

秋季采收成熟果实，晒干。

（二）药材

1. 性状特征

果实为稍扁的倒三角形，顶端中央稍突起，两侧有刺，两刺间距离为 4 ～ 5cm，刺角长约 1cm，表面绿白或紫红色，果壳坚硬，木化。除去果壳，果肉青灰色或类白色，富粉性。气微，味甜而涩（图 172-4，图 172-5）。

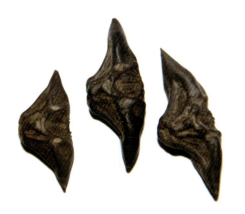

图 172-4 菱角 1

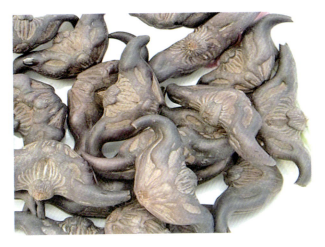

图 172-5 菱角 2

2. 商品规格

本品分四角菱、两角菱、无角南湖等规格，多为统货。

3. 道地药材

山东菏泽地区产者为道地药材。

4. 质量标志

本品以个大、果皮色深者为佳。

5. 化学组分

挥发油类：罗布麻宁，十六酸等。甾类：4，6，8（14），22-麦角甾四烯-3-酮，22-二氢-4-豆甾烯-3，6-二酮。此外，还含邻苯二甲酸二丁酯，三羟基苯甲酸及多糖等。

6. 贮藏

置阴凉干燥处。

（三）炮制与饮片

1. 药材炮制

取药材除去杂质，破开果壳，取果肉或煮熟后取果肉，干燥。

2. 饮片名称

菱角，菱角仁。

3. 药品类别

清热解暑药，补益药。

4. 性状特征

本品呈三角状元宝形，表面浅棕色或黄白色。断面白色，粉性，味甜（图 172-6）。

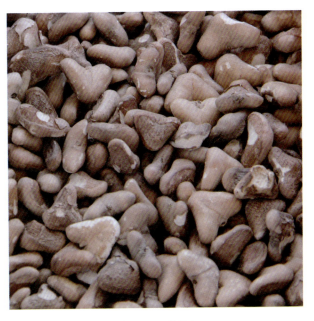

图 172-6 菱角仁

5. 性味功能

（1）菱角：性凉，味甘。清热解暑，除烦止渴。

（2）熟菱角：益气健脾。用于脾虚泄泻、暑热烦渴、醒酒、痢疾等。

6. 用法用量

内服：煎汤 9 ～ 15g，大剂量可用至 60g；或生食。清暑热、除烦渴，宜生用；补脾益胃，宜熟用。

7. 使用注意

患疟疾、痢疾者勿食。

8. 贮藏

置阴凉干燥处。防蛀。

（四）经典方剂与临床应用

十味石榴丸（《中国药典》）

处方：石榴 250g，肉桂 25g，白及 75g，荜茇 100g，红花 75g，豆蔻 125g，玉竹 100g，黄精 75g，菱角 75g，天花粉 75g。

制法：上为细末，过筛，混匀，每 100g 粉末加炼蜜 100 ～ 110g 制成大蜜丸，即得。

功能主治：温中健胃，暖肾祛寒。

用法用量：每服 1 丸，每日 2 次。

（五）食疗与药膳

1. 绿豆菱角粥

原料：绿豆、大米各 50g，菱角 100g，冰糖适量。

制作方法：将绿豆煮沸后，下大米、菱角煮至粥熟，冰糖调味即可。

功能主治：健脾养胃，清热解暑，生津止渴。适用于暑热伤津、身热心烦、口渴咽干、食欲减退、体倦神疲等。

用法用量：每日 1 剂。

2. 菱粉糕

原料：菱角、糯米粉各 500g，白糖 50g。

制作方法：将菱角去壳，晒干研成细末，和糯米粉，加白糖拌匀，入笼屉旺火蒸熟，取出切块即可。

功能主治：健脾胃，益气力。

173　五加皮 Wu Jia Pi

（一）基原

1. 集解

五加皮始载于《神农本草经》，列为上品。《本草图经》载："春生苗，茎叶俱青，作丛，赤茎，又似藤蔓，高三五尺，上有黑刺，叶生五叉，作簇者良。四叶、三叶者最多，为次。每一叶下生一刺。三四月开白花，结细青子，至六月渐黑色。根若荆根，皮黄黑，肉白，骨坚硬。"《本草纲目》载："此药以五叶交加者良，故名五加，又名五花。"

2. 品种

五加皮为双子叶植物纲五加科五加属植物细柱五加 *Acanthopanax gracilistylus* W. W. Smith 的干燥根皮。

3. 分布

山东境内的青岛、胶南、蒙山大洼林场、日照虎山有栽培。

4. 生态

生地海拔 200 ～ 1600m 的灌木丛林、林缘、山坡路旁和村落中，或栽培。

5. 形态特征

细柱五加：灌木，有时蔓生状，高 2 ～ 3m。枝灰棕，无刺或在叶柄基部单生扁平的刺。叶为掌状复叶，在长枝上互生，在短枝上簇生；叶柄长 3 ～ 8cm，常有细刺；小叶 5，稀为 3 或 4，中央一片最大，倒卵形至倒披针形，长 3 ～ 8cm，宽 1 ～ 3.5cm，先端尖或短渐尖，基部楔形，两面无毛，或沿脉上疏生刚毛，下面脉腋间有淡棕色簇毛，边缘有细锯齿。伞形花序腋生或单生于短枝顶端，直径约 2cm；总花梗长 1 ～ 2cm；花梗长 6 ～ 10mm；萼 5 齿裂；花黄绿色，花瓣 5，长圆状卵形，先端尖，开放时反郑；雄蕊 5，花丝细长；子房 2 室，花柱 2，分离或基部合生，柱头圆状。核果浆果状，扁球形，直径 5 ～ 6mm，成熟时黑色，宿存花柱反曲。种子 2 粒，细小，淡褐色。花期 4 ～ 7 月，果期 7 ～ 10 月（图 173-1，图 173-2）。

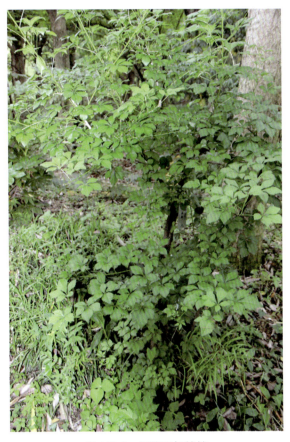

图 173-1　细柱五加植株

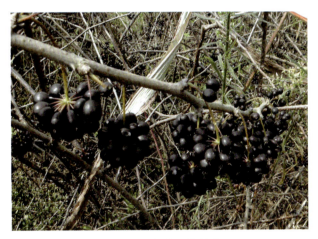

图 173-2　细柱五加果实

6. 产地加工

夏、秋二季采挖根部，洗净，剥取根皮，晒干。

（二）药材

1. 性状特征

根皮呈细筒状，单卷或双卷，少数呈碎片状，长短不一，多数长约10cm，筒径 0.4 ～ 1.4cm，厚约1mm。外表面灰褐色，有横向皮孔及纵皱；内表面淡黄色或淡黄棕色。质脆，易折断。断面淡灰黄色，略平坦。气微，味微苦、涩（图 173-3）。

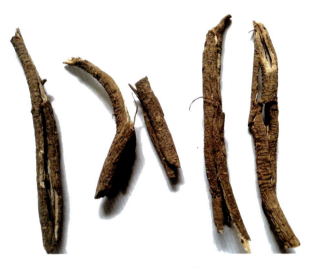

图 173-3　五加皮药材

2. 商品规格

本品一般分 1 ～ 2 个等级及统货。

3. 道地药材

本品江苏、安徽产者质佳。

4. 质量标志

本品以皮厚、粗长、气香、断面色灰白、无木心者为佳。

5. 显微特征

（1）组织鉴别：根皮横切面示木栓层为 4 ～ 8 列细胞，壁薄，有时可见不均匀地增厚；栓内层薄，细胞呈切向延长，有树脂道分布。韧皮部占根皮的极大部分，靠外侧裂隙甚多，树脂道较多，周围分泌细胞 4 ～ 11 个；射线宽 1 ～ 5 列细胞。薄壁细胞含草酸钙簇晶及细小淀粉粒（图 173-4）。

（2）粉末鉴别：粉末灰白色。草酸钙簇晶直径 8 ～ 64μm，有时含晶细胞连接，簇晶排列成行。木栓细胞长方形或多角形，壁薄；老根皮的木栓细胞有时壁不均匀增厚，有少数纹孔。分泌道碎片含无色或淡黄色分泌物。淀粉粒甚多，单粒多角形或类球形，直径 2 ～ 8μm；复粒由 2 分粒至数十分粒组成（图 173-5）。

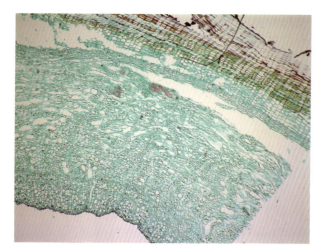

图 173-4　五加皮药材横切面组织特征

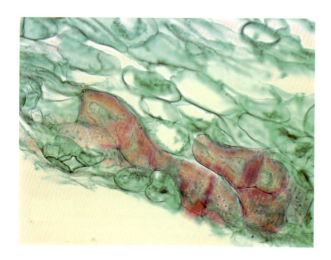

图 173-5　五加皮药材组织中的石细胞

6. 化学组分

木脂素类：刺五加苷（eleutheroside），丁香苷（syringin），右旋芝麻素（sesamin）等。挥发油：5-羟甲基-糠醛；3-甲基-2，5-呋喃二酮；左旋葡萄糖酮等。脂肪酸：棕榈酸，亚麻酸，亚麻仁油酸，花生酸，软脂酸等。此外，还含树脂，β-谷甾醇，α-及 β-香树脂醇，葡萄糖苷，维生素 A，维生素 B_1 等。

7. 理化特征

薄层色谱：取粉末 2g，加适量甲醇，温浸 2h，制成 100%（w/V）溶液作为供试液。另取紫丁香苷、贝壳杉烯酸、β-谷甾醇标准品适量，分别以甲醇为溶媒配成（1mg/ml）对照液。分别点于同一硅胶 G-0.8% CMC 薄层板上，以氯仿-甲醇-水（7：3：1）下层澄清液为展开剂。展开，取出，晾干。喷以 10% 硫酸溶液，于 110℃加热 4 分钟，出现 11 个荧光斑点。

8. 贮藏

置干燥通风处，防霉，防蛀。

（三）炮制与饮片

1. 药材炮制

取原药材，除去杂质，洗净，润透，切厚片，干燥。

2. 饮片名称

五加皮。

3. 药品类别

祛风湿药：祛风湿强筋骨药。

4. 性状特征

本品呈不规则的厚片，外表面灰褐色，有稍扭曲的纵皱纹及横长皮孔样斑痕；内表面淡黄色或灰黄色，有细纵纹。切面不整齐，灰白色。气微香，味微辣而苦（图 173-6）。

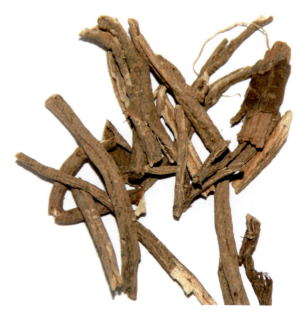

图 173-6　五加皮

5. 质量要求

（1）水分：不得过 11.0%。

（2）总灰分：不得过 11.5%。

（3）酸不溶性灰分：不得过 3.5%。

（4）浸出物：用热浸法测定，乙醇作溶剂，不得少于 10.5%。

6. 性味功能

本品性温，味辛、苦。祛风湿，补肝肾，强筋骨。用于风湿痹痛、筋骨痿软、小儿行迟、体虚乏力、水肿、脚气。

7. 用法用量

内服：煎汤，4.5～9g。

8. 使用注意

阴虚火旺者慎服。

9. 贮藏

置干燥通风处，防霉，防蛀。

（四）经典方剂与临床应用

五加皮酒（《本草纲目》）

处方： 五加皮 50g，当归 45g，牛膝 75g，高粱米酒 1000ml。

制法： 先将五加皮洗净，刮去骨；与当归、牛膝一起放入砂锅内同煎 40 分钟，然后去渣取汁，兑入高粱米酒中。

功能主治： 散风除湿，强筋壮骨。用于风湿麻痹、四肢拘挛、腰腿软而无力，或膝痛不可屈伸。

用法用量： 每次 10～30ml，每日早晚 2 次，将酒温热服用。

（五）食疗与药膳

五加皮炖母鸡

原料： 五加皮 60g，老母鸡 1 只，生姜 3 片，盐适量。

制作方法： 老母鸡去头、足及内脏，与五加皮加水炖熟，取汤及鸡腿。

功能主治： 祛风除湿，活血止痛。用于肝肾亏损，痰湿凝结型类风湿关节炎。

174 人参 Ren Shen

（一）基原

1. 集解

人参始载于《神农本草经》，列为上品。原名"人葠"。《本草图经》载："春生苗，多于深山中背阴近椴漆下湿润处，初生小叶者三四寸许，一桠五叶；四五年后生两桠五叶，未有花茎；至十年后生三桠；年深者生四桠，各五叶，中心生一茎，俗名百尺杆；三月四月有花，细小如粟，蕊如丝，紫白色，秋后结子，或七八枚，如大豆，生青熟红，自落。"李时珍曰："人参因根如人形而得名。"

2. 品种

人参为双子叶植物纲五加科五加属植物人参 *Panax ginseng* C. A. Mey. 栽培品或野生品的干燥根。

3. 分布

山东境内的烟台、威海、潍坊曾有少量引种栽培。

4. 生态

人参生于海拔数百米的落叶阔叶林或针叶林混交林下，栽培于富含有机质、通透性良好的砂质土壤或腐殖质土壤。

5. 形态特征

人参：多年生草本。主根肉质，圆柱形或纺锤形，须根细长；根状茎（芦头）短，上有茎痕（芦碗）和芽苞；茎单生，直立，高 40～60cm。叶为掌状复叶，2～6 枚轮生茎顶，依年龄而异：1 年生有 3 小叶，2 年生有 5 小叶 1～2 枚，3 年生 2～3 枚，4 年生 3～4 枚，5 年生以上 4～5 枚，最多的 6 枚；小叶 3～5，中部的 1 片最大，卵形或椭圆形，长 3～12cm，宽 1～4cm，基部楔形，先端渐尖，边缘有细尖锯齿，上面沿中脉疏被刚毛。伞形花序顶生，花小；花蕾钟形，具 5 齿；花瓣 5，淡黄绿色；雄蕊 5，花丝短，花药球形；子房下位，2 室，花柱 1，柱头 2 裂。浆果状核果扁球形或肾形，成熟时鲜红色；种子 2，扁圆形，黄白色。通常 3 年开花，5～6 年结果，花期 5～6 月，果期 6～9 月。栽培者为"园参"，野生者为"山参"（图 174-1，图 174-2）。

6. 产地加工

人参多于秋季采挖，洗净经晒干或烘干。

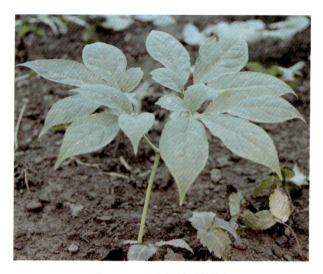

图 174-1 人参植株（栽培）

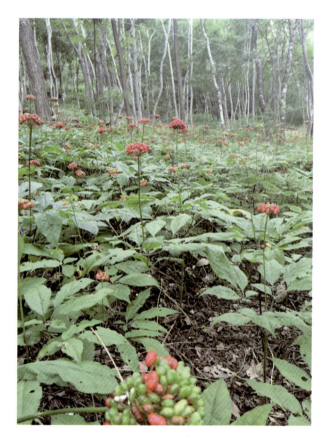

图 174-2 人参植株（林下）

根及少数细侧根，长 8～12cm，支根下部又生多数细长的须根，其表面有时有不明显的细小疣状突起。表面淡黄棕色，有不规则纵皱纹及细横纹，主根横纹常细密断续成环；支根表面有少数横长皮孔。质硬。断面黄白色，皮部多放射状裂隙，散有黄棕色小点。气特异而香，味微甜、苦（图 174-3 至图 174-5）。

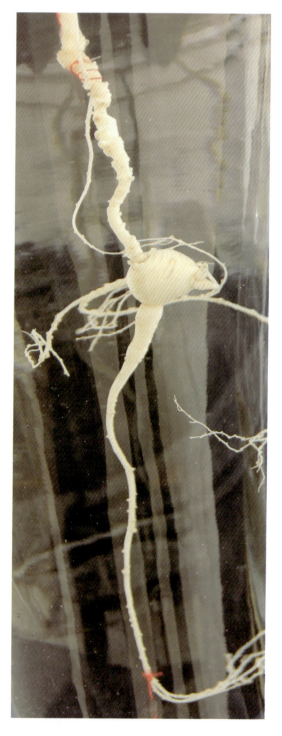

图 174-3 山参药材（疙瘩体）

（二）药材

1. 性状特征

（1）生晒参：生晒品主根呈圆锥形或纺锤形，长 3～15cm，直径 1～3cm；上端连接较细的根茎，长 2～5cm，有碗状茎痕 4～6 个，交互排列，顶端茎痕旁常可见冬芽；下部分出 2～4 支

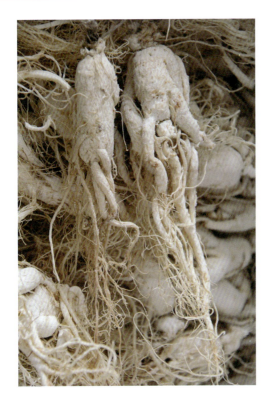

图 174-4 生晒参药材（冻干）

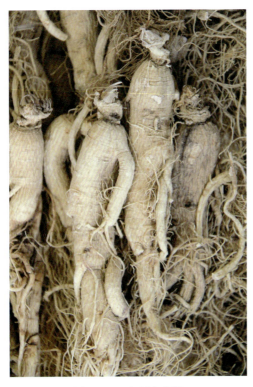

图 174-5 生晒参药材

（2）红参：蒸制品主根呈纺锤形或圆柱形，长 3 ～ 10cm，直径 1 ～ 2cm。表面半透明，红棕色，偶有不透明的暗黄褐色斑块，具纵沟、皱纹及细根痕，上部有断续的不明显环纹；下部有 2 ～ 3

条扭曲交叉的支根，并带弯曲的须根或仅具须根残迹。根茎（芦头）长 1 ～ 2cm，上有数个凹窝状茎痕（芦碗），有的带有 1 ～ 2 条完整或折断的不定根（芐）。质硬而脆，断面平坦，角质样。气微香而特异，味甘、微苦（图 174-6，图 174-7）。

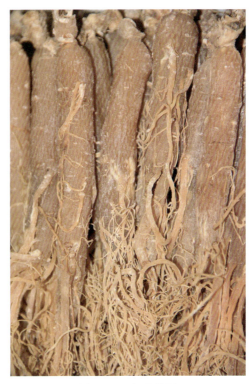

图 174-6 红参药材

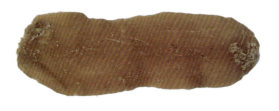

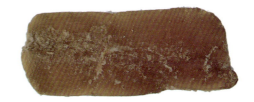

图 174-7 红参

2. 商品规格

（1）山参：见图 174-8，图 174-9。

1）一等品：主根粗短呈横灵体，支根八字分开，五形全美。有圆芦。芦中间丰满，形似枣核。

皮紧细。主根上部纹紧密而深。须根清疏而长，质坚韧，有明显的珍珠疙瘩。表面牙白色或黄白色，断面白色。味甜、微苦。每支重100g以上，芦帽不超过主根重量的25%。无瘢痕、杂质、虫蛀、霉变。

2）二等品：每支重55g以上，余同一等。

3）三等品：每支重32.5g以上，余同一等。

4）四等品：每支重20g以上，余同一等。

5）五等品：每支重12.5g以上，芦帽不超过主根重量的40%。余同一等。

6）六等品：根部呈横灵体、顺体、畸形体（笨体）。每支重6.5g以上，芦帽不大，无杂质、虫蛀、霉变。余同一等。

7）七等品：根部呈横灵体、顺体、畸形体。有圆芦。有芦或无芦。皮紧细。主根上部横纹紧密而深。须根清疏而长，有珍珠疙瘩。表面牙白色或黄白色，断面白色。味甜、微苦。每支重4g以上，无杂质、虫蛀、霉变。

8）八等品：每支重2g以上。间有芦须不全的残次品。余同七等。

（2）园参边条鲜参

1）一等品：鲜货。根呈长圆柱形，芦长、身长、腿长，有2～3个分枝。须芦齐全，体长不短于20cm。浆足，丰满。每支重125g以上，芦帽不超过15%。不烂，无瘢痕、水锈、泥土、杂质。

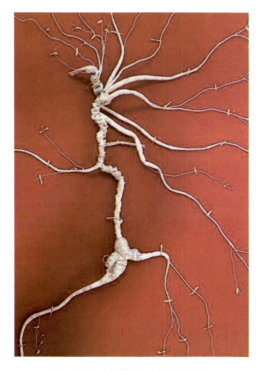

图174-8 山参药材（横灵体）

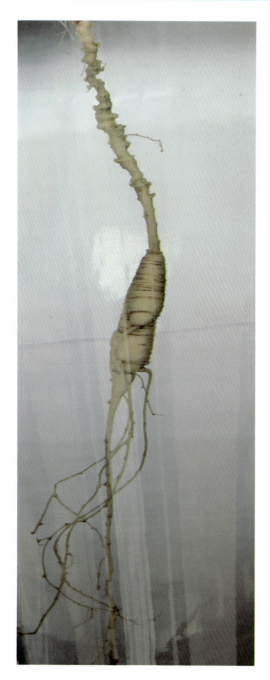

图174-9 山参药材（顺体）

2）二等品：体长不短于18.3cm。每支重85g以上。余同一等。

3）三等品：体长不短于16.7cm。每支重60g以上。余同一等。

4）四等品：体长不短于15cm。每支重45g以上。余同一等。

5）五等品：体长不短于13.3cm。每支重35g以上。不烂，无泥土、杂质。余同一等。

6）六等品：每支重25g以上。余同五等。

7）七等品：鲜货。根呈长圆柱形，须芦齐全。

浆足，丰满。每支重 12.5g 以上。不烂，无泥土、杂质。

8）八等品：鲜货。根呈长圆柱形，凡不合以上规格和缺须少芦、破断根条者。每支重 5g 以上。不烂，无泥土，杂质。

（3）普通鲜参

1）特等品：鲜货。根呈圆柱形，有分枝，须芦齐全，浆足。每支重 100～150g。不烂，无瘢痕、水锈、泥土、杂质。

2）一等品：每支重 62.5g 以上。余同特等。

3）二等品：每支重 41.5g 以上。余同特等。

4）三等品：每支重 31.5g 以上。余同特等。

5）四等品：每支重 25g 以上。不烂，无泥土、杂质。余同特等。

6）五等品：每支重 12.5g 以上。余同四等。

7）六等品：鲜货。根呈圆柱形，每支重 5g 以上。不合以上规格和缺须少芦折断者。不烂，无泥土。

（4）16 边条红参

1）一等品：根呈长圆柱形，芦长、身长、腿长，体长 18.3cm 以上，有 2～3 个分枝。表面棕红或淡棕色，有光泽，上部色较淡，有皮有肉。质坚实，断面角质样。气香，味苦。每 500g 16 支以内，每支 31.3g 以上。无中尾、黄皮、破疤、虫蛀、霉变、杂质。

2）二等品：表面棕红色或棕色，稍有黄皮，抽沟，干痕，无中尾、虫蛀、霉变、杂质。余同一等。

3）三等品：色泽较差。有黄皮、抽沟、破痕，腿红。无中尾、虫蛀、霉变、杂质。余同一等。

（5）25 边条红参

1）一等品：根呈长圆柱形，芦长、身长、腿长，体长 16.7cm 以上，有 2～3 个分枝。表面棕红色或淡棕色，有光泽，上部色较浅，有皮有肉。质坚实，断面角质样。气香，味苦。每 500g 25 支以内，每支 20g 以上。无中尾、黄皮、破疤、虫蛀、霉变、杂质。

2）二等品：表面稍有黄皮、抽沟、干疤。无中尾、虫蛀、霉变、杂质。余同一等。

3）三等品：色泽较差。有黄皮、抽沟、破疤，腿红。无中尾、虫蛀、霉变、杂质。余同一等。

（6）35 边条红参

1）一等品：根呈长圆柱形，芦长、身长、腿长，体长 15cm 以上，有 2～3 个分枝。表面棕红色或

淡棕色，有光泽，上部色较浅，有皮有肉。质坚实，断面角质样。气香，味苦。每 500g 35 支以内，每支 14.3g 以上。无中尾、黄皮、破疤、虫蛀、霉变、杂质。

2）二等品：表面稍有黄皮、抽沟、干疤。无中尾、虫蛀、霉变、杂质。余同一等。

3）三等品：色泽较差。有黄皮、抽沟、破疤，腿红。余同一等。

（7）45 边条红参

1）一等品：根呈长圆柱形，芦大、身长、腿长，体长 13.3cm 以上，有 2～3 个分枝。表面棕红色或淡棕色，有光泽，上部色较淡，有皮有肉。质坚实，断面角质样。气香，味苦。每 500g 45 支以内，支头均匀。无中尾、黄皮、破疤、虫蛀、霉变、杂质。

2）二等品：稍有黄皮、抽沟、干疤。余同一等。

3）三等品：色泽较差。有黄皮、抽沟、破痕，腿红。余同一等。

（8）55 边条红参

1）一等品：根呈长圆柱形，芦长、身长、腿长，体长 11.7cm 以上，有 2～3 个分枝。表面棕红色或淡棕色，有光泽，上部色较淡，有皮有肉。质坚实，断面角质样。气香，味苦。每 500g 55 支以内，支头均匀。无中尾、黄皮、破疤、虫蛀、霉变、杂质。

2）二等品：稍有黄皮、抽沟、干疤。余同一等。

3）三等品：色泽较差。有黄皮、抽沟、破疤，腿红。余同一等。

（9）80 边条红参

1）一等品：根呈长圆柱形，芦长、身长、腿长，体长 11.7cm 以上。表面棕红或淡棕色，有光泽，上部色较淡，有皮有肉。质坚实，断面角质样。气香，味苦。每 500g 80 支以内，支头均匀。无中尾、黄皮、破疤、虫蛀、霉变、杂质。

2）二等品：稍有黄皮、抽沟、干疤。余同一等。

3）三等品：色泽较差。有黄皮、抽沟、破疤，腿红。余同一等。

（10）小货边条红参

1）一等品：根呈长圆柱形。表面棕红或淡棕色，有光泽，上部色较淡，有皮有肉。断面角质样。气香，味苦。支头均匀。无中尾、黄皮、破疤、虫蛀、霉变、杂质。

2）二等品：有黄皮，但不超过身长的 1/2。稍有抽沟、干疤。余同一等。

3）三等品：色泽较差。有黄皮、抽沟、破疤，

腿红。余同一等。

（11）20 普通红参

1）一等品：根呈圆柱形。表面棕红或淡棕色，有光泽。质坚实，断面角质样。无细腿、破痕、黄皮、虫蛀。气香，味苦。每 500g 20 支以内，每支 25g 以上。

2）二等品：稍有干疤、黄皮、抽沟。余同一等。

3）三等品：色泽较差。有黄皮、干疤、抽沟，腿红。余同一等。

（12）35 普通红参

1）一等品：根呈圆柱形。表面棕红或淡棕色，有光泽。质坚实，断面角质样。每 500g 32 支以内，每支 15.6g 以上。无细腿、破痕、黄皮、虫蛀。

2）二等品：稍有干疤、黄皮、抽沟，腿红。余同一等。

（13）48 普通红参

1）一等品：根呈圆柱形。表面棕红或淡棕色，有光泽。质坚实，断面角质样。气香，味苦。每 500g 48 支以内，支头均匀。无细腿、破痕、黄皮、虫蛀。

2）二等品：稍有干疤、黄皮、抽沟。余同一等。

3）三等品：色泽较差。有黄皮、干疤、抽沟，腿红。余同一等。

（14）64 普通红参

1）一等品：根呈圆柱形。表面棕红或淡棕色，有光泽。质坚实，断面角质样。气香，味苦。每 500g 64 支以内，支头均匀。无细腿、破痕、黄皮、虫蛀。

2）二等品：稍有干疤、黄皮、抽沟。无细腿、虫蛀。余同一等。

3）三等品：色泽较差。有黄皮、干疤、抽沟，腿红。

（15）80 普通红参

1）一等品：根呈圆柱形。表面棕红或淡棕色，有光泽。质坚实，断面角质样。每 500g 80 支以内，支头均匀。无细腿、破疤、黄皮、虫蛀。

2）二等品：稍有干疤、黄皮、抽沟。余同一等。

3）三等品：色泽较差。有黄皮、干疤、抽沟，腿红。余同一等。

（16）小货普通红参

1）一等品：根呈圆柱形。表面棕红或淡红色，有光泽。质坚实，断面角质样。气香，味苦。支头均匀。无细腿、破疤、黄皮、虫蛀。

2）二等品：稍有干疤、黄皮、抽沟。余同一等。

3）三等品：色泽较差。有黄皮、干疤、抽沟，腿红。红混须统货，根须呈长条形或弯曲状。棕红色或橙红色，有光泽，半透明。断面角质样。气香，味苦。须条长短不分，其中直须 50% 以上。无碎末、杂质、虫蛀、霉变。

（17）红直须：见图 174-10。

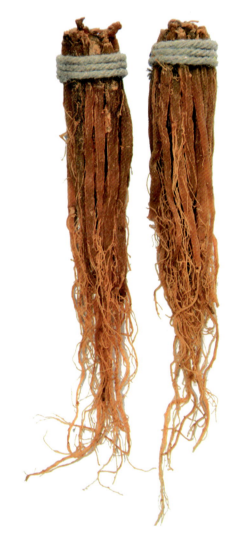

图 174-10　红直须药材

1）一等品：根须呈长条形，粗壮均匀。棕红色或橙色，有光泽，半透明状。断面角质样。气香，味苦。长 13.3cm 以上。无干浆、毛须、杂质、虫蛀、霉变。

2）二等品：长 13.3cm 以下，最短不低于 8.3cm。余同一等。

（18）红弯须：统货，根须呈条形弯曲状，粗细不均。橙红色或棕黄色，有光泽，呈半透明状。气香，味苦。无碎末、杂质、虫蛀、霉变。

干浆参统货，根呈圆柱形，体质轻泡，瘪瘦或多抽沟。表面棕黄色或黄白色。味苦。无杂质、虫蛀、霉变。

（19）全须生晒参

1）一等品：根呈圆柱形，有分枝。体轻有抽沟，有芦帽，芦须全。表面白色或较深，断面黄白色。气香，味苦。每支重 10g 以上，绑尾或不绑尾。无破疤、杂质、虫蛀、霉变。

2）二等品：每支重 7.5g 以上。余同一等。

3）三等品：每支重 5g 以上。余同一等。

4）四等品：大小支不分，绑尾或不绑尾。芦须不全，间有折断。无杂质、虫蛀、霉变。

（20）生晒参

1）一等品：根呈圆柱形，体轻有抽沟，去净芦须。表面黄白色。气香，味苦。每 500g 80 支以内。无破疤、杂质、虫蛀、霉变。

2）二等品：每 500g 60 支以内。余同一等。

3）三等品：每 500g 100 支以内。无杂质、虫蛀、霉变。余同一等。

4）四等品：体轻有抽沟、死皮。每 500g 130 支以内。无杂质、虫蛀、霉变。余同一等。

5）五等品：每 500g 130 支以外。余同四等。

（21）白干参

1）一等品：根呈圆柱形，去净支根。皮细，色白，芦小，质充实。断面白色。气香，味苦。每 500g 60 支以内，支条均匀。无抽沟、皱皮、水锈、杂质、虫蛀、霉变。

2）二等品：每 500g 80 支以内。余同一等。

3）三等品：表面稍有抽沟、水锈。每 500g 100 支以内。无杂质、虫蛀、霉变。余同一等。

4）四等品：表面有抽沟、水锈。每 500g 100 支以外。无杂质、虫蛀、霉变。余同一等。

（22）皮尾参：统货，根呈圆柱形，条状，无分枝。表面灰棕色，断面黄白色，气香，味苦。无杂质、虫蛀、霉变。

（23）白混须：统货，根须呈长条形或弯曲状。表面、断面均匀黄白色。气香，味苦。须条长短不分，其中直须占 50% 以上。无碎末、杂质、虫蛀、霉变。

（24）白直须（图 174-11）

1）一等品：根须呈条状，有光泽。表面、断面均呈黄白色。气香，味苦。长 13.3cm 以上，条

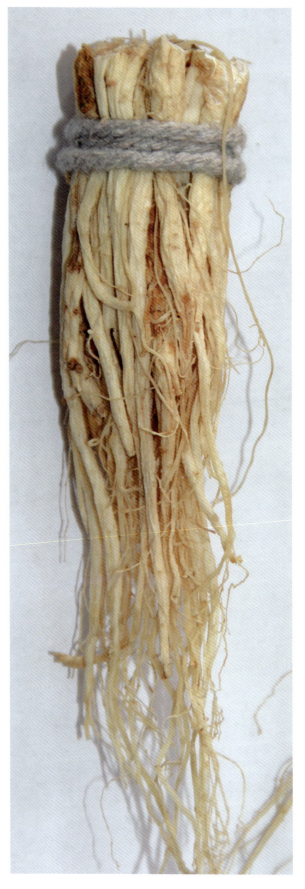

图 174-11　白直须药材

大小均匀。无水锈、破皮、杂质、虫蛀、霉变。

（2）二等品：长 13.3cm 以下，最短不低于 8.3cm。余同一等。

（25）白糖参

1）一等品：根呈圆柱形，芦须齐全，体充实，支条均匀。表面和断面均为白色。味甜，微苦。不返糖，无浮糖、碎芦、杂质、虫蛀、霉变。

2）二等品：大小不分，表面黄白色，断面白色。余同一等。

注：芦变、趴货（图 174-12）、池底、籽种、移山参（图 174-13），因数量不大，一般按山参八等或九等收购。

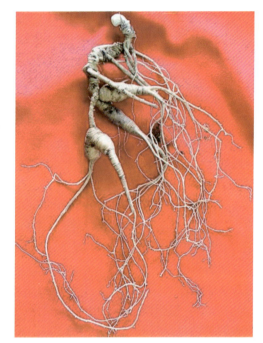

图 174-13　移山参药材

4. 质量标志

（1）生晒参：以完整、条粗、色灰黄、质硬者为佳。

（2）红参：以完整、条粗长、色红棕、半透明、无暗褐色斑者为佳。

5. 显微特征

（1）组织鉴别：横切面示木栓层为数列细胞。栓内层窄。韧皮部外侧有裂隙，内侧薄壁细胞排列较紧密，有树脂道散在，内含黄色分泌物。形成层成环。木质部射线宽广，导管单个散在或数个相聚，断续排列成放射状，导管旁偶有非木化的纤维。薄壁细胞含草酸钙簇晶（图 174-14）。

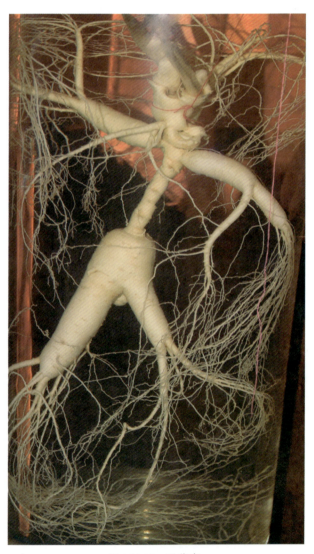

图 174-12　趴货参

3. 道地药材

本品以吉林省、辽宁省产者为道地药材。

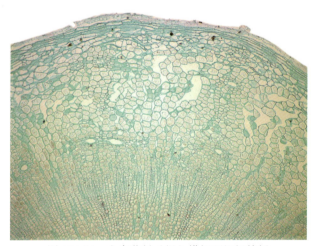

图 174-14　人参药材（根）横切面组织特征

（2）粉末鉴别：粉末淡黄白色。树脂道碎片易见，含黄色块状分泌物。草酸钙簇晶直径 20～68μm，棱角锐尖。木栓细胞表面观类方形或多角形，壁细波状弯曲。网纹导管和梯纹导管直径 10～56μm。淀粉粒甚多，单粒类球形、半圆形或不规则多角形，直径 4～20μm，脐点点状或裂缝状；复粒由 2～6 分粒组成（图 174-15）。

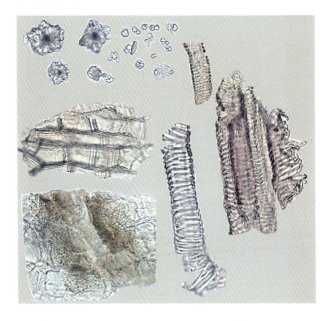

图 174-15 人参药材粉末显微特征

6. 化学组分

三萜皂苷类：人参皂苷 Ra$_{1～3}$，Rb$_{1～3}$，Rc，Rd，Re，Rf，Rg$_{1～3}$（ginsenoside Ra$_{1～3}$，Rb$_{1～3}$，Rc，Rd，Re，Rf，Rg$_{1～3}$）；西洋参皂苷 R$_1$，R$_2$（quinguenoside R$_1$，R$_2$）；三七皂苷 Rt，R$_2$，R$_4$（notoginsenoside Rt，R$_2$，R$_4$）等。多炔类：人参炔醇（panaxynol），人参环氧炔醇（panaxydol），人参炔三醇（panaxytriol）等。糖类：人参三糖（panose），人参多糖（panaxan），葡萄糖等。磷脂类：溶血磷脂酰胆碱（lysophosphatidylcholine），磷脂酰肌醇（phosphatidylinositol），磷脂酰丝氨酸（phosphatidylserine），磷脂酸（phosphatidicacid）等。

7. 理化特征

薄层色谱：取本品粉末 1g，加三氯甲烷 40ml，加热回流 1 小时，弃去三氯甲烷液，药渣挥干溶剂，加水 0.5ml 搅拌湿润，加水饱和正丁醇 10ml，超声处理 30 分钟，吸取上清液加 3 倍量氨试液，摇匀，放置分层，取上层液蒸干，残渣加甲醇 1ml 使溶解，作为供试品溶液。另取人参对照药材 1g，同法制成对照药材溶液。再取人参皂苷 Rb$_1$ 对照品、人参皂苷 Re 对照品、人参皂苷 Rf 对照品及人参皂苷 Rg$_1$ 对照品，加甲醇制成每毫升各含 2mg 的混合溶液，作为对照品溶液。吸取上述三种溶液各 1～2μl，分别点于同一硅胶 G 薄层板上，以三氯甲烷 - 乙酸乙酯 - 甲醇 - 水（15：40：22：10）10℃以下放置的下层溶液为展开剂，展开，取出，晾干，喷以 10% 硫酸乙醇溶液，在 105℃加热至斑点显色清晰，分别置日光和紫外光灯（365nm）下检视。供试品色谱中，在与对照药材色谱和对照品色谱相应位置上，分别显相同颜色的斑点或荧光斑点。

8. 贮藏

用木盒或纸盒装，同时放少量细辛置石灰缸内保存，可防霉蛀。

（三）炮制与饮片

1. 药材炮制

（1）白参：直接采收，未经处理的人参，晒干。

（2）红参：用高温蒸汽蒸 2 小时直至全熟为止，干燥后除去参须，再压成不规则方柱状。

（3）生晒山参：山参经晒干。

2. 饮片名称

人参，白参，红参。

3. 药品类别

补虚药：补气药。

4. 性状特征

（1）红参片：本品呈横片或斜片，红棕色，半透明，质坚而脆，断面中央有浅色圆心。气香，味甜、微苦（图 174-16）。

（2）白参片：本品呈横切或顺片，外皮松泡，白色，质嫩而薄，断面黄白色。气微香，味甜，嚼之能化（图 174-17）。

（3）生晒参片：本品外皮灰黄色，体轻质脆，断面灰白色，显菊花纹。香气特异，味甜、微苦。

5. 质量要求

（1）水分：不得过 12.0%。

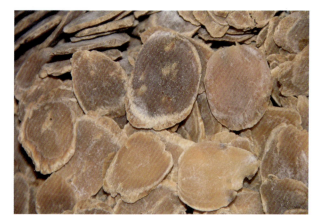

图 174-16　红参

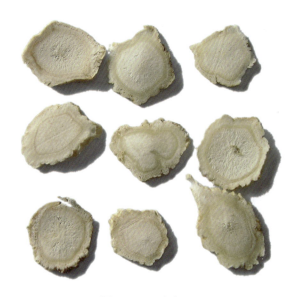

图 174-17　白参

（2）总灰分：不得过 5.0%。

（3）农药残留量：用农药残留量测定法有机氯农药残留量测定，六六六（总 BHC）不得过 0.2mg/kg；滴滴涕（总 DDT）不得过 0.2mg/kg；五氯硝基苯（PCNB）不得过 0.1mg/kg；六氯苯不得过 0.1mg/kg；七氯（七氯、环氧七氯之和）不得过 0.05mg/kg；艾氏剂不得过 0.05mg/kg；氯丹（顺式氯丹、反式氯丹、氧化氯丹之和）不得过 0.1mg/kg。

（4）含量测定：用高效液相色谱法测定，本品含人参皂苷 Rg_1（$C_{42}H_{72}O_{14}$）和人参皂苷 Re（$C_{48}H_{82}O_{18}$）的总量不得少于 0.27%，人参皂苷 Rb_1（$C_{54}H_{92}O_{23}$）不得少于 0.20%。

6. 性味功能

本品性温，味甘、微苦。大补元气，养血生津，宁神益智。用于气血虚弱、津液不足、神倦、食少无力、气短喘促、多汗、惊悸健忘、口渴不止、阳痿及一切急慢性病引起的虚脱等。

7. 用法用量

水煎口服，3 ～ 16g。宜文火另煎，将参汁兑入其他药汤内饮服。研末吞服，每次 1 ～ 2g，日服 2 ～ 3 次。挽救虚脱，可用 15 ～ 30g 煎汁分数次灌服。或入丸、散。

8. 配伍禁忌

本品反藜芦，畏五灵脂，恶皂荚。

9. 使用注意

本品实证、热证而正气不虚者忌服。

10. 贮藏

本品用木盒或纸盒装，同时放少量细辛置石灰缸内保存，可防霉蛀。

（四）经典方剂与临床应用

四君子汤（《太平惠民和剂局方》）

处方： 人参（去芦）、甘草（炙）、茯苓（去皮）、白术各等分。

制法： 上为细末。

功能主治： 用于荣卫气虚、脏腑怯弱、心腹胀满、全不思食、肠鸣泄泻、呕哕吐逆，大宜服之。

用法用量： 每服二钱，水一盏，煎至七分，通口服，不拘时，入盐少许，白汤点亦得。

（五）食疗与药膳

人参枸杞酒

原料： 白酒 1000g，人参 2g，枸杞子 35g，熟地黄 10g，冰糖 40g。

制作方法： 人参烘软切片；枸杞子除去杂质；人参、枸杞子、熟地黄用纱布袋装上，扎口备用；冰糖放入锅中，用适量水加热溶化至沸，炼至色黄时，趁热用纱布过滤，去渣备用；白酒装入酒坛内，将中药袋放入酒中，加盖密封；浸泡 10 ～ 15 天，每日搅拌一次，泡至药味尽淡；用细布滤除沉淀，加入冰糖搅匀，再静置过滤，澄明即成。

功能主治： 宜于病后体虚及贫血、营养不良、神经衰弱、糖尿病患者使用。

使用注意：人参不宜与茶同服，反黎芦，畏五灵脂，恶皂荚、卤碱、黑豆，动紫石英。

175 西洋参 Xi Yang Shen

（一）基原

1. 集解

西洋参始载于《本草纲目拾遗》。因产于大西洋沿岸的加拿大、美国，故称为"西洋参"。

2. 品种

西洋参为双子叶植物纲五加科人参属植物西洋参 *Panax quinquefolium* L. 栽培品的干燥根。

3. 分布

山东境内的威海（文登）、荣成、烟台（莱阳）、潍坊等地有引种栽培。

4. 生态

西洋参栽培于透水性好、肥沃并夹有大粒粗砂的砂质土壤。

5. 形态特征

西洋参：多年生草本植物，主根肉质，纺锤形。茎单一，高 20 ～ 60cm。掌状复叶 3 ～ 4 轮生茎端；小叶通常 5，有柄，倒卵状长圆形，下面一对卵形或近圆形，边缘有不整齐锯齿。伞形花序单生茎顶，着花 6 ～ 20 朵；花小，黄绿色；萼有 5 齿；花瓣 5；雄蕊 5；心皮 2，子房下位，2室，花柱 2。浆果状核果，熟时鲜红色（图 175-1至图 175-3）。

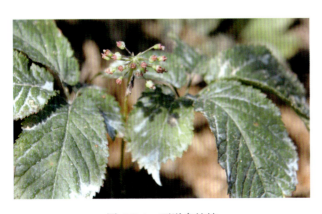

图 175-1 西洋参植株

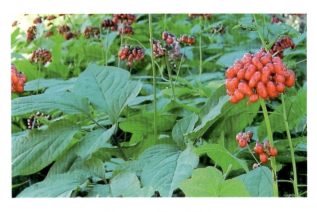

图 175-2 西洋参果实

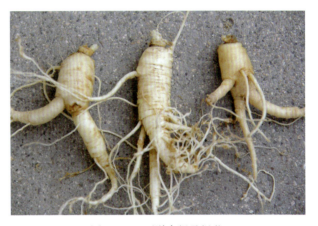

图 175-3 西洋参根及根茎

6. 产地加工

选取生长 3 ～ 6 年的根，于秋季采挖，除去分枝、须尾，晒干。喷水湿润，撞去外皮，再用硫黄熏之。晒干后，颜色白起粉的称为"粉光西洋参"，又称"去皮参"。挖出后，带栓皮晒干或烘干的，习称"原皮西洋参"，又称"面参"。

（二）药材

1. 性状特征

根呈纺锤形、圆柱形或圆锥形，长 3 ～ 12cm，直径 0.8 ～ 2cm。表面浅黄褐色或黄白色，可见横向环纹和线形皮孔状突起，并有细密浅纵皱纹和须根痕。主根中下部有一至数条侧根，多已折断。有的上端有根茎（芦头），环节明显，茎痕（芦碗）圆形或半圆形，具不定根（艼）或已折断。体重，质坚实，不易折断，断面平坦，浅黄白色，略显粉性，皮部可见黄棕色点状树脂道，形成层环纹，棕黄色，木部略呈放射状纹理。气微而特异，味微苦、甜（图 175-4，图 175-5）。

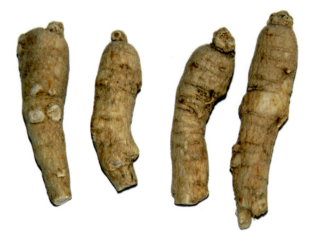

图 175-4　西洋参药材（长枝）

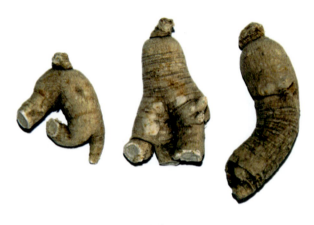

图 175-5　西洋参药材（短枝）

2. 商品规格

本品以支头大小分档，分 15、20、30、60、80、150、200、300、500、600、700、800 支等。或统货。

3. 道地药材

山东文登产者为道地药材。文登市的纬度、地理、气候和西洋参的原产地相近。"文登西洋参"已注册了国家地理标志产品，与吉林、北京怀柔形成了三大西洋参种植基地。

4. 质量标志

本品以条粗短、皮细、横纹紧密、质硬而重、气味浓郁者为佳。

5. 显微特征

（1）组织鉴别：横切面示木栓层为数列木栓细胞。皮层有树脂道散去。木质部射线宽广、导管单个散在或数个相聚（图 175-6）。

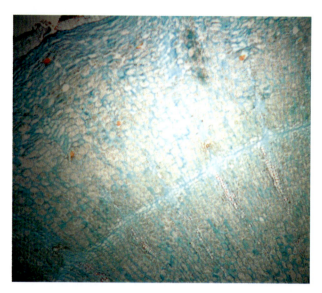

图 175-6　西洋参药材横切面组织特征

（2）粉末鉴别：淡米黄色或淡黄白色。①树脂道纵断面观呈管道状，内含大量金黄色油滴状分泌物和少量橘状分泌物和少量橘红色条块状分泌物；横断面观呈类圆形、圆多角形或类长圆形，内径 34～340μm，由 5～11 个分泌细胞围成，分泌物多呈油滴状，少为颗粒状或团块状；周围分泌细胞中含油滴状或颗粒状分泌物。②草酸钙簇晶较多，直径 17～78μm。③木栓细胞无色、淡黄色或淡黄棕色，表面观类多角形或类方形，垂周壁薄，细波状弯曲，内偶见草酸钼小方晶。④导管主要为网纹、梯纹导管，少数为环纹、螺纹、穿孔多位于侧壁。⑤薄壁细胞类圆形或类长圆形，含细颗粒状物。⑥淀粉粒单粒类圆形、类椭圆形或卵形，直径 7～22μm，脐点点状、裂缝状、人字状或 V 字形，当选数十字形，层纹不明显；复粒较少，2～8 分粒组成。

6. 化学组分

三萜皂苷类：人参皂苷 $Rb_{1～3}$，Rc，Rd，Re，Rf，$Rg_{2,3,6,8}$（ginsenoside $Rb_{1～3}$，Rc，Rd，Re，Rf，$Rg_{2,3,6,8}$）；西洋参皂苷 R_1（quinguenoside R_1）；三七皂苷 K（notoginsenoside K）等。多炔类：镰叶芹醇，人参环氧炔醇（panaxydol），人参炔三醇（panaxytriol）等。糖类：人参三糖（panose），山梨糖（sorbose），果糖，麦芽糖等。磷脂类：溶血磷脂酰胆碱（lysophosphatidylcholine），磷脂酰胆碱（phosphatidylcholine），双磷脂酰甘油

（dipkosphatidylglycerol）等。

7. 理化特征

薄层色谱：取本品粉末 1g，加甲醇 25ml，加热回流 30 分钟，滤过，滤液蒸干，残渣加水 20ml 使溶解，加水饱和的正丁醇振摇提取 2 次，每次 25ml，合并正丁醇提取液，用水洗涤 2 次，每次 10ml，分取正丁醇液，蒸干，残渣加甲醇 4ml 使溶解，作为供试品溶液。另取西洋参对照药材 1g，同法制成对照药材溶液。再取拟人参皂苷 F_{11} 对照品、人参皂苷 Rb_1 对照品、人参皂苷 Re 对照品、人参皂苷 Rg_1 对照品，加甲醇制成每毫升各含 2mg 的溶液，作为对照品溶液。吸取上述六种溶液各 2μl，分别点于同一硅胶 G 薄层板上，以三氯甲烷 - 乙酸乙酯 - 甲醇 - 水（15 : 40 : 22 : 10）5 ～ 10℃放置 12 小时的下层溶液为展开剂，展开，取出，晾干，喷以 10% 硫酸乙醇溶液，在 105℃加热至斑点显色清晰，分别置日光和紫外光灯（365nm）下检视。供试品色谱中，在与对照药材色谱和对照品色谱相应的位置上，分别显相同颜色的斑点或荧光斑点。

8. 贮藏

置于阴凉干燥处存放，防蛀。

（三）炮制与饮片

1. 药材炮制

取原西洋参用清水喷潮，覆盖湿布，夏、秋季节润 2 天，冬、春季节润 3 天，取出切片，晾干。

2. 饮片名称

西洋参。

3. 药品类别

补虚药：补气药。

4. 性状特征

本品呈长圆形或类圆形薄片。外表皮浅黄褐色。切面淡黄白至黄白色，形成层环棕黄色，皮部有黄棕色点状树脂道，近形成层环处较多而明显，木部略呈放射状纹理。气微而特异，味微苦、甜（图 175-7 至图 175-9）。

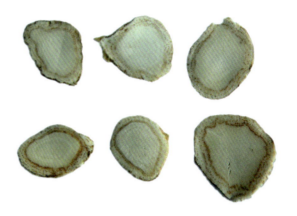

图 175-7 西洋参

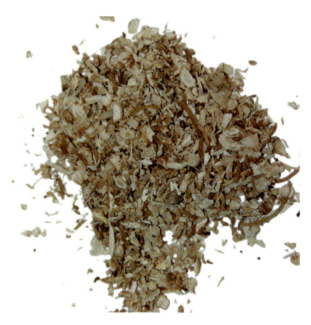

图 175-8 西洋参（碎）

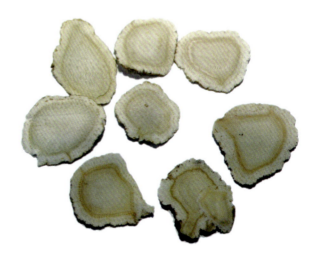

图 175-9 西洋参（加拿大产品）

5. 质量要求

（1）水分：不得过 13.0%。

（2）总灰分：不得过 5.0%。

（3）人参：取人参对照药材 1g，照 7. 理化特征项下对照药材溶液制备的方法制成对照药材溶液。照薄层色谱法试验，吸取 7. 理化特征项下的供试品溶液和上述对照药材溶液各 2μl，分别点于同一硅胶 G 薄层板上，以三氯甲烷 - 甲醇 - 水（13：7：2）5 ～ 10℃放置 12 小时的下层溶液为展开剂，展开，取出，晾干，喷以 10% 硫酸乙醇溶液，在 105℃加热至斑点显色清晰，分别置日光和紫外光灯（365nm）下检视。供试品色谱中，不得显与对照药材完全相一致的斑点。

（4）重金属及有害元素：用铅、镉、砷、汞、铜测定法测定，铅不得过 5mg/kg；镉不得过 0.3mg/kg；砷不得过 2mg/kg；汞不得过 0.2mg/kg；铜不得过 20mg/kg。

（5）农药残留量：用农药残留量测定法测定，含六六六（总 BHC）不得过 0.2mg/kg；滴滴涕（总 DDT）不得过 0.2mg/kg；五氯硝基苯（PCNB）不得过 0.1mg/kg；六氯苯不得过 0.1mg/kg；七氯（七氯、环氧七氯之和）不得过 0.05mg/kg；艾氏剂不得过 0.05mg/kg；氯丹（顺式氯丹、反式氯丹、氧化氯丹之和）不得过 0.1mk/kg。

（6）浸出物：用热浸法测定，70% 乙醇作溶剂，不得少于 25.0%。

（7）含量测定：照高效液相色谱法测定，本品含人参皂苷 Rg_1（$C_{42}H_{72}O_{14}$）、人参皂苷 Re（$C_{48}H_{82}O_{18}$）和人参皂苷 Rb_1（$C_{54}H_{92}O_{23}$）的总量不得少于 2.0%。

6. 性味功能

本品性凉，味甘、微苦。益肺阴，清虚火，生津止渴。用于肺虚久嗽、失血、咽干口渴、虚热烦倦。

7. 用法用量

水煎口服（另煎兑服），3 ～ 6g。

8. 配伍禁忌

反藜芦。

9. 使用注意

中阳衰微、胃有寒湿者忌服。

10. 贮藏

本品置于阴凉干燥处存放，防蛀。

（四）经典方剂与临床应用

参茸三肾粉

处方： 黄毛鹿茸（去毛）5 钱，西洋参 1 两，鹿肾 2 两，驴肾 3 两，狗肾 3 钱。

制法： 上为细末，瓶装，重 1 钱。

功能主治： 滋肾补髓，助阳益气。主精神衰弱，用脑过度，腰膝酸痛，肾囊湿冷。

用法用量： 春、夏季每瓶分 4 次服，冬、秋季分 2 次服，温开水冲服。

（五）食疗与药膳

洋参杞子炖甲鱼

原料： 甲鱼 60g，西洋参 10g，枸杞子 15g，红枣 3 枚（去核），生姜 1 片。

制作方法： 将甲鱼洗净，剖开去杂，将全部用料放入锅内，加适量开水，盖上锅盖，隔文火炖 2 小时，调味食用。

功能主治： 补气养阴生津，降脂降糖。用于糖尿病、高脂血症属于气阴不足，症见精神不振、语声低微、口干欲饮、容易疲劳或烦热失眠等。

176 当归 Dang Gui

（一）基原

1. 集解

当归见于《名医别录》，载："当归生陇西川谷，二月、八月采根阴干。"《本草纲目》载："今陕蜀、秦州、汶州诸处人多栽莳为货。以秦归头圆尾多色紫气香肥润者，名马尾归，最胜他处。当归调血，为女人要药。"宋代陈承曰："服之能使气血各有所归，恐圣人立当归之名。"李时珍曰："当归调血为女人之要药，有思夫之意，故有当归之名。"

2. 品种

当归为双子叶植物纲伞形科当归属植物当归 *Angelica sinensis*（Oliv.）Diels 栽培品的干燥根。

3. 分布

当归山东境内产于昆嵛山。

4. 生态

当归生于土层深厚、疏松、排水良好、肥沃富含腐殖质的砂质壤土中。

5. 形态特征

当归：多年生草本，高 0.4 ～ 1m。根圆柱状，分枝，有多数肉质须根，黄棕色，有深郁香气。茎直立，绿以或带紫色，有纵深沟纹，光滑无毛。叶三出式，二至三回羽状分裂；叶柄长 3 ～ 11cm，基部膨大成管状的薄膜质鞘；基生叶及茎上部叶轮廓为卵形，长 8 ～ 18cm，宽 15 ～ 20cm，小叶片 3 对，下部的 1 对小叶柄长 0.5 ～ 1.5cm，近顶端的 1 对无柄，末回裂片卵形或卵状披针形，长 1 ～ 2cm，宽 5 ～ 15mm，2 ～ 3 浅裂，边缘有缺刻锯齿，齿端有尖头，叶下面及边缘被稀疏的乳头状白色细毛；茎上部叶简化成囊状鞘和羽状分裂的叶片。复伞形花序顶生，花序梗长 4 ～ 7cm，密被细柔毛；伞辐 9 ～ 30；总苞片 2，线形，或无；小伞形花序有花 13 ～ 36；小总苞片 2 ～ 4，线形，萼齿 5，齿形；花瓣长卵形，先端狭尖，内折；花柱短，花柱基圆锥形。果实椭圆形至卵形，长 4 ～ 6mm，宽 3 ～ 4mm，背棱线形，隆起，侧棱成宽而薄的翅，与果体等宽或略宽，翅边缘淡紫色，棱槽内油管 1，合生面油管 2。花期 6 ～ 7 月，果期 7 ～ 9 月（图 176-1）。

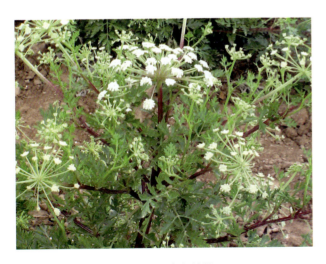

图 176-1　当归植株

6. 产地加工

秋末采挖，除去须根和泥沙，待水分稍蒸发后，捆成小把，上棚，用烟火慢慢熏干。

（二）药材

1. 性状特征

根略呈圆柱形，下部有支根 3 ～ 5 条或更多，长 15 ～ 25cm。表面黄棕色至棕褐色，具纵皱纹和横长皮孔样突起。根头（归头）直径 1.5 ～ 4cm，具环纹，上端圆钝，或具数个明显突出的根茎痕，有紫色或黄绿色的茎和叶鞘的残基；主根（归身）表面凹凸不平；支根（归尾）直径 0.3 ～ 1cm，上粗下细，多扭曲，有少数须根痕。质柔韧，断面黄白色或淡黄棕色，皮部厚，有裂隙和多数棕色点状分泌腔，木部色较淡，形成层环黄棕色。有浓郁的香气，味甜、辛、微苦（图 176-2）。

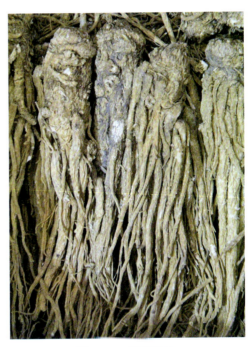

图 176-2　当归药材

2. 商品规格

（1）传统商品规格：分全归和归头 2 种，分别以每千克的支数和根梢直径划分等级。

1）全归干货。上部主根圆柱形，下部有多条支根，根梢不细于 0.2cm。表面棕黄色或黄褐色。断面黄白色或淡黄色，具油味。气芳香，味甘微苦。无苁根、杂质、虫蛀、霉变等。内销特等当归每千克 20 支以内；一等当归每千克 40 支以内；二等当归每千克 70 支以内；三等当归每千克 110 支以内；四等当归每千克 110 支以外；五等当归又称常行归，指凡不符合以上分等的小货，全归占30%，归渣占70%者。

2）归头（葫首）干货。系当归纯主根部分，呈长圆形或拳状。色泽、油性、气味等要求同全归。无油个、枯干等。一等每千克40支以内，二等80支以内，三等120支以内，四等160支以内（图176-3）。

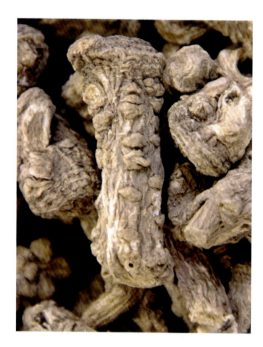

图176-3　当归头

3）出口当归商品规格：箱归特等每千克36支以下；一等52～56支；二等60～64支。

（2）现行商品规格：分为全归、归头、归身、归尾。全归分为一等至五等，共五个等级；归头分为一等至四等，共四个等级。

3. 道地药材

甘肃岷县产量最大，习称"前山当归"或"岷归"，品质最佳，被奉为道地药材。

4. 质量标志

本品以主根根粗长、油润、外皮色共同棕、肉质饱满、断面色黄白、气浓香者为佳。

5. 显微特征

（1）组织鉴别：横切面示木栓层为数列细胞。栓内层窄，有少数油室。韧皮部宽广，多裂隙，油室和油管类圆形，直径25～160μm，外侧较大，向内渐小，周围分泌细胞6～9个。形成层成环。

木质部射线宽3～5列细胞；导管单个散在或2～3个相聚，呈放射状排列；薄壁细胞含淀粉粒（图176-4）。

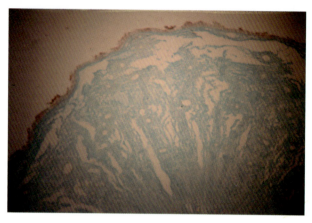

图176-4　当归药材横切面组织特征

（2）粉末鉴别：粉末淡黄棕色。韧皮薄壁细胞纺锤形，壁略厚，表面有极微细的斜向交错纹理，有时可见菲薄的横隔。梯纹导管和网纹导管多见，直径约至80μm。有时可见油室碎片（图176-5）。

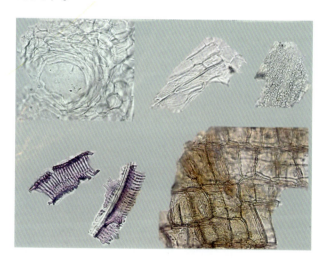

图176-5　当归药材粉末显微特征

6. 化学组分

挥发油类：①中性油组分，β-蒎烯（β-pinene），α-蒎烯（α-pinene），莰烯（camphene），对聚伞花素（P-cymene）等。②酚性油组分，5-甲氧基-2，3-二甲苯酚（5-methoxyl-2，3-dicresol）；愈创木酚（guaiacol）；香荆芥酚（carvacrol）；异丁香酚（isoeugenol）；香草醛（vanillin）。③酸性油组分，邻苯二甲酸酐（phthalicanhydride），壬二酸（azelaicacid），癸二酸（sebacicacid），

茴香酸（anisicacid），肉豆蔻酸（myristicacid），樟脑酸（camphoricacid）等。有机酸类：阿魏酸（ferulicacid），丁二酸（succinicacid），烟酸（nicotinicacid），香草酸（vanillicacid），棕榈酸（palmiticacid）。糖类：蔗糖（sucrose），果糖（fructose），葡萄糖（glucose）等。

7.理化特征

（1）荧光检查：将药材的断面置紫外光灯（254nm）下检视，药材皮部呈蓝色荧光，木部呈紫蓝色荧光。取本品药材粗粉 0.5g，加入 75% 乙醇液 5ml，浸渍 30 分钟，不断振摇，倾上清液点于滤纸上，待干后，置紫外光灯（254nm）下观察，显蓝色荧光斑点。

（2）化学定性：取本品粉末 1g，加 50% 乙醇 20ml，冷浸 4 ～ 6 小时，取滤液 2ml，加茚三酮试剂 6 ～ 8 滴，置沸水中加热约 1 分钟，溶液颜色变深蓝紫色。药材断面加碘液：在当归药材断面上滴加碘液 1 ～ 2 滴，皮部逐渐显出星星点点的蓝色或不显色。

（3）薄层色谱：取本品粉末 3g，加 1% 碳酸氢钠溶液 50ml，超声处理 10 分钟，离心，取上清液用稀盐酸调节 pH 至 2 ～ 3，用乙醚振摇提取 2 次，每次 20ml，合并乙醚液，挥干，残渣加甲醇 1ml 使溶解，作为供试品溶液。另取阿魏酸对照品、藁本内酯对照品，加甲醇制成每毫升各含 1mg 的溶液，作为对照品溶液。吸取上述三种溶液各 10μl，分别点于同一硅胶 G 薄层板上，以环己烷 - 二氯甲烷 - 乙酸乙酯 - 甲酸（4：1：1：0.1）为展开剂，展开，取出，晾干，置紫外光灯（365nm）下检视。供试品色谱中，在与对照品色谱相应的位置上，显相同颜色的荧光斑点。

8.贮藏

以竹篓加衬防潮纸包装，每件重 50 ～ 70kg。本品含大量的油分和糖质，易虫蛀、发霉和泛油；一旦受潮即变黑泛油，进而虫蛀变质。应置阴凉干燥处密封保存。为防霉蛀，可用硫黄、氯化苦熏。本品不宜贮存过久，以免降低质量。

（三）炮制与饮片

1.药材炮制

（1）酒当归：取当归片，加酒拌匀，闷透，置锅内用文火炒干，取出放凉（图 176-6）。

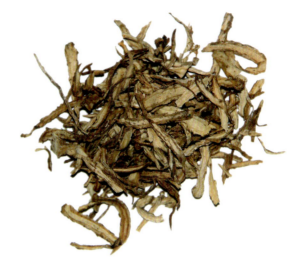

图 176-6　酒当归

（2）土炒当归：取当归片，用伏龙肝细粉炒至表面挂土色，筛去多余土粉，取出，放凉（每 100kg 当归片，用伏龙肝细粉 20kg）。

（3）当归炭：取当归片，置锅内，中火加热炒至焦褐色，喷淋清水少许，取出，晾干。

（4）炒当归：取全当归片，置热锅内，不断翻动，用武火炒至焦黄色。喷洒清水少许，灭净火星，取出，晾干。

（5）蜜制当归：先将蜂蜜置锅内，加热至沸，倒入当归片，用文火炒至深黄色，不黏手为度，取出放凉（每 500g 当归片，用炼熟蜂蜜 90g，图 176-7）。

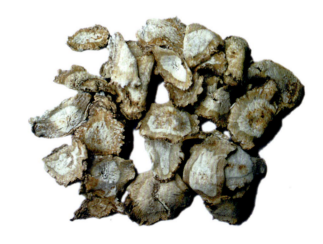

图 176-7　蜜当归

（6）油制当归：将当归片用植物油（香油、豆油等）拌匀，文火微炒，出锅，晾凉（每 100kg

当归片，用植物油 3kg）。

（7）当归头：取净当归，洗净，稍润，将当归头部切 4 ～ 6 片，晒干或低温干燥。

（8）当归身：取切去归头、归尾的当归，切薄片，晒干或低温干燥。

（9）当归尾：取净当归尾部，切薄片，晒干或低温干燥（图 176-8）。

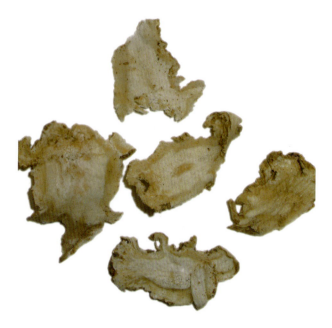

图 176-9　当归

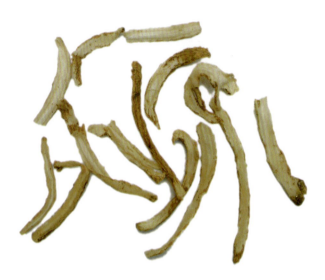

图 176-8　当归尾

（10）油当归：从洗净的当归中，挑拣棕褐色渗出油脂者，切 3 ～ 5cm 厚片，晒干即得。

2. 饮片名称

当归，酒当归。

3. 药品类别

补虚药：补血药。

4. 性状特征

（1）当归片：本品呈黄白色，为微翘之薄片，中层有浅棕色环纹，有油点，质柔韧，味甘微苦，香气浓厚（图 176-9，图 176-10）。

（2）酒当归：呈老黄色，略有焦斑，香气浓厚，有酒香气（图 176-6）。

（3）土炒当归：呈土黄色，具土气（挂土色），有香气。

（4）当归炭：表面呈黑褐色，断面灰棕色，质枯脆，气味减弱。

5. 质量要求

（1）当归

1）水分：不得过 15.0%。

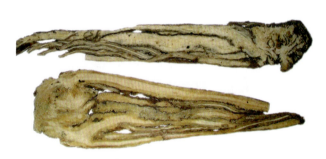

图 176-10　全当归

2）总灰分：不得过 7.0%。

3）酸不溶性灰分：不得过 2.0%。

4）浸出物：用热浸法测定，70% 乙醇作溶剂，不得少于 45.0%。

（2）酒当归

1）水分：不得过 10.0%。

2）总灰分：不得过 7.0%。

3）酸不溶性灰分：不得过 2.0%。

4）浸出物：用热浸法测定，70% 乙醇作溶剂，不得少于 50.0%。

6. 性味功能

（1）当归：性温，味甘、辛。补血活血，调经止痛，润肠通便。用于血虚萎黄、眩晕心悸、月经不调、经闭痛经、虚寒腹痛、肠燥便秘、风湿痹痛、跌打损伤、痈疽疮伤。

（2）酒当归：活血通经。用于经闭痛经、风湿痹痛、跌打损伤。

7. 用法用量

内服：煎汤，4.5 ～ 9g。也可浸酒、熬膏或入丸散。

8. 使用注意

湿阻中满及大便溏泄者慎服。

9. 贮藏

以竹篓加衬防潮纸包装，每件重 50 ～ 70kg。本品含大量的油分和糖质，易虫蛀、发霉和泛油；一旦受潮即变黑泛油，进而虫蛀变质。应置阴凉干燥处密封保存。为防霉蛀，可用硫黄、氯化苦熏。本品不宜贮存过久，以免降低质量。

（四）经典方剂与临床应用

安胎饮（《太平惠民和剂局方》）

处方：地榆，甘草（微炙赤），茯苓（去皮），熟干地黄（洗，酒洒蒸，焙），当归（去芦，洗，酒浸），川芎，白术，半夏（汤洗七次），阿胶（捣碎，麸炒），黄芪（去苗）、白芍药，各等分。

制法：上为粗散。

功能主治：用于妊娠 3 ～ 9 个月恶阻病者，心中愦闷、头重目眩、四肢沉重、懈怠不欲执作、恶闻食气、欲啖咸酸、多睡少起、呕逆不食；或胎动不安、非时转动、腰腹疼痛，或时下血，及妊娠一切疾病，并皆治之。

用法用量：每服 9g，水一盏半，煎至八分，去渣温服，不拘时。如或恶食，但以所思之物任意与之，必愈。

用药禁忌：按妊娠禁忌，勿食鸡、鸭子、鲤鱼胙、兔、犬、鲈、骡、山羊肉、鱼子、鳖卵、雉雀、桑椹。

（五）食疗与药膳

归参鳝鱼强筋汤

原料：当归 10g，党参、牛蹄筋各 15g，鳝鱼 1 条，调味品适量。

制作方法：将鳝鱼去内脏，切段，牛筋泡软，切段，余药布包，同煮至鳝鱼肉熟后，去药包，调入猪大油、葱花、酱油、食盐、味精

适量即可。

功能主治：补益气血，强筋壮骨。适用于气血亏虚所致的肢软乏力、面色无华、筋骨痿软等。

用法用量：每日 1 剂。

177　白芷 Bai Zhi

（一）基原

1. 集解

白芷始载于《神农本草经》，列为中品。苏颂曰："所在有之，吴地尤多。根长尺余，粗细不等，白色。"初生根杆为芷，色白，故名。

2. 品种

白芷为双子叶植物纲伞形科当归属植物白芷 Angelica dahurica （Fisch. ex Hoffm.）Benth. et Hook. f. 或杭白芷 Angelica dahurica（Fisch. ex Hoffm.）Benth. et Hook. f. var. formosana（Boiss.）Shan et Yuan 栽培品的干燥根。

3. 分布

山东境内各地有栽培，白芷在菏泽等地栽培较多。

4. 生态

白芷栽培于排水良好、肥沃的砂质土壤或粉砂质土壤；杭白芷栽培于阳光充足、土层深厚、疏松肥沃、排水良好的砂质土壤。

5. 形态特征

（1）白芷：多年生草本，高 1 ～ 2m。根直生，下面有数条支根。茎直立，圆柱形，中空，表面有细棱。叶互生；茎下部的叶 2 ～ 3 回 3 出式羽状全裂，最终裂片长卵形至披针形；叶柄鞘状，抱茎；茎上部的叶片逐渐简化成广阔膨大的叶鞘；叶边缘有不规则锯齿，上面绿色，下面灰白色至淡绿色，两面均无毛，仅叶脉上有短刚毛，复伞形花序顶生，总花梗长 15 ～ 20cm；总值缺，小总苞数枚，狭披针形至线形，较小伞梗为长；花萼不明显；花瓣 5，白色，广卵形至类圆形，先端微凹，中央有一小舌片向内折曲；雄蕊 5，花药椭圆形；子房下位，2 室，花柱 2。双悬果长椭圆形，

分果有明显的5棱，侧棱有较木质化的翅。花期5～6月。果期6～7月。

（2）杭白芷：多年生草本，高1～2m。根圆锥形，具4棱。茎直径4～7cm，茎和叶鞘均为黄绿色。叶互生；茎下部叶大，叶柄长，基部鞘状抱茎，2～3回羽状分裂，深裂或全裂，最终裂片阔卵形至卵形或长椭圆形，先端尖，边缘密生尖锐重锯齿，基部下延成柄，无毛或脉上有毛；茎中部叶小；上部的叶仅存卵形囊状的叶鞘，小总苞片长约5mm，通常比小伞梗短；复伞形花序密生短柔毛；花萼缺如；花瓣黄绿色；雄蕊5，花丝比花瓣长1.5～2倍；花柱基部绿黄色或黄色。双悬果被疏毛。花期5～6月。果期7～9月（图177-1）。

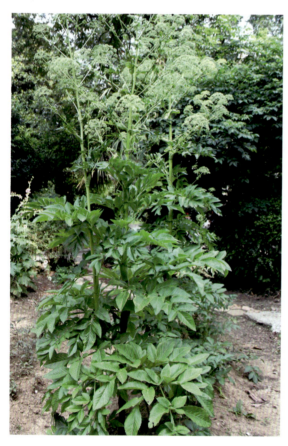

图177-1　杭白芷植株

6. 产地加工

夏、秋二季叶黄时采挖，除去须根及泥沙，晒干或低温干燥。浙江的杭白芷，处理干净之后，用2%～5%化透石灰拌匀，在长形竹篓中顺势推出，使表皮渗透石灰，加速吸收水分，随即薄摊晒至半干，再分大小支，继续晒干。

（二）药材

1. 性状特征

（1）白芷根：呈圆锥形，根头端略显方棱，体顺长略似胡萝卜，有支根痕，长10～20cm，直径2～5cm，茎痕略下凹。外皮灰褐色或棕褐色，有纵向的细皱纹，亦有多数横长皮孔，但较杭白芷少，凸起较小。质坚实，断面白色或微黄色，粉性。皮部有棕色油点。形成层显棕色环，呈不规则的圆形。气芳香，味微辛、苦。

（2）杭白芷根：呈圆锥形，有方棱，头大尾细，长10～15cm，中部直径2～5cm。顶端方圆形，有茎痕。皮孔横长多排列成4行（俗称"疙瘩丁"）。质坚实，断面白色或灰白色，粉性。皮部有棕黄色油点（分泌腔）。形成层显棕色环，略方形。气芳香，味微辛、苦（图177-2）。

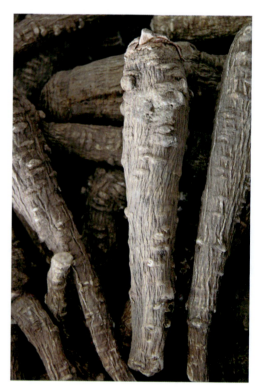

图177-2　白芷药材

2. 商品规格

本品分1～3等或统货。一等品：每千克36支以内。无空心、黑心、芦头、油条、杂质、虫蛀、霉变。二等品：每千克60支以内。三等品：每千克60支以外，顶端直径不得小于0.7cm。间有白芷尾、黑心、异状、油条，但总数不得超过20%。

3. 道地药材

本品四川产者为道地药材。

4. 质量标志

本品以根粗壮、体重、质硬、粉性足、香气浓郁者为佳。

5. 显微特征

（1）组织鉴别

1）白芷根横切面：木栓层细胞小而排列紧密，栓内层由数层切向延长的细胞组成。皮层和韧皮部内散列有分泌道及淀粉粒，射线明显。木质部略呈圆形，导管稀疏散在（图177-3）。

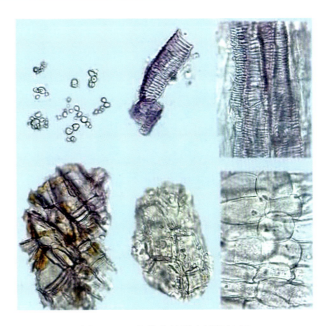

图177-4　白芷药材粉末显微特征

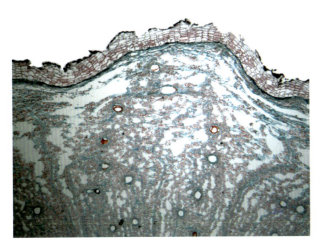

图177-3　白芷药材横切面组织特征

2）杭白芷根横切面：与白芷相似，但形成层环略呈方形，射线较明显，木质部占根的1/2，导管稀疏散列。

（2）粉末鉴别：粉末黄白色。淀粉粒甚多，单粒圆球形、多角形、椭圆形或盔帽形，直径3～25μm，脐点点状、裂缝状、十字状、三叉状、星状或人字状；复粒多由2～12分粒组成。网纹导管、螺纹导管直径10～85μm。木栓细胞多角形或类长方形，淡黄棕色。油管多已破碎，含淡黄棕色分泌物（图177-4）。

6. 化学组分

香豆素类：欧前胡素（imperatorin），异欧前胡素（isoimperatorin），白当归素（byakangelicin），氧化前胡素（oxypeycedanin）等。挥发油：十二（烷）醇，邻苯二甲酸二异辛酯，十六碳酸等。此外，还含广金钱草碱（desmodimine），棕榈酸，琥珀酸，豆甾醇，蔗糖等。

7. 理化特征

（1）荧光检查：取粉末0.5g，加乙醚适量，冷浸，振摇，放置，取上清液2滴，点于滤纸上，置紫外光灯下观察，显黄绿色荧光。

（2）化学定性：取粉末0.5g，加乙醚3ml，振摇5分钟后，静置20分钟；分取上清液1ml，加7%盐酸羟胺的甲醇溶液与20%氢氧化钾的甲醇溶液各2～3滴，摇匀，置水浴上微热，冷却后加稀盐酸调节pH至3～4，再加1%三氯化铁的乙醇溶液1～2滴，显紫红色。

（3）薄层色谱：取本品粉末0.5g，加乙醚10ml，浸泡1小时，时时振摇，滤过，滤液挥干，残渣加乙酸乙酯1ml使溶解，作为供试品溶液。另取白芷对照药材0.5g，同法制成对照药材溶液。再取欧前胡素对照品、异欧前胡素对照品，加乙酸乙酯制成每毫升各含1mg的混合溶液，作为对照品溶液。吸取上述三种溶液各4μl，分别点于同一硅胶G薄层板上，以石油醚（30～60℃）-乙醚（3：2）为展开剂，在25℃以下展开，取出，晾干，置紫外光灯（365nm）下检视。供试品色谱中，在与对照药材色谱和对照品色谱相应的位置上，显相同颜色的荧光斑点。

8. 贮藏

密封包装, 置阴凉干燥处, 防蛀。久贮易变色。

（三）炮制与饮片

1. 药材炮制

取原药材, 拣去杂质, 大小分开, 清水泡至五成, 洗净, 捞出, 润透, 稍晾, 切厚片, 晒干。

2. 饮片名称

白芷。

3. 药品类别

解表药: 发散风寒药。

4. 性状特征

本品呈类圆形的厚片。外表皮灰棕色或黄棕色。切面白色或灰白色, 有粉性, 形成层环棕色, 近方形或近圆形, 皮部散有多数棕色油点。气芳香, 味辛、微苦（图 177-5）。

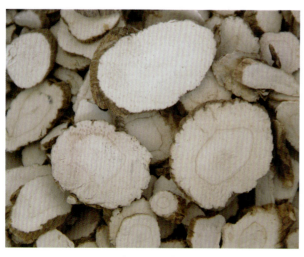

图 177-5　白芷

5. 质量要求

（1）水分: 不得过 14.0%。

（2）总灰分: 不得过 5.0%。

（3）浸出物: 用热浸法测定, 稀乙醇作溶剂, 不得少于 15.0%。

（4）含量测定: 用高效液相色谱法测定, 本品含欧前胡素（$C_{16}H_{14}O_4$）不得少于 0.080%。

6. 性味功能

本品性温, 味辛。解表, 祛风燥湿, 消肿排脓, 通窍止痛。用于感冒头痛、眉棱骨痛、鼻塞、鼻渊、牙痛、白带、疮疡肿毒。

7. 用法用量

内服: 煎汤, 3～9g; 或入丸、散。外用: 研末撒或调敷。

8. 使用注意

阴虚火旺之证不宜。

9. 贮藏

密封包装, 置阴凉干燥处, 防蛀。久贮易变色。

（四）经典方剂与临床应用

白芷散（《妇人大全良方》）

处方: 白芷 30g, 海螵蛸 2 个（烧）, 胎发 1 团（煅）。

制法: 上为细末。

功能主治: 用于妇人赤白带下。

用法用量: 空腹时用温酒调下 6g。

（五）食疗与药膳

川芎白芷鱼头汤

原料: 鱼头 1 个, 猪瘦肉 150 克, 党参 10g, 川芎 3g, 白芷、山药、枸杞子各 5g。

制作方法: 先将鱼头和余过的猪肉过油煎炒, 然后加入高汤或开水, 水开后将鱼头和肉捞至汤罐中, 再把洗净的药料放入锅中, 煮熟后将汤和药料倒进罐中, 文火煮 90 分钟, 出锅前加入盐、味精、鸡精等调味料即成。

功能主治: 健脾益气。

178　紫花前胡
Zi Hua Qian Hu

（一）基原

1. 集解

前胡出自《雷公炮炙论》, 曰:"凡使前胡, 勿用野蒿根, 缘真似前胡, 只是味粗酸。若误用, 令人反胃不受食。"陶弘景:"前胡似茈胡而柔软，为治殆欲同。而《神农本草经》上品有此胡而无此，晚来医乃用之，亦有畏恶，明畏恶，非尽出《神农本草经》也。此近道皆有，生下湿地，出吴兴者为胜。"《本草图经》载："前胡，春生苗，青白色，似斜蒿，初出时有白芽，长三四寸，味甚香美，又似茎蒿。七月内开白花，与葱花相类，八月结实，根细青紫色。二月、八月采曝干。"

2. 品种

紫花前胡为双子叶植物纲伞形科当归属植物紫花前胡 *Peucedanum decursivum*（Miq.）Maxim. 的干燥根。

3. 分布

山东境内产于青岛、烟台、威海、临沂、昆嵛山等地。

4. 生态

紫花前胡生于山坡林缘、溪沟边或杂木林灌丛中。

5. 形态特征

紫花前胡：多年生草本，高 1 ～ 2m。根圆锥形，常数支根，表面黄褐色至棕褐色。茎直立，圆柱形，具浅纵沟纹，光滑，紫色，上部分枝被柔毛。根生叶和茎生叶有长柄，柄长 13 ～ 36cm，基部膨大成圆形的紫色叶鞘，抱茎外，面无毛；叶片三角形至卵圆形，坚纸质，长 10 ～ 25cm，一回三全裂或片和顶端叶片有基部联合，沿叶轴呈翅状延长，侧方裂片和顶端叶片有基部联合，沿叶轴呈翅状延长，侧方裂片和顶凋叶片有基部联合，沿叶轴叶翅状延长，翅边缘有锯齿；末回裂片卵形或长圆状披针形，长 5 ～ 15cm，宽 2 ～ 5cm，先端锐尖，边缘有白色软骨质锯齿，齿端有尖头，上面深绿色，脉上有短糙毛，下面绿白色，主脉常带紫色，无毛；茎上部叶简化成囊状膨大的紫色叶鞘。复伞形花序顶生和侧生，花序梗长 3 ～ 8cm，有柔毛；伞辐 10 ～ 22，长 2 ～ 4cm；总苞片 1 ～ 3，卵圆形，阔鞘状，宿存，反折，紫色；小总苞片 3 ～ 8，线形至披针形，无毛；伞辐及花柄有毛；花深紫色；萼齿明显，线状锥形或三角状锥形；花瓣倒卵形或椭圆状披针形，先端通常不内折成凹头状；花药暗紫色。果实长圆形至卵状圆形，长 4 ～ 7mm，宽 3 ～ 5mm，无毛，背棱线形隆起，尖锐，侧棱有较厚的狭翅，与果体近等宽，棱槽内有油管 1 ～ 3，合生面有油管 4 ～ 7mm，宽 3 ～ 5mm，无毛，背棱线形隆起，尖锐，侧棱有较厚的狭翅，与果体近等宽，棱槽内有油管 1 ～ 3，合生面有油管 4 ～ 6，胚乳腹面有油管 4 ～ 6，胚乳腹面凹入。花期 8 ～ 9 月，果期 9 ～ 11 月（图 178-1）。

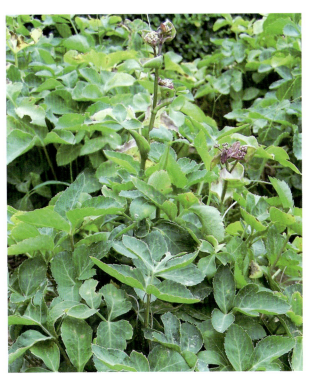

图 178-1 紫花前胡植株

6. 产地加工

栽后 2 ～ 3 年秋、冬季挖取根部，除去地上茎及泥土，晒干。

（二）药材

1. 性状特征

根多呈不规则圆柱形、圆锥形或纺锤形，主根较细，有少数支根，长 3 ～ 15cm，直径 0.8 ～ 1.7cm。表面棕色至黑棕色，根头部偶有残留茎基和膜状叶鞘残基，有浅直细纵皱纹，可见灰白色横向皮孔样突起和点状须根痕。质硬，断面类白色，皮部较窄，散有少数黄色油点。气芳香，味微苦、辛（图 178-2）。

2. 商品规格

统货。

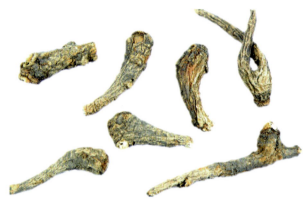

图 178-2　紫花前胡药材

3. 道地药材

山东产者为道地药材。

4. 质量标志

本品以条粗壮、质柔软、香气浓者为佳。

5. 显微特征

组织鉴别：根横切面示木栓层为数列至10余列扁平细胞，外有落皮层。栓内层极窄，有油管散在。韧皮部宽广；油管多数，类圆形，略呈多轮环状排列，分泌细胞5～10个；韧皮射线近皮层处多弯曲且形成大小不等的裂隙。形成层环状。木质部较小，导管径向排列呈放射状；木射线较宽；木纤维少见。薄壁细胞含淀粉粒。

6. 化学组分

本品含紫花前胡素（decursidin），紫花前胡苷元（nodakenetin）及香柑内酯，紫花前胡苷，紫花前胡种苷Ⅰ、Ⅱ、Ⅲ、Ⅳ及Ⅴ，紫花前胡皂苷（pdsaponin）Ⅰ、Ⅱ、Ⅲ、Ⅳ及Ⅴ等。

7. 理化特征

（1）化学定性：取本品粉末5g，加甲醇30ml，加热回流10分钟，滤过，取滤液2ml，蒸干，残渣加冰醋酸1ml使溶解，再加乙酰氯5滴和氧化锌数粒，置水浴中加热1～2分钟，溶液显红色。

（2）薄层色谱：取本品粉末0.5g，加甲醇25ml，超声处理20分钟，滤过，取滤液作为供试品溶液。另取紫花前胡苷对照品，加甲醇制成每毫升含50μg的溶液，作为对照品溶液。吸取上述2种溶液各5μl，分别点于同一硅胶G薄层板上，以乙酸乙酯-甲醇-水（8∶1∶1）为展开剂，展开，取出，晾干，置紫外光灯（365nm）下检视。供试品色谱中，在与对照品色谱相应的位置上，显相同颜色的荧光斑点。

8. 贮藏

置阴凉干燥处，防霉，防蛀。

（三）炮制与饮片

1. 药材炮制

除去杂质，洗净，润透，切薄片，晒干。

2. 饮片名称

前胡。

3. 药品类别

化痰止咳平喘药：清化热痰药。

4. 性状特征

本品呈类圆形或不规则形的薄片，外表皮黑褐色或灰黄色，切面黄白色至淡黄色，皮部散有多数棕黄色油点，可见一棕色环纹及放射状纹理。气芳香，味微苦、辛（图178-3）。

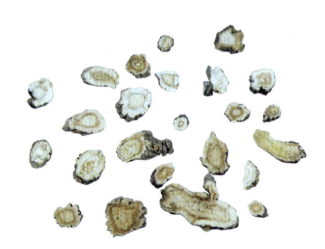

图 178-3　紫花前胡

5. 质量要求

（1）水分：不得过12.0%。

（2）总灰分：不得过8.0%。

（3）酸不溶性灰分：不得过4.0%。

（4）浸出物：用热浸法测定，稀乙醇作溶剂，不得少于30%。

（5）含量测定：照高效液相色谱法测定，本品含紫花前胡苷（$C_{20}H_{24}O_9$）不得少于0.90%。

6. 性味功能

本品性微寒，味苦、辛。降气化痰，散风清热。

用于痰热喘满、咯痰黄稠、风热咳嗽痰多。

7. 用法用量

内服：煎汤，3～9g，或入丸、散。

8. 配伍禁忌

恶皂荚。畏藜芦（《本草经集注》）。

9. 使用注意

气血不足者慎用。

10. 贮藏

置阴凉干燥处，防霉，防蛀。

（四）经典方剂与临床应用

泻肝前胡汤（《圣济总录》）

处方： 前胡（去芦头）1 两，秦皮（去粗皮）1 两，细辛（去苗叶）1 两，栀子仁 1 两，决明子（微炒）1 两，黄芩（去黑心）1 两，枳壳（去瓤，麸炒）1 两，升麻 1 两，蕤仁 1 两，甘草（炙，锉）1 两。

制法： 上为粗末。

功能主治： 肝实热，目赤干涩。

用法用量： 每服 5 钱匕，水 1 盏半，煎至 8 分，去滓，食后临卧温服。

（五）食疗与药膳

前胡粥

原料： 前胡 6g，粳米 50g。

制作方法： 前胡加水煎煮 30 分钟，去渣取汁，再加入淘洗干净的粳米，煮熟稀粥即可。

功能主治： 疏散风热，下气消痰。用于外感风热、发热头痛、咳嗽痰黄、喘促、胸膈满闷。

179 柴胡 Chai Hu

（一）基原

1. 集解

柴胡始载于《神农本草经》，列为上品，原名茈胡。《名医别录》载："茈胡，叶名芸蒿，辛香可食。生弘农川谷及冤句。二月、八月采根曝干。"《图经本草》始易其名为柴胡。指出："叶似竹叶，稍紧，亦有似斜蒿，亦有似麦门冬而短者。七月开黄花，生丹州结青子，……根赤色，似前胡而强，芦头有赤毛似鼠尾，独窠长者好。"《重修政和经史证类备用本草》绘有柴胡图五幅，四幅为柴胡属植物，一幅为非柴胡属植物，可见自古柴胡入药种类较多，来源也比较复杂。《本草纲目》载："北地所产者，亦如前胡而软，今人谓之北柴胡是也，入药亦良。"说明主流商品与当今所用柴胡来源一致。本品嫩时可食，老则干枯为柴，可烧火造饭，故名。

2. 品种

柴胡为双子叶植物纲伞形科柴胡属植物柴胡 *Bupleurum chinense* DC. 野生或栽培品的干燥根，习称"北柴胡"。

3. 分布

山东境内产于各山地丘陵，以烟台、泰安产量较多。

4. 生态

柴胡常野生于较干燥的山坡、林缘、林中隙地、草丛及路旁。

5. 形态特征

柴胡：多年生草本，高 50～85cm。主根较粗大，棕褐色，质坚硬。茎单一或数茎，表面有细纵槽纹，实心，上部多回分枝，微作之字形曲折。基生叶倒披针形或狭椭圆形，长 4～7cm，宽 6～8mm，顶端渐尖，基部收缩成柄，早枯落；茎中部叶倒披针形或广线状披针形，长 4～12cm，宽 6～18mm，有时达 3cm，顶端渐尖或急尖，有短芒尖头，基部收缩成叶鞘抱茎，脉 7～9，叶表面鲜绿色，背面淡绿色，常有白霜；茎顶部叶同形，但更小。复伞形花序很多，花序梗细，常水平伸出，形成疏松的圆锥状；总苞片 2～3，或无，甚小，狭披针形，长 1～5mm，宽 0.5～1mm，3 脉，很少 1 或 5 脉；伞辐 3～8，纤细，不等长，长 1～3cm；小总苞片 5，披针形，长 3～3.5mm，宽 0.6～1mm，顶端尖锐，3 脉，向叶背凸出；小伞直径 4～6mm，花 5～10；花柄长 1mm；花直径 1.2～1.8mm；花瓣鲜黄色，上部向内折，中肋隆起，小舌片矩圆形，顶端 2 浅裂；花柱基深黄色，宽于子房。果广椭圆形，棕色，两侧略扁，长约

3mm，宽约 2mm，棱狭翼状，淡棕色，每棱槽油管 3，很少 4，合生面 4 条。花期 9 月，果期 10 月（图 179-1，图 179-2）。

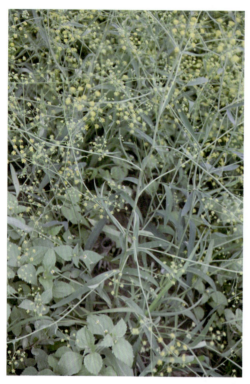

图 179-1　柴胡植株

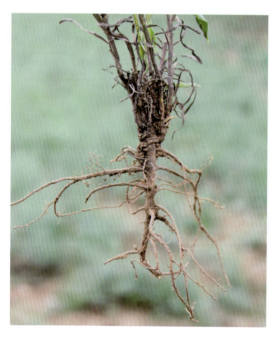

图 179-2　柴胡根

6. 产地加工

春、秋二季采挖，除去茎叶及泥沙，干燥。

（二）药材

1. 性状特征

根呈圆柱形或长圆锥形，长 6～15cm，直径 0.3～0.8cm。根头膨大，顶端残留 3～15 个茎基或短纤维状叶基，下部分枝。表面黑褐色或浅棕色，具纵皱纹、支根痕及皮孔。质硬而韧，不易折断，断面显片状纤维性，皮部浅棕色，木部黄白色。气微香，味微苦（图 179-3）。

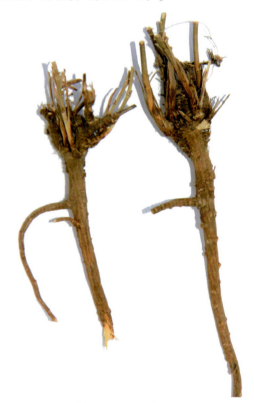

图 179-3　北柴胡药材

2. 商品规格

本品均为统货。出口商品分为大胡、中胡、小胡 3 个等级。

3. 道地药材

本品河北、山东产者为道地药材。

4. 质量标志

本品以分枝少、色黑褐、质稍软、香气浓者为佳。

5. 显微特征

（1）组织鉴别：北柴胡横切面示木栓层为 7～8 列木栓细胞。皮层散有油室及裂隙。韧皮部有油室，周围分泌细胞 6～8 个。形成层成环。木质部占大部分，大的导管切向排列，木纤维和木薄壁细胞排成几个环状（图 179-4，图 179-5）。

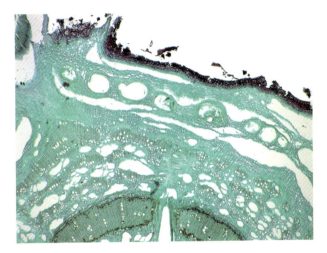

图 179-4 北柴胡药材横切面组织特征图

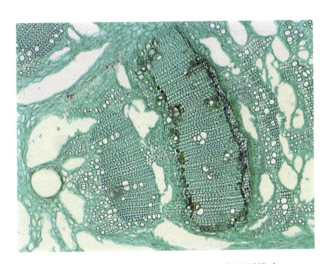

图 179-5 北柴胡药材横切面组织中的纤维束

（2）粉末鉴别：北柴胡粉末灰棕色或黄棕色。木纤维成束或散在，无色或淡黄色，呈长梭形，末端渐尖，直径 8～17μm，壁厚 2～6μm，木化，层纹不明显，初生壁碎裂成短须状，纹孔稀疏，有的呈人字形或十字形，孔沟隐约可见。油管碎片，管道中含黄棕色条状分泌物，略弯曲，直径 8～25μm。油室碎片，分泌物呈块状。导管主为网纹、双螺纹导管，偶见网状具缘纹孔导管，直径 7～23μm，有的壁较厚，网孔细缝状（图179-6）。

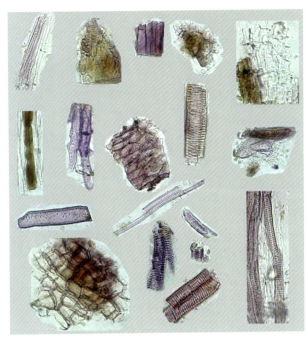

图 179-6 北柴胡药材粉末显微特征

6. 化学组分

柴胡皂苷 a、b、c、d（saikosaponin a、b、c、d），柴胡皂苷元，油酸，亚麻酸，棕榈酸，硬脂酸，α-菠菜甾醇，白芷素，槲皮素，柴胡多糖，豆甾醇等。

7. 理化特征

（1）化学定性：取本品粉末 0.5g，加水 10ml，用力振摇，产生持久性泡沫。

（2）薄层色谱：取本品粉末 0.5g，加甲醇 20ml，超声处理 10 分钟，滤过，滤液浓缩至 5ml，作为供试品溶液。另取北柴胡对照药材 0.5g，同法制成对照药材溶液。再取柴胡皂苷 a 对照品、柴胡皂苷 d 对照品，加甲醇制成每毫升各含 0.5mg 的混合溶液，作为对照品溶液。吸取上述三种溶液各 5μl，分别点于同一硅胶 G 薄层板上，以乙酸乙酯 - 乙醇 - 水（8：2：1）为展开剂，展开，取出，晾干，喷以 2% 对二甲氨基苯甲醛的 40% 硫酸溶液，在 60℃加热至斑点显色清晰，分别置日光和紫外光灯（365nm）下检视。供试品色谱中，在与对照药材色谱和对照品色谱相应的位置上，显相同颜色的斑点或荧光斑点。

8. 贮藏

麻袋包装，置通风干燥处，防蛀。

（三）炮制与饮片

1. 药材炮制

（1）柴胡：除去杂质和残茎，洗净，润透，切厚片，干燥。

（2）醋柴胡：取柴胡片加米醋拌匀，吸尽，闷润，用文火炒干（每100kg柴胡片，用米醋20kg）。

2. 饮片名称

柴胡，醋柴胡。

3. 药品类别

解表药：发散风热药。

4. 性状特征

（1）柴胡：本品呈不规则厚片。外表皮黑褐色或浅棕色，有纵皱纹和支根痕。切面淡黄白色，纤维性。质硬。气微香，味微苦（图179-7～图179-9）。

（2）醋柴胡：本品形如北柴胡片，表面淡棕黄色，微有醋香气，味微苦（图179-10）。

5. 质量要求

（1）柴胡

1）水分：不得过10.0%。

2）总灰分：不得过8.0%。

3）酸不溶性灰分：不得过3.0%。

4）浸出物：用热浸法测定，乙醇作溶剂，不得少于11.0%。

5）含量测定：用高效液相色谱法测定，本品含柴胡皂苷a（$C_{42}H_{68}O_{13}$）和柴胡皂苷d（$C_{42}H_{68}O_{13}$）的总量不得少于0.30%。

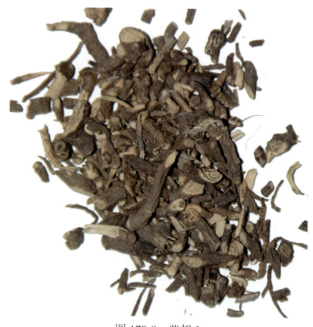

图179-8　柴胡2

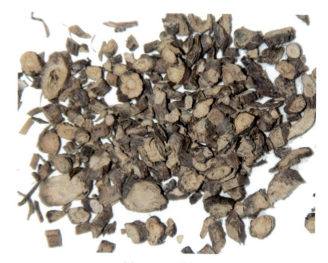

图179-9　柴胡3

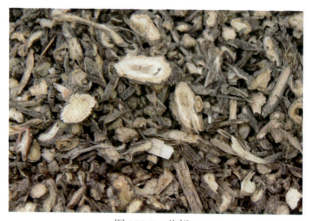

图179-7　柴胡1

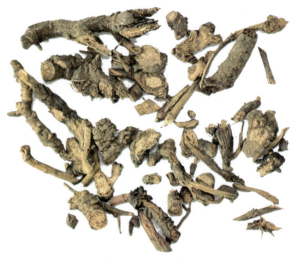

图179-10　醋柴胡

（2）醋柴胡

1）水分：不得过 10.0%。

2）总灰分：不得过 8.0%。

3）酸不溶性灰分：不得过 3.0%。

4）浸出物：用热浸法测定，乙醇作溶剂，不得少于 12.0%。

5）含量测定：用高效液相色谱法测定，本品含柴胡皂苷 a（$C_{42}H_{68}O_{13}$）和柴胡皂苷 d（$C_{42}H_{68}O_{13}$）的总量不得少于 0.30%。

6. 性味功能

本品性微寒，味苦。疏散退热，疏肝解郁，升举阳气。用于感冒发热、寒热往来、胸胁胀痛、月经不调、子宫脱垂、脱肛。

7. 用法用量

内服：煎汤，3 ～ 9g 或入丸、散。

8. 使用注意

肝风内动，肝阳上亢，气机上逆者忌用或慎用。

9. 贮藏

麻袋包装，置通风干燥处，防蛀。

（四）经典方剂与临床应用

小柴胡汤（《伤寒论》）

处方：柴胡 12g，黄芩、生姜（切）、半夏（洗）各 9g，人参 6g，甘草（炙）5g，大枣（擘）4 枚。

功能主治：和解少阳。用于伤寒少阳证。往来寒热、胸胁苦满、不欲饮食、心烦喜呕、口苦、咽干、目眩；妇人伤寒、热入血室；疟疾、黄疸与内伤杂病而见少阳证者。

用法用量：上药七味，以水 1.2L，煮取 600ml，去滓，再煎取 300ml，分两次温服。

（五）食疗与药膳

柴胡粥

原料：柴胡 10g，大米 100g，白糖适量。

制作方法：将柴胡择净，放入锅中，加清水适量，水煎取汁，加大米煮粥，待熟时调入白糖，再煮一二沸即成。

功能主治：和解退热，疏肝解郁，升举阳气。

适用于外感发热、少阳寒热往来、肝郁气滞所致的胸胁乳房胀痛、月经不调、痛经、脏器下垂等。

用法用量：每日 1 ～ 2 剂，连续 3 ～ 5 天。

180 蛇床子 She Chuang Zi

（一）基原

1. 集解

蛇床子始载于《神农本草经》，列为上品。《本草图经》载："蛇床子，生临淄山谷及田野。今处处有之，而扬州、襄州者胜。三月生苗，高三二尺，叶青碎，作丛似蒿枝；每枝上有花头百余，结同一窠，似马芹类。"李时珍曰："其花如碎米攒簇。其子两片合成，似胡萝卜子而细，亦有细棱。"上述本草记载与现今所用蛇床子来源一致。本品初生时匍匐于地，似蛇状；相传蛇虺喜欢卧在其基下，以食其子，故名。

2. 品种

蛇床子为双子叶植物纲伞形科蛇床属植物蛇床 *Cnidium monnieri*（L.）Cuss. 的干燥成熟果实。

3. 分布

山东境内产于各地；主产于滨州、德州、青岛、临沂、济南等地，以滨州沾化产者全国有名。

4. 生态

蛇床生于原野、田间、路旁、溪沟边等潮湿处。

5. 形态特征

蛇床：一年生草本植物，高 30 ～ 80cm。茎直立，有分枝，表面有纵沟纹，疏生细柔毛。叶互生，2 ～ 3 回羽头细裂，最终裂片线状披针形，先端尖锐；基生叶有长柄，柄基部扩大成鞘状。复伞形花序顶生或腋生；总苞片 8 ～ 10，线形；花白色，花柱基短圆锥形，花柱细长，反折。双悬果宽椭圆形，果棱具翅。花期 4 ～ 7 月，果期 6 ～ 8 月（图 180-1 至图 180-3）。

6. 产地加工

夏、秋二季果实成熟时采收，除去杂质，晒干。

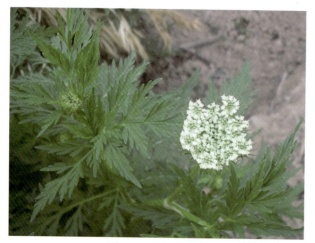

图 180-1　蛇床植株

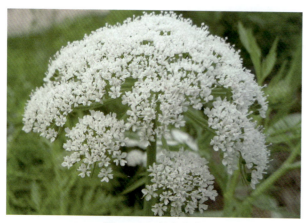

图 180-2　蛇床花序

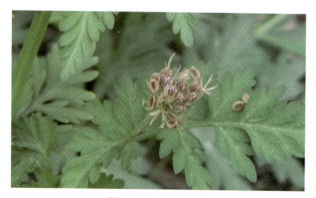

图 180-3　蛇床果实

（二）药材

1. 性状特征

双悬果呈椭圆形，长 2 ～ 4mm，直径约2mm。表面灰黄色或灰褐色，顶端有 2 枚向外弯曲的柱基，基部偶有细梗。分果的背面有薄而突起的纵棱 5 条，接合面平坦，有 2 条棕色略突起的纵棱线。果皮松脆，揉搓易脱落。种子细小，灰棕色，显油性。气香，味辛凉，有麻舌感（图 180-4）。

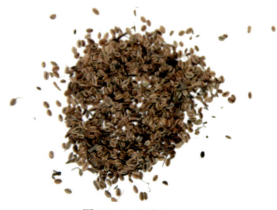

图 180-4　蛇床子

2. 商品规格

本品均为统货。

3. 道地药材

本品以滨州沾化所产者为佳。

4. 质量标志

本品以颗粒饱满、色黄绿、手搓之有辛辣香气者为佳。

5. 显微特征

（1）组织鉴别：果实横切面示六角星形，由两个分果合成。每个分果四角星状。分果外果皮为 1 列扁平细胞。中果皮中部有维管束，有 6 个油管，内果皮 1 列扁平细胞（图 180-5）。

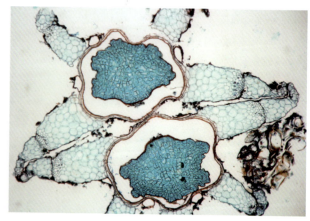

图 180-5　蛇床子药材横切面组织特征

（2）粉末鉴别：粉末黄绿色。油管多破碎，内壁有金黄色分泌物，可见类圆形油滴。内果皮镶嵌层细胞浅黄色，表面观细胞长条形，壁呈连珠状增厚。薄壁细胞类方形或类圆形，无色，壁条状或网状增厚。草酸钙簇晶或方晶，直径3 ～ 6μm，内胚乳细胞多角形，细胞内含有糊粉粒和细小草酸钙簇晶。

6. 化学组分

香豆素类：蛇床子素（osthole），蛇床醇 A、B（cnidimol A、B），消旋喷嚏木素（umtatin），欧前胡素，欧芹酚甲醚（osthol），花椒毒素等。挥发油：环莳烯（cyclofenchene）。此外，还含香叶木素（diosmetin），对香豆酸，棕榈酸，β-谷甾醇等。

7. 理化特征

（1）荧光检查：取本品粉末 2g，加乙醇 20ml，加热回流 30 分钟，滤过，取滤液数滴，点于白瓷板上，置紫外光灯（365nm）下观察，显蓝紫色荧光。

（2）化学定性：取上述滤液 2ml，加等量的 3% 碳酸钠溶液，加热 5 分钟，放冷，再加新制的重氮对硝基苯胺试液 1～2 滴，即显樱红色。

（3）薄层色谱：取本品粉末 0.3g，加乙醇 5ml，超声处理 5 分钟，放置，取上清液作为供试品溶液。另取蛇床子对照药材 0.3g，同法制成对照药材溶液。再取蛇床子素对照品，加乙醇制成每毫升含 1mg 的溶液，作为对照品溶液。吸取上述三种溶液各 2μl，分别点于同一硅胶 G 薄层板上，以甲苯-乙酸乙酯-正己烷（3：3：2）为展开剂，展开，取出，晾干，置紫外光灯（365nm）下检视。供试品色谱中，在与对照药材色谱和对照品色谱相应的位置上，显相同颜色的荧光斑点。

8. 贮藏

木箱或麻袋装，置干燥处，防霉蛀。

（三）炮制与饮片

1. 药材炮制

取药材拣去杂质，筛去泥沙，洗净，晒干。

2. 饮片名称

蛇床子。

3. 药品类别

补阳药，杀虫药。

4. 性状特征

本品性状特征同药材。

5. 质量要求

（1）水分：不得过 13.0%。

（2）总灰分：不得过 13.0%。

（3）酸不溶性灰分：不得过 6.0%。

（4）浸出物：用热浸法测定，乙醇作溶剂，不得少于 7.0%。

（5）含量测定：用高效液相色谱法测定，本品含蛇床子素（$C_{15}H_{16}O_3$）不得少于 1.0%。

6. 性味功能

本品性温，味辛、苦。温肾壮阳，燥湿，祛风，杀虫。用于阳痿、宫冷、寒湿带下、湿痹腰痛；外治外阴湿疹、妇人阴痒、滴虫性阴道炎。

7. 用法用量

内服：煎汤，3～9g，或入丸、散。外用：适量，多煎汤熏洗或研末调敷患处。

8. 使用注意

下焦有湿热，或肾阴不足，相火易动及精关不固者忌服。

9. 贮藏

木箱或麻袋装，置干燥处，防霉蛀。

（四）经典方剂与临床应用

蛇床子散（《外科正宗》）

处方：蛇床子、大风子肉、松香、枯矾各 30g，黄丹、大黄各 15g，轻粉 9g。

制法：上为细末。

功能主治：用于脓窠疮，生于手足、遍身、根硬作胀、痒痛非常。

用法用量：麻油调擦，湿烂者，干掺之。

（五）食疗与药膳

蛇床子粥

原料：蛇床子 10g，大米 50g，白糖适量。

制作方法：将蛇床子择净，放入锅中，加清水适量，浸泡 5～10 分钟后，水煎取汁，加大米煮粥，待熟时调入白砂糖，再煮一二沸即成。

功能主治：温肾壮阳，燥湿杀虫。适用于肾阳不足所致的肾虚阳痿、宫冷不孕、阴部湿痒、湿疹、妇人阴寒、寒湿带下等。

用法用量：每日 1 剂。

181 芫荽子 Yuan Sui Zi

（一）基原

1. 集解

芫荽子始载于宋代《嘉祐本草》，原名胡荽。《本草纲目》载："张骞使西域始得种归，故名胡荽。今俗呼为芫荽，芫及茎、叶布散之貌，俗作芫花之芫，非矣。"又载："胡荽，处处种之，八月下种，晦日尤良。初生柔茎圆叶，叶有花歧，根软而白，冬春采之，香美可食，可以作菹，道家五荤之一，立夏后开细花成簇，如芹菜花，淡紫色，五月收子，子如大麻子。"以上说明古今所用品种相同。

2. 品种

芫荽子为双子叶植物纲伞形科芫荽子植物芫荽 Coriandrum sativum L. 栽培品的干燥成熟果实。

3. 分布

山东境内各地均有栽培。

4. 生态

芫荽栽培于排水良好、较肥沃的菜园地。

5. 形态特征

芫荽：一年生或二年生草本，有强烈气味，高 20 ～ 100cm。根圆锥形，细长。茎圆柱形，直立，多分枝，有条纹，通常光滑。根生叶有柄，柄长 2 ～ 8cm；叶片 1 或 2 回羽状全裂，羽片广卵形或扇形半裂，长 1 ～ 2cm，宽 1 ～ 1.5cm，边缘有钝齿、缺刻或深裂，上部的茎生叶 3 回至多回羽状分裂，末回裂片狭线形，长 5 ～ 10mm，宽至 1mm，顶端钝，全缘。伞形花序顶生或与叶对生；花序梗长 2 ～ 8cm；伞辐 3 ～ 7，不等长；小总苞片 2 ～ 5，线形，全缘；花小；萼齿通常大小不等；花瓣 5，白色或淡紫色，顶端有内凹的小舌片，辐射瓣全缘，雄蕊 5，花药卵形，雌蕊 1，花柱幼时直立。双悬果圆球形，直径 3 ～ 5mm，背面主棱及相邻的次棱明显，胚乳的腹面凹陷，油管不明显或有 1 个，位于次棱的下方。花期 4 ～ 7 月，果期 7 ～ 9 月（图 181-1，图 181-2）。

6. 产地加工

秋季果实成熟时，采收果枝，晒干，打下果实，除净枝梗等杂质。

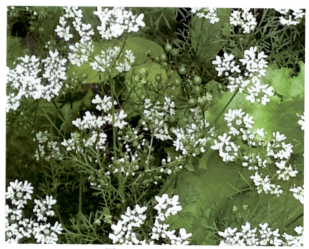

图 181-1　芫荽植株

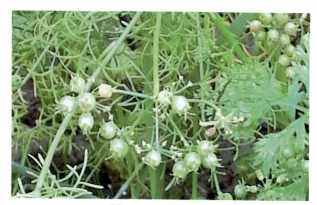

图 181-2　芫荽果实

（二）药材

1. 性状特征

双悬果呈球形，直径 3 ～ 5mm。表面淡黄棕色至黄棕色，有较明显而纵直的次生棱脊 10 条及不甚明显而呈波浪形弯曲的初生棱脊 10 条，相间排列。顶端可见极短的柱头残迹，多分裂为二，周围有残存的花萼 5 枚，基部钝圆，有长约 15mm 的小果柄或果柄痕。悬果瓣背面隆起，腹面中央下凹，具 3 条纵行的棱线，中央较直，两侧呈弧形弯曲，有时可见悬果柄。果实较坚硬，用手揉碎，有特异浓烈香气，味微辣（图 181-3）。

2. 商品规格

本品均为统货。

3. 道地药材

本品山东产者为道地药材。

4. 质量标志

本品以籽粒饱满、色浅黄棕色、气香者为佳。

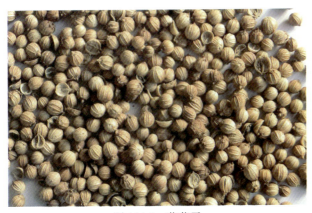

图 181-3　芫荽子

5. 显微特征

（1）组织鉴别：果实横切面呈类圆形，由 2 个分果合成。外果皮为 1 列厚壁细胞，内含少量细小的草酸钙方晶。中果皮的外层为数列薄壁细胞；中层为厚壁木化纤维层，纤维纵横交错排列，外侧数列纵向排列，横切面呈多角形，内侧几列横向排列，横切面呈长条状，初生肋线处的纤维几乎全作径向排列；内层为 2 列有壁孔的木化细胞，肋线处的纤维层与木化细胞之间为几列薄壁细胞，中果皮的初生肋线处有细小维管束，合生面有油管 2 个，横径 170μm 左右。内果皮为 1 列略透明的镶嵌细胞。种皮为重列扁平薄壁细胞，内含暗棕色物质；合生面的内果皮与种皮之间有种脊维管束。胚乳半月形，细胞壁较厚，内含糊粉粒和草酸钙簇晶；胚位于胚乳中间，由薄壁细胞组成，中央有子叶 2 片，细胞中充满糊粉粒。

（2）粉末鉴别：粉末黄棕色。中果皮纤维极多，直径 9 ～ 12μm，壁厚，常纵横交错排列成束或块状。内果皮细胞狭长，壁菲薄，常数个细胞为一组，以其长轴作不规则方向嵌列。油管碎片黄棕色或红棕色。分泌细胞表面观呈多角形，含棕色分泌物。木化细胞多角形，壁厚，壁孔明显。内胚乳细胞类多角形，含众多草酸钙簇晶，直径 3 ～ 9μm；油滴极多。

6. 化学组分

挥发油：α - 蒎烯，桧烯（sabinene），香叶烯（myrcene），β - 水芹烯，β - 萜品烯（β -terpinene），柠檬烯等。脂肪类：岩芹酸（petroselinicacid），亚油酸，棕榈酸等。此外，还含蛋白质、戊聚糖、糠醛、维生素 C、绿原酸、咖啡酸、鞣酸、葡萄糖、β - 谷甾醇、东莨菪素（scopoletin）等。

7. 理化特征

（1）化学定性：取本品粉末 0.5g，加乙醚适量，冷浸 1 小时，滤过，滤液浓缩至约 1ml，加 7% 盐酸羟胺甲醇液 2 ～ 3 滴，20% 氢氧化钾乙醇液 3 滴，在水浴上微热，冷却后，加稀盐酸调节 pH 至 3 ～ 4，再加 1% 三氯化铁乙醇溶液 1 ～ 2 滴呈紫红色。

（2）薄层色谱：取样品粉末 2g，用石油醚 10ml 浸渍 15 分钟，时时振摇，滤过，滤液点于硅胶 G 板上，以石油醚（60 ～ 90℃）- 乙酸乙酯（85 ∶ 15）为展开剂，展距 15cm，用碘蒸气显色，显 6 个棕色斑点。

8. 贮藏

置阴凉干燥处。

（三）炮制与饮片

1. 药材炮制

取药材除去杂质。

2. 饮片名称

芫荽子。

3. 药品类别

解表药：发散风寒药。

4. 性状特征

本品性状特征同药材。

5. 性味功能

本品性平，味辛。发表，透疹，开胃。用于感冒鼻塞、痘疹透发不畅、饮食乏味、齿痛。

6. 用法用量

内服：煎汤，5 ～ 10g。外用：适量，煎汤含漱或熏洗。

7. 贮藏

置阴凉干燥处。

（四）经典方剂与临床应用

避秽丹（《种痘新书》）

处方： 苍术、甘松、细辛、乳香、芫荽子。

功能主治： 避秽，解秽。

用法用量： 上为末，烧灰，熏之。

（五）食疗与药膳

黄豆芫荽煎

原料：黄豆 10g，芫荽子 30g。

制作方法：黄豆加适量水煎煮，15 分钟后加入芫荽子，再煎 15 分钟，去渣取汁。

功能主治：辛温解表，健脾胃。适用于流行性感冒。

用法用量：1 次服完。每日 1 服。

182　小茴香 Xiao Hui Xiang

（一）基原

1. 集解

小茴香始载于《唐本草》，列入草部。李时珍将其移入《本草纲目》菜部，曰："茴香，宿根，冬生苗作丛，肥茎丝叶，五六月开花，如蛇床花而色黄，结子大如麦粒，轻而有细棱……"《唐本草》中载："调食味用之。"所述均指本品。因其物香气扑鼻，有辟恶瘴气之用，人们念之，故名秫香，后人称为茴香，声相近也。又有陶弘景曰："煮臭肉下少许（茴香），即无臭气。臭酱入（茴香）末亦香，故曰茴香。"

2. 品种

小茴香为双子叶植物纲伞形科茴香属植物茴香 *Foeniculum vulgare* Mill. 栽培品的干燥成熟果实。

3. 分布

山东境内各地均有栽培。

4. 生态

茴香栽培于排水良好、较肥沃的土壤或砂质土壤。

5. 形态特征

茴香：多年生草本，全株有粉霜，有强烈香气。茎直立，上部分枝，有棱。叶互生，二至四回羽状细裂，最终裂片丝状；下部叶具长柄，基部鞘状抱茎，上部叶的柄一部或全部成鞘。复伞形花序顶生，复伞形花序顶生，无总苞和小总苞；伞幅 8～30，不等长；花梗 5～30；花小，金黄色。双悬果矩圆

形，果棱尖锐，具特异芳香气。花期 6～8 月，果期 8～10 月（图 182-1，图 182-2）。

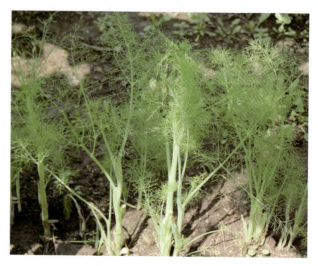

图 182-1　茴香植株

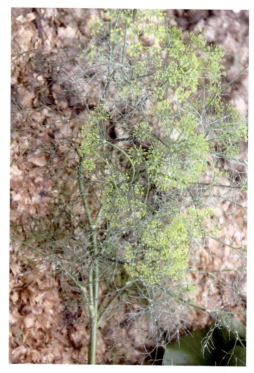

图 182-2　茴香花序

6. 产地加工

秋季果实初熟时，将全株割下，晒干，打下果实，除去杂质。

（二）药材

1. 性状特征

双悬果呈长圆柱形，两端稍尖，有的稍弯曲，长 4～8mm，宽 1.5～2.5mm。基部有的带小果柄，

顶端残留有黄棕色突起的花柱基。表面黄绿色或淡黄色，光滑无毛。果实极易分离成 2 个小分果。分果呈长椭圆形，背面有 5 条隆起的纵棱线，接合面平坦而宽，横切面略呈五边形，背面的四边约等长。质较硬，中心灰白色，有油脂。有特异香气，味微甜、辛（图 182-3）。

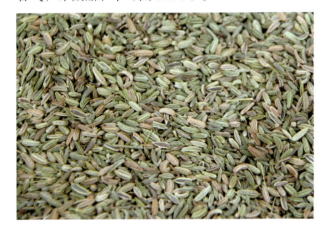

图 182-3 小茴香药材

2. 商品规格

本品分西小茴、川谷香等。

3. 道地药材

本品西北地区和四川产者质佳。

4. 质量标志

本品以籽粒肥满、色黄绿、香气浓者为佳。

5. 显微特征

（1）组织鉴别：分果横切面：外果皮为 1 列扁平细胞，外被角质层。中果皮纵棱处有维管束，其周围有多数木化网纹细胞；背面纵棱间各有大的椭圆形棕色油管 1 个，接合面有油管 2 个，共 6 个。内果皮为 1 列扁平薄壁细胞，细胞长短不一。种皮细胞扁长，含棕色物。胚乳细胞多角形，含多数糊粉粒，每个糊粉粒中含有细小草酸钙簇晶（图 182-4）。

（2）粉末鉴别：粉末棕黄色。外果皮表皮细胞表面观多角形或类方形。气孔不定式。网纹细胞类长方形或类长圆形，微木化，有卵圆形或短圆形网状纹孔。油管碎片可见。内果皮镶嵌状细胞可见。可见草酸钙簇晶，大薄壁细胞和内胚乳细胞（图 182-5）。

6. 化学组分

挥发油：茴香脑（anethole），α- 茴香酮（α-

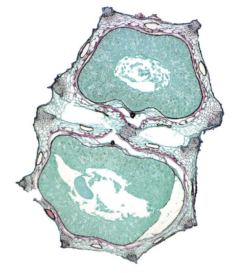

图 182-4 小茴香药材横切面组织特征

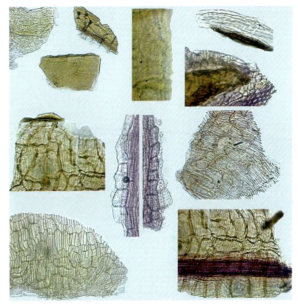

图 182-5 小茴香药材粉末显微特征

fenchone），甲基胡椒酚（methylchavicol），α-蒎烯（α-pinene），α- 水芹烯（α-phellandrene），莰烯（camphene），二戊烯（dipentene），茴香酸（anisicacid）等。脂肪油：月桂酸，肉豆蔻酸，棕榈酸，花生酸，山嵛酸（bobwnicacid）等。甾体类：植物甾醇酰基 -β- 果糖呋喃苷（phytosteryl-β-fructofuranoside），谷甾醇，豆甾醇，Δ- 豆甾烯醇（Δ-stigmastenol），Δ-菜油甾烯醇（Δ-campestenol），菜油甾二烯醇（campestadienol）及豆甾二烯醇（stigmastadienol）等。

7. 理化特征

（1）化学定性

1）取本品粉末 0.5g，加入乙醚适量，冷浸 1

小时，滤过，滤液浓缩至约 1ml，加 7% 盐酸羟胺甲醇液 2～3 滴，20% 氢氧化钾乙醇液 3 滴，在水浴上微热，冷却后，加稀盐酸调节 pH 至 3～4，再加 1% 三氯化铁乙醇溶液 1～2 滴，呈紫色。

2）取本品粉末 0.5g，加乙醚适量，冷浸 1 小时，滤过，滤液浓缩至约 1ml，加 0.4% 2,4-二硝基苯肼 2mol/L 盐酸溶液 2～3 滴，溶液显橘红色。

（2）薄层色谱：取本品粉末 2g，加乙醚 20ml，超声处理 10 分钟，滤过，滤液挥干，残渣加三氯甲烷 1ml 使溶解，作为供试品溶液。另取茴香醛对照品，加乙醇制成每毫升含 1μl 的溶液，作为对照品溶液。吸取供试品溶液 5μl、对照品溶液 1μl，分别点于同一硅胶 G 薄层板上，以石油醚（60～90℃）- 乙酸乙酯（17：2.5）为展开剂，展至 8cm，取出，晾干，喷以二硝基苯肼试液。供试品色谱中，在与对照品色谱相应的位置上，显相同的橙红色斑点。

8. 贮藏

木箱或瓷缸装。本品因含挥发油，贮存不当易使气味散失，有损品质，应置阴凉干燥处，避光、避风保存。

（三）炮制与饮片

1. 药材炮制

（1）小茴香：取原药材，除去梗及杂质。

（2）盐小茴香：取净小茴香，用盐水拌匀，闷润至透，置锅内，用文火加热，炒干，并有香气外逸时，取出放晾（每 100kg 小茴香，用食盐 2kg）。

2. 饮片名称

小茴香，盐小茴香。

3. 药品类别

温里药。

4. 性状特征

（1）小茴香：本品性状特征同药材。

（2）盐小茴香：本品形如小茴香，微鼓起，色泽加深，偶有焦斑。味微咸（图 182-6）。

5. 质量要求

（1）小茴香

1）总灰分：不得过 10.0%。

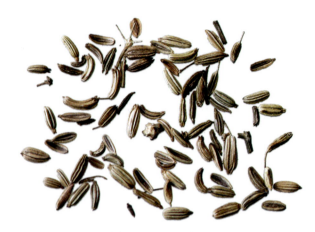

图 182-6 盐小茴香

2）含量测定：用挥发油测定法测定，本品含挥发油不得少于 1.5%（ml/g）。

用高效液相色谱法测定，本品含反式茴香脑（$C_{10}H_{12}O$）不得少于 1.4%。

（2）盐小茴香

1）总灰分：不得过 12.0%。

2）含量测定：用高效液相色谱法测定，本品含反式茴香脑（$C_{10}H_{12}O$）不得少于 1.3%。

6. 性味功能

（1）小茴香：性温，味辛。散寒止痛，理气和胃。用于寒疝腹痛、睾丸偏坠、痛经、少腹冷痛、脘腹胀痛、食少吐泻、睾丸鞘膜积液。

（2）盐小茴香：暖肾散寒止痛。用于寒疝腹痛、睾丸偏坠、经寒腹痛。

7. 用法用量

内服：煎汤，3～6g。外用：研末调敷或炒热温熨。

8. 使用注意

阴虚火旺者禁服。

9. 贮藏

木箱或瓷缸装。本品因含挥发油，贮存不当易使气味散失，有损品质，应置阴凉干燥处，避光、避风保存。

（四）经典方剂与临床应用

小茴香丸（《普济本事方》）

处方： 舶上茴香（炒）、胡芦巴、补骨脂（炒）、白龙骨（煅）各 30g，木香 45g，胡桃（去壳）

21 枚，羊腰子 3 对（切开，入盐 45g，炭火焙熟，研）。

制法： 上药为末，酒糊蒸饼为丸，如梧桐子大。

功能主治： 用于脾肾两虚、五更泄泻。

用法用量： 每服 50 丸。空腹时用酒送下。

（五）食疗与药膳

小茴香炖猪肚

原料： 小茴香 6g，猪肚 1 只，姜 10g，葱 15g，盐 6g，料酒 20g。

制作方法： 把猪肚洗净；姜切片，葱切段。小茴香用纱布袋装好扎紧口，放入猪肚内。把小茴香猪肚放入炖锅内，加水适量，放入姜、葱。将炖锅置武火上烧沸，再用文火炖煮 1 小时，加入盐拌匀即成。

功能主治： 散寒行气，和胃止痛。适用于慢性胃炎、胃寒腹痛者。

用法用量： 佐餐食用，每日 1 次，每次吃猪肚 50g，喝汤。

183　北沙参 Bei Sha Shen

（一）基原

1. 集解

北沙参始载于《神农本草经》，列为上品。因其形类似人参、色白，宜于沙地生长，故而得名。

2. 品种

北沙参为双子叶植物纲伞形科珊瑚菜属植物珊瑚菜 *Glehnia littoralis* Fr. Schm. ex Miq. 栽培品的干燥根。

3. 分布

山东境内主产于莱阳、莱西、牟平、文登、即墨、威海、海阳、烟台及青岛市郊，其他地区也有少量栽培。野生者省内分布于日照至胶东沿海地区。

4. 生态

珊瑚菜生于海岸沙地、沙滩，或栽培于肥沃疏松的砂质壤土。

5. 形态特征

珊瑚菜：多年生草本。全株有毛，主根和侧根区分明显，主根圆柱形，细长，长 30 ～ 40cm，直径 0.5 ～ 1.5cm，肉质致密，外皮黄白色，须根细小，着生在主根上，少有侧生根。基生叶卵形或宽三角状卵形，三出式羽状分裂或 2 ～ 3 回羽状深裂，具长柄；茎上部叶卵形，边缘具有三角形圆锯齿。复伞形花序顶生，密被灰褐色绒毛；伞幅 10 ～ 14，不等长；小总苞片 8 ～ 12，线状披针形；花梗约 30；花小，白色。双悬果近球形，密被软毛，棱翅状。花期 5 ～ 7 月，果期 6 ～ 8 月（图 183-1，图 183-2）。

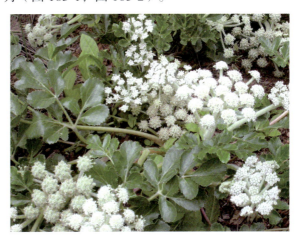

图 183-1　珊瑚菜植株

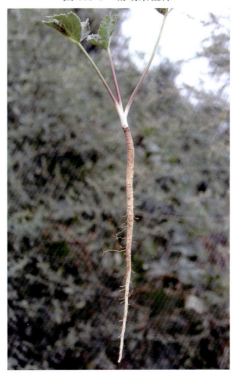

图 183-2　珊瑚菜根

6. 产地加工

夏、秋二季采挖，除去地上部分及须根，洗净，放沸水中烫片刻，取出放凉后，除去外皮，晒干或烘干。也有不去外皮直接晒干的。

（二）药材

1. 性状特征

干燥的根呈细长圆柱形，偶有分枝，长15～45cm，直径0.4～1.2cm。顶端常留有棕黄色根茎残基，上端稍细，中部略粗，下部渐细。表面淡黄白色，粗糙，偶有残存外皮，全体有细纵皱纹或纵沟，并有棕黄色点状细根痕。质脆，易折断。断面皮部浅黄白色，木部黄色。气特异，味微甜（图183-3）。

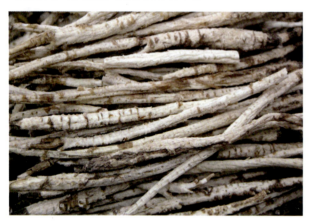

图183-3 北沙参药材

2. 商品规格

本品分为3等或统货。

一等品：条长34cm以上，上中部直径0.3～0.6cm。无芦头、细尾须、油条、虫蛀、霉变。

二等品：条长23cm以上。

三等品：条长22cm以下，粗细不分，间有破碎。

3. 道地药材

山东产者为道地药材，以莱阳胡城村产者最为著名，习称"莱阳沙参"。

4. 质量标志

本品以根条细长、均匀色白、质坚实者佳。

5. 显微特征

组织鉴别：横切面示栓内层为数列薄壁细胞，有分泌道散在。不去外皮的可见木栓层。韧皮部宽广，射线明显；外侧筛管群颓废作条状；分泌道散在，直径20～65μm，内含黄棕色分泌物，周围分泌细胞5～8个。形成层成环。木质部射线宽2～5列细胞；导管大多成"V"形排列；薄壁细胞含糊化淀粉粒（图183-4）。

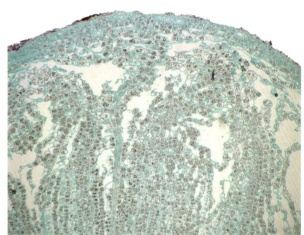

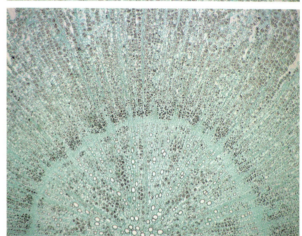

图183-4 北沙参药材横切面组织特征

6. 化学组分

香豆素类：欧前胡素（imperatorin），异欧前胡素，补骨脂素，香柑素（bergaptin），蛇床子素等。有机酸类：水杨酸，香草酸，香草酸-4-O-β-D-葡萄糖苷（vanillicacid-4-O-β-D-glucopyranoside），阿魏酸等。黄酮类：槲皮素，异槲皮素，芸香苷，淫羊藿苷等。三萜类：羽扇豆醇，桦木醇。

7. 理化特征

（1）荧光检查：取粉末于带塞三角烧瓶中，用乙醚浸渍1小时，滤过。滤液点于色谱滤纸上，待干，置紫外光灯下观察，显橙黄色荧光。

（2）薄层色谱：取粉末乙醚冷浸物的氯仿溶

液与对照品欧前胡素分别点于氧化铝 CMC 薄层板上，用石油醚（60～90℃）- 乙酸乙酯（1：1）展开，置紫外光灯下观察，可见有相应的暗黄色斑点。

8. 贮藏

置于通风干燥处，防霉、蛀。

（三）炮制与饮片

1. 药材炮制

取原药材，除去杂质及残茎，洗净，稍润，切段片，晒干。

2. 饮片名称

北沙参。

3. 药品类别

补虚药：补阴药。

4. 性状特征

本品为 0.3～0.5cm 厚的段片，外表淡黄白色，切面有黄心，中心有网纹，半透明（图 183-5）。

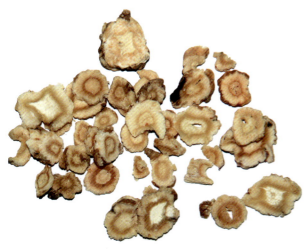

图 183-5　北沙参

5. 性味功能

本品性微寒，味甘、微苦。清肺养阴，益胃生津。用于肺热燥咳、劳嗽痰血、热病津伤口渴。

6. 用法用量

内服：煎汤，25～50g；或研末为丸、散。

7. 配伍禁忌

不宜与藜芦同用。

8. 使用注意

风寒作嗽及肺胃虚寒者忌服。

9. 贮藏

置于通风干燥处，防霉、蛀。

（四）经典方剂与临床应用

蛤蚧固金汤（《镐京直指》）

处方： 熟地黄 6 钱，淮山药 3 钱，冬虫夏草 3 钱，茜草根 2 钱，炙蛤蚧 1 钱 5 分（去头足），白茯苓 3 钱，驴胶 3 钱（后下），北沙参 3 钱，原川贝母 1 钱半，白石英 4 钱，女贞子 4 钱。

制法： 水煎服。

功能主治： 肺肾亏虚引起的喘咳痰血。

（五）食疗与药膳

沙参玉竹鹅肉汤

原料： 北沙参、玉竹各 15g，山药 30g，鹅肉 250g。

制作方法： 先将鹅肉洗净，在沸水中余去血水，切成小块，与用纱布包裹的北沙参、玉竹及山药一起放入砂锅内，加清水适量，煮至鹅肉熟烂，弃纱布包，加食盐等佐料调味至鲜即可。

功能主治： 补脾益胃，清热生津，养阴润燥。尤宜用于儿童及更年期妇女日常保健，亦适用于脾虚气弱、胃阴不足、燥热内生所致的口渴思饮、咽干唇燥、胃中嘈杂、心口灼热、少食不饥、呃逆、小便短黄、大便燥结、舌红少苔或剥苔等。

用法用量： 每周 3 剂，分次佐膳饮汤食鹅肉。

184　藁本 Gao Ben

（一）基原

1. 集解

藁本始载于《神农本草经》，列为中品。在历代本草中常与芎䓖相混。《图经本草》载："叶似白芷，香又似芎䓖，但芎䓖似水芹而大，藁本叶细耳，根上苗下似禾藁故以名之。"陶弘景曰：

"藁本俗中皆用芎䓖根须，其形气乃相类，而《桐君药录》说芎䓖苗似藁本，论说花实皆不同，所生处又异，今东山别有藁本，形气甚相似，惟长大耳。"《本草纲目》载："江南深山中皆有之，根似芎䓖而轻虚，味麻，不堪作饮也。"所附之图近于现代所用的藁本（西芎藁本）。《证类本草》所附图中，有两幅似伞形科植物。藁，指稻、麦的秆。本，指植物的根。《本草纲目》载："以其根上苗下似禾藁，故名藁本。"

2. 品种

藁本为双子叶植物纲伞形科藁本属植物辽藁本 *Ligusticum jeholense* Nakai et Kitag. 野生或栽培品的干燥根茎及根。

3. 分布

山东境内产于烟台、青岛、泰安、济南等山地丘陵地区。

4. 生态

藁本生于海拔 1250～2500m 的林下、草甸、林缘、阴湿石砾山坡及沟边。

5. 形态特征

辽藁本：多年生草本，高 30～80cm。根茎较直；根圆锥形，分叉，表面深褐色。茎直立，圆柱形，中空，表面有纵条纹，常带紫色。叶具柄，基生叶叶柄长达 19cm，二至三回三出式羽状全裂，第一回裂片 4～6 对，最下一对有较长的柄，柄长 2～5cm；第二回裂片常无柄；末回裂片卵形至菱状卵形，长 2～3cm，宽 1～2cm，基部心形至楔形，边缘常 3～5 浅裂，裂片有齿，齿端有小尖形花序顶生或侧生，直径 3～7cm；总苞片 2，线形，长约 1cm，被糙毛，边缘狭膜质，早落；伞辐 8～16，长 2～3cm；小总苞片 8～10，钻形，长 3～5mm，被糙毛；小伞形花序有花 15～20；萼齿不明显；花瓣白色，长圆状倒卵形，有内折小舌片；花柱基隆起，半球形，花柱长，果期向下反曲。双悬果椭圆形，长 3～4mm，宽 2～2.5mm，分生果背棱突起，侧棱狭翅状，棱槽内有油管 1，少为 2，合生面 2～4，胚乳腹面平直。花期 7～9 月，果期 9～10 月（图 184-1）。

6. 产地加工

秋季茎叶枯萎或次春出苗时采挖，除去泥土

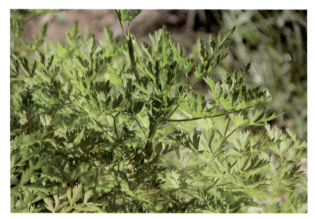

图 184-1　辽藁本植株

（不用水洗），晒干或烘干。生用。

（二）药材

1. 性状特征

根茎呈不规则结节状圆柱形，稍扭曲，有分枝，长 3～10cm，直径 1～2cm。表面棕褐色或暗棕色，粗糙，有纵皱纹，上侧残留数个凹陷的圆形茎基，下侧有多数点状突起的根痕和残根。体轻，质较硬，易折断，断面黄色或黄白色，纤维状。气浓香，味辛、苦、微麻（图 184-2）。

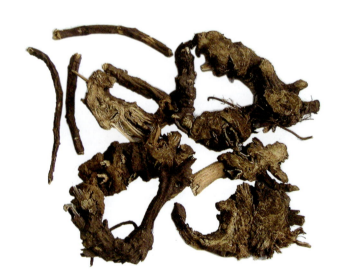

图 184-2　藁本药材（辽藁本）

2. 商品规格

本品均为统货。

3. 道地药材

辽宁产者为道地药材。

4. 质量标志

本品以个大、色棕褐、香气浓郁、味苦性者为佳。

5. 显微特征

粉末鉴别：分泌道巨大，多碎断，分泌细胞及外侧薄壁细胞均含淡黄色或近无色分泌物。木栓细胞常成片或单个散在，黄棕色或淡棕色。横断面观细胞扁平，侧壁较厚；表面观呈类方形、长方形或长多角形，常大小相间排列，单个散在的角隅稍尖，垂周壁厚 1.5～8μm，常一边较薄。石细胞单个散在或成群，常与木纤维联结，淡黄绿色或近无色，呈圆多角形、类方形、类长方形或长圆形，直径 13～50μm，长 36～106μm，壁厚 4～13μm，层纹常不明显。木纤维多成束或单个散在，有的与导管相连，淡黄绿色或近无色，呈梭形或细长，边缘不平整，末端渐尖、稍平截或有短分叉，直径 10～31μm，壁厚 3～15μm，纹孔细点状，壁甚厚者孔沟不明显而有横裂纹。薄壁细胞呈类长方形，直径 23～37μm，壁厚 1.7～3μm，表面有纤细的斜向交错纹理，有的具菲薄横隔。导管网纹、梯纹或具缘纹孔，直径 10～65μm；网纹较细长；有的具缘纹孔横向延长；另有螺纹导管，直径 16～27μm，有的螺纹疏细，螺纹间有加厚壁连接，形成网状螺纹导管。木薄壁细胞呈长方形，直径 16～24μm，长至 207μm，壁厚约 2μm，有单斜纹孔或相交成人字形、十字形，孔沟明显。淀粉粒较多，单粒类圆形、椭圆形、卵圆形或不规则形，直径 3.5～18μm，有的脐点较明显，点状、短缝状或十字状，层纹隐约可见；复粒少数，由 2～3 分粒组成。

6. 化学组分

挥发油：3- 丁基酞内酯（3-butylphthalide）；蛇床酞内酯（cnidilide）；甲基丁香酚（methyleugenol）；3- 丁烯基 -4，5- 二氢酞内酯；新蛇床内酯（neocnidilide）。此外，还含阿魏酸（ferulicacid），川芎三萜，十八碳二烯酸，胡萝卜苷，蔗糖等。

7. 理化特征

（1）化学定性：取本品粉末 0.5g，加入乙醚适量，冷浸 1 小时，滤过，滤液浓缩至 1ml，加 7% 盐酸羟胺甲醇液 2～3 滴，20% 氢氧化钾乙醇液 3 滴，在水浴上微热，冷却后，加稀盐酸调节 pH 至 3～4，再加 1% 三氯化铁乙醇液 1～2 滴，醚层交界处呈紫色。

（2）薄层色谱：取本品粉末 1g，加乙醚 10ml，冷浸 1 小时，超声处理 20 分钟，滤过，滤液浓缩至 1ml，作为供试品溶液。另取藁本对照药材 1g，同法制成对照药材溶液。吸取上述 2 种溶液各 1μl，分别点于同一硅胶 G 薄层板上，以石油醚（60～90℃）- 丙酮（95∶5）为展开剂，展开，展距 10cm，取出，晾干，置紫外光灯（365nm）下检视。供试品色谱中，在与对照药材色谱相应的位置上，显相同颜色的荧光主斑点。

8. 贮藏

置阴凉干燥处，防潮，防蛀，保持香气。

（三）炮制与饮片

1. 药材炮制

取原药材，洗净，润透，切片，阴干，为生藁本片。

2. 饮片名称

藁本。

3. 药品类别

解表药：发散风寒药。

4. 性状特征

本品呈厚片状，外表皮可见根痕和残根突起呈毛刺状，或有呈枯朽空洞的老茎残基。切面木部有放射状纹理和裂隙（图 184-3）。

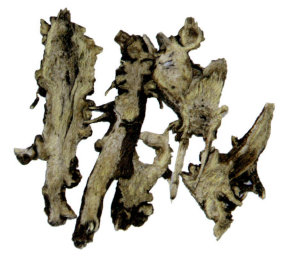

图 184-3　藁本

5. 质量要求

（1）水分：不得过 10.0%。

（2）总灰分：不得过 10.0%。

（3）酸不溶性灰分：不得过 5.0%。

（4）浸出物：用热浸法测定，乙醇作溶剂，不得少于 13.0%。

（5）含量测定：用高效液相色谱法测定，本品含阿魏酸（$C_{10}H_{10}O_4$）不得少于 0.050%。

6. 性味功能

本品性温，味辛。祛风，散寒，除湿，止痛。用于风寒感冒、巅顶疼痛、风湿肢节痹痛。

7. 用法用量

内服：煎汤，3～9g，或入丸、散。

8. 使用注意

血虚头痛忌服。

9. 贮藏

置阴凉干燥处，防潮，防蛀，保持香气。

（四）经典方剂与临床应用

羌活胜湿汤（《奇效良方》）

处方： 羌活、独活各二钱，藁本、防风、蔓荆子、川芎各一钱，甘草（炙半钱）。

功能主治： 用于脊痛项强、腰似折、项似拔、上冲头痛，以及足太阳经不行。

用法用量： 作一服，水二盏，生姜五片，煎至一盏，食后温服。如身重腰沉沉然，乃经中有湿热也，加黄柏一钱、附子半钱、苍术二钱。

（五）食疗与药膳

荜茇藁本鲍鱼汤

原料： 鲍鱼肉 90g，荜茇、川芎各 9g，藁本 6g，生姜、红枣、食盐、味精各少许。

制作方法： 把全部用料一齐放入锅内，加清水适量，大火煮沸后，小火煮 2 小时，用食盐、味精调味即可。

功能主治： 适用于春季过敏性鼻炎属于风寒犯鼻者。

185　防风 Fang Feng

（一）基原

1. 集解

防风始载于《神农本草经》，列为上品。《新修本草》载："茎叶俱青绿色，茎深而叶淡，似青蒿而短小。春初时嫩紫红色，江东宋亳人采作菜茹，极爽口。五月开细白花，中心攒聚作大房，似莳萝花。实似胡荽子而大。根土黄色，与蜀葵根相似。"《本草纲目》载："防者，御也。其功疗风最要，故名。"

2. 品种

防风为双子叶植物纲伞形科防风属植物防风 *Saposhnikovia divaricata*（Turcz.）Schischk. 野生或栽培品的干燥根。

3. 分布

山东境内产于泰山、崂山、五莲山、长岛等地，菏泽等地有栽培。

4. 生态

防风野生于丘陵地带山坡草丛中，或田边、路旁，高山中、下部。

5. 形态特征

防风：多年生草本，高 30～80cm。根粗壮，长圆柱形，有分枝，淡黄桂冠色，根斜上升，与主茎近等长，有细棱。基生叶丛生，有扁长的叶柄，基部有宽叶鞘，稍抱茎；叶片卵形或长圆形，长 14～35cm，宽 6～8（～18）cm，二至三回羽状分裂，第一回裂片卵形或长圆形，有柄，长 5～8cm，第二回裂片下部具短柄，末回裂片狭楔形，长 2.5～5cm，宽 1～2.5cm；顶生叶间化，有宽叶鞘。复伞形花序多数，生于茎和分枝顶端，顶生花序梗长 2～5cm，伞辐 5～7，长 3～5cm，无毛，无总苞片；小伞形花序有伞辐 4～10，小总苞片 4～6，线形或披针形，长约 3mm；萼齿三角状卵形；花瓣倒卵形，白色，长约 1.5mm，无毛，先端微凹，具内折小舌片。双悬果狭圆形或椭圆形，长 4～5mm，宽 2～3mm，幼时有疣状突起，成熟时渐平滑；每棱槽内有油管 1，合生面有油管 2。
花期 8～9 月，果期 9～10 月（图 185-1）。

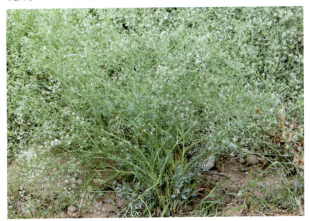

图 185-1　防风植株

6. 产地加工

春、秋二季采挖未抽花茎植株的根，除去须
根和泥沙，晒干。

（二）药材

1. 性状特征

根呈长圆锥形或长圆柱形，下部渐细，有的
略弯曲，长 15～30cm，直径 0.5～2cm。表面灰
棕色，粗糙，有纵皱纹、多数横长皮孔样突起及
点状的细根痕。根头部有明显密集的环纹，有的
环纹上残存棕褐色毛状叶基。体轻，质松，易折断，
断面不平坦，皮部浅棕色，有裂隙，木部浅黄色。
气特异，味微甘（图 185-2、图 185-3）。

2. 商品规格

本品分为 2 个等级或统货。

一等品：干货。根呈圆柱形。表面有皱纹，
顶端带有毛须。外皮黄褐色或灰黄色。质松较柔
软。断面棕黄色或黄白色，中间淡黄色。味微甜。
根长 15cm 以上。芦下直径 0.6cm 以上。无杂质、
虫蛀、霉变。

二等品：干货。根呈圆柱形，偶有分枝。表
面有皱纹，顶端带有毛须。外皮黄褐色或灰黄色，
质松柔软。断面棕黄色或黄白色，中间淡黄色。
味微甜。芦下直径 0.4cm 以上。无杂质、虫蛀、
霉变。

3. 道地药材

黑龙江省大庆、安达产者为道地药材。

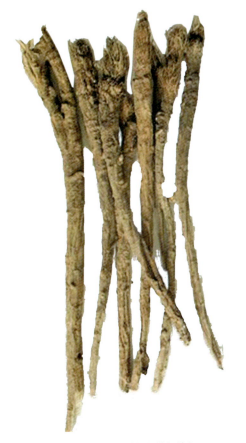

图 185-2　防风药材（野生品）

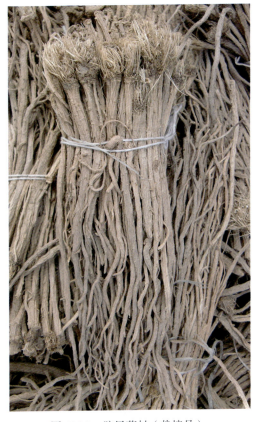

图 185-3　防风药材（栽培品）

4.质量标志

本品以条粗壮、断面皮部色浅棕、木部色浅黄者为佳。

5.显微特征

（1）组织特征：横切面示木栓层为5～30列细胞。栓内层窄，有较大的椭圆形油管。韧皮部较宽，有多数类圆形油管，周围分泌细胞4～8个，管内可见金黄色分泌物；射线多弯曲，外侧常成裂隙。形成层明显。木质部导管甚多，呈放射状排列。根头处有髓，薄壁组织中偶见石细胞（图185-4，图185-5）。

（2）粉末鉴别：粉末淡棕色。油管直径17～60μm，充满金黄色分泌物。叶基维管束常伴有纤维束。网纹导管直径14～85μm。石细胞少见，黄绿色，长圆形或类长方形，壁较厚。

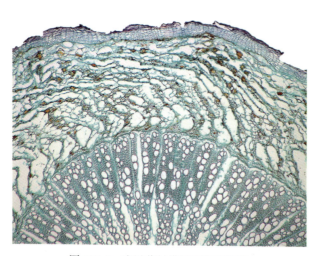

图185-4　防风药材横切面组织特征

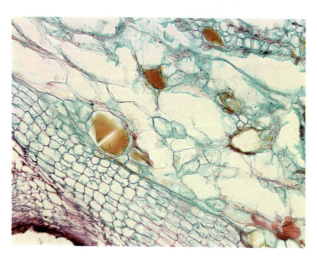

图185-5　防风药材组织中的油管和分泌物

6.化学组分

挥发油：戊醛（pentanal），己醛（hexanal），戊醇（pentanol），己醇（hexanol），萘（naphthalene），β-没药烯（β-bisabolene），β-桉叶醇（β-eudesmol），2-十九烷酮，十一碳酸等。酚类：亥茅酚（hamaudol），3'-O-乙酰亥茅酚（3'-O-acetylhamandol），3'-O-当归酰亥茅酚（3'-O-angeloylhamandol）等。苷类：升麻素（cimifugin），升麻苷（cimicifugoside）等。内酯类：补骨脂内酯（psoralen），香柑内酯（bergapten），欧前胡素（imperatorin），珊瑚菜内酯（phellopterin），花椒毒素（xanthotoxin），东莨菪素（scopoletin），川白芷内酯（anomalin）等。

7.理化特征

（1）光谱鉴别：取粉末0.2g，加乙醇20ml，放置12小时，滤过，滤液用乙醇稀释，使制成的样品溶液浓度为2mg/ml，供测试用。测试条件：扫描范围400～200nm，吸收度量程0～2A，狭缝宽2nm，波长标尺放大40nm/cm。样品在（286±2）nm、（275±2）nm处有最大吸收，在259nm附近有肩峰。

（2）薄层色谱：取本品粉末1g，加丙酮20ml，超声处理20分钟，滤过，滤液蒸干，残渣加乙醇1ml使溶解，作为供试品溶液。另取防风对照药材1g，同法制成对照药材溶液。再取升麻素苷对照品、5-O-甲基维斯阿米醇苷对照品，加乙醇制成每毫升各含1mg的混合溶液，作为对照品溶液。吸取上述三种溶液各10μl，分别点于同一硅胶GF$_{254}$薄层板上，以三氯甲烷-甲醇（4∶1）为展开剂，展开，取出，晾干，置紫外光灯（254nm）下检视。供试品色谱中，在与对照药材色谱和对照品色谱相应的位置上，显相同颜色的斑点。

8.贮藏

置阴凉干燥处，防蛀。

（三）炮制与饮片

1.药材炮制

取原药材，除去杂质，洗净，润透，切厚片，干燥。

2.饮片名称

防风。

3. 药品类别

解表药：发散风寒药。

4. 性状特征

本品呈圆形或椭圆形的厚片。外表皮灰棕色，有纵皱纹，有的可见横长皮孔样突起、密集的环纹或残存的毛状叶基。切面皮部浅棕色，有裂隙，木部浅黄色，有放射状纹理。气特异，味微甘（图185-6，图185-7）。

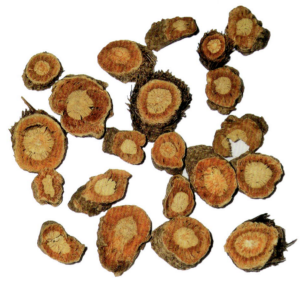

图185-6 防风（野生品）

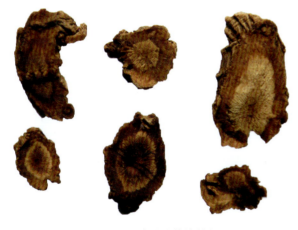

图185-7 防风（栽培品）

5. 质量要求

（1）水分：不得过10.0%。

（2）总灰分：不得过6.5%。

（3）酸不溶性灰分：不得过1.5%。

（4）浸出物：用热浸法测定，乙醇作溶剂，不得少于13.0%。

（5）含量测定：用高效液相色谱法测定，本品含升麻素苷（$C_{22}H_{28}O_{11}$）和5-O-甲基维斯阿米醇苷（$C_{22}H_{28}O_{10}$）的总量不得少于0.24%。

6. 性味功能

本品性温，味辛、甘。解表祛风，胜湿，止痉。用于感冒头痛、风湿痹痛、风疹瘙痒、破伤风。

7. 用法用量

内服：煎汤，4.5～9g。

8. 使用注意

血虚发痉及阴虚火旺者慎用。

9. 贮藏

置阴凉干燥处，防蛀。

（四）经典方剂与临床应用

神术散（《太平惠民和剂局方》）

处方： 苍术（米泔浸一宿，切，焙）150g；藁本（去土），香白芷，细辛（去叶、土），羌活（去芦），川芎，甘草（炙）各30g。

制法： 上为细末。

功能主治： 发汗解表，化浊辟秽。用于外感风寒湿邪、头痛项强、发热憎寒、身体疼痛，以及伤风鼻塞声重、咳嗽头昏。

用法用量： 每服9g，用水150ml，加生姜三片，葱白10cm，煎100ml，温服，不拘时。伤风鼻塞，只用葱茶调下。

（五）食疗与药膳

防风粥

原料： 防风10g，大米50g，葱白2茎。

制作方法： 将防风择洗干净，放入锅中，加清水适量，浸泡5～10分钟后，水煎取汁，加大米煮粥，待熟时调入葱白，再煮一二沸即成。

功能主治： 每日1～2剂，连续3～5天。

用法用量： 疏风解表，散寒止痛。适用于风寒感冒、畏风发热、自汗头痛、风湿痹痛、骨节酸痛等。

186 山茱萸 Shan Zhu Yu

（一）基原

1. 集解

山茱萸始载于《神农本草经》，曰："山茱萸，味酸平，主心下邪气，寒热温中，逐寒湿痹，去三虫，久服轻身，一名蜀枣，生山谷。"《雷公炮炙论》载："凡使勿用雀儿苏，真似山茱萸，只是核八棱，不入药用。"陶弘景曰："山茱萸出近道诸山中，大树子初熟未干，赤色如胡颓子，亦可啖。既干，皮甚薄，当以合核为用尔。"《名医别录》载："生汉中山谷及琅邪宛句，东海承县，九月十日采实，阴干。"《本草纲目》称山茱萸为肉枣。

2. 品种

山茱萸为双子叶植物纲山茱萸科山茱萸属植物山茱萸 *Cornus officinalis* Sieb. et Zucc. 栽培品的干燥成熟果肉。

3. 分布

山地境内各地有引种栽培，枣庄、泰安栽培较多。

4. 生态

山茱萸栽培于排水良好、土壤较肥沃的山区或平原。

5. 形态特征

山茱萸：落叶小乔木，高 4m 左右。枝皮灰棕色，小枝无毛。单叶对生；叶片椭圆形或长椭圆形，长 5～7cm，宽 3～4.5cm，先端窄，长锐尖形，基部圆形或阔楔形，全缘，上面近光滑，偶被极细毛，下面被白色伏毛，脉腋有黄褐色毛丛，侧脉 5～7 对，弧形平行排列；叶柄长 1cm 左右。花先叶开放，成伞形花序，簇生于小枝顶端，其下具数片芽鳞状苞片；花小；花萼 4，不显著；花瓣 4，黄色；雄蕊 4；子房下位。核果长椭圆形，长 1.2～1.5cm，直径 7mm 左右，无毛，成熟后红色；果柄长 1.5～2cm。种子长椭圆形，两端钝圆。花期 5～6 月。果期 8～10 月（图 186-1，图 186-2）。

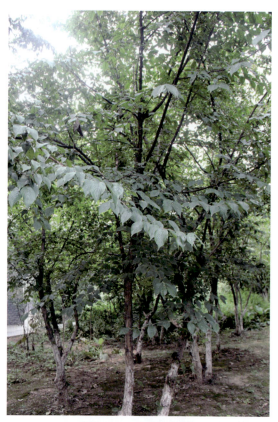

图 186-1　山茱萸植株

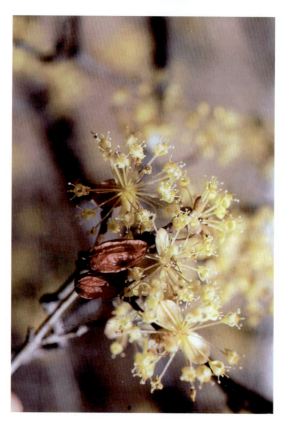

图 186-2　山茱萸花枝

6. 产地加工

秋末冬初果皮变红时采收果实，用文火烘或置沸水中略烫后，及时除去果核，干燥。

（二）药材

1. 性状特征

果肉呈不规则的片状或囊状，长 1 ～ 1.5cm，宽 0.5 ～ 1cm。表面紫红色至紫黑色，皱缩，有光泽。顶端有的具圆形宿萼痕，基部有果柄痕。质柔软。气微，味酸、涩、微苦（图 186-3）。

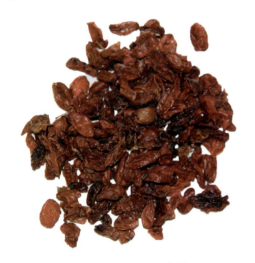

图 186-3 山茱萸

2. 商品规格

本品均为统货。分安徽、浙江、河南统装等。

3. 道地药材

本品河南产者为道地药材。

4. 质量标志

本品以肉肥厚、色紫红、油润柔软者为佳。

5. 显微特征

（1）组织鉴别：果肉横切面见外果皮为 1 列略扁平的表皮细胞，外被较厚的角质层。中果皮宽广，为多列薄壁细胞，大小不一，细胞内含深褐色色素块，近内侧有 8 个维管束环列，近果柄处的横切面常见有石细胞和纤维束（图 186-4）。

（2）粉末鉴别：粉末红褐色。果皮表皮细胞橙黄色，表面观多角形或类长方形，直径 16 ～ 30μm，垂周壁连珠状增厚，外平周壁颗粒状角质增厚，胞腔含淡橙黄色物。中果皮细胞橙棕色，

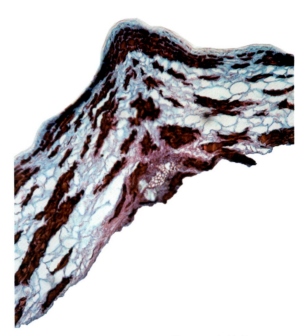

图 186-4 山茱萸药材横切面组织特征

多皱缩。草酸钙簇晶少数，直径 12 ～ 32μm。石细胞类方形、卵圆形或长方形，纹孔明显，胞腔大。

6. 化学组分

苷类：山茱萸苷，莫罗忍冬苷（morroniside），7-O- 甲基莫罗忍冬苷（7-O-methylmorroniside），獐牙菜苷（sweroside），番木鳖苷（koganin）等。酸类：熊果酸（ursolicacid）；没食子酸（gallicacid）；苹果酸（milicacid）；酒石酸（tartaricacid）；3，5 二羟基苯甲酸；5，5′- 二甲基糠醛醚；5- 羟甲基糠醛；马钱素（loganin）；7- 脱氢马钱素；β- 谷甾醇（β-Sitosterol）；鞣质等。

7. 理化特征

薄层色谱：取本品粉末 0.5g，加乙酸乙酯 10μl，超声处理 15 分钟，滤过，滤液蒸干，残渣加无水乙醇 2ml 使溶解，作为供试品溶液。另取熊果酸对照品，加无水乙醇制成每毫升含 1mg 的溶液，作为对照品溶液。吸取上述 2 种溶液各 5μl，分别点于同一硅胶 G 薄层板上，以甲苯 - 乙酸乙酯 - 甲酸（20 ：4 ：0.5）为展开剂，展开，取出，晾干，喷以 10% 硫酸乙醇溶液，在 105℃ 加热至斑点显色清晰。供试品色谱中，在与对照品色谱相应的位置上，显相同的紫红色斑点；置紫外光灯（365nm）下检视，显相同的橙黄色荧光斑点。

8.贮藏

木箱或麻袋装。本品易虫蛀、发霉，应防蛀防潮，置阴凉干燥处保存。不宜过度日晒或风吹，以免干枯丧失油润。为防蛀，入夏前可用硫黄、氯化苦或磷化铝熏。酒山萸肉、蒸山萸肉应密闭，置阴凉干燥处。

（三）炮制与饮片

1.药材炮制

（1）山萸肉：取原药材，除去杂质及残留核，洗净，晒干。

（2）酒萸肉：取净山萸肉，用黄酒拌匀，待酒被吸尽，装适宜容器内，密闭，放水锅内，用武火加热，隔水炖或笼屉蒸，至色变黑润，取出干燥（每100kg山萸肉，用黄酒20kg）。

2.饮片名称

山茱萸，酒萸肉。

3.药品类别

收涩药：固精缩尿止带药。

4.性状特征

（1）山萸肉：本品呈不规则的片状或囊状。表面紫红色至紫黑色，皱缩，有光泽。顶端有的有圆形宿萼痕，基部有果梗痕。质柔软。气微，味酸、涩、微苦。

（2）酒萸肉：本品形如山茱萸，表面紫黑色或黑色，质滋润柔软。微有酒香气（图186-5）。

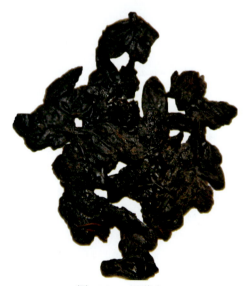

图 186-5　酒萸肉

5.质量要求

（1）山萸肉

1）水分：不得过 16.0%。

2）总灰分：不得过 6.0%。

3）浸出物：用冷浸法测定，水作溶剂，不得少于 50.0%。

4）含量测定：照高效液相色谱法测定，本品含马钱苷（$C_{17}H_{26}O_{10}$）不得少于 0.60%。

（2）酒萸肉

1）水分：不得过 16.0%。

2）总灰分：不得过 6.0%。

3）浸出物：用冷浸法测定，水作溶剂，不得少于 50.0%。

4）含量测定：用高效液相色谱法测定，本品含马钱苷（$C_{17}H_{26}O_{10}$）不得少于 0.70%。

6.性味功能

本品性微温，味酸、涩。补益肝肾，涩精固脱。用于眩晕耳鸣、腰膝酸痛、阳痿遗精、遗尿尿频、崩漏带下、大汗虚脱、内热消渴等症。

7.用法用量

内服：煎汤，6 ～ 12g。

8.使用注意

本品凡命门火炽，强阳不痿，素有湿热，小便淋涩者忌服。

9.贮藏

木箱或麻袋装。本品易虫蛀、发霉，应防蛀防潮，置阴凉干燥处保存。不宜过度日晒或风吹，以免干枯丧失油润。为防蛀，入夏前可用硫黄、氯化苦或磷化铝熏。酒山萸肉应密闭，置阴凉干燥处。

（四）经典方剂与临床应用

山茱萸丸（《圣济总录》）

处方：山茱萸（炒）37g；生地黄（焙）75g；牛膝（去苗，酒浸，焙），泽泻，萆薢各30g；天雄（炮裂，去皮、脐），蛴螬（微炒），车前子，干漆（炒烟出），狗脊（去毛），白术，地肤子各22g；茵芋（去粗茎）15g。

制法：上药十四味，为细末，炼蜜为丸，如梧桐子大。

功能主治：用于风痹游走无常处，亦治血痹。

用法用量：每服 20 ～ 30 丸，温酒送下，1 日 3 次。

（五）食疗与药膳

山茱萸粥

原料：山茱萸 15g，大米 100g，白糖适量。

制作方法：将山茱萸洗净，去核；大米淘净，与山茱萸同放锅中，加清水适量，煮至粥熟时，调入白糖，再煮一二沸即成。

功能主治：补益肝肾，涩精敛汗。适用于肝肾不足所致的头目眩晕、腰膝酸软、耳鸣耳聋、记忆下降、视物昏花、遗精、遗尿、小便频数、虚汗不止、崩漏带下等。

用法用量：每日 1 剂。

187　满山红叶
Man Shan Hong Ye

（一）基原

1. 集解

满山红叶始载于《本草纲目》，曰："山踯躅处处山谷有之，高者四五尺低者一二尺，春生苗叶，浅绿色，枝少而花繁，一枝数萼，二月始开花如羊踯躅，而蒂如石榴花，有红者紫者，五出者，千叶者，小儿食其花，味酸无毒，一名红踯躅，一名映山红，一名杜鹃花。"

2. 品种

满山红叶为双子叶植物纲杜鹃花科杜鹃花属植物兴安杜鹃 *Rhododendron dauricum* L. 的干燥叶。

3. 分布

山东境内产于五莲山等地，各地公园有栽培。

4. 生态

杜鹃生于山坡灌丛。

5. 形态特征

兴安杜鹃：常绿灌木，高 0.5 ～ 2m，分枝多；

幼枝细而弯曲，被柔毛和鳞片。叶片近革质，椭圆形或长圆形，长 1 ～ 5cm，宽 1 ～ 1.5cm，两端钝，有时基部宽楔形，全缘或有细钝齿，上面深绿，散生鳞片，下面淡绿，密被鳞片，鳞片不等大，褐色，覆瓦状或彼此邻接，或相距为其直径的 1/2 或 1.5 倍。叶柄长 2 ～ 6mm，被微柔毛。花序腋生枝顶或假顶生，1 ～ 4 花，先叶开放，伞形着生；花芽鳞早落或宿存；花梗长 2 ～ 8mm；花萼长不及 1mm，5 裂，密被鳞片；花冠宽漏斗状，长 1.3 ～ 2.3cm，粉红色或紫红色，外面无鳞片，通常有柔毛；雄蕊 10，短于花冠，花药紫红色，花丝下部有柔毛；子房 5 室，密被鳞片，花柱紫红色，光滑，长于花冠。蒴果长圆形，长 1 ～ 1.5cm，径约 5mm，先端 5 瓣开裂。花期 5 ～ 6 月，果期 7 月（图 187-1，图 187-2）。

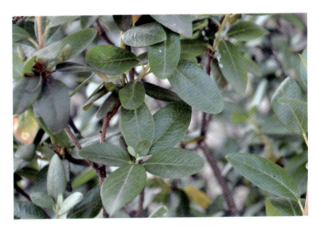

图 187-1　兴安杜鹃植株

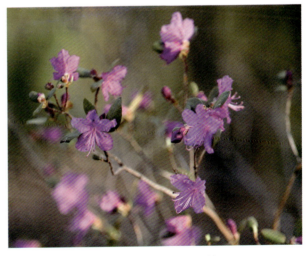

图 187-2　兴安杜鹃花枝

6. 产地加工

夏、秋二季采收，阴干。

（二）药材

1. 性状特征

干燥叶多反卷成筒状，有的皱缩破碎，完整叶片展平后呈椭圆形或长倒卵形，长 2 ～ 7.5cm，宽 1 ～ 3cm。先端钝，基部近圆形或宽楔形，全缘；上表面暗绿色至褐绿色，散生浅黄色腺鳞；下表面灰绿色，腺鳞甚多；叶柄长 3 ～ 10mm。近革质。气芳香特异，味较苦、微辛（图 187-3）。

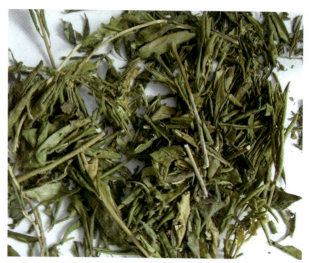

图 187-3　满山红叶药材

2. 商品规格

本品均为统货。

3. 道地药材

黑龙江省产者为道地药材。

4. 质量标志

本品以叶片绿、香气浓者为佳。

5. 显微特征

组织鉴别：叶横切面示上表皮细胞长方形，外被角质层，凹陷处有盾状毛；下表皮细胞近圆形，壁波状，有气孔和盾状毛。栅栏细胞 2 ～ 3 列，海绵细胞类圆形。主脉维管束双韧型，外围有束鞘纤维不连续排列成环，上、下表皮内方有厚角细胞多列，叶脉上表面有单细胞非腺毛。薄壁细胞和海绵细胞含草酸钙簇晶。

6. 化学组分

黄酮类：芸香苷，杜鹃黄苷（azakein），槲皮素，山奈酚 -5- 甲醚 -3-O- 半乳糖苷，杨梅素 -5-甲醚 -3-O- 鼠李糖苷等。

7. 理化特征

薄层色谱：取本品粗粉 5g，加乙醇 50ml，超声处理 15 分钟，滤过，滤液蒸干，残渣加 40% 乙醇，分 3 次置水浴上加热溶解，每次 10ml，趁热滤过，合并滤液，蒸去乙醇，水溶液加乙醚振摇提取 2 次，每次 15ml，合并乙醚液，挥干，残渣加甲醇 1ml 使溶解，作为供试品溶液。另取满山红对照药材 5g，同法制成对照药材溶液。再取杜鹃素对照品，加甲醇制成每 1ml 含 1mg 的溶液，作为对照品溶液。照薄层色谱法试验，吸取上述 3 种溶液各 5μl，分别点于同一硅胶 G 薄层板上，以甲苯 - 乙酸乙酯 - 甲酸（7：2：0.5）为展开剂，置用展开剂预饱和 15 分钟的展开缸内，展开，取出，晾干，喷以三氯化铝试液，在 105℃ 加热至斑点显色清晰，置紫外光灯（365nm）下检视。供试品色谱中，在与对照药材色谱和对照品色谱相应的位置上，显相同颜色的荧光斑点。

8. 贮藏

置阴凉干燥处，防潮，防热。

（三）炮制与饮片

1. 药材炮制

取药材除去杂质即可。

2. 饮片名称

满山红叶。

3. 药品类别

化痰止咳平喘药：止咳平喘药。

4. 性状特征

本品性状特征同药材。

5. 质量要求

（1）水分：不得过 9.0%。

（2）总灰分：不得过 8.0%。

（3）酸不溶性灰分：不得过 3.0%。

（4）浸出物：用热浸法测定，60% 乙醇作溶剂，不得少于 20.0%。

（5）含量测定：用高效液相色谱法测定，本品含杜鹃素（$C_{17}H_{16}O_5$）不得少于 0.080%。

6. 性味功能

本品性寒，味辛、苦。止咳祛痰。用于咳嗽气喘痰多。

7. 用法用量

6～12g。

8. 使用注意

孕妇忌服。

9. 贮藏

置阴凉干燥处，防潮，防热。

188 柿蒂 Shi Di

（一）基原

1. 集解

柿始载于《名医别录》，列为中品。《本草纲目》载："柿树高，叶大，圆而光泽，四月开小花黄白色，结实青绿色，八九月乃熟。柿蒂涩平无毒。主治咳逆哕气，煮汁服。"指本品而言。

2. 品种

柿蒂为双子叶植物纲柿科柿属植物柿 *Diospyros kaki* Thunb. 栽培品的干燥宿萼。

3. 分布

山东境内产于临沂、烟台、潍坊、泰安、济南、菏泽等地。

4. 生态

柿栽培于山地丘陵。

5. 形态特征

柿：乔木，高4～9m；主干暗褐色，树皮鳞片状开裂，幼枝有绒毛。叶质肥厚，椭圆状卵形至长圆形或倒卵形，长6～18cm，宽3～9cm，表面深绿色，有光泽，背面淡绿色，疏生褐色柔毛；叶柄长1～1.5cm，有毛。花黄色，雌雄异株或同株；雄花每3朵集生或成短聚伞花序；雌花单生于叶腋；花萼4深裂，裂片三角形，无毛。浆果卵圆形成扁球形，直径3～8cm，橘红色或橙黄色，有光泽。花期6月，果熟期9～10月（图188-1，图188-2）。

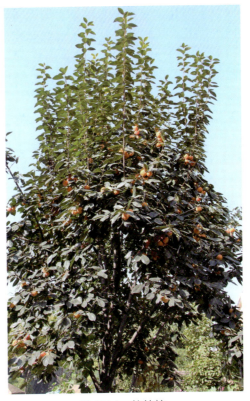

图 188-1　柿植株

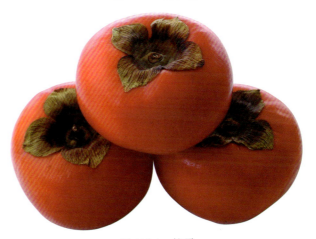

图 188-2　柿子

6. 产地加工

霜降至立冬当柿子成熟时采收，加工柿饼时，剥下柿蒂，晒干。或由于柿子生长过重而自行落下，柿蒂仍留在树上，待枯萎变硬后亦自行掉下，收集晒干。

（二）药材

1. 性状特征

干燥宿萼呈盖状，顶端中央有一果柄，或

脱落而留下圆孔，萼的中央较厚，边缘4裂，裂片常向上反卷，易碎装，基部联合成皿状，直径1.5～2.5cm，厚1～4mm。外表面黄褐色或红棕色，仔细观察时，上有稀疏短毛，内表面有细密的黄棕色短绒毛，放射状排列，具光泽，中央有一果实脱落所遗留的圆形突起的瘢痕。质硬而脆。气微，味涩（图183-3）。

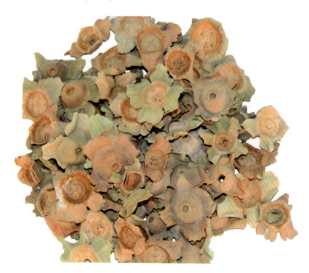

图188-3　柿蒂

2. 商品规格

本品均为统货。分为河南、山东、河北统装等。

3. 道地药材

山东产者为道地药材。

4. 质量标志

本品以红棕色、质厚、味涩、表面带柿霜者为佳。

5. 显微特征

粉末鉴别：粉末棕色。非腺毛众多，单细胞，直径20～26μm。一种较短，长150～300μm，壁厚约8μm，胞腔含棕色物；另一种长至860μm，壁厚约5μm，有时胞腔淡棕色。分枝状石细胞多见，一般直径约80μm，少数至180μm，壁厚5～34μm，纹孔及孔沟极细密。草酸钙方晶直径8～30μm，下表皮细胞类方形或多角形，气孔不定式，副卫细胞5～7个。腺毛偶见，头部2～3细胞，直径约34μm，充满棕红色物，柄1～2细胞。

6. 化学组分

三萜类：齐墩果酸（oleanolicacid），熊果酸（ursolicacid），白桦脂酸等。黄酮类：三叶豆苷（trifolin），金丝桃苷（hyperin），山奈酚（kaempferol），槲皮素（quercetin）等。有机酸类：丁香酸（syringicacid），香草酸（vanillicacid），没食子酸，琥珀酸等。

7. 理化特征

薄层色谱：取本品粗粉2g，加70%乙醇10ml，温浸2小时，滤过，滤液蒸干，残渣加甲醇1ml使溶解，作为供试品溶液。另取没食子酸对照品，加甲醇制成每1ml含0.5mg的溶液，作为对照品溶液。吸取供试品溶液5μl、对照品溶液2μl，分别点于同一硅胶G薄层板上，以甲苯（用水饱和）-甲酸乙酯-甲酸（5∶4∶1）为展开剂，展开，取出，晾干，喷以1%三氯化铁乙醇溶液。供试品色谱中，在与对照品色谱相应的位置上，显相同颜色的斑点。

8. 贮藏

麻袋或纸箱包装，置通风干燥处，防蛀。

（三）炮制与饮片

1. 药材炮制

取原药材，除去杂质，洗净，去柄，干燥或打碎。

2. 饮片名称

柿蒂。

3. 药品类别

理气药。

4. 性状特征

本品性状特征同药材。

5. 质量要求

（1）水分：不得过14.0%。
（2）总灰分：不得过8.0%。

6. 性味功能

本品性平，味苦、涩。降逆下气。用于呃逆。

7. 用法用量

内服：煎汤，4.5～9g；或入散剂。

8. 贮藏

麻袋或纸箱包装，置通风干燥处，防蛀。

（四）经典方剂与临床应用

丁香柿蒂散（《卫生宝鉴》）

处方：丁香、柿蒂、青皮、陈皮各等分。

制法：上药研为粗末。

功能主治：用于诸种呃、噫，呕吐痰涎。

用法用量：每服 9g，用水 220ml，煎至 150ml，去滓温服，不拘时。

（五）食疗与药膳

玉米柿蒂粥

原料：柿蒂 10g，玉竹 15g，粳米 50g。

制作方法：柿蒂、玉竹加清水 300g 煎至 150g，取汁。粳米加水 400g 煮熟，加入药汁再煮一会即可。

功能主治：养阴清热，和胃止呕。适用于胃阴虚口干呕逆者。

用法用量：早晚食用。

189　连翘 Lian Qiao

（一）基原

1. 集解

连翘始载于《神农本草经》，列为下品。恭曰："此物有两种：大翘、小翘。大翘生下湿地，叶狭长如水苏，花黄可爱，着子似椿实之未开者，作房翘出众草。其小翘生冈原之上，叶花实皆似大翘而小细。山南人并用之，今长安惟用大翘子，不用茎花也。"苏颂对连翘形态的描述："生下湿地或山岗上，叶青黄而狭长如榆叶，水苏辈，茎赤色，高三四尺许，花黄可爱，秋结实似莲作房翘出众草，以此得名，根黄如蒿根，八月采房，阴干。"其实似莲作房，翘出众草，故名。

2. 品种

连翘为双子叶植物纲木犀科连翘属植物连翘 *Forsythia suspensa*（Thunb.）Vahl 的干燥成熟果实。

3. 分布

山东境内产于临沂、泰安、潍坊等地，以博山、费县、泰安、蒙阴、沂源、平邑、青州、五莲等县市产量较大。

4. 生态

连翘生于海拔 250～2200m，一般为散生和丛状分布，主要分布于天然次生林区的林间空地、林缘荒地，以及山间荒坡上，常见于山坡灌丛、林下或草丛中，或山谷、山沟疏林中。

5. 形态特征

连翘：蔓生落叶灌木，高 1～3m，基部丛生，枝条拱形下垂，棕色、棕褐色或淡黄褐色；小枝土褐色，稍四棱形，疏生皮孔，节间中空，节部具实心髓。花：每年 3、4、5 月份花先叶开放，10～20 天逐渐凋落。花金黄色，1～3 朵或 6 朵，着生于叶腋。花梗长 5～6cm，花萼 4 裂，绿色，裂片长圆形，边缘具睫毛，与花冠管近等长，花冠黄色，裂片倒卵状椭圆形；花冠筒内有橘红色条纹；雄蕊 2 枚，着生于花冠筒基部，子房 2 室，花柱长于雄蕊，柱头 2 裂。叶：每年 4，5 月份萌发生长新枝叶，叶为单叶对生或羽状三出复叶，顶端小叶大，其余两小叶较小；叶片对生卵形或椭圆状卵形，长 3～10cm，宽 2～5cm，先端渐尖或急尖，基部圆形至宽楔形，叶缘除基部外具锐锯齿或粗锯齿，上面深绿色，下面淡黄绿色，两面无毛；叶柄长 1～2cm。果：蒴果卵圆形，先端有短喙，表面散声瘤点，2 室，开裂，种子多数，有膜质翅（图 189-1，图 189-2）。

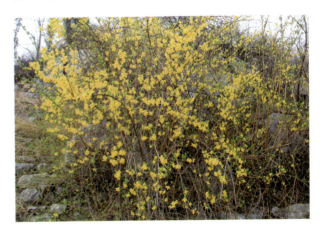

图 189-1　连翘植株

6. 产地加工

秋季果实初熟尚带绿色时采收，除去杂质，蒸熟，晒干，习称"青翘"；果实熟时采收，晒干，除去杂质，习称"老翘"。

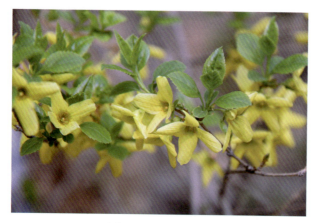

图 189-2　连翘花枝

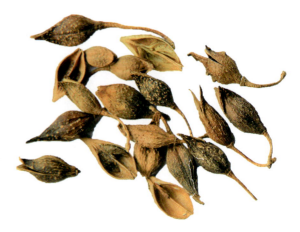

图 189-4　连翘（老翘）

（二）药材

1. 性状特征

果实呈长卵形至卵形，稍扁，长 1.5～2.5cm，直径 0.5～1.3cm。表面有不规则的纵皱纹和多数突起的小斑点，两面各有 1 条明显的纵沟。顶端锐尖，基部有小果梗或已脱落。青翘多不开裂，表面绿褐色，突起的灰白色小斑点较少；质硬；种子多数，黄绿色，细长，一侧有翅。老翘自顶端开裂或裂成两瓣，表面黄棕色或红棕色，内表面多为浅黄棕色，平滑，具一纵隔；质脆；种子棕色，多已脱落。气微香，味苦（图 189-3，图 189-4）。

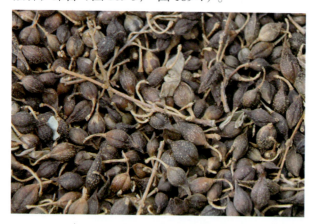

图 189-3　连翘（青翘）

2. 商品规格

本品分青翘、老翘，种子为连翘心。均为统货。

3. 道地药材

本品山东产者为道地药材。

4. 质量标志

本品以身干、干燥、色黑绿、完整不裂口、无杂质为佳。

5. 显微特征

（1）组织鉴别：果皮横切面见外果皮为 1 列扁平细胞，外壁及侧壁增厚，被角质层。中果皮外侧薄壁组织中散有维管束；中果皮内侧为多列石细胞，长条形、类圆形或长圆形，壁厚薄不一，多切向镶嵌状排列。内果皮为 1 列薄壁细胞（图 189-5）。

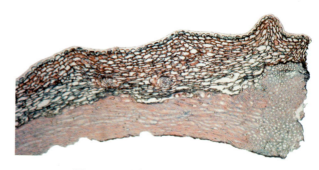

图 189-5　连翘药材横切面组织特征

（2）粉末鉴别：石细胞极多，单个散在或数个成群，类圆形、长圆形、类三角形或类多角形，长 28～91μm，直径 17～46μm，壁厚 3～15μm，纹孔疏密不一，孔沟可见，层纹不明显。纤维较多，散在或成束，梭形、长梭形或短棒状，边缘不整齐，两端钝圆，或一端钝圆而另一端稍尖，长 96～647μm，直径 8～34μm，木化或微木化，孔沟细，胞腔中间窄细，两端扩展成哑铃形，或宽窄不规则。外果皮细胞表面观类方形或类多角形，垂周壁增厚，稍弯曲，外平周壁显角质纹理或有裂隙，细胞内充满棕黄色颗粒状物；断面观类方形，外被角质层。中果皮细胞较多，类圆形、类多角形或较不规则形，有的壁略呈连珠状增厚。

导管主要为螺纹导管，直径约 10μm，微木化，偶见网纹导管。

6. 化学组分

连翘酯苷 A、B、C、D（forsythoside A、B、C、D），连翘酚（forsythol），连翘苷，白桦脂酸（betulinicacid），齐墩果酸（oleanolicacid），熊果酸（urolicacid），β- 谷甾醇等。

7. 理化特征

薄层色谱：取本品粉末 1g，加石油醚（30～60℃）20ml，密塞，超声处理 15 分钟，滤过，弃去石油醚液，残渣挥干石油醚，加甲醇 20ml，密塞，超声处理 20 分钟，滤过，滤液蒸干，残渣加甲醇 5ml 使溶解，作为供试品溶液。另取连翘对照药材 1g，同法制成对照药材溶液。再取连翘苷对照品，加甲醇制成每毫升含 0.25mg 的溶液，作为对照品溶液。吸取上述三种溶液各 3μl，分别点于同一硅胶 G 薄层板上，以三氯甲烷 - 甲醇（8：1）为展开剂，展开，取出，晾干，喷以 10% 硫酸乙醇溶液，在 105℃加热至斑点显色清晰。供试品色谱中，在与对照药材色谱和对照品色谱相应的位置上，显相同颜色的斑点。

8. 贮藏

置阴凉干燥处。

（三）炮制与饮片

1. 药材炮制

取原药材，除去杂质及枝梗，筛去灰屑。

2. 饮片名称

连翘。

3. 药品类别

清热药：清热解毒药。

4. 性状特征

本品呈长卵形至卵形，稍扁。表面有不规则的纵皱纹和多数突起的小斑点，两面各有一条明显的纵沟。气微香，味苦。

5. 质量要求

（1）水分：不得过 10.0%。

（2）总灰分：不得过 4.0%。

（3）浸出物：用冷浸法测定，65% 乙醇作溶剂，青翘不得少于 30.0%；老翘不得少于 16.0%。

（4）含量测定：用高效液相色谱法测定，本品含连翘苷（$C_{27}H_{34}O_{11}$）不得少于 0.15%；含连翘酯苷 A（$C_{29}H_{36}O_{15}$）不得少于 0.25%。

6. 性味功能

本品性微寒，味苦。清热解毒，消肿散结。用于痈疽、瘰疬、乳痈、丹毒、风热感冒、温病初起、温热入营、高热烦渴、神昏发斑、热淋尿闭。

7. 用法用量

内服：煎汤 6～15g；或入丸、散。

8. 使用注意

脾胃虚弱，气虚发热，痈疽已溃、脓稀色淡者忌服。

9. 贮藏

置阴凉干燥处。

（四）经典方剂与临床应用

银翘散（《温病条辨》）

处方：连翘、金银花各 30g，牛蒡子、苦桔梗、薄荷各 18g，荆芥穗、淡竹叶各 12g，生甘草、淡豆豉各 15g。

制法：上杵为散。

功能主治：用于温病初起。发热无汗或有汗不畅，微恶风寒、头痛口渴、咳嗽咽痛、舌尖红、苔薄白或薄黄、脉浮数。

用法用量：每服 18g，鲜苇根汤煎，香气大出，即取服，勿过煮。病重者，约二时一服，日三服，夜一服；轻者二时一服，日三服，夜一服；病不解者，作再服。

（五）食疗与药膳

连翘栀子茶

原料：金银花 3g，栀子 3g，连翘 6g，冰糖适量。

制作方法：泡茶饮。

功能主治：清热解毒，疏风。用于治疗上呼吸道感染。

190　秦皮 Qin Pi

（一）基原

1. 集解

秦皮出自《神农本草经》。陶弘景曰："秦皮，俗云是樊槻皮，而水渍以和墨书，色不脱，微青。且亦殊薄，恐不必耳。俗方惟以疗目。"《唐本草》载："秦皮，树似檀；叶细，皮有白点而不粗错。取皮水渍，便碧色，书纸看背，青色者是。俗见味苦，名为苦树。亦用皮，疗眼有效。以叶似檀，故名石檀也。"《本草纲目》载："秦皮，其木小而岑高，故因以为名。人讹为桪木，又讹为秦木。或云本出秦地，故得秦名也。"

2. 品种

秦皮为双子叶植物纲木樨科梣属植物白蜡树 *Fraxinus chinensis* Roxb. 的干燥树皮。

3. 分布

山东境内各地普遍栽培。

4. 生态

白蜡树栽培于河滩、平原或沙地。

5. 形态特征

白蜡树：落叶乔木，高 10～12m；树皮灰褐色，纵裂。芽阔卵形或圆锥形，被棕色柔毛或腺毛。小枝黄褐色，粗糙，无毛或疏被长柔毛，旋即秃净，皮孔小，不明显。羽状复叶长 15～25cm；叶柄长 4～6cm，基部不增厚；叶轴挺直，上面有浅沟，初时疏被柔毛，旋即秃净；小叶 5～7 枚，硬纸质，卵形、倒卵状长圆形至披针形，长 3～10cm，宽 2～4cm，顶生小叶与侧生小叶近等大或稍大，先端锐尖至渐尖，基部钝圆或楔形，叶缘具整齐锯齿，上面无毛，下面无毛或有时沿中脉两侧被白色长柔毛，中脉在上面平坦，侧脉 8～10 对，下面凸起，细脉在两面凸起，明显网结；小叶柄长 3～5mm。圆锥花序顶生或腋生枝梢，长 8～10cm；花序梗长 2～4cm，无毛或被细柔毛，光滑，无皮孔；花雌雄异株；雄花密集，花萼小，钟状，长约 1mm，无花冠，花药与花丝近等长；雌花疏离，花萼大，桶状，长 2～3mm，4 浅裂，花柱细长，柱头 2 裂。

翅果匙形，长 3～4cm，宽 4～6mm，上中部最宽，先端锐尖，常呈犁头状，基部渐狭，翅平展，下延至坚果中部，坚果圆柱形，长约 1.5cm；宿存萼紧贴于坚果基部，常在一侧开口深裂。花期 4～5 月，果期 7～9 月（图 190-1）。

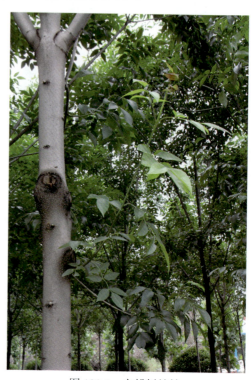

图 190-1　白蜡树植株

6. 产地加工

春、秋二季，剥下树干皮和枝皮，晒干。

（二）药材

1. 性状特征

（1）枝皮：呈卷筒状或槽状，长 10～60cm，厚 1.5～3mm。外表面灰白色、灰棕色至黑棕色或相间呈斑状，平坦或稍粗糙，并有灰白色圆点状皮孔及细斜皱纹，有的具分枝痕。内表面黄白色或棕色，平滑。质硬而脆，断面纤维性，黄白色。气微，味苦（图 190-2）。

（2）干皮：呈长条状块片，厚 3～6mm。外表灰棕色，具龟裂状沟纹及红棕色圆形或横长的皮孔。质坚硬，断面纤维性较强，易成层剥离呈裂片状（图 190-3）。

2. 商品规格

本品有枝皮与干皮，均为统货。分吉林、辽宁、

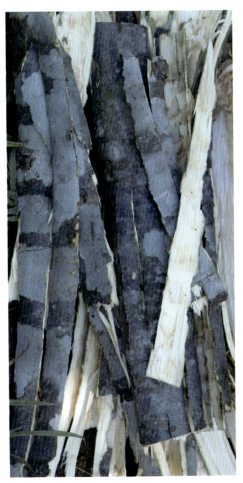

图190-2　秦皮药材（枝皮）

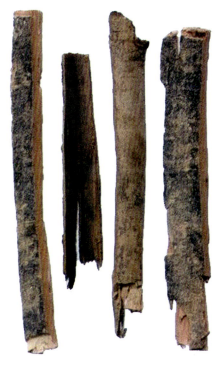

图190-3　秦皮药材（树干皮）

河北捆统装等。

3. 道地药材

本品辽宁产者为道地药材。

4. 质量标志

本品以整齐、长条呈筒状者为佳。

5. 显微特征

（1）组织鉴别：横切面示木栓层为5～10余列细胞。栓内层为数列多角形厚角细胞。皮层较宽，纤维及石细胞单个散在或成群。中柱鞘部位有石细胞及纤维束组成的环带，偶有间断。韧皮部射线宽1～3列细胞；纤维束及少数石细胞成层状排列，中间贯穿射线，形成"井"字形。薄壁细胞含草酸钙砂晶（图190-4）。

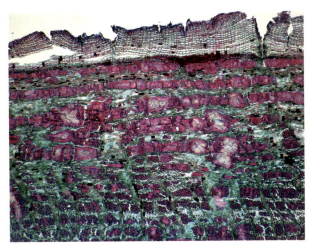

图190-4　秦皮药材横切面组织特征

（2）粉末鉴别：纤维较多，成束或散离，甚长，壁极厚，木化。石细胞较多，呈类圆形、类长方形、椭圆形，壁厚，孔沟明显。薄壁细胞含草酸钙砂晶。淀粉粒单粒类球形、卵形，层纹不明显。

6. 化学组分

本品含秦皮甲素（aesculin），秦皮乙素（aesculotin），秦皮素（fraxetin），秦皮苷（fraxin），宿柱白蜡树苷（stylosin），丁香苷（syringin），生物碱及鞣质等。

7. 理化特征

（1）荧光检查：取本品加水或热水浸泡，浸出液在日光下可见碧蓝色荧光。

（2）化学定性：取粉末1g，加乙醇10ml，置水浴上回流 10 分钟，滤过，取滤液 1ml，滴加 1% 三氯化铁溶液 2～3 滴，显暗绿色，再加氨试液 3 滴与水 6ml 摇匀，对光观察，显深红色。

（3）薄层色谱：取本品粉末 1g，加甲醇 10ml，加热回流 10 分钟，放冷，滤过，取滤液作为供试品溶液。另取秦皮甲素对照品、秦皮乙素对照品及秦皮素对照品，加甲醇制成每毫升各含 2mg 的混合溶液，作为对照品溶液。吸取上述 2 种溶液各 10μl，分别点于同一硅胶 G 薄层板或 GF$_{254}$ 薄层板上，以三氯甲烷 - 甲醇 - 甲酸（6：1：0.5）为展开剂，展开，取出，晾干，硅胶 GF$_{254}$ 板置紫外光灯（254nm）下检视；硅胶 G 板置紫外光灯（365nm）下检视。供试品色谱中，在与对照品色谱相应的位置上，显相同颜色的斑点或荧光斑点；硅胶 GF$_{254}$ 板喷以三氯化铁试液 - 铁氰化钾试液（1：1）的混合溶液，斑点变为蓝色。

8. 贮藏

置通风干燥处，防潮。

（三）炮制与饮片

1. 药材炮制

取原药材，除去杂质，洗净，润透，切丝，干燥。

2. 饮片名称

秦皮。

3. 药品类别

清热药：清热燥湿药。

4. 性状特征

本品呈长短不一的丝条状。外表面灰白色、灰棕色或黑棕色。内表面黄白色或棕色，平滑。切面纤维性。质硬。气微，味苦（图 190-5）。

5. 质量要求

（1）水分：不得过 7.0%。

（2）总灰分：不得过 6.0%。

（3）浸出物：用热浸法测定，乙醇作溶剂，不得少于 10.0%。

（4）含量测定：用高效液相色谱法测定，本品含秦皮甲素（C$_{15}$H$_{16}$O$_9$）和秦皮乙素（C$_9$H$_6$O$_4$）的总量，不得少于 0.80%。

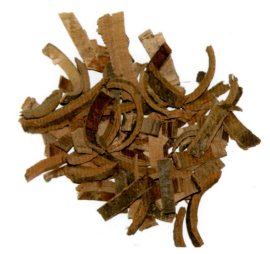

图 190-5 秦皮

6. 性味功能

本品性寒，味苦、涩。清热燥湿，收敛，明目。用于热痢、泄泻、赤白带下、目赤肿痛、目生翳膜。

7. 用法用量

内服：煎汤，6～12g。外用：适量，煎洗患处。

8. 使用注意

脾胃虚寒者忌服。

9. 贮藏

置通风干燥处，防潮。

（四）经典方剂与临床应用

白头翁汤（《伤寒论》）

处方： 白头翁 15g，黄柏 12g，黄连 6g，秦皮 12g。

制法： 上药四味，以水七升，煮取二升，去渣。

功能主治： 清热解毒，凉血止痢。用于腹痛、里急后重、肛门灼热、下痢脓血、赤多白少、渴欲饮水、舌红苔黄、脉弦数。

用法用量： 温服一升，不愈再服一升（现代用法：水煎服）。

（五）食疗与药膳

黄连秦皮茶

原料： 黄连、秦皮各 3g。

制作方法： 泡茶饮。

功能主治： 清热明目，用于肝热眼赤。

191　茉莉花 Mo Li Hua

（一）基原

1. 集解

茉莉始载于《本草纲目》，曰："茉莉原出波斯，移植南海，今滇、广人栽莳之。其性畏寒，不宜中土。弱茎繁枝，绿叶团尖。初夏开小白花，重瓣无蕊，秋尽乃止，不结实。有千叶者，红色者，蔓生者。其花皆夜开，芬香可爱。女人穿为首饰，或合面脂。亦可熏茶，或蒸取液以代蔷薇水。又有似茉莉而瓣大，其香清绝者，谓之狗牙，亦名雪瓣，海南有之。素馨、指甲，皆其类也，并附于下。"

2. 品种

茉莉花为双子叶植物纲木樨科素馨属植物茉莉 *Jasminum sambac*（L.）Ait. 栽培品干燥初开放的花及花蕾。

3. 分布

山东境内各地普遍栽培。

4. 生态

茉莉栽培于公园、庭院。

5. 形态特征

茉莉：常绿小灌木或藤本状灌木，高 0.5～3m。枝条细长，略呈藤本状。小枝有棱角，有时有毛。单叶对生，光亮，宽卵形或椭圆形，叶脉明显，叶面微皱，叶柄短而向上弯曲，有短柔毛。初夏由叶腋抽出新梢。聚伞花序，顶生或腋生，有花 3～12 朵，花冠白色，极芳香，有单瓣、双瓣和多瓣型，以双瓣型为主大多数品种。花期 6～10 月，由初夏至晚秋开花不绝，着生在新梢上，夜间开放。落叶型的冬天开花，花期 5～11 月，以 7～8 月开花最盛（图 191-1，图 191-2）。

6. 产地加工

7 月前后，花初开时，择晴天采收，晒干。

（二）药材

1. 性状特征

干燥花黄棕色至棕褐色，冠筒基部的颜色略

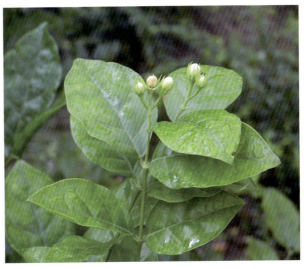

图 191-1　茉莉植株

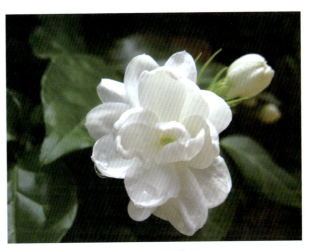

图 191-2　茉莉花

深。花蕾全体紧密叠合成球形，花萼管状，有细长的裂齿 8～10 个，外表面行平行的皱缩条纹，被稀短毛；花瓣片椭圆形，先端短尖而钝，基部联合成管状。气芳香，味涩（图 191-3）。

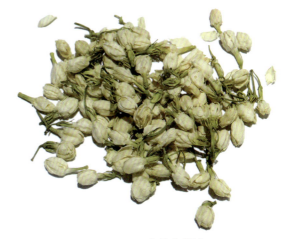

图 191-3　茉莉花药材

2. 商品规格

本品均为统货。

3. 道地药材

云南产者为道地药材。

4. 质量标志

本品以朵白、色白、香气浓者为佳。

5. 化学组分

挥发油：素馨酮（jasmone），苄醇（benzylalcohol），芳樟醇（linalool），乙酸苄酯（benzylacetate），丁香烯，茉莉酮酸甲酯（methyljasmonate），迎春花苷（molihuaoside）等。

6. 贮藏

置阴凉干燥处。

（三）炮制与饮片

1. 药材炮制

取药材去净杂质。

2. 饮片名称

茉莉花。

3. 药品类别

解表药。

4. 性状特征

本品性状特征同药材。

5. 质量要求

本品以色白、香气浓者为佳。

6. 性味功能

本品性凉，味辛、甘。清热解表，利湿。用于外感发热、腹泻、目赤肿痛（外用）。

7. 用法用量

内服：煎汤，1.5～3g，或泡茶。外用：煎水洗目或菜油浸滴耳。

8. 贮藏

置阴凉干燥处。

（四）经典方剂与临床应用

加味白头翁汤（《重订通俗伤寒论》）

处方：白头翁 9g，生川黄柏 1.5g，子芩 6g，鲜贯众 15g，小川连 2.4g，北秦皮 2.4g（醋炒），生白芍 9g，鲜茉莉花 10 朵。

制法：水煎煮，鲜茉莉花后下。

功能主治：凉血清肝，泻火坚肠。治伤寒邪传厥阴，厥而兼呕，胸胁烦满，热利下重，继即便血，甚或便脓血，舌紫苔黄，脉寸浮数，尺弦数者。

（五）食疗与药膳

1. 枸杞茉莉鸡

原料：枸杞子 15g，茉莉花 6g（干品），乌骨鸡一只（约 500g），食盐少许。

制作方法：鸡宰后去毛及肠脏，茉莉花用纱布包好，置鸡腹中，缝住切口，然后把鸡及枸杞放入锅内加水炖至烂熟，去掉茉莉花，调入少许盐即成。

功能主治：适用晚期乳腺癌体质虚弱烦闷疼痛者。

2. 茉莉玫瑰粥

原料：茉莉花 10g，玫瑰花 5g，粳米 100g，冰糖适量。

制作方法：将茉莉花、玫瑰花、粳米分别去杂洗净，粳米放入盛有适量水的锅内，煮沸后加入茉莉花、玫瑰花、冰糖，改为文火煮成粥。

功能主治：适用于肝气郁结引起的胸胁疼痛、慢性肝炎后遗胁间痹痛、妇女痛经等病症。

192 女贞子 Nü Zhen Zi

（一）基原

1. 集解

女贞子始载于《神农本草经》，列为上品，曰："女贞树冬夏常青，未尝凋落，若有节操，故以名焉。"《本草纲目》载："女贞叶似冬青树及枸骨，其实九月熟黑，似牛李子。"李时珍曰："女贞即今俗呼蜡树者，……东人因女贞茂盛，亦呼为冬青，与冬青同名异物，盖一类二种尔。"又曰："此木凌冬青翠，有贞守之操，故以女贞状之。"故名女贞子，沿袭至今。

2. 品种

女贞子为双子叶植物纲木犀科女贞属植物女贞 *Ligustrum lucidum* Ait. 的干燥成熟果实。

3. 分布

山东境内各地公园、庭院均有栽培。

4. 生态

女贞生于海拔 2900m 以下的疏林或密林中，亦多栽培于庭院或路旁。

5. 形态特征

女贞：灌木或乔木，高可达 25m；树皮灰褐色。枝黄褐色、灰色或紫红色，圆柱形，疏生圆形或长圆形皮孔。叶片常绿、革质、卵形、长卵形或椭圆形至宽椭圆形，先端锐尖至渐尖或钝，基部圆形或近圆形，有时宽楔形或渐狭，叶缘平坦，上面光亮，两面无毛，中脉在上面凹入，下面凸起，侧脉 4～9 对，两面稍凸起或有时不明显；叶柄长 1～3cm，上面具沟，无毛。圆锥花序顶生，花序梗长 0～3cm；花序轴及分枝轴无毛，紫色或黄棕色，果时有棱；花无梗或近无梗，长不超过 1mm；花冠长 4～5mm，花冠管长 1.5～3mm，裂片长 2～2.5mm，反折；花柱柱头棒状。果实，呈肾形或近肾形，深蓝黑色，成熟时呈红黑色，被白粉。花期 5～7 月，果期 7 月至翌年 5 月（图 192-1 至图 192-3）。

6. 产地加工

冬季摘取成熟果实，除去枝叶，晒干即可，或将果实摘下后稍蒸或在开水中烊一下，然后再晒干。

（二）药材

1. 性状特征

果实呈卵形、肾形或椭圆形，长 6～8.5mm，直径 3.5～5.5mm。表面黑紫色或灰黑色，皱缩不

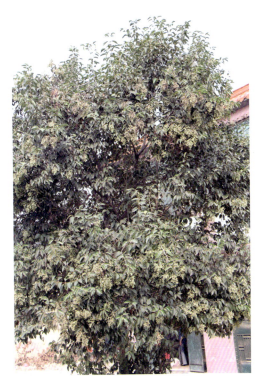

图 192-1　女贞植株

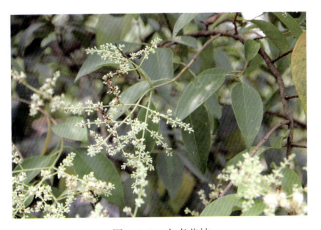

图 192-2　女贞花枝

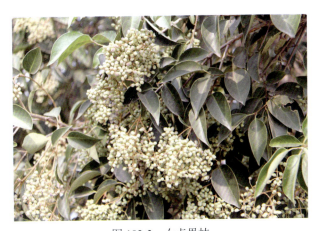

图 192-3　女贞果枝

平，基部有果梗痕或具宿萼及短梗。体轻。外果皮薄。中果皮较松软，易剥离。内果皮木质，黄棕色，有纵棱。种子通常为1粒，肾形，紫黑色，油性。气微，味甜、微苦涩（图192-4）。

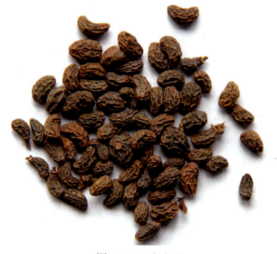

图192-4　女贞子

2. 商品规格

本品按形状分为猪腰女贞（瘦型女贞）和豆豉女贞（胖型女贞）2个规格，一般不分等级，均为统货。

（1）猪腰女贞：呈肾形或椭圆形，基部常有宿萼及残留果柄。表面蓝黑色或紫棕色，皱缩不平。外果皮薄；中果皮稍疏松；内果皮近木质，黄棕色，内有种子1～2枚。种子呈肾形，红棕色，两端尖而微弯曲，果结实，果皮紧贴不浮离。

（2）豆豉女贞：呈椭圆形，蓝黑色，果较松泡，果皮常浮离。

3. 道地药材

山东产者为道地药材。

4. 质量标志

本品以粒大、饱满、质坚实、色灰黑为佳。

5. 显微特征

（1）组织鉴别：果实横切面示外果皮为1列细胞，外壁及侧壁加厚，其内常含油滴。中果皮为12～25列薄壁细胞，近内果皮处有7～12个维管束散在。内果皮为4～8列纤维组成，具棱环。种皮最外为1列切向延长的表皮细胞，常含油滴。胚乳较厚，内为子叶（图192-5）。

（2）粉末鉴别：粉末灰棕色或黑灰色。果皮表皮细胞（外果皮）黄棕色或紫棕色，断面观略

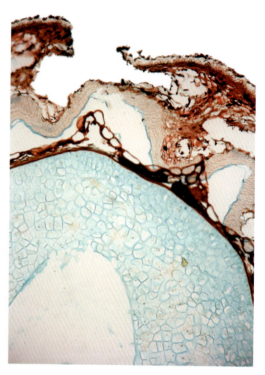

图192-5　女贞子药材横切面组织特征

呈扁圆形，较大，外壁圆形、拱形角质增厚，且呈数个尖脊状伸入胞腔，将细胞分隔；表面观呈类多角形，直径36～81μm，胞间层似细缝状，垂周壁厚，胞腔由伸入的外壁分隔成若干个不规则形的小腔，腔内含黄棕色或紫棕色物。内果皮纤维无色或淡黄色，上下数层纵横交错排列，偶有散离，呈长条形，平直或稍弯曲、扭曲，末端尖、钝圆或分叉，也有膨大扭曲成靴状者，长短、粗细不一，初生壁表面显撕裂样，孔沟稀疏。种皮碎片细胞稍狭长，散有分泌细胞，有时数个相接，分泌细胞圆形或长圆形，内含黄棕色分泌物和油滴。果皮下皮细胞含紫棕色物，易破碎成色素块。中果皮薄壁组织黄棕色，细胞皱缩，有时界限不分明，散有螺纹或环纹导管。内胚乳细胞呈类多角形，壁稍厚，胞腔内含糊粉粒及脂肪油滴。草酸钙结晶稀少，为砂晶及细小方晶，偶见簇晶，存在于中果皮及内胚乳细胞中，方晶直径约4μm，簇晶直径2～8μm。

6. 化学组分

苷类：女贞子苷（ligustriside），齐墩果苷（oleuropein），橄榄苦苷（oleunide），女贞苷酸（ligustrosidicacid）等。三萜类：齐墩果酸（oleanolicacid），乙酰齐墩果酸，熊果酸（ursolicacid）。脂肪油：棕榈酸，硬脂酸，油酸，

亚麻酸等。

7. 理化特征

（1）化学定性：取本品粉末约 0.5g，加乙醇 5ml，振摇 5 分钟，滤过，取滤液少量，置蒸发皿中蒸干，滴加三氯化锑氯仿饱和液，蒸干，显紫色。

（2）薄层色谱：取本品粉末 0.5g，加三氯甲烷 20ml，超声处理 30 分钟，滤过，滤液蒸干，残渣加甲醇 1ml 使溶解，作为供试品溶液。另取齐墩果酸对照品，加甲醇制成每毫升含 1mg 的溶液，作为对照品溶液。吸取上述 2 种溶液各 4μl，分别点于同一硅胶 G 薄层板上，以三氯甲烷 - 甲醇 - 甲酸（40 : 1 : 1）为展开剂，展开，取出，晾干，喷以 10% 硫酸乙醇溶液，在 110℃加热至斑点显色清晰。供试品色谱中，在与对照品色谱相应的位置上，显相同颜色的斑点。

8. 贮藏

席装或麻袋包装。本品易发霉，应置干燥通风处保存。若受潮湿，应摊晾、翻晒。

（三）炮制与饮片

1. 药材炮制

（1）女贞子：取原药材，除去梗叶杂质，洗净，干燥。用时捣碎。

（2）酒女贞子：取净女贞子，用黄酒搅拌均匀，稍闷后，置蒸罐内或其他蒸药容器内密封，隔水炖或直接通入蒸汽蒸至酒被吸尽，色泽黑润时，取出干燥。用时捣碎（每 100kg 女贞子，用黄酒 20kg）。

2. 饮片名称

女贞子，酒女贞子。

3. 药品类别

补虚药：补阴药。

4. 性状特征

（1）女贞子：本品呈卵形、椭圆形或肾形，长 6 ~ 8.5mm，直径 3.5 ~ 5.5mm。表面黑紫色或灰黑色，皱缩不平，基部有果梗痕或有宿萼及短梗。体轻。外果皮薄，中果皮较松软，易剥离，内果皮木质，黄棕色，有纵棱，破开后种子通常为 1 粒，肾形，紫黑色，油性。气微，味甜、微苦涩。

（2）酒女贞子：本品形如女贞子，表面黑褐色或灰黑色，常附有白色粉霜。微有酒香气（图 192-6）。

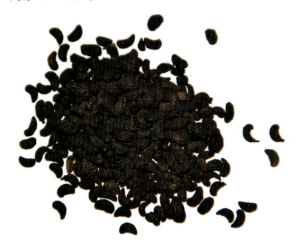

图 192-6　酒女贞子

5. 质量要求

（1）水分：不得过 8.0%。

（2）总灰分：不得过 5.5%。

（3）浸出物：用热浸法测定，以 30% 乙醇作溶剂，不得少于 25.0%。

（4）含量测定：用高效液相色谱法测定，本品含特女贞苷（$C_{31}H_{42}O_7$）不得少于 0.70%。

6. 性味功能

本品性凉，味甘、苦。滋补肝肾，明目乌发。用于眩晕耳鸣、腰膝酸软、须发早白、目暗不明。

7. 用法用量

内服：煎汤，6 ~ 12g。

8. 使用注意

脾胃虚寒泄泻及阳虚者忌服。

9. 贮藏

席装或麻袋包装。本品易发霉，应置干燥通风处保存。若受潮湿，应摊晾、翻晒。

（四）经典方剂与临床应用

二至丸（《中国药典》）

处方： 女贞子（蒸）500g，墨旱莲 500g。

制法： 以上二味，女贞子粉碎成细粉，过筛；

墨旱莲加水煎煮二次，每次1小时，合并煎液，滤过，滤液浓缩至适量，加炼蜜60g及水适量，与上述粉末泛丸，干燥，即得。

功能主治：补益肝肾，滋阴止血。用于肝肾阴虚、眩晕耳鸣、咽干鼻燥、腰膝酸痛、月经量多。

用法用量：口服，1次9g，1日2次。

（五）食疗与药膳

女贞子酒

原料：女贞子250g，白酒750ml。

制作方法：将女贞子放入干净的瓶子中；倒入白酒浸泡，密封；5日后启封，滤过，去渣备用。

功能主治：滋补肝肾，乌发明目。用于阴虚内热、腰膝酸软、头晕目眩、须发早白。

用法用量：每次10～30ml，每日2次，空腹服用。

193 丁香叶 Ding Xiang Ye

（一）基原

1. 集解

丁香叶是近40年使用的中药材。

2. 品种

丁香叶为双子叶植物纲木犀科丁香属植物紫丁香 *Syringa oblata* Lindl. 栽培品的干燥叶。

3. 分布

山东境内产于各地山区，公园、庭院常见栽培。

4. 生态

紫丁香生长于山坡丛林、山沟溪边、山谷路旁及滩地水边，生存海拔300～2400m。

5. 形态特征

紫丁香：灌木或小乔木，高可达5m；树皮灰褐色或灰色。小枝、花序轴、花梗、苞片、花萼、幼叶两面及叶柄均无毛而密被腺毛。小枝较粗，疏生皮孔。叶片革质或厚纸质，卵圆形至肾形，宽常大于长，长2～14cm，宽2～15cm，先端短凸尖至长渐尖或锐尖，基部心形、截形至近圆形，或宽楔形，上面深绿色，下面淡绿色；萌枝

上叶片常呈长卵形，先端渐尖，基部截形至宽楔形；叶柄长1～3cm。圆锥花序直立，由侧芽抽生，近球形或长圆形；花梗长0.5～3mm；花萼长约3mm，萼齿渐尖、锐尖或钝；花冠紫色，长1.1～2cm，花冠管圆柱形，裂片呈直角开展，卵圆形、椭圆形至倒卵圆形，先端内弯略呈兜状或不内弯；花药黄色，位于距花冠管喉部0～4mm处。果倒卵状椭圆形、卵形至长椭圆形，先端长渐尖，光滑。花期4～5月，果期6～10月（图193-1，图193-2）。

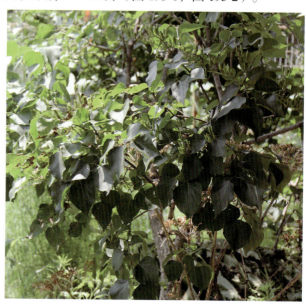

图193-1 紫丁香植株

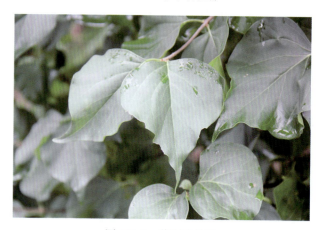

图193-2 紫丁香枝叶

6. 产地加工

9～10月采收，除去杂质，晒干。

（二）药材

1. 性状特征

叶片多折叠或破碎，完整者卵圆形或肾形，

长4～9cm，宽4～10cm。先端尖，基部心形，全缘。叶柄长约2cm，被腺毛。有时可见小枝。气微，味苦（图193-3）。

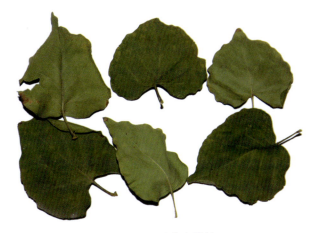

图193-3 丁香叶药材

2. 商品规格
统货。

3. 道地药材
黑龙江产者为道地药材。

4. 质量标志
本品以叶色绿、味苦者为佳。

5. 化学组分
三萜类：山楂酸，山楂酸-3-O-反式对香豆酰酯，白桦脂酸，乌苏酸，黄柏内酯（obaculactone）等。木脂素类：紫丁香木质素苷A、B，丁香脂素（syringaresinol）。有机酸类：3-甲氧基-4-羟基苯甲酸；呋喃甲酸（furoicacid）；丁二酸；3，4-二羟基苯甲酸等。此外，还含D-甘露醇（D-mannitol），酪醇（tyrosol），丁香苦苷（syringopicroside），芹菜苷，胡萝卜苷等。

6. 贮藏
置阴凉干燥处。

（三）炮制与饮片

1. 药材炮制
取药材除去杂质。

2. 饮片名称
丁香叶。

3. 药品类别
清热解毒药。

4. 性状特征
本品呈破碎状，余同药材（图193-4）。

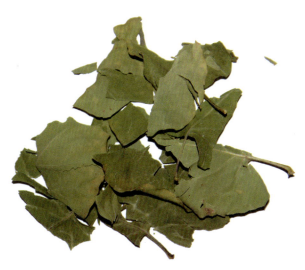

图193-4 丁香叶

5. 性味功能
性凉，味苦。清热解毒。

6. 用法用量
内服：煎汤，3～9g。

7. 贮藏
置阴凉干燥处。

194 龙胆 Long Dan

（一）基原

1. 集解
龙胆始载于《神农本草经》，列为上品。《本草图经》载："宿根黄白色，下抽十余本，类牛膝而短。直上生苗，高尺余。四月生叶似柳叶而细，茎如小竹枝，七月开花，如牵牛花，作铃铎形；青碧色……俗呼为'草龙胆'"。《本草经集注》载："其味甚苦，故以胆名。"宋《开宝本草》释名云："叶如龙葵，味苦如胆，因以为名。"

2. 品种
龙胆为双子叶植物纲龙胆科龙胆属植物条叶

龙胆 *Gentiana manshurica* Kitag. 的干燥根及根茎。习称"龙胆"。

3. 分布

山东境内产于荣成、牙山、青州等地。

4. 生态

条叶龙胆生于山坡路旁草丛中。

5. 形态特征

条叶龙胆：多年生草本植物，高 20～30cm。根数条绳索状。茎直立，不分枝，具棱。叶对生，中部叶较大、披针形或条状披针形，长 3～7.5cm、宽 0.7～0.9cm；上部叶条形，长 3～3.5cm，宽约 0.3cm。花 1～2 朵顶生，蓝紫色、长 4～4.5cm。蒴果柄长 1cm。种子条形，二端具翅。花、果期 8～11 月（图 194-1）。

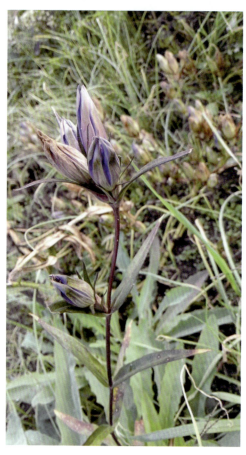

图 194-1　条叶龙胆植株

6. 产地加工

春、秋二季均可采挖根及根茎。以秋季采者质量较好。除去泥沙，晒干，或切段后干燥备用。

（二）药材

1. 性状特征

根茎呈不规则块状。表面灰棕色或深棕色，上端有多个茎痕或残留茎基，周围和下端丛生多数细长的根。根圆柱形，略扭曲，长 10～20cm，直径 2～4mm；表面淡黄色或黄棕色，上部有细密的横皱纹，下部有纵皱纹及细根痕。质脆，易吸潮变软；断面略平坦，黄棕色，木部有 5～8 个黄白色点状木质部束环列，髓明显。气微，味极苦（图 194-2）。

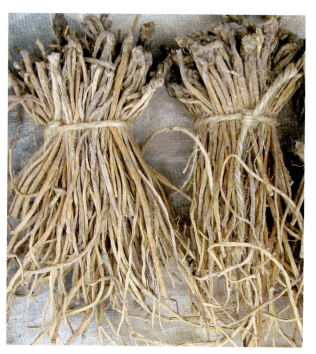

图 194-2　龙胆药材

2. 商品规格

本品均为统货。

3. 道地药材

本品黑龙江和辽宁产者为道地药材。

4. 质量标志

本品以根多、色黄、味极苦者为佳。

5. 显微特征

（1）组织鉴别：条叶龙胆根的形成层通常成环，较多的薄壁细胞中有脂肪油滴及草酸钙结晶；三花龙胆根的薄壁细胞多皱缩呈颓废状，韧皮部内侧薄壁细胞中有众多草酸钙结晶（图 194-3）。

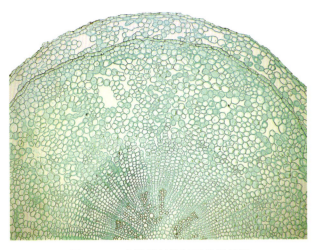

图 194-3　龙胆药材横切面组织特征

（2）粉末鉴别：粉末淡黄棕色。外皮层细胞表面观类纺锤形，每一细胞由横壁分隔成数个扁方形的小细胞。内皮层细胞表面观类长方形，甚大，平周壁显纤细的横向纹理，每一细胞由纵隔壁分隔成数个栅状小细胞，纵隔壁大多连珠状增厚。薄壁细胞含细小草酸钙针晶。网纹导管及梯纹导管直径约至 45μm（图 194-4）。

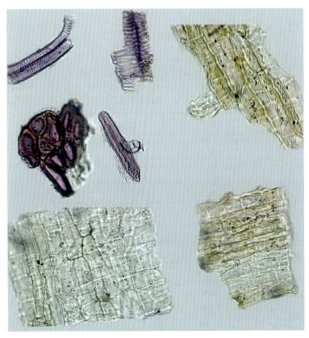

图 194-4　龙胆药材粉末显微特征

6. 化学组分

环烯醚萜苷类：龙胆苦苷（gentiopicrin），獐牙菜苦苷（swertiamarin），獐牙菜苷（sweroside），龙胆苦苷四乙酰化物（gentiopicrosidetetraacetata），苦龙胆酯苷（amarogentin），羟基龙胆酯苷（amaroswerin）。此外，还含龙胆碱（gentioflavine），

龙胆三糖（gentianose），苦味质，苷类，酚类成分等。

7. 理化特征

（1）碘化铋钾试剂反应：取本品粉末约 2g，加甲醇 10ml，冷浸过夜，滤过，滤液浓缩至约 4ml，取 2ml 加酸酸化，加碘化铋钾试剂呈橘红色沉淀。

（2）光谱鉴别：将条叶龙胆、龙胆、坚龙胆的甲醇浸出液，按上法点成带状进行薄层色谱，将在紫外灯下 R_f 值约为 0.4 处的紫红色带刮入带塞试管中，加甲醇 5ml，密塞，于 60℃水浴上加热 1 小时，不时振摇，离心，取上清液，分别测定紫外光谱，在 270nm 处均有最大吸收峰。

8. 贮藏

置干燥处，防受潮，防霉。

（三）炮制与饮片

1. 药材炮制

（1）龙胆：取原药材，除去杂质及残茎，洗净，闷润至透，切厚片或段，干燥。

（2）酒龙胆：取龙胆片或段，喷淋黄酒拌匀，稍闷后，置锅内，用文火加热，炒干，取出放凉。

2. 饮片名称

龙胆，酒龙胆。

3. 药品类别

清热药：清热燥湿药。

4. 性状特征

（1）龙胆：本品呈不规则的段。根茎呈不规则块片，表面暗灰棕色或深棕色。根圆柱形，表面淡黄色至黄棕色，有的有横皱纹，具纵皱纹。切面皮部黄白色至棕黄色，木部色较浅。气微，味甚苦（图 194-5）。

（2）酒龙胆：本品形如龙胆片或段，色泽加深，微有酒气。

5. 质量要求

（1）水分：不得过 9.0%。

（2）总灰分：不得过 7.0%。

（3）酸不溶性灰分：不得过 3.0%。

（4）浸出物：用热浸法，水作溶剂，测定不得少于 36.0%。

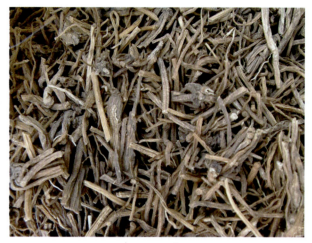

图 194-5　龙胆

（5）含量测定：用高效液相色谱法测定，本品龙胆含龙胆苦苷（$C_{16}H_{20}O_9$）不得少于 2.0%；坚龙胆含龙胆苦苷（$C_{16}H_{20}O_9$）不得少于 1.0%。

6. 性味功能

本品性寒，味苦。清热燥湿，泻肝胆火。用于湿热黄疸、阴肿阴痒、带下、湿疹瘙痒、目赤、耳聋、胁痛、口苦、惊风抽搐。

7. 用法用量

内服：煎汤，3 ～ 6g；或入丸、散。

8. 使用注意

脾胃虚弱作泄及无湿热实火者忌服。

9. 贮藏

置干燥处，防受潮，防霉。

（四）经典方剂与临床应用

龙胆泻肝汤（《太平惠民和剂局方》）

处方：生地黄 20g，泽泻 12g，柴胡 10g，黄芩、栀子、木通、车前子各 9g，当归 8g，生甘草、龙胆各 6g。

功能主治：泻肝胆实火，清下焦湿热。用于肝胆实火上扰，症见头痛目赤、胁痛口苦、耳聋、耳肿；或湿热下注，症见阴肿阴痒、筋痿阴汗、小便淋浊、妇女湿热带下等。

用法用量：煎服，根据病情轻重决定用药剂量。

使用注意：本方药物多为苦寒之性，内服每易有伤脾胃，故对脾胃虚寒和阴虚阳亢之证，或多服、久服皆非所宜。

（五）食疗与药膳

龙胆菊花茶

原料：泽泻 18g，野菊花 3 ～ 5 朵，龙胆 3g，冰糖适量。

制作方法：所有药材冲洗干净，沥干，放进茶壶里，倒入沸水后盖上盖子，闷 10 ～ 15 分钟，取茶杯，放一块冰糖，然后冲入泡好的汤汁，等冰糖溶化后即可。

功能主治：用于利水、清暑热、泻肝火、缓解自汗、盗汗。

195　罗布麻叶
Luo Bu Ma Ye

（一）基原

1. 集解

罗布麻叶始载于《救荒本草》，一名漆茎，曰："苗高二三尺，科叉生。茎紫赤色，叶似柳叶，微细短。开黄紫花，状似杏花而瓣颇长。生时摘叶有白汁出……采嫩叶蒸过，晒干，做茶吃。"其文图与现今夹竹桃科植物罗布麻颇相似。

2. 品种

罗布麻叶为双子叶植物纲夹竹桃科罗布麻属植物罗布麻 *Apocvnum venetum* L. 的干燥叶。

3. 分布

山东境内产于鲁西北平原、潍坊、烟台、青岛沿海地区及济宁、泰安、济南等地。

4. 生态

罗布麻生于河岸沙质地、山沟砂地、多石的山坡、盐碱地。

5. 形态特征

罗布麻：半灌木，高 1 ～ 1.5m，有乳汁，无毛。枝紫红色或淡红色。叶对生，椭圆状披针形至长圆形，先端钝圆，有小芒尖，基部宽楔形，边缘有不明显的细锯齿。聚伞花序顶生；花萼 5 深裂，被短毛；花冠粉红色、浅紫红色，钟形，先端 5 裂，两面有颗粒状突起；副花冠 5；雄蕊 5；心皮 2，离生。蓇葖果叉生。种子顶端簇生白色细长毛。花期 6 ~ 8 月，果期 9 ~ 10 月（图 195-1，图 195-2）。

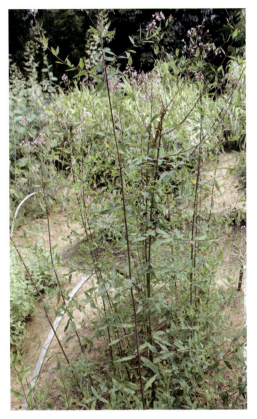

图 195-1 罗布麻植株

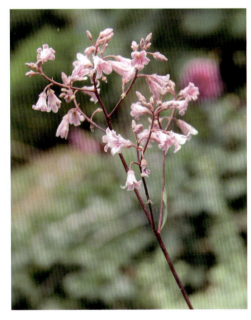

图 195-2 罗布麻花枝

6. 产地加工

夏、秋二季或开花前采摘嫩叶，阴干或蒸炒揉制后用。

（二）药材

1. 性状特征

干燥叶多皱缩卷曲，有的破碎，完整叶片展开后椭圆状或长椭圆状披针形，长 2 ~ 5cm，宽 0.5 ~ 2cm。淡绿色或灰绿色。先端尖，有小芒尖，基部钝圆或楔形，边缘具细齿，常反卷，二面无毛，叶脉于下表面突起。叶柄细，长约 4mm 质脆易碎。气微，味淡（图 195-3）。

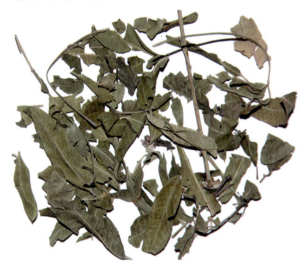

图 195-3 罗布麻叶

2. 商品规格

本品均为统货。分辽宁、内蒙古统装等。

3. 道地药材

本品新疆和内蒙古产者为道地药材。

4. 质量标志

本品以叶片完整、色绿者为佳。

5. 显微特征

组织鉴别：

1）横切面：表皮细胞扁平，外壁凸起；叶肉两山均具栅栏组织，上表皮内栅栏细胞多为 2 列，下表皮内多为 1 列，细胞极短，海绵组织细胞 2 ~ 4 列，含棕色物；主脉维管束双韧型，维管束周围及韧皮剖散有乳汁管（图 195-4）。

2）表面观：上下表皮细胞多角形，垂周壁平直，表面有颗粒状角质纹理；气孔平轴式。

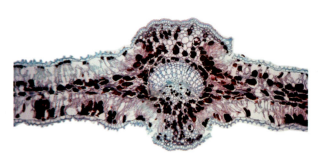

图 195-4　罗布麻叶药材横切面组织特征

6. 化学组分

黄酮类：槲皮素（quercenr），金丝桃苷，芸香苷，异槲皮苷，乙酰异槲皮苷，新异芸香苷（neoisorutin）等。有机酸类：延胡索酸，绿原酸，琥珀酸等。三萜类：羽扇豆醇，香树脂醇，羽扇豆醇棕榈酸酯等。

7. 理化特征

薄层色谱：取本品粉末 1g，加乙醚 50ml，加热回流 1 小时，放冷，滤过，弃去乙醚液，药渣加水 25ml，加热回流 1 小时，放冷，滤过，滤液用乙酸乙酯振摇提取 2 次，每次 20ml，合并乙酸乙酯液，蒸干，残渣加甲醇 1ml 使溶解，作为供试品溶液。另取罗布麻叶对照药材 1g，同法制成对照药材溶液。吸取上述 2 种溶液各 3μl，分别点于同一硅胶 G 薄层板上，以三氯甲烷 - 甲醇 - 水（13：7：2）10℃以下放置过夜的下层溶液为展开剂，展开，取出，晾干，喷以 3% 三氯化铝乙醇溶液，在 105℃加热至斑点显色清晰，置紫外光灯（365nm）下检视。供试品色谱中，在与对照药材色谱相应的位置上，显相同颜色的荧光斑点。

8. 贮藏

置阴凉干燥处。

（三）炮制与饮片

1. 药材炮制

取原药材，拣上硬梗、杂质，筛去泥屑。

2. 饮片名称

罗布麻叶。

3. 药品类别

平肝息风药：平抑肝阳药。

4. 性状特征

本品性状特征同药材。

5. 质量要求

（1）水分：不得过 11.0%。

（2）总灰分：不得过 12.0%。

（3）酸不溶性灰分：不得过 5.0%。

（4）浸出物：用热浸法测定，75% 乙醇作溶剂，不得少于 20.0%。

（5）含量测定：用高效液相色谱法测定。本品含金丝桃苷（$C_{21}H_{20}O_{12}$）不得少于 0.30%。

6. 性味功能

本品性凉，味淡、涩。清热利水，平肝安神。用于高血压、头晕、心悸、失眠、肝炎腹胀、肾炎浮肿等。

7. 用法用量

内服：煎汤，6～12g。

8. 贮藏

置阴凉干燥处。

（四）经典方剂与临床应用

复方罗布麻冲剂（《中药部颁标准》）

处方： 罗布麻叶 50g，菊花 25g，山楂 25g。

制法： 以上三味，山楂加水煎煮二次，第一次 3 小时，合并煎液，滤过；罗布麻叶、菊花加水热浸（80～90℃）二次，第一次 2 小时，第二次 1 小时，合并煎液，滤过，滤液与上述滤液合并，减压浓缩至相对密度 1.25～1.30（50℃测），加 2 倍量 85% 乙醇搅匀，静置。取上清液回收乙醇并浓缩至相对密度 1.25～1.30（50℃测）的清膏。取清膏 1 份，蔗糖粉 6.4 份，糊精 1.6 份，制粒，压块，干燥，即得。

功能主治： 清热，平肝，安神。用于高血压、神经衰弱引起的头晕，心悸，失眠等症。

用法用量： 开水冲服，1 次 1～2 块，1 日 3 次。

（五）食疗与药膳

罗布麻茶

原料： 罗布麻叶 6g，山楂 15g，五味子 5g，冰糖适量。

制作方法：取上述三药加冰糖两三块，热开水泡茶饮，饮至味淡再换一杯。

功能主治：消食化滞，健脾养胃，疏肝利气。对于消化不良、胃炎、肠炎、慢性便秘等都有一定作用。

196　络石藤 Luo Shi Teng

（一）基原

1. 集解

络石藤始载于《神农本草经》，列为上品，曰："久服，轻身明目，润泽好颜色，不老延年。"《蜀本草》载："生木石间，凌冬不凋，叶似细橘，蔓延木石之阴，茎节著处，即生须根，包络石旁，花白子黑。"《本草纲目》载："络石贴石而生，其蔓折之有白汁。"所述与今夹竹桃科植物络石相符。但《唐本草》和《植物名实图考》所列络石明显为桑科薜荔。苏恭曰："俗名耐冬，以其包络石木而生，故名络石。"

2. 品种

络石藤本品为单子叶植物纲夹竹桃科络石属植物络石 *Trachelospermum jasminoides*（Lindl.）Lem. 的干燥带叶藤茎。

3. 分布

山东境内产于胶东山区，各公园及庭院有栽培。

4. 生态

络石生于山野、溪边、路旁、林绿或杂木林中，常缠绕于树上或攀援于墙壁、岩石上。

5. 形态特征

络石：常绿木质藤本，长达 10m。全株有乳汁。茎圆柱形，有皮孔；嫩枝被黄色柔毛，老时渐无毛。叶对生，革质或近革质，椭圆形或卵状披针形，长 2～10cm，宽 1～4.5cm；上面无毛，下面被疏短柔毛；侧脉每边 6～12 条。聚伞花序顶生或腋生，二歧，花白色，芳香；花萼 5 深裂，裂片线状披针形，顶部反卷，基部具 10 个鳞片状腺体；花蕾顶端钝，花冠筒圆筒形，中部膨大，花冠裂片 5，向右覆盖；雄蕊 5，着生于花冠筒中部，腹部黏生在柱头上，花药箭头状，基部具耳，隐藏在花喉内；花盘环状 5 裂，与子房等长；子房由 2 枚离生心皮组成，无毛，花柱圆柱状，柱头卵圆形。蓇葖果叉生，无毛，线状披针形；种子多数，褐色，线形，顶端具白色绢质种毛。花期 3～7 月，果期 7～12 月（图 196-1）。

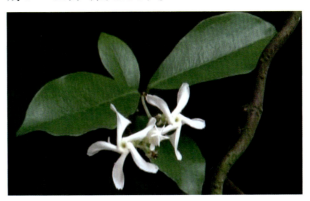

图 196-1　络石植株

6. 产地加工

冬季至次春采割，除去杂质、晒干。

（二）药材

1. 性状特征

茎枝呈圆柱形，弯曲，多分枝，直径 0.1～0.5cm，节处膨大。表面红棕色，有纵皱纹、点状皮孔和不定根，较老者表面灰棕色，常附有灰白色地衣。质硬，断面纤维状，黄白色，常中空。叶对生，有短柄，叶片椭圆形或长卵圆形，长 2～10cm，宽 0.8～3.5cm，顶端渐尖或钝或微凹，全缘，略反卷，叶基楔形；上表面棕绿色，下表面色较浅，羽状脉纹较清晰，稍外凸。革质，折断时有白色绵毛状丝。气微，味微苦（图 196-2）。

2. 商品规格

统货。

3. 道地药材

四川产者为道地药材。

4. 质量标志

本品以枝红嫩、叶绿、无老枝者为佳。

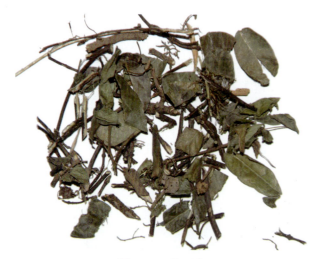

图 196-2　络石藤

5. 显微特征

（1）组织鉴别：茎横切面示木栓层为棕红色数列木栓细胞；表面可见单细胞非腺毛，壁厚，具壁疣。木栓层内侧为石细胞环带，木栓层与石细胞环带之间有草酸钙方晶分布。皮层狭窄。韧皮部薄，外侧有非木化的纤维束，断续排列成环。形成层成环。木质部均由木化细胞组成，导管多单个散在。木质部内方尚有形成层和内生韧皮部。髓部木化纤维成束，周围薄壁细胞内含草酸钙方晶。髓部常破裂（图 196-3）。

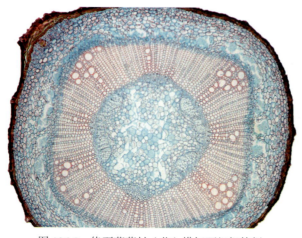

图 196-3　络石藤药材（茎）横切面组织特征

（2）粉末鉴别：木栓细胞多角形，排列紧密。导管多为具缘纹孔，尚有网纹导管。韧皮纤维长可达 1200μm，直径 8 ～ 29μm，孔沟不明显，周围薄壁细胞内含草酸钙方晶，形成晶纤维。木纤维长 286 ～ 500μm，直径 11 ～ 25μm，纹孔斜裂缝状，木化。石细胞方形、长方形或不规则形，直径 11 ～ 43μm，壁厚，纹孔及孔沟明显。上表皮细胞垂周壁平直，下表皮细胞垂周壁弯曲，气孔平轴式。非腺毛由 1 ～ 8 个细胞组成，具明显疣状突起。草酸钙方晶较多，直径 5 ～ 20μm。草酸钙簇晶直径 20 ～ 35μm。淀粉粒单粒，直径约 5μm。无节乳汁管可见，直径 15 ～ 30μm。

6. 化学组分

生物碱类：狗牙花碱（coronaridine），伏康碱（vobasine），山辣椒碱（tabernaemontanine）白坚木辛碱（apparicine）等。木脂素类：牛蒡苷（arctiin），牛蒡苷元（aretigenin），络石苷（tracheloside），络石苷元（trachelogenin），去甲基络石苷元（nortrachelogenin）及其苷（nortracheloside），穗罗汉松树脂酚苷（matairesinol）等。黄酮类：芹菜素（apigenin），木犀草素（luteolin），木犀草素-4'-O-葡萄糖苷（luteolin-4'-O-glucoside）等。

7. 理化特征

（1）化学定性：取本品粉末 2g，加 1% 盐酸 15ml，水浴温浸 30 分钟，滤过，滤液分置 3 支试管中，分别加碘化汞钾、碘化铋钾、硅钨酸试剂各 2 ～ 3 滴，各生成黄白色、红棕色和灰白色沉淀。

（2）薄层色谱：取本品粉末 1g，加甲醇 10ml，超声处理 30 分钟，滤过，取滤液作为供试品溶液。另取络石藤对照药材 1g，同法制成对照药材溶液。再取络石苷对照品，加甲醇制成每毫升含 2mg 的溶液，作为对照品溶液。吸取上述三种溶液各 20μl，分别点于同一硅胶 G 薄层板上，以三氯甲烷 - 甲醇 - 乙酸（8：1：0.2）为展开剂，展开，取出，晾干，置于碘蒸气中熏至斑点显色清晰。供试品色谱中，在与对照药材色谱和对照品色谱相应的位置上，显相同颜色的斑点。

8. 贮藏

置阴凉干燥处。

（三）炮制与饮片

1. 药材炮制

取药材拣去杂质，用清水浸 1 ～ 2 小时，洗净，捞起，润透后切片，片长约 1cm，晒干或烘干，筛去灰屑。

2. 饮片名称

络石藤。

3. 药品类别

祛风湿药：祛风湿热药。

4. 性状特征

本品呈不规则的段。茎圆柱形，表面红褐色，可见点状皮孔。切面黄白色，中空。叶全缘，略反卷；革质。气微，味微苦。

5. 质量要求

（1）水分：不得过 8.0%。

（2）总灰分：不得过 11.0%。

（3）酸不溶性灰分：不得过 4.5%。

（4）含量测定：用高效液相色谱法测定，本品含络石苷（$C_{27}H_{34}O_{12}$）不得少于 0.40%。

6. 性味功能

本品性微寒，味苦。祛风通络，凉血消肿。用于风湿热痹、筋脉拘挛、腰膝酸痛、喉痹、痈肿、跌扑损伤。

7. 用法用量

内服：煎汤，6～12g。外用：鲜品适量，捣敷患处。

8. 配伍禁忌

恶铁落，畏菖蒲、贝母类。

9. 使用注意

阴虚畏寒易泄者勿服。

10. 贮藏

置阴凉干燥处。

（四）经典方剂与临床应用

络石散（《圣惠》）

处方：络石 1 两半，木通 2 两，川升麻、射干 1 两，犀角屑 1 两，玄参 1 两，栀子仁半两，桔梗 1 两半（去芦头），赤芍药 1 两，马牙硝 2 两。

制法：上为散。

功能主治：咽喉肿痛，热毒气在于胸心及一切风热。

（五）食疗与药膳

络石藤茶

原料：络石藤 10g，花茶 3g。

制作方法：泡茶饮。

功能主治：祛风通络，止血消瘀，降血压。用于风湿痹痛，筋脉拘挛，跌打损伤，风湿性关节炎。

197 白薇 Bai Wei

（一）基原

1. 集解

白薇始载于《神农本草经》，列为中品。《名医别录》载："白薇生平原川谷，三月三日采根阴干。"苏颂曰："今陕西诸郡及舒、滁、润、辽州亦有之。茎叶俱青，颇类柳叶。六、七月开红花，八月结实。其根黄白色，类牛膝而短小，今人八月采之。"李时珍释其名曰："薇，细也。其根细而白也。"故名。

2. 品种

白薇为双子叶植物纲萝科鹅绒藤属植物白薇 *Cynanchum atratum* Bge. 野生品的干燥根及根茎。

3. 分布

山东境内各山区均有产，以崂山、昆嵛山、蒙山、泰山等地较多。

4. 生态

白薇生于山坡或树边缘。

5. 形态特征

白薇：多年生草本，高 40～70cm，植物体具白色乳汁。根茎短，簇生多数细长的条状根。茎直立，通常不分枝，密被灰白色短柔毛。叶对生；具短柄；叶片卵状椭圆形至广卵形，长 5～10cm，宽 2.5～7cm，先端短渐尖，基部圆形，全缘，上面绿色，被短柔毛，老时渐脱落，下面淡绿色。密被灰白色绒毛；叶脉在下面稍隆起。伞形花序腋生，小花梗短，下垂，密被细柔毛；花黑紫色，直径 1～1.5cm；花萼 5 深裂，裂片披针形，外侧密被细柔毛；花冠 5 深裂，裂片卵状长圆形，先端钝，外侧疏生黄褐色细柔毛；副花冠 5 裂，裂片椭圆形，上部围绕于蕊柱顶端，与蕊柱几等长，下部与花丝基部相连；雄蕊 5，上部与雌蕊合成蕊柱；雌蕊由 2 心皮组成，两心皮略连合，子房上位，花柱四周有短柔毛，柱头位于蕊柱下。蓇葖果角状，纺锤形，长 5～8cm，宽约 1.5cm。种子多数，卵圆形，有狭翼，先端有白色长绵毛。花期 5～7 月。果期 8～10 月（图 197-1）。

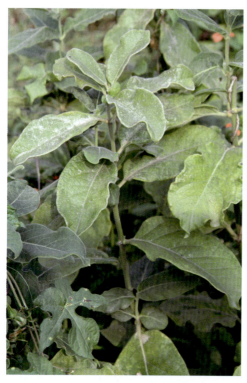

图 197-1　白薇植物

6. 产地加工

春、秋二季采挖，除去地上部分，洗净，晒干。以秋季采者质量最佳。

（二）药材

1. 性状特征

根茎粗短，有结节，多弯曲。上面有圆形的茎痕，下面及两侧簇生多数细长的根。根长 10～25cm，直径 0.1～0.2cm。表面棕黄色。质脆，易折断，断面皮部黄白色，木部黄色。气微，味微苦（图 197-2）。

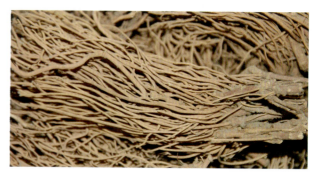

图 197-2　白薇药材

2. 商品规格

本品均为统货。

3. 道地药材

本品山东产者为道地药材。

4. 质量标志

本品以根色黄棕、粗壮、条匀、断面白色实心者为佳。

5. 显微特征

（1）组织鉴别：根横切面示表皮细胞 1 列，通常仅部分残留。下皮细胞 1 列，径向稍延长；分泌细胞长方形或略弯曲，内含黄色分泌物。皮层宽广，内皮层明显。木质部细胞均木化，导管大多位于两侧，木纤维位于中央。薄壁细胞含草酸钙簇晶及大量淀粉粒。

（2）粉末鉴别：粉末灰棕色。草酸钙簇晶较多，直径 7～45μm。分泌细胞类长方形，常内含黄色分泌物。木纤维长 160～480μm，直径 14～24μm。石细胞长 40～50μm，直径 10～30μm。导管以网纹导管、具缘纹孔导管为主。淀粉粒单粒脐点点状、裂缝状或三叉状，直径 4～10μm；复粒由 2～6 分粒组成。

6. 化学组分

直立白薇苷（cynatratoside）；直立白薇新苷（atratoside）；白前苷（glaucoside）；4-羟基苯甲醇；2，6-二羟基苯乙酮；2，4-二羟基苯乙酮；β-谷甾醇；β-胡萝卜苷等。

7. 理化特征

（1）化学定性：取粉末 1g，加 70% 乙醇 10ml，加热回流 1 小时，滤过。取滤液 1ml 置蒸发皿中蒸干，残渣加醋酐 0.5ml 溶解，滴加浓硫酸 1 滴，显蓝黑色。

（2）薄层色谱：取本品粉末 1g，加甲醇 30ml，超声处理 20 分钟，放冷，滤过，滤液蒸干，残渣加甲醇 1ml 使溶解，作为供试品溶液。另取白薇对照药材 1g，同法制成对照药材溶液。吸取上述 2 种溶液各 2μl，分别点于同一硅胶 G 薄层板上，以正丁醇 - 乙酸乙酯 - 水（4：1：5）的上层溶液为展开剂，展开，取出，晾干，喷以硫酸乙醇溶液（1→10），在 105℃加热至斑点显色清晰。供试品色谱中，在与对照药材色谱相应的位置上，显相同颜色的斑点。

8. 贮藏

置于通风干燥处。

（三）炮制与饮片

1. 药材炮制

（1）白薇：取原药材，除去杂质，洗净，润透，切段，晒干。或将原料除去杂质，放入清水中漂洗，夏、秋季略浸 15 ～ 20 分钟，春、冬季浸 1 小时，洗净泥沙，捞起放竹箩内淘净，剪去残茎，切 0.2 ～ 0.25cm 厚片，晒干。

（2）炒白薇：取白薇片放锅内用文火炒至黄色，略见焦斑时，取出摊晾。

（3）炙白薇：取白薇片，用炼蜜加少许开水拌入白薇片内，待和匀吸尽，炒至黄色不黏手时，取出摊晾（每 100kg 白薇，用炼蜜 25kg）。

2. 饮片名称

白薇，炒白薇，炙白薇。

3. 药品类别

清热药：清虚热药。

4. 性状特征

（1）白薇：本品呈不规则的段状，余同药材（图 197-3）。

（2）炒白薇：本品表面有焦斑。

（3）炙白薇：本品表面微黄，有蜜香气。

5. 质量要求

（1）水分：不得过 11.0%。

（2）总灰分：不得过 13.0%。

（3）酸不溶性灰分：不得过 4.0%。

（4）浸出物：用热浸法测定，稀乙醇作溶剂，不得少于 19.0%。

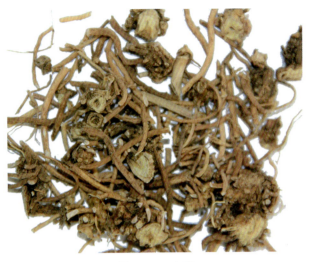

图 197-3　白薇

6. 性味功能

本品性寒，味苦、咸。清热凉血、利尿通淋，解毒疗疮。用于温邪入营、阴虚发热、产后阴虚、热淋、血淋、痈疽肿毒。

7. 用法用量

内服：煎汤，5 ～ 15g；或入丸、散。

8. 使用注意

血分无热、中寒便滑、阳气外越者慎服。

9. 贮藏

置于通风干燥处，宜桶、箱贮藏。

（四）经典方剂与临床应用

白薇汤（《太平圣惠方》）

处方：白薇，栝楼根，枳实（麸炒微黄），辛夷仁，甘草（炙微赤，锉），赤芍药各 30g；酸枣仁（微炒）90g。

制法：上为细散。

功能主治：用于金疮烦闷、不得眠卧、疼痛。

用法用量：每服 6g，以温酒调下，1 日 4 ～ 5 次。

（五）食疗与药膳

白薇青瓜炒肉丝

原料：白薇 15g，青瓜 100g，猪瘦肉 30g。

制作方法：白薇洗净，加清水先煎半小时，弃去药渣；黄瓜洗净，切成段块，肉丝用素油略炒。把黄瓜与药汁同煮加入适量盐调味即可。

功能主治：养阴清热。用于肺癌阴虚、干咳痰少或痰中带血、低热口渴、胸中烦热等。

198 白首乌 Bai Shou Wu

（一）基原

1. 集解

白首乌以何首乌之名始载于《开宝本草》。马志曰："有赤、白二种，赤者雄，白者雌……""春夏秋季采其根，雌雄并用。"李时珍认为："白者，入气分；赤者，入血分。"本品根色白，功同何首乌，故名。

2. 品种

白首乌为双子叶植物纲萝藦科鹅绒藤属植物耳叶牛皮消 *Cynanchum bungei* Decne. 野生或栽培品的干燥块根。

3. 分布

山东境内产于泰山、济南、历城、章丘、长清等地。

4. 生态

耳叶牛皮消生于山坡石缝、土壤较肥沃的林边或林下。

5. 形态特征

白首乌为多年生缠绕草本，全株有白色乳汁，茎绿色或带紫色。单叶对生，戟形，先端渐尖，全缘，基部心形，两侧有向外开展的圆耳，表面疏被短梗毛，背面叶脉处有细毛；有柄。伞形具伞花序腋生；花冠白色，5 深裂；雄蕊 5 枚，花药环生于雄蕊周围；雌蕊 2，分离。花期 6～7 月，果期 8～9 月（图 198-1 至图 198-3）。

6. 产地加工

春初或冬季采挖，洗净，除去外皮，晒干或趁鲜切片，晒干。

（二）药材

1. 性状特征

块根呈类圆形或不规则团块状，长 3～7cm，

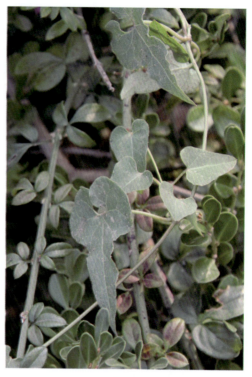

图 198-1 耳叶牛皮消植株

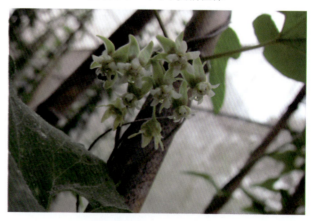

图 198-2 耳叶牛皮消花

直径 1.5～4cm，表面淡棕色，凹凸不平。有明显的纵皱纹及横长皮孔。质硬，断面较平坦，类白色，粉性，有稀疏黄色放射状排列条纹。味甜微苦（图 198-4）。

2. 商品规格

本品均为统货。

3. 道地药材

本品山东产者为道地药材，为泰山四大名药之一。

4. 质量标志

本品以块大、色白、粉性足者为佳。

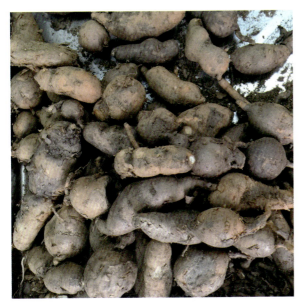

图 198-3　耳叶牛皮消块根

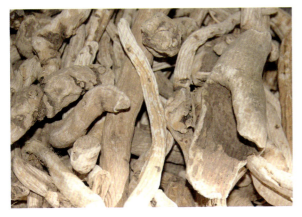

图 198-4　白首乌药材

5. 显微特征

组织鉴别：根横切面示石细胞由 5 ～ 7 列排列成环，木质部导管常 4 ～ 5 或 7 ～ 8 个径向排列，少数为单个或 2 个散列，导管直径 15 ～ 90μm。无乳汁管。

6. 化学组分

苯乙酮类：戟叶牛皮消苷（bungeiside）A、B、C、D，4- 羟基苯乙酮，2，4- 二羟基苯乙酮，白首乌二苯酮。C_{21} 甾体：牛皮消新苷 Ⅰ 、Ⅱ，萝摩苷元，开德苷元，白首乌苷 A、B、C。三萜类：蒲公英醇乙酸酯，白桦脂酸，β- 香树脂醇乙酸酯；还含左旋春日菊醇，甘草苷元 -7-O- 葡萄糖苷，丁二酸，琥珀酸，胡萝卜苷，磷脂类等。

7. 理化特征

（1）化学定性：取本品粉末 1g，加氯仿 - 甲醇（2 ：1）混合溶液 10ml，振摇提取 5 分钟，滤过，滤液置水浴上蒸干，残渣加醋酐 1ml，沿壁加硫酸 1 ～ 2 滴，显紫红色，后变墨绿色。取本品粉末 1g，加 50% 乙醇 10ml，振摇提取 5 分钟，滤过，取滤液 1 滴点于滤纸上，再加茚三酮试液 1 滴，烘干，显蓝紫色。

（2）薄层色谱：取样品粉末适量，加乙醇回流提取 3 次，提取液浓缩至小体积，用氯仿萃取，萃取液用无水硫酸钠脱水，滤过，滤液减压浓缩至适当体积，滴加于 10 倍量石油醚中，得黄色絮状沉淀，抽滤，沉淀用氯仿溶解，点于硅胶 G 板上，以氯仿 - 甲醇 - 水（13 ：3 ：1）下层液为展开剂，展开后，喷以三氯化锑 - 氯仿饱和液，于 100℃烘 10 分钟显色。磷脂类成分的鉴识：精密称取 50℃干燥 48 小时的生药粉末（40 目）5g，置 2cm×30cm 色谱柱中，以改良 Folch 试剂缓慢恒速（0.25ml/min）渗漉至磷脂显色反应阴性，得渗漉液 300ml。渗漉液低温（＜50℃）氮气减压回收溶剂，残渣以适量氯仿溶解并转移至具塞离心管中，加 5 倍量石油醚沉淀甾苷类化合物，离心后移取上清液于蒸发皿中，残渣如法重复 3 次。合并上清液，置真空干燥器中挥干溶剂，残渣以氯仿溶解，转移并容于 10ml 容量瓶中，置冰箱（-10℃以下）保存。吸取总磷脂提取液适量，真空浓缩后点于三块预制硅胶 G 板上（使用前 110℃活化 2 小时），同时点磷脂对照品。先用丙酮上行法展开 17cm，取出在暗处挥去丙酮后置充氮干燥器中干燥 12 小时；再以乙酸乙酯 - 异丙醇 - 水（10 ：7 ：3）与第一次同向展开 15cm，取出挥干溶剂。第一块板以 Vaskovsky 试剂显色以鉴别磷脂，第二块板喷茚三酮显色液，并于 110℃加热 3 分钟，以检出磷脂酰乙醇胺（PE）和磷脂酰丝氨酸（PS），第三块板喷 Dragendorf 试剂以鉴别磷脂酸胆碱（PC）和溶血磷脂酰胆碱（CPC）。

8. 贮藏

置阴凉干燥处。

（三）炮制与饮片

1. 药材炮制

除去杂质；未切片者洗净，润透，切片，干燥。

2. 饮片名

白首乌。

3. 药品类别

补虚药。

4. 性状特征

本品呈圆形或长卵形厚片，厚 2～5mm，直径 1～4cm，纵切片长达 6.5cm。切面类白色或灰白色，粉性，有黄色放射状排列条纹。周边土黄色或棕黄色，较光洁，具细纵皱纹与细长皮孔。质坚实而硬，可掰断，断面粉性。气微，味微甜后苦（图 198-5）。

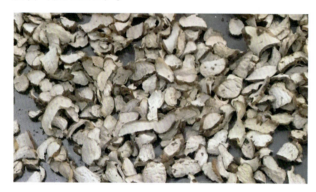

图 198-5　白首乌

5. 质量要求

总灰分：不得过 3.0%。

6. 功能主治

本品性微温，味甘、微苦。补肝肾，强筋骨，益精血，安心神。用于肝肾不足、腰膝酸软、须发早白、失眠健忘、阳痿、遗精、血虚便秘、皮肤瘙痒。

7. 用法用量

内服：煎汤，6～12g；或入丸、散。

8. 使用注意

本品不宜与碱性药物联用。外感热病及外感病邪未解者忌用。

9. 贮藏

置干燥处，防蛀。

（四）经典方剂与临床应用

（1）治腰腿疼痛，关节不利：白首乌 15g，牛膝 6g，菟丝子 9g，补骨脂 6g，枸杞子 9g；水煎服（《山西中草药》）。

（2）治阳痿：白首乌、淫羊藿、山药、党参各 9～12g。水煎服（《陕甘宁青中草药选》）。

（3）治神经衰弱，阳痿，遗精：白首乌 15g，酸枣仁 9g，太子参 9g，枸杞子 12g。水煎服（《山西中草药》）。

（五）食疗与药膳

白首乌煨乌鸡

原料： 光乌鸡一只，白首乌 50g；盐，料酒，八角，桂皮，花椒。

制作方法： 乌鸡斩块，沸水汆一次，白首乌洗净，放砂锅中调入盐、八角、桂皮、花椒、料酒，大火烧开，小火煨熟。

功能主治： 滋肝肾，益精髓，补虚劳。

199　徐长卿 Xu Chang Qing

（一）基原

1. 集解

徐长卿始载于《神农本草经》，列为上品。《唐本草》载："叶似柳，两叶相当，有光润。……根如细辛，微粗长而有臊气。"李时珍谓："徐长卿，人名也，常以此药治邪病，遂以名之。"

2. 品种

徐长卿为双子叶植物纲萝科鹅绒藤属植物徐长卿 Cynanchum paniculatum（Bge.）Kitag. 野生或栽培品的干燥根及根茎。

3. 分布

山东境内产于各山地丘陵，并有栽培。

4. 生态

徐长卿生于草坡、多石砾山坡或灌丛中。

5. 形态特征

徐长卿：多年生直立草本，高达 1m。根细呈须状，多至 50 余条，形如马尾，具特殊香气。茎细而刚直，不分枝，无毛或被微毛。叶对生，无柄，叶片披针形至线形，长 5～14cm，宽 3～15mm，先端渐尖，基部渐窄，两面无毛或上面具疏柔毛，叶缘稍反卷，有边毛，上面深绿色，下淡绿色；

主脉突起。圆锥聚伞花序，生近顶端叶腋，长达7cm，有花10余朵；花萼5深裂，卵状披针形；花冠黄绿色，5深裂，广卵形，平展或向外反卷；副花冠5，黄色，肉质，肾形，基部与雄蕊合生；雄蕊5，相连筒状，花药2室，花粉块每室1个，下垂臂短、平伸；雌蕊1，子房上位，由2枚离生心皮组成、花柱2，柱头五角形，先端略为突起。蓇葖果呈角状，单生长约6cm，表面淡褐色。种子多数，卵形而扁，暗褐色，先端有一簇白色细长毛。花期5～7月，果期9～12月（图199-1）。

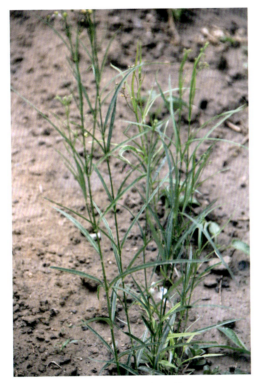

图 199-1 徐长卿植株

6. 产地加工

夏、秋二季采挖全草，扎成小把，除去杂质，晾干或晒干。秋末或春初挖根，夫净茎、叶、泥沙，晒干。

（二）药材

1. 性状特征

根茎呈不规则柱状，有节，长0.5～3cm，直径2～4mm；四周着生多数细长的根。根呈圆柱形，弯曲，长10～16cm，直径0.1～015cm；表面淡褐色或淡棕黄色，具微细的纵皱纹，并有纤细的须根。质脆，易折断，断面皮部黄白色，

木部细小，黄棕色，有粉性。气香，味辛，有麻舌感（图199-2）。

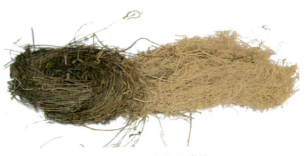

图 199-2 徐长卿药材

2. 商品规格

本品均为统货。

3. 道地药材

本品山东产者为道地药材。

4. 质量标志

本品以须根多、淡黄白、香气浓、味辛者为佳。

5. 显微特征

组织鉴别：根横切面示表皮细胞1列，外壁增厚。皮层宽广，约占根的2/3，细胞中含淀粉粒及草酸钙簇晶。内皮层凯氏点明显。韧皮部狭窄。形成层不明显。木质部导管、纤维及管胞均木化（图199-3）。

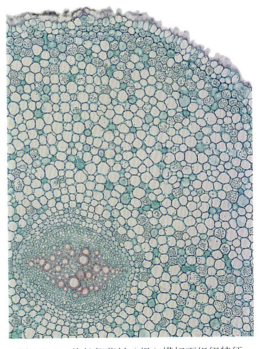

图 199-3 徐长卿药材（根）横切面组织特征

6. 化学组分

牡丹酚（paeonol）约 2%，黄酮苷，糖类，氨基酸等。

7. 理化特征

（1）化学定性：取粉末 2g，加乙醚 20ml，充分振摇数分钟，滤过，取滤液，置水浴上蒸干，残渣加硝酸数滴，初显棕黄色，后变蓝绿色。

（2）薄层色谱：取粉末 1g，加乙醚 10ml，密塞，振摇 10 分钟，滤过，滤液挥干，残渣加丙酮 1ml 使溶解，作为供试品溶液。另取牡丹酚对照品，加丙酮制成 2mg/ml 的溶液，作为对照品溶液。吸取供试品溶液 5μl 和对照品溶液 10μl，分别点于同一硅胶 G 薄层板上，以环己烷 - 乙酸乙酯（3：1）为展开剂，展开，取出，晾干，喷以 5% 的三氯化铁乙醇溶液，热风吹至斑点显色清晰。供试品与对照品相应的位置上，显相同的蓝褐色斑点。

8. 贮藏

置通风干燥处保存。

（三）炮制与饮片

1. 药材炮制

取原药材，除去杂质，清水洗净，切段，阴干或低温干燥。

2. 饮片名称

徐长卿。

3. 药品类别

祛风湿药。

4. 性状特征

本品呈不规则的小段，根茎圆柱形，表面淡褐色，有微细的皱纹。质脆，断面皮部黄白色，木部细小，黄棕色，有粉性。气香，味微辛凉（图 199-4）。

5. 质量要求

（1）水分：不得过 15.0%。

（2）总灰分：不得过 10.0%。

（3）酸不溶性灰分：不得过 5.0%。

（4）浸出物：用热浸法测定，乙醇作溶剂，不得少于 10.0%。

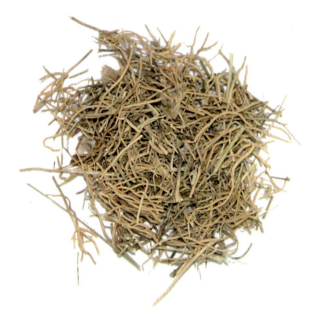

图 199-4　徐长卿

（5）含量测定：用高效液相色谱法，本品按干燥品计算，含丹皮酚（$C_9H_{10}O_3$）不得少于 1.3%。

6. 功能主治

本品性温，味辛。祛风化湿，止痛止痒。用于风湿痹痛、胃痛胀满、牙痛、腰痛、跌打损伤、荨麻疹、湿疹。

7. 用法用量

内服：煎汤，5 ~ 15g；入丸剂或浸酒。外用：捣敷或煎水洗。

8. 使用注意

体弱者慎服。

9. 贮藏

置通风干燥处。

（四）经典方剂与临床应用

徐长卿汤（《太平圣惠方》）

处方：徐长卿 15g，白茅根 9g，木通 6g，冬葵子 30g，滑石 60g，槟榔 6g，瞿麦 15g。

制法：将上药共研细末，取 15g，加清水煎煮后，冲朴硝 3g，为 1 剂。

功能主治：治疗气壅关格不通，小便淋结，脐下妨闷。

用法用量：每日 2 剂。

（五）食疗与药膳

1. 徐长卿猪肉汤

原料： 徐长卿 10g，猪瘦肉（切片）100g。

制作方法： 将徐长卿煎沸后取汁，放入瘦猪肉煮熟，调味即可。

功能主治： 适用于风、寒、湿等病邪结合所致的病症，症见头痛、发热、微汗、恶风、身重、小便不利、骨节酸痛、不能屈伸等。

用法用量： 食肉喝汤，每日 1 剂。

使用注意： 徐长卿仅用于风湿痛属寒性者，属热证者不宜选用，血虚、阴虚者慎用，出血者禁用。

2. 徐长卿芹菜炒肉丝

原料： 徐长卿 20g，猪肉丝 250g，芹菜 100g，葱、料酒各 10g，姜 5g，盐、鸡精各 3g，素油 35g，淀粉 25g，蛋清 1 个。

制作方法： 将徐长卿用水煮 25 分钟，取药液 50ml，备用。猪瘦肉洗净，切 4cm 长米长的细丝；芹菜去老梗、黄叶洗净，切 4cm 长的段；葱姜切丝；鸡蛋清、淀粉、肉丝用手抓匀。将炒锅置武火上烧热，加入素油，烧六成热时，下入姜、葱爆香，随即下肉丝、料酒，炒变色，放入芹菜、药液，炒熟，加入盐、鸡精即成。

功能主治： 去风湿，平肝清热。适用于类风湿疼痛，腰膝、四肢屈伸不直等。

使用注意： 徐长卿仅用于风湿痛属寒性者，属热证者不宜选用，血虚、阴虚者慎用，出血者禁用。

200　香加皮 Xiang Jia Pi

（一）基原

1. 集解

香加皮以"北五加皮"之名始载于《中药志》，据张敏和、吕贵宝的考证认为，明代《救荒本草》木部中收载的"木羊角科"的原植物描述图形、植物分布及别名等方面均与香加皮的原植物杠柳相符。本品气香浓浊，形似五加皮，故名。《中国药典》从 1997 年版始名为香加皮。

2. 品种

香加皮为双子叶植物纲萝藦科杠柳属植物杠柳 Periploca sepium Bge. 的干燥根皮。

3. 分布

山东境内产于各山地丘陵。

4. 生态

杠柳生于平原及低山丘陵的林缘、沟坡、河边沙质地或地埂等处。

5. 形态特征

杠柳：落叶缠绕灌木，高达 1m 以上。主根圆柱状。小枝常对生，黄褐色，有细条纹，枝上有圆点状突起的皮孔。叶对生，叶柄长 3～6mm；叶片披针形或长圆状披针形，长 5～10cm，宽 1～3cm，先端渐尖，全缘，基部楔形或近圆形，上面深绿色，有光泽，下面淡绿色，羽状网脉较细密。聚伞花序腋生或顶生，花一至数朵；苞片对生，小形；花梗细弱，花径约 2cm；萼深 5 裂，裂片卵形；花冠外面绿黄色，内面带紫红色，深 5 裂，裂片矩圆形，向外反卷，边缘密生白茸毛；副花冠 5 枚，线形，有细柔毛；雄蕊 5，连合作圆锥状，有毛，包围雌蕊；子房上位，由 2 分离心皮组成，柱头合生。蓇葖果近圆柱状，长 10～15cm，先端渐尖，两果相对，弯曲而顶端相连，熟时沿内侧纵裂。种子狭纺锤形而扁，黑褐色，顶端丛生白色长毛。花期 5 月。果期 9 月（图 200-1，图 200-2）。

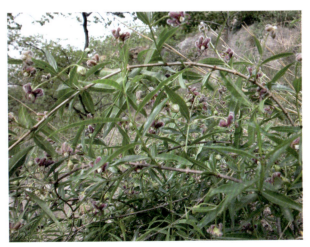

图 200-1　杠柳植株

6. 产地加工

春、秋二季采挖根，除去须根、秧苗。剥取根皮，晒干。

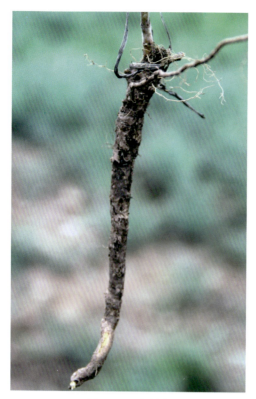

图 200-2　杠柳根

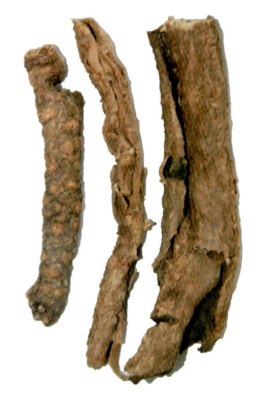

图 200-3　香加皮药材

（二）药材

1. 性状特征

　　干燥根皮呈卷筒状或槽状，少数呈不规则的块片，长 3～10cm，直径 1～2cm，厚 0.2～0.4cm，外表面灰棕色或黄棕色，栓皮松软常呈鳞片状，易剥落；内表面淡黄色或淡黄棕色，较平滑，有细纵纹。体轻，质脆，易折断，断面不整齐，黄白色。有特异香气，味苦（图 200-3）。

2. 商品规格

本品均为统货。

3. 道地药材

本品以山西、河北、山东产者质量为佳。

4. 质量标志

本品以体轻、质脆、皮厚细、香气浓者为佳。

5. 显微特征

　　（1）组织鉴别：根皮横切面木栓层为 10～30 列细胞。皮层宽厚，薄壁细胞中含草酸钙方（棱）晶。有石细胞及少数乳汁管。韧皮部射线宽 1～5 列细胞，乳汁管较多。薄壁细胞中含草酸钙方晶，并有细小淀粉粒（图 200-4）。

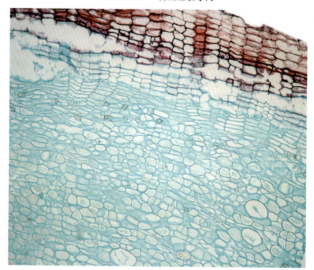

图 200-4　香加皮药材横切面组织特征

　　（2）粉末鉴别：粉末淡棕色。草酸钙方晶少数，直径 9～20μm。石细胞长方形或类多角形，直径 24～70μm。乳管含无色油滴状颗粒。木栓细胞棕黄色，多角形。淀粉粒甚多，单粒类圆形或长圆形，直径 3～11μm；复粒由 2～6 分粒组成。

6. 化学组分

　　含强心苷杠柳苷 C、K、H、E（glycosideg C、K、H、E）及挥发性香气成分 4- 甲氧基水杨醛，α- 香树脂醇乙酸酯，β- 香树酯醇乙酸脂等。

7. 理化特征

（1）荧光检查：取本品粉末 10g，置 250ml 烧瓶中，加水 150ml，加热蒸馏，馏出液有特异香气，收集蒸馏出液 5ml，置试管中，加硫酸肼饱和溶液 5ml，与乙酸钠结晶少量，稍加热，放冷，生成淡黄绿色沉淀，置紫外灯（365nm）下观察，显强烈的黄色荧光。

（2）光谱鉴别：取本品粉末 1g，加乙醇 10ml，加热回流 1 小时，滤过，置 25ml 量瓶中，加乙醇稀释至刻度。取 1ml，置 20ml 量瓶中，加乙醇稀释至刻度，照分光光度法测定，在 278nm 的波长处有最大吸收。

（3）化学定性：取本品粉末 10g，置 250ml 烧瓶中，加水 150ml，加热蒸馏，馏出液具特异香气，收集馏出液 5ml，置试管中，加 1% 三氯化铁溶液 1 滴，即显红棕色。

（4）薄层色谱：取本品粉末 2g，加甲醇 30ml，置水浴上回流 1 小时，滤过，滤液蒸干，残渣加甲醇 2ml 使溶解，作为供试品溶液。另取 4-甲氧基水杨醛对照品，加甲醇制成每 1ml 含 1mg 的溶液，作为对照品溶液。吸取上述 2 种溶液各 2μl，分别点于同一硅胶 G 薄层板上，以石油醚（60～90℃）-乙酸乙酯-冰醋酸（20：3：0.5）为展开剂，展开，取出，晾干，喷以二硝基苯肼试液。供试品与对照品相应的位置上，应显相同颜色的斑点。

8. 贮藏

麻袋或木箱装，置阴凉干燥处。

（三）炮制与饮片

1. 药材炮制

取药材除去杂质，洗净，润透，切厚片，干燥。

2. 饮片名称

香加皮。

3. 药品类别

利水渗湿药。

4. 性状特征

本品呈卷筒状、槽状或不规则的破碎块片，厚 1.5～2mm。外表面黄棕色，栓皮常呈鳞片状；内表面淡黄色或淡棕黄色，较平滑，有细纵纹。质脆易断。断面黄白色。有浓烈的特异香气，味苦（图 200-5）。

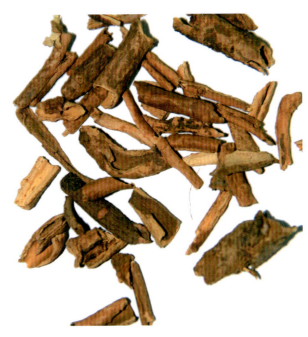

图 200-5　香加皮

5. 质量要求

（1）水分：不得过 13.0%。

（2）总灰分：不得过 10.0%。

（3）酸不溶性灰分：不得过 4.0%。

（4）浸出物：用热浸法测定，稀乙醇作溶剂，不得少于 20.0%。

（5）含量测定：用高效液相色谱法，本品于 60℃干燥 4 小时，含 4-甲氧基水杨醛（$C_8H_8O_3$）不得少于 0.20%。

6. 功能与主治

本品性温，味辛、苦。利水消肿，祛风湿，强筋骨。用于风寒湿痹、腰膝酸软、心悸气短、下肢浮肿。

7. 用法用量

内服：煎汤，浸酒或入丸、散，用量 3～6g。

8. 使用注意

本品不宜过量服用；血热、肝阳上亢者忌用。

9. 贮藏

置阴凉干燥处。

（四）经典方剂与临床应用

香加皮汤（《陕甘宁青中草药选》）

处方：香加皮 25g，穿山龙 25g，白鲜皮 25g。

功能主治：祛风湿，用于风湿性关节炎，关节拘挛疼痛。

用法用量：水煎服，每日 1 剂，早晚分服。

（五）食疗与药膳

骨痛药酒

原料：香加皮 50g，草乌 50g，桑寄生 50g，荷叶 50g，威灵仙 25g，络石藤 25g，萆薢 25g，虎杖 38g，苍术 13g，川芎 13g，麻黄 13g，红花 13g，何首乌 25g，丹参 25g，牛膝 50g，续断 50g，干姜 6g，木瓜 25g，松节油 38g，伸筋草 13g；白酒 4300g，赤砂糖 430g。

制作方法：将上述药材一同研为粗末，用砂糖和白酒制成酒糖液作溶剂，浸渍 48 小时后以每分钟 1～3ml 的速度缓慢渗漉，收集渗漉液和榨出液合并混合，添加白酒至 4300ml 静置过滤即成。

功能主治：祛风除湿，舒筋活络。适于慢性风湿关节炎（关节不利、筋骨酸痛、四肢酸麻）等症患者饮用。

用法用量：每日 1 剂。

201　菟丝子 Tu Si Zi

（一）基原

1. 集解

菟丝子始载于《神农本草经》，列为上品。《名医别录》载曰："菟丝子……九月采实，曝干。色黄而细者为赤网，色浅而大者为菟累。功用并同。"日华子（大明）曰："开花结子不分明，子如碎黍米粒，八月、九月以前采子。"李时珍曰："结实如秕豆而细，色黄，生于梗上尤佳……"抱朴子云："菟丝之草，也有伏菟之根，无此菟，则丝不得生于上。"可以理解为菟丝植物名来源

之一。因菟丝为寄生植物，丝状，无叶和根可寻，故古人想象有伏菟之根。另种子水煮种皮破裂，白色卷旋状胚外露如吐丝，吐、菟同音，故名菟丝子，可作另种解释。

2. 品种

菟丝子为双子叶植物纲旋花科菟丝子属植物菟丝子 Cuscuta chinensis Lam. 的干燥成熟种子。

3. 分布

本品山东境内产于各地。

4. 生态

菟丝子生于田边、路边荒地、灌木丛中、山坡向阳处。多寄生豆科、菊科、藜科等草本植物上。

5. 形态特征

菟丝子：一年生寄生草本。茎缠绕，黄色，纤细，直径约 1mm，多分枝，随处可生出寄生根，伸入寄主体内。叶稀少，鳞片状，三角状卵形。花两性，多数和簇生成小伞形或小团伞花序；苞片小，鳞片状；花梗稍粗壮，长约 1mm；花萼杯状，长约 2mm，中部以下连合，裂片 5，三角状，先端钝；花冠白色，壶形，长约 3mm，5 浅裂，裂片三角状卵形，先端锐尖或钝，向外反折，花冠筒基部具鳞片 5，长圆形，先端及边缘流苏状；雄蕊 5，着生于花冠裂片弯缺微下处，花丝短，花药露于花冠裂片之外；雌蕊 2，心皮合生，子房近球形，2 室，花柱 2，柱头头状。蒴果近球形，稍扁，直径约 3mm，几乎被宿存的花冠所包围，成熟时整齐地周裂。种子 2～4 颗，黄或黄褐色卵形，长 1.4～1.6mm，表面粗糙。花期 7～9 月，果期 8～10 月（图 201-1）。

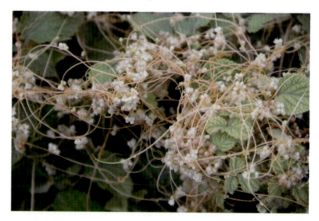

图 201-1　菟丝子植株

6. 产地加工

秋季果实成熟时采收植株，晒干，打下种子，除去杂质。

（二）药材

1. 性状特征

种子呈类圆形或卵圆形，直径 1 ～ 1.5mm。表面灰棕色或黄棕色，稍粗糙，置放大镜下观察，表面具细密深色小点，较细一端有微凹的线形种脐。质坚硬。用开水泡表面有黏性，加热煮沸至种皮开裂，则露出白色卷旋状的胚，形如吐丝。气微，味淡（图 201-2）。

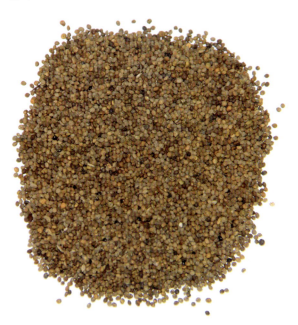

图 201-2　菟丝子

2. 商品规格

本品均为统货。

3. 道地药材

本品山东产者为道地药材。

4. 质量标志

本品以颗粒饱满、色灰棕者为佳。

5. 显微特征

（1）组织鉴别：种皮的表皮为 1 列类方形细胞，形较大，细胞壁径向增厚，木化，内含棕色物质。栅状细胞 2 列，外方 1 列较短小，壁木化；内方 1 列细胞较长，细胞壁非木化，在外侧胞腔尽头处有 1 条光辉带；薄壁细胞层颓废，细胞形态不清晰。胚乳细胞多边形，细胞壁呈不均匀增厚，内含小淀粉粒。子叶细胞多边形或类圆形，内含糊粉粒和脂肪油滴（图 201-3）。

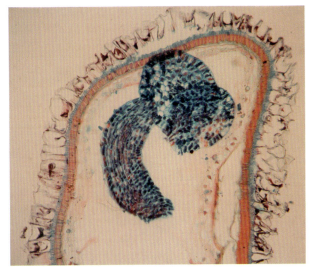

图 201-3　菟丝子药材横切面组织特征

（2）粉末鉴别：栅状细胞成片，一方常邻接表皮细胞。表皮细胞类方形，径向壁增厚；栅状细胞 2 列，内方 1 列栅状细胞长度约为外方 1 列栅状细胞长度的 2.5 倍，在外方胞腔末端处有光辉带 1 条。胚乳细胞类多角形，壁不均匀增厚，内含细小淀粉粒。子叶细胞类椭圆形，壁薄，内含细小糊粉粒和脂肪油滴。

6. 化学组分

胆甾醇（cholester0l）；菜油甾醇（campestero1）；β- 谷甾醇；三萜酸；树脂苷；糖类；β- 胡萝卜素（β-carotene）；γ- 胡萝卜素（γ-carotene）；5，6- 环氧 -α- 胡萝卜素（α-carotene-5，6-epoxide）；蒲公英黄质（taraxanthin）；叶黄素（lutein）等。

7. 理化特征

（1）化学定性

1）取本品粉末 1g，加甲醇 10ml，冷浸 12 小时，滤过。取滤液 2ml，加镁粉少许、盐酸数滴，溶液呈桃红色。

2）取粉末 1g，加水 10ml，冷浸 12 小时，滤过。取滤液 2ml，加 α- 萘酚试液 2 ～ 3 滴，沿管壁加硫酸 1ml，与硫酸接触面产生紫红色环。

（2）光谱鉴别：取粉末 3.0mg，采用溴化钾压片法测其红外光谱，样品在 1650cm^{-1} 处有 1 单一的较宽的吸收峰，在 530cm^{-1}，470cm^{-1} 处出现明显的双峰。取药材的 50% 乙醇浸出物，以同法测定红外吸收光谱，样品在 1735 ～ 1540cm^{-1} 发现 1 强宽峰，峰位为 1610cm^{-1}。

（3）薄层色谱：取粉末 2g，用石油醚脱脂，脱去脂肪后的样品加甲醇 20ml，冷浸 12 小时，滤过。将滤液浓缩至 10ml，点在硅胶 G（上海）薄层板上，用甲苯-乙酸乙酯-甲酸（5：5：3）展开，展距 10cm。喷 1% 三氯化铝乙醇溶液，在紫外灯（254nm）下观察，呈蓝色斑点。

（4）蛋白电泳：取分离缓冲液 1.0ml，单体交联剂 2.1ml，催化剂 0.1ml，加速剂 0.01ml，加蒸馏水至总体积 10.0ml，使丙烯胺凝胶浓度达 6.3%，装柱。取菟丝子粉末加入少量电极缓冲液，研磨成匀浆，放置 30 分钟，离心分离 15 分钟（3000r/min），取上清液加入 1 ～ 2 滴 0.05% 溴酚蓝示踪指示剂。电泳（图盘电泳）：开始时调节电流至每管 1mA，2 分钟后，调节至每管 3mA，至离末端约 1cm 时结束电泳。取出胶条经固定液固定后，置染色液于 90℃水浴上染色 10 分钟。用洗脱液反复多次洗脱至背景无色，置保存液中分析。

8. 贮藏

本品用麻袋（或塑料袋）包装，置通风干燥处。

（三）炮制与饮片

1. 药材炮制

（1）菟丝子：取原药材，除去杂质，快洗，晒干。

（2）炒菟丝子：取净菟丝子置锅内，清炒至微黄，有爆裂声时，取出放凉。

（3）盐菟丝子：取净菟丝子用盐水（每 100kg 菟丝子，用食盐 2kg，先用开水化开）拌匀，稍闷，置锅内，加热炒干，取出放凉。

（4）酒菟丝子饼：取净菟丝子置锅内，加适量水煮至开裂，不断翻动，待水吸尽成稠粥状时，加入黄酒拌匀（每 100kg 菟丝子用黄酒 15kg，用面粉 15kg），取出，压成大片，切成长约 2cm，厚 1cm，宽 1.5cm 的长方块，干燥。

（5）制菟丝子：取净菟丝子加清水置锅内煮，边煮边搅拌，直至吐丝为度，取出晒干或烘干。

2. 饮片名称

菟丝子，炒菟丝子，盐菟丝子，酒菟丝子饼，制菟丝子。

3. 药品类别

补虚药：补阳药。

4. 性状特征

1）菟丝子：本品性状特征同药材。

2）炒菟丝子：本品种子类圆形或卵圆形，表面棕黄色，有焦斑，开裂处露出白色海绵状种仁。余同药材。

3）盐菟丝子：本品表面棕黄色，裂开，略有香气，余同药材（图 201-4）。

4）酒菟丝子饼：本品直径约 1cm 的长方块，部分种子可见吐出的丝，大部分种子外形不全而呈碎屑状，微有酒香。

5）制菟丝子：本品种子如萌发状，胚和胚根卷旋外露。余同药材。

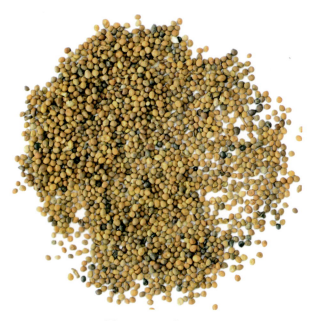

图 201-4 盐菟丝子

5. 质量要求

（1）水分：不得过 10.0%。

（2）总灰分：不得过 10.0%。

（3）酸不溶性灰分：不得过 4.0%。

（4）含量测定：用高效液相色谱法测量，本品按干燥品计算，含金丝桃苷（C$_{21}$H$_{20}$O$_{12}$）不得少于 0.10%。

6. 功能主治

本品性平，味甘。滋补肝肾，明目益精，安胎。用于阳痿遗精、尿有余沥、遗尿、尿频、腰膝酸软、耳鸣目暗、肾虚胎漏、脾肾虚泻等。外用治白癜风。

7. 用法用量

内服：煎汤，6～12g。外用：适量，捣烂外敷。

8. 使用注意

孕妇、血崩、阳强、便结、肾脏有火、阴虚火动者禁用。

9. 贮藏

药材用麻袋（或塑料袋）包装，置通风干燥处。酒菟丝子、盐菟丝子宜密闭贮藏，以防酒味走失或吸水潮解。

（四）经典方剂与临床应用

菟丝子丸（《鸡峰普济方》）

处方：菟丝子（去尘土，水淘净，酒浸一宿，乘润先捣为粗末，焙）、桑螵蛸（炙）各15g，泽泻7.5g。

制法：上为细末，炼蜜丸，如梧桐子大。

功能主治：补肾摄精。治肾气虚衰，精液不固，致患膏淋，脂膏随溺而下，茎中微痛，脉散涩而微。

用法用量：每服20丸，空腹时用清米饮送下。

（五）食疗与药膳

1. 菟丝子粥

原料：菟丝子60g，粳米100g，白糖适量。

制作方法：将菟丝子研碎，加清水300ml，煎至200ml，去渣留汁。粳米淘洗干净，投入菟丝子药汁中，再加入清水和适量白糖。先用武火煮沸，在用文火熬成稀粥。

功能主治：补肾益精，养肝明目。

用法用量：每日早晚餐各1次，温热食用，以10天为1个疗程。

2. 菟丝子炖猪腰

原料：菟丝子30g，猪腰2个，肉苁蓉60g，去核红枣10枚。

制作方法：先将猪腰切开，去白脂膜，切片，然后和诸药放入炖盅内，加水适量炖2～3小时即可。

功能主治：适于肾阴亏损、牙齿疏松或头晕耳鸣、腰膝酸软等症。

202 牵牛子 Qian Niu Zi

（一）基原

1. 集解

牵牛子始载于《名医别录》，列为下品。《证类本草》载："陶隐居云，作藤生花，状如扁豆，黄色。子作小房，实黑色，形如梂子核。唐本注云，此花似旋花，作碧色，不黄，亦不似扁豆。《图经》曰，牵牛子旧不著所出州土，今处处有之，二月种之，三月生苗，作藤蔓绕篱墙，高者或二二丈，其叶青，有三尖角，七月生花，微红带碧色，似鼓子花而大，八月结实，外有白皮裹作球，每球内有子四五枚，如荞麦大，有三棱，有黑白二种，九月后收之。"《本草纲目》载："牵牛有黑白二种，黑者处处野生，尤多。其蔓有白毛，断之有白汁。叶有三尖，如枫叶。花不作瓣，如旋花而大。其实有蒂裹之，生青枯白。其核与棠梂核一样，但色深黑尔。白者人多种之，其蔓微红，无毛有柔刺，断之有浓汁。叶团有斜尖，并如山药茎叶。其花小于黑牵牛花，浅碧带红色。其实蒂长寸许，生青枯白。其核白色，稍粗。"从以上记述可知，古代所用品种大都与现今之牵牛类似。《证类本草》之"越州（在今浙江省）牵牛子"图及《本草纲目》"牵牛子图"均与牵牛的植物形态类似；而《本草纲目》"白牵牛"图却与圆叶牵牛的植物形态类同。陶弘景谓："此药始出田野人牵牛谢药，故以名之。"李时珍谓："近人隐其名为黑丑，白者为白丑，盖以丑属牛也。"

2. 品种

牵牛子为双子叶植物纲为双子叶植物纲旋花科牵牛属植物裂叶牵牛 *Pharbitis nil* （L.）Choisy 或圆叶牵牛 *Pharbitis purpurea* （L.）Voigt 的干燥成熟种子。

3. 分布

本品山东境内产于各地。

4. 生态

裂叶牵牛生于田边、路旁、河谷、宅院、果园和山坡，适应性很广。

圆叶牵牛生于山坡、路边、村边荒地、草丛或栽培于庭院。

5. 形态特征

（1）裂叶牵牛：一年生草本，全株被粗硬毛。茎缠绕，多分枝。叶互生，具长柄；叶片近卵状心形，常3裂，裂口宽而圆，先端尖，基部心形。花序有花1～3朵，总花梗稍短于叶柄；萼片5，基部密被开展的粗硬毛，裂片条状披针形，先端尾尖；花冠漏斗状，红色、白色、蓝紫色或紫红色，先端5浅裂；雄蕊5，不伸出花冠外，花丝不等长，基部稍阔，有毛；雌蕊1，子房无毛，3室，柱头头状蒴果近球形，直径0.8～13cm，3瓣裂。种子5～6颗，卵状三棱形、黑褐色或米黄色、花期6～9月，果期7～10月。种子5～6颗，卵状三棱形、黑褐色或米黄色、花期7～9月，果期8～10月（图202-1）。

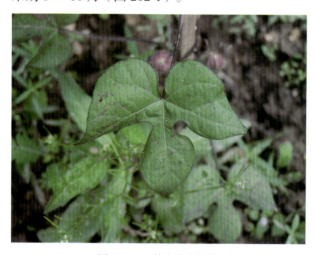

图202-1　裂叶牵牛植株

（2）圆叶牵牛：幼苗子叶近方形，先端深凹缺刻达子叶长1/3。成株全体被粗硬毛。茎缠绕，多分枝。叶互生有长柄。叶片心形，先端尖或钝，基部心形，全缘。花序有1～5朵花，总花便与叶柄近等长，5个萼片，卵形至披针形，先端钝尖，基部生粗硬毛；花冠漏斗状，红色、蓝紫色或近白色，先端5个浅裂；5个雄蕊；柱头头状。蒴果球形。种子倒卵形，黑色至暗褐色，表面粗糙。缠绕草本，花有白、桃红、堇紫、紫等色，花期6～10月（图202-2）。

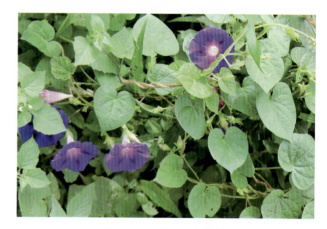

图202-2　圆叶牵牛植株

6. 产地加工

秋末果实成熟、果壳未开裂时采割植株，晒干，打下种子，除去杂质。

（二）药材

1. 性状特征

干燥成熟的种子呈三棱状卵形，似橘瓣，两侧面稍平坦，背面弓状隆起，其正中有纵直凹沟，两侧凸起部凹凸不平，腹面为一棱线，棱线下端有类圆形浅色的种脐。种子长4～8mm，宽3～5mm。表面灰黑色(黑丑)，或淡黄白色(白丑)。种皮坚硬。横切面可见子叶2片皱缩折叠呈大脑状，子叶2片，黄色或淡黄色，微显油性。用水浸润后，种皮呈龟裂状，并自腹面棱线处裂开，显黏液性。气无，味微辛、苦，有麻舌感（图202-3）。

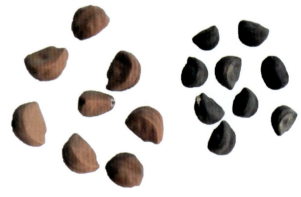

图202-3　牵牛子

2. 商品规格

本品分黑、白2种，一般不分等级。药用以黑丑为多，白丑为少。

3. 道地药材

本品河北，山东产者为道地药材。

4. 质量标志

本品以颗粒饱满、色灰黑或淡黄白、味辛苦者为佳。

5. 显微特征

（1）组织鉴别：种子横切面示圆锥状三角形。种皮表皮细胞长方形，有时分化成单细胞非腺毛，长 40～210μm；表皮内侧有一列类方形下皮细胞；再向内为栅状细胞层，厚 75～100μm，常由 2～3 列径向延长的细胞排列而成，靠外侧有一明显的光辉带；营养层为数列切向延长的细胞及颓废细胞；黑丑的种皮各组织细胞几乎均呈棕色或黄棕色，白丑则近于无色。内胚乳最外 1～2 列细胞类方形，壁稍厚，内侧细胞的壁黏液化。子叶由类圆形薄壁细胞组成，有圆形或椭圆形分泌腔散在，直径可达 140μm；薄壁细胞内充满糊粉粒及脂肪油滴，并含草酸钙簇晶，直径

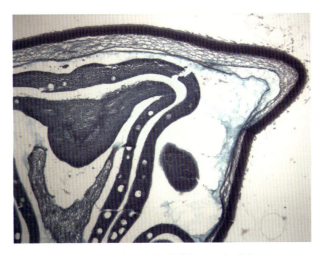

图 202-4　牵牛子药材横切面组织特征

10～20μm（图 202-4）。

（2）粉末鉴别：种皮栅状细胞成层，无色或淡黄棕色。断面观由列径向延长的细胞纵向排列，于种脐周围可至 10 余列，最外列细胞长 45～81μm，宽（切向）5～11μm，向内细胞渐短，有的呈类方形且较大，细胞端壁较平截或倾斜，壁厚，非木化，有的胞腔内含黄棕色物，光辉带位于最外列细胞上端；表面观栅状细胞呈类多角形，壁厚 2～4μm，胞腔小，类圆形或扁圆形，孔沟不明显，少数胞腔呈星状。栅状细胞外方与下皮、种皮表皮细胞相连。分泌腔：存在于子叶组织中，

呈类圆形或类长圆形，直径 35～106μm，周围子叶细胞扁圆形，内切向壁略隆起，互相连接，腔内含油滴。草酸钙簇晶：主要存在于子叶组织的细胞隙中。簇晶直径 10～25μm，棱角较尖。偶见细小方晶。种皮表皮细胞：较大，多破碎，无色，淡黄色或紫棕色。表面观形状不规则，垂周壁较薄，波状弯曲。有的表皮细胞分化成毛茸。非腺毛：无色、黄棕色或紫棕色。单细胞，平直或稍弯曲，先端尖或稍钝圆，完整者长 50～240μm。下皮细胞：常与大形种皮表皮细胞连接，无色。表面观呈类长方形，排列较整齐，长 10～25μm，直径约 10μm，壁薄，稍弯曲。通气组织碎片：淡黄色，位于栅状细胞层内方。细胞形状不规则，具短分枝，壁薄，组织间隙大。此外，子叶细胞含糊粉粒及脂油滴。

6. 化学组分

裂叶牵牛种子：牵牛子苷（pharbitin）约 3%，系树脂性苷，用碱水解得到牵牛子酸（pharbitic acid），巴豆酸（tiglic acid），裂叶牵牛子酸（nilic acid），α-甲基丁酸（α-methylbutyric acid）及戊酸（valeric acid）等。还含生物碱；裸麦角碱（chanoclavine），野麦碱（elymoclavine），狼尾草麦角碱（penniclavine），田麦角碱（agroclavine），麦角醇（lysergol）等。未成熟种子含多种赤霉素及其葡萄糖苷：赤霉素（gibberellin）A3、A5、A20、A26、A27；赤霉素葡萄糖苷（gibberellin glucoside）I、II、IV、V、VI、VII。

圆叶牵牛种子：牵牛子苷，赤霉素 A3、A5、A8、A17、A19、A20、A26、A27、A29、A33、A44、A55、2-羟基-1，4-戊二酮（2-hydroxy1-phenyl-1，4-pentadione），2，3，22，23-四羟基胆甾-6-酮（Brassinone），栗木甾酮（castasterone）和麦角类生物碱（ergot alkaloid）等。

7. 理化特征

化学定性：取样品粗粉 2g，加石油醚 20ml 浸泡 2～4 小时，滤过。脱脂样品加甲醇 20ml，冷浸 4 小时，滤过，取滤液 3ml，置蒸发皿内蒸干，滴加浓硫酸 1 滴，于水浴上加热，至残渣呈红色至紫红，用毛细管将上述甲醇提取液滴在滤纸上，再滴加 5% 磷钼酸试液，在 120℃ 左右烘烤约 2 分钟，则显蓝至蓝黑色斑点。

8. 贮藏

麻袋或塑料编织袋装。本品保管不当易虫蛀，

应置干燥处保存。

（三）炮制与饮片

1. 药材炮制

（1）牵牛子：取原药材，除去杂质，洗净，晒干，用时捣碎。

（2）炒牵牛子：取净牵牛子置热锅中，用文火炒至稍鼓起，取出，放凉，用时捣碎。

2. 饮片名称

牵牛子，炒牵牛子。

3. 药品类别

泻下药。

4. 性状特征

（1）牵牛子：本品性状特征同药材。

（2）炒牵牛子：本品形如牵牛子，表面黑褐色或黄棕色，稍鼓起。微有香气。

5. 质量要求

（1）水分检查：用冷渍法测定，乙醇作溶剂。水分不得过 8.0%。

（2）浸出物：不得少于 12.0%。

（3）总灰分：不得过 5.0%。

6. 功能主治

本品性寒，味苦；有毒。泄水通便，消痰涤饮，杀虫攻积。用于水肿胀满、二便不通、痰饮积聚、气逆喘咳、虫积腹痛蛔虫、绦虫病。

7. 用法用量

内服：煎汤，3 ～ 9g。丸、散，每次 0.3 ～ 1g，每日 2 ～ 3 次。

8. 使用注意

不宜与巴豆、巴豆霜同用。孕妇禁用。

9. 贮藏

麻袋或塑料编织袋装。本品保管不当易虫蛀，应置干燥处保存。

（四）经典方剂与临床应用

牛黄夺命散（《保婴集》）

处方：白牵牛 30g（半生半熟），黑牵牛 30g（半生半熟），川大黄、槟榔各 30g。

制法：上为细末。

功能主治：治小儿肺胀，喘满胸高，气急，两肋煽动，陷下作坑，两鼻窍张，闷乱嗽渴，声嘎不鸣，痰涎潮塞，俗云马脾风。

用法用量：三岁儿每服 6g，冷浆水调下。涎多，加腻粉少许，无时，加蜜少许。

（五）食疗与药膳

牵牛子粥

原料：牵牛子 10g，大米 50g，生姜 3 片。

制作方法：将牵牛子择净，水煎取汁，加大米煮为稀粥，待熟时调入姜末，再煮一二沸即成；或将牵牛子 1 ～ 2g 研为细末，待粥沸后，与生姜同调入粥中，煮至粥熟即可。

功能主治：泻下逐水，消积通便，杀虫止痛。适用于水肿胀满，大便秘结，虫积腹痛等。

用法用量：每日 1 剂，连续 3 ～ 5 天。

注意事项：牵牛子属峻下逐水药，应结合临床，中病即止，不可长期服用；孕妇不宜选用。

203　鹤虱 He Shi

（一）基原

1. 集解

鹤虱以"天名精"之名始载于《神农本草经》，列为上品。鹤虱一名始出《唐本草》。《名医别录》曰："天名精一名玉门精，一名彘颅，一名蟾蜍兰，一名觐。生平原。五月采。"《本草图经》载："天名精，生平原川泽，今江湖间皆有之。夏秋抽条，颇如薄荷，花紫白色，叶如菘菜而小，故南人称之地菘，香气似兰，故名蟾蜍兰；状如蓝，故名虾蟆蓝，其味甘、辛，故名麦句姜，一名豕首。"《本草纲目》载："天名精乃天蔓菁之讹也，其气如豕彘，故有豕首、彘颅之名。"按沈括《梦溪笔谈》云："世人既不识天名精，又妄认为地菘为火秋，本草又出鹤虱一条，都成纷乱。不知地菘即天名精，其叶似菘，又似蔓菁，故有二名，鹤虱即其实也。""天名精嫩苗绿色，似皱叶菜芥，微有狐气。……长则起茎，开小黄花，如小野菊花。"

据上述本草描述，说明历代所用鹤虱主流商品与现今所用来源一致，但从吴其浚《植物名实图考》前的本草所附图来看，均与天名精原植物有异，可见历史上存在着药用混乱的情况。本品为菊科植物天名精的果实，呈细小圆柱形，表面黄褐色或暗褐色，具多数纵棱，子极臭而刺人衣，势似干虱，故名。

2. 品种

鹤虱为双子叶植物纲菊科鹤虱属植物天名精 *Carpesium abrotanoides* L. 的干燥成熟果实。

3. 分布

山东境内产于崂山、济南、泰山等地。

4. 生态

天名精生于田边、路旁，农田以近地边处较多。

5. 形态特征

天名精：多年生草本，高 50～100cm。茎直立，上部多分枝，密生短柔毛，下部近无毛。叶互生；下部叶片宽椭圆形或长圆形，长 10～15cm，宽 5～8cm，先端尖或钝，基部狭成具翅的叶柄，边缘有不规则的锯齿或全缘，上面有贴生短毛，下面有短柔毛和腺点，上部叶片渐小，长圆形，无柄。头关花序多数，沿茎枝腋生，有短梗或近无梗，直径 6～8mm，平立或梢下垂；总苞钟状球形，总苞片 3 层，外层极短，卵形，先端尖，有短柔毛，中层和内层长圆形，先端圆钝，无毛；花黄色，外围的雌花花冠丝状，3～5 齿先端有短喙，有腺点，无冠毛。药期 6～8 月，果期 9～10月（图 203-1）。

6. 产地加工

秋季果实成熟时采收，晒干，除去杂质。

（二）药材

1. 性状特征

果实呈圆柱状，细小，长 3～4mm，直径不及 1mm。表面黄褐色或暗褐色，有多数纵棱。一端收缩呈细喙状，先端扩展成灰白色圆环；另端稍尖，有着生痕迹。果皮薄，纤维性。种皮菲薄透明，子叶 2 枚，类白色，稍有油性。气特异，味微苦（图 203-2）。

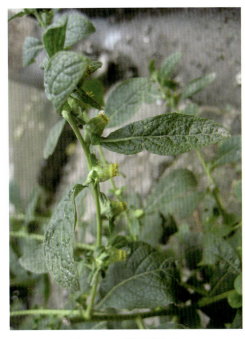

图 203-1 天明精植株

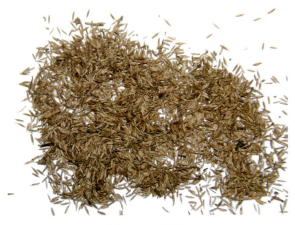

图 203-2 鹤虱

2. 商品规格

本品均为统货。

3. 道地药材

本品山东产者质佳。

4. 质量标志

本品以颗粒饱满、色黄褐、无杂质者为佳。

5. 显微特征

（1）组织鉴别：外果皮细胞 1 列，均含草酸钙柱晶。中果皮薄壁细胞数列，棕色，细胞皱缩界限不清楚，棱线处有纤维束，由数十个纤维组成，纤维壁厚，木化。内果皮细胞 1 列，深棕色。种皮细胞扁平，内胚乳残存；胚薄壁细胞充满糊粉粒及脂肪油滴，子叶最外层细胞并含细小的草酸钙结晶。

（2）粉末鉴别：粉末黄棕色。纤维成束，纤维细长梭形，长 310 ～ 344μm，直径 10.3 ～ 11.71μm，纹孔沟细密。草酸钙柱晶与果实长轴平行排列，长 20 ～ 48μm。果皮表皮细胞表面观类方形、长方形，壁甚厚，有明显的角质层。

6. 化学组分

挥发油 0.25% ～ 0.65%，其中主要为天名精酮（carabrone）、天明精内酯（carpesialactone）和正己酸。

7. 理化特征

薄层色谱：取该品粗粉 5g，置挥发油测定器中提取挥发油，加无水硫酸钠脱水后。挥发油用石油醚溶解供点样，另以细辛醚为对照品，在同一硅胶 G-CMC- 薄层板上，分别点样品液和对照品液，以己烷 - 乙酸乙酯 - 苯（7∶2∶1）展开，晾干，在紫外光灯（254nm）下观察，用 5% 香兰醛 - 硫酸溶液显色，样品与对照品在相对应的位置处显紫红色斑点。

8. 贮藏

袋装或箱装，置干燥通风处。

（三）炮制与饮片

1. 药材炮制

取原药材，除去杂质。

2. 饮片名称

鹤虱。

3. 药品类别

驱虫药。

4. 性状特征

本品性状特征同药材（图 203-2）。

5. 功能主治

本品性平，味苦、辛。消积杀虫。用于蛔虫、蛲虫、绦虫病及虫积腹痛、小儿疳积。

6. 用法用量

内服：煎汤，3 ～ 9g，或入丸、散。外用：煎汤涂擦患处。

7. 使用注意

孕妇禁用。

8. 贮藏

袋装或箱装，置通风干燥处。

（四）经典方剂与临床应用

化虫丸（《太平惠民和剂局方》）

处方： 胡粉（炒）1.5kg，鹤虱（去土）1.5kg，槟榔、苦楝根（去浮皮）各 1.5kg，白矾（枯）375g。

制法： 上药为末，以面糊为丸，如麻子大。

功能主治： 杀肠中诸虫。治小儿虫积。腹痛时作时止，往来上下，或结聚成团，或呕吐清水涎沫，多食而瘦，面色青黄。

用法用量： 1 岁儿服 5 丸，温浆水入生麻油 1 ～ 2 点，调匀下之；温米饮下亦得。不拘时候。其虫细小者，皆化为水，大者自下。

使用注意： 方中胡粉毒性较大，不宜多用、久用。

（五）食疗与药膳

鹤虱饮

原料： 鹤虱 15g，粳米 50g。

制作方法： 粳米淘洗干净，煮成粥，滤出米汤；鹤虱研成细粉后加入米汤内拌匀即可。

功能主治： 宁心安神，驱虫。用于小儿绦虫症。

用法用量： 每日 1 次。

204 紫草 Zi Cao

（一）基原

1. 集解

紫草始载于《神农本草经》，列为中品。李时珍谓："此草花紫根紫，可以染紫，故名。"

2. 品种

紫草为双子叶植物纲紫草科紫草属植物紫草 *Lithospermum erythrorhizon* Sieb. et Zucc. 野生品的

干燥根。药材称为"硬紫草"。

3. 分布

山东境内产于昆嵛山、崂山、蒙山、泰山、沂山等山地。

4. 生态

紫草生于山坡草丛、沟边或林缘。

5. 形态特征

紫草:多年生草本,高 50 ~ 90cm。根粗大,肥厚,圆锥形,略弯曲,常分枝,不分枝,或上部有分枝,全株密被白色粗硬毛。单叶互生;无柄;叶片长圆状披针形至卵状披针形,长 3 ~ 8cm,宽 5 ~ 17mm,先端渐尖,基部楔形,全缘,两面均被糙伏毛。聚伞花序总状,顶生或腋生;花小,两性;苞片披针形或狭卵形,长达 3cm,两面有粗毛;花萼 5 深裂近基部,裂片线形,长约 4mm;花冠色,筒状,长 6 ~ 8cm,先端 5 裂,裂片宽卵形,开展喉部附属物半球形,先端微凹;雄蕊 5,着生于花冠筒中部稍上,花丝长约 0.4mm,着生花冠筒中部,花药长 1 ~ 1.2mm,子房深 4 裂,花柱线形,长 2 ~ 2.5mm,柱头球状,2 浅裂。小坚果卵球形,长约 3mm,灰白色或淡黄褐色,平滑,有光泽。种子 4 颗。花期 6 ~ 8 月,果期 8 ~ 9 月(图 204-1,图 204-2)。

6. 产地加工

春、秋二季采挖,除去泥土、残茎,晒干。但以春季苗刚出或秋季果后采,根质量好。忌用水洗,以免有效成分损失。

(二)药材

1. 性状特征

根呈圆锥形,扭曲,有分枝,长 7 ~ 14cm,直径 1 ~ 2cm。表面紫红色或紫黑色,粗糙有纵纹,皮部薄,易剥落。质硬而脆,易折断。断面皮部深紫色,木部较大,灰黄色。微有香气,味微苦涩(图 204-3)。

2. 商品规格

本品均为统货。

3. 道地药材

山东泰山产者为佳。

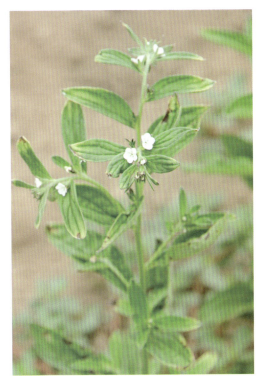

图 204-1 紫草植株

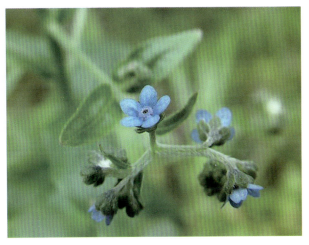

图 204-2 紫草花

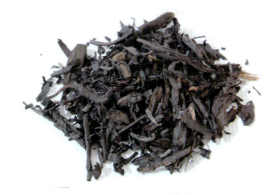

图 204-3 硬紫草

4. 质量标志

本品以根条粗大、皮厚、色紫者为佳。

5. 显微特征

（1）组织鉴别：木栓层为多列木栓细胞，内含紫色物。韧皮部有多数裂隙，裂隙旁的细胞常木化。形成层成环。木质部导管放射状排列，周围有纤维束（图204-4）。

（2）粉末鉴别：栓化细胞较多，表面观呈类多角形或长多角形，垂周壁部分呈连珠状增厚。少数薄壁细胞含色素。纤维管胞梭形或细长，具缘纹孔常纵列成行，导管主为具缘纹孔，也有网纹及双螺纹导管，直径 9 ～ 72μm，具缘纹孔导管偶见网状三生增厚。

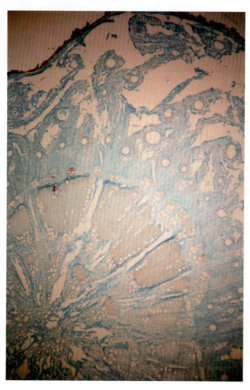

图 204-4　硬紫草药材横切面组织特征

6. 化学组分

萘醌类：β，β'- 二甲基丙烯酰阿卡宁，紫草素（shikonin）、乙酰紫草素（acetylshikonin）、异丁酰紫草素（isobutyryl shikonin）、异戊酰紫草素（isovalerylshikonin）、β- 羟基异戊酰紫草素（β-hydroxyisovalarylshikonin）、去氧紫草素（deoxyshikonin）等；还含咖啡酸与硬脂醇、二十烷醇、二十二烷醇、二十四烷醇等所形成的酯类混合物等。

7. 理化特征

（1）化学定性：取粉末 0.5g，置试管中，将试管底部加热，产生红色气体，并于试管壁凝结成红褐色油滴。

（2）薄层色谱：取粉末 0.5g，加乙醇 5ml，浸渍 1 小时，滤过，残渣用乙醇 2ml 洗涤，洗涤液加入滤液中，浓缩至约 1ml，作为供试品溶液。另取左旋紫草素对照品，加乙醇制成每毫升含 0.5mg 的溶液，作为对照品溶液。吸取上述 2 种溶液各 4μl，分别点于同一含羧甲基纤维素钠为黏合剂的硅胶 G 薄层板上，以甲苯 - 乙酸乙酯 - 甲酸（5：1：0.1）为展开剂，展开，取出，晾干。供试品与在对照品色谱中相应的位置上，显相同的紫红色斑点；再喷以 10% 氢氧化钾甲醇溶液，斑点变为蓝色。

8. 贮藏

以席或麻袋装，放置干燥通风处保存。

（三）炮制与饮片

1. 药材炮制

除去杂质，洗净，润透，切片，干燥。

2. 饮片名称

紫草（硬紫草）。

3. 药品类别

清热解毒药。

4. 性状特征

本品呈不规则的厚片，切面皮部深紫色，木部较大，灰黄色，周边紫红色或紫黑色，粗糙。微有香气，味微苦涩（图204-3）。

5. 质量要求

（1）水分：不得过 15.0%。

（2）含量测定：用高效液相色谱法测定。本品含羟基萘醌总色素以左旋紫草素（$C_{16}H_{16}O_5$）计，不得少于 0.80%，含 β，β'- 二甲基丙烯酰阿卡宁（$C_{21}H_{22}O_6$）不得少于 0.30%。

6. 功能主治

本品性寒，味甘、咸。凉血活血，解毒透疹。用于血热毒盛、斑疹紫黑、麻疹不透、疮疡、湿疹、水火烫伤。

7. 用法用量

内服：煎汤，5～15g；或入散剂。外用：熬膏涂。

8. 使用注意

胃肠虚弱、大便滑泄者慎服。紫草甘寒滑润，又可通便，故脾胃虚寒，肠滑易泄者忌用。

9. 贮藏

以席或麻袋装，放置干燥通风处保存。

（四）经典方剂与临床应用

紫草快斑汤（《张氏医通》）

处方：紫草、芍药各 3g，甘草 1.5g，木通 1.8g，蝉蜕 7 枚。

制法：水煎。

功能主治：凉血透斑。主痘色不红活，不能起发者。

用法用量：热服，1 日 2 次。

（五）食疗与药膳

1. 紫草粥

原料：紫草 15g，大米 100g，白糖适量。

制作方法：将紫草洗净，放入锅中，加清水适量，水煎取汁，再加大米煮粥，待熟时调入白糖，再煮一二沸即成。

功能主治：凉血退疹，清热解毒。适用于斑疹紫黑，麻疹疹色紫暗及疮疡，阴痒等。

用法用量：每日 1 剂。

使用注意：若疹出顺畅，疹色红活者不宜选用。

2. 紫草猪肝汤

原料：紫草、半枝莲各 30g，猪肝 250g。姜蒜、胡椒、黄酒等适量。

制作方法：将紫草、半枝莲洗净、切碎装入纱布袋中，扎紧袋口。再把猪肝洗净，放入沸水中烫一会儿。锅中加入适量清水，放入猪肝、药袋、姜蒜、胡椒、黄酒等调味品，用慢火煮至猪肝熟透即可食用。

功能主治：凉血活血、清热解毒、消炎抗菌。

205　马鞭草 Ma Bian Cao

（一）基原

1. 集解

马鞭草始载于《名医别录》。《本草纲目》载："春月生苗，方茎，叶似益母，对生，夏秋开细紫花，作穗如车前穗，其子如蓬蒿子而细，根白而小。"《唐本草》载："苗似狼牙及茺蔚，抽三四穗，紫花，似车前，穗类鞭鞘……"本品为少常用中药。恭曰："穗类鞭鞘，故名马鞭。"藏器曰："此说未近，乃其节生紫花如马鞭节耳。"

2. 品种

马鞭草为双子叶植物纲马鞭草科马鞭草属植物马鞭草 *Verbena officinalis* L. 的干燥全草。

3. 分布

山东境内产于临沂、菏泽等地。

4. 生态

马鞭草生于山坡、路边、溪旁或林边。

5. 形态特征

马鞭草为多年生草本，通常高 30～80cm。茎上部方形，老后下部近圆形。叶对生，卵形至短圆形，长 2～8cm，宽 1～4cm，两面有粗毛，边缘有粗锯齿或缺刻，茎生叶无柄，多数 3 深裂，有时羽裂，裂片边缘有不整齐锯齿。穗状花序顶生或生于上部叶腋，开花时通常似马鞭，每花有 1 苞片，苞片比萼略短，外面有毛；花萼管状，5 齿裂；花冠管状，淡紫色或蓝色，近 2 唇形；雄蕊 4，二强；子房 4 室，每室 1 胚珠。熟时分裂为 4 个长圆形的小坚果。花期 6～8 月，果期 7～11 月（图 205-1，图 205-2）。

6. 产地加工

6～8 月花开时采割，除去杂质，晒干。

（二）药材

1. 性状特征

茎呈方柱形，多分枝，四面有纵沟，长

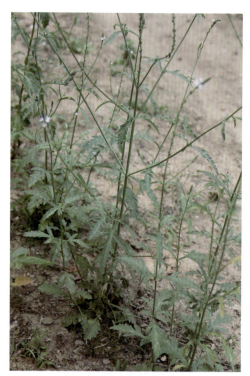

图 205-1　马鞭草植株

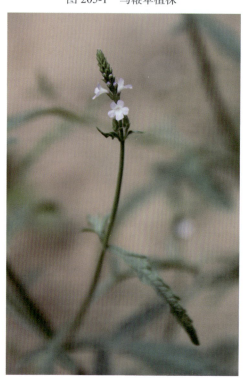

图 205-2　马鞭草花

0.5～1m，表面绿褐色，粗糙，质硬而脆，断面有髓或中空。叶对生，皱缩，多破碎，绿褐色，完整者展平后叶片 3 深裂，边缘有锯齿。花穗着生于枝茎顶端，花或果实多已脱落，只留有突出的小点痕迹。气微，味微苦（图 205-3）。

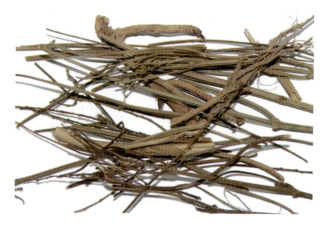

图 205-3　马鞭草药材

2. 商品规格

本品均为统货。

3. 道地药材

山东以青州产者为佳。

4. 质量标志

本品以色青绿、无根、带花穗者为佳。

5. 显微特征

（1）组织鉴别

1）茎横切面：表皮细胞 1 列，椭圆形或类圆形，外侧角质层增厚，少见腺毛及非腺毛；皮层薄壁细胞数列，类圆或矩圆形，排列较疏松，内含叶绿素及淀粉；内皮层明显，中柱鞘纤维束多分为 8 个大小不等的束，环列于韧皮部外侧，木化；韧皮部较窄，细胞较少，形成层不明显；木质部较宽；髓部约占茎 2/3，髓中央多有空隙（图 205-4）。

2）叶表面观：非腺毛为单细胞，长 60～80pm。腺毛有 2 种：一种为 4 个细胞的头，单细胞的柄，存在于叶的上下表皮。另一种柄为 2 个细胞，其中一个细胞较长，腺毛头呈塔尖状，分布在叶的中脉上。气孔为不定式，副卫细胞 3～5 个。叶肉内不含草酸钙结晶。

（2）粉末鉴别：粉末灰绿色。茎表皮细胞呈长多角形或类长方形，垂周壁多平直，具气孔。叶下表皮细胞垂周壁波状弯曲，气孔不定式或不等式，副卫细胞 3～5 个。腺鳞头部 4 细胞，直径 23～58μm；柄单细胞。非腺毛单细胞。花粉粒类圆形或类圆三角形，直径 24～35μm，表面光滑，有 3 个萌发孔。

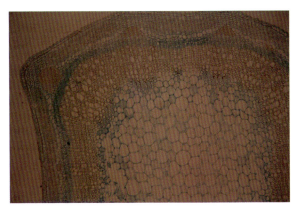

图 205-4　马鞭草药材茎横切面组织特征

6. 化学组分

马鞭草苷（verbenalin），强心苷。叶含腺苷（adenosine）、马鞭草新苷、β-胡萝卜素等。另含鞣质、挥发油及水苏糖（stachyose）。

7. 理化特征

薄层鉴别：取本品粉末 2g，加 80% 甲醇 60ml，置水浴上加热回流 1 小时，滤过，滤液蒸干，残渣加甲醇 2ml 使溶解，作为供试品溶液。另取马鞭草对照药材 2g，同法制成对照药材溶液。再取齐墩果酸对照品，加甲醇制成每毫升含 1mg 的溶液，作为对照品溶液。吸取上述溶液各 2～4μl，分别点于同一以羧甲基纤维素钠为黏合剂的硅胶 G 薄层板上，以氯仿-甲醇-异丙醇（16∶0.5∶0.25）为展开剂，展开，取出，晾干，喷以香草醛乙醇溶液（1→100）和高氯酸水溶液（3→100）的混合溶液（临用时等量混合），105℃加热至斑点显色清晰。供试品色谱中，在与对照药材和对照品色谱相应的位置上，显相同颜色的斑点。

8. 贮藏

席包或麻绳扎捆包装。置通风干燥处贮存。

（三）炮制与饮片

1. 药材炮制

取药材除去残根及杂质，洗净，稍润，切段，晒干。

2. 饮片名称

马鞭草。

3. 药品类别

活血化瘀药。

4. 性状特征

本品呈不规则的小段，茎、叶、花混合。茎方形，每面均有纵沟。表面绿褐色，粗糙，质硬而脆，断面中间有髓或中空。叶灰绿色或绿褐色，多皱缩破碎，具毛。穗状花序，花小而数多。气微，味苦（图 205-5）。

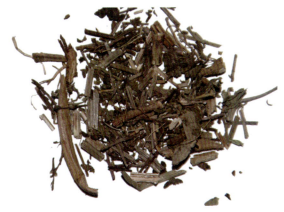

图 205-5　马鞭草

5. 质量要求

（1）水分：不得过 10.0%。

（2）总灰分：不得过 12.0%。

（3）酸不溶性灰分：不得过 4.0%。

（4）含量测定：用高效液相色谱法本品按干燥品计算，含齐墩果酸（$C_{30}H_{48}O_3$）和熊果酸（$C_{30}H_{48}O_3$）的总量不得少于 0.30%。

6. 功能主治

本品性凉，味苦。活血祛瘀，利尿。用于女子月经不通、癥瘕积聚、水肿等症。

7. 用法用量

内服：煎汤 4.5～9g（鲜者捣汁 50～100g）；或入丸、散。外用：捣敷或煎水洗。

8. 使用注意

孕妇慎用，血虚及脾胃肾虚而胃弱之患者亦应慎用，疮证久而虚者慎用。

9. 贮藏

席包或麻绳扎捆包装。置通风干燥处贮存。

（四）经典方剂与临床应用

马鞭草散（《妇人良方》）

处方：马鞭草（去粗梗）2 两，荆芥穗 2 两，北柴胡 2 两，乌梅肉 2 两，枳壳 1 两，白术 1 两，羌活 1 两，白芍药 1 两，秦艽半两，天台乌药半两，麻黄半两，木香半两，当归 1 两，川乌（炮）1 两，甘草 1 两。

制法： 上为细末。

功能主治： 血风攻透，肢体疼痛，或觉瘙痒，或觉麻痹，作寒作热，饮食减味。

用法用量： 每服 2 钱，水 1 盏，加生姜 2 片，大枣 1 个，葱白 2 寸，煎至 7 分，日午、临卧温服。常服无忌。

使用注意： 孕妇忌服。

（五）食疗与药膳

1. 马鞭草茶

原料： 马鞭草 20g，白糖 20g。

制作方法： 把马鞭草洗净，切成 3cm 长的段。将其放入炖杯内，加水 250ml；用武火烧沸，文火煎煮 25 分钟，除去药渣，放入白糖搅匀即成。

功能主治： 清热解毒，通经散瘀，利尿止痒。用于急性病毒性肝炎患者小便不利者。

用法用量： 每日 2 次，每次 100ml。

2. 马鞭草猪蹄汤

原料： 马鞭草 30g，猪蹄 1 只，调料适量。

制作方法： 将猪蹄去毛，洗净，剁块；马鞭草洗净，布包。先取猪蹄在热油锅中翻炒片刻，再下黄酒稍炒一下，而后起锅装入陶罐中，加马鞭草及清水适量，煮至猪蹄熟后，去药包即可。

功能主治： 气滞血瘀所致的痛经。

用法用量： 分 2 ～ 3 次服食，每日 1 剂。

206 蔓荆子 Man Jing Zi

（一）基原

1. 集解

蔓荆子始载于《神农本草经》，列为上品，原名"蔓荆"。《本草纲目》载："恭曰：'蔓荆生水滨。苗茎蔓延长丈余。春因旧枝而生小叶，五月叶成，似杏叶。六月有花，红白色，黄蕊。九月有实，黑斑，大如梧子而虚轻'。"

2. 品种

蔓荆子为双子叶植物纲马鞭草科牡荆属植物单叶蔓荆 *Vitex trifolia* L. var. *simplicifolia* Cham. 的干燥成熟果实。

3. 分布

山东境内主产于烟台、威海、聊城、滨州、东营、济宁、泰安等地；以威海、荣成、文登、牟平、蓬莱、无棣、沾化、利津、汶上等地产量较大；分布于沿海各县市、黄河三角洲、内陆盐碱地及汶河两岸。

4. 生态

单叶蔓荆生于海滨、沙滩、内陆河流两岸沙地、湖畔或盐碱地。有栽培。

5. 形态特征

单叶蔓荆：落叶灌木，植株高约 2m。全株被灰白色柔毛。主茎匍匐地面，节上常生不定根，幼枝四棱形，老枝近圆形。单叶对生，具短柄；叶片倒卵形至椭圆形，先端钝圆，基部楔形，全缘，长 2.5 ～ 5cm，宽 1.5 ～ 3cm，表面绿色，背面粉白色；侧脉约 8 对。圆锥花序顶生；花萼钟状，先端 5 齿裂；花冠淡紫色，先端 5 裂，下面 1 裂片最大，宽卵形，内面中下部有毛；雄蕊 4，伸于花冠管外；子房球形，密生腺点，柱头 2 裂。核果球形，径为 5 ～ 7mm，有宿萼。花期 7 ～ 8 月，果期 8 ～ 10 月（图 206-1）。

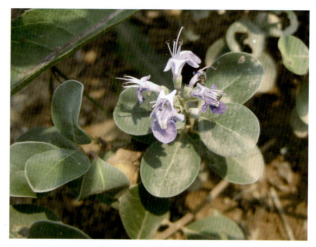

图 206-1　单叶蔓荆植株

6. 产地加工

秋季果实成熟时采收，除去杂质，晒干。

（二）药材

1. 性状特征

果实呈圆球形，直径 4～6mm。表面灰黑色或黑褐色，被灰白色粉霜状茸毛，有纵向浅沟 4 条。顶端微凹，底部多有宿萼包被及果柄，萼长为果实的 1/3～2/3，边缘 5 齿裂，常深裂成 2 瓣，密被茸毛。体轻，质坚韧，不易破碎。果实内有 4 室，每室有种子 1 枚，种仁白色，有油性。气特异而芳香，味淡、微辛（图 206-2）。

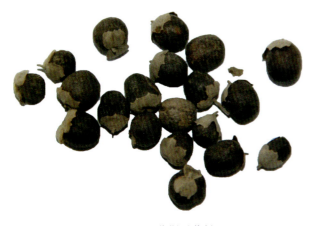

图 206-2　蔓荆子药材

2. 商品规格

本品均为统货。分山东、浙江、江西、江苏统装等。

3. 道地药材

本品山东、浙江、江西、江苏产者为佳。

4. 质量标志

本品以颗粒饱满、色灰黑、芳香气浓者为佳。

5. 显微特征

（1）组织鉴别：果实横切面示外果皮细胞 1 列，扁平，内含棕色颗粒状物，外被角质层；密布腺毛，单细胞或多细胞头，1～2 个细胞柄；偶见非腺毛，1～3 个细胞，具壁疣。其下为 2～5 列含棕色颗粒物的薄壁细胞。中果皮较宽，细胞类圆形，壁稍厚，木化，并散有维管束，呈环状排列。内果皮为 3～6 列类圆形或分枝状石细胞。果实中轴部分有 2～4 个周韧维管束。种皮外表皮为 1 列扁小薄壁细胞，其内为 2～5 列网纹细胞。

（2）粉末鉴别：内果皮石细胞呈类方形、类圆形、类多角形、梭形、纺锤形或长条形，成群或单个散在，近无色、淡黄色或淡黄棕色；有的边缘凹凸或呈短分枝状，层纹多明显，孔沟较细密，胞腔狭小，内多含 1 至数个细小草酸钙方晶。外果皮细胞表面观呈多角形，具细密角质条纹，可见毛茸或圆形毛茸脱落痕；气孔直径至 39μm，副卫细胞约至 9 个；断面观细胞略呈长方形，被角质层，外缘细齿状。非腺毛 1～5 个细胞，平直，少数弯曲或倒伏，完整者长 36～191μm，直径 9～23μm，壁稍厚，有疣状突起。腺鳞，头部 4 个细胞，直径 36～63μm，柄极短，单细胞。另有少数小形腺毛，头部 1～4 个细胞，直径 24～38μm，柄 1～3 个细胞，直径 13～24μm。

6. 化学组分

挥发油：主要成分为莰烯（camphene）和蒎烯（pinene），并含微量生物碱和维生素 A。尚含牡荆子黄酮（vitexicarpin）、紫花牡荆素（casticin）和 γ- 氨基丁酸（γ-amino-butyricacid）。

7. 理化特征

（1）光谱鉴别：取本品粉末 0.5g，加乙醇 25ml，浸渍过夜，滤过。取滤液，以同批溶剂作空白，置紫外分光光度计上，于 346nm、（256±2）nm 有吸收峰。

（2）化学定性：取粉末 1g，加 10ml 丙酮冷浸 4～6 小时，滤过，浓缩挥干，加 1ml 丙酮溶解。取 3 支试管，各加丙酮浸出液 3～5 滴，分别加镁粉 - 盐酸、锌粉 - 盐酸、1% 三氯化铁乙醇试剂，依次分别显深红色、樱红色和污绿色。

（3）薄层色谱：取（2）中丙酮浸出液点于硅胶薄层板上［硅胶（青岛）-0.3%CMC，活化 1 小时（105℃）］，用石油醚 - 乙酸乙酯（3：2）展开 10cm。在紫外光灯（365nm）下观察，牡荆子黄酮显黄棕色荧光，喷以 2% 香草醛硫酸后，即显鲜黄色。

8. 贮藏

置于阴凉干燥处。

（三）炮制与饮片

1. 药材炮制

（1）蔓荆子：取原药材，除去杂质，筛去土屑。

（2）炒蔓荆子：取净蔓荆子置锅内，用中火加热，炒至白膜（宿萼）呈焦黄色，并有香气逸出时，取出，放凉，搓去白膜，筛去土屑。

（3）蔓荆子炭：取蔓荆子，炒炭存性。

2. 饮片名称

蔓荆子，炒蔓荆子，蔓荆子炭。

3. 药品类别

解表药。

4. 性状特征

（1）蔓荆子：本品呈捣碎状或同药材。

（2）炒蔓荆子：本品形如蔓荆子，表面黑色或黑褐色，基部有的可见残留宿萼和短果梗。气特异而芳香，味淡、微辛（图 206-3、图 206-4）。

（3）蔓荆子炭：本品表面焦黑色。

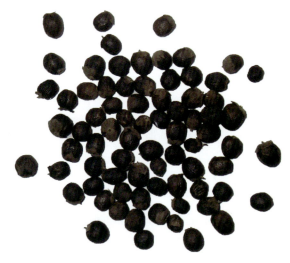

图 206-3　炒蔓荆子

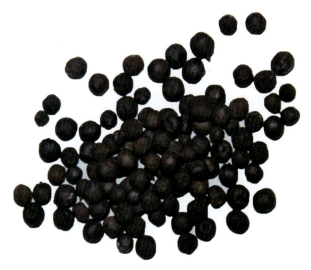

图 206-4　蔓荆子炭

5. 质量要求

（1）杂质：不得过 2%。

（2）水分：不得过 7.0%。

（3）总灰分：不得过 7.0%。

（4）浸出物：用热浸法测定，甲醇作溶剂，不得少于 8.0%。

（5）含量测定：用高效液相色谱法测定。本品按干燥品计算，含蔓荆子黄素（$C_{19}H_{18}O_8$）不得少于 0.030%。

6. 功能主治

本品性微寒，味辛、苦。疏散风热，清利头目。用于风热感冒头痛、齿龈肿痛、目赤多泪、目暗不明、头晕目眩、湿痹拘挛。

7. 用法用量

内服：煎汤，4.5 ～ 9g。

8. 使用注意

血虚有火之头痛目眩及胃虚者慎服。

9. 贮藏

置于阴凉干燥处。

（四）经典方剂与临床应用

益气聪明汤（《东垣试效方》）

处方： 黄芪、甘草、人参各 15g，升麻、葛根各 9g，蔓荆子 4.5g，芍药 3g，黄柏 3g（酒制，锉，炒黄）。

功能主治： 益气升阳，聪耳明目。治脾胃气虚，致患内障，目糊，视物昏花，神水变淡绿色，次成歧视（复视），久则失明，神水变成纯白色；亦治耳聋，耳鸣。现多用于老年性白内障、色弱、色盲、听力减退属于气虚清阳不升者。

用法用量： 将各饮片制成粗粒，每服 9g，用水 300ml，煎至 150ml，去滓热服。临卧近五更再煎服之。

（五）食疗与药膳

1. 蔓荆子酒

原料： 蔓荆子 200g，醇酒 500g。

制作方法： 将上药捣碎，用酒浸于净瓶中，7

4.性状特征

本品呈不规则的小段，茎、叶、花混合，茎长 6 ～ 8mm，方形，表面灰棕色，中空。叶长约 5cm，呈灰绿色。茎节处及叶的两面无毛（地瓜儿苗）或有白色毛（毛叶地瓜儿苗）（图 211-4）。

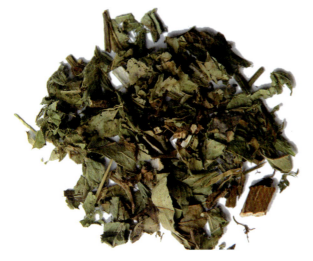

图 211-4 泽兰

5.质量要求

（1）水分：不得过 13.0%。

（2）总灰分：不得过 10.0%。

（3）浸出物：用热浸法测定，乙醇作溶剂，不得少于 7.0%。

6.功能主治

本品性微温，味苦、辛。活血化瘀，行水消肿。用于月经不调、经闭、痛经、产后瘀血腹痛、水肿。

7.用法用量

内服：煎汤，6 ～ 12g；或入丸、散。外用：捣敷或煎水熏洗。

8.使用注意

孕妇忌用。无瘀血者慎服；血虚枯秘者禁用。

9.贮藏

置于通风干燥处。

（四）经典方剂与临床应用

泽兰汤（《备急千金要方》）

处方：泽兰、当归、生地黄各 60g，甘草 45g，生姜 90g，芍药 30g，大枣 10 枚。

功能主治：治产后恶露不尽，腹痛不除，小腹急痛，痛引腰背，少气力。

用法用量：上药七味，切碎，以水 900ml，煮取 300ml，去滓，1 日 3 次分服。

（五）食疗与药膳

1.养血止痛粥

原料：黄芪 15g，当归 15g，白芍 15g，泽兰 10g，粳米 100g，红糖适量。

制作方法：将黄芪、当归、白芍、泽兰煎服 15 分钟，去渣取汁，放入粳米煮粥，将熟烂时加入适量红糖即可。

功能主治：补气血，健脾胃，止疼痛。主治妇女痛经。

用法用量：早晚温热食用，于月经前连服 7 天。

2.泽兰酒

原料：泽兰 30g，米酒 300g。

制作方法：将泽兰与米酒以文火同煎煮，至 7 成，去药渣即可。

功能主治：活血通瘀。用于妇女产后腹痛，恶露滞少，有紫黑瘀块。

用法用量：不拘时，随酒量饮服。

212 薄荷 Bo He

（一）基原

1.集解

薄荷最早见于《雷公炮炙论》，在华佗《丹方大全》中的鼻病方等处提及薄荷入药治病。《唐本草》也有记载，《本草纲目》载"薄荷，……辛能发散，凉能清利，专于消风散热。故头痛、头风、眼目、咽喉、口齿诸病，小儿惊热，及瘰疬、疮疥为要药。"其后本草著作中多有记载。

2.品种

薄荷为双子叶植物纲唇形科薄荷属植物薄荷 *Mentha haplocalyx* Briq. 的干燥地上部分。

3. 分布

山东境内产于各地。菏泽等地有栽培。

4. 生态

薄荷生于溪沟旁、路边、山野湿地或栽培。

5. 形态特征

薄荷：多年生草本。茎直立，高 30 ～ 60cm，下部数节有纤细的须根及水平匍匐根状茎，锐四棱形，具四槽，上部被倒向微柔毛，下部仅沿棱上被微柔毛，多分枝。叶片长圆状披针形，披针形，椭圆形或卵状披针形，先端锐尖，基部楔形至近圆形，边缘在基部以上疏生粗大的牙齿状锯齿，侧脉 5 ～ 6 对，与中肋在上面微凹陷下面显著，上面绿色；沿脉上密生余部疏生微柔毛，或除脉外余部近于无毛，上面淡绿色，通常沿脉上密生微柔毛；叶柄长 2 ～ 10mm，腹凹背凸，被微柔毛。轮伞花序腋生，轮廓球形，花时径约 18mm，具梗或无梗，具梗时梗可长达 3mm，被微柔毛；花梗纤细，长 2.5mm，被微柔毛或近于无毛。花萼管状钟形，长约 2.5mm，外被微柔毛及腺点，内面无毛，10 脉，不明显，萼齿 5，狭三角状钻形，先端长锐尖，长 1mm。花冠淡紫，长 4mm，外面略被微柔毛，内面在喉部以下被微柔毛，冠檐 4 裂，上裂片先端 2 裂，较大，其余 3 裂片近等大，长圆形，先端钝。雄蕊 4，前对较长，长约 5mm，均伸出于花冠之外，花丝丝状，无毛，花药卵圆形，2 室，室平行。花柱略超出雄蕊，先端近相等 2 浅裂，裂片钻形。花盘平顶。小坚果卵珠形，黄褐色，具小腺窝。花期 7 ～ 9 月，果期 10 月（图 212-1，图 212-2）。

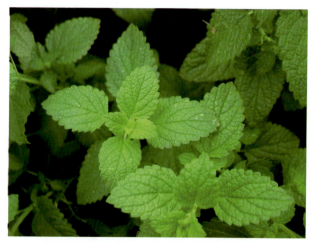

图 212-2　薄荷叶

6. 产地加工

夏、秋二季茎叶茂盛或花开至三轮时，选晴天，分次采割，晒干或阴干。新鲜茎和叶经水蒸气蒸馏得挥发油，经冷冻脱脑后，加工而成薄荷素油；固体部分经重结晶为薄荷脑。

（二）药材

1. 性状特征

茎方柱形，长 15 ～ 35cm，直径 2 ～ 4mm，黄褐色带紫，或绿色，有节，节间长 3 ～ 7cm，上部有对生分枝，表面被白色绒毛，角棱处较密；质脆，易折断，断面类白色，中空；叶片卷曲而皱缩，长圆形或卵形，多破碎，上面深绿色，下面浅绿色，具有白色绒毛，有凹点状腺鳞；质脆。茎上部腋生轮伞花序，花冠多数存在，黄棕色或淡紫色。气特异清香，味辛凉（图 212-3）。

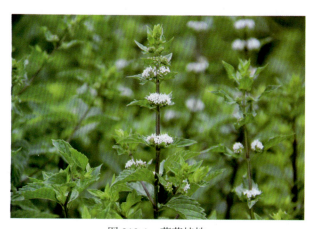

图 212-1　薄荷植株

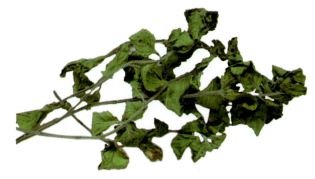

图 212-3　薄荷药材（留兰香）

薄荷素油为无色或淡黄色的澄清液体；有特殊清凉香气，味初辛、后凉。存放日久，色渐变深。

薄荷脑为无色针状或棱柱状结晶或白色结晶性粉末；有薄荷的特殊香气，味初灼热后清凉。

2. 商品规格

本品通常分头刀薄荷与二刀薄荷。头刀薄荷枝条肥壮，叶较少，多用做提取挥发油；二刀薄荷枝条较细，叶较密，多供药用。

3. 道地药材

本品江苏、安徽产者为道地药材。

4. 质量标志

本品以干燥、条匀、叶密、香气浓郁、无根、无杂质者为佳。

5. 显微特征

（1）组织鉴别：叶横切面见上表皮细胞长方形，下表皮细胞细小扁平，均被薄角质层，有气孔；上、下表皮凹陷中有大形特异的扁球形腺鳞，偶见非腺毛。栅栏组织通常为1列细胞，海绵组织为4～5列细胞，主脉上、下表皮内方均有厚角及薄壁组织。主脉维管束外韧型，木质部导管常2～6个排列成行，韧皮部细胞细小。表皮细胞、叶肉细胞、薄壁细胞及导管中有时含有针簇状橙皮苷结晶（hesperidin）。茎横切面：四方形，表皮细胞为1列长方形细胞，外被角质层具齿疣，有腺毛及非腺毛，四角有明显的棱脊，向内有10数列厚角细胞，内缘为皮层薄壁细胞数列，细胞排列疏松，内皮层1列，凯氏点清晰可见。形成层成环。维管束于四角处发达，相邻两角间具有数个小维管束，木质部导管圆多角形，木纤维多角形，韧皮部狭窄，射线宽窄不一。髓薄壁细胞大，中心常有空洞。茎各部分细胞内有时含有针簇状橙皮苷结晶（图212-4，图212-5）。

（2）粉末鉴别：粉末淡黄绿色。腺鳞头部顶面观呈圆形，侧面观扁球形，6～8个细胞，直径61～99μm，常皱缩，内含淡黄色分泌物；柄单细胞，极短，基部四周表皮细胞10余个，放射状排列。小腺毛头部椭圆形，单细胞，直径15～26μm，内含淡黄色分泌物；柄部1～2细胞。非腺毛完整者1～8细胞，稍弯曲，壁厚2～7μm，有较细密的疣状突起。叶上表皮细胞表面观不规则形，壁略弯曲，下表皮细胞壁弯曲，细胞中含淡黄色

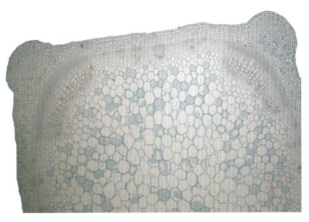

图 212-4　薄荷药材（茎）横切面组织特征

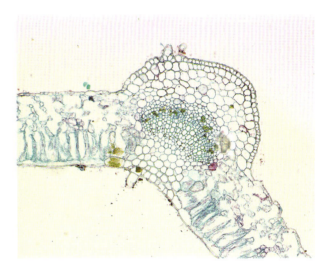

图 212-5　薄荷药材（叶）横切面组织特征

橙皮苷结晶。气孔直轴式。此外，有茎表皮、木纤维、导管等。

6. 化学组分

挥发油类：油中主要为薄荷醇（menthol）；薄荷酮（menthone）和乙酸薄荷酯（merlthvlacetate）；还有莰烯（camphene）；柠檬烯（linmonene）；异薄荷酮（isomenthone）；蒎烯（pinene）；薄荷烯酮（menthenone）；胡薄荷酮（pulegone）；胡椒酮（piperitone）；胡椒烯酮（piperitenone）；沉香醇（lioalool）；异胡薄荷酮（isopulegone）；罗勒烯类（ocimens）；1, 8-桉树脑（1, 8-cineole）；乙酸癸酯（decylacetate）；苯甲酸甲酯（methyl benzoate）；戊醇；己醇；烯（thujene）；月桂烯（myrcene）；辛醇（octanol）；松油醇（terpineol）等；黄酮类：异瑞叶灵（isoraifolin）、木犀草素 -7- 葡萄糖苷（luteolin-7-glucoside）、薄荷糖苷（methoside）

等；其他类：从薄荷叶中还分离得到 1-薄荷基-β-D-葡萄糖苷（l-menthyl-β-D-glucoside）和棕榈酸甲酯（menthyl palmitate）、迷迭香酸（rosmarinic acid）、咖啡酸（caffeic acid）、阿魏酸（femlic acid）、对香豆酸（coumaric acid）、类胡萝卜素类（carotenoids）、生育酚类（tocophemls）、维生素 D_2（vitamin D_2）、甾醇类（sterols）、胆碱（choline）、甜菜碱（betaine）、磷脂、鞣酸及氨基酸物质。

7. 理化特征

（1）薄层色谱

1）取薄荷粉末 5～10g，置 100ml 蒸馏瓶中，加水 150～200ml，用直火（小火）蒸馏，收集馏出液约 100ml，用乙醚 50ml 提取，将乙醚提取液移至蒸发皿中，乙醚自然挥发，取薄荷油约 30mg，加氯仿 10ml 溶解，作为供试品溶液。另取薄荷脑对照品，加石油醚制成每毫升含 2mg 的溶液，作为对照品溶液。吸取对照溶液 10μl，供试品溶液 5～10μl，分别点样于同一块硅胶 G 薄层板，用苯-丙酮（9：1）或正丁烷-乙酸乙酯（8：2）展开，取出，晾干，喷以香荚兰醛硫酸溶液，然后置于 110℃烤 2 分钟，薄荷醇斑点呈玫瑰红色。

2）取薄荷粉末 0.5g，加石油醚（60～90℃）5ml，密塞，振摇数分钟，放置 30 分钟，滤过，滤液作为供试品溶液。吸取供试液 10～20μl，上述对照品溶液 10μl，分别点于同一块硅胶 G 薄层板上，以苯-乙酸乙酯（19：1）为展开剂，展开，取出，晾干，喷以 2% 香荚兰醛硫酸溶液-乙醇（2：8）的混合溶液，在 100℃烘 5～10 分钟，供试品色谱中，在与对照品色谱相应的位置上，显相同颜色的斑点。

（2）化学定性：取叶粉末少量微量升华，所得油状升华物放置镜检，有针簇状薄荷醇结晶析出，加浓硫酸 2 滴及香荚兰醛结晶少许，显橙黄色，再加蒸馏水 1 滴，变紫红色。慢慢加入硫酸时，界面变为深红色至红棕色。

8. 贮藏

薄荷一般为压缩打包件，每件 45kg。贮于阴凉干燥避光的仓库内，温度 28℃以下，相对湿度 70%～75%，商品安全水分 11%～13%。贮藏时间不宜过长，一般 1 年左右，受潮发热，应及时倒垛摊晾，或翻垛通风，不能曝晒，虫情严重时，用磷化铝熏杀。

（三）炮制与饮片

1. 药材炮制

（1）薄荷：取原药材，拣去杂质，洗净，切段，长 2～4mm，晒干或阴干。

（2）蜜炙薄荷：取净药材 500g，蜂蜜 300g，先将蜜熔化，至沸腾时加入薄荷拌匀，用微火炒至微黄色即可。

（3）盐薄荷：取薄荷 50kg，盐 100kg，甘草 125kg，桔梗 6kg，浙贝母 6kg，先将薄荷叶蒸至软润倾出，放通风处稍晾，再用甘草、桔梗、浙贝母 3 味，煎汤去渣，浸泡薄荷至透，另将盐炒热研细，投入薄荷内，待吸收均匀，即成盐薄荷。

2. 饮片名称

薄荷，蜜薄荷，盐薄荷。

3. 药品类别

解表药。

4. 性状特征

（1）薄荷：本品呈不规则的段。茎方柱形，表面紫棕色或淡绿色，有纵棱线，棱角处具茸毛。切面白色，中空。叶多破碎，上表面深绿色，下表面灰绿色，稀被茸毛。轮伞花序腋生，花萼钟状，先端 5 齿裂，花冠淡紫色。揉搓后有特殊清凉香气，味辛凉（图 212-6）。

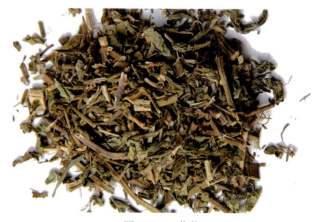

图 212-6　薄荷

（2）蜜薄荷：本品形同薄荷段，色稍深、有蜜香气。

（3）盐薄荷：本品形同薄荷段、味咸。

5. 质量要求

（1）叶：不得少于 30%。

（2）水分：不得过 13.0%。

（3）总灰分：不得过 11.0%。

（4）酸不溶性灰分：不得过 3.0%。

（5）含量测定：含挥发油不得少于 0.40%（ml/g）。

6. 功能主治

本品性凉，味辛。宣散风热，清头目，透疹。用于风热感冒、风温初起、头痛、目赤、喉痹、口疮、内疹、麻疹、胸胁胀闷。盐薄荷味甘咸，可和胃气、清肠积、助消化、除油腻。

7. 用法用量

内服；煎汤，3 ～ 6g，宜后下。外用：适量油涂患处。

8. 使用注意

体虚多汗者不宜使用。

9. 贮藏

薄荷一般为压缩打包件，每件 45kg。贮于阴凉干燥避光的仓库内，温度 28℃以下，相对湿度 70% ～ 75%，商品安全水分 11% ～ 13%。贮藏时间不宜过长，一般 1 年左右，受潮发热，应及时倒垛摊晾，或翻垛通风，不能曝晒，虫情严重时，用磷化铝熏杀。

（四）经典方剂与临床应用

银翘散（《温病条辨》）

处方：连翘 30g，金银花 30g，苦桔梗 18g，薄荷 18g，淡竹叶 12g，生甘草 15g，荆芥穗 12g，淡豆豉 15g，牛蒡子 18g。

制法：上药研末为散。

功能主治：辛凉透表，清热解毒。治温病初起，发热无汗，或有汗不畅，微恶寒，头痛口渴，咳嗽咽痛，舌尖红，苔薄白或薄黄，脉浮数者。现用于急性上呼吸道感染。

用法用量：每服 18g，鲜苇根汤煎，香气大出，即取服，勿过煮。病重者约二时一服，日三服，夜一服；轻者三时一服，日二服，夜一服，病不解者作再服。

（五）食疗与药膳

1. 薄荷桑菊饮

原料：薄荷 15g，桑叶 10g，菊花 10g，苦杏仁 10g。

制作方法：上述药材洗净，放锅内，加水 500ml，煮沸 10 分钟即可，取药汁代茶饮。

功能主治：适用于外感风热引起的头痛，微恶风寒，口渴咽痛，咳嗽痰黄或黏稠，小便短黄者。

用法用量：每天 1 剂。

2. 薄荷粥

原料：鲜薄荷 30g 或干品 15g，粳米 150g，冰糖适量。

制作方法：薄荷加水 1000ml，用中火煎成约 500ml，冷却后捞出薄荷留汁。另用粳米，加水煮，待粥将成时，加入薄荷汤及少许冰糖，煮沸便可。

功能主治：清心怡神，解暑散热。

213　香薷 Xiang Ru

（一）基原

1. 集解

香薷始载于《名医别录》，列为中品。苏颂曰："所在皆种，但北土差少，似白苏而叶更细，寿春及新安皆有之，彼间又有一种石香菜，生石上，茎叶更细，色黄而辛香弥甚，用之尤佳。"前者似香薷属植物，后者显然为今之石香薷 *Mosla chinensis* Maxim.。李时珍曰："香薷有野生，有家莳。中州人三月种之，呼为香菜，以充蔬品。丹溪朱氏惟取大叶者良，而细叶者香烈更甚，今人多用之，方茎，尖叶有刻缺，颇似黄荆叶而小，九月开紫花成穗。有细小细叶者，仅高数寸，叶如落帚状，即石香薷也。"从历代本草上产地记载、形态描述来看，古代香薷也非一种，将香薷、石香薷列为两药，功效相似，但特别指名石香薷用之尤佳，此种与目前国内香薷主流商品的原植物石香薷完全一致。因本品气香叶柔，故名香薷。

2. 品种

香薷为双子叶植物纲唇形科香薷属植物石香薷 Mosla chinensis Maxim. 的干燥地上部分。

3. 分布

本品山东境内产于烟台（昆嵛山）、青岛（崂山）等地。

4. 生态

石香薷生于山坡或林下草丛。

5. 形态特征

石香薷：直立草本。茎高 9 ～ 40cm，纤细，自基部多分枝，或植株矮小不分枝，被白色疏柔毛。叶线状长圆形至线状披针形，先端渐尖或急尖，基部渐狭或楔形，边缘有疏而不明显的浅锯齿，上面橄绿色，下面较淡，两面均被疏短柔毛及棕色凹陷腺点；叶柄长 3 ～ 5mm，被疏短柔毛。总状花序头状，长 1 ～ 3cm；苞片覆瓦状排列，偶见稀疏排列，圆倒卵形，先端短尾尖，全缘，两面被疏柔毛，下面具凹陷腺点，边缘具睫毛，5 脉，自基部掌状生出；花梗短，被疏短柔毛。花萼钟形，长约 3mm，宽约 1.6mm，外面被白色绵毛及腺体，内面在喉部以上被白色绵毛，下部无毛，萼齿 5，钻形，长约为花萼长之 2/3，果时花萼增大。花冠紫红、淡红至白色，长约 5mm，略伸出于苞片，外面被微柔毛，内面在下唇之下方冠筒。上略被微柔毛，余部无毛。雄蕊及雌蕊内藏。花盘前方呈指状膨大。小坚果球形，直径约 1.2mm，灰褐色，具深雕纹，无毛。花期 6 ～ 9 月，果期 7 ～ 11 月（图 213-1）。

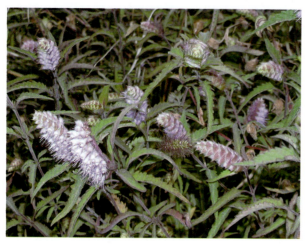

图 213-1　石香薷植株

6. 产地加工

夏末秋初开花结果后收割，去净杂质，晒干。

（二）药材

1. 性状特征

多不带根，全株长 35 ～ 60cm，疏被较长的白色茸毛，茎较粗，基部微红色，上部黄色至淡黄色。叶片多已脱落，穗状花序顶生或腋生，苞片阔卵形，花萼宿存，内藏成熟的小坚果 4 枚，但多已脱落。质脆易断。气清香，味凉微辛（图 213-2，图 213-3）。

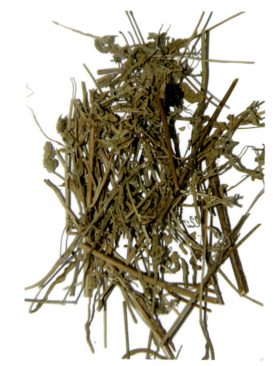

图 213-2　香薷药材

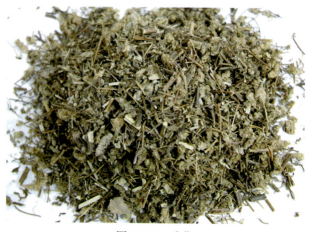

图 213-3　香薷

2. 商品规格

本品主要分为青香薷（石香薷野生种）和江香薷（石香薷栽培品种）。

3. 道地药材

本品江西宜春产者为道地药材。

4. 质量标志

本品以质嫩、色绿、叶花多、清香气浓者为佳。

5. 显微特征

（1）组织鉴别：上表皮细胞近多角形，垂周壁较平直，角质纹理不明显，气孔无或偶见；下表皮细胞垂周壁弯曲，有气孔。气孔直轴式或不定式。非腺毛有2种，一为单细胞，短锥形；另一种为多细胞，呈长锥形，微弯曲，由2～5细胞组成。腺毛有2种，一为腺鳞，腺头由8～10个细胞组成，柄单细胞极短；另一种为小腺毛，头部单细胞，扁球形或球形，柄部单细胞，扁圆形。

（2）粉末鉴别

1）石香薷：非腺毛有2种，一为单细胞，呈短锥形，长可达40μm，基部直径32μm左右；另一种为多细胞单列，呈长锥形，由1～5个细胞组成，长99～360（～430）μm。腺毛亦有2种。气孔直轴式或不定式，副卫细胞2～4个。叶上表皮细胞呈多角形，下表皮细胞壁弯曲。导管小型，梯纹，小网纹或孔纹。木纤维呈长条形，中柱鞘纤维呈长披针形。

2）石香薷（栽培品）：非腺毛有2种，与上述种相似，多细胞非腺毛长65～105（～300）μm。腺毛也有2种，一为腺鳞，腺头1～5个细胞，直径830～98μm；小腺毛，头部单细胞，直径14～23μm。气孔直轴式或不定式，直径25～32μm。其余似上种。

6. 化学组分

挥发油：主成分为百里香酚（thymol）、香芹酚（carvacrol）和对-聚伞花素（p-cymene）等，尚有γ-萜品烯、葎草烯、α-萜品烯、香叶烯、萜品醇、α-佛手柑烯、苯甲醛、顺-丁香烯等。

7. 理化特征

化学定性：取生药粉末置挥发油提取器中提出挥发油，吸取一定量，加乙醚制成10%溶液，作点样液；吸附剂为硅胶G，加0.5% CMC水溶液制板，100℃、活化1小时，展开剂为二氯甲烷。展距15cm。显色剂5%香草醛浓硫酸溶液，喷后于100℃烘5分钟，呈棕红色斑点。

8. 贮藏

置阴凉干燥处。

（三）炮制与饮片

1. 药材炮制

取原药材，除去残根及杂质，切段。

2. 饮片名称

香薷。

3. 药品类别

解表药。

4. 性状特征

本品呈长短不等的段状，余同药材。

5. 质量要求

（1）水分：不得过12.0%。

（2）总灰分：不得过8.0%。

（3）含量测定：本品含挥发油不得少于0.60%（ml/g），含麝香草酚（$C_{10}H_{14}O$）与香荆芥酚（$C_{10}H_{14}O$）的总量不得少于0.16%。

6. 性味功能

本品性微温，味辛。发汗解表，和中化湿。用于暑湿感冒、恶寒发热、头痛无汗、腹痛吐泻、小便不利。

7. 用法用量

内服：煎汤，3～9g。

8. 使用注意

火盛气虚，阴虚有热者禁用。

9. 贮藏

置阴凉干燥处。

（四）经典方剂与临床应用

香薷散（《太平惠民和剂局方》）

处方：白扁豆（微炒）、厚朴（去粗皮，姜汁炙熟）各250g，香薷（去土）500g。

制法：上为粗末。

功能主治：祛暑解表，除湿和中。治暑月乘凉饮冷，外感于寒，内伤于湿，恶寒发热，头痛头重，无汗，胸闷不舒，或四肢倦怠，腹痛吐泻，口不渴，舌淡苔白腻，脉浮濡者。

用法用量：每服 9g，用水 150ml，入酒少许，煎至 100ml，去滓，水中沉冷，连吃二服。

（五）食疗与药膳

1. 香薷粥

原料：香薷 10g，大米 100g，白糖适量。

制作方法：将香薷择净，放入锅中，加清水适量，水煎取汁，加大米煮粥，待熟时调入白糖，再煮一二沸即成。

功能主治：发汗解表，祛暑化湿，利水消肿。适用于夏季外感于寒，内伤暑湿所致的暑湿表证，水肿，小便不利等。

用法用量：每日 1 ～ 2 剂。

2. 香薷炒猪肉

原料：香薷嫩苗 100g，猪瘦肉 250g，调味品适量。

制作方法：将香薷洗净，切细；猪瘦肉洗净，切丝，调芡，纳入热油锅中炒熟，纳入香薷、调味品等，翻炒片刻即成。

功能主治：健脾利湿。适用于慢性肾炎、肾病水肿等。

用法用量：每日 1 剂。

214 荆芥 Jing Jie

（一）基原

1. 集解

荆芥始载于《神农本草经》，列为中品，原名"假苏"，为常用中药。李时珍谓："按《吴普本草》云：假苏一名荆芥，叶似落藜而细，蜀中生啖之。"又谓："荆芥原是野生，今为世用，遂多栽……方茎细叶，似独帚叶而狭小，淡黄绿色。八月开小花，作穗成房，房如紫苏房，内有细子如葶苈子状，黄赤色，连穗收采用之。"因棵似荆，子似芥，故名。

2. 品种

荆芥为双子叶植物纲唇形科荆芥属植物荆芥 *Schizonepeta tenuifolia* Briq. 的干燥地上部分。

3. 分布

本品山东境内产于昆嵛山、鲁山、泰山等山区。

4. 生态

荆芥生于山坡林缘或路边草丛。

5. 形态特征

荆芥：一年生草本。茎高 0.3 ～ 1m，四棱形，多分枝，被灰白色疏短柔毛，茎下部的节及小枝基部通常微红色。叶通常为指状三裂，大小不等，先端锐尖，基部楔状渐狭并下延至叶柄，裂片披针形，宽 1.5 ～ 4mm，中间的较大，两侧的较小，全缘，草质，上面暗橄榄绿色，被微柔毛，下面带灰绿色，被短柔毛，脉上及边缘较密，有腺点；叶柄长 2 ～ 10mm。花序为多数轮伞花序组成的顶生穗状花序，长 2 ～ 13cm，通常生于主茎上的较长大而多花，生于侧枝上的较小而疏花，但均为间断的；苞片叶状，下部的较大，与叶同形，上部的渐变小，乃至与花等长，小苞片线形，极小。花萼管状钟形，长约 3mm，径 1.2mm，被灰色疏柔毛，具 15 脉，齿 5，三角状披针形或披针形，先端渐尖，长约 0.7mm，后面的较前面的为长。花冠青紫色，长约 4.5mm，外被疏柔毛，内面无毛，冠筒向上扩展，冠檐二唇形，上唇先端 2 浅裂，下唇 3 裂，中裂片最大。雄蕊 4，后对较长，均内藏，花药蓝色。花柱先端近相等 2 裂。小坚果长圆状三棱形，长约 1.5mm，径约 0.7mm，褐色，有小点。花期 7 ～ 9 月，果期在 9 月以后（图 214-1）。

6. 产地加工

夏或秋季花穗正绿时采收，采收过晚，茎穗变黄，影响质量。本品因南、北产地不同，收割方法略有差异。北方是距地面数寸处割取地上部分，晒至半干捆或小把，再晒至全干。南方是连根拔出，晒干，捆把。也有先单独摘取花穗晒干，称"荆芥穗"；再割取茎枝晒干，称"荆芥"。

（二）药材

1. 性状特征

干燥带有花穗的茎枝，叶片多已脱落。全长

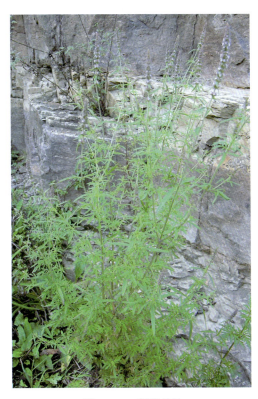

图 214-1　荆芥植株

60～90cm。枝茎方柱形，表面黄紫色或紫棕色，被白色短柔毛；体轻，质脆，易折断；折断面纤维状，黄白色，中心有白色疏松的髓。叶对生，叶片多已破碎不全，完整的叶片多分裂，裂片细长。顶生穗状轮伞花序，长3～8cm，直径约0.6cm，栽培者可长达9～15cm花轮生成环，层层上升，花瓣多已脱落，花萼黄绿色，内有4个棕黑色小坚果。质脆，易碎。气微弱，搓碎时则具薄荷样香气，味微涩、辛凉（图214-2，图214-3）。

2. 商品规格

本品均为统货。有3种：即荆芥全草、荆芥梗与荆芥穗。出口商品要求每1～1.5kg扎小把，分装成包，外套麻布，每件净重50kg。

3. 道地药材

本品江苏、山东产者质佳。

4. 质量标志

本品以色淡黄绿、穗长而密、香气浓、味凉者为佳。

5. 显微特征

（1）组织鉴别

1）茎横切面：表皮细胞外壁角质化，有非腺

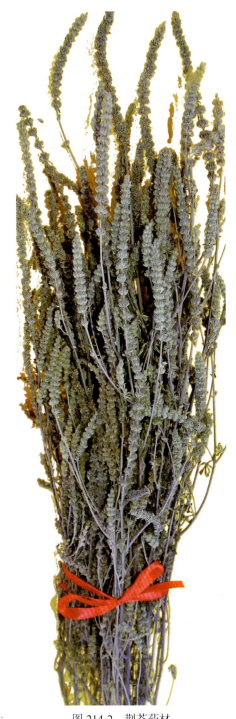

图 214-2　荆芥药材

毛和腺毛，非腺毛由1～8个细胞组成，壁较厚，具疣状突起。腺毛有2种：一种腺头为1～2个细胞，另一种腺头为8个细胞，腺柄均为单细胞。厚角组织位于四角表皮下方，有3～8列。皮层2～6列细胞，含叶绿体。中柱鞘纤维束排列成不连续环。韧皮部狭，形成层不明显。木质部宽。导管及木纤维主要分布在茎的四角部分。射线由1-2列细胞组成，中央为髓部（图214-4，图214-5）。

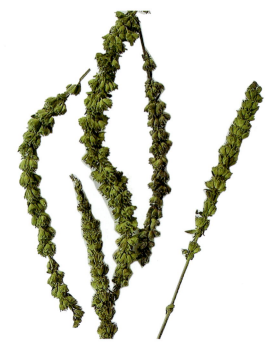

图 214-3　荆芥穗

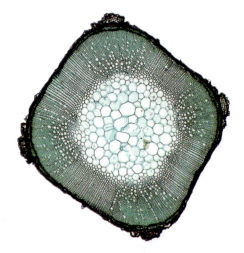

图 214-4　荆芥药材（茎）横切面组织特征

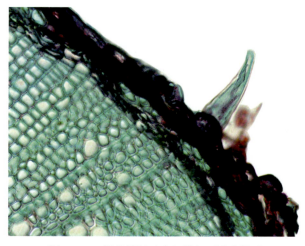

图 214-5　荆芥药材（茎）横切面示非腺毛

2）叶表面观：腺鳞头部由 8 个细胞组成，柄单细胞，棕黄色；小腺毛头部 1～2 个细胞，柄单细胞。非腺毛由 1～6 个细胞组成，壁较厚，大多具壁疣。气孔直轴式。

（2）粉末鉴别：粉末黄棕色。腺鳞顶面观头部类圆形，8～13 个细胞；柄单细胞，极短，直径约至 30μm，内含鲜黄色或棕色物。角质层与分泌细胞间距较大。小腺头头部类球形；柄短，单细胞。非腺毛多碎断，完整者 1～6 个细胞，中部稍窄，基部直径 22～45μm，长 67～360（～180）μm，壁稍厚，上部细胞具细小疣状突起，下部 1～2 个细胞有角质纵条纹。茎表皮五色或淡黄色，细胞表面观呈长方形、长条形或类方形，壁薄，气孔长圆形，稍凸出，直径约 18μm，副卫细胞 2 个，直轴式。有毛茸脱落痕。叶表皮淡黄绿色或淡黄棕色。细胞表面观呈类多角形，壁薄，波状弯曲。有气孔及毛茸。花粉粒近球形，直径 27～31μm，有 6 沟，外壁 2 层，有网状雕纹。果皮石细胞无色或淡棕色。断面观细胞 1 列，呈类长方形或类方形，界限不甚清楚，壁厚，有裂纹，胞腔星状。表面观呈类多角形，垂周壁深波状弯曲，纹孔稀疏。果皮表皮细胞（黏液层）断面观呈类方形或类长方形，壁黏液质化，胞腔小，不规则分枝，内含淡棕色物，有的色素细胞向上伸入于表皮细胞间；表面观呈类多角形或圆多角形，壁黏液质化，留下含棕色物的胞腔，小形色素细胞群散列于表皮组织间。纤维成束或散离，无色或淡黄色，细长，直径 7～18（～36）μm，壁稍厚，有的可见斜纹孔。

6. 化学组分

挥发油约 1.3%，穗含挥发油约 4.11%。油中含右旋薄荷酮（D-menthone）约 42.9%，消旋薄荷酮、左旋胡薄荷酮（L-pulegone）约 33.9% 及少量右旋柠檬烯（D-limonene）。此外，从芥穗中又分离出 2 种成分，即荆芥苷（schizonepetoside）A 及 B。

7. 理化特征

（1）荧光检查：取荆芥全草 100g 切碎，放入瓶中，按挥发油测定方法提取挥发油供点样用。用硅胶 G（青岛）铺板，晾干，105℃活化 30 分钟。展开剂为己烷 - 乙酸乙酯（90：10）。展距 12cm。用 2，4- 二硝基苯肼试剂喷雾显色，喷雾后于 100℃烘 5 分钟。对照品为薄荷酮、胡薄荷酮、柠檬烯。结果，样品液在 3 个标准品相对应的位置处，显现出 3 个与标准品同样颜色的斑点。

（2）化学定性

1）取荆芥的挥发油 2 滴，放入小试管中，加乙醇 2ml，溶解后加 1% 香草醛浓硫酸试剂 2 滴，振摇混匀，滤液呈淡红色。

2）取荆芥的挥发油 2 滴，放入小试管中，加 2，4- 二硝基苯肼试液 0.5ml，振摇，溶液呈黄色并呈混浊状。继将试管放入沸水浴中加热 5 分钟，溶液澄清，分层，上层显红色。

8. 贮藏

席装，方包。本品易虫蛀、散失气味，应置阴凉干燥处保存。防潮湿，避风吹。

（三）炮制与饮片

1. 药材炮制

（1）荆芥段：取原药材，除去残根及杂质，清水洗净，稍润，切段，晒干。

（2）炒荆芥：取荆芥段置锅内，用文火加热，炒至微黄色，取出，放凉。

（3）荆芥炭：取荆芥段置锅内，用武火加热，炒至表面黑褐色，内部焦褐色时，喷淋清水少许，灭尽火星，取出，晾干凉透。

（4）荆芥穗：摘取荆芥花穗，筛去灰尘，切段。

（5）荆芥穗炭：取荆芥穗，置锅内，用武火加热，炒至表面焦黑色，内部焦褐色时，喷淋清水少许，灭尽火星，取出。

2. 饮片名称

荆芥段，炒荆芥，荆芥炭，荆芥穗，荆芥穗炭。

3. 药品类别

解表药。

4. 性状特征

（1）荆芥段：本品呈不规则小段，茎、叶、穗混合。茎呈方形，淡黄绿色或淡紫红色，被短柔毛。叶片皱缩卷曲，破碎。花穗淡棕色或黄绿色。气芳香，味微涩而辛凉（图 214-6）。

（2）炒荆芥：本品形如荆芥段，表面焦黄色。气味稍弱。

（3）荆芥炭：本品形如荆芥段，表面黑褐色，

内部焦黄色。味苦而稍辛香（图 214-7）。

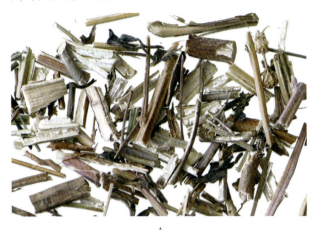

A

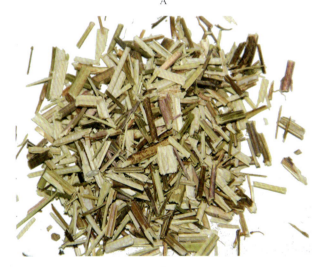

B

图 214-6　荆芥

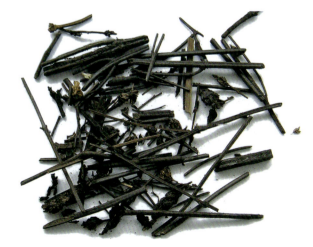

图 214-7　荆芥炭

（4）荆芥穗：本品穗状轮伞花序呈圆柱形，长 3 ～ 15cm，直径约 7mm。花冠多脱落，宿萼黄绿色，钟形，质脆易碎，内有棕黑色小坚果。气芳香，味微涩而辛凉。

（5）荆芥穗炭：本品形如荆芥穗，表面焦黑色，内部焦褐色。味苦而辛香（图214-8）。

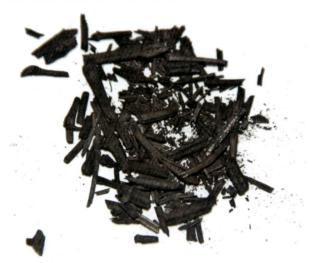

图 214-8　荆芥穗炭

5. 质量要求

（1）荆芥和炒荆芥

1）水分：不得过 12.0%。

2）总灰分：不得过 10.0%。

3）酸不溶性灰分：不得过 3.0%。

4）含量测定：本品含挥发油不得少于 0.30%（ml/g），胡薄荷酮（$C_{10}H_{16}O$）不得少于 0.020%。

（2）荆芥炭：浸出物照醇溶性浸出物测定法项下的热浸法规定，用 70% 乙醇作溶剂，不得少于 8.0%。

（3）荆芥穗

1）水分：不得过 12.0%。

2）总灰分：不得过 12.0%。

3）酸不溶性灰分：不得过 3.0%。

4）浸出物：用冷浸法测定，用乙醇作溶剂，不得少于 8.0%。

5）含量测定：本品含挥发油不得少于 0.40%（ml/g），胡薄荷酮（$C_{10}H_{16}O$）不得少于 0.080%。

（4）荆芥穗炭：用热浸法测定，70% 乙醇作溶剂，不得少于 13.0%。

6. 功能主治

（1）荆芥和荆芥穗：性微温，味辛。解表散风，透疹。用于感冒、头痛、麻疹、风疹、疮疡初起。

（2）荆芥炭和荆芥穗炭：味辛、涩，性微温。收敛止血。用于便血、崩漏、产后血晕。

7. 用法用量

内服：煎汤 7.5 ～ 15g。外用：捣敷，研末调敷或煎水洗。

8. 使用注意

外感表虚、血虚血热出血者不宜单用。表虚自汗、阴虚头痛忌服。

9. 贮藏

席装，方包。本品易虫蛀、散失气味，应置阴凉干燥处保存。防潮湿，避风吹。

（四）经典方剂与临床应用

荆防败毒散（《摄生众妙方》）

处方：羌活、独活、柴胡、前胡、枳壳、茯苓、防风、荆芥、桔梗、川芎各 4.5g，甘草 15g。

制法：上药用水 300ml，煎至 240ml。

功能主治：疏风解表，败毒消肿。主治风寒感冒初起，恶寒发热，头疼身痛，苔白，脉浮者；疮肿初起，见表寒证者。

用法用量：温服。

（五）食疗与药膳

1. 荆芥薄荷粥

原料：荆芥 10g，薄荷 5g，淡豆豉 15g，大米 50g。

制作方法：将上述三味水煎取汁备用（荆芥、薄荷含挥发油，不宜久煎）；另将大米煮为稀粥，待熟时调入药汁，同煮为稀粥服食。

功能主治：发汗解表，清热利咽，退热除烦。适用于伤风感冒引起的发热恶寒、头痛、咽痛、心烦、失眠等。

用法用量：每日 2 次，连续 3 天。

2. 荆芥粥

原料：荆芥 10g（鲜者 30 ～ 60g），大米 50g，调味品适量。

制作方法：将荆芥择洗干净，放入锅中，加清水适量，浸泡 5 ～ 10 分钟后，水煎取汁，加大米煮粥，待熟时调入食盐等调味品，再煮一二沸即成，或将鲜荆芥洗净，切细，调入粥中服食。

功能主治： 疏风解表，宣散毒疹。适用于风寒、风热感冒，风疹瘙痒或麻疹透发不畅等。

用法用量： 每日 1 ～ 2 剂，连续 3 ～ 5 天。

215 罗勒 Luo Le

（一）基原

1. 集解

罗勒始载于《齐民要术》。《嘉祐本草》云："罗勒，按《邺中记》云，石虎讳言勒，改罗勒为香菜。此有三种：一种堪作生菜；一种叶大，二十步内闻香；一种似紫苏叶。"《本草纲目》谓："罗勒，今俗人呼为翳子草，以其子治翳也。""常以鱼腥水、米泔水、泥沟水浇之则香而茂，不宜粪水。""按罗天益云，兰香味辛气温，能和血润燥。而掌禹锡言多食涩营卫，血脉不行，何耶？又东垣李氏治牙疼口臭，神功丸中用兰香云：无则以藿香代之，此但取其去恶气而已。故《饮膳正要》云，与诸菜同食，味辛香，能辟腥气，皆此意也。"其子："主治目翳及尘物入目，以三五颗安目中，少顷当湿胀，与物俱出，又主风赤眵泪。"为少儿常用中药。

2. 品种

罗勒为双子叶植物纲唇形科罗勒属植物罗勒 *Ocimum basilicum* L. 的干燥全草。其种子称"罗勒子"。

3. 分布

本品山东境内的济南、青岛、泰安、临沂有栽培，并有逸生。

4. 生态

罗勒栽培于庭院或园林。

5. 形态特征

罗勒：一年生直立草本，全体芳香，高 20 ～ 70cm。茎四方形，上部多分枝，表面通常紫绿色，被柔毛。叶对生；卵形或卵状披针形，长 2 ～ 6cm，宽 1 ～ 3.5cm，先端急尖或渐尖，基部楔形，边缘有疏锯齿或全缘，下面有腺点；叶柄长 0.7 ～ 2cm。轮伞花序顶生，呈间断的总状排列，每轮生花 6 朵，或更多；花轴长而被有密柔毛；苞片卵形而小，边缘具毛；花萼管状，先端 5 裂，上面 1 片特大，

近于圆形，其余 4 片较小，呈锐三角形；花冠 2 唇形，白色或淡红色，长约 9mm，上唇的 4 裂片几相等，裂片近圆形，边缘浅啮蚀状。下唇 1 片椭圆形，全缘；雄蕊 4，2 强，均伸出于花冠外，花药 2 室，靠合；子房 4 裂，花柱完全着生于子房底部，柱头 2 裂。小坚果 4 粒，卵形至矩圆形，长约 2mm，暗褐色。花期 7 ～ 9 月。果期 8 ～ 10 月（图 215-1）。

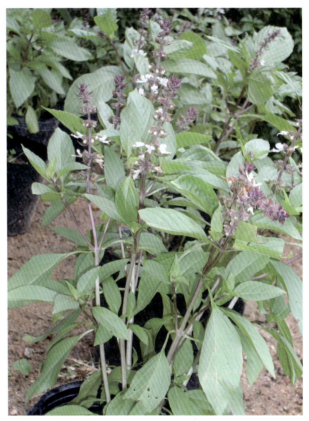

图 215-1 罗勒植株

6. 产地加工

夏、秋二季采收全草，除去细根和杂质，切段，晒干。

（二）药材

1. 性状特征

干燥的全草为带有果穗的茎枝，叶片多已脱落。茎方形，表面紫色或黄紫色，有柔毛；折断面纤维状，中央有白色的髓。花已凋谢，宿萼黄棕色，膜质，5 裂，内藏棕色小坚果。气芳香，有清凉感（图 215-2）。

2. 商品规格

本品均为统货。

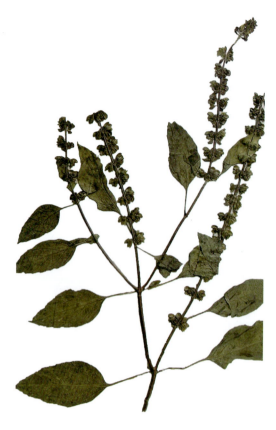

图 215-2 罗勒药材

3. 道地药材

山东产者质佳。

4. 质量标志

本品以干燥、茎细、香气浓者为佳。

5. 化学组分

含挥发油 0.02% ～ 0.04%。主要成分为罗勒烯（ocimene）；α- 蒎烯（α-pinene）；1, 8-桉叶素（1, 8-cineole, eucalyptole）；芳樟醇（linalool）；牻牛儿醇（geraniol）；柠檬烯（limonene）；甲基胡椒酚（methylchavicol）；丁香油酚（eugenol）；丁香油酚甲醚（eugenol methyl ether）；茴香醚（anethole）；桂皮酸甲酯（methyl cinnaminate）及糠醛（fuffural）等。

6. 贮藏

置阴凉通风干燥处。

（三）炮制与饮片

1. 药材炮制

取原药材，拣去杂质，稍润后切段，晒干。

2. 饮片名称

罗勒。

3. 药品类别

芳香化湿药。

4. 性状特征

本品呈短段状，茎叶混合，余同药材（图215-3）。

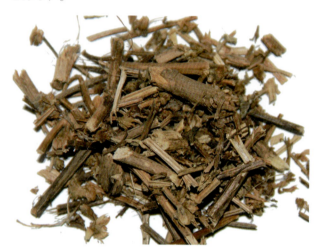

图 215-3 罗勒

5. 质量要求

本品以叶多、香气浓者为佳。

6. 性味功能

本品性温，味辛；微毒。疏风行气，化湿消食，活血，解毒。用于外感头痛、食胀气滞、脘痛、泄泻、月经不调、跌打损伤、蛇虫咬伤、皮肤湿疮、瘾疹瘙痒。

7. 用法用量

内服：煎汤 9 ～ 15g；或鲜花捣汁饮服。外用：捣敷，烧存性研末调敷或煎汤洗。

8. 使用注意

气虚血燥者慎服。

9. 贮藏

置阴凉通风干燥处。

（四）经典方剂与临床应用

兰香散（《小儿药证直诀》）

处方： 罗勒香叶（烧灰）6g，铜青 1.5g，轻粉 0.3g。

制法：上为细末令匀。

功能主治：治小儿疝气，鼻下赤烂。

用法用量：看疮大小，擦患处。

（五）食疗与药膳

罗勒炖鸡腿

原料：罗勒 100g，鸡腿 1 只，盐 1 茶匙、米酒适量。

制作方法：罗勒先泡水 10 分钟，再用刷子刷去皮外的污泥；大鸡腿洗净、切块、余烫去血水。锅内加 4 碗清水煮至沸腾时，放入罗勒煮 20 分钟；再加 1 碗水及鸡块煮至沸腾时，用中小火续煮 20 分钟，捞出罗勒，加盐、酒调味即可。

功能主治：可促进少女的生长发育。

216 紫苏 Zi Su

（一）基原

1. 集解

紫苏始载于《药性论》。李时珍曰："苏丛稣，舒畅也。苏性舒畅，行气和血。故谓之苏。因其叶色紫，故名。"

2. 品种

紫苏为双子叶植物纲唇形科紫苏属植物紫苏 *Perilla frutescens*（L.）Britt. 的干燥地上部分。

3. 分布

本品山东境内产于各山地丘陵；全省各地有栽培。

4. 生态

紫苏生于山坡、路边、沟旁或栽培于农田。

5. 形态特征

紫苏：为一年生草本，高 30～200cm。具有特殊芳香。茎直立，多分枝，紫色、绿紫色或绿色，钝四棱形，密被长柔毛。叶对生；叶柄长 3～5cm，紫红色或绿色，被长节毛；叶片阔卵形、卵状圆形或卵状三角形，长 4～13cm，宽 2.5～10cm，先端渐尖或突尖，有时呈短尾状，基部圆形或阔楔形，边缘具粗锯齿，有时锯齿较深或浅裂，两面紫色或仅下面紫色，上下两面均疏生柔毛，沿

叶脉处较密，叶下面有细油腺点；侧脉 7～位于下部者稍靠近，斜上升。轮伞花序，由组成偏向一侧成假总状花序，顶生和腋生，密被长柔毛；苞片卵形、卵状三角形或披针形，全缘，具缘毛，外面有腺点，边缘膜质；花梗长 1～1.5mm，密被柔毛；花萼钟状，长约 3mm，10 脉，外面部密被长柔毛和有黄色腺点，顶端 5 齿，2 唇，上唇宽大，有 3 齿，下唇有 2 齿，结果时增大，基部呈囊状；花冠唇形，长 3～4mm，白色或紫红色，花冠筒内有毛环，外面被柔毛，上唇微凹，下唇 3 裂，裂片近圆形，中裂片较大；雄蕊 4，二强，着生于花冠筒内中部，几不伸出花冠外，花药 2 室；花盘在前边膨大；雌蕊 1，子房 4 裂，花柱基底着生，柱头 2 室；花盘在前边膨大；雌蕊 1，子房 4 裂，花柱基底着生，柱头 2 裂。小坚果近球形，灰棕色或褐色，直径 1～1.3mm，有网纹，果萼长约 10mm。花期 6～8 月，果期 7～9 月（图 216-1）。

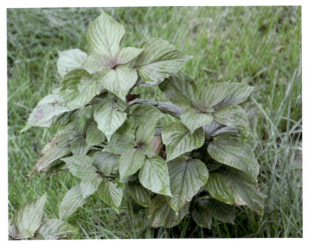

图 216-1 紫苏植株

6. 产地加工

9 月上旬，枝叶茂盛，花序刚长出时采收（过早采收，叶片薄，色灰绿。过迟采收，叶片变为黄绿色，质量均不佳）。摘取叶，置通风处阴干。

（二）药材

1. 性状特征

（1）紫苏梗：呈方柱形，有槽、长 0.3～1m，中部直径 0.7～1.3cm。表面紫色或淡棕色，上有稀疏柔毛，分枝对生，上部残留花萼和果实。质硬体轻，断面黄白色，有髓或中空，嫩梗色淡

（-3）。

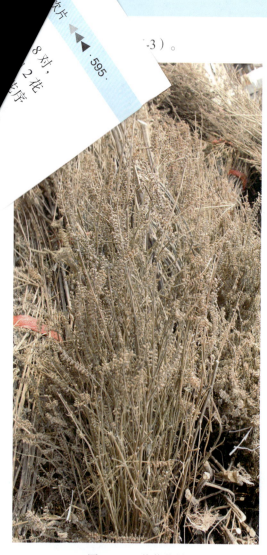

图 216-2　紫苏药材

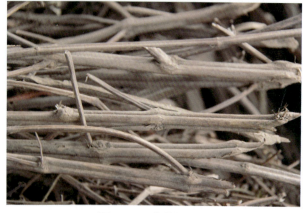

图 216-3　紫苏梗药材

（2）紫苏叶：干燥完整的叶呈卵圆形，多皱缩卷曲，破碎。两面紫色，或上表面绿色，下表面紫色。两面均疏生灰白色毛，先端尖，边缘有锯齿，基部近圆形。质薄而脆。叶柄长 2～7cm，紫色或紫绿色。质脆。气清香，味微辛（图 216-4）。

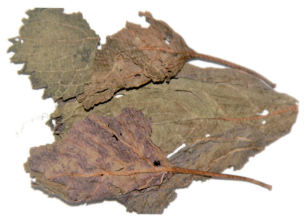

图 216-4　紫苏叶药材

2. 商品规格

本品均为统货。

3 道地药材

本品湖北、山东产者为道地药材。

4. 质量标志

本品以叶完整，色紫，香气浓，无枝梗、杂质者为佳。

5. 显微特征

（1）组织鉴别

1）茎横切面呈四方形，表皮细胞切向延长，外被角质层，可见腺毛和非腺毛。皮层细胞 3～4 列，四棱处的皮层外侧有 6～9 列厚角细胞。中柱鞘纤维束持续排列成环。本质部导管径向排列，髓大（图 216-5）。

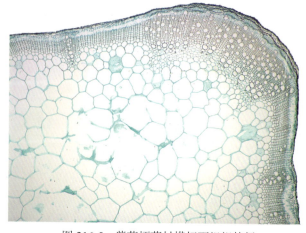

图 216-5　紫苏梗药材横切面组织特征

2）叶表面制片示细胞呈不规则形或长多角形，垂周壁波状弯曲或稍平直。上表皮细胞壁连珠状增厚，表面有平行的角质纹理；下表皮细胞垂周壁较薄，气孔及毛茸多。气孔直轴式，长圆形或类圆形，直径16～20μm，长18～33μm。叶柄薄壁细胞呈长条形，胞腔内有细小草酸钙针状、杆状结晶，长约15μm，常集聚于细胞的一端。

（2）粉末鉴别：非腺毛较粗大，1～7细胞，常呈镰刀状弯曲，顶端细胞锐尖或稍钝，有的中部细胞皱缩，完整者长71～720μm，直径27～72μm，壁厚4～10μm，表面有角质条状纹理或细小疣状突起。腺鳞多存在于叶下表皮或单个散在，常破碎；头部类圆形，4～8个细胞，以8个细胞为多，直径50～83μm，常含黄色分泌物；柄极短，单细胞，直径26～29μm小腺毛：常单个散离。头部类圆形或扁圆形，1～2细胞，以2细胞为多，直径22～32μm；短柄，单细胞，直径约12μm。叶肉细胞中有草酸钙簇晶，直径2～10μm；另有少数小方晶，直径约5μm。纤维多成束或单个散在，有的导管相连，细长，直径13～35μm，壁厚3～10μm，有的胞腔内含细小草酸钙结晶。导管为螺纹、网纹、梯纹或具缘纹孔，直径10～61μm。螺纹导管宽大，螺纹紧密。具缘纹孔导管的具缘纹孔排列紧密。网状导管的网孔紧密。针晶存在于叶柄髓部及薄壁细胞中，长约8μm。

6. 化学组分

挥发油：紫苏醛（perillaldehyde，占40%～55%），具有特异香气。其次含左旋柠檬烯（L-iimonene）、α-蒎烯（α-pinene）等。还含紫苏醇-β-D-吡喃葡糖苷，紫苏苷B、C等。

7. 理化特征

叶表面制片：表皮细胞中某些细胞内含有紫色素，滴加10%盐酸溶液，立即显红色；或滴加5%氢氧化钾溶液，即显鲜绿色，后变为黄绿色。

8. 贮藏

袋装或竹篓装。放置通风干燥处保存，防受潮发霉和走失香气。

（三）炮制与饮片

1. 药材炮制

取原药材，除去杂质和老梗；或喷淋清水，切碎，干燥。

2. 饮片名称

紫苏叶，苏梗。

3. 药品类别

解表药。

4. 性状特征

本品呈不规则的段或未切叶。叶多皱缩卷曲、破碎，完整者展平后呈卵圆形。边缘有圆锯齿。两面紫色或上表面绿色，下表面紫色，疏生灰白色毛。叶柄紫色或紫绿色。带嫩枝者，枝的直径2～5mm，紫绿色，切面中部有髓。气清香，味微辛（图216-6至图216-9）。

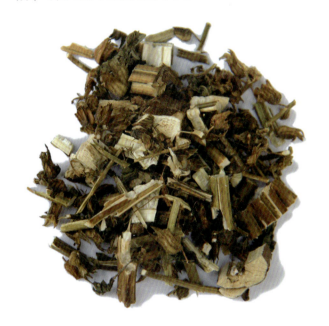

图216-6 紫苏

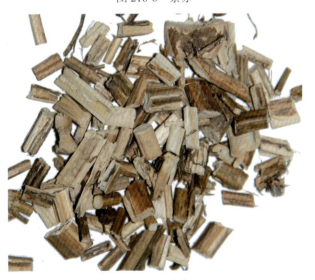

图216-7 紫苏梗

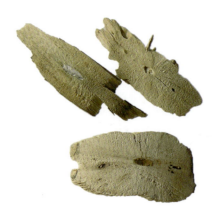

图 216-8 紫苏梗

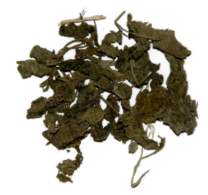

图 216-9 紫苏叶

5. 质量要求

（1）水分：不得过 12.0%。

（2）含量测定：用挥发油测定法测定，本品含挥发油不得少于 0.20%（ml/g）。

6. 功能主治

本品性温，味辛。解表散寒，理气和胃。用于风寒感冒、咳嗽、胸腹胀满、恶心、呕吐、鱼蟹小毒等。

7. 用法用量

内服：煎汤，10 ～ 15g。外用：捣敷或煎水洗。不宜久煎。

8. 使用注意

外感风热或温病卫分证忌用。

9. 贮藏

置阴凉干燥处。

（四）经典方剂与临床应用

香苏散（《太平惠民和剂局方》）

处方：香附（炒香，去毛）、紫苏叶各 120g，甘草（炙）30g，陈皮（不去白）60g。

制法：每服 9g，水一盏，煎七分，去滓。

功能主治：疏风散寒，理气和中。外感风寒，内有气滞证。恶寒发热，头痛无汗，胸脘痞闷，不思饮食，舌苔薄白，脉浮。临床用于胃肠性感冒属于外感风寒、内兼气滞者有较好疗效。还常用于感冒、流行性感冒、急性胃肠炎等病。

用法用量：热服，不拘时，日三服。若作细末，只服 6g，入盐点服。

（五）食疗与药膳

1. 紫苏生姜红枣汤

原料：鲜紫苏叶 10g，生姜 3 块，红枣 15g。

制作方法：先将红枣放在清水里洗净，然后去掉枣核，再把姜切成片。将鲜紫苏叶切成丝，与姜片、红枣一起放入盛有温水的砂锅里用大火煮，水开后改用文火炖 30 分钟。30 分钟之后，将紫苏叶、红枣和姜片捞出，把枣挑出放回锅里继续用文火煮 15 分钟即可。

功能主治：暖胃散寒，行气助消化。

2. 紫苏粥

原料：粳米 500g，紫苏叶约 15g。

制作方法：先以粳米煮稀粥，粥成放入紫苏叶，稍煮即可。

功能主治：适宜于感冒风寒，兼咳嗽、胸闷不适者。

217 紫苏子 Zi Su Zi

（一）基原

1. 集解

紫苏子始载于《名医别录》，原名"苏"。《本草衍义》云："苏，此紫苏也，背面皆紫者佳。"陶弘景云："叶下紫色而气甚香，其无紫色不香似荏者，名野苏，不堪用。"古本草关于苏的记载皆云有数种，《神农本草经》收载有"水苏"，《新修本草》收载有"苏""水苏""假苏"及"荏子"。荏亦即白苏。《本草图经》云："苏有数种，有水苏、白苏、鱼苏、山鱼苏，皆是荏类，白苏方茎圆叶不紫，亦甚香，实亦入药……"《本草纲目》收载苏，亦即紫苏，又另收载荏，释名白苏，云："紫苏、白苏皆以二三月下种……肥地者面背皆紫，瘠地者面青背紫，其面背皆白者即白苏，乃荏也。"从以上载述，可见苏叶只用紫苏，而苏子则紫苏子、白苏子均入药用。这与现今商品使用情况相符。李时珍谓："苏从稣，舒畅也。苏性舒畅，行气和血，故谓之苏。"又曰："紫苏者以别白苏也。"

2. 品种

紫苏子为双子叶植物纲唇形科紫苏属植物紫苏 *Perilla frutescens*（L.）Britt. 的干燥成熟果实。

3. 分布

本品山东境内产于各山地丘陵；全省各地有栽培。

4. 生态

紫苏生于山坡、路边、沟旁或栽培于农田。

5. 形态特征

植物形态详见紫苏（图 217-1）。

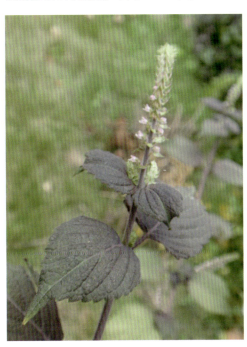

图 217-1　紫苏植株

6. 产地加工

7 ～ 8 月果实成熟时，割取全草或果穗，阴干，打落果实，取原药材，除去杂质，晒干。

（二）药材

1. 性状特征

果实呈卵圆形或类球形的小坚果，直径 0.6 ～ 2mm。表面灰棕或灰褐色，有微隆起的暗棕色网状花纹，基部稍尖，可见类白色点状果柄痕。果皮薄而脆，易压碎。种皮膜质，内有类白色子叶 2 片，有油性。压碎有香气，味微辛，有油腻感（图 217-2）。

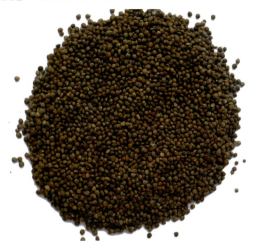

图 217-2　紫苏子

2. 商品规格

本品均为统货。

3. 道地药材

本品湖北、山东产者为道地药材。

4. 质量标志

本品以粒大饱满、色灰棕、油性足、有香气者为佳。

5. 显微特征

（1）组织鉴别：果实横切面见外果皮覆有角质层，厚薄不均匀。中果皮为 2 ～ 3 列薄壁细胞，散有小型维管束，横向或纵向，其内有 1 列切向延长的色素细胞，内含棕色色素。内果皮外侧为 1 列异形石细胞，石细胞不规则，顶端有 8 ～ 10 个柱状突起，外密具圆钩状突起，不规则，孔沟细而窄，木化，其内为微木化的内表皮细胞，切向延长，有密集的小单纹孔。种皮外层为 1 列壁呈条纹或网纹增厚的细胞，其内为 2 ～ 3 列薄壁细胞。子叶细胞多角形，内含油滴。

（2）粉末鉴别：外果皮细胞垂周壁微弯曲，

平周壁具条状微弯曲的角质层纹理。异型石细胞形状不规则，细胞界限不明显，顶端有 8 ～ 10 个柱状突起或数个角状突起，外壁具许多圆钩状突起，壁木化，孔沟细。果皮内表皮细胞形状不规则，细胞壁微木化，有密集的单纹孔。色素层细胞多角形，内含棕色色素。种皮细胞为网纹状增厚的细胞，圆形或椭圆形，直径 48 ～ 80μm。

6. 化学组分

迷迭香酸；脂肪油：主要为 α- 亚麻酸、亚油酸和软脂酸；氨基酸等。

7. 理化特征

（1）化学定性：取本品粉末 2g，加乙醚 20ml，温浸 0.5 小时后滤过。取乙醚提取液 2ml，置玻璃皿上，室温挥去乙醚，将残留物与无水硫酸钠 1 ～ 2 粒直接加热，产生气泡并有刺激性特臭的白色气体（丙烯醛）。

（2）薄层色谱：取本品粉末 200g，置沙氏提取器中，用石油醚（30 ～ 60℃）加热回流 8 小时，放冷，回收石油醚得总油。取油 2g 加 0.5mol/L 氢氧化钾乙醚振摇除去杂质（25ml×4 次），水层加 6mol/L 盐酸 40ml，再用乙醚提取（25ml×4 次），用水洗除杂质（25ml×4 次），加无水硫酸内脱水，回收乙醚，加 2% 浓硫酸 - 甲醇（1：5）30ml 回流 2 小时，加水 60ml，用石油醚提取（25ml×4 次），回收石油醚即得脂肪酸甲酯供试品，点样，取亚麻酸甲酯、亚油酸甲酯、棕榈酸甲酯作对照，点样于硅胶 G-10% 硝酸银（AgNO$_3$）（3：10）薄板上，以苯展开，用 2,7- 二氯荧光素乙醇液（0.2%）喷雾，于紫外光（254nm）下观察，显相同的黄色斑点。

8. 贮藏

本品置通风干燥处，防蛀，防走油。最好贮存于低温仓库。

（三）炮制与饮片

1. 药材炮制

（1）紫苏子：取原药材，除去杂质，洗净，晒干。

（2）炒紫苏子：取净紫苏子置锅内，用文火炒至有香气或起爆声为度，取出放凉。

2. 饮片名称

紫苏子，炒紫苏子。

3. 药品类别

化痰止咳平喘药。

4. 性状特征

（1）紫苏子：本品呈卵圆形或类球形。表面灰棕色或灰褐色，有微隆起的暗紫色网纹，基部稍尖，有灰白色点状果梗痕。果皮薄而脆，易压碎。种子黄白色，种皮膜质，子叶 2，类白色，有油性。压碎有香气，味微辛（图 217-2）。

（2）炒紫苏子：本品形同紫苏子，表面灰褐色，有细裂口，有焦香气（图 217-3）。

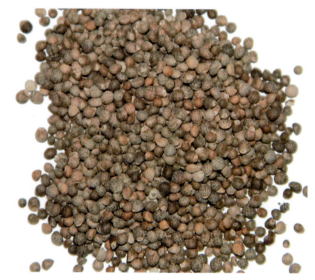

图 217-3 炒紫苏子

5. 质量要求

（1）检查：水分不得过 2.0%。

（2）含量测定：用高效液相色谱法测定。本品按干燥品计算，含迷迭香酸（$C_{18}H_{16}O_8$）不得少于 0.20%。

6. 性味功能

性温，味辛。降气消痰，平喘，润肠。用于痰壅气逆、咳嗽气喘、肠燥便秘。

7. 用法用量

内服：煎汤，3 ～ 9g。

8. 使用注意

气虚、阴虚及肾虚咳喘者慎用。气虚久逆，阴虚喘逆，脾虚便滑者，皆不可用。

9. 贮藏

置通风干燥处，防蛀，防走油。最好贮存于低温仓库。

（四）经典方剂与临床应用

三子养亲汤（《韩氏医通》）

处方：紫苏子 9g，白芥子 9g，萝卜子 9g。

制法：上三味，各洗净，微炒击碎。

功能主治：治高年咳嗽，气逆痰痞。

用法用量：每剂不过 9g，布包，煮作汤饮。不宜煎熬太过。若大便素实，临服加熟蜜少许；若冬寒，加生姜 3 片。

（五）食疗与药膳

1. 苏子龙肝粥

主要原料：紫苏子 6g，伏龙肝 12g，米面 30g。

制作方法：先以水煮紫苏子、伏龙肝，汤成去渣，再以此汤煮米面成稀粥。

功能主治：降气、和胃、止呕。凡因胃中虚寒而气阻滞不能下行，以致寒气上逆所引起的呕吐涎水、胸脘堵闷、畏食寒凉者，可辅食此粥。

2. 紫苏子粥

原料：紫苏子 10g，大米 100g。

制作方法：将紫苏子择净，放入锅中，加清水适量，浸泡 5 ～ 10 分钟后，水煎取汁，加大米煮为稀粥即成。

功能主治：下气通便。适用于老年人、病后大便不通，燥结难解等。

用法用量：每日 1 剂，连续 2 ～ 3 天。

218 夏枯草 Xia Ku Cao

（一）基原

1. 集解

夏枯草始载于《神农本草经》，列为下品。李时珍谓："基茎微方。叶对节生，……有细齿，背白多纹。茎端作穗，长一二寸，穗中开淡紫小花，一穗有细子四粒。" 朱震亨谓："此草夏至后即枯……故有此名。"

2. 品种

夏枯草为双子叶植物纲唇形科夏枯草属植物夏枯草 Prunella vulgaris L. 干燥带花的果穗。

3. 分布

山东境内产于临沂、日照等地。

4. 生态

夏枯草生于荒坡、草地、溪边及路旁等湿润地上。

5. 形态特征

夏枯草：多年生草木；根茎匍匐，在节上生须根。茎高 20 ～ 30cm，上升，下部伏地，自基部多分枝，钝四棱形，其浅槽，紫红色，被稀疏的糙毛或近于无毛。茎叶卵状长圆形或卵圆形，大小不等，先端钝，基部圆形、截形至宽楔形，下延至叶柄成狭翅，边缘具不明显的波状齿或几近全缘，草质，上面橄榄绿色，具短硬毛或几无毛，下面淡绿色，几无毛，侧脉 3 ～ 4 对，在下面略突出，叶柄自下部向上渐变短；花序下方的一对苞叶似茎叶，近卵圆形，无柄或具不明显的短柄。轮伞花序密集组成顶生长 2 ～ 4cm 的穗状花序，每一轮伞花序下承以苞片；苞片宽心形，先端具长 1 ～ 2mm 的骤尖头，脉纹放射状，外面在中部以下沿脉上疏生刚毛，内面无毛，边缘有睫毛，膜质，浅紫色。花萼钟形，连齿长约 10mm，筒长 4mm，倒圆锥形，外面疏生刚毛，二唇形，上唇扁平，宽大，近扁圆形，先端几截平，具 3 个不很明显的短齿，中齿宽大，齿尖均呈刺状微尖，下唇较狭，2 深裂，裂片达唇片之半或以下，边缘有缘毛，先端渐尖，尖头微刺状。花冠紫、蓝紫或红紫色，长约 13mm，略超出于萼，冠筒长 7mm，基部宽约 1.5mm，其上向前方膨大，至喉部宽约 4mm，外面无毛，内面约近基部 1/3 处具鳞毛毛环，冠檐二唇形，上唇近圆形，径约 5.5mm，内凹，多少呈盔状，先端微缺，下唇约为上唇 1/2，3 裂，中裂片较大，近倒心脏形，先端边缘具流苏状小裂片，侧裂片长圆形，垂向下方，细小。雄蕊 4，前对长很多，均上升至上唇片之下，彼此分离，花丝略扁平，无毛，前对花丝先端 2 裂，1 裂片能育有花药，另 1 裂片钻形，长过花药，稍弯曲或近于直立，后对花丝的不育裂片微呈瘤状突出，花药 2 室，室极叉开。花柱纤细，先端相等 2 裂，裂片钻形，外弯。花盘近平顶。子房无毛。小坚果黄褐色，长圆状卵珠形，长 1.8mm，宽约 0.9mm，微显示沟纹。花期 4～6 月，果期 7～10 月（图 218-1）。

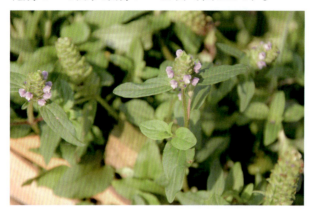

图 218-1　夏枯草植株

6. 产地加工

6～7 月间，穗呈棕红色时摘取果穗，剪去果柄，晒干。

（二）药材

1. 性状特征

果穗呈棒状，略扁，长 1.5～8cm，直径 0.8～1.5cm。淡棕色至棕红色。全穗由数轮至 10 数轮宿萼与苞片组成，每轮有对生苞片 2 片，呈扇形，先端尖尾状，脉纹明显，外表面有白毛。每一苞片内有花 3 朵，花冠多已脱落，宿萼二唇形，内有小坚果 4 枚，卵圆形，棕色，尖端有白色突起。体轻。气微，味淡（图 218-2）。

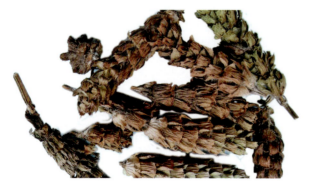

图 218-2　夏枯草药材

2. 商品规格

本品均为统货。分江苏、浙江、安徽统装等。

3. 道地药材

本品浙江、安徽产者为道地药材。

4. 质量标志

本品以穗大、色棕红、摇之作响者为佳。

5. 显微特征

粉末鉴定：非腺毛众多，由 1～12 个细胞组成，其中常有 1 至数个细胞呈缢缩状，壁具细纵皱。腺毛较少，腺头为 2 个细胞，腺柄为单细胞。花萼的表皮下方有壁厚且极度弯曲的特异细胞，表面观细胞延长，垂周壁深波状弯曲。果皮石细胞壁厚，胞腔星状分枝，有的含黄色物。中果皮薄壁细胞多角形，壁薄，内含较多砂晶。

6. 化学组分

皂苷：其苷元为齐墩果酸（oleanolicacid），并含游离的熊果酸（ursolicacid）和齐墩果酸。此外，还有鞣质、芸香苷、金丝桃苷、顺式和反式咖啡酸、水溶性无机盐类（主要为钾盐）、树脂、苦味质等。

7. 理化特征

（1）化学定性

1）取粉末 1g，加乙醇 15ml，加热回流 1 小时，滤过，滤液备用。取滤液约 1ml，置蒸发皿内在水浴上蒸干，残渣加醋酐 1 滴使溶解，再加硫酸微量，显紫红色，后变暗绿色。

2）取上述滤液少量点于滤纸上，喷洒 0.9% 三氯化铁溶液与 0.6% 铁氰化钾溶液的等溶混合液，显蓝色斑点。

（2）薄层色谱：取粉末 10g，加水煎煮，水煎液加盐酸调 pH 为 2～3，以乙醚萃取，回收乙醚后的残渣加乙醇 0.2ml 溶解，点于硅胶 C-CMC 薄层板上，以氯仿 - 丙酮 - 甲醇 - 乙酸（7：2：1.5：0.5）为展开剂，展开后，喷以 1% 三氯化铁水溶液或 2% 的 4- 氨基安替比林乙醇溶液与 8% 铁氰化钾水溶液，再以氨气熏，斑点呈紫棕色。

8. 贮藏

置阴凉、干燥处，防潮。

（三）炮制与饮片

1. 药材炮制

取原药材，除去杂质及残留的柄或叶，筛去灰屑，穗长者切段。

2. 饮片名称

夏枯草。

3. 药品类别

清热药。

4. 性状特征

本品性状特征同药材。

5. 质量要求

（1）水分：不得过 14.0%。

（2）总灰分：不得过 12.0%。

（3）酸不溶性灰分：不得过 4.0%。

（4）浸出物：用热浸法测定，水作溶剂，不得少于 10.0%。

（5）含量测定：用高效液相色谱法，本品按干燥品计算，含迷迭香酸（$C_{18}H_{16}O_8$）不得少于 0.20%。

6. 功能主治

本品性寒，味辛、苦。清肝火，散郁结，明目消肿。用于目赤肿痛、头痛眩晕、瘰疬、瘿瘤、乳痈肿痛、乳腺增生症、高血压症。

7. 用法用量

内服：煎汤，9～15g；熬膏或入丸、散。外用：煎水洗或捣敷。

8. 使用注意

脾胃寒弱者慎用。

9. 贮藏

置干燥处，防潮。

（四）经典方剂与临床应用

夏枯草汤（《外科正宗》）

处方： 夏枯草 6g，当归 9g，白术、茯苓、桔梗、陈皮、生地、柴胡、甘草、贝母、香附、白芍各 3g，白芷、红花各 0.9g。

制法： 先将夏枯草用水 750ml，煎至 500ml，滤清，同药煎至 400ml。

功能主治： 治瘰疬、马刀，不问已溃未溃，或已溃日久成漏，形体消瘦，饮食不甘，寒热如疟，渐成劳瘵。

用法用量： 食后服，将药滓同前夏枯草滓，共再煎至 300～350ml，临卧时入酒适量和服。宜食淡味物件。

（五）食疗与药膳

1. 夏枯草金银花薄荷汤

原料： 夏枯草 30g，金银花 12g，鲜薄荷叶 20g，猪瘦肉 250g，生姜 3 片（为 3～4 人用）。

制作方法： 各物分别洗净。中药材稍浸泡；猪瘦肉可切块或不切块。除鲜薄荷叶外，一起下瓦煲，加水 2000ml（约 8 碗量），武火滚沸后改文火煲约 1 小时，下鲜薄荷叶，加盖稍滚片刻，下盐便可。

功能主治： 清热、透表、散结、软坚消肿。可辅助治疗流行性腮腺炎。

2. 夏枯草煲瘦肉

原料： 夏枯草 10g，猪瘦肉 50～100g。

制作方法： 夏枯草、猪瘦肉共煲，肉熟后加盐少许调味即可。

功能主治： 清肝火，降血压。适于高血压患者熬夜后头晕头痛及眼红者服用。

用法用量： 吃肉喝汁，每天 1 次。

219 丹参 Dan Shen

（一）基原

1. 集解

丹参始载于《神农本草经》，列为上品。《名医别录》载："一名赤参，一名木羊乳，生桐柏山及太山，五月采根曝干。"《本草图经》载："……根赤色，四月开紫花，二月、五月采根阴干。"李时珍曰："处处山中有之。一枝五叶，叶如野苏而尖，青色皱毛。小花成穗如蛾形，中有细子。其根皮丹而肉紫。"李时珍曰："五参五色配五脏。……丹参入心曰赤参。"另外，根外皮色红，故称丹参、赤参、红根、血参等。

2. 品种

丹参为双子叶植物纲唇形科鼠尾草属植物丹

参 *Salvia miltiorrhiza* Bge. 野生或栽培品的干燥根及根茎。

3. 分布

本品山东境内产于临沂（蒙山、沂水、蒙阴）、莱芜、威海（文登）、烟台（招远、栖霞）、青岛（平度、崂山）、日照（莒县）淄博、济南、泰安、济宁（巨野）、菏泽等地。全省各山地丘陵均有分布。野生以沂蒙山区最为多，蒙山、莱芜产质量最好。目前山东省内各地均有栽培，以临朐、沂水、莒县、蒙阴、平邑、沂南、济南和淄博等地较为集中。

4. 生态

丹参生于山坡、林下草地、灌丛或沟边。

5. 形态特征

丹参：年生草本，高 30～100cm，全株密布淡黄色柔毛及腺毛。根细长，圆柱形，外皮土红色。茎四棱形，上部分枝。叶对生，单数羽状复叶，小叶片卵圆形至宽卵圆形，两面密被白色柔毛。夏季开花，顶生和腋生的轮伞花序，每轮有花 3～10 朵，多轮排成疏离的总状花序；花萼略成钟状，紫色；花冠 2 唇形，蓝紫色，发育雄蕊 2 个，伸出花冠管外而盖于上唇之下，退化雄蕊 2 个，着生于上唇喉部的两侧；子房上位，4 深裂，花柱较雄蕊长，柱头 2 裂片不相等。小坚果长圆形，熟时暗棕色或黑色，包于宿萼中。丹参的根茎短粗，根细长，略呈长圆柱形，微弯曲。表面棕红色或砖红色，粗糙，具不规则的纵皱纹；外皮呈鳞状片剥落。质坚且脆。断面疏松；皮部暗棕红色，木质部灰黄色或紫褐色；维管束黄白色，放射状排列。以条粗、色紫红色为佳。花期 5～7 月，果期 8 月（图 219-1 至图 219-3）。

6. 产地加工

栽培品多在秋冬季采挖，野生品春、秋季采挖。除去泥土和细根及须根，干燥。江苏有些地区将根挖出后堆放，至内色变红再干燥。

（二）药材

1. 性状特征

上端为粗短根茎，有的残留茎基。根圆柱形，有数条，略弯曲，有分枝。表面棕红色至砖红色，

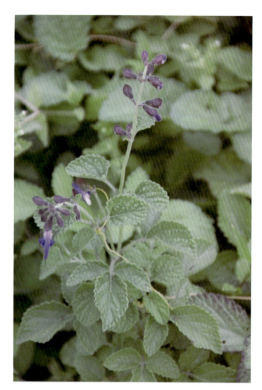

图 219-1　丹参植株（野生）

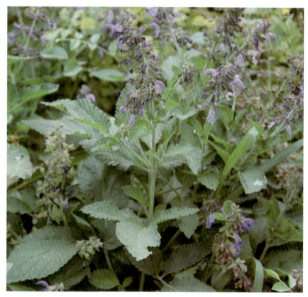

图 219-2　丹参植株（栽培）

粗糙，有纵皱纹。老根外皮疏松，多呈紫棕色，常鳞片状脱落。质硬脆，易折断，断面略平整致密。皮部棕红色、砖红色或紫黑色，木质部灰黄色或紫褐色，导管束黄白色，放射状排列。气微，味微苦涩。

栽培品根粗壮，直径 0.5～1.5cm。外皮细致，紧贴不易剥落。质坚实，断面平整，略呈粉质或角质样（图 219-4～图 219-6）。

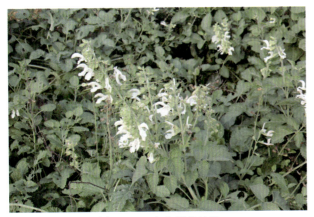

图 219-3　白花丹参植株

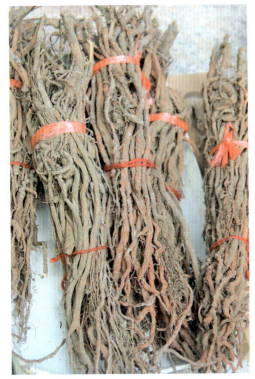

图 219-4　丹参药材（野生）

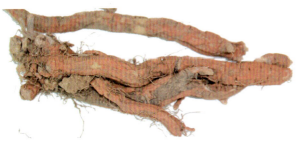

图 219-5　丹参药材（栽培）

2. 商品规格

丹参药材多为统装，有时以产地划分，如统装川货，统装云南产药材，统装河南产药材等。

1）野生商品山丹参有时以根的粗细分为一至五等。

2）栽培品分为二等。一等：呈圆柱形或长条形，偶有分枝，表面紫红色，有纵皱纹，多为整枝，头尾齐全，主根中上部直径1cm以上。二等：主根中上部直径1cm以下0.4cm以上，有单枝及撞断的碎节，其余特征同一等。

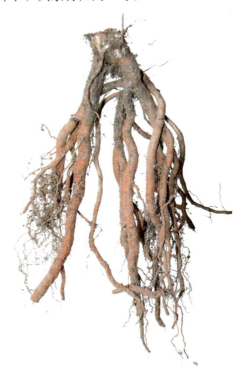

图 219-6　丹参药材（白花丹参）

3. 道地药材

本品山东莱芜、蒙山、沂水产者质佳。"莒县丹参"已注册国家地理标志产品传统以四川产者为道地药材。

4. 质量标志

本品以条粗壮、无芦头、外皮红色者为佳。

5. 显微特征

（1）组织鉴别：根横切面见木栓细胞3～7列；皮层狭窄，纤维少见，在皮层外侧稍多，单个散在或数个成群，孔沟放射状，层纹细密；有的具石细胞。韧皮部较窄。形成层区明显成环。木质部宽广，导管单个或数个成群；木纤维发达，多成群分布；木射线宽广，细胞数可多至20余列。初生木质部四原型，有的不明显（图219-7）。

（2）粉末鉴别：粉末浅红色。石细胞多单个散在或成对，无色或淡黄色；呈类圆形、类三角形、类梭形、类长方形或不规则形，或延长成纤维状，

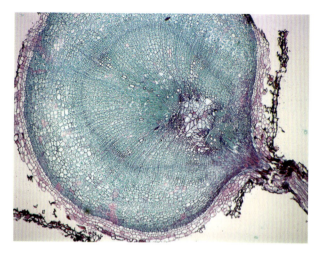

图219-7 丹参药材横切面组织特征

边缘不平整，直径 20～65μm，长约至 257μm，壁厚 5～16μm，有的胞腔内含棕色物。木栓细胞多，黄棕色，长方形或多角形。纤维管胞单个散在或成束，长梭形，具缘纹孔点状。导管主为网纹及具缘纹孔导管，直径可达 60μm。韧皮纤维单个散在或成束，梭形，边缘不平整，孔沟明显。

6. 化学组分

二萜醌类：丹参酮 I（tanshinone I）；丹参酮 II$_A$；丹参酮 II$_B$；隐丹参酮（cryptotanshinone）；羟基丹参酮（hydroxytanshinone）；丹参酸甲酯（methyltanshinonate）；二氢丹参酮 I（dihydrotanshinone I）；次甲基丹参醌（methylenetanshiquinone）；二氢异丹参酮 I（dihydroisotanshinone I）；1, 2-二氢丹参醌（1, 2-dihydrotanshiquinone）；丹参新酮（miltirone）及丹参醇 A、B、C（tanshinol A, B, C）；异丹参酮（isotanshinone）；异隐丹参酮（isocryptotanshinone）；丹参醌（tanshiquinone）A、B、C；丹参新醌甲、乙、丙、丁（danshenxinkun A, B, C, D）等。另含二萜萘嵌苯酮（saloilenone），丹参螺旋缩酮内酯（danshenspiroketallactone），丹参内酯（tanshilactone）。酚性酸类：丹参素，丹参酸乙、丙，丹参酚酸 A（salvianolic acid A），原儿茶醛（protocatechuic aldehyde），原儿茶酸（protocatechuic acid）等。

7. 理化特征

（1）化学定性：取本品粉末 5g，加水 50ml，加热 15～20 分钟，放冷，滤过。滤液浓缩至黏稠状，加乙醇 3～5ml 溶解，滤过。取滤液数滴点于滤纸条上，干后置紫外灯（365nm）下观察，显亮蓝灰色荧光。用氨熏后再置紫外灯下观察，显亮蓝绿色荧光。另取上述滤液 0.5ml，加三氯化铁试液 1～2 滴，显污绿色。

（2）薄层色谱：取本品粉末 1g，加乙醚 5ml，置具塞试管中，振摇，放置 1 小时，滤过，滤液挥干，残渣加乙酸乙酯 1ml 使溶解，作为供试品溶液。另取丹参对照药材，同法制成对照药材溶液。再取丹参酮 II$_A$ 对照品，加乙酸乙酯制成每毫升含 2mg 的溶液，作为对照品溶液。吸取上述 3 种溶液各 5μl，分别点于同一硅胶 G 薄层板上，以苯 - 乙酸乙酯（19：1）为展开剂，展开，取出，晾干。供试品色谱中，在与对照品色谱相应的位置上，显相同颜色的斑点；在与对照品色谱相应的位置上，显相同的暗红色斑点。

8. 贮藏

置通风干燥处。

（三）炮制与饮片

1. 药材炮制

（1）丹参：原药材除去杂质和残茎，洗净，润透，切片，片厚约 3mm，干燥。

（2）酒丹参：取丹参片，加黄酒拌匀，炒至色微黄，干燥。

（3）猪心血拌丹参：每 200g 丹参片，用猪心 6 只取血，加黄酒适量混合后拌匀，至全部吸入后，干燥。

（4）其他：鳖血拌丹参、丹参炭等。

2. 饮片名称

丹参，酒丹参，猪血丹参，鳖血丹参，丹参炭。

3. 药品类别

活血化瘀药。

4. 性状特征

（1）丹参：本品圆形片或斜切片，片厚约 3mm，外皮粗糙，断面皮部色深，棕红色或暗棕红色，木部灰黄色，导管束黄白色，放射状排列。气微，味微苦涩（图219-8）。

（2）酒丹参：形同丹参片，表面红褐色，略有酒香气。

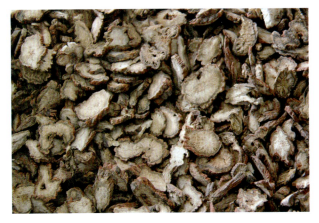

图 219-8 丹参

5. 质量要求

（1）丹参

1）水分：不得过 10.0%。

2）总灰分：不得过 10.0%。

3）酸不溶性灰分：不得过 2.0%。

4）浸出物：用冷浸法测定，水作溶剂，水溶性浸出物不得少于 35.0%。醇溶性浸出物，用乙醇作溶剂，不得少于 11.0%。

5）含量测定：用高效液相色谱法测定本品含丹参酮 II_A（$C_{19}H_{18}O_3$）不得少于 0.20%，含丹酚酸 B（$C_{36}H_{30}O_{16}$）不得少于 3.0%。

（2）酒丹参

1）水分：不得过 10.0%。

2）总灰分不得过 10.0%。

3）浸出物：水溶性浸出物不得少于 35.0%。醇溶性浸出物，用乙醇作溶剂，不得少于 11.0%。

6. 功能主治

本品性微寒，味苦。祛瘀止痛，活血通经，清心除烦。用于月经不调、经闭痛经、癥瘕积聚、胸腹刺痛、热痹疼痛、疮疡肿痛、心烦不眠、肝脾肿大。

7. 用法用量

内服：煎汤，9～15g，或入丸、散。

8. 配伍注意

不宜与藜芦同用。

9. 使用注意

服用抗凝结药物的心脏病患者，如同时服用丹参，可引起严重出血。

10. 贮藏

置阴凉干燥处。

（四）经典方剂与临床应用

丹参饮（《时方歌括》）

处方：丹参 30g，檀香、砂仁各 4.5g。

制法：用水 220ml，煎至 160ml。

功能主治：活血祛瘀，行气止痛。主心痛、胃脘诸痛。常用于慢性胃炎、胃及十二指肠溃疡、胃神经官能症及心绞痛等。

用法用量：分两次服用。

使用注意：因方中丹参有活血作用，且用量较大，故出血性疼痛慎用本方。孕妇忌用。

（五）食疗与药膳

1. 丹参粥

原料：丹参 10g，大米 100g，白糖适量。

制作方法：将丹参择净，放入锅内，加清水适量，浸泡 5～10 分钟后，水煎取汁，加大米煮粥，待煮至粥熟后，白糖调味服食。

功能主治：活血化瘀，凉血消痈，养血安神。适用于月经不调，血滞经闭，产后腹痛，恶露不净，癥瘕积聚，肢体疼痛，疮痈肿痛，心烦失眠。

用法用量：每日 1 剂，连续 3～5 天。

2. 丹参黄豆汤

原料：丹参 10g，黄豆 50g，蜂蜜适量。

制作方法：丹参洗净放砂锅中，黄豆洗净用凉水浸泡 1 小时，捞出倒入锅内加水适量煲汤，至黄豆烂，拣出丹参，加蜂蜜调味即可食用。

功能主治：补虚养肝，活血祛瘀。适用于慢性肝炎、肝脾肿大者调补。

220 黄芩 Huang Qin

（一）基原

1. 集解

黄芩始载于《神农本草经》，列为中品，又名腐肠，以后历代本草均有记载。《名医别录》云：“一名空肠，……三月三日采根，阴干。”《本草图经》云：“生秭归山谷及冤句，今川蜀、河东、陕西近郡皆有之。苗长尺余，茎杆粗如筋，叶从地四面作丛生，类紫草，高一尺许，亦有独茎者，叶细长青色，两两相对。六月开紫花，根黄如知母粗细，长四五寸。二月、八月采根，曝干用之。"本品表面棕黄色，老根中心呈朽木状黄黑色，古为黔，黔也作芩，故名。

2. 品种

黄芩为双子叶植物纲唇形科黄芩属植物黄芩 *Scutellaria baicalensis* Georgi 野生或栽培品的干燥根。

3. 分布

本品山东境内产于日照、烟台、青岛、潍坊、泰安、淄博、临沂等地；以莒县、泰安、即墨、崂山、海阳、牟平、文登、蒙阴、沂水、沂南和胶南等县市产量大；莒县、文登、胶南的质量最好。现全省各地均有栽培，莒县建起万亩黄芩生产基地。

4. 生态

黄芩生于向阳的干燥山坡、荒地上，常见于路边。

5. 形态特征

黄芩：多年生草本，高 30～80cm。茎钝四棱形，具细条纹，无毛或被上曲至开展的微柔毛，绿色或常带紫色；自基部分枝多而细。叶交互对生；无柄或几无柄；叶片披针形至线状披针形，长 1.5～4.5cm，宽 3～12mm，先端钝，基部近圆形，全缘，上面深绿色，无毛或微有毛，下面淡绿色，沿中脉被柔毛，密被黑色下陷的腺点。总状花序顶生或腋生，偏向一侧，长 7～15cm；苞片叶状，卵圆状披针形至披针形，长 4～11cm，近无毛；花萼二唇形，紫绿色，上唇背部有盾状附属物，果时增大，腊质；花冠二唇形，蓝紫色或紫红色，上唇盔状，先端微缺，下唇宽，中裂片三角状卵圆形，宽 7.5mm，两侧裂片向上唇靠合，花冠管细，基部骤曲；雄蕊 4，稍露出，药室裂口有白色髯毛；子房褐色，无毛，4 深裂，生于环状花盘上，花柱细长，先端微裂。4 枚小坚果，卵球形，长 1.5mm，径 1mm，黑褐色，有瘤。花期 6～9月，果期 8～10月（图 220-1，图 220-2）。

6. 产地加工

春季至夏初或"霜降"前后将根挖出，除去茎苗及泥土，晒至半干时撞去或剥去栓皮，再晒干。

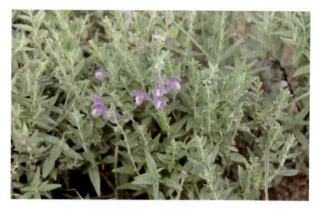

图 220-1　黄芩植株

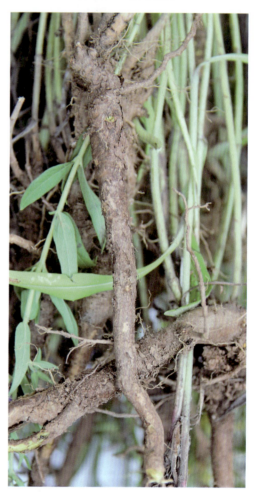

图 220-2　黄芩根

（二）药材

1. 性状特征

根呈圆锥形，多扭曲，长 5～25cm，直径 1～3cm。表面棕黄色或深黄色，上部较粗糙，有扭曲的纵皱或不规则网纹，下部有顺纹和细皱，具侧根残痕，顶端有茎痕或残留茎基。质硬而脆，易折断，断面黄色，中间红棕色；老根中间呈暗棕色或棕黑色，枯朽状或已成空洞。气微，味苦（图220-3，图220-4）。

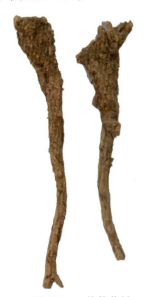

图220-3 黄芩药材

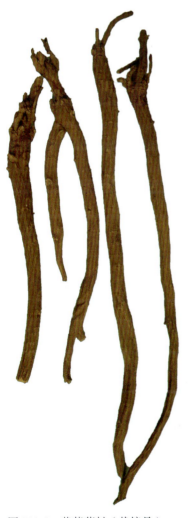

图220-4 黄芩药材（栽培品）

2. 商品规格

（1）传统商品规格：分枝芩（条芩）一等品、二等品、子芩、枯芩、片芩、混装等规格。出口品分芩王、枝芩和中条芩三等。

（2）现行商品规格：统货。

3. 道地药材

本品以河北承德产者质量上乘，习称"黄金条根"，视为道地药材。山东产者质佳。

4. 质量标志

本品以野生品条粗长、质坚实、断面色黄、味苦者为佳。

5. 显微特征

（1）组织鉴别：根横切面示木栓层为8～20列扁平细胞，其中有石细胞散在，栓内层狭窄。韧皮部宽广，有多数石细胞与韧皮纤维，石细胞多分布于外缘，韧皮纤维多分布于内侧。形成层成环。木质部在老根中央有栓化细胞环形成。薄壁细胞中含淀粉粒（图220-5）。

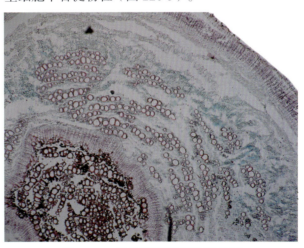

图220-5 黄芩药材横切面组织特征

（2）粉末鉴别：粉末棕黄色韧皮纤维呈梭形，长60～50μm，直径9～33μm，壁厚，孔沟细。木纤维较细长，两端尖，直径约12μm，有稀疏斜纹孔。石细胞类圆形、类方形或长方形，长径60～160μm，短径24～60μm，壁厚。淀粉粒单粒类球形，直径2～10μm，脐点明显，复粒由2～3分粒组成（图220-6）。

6. 化学组分

黄酮类：黄芩苷（baicalin），黄芩素（baicalein），汉黄芩苷（wogonoside），汉黄芩素（wogonin）。

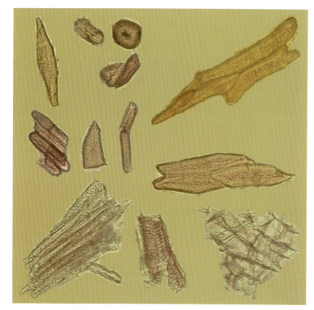

图 220-6　黄芩药材粉末显微特征

尚含 β- 谷甾醇、豆甾醇、苯甲酸等。

7. 理化特征

（1）显色反应：取本品粉末 1g，加乙醇 10ml，加热回流 15 分钟，滤过。取滤液 1ml，加乙酸铅试液 2 ～ 3 滴，即发生橘黄色沉淀；另取滤液 1ml，加镁粒少量与盐酸 3 ～ 4 滴，显红色。

（2）光谱鉴别：取本品粉末 0.2g，加乙醇 5ml，浸渍 24 小时，滤过。取滤液，用乙醇稀释为 1mg/ml 的溶液，以乙醇为空白，置紫外分光光度计上扫描，于 278nm、219nm、（320±1）nm 处有吸收峰。

8. 贮藏

置干燥通风处。

（三）炮制与饮片

1. 药材炮制

（1）黄芩：取原药材，除去杂质，置沸水中煮 10 分钟或蒸 30 分钟，取出，闷透，趁热切薄片，晒干或烘干（注意避免暴晒）。

（2）酒黄芩：取黄芩片喷淋黄酒，拌匀，用文火炒至深黄色，取出，晾干（每 50kg 黄芩，用黄酒 5 ～ 7.5kg）。

（3）黄芩炭：取黄芩片用武火炒至表面焦褐色、边缘带黑色为度，但须存性，喷淋清水，取出，晾干。

2. 饮片名称

黄芩，酒黄芩，黄芩炭。

3. 药品类别

清热药。

4. 性状特征

（1）黄芩：本品呈类圆形或不规则形薄片。外表皮黄棕色或棕褐色。切面黄棕色或黄绿色，具放射状纹理（图 220-7 至图 220-9）。

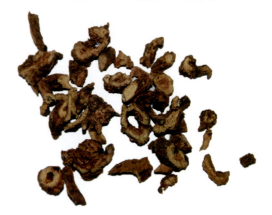

图 220-7　黄芩（野生品）

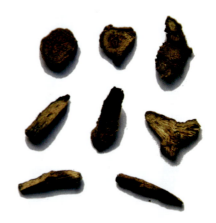

图 220-8　黄芩（栽培品 1）

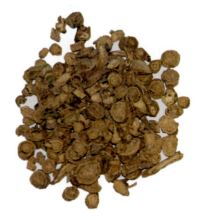

图 220-9　黄芩（栽培品 2）

（2）酒黄芩：本品形如黄芩片，表面深黄色或棕黄色，略有酒气。

（3）黄芩炭：本品形如黄芩片，表面黑褐色，断面中心棕黄色（图220-10）。

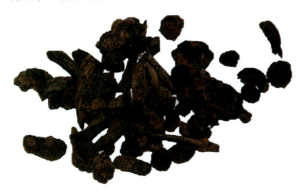

图220-10　黄芩炭

5. 质量要求

本品含量测定：黄芩和酒黄芩用高效液相色谱法测定。本品按干燥品计算，含黄芩苷（$C_{21}H_{18}O_{11}$）不得少于 8.0%。

6. 功能主治

本品性寒，味苦。清热燥湿，泻火解毒，止血，安胎，用于肺热咳嗽、血热妄行、湿热下痢、胎动不安。黄芩片：清热泻火功大，用于肺热咳嗽、目赤肿痛、痈疽疔疮。酒黄芩：可助药力上行以清除上焦积热，用于肺经湿热、咯吐黄痰、头痛、发热。黄芩炭：即可清热，又可止血，用于痢下脓血。

7. 用法用量

内服：煎汤或入丸、散，用量 3 ～ 9g。外用：煎水洗或研末敷患处。

8. 使用注意

脾胃虚寒、少食、便溏者忌用。

9. 贮藏

席装或袋装。放置于干燥通风处。

（四）经典方剂与临床应用

半夏泻心汤（《伤寒论》）

处方：半夏 12g（洗），黄芩、干姜、人参、炙甘草各 9g，黄连 3g，大枣 12 枚（擘）。

功能主治：和胃降逆，散结消痞。主寒热中阻，胃气不和，心下痞满不痛，或干呕，或呕吐，肠鸣下利，舌苔薄黄而腻，脉弦数者。常用于急慢性胃肠炎、慢性结肠炎、慢性肝炎、早期肝硬化等属中气虚弱，寒热互结者。

用法用量：上七味，以水 1L，煮取 600ml，去滓，再煎取 300ml，分二次温服。

（五）药膳与食疗

绿茶黄芩饮

原料：绿茶 3g，黄芩 12g，罗汉果 15g，甘草 3g。

制作方法：将黄芩、罗汉果、甘草放入砂锅中，加清水 500ml，小火煎至水剩一半时止，用药汁沏茶即可。

用法用量：可代茶饮或早中晚饭后 30 分钟顿服。每日 1 剂。

功能主治：泻火解毒，抗菌消炎，清肺止咳，润肠通便。

221 半枝莲 Ban Zhi Lian

（一）基原

1. 集解

半枝莲始载于《江苏植物志》。

2. 品种

半枝莲为双子叶植物纲唇形科黄芩属植物半枝莲 Scutellaria barbata D. Don 的干燥全草。

3. 分布

本品山东境内产于临沂、日照、潍坊、烟台、青岛、淄博等地。

4. 生态

半枝莲生于水田边、溪边或湿润草地上。

5. 形态特征

半枝莲：多年生草本，高 15 ～ 20cm。茎直立，不分枝或少分枝，下部匍匐生根，四棱形，上部近圆柱形无毛，有节。叶对生，茎下部有短柄，上部的近于无柄，卵状椭圆形至条状披针形，长 7 ～ 23mm，宽 4 ～ 15mm，先端钝，基部截形或圆形，边缘有波状疏锯齿，两面沿脉上疏生紧巾小毛或无毛；叶柄长 1 ～ 3mm。轮伞花序通常有花 2 朵，小花交互对生，集成偏于一侧的总状花序，顶生或腋生；苞片叶状，渐变小；花萼钟状，长 2.6 ～ 3mm，外面被有黏柔毛具 2 唇，全缘；花冠紫蓝色，外密被柔毛，上唇作盔状，有 3 裂片，下唇肾形；雄蕊 2 对，不伸出；花柱顶端 2 裂。小坚果横生，卵圆形，着生于弯短柄上，有小瘤状突起，包围突萼中。花期 5 ～ 6 月，果期 6 ～ 8 月（图 221-1）。

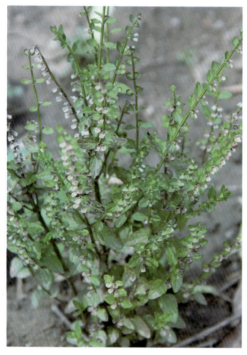

图 221-1　半枝莲植株

6. 产地加工

夏、秋二季茎叶茂盛时采割地上部分，晒干。

（二）药材

1. 性状特征

全草全长 15 ～ 40cm，全无或花轴上疏被毛。根纤细。茎四棱形，表面暗紫色或棕绿色。叶对生，有短柄或近无柄；叶片皱缩或卷折，展平后呈三角状卵形或披针形，长 1.5 ～ 3cm，宽 0.5 ～ 1cm，先端钝，基部截形或宽楔形，全缘或有少数不明显的钝齿，上面深绿色，下面淡绿色；质脆易碎。花序生于枝端，花冠二唇形，棕黄色或深蓝紫色，

长约 1.2cm，被毛，但商品中花冠常已脱落，留有匙形下萼和具盔状盾形的上萼，内藏 4 个扁球形小坚果，浅棕色。全草质柔软，易折断。气微，

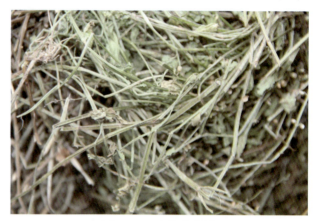

图 221-2　半枝莲药材

味苦涩（图 221-2）。

2. 商品规格

本品均为统货。

3. 道地药材

本品广东产者质佳。

4. 质量标志

本品以花多、色绿、味苦者为佳。

5. 显微特征

粉末鉴别：叶表面表皮细胞呈长多角形，垂周壁波状弯曲，上表皮细胞较大，长 55 ～ 93μm，宽 14 ～ 40μm，下表皮细胞长 25 ～ 48μm，宽 11 ～ 25μm。非腺毛由 1 ～ 2 个细胞组成，圆锥形，壁具疣状突起，基部细胞具放射状角质层纹理；近叶缘处非腺毛较大，由 1 ～ 3 个细胞组成，长 48 ～ 141μm。腺鳞上表面较少，下表皮较多，腺头圆球形、扁圆球形，由 7 ～ 8 个细胞组成，直径 50 ～ 75μm，腺柄单细胞；腺毛存在于下表皮，由 4 个细胞组成的腺头，直径约 28μm，腺柄单细胞。气孔存在于下表皮，直轴式（图 221-3）。

6. 化学组分

黄芩素（scutellarein），黄芩素苷（scutellarin），红花素（carthamidin），异红花素（isocarthamidin），生物碱、β- 谷甾醇和硬脂酸等。

7. 理化特征

（1）荧光检查：取粉末（20 目）2g，加乙

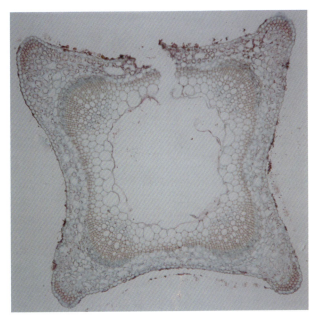

图 221-3 半枝莲药材（茎）横切面组织特征

醚 10ml，回流 30 分钟，倾去乙醚，残渣加甲醇 15ml，回流 30 分钟后冷却，滤过，滤液供点样用。点样 10μl。吸附剂：硅胶 H，加 0.5%CMC 铺板，110℃活化 30 分钟。以甲苯 - 甲酸乙酯 - 甲酸（3：3：1）展开，展距 12cm。于紫外灯（365nm）下观察，样品由上至下共呈 7 个斑点。

（2）化学定性：取粉末 10g，加 80% 乙醇 50ml，置水浴上回流 30 分钟，趁热过滤，滤液作以下试验：取滤液 1ml，加镁粉少许及浓盐酸 4 滴，溶液渐呈绯红色；取滤液 1ml，加 1% 三氯化铁试液 1～2 滴，溶液呈墨绿色；取上述剩下的滤液于水浴上蒸干，残渣加 5% 的盐酸 5ml 溶解，滤过，于 3 支试管中各加滤液约 1ml，再分别加碘化铋钾试液、碘化汞钾试液及硅钨酸试液各 1～2 滴，均产生沉淀。

8. 贮藏

袋装，置阴凉通风干燥处。

（三）炮制与饮片

1. 药材炮制

取原药材，除去杂质，清水洗净，沥去水，切段，干燥。

2. 饮片名称

半枝莲。

3. 药品类别

清热解毒。

4. 性状特征

本品呈不规则的段。茎方柱形，中空，表面暗紫色或棕绿色。叶多破碎、气微，味微苦。余同药材（图 221-4）。

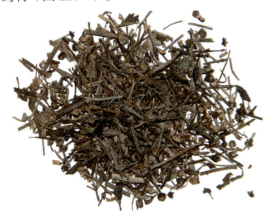

图 221-4 半枝莲

5. 质量要求

本品含量测定：用高效液相色谱法测定。本品含总黄酮以野黄芩苷（$C_{21}H_{18}O_{12}$）计，不得少于 1.50%。含野黄芩苷（$C_{21}H_{18}O_{12}$）不得少于 0.20%。

6. 功能主治

本品性寒，味辛、苦。清热解毒，化瘀利尿。用于痈疖疔毒、咽喉肿痛、跌打肿痛、毒蛇咬伤、水肿、黄疸、癌肿等。

7. 用法用量

内服：煎汤，25～50g（鲜品 50～100g）。外用：捣敷。

8. 使用注意

血虚者不宜，孕妇慎服。

9. 贮藏

袋装。置阴凉通风干燥处。

（四）食疗与药膳

辛夷半枝莲炖墨鱼

原料：辛夷 10g，半枝莲 15g，墨鱼 150g，料酒 10ml，姜、葱各 10g，盐、味精各 3g。

制作方法：墨鱼发透洗净，切 3cm 见方的块状；

姜切片，葱切段；半枝莲、辛夷洗净。墨鱼、辛夷、半枝莲、姜、葱、料酒同放炖锅内，加水适量，置武火上烧沸，再用文火炖煮 25 分钟，加入盐、味精搅匀即成。

功能主治： 通鼻窍、抗癌肿，鼻咽癌患者常食有效。

用法用量： 每日 1 次，每次 1 杯。

222 洋金花 Yang Jin Hua

（一）基原

1. 集解

洋金花之名首见于《法华经》，原名曼陀罗花该书有"佛在说法时天雨曼陀罗花"的记载，可见在唐代以前就有曼陀罗花的记载。其后在宋代则用之于医药。北宋周去非《岭外代答》描其形态及用法："广西曼陀罗花，遍生原野，大叶白花，结实如茄子，而遍生小刺，乃'药人草'也……"《本经逢源》载有曼陀罗花，谓实名风茄……八月采此花，七月采火麻子花，阴干等分为末，……。对曼陀罗形态描述最详的，仍推明代的《本草纲目》，李时珍曰："曼陀罗生北土，人家亦栽之，春生夏长，独茎直上，高四五尺，生不旁引，绿茎碧叶，叶如茄叶，八月开白花，凡六瓣，状如牵牛花而大，攒花中坼，骈叶外包，而朝开夜合，结实圆而有丁拐，中有小子，八月采花，九月采实。"即指此属植物而言。由"结实圆而有丁拐"一语考之，可知指的就是洋金花 *Datura metel* L.。关于"洋金花"一名的由来，药业中人说法不一。一说"洋"是指它来自外国（其原名"曼陀罗"即译音），"金"指颜色，此花干后色黄，故以金喻之。一说本品有毒，羊食之癫狂若惊，故名"羊惊花"，后讹为"洋金花"。二说虽系传闻，但都反映了本药特点。

2. 品种

洋金花为双子叶植物纲茄科曼陀罗属植物白曼陀罗 *Datura metel* L. 的干燥花。

3. 分布

本品山东境内产于各地。

4. 生态

白曼陀罗生于山坡、草地或住宅附近。

5. 形态特征

白曼陀罗：一年生草本，高 30～100cm。全株近无毛。茎直立，圆柱形，基部木质化，上部呈叉状分枝，绿色，表面有不规则皱纹，幼枝四棱形，略带紫色，被短柔毛。叶互生，上部叶近对生；叶柄长 2～5cm；叶片宽卵形、长卵形或心脏形，长 5～20cm，宽 4～15cm，先端渐尖或锐尖，基部不对称，边缘具不规则短齿或全缘而波状，两面无毛或被疏短毛，叶背面脉隆起。花单生于枝杈间或叶腋；花梗长约 1cm，直立或斜伸，被白色短柔毛；花萼筒状，长 4～6cm，直径 1～1.5cm，淡黄绿色，先端 5 裂，裂片三角形，整齐或不整齐，先端尖，花后萼管自近基部处周裂而脱落，遗留的萼筒基部则宿存，果时增大呈盘状，直径 2.5～3cm，边缘不反折；花冠管漏斗状，长 14～20cm，檐部直径 5～7cm，下部直径渐小，向上扩呈喇叭，白色，具 5 棱，裂片 5，三角形，先端长尖；雄蕊 5，生于花冠管内，花药线形，扁平，基部着生；雌蕊 1，子房珠形，2 室，疏生短刺毛，胚珠多数，花柱丝状，长 11～16cm，柱头盾形。蒴果圆球形或扁球状，直径约 3cm，外被疏短刺，熟时淡褐色，不规则 4 瓣裂。种子多数，扁平，略呈三角形，熟时褐色。花期 3～11 月，果期 4～11 月（图 222-1）。

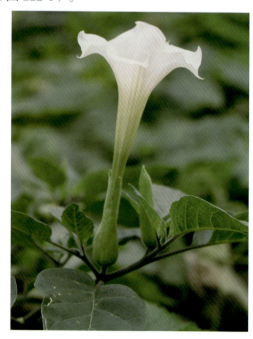

图 222-1 白曼陀罗植株

6. 产地加工

白曼陀罗开花期均可采收。北方以 7～8 月为多，南方全年均可采收，以 4～9 月产量较多。一般在日出前将刚开放花朵摘下，用线穿成串或分散阴干，晒干或微火烘干。

（二）药材

1. 性状特征

干燥的花常数朵捆成直径约 7cm 大小的花把。多皱缩成条状，完整者长 9～15cm。花萼筒状 5 裂，长 5～5.5cm，表面黄绿色，被毛茸。花冠漏斗状 5 裂，长 12～13cm；表面黄棕色，皱缩，陈旧者深棕色，裂片先端尖长，裂片之间稍有凹陷，花冠筒上有粗棱线 5 条，每棱两侧具一纵脉。雄蕊 5 枚，长 11.5～12.5cm，花丝着生于花筒的基部，长为花冠的 3/4，约 1/2 长贴生于花冠筒上，花药盾形或"个"字形，长 13～14mm；雌蕊 1 枚，柱头棒状，稍低于花药不露出花冠。烘干品质柔韧，气特异；晒干品质脆，气微，味微苦（图 222-2）。

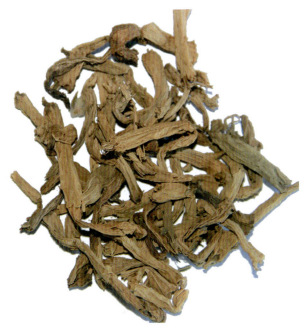

图 222-2　洋金花

2. 商品规格

本品一般以 50 朵扎成一把或统货。

3. 道地药材

本品江苏、浙江产者质佳。

4. 质量标志

本品以花冠完整、色淡黄、无花萼者为佳。

5. 显微特征

（1）组织鉴别：花蕾横切面示花萼表皮细胞外被非腺毛，中心可见花柱、花丝横切面和花粉粒（图 222-3）。

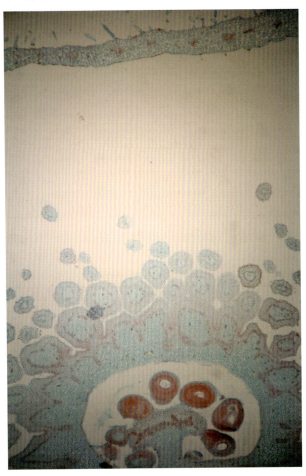

图 222-3　洋金花药材（花蕾）横切面组织特征

（2）粉末鉴别：粉末淡黄色。花粉粒类球形或长圆形，直径 32～44μm，具 2～3 个萌发孔，表面有条纹状雕纹。花萼非腺毛 1～3 个细胞，壁具疣状突起，腺毛头部 1～5 个细胞；柄 1～5 个细胞。花冠裂片边缘非腺毛 1～10 个细胞，壁微具疣状突起。花丝基部非腺毛粗大，1～5 个细胞，基部直径约至 128μm，顶端钝圆。花萼花冠有草酸钙砂晶、方晶及簇晶。

6. 化学组分

总生物碱 0.12%～0.82%，主要为东莨菪碱（scopolamine 或 hyoscine）即天仙子碱，含量为 0.11%～0.47%；莨菪碱（hyoscyamine）含量为

0.01% ～ 0.37%。去甲莨菪碱（norhyoscyamine），阿托品（atropine），东莨菪素（scopoletin）等。

7. 理化特征

（1）化学定性：①取粉末 5g，加碳酸钠 2g，混匀，加水湿润。用乙醚提取 3 次，每次 10ml，合并醚提取液，水浴蒸干，加稀硫酸 5ml 溶解残渣，分取酸液，以碳酸钠碱化至 pH 为 8，再以乙醚提取 3 次，每次 5ml，合并醚液，水浴上浓缩至 2 ～ 3ml 供用。②取上述醚提取液 5 滴，水浴蒸干，加发烟硝酸 4 滴，继续蒸干，残渣加无水乙醇 1ml 及氢氧化钾一小粒，显紫红色。

（2）薄层色谱：取本品粉末 2g，加浓氨试液 1ml，混匀，再加氯仿 25ml，摇匀，放置过夜，滤过，滤液蒸干，残渣加氯仿溶解使成 0.5ml，作为供试品溶液。对照液制备：取硫酸阿托品、氢溴酸东莨菪碱对照品，加甲醇制成每毫升各含 4mg 的混合溶液，作为对照品溶液。薄层板：硅胶 G 自制板，厚度 500μm。点样：供试品溶液与对照品溶液分别点样 2μl。展开剂：乙酸乙酯 - 甲醇 - 浓氨试液（17 ∶ 2 ∶ 1）。展开方式：展开箱用展开剂预先平衡 30 分钟，上行展开，展距 8cm。显色：喷以稀碘化铋钾试液，日光下检视。在供试品色谱中，与对照品相应的位置上，显相同的 2 个棕色斑点。

8. 贮藏

置干燥通风处保存。防虫蛀。洋金花有毒，保管中应注意安全。

（三）炮制与饮片

1. 药材炮制

取原药材，除去杂质及梗，筛去灰屑。

2. 饮片名称

洋金花。

3. 药品类别

化痰止咳平喘药：止咳平喘药。

4. 性状特征

本品性状特征同药材。

5. 质量要求

（1）水分：不得过 11.0%。

（2）总灰分：不得过 11.0%。

（3）酸不溶性灰分：不得过 2.0%。

（4）浸出物：用热浸法测定，乙醇作溶剂，不得少于 9.0%。

（5）含量测定：用高效液相色谱法测定。本品按干燥品计算，含东莨菪碱（$C_{17}H_{21}NO_4$）不得少于 0.15%。

6. 功能主治

本品性温，味辛。平喘止咳，镇痛，解痉。用于哮喘咳嗽、脘腹冷痛、风湿痹痛、小儿慢惊；外科麻醉。

7. 用法用量

内服：0.3 ～ 0.6g，宜入丸、散，亦可作卷烟分次燃吸（1 日量不超过 1.5g）。外用：适量，煎水洗；或研末调敷。

8. 使用注意

外感及痰热咳喘、青光眼、高血压患者禁用。

9. 贮藏

本品易虫蛀、发霉，应防潮，置通风干燥处。

（四）经典方剂与临床应用

（1）睡圣散：治（病）人难忍艾火灸痛，服此即昏睡不痛，亦不伤人。山茄花（八月收），火麻花（八月收，一说七月收），阴干，共研末。每服三钱，小儿只一钱，茶酒任下。一服后即昏睡，可灸五十壮，醒后再服再灸（《扁鹊心书》）。

（2）祛风一醉散：治阳厥气逆多怒而狂：朱砂（水飞）半两，曼陀罗花二钱半。上为细末。每服二钱，温酒调下，若醉便卧，勿令惊觉（《证治准绳》）。

223 　枸杞子 Gou Qi Zi

（一）基原

1. 集解

枸杞子始载于《神农本草经》，列为上品。《名医别录》谓："枸杞，生常山平泽及诸丘陵阪岸。""冬采根，春夏采叶，秋采茎、实。"李时珍谓："枸杞乃树名。此物棘如枸之刺，茎如杞之条，故兼名之。"又曰:"后世惟取陕西(包括宁夏)者良,而又以甘州者为绝品。"现今枸杞药材仍以宁夏枸杞为佳。

2. 品种

枸杞子为双子叶植物纲茄科枸杞属植物宁夏枸杞 *Lycium barbarum* L. 栽培品的干燥成熟果实。

3. 分布

本品山东境内的德州、菏泽、滨州、聊城、东营、烟台等地引种栽培。

4. 生态

夏枸杞生于沟崖及山坡或灌溉地埂和水渠边等处。野生和栽培均有。

5. 形态特征

宁夏枸杞:灌木或经栽培后而成大灌木,高1～3m。主茎数条,粗壮;小枝有纵棱纹,有不生叶的短刺和生叶、花的长刺;果枝细长,通常先端下垂,外皮淡灰黄色,无毛。叶互生或数片簇生于短枝上;叶柄短;叶片披针形或长圆状披针形,长2～8cm,宽0.5～3cm,先端尖,基部楔形或狭楔形而下延成叶柄,全缘,上面深绿色,背面淡绿色,无毛。花腋生,常单1或2～6朵簇生在短枝上;花梗细;花萼钟状,长4～5mm,先端2～3深裂,裂片宽卵状或卵状三角形;花冠漏斗状,管部长约8mm,先端5裂,裂片卵形,长约5mm,粉红色或淡紫红色,具暗紫色脉纹,管内雄蕊着生处上方有一圈柔毛;雄蕊5;雌蕊1,子房长圆形,2室,花柱线花,柱头头状。浆果卵圆形、椭圆形或阔卵形,长8～20mm,直径5～10mm,红色或橘红色,果皮肉质。种子多数,近圆肾形而扁平,棕黄色。花期5～10月,果期6～11月(图223-1)。

6. 产地加工

夏、秋季(6～10月)果实呈橙红色(8～9成熟)时采收,通常每隔5～7天采摘1次,忌在有晨露和雨水未干时采摘。

(二)药材

1. 性状特征

果实呈纺锤形,略扁,长6～21mm,直径

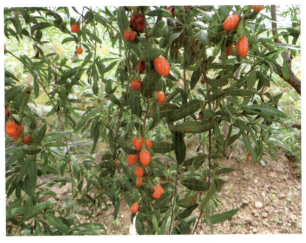

图 223-1 宁夏枸杞植株

3～10mm;顶端有小凸起状花柱痕,基部有白色的果柄痕。果皮红色或暗红色,柔韧,果肉饱满,肉质,柔润而具黏性。种子通常20粒以上,最多达50余粒,类肾形或类长方形,扁而翘,或两面中部微凸,边缘较薄,近脐点处常微凹陷,长1.5～2mm,宽1～1.7mm,表面淡黄至黄色。无臭,味甜、微酸;嚼后微有苦感,唾液染成红色(图223-2,图223-3)。

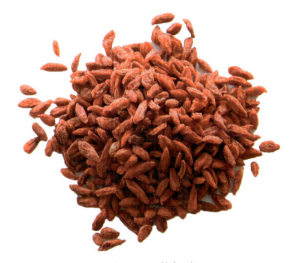

图 223-2 枸杞子

2. 商品规格

本品常分特级、甲级、乙级、丙级4个规格。

3. 道地药材

本品宁夏回族自治区的中宁县栽培者质量最佳,为道地药材。

4. 质量标志

本品以粒大、色红、肉厚、质柔润、籽少、

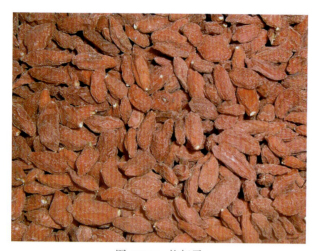

图 223-3　枸杞子

味甜者为佳。

5. 显微特征

（1）组织鉴别：果实横切面示外果皮为 1
列扁平细胞，壁较厚，外被角质层，外缘作细齿
状突起。中果皮由 10 余列大小不一的薄壁细胞
组成，有的细胞中含有草酸钙砂晶；维管束双韧
型，多数，散列。内果皮细胞 1 列，椭圆形，切
向延长。种子横切面长卵形或椭圆形，种皮表皮
为 1 列石细胞，类长方形，外壁菲薄，侧壁及内
壁呈 U 字形增厚，向内为 3～4 列被挤压的薄
壁细胞。最内 1 层为扁长方形薄壁细胞，微木化。
胚乳、胚根及子叶薄壁细胞中含有油滴及颗粒状
内含物（图 223-4）。

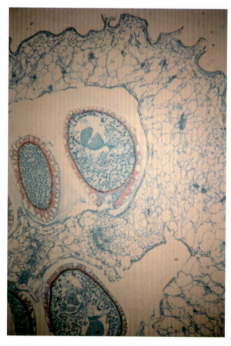

图 223-4　枸杞子药材横切面组织特征

（2）粉末鉴别：粉末黄橙色或红棕色。外果
皮表皮细胞表面观呈类多角形或长多角形，垂周
壁平直或细波状弯曲，外平周壁表面有平行的角
质条纹。中果皮薄壁细胞呈类多角形，壁薄，胞
腔内含橙红色或红棕色球形颗粒。种皮石细胞表
面观不规则多角形，壁厚，波状弯曲，层纹清晰。

6. 化学组分

多糖类：枸杞多糖约 5%。生物碱类：甜菜碱
（betaine）1.18%～1.28%，胆碱。色素和维生素类：
玉蜀黍黄素（zeaxanthin）、酸浆红素（physalein）、
胡萝卜素、核黄素、烟酸、维生素 C 及硫胺素等。
其他：香豆精、甾醇、酚类、有机酸、黄酮、蛋白质、
氨基酸、无机元素等。

7. 理化特征

薄层色谱：取本品 0.5g，加水 35ml，加热煮沸
15 分钟，放冷，滤过，滤液用乙酸乙酯 15ml 振摇提
取，分取乙酸乙酯液，浓缩至 1ml，作为供试品溶液。
另取枸杞子对照药材 0.5g，同法制成对照药材溶液。
吸取上述 2 种溶液各 5μl，分别点于同一硅胶 G 薄
层板上，以乙酸乙酯 - 三氯甲烷 - 甲酸（3：2：1）
为展开剂。展开，取出，晾干，置紫外光灯（365nm）
下检视。供试品色谱中，在与对照药材色谱相应的
位置上，显相同颜色的荧光斑点。

8. 贮藏

置阴凉干燥处，防闷热，防潮，防蛀。

（三）炮制与饮片

1. 药材炮制

取原药材，除去杂质，摘去残留果柄，拣除
霉坏变质的果实。

2. 饮片名称

枸杞子。

3. 药品类别

补虚药：补阴药。

4. 性状特征

本品性状特征同药材。

5. 质量要求

（1）水分：不得过 13.0%（温度为 80℃）。

（2）总灰分：不得过 5.0%。

（3）重金属及有害元素：铅不得过 5mg/kg；镉不得过 0.3mg/kg；砷不得过 0.2mg/kg；汞不得过千万分之二；铜不得过 20mg/kg。

（4）浸出物：用热浸法测定，水作溶剂，不得少于 55.0%。

（5）含量测定：用紫外 - 可见光光度测法本品按干燥品计算，含枸杞多糖以葡萄糖（$C_6H_{12}O_6$）计，不得少于 1.8%，含甜菜碱（$C_5H_{11}NO_2$）不得少于 0.30%。

6. 功能主治

本品性甘，平。归肝、肾经。滋补肝肾，益精明目。用于虚劳精亏、腰膝酸痛、眩晕耳鸣、阳痿遗精、内热消渴、血虚萎黄、目昏不明。

7. 用法用量

内服：6～12g。

8. 使用注意

外邪实热、脾虚有湿及泄泻者忌服。

9. 贮藏

置阴凉干燥处，防闷热，防潮，防蛀。

（四）经典方剂与临床应用

杞菊地黄丸（《麻疹全书》）

处方：枸杞子 40g，菊花 40g，熟地黄 160g，山茱萸（制）80g，牡丹皮 60g，山药 80g，茯苓 60g，泽泻 60g。

制法：以上八味，粉碎成细粉，过筛，混匀。每 100g 粉末用炼蜜 35～50g 加适量的水泛丸，干燥，制成水蜜丸；或加炼蜜 80～110g 制成小蜜丸或大蜜丸，即得。

功能主治：滋肾养肝。用于肝肾阴亏，眩晕耳鸣，羞明畏光，迎风流泪，视物昏花。

用法用量：水蜜丸 1 次 6g，小蜜丸 1 次 9g，大蜜丸 1 次 1 丸，1 日 2 次。

（五）药膳与食疗

1. 杞实粥

原料：芡实 21g，枸杞子 9g，粳米 75g。

制作方法：上三味各自用滚开水泡透，去水，放置一夜。次日五更用砂锅一口，先将水烧滚，下芡实煮四五沸；次下枸杞子煮三四沸；然后下粳米，共煮至浓烂香甜。煮粥的水一次加足，中途勿添冷水。粥成后空腹食之，以养胃气。或研为细末，滚开水冲泡服用亦可。

功能主治：聪耳明目。适用于老人视力、听力减退，眼目昏花者。

用法用量：每日 1 剂。

2. 山药枸杞蒸鸡

原料：净母鸡 1 只（约重 1500g），山药 40g，枸杞子 30g，水发香菇 25g，火腿片 25g，笋片 25g，料酒 50g，清汤 1000g，味精、精盐适量。

制作方法：山药除去粗皮，切成长段 7～10cm、厚度 1cm 的纵片，枸杞子洗净备用。净母鸡去爪，剖开背脊，抽去头颈骨留皮，下开水锅内余一下取出，洗净血秽。将鸡腹向下放在汤碗内，加入料酒、味精、精盐、清汤、山药、枸杞子，将香菇、笋片、火腿片铺在鸡面上，上展蒸 2 小时左右，待鸡酥烂时取出即成。

功能主治：补肝肾，益精血，健脾胃。适宜于头晕、眼花、耳鸣、乏力、腰膝酸软的肝肾虚损者，以及慢性肝炎、早期肝硬化及贫血患者。

224　地骨皮 Di Gu Pi

（一）基原

1. 集解

地骨皮始载于《神农本草经》，列为上品。原名枸杞。历代本草均有收载。野生与栽培均有。据《本草图经》载："今处处有之。春生苗，叶如石榴叶而软薄堪食，俗呼为甜菜。其茎干高三五尺，作丛。六月、七月生小红紫花。结红实，形微长如枣核。其根名地骨。"枸杞根深入地，故其根皮为地骨皮。

2. 品种

地骨皮为双子叶植物纲茄科枸杞属植物枸杞 *Lycium chinense* Mill. 或宁夏枸杞 *Lycium barbarum* L. 栽培品的干燥根皮。

3. 分布

（1）枸杞：山东境内产于各地。

（2）宁夏枸杞：山东境内的德州、菏泽、滨州、聊城、东营、烟台等地引种栽培。

4. 生态

枸杞生于田野、路边或山野阳坡；有栽培品。

5. 形态特征

（1）枸杞：多分枝灌木，高0.5～1m，栽培时可达2m多；枝条细弱，弓状弯曲或俯垂，淡灰色，有纵条纹，棘刺长0.5～2cm，生叶和花的棘刺较长，小枝顶端锐尖成棘刺状。叶纸质或栽培者质稍厚，单叶互生或2～4枚簇生、卵形、卵状菱形、长椭圆形、卵状披针形，顶端急尖，基部楔形，长1.5～5cm，宽0.5～2.5cm，栽培者较大，可长达10cm以上，宽达4cm；叶柄长0.4～1cm。花在长枝上单生或双生于叶腋，在短枝上则同叶簇生；花梗长1～2cm，向顶端渐增粗。花萼长3～4mm，通常3中裂或4～5齿裂，裂片多少有缘毛；花冠漏斗状，长9～12mm，淡紫色，筒部向上骤然扩大，稍短于或近等于檐部裂片，5深裂，裂片卵形，顶端圆钝，平展或稍向外反曲，边缘有缘毛，基部耳显著；雄蕊较花冠稍短，或因花冠裂片外展而伸出花冠，花丝在近基部处密生一圈绒毛并交织成椭圆状的毛丛，与毛丛等高处的花冠筒内壁亦密生一环绒毛；花柱稍伸出雄蕊，上端弓弯，柱头绿色。浆果红色，卵状，栽培者可成长矩圆状或长椭圆状，顶端尖或钝，长7～15mm，栽培者长可达2.2cm，直径5～8mm。种子扁肾脏形，长2.5～3mm，黄色。花果期6～11月（图224-1）。

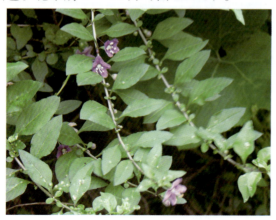

图224-1　枸杞植株

（2）宁夏枸杞：灌木，或栽培因人工整枝而成大灌木，高0.8～2m，栽培者茎粗直径达10～20cm；分枝细密，野生时多开展而略斜升或弓曲，栽培时小枝弓曲而树冠多呈圆形，有纵棱纹，灰白色或灰黄色，无毛而微有光泽，有不生叶的短棘刺和生叶、花的长棘刺。叶互生或簇生，披针形或长椭圆状披针形，顶端短渐尖或急尖，基部楔形，长2～3cm，宽4～6mm，栽培时长达12cm，宽1.5～2cm，略带肉质，叶脉不明显。花在长枝上1～2朵生于叶腋，在短枝上2～6朵同叶簇生；花梗长1～2cm，向顶端渐增粗。花萼钟状，长4～5mm，通常2中裂，裂片有小尖头或顶端有2～3齿裂；花冠漏斗状，紫堇色，筒部长8～10mm，自下部向上渐扩大，明显长于檐部裂片，裂片长5～6mm，卵形，顶端圆钝，基部有耳，边缘无缘毛，花开放时平展；雄蕊的花丝基部稍上处及花冠筒内壁生一圈密绒毛；花柱像雄蕊一样由于花冠裂片平展而稍伸出花冠。浆果红色或在栽培类型中也有橙色，果皮肉质，多汁液，形状及大小由于经长期人工培育或植株年龄、生境的不同而多变，为广椭圆状、矩圆状、卵状或近球状，顶端有短尖头或平截、有时稍凹陷，长8～20mm，直径5～10mm。种子常20余粒，略成肾脏形，扁压，棕黄色，长约2mm。花果期较长，一般从5～10月。

6. 产地加工

春、秋二季采收。但以冬末春初采收者质较佳。将根挖出，洗净泥土，将根锯成10cm左右的段，用刀纵切至木质部，入蒸笼中加热略蒸，待皮与中央木部容易剥落时，取出剥皮。或趁鲜用木棒敲打，使皮脱落，晒干即可。

（二）药材

1. 性状特征

根皮呈筒状或槽状，长3～10cm，宽0.5～1.5cm，厚0.1～0.3cm。外表面灰黄色至棕黄色，粗糙，有不规则纵裂纹，易成鳞片状剥落。内表面黄白色至灰黄色，较平坦，有细纵纹。体轻，质脆，易折断，断面不平坦，外层黄棕色，内层灰白色。气微，味微甜而后苦（图224-2）。

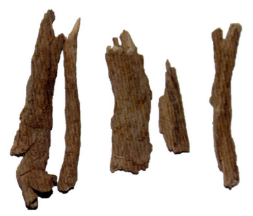

图 224-2 地骨皮药材

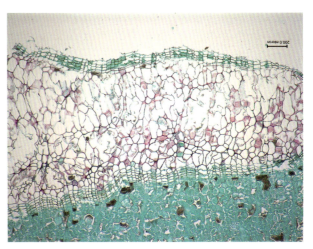

图 224-3 地骨皮药材横切面组织特征

2. 商品规格

商品以产地分有南骨皮，又称杜骨皮（为江苏无锡、上海等地所产），品质最好；北地骨皮（主产苏北、泰兴、涟水、淮阳等地），质次之；古城骨皮（主产安徽滁县等地）；津骨皮（山西、河北、河南所产）。规格一般分 4 等。一等：长10 ～ 12cm，圆筒直径 2 ～ 2.5cm，大小均匀而整齐。二等：长约 6cm 以上，约占 25%。三等：皮薄，长 3cm 以上，约占 5%。四等：破碎者，又称统货。

3. 道地药材

本品宁夏中宁产者为道地药材。

4. 质量标志

本品以筒粗、肉厚、无木心与杂质者为佳。

5. 显微特征

（1）组织鉴别：横切面示外层有 2 ～ 3 条木栓组织层带，最内 1 层木栓组织常呈完整的环带，发生在韧皮部深处，外面的木栓组织层则交错连接，落皮层组织中可见颓废的筛管及射线细胞。韧皮部约占根皮厚度 1/2，射线宽 1 列细胞，薄壁细胞中含有草酸钙砂晶与淀粉粒，有时可见纤维及石细胞散在（图 224-3，图 224-4）。

（2）粉末鉴别：草酸钙砂晶散在或存在于薄壁细胞中，极微细，略呈箭头形。有的薄壁细胞充满砂晶形成砂晶囊。纤维淡黄色，多单个散在，或少数成束，常与射线细胞相连，梭形或纺锤形，有的微波状弯曲，末端平截、钝圆或长尖，长110 ～ 230（～ 324）μm，直径 17 ～ 37（～ 48）μm，壁厚 3 ～ 11μm，木化或微木化，纹孔稀疏，有的胞腔内含黄棕色物。石细胞稀少，常单个散在，淡黄色，类圆形、短纺锤形或类长方形，直径（32 ～ ）

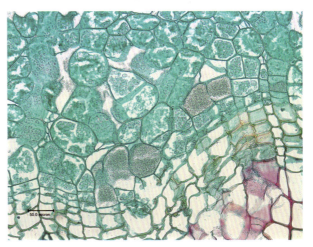

图 224-4 地骨皮药材组织中的淀粉粒和草酸钙砂晶

45 ～ 72μm，长约至 110μm，壁厚至 8μm，纹孔较少。韧皮射线宽 1 列细胞，高 8 ～ 13 个细胞，壁薄。淀粉粒极多，单粒类圆形或椭圆形，直径5 ～ 22μm，大粒脐点较明显，点状或人字状，层纹不明显；复粒由 2 ～ 8 分粒组成，大者直径约至 32μm。木栓细胞表面观呈类多角形，垂周壁平直或微波状，有的微木化，胞腔内含黄色物。落皮层薄壁细胞淡黄色，类圆形，大小不一，壁木化。

6. 化学组分

甜菜碱（betaine）0.08%，皂苷 1.07%，苦味质、桂皮酸、多量酚类物质、β- 谷甾醇、地骨皮胺（kukoamine）、枸杞胺（lyciumamide）、亚油酸、亚麻酸、三十一酸、枸杞酰胺、柳杉酚（sugiol）、蜂蜜酸（melissicacid）等。

7. 理化特征

（1）荧光检查：①取药材在紫外灯下观察，

外面呈棕黄色，常散在金黄色荧光斑，断面木栓层显棕色，韧皮部显淡蓝色荧光（陈药材韧皮部显淡黄色荧光）。②药材粉末的5%水浸液或碱性水浸液均显深污绿色荧光。粉末的70%乙醇提取液在紫外灯下观察，显淡蓝色荧光。

（2）光谱鉴别：取粉末0.2g，加乙醇20ml，放置12小时，滤过，滤液用乙醇稀释，使制得的样品溶液浓度为5mg/ml，供测试用。测试条件：扫描范围400～200nm，吸收度量程0～2A，狭缝宽度2nm，波长标尺放大40nm/cm。样品在（279±2）nm、（211±2）nm波长处有最大吸收，在320nm附近有肩峰。

8. 贮藏

木箱装。本品易发霉、走失气味，应置阴凉干燥处保存。

（三）炮制与饮片

1. 药材炮制

取原药材，除去杂质及残余木心，洗净，晒干，切段。

2. 饮片名称

地骨皮。

3. 药品类别

清热药：清热凉血药。

4. 性状特征

本品呈不规则的碎段状，余同药材（图224-5）。

5. 质量要求

（1）水分：不得过11.0%。

（2）总灰分：不得过11.0%。

（3）酸不溶性灰分：不得过3.0%。

6. 性味功能

本品性寒，味甘。凉血除蒸，清肺降火。用于阴虚潮热、骨蒸盗汗、肺热咳嗽、咯血、衄血、内热消渴。

7. 用法用量

内服：煎汤，9～15g。外用：煎水含漱、淋洗，研末撒或调敷。

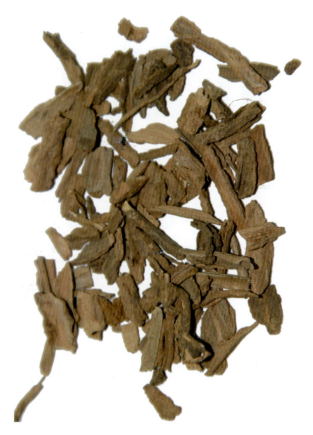

图224-5　地骨皮

8. 使用注意

脾胃虚寒者忌服。

9. 贮藏

置阴凉干燥处保存。

（四）经典方剂与临床应用

泻白散（《小儿药证直诀》）

处方： 地骨皮、桑白皮（炒）各30g，甘草（炙）3g。

制法： 上锉散。入粳米一撮，水300ml，煎200ml。

功能主治： 清泻肺热，平喘止咳。治肺热壅盛喘咳，甚则气急，皮肤蒸热，发热日晡尤甚，舌红苔黄，脉细数。

用法用量： 食前服。

使用注意： 外感风寒咳嗽，或虚寒性咳嗽均不宜使用。

（五）食疗与药膳

1. 枸杞地骨皮蜜酒

原料： 枸杞子 150g，地骨皮 30g，蜂蜜 150g，白酒 1500ml。

制作方法： 将枸杞子、地骨皮和蜂蜜同放入 60° 左右白酒中，密封浸泡，每 5 天搅拌摇动一次，30 天后，滤去药渣，取酒服用。

功能主治： 滋补肝肾，清热明目。适用于阴虚内热、便秘以及中老年人视物模糊、腰膝酸软等。

用法用量： 每天 2 次，每次 20 ～ 30ml。

2. 地骨皮桔梗炖白肺

原料： 地骨皮半块，桔梗 18g，花旗参 12g，紫菀 12g，苦杏仁适量，猪肺 1 个，姜 2 片。

制作方法： 洗猪肺至变白为止。除猪肺、姜外，将其他材料洗净后放入炖盅内加水先炖，同时把猪肺、姜放入另一锅中煮沸。取出煮好的猪肺，放入药材锅中同炖 3 ～ 4 小时即成。

功能主治： 补气、化痰，润肺。治久咳。

225　锦灯笼 Jin Deng Long

（一）基原

1. 集解

锦灯笼见于《本草纲目》，载：果浆酸甜，性温进补，抗衰驻颜。主治功能：清热解毒、化痰平喘、祛湿利尿，用于咽病音哑、淡热咳嗽、小便不利。

2. 品种

锦灯笼为双子叶植物纲茄科酸浆属植物酸浆 *Physalis alkekengi* L. var. *francheti*（Mast.）Makino 的干燥宿萼或带宿萼的果实。

3. 分布

本品山东境内产于各地。

4. 生态

酸浆生于村旁、路边、旷野、山坡或林缘等地。

5. 形态特征

酸浆：多年生草本，基部常匍匐生根。茎高 40 ～ 80cm，基部略带木质。叶互生，常 2 枚生于一节；叶柄长 1 ～ 3cm；叶片长卵形至阔形，长 5 ～ 15cm，宽 2 ～ 8cm，先端渐尖，基部不对移狭楔形，下延至叶柄，全缘而波状或有粗芽齿，两面具柔毛，沿叶脉亦有短硬毛。花单生于叶腋，花梗长 6 ～ 16mm，开花时直立，后来向下弯曲，密生柔毛而果时也不脱落；花萼阔钟状，密生柔毛，5 裂，萼齿三角形，花后萼筒膨大，弯为橙红或深红色，呈灯笼状包被将果；花冠辐状，白色，5 裂，裂片开展，阔而短，先端骤然狭包被浆果；花冠辐状，白色，5 裂，裂片开展，阔而短，先端骤然狭窄成三角形尖头，外有短柔毛；雄蕊 5，花药淡黄绿色；子房上位，卵球形，2 室。浆果球状，橙红色，直径 10 ～ 15mm，柔软多汁。种子肾形，淡黄色。花期 5 ～ 9 月，果期 6 ～ 10 月（图 225-1）。

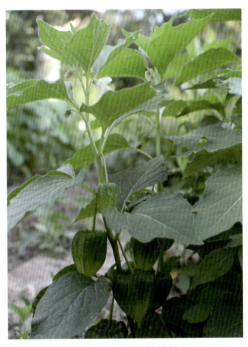

图 225-1　锦灯笼植株

6. 产地加工

秋季当宿萼自基部至先端由绿变红时，连同浆果摘下，干燥。

（二）药材

1. 性状特征

带宿存花萼果实呈灯笼状，常压扁或有破碎，长 3 ～ 4.5cm，直径 2.5 ～ 4cm，橙红至朱红色，有的中、上部色较淡。表面有纵肋 10 条，有 5 条成明显的纵棱，棱间有明显的网状细脉纹，顶端渐尖，微 5 裂，基部平截或略内凹，着生有长 2 ～ 3cm 的果梗。体轻，质柔韧。中空或内有橙红色至朱红色果实，完整浆果圆球形，直径 1 ～ 1.5mm，表面光滑，基部与宿萼基部相连，常干瘪或压破。种子多数，扁平阔卵形，有钩状小尖头，长约 2mm，淡黄色，表面密布细微网纹（图 225-2）。

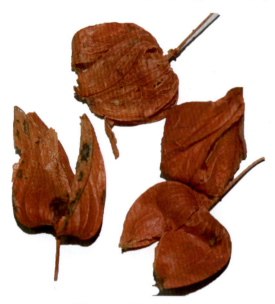

图 225-2　锦灯笼药材

2. 商品规格

本品均为统货。分江苏、吉林统装等。

3. 道地药材

本品江苏、吉林产者质佳。

4. 质量标志

本品以个大、整齐、洁净、色鲜红者为佳。

5. 显微特征

（1）组织鉴别

1）宿萼（中部）横切面见上、下表皮细胞各 1 列，皆切向延长，外被角质层，下表皮具少数腺毛、非腺毛与气孔。主脉上凹下凸，上、下表皮内侧各有少许厚角细胞，维管束半月形、双韧型。叶肉分化不明显，细胞为长多角形，其内充满橙红颗粒，细胞间隙大形，以叶肉的下半部为多。

2）浆果横切面：外果皮细胞 1 列，切向延长，长径 58 ～ 85μm，短径 8 ～ 9μm，外被角质层。中果皮广阔，其中散有小形双韧维管束，导管直径 12 ～ 20μm。

3）种子横切面：种皮最外为 1 列石细胞，排列紧密，细胞类方形，径向长 48 ～ 54μm，壁作 U 字形增厚，外壁甚薄，非木化，常皱缩，侧壁及内壁均增厚并木化，石细胞层顶面观呈网状，细胞为不规则多角形，长径 110 ～ 160μm，短径 25 ～ 98μm，壁波状弯曲，互相镶嵌。石细胞层下方为若干列切向延长的薄壁细胞，皆已颓废。胚乳细胞多角形，含有大量糊粉粒及脂肪油滴。胚根及子叶位于横切面两端，其组织皆已略有分化。

（2）粉末鉴别：宿萼粉末浅橙红色。宿萼下表皮细胞垂周壁波状弯曲，气孔不等式或不定式，长约 30μm。上表皮细胞垂周壁略平整，无气孔。非腺毛长 162 ～ 252μm，由 3 ～ 4 个细胞单列组成，壁常具小疣点。腺毛头部单细胞，椭圆形，长 66 ～ 78μm，胞腔内常有淡黄绿色挥发油，柄部长 223 ～ 285μm，由 3 ～ 4 个细胞单列组成。叶肉细胞含多数橙红色颗粒。

6. 化学组分

浆果含酸浆醇 A、B（physanol A，B）及生物碱、柠檬酸、草酸、维生素 C、酸浆素（酸浆果红素 physalien）、隐黄素（cryptoxanthine）、还原糖、黏液质、油脂、蛋白质类、氨基酸类、鞣质、酚类成分、甾萜、内酯。种子油的不皂化物中含多种 4-α-甲基甾醇，主要为禾本甾醇（gramisteml）、钝叶醇（obmsifiliol）及 4 个新甾体成分。此外，还有多种 4-脱氧基甾醇，如胆甾醇、24-乙基胆甾醇等。种子尚含多种三萜 3β-一元醇，其中环木菠萝烷醇（cycloartanol）35%，环木菠萝烯醇（cycloartenol）27%，羊毛脂-8-烯-3β-醇（lanost-8-en-3β-ol）24%。宿萼含 α-胡萝卜素、叶黄素（xanthophyle）、酸浆黄质（physoxanthii）。

7. 理化特征

化学定性：①取粉末 1g，加水 10ml，置水浴上加热 1 小时，趁热滤过，滤液备用。取滤液 1ml，调 pH 至酸性，加碘化铋钾试液 2 滴，即生成橘红色沉淀；取滤液 1ml，调 pH 至酸性，加磷钼酸试液 2 滴，即生成白色沉淀，再加氨水 2 滴，变为蓝色；取滤液 1ml，加新制斐林试液 5 滴，摇匀，置水浴上加热 5 分钟，即生成砖红色氧化亚铜沉淀；取滤液 1ml，加 0.2% 茚三酮试液 3 滴，摇匀，置水浴上加热5分钟，放冷，溶液呈蓝紫色。②取粉末1g，加石油醚10ml，振摇，滤过，滤液备用。取滤液2ml，挥去石油醚，用氯仿1ml溶解残渣，加三氯化锑氯仿饱和溶液2滴，氯仿液显蓝色；取滤液1ml，加浓硫酸2滴，上层石油醚显蓝绿色，下层显蓝色；取滤液点样于滤纸上，喷20%磷钼酸乙醇溶液，于115～118℃烘2分钟，即显蓝色。③取粉末1g，加甲醇10ml，置水浴上回流加热10分钟，乘热滤过，滤液置水浴上蒸干，残渣用冰醋酸1ml溶解，加入醋酐-浓硫酸(19∶1)试液1ml，混合均匀，溶液迅速变黄色、红色、紫色、青色，最终呈污绿色。

8. 贮藏

置通风干燥处，防蛀。

（三）炮制与饮片

1. 药材炮制

取药材，挑选个大、色鲜红者，洁净，去杂质。

2. 饮片名称

锦灯笼。

3. 药品类别

清热药：清热解毒药。

4. 性状特征

本品性状特征同药材。

5. 质量要求

（1）水分：不得过10.0%。

（2）含量测定：用高效液相色谱法测定。本品按干燥品计算，含木犀草苷（$C_{21}H_{20}O_{11}$）不得少于0.10%。

6. 功能主治

本品性寒，味苦、酸。清热解毒，利咽，化痰，利尿。用于咽喉肿痛、肺热咳嗽、小便不利。外治天疱疮、湿疹。近期应用于防治癌症。

7. 用法用量

内服：煎汤，15～20g。或捣汁外用。

8. 使用注意

脾虚体弱者慎用。

9. 贮藏

置通风干燥处。

（四）食疗与药膳

锦灯笼茶

制作方法： 取锦灯笼适量，用开水浸泡，代茶饮。

功能主治： 清热解毒，利咽，化痰，利尿。

226　白英 Bai Ying

（一）基原

1. 集解

白英始载于《神农本草经》，列为上品。陈藏器谓："白英，鬼目菜也，蔓生，三月延长……。"并引郭璞云："似葛，叶有毛，子赤色如耳珰珠，若云子黑误矣。"《本草纲目》收载于草部蔓草类，李时珍谓："俗名排风子是也。正月生苗。白色，可食。秋开小白花。子如龙葵子，熟时紫赤。"此述与白英形态相符。再参阅《本草纲目》及《植物名实图考》所载白英附图，均与现代商品相符。

2. 品种

白英为双子叶植物纲茄科茄属植物白英 *Solanum lyratum* Thunb. 的干燥全草。

3. 分布

本品山东境内产于各山地丘陵。

4. 生态

白英生于阴湿的山坡、路边、竹林下或灌木丛中。

5. 形态特征

白英：多年生蔓生草本，高达5m。基部木质化，上部草质，茎、叶和叶柄密被具节的长柔毛。叶互生；叶柄长1～3cm；叶片多戟形或琴形，长3～8cm，宽1.5～4cm，先端渐尖，基部心形，上部全缘或波状，下部常有1～2对耳状或戟状裂片，少数为全缘，中脉明显。聚伞花序顶生或腋外侧生；花萼5浅裂，宿存；花冠蓝紫色或白色，

5 深裂,裂片自基部向下反折;雄蕊 5,花丝极短,花药顶孔开裂;雌蕊 1,花柱细长,柱头小,头状,子房卵形,2 室。浆果球形,径约 1cm,熟时红色。种子近盘状,扁平。花期 7 ～ 9 月,果期 10 ～ 11 月(图 226-1)。

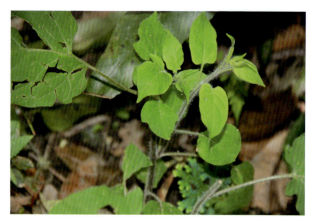

图 226-1　白英植株

6. 产地加工

夏、秋季采收全草。洗净,晒干或鲜用。

(二)药材

1. 性状特征

茎圆柱形,有分枝,长短不等。表面黄绿色至棕绿色,密被灰白色柔毛,粗茎通常毛较少或无毛。叶互生,叶片皱缩卷曲,暗绿色,展平后戟形或琴形,被毛茸;叶柄长 1 ～ 3cm。有时附黄绿色或暗红色的果实。茎质硬而脆,断面纤维生,髓部白色或中空;中质脆易碎。气微,味苦。

2. 商品规格

本品均为统货。

3. 道地药材

本品江苏、浙江产者质佳。

4. 质量标志

本品以茎粗壮、叶绿、无果者为佳。

5. 显微特征

组织鉴别:茎和叶柄的表面密生腺毛并有少数非腺毛。腺毛柄部由 4 ～ 10 个细胞组成,长450 ～ 560μm,基部细胞直径 80 ～ 130μm,常见其间有 1 ～ 2 个细胞已皱缩;头部单个细胞,长圆形,直径 10 ～ 14μm。茎(直径 3mm)的横

切面:表皮细胞 1 列;皮层较厚;中柱鞘部位由纤维断续成环带;维管束双韧型,韧皮部较薄;髓部有含砂晶的细胞散在。叶上表面密被腺毛,长 900 ～ 1700μm,柄部由 4 ～ 5 个细胞组成,常见其间有 1 ～ 2 个细胞已皱缩,头部单个细胞,长圆形或长卵形,直径 8 ～ 14μm;另有少数腺毛,柄部由 2 个细胞组成,长 90 ～ 108μm,头部单个细胞,圆形,直径 40 ～ 50μm。非腺毛极少,长850 ～ 1500μm,由 4 ～ 6 个细胞组成。叶下表面密被腺毛和密布气孔,腺毛柄部由 3 ～ 7 个细胞组成,长 234 ～ 320μm,基部细胞直径 72 ～ 85μm,常见其间有 1 ～ 2 个细胞已皱缩,头部仍为单细胞,长圆形或长卵形,直径 8 ～ 13μm;非腺毛少见,形态与叶上表面相似;气孔保卫细胞长 21 ～ 22μm,副卫细胞 3 ～ 6 个。叶肉中有含砂晶细胞。

6. 化学组分

甾体皂苷及其苷元:替告皂苷元(tigogenin)、新替告皂苷元(neotigogenin)、薯蓣皂苷元(diosgenin)等。甾体生物碱:蜀羊泉次碱 A、B,氢化勒帕茄次碱,蜀羊泉碱,澳洲茄碱等。还含芒柄花苷(ononin)、染料木苷(genistin)、5- 羟基芒柄花苷(5-hydroxyl ononin)、芒柄花素(formononctin)、大豆素(daidzein)、大豆苷(daidzin)、对羟基苯甲酸(4-hydroxy-bermaldehyde)、香草酸(vanillie acid)、原儿茶酸(protoeatechuie acid)、阿拉伯呋喃糖苷乙酯、熊果酸(ursolie acid)等。

7. 理化特征

化学定性:取生药粉末 5g,加乙醇 25ml,置水浴上回流半小时,滤过,滤液分别置于 3 支 5ml小试管中,分别加碘化钾试液,出现黄白色沉淀;加碘化钾碘试液出现红棕色沉淀;加碘化汞钾试液出现黄白色沉淀。

8. 贮藏

置通风干燥处。

(三)炮制与饮片

1. 药材炮制

取原药材,除去杂质,润透、切段,干燥。

2. 饮片名称

白英。

3. 药品类别

清热利湿药。

4. 性状特征

本品呈不规则碎断状或片状，余同药材（图226-2）。

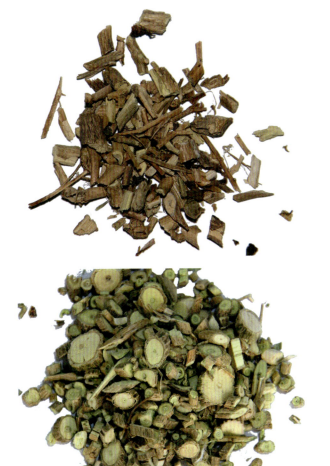

图226-2　白英

5. 功能主治

本品味苦，性平，有小毒。归肺、肝、脾经。清热利湿，解毒消肿。用于感冒发热、黄疸性肝炎、胆囊炎、胆石症、子宫糜烂、白带、肾炎水肿；外用治痈疖肿毒。

6. 用法用量

内服：煎汤，15～30g；外用适量，鲜全草捣烂敷患处。

7. 使用注意

脾胃虚寒者慎用。

8. 贮藏

置通风干燥处。

（四）经典方剂与临床应用

1）黄疸性肝炎：白英、天胡荽各30g，虎刺根15g。水煎服，每日1剂。

2）声带癌：白英、龙葵各30g，蛇莓、石见穿、野荞麦根各15g，麦冬、石韦各12g。水煎2次分服。

3）肺癌：白英、狗牙半支（垂盆草）各30g。水煎服，每日1剂。

（五）食疗与药膳

白英蛇莓仙鹤草猪肉汤

原料：白英40g，蛇莓40g，龙葵40g，丹参40g，仙鹤草5g，猪肉250g，蜜枣2个，细盐少许。

制作方法：先将白英、蛇莓、龙葵、丹参和仙鹤草分别用清水浸透，洗干净，备用。将猪肉、蜜枣分别用清水洗干净，备用。以上材料全部放入瓦煲内，加入适量的清水，选用猛火煲至水滚，然后改用中火继续煲2小时左右，以少许细盐调味，即可以饮用。

功能主治：清热解毒，消瘀散结。适于肝癌肝脏肿大、质地坚硬、肝区疼痛、脘腹饱胀、颈项前及面部呈现蜘蛛痣等症。

227　泡桐花 Pao Tong Hua

（一）基原

1. 集解

泡桐花始载于《神农本草经》，列为下品。原名"桐"。《本草纲目》载："白桐，即泡桐也，叶大径尺，最易生长，皮色粗白，其木轻虚，不生虫蛀……二月开花，如牵牛花而白色。结实大如巨枣，长寸余，壳内有子片，轻虚如榆荚、葵实之状，老则壳裂，随风飘扬。"又曰："白花桐……叶圆大而尖长有角，光滑而毳。先花后叶。花白色，花心微红。其实大二三寸，内为两房，房内有肉，肉上有薄片，即其子也。紫花桐……叶三角而圆，

大如白桐，色青多毛而不光……花紫色，其实亦
同白桐而微尖，状如诃子而黏房中肉黄色。"据
所述形态，紫花者与植物毛泡桐相似，白花者与
植物白花泡桐相似。

2. 品种

泡桐花为双子叶植物纲玄参科泡桐属植物毛
泡桐 *Paulownia tomentosa*（Thunb.）Steud. 或白花
泡桐 *Paulownia fortunei*（Seem.）Hemsl. 的干燥花。

3. 分布

毛泡桐：山东境内各地普遍栽培。

白花泡桐：泰安、鄄城有少量栽培。

4. 生态

泡桐、白花泡桐均生于山谷、村旁或路边。
通常栽培于村边和田间。

5. 形态特征

（1）毛泡桐：乔木高达 15m，树冠宽大伞形，
树皮褐灰色；小枝有明显皮孔，幼时常具黏质短
腺毛。叶片心脏形，长达 40cm，顶端锐尖头，全
缘或波状浅裂，上面毛稀疏，下面毛密或较疏，
老叶下面的灰褐色树枝状毛常具柄和 3 ～ 12 条细
长丝状分枝，新枝上的叶较大，其毛常不分枝，
有时具黏质腺毛；叶柄常有黏质短腺毛。花序枝
的侧枝不发达，长约中央主枝之半或稍短，故花
序为金字塔形或狭圆锥形，长一般在 50cm 以下，
少有更长，小聚伞花序的总花梗长 1 ～ 2cm，几
与花梗等长，有花 3 ～ 5 朵；萼浅钟形，长约 1.5cm，
外面绒毛不脱落，分裂至中部或裂过中部，萼齿
卵状长圆形，在花中锐头或稍钝头至果中钝头；
花冠紫色，漏斗状钟形，长 5 ～ 7.5cm，在离管基
部约 5mm 处弓曲，向上突然膨大，外面有腺毛，
内面几无毛，檐部 2 唇形，直径约 5cm；雄蕊长达
2.5cm；子房卵圆形，有腺毛，花柱短于雄蕊。蒴
果卵圆形，幼时密生黏质腺毛，长 3 ～ 4.5cm，宿
萼不反卷，果皮厚约 1mm；种子连翅长 2.5 ～ 4mm。
花期 4 ～ 5 月，果期 8 ～ 9 月（图 227-1）。

（2）白花泡桐：乔木高达 30m，树冠圆锥形，
主干直，胸径可达 2m，树皮灰褐色；幼枝、叶、
花序各部和幼果均被黄褐色星状绒毛，但叶柄、
叶片上面和花梗渐变无毛。叶片长卵状心脏形，
有时为卵状心脏形，长达 20cm，顶端长渐尖或锐
尖头，其凸尖长达 2cm，新枝上的叶有时 2 裂，

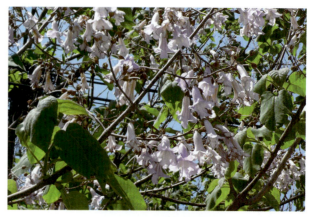

图 227-1 毛泡桐植株

下面有星毛及腺，成熟叶片下面密被绒毛，有时
毛很稀疏至近无毛；叶柄长达 12cm。花序枝几
无或仅有短侧枝，故花序狭长几成圆柱形，长约
25cm，小聚伞花序有花 3 ～ 8 朵，总花梗几与花
梗等长，或下部者长于花梗，上部者略短于花梗；
萼倒圆锥形，长 2 ～ 2.5cm，花后逐渐脱毛，分
裂至 1/4 或 1/3 处，萼齿卵圆形至三角状卵圆形，
至果期变为狭三角形；花冠管状漏斗形，白色仅
背面稍带紫色或浅紫色，长 8 ～ 12cm，管部在
基部以上不突然膨大，而逐渐向上扩大，稍稍向
前曲，外面有星状毛，腹部无明显纵褶，内部密
布紫色细斑块；雄蕊长 3 ～ 3.5cm，有疏腺；子
房有腺，有时具星毛，花柱长约 5.5cm。蒴果长
圆形或长圆状椭圆形，长 6 ～ 10cm，顶端之喙
长达 6mm，宿萼开展或漏斗状，果皮木质，厚
3 ～ 6mm；种子连翅长 6 ～ 10mm。花期 3 ～ 4 月，
果期 7 ～ 8 月。

6. 产地加工

春季开花时采花，晒干。

（二）药材

1. 性状特征

（1）毛泡桐花：长 4 ～ 7cm。花萼较小，阔
钟形，长 1 ～ 1.5cm，5 深裂至 1/2 以上，外表面
密被黄褐色毛。花冠钟形，5 裂，二醇形；灰棕色
至紫灰棕色，外表面被腺毛，内表面几无毛，有
紫色斑纹。雄蕊 1，子房卵圆形，花柱细长，短于
雄蕊。质脆，易破碎。气特异，味淡。

（2）白花泡桐花：长 7 ～ 12cm。花萼灰褐色，
长 2 ～ 2.5cm，质厚，裂片被柔毛，内表面较密；

花冠白色，干者外面灰黄色至灰棕色，密被毛茸，内面色浅，腹部具紫色斑点，筒部毛茸稀少。气微香，味微苦（图227-2）。

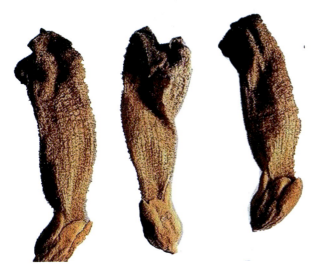

图227-2 泡桐花

2. 商品规格

本品均为统货。

3. 道地药材

本品山东产者质佳。

4. 质量标志

本品以花大、完整、色紫、气味浓者为佳。

5. 显微特征

组织特征：白花泡酮花表面观非腺毛树枝状分枝，枝顶部细胞壁厚，具纹孔；腺毛头部类圆形、椭圆形，直径 32～58μm，柄部长 22～190μm；腺毛与分枝非腺毛合生的毛茸，其腺毛部分与非腺毛部分分别同上述腺毛和非腺毛，但均较小；单细胞非腺毛长 480～3920μm，直径 10～24μm，有的 2～3 株簇生。毛泡桐花：表面观有腺毛与非腺毛合生的毛茸；非腺毛有分枝与不分枝 2 种，体部较粗大，基部直径 70～130μm，细胞壁较厚，约至 16μm，细胞壁较厚。

6. 化学组分

香精油（essential oils）；豆甾醇；菜油甾醇；胡萝卜苷；苯甲醛；棕榈酸乙酯；芹菜素；5, 4′-二羟基 -7, 3′- 二甲氧基双氢黄酮等。

7. 贮藏

置通风干燥处。

（三）炮制与饮片

1. 药材炮制

取原药材，除去杂质及灰屑，晒干。

2. 饮片名称

泡桐花。

3. 药品类别

辛凉解表药。

4. 性状特征

本品性状特征同药材。

5. 功能主治

本品性寒，味微苦。清热解毒。用于肺热咳嗽、咽痛红肿、痢疾泄泻、疟腮、疔疮。

6. 用法用量

内服：煎汤，10～15g。外用：鲜品适量，捣烂激；或制成膏剂搽。

7. 使用注意

体寒者慎用。

8. 贮藏

置通风干燥处。

228 鲜地黄 Xian Di Huang

（一）基原

1. 集解

鲜地黄始载于《神农本草经》，列为上品，原名生地黄。《名医别录》始分为干地黄与生地黄 2 种，曰："生地黄，大寒。主治妇人崩中血不止，及产后血上薄心，闷绝，伤身，胎动，下血，胎不落，堕坠，折，瘀血，留血，衄鼻，吐血，皆捣饮之。一名苄，一名芑，一名地脉。生咸阳黄土地者佳。二月、八月采根，阴干。"《本草图经》云："地黄，生咸阳川泽，黄土地者佳。今处处有之，以同州者为上。二月生叶，有地便出，似车前，叶上有皱纹而不光。……根如人手指，通黄色，粗细长短不常，二月八月采根，蒸二三日令烂，暴干，谓之熟地黄，阴干者是生地黄。《别录》只言干生二种，不言熟者。……生与干常应大寒，如此之类，故后世改用熟者。……此等与干生二种，功治殊别。"《本草纲目》云："今人惟以怀庆地黄为上，亦各处随时兴废不同尔。其苗初生塌地，叶如山白菜而毛涩，……结实如小麦粒。根长四五寸，细如手指，皮赤黄色，如羊蹄根及胡萝卜根，曝干乃黑。"《别录》复出生地黄者，乃新掘鲜者，故其性大寒。其熟地黄乃后人复蒸晒者。由《神农本草经》名干地黄一种开始到宋代列为干、生（鲜）、熟地黄三种。本品生于地下，色黄，故名。

2. 品种

鲜地黄为双子叶植物纲玄参科地黄属植物地黄 *Rehmannia glutinosa* Libosch. 栽培品的新鲜块根。

3. 分布

本品山东境内产于菏泽、淄博、济宁、泰安、潍坊、聊城、临沂等地。以菏泽产量最大，引种河南怀庆地黄大面积栽培，为全国地黄三大产地之一，已有 60 余年的历史，以菏泽定陶、曹州为最佳适宜种植区。

4. 生态

地黄生于山坡、沟边或路旁荒地。栽培于阳光充足、土层深厚、疏松肥沃、中性或微碱性的砂质土壤，肥沃黏土也能栽种，忌连作。

5. 形态特征

地黄：多年生草本，高 10 ～ 40cm。全株被灰白色长柔毛及腺毛。根肥厚，肉质，呈块状，圆柱形或纺锤形。茎直立，单一或基部分生数枝。基生叶成丛，叶片倒卵状披针形，长 3 ～ 10cm，宽 1.5 ～ 4cm，先端钝，基部渐窄，下延成长叶柄，叶面多皱，边缘有不整齐锯齿；茎生叶较小。花茎直立，被毛，于茎上部呈总状花序；苞片叶状，发达或退化；花萼钟状，先端 5 裂，裂片三角形，被多细胞长柔毛和白色长毛，10 条；花冠宽筒状，稍弯曲，长 3 ～ 4cm，外面暗紫色，里面杂以黄色，有明显紫纹，先端 5 浅裂，略呈二唇形；雄蕊 4，二强，花药基部叉形；子房上位，卵形，2 室，花后变 1 室，花柱 1，柱头膨大。蒴果卵形或长卵形，先端尖，有宿存花柱，外为宿存花萼所包。种子多数。花期 4 ～ 5 月，果期 5 ～ 6 月（图 228-1）。

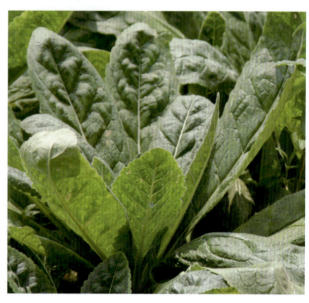

图 228-1　地黄植物

6. 产地加工

秋季采挖，除去芦头、须根及泥沙，鲜用。

（二）药材

1. 性状特征

新鲜块根呈纺锤形或条状，长 8 ～ 24cm，直径 2 ～ 9cm。外皮薄，表面浅红黄色，具弯曲的纵皱纹、芽痕、横长皮孔及不规则疤痕。肉质，易折断，断面皮部淡黄白色，可见橘红色油点，木部黄白色，导管呈放射状排列。气微，味微甜、微苦（图 228-2）。

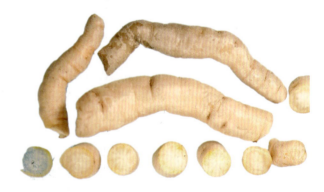

图 228-2　鲜地黄

2. 商品规格

统货。

3. 道地药材

本品河南怀庆产者为道地药材。

4. 质量标志

本品以个条直、粗长、色红黄者为佳。

5. 显微特征

组织鉴别：根横切面示木栓细胞数列。皮层薄壁细胞排列疏松；散有较多分泌细胞，含橘黄色油滴；偶有石细胞。韧皮部较宽，分泌细胞较少。形成层成环。木质部射线宽广；导管稀疏，排列成放射状。

6. 化学组分

梓醇（catalpol），二氢梓醇（dihydrocatapol），乙酰梓醇等。糖类：水苏糖，葡萄糖，蔗糖，果糖，地黄多糖。多种氨基酸，有机酸和无机元素等。

7. 理化特征

取本品粉末 1g，加水 10ml，超声振荡 15 分钟，取上清液 1ml 于试管中，加入 5% α- 萘酚乙醇液 2～3 滴，摇匀后，沿试管壁缓缓加入浓硫酸 1ml，两液界面呈现紫红色环。

8. 贮藏

置通风干燥处。

（三）炮制与饮片

1. 药材炮制

取鲜地黄，除去杂质，洗净，切厚片。

2. 饮片名称

鲜地黄。

3. 药品类别

清热药。

4. 性状特征

本品呈类圆形或不规则的厚片。外表皮黄红色，有皱纹。切面肉质，淡黄色，呈菊花心。

5. 质量要求

（1）总灰分：不得过 8%。

（2）酸不溶性灰分不得过 3%。

（3）浸出物：用冷浸法测定，水作溶剂，不得少于 65.0%。

6. 性味功能

本品性寒，味甘、苦。有清热生津、凉血、止血的功效。用于热风伤阴、舌绛烦渴、发斑发疹、吐血、衄血、咽喉肿痛。

7. 用法用量

内服：12～30g；煎汤。外用：适量捣烂敷患处。

8. 配伍禁忌

忌萝卜、葱白、韭白、薤白。

9. 使用注意

脾胃有湿邪及阳虚者忌服。

10. 贮藏

埋在沙土中，防冻。

（四）经典方剂与临床应用

犀角地黄汤（《外台秘要》）

处方： 犀角 30g，鲜地黄 24g，芍药 12g，牡丹皮 9g。

制法： 作汤剂，水煎服，犀角镑片先煎，余药后下。以水九升，煮取三升。

功能主治： 清热解毒，凉血散瘀。主治热入血分证，如热扰心神，身热谵语，舌绛起刺，脉细数；热伤血络，斑色紫黑、吐血、衄血、便血、尿血等，舌绛红，脉数；蓄血瘀热，喜忘如狂，漱水不欲咽，大便色黑易解等。

用法用量： 1 日分 3 次服。

（五）食疗与药膳

1. 地黄枣仁粥

原料： 鲜地黄 30g，酸枣仁 30g，白米 50g。

制作方法： 先煮鲜地黄、枣仁取汁，用汁煮米做粥。食时可加糖少许。

功能主治： 滋阴清热，养心安神。凡因虚劳体弱而致骨蒸烦热，羸瘦乏力，失眠多梦等症，即可辅食此粥。

使用注意： 鲜地黄甘寒，滋阴清热，枣仁甘酸养血安神，惟因其偏于滋补，故兼气虚大便溏软者不宜食。

2. 地黄粥

原料：粳米 50g，鲜地黄 30g，酥油、白蜜适量。

制作方法：鲜地黄切片，待水沸与米同煮，粥欲熟再入酥油、白蜜，煮熟即成。

功能主治：养阴清热，和中益胃。适宜于虚劳羸弱、咳嗽吐血、寒热时作的患者，也可作为早晨的滋补品。

229　生地黄
Sheng Di Huang

（一）基原

1. 集解

生地黄。始载于《神农本草经》，列为上品，原名干地黄。《名医别录》始分为干地黄与生地黄2种，曰："干地黄味苦，无毒，主治男子五劳七伤，女子伤中，胞漏，下血，破恶血，溺血，利大小肠，去胃中宿食，饱力断绝，补五脏内伤不足，通血脉，益气力，利耳目。"《本草衍义》云："叶如甘露子，花如脂麻花，但有细斑点，北人谓之牛奶子。花，茎有微细短白毛。"《本草纲目》云："今人惟以怀庆地黄为上，亦各处随时兴废不同尔。其苗初生塌地，叶如山白菜而毛涩，……结实如小麦粒。根长四五寸，细如手指，皮赤黄色，如羊蹄根及胡萝卜根，曝干乃黑。""《本经》所谓干地黄者，即生地黄之干者也。""《本经》所谓干地黄者，乃阴干、日干、火干者，故又云生者尤良。

2. 品种

生地黄为双子叶植物纲玄参科地黄属植物地黄 *Rehmannia glutinosa* Libosch. 栽培品的干燥块根。

3. 分布

本品山东境内产于菏泽、淄博、济宁、泰安、潍坊、聊城、临沂等地。以菏泽产量最大，引种河南怀庆地黄大面积栽培，为全国地黄三大产地之一，已有60余年的历史，以菏泽定陶、曹州为最佳适宜种植区。

4. 生态

地黄生于山坡、沟边或路旁荒地。栽培于阳光充足、土层深厚、疏松肥沃、中性或微碱性的砂质土壤，肥沃黏土也能栽种，忌连作。

5. 形态特征

地黄：多年生草本，高 10 ～ 40cm。全株被灰白色长柔毛及腺毛。根肥厚，肉质，呈块状，圆柱形或纺锤形。茎直立，单一或基部分生数枝。基生叶成丛，叶片倒卵状披针形，长 3 ～ 10cm，宽 1.5 ～ 4cm，先端钝，基部渐窄，下延成长叶柄，叶面多皱，边缘有不整齐锯齿；茎生叶较小。花茎直立，被毛，于茎上部呈总状花序；苞片叶状，发达或退化；花萼钟状，先端 5 裂，裂片三角形，被多细胞长柔毛和白色长毛，个脉 10 条；花冠宽筒状，稍弯曲，长 3 ～ 4cm，外面暗紫色，里面杂以黄色，有明显紫纹，先端 5 浅裂，略呈二唇形；雄蕊 4，二强，花药基部叉形；子房上位，卵形，2 室，花后变 1 室，花柱 1，柱头膨大。蒴果卵形或长卵形，先端尖，有宿存花柱，外为宿存花萼所包。种子多数。花期 4 ～ 5 月，果期 5 ～ 6 月（图 229-1）。

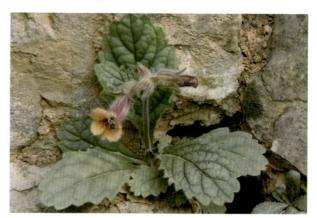

图 229-1　地黄植株

6. 产地加工

地黄秋季采挖，除去芦头、须根及泥沙，鲜用称"鲜地黄"；将鲜地黄缓缓烘焙至约八成干，挖成团块，习称"生地黄"。

（二）药材

1. 性状特征

干燥块根呈不规则团块状或长圆形，中间膨

大，两端稍细，长 6～12cm，直径 3～6cm。表面土灰色至灰黑色，表皮薄，具细皱纹。有的小条的呈弯曲长圆形，两端细，中部较丰满。体重，质硬实而显柔糯性，横切面乌黑油润有光泽，黏性大，隐约可见呈菊花心纹，极少数偶有细裂隙。微具焦糖气，味微苦微甜（图 229-2）。

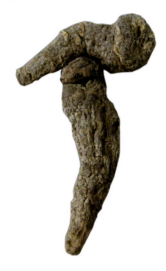

图 229-2　生地黄药材

2. 商品规格

（1）国内商品生地黄分为五等，尤以河南怀庆产者质量最佳。一等品：每千克 16 支以内。无芦头、老母、生心、焦枯。二等品：每千克 32 支以内，其余同一等。三等品：每千克 60 支以内，其余同一等。四等品：每千克 100 支以内，其余同一等。五等品：每千克 100 支以外，最小货直径 1cm 以上，其余同一等。

（2）出口商品地黄以每千克几支分等级。计：8 支、16 支、32 支、50 支、小生地、生地节。袋装，每件净重 25kg。

3. 道地药材

本品河南怀庆产者为道地药材。

4. 质量标志

本品以个大体重、质柔软油润、断面乌黑、味甜者为佳。

5. 显微特征

（1）组织鉴别：根横切面示木栓细胞数列，皮层有较多分泌细胞，偶见石细胞，木质部导管少，放射状排列（图 229-3）。

（2）粉末鉴别：生地黄粉末深棕色。木栓细

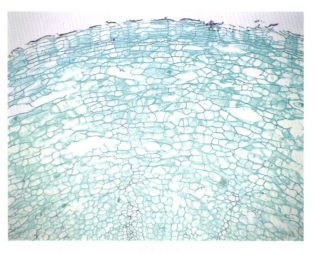

图 229-3　生地黄药材横切面组织特征

胞淡棕色，断面观类长方形，排列整齐。薄壁细胞类圆形，内含类圆形细胞核。分泌细胞形状与一般薄壁细胞相似，内含橙黄色或橙红色油滴状物。具缘纹孔及网纹导管直径约至 92μm。草酸钙方晶少，细小，直径约 5μm（图 229-4）。

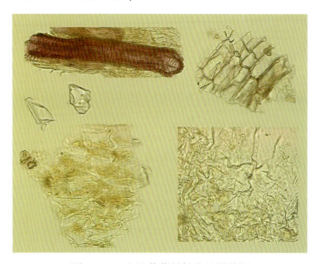

图 229-4　生地黄药材粉末显微特征

6. 化学组分

梓醇，毛蕊花糖苷，地黄苷 A、B、C、D、E，地黄素（rehmaglutin）A、B、C、D，洋丁香酚苷，异洋丁香酚苷，梓醇苷元(cataepolgenin)A，苯甲酸，辛酸，水苏糖（stachyose），葡萄糖（glucose），蔗糖(sucrose)，果糖(fructose)，棉子糖（raffinose），甘露三糖（mannotriose），半乳糖（galactose），维生素 A 等。

7. 理化特征

（1）化学定性：取本品粉末 1g，加水 10ml，超声振荡 15 分钟，取上清液 1ml 于试管中，加入

5% α-萘酚乙醇液 2 ～ 3 滴，摇匀后，沿试管壁缓缓加入浓硫酸 1ml，两液界面呈现紫红色环。

（2）薄层色谱：取本品粉末 2g，加甲醇 20ml，置水浴上加热回流 1 小时，放冷，滤过，滤液回收甲醇至 5ml，作为供试品溶液。另取梓醇对照品加甲醇制成每毫升含 0.5mg 的溶液，作为对照品溶液。吸取上述 2 种溶液各 5μl，分别点于同一硅胶 G 薄层板上，以氯仿 - 甲醇 - 水（70 : 30 : 5）为展开剂，展开，取出，晾干，喷以茴香醛试液，105℃烘约 5 分钟。供试品色谱中，在与对照品色谱相应的位置上，显相同颜色的斑点。

8. 贮藏

条篓或麻袋装，置通风干燥处，防霉，防蛀。

（三）炮制与饮片

1. 药材炮制

（1）生地黄：取生地黄，除去杂质，闷润，切厚片，干燥。

（2）酒蒸地黄：取生地黄，加黄酒拌匀，置罐内或适宜容器内，密闭，隔水蒸至酒被吸尽，炖至酒吸尽，显乌黑色光泽，味转甜，取出，晾晒至外皮黏液稍干时，切厚片或块，干燥。每生地黄 100kg，用黄酒 30 ～ 50kg。

（3）蒸（制）地黄：取生地黄，置适宜的容器内，隔水蒸至黑润，取出，晒至约八成干时，切厚片或块，干燥。

（4）制地黄（砂仁制）：取生地黄，加入黄酒、砂仁粗末拌匀，装入铜罐或适量容器内，密闭，武火加热，隔水炖 48 小时，至内外漆黑，中部发空为度，取出，切厚片，干燥。

（5）生地黄炭：取生地黄，置炒制容器内，用武火加热，炒至焦黑色，发泡，鼓起时，喷洒清水灭尽火星，取出，放凉。或用闷煅法煅成炭。

2. 饮片名称

生地黄，蒸地黄，制地黄（砂仁制），生地黄炭。

3. 药品类别

清热药：清热凉血药。

4. 性状特征

（1）生地黄：本品呈类圆形或不规则的厚片。

外表皮棕黑色或棕灰色，极皱缩，具不规则的横曲纹。切面棕黑色或乌黑色，有光泽，具黏性。气微，味微甜（图 229-5）。

（2）蒸（制）地黄：呈类圆形或不规则的厚片。表面乌黑色，有光泽，黏性大。质柔软而带韧性，不易折断，断面乌黑色，有光泽。气微，味微甜。

（3）生地黄炭：本品呈不规则片状，焦黑色。有焦糊气、味淡（图 229-6）。

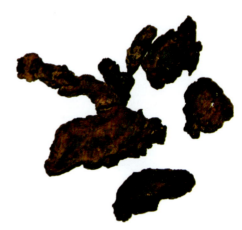

图 229-5　生地黄

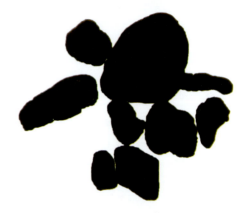

图 229-6　生地黄炭

5. 质量要求

（1）水分：不得过 15.0%。

（2）总灰分：不得过 8.0%。

（3）酸不溶性灰分：不得过 3.0%。

（4）浸出物：用冷浸法测定，水作溶剂，不得少于 65.0%。

（5）含量测定：用高效液相色谱法测定，按干燥品计算，含梓醇（$C_{15}H_{22}O_{10}$）不得少于 0.20%，含毛蕊花糖苷（$C_{29}H_{36}O_{15}$）不得少于 0.020%。

6. 功能主治

（1）生地黄：性寒，味甘。有清热凉血、养阴生津的功效。用于热病舌绛烦渴、阴虚内热、骨蒸劳热、内热消渴、吐血、衄血、发斑发疹。

（2）蒸（制）地黄：性微温，味甘。有滋阴补血、益精填髓的功效。用于肝肾阴虚、腰膝酸软、骨蒸潮热、盗汗遗精、内热消渴、血虚萎黄、心悸怔忡、月经不调、崩漏下血、眩晕、耳鸣、须发早白。

（3）制地黄（砂仁制）：防止逆嗝，合和五脏。用于胸膈满闷，需常服熟地黄者。

（4）生地黄炭：有凉血、止血的功效。用于咯血、衄血、便血、尿血、崩漏。

7. 用法用量

内服：煎汤或入丸、散。用量：生地黄、蒸（制）地黄、制地黄（砂仁制）9～15g；生地黄炭9～12g。

8. 配伍禁忌

忌萝卜、葱白、韭白、薤白。

9. 使用注意

脾胃有湿邪及阳虚者忌服。

10. 贮藏

置通风干燥处，防霉，防蛀。

（四）经典方剂与临床应用

清营汤（《温病条辨》）

处方： 犀角9g，生地黄15g，玄参9g，竹叶心3g，麦冬9g，金银花9g，连翘（连心用）6g，黄连4.5g，丹参6g。

制法： 用水1.6L，煮取600ml。

功能主治： 清营透热，养阴活血。治温病邪热传营，身热夜甚，口渴或不渴，时有谵语，心烦不眠，或斑疹隐隐，舌绛而干，脉细数。

用法用量： 每服200ml，1日3次。

使用注意： 舌苔白滑者，不可与之。

（五）食疗与药膳

1. 三味地黄酒

原料： 生地黄（切）100g，大豆（炒）200g，牛蒡根（切）100g，酒2L。

制作方法： 将药材用白纱布袋盛之，置于净器中，入酒浸泡，密封，5天后开启，过滤后装瓶备用。

功能主治： 补肾除烦，祛风止痛。适应证：肾虚，心烦，关节疼痛。

用法用量： 每天1～2次，每次饮服1～2小盏。

2. 生地黄精炖乌鸡

原料： 乌鸡1只，生地黄250g，饴糖150g。

制作方法： 将鸡除去内脏，洗净，再将生地黄切成细丝与饴糖和匀，放入鸡腹中缝固，上屉蒸熟，不加五味调料，单食其肉。

功能主治： 健胃益精髓，止盗汗。适宜于因肾精亏虚而引起的腰背疼痛、不能久立、乏力少气、身重盗汗、食少等症。

230 熟地黄 Shu Di Huang

（一）基原

1. 集解

熟地黄始载于《神农本草经》，列为上品，为干地黄的蒸制品。《本草图经》云："地黄，生咸阳川泽，黄土地者佳。今处处有之，以同州者为上。二月生叶，有地便出，似车前，叶上有皱纹而不光。……根如人手指，通黄色，粗细长短不常，二月八月采根，蒸二三日令烂，曝干，谓之熟地黄，阴干者是生地黄。种之甚易，根入土即生。"《别录》只言干生二种，不言熟者。……生与干常应大寒，如此之类，故后世改用熟者。……此等与干生二种，功治殊别。"复出生地黄者，乃新掘鲜者，故其性大寒。其熟地黄乃后人复蒸晒者。诸家本草皆指干地黄为熟地黄，虽主治证同，而凉血补血之功稍异，故今别出熟地黄一条。由《神农本草经》名干地黄一种开始到宋代列为干、生（鲜）、熟地黄三种，是历代医药学家根据临床实践经验逐步总结出来的，同时说明历代所用地黄与现今所用地黄来源一致。

2. 品种

熟地黄为双子叶植物纲玄参科地黄属植物地黄 *Rehmannia glutinosa* Libosch. 栽培品干燥根的蒸制品。

3. 分布

地黄：原植物山东境内产于菏泽、淄博、济宁、泰安、潍坊、聊城、临沂等地。以菏泽产量最大，引种河南怀庆地黄大面积栽培，为全国地黄三大产地之一，已有 60 余年的历史，以菏泽定陶、曹州为最佳适宜种植区。

4. 生态

地黄生于山坡、沟边或路旁荒地。栽培于阳光充足、土层深厚、疏松肥沃、中性或微碱性的砂质土壤，肥沃黏土也能栽种，忌连作。

5. 形态特征

地黄：多年生草本，高 10 ~ 40cm。全株被灰白色长柔毛及腺毛。根肥厚，肉质，呈块状，圆柱形或纺锤形。茎直立，单一或基部分生数枝。基生叶成丛，叶片倒卵状披针形，长 3 ~ 10cm，宽 1.5 ~ 4cm，先端钝，基部渐窄，下延成长叶柄，叶面多皱，边缘有不整齐锯齿；茎生叶较小。花茎直立，被毛，于茎上部呈总状花序；苞片叶状，发达或退化；花萼钟状，先端 5 裂，裂片三角形，被多细胞长柔毛和白色长毛，个脉 10 条；花冠宽筒状，稍弯曲，长 3 ~ 4cm，外面暗紫色，里面杂以黄色，有明显紫纹，先端 5 浅裂，略呈二唇形；雄蕊 4，二强，花药基部叉形；子房上位，卵形，2 室，花后变 1 室，花柱 1，柱头膨大。蒴果卵形或长卵形，先端尖，有宿存花柱，外为宿存花萼所包。种子多数。花期 4 ~ 5 月，果期 5 ~ 6 月（图 230-1）。

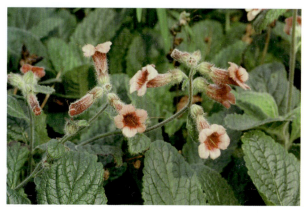

图 230-1　地黄植株

6. 产地加工

取生地黄，酒（每 100kg 生地黄，用黄酒 30 ~ 50kg）炖至酒吸尽，显乌黑色光泽，味转甜后，取出，晾晒至外皮黏液稍干时，切厚片或块，干燥；或取生地黄蒸至黑润，取出，晒至约八成干时，切厚片或块，干燥。

（二）药材

1. 性状特征

生地黄的酒蒸制品呈不规则的块片、碎块，大小、厚薄不一。表面乌黑色，有光泽，黏性大。质柔软而带韧性，不易折断，断面乌黑色，有光泽。气微，味甜（图 230-2）。

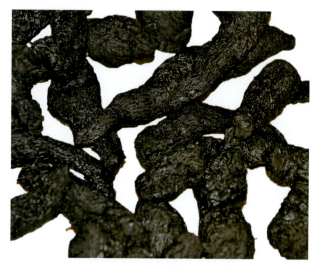

图 230-2　熟地黄

2. 商品规格

本品均为统货。

3. 道地药材

河南产品为道地药材。

4. 质量标志

本品以色黑、有光泽、黏性大、味甜者为佳。

5. 显微特征

粉末鉴别：同生地黄。

6. 化学组分

含梓醇，毛蕊花糖苷，地黄苷 A、B、C、D、E，地黄素（rehmaglutin）A、B、C、D，洋丁香酚苷，异洋丁香酚苷，梓醇苷元（cataepolgenin）A，苯甲酸，辛酸，水苏糖（stachyose），葡萄糖（glucose），蔗糖（sucrose），果糖（fructose），棉子糖（raffinose），甘露三糖（mannotriose），半乳糖（galactose），维生素 A 类物质等。

7. 理化特征

薄层鉴别：取本品粉末 1g，加 80% 甲醇

50ml，超声处理30分钟，滤过，滤液蒸干，残渣加水5ml使溶解，用水饱和正丁醇振摇提取4次，每次10ml，合并正丁醇液，蒸干，残渣加甲醇2ml使溶解，作为供试品溶液。另取毛蕊花糖苷对照品，加甲醇制成每毫升含1mg的溶液，作为对照品溶液。吸取供试品溶液5μl、对照品溶液2μl，分别点于同一硅胶G薄层板上，以乙酸乙酯-甲醇-甲酸（16：0.5：2）为展开剂，展开，取出，晾干，用0.1%的2，2-二苯基-1-苦肼基无水乙醇溶液浸渍，晾干。供试品色谱中，在与对照品色谱相应的位置上，显相同的颜色斑点。

8. 贮藏

置通风干燥处，防尘。

（三）炮制与饮片

1. 药材炮制

1）取生地黄，酒（每100kg生地黄，用黄酒30～50kg）炖至酒吸尽，显乌黑色光泽，味转甜后，取出，晾晒至外皮黏液稍干时，切厚片或块，干燥；或取生地黄蒸至黑润，取出，晒至约八成干时，切厚片或块，干燥。

2）熟地黄炭：取熟地黄，置炒制容器内，用武火加热，炒至外表焦黑色为度，喷洒清水灭尽火星，取出，放凉。或用闷煅法煅成炭。

2. 饮片名称

熟地黄，熟地黄炭。

3. 药品类别

补虚药：补血药。

4. 性状特征

（1）熟地黄：本品呈不规则的块片、碎块，大小、厚薄不一。表面乌黑色，有光泽，黏性大。质柔软而带韧性，不易折断，断面乌黑色，有光泽。气微，味甜（图230-3）。

（2）熟地黄炭：本品形同熟地黄，色黑，无黏性或稍有黏性，质硬，微有焦香气。

5. 质量要求

（1）浸出物：用冷浸法测定，水作溶剂，不得少于65.0%。

（2）含量测定：用高效液相色谱法测定。本

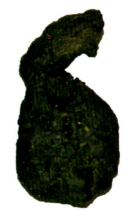
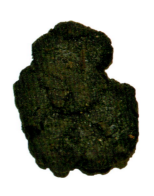

图230-3 熟地黄

品按干燥品计算，含毛蕊花糖苷（$C_{29}H_{36}O_{15}$）不得少于0.020%。

6. 性味功能

（1）熟地黄：性微温味甘。补血滋阴，益精填髓。用于血虚萎黄、心悸怔忡、月经不调、崩漏下血、肝肾阴虚、腰膝酸软、骨蒸潮热、盗汗遗精、内热消渴，眩晕，耳鸣，须发早白。

（2）熟地黄炭：补血、止血，用于内外各种出血。

7. 用法用量

内服：煎汤或入丸、散。用量：熟地黄9～15g；熟地黄炭9～12g。

8. 配伍禁忌

忌萝卜、葱白、韭白、薤白。

9. 贮藏

置通风干燥处，防尘。

（四）经典方剂与临床应用

六味地黄丸（《小儿药证直诀》）

处方： 熟地黄160g，山茱萸（制）80g，牡丹皮60g，山药80g，茯苓60g，泽泻60g。

制法： 以上六味，粉碎成细粉，过筛，混匀。每100g粉末加炼蜜35～50g与适量的水，泛丸，干燥，制成水蜜丸；或加炼蜜80～110g制成小蜜丸或大蜜丸（重9g），即得。

功能主治： 滋阴补肾。用于肾阴亏损，头晕耳鸣，腰膝酸软，骨蒸潮热，盗汗遗精，消渴。

用法用量：水蜜丸 1 次 6g，小蜜丸 1 次 9g，大蜜丸 1 次 1 丸，1 日 2 次。

（五）食疗与药膳

1. 当归山鸡汤

原料：当归 15g，山鸡肉 250g，熟地黄 15g，女贞子 12g，料酒、精盐、味精、姜片、胡椒粉、鸡清汤各适量。

制作方法：先将山鸡肉洗净，放入沸水中焯一下，捞出洗净血水，斩块。再将当归、熟地、女贞子洗净，装入纱布袋，扎口。锅中加入鸡汤，放入山鸡肉、药袋、料酒、精盐、味精、姜片、胡椒粉，武火烧沸，文火炖到肉熟，去药袋、姜片，盛入汤盆中即成。

功能主治：滋养血气，强筋健骨，调经活血。主治妇女肾阴虚引起的崩漏带下之症。对于跌打损伤等外科疾患，食此汤菜有辅助治疗作用。

2. 熟地酒

原料：熟地黄 60g，枸杞子 30g，白酒 1000ml。

制作方法：将熟地黄、枸杞子洗净，干燥，切碎，装入纱布袋内，扎紧袋口，置于瓷坛内，加入白酒，密封坛口。每天振摇 1 次，7 天后改为每周 1 次。浸泡 20 天后饮用。服完后，药渣可再加白酒 500g，浸泡 15 天后饮用。

功能主治：补血养阴，滋肾益精。主治精血不足、健忘、脱发、不孕、腰膝酸软等。

用法用量：每次 15ml，1 日 2 次。

231　玄参 Xuan Shen

（一）基原

1. 集解

玄参始载于《神农本草经》，曰："主腹中寒热积聚，女子产乳余疾，补肾气，令人明目"。《名医别录》载："主暴中风，伤寒身热，支满狂邪忽忽不知人，温疟洒洒，血瘕下寒血，除胸中气，下水，止烦渴，散颈下核，痈肿，心腹痛，坚癥，定五藏。"《本草纲目》载"滋阴降火，解斑毒，利咽喉，通小便血滞"。《本草纲目》释其名曰："玄，黑色也。""其茎微似人参，故得参名。"

2. 品种

玄参为双子叶植物纲玄参科玄参属植物玄参 *Scrophularia ningpoensis* Hemsl. 栽培品的干燥根。

3. 分布

本品山东境内的莒南、日照、菏泽、济南、潍坊等地均有栽培。

4. 生态

玄参生于坡林下。栽培于土层深厚、肥沃、排水良好的砂质壤土。

5. 形态特征

玄参：多年生草本，高 60～120cm。根圆柱形，长 5～12cm，直径 1.5～3cm，下部常分叉，外皮灰黄褐色。茎直立，四枝形，光滑或有腺状柔毛。叶对生；叶柄长 0.5～2cm；叶片卵形或卵状椭圆形，长 7～20cm，宽 3.5～12cm，先端渐尖，基部圆形或近截形，边缘具钝锯齿，下面有稀疏散生的细毛。聚伞花序疏散开展，呈圆锥状；花序和花梗都有明显的腺毛；萼片 5 裂，卵圆形，先端钝，外面有腺状细毛；花冠暗紫色，管部斜壶状，长约 8mm，有 5 裂片，上面 2 裂较长而大，侧面 2 裂片次之，下面裂片最小；雄蕊 4，2 强，另有 1 枚退化的雄蕊，呈鳞片状，贴生在花冠管上；花盘明显；子房上位，2 室，花柱细长。蒴果卵圆形，先端短尖，深绿或暗绿色，长约 8mm，萼宿存。花期 7～8 月。果期 8～9 月（图 231-1）。

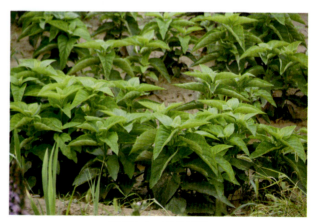

图 231-1　玄参植株

6. 产地加工

立冬前后采挖，除去茎叶、须根，刷净泥沙，曝晒 5 ～ 6 天，并经常翻动，晚间须加盖稻草防冻（受冻则空心），晒至半干时，堆积 2 ～ 3 天，使内部变黑，再行日晒，并反复堆晒，直至完全干燥。阴雨天可采取烘干法。

（二）药材

1. 性状特征

干燥根呈类圆柱形或类纺锤形，有的弯曲似半角，中部肥满，两头略细。长 6 ～ 20cm，中部直径 1 ～ 3cm。表面灰黄色或棕褐色，有纵沟纹、抽沟及凹点状细根痕，并有黄色横长皮孔。质坚实，不易折断。断面略平坦，乌黑色，微有光泽，无裂隙。气特异似焦糖，味甜，微苦咸，嚼之柔润（图 231-2）。

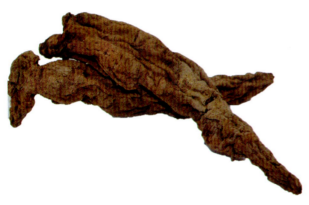

图 231-2 玄参药材

2. 商品规格

传统商品规格：按支数分、元、享、利、卮等。特大者称"牛角参"，特小者称小元参。

通常现行分为 3 个等级。一等品：干货。呈类纺锤形或长条形。表面灰褐色，有纵纹及抽沟。质坚韧。断面黑褐色或黄褐色。味甜，微苦咸。每千克 36 支以内，支头均匀。无芦头、空泡、杂质、虫蛀、霉变。二等品：干货。呈类纺锤形或长条形。表面灰褐色，有纵纹及抽沟。质坚韧。断面黑褐色或黄褐色。味甘，微苦咸。每千克 72 支以内，支头均匀。无芦头、空泡、杂质、虫蛀、霉变。三等品：干货。呈类纺锤形或长条形。表面灰褐色，有纵纹及抽沟。质坚韧。断面黑褐

色或黄褐色。味甘，微苦咸。每千克 72 支以内，个体最小在 5g 以上。间有碎块。无芦头、杂质、虫蛀、霉变。

3. 道地药材

本品以浙江产者为道地药材。

4. 质量标志

本品以条粗壮、表面色灰黄、质坚实、断面色黑者为佳。

5. 显微特征

（1）组织鉴别：根横切面最外为后生表皮细胞。后生皮层微栓化，皮层细胞切向延长，长方形或类圆形；石细胞单个散在，或 3 ～ 5 成群。韧皮射线多裂隙。形成层成环。木质部占切面大部分，导管呈断续放射状排列，中央有少数导管。薄壁细胞含核状物（图 231-3，图 231-4）。

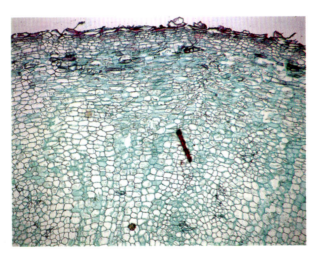

图 231-3 玄参药材横切面组织特征

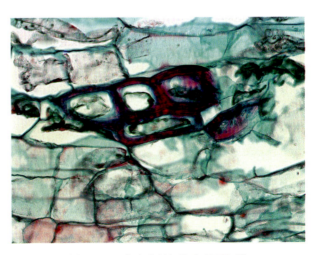

图 231-4 玄参药材组织中的石细胞

（2）粉末鉴别：石细胞较多，大多散在或2～5成群，形状不一，呈长方形、类方形、类圆形、三角形、棱形或不规则形，较大，直径22～94μm，罕至128μm，壁厚5～26μm，层纹明显，有的孔沟有分叉，胞腔一般较大。木纤维细长，壁微木化。可见网纹和孔纹导管，直径约至113μm。薄壁组织碎片甚多，细胞内含核状物。

6. 化学组分

环烯醚萜苷类：哈帕苷（harpagoside），玄参苷（harpagoside），桃叶珊瑚苷（aucubin），6-O-甲基梓醇（6-O-methylcatalpol）等。氨基酸类：以L-天冬氨酸（L-asparagine）为主。脂肪酸类：以油酸（oleic acid）、亚油酸（linoleic acid）、硬脂酸（stearic acid）等为主。此外还含有黄酮类、生物碱类、糖类、甾醇类、微量挥发油及胡萝卜素（carrotene）。

7. 理化特征

化学定性：以水浸泡，水即成黑色。环烯醚萜苷反应：取本品粉末50g（40目），用甲醇在索氏提取器中回流3小时，回收甲醇，残留提取物加蒸馏水100ml溶解，用正丁醇提取3次，每次50ml，减压回收正丁醇，提取物用乙醚洗涤3次，每次5ml，残留物用丙酮溶解，通过活性炭柱色谱，用丙酮洗脱，洗脱液Godin试剂（1%香草醛的乙醇溶液和3%高氯酸水溶液，临用时等量混合）显红紫色。或取间苯三酚试剂和盐酸各1滴，置蒸发皿中，加上述丙酮溶液1滴，呈蓝绿色。

8. 贮藏

一般用麻袋包装，置干燥处，适宜温度为30℃以下，相对湿度70%～75%，商品安全水分12%～15%。防霉，防蛀，忌与藜芦混存。

（三）炮制与饮片

1. 药材炮制

（1）玄参：除去残留根茎和杂质，洗净，润透，切薄片，干燥；或微泡，蒸透，稍晾，切薄片，干燥。

（2）蒸制玄参：切取原药材，去芦，洗净，加水浸泡1～2小时，或再闷一昼夜后，蒸2～4小时，取出晾六至七成干，焖润至内外均呈黑色，

切2～3mm厚片，晒干或阴干。

（3）煮制玄参：切取原药材洗净，沸水中煮1～2小时，至无硬心，晾七成干，焖1天至里外一致，或煮透，切片晒干。

（4）盐水炒玄参：玄参片500g，盐水100g，洒匀，经浸入后，微炒即可。

（5）麻油蜂蜜制玄参：取麻油、蜂蜜各等分，置容器内混合搅拌至发白沫，然后倒入净玄参拌匀，置笼内蒸至内外漆黑发亮为度，取出，切斜片1～1.2mm厚。每500g玄参，用麻油、蜂蜜各30g。

（6）合煮玄参

1）黑豆煮：取玄参加黑豆煮后切片既可。

2）盐水煮：取玄参50kg，加盐1kg的盐水煮至黑透，至盐水全部渗入，晒半干，焖透，去芦，切片。

3）黑豆盐水煮：取玄参5kg，加黑豆500g，盐50～100g及适量水，煮至黑透，原汤将尽，取出，晾干，去芦切片。

4）食油煮：取玄参50kg，加水及食油1kg，用武火煮12小时，至原汤将尽，内外发黑时，晒至外皮发硬，焖1～2天，切1mm厚片。

2. 饮片名称

玄参。

3. 药品类别

清热药。

4. 性状特征

（1）玄参：本品为2～4mm厚片，断面乌黑色，有光泽，无裂隙，有焦糖味，味甜微苦咸（图231-5，图231-6）。

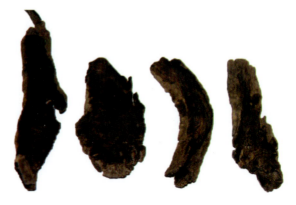

图231-5 浙玄参

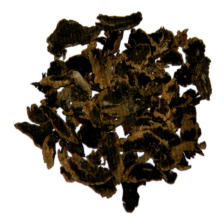

图 231-6 玄参

（2）制玄参：本品形同去参片，黑色、质软、盐制者稍有咸味，蜜制者稍有甜味。

5. 质量要求

（1）水分：不得过 16.0%。

（2）总灰分：不得过 5.0%。

（3）酸不溶性灰分：不得过 2.0%。

（4）浸出物：用热浸法测定，水作溶剂，不得少于 60.0%。

（5）含量测定：用高效液相色谱法测定，本品按干燥品计算，含哈巴苷（$C_{15}H_{24}O_{10}$）和哈巴俄苷（$C_{24}H_{30}O_{11}$）的总量不得少于 0.45%。

6. 功能主治

本品性微寒，味甘、苦、咸。凉血滋阴，泻火解毒。用于热病伤阴、舌绛烦渴、温毒发斑、津伤便秘、骨蒸劳嗽、目赤、咽痛、瘰疬、白喉、痈肿疮毒。

7. 用法用量

内服：煎汤，9～15g；或入丸、散。外用：捣敷或研末调敷。

8. 配伍禁忌

反藜芦。

9. 使用注意

阴盛体寒者慎用。

10. 贮藏

一般用麻袋包装，置干燥处，适宜温度为 30℃以下，相对湿度 70%～75%，商品安全水分 12%～15%。防霉，防蛀，忌与藜芦混存。

（四）经典方剂与临床应用

清宫汤（《温病条辨》）

处方：玄参 9g，莲子心 1.5g，竹叶卷心 6g，连翘心 6g，犀角尖（磨、冲）6g，连心麦冬 9g。

制法：水煎服。

功能主治：清心解毒，养阴生津。治温病，邪陷心包，发热，神昏谵语者。

用法用量：痰热盛，加竹沥、梨汁各 25ml；咯痰不清，加瓜蒌皮 4.5g；渐欲神昏，加金银花 9g，荷叶 6g，石菖蒲 3g。

（五）食疗与药膳

1. 玄参猪肝煲

原料：玄参 15g，猪肝 500g，料酒 5g，味精 5g，鸡精 5g，棒子骨汤 2500ml，姜 5g，葱 5g，盐 5g。

制作方法：将玄参洗净，切成薄片；猪肝放入锅内，加水适量，煮透，捞出，切成薄片，加入姜、葱、调料除去腥味。将玄参置煲内，加汤烧沸。先煮 30 分钟，再加入棒子骨汤、猪肝，煮熟，调味，上桌，既可烫其他菜食，又可直接佐餐。

功能主治：养肝益阴，泻火解毒。适用于急、慢性结膜炎，更年期综合征等。

2. 玄参乌梅粥

原料：玄参、乌梅各 15g，糯米 30g，冰糖适量。

制作方法：将玄参、乌梅加水适量煎煮，去渣取汁，糯米加水煮成稀粥，等粥成时兑入药汁，加冰糖，稍煮即可。

功能主治：滋阴清热，生津润喉。

232 阴行草 Yin Xing Cao

（一）基原

1. 集解

阴行草始载于《滇南本草》，名金钟茵陈。《植物名实图考》谓："丛生，茎硬有节，褐黑色，有微刺，细叶，花苞似小罂上有歧，瓣如金樱子形而深绿。开小黄花，略似豆花，气味苦寒。……湖南岳麓亦有之，土呼黄花茵陈，其茎叶颇似蒿，故名……阴行、茵陈，南言无别，宋《图经本草》谓茵陈有数种，此又其一也，滇南谓之金钟茵陈，既肖其尖形，亦闻名易晓。主利小便，疗胃中湿，痰热发黄，或周身黄肿，与茵陈主疗同，其嫩叶绿脆，似亦可茹。"从以上记述并结合植物附图看，即是现时所用的阴行草。

2. 品种

阴行草为双子叶植物纲玄参科阴行草属植物阴行草 *Siphonostegia chinensis* Benth. 野生品的干燥全草。习称"北刘寄奴"。

3. 分布

本品山东境内产于各山地丘陵。

4. 生态

阴行草生于向阳山坡、草地或灌丛中。

5. 形态特征

阴行草：一年生草本，直立，高 30～60cm，密被锈色短毛。主根不发达或稍稍伸长，木质，直径约 2mm，有的增粗，直径可达 4mm，很快即分为多数粗细不等的侧根而消失，侧根长 3～7cm，纤锥状，常水平开展，须根多数，散生。茎多单条，中空，基部常有少数宿存膜质鳞片，下部常不分枝，而上部多分枝；枝对生，1～6 对，细长、坚挺，多少以 45° 叉分，稍具棱角，密被无腺短毛。叶对生，全部为茎出，下部者常早枯，上部者茂密，相距很近，仅 1～2cm，无柄或有短柄，柄长可达 1cm，叶片基部下延，扁平，密被短毛；叶片厚纸质，广卵形，长 8～55mm，宽 4～60mm，两面皆密被短毛，中肋在上面微凹入，背面明显凸出，缘作疏远的二回羽状全裂，裂片仅约 3 对，仅下方两枚羽状开裂，小裂片 1～3 枚，外侧者较长，内侧裂片较短或无，线形或线状披针形，宽 1～2mm，锐尖头，全缘。花对生于茎枝上部，或有时假对生，构成稀疏的总状花序；苞片叶状，较萼短，羽状深裂或全裂，密被短毛；花梗短，长 1～2mm，纤细，密被短毛，有一对小苞片，线形，长约 10mm；花萼管部很长，顶端稍缩紧，长 10～15mm，厚膜质，密被短毛，10 条主脉质地厚而粗壮，显著凸出，使处于其间的膜质部分凹下成沟，无网纹，齿 5 枚，绿色，质地较厚，密被短毛，长为萼管的 1/4～1/3，线状披针形或卵状长圆形，近于相等，全缘，或偶有 1～2 锯齿；花冠上唇红紫色，下唇黄色，长 22～25mm，外面密被长纤毛，内面被短毛，花管伸直，纤细，长 12～14mm，顶端略膨大，稍伸出于萼管外，上唇镰状弓曲，顶端截形，额稍圆，前方突然向下前方作斜截形，有时略作啮痕状，其上角有一对短齿，背部密被特长的纤毛，毛长 1～2mm；下唇约与上唇等长或稍长，顶端 3 裂，裂片卵形，端均具小凸尖，中裂与侧裂等见而较短，向前凸出，褶襞的前部高凸并作袋状伸长，向前伸出与侧裂等长，向后方渐低而终止于管喉，不被长纤毛，沿褶缝边缘质地较薄，并有啮痕状齿；雄蕊二强，着生于花管的中上部，前方一对花丝较短，着生的部位较高，2 对花栋下部被短纤毛，花药 2 室，长椭圆形，背着，纵裂，开裂后常成新月形弯曲；子房长卵形，长约 4mm，柱头头状，常伸出于盔外。蒴果被包于宿存的萼内，约与萼管等长，披针状长圆形，长约 15mm，直径约 2.5mm，顶端稍偏斜，有短尖头，黑褐色，稍具光泽，并有 10 条不十分明显的纵沟较；种子多数，黑色，长卵圆形，长约 0.8mm，具微高的纵横凸起，横的 8～12 条，纵的约 8 条，将种皮隔成许多横长的网眼，纵凸中有 5 条凸起较高成窄翅，一面有 1 条龙骨状宽厚而肉质半透明之翅，其顶端稍外卷。花期 6～8 月（图 232-1）。

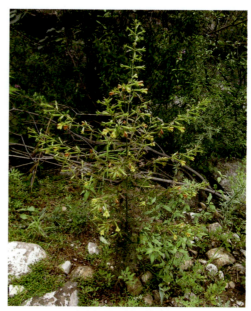

图 232-1　阴行草植株

6. 产地加工

秋季采收，除去杂质，晒干。

（二）药材

1. 性状特征

全草长 30 ～ 80cm，全体被短毛。根短而弯曲，稍有分枝。茎圆柱形，有棱，有的上部有分枝，表面棕褐色或黑棕色；质脆，易折断，断面黄白色，中空或有白色髓。叶多脱落破碎，完整者羽状深裂，黑绿色。花有短梗，花萼长筒状，黄棕色至黑棕色，有明显 10 条纵棱，先端 5 裂，花冠棕黄色。蒴果狭卵状椭圆形，较萼稍短，棕黑色。种子细小。气微，味淡（图 232-2）。

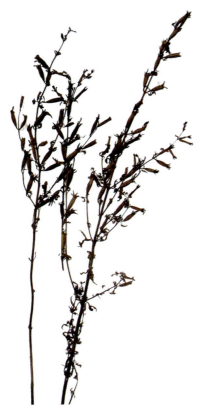

图 232-2　阴行草药材

2. 商品规格

本品均为统货。

3. 道地药材

本品江苏和浙江产者质佳。

4. 质量标志

本品以花果多、色黑绿者为佳。

5. 显微特征

组织鉴别：茎横切面示表皮可见非腺毛，非腺毛 2 ～ 4 细胞。皮层由 2 ～ 4 列细胞组成。中柱鞘纤维成环状。韧皮部较窄。形成层不明显。木质部 10 余列，由导管和木纤维组成，射线细胞单列。髓薄壁细胞排列紧密，有的细胞具细密的纹孔。

6. 化学组分

挥发油：α- 柠檬烯、1，8- 桉叶素、薄荷酮等。阴行草醇（siphonostegiol），异茶茱萸碱（isocantleyine），黑麦草内酯（loliolide），异阿魏酸，芹菜素，木犀草素等。

7. 理化特征

薄层鉴别：取本品粉末 2g，加甲醇 20ml，超声处理 30 分钟，滤过，滤液浓缩至 1ml，作为供试品溶液。另取木犀草素对照品，加甲醇制成每毫升含 1mg 的溶液，作为对照品溶液。吸取上述 2 种溶液各 5μl，分别点于同一硅胶 G 薄层板上，以甲苯 - 甲酸乙酯 - 甲酸（5：4：1）为展开剂，展开，取出，晾干，喷以 1% 三氯化铝试液，在 105℃加热数分钟，置紫外光灯（365nm）下检视。供试品色谱中，在与对照品色谱相应的位置上，显相同颜色的荧光斑点。

8. 贮藏

置阴凉干燥处，防潮防热。

（三）炮制与饮片

1. 药材炮制

取药材，除去杂质，洗净，切段，干燥。

2. 饮片名称

北刘寄奴。

3. 药品类别

活血化瘀药。

4. 性状特征

本品呈不整齐的切段状，余同药材特征（图 232-3）。

5. 质量要求

（1）水分：不得过 12.0%。

（2）总灰分：不得过 8.0%。

（3）浸出物：用热浸法测定，70% 乙醇作

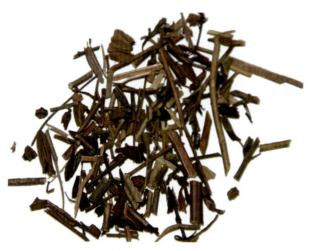

图 232-3 阴行草

溶剂，不得少于 10.0%。

（4）含量测定：用高效液相色谱法测定。本品按干燥品计算，含木犀草素（$C_{15}H_{10}O_6$）不得少于 0.050%。

6. 功能主治

本品性寒，味苦。活血祛瘀，通经止痛，凉血，止血，清热利湿。用于跌打损伤、外伤出血、瘀血经闭、月经不调、产后瘀痛、癥瘕积聚、血痢、血淋、湿热黄疸、水肿腹胀、白带过多。

7. 用法用量

内服：煎汤，6～9g。

8. 使用注意

体寒者慎用。

9. 贮藏

置阴凉干燥处，防潮防热。

（四）经典方剂与临床应用

刘寄奴散（《普济方》）

处方：北刘寄奴15g，甘草3g，地龙（炒）7.5g。
制法：用水 300ml，煎至100ml，去滓。
功能主治：治小儿夜啼不止。
用法用量：时时与服。

（五）食疗与药膳

刘寄奴煨老鸭

原料：北刘寄奴 10g，老鸭1只，料酒、精盐、味精、胡椒粉、姜片、葱白各适量。

制作方法：将北刘寄奴洗净，用布袋包裹，老鸭宰杀后去毛及内脏，洗净后入锅，加北刘寄奴、姜片、葱白、清水适量，大火烧沸后撇去浮沫，加料酒，小火煨煮2小时，至鸭肉酥烂后，取出药袋，加精盐、味精、胡椒粉，再沸后即成。佐餐当菜，随量食用。

功能主治：补气养血，活血通络，利湿除痹。主治气血不足、痰瘀交阻型颈椎病。

233　芝麻 Zhi Ma

（一）基原

1. 集解

芝麻始载于《神农本草经》，列为上品。时珍曰："……脂麻谓其多脂油也。……有迟早二种，黑、白、赤三色。"

2. 品种

芝麻为双子叶植物纲胡麻科胡麻属植物胡麻 *Sesamum indicum* L. 栽培品的干燥成熟种子。黑色种子名黑芝麻；白色种子名白芝麻；黑芝麻炒熟榨油名麻油或香油。

3. 分布

本品山东境内各地均有栽培。

4. 生态

胡麻常栽培于排水良好的沙壤土或壤土中。

5. 形态特征

胡麻：一年生直立草本。高 60～150cm，分枝或不分枝，中空或具有白色髓部，微有毛。叶矩圆形或卵形，长 3～10cm，宽 2.5～4cm，下部叶常掌状 3 裂，中部叶有齿缺，上部叶近全缘；叶柄长 1～5cm。花单生或2～3 朵同生于叶腋内。花萼裂片披针形，长 5～8mm，宽 1.6～3.5mm，被柔毛。花冠长 2.5～3cm，筒状，直径 1～1.5cm，长 2～3.5cm，白色而常有紫红色或黄色的彩晕。雄蕊4，内藏。子房上位，4 室（云南西双版纳栽培植物可至 8 室），被柔毛。蒴果矩圆形，长 2～3cm，直径 6～12mm，有纵棱，直立，被毛，分裂至中部或至基部。种子有黑白之分。花期夏末秋初（图233-1）。

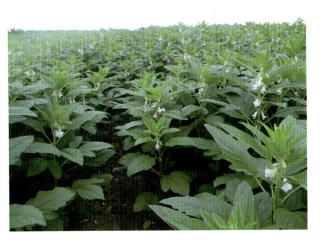

图233-1　芝麻植株

6. 产地加工

8～9月割取地上部分，扎成把，上部向上晒干后打出种子，筛去灰屑和瘪粒，拣去杂质，再晒干。

（二）药材

1. 性状特征

种子呈卵圆形，压扁，长2.5～4mm，宽1.5～2mm，一端钝尖，另端圆形，黑色或白色，表面有细微突起，种脐稍突起，位于尖端。种皮薄，质脆易碎。破碎后可见白色胚乳和胚，油润。味淡。压碎后有麻油香气（图233-2，图233-3）。

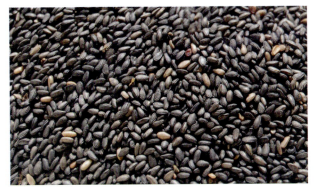

图233-2　芝麻

2. 商品规格

黑色者名黑芝麻，白色者名白芝麻。均为统货。

3. 道地药材

本品山东产者为道地药材。

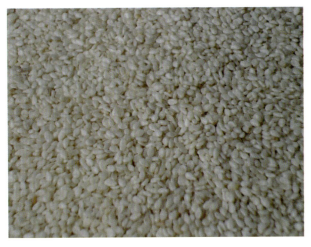

图233-3　白芝麻

4. 质量标志

本品以种子饱满，无瘪粒和杂质及虫蛀屑者为佳。

5. 显微特征

（1）组织鉴别：最外为栅状细胞层，栅状细胞圆柱形，细胞腔圆形，在外方一侧，内含黑色素和1个大形草酸钙球状结晶体。薄壁细胞层细胞壁薄，切向延长，内含细小草酸钙柱晶。颓废细胞层可见切向压扁的残余细胞。胚乳细胞多角形，细胞内充满糊粉粒和脂肪油滴。子叶细胞多角形，薄壁性，内含糊粉粒和脂肪油滴。

（2）粉末鉴别：种皮表皮细胞细圆柱形，一端壁平截，另端圆形，胞腔在圆形一端，胞腔内充满黑色素，并有一个大形草酸钙球晶体，直径25～48μm。糊粉粒卵圆形，内含1个球晶体和1个方形或多边形的拟晶体。脂肪油滴多数，散在。

6. 化学组分

脂肪油（45%～55%）：油酸48%，亚油酸37%，硬脂酸，棕榈酸，花生油酸，二十四烷酸的甘油酯，芝麻酚（sesamol），植物甾醇，卵磷脂，维生素E等。木脂素类（lignans）：芝麻素（sesamin），芝麻林素（sesamolin）。苷类：胡麻苷（pedaliin）。糖类：车前糖（planteose），芝麻糖（sesamose）。蛋白质约22%。无机元素：磷，钾。细胞色素C（cytochrome C）。

7. 理化特征

化学定性：取本品1g，研碎，加石油醚（60～90℃）10ml，浸泡1小时，倾取上清液置试管中，加含蔗糖0.1g的盐酸10ml,酸层显粉红色，放置后，渐变为红色。

8. 贮藏

贮于干燥容器内，防潮防蛀。

（三）炮制与饮片

1. 药材炮制

（1）芝麻：取药材除去杂质，洗净，晒干。用时捣碎。

（2）炒芝麻：取净黑芝麻置铁锅中，文火加热，炒至有爆裂声，取出放凉。

2. 饮片名称

芝麻，炒芝麻。

3. 药品类别

补虚药。

4. 性状特征

（1）芝麻：本品性状特征同药材。

（2）炒芝麻：本品形同芝麻，有浓郁香气。

5. 质量要求

（1）杂质：不得过3%。

（2）水分：不得过6.0%。

（3）总灰分：不得过8.0%。

6. 功能主治

本品性平，味甘。补肝肾，益精血。用于头昏眼花、耳鸣耳聋、须发早白、肠燥便秘等。

7. 用法用量

内服：煎汤，9～15g。

8. 贮藏

贮于干燥容器内，防潮防蛀。

（四）经典方剂与临床应用

桑麻丸（《中药部颁标准》）

处方：桑叶800g，黑芝麻（炒）200g。

制法：以上二味，粉碎成细粉，过筛，混匀，用水泛丸，干燥，即得。

功能主治：滋养肝肾，祛风明目。用于肝肾不足，头晕眼花，视物不清，迎风流泪。

用法用量：口服，1次6g，1日3次。

（五）食疗与药膳

1. 芝麻五味葛根露

原料：葛根250g，五味子125g，黑芝麻、蜂蜜各250g。

制作方法：葛根、五味子共入锅内水煎2次，去渣合汁，同炒香的黑芝麻、蜂蜜共置瓷盆内，加盖，隔水蒸2个小时，离火，冷却，装瓶。

功能主治：补肾养心、凉血止血、润燥生津之功。对血热、津枯、便秘的动脉硬化患者，常食有益。

用法用量：每日3次，每次服1匙。

2. 芝麻杏仁蜜

原料：黑芝麻500g，甜杏仁100g，白糖、蜂蜜各125g。

制作方法：黑芝麻炒香研末，甜杏仁捣烂成泥，与白糖、蜂蜜共置瓷盆内，上锅隔水蒸2个小时，离火，冷却。

功能主治：能补肝益肾、润肺止咳，是支气管哮喘患者的食疗方，并有一定防癌作用。

用法用量：每日2次，每次2～4匙，温开水配服。

234　穿心莲 Chuan Xin Lian

（一）基原

1. 集解

穿心莲出自广州部队《常用中草药手册》，名称由来：在中医药的五行学说中认为苦入心，而穿心莲只要含入一小片它的叶子，立即可感受到那种刻骨铭心的苦，似直入心中，故名"穿心莲"。

2. 品种

穿心莲为双子叶植物纲爵床科穿心莲属植物穿心莲 *Andrographis paniculata*（Burm. f.）Nees 栽培品的干燥地上部分。

3. 分布

穿心莲原产东南亚。山东境内有少量栽培。

4. 生态

穿心莲栽培于肥沃、疏松、排水良好的酸性或中性沙壤土。

5. 形态特征

穿心莲：一年生草本植物，株高 50～100cm，茎直立，有许多分枝，节比较膨大。叶片对生，呈卵状矩圆形至矩圆形披针形，先端渐尖，基部楔形，全缘或浅波状，上面深绿色，下面灰绿色。其叶柄短甚至近无柄。花絮为圆锥花序，顶生或腋生，花的花冠淡紫白色。果为长椭圆形的蒴果，两侧呈压扁状，中央有一纵沟。花期 8～9 月，果期 10 月（图 234-1）。

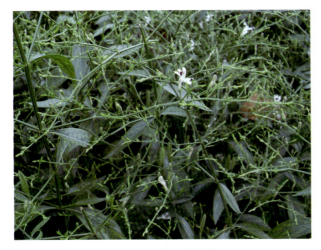

图 234-1　穿心莲植株

6. 产地加工

夏季茎叶茂盛时采收地上部分，晒干捆把。

（二）药材

1. 性状特征

茎呈方柱形，多分枝，长 50～70cm，节稍膨大；质脆，易折断。单叶对生，叶柄短或近无柄；叶片皱缩、易碎，完整者展平后呈披针形或卵状披针形，长 3～12cm，宽 2～5cm，先端渐尖，基部楔形下延，全缘或波状；上表面绿色，下表面灰绿色，两面光滑。气微，味极苦（图 234-2）。

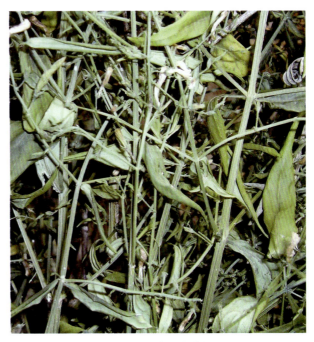

图 234-2　穿心莲药材

2. 商品规格

本品均为统装。分福建、广东、江苏统装、带梗统装等。

3. 道地药材

一般认为广东产品质佳。

4. 质量标志

本品以干净无杂质、色绿、叶多、味极苦者为佳。

5. 显微特征

（1）组织鉴别：①茎横切面呈方形，四角外突。表皮细胞长方形或类圆形，外壁加厚，角质化，有的细胞内含钟乳体，腺鳞、气孔可见。皮层薄，细胞切向延长，含叶绿体，外侧有厚角组织，于角隅处较多；内皮层明显。韧皮部外侧有纤维，多单个散在。木质部发达，导管散在，木纤维多，木射线细胞 1 列，内含淀粉粒。髓部薄壁细胞排列疏松，环髓部位有的细胞含钟乳体。②叶片中部横切面：表皮为 1 层薄壁细胞。上表皮细胞类方形或类长方形，多切向延长；下表皮细胞较小，形状不规则。上下表皮较大的细胞中含钟乳体，均被腺鳞，有时可见非腺毛。叶肉栅栏细胞 1 列，并通过中脉，海绵细胞 4～5 列，形状不规则，细胞间隙大。主脉上面突起呈三角形，上下表皮内侧有厚角组织。维管束外韧型，呈凹槽状；木质部导管 3 ～ 5 列，每列 2 ～ 3 个，上方薄壁细胞中含有钟乳体。③叶表面观：上下表皮均有增大的晶细胞，内含大形螺状钟乳体，较大端有脐样点痕，层纹波状。下表皮气孔密布，直轴式，副卫细胞大小悬殊，也有不定式。腺鳞头部扁球形，4、6、8 个细胞，柄极短。非腺毛 1 ～ 4 个细胞，长约至 160μm，基部直径约 40μm，表面有角质纹理（图 234-3，图 234-4）。

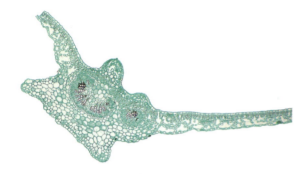

图 234-3　穿心莲药材叶横切面组织特征

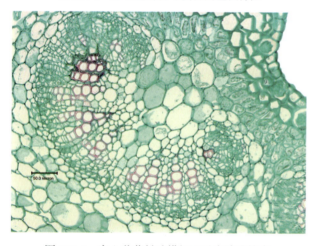

图 234-4　穿心莲药材叶横切面示中脉维管束

（2）粉末鉴别：叶粉末绿色，味极苦。含晶细胞，含大形螺状钟乳体（碳酸钙结晶）；上表皮含晶细胞较大，呈棒形或长圆形，长 48 ～ 210μm，直径 30 ～ 48μm；下表皮含晶细胞较小，多呈卵形或类圆形。钟乳体形状与含晶细胞相似，较大端有脐样点痕，层纹波状，较密。气孔直轴式，副卫细胞大小悬殊；少数为不定式，副卫细胞 3 ～ 5 个；密布于下表皮。腺鳞头部扁球形，4、6（8）个细胞，直径 27 ～ 33μm，柄极短。非腺毛呈圆锥形，1 ～ 4 个细胞，先端钝圆，长 19 ～ 44μm，表面有角质线纹或微有疣状突起。另有细尖的单细胞毛，平直或先端略呈钩状，表面光滑（图 234-5）。

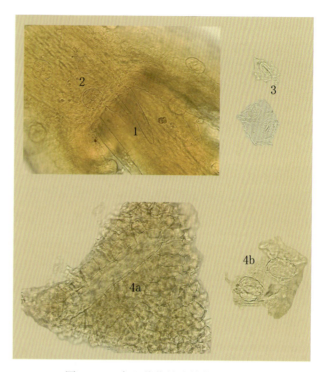

图 234-5　穿心莲药材叶粉末显微特征

6. 化学组分

二萜内酯类（苦味素）：穿心莲内酯（antirographolide），新穿心莲内酯（neoandrographolide），去氧穿心莲内酯（deoxyandrographolide）。还有高穿心莲内酯（homoandrograpllolide）；潘尼内酯（panicolide）；14-去氧-11-氧化穿心莲内酯（14-deoxy-11-oxoandrographolide）；14-去氧-11，12-去氧穿心莲内酯（14-deoxy-11, 12-didehydroandrographolide）。黄酮类：5-羟基-7，8，2′，3′-四甲氧基黄酮（mono-omethylwithin）；5-羟基-7，8，2′-三甲氧基黄酮（andrographin）。其他类：甾醇皂苷，糖类，缩合鞣质等。

7. 理化特征

（1）化学定性：取粉末 1g，加乙醇 20ml，置水浴中加热至沸，滤过，滤液加活性炭 0.3g，搅拌，滤过。取滤液 1ml，加 2% 3, 5-二硝基苯甲酸的乙醇溶液与乙醇制氢氧化钾试液等容混合液 1 ～ 2 滴，即显紫红色；另取滤液 1ml，加碱性三硝基苯酚试液 1 滴，逐渐显棕色；再取滤液 1ml，加乙醇制氢氧化钾试液数滴，逐渐显红色，放置后变为黄色。

（2）薄层色谱：取粉末 0.5g，加乙醇 5ml，回流提取 30 分钟，提取液作供试液。分别用穿心莲内酯、新穿心莲内酯、14-去氧穿心莲内酯、14-

去氧 -11，12- 二去氢穿心莲内酯的乙醇溶液对照。点于硅胶 G 薄层板上，以氯仿 - 无水乙醇（19：1）为展开剂，展距 13cm，喷以 2% 3，5- 二硝基苯甲酸的甲醇溶液与 0.5mol/L 甲醇制氢氧化钾的甲醇溶液等容混合液后，于 105℃加热约 5 分钟，斑点显紫红色。

8. 贮藏

置阴凉干燥处。

（三）炮制与饮片

1. 药材炮制

取原药材，除去杂质，洗净，切段，干燥。

2. 饮片名称

穿心莲。

3. 药品类别

清热药。

4. 性状特征

本品呈不规则的段。茎方柱形，节稍膨大。切面不平坦，具类白色髓。叶片多皱缩或破碎，完整者展平后呈披针形或卵状披针形，先端渐尖，基部楔形下延，全缘或波状；上表面绿色，下表面灰绿色，两面光滑。气微，味极苦（图 234-6）。

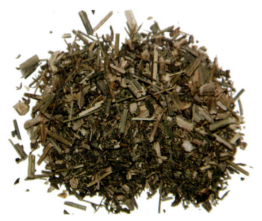

图 234-6　穿心莲

5. 质量要求

（1）检查：叶不得少于 30%。
（2）浸出物：用热浸法测定，乙醇作溶剂，不得少于 8.0%。

（3）含量测定：用高效液相色谱法测定。本品按干燥品计算，含穿心莲内酯（$C_{20}H_{30}O_5$）和脱水穿心莲内酯（$C_{20}H_{28}O_4$）的总量不得少于 0.80%。

6. 功能主治

本品性寒，味苦。清热解毒，消肿止痛。用于风热感冒、扁桃体炎、咽喉炎、支气管炎、肺炎、尿路感染，外治外伤感染、化脓性中耳炎。

7. 用法用量

内服：煎汤，6 ～ 9g。或研末。外用：适量，煎汁洗或研末调敷。

8. 使用注意

不宜多服久服；脾胃虚寒者不宜用。

9. 贮藏

置阴凉干燥处。

（四）经典方剂与临床应用

（1）治细菌性痢疾，阿米巴痢疾，肠炎：穿心莲鲜叶 10 ～ 15 片。水煎调蜜服（《福建中草药》）。
（2）治急性菌痢，胃肠炎：穿心莲 3 ～ 5 钱。水煎服，每日 1 剂，分 2 次服（《江西草药手册》）。

（五）药膳与食疗

姜丝拌穿心莲

原料：穿心莲 200g，姜、熟白芝麻、花椒油、香油适量。

制作方法：将穿心莲放入锅中焯熟捞出，挤干水分，切成小段捏成球。姜洗净去皮，切成细丝泡入凉白开中备用。将姜丝捞出，调料碗中放入香油、花椒油，再依次加入盐、鸡精、醋调味（也可以加一点蒜茸提味）。将浸泡过的姜丝捞出放在穿心莲上，再将调料汁淋在穿心莲上，撒上白芝麻即可。

功能主治：解毒，清热，降火去燥。可以改善春夏季的厌食及消化功能的紊乱。

235 凤仙透骨草
Feng Xian Tou Gu Cao

（一）基原

1. 集解

凤仙透骨草见于《灵秘丹药笺》，云："凤仙花，一名透骨草。"但透骨草之名始载于《救荒本草》，据所述图形，应为唇形科植物益母草 *Leonurus heterophyllus* Sweet.，并非本品。

2. 品种

凤仙透骨草为双子叶植物纲凤仙花科凤仙花属植物凤仙花 *Impatiens balsamina* L. 栽培品的干燥茎叶。

3. 分布

凤仙花原产于亚洲热带，山东境内产于各大山区。

4. 生态

凤仙花栽培于公园或庭院。

5. 形态特征

凤仙花：一年生草本，高 60 ～ 100cm。茎粗壮、肉质、直立，不分枝或有分枝，无毛或幼时被疏柔毛，基部直径可达 8mm，有多数纤维状根，下部节常膨大。叶互生，最下部叶有时对生；叶片披针形、狭椭圆形或倒披针形，长 4 ～ 12cm、宽 1.5 ～ 3cm，先端尖或渐尖，基部楔形，边缘有锐锯齿，向基部常有数对无柄的黑色腺体，两面无毛或被疏柔毛，侧脉 4 ～ 7 对；叶柄长 1 ～ 3cm，上面有浅沟，两侧有数对具柄的腺体。花单生或 2 ～ 3 朵簇生于叶腋，无总花梗，白色、粉红色或紫色，单瓣或重瓣；花梗长 2 ～ 2.5cm，密被柔毛；苞片线形，位于花梗的基部；侧生萼片 2，卵形或卵状披针形，长 2 ～ 3mm，唇瓣深舟状，长 13 ～ 19mm，宽 4 ～ 8mm，被柔毛，基部急尖成长 1 ～ 2.5cm 内弯的距；旗瓣圆形，兜状，先端微凹，背面中肋具狭龙骨状突起，顶端具小尖，翼瓣具短柄，长 23 ～ 35mm，2 裂，下部裂片小，倒卵状长圆形，上部裂片近圆形，先端 2 浅裂，外缘近基部具小耳；雄蕊 5，花丝线形，花药卵球形，

顶端钝；子房纺锤形，密被柔毛。蒴果宽纺锤形，长 10 ～ 20mm：两端尖，密被柔毛。种子多数，圆球形，直径 1.5 ～ 3mm，黑褐色。花期 7 ～ 10 月（图 235-1）。

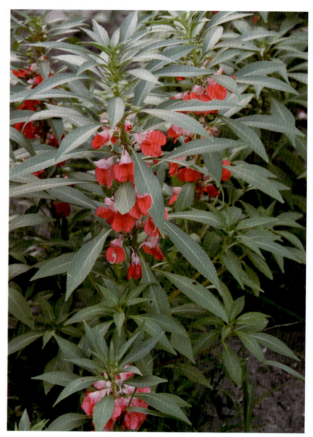

图 235-1　凤仙花植株

6. 产地加工

夏、秋二季种子成熟时采收，割取全草，除去细枝，晒干。

（二）药材

1. 性状特征

茎呈长圆柱状，长 30 ～ 60cm，下端直径 1 ～ 2cm，多皱缩，有纵棱。表面黄棕色至淡棕色，节部膨大，有深棕色叶痕及芽痕，偶有分枝。质轻脆，易折断，断面中空或有白色膜质状髓。叶呈皱缩状，深绿色。气微弱，味微酸。

2. 商品规格

本品均为统货。

3. 道地药材

本品山东产品质佳。

4. 质量标志

本品以茎色棕红、不带叶、干燥为佳。

5. 显微特征

（1）组织鉴别：茎横切面示表皮细胞呈纵向延长的多边形，外壁被薄的角质层，呈细波形弯曲。皮层外侧的厚角组织有 4～5 层细胞，细胞纵向延长，角隅处显著增厚；其内侧有 5～7 层大形薄壁细胞，个别细胞含草酸钙针晶束，偶见草酸钙短柱晶；内皮层细胞稍扁小。韧皮部通常有 4～11 层薄壁性细胞。形成层不明显。木质部由导管、木纤维、木薄壁细胞和木射线组成；木纤维单独散在或数个略作径向排列或成束。髓周细胞较小，中部细胞较大，少数细胞内含草酸钙针晶束。

（2）粉末鉴别：导管较大，常与木纤维相连。主要为具缘纹孔及梯纹导管，也有网纹、螺纹、环纹导管，完整者直径 22～99μm；具缘纹孔的纹孔口大，长椭圆形，有的横向延长；梯纹导管的网孔亦宽大。纤维淡黄色或无色，呈长梭形，二端钝圆或斜尖，长 162～504μm，直径 9～54μm，壁厚 2～7μm，木化，纹孔十字状、人字状或斜裂缝状，孔沟不明显。表皮细胞淡黄棕色或五色，表面观呈长方形或长多角形，直径 7～56μm，长 20～110μm，垂周壁薄或稍厚，较平直，表面可见角质条状纹理，有的细胞含红长针晶，偶含少数方晶。非腺毛多碎断，完整者 1～8～21（～31）个细胞，每个细胞均短，有的中部有短小单细胞分枝而略呈人字形，长 56～672（～752）μm，直径 13～48μm，壁厚 2～5μm，密具角质条纹。草酸钙针晶散在或存在于表皮细胞中，长短不一。草酸钙方晶少见，呈正方形或短柱形，直径 4～18μm，有的长至 22μm。

6. 化学组分

吲哚 -3- 乙腈（indole-3-acetonierile）；茎含山奈酚 -3- 葡萄糖苷（kaempferol-3-glucoside）、槲皮素 -3- 葡萄糖苷（quemetin-3-glucoside）、矢车菊素 -3- 葡萄糖苷（cyanidin-3-z1ucoside）、山奈酚；叶含 1，2，4- 三羟基萘 -4- 葡萄糖苷（1，2，4-trihydroxynaphthalene-4-glucoside）与山奈酚 -3- 阿拉伯糖苷（kaempferol-3-ambinoside）。

7. 理化特征

荧光检查：取粉末 0.5g，加甲醇 5ml，浸渍 2 小时并时时振摇，滤过，滤液浓缩至 2ml，点于硅胶 G 薄层板上，以甲苯 - 乙酸乙酯 - 甲酸（44：30：20）为展开剂，展距 16cm，取出，晾干喷以铁氰化钾 - 三氯化铁试液，斑点均显蓝色。

8. 贮藏

麻袋包装。置通风干燥处保存。防霉，防蛀。

（三）炮制与饮片

1. 药材炮制

取原药材，除去杂质，洗净，润透，切段，干燥。

2. 饮片名称

凤仙透骨草。

3. 药品类别

祛风湿药。

4. 性状特征

本品呈不规则的小段，茎呈圆形，黄白色。气微，味微酸（图 235-2）。

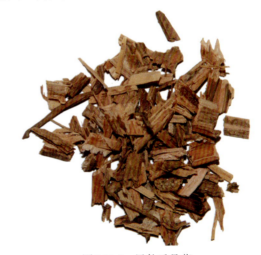

图 235-2　凤仙透骨草

5. 性味功能

本品性温，味辛、苦。散风祛湿，解毒止痛。用于风湿关节痛，外用治疮疡肿毒。

6. 用法用量

内服：煎汤，6～9g（鲜者适量）。外用：适量捣敷或煎水熏洗。

7. 使用注意

体热者慎用。

8. 贮藏

席包或麻袋包装。置通风干燥处保存。防霉，防蛀。

（四）经典方剂与临床应用

治风气疼痛，不拘远年近日：透骨草二两，穿山甲二两，防风二两，当归三两，白蒺藜四两，白芍三两，豨莶草四两（去茎用叶，九蒸九晒），海风藤二两，生地四两，广皮一两，甘草一两。以上为末，用猪板油一斤，炼蜜为丸梧桐子大。早晚各服五钱，酒下（《周益生家宝方》）。

（五）食疗与药膳

透骨草煮芹菜

原料：芹菜 300g，透骨草 20g，姜 5g，大葱 10g，鸡油 30g，盐、鸡精、胡椒粉适量。

制作方法：将透骨草洗净并切碎后放入锅内，加入 100ml 清水；用武火烧沸，再用文火煮 25 分钟后滤渣取汁；芹菜去黄叶，老梗后洗净，并切成 3cm 长的段；姜切成片，葱切成段；将煎煮好的透骨草药汁、芹菜段、姜片、葱段及鸡精置于炖杯内；加入 500ml 清水煮沸后，再加入鸡油及胡椒粉略煮即成。

功能主治：改善关节炎症状。

236 车前子 Che Qian Zi

（一）基原

1. 集解

车前子始载于《神农本草经》，列为上品。《本草图经》载："车前子生真定平泽丘陵道路中，……春初生苗，叶布地如匙面，累年者长及尺余。中抽数茎，作长穗如鼠尾。花甚细密，青色微赤。实如葶苈，赤黑色，五月五日采，阴干。今人五月采苗，七八月采实。"

2. 品种

车前子为双子叶植物纲车前科车前属植物车前 *Plantago asiatica* L.、大叶车前 *Plantago major* L. 或平车前 *Plantago depressa* Willd. 的干燥成熟种子。前者习称"大粒车前子"，后者习称"小粒车前子"。

3. 分布

山东境内车前、大叶车前、平车前均产于各地。

4. 生态

（1）车前：生于山野、路旁、花圃、菜园及池塘、河边等地。

（2）大叶车前：生于田野、畦畔、山埔、路旁、屋旁、荒地。但以湿润地（如池塘边）较多。

（3）平车前：生于草地、河滩、沟边、草甸、田间及路旁。

5. 形态特征

（1）车前：多年生草本，连花茎高达 50cm，具须根。叶根生，有长柄，几与叶片等长或长于叶片，基部扩大；叶片卵形或椭圆形，长 4～12cm，宽 2～7cm，先端尖或钝，基部狭窄成长柄，全缘或呈不规则波状浅齿，通常有 5～7 条弧形脉。花茎数个，高 12～50cm，有棱角，有疏毛；穗状花序为花茎的 2/5～1/2；花淡绿色，每花有宿存苞片 1 枚，三角形；花萼 4，基部稍合生，椭四形或卵圆形，宿存；花冠小，胶质，花冠管卵形，先端 4 裂，裂片三角形，向外反卷；雄蕊 4，着生在花冠筒近基部处，与花冠裂片互生，花药长圆形，2 室，先端有三角形突出物，花丝线形；雌蕊 1，子房上位，卵圆形，2 室（假 4 室），花柱 1，线形，有毛。蒴果卵状圆锥形，成熟后约在下方 2/5 处周裂，下方 2/5 宿存。种子 4～8 枚或 9 枚，近椭圆形，黑褐色。花期 6～9 月。果期 7～10 月（图 236-1）。

（2）大叶前草：多年生草本。根状茎短粗，具须根。基生叶直立，叶片卵形或宽卵形，顶端圆钝，边缘波状或有不整齐锯齿；叶柄明显长于叶片。花茎直立，高 15～70cm（偶达 120cm），穗状花序占花茎的 1/3～1/2；花密生，苞片卵形，较萼裂片短，二者均有绿色龙骨状突起；花萼无柄，裂片椭圆形；花冠裂片椭圆形或卵形。蒴果椭圆形，种子 8～15，少数至 18，棕色或棕褐色。花期 6～9 月，果期 7～10 月。

（3）平车前：一年生或二年生草本。直根长，具多数侧根，多少肉质。根茎短。叶基生呈莲座

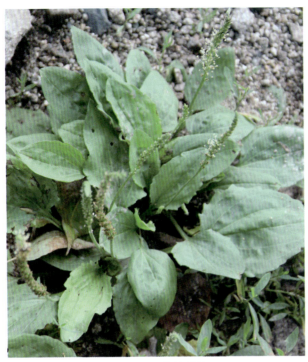

图 236-1　车前植株

状，平卧、斜展或直立；叶片纸质，椭圆形、椭圆状披针形或卵状披针形，叶柄基部扩大成鞘状。花序梗有纵条纹，疏生白色短柔毛；穗状花序细圆柱状。花萼无毛，花冠白色，无毛。雄蕊着生于冠筒内面近顶端，同花柱明显外伸，花药卵状椭圆形或宽椭圆形，新鲜时白色或绿白色，干后变淡褐色。胚珠 5。蒴果卵状椭圆形至圆锥状卵形。种子 4～5，椭圆形，腹面平坦，黄褐色至黑色；子叶背腹向排列。花期 5～7 月，果期 7～9 月。

6. 产地加工

夏、秋二季种子成熟时采收果穗，晒干，搓出种子，除去杂质。

（二）药材

1. 性状特征

（1）大粒车前子：本品呈长圆形稍扁，或类三角形，边缘较薄，长 1～1.8～2.2mm，宽 0.6～1.2mm，表面棕黑色至棕色，略粗糙不平。扩大镜下可见背面微隆起，腹面略平坦，中央或一端有灰白色（或黑色）凹陷的点状种脐。切面可见乳白色的胚乳及胚。种子放水中，外皮有黏液释出覆盖种子。气微，嚼之稍有黏性。

（2）小粒车前子：①大叶车前的种子呈类三角形或斜方形，少数呈卵圆形，粒小，长 0.8～1.3（～1.6）mm，宽 0.5～0.9mm。表面棕色或棕褐色，腹面隆起较高，脐点白色，多位于腹面隆起部的中央或一端。②平车前的种子呈扁的长椭圆形，少数呈类三角形，长 0.9～1.4～1.7mm，宽 0.6～0.8～1mm。表面黑棕色或棕色，背面略隆起，腹面较平坦，中央有明显的白色凹点状种脐。

2. 商品规格

按产地分江车前子、大车前子、淮南车前子、衢州车前子。按品种有大车前子、小车前子 2 种。

3. 道地药材

本品江西产者质佳。

4. 质量标志

（1）大粒车前子：以粒大、均匀饱满、色黄棕、黏性强者为佳。

（2）小粒车前子：①大叶车前的种子：以粒大、均匀饱满、色棕者为佳。②平车前的种子：以粒大、均匀饱满、色棕黑者为佳。

5. 显微特征

（1）组织鉴别：①大粒车前子横切面（脐点处）见种皮外表皮细胞壁极薄，为黏液层。其下为色素层，背面的细胞呈类三角形或略呈方形，切向长 24～36μm，径向 16～36μm；腹面的细胞呈类方形或稍径向或切向延长，切向长 8～281μm，径向长 20～32μm。胚乳细胞 4～5 列，壁略厚，背腹面内侧的多切向延长，左右侧的呈类圆形，内含脂肪油。子叶细胞排列规则，含脂肪油及糊粉粒。②大叶车前子（脐点处）横切面：与前者区别是腹面隆起明显，色素层细胞径向延长，切向长 8～12（～16）μm，径向长 16～20（～32）μm；背面微隆起，色素层细胞切向延长，切向长 24～40（～60）μm，径向长 14～16（～24）μm。③平车前的种子（脐点处）横切面：与前 2 种的区别是色素层，背面的细胞方形或长方形，外壁较平，切向长 12～28μm，径向长 20～24μm；腹面的细胞切向窄，长 10～18μm，径向长 20～28μm。

（2）粉末鉴别：①大粒车前子种皮外表皮细胞，断面观呈类方形或略切向延长，较大，细胞壁黏液质化，遇水膨胀溶化，常残留细胞壁碎片和黏液质痕迹。种皮内表皮细胞无色，断面观呈类方形或切向、径向狭长，大小不一，壁薄，微弯曲；表面观细胞呈类长方形，长 25 ～ 83μm，直径 5 ～ 19μm，壁微波状，常数个细胞为一组，以其长轴略作不规则镶嵌状排列。内胚乳细胞呈类多角形，壁甚厚，有的孔沟较宽，胞腔内充满细小糊粉粒，直径 3 ～ 6μm。②小粒车前子：种皮内表皮细胞较小，直径 15μm，长 11 ～ 45μm。

6. 化学组分

车前子酸（plantenolic acid）；琥珀酸（succinic acid）；腺嘌呤（adenine）；胆碱；脂肪油 10.43%：棕榈酸、硬脂酸、花生酸、亚油酸、亚麻酸等；车前子胶（plantasan）；维生素 A 样物质；维生素 B 等。

7. 理化特征

（1）化学定性：取本品 0.1g，加水 3ml，振摇，放置 30 分钟，滤过，滤液中加稀盐酸 3ml，煮沸 1 分钟，放冷，加氢氧化钠试液调至中性，加碱性酒石酸铜试液 1ml，置水浴上加热，生成红色沉淀。

（2）薄层色谱：将提出的脂肪油 2g，分别加 0.5mol/L 氢氧化钾乙醇液 80ml，依常法皂化后，分离出脂肪酸，用 2% 硫酸 - 甲醇（1∶5）30ml 进行甲酯化 2 小时，然后用石油醚将甲酯提出。以硅胶 G 加 10% 硝酸银（1∶3）制板，于 105℃活化 1 小时备用，点样后以苯为展开剂，展距15cm，用 0.2% 的 2，7，二氯荧光素乙酸液显色，置紫外光灯（254nm）下观察，脂肪酸甲酯显黄色斑点。

（3）膨胀度：取本品 1g，准确称定，按《中国药典》膨胀度测定法测定，应不低于 3.0。

8. 贮藏

置阴凉干燥处，防潮。盐车前子应密闭，置阴凉干燥处。

（三）炮制与饮片

1. 药材炮制

（1）车前子：取原药材，除去杂质，筛去泥屑。

（2）炒车前子：取净车前子置锅内，用文火加热，炒至鼓起，色稍变深，有爆声时，取出放凉。

（3）盐车前子：取净车前子置锅内，用文火加热，炒至鼓起，喷入盐水，继续炒至盐水微干，有香气逸出时，取出放凉。每 100kg 车前子，用食盐 2kg。

2. 饮片名称

车前子，炒车前子，盐车前子。

3. 药品类别

利水渗湿药：利尿通淋药。

4. 性状特征

（1）车前子：本品呈扁平椭圆形，长约 2mm。表面棕褐色或黑紫色，有细皱纹，质硬，断面白色。气微，味啖，嚼之带黏液性（图 236-2）。

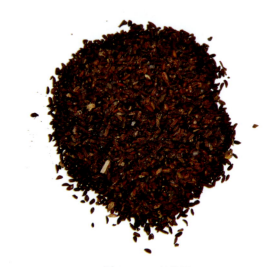

图 236-2　车前子

（2）炒车前子：形如车前子，略鼓起，有焦香气，色泽加深。

（3）盐车前子：形如车前子，表面黑褐色。气微香，味微咸（图 236-3）。

5. 质量要求

（1）水分：不得过 10.0%。

（2）总灰分：不得过 9.0%。

（3）酸不溶性灰分：不得过 3.0%。

（4）膨胀度：用膨胀度测定法测定，应不低于 3.0。

（5）含量测定：用高效液相色谱法测定。本品按干燥品计算，含京尼平苷酸（$C_{16}H_{22}O_{10}$）不得少于 0.40%，毛蕊花糖苷（$C_{29}H_{36}O_{15}$）不得少于 0.30%。

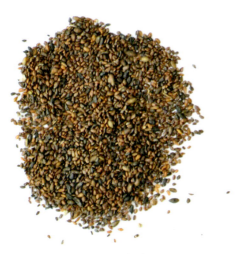

图 236-3 盐车前子

6. 功能主治

本品性微寒，味甘。清热利尿，渗湿通淋，明目，祛痰。用于水肿胀满、热淋涩痛、暑湿泄泻、目赤肿痛、痰热咳嗽。

7. 用法用量

内服：煎汤，9～15g，入煎剂宜包煎。

8. 使用注意

凡内伤劳倦、阳气下陷、肾虚精滑及内无湿热者慎服。

9. 贮藏

贮干燥容器内，盐车前子、酒车前子密闭，置阴凉干燥处，防潮，防蛀。

（四）经典方剂与临床应用

车前子散（《太平圣惠方》）

处方：车前子 22.5g，王不留行 15g，冬葵子 15g，生干地黄 30g，桂心 15g，甘草 7.5g（炙微赤，锉），木通 15g（锉），石韦 15g（去毛），滑石 22.5g。

制法：上药捣细箩为散。

功能主治：主虚劳小便淋涩，茎中痛。

用法用量：每服 6g，空腹时以麻子粥饮调下。

（五）食疗与药膳

车前子山药粥

原料：干山药 30g（研粉），车前子 10g，粳米 50g。

制作方法：将车前子装袋内，加水煎煮 30 分钟，取出布袋弃去。药液中加入粳米煮粥，沸后加入山药粉，煮成稠粥。

功能主治：利小便、实大便，适宜于大便久不成形者。

用法用连：每日 3 餐，连续服用。

237 车前草 Che Qian Cao

（一）基原

1. 集解

车前草始载于《名医别录》。此草好生道边及牛马迹中，故名车前。

2. 品种

车前草为双子叶植物纲车前科车前属植物车前 *Plantago asiatica* L. 或平车前 *Plantago depressa* Willd. 的干燥全草。

3. 分布

山东境内车前、平车前均产于各地。

4. 生态

（1）车前：生于山野、路旁、花圃或菜园、河边湿地。

（2）平车前：生于草地、河滩、沟边、草甸、田间及路旁。

5. 形态特征

（1）车前：多年生草本，茎高达 50cm，有须根。叶根生，具长柄，几与叶片等长或长于叶片，基部扩大；叶片卵形或椭圆形，长 4～12cm，宽 2～7cm，先端尖或钝，基部狭窄成长柄，全缘或呈不规则波状浅齿，通常有 5～7 条弧形脉。花茎数个，高 12～50cm，有棱角，有疏毛；穗状花序为花茎的 2/5～1/2；花淡绿色，每花有宿存苞片 1 枚，三角形；花萼 4，基部稍合生，椭圆形或卵圆形，宿存；花冠小，胶质，花冠管卵形，先端 4 裂，裂片三角形，向外反卷；雄蕊 4，着生在花冠筒近基部处，与花冠裂片互生，花药长圆形，2 室，先端有三角形突出物，花丝线形；雌蕊 1，子房上位，卵圆形，2 室（假 4 室），花柱 1，线形，有毛。蒴果卵状圆锥形，成熟后约在下方2/5处周裂，下方2/5宿存。种子4～8枚或9枚，近椭圆形，黑褐色。花期6～9月。果期7～10月（图237-1）。

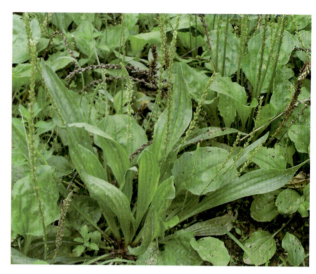

图237-2 平车前植株

长柄；叶片皱缩，展平后呈卵状椭圆形或宽卵形，长6～13cm，宽2.5～8cm；表面灰绿色或污绿色，具明显弧形脉5～7条，先端钝或短尖，基部宽楔形，全缘或有不规则波状浅齿。穗状花序数条，花茎长。蒴果盖裂，萼宿存。气微香，味微苦（图237-3）。

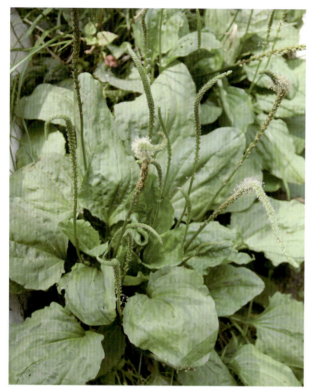

图237-1 车前植株

（2）平车前：一年生或二年生草本。直根长，具多数侧根，多少肉质。根茎短。叶基生呈莲座状，平卧、斜展或直立；叶片纸质，椭圆形、椭圆状披针形或卵状披针形，叶柄基部扩大成鞘状。花序梗有纵条纹，疏生白色短柔毛；穗状花序细圆柱状。花萼无毛，花冠白色，无毛。雄蕊着生于冠筒内面近顶端，同花柱明显外伸，花药卵状椭圆形或宽椭圆形，新鲜时白色或绿白色，干后变淡褐色。胚珠5。蒴果卵状椭圆形至圆锥状卵形。种子4～5，椭圆形，腹面平坦，黄褐色至黑色；子叶背腹向排列。花期5～7月，果期7～9月（图237-2）。

6. 产地加工

夏季采挖全草，除去泥沙，晒干。

（二）药材

1. 性状特征

（1）车前草：根丛生，须状。叶基生，具

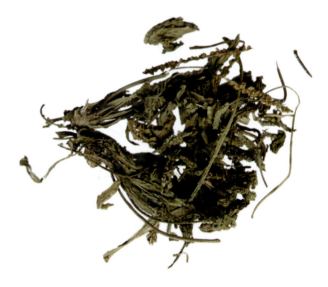

图237-3 车前草药材

（2）平车前草：主根直而长。叶片较狭，长椭圆形或椭圆状披针形。

2. 商品规格

本品均为统货。

3. 道地药材

本品山东产品质佳。

4. 质量标志

本品均以色绿、完整者为佳。

5. 显微特征

（1）组织鉴别

1）车前叶表面观：上下表皮细胞类长方形，上表皮细胞有角质线纹。气孔不定式，副卫细胞3～4个。腺毛头部2个细胞，椭圆形，柄单细胞。非腺毛少见，2～5个细胞，长100～320μm，壁稍厚，微有疣状突起。

2）平车前叶表面观：非腺毛3～7个细胞，长350～900μm。

（2）粉末鉴别

1）车前草：粉末灰绿色。非腺毛完整者10数个细胞，甚细长，常稍皱缩，直径约18μm，长约至8mm（表面片），壁有微小疣状突起。花葶的非腺毛较少，2～6个细胞，顶端细胞常较短，有的中部细胞狭窄，直径22～67μm，长135～675μm，壁稍厚，疣状突起较密。花葶上部非腺毛基部细胞的侧壁与表皮细胞相接，毛茸紧贴表皮，与花葶长轴平行；腺毛头部长圆形或类圆形，2个细胞并列，有的细胞不等长而顶端稍偏斜，直径12～37μm，长17～57μm；柄部单细胞，直径9～24μm，长14～27μm；头、柄部细胞均含淡黄色或黄棕色分泌物。叶表皮细胞表面观呈类多角形，略延长，垂周壁波状弯曲，有气孔及毛茸，上表皮隐约可见角质纹理。气孔类圆形或长圆形，直径18～27μm，长18～36μm，副卫细胞3～5个，不定式。果皮细胞淡黄色或无色，表面观呈不规则形；垂周壁深波状弯曲，厚2～5μm，小化，偶呈连珠状，纹孔稀疏。种皮内表皮细胞表面观呈类长方形，直径5～19μm，长27～83μm，壁薄，常数个细胞为一组以其长轴略作镶嵌状排列。花萼表皮细胞形状稍不规则，多延长，垂周壁弓字形或深波状弯曲，直径31～55μm，长约至153μm。花粉粒淡黄色或无色，呈类圆形，直径20～27μm，自5个萌芽孔，表面具疣状雕纹。花粉囊内壁细胞呈类多角形，有密集的条状增厚纹理。纤维细长，直径7～20μm，壁稍厚，微木化或非木化，有斜纹孔。

2）平车前草：粉末棕绿色。根头部非腺毛较多，完整者5～18个细胞，细长，直径11～25μm，长约至5mm（表面片），有的基部2个细胞并列。

叶表面及花葶的非腺毛较少，完整者4～8个细胞，顶端细胞短，呈三角锥形，有的中部细胞稍狭窄，直径31～85μm，长302～908μm，壁稍厚，边缘较粗糙，表面有较大而密的长圆形成圆形疣状突起；花葶非腺毛基部细胞中部的侧壁有长圆形微凸，与表皮细胞相接，毛茸紧贴表皮，与花葶长轴平行，有的基部细胞与上部细胞膝状相连。腺毛淡棕色，头部矩圆形，2个细胞并列，有的细胞不等长而顶端偏斜，直径18～27μm，长16～42μm，柄部单细胞，长11～24μm，直径11～18μm。头、柄部细胞均含淡棕色分泌物。叶表皮细胞表面观呈类多角形，壁稍弯曲。气孔类圆形或长圆形，有的气孔特小，直径13～24μm，长9～29μm，副卫细胞3～5个，不定式。果皮细胞淡黄色，表面观呈不规则形，垂周壁深波状弯曲，厚约3μm，偶呈连珠状，纹孔稀少。种皮内表皮细胞无色或黄棕色，表面观呈类长方形、类方形或类多角形，直径5～15μm，长11～45μm，壁有的稍弯曲，常数个细胞为一组，以其长轴略作不规则镶嵌状排列。花萼表皮细胞形状稍不规则，多延长，垂周壁弓字形或深波状弯曲，直径23～40μm，长27～126μm。花粉粒淡黄色，呈类圆形，直径18～25μm。有4～8个萌发孔，表面有细小瘤状雕纹。花粉囊内壁细胞呈类长方形或类多角形，有密集的条状增厚纹理。

6. 化学组分

车前苷（plantagenin）；高车前苷（itomo-plantaginin）；3，4-二羟基苯乙基-乙醇-6-O-咖啡酰-β-D-葡萄糖苷和桃叶珊瑚苷（aucubin）。另含熊果酸（ursolic acid），乌苏酸（uraolic acid），β-谷甾醇（β-sitosteml）及其棕榈酸酯（palmitate），车前果胶（plantagluside），梓醇（catalpol）等。

7. 理化特征

（1）荧光检查：粉末用Ehrlich试剂（对二甲氨基苯甲醛-盐酸试剂：对二甲氨基苯甲醛1g溶于36%盐酸25ml及甲醇75ml的混合溶液）湿润，包在滤纸中压榨，然后将滤纸用吹风机吹干，滤纸显蓝色。在紫外光灯（365nm）下观察，滤纸显红色荧光。

（2）化学定性：本品的乙醚提取液点在Whatman No.1滤纸上，以丁醇-乙酸-水（4：1：5）

展开后，用对二氨基苯甲醛试剂显色，干燥后，桃叶珊瑚苷显蓝色斑点，Rf 为 0.36。

8. 贮藏

置通风干燥处，防蛀。

（三）炮制与饮片

1. 药材炮制

取原药材，除去杂质，洗净，切段，干燥。

2. 饮片名称

车前草。

3. 药品类别

清热利湿药。

4. 性状特征

本品呈不规则的小段，根、叶、花混合。叶片皱缩，破碎，或卷曲，表面灰绿色或污绿色，纵脉明显，穗状花序。气微，味苦而有黏性（图 237-4）。

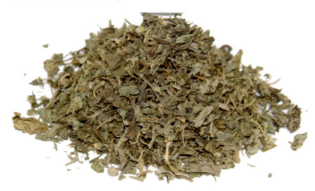

图 237-4　车前草

5. 质量要求

（1）水分：不得过 13.0%。

（2）总灰分：不得过 15.0%。

（3）酸不溶性灰分：不得过 5.0%。

（4）浸出物：用热浸法测定，水作溶剂，不得少于 14.0%。

（5）含量测定：用高效液相色谱法测定。本品按干燥品计算，含大车前苷（$C_{29}H_{36}O_{16}$）不得少于 0.10%。

6. 功能主治

本品性寒，味甘。清热利尿，祛痰，凉血，解毒。用于水肿尿少、热淋涩痛、暑湿泻痢、痰热咳嗽、吐血衄血、痈肿疮毒。

7. 用法用量

内服：煎汤，9 ～ 30g，鲜品 30 ～ 60g。外用：鲜品适量，捣敷患处。

8. 使用注意

脾胃虚寒者慎用。

9. 贮藏

置通风干燥处，防蛀。

（四）经典方剂与临床应用

车前草汤（《圣济总录》）

处方：车前草半两，常山（细锉）半两，升麻半两，白粳米半合，豉（炒）半两，生甘草半两。

制法：上为粗末。

功能主治：久疟日多，憎寒壮热不止，渴饮水。

用法用量：每用 3 钱匕，以水 1 盏半浸药，置于星月下，横一小刀子于药上，五更煎取 7 分，去滓，分温 2 服，空腹未发前 1 服，相次再服。良久得吐，吐定得食浆水粥。

（五）食疗与药膳

车前猪肚汤

原料：鲜车前草 60 ～ 90g（干品 20 ～ 30g），猪小肚 200g，食盐少许。

制作方法：将猪小肚切成小块，加清水适量与车前草煲汤，用食盐调味即可。

功能主治：治膀胱炎、尿道炎。

用法用量：饮汤食猪小肚，每日 2 次。

238　栀子 Zhi Zi

（一）基原

1. 集解

栀子原名卮子，始载于《神农本草经》，列为中品。《本草图经》云："今南方及西蜀州郡皆有之，木高七八尺，叶似李而厚硬，又似樗蒲子，二三月生白花，花皆六出，甚芬芳，俗说即西域詹匐也。夏、秋结实如诃子状，生青熟黄，中人深红，九月采实曝干。"《本草纲目》曰："厄子叶如兔耳，厚而深绿，春荣秋瘁，入夏开花，大如酒杯，白瓣黄蕊，随即结实，薄皮细子有须，霜后收之。"与今栀子相符。《本草纲目》言："厄，酒器也，厄子象之，故名，俗作栀。"

2. 品种

栀子为双子叶植物纲茜草科栀子属植物栀子 *Gardenia jasminoids* Ellis 栽培品的干燥成熟果实。

3. 分布

栀子山东境内的各地公园温室及家庭普遍盆栽。

4. 生态

栀子栽培于公园或庭院。

5. 形态特征

栀子：为常绿灌木，高 0.3～3m；嫩枝常被短毛，枝圆柱形，灰色。叶对生，革质，稀为纸质，少为 3 枚轮生，叶形多样，通常为长圆状披针形、倒卵状长圆形、倒卵形或椭圆形，长 3～25cm，宽 1.5～8cm，顶端渐尖、骤然长渐尖或短尖而钝，基部楔形或短尖，两面常无毛，上面亮绿，下面色较暗；侧脉 8～15 对，在下面凸起，在上面平；叶柄长 0.2～1cm；托叶膜质。花芳香，通常单朵生于枝顶，花梗长 3～5mm；萼管倒圆锥形或卵形，长 8～25mm，有纵棱，萼檐管形，膨大，顶部 5～8 裂，通常 6 裂，裂片披针形或线状披针形，长 10～30mm，宽 1～4mm，结果时增长，宿存；花冠白色或乳黄色，高脚碟状，喉部有疏柔毛，冠管狭圆筒形，长 3～5cm，宽 4～6mm，顶部 5～8 裂，通常 6 裂，裂片广展，倒卵形或倒卵状长圆形，长 1.5～4cm，宽 0.6～2.8cm；花丝极短，花药线形，长 1.5～2.2cm，伸出；花柱粗厚，长约 4.5cm，柱头纺锤形，伸出，长 1～1.5cm，宽 3～7mm，子房直径约 3mm，黄色，平滑。果卵形、近球形、椭圆形或长圆形，黄色或橙红色，长 1.5～7cm，直径 1.2～2cm，有翅状纵棱 5～9 条，顶部的宿存萼片长达 4cm，宽达 6mm；种子多数，扁，近圆形而稍有棱角，长约 3.5mm，宽约 3mm。花期 3～7 月，果期 5 月至翌年 2 月（图 238-1，图 238-2）。

6. 产地加工

9～11 月果实成熟呈红黄色时采收，除去果梗及杂质，蒸至上汽或置沸水中略烫，取出，干燥。

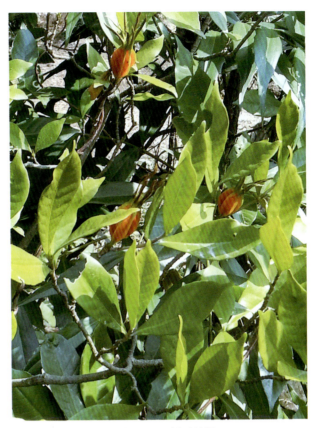

图 238-1 栀子植株

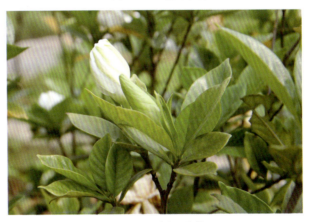

图 238-2 栀子花枝

（二）药材

1. 性状特征

成熟果实长卵圆形或椭圆形，长 1.5～3.5cm，直径 1～1.5cm。表面红黄色或棕红色，具 6 条翅状纵棱，棱间常有 1 条明显的纵脉纹，并有分枝。顶端残存萼片，基部稍尖，有残留果梗。果皮薄而脆，略有光泽；内表面色较浅，有光泽，具 2～3 条隆起的假隔膜。种子多数，扁卵圆形，集结成团，深红色或红黄色，表面密具细小疣状突起。气微，味微酸而苦（图 238-3）。

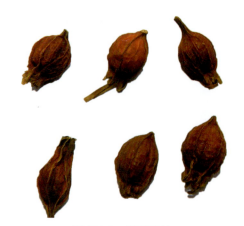

图 238-3　栀子药材

2. 商品规格

本品均为统货。

3. 道地药材

本品山东、河南产品质量为佳。

4. 质量标志

本品以个小、完整、仁饱满、内外色红者为佳。

5. 显微特征

（1）组织鉴别：外果皮为 1 列长方形细胞，外壁增厚；中果皮外侧为 2 ～ 4 列厚角细胞，内侧为大量长圆形的含黄色色素薄壁细胞，外韧型维管束稀疏分布，较大的维管束四周有木化的纤维束及石细胞；内果皮为 2 ～ 3 列石细胞，有的胞腔内含草酸钙方晶。外种皮为 1 层石细胞，近方形，内壁及侧壁显著增厚，胞腔明显，含棕红色物质；内种皮为颓废压扁的薄壁细胞；胚乳细胞多角形；中央为 2 枚扁平的子叶细胞（图 238-4）。

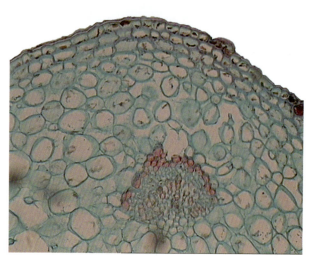

图 238-4　栀子药材横切面组织特征

（2）粉末鉴别：种皮石细胞多破碎，完整者表面观呈类多角形、类长方形，直径 64 ～ 152μm，长约至 272μm，壁厚 16 ～ 32μm，径向壁及内切向壁呈瘤状伸入胞腔，孔沟较宽，末端常膨大呈钝圆囊状，不规则的胞腔内及孔沟充满棕色物。内果皮石细胞，常上下层交错排列或与内果皮纤维连结，类长方形、类圆形，直径 14 ～ 34μm，长约至 75μm，胞腔内常含方晶。内果皮纤维细长梭形，直径 8 ～ 16μm，长至 101μm。束鞘纤维常与导管连结，长梭形，末端钝圆或平截，直径 13 ～ 22μm，长至 158μm。草酸钙方晶直径 2 ～ 12μm。草酸钙簇晶直径 8 ～ 33μm，棱角较尖（图 238-5）。

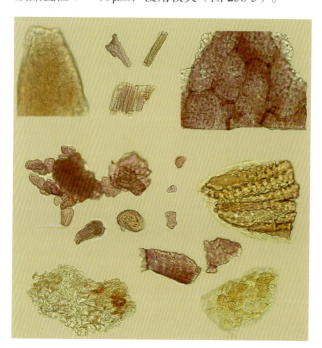

图 238-5　栀子药材粉末显微特征

6. 化学组分

环烯醚萜及苷类：栀子苷（京尼平苷 geniposide），羟基栀子苷（gardenoside），山栀苷（shanzhiside），栀子新苷（gardoside），京尼平 -1-β-D- 龙胆双糖苷（genipin-1-β-D-gentiobioside），鸡矢藤次苷甲酯（scandoside methyl ester），去乙酰基车前草酸甲酯（deacetyl-asperulosidic acid methyl ester）及栀子苷酸（geniposidic acid）等。色素成分：栀子素（gardenin），藏红花素（crocln），藏红花酸（crocetin）。尚含熊果酸（ursolic acid）及 D- 甘露醇（D-mannitol）等。

7. 理化特征

（1）化学定性：取本品粉末 0.2g，加水 5ml，水浴中加热 3 分钟，取滤液 5 滴置蒸发皿中蒸干，加硫酸 1 滴，即显蓝绿色，迅速变为褐色，继转为紫褐色。

（2）薄层色谱：取 0.1g/ml 的 75% 乙醇温提液作为供试品溶液，栀子苷为对照品，在硅胶 G 薄层板上行薄层色谱，乙酸乙酯 - 丙酮 - 甲酸 - 水（5：5：1：1）为展开剂，展开后晾干，喷以 50% 硫酸乙醇液，110℃ 烘约 10 分钟，在与对照品相应的位置上，显相同颜色的斑点。

8. 贮藏

置通风干燥处。

（三）炮制与饮片

1. 药材炮制

（1）栀子：取药材筛去灰屑，除去杂质，碾碎过筛；或剪去两端。

（2）栀子仁：取净栀子，用剪刀从中间对剖开，剥去外皮取仁。

（3）栀子皮：取生栀子剥下的外果皮。

（4）炒栀子：取碾碎的栀子，置锅内用文火炒至金黄色，取出，放凉。

（5）焦栀子：取碾碎的栀子，置锅内用武火炒至焦黑色，取出，放凉。

（6）栀子炭：取碾碎的栀子，置锅内用武火炒至黑褐色，但须存性，取出，放凉。

2. 饮片名称

栀子，炒栀子，焦栀子，栀子炭。

3. 药品类别

清热药。

4. 性状特征

（1）栀子：本品呈不规则的碎块。果皮表面红黄色或棕红色，有的可见翅状纵横。种子多数，扁卵圆形，深红色或红黄色。气微，味微酸而苦（图 238-6）。

（2）炒栀子：本品形如生栀子，黄褐色。

（3）焦栀子：本品形同生栀子，表面焦褐色或焦黑色。果皮内表面棕色，种子表面为黄棕色或棕褐色。气微，味微酸而苦（图 238-7）。

（4）栀子炭：本品呈黑褐色，断面色捎浅（图 238-8）。

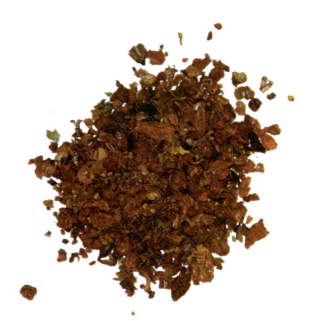

图 238-6 栀子

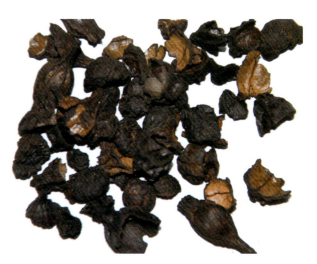

图 238-7 焦栀子

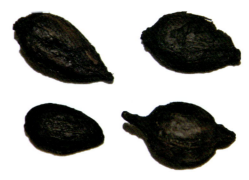

图 238-8 栀子炭

5. 质量要求

（1）水分: 不得过8.5%。总灰分: 不得过6.0%。

（2）含量测定: 用高效液相色谱法测定。本品按干燥品计算，含栀子苷（$C_{17}H_{24}O_{10}$）不得少于1.5%，栀子炭不得少于1.0%。

6. 功能主治

本品性寒，味苦。泻火除烦，清热利尿，凉血解毒。用于热病心烦、黄疸尿赤、血淋涩痛、血热吐衄、目赤肿痛、火毒疮疡；外治扭挫伤痛。焦栀子凉血止血，用于血热吐衄、尿血崩漏。

7. 用法用量

内服: 煎汤，6～9g；或入丸、散。外用: 研末调敷。

8. 使用注意

脾胃虚寒者慎用。

9. 贮藏

置通风干燥处。

（四）经典方剂与临床应用

黄芩栀子汤《伤寒总病论》

处方: 黄芩、栀子各4.5g，石膏、甘葛各6g，豆豉1.5g，葱白（切3cm长）6g。

制法: 以水800ml，煮取300ml。

功能主治: 伤寒头痛壮热，心烦不安；兼治夏月伤暑毒。

用法用量: 分3次温服。

（五）食疗与药膳

栀子鲜藕茅根粥

原料: 栀子10g，鲜藕60g，白茅根30g，粳米100g。

制作方法: 将栀子研为细末备用，鲜藕洗净切薄片，白茅根煎汁去渣。将白茅根汁、藕片、粳米共入锅中，加水适量煮粥，待熟时调入栀子仁末，再炖片刻即成。

功能主治: 清热生津，凉血止血。主治胃热吐血等症。

用法用量: 1日1剂，2次分服，3日为1疗程。

239　鸡矢藤 Ji Shi Teng

（一）基原

1. 集解

鸡矢藤始载于《质问本草》，原名"主屎藤"。以"皆治藤"之名载于《本草纲目拾遗》，其曰: "蔓延墙壁间，长丈余，叶似泥藤。"又在臭藤根条引草宝云: "此草二月发苗，蔓延地上，不在树间，系草藤也。叶对生，与臭梧桐叶相似。六七月开花，粉红色，绝类牵牛花，但口不甚放开。搓其叶嗅之，有臭气，……故名臭藤。"《植物名实图考》记载: "鸡矢藤产南安，蔓生黄绿茎，叶长寸余，后宽前尖，细纹无齿。藤梢结青黄实，硬壳有光，圆如绿豆稍大，气臭……"上述记载，应为本种。《中国药典》1977年版一部收载。因本品叶揉后有鸡屎臭气味，又为藤本植物，故名。

2. 品种

鸡矢藤为双子叶植物纲茜草科鸡矢藤属植物鸡矢藤 Paederia scandens（Lour.）Merr. 的干燥地上部分。

3. 分布

山东境内产于各山区及平原。

4. 生态

鸡矢藤生于山坡、林中、林缘、沟谷边灌丛中或缠绕在灌木上。

5. 形态特征

鸡矢藤: 多年生草质藤本，长3～5m。基部木质，多分枝。叶对生；叶柄长1.5～7cm；托叶三角表，长2～3mm，早落；叶片卵形椭圆形、长圆形至披针形，长5～15cm，宽1～6cm，先端急尖至渐尖，基部宽楔形，两面无毛或下面稍被短柔毛；叶纸质，新鲜揉之有臭气。聚伞花序排成顶生的带叶的大圆锥花序或腋生而疏散少花；花紫色，几无梗；萼狭钟状；花冠简长7～10mm，先端5裂，镊合状排列，内面红紫色，被粉状柔毛；雄蕊5；子房下位，2室。浆果球形，直径5～7mm，成熟时光亮，草黄色。花期7～8月，果期9～10月（图239-1）。

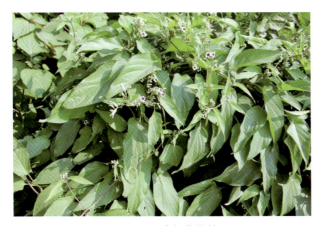

图 239-1 鸡矢藤植株

6. 产地加工

夏、秋二季采收全草，晒干。

（二）药材

1. 性状特征

茎呈扁圆柱形，老茎灰棕色，直径 0.3～1.2cm，栓皮常易脱落，有纵皱纹及叶柄断痕，易折断，断面平坦，灰黄色；嫩茎黑褐色，直径 1～3mm，质韧，不易折断，断面纤维性，灰白色或浅绿色。叶对生，叶片多皱缩破碎，完整叶片展平后呈宽卵形或披针形，长 5～15cm，宽 3～9cm，先端尖或渐尖，基部宽楔形、圆形或浅心形；上表面灰绿色，下表面灰褐色；叶脉于背面稍突起，有棕褐色毛茸。气微，味微甜、酸。

2. 商品规格

本品均为统货。

3. 道地药材

本品陕西、山东产者质佳。

4. 质量标志

本品以质嫩、叶多、气浓者为佳。

5. 显微特征

（1）组织鉴别

1）嫩茎横切面：表皮细胞 1 列，外壁稍增厚，有角质层。皮层菲薄，由 4～7 列细胞组成，外侧 1～3 列为厚角细胞；内皮层明显。中柱鞘纤维 2～3 列成环。维管束外韧型，形成层不明显；韧皮部有油细胞，长圆形，长约 60μm，直径约 38μm，有的细胞内含草酸钙针晶束；木质部导

管常数个至数十个相聚成 12～14 个导管群，导管周围木纤维众多，木薄壁细胞稀少。髓部长圆形（图 239-2）。

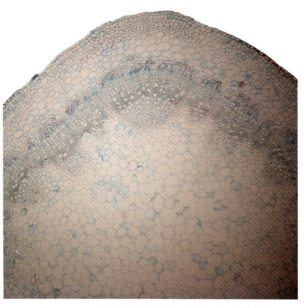

图 239-2 鸡矢藤药材（茎）横切面组织特征

2）老茎（直径约 10mm）横切面与嫩茎横切面不同点：中柱鞘纤维较少，常单个散在；韧皮部较发达；木质部呈圆形环；髓部扁圆形，略偏心性。

3）叶横切面：主脉部呈椭圆形，上面稍凸起，下面呈弧形突出。表皮细胞 1 列，外被角质层，有非腺毛，长 50～500μm，由 3～15 个细胞组成，壁上有角质层纹理。上、下表皮内方均有厚角组织，以下面较发达，为 5～7 列。维管束外韧型。木质部导管排列不规则，薄壁细胞中含黄棕色物。叶肉组织中栅栏细胞 1 列；海绵组织中有大型含晶细胞，针晶束长约 140μm。

4）叶表面观：表皮细胞多角形，垂周壁较平直，平周壁有明显角质层纹理。气孔平轴式，副卫细胞 2 个，常较狭长，宽 8～15～53μm，长 43～62μm，上下两面均有分布。草酸钙针晶束多而大，长达 150μm。叶脉部常有非腺毛分布，非腺毛长 50～500μm，由 3～15 个细胞组成，壁具角质层纹理。

（2）粉末鉴别：纤维长而略弯曲，多碎断，直径 26～49μm，壁较薄。木纤维可见斜纹孔。石细胞较少见，单个散在，直径 24～52μm，圆形、类方形，壁较厚，孔沟明显。草酸钙针晶多散在，长 31～52μm，偶见细棒状结晶或小方晶。其缘

纹孔导管多见，直径 15 ～ 156μm，常为碎片，亦可见螺纹及环纹导管

6. 化学组分

单萜苷类：鸡矢藤苷（paederoside），鸡矢藤次苷（scandoside），车叶草苷（aspemloside）。甾醇类：γ- 谷甾醇（γ-sitosterol），β- 谷甾醇，豆甾醇（stigmasterol），菜油甾醇（campesterol）。环烯醚萜苷类：三十一烷（hentriacontane），三十一烷醇（hentriacontanol），甲硫醇（methyl-mercoptan），蜡醇（cerylalcohol）。尚含挥发油及熊果苷（arbutin）。

7. 理化特征

（1）理化定性

1）取本品粉末 0.5g，加甲醇 5ml，加热数分钟，滤过。滤液加浓盐酸 - 苯胺（1：15）试液，呈黄色，继变为棕色，最后呈深绿色。

2）取本品粉末 0.5g，加甲醇 10ml，加热回流30 分钟，滤过。滤液置水浴上蒸干，加水 1ml，滤去小溶性杂质后加 10% 硫酸 1ml，加热数分钟后呈绿色，最后产生黑色沉淀。

（2）薄层色谱：取本品粉末 2g，加乙醇20ml，回流 1 小时，滤过。滤液置水浴上蒸干，加水 2ml，滤过。滤液用正丁醇 10ml 萃取，分取正丁醇层，挥去正丁醇，加甲醇 1ml，作为供试品溶液。吸取上述溶液 5μl，点于（0.7% CMC）硅胶 G 薄层板上，以氯仿 - 甲醇 - 甲酸（85：15：0.5）为展开剂，展开，取出，晾干，喷以茴香醛 - 浓硫酸 - 冰醋酸（0.5：1：50）试液，于 105℃烤 5 分钟，斑点显色。

8. 贮藏

置通风干燥处。

（三）炮制与饮片

1. 药材炮制

取原药材，拣去杂质，清水洗净，润透，切段，晒干，筛去灰屑。

2. 饮片名称

鸡矢藤。

3. 药品类别

消食药。

4. 性状特征

本品呈不规则的片块状。余同药材（图 239-3）。

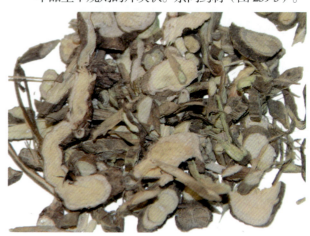

图 239-3 鸡矢藤

5. 功能主治

本品性平，味片、酸。祛风活血，止痛解毒，消食导滞，除湿消肿。用于风湿疼痛、腹泻痢疾、脘腹疼痛、气虚浮肿、头昏食少、肝脾肿大、瘰疬、肠痈、无名肿毒、跌打损伤等。

6. 用法用量

内服：煎汤或浸酒服，10 ～ 15g。外用：适量，捣敷或煎水洗。

7. 使用注意

脾虚者慎用。

8. 贮藏

置通风干燥处。

（四）经典方剂与临床应用

（1）治气郁胸闷，胃痛：鸡屎藤根一至二两。水煎服（《福建中草药》）。

（2）治食积腹泻：鸡屎藤一两。水煎服（《福建中草药》）。

（3）治小儿疳积：鸡屎藤干根五钱，猪小肚一个。水炖服（《福建中草药》）。

（4）治红痢：鸡屎藤根四两，路边姜二两。炖肉服（《重庆草药》）。

（五）食疗与药膳

鸡矢藤糖水

原料：鸡矢藤粉、米粉适量，红糖两勺。

制作方法：用红糖制得红糖水；鸡矢藤粉和米粉混合；糖水倒入混好的粉中搅拌，最后和成面，根据自己的需要做成各种形状；再加糖水煮熟即可。

功能主治：祛风除湿，消食化积，解毒消肿，活血止痛。

240 茜草 Qian Cao

（一）基原

1. 集解

茜草始载于《神农本草经》，列为上品。为常用中药。原名"茜根"。

2. 品种

茜草为双子叶植物纲茜草科茜草属植物茜草 *Rubia cordifolia* L. 野生品的干燥根及根茎。

3. 分布

山东境内产于各地。

4. 生态

茜草生于山坡荒野、溪边、山谷阴湿处、村落丛林边、林缘灌木丛中。

5. 形态特征

茜草：多年生攀援草本。茎四棱形，有的沿棱有倒刺。叶4片轮生，其中1对较大而具长柄，卵形或卵状披针形，长 2.5～6cm 或更长，宽 1～3cm 或更宽；叶缘和背脉有源小倒刺。聚伞花序顶生或腋生；花小，萼齿不明显，花冠绿色或白色，5裂，有缘毛。果肉质，小形，熟时紫黑色。花果期 9～10 月（图 240-1～图 240-3）。

6. 产地加工

春、秋二季均可采挖，一般在清明前后或 8～10 月间挖取，以秋季采者质佳。挖出根后，除去茎苗，洗净泥土，晒干或烘干。

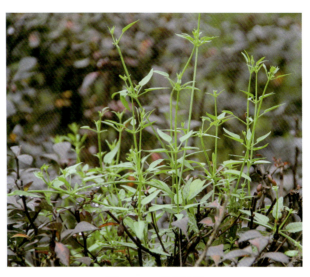

图 240-1 茜草植株

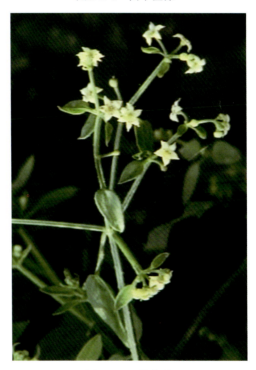

图 240-2 茜草花

（二）药材

1. 性状特征

根茎呈结节状，下部着生粗细不等的数条根。根呈圆柱形，常弯曲或扭曲，长 10～25cm，直径 1～1.5cm。表面红棕色或棕色，具有细纵皱纹及少数细根痕，皮部易剥落，露出黄红色木部。质脆，易折断。断面平坦，皮部狭，紫红色，木部宽广，浅黄红色，可见多数小孔。气微，味微苦，久嚼刺舌（图 240-4）。

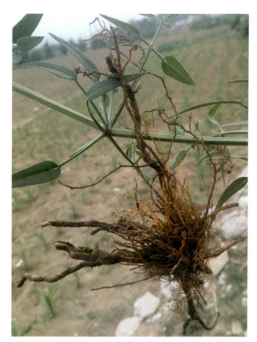

图 240-3　茜草根及根茎

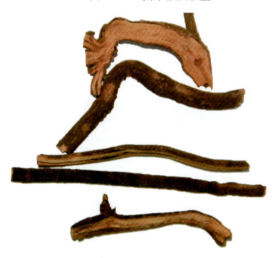

图 240-4　茜草药材

2. 商品规格
本品均统货。

3. 道地药材
本品以陕西、河南产量大，质量佳。

4. 质量标志
本品以根条长、色红棕者为佳。

5. 显微特征
组织鉴别：根横切面示木栓层为 6 ~ 10 列细胞，有棕色内含物。栓内层为 4 ~ 5 列细胞。韧皮部薄壁组织中有多数草酸钙针晶束散在，针晶束与根的长轴平行排列。维管束为外韧型，形成

层明显。木质部占根的主要部分，由导管、管胞、木薄壁细胞组成（图 240-5）。

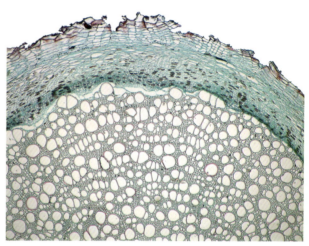

图 240-5　茜草药材横切面组织特征

6. 化学组分
含茜草素（alizarin）、羟基茜草素（purpurin），异茜草素（purpuroxanthin），伪茜草素（pseudo-purpujistin），茜草酸（munjistin），大黄素甲醚（physcion）等。

7. 理化特征
（1）荧光检查：取粉末 0.2g，加乙醚 5ml，振摇，浸渍 20 分钟，滤过，滤液加 1ml 氢氧化钠试液，振摇，静置分层。水层变为红色；醚层由棕红色变为淡黄色至无色，置紫外光灯（365nm）下观察，显天蓝色荧光。

（2）化学定性：粉末 0.2g，加甲醇 20ml，冷浸过夜，过滤，取滤液 5ml 于 20ml 具塞试管中，于水浴上蒸去甲醇，加水 2ml，加盐酸 0.2ml 于水浴加热 20 分钟后，冷却，加乙醚 5ml 振摇，取醚层加 1mol/L 氢氧化钠振摇，水层显红色。

（3）薄层色谱：样品制备同（2），取乙醚提取液与对照品茜草素、羟基茜草素和茜草萘酸分别点样于硅胶 G 薄层板上，用二甲苯 - 乙酸乙酯 - 己烷 - 甲酸 - 甲醇（20：10：8：1：0.5）展开，日光灯下可见与对照品茜草素、羟基茜草素相应的淡红色斑点，置于紫外光灯下（365nm）观察，茜草素为紫红色，羟基茜草秦为橘黄色，茜草萘酸为亮蓝色。

8. 贮藏
置于干燥通风处。

（三）炮制与饮片

1. 药材炮制

（1）茜草：取原药材，拣去杂质，除去残茎，用清水浸 1 ～ 2 小时，洗净泥土，捞出，闷润 12 ～ 24 小时，至内外湿度一致时，切 0.15 ～ 0.3cm 厚的片或 0.3 ～ 0.6cm 小段，晒干。

（2）茜草炭：取净生茜草段，置炒药锅内，用大火加热翻炒至表面显焦黑色，内部显焦褐色为度，喷淋清水少许，灭净火星，微炒干，取出，摊晾凉，晒干。

2. 饮片名称

茜草，茜草炭。

3. 药品类别

止血药：化瘀止血药。

4. 性状特征

（1）茜草：本品呈大小不一，类圆形片状或小段，厚 0.15 ～ 0.3cm。表面显棕红色，具有多数小孔。外皮为棕红色或暗红色。质轻脆（图 240-6）。

（2）茜草炭：本品如茜草片，表面焦黑色，内部暗棕色。味焦苦（图 240-7）。

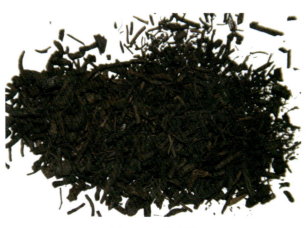

图 240-7　茜草炭

5. 质量要求

（1）茜草

1）水分：不得过 12.0%。

2）总灰分：不得过 15.0%。

3）酸不溶性灰分：不得过 5.0%。

4）浸出物：用热浸法测定，乙醇作溶剂，不得少于 9.0%。

5）含量测定：用高效液相色谱法测定。本品含大叶茜草素（$C_{17}H_{15}O_4$）不得少于 0.20%，羟基茜草素（$C_{14}H_8O_5$）不得少于 0.080%。

（2）茜草炭

1）水分：不得过 8.0%。

2）浸出物：用热浸法测定，乙醇作溶剂，不得少于 10.0%。

6. 功能主治

本品性寒，味苦。止血、活血祛瘀。用于血热所致的各种出血症、血滞经闭、跌打损伤、瘀滞作痛及痹证关节疼痛等。

7. 用法用量

内服：煎汤，10 ～ 15g；或入丸、散。

8. 使用注意

脾虚者慎用。

9. 贮藏

置于干燥通风处。

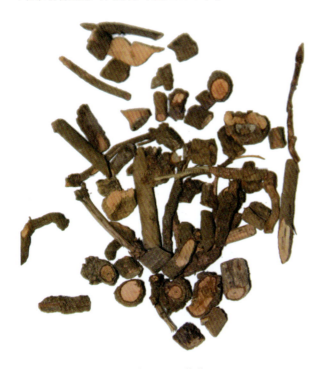

图 240-6　茜草

（四）经典方剂与临床应用

固冲汤（《衷中参西录》）

处方：白术 30g，黄花 18g，山萸肉 18g，生白芍 12g，煅龙骨 18g，煅牡蛎 18g，茜草炭 6g，陈棕炭 6g，海螵蛸 12g。

制法：水煎。

功能主治：止血。用于崩漏。

用法用量：送服五倍子细末 3g。日服 3 次。

（五）食疗与药膳

1. 茜草酒

原料：鲜茜草根 50 ～ 100g，白酒 1kg。

制作方法：茜草洗净，浸入白酒中，7 日后服用。

功能主治：关节疼痛。

用法用量：每日 1 次，空腹热服。第 1 次喝七八成醉，盖被取汗，以后酌减。

2. 茜草乌龟汤

原料：乌龟 1 只，海螵蛸 30g，茜草根 20g。

制作方法：将乌龟用沸水烫死后，去壳及内脏，洗净，斩成小块，与海螵蛸、茜草根一起放入砂锅内，加清水适量，武火烧沸后，改用文火煮 3 小时，调味即可。

功能主治：滋阴凉血，调经止血。

241 金银花 Jin Yin Hua

（一）基原

1. 集解

金银花始载于《名医别录》上品，名忍冬。金银花一名在《本草纲目》忍冬项下论及。李时珍曰："忍冬在外有之。附树延蔓，茎微紫色，对节生叶。叶似薜荔而青，有涩毛。三四月开花，长寸许，一蒂两花二瓣，一大一小，如半边状，长蕊。花初开者，蕊瓣俱色白；经二三日，则色变黄，新旧相参，黄白相映，故呼金银花，气甚芬芳。"以上所述，与现今所用金银花一致。本品花蕾依开放先后时间不同而有黄白两色，犹如金银搭配，故名。

2. 品种

金银花为双子叶植物纲忍冬科忍冬属植物忍冬 *Lonicera japonica* Thunb. 栽培品的干燥花蕾或初开的花。

3. 分布

山东境内主产于各大山地丘陵。主产平邑、费县，日照、苍山、沂南、蒙阴、滕州、邹城等地也产，以平邑产量最大，为著名的"中国金银花之乡"和"中国名特优经济林金银花之乡"。"平邑金银花""郯城金银花""博山金银花"已注册国家地理标志产品，有 10 万亩金银花建成了全国第一个通过农业部认证的"绿色食品原料标准化生产基地"，2 个金银花 GAP 种植基地通过国家审定。

4. 生态

忍冬生于山坡疏林或沟边灌丛。

5. 形态特征

忍冬：为半常绿藤本，幼枝洁红褐色，密被黄褐色、开展的硬直糙毛、腺毛和短柔毛，下部常无毛。叶纸质，卵形至矩圆状卵形，有时卵状披针形，稀圆卵形或倒卵形，极少有 1 至数个钝缺刻，长 3 ～ 5（～ 9.5）cm，顶端尖或渐尖，少有钝、圆或微凹缺，基部圆或近心形，有糙缘毛，上面深绿色，下面淡绿色，小枝上部叶通常两面均密被短糙毛，下部叶常平滑无毛而下面多少带青灰色；叶柄长 4 ～ 8mm，密被短柔毛。总花梗通常单生于小枝上部叶腋，与叶柄等长或稍较短，下方者则长达 2 ～ 4cm，密被短柔后，并夹杂腺毛；苞片大，叶状，卵形至椭圆形，长达 2 ～ 3cm，两面均有短柔毛或有时近无毛；小苞片顶端圆形或截形，长约 1mm，为萼筒的 1/2 ～ 4/5，有短糙毛和腺毛；萼筒长约 2mm，无毛，萼齿卵状三角形或长三角形，顶端尖而有长毛，外面和边缘都有密毛；花冠白色，有时基部向阳面呈微红，后变黄色，长（2 ～）3 ～ 4.5（～ 6）cm，唇形，筒稍长于唇瓣，很少近等长，外被多少倒生的开展或半开展糙毛和长腺毛，上唇裂片顶端钝形，下唇带状而反曲；雄蕊和花柱均高出花冠。果实圆形，直径 6 ～ 7mm，熟时蓝黑色，有光泽；种子卵圆形或椭圆形，褐色，长约 3mm，中部有 1 凸起的脊，两侧有浅的横沟纹。花期 4 ～ 6 月（秋季亦常开花），果熟期 10 ～ 11 月（图 241-1，图 241-2）。

6. 产地加工

夏初花开放前采收花蕾，晒干或烘干。

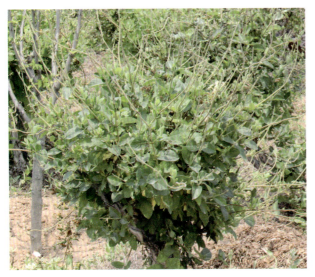

图 241-1 忍冬植株

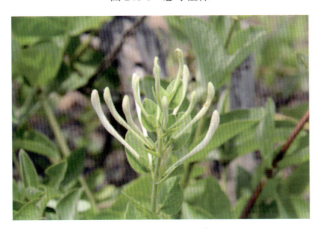

图 241-2 忍冬花蕾

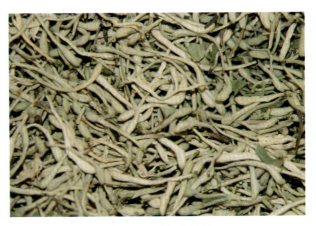

图 241-3 金银花药材

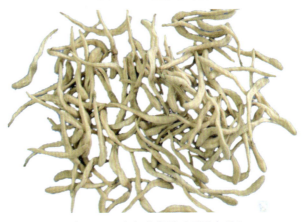

图 241-4 金银花药材（平邑产品）

三等品：花蕾瘦小，开放花朵不超过 25%，黑头不超过 15%，枝叶不超过 1%。其余同二等。

四等品：花蕾或开放的花朵兼有。色泽不分，枝叶不超过 3%。其余同三等。

3. 道地药材

本品山东平邑、河南新密产者为道地药材。

4. 质量标志

本品以花蕾大、未开放、色黄白、香气浓者为佳。

5. 显微特征

粉末鉴别：腺毛较多，有 2 种类型。一种头部倒圆锥形，顶端平坦，侧面观排成 2～4 层，直径 48～108μm；柄部 2～5 细胞，与头部相接处偶有 2 细胞并列；另一种头部类圆形或略扁圆形，6～20 细胞，直径 24～80μm，柄 2～4 细胞。厚壁非腺毛极多；单细胞或 2 细胞，平直或稍弯曲，表面有微细疣状或泡状突起，有的具单或双螺旋。薄壁非腺毛极多，单细胞，弯曲或皱缩，表面有微细疣状突起。草酸钙簇晶散在，直

（二）药材

1. 性状特征

干燥花蕾呈棒状，上粗下细，略弯曲，长 2～3cm，上部直径约 3mm，下部直径约 1.5mm。表面黄白色或绿白色（贮久色渐深），密被短柔毛。偶见叶状苞片。花萼绿色，先端 5 裂，裂片有毛，长约 2mm。开放者花冠筒状，先端二唇形；雄蕊 5，附于筒壁，黄色；雌蕊 1，子房无毛。气清香，味淡、微苦（图 241-3，图 241-4）。

2. 商品规格

本品通常分为 4 个等级或统货。

一等品：花蕾呈棒状，肥壮。上粗下细，略弯曲。表面黄白色、青色。气清香，味甘微苦。开放花朵不超过 5%。无嫩蕾、黑头、枝叶。

二等品：花蕾较瘦，开放花朵不超过 15%，黑头不超过 3%。其余同一等。

径 6～45μm，棱角细尖。花粉粒类圆形或三角形，直径 60～92μm，外壁表面有细密短刺及圆形细颗粒状雕纹，有三孔沟（图 241-5）。

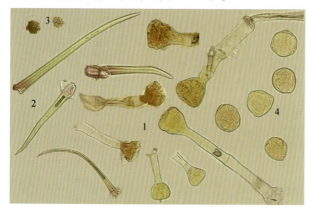

图 241-5　金银花药材粉末显微特征

6. 化学组分

绿原酸（chlorogenic acid），异绿原酸（isochlorogenic acid），白果醇（ginnol），β-谷甾醇（β-sitosterol），豆甾醇（stigmasterol），β-谷甾醇 -D- 葡萄糖苷（β-sitosteryl-D-glucoside），豆甾醇 -D- 葡萄糖苷（stigmasteryl-D-glucoside）。还含挥发油，其成分有芳樟醇（linalool）；棕榈酸乙酯（ethylpalmitater）；1, 1- 联二环已烷（1, 1-bicyclohexyl）；亚油酸甲酯（methylinoleate）；3- 甲基 -2-（2- 戊烯基）-2- 环戊烯 -1- 酮 [3-methyl-2-（-2pentenyl）]；反 - 反金合欢醇（trans-trans-farnesol）；亚麻酸乙酯（ethylli-nolenate）；β- 荜澄匣油烯（β-cubebene）；顺 -3- 己烯 -1- 醇；α- 松油醇（α-terpineol）；牻牛儿醇（geraniol）；苯甲酸苄酯（benzylbenzoate）；2- 甲基 - 丁醇（2-methyl-1-butanol）；苯甲醇（benzylalcohol）；苯乙醇（phenethylalcohol）；顺 - 芳樟醇氧化物（cis-linalool oxide）；丁香油酚（eugenol）及香荆芥酚（carvacrol）等。

7. 理化特征

薄层鉴别：取本品粉末 0.2g，加甲醇 5ml，放置 12 小时，滤过，滤液作为供试品溶液。另取绿原酸对照品，加甲醇制成每毫升含 1mg 的溶液，作为对照品溶液。照薄层色谱法试验，吸取供试品溶液 10～20μl，对照品溶液 1μl，分别点于同一以羧甲基纤维素钠为黏合剂的硅胶 H 薄层板上，以乙酸丁酯 - 甲酸 - 水（7：2.5：2.5）的上层溶液为展开剂，展开，取出，晾干，在紫外光灯（365am）

下检视。供试品色谱中，在与对照品色谱相应的位置上，显相同颜色的荧光斑点。

8. 贮藏

木箱、纸箱或袋装；置阴凉干燥处，防潮，防蛀。

（三）炮制与饮片

1. 药材炮制

（1）金银花：取药材，拣去杂质，筛去灰屑。

（2）金银花炭：取净金银花，置炒制容器内，用中火加热，炒至表面焦褐色，喷淋少许清水，灭尽火星，取出晾干、凉透。

2. 饮片名称

金银花，金银花炭。

3. 药品类别

清热药，解表药。

4. 性状特征

（1）金银花：本品性状特征同药材。

（2）金银花炭：本品形同金银花，表面焦褐色，微有焦香气（图 241-6）。

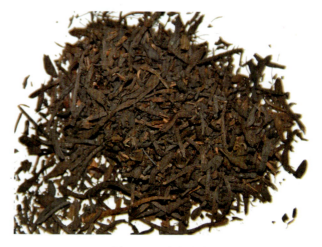

图 241-6　金银花炭

5. 质量要求

（1）水分：不得过 12.0%。

（2）总灰分：不得过 10.0%。

（3）酸不溶性灰分：不得过 3.0%。

（4）重金属及有害元素铅不得过 5mg/kg；镉不得过 0.3mg/kg；砷不得过 2mg/kg；汞不得过 0.2mg/kg；铜不得过 20mg/kg。

（5）含量测定：用高效液相色谱法测定，含绿原酸（$C_{16}H_{18}O_9$）不得少于 1.5%；含木犀草苷（$C_{21}H_{20}O_{11}$）不得少于 0.050%。

6. 功能主治

本品性寒，味甘。清热解毒，凉散风热。用于痈肿疔疮、喉痹、丹毒、热血毒痢、风热感冒、温病发热。

7. 用法用量

内服：煎汤或入丸、散，用量 6 ～ 15g。外用：适量，煎汤熏洗患处。

8. 使用注意

脾胃虚寒者慎用。

9. 贮藏

木箱、纸箱或袋装；置阴凉干燥处，防潮，防蛀。

（四）经典方剂与临床应用

五味消毒饮（《医宗金鉴》）

处方： 金银花 18g，野菊花、蒲公英、紫花地丁、紫背天葵子各 3.6g。

制法： 用水 400ml，煎至 300ml，加无灰酒 100ml，再滚二三沸，去滓。

功能主治： 清热解毒，散结消肿。治热毒蕴蒸肌肤，致生疔疮痈肿。红肿热痛，发热恶寒，舌红脉数者。

用法用量： 热服。盖被取汗。

（五）食疗与药膳

1. 银花薄荷饮

原料： 金银花 30g，薄荷 10g，鲜芦根 60g。

制作方法： 先将金银花、鲜芦根加水 500ml，煮15分钟，再下薄荷煮3分钟，滤出加适量白糖即可。

功能主治： 清热凉血解毒，生津止渴。适用于风热感冒发热咽干口渴突出者。

用法用量： 温服，日服 3 ～ 4 次。

使用注意： 芦根忌巴豆。服用银花薄荷饮时，忌服巴豆。

2. 银花蒲公英粥

原料： 金银花 30g，蒲公英 60g，粳米 50 ～ 100g。

制作方法： 将金银花、蒲公英加水煎煮，去渣取汁，再入粳米煮作粥。

功能主治： 清热解毒。适用于尿路感染、急性乳腺炎、扁桃体炎、胆囊炎、疔疮热毒及眼结膜炎等。

用法用量： 每日 2 ～ 3 次，稍温服食，3 ～ 5 日为 1 个疗程。

242　忍冬藤 Ren Dong Teng

（一）基原

1. 集解

忍冬藤始载于《名医别录》，列为上品。陶弘景谓："因其凌冬不凋，故名。"

2. 品种

忍冬为双子叶植物纲忍冬科忍冬属植物忍冬 *Lonicera japonica* Thunb. 栽培品的干燥藤茎。药材称为"忍冬藤"。

3. 分布

本品山东境内主产于各大山地丘陵。主产平邑、费县，日照、苍山、沂南、蒙阴、滕州、邹城等地也产，以平邑产量最大。

4. 生态

忍冬生于山坡疏林或沟边灌丛。

5. 形态特征

植物形态详见金银花项下（图 242-1，图 242-2）。

6. 产地加工

秋、冬二季采收，割取茎藤，除去杂质，扎成捆把，晒干。

（二）药材

1. 性状特征

藤茎圆柱形，细长，常数枝相互盘曲扭转成束状，直径 0.15 ～ 0.6cm，表面棕红色、暗棕色或灰绿色，光滑或有细柔毛，尤以嫩枝为多，皮

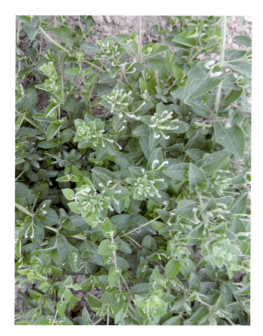

图 242-1　忍冬植株

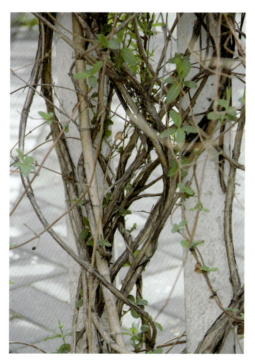

图 242-2　忍冬藤茎

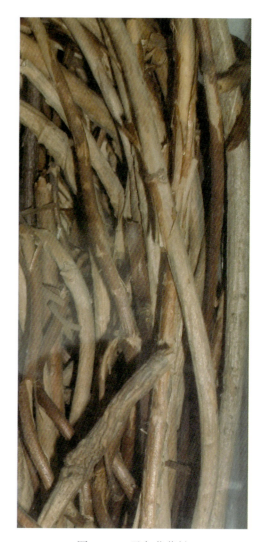

图 242-3　忍冬藤药材

部易剥落，常撕裂作纤维状。茎上多带有椭圆形的对生叶，呈绿黄色，常破碎不全。质坚脆，折断面灰白色或黄白色，中央髓部有空隙。气弱，嫩枝味淡，老枝味微苦（图 242-3）。

2. 商品规格

本品分为银花藤（嫩藤）和忍冬藤（老藤）2 种。

3. 道地药材

本品山东产者为道地药材。

4. 质量标志

本品以表面色棕红、质嫩者为佳。

5. 显微特征

（1）组织鉴别：细枝横切面示表皮细胞 1 列；单细胞非腺毛壁厚，有疣状突起；腺毛柄较长。皮层较宽，纤维成环，内侧皮层细胞较小或已产生木栓层。韧皮部较窄，有的射线细胞含草酸钙簇晶；较粗茎的韧皮部有少数纤维。形成层成环。木质部导管散列，木射线宽 1 ～ 2 列细胞，有纹孔。髓周细胞壁木化，中央呈空洞。

（2）粉末鉴别：粉末浅棕黄色至黄棕色。非腺毛较多，单细胞，多断碎，壁厚，表面有疣状突起。表皮细胞棕黄色至棕红色，表面观类多角形，常有非腺毛脱落后的痕迹，石细胞状。薄壁细胞内含草酸钙簇晶，常排列成行，也有的单个散在，棱角较钝，直径 5 ～ 15μm。

6. 化学组分

木犀草黄素，皂苷，淀粉，鞣质，断氧化马钱子苷（secoxyloganin）。

7. 理化特征

薄层色谱：取本品粉末 1g，加 50% 甲醇 10ml，超声处理 30 分钟，滤过，取滤液作为供试品溶液。另取忍冬藤对照药材 1g，同法制成对照药材溶液。再取马钱苷对照品，加 50% 甲醇制成每毫升含 1mg 的溶液，作为对照品溶液。吸取供试品溶液和对照药材溶液各 10μl、对照品溶液 5μl，分别点于同一硅胶 G 薄层板上，以三氯甲烷 - 甲醇 - 水（65∶35∶10）10℃ 以下放置的下层溶液为展开剂，展开，取出，晾干，喷以 10% 硫酸乙醇溶液，在 105℃ 加热至斑点显色清晰。供试品色谱中，在与对照药材色谱和对照品色谱相应的位置上，显相同颜色的斑点。

8. 贮藏

席包装或竹篓装。置阴凉干燥处保存。

（三）炮制与饮片

1. 药材炮制

取原药材，除去杂质，洗净，稍浸，润透，切段或厚片，干燥。

2. 饮片名称

忍冬藤。

3. 药品类别

清热药。

4. 性状特征

本品不规则的小段或厚片。表面棕红色或暗棕色，切面黄白色，中空。偶有残叶，暗绿色，略有绒毛。老枝味微苦。嫩枝味淡（图 242-4）。

5. 质量要求

（1）水分：不得过 12.0%。

（2）总灰分：不得过 4.0%。

（3）浸出物：用热浸法测定，50% 乙醇作溶剂，不得少于 14.0%。

（4）含量测定：用高效液相色谱法测定。含绿原酸（$C_{16}H_{18}O_9$）不得少于 0.070%；含马钱苷

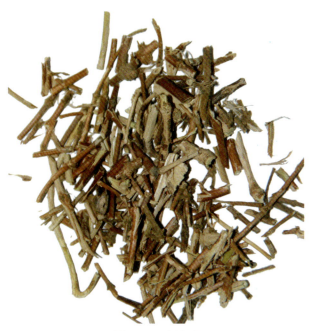

图 242-4　忍冬藤

（$C_{17}H_{26}O_{10}$）不得少于 0.10%。

6. 功能主治

本品性寒，味甘。清热解毒，疏风通络。用于温病发热、热毒血痢、痈肿疮疡、风湿热痹、关节红肿热痛。

7. 用法用量

内服：煎汤，15～50g；或入丸、散，浸酒。外用：煎水熏洗，熬膏贴或研末调敷。

8. 使用注意

脾胃虚寒者慎服。

9. 贮藏

席包装或竹篓装。置阴凉干燥处保存。

（四）经典方剂与临床应用

忍冬酒（《外科精要》）

处方：忍冬藤（生取）250g，甘草 50g。

制法：上用水两碗，煎一碗，入无灰好酒一碗。再煎数沸，去滓。

功能主治：一切痈疽。

用法用量：分三服，一昼夜用尽，病重昼夜二剂，至大小便通利为度；另用忍冬藤一把烂研，酒少许敷四围。

（五）食疗与药膳

忍冬藤酒

原料： 忍冬藤 150g，生甘草 30g，白酒 200ml。

制作方法： 将忍冬藤，生甘草加水 2000ml，浓煎 1 小时，再加入白酒，煎煮数沸，过滤去渣，装瓶备用。

功能主治： 清热解毒，消痈散结。用于治疗热毒疮痈。

用法用量： 每日 3 次，每次 30～50ml，或随量饮服。

243　山银花 Shan Yin Hua

（一）基原

1. 集解

山银花始载于《中国药典》，曾列于金银花项下。

2. 品种

山银花为双子叶植物纲忍冬科忍冬属植物灰毡毛忍冬 *Lonicera macranthoides* Hand. -Mazz. 的干燥花蕾或初开的花。

3. 分布

本品山东境内平邑等地有引种。

4. 生态

灰毡毛忍冬生于溪边、旷野疏林下或灌木丛中。

5. 形态特征

灰毡毛忍冬：木质藤本，幼枝或其顶梢及总花梗有薄绒状短糙伏毛，有时兼具微腺毛，后变栗褐色有光泽而近无毛，很少在幼枝下部有开展长刚毛。叶革质，卵形、卵状披针形、矩圆形至宽披针形，长 6～14cm，顶端尖或渐尖，基部圆形、微心形或渐狭，上面无毛，下面被由短糙毛组成的灰白色或有时带灰黄色毡毛，并散生暗橘黄色微腺毛，网脉凸起而呈明显蜂窝状；叶柄长 6～10mm，有薄绒状短糙毛，有时具开展长糙毛。花有香味，双花常密集于小枝梢成圆锥状花序；总花梗长 0.5～3mm；苞片披针形或条状披针形，

长 2～4mm，连同萼齿外面均有细毡毛和短缘毛；小苞片圆卵形或倒卵形，长约为萼筒之半，有短糙缘毛；萼筒常有蓝白色粉，无毛或有时上半部或全部有毛，长近 2mm，萼齿三角形，长 1mm，比萼筒稍短；花冠白色，后变黄色，长 3.5～4.5（～6）cm，外被倒短糙伏毛及橘黄色腺毛，唇形，筒纤细，内面密生短柔毛，与唇瓣等长或略较长，上唇裂片卵形，基部具耳，两侧裂片裂隙深达 1/2，中裂片长为侧裂片之半，下唇条状倒披针形，反卷；雄蕊生于花冠筒顶端，连同花柱均伸出而无毛。果实黑色，常有蓝白色粉，圆形，直径 6～10mm。花期 6 月中旬至 7 月上旬，果熟期 10～11 月（图 243-1，图 243-2）。

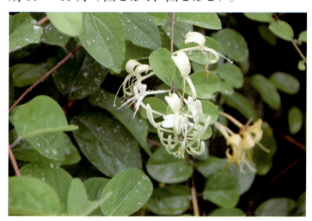

图 243-1　灰毡毛忍冬

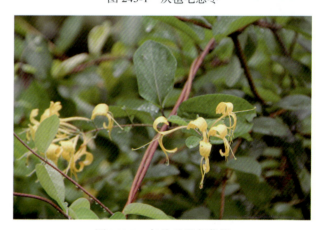

图 243-2　灰毡毛忍冬藤茎

6. 产地加工

夏初花开放前采收，干燥。

（二）药材

1. 性状特征

干燥花蕾呈棒状而稍弯曲，长 3～4.5cm，上

部直径约 2mm，下部直径约 1mm。表面绿棕色至黄白色。总花梗集结成簇，开放者花冠裂片不及全长之半。质稍硬，手捏之稍有弹性。气清香。味微苦甘（图 243-3）。

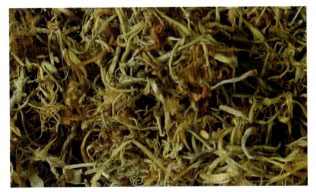

图 243-3　山银花

2. 商品规格
统货。

3. 道地药材
本品湖南产者质佳。

4. 质量标志
本品以花蕾大、未开放、色黄白、香气浓者为佳。

5. 显微特征
组织鉴别：表面制片见腺毛较少，头部大多圆盘形，顶端平坦或微凹，侧面观 5～16 细胞，直径 37～228μm；柄部 2～5 细胞，与头部相接处常为 2（～3）细胞并列，长 32～240μm，直径 15～51μm。厚壁非腺毛较多，单细胞，似角状，多数甚短，长 21～240（～315）μm，表面微具疣状突起，有的可见螺纹，呈短角状者体部胞腔不明显，基部稍扩大，似三角状。草酸钙簇晶，偶见。花粉粒，直径 54～82μm。

6. 化学组分
灰毡毛忍冬皂苷乙，川续断皂苷乙，绿原酸，异绿原酸，豆甾醇，挥发油等。

7. 理化特征
薄层色谱：取本品粉末 0.2g，加甲醇 5ml，放置 12 小时，滤过，取滤液作为供试品溶液。另取绿原酸对照品，加甲醇制成每毫升含 1mg 的溶液，作为对照品溶液。吸取供试品溶液 10～20μl、对照品溶液 10μl，分别点于同一硅胶 H 薄层板上，以乙酸丁酯 - 甲酸 - 水（7：2.5：2.5）的上层溶液为展开剂，展开，取出，晾干，置紫外光灯（365nm）下检视。供试品色谱中，在与对照品色谱相应的位置上，显相同颜色的荧光斑点。

8. 贮藏
置阴凉干燥处，防潮，防蛀。

（三）炮制与饮片

1. 药材炮制
取原药材，拣去杂质，筛去灰屑。

2. 饮片名称
山银花。

3. 药品类别
清热药：清热解毒药。

4. 性状特征
本品性状特征同药材。

5. 质量要求
（1）水分：不得过 15.0%。
（2）总灰分：不得过 10.0%。
（3）酸不溶性灰分：不得过 3.0%。
（4）含量测定：用高效液相色谱法测定。本品含绿原酸（$C_{16}H_{18}O_9$）不得少于 2.0%；含灰毡毛忍冬皂苷乙（$C_{65}H_{106}O_{32}$）和川续断皂苷乙（$C_{58}H_{86}O_{22}$）的总量不得少于 5.0%。

6. 功能主治
本品性寒，味甘。清热解毒，疏散风热。用于痈肿疔疮、喉痹、丹毒、热毒血痢、风热感冒、温病发热。

7. 用法用量
内服：煎汤，6～15g。

8. 使用注意
脾胃虚寒者慎用。

9. 贮藏
置阴凉干燥处，防潮，防蛀。

244 接骨木 Jie Gu Mu

（一）基原

1. 集解

接骨木始载于《唐本草》。《本草新编》云："接骨木，入骨节……接骨尤奇，但宜生用为佳。"

2. 品种

接骨木为双子叶植物纲忍冬科接骨木属植物接骨木 Sambucus williamsii Hance 的干燥茎枝。

3. 分布

本品山东境内产于昆嵛山、崂山、蒙山、泰山等地。

4. 生态

接骨木本品生于山坡、灌丛、沟边、路旁、宅边等。

5. 形态特征

接骨木：落叶灌木，高达4m。茎无棱，多分枝，灰褐色，无毛。叶对生，单数羽状复叶；小叶卵形、椭圆形或卵状披针形，先端渐尖，基部偏斜阔楔形，边缘有较粗锯齿，两面无毛。圆锥花序顶生，边缘有较粗锯齿，两面无毛。圆锥花序顶生，密集成卵圆形至长椭圆状卵形；花萼钟形，5裂，裂片舌状；花冠辐射状，45裂，裂片倒卵形，淡黄色；雄蕊5枚，着生于花冠上，较花冠短；雌蕊1枚，子房下位，花柱短浆果鲜红色。花期4～5月，果期7～9月（图244-1，图244-2）。

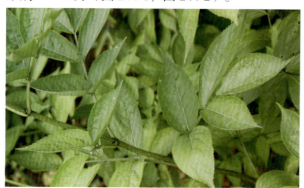

图 244-1 接骨木植株

6. 产地加工

全年均可采集，割取全枝，截成短段，阴干

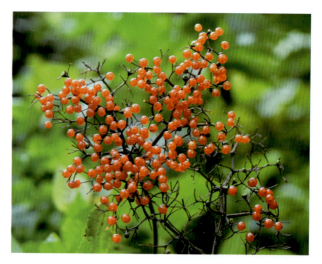

图 244-2 接骨木果枝

或晒干。

（二）药材

1. 性状特征

茎枝呈长条状或斜向横切的薄片，呈长椭圆状，长2～6cm，厚约0.3cm，皮部完整或剥落，外表绿褐色，有纵行条纹及棕黑点状突起的皮孔，木部黄白色，年轮明显，且有细密的白色髓线，向外射出，质地细致，髓部通常褐色，完整或枯心成空洞，海绵状，容易开裂。质轻，气微，味淡（图244-3）。

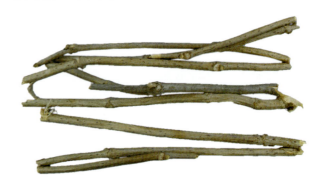

图 244-3 接骨木药材（茎枝）

2. 商品规格

本品均为统货。

3. 道地药材

本品山东产者质佳。

4. 质量标志

本品以粗长片完整、黄白色者为佳。

5. 显微特征

组织鉴别：茎横切面示木栓层为 10 余列细胞。皮层有呈螺状或网状加厚的细胞群，内侧有纤维束断续排列成环，有时可见石细胞。韧皮部薄壁细胞含红棕色物质，形成层明显，木质部宽广。髓细胞有时显的单纹孔。本品皮层、韧皮部及髓部的薄壁细胞含细小的草酸钙砂晶（图 244-4）。

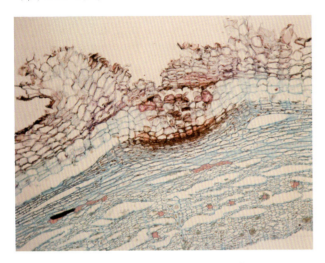

图 244-4　接骨木药材横切面组织特征

6. 化学组分

三萜苷元类化合物：熊果酸（ursolicacid），齐墩果酸（oleanolicacid），α-香树脂醇（α-amyrin），白桦醇（betulin），白桦酸（betulinicacid），印楝素（nimbin）等；β-谷甾醇（β-sitosterol）；豆甾醇（stigmasterol）；胡萝卜苷（daucosterine）；蒲公英赛醇（taraxerol）；香草醛（vanillin）；香草乙酮（acetovanilone）；丁香醛（syringaldehyde）；对羟基苯甲酸（4-hydroxybenzoic acid）；对羟基桂皮酸（4-hydroxycinnamic acid）；原儿茶酸（protocatechuic acid）等。

7. 理化特征

理化定性：取本品粗粉 5g，加水 50ml，室温浸泡过夜后，滤过，滤液在 60℃水浴中加热 10 分钟，趁热滤过，取滤液 5ml 于小试管中，密塞，强烈振摇，产生强烈而持久的泡沫，持续 10 分钟以上。

8. 贮藏

置干燥通风处。

（三）炮制与饮片

1. 药材炮制

取原药材，除去杂质，洗净，略浸，润透，切薄片，干燥。

2. 饮片名称

接骨木。

3. 药品类别

祛风湿药。

4. 性状特征

本品呈长椭圆状厚片，余同药材（图 244-5）。

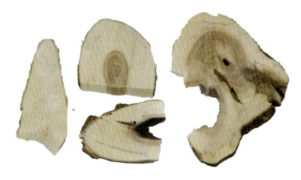

图 244-5　接骨木

5. 性味功能

本品性平，味甘、苦。祛风湿，通经络，利尿消肿。用于风湿痛、跌打损伤、肾炎水肿、创伤出血。

6. 用法用量

内服：煎汤，15～30g；或入丸、散。外用：适量，捣敷或煎汤熏洗；或研末撒。

7. 使用注意

孕妇忌服。

8. 贮藏

置干燥通风处。

（四）经典方剂与临床应用

接骨丸（《读本事方》）

处方：接骨木半两，好乳香半钱，赤芍药、川当归、川芎、自然铜各一两。

制法：上为末，用黄蜡四两溶入前药末，搅匀，候温软，众手丸如大龙眼。

功能主治：治打损接骨，如打伤筋骨及闪拗疼痛不堪忍者，用药一丸，好旧无灰酒一盏浸药，候药渍失开，承热呷之，痛绝便止。

245 败酱草 Bai Jiang Cao

（一）基原

1. 集解

败酱载于《神农本草经》，列为中品。陶弘景谓："叶似豨莶，根形如柴胡。"因"根作陈败豆酱气，故以为名。"苏恭谓："叶似水莨及薇衔，丛生，花黄根紫，作陈酱色，其叶殊不似豨莶也"。李时珍谓："春初生苗，深冬始凋。初时叶布地生，似菘菜叶而狭长，有锯齿，绿色，面深背浅。夏秋茎高二三尺而柔弱，数寸一节。节间生叶，四散如伞，颠顶开白花成簇，如芹花，蛇床子花状。结实成簇。"

2. 品种

草败酱为双子叶植物纲败酱科败酱属植物黄花败酱 *Patrinia scabiosaefolia* Fisch. ex Trev. 或白花败酱 *Patrinia villosa*（Thunb.）Juss. 的干燥带根全草。

3. 分布

（1）黄花败酱：山东境内产于蒙山、泰山、徂徕山、昆嵛山、崂山等山区。

（2）白花败酱：山东境内产于昆嵛山、泰山等山区。

4. 生态

（1）黄花败酱：山坡林下、林缘和灌丛中及路边、田埂边的草丛中。

（2）白花败酱：生于林边、山坡路旁或阴湿沟谷草丛中。

5. 形态特征

（1）黄花败酱：多年生草本，高 30 ～ 100（～ 200）cm；根状茎横卧或斜生，节处生多数细根；茎直立，黄绿色至黄棕色，有时带淡紫色，

下部常被脱落性倒生白色粗毛或几无毛，上部常近无毛或被倒生稍弯糙毛，或疏被 2 列纵向短糙毛。基生叶丛生，花时枯落、卵形、椭圆形或椭圆状披针形，不分裂或羽状分裂或全裂，顶端钝或尖，基部楔形，边缘具粗锯齿，上面暗绿色，背面淡绿色，两面被糙伏毛或几无毛，具缘毛；茎生叶对生，宽卵形至披针形，长 5 ～ 15cm，常羽状深裂或全裂具 2 ～ 3（～ 5）对侧裂片，顶生裂片卵形、椭圆形或椭圆状披针形，先端渐尖，具粗锯齿，两面密被或疏被白色糙毛，或几无毛，上部叶渐变窄小，无柄。花序为聚伞花序组成的大型伞房花序，顶生，有 5 ～ 6（7）级分枝；花序梗上方一侧被开展白色粗糙毛；总苞线形，甚小；苞片小；花小，萼齿不明显；花冠钟形，黄色，内具白色长柔毛，花冠裂片卵形，雄蕊 4；子房椭圆状长圆形。瘦果长圆形，具 3 棱，2 不育子室中央稍隆起成上粗下细的棒槌状，能育子室略扁平，向两侧延展成窄边状，内含 1 椭圆形、扁平种子。花期 7 ～ 9 月（图 245-1）。

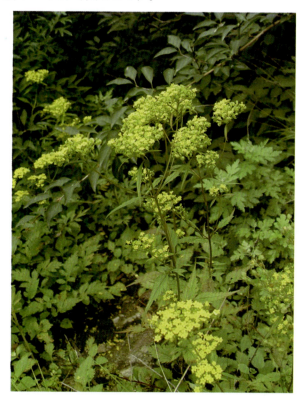

图 245-1 黄花败酱植株

（2）白花败酱：多年生草本，高达 1m。地下茎细长；地上茎直立，密被白色倒生粗毛或仅两侧各有一列倒生粗毛。基生叶簇生，卵圆形，边缘有粗齿，叶柄较叶片稍长；茎生叶对生，卵

形或长卵形长 4～10cm，宽 2～5cm，顶端渐尖，基部楔形，1～2 对羽状分裂，基部裂片小，上部不裂，边缘有粗齿，两面有粗毛，近无柄。花成伞房状的圆锥聚伞花序；花序分枝及梗上密生或仅二列粗毛；花萼不显；花冠白色，直径 4～6mm。瘦果倒卵形，基部贴生在增大的圆翅状膜质苞片上；苞片近圆形，径约 5mm。花期 5～6 月（图 245-2，图 245-3）。

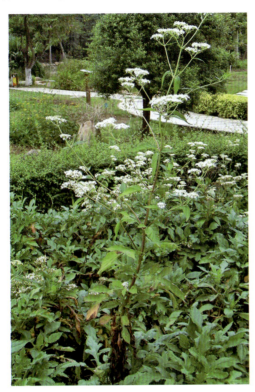

图 245-2　白花败酱植株

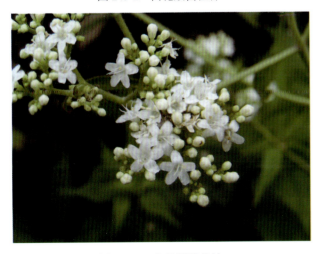

图 245-3　白花败酱花枝

6. 产地加工

夏、秋二季采割，洗净，晒干。

（二）药材

1. 性状特征

（1）黄花败酱：全草长 50～100cm。根茎圆柱形，直径 0.2～0.8cm，黄绿色至黄棕色，节明显，常有倒生粗毛。质脆，断面中部有髓，或呈小空洞。叶对生，叶片薄，多卷缩或破碎，完整者展平后呈羽状深裂至全裂，裂片边缘有粗锯齿，绿色或黄棕色；叶柄短或近无柄；茎上部叶较小，常 3 裂，裂片狭长。有的枝端带有伞房状聚伞圆锥花序。花黄色。气特异，味微苦。

（2）白花败酱：与上种主要区别是根茎节间长 3～6cm 以上。着生数条粗壮的根。茎不分枝，有倒生的白色长毛及纵沟纹，断面中空。茎生叶多不分裂，叶柄长 1～4cm，有翼。花浅棕白色（图 245-4）。

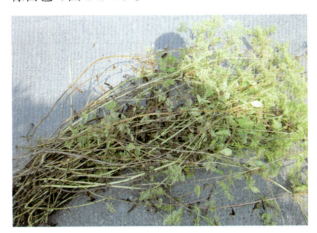

图 245-4　败酱草药材

2. 商品规格

本品为江西、江苏、福建捆统装等规格。

3. 道地药材

本品江西产者质佳。

4. 质量标志

本品以根长、叶多、气浓者为佳。

5. 显微特征

（1）组织鉴别

1）黄花败酱根茎横切面：木栓层由多列排列整齐而扁平的木栓细胞组成，细胞淡黄棕色。皮层较明显，由多列薄壁细胞组成，细胞中散在有棕红色分泌细胞，分泌细胞中满着红棕色圆颗状物。韧皮部较窄。形成层环不明显。木质部宽广，占横切面一半以上，导管、纤维等均木质化，呈黄色，木射线由 3～7 列细胞组成，木质中间有一条由 2～5 列非木化的薄壁细胞组成的环带。髓部明显，由较大的薄壁细胞组成，有的中空。在皮部、韧皮部及髓部薄壁细胞中，充满着淀粉粒及草酸钙簇晶。在根茎节部横切面中，可见单个或成群的石细胞散在。

2）白花败酱根茎横切面：木质部中无薄壁细胞环带，髓部大，本品薄壁细胞不含淀粉粒，草酸钙簇晶少见。

（2）粉末鉴别：木栓细胞细胞壁较厚，呈棕色，多角形。纤维黄色小化，呈长梭形，偶见分隔纤维，长 130～540μm，直径 7～14μm。非腺毛为单细胞，壁厚，表面具擘瘤。腺毛腺柄为单细胞，腺头部由 2～4 个细胞组成，分泌细胞内含黄绿色挥发油，呈长圆形或类圆形。导管木质化，多网纹或具缘纹孔，直径 20～50μm。花粉粒偶见，呈类球形，黄色，直径 50～60μm，外壁短刺状突起，并具 3 个萌发孔。气孔多为不定式。草酸钙簇晶直径 17～65μm。石细胞偶见，呈长圆形或卵圆形，壁厚，孔沟、纹孔均明显，长 120～270μm，宽 12～65μm。淀粉粒极小，多为单粒，直径 2～3μm，类圆形。

6. 化学组分

黄花败酱草：根含挥发油约 8%，油中以败酱烯（patrinene）与异败酱烯（isopatrinene）含量较高。根及根茎含三萜类皂苷，称为黄花败酱皂苷（scabioside A，B，C，D，E，F，g），苷元为齐墩果酸或常春藤皂苷元。此外，尚含黄花龙芽苷（patrinoside）、β-谷甾醇葡萄糖苷、鞣质、糖类及微量生物碱。

白花败酱草：根和根茎含环烯醚萜苷类成分，即白花败酱苷（villoside）、番木鳖苷和莫诺苷（morroniside）。此外，尚含少量挥发油。

7. 理化特征

荧光检查：①取败酱草叶粗粉 0.5g，加水 10ml，置水浴上加热 10 分钟，滤过。取滤液 2ml，置具塞试管中，强力振摇 1 分钟，产生持久性泡沫，放置 10 分钟，不消失。②取滤液，点于滤纸上，干后，置紫外光灯下观察，显浅紫蓝色荧光，再加 1% 氢氧化钠溶液 1 滴，则显绿黄色荧光。

8. 贮藏

放蒲包或箱内，置干燥处，防霉蛀。

（三）炮制与饮片

1. 药材炮制

取原药材拣去杂质，除去须根，置水中略浸，洗净泥屑，捞起放阴凉处润软，切 0.3～0.4cm 段片，晒干，筛去灰屑。

2. 饮片名称

败酱草。

3. 药品类别

清热药：清热解毒药。

4. 性状特征

本品呈碎断状，余同药材（图 245-5）。

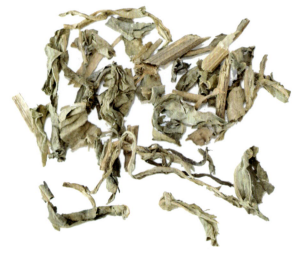

图 245-5　败酱草

5. 功能主治

本品性凉，味辛、苦。清热解毒，化瘀排脓。用于阑尾炎、肠粘连、盆腔炎、肝炎、产后瘀血腹痛、痈肿疔疮。

6. 用法用量

内服：煎汤，6～15g。

7. 使用注意

脾胃虚寒者慎用。不能与蜂蜜共食。

8. 贮藏

放蒲包或箱内，置干燥处，防霉蛀。

（四）经典方剂与临床应用

薏苡附子败酱散（《金匮要略》）

处方： 薏苡仁 30g，附子 6g，败酱草 15g。

制法： 上药三味，杵为粗末。用水 400ml，煎至 200ml。

功能主治： 排脓消肿。肠痈内已成脓，身无热，肌肤甲错，腹皮急，如肿状，按之软，脉数。现用于急性阑尾炎脓肿已成，或慢性阑尾炎急性发作，腹部柔软，压痛不明显，并见面色苍白，脉弱等阳虚证候者。

用法用量： 顿服。

（五）食疗与药膳

佛手败酱草瘦猪肉汤

原料： 猪瘦肉 50g，败酱草 30g，佛手 10g，玫瑰花 10g。

制作方法： 将猪瘦肉洗净，切片。佛手、败酱草、玫瑰花洗净，以干净纱布包裹入沙煲内水煎，去药包，再放入猪瘦肉，再煎供食。

功能主治： 缓解痛经。

用法用量： 饮汤吃猪瘦肉，每天 1 次。

246　续断 Xu Duan

（一）基原

1. 集解

续断始载于《神农本草经》，列为上品，历代本草多有收载。《名医别录》云："一名接骨，一名南草，一名槐。生常山。七月、八月采，阴干。"《图经本草》云："杆四棱似苎麻，叶亦类之，两两相对而生，四月开花，红白色，似益母花……"《本草纲目》云："续断之说不一。桐君言是蔓生，叶似荏。李当之、范汪并言是虎蓟。《日华子》言是大蓟，一名山牛蒡。苏恭、苏颂皆言叶似苎麻，根似大蓟，而《名医别录》复出大小蓟条，颇难依据。提自汉以来，皆以大蓟为续断，相承久矣。究其实，则二苏所言，似与桐君相符，当以为正。今人所用，以川中来，色赤而瘦，折之有烟尘起者为良焉。"

由上述可见，续断在古本草中原植物收载甚乱，李时珍"从川中来"之川续断与现今用品一致。本品有止痛生肌、续筋骨、补不足的功效。故名。

2. 品种

续断为双子叶植物纲川续断科川续断属植物川续断 *Dipsacus asper.* Wall. ex Henry 野生或栽培品的干燥根。

3. 分布

本品山东境内各地有少量栽培。

4. 生态

川续断生于土壤肥沃、潮湿的山坡或草地。

5. 形态特征

川续断：多年生草本，高 60～200cm。根 1 至数条，圆柱状，黄褐色，稍肉质，侧根细长疏和。茎直立，具 6～8 棱，棱上有刺毛。基生叶稀疏丛生，具长柄，叶片琴状羽裂，长 15～25cm，5～20cm，两侧裂片 3～4 对，靠近中央裂片一对较大，向下渐小，侧裂片倒卵形或匙形，最大的长 4～9cm，宽 3～4.5cm，上面被短毛，下面脉上被刺毛；茎生叶在茎中下部的羽状深裂，中央裂片特长，披针形，长可达 1cm，宽达 5cm，先端渐尖，有疏粗锯齿，两侧裂片 2～4 对，披针形或长圆形，较小，具长柄，向上叶柄渐短；上部叶披针形，不裂或基部 3 裂。花序头状球形，直径 2～3cm；总花梗长可达 55cm；总苞片 5～7 片，着生在花序基部，叶状，披针形或长线形，长 1～4.5cm，宽 4～5mm，先端稍平截，被短柔毛，中央尖头稍扁平，长 2～3mm，小总苞片每侧有两条浅纵沟，顶端 4 裂，裂片先端急尖，裂片间有一规则细裂；花萼四棱皿状，长约 1mm，不裂或 4 浅裂至 4 深裂，外被短毛，先端毛较长；花冠淡黄白色，花冠管窄漏斗状，长 9～11mm，基部 1/4～1/3 处窄缩成细管，先端 4 裂，裂片倒卵形，一片稍大，外被短柔毛；雄蕊 4，着生于花冠管的上部，明显超出花冠，花丝扁平，花药紫色，椭圆形；花柱短于雄蕊，柱头短棒状，子房下位，包于小总苞内。瘦果长倒卵柱状，长约 4mm，仅先端露于小总苞之外。花期 8～9 月，果期 9～10 月（图 246-1）。

6. 产地加工

秋季采挖根部，挖出后，除去芦头、须根及

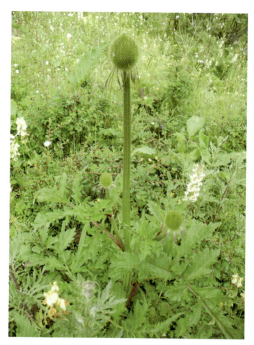

图 246-1　川续断植株

泥土，微火烘至半干，堆闷发汗至体软，内肉转绿褐色，截齐头尾，烘或晒干。

（二）药材

1. 性状特征

根呈长圆柱形，头尾截平，单枝，较顺直，长 7 ～ 10cm，直径 0.6 ～ 1cm，少数可达 1.5cm。表面灰褐色或黄褐色，有明显的纵皱沟纹。质柔糯而韧，断面绿褐色至灰褐色，黄褐色导管束呈放射状花纹。气微香，味微苦、微甜而涩（图 246-2）。

2. 商品规格

本品均为统货。

3. 道地药材

本品以湖北产量大，质量好，尤以鹤峰所产质量佳，奉为道地药材。

4. 质量标志

本品以条粗、质软、易折断、断面带墨绿色者为佳。

5. 显微特征

（1）组织特征：横切面示木栓细胞数列。皮层较窄。韧皮部筛管群稀疏散在。形成层环明显或不甚明显。木质部射线宽广，导管近形成层处分布较密，向内渐稀少，常单个散在或 2 ～ 4

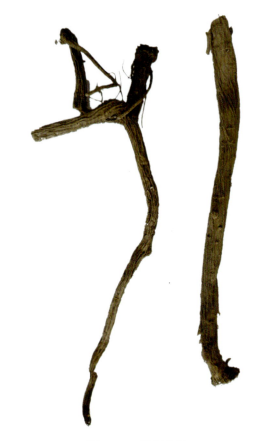

图 246-2　续断药材

个相聚。髓部小，细根多无髓。薄壁细胞含草酸钙簇晶（图 246-3）。

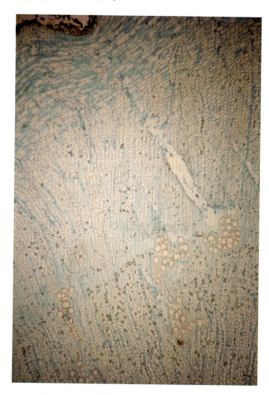

图 246-3　续断药材横切面组织特征

（2）粉末鉴别：粉末黄棕色。草酸钙簇晶甚多，直径 15～50μm，散在或存在于皱缩的薄壁细胞中，有时数个排列成紧密的条状。纺锤形薄壁细胞壁稍厚，有斜向交错的细纹理。具缘纹孔及网纹导管直径约至 72（～90）μm。木栓细胞淡棕色，表面观类长方形、类方形、多角形或长多角形，壁薄。

6. 化学组分

环烯醚萜糖苷类：当药苷（sweroside），马钱子苷（loganin），茶茱萸苷（cantleyoside）。其他：三萜皂苷，挥发油，常春藤皂苷元（hederagenin），β-谷甾醇，胡萝卜苷（darcos-terol），蔗糖（sucrose）及微量元素等。

7. 理化特征

（1）化学定性：取本品粉末 5g，加氨试液 2ml，搅拌均匀，加氯仿 50ml，加热回流 1 小时，滤过。滤液加盐酸溶液（1→100）10ml，振摇，分取酸液，加氨试溶液使呈碱性，加氯仿 10ml，振摇分取氯仿液，加盐酸溶液（1→100）5ml，振摇，取酸液分置 3 支试管中，一管中加碘化铋钾试液，生成橘黄色沉淀；一管加碘化汞钾试液，生成黄色浑浊；另一管中加硅钨酸试液，生成灰白色浑浊。

（2）薄层色谱：取本品粉末 3g，加浓氨试液 5ml 和氯仿 50ml，摇匀，放置过夜，滤过，滤液蒸干，残加氯仿 0.5ml 使溶解，作为供试品溶液。另取续断对照药材，同法制成对照药材溶液。吸取上述两溶液各 10μl，分别点于同一用 2% 氢氧化钠溶液制成的硅胶 G 薄层板上，以苯 - 丙酮 - 甲醇（8：3：0.5）为展开剂，展开，取出，晾干，先喷以稀碘化铋钾试液，再喷以 5% 亚硝酸钠的 70% 乙醇液，放置片刻，在日光下检视。供试品色谱中，在与对照药材色谱相应的位置上，显相同颜色的斑点。

8. 贮藏

置干燥处，防蛀。

（三）炮制与饮片

1. 药材炮制

（1）续断：取药材洗净，润透，切薄片，干燥。

（2）酒续断：取净续断片，用黄酒拌匀，稍闷润，待酒被吸尽后，置预热适度的炒制容器内，用文火加热，炒至微带黑色，取出晾凉，筛去碎屑。每 100kg 续断片，用黄酒 10kg。

（3）盐续断：取净续断片，用盐水拌匀，稍闷润，待盐水被吸尽后，置预热适度的炒制容器内，用文火加热，炒干，片面呈黑褐色，取出晾凉，筛去碎屑。每 100kg 续断片，用食盐 2kg。

2. 饮片名称

续断，酒续断，盐续断。

3. 药品类别

补虚药：补阳药。

4. 性状特征

（1）续断：本品呈类圆形或椭圆形薄片，直径 0.5～1.0cm，厚 1～2mm。切面皮部绿褐色或淡褐色，形成层环略呈红棕色，木部黄褐色或灰褐色，具放射状的导管束花纹；周边屈曲不齐，黄褐色或灰褐色至黑褐色，有多数明显而扭曲的纵皱及凹陷的沟纹，偶见横长的皮孔及须根痕。质硬脆，易折断。气微香，味苦、微甜而后涩（图 246-4）。

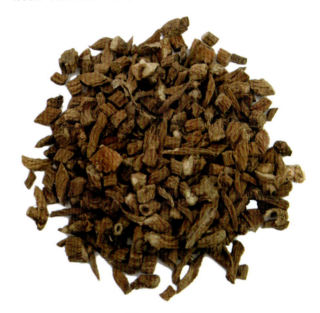

图 246-4　续断

（2）酒续断：本品形如续断片，表面浅黑色或灰褐色，略有酒香气。

（3）盐续断：本品形如续断片，表面黑褐色，味微咸。

5. 质量要求

（1）水分：不得过 10.0%。

（2）总灰分：不得过 12.0%。

（3）酸不溶性灰分：不得过 3.0%。

（4）浸出物：用热浸法测定，水作溶剂，不得少于 45.0%。

（5）含量测定：用高效液相色谱法测定。本品含川续断皂苷 VI（$C_{47}H_{76}O_{18}$）不得少于 1.5%。

6. 功能主治

性微温，味辛、苦。补肝肾，强筋骨，续折伤，止崩漏。用于腰膝酸软、风湿痹痛、崩漏经多、胎漏下血、跌打损伤。续断生品长于补肝肾、强筋骨、续折伤、止崩漏。酒续断多用于风湿痹痛、跌扑损伤、筋伤骨折、盐续断多用于腰膝酸软。

7. 用法用量

内服：煎汤或入丸、散。用量 9 ～ 15g。

8. 使用注意

体热者慎用。

9. 贮藏

本品置干燥处，防蛀。

（四）经典方剂与临床应用

续断丸（《奇效良方》）

处方： 续断、当归（炒）、萆薢、附子、防风、天麻各 30g，乳香、没药各 15g，川芎 23g。

制法： 上为细末，炼蜜为丸，如梧桐子大。

功能主治： 治风湿流注，四肢浮肿，肌肉麻痹。

用法用量： 每服 40 丸，空腹时用温酒或米饮送下。

（五）食疗与药膳

续断粥

原料： 续断 10g，大米 100g，白糖适量。

制作方法： 将续断择净，放入锅中，加清水适量，浸泡 5 ～ 10 分钟后，水煎取汁，加大米煮粥，待粥熟时下白糖，再煮一二沸即成。

功能主治： 补益肝肾，强筋健骨，安胎固冲，续折疗损。适用于肝肾不足所致的腰膝酸软，足

膝无力，跌打损伤，筋断骨折，胎动不安，或习惯性流产等。

用法用量： 每日 1 剂，连续 3 ～ 5 天。

247 冬瓜皮 Dong Gua Pi

（一）基原

1. 集解

冬瓜皮始载于《神农本草经》，列为上品。原名瓜子。《名医别录》称其为白瓜子。《本草纲目》载："……冬瓜三月生苗引蔓，大叶团而有尖，茎叶皆有刺毛，六七月间开黄花，结实大者径尺余，嫩时绿色有毛，老则苍色有粉，其皮坚厚，其肉肥白……"据上所述，与现今冬瓜一致。《证类本草》载："冬瓜皮虽青，经霜亦有白衣，其中子白，白瓜子之称号因斯而得。"《齐民要术》谓："冬瓜正二月种之。若十月种者结瓜肥好，乃胜春种，则冬瓜之名或又以此也。"

2. 品种

冬瓜皮为双子叶植物纲葫芦科冬瓜属植物冬瓜 *Benincasa hispida*（Thunb.）Cogn. 栽培品的成熟果实的干燥外层果皮。

3. 分布

山东境内各地广泛栽培。

4. 生态

冬瓜栽培于排水良好的壤土。

5. 形态特征

冬瓜为一年生蔓生或架生草本。茎被黄褐色硬毛及长柔毛，有棱沟，长约 6m。单叶互生；叶柄粗壮，长 5 ～ 20cm，被黄褐色硬毛及长柔毛；叶片肾状近圆形，宽 15 ～ 30cm，5 ～ 7 浅裂或有时中裂，裂片宽卵形，先端急尖，边缘有小齿，基部深心形，两面均被粗毛，叶脉网状，在叶背面稍隆起，密被毛。郑须生于叶腋，2 ～ 3 歧，被粗硬毛和长柔毛。花单性，雌雄同株；花单生于叶腋，花梗被硬毛；花萼管大辩论，裂片三角卵形，边缘有锯齿，反折；花冠黄色，5 裂至基部，外展；雄花有雄蕊 3，花丝分生，花药卵形，药室呈 S 形折曲；雌花子房长圆筒形或长卵形，密被黄褐色长硬毛，柱头 3，略扭曲。瓠果

大型，肉质，长圆柱状或近球形，长 25～60cm，径 10～25cm，表面有硬毛和蜡质白粉。种子多数卵形，白色或淡黄色，压扁。花期 5～6 月，果期 6～8 月（图 247-1，图 247-2）。

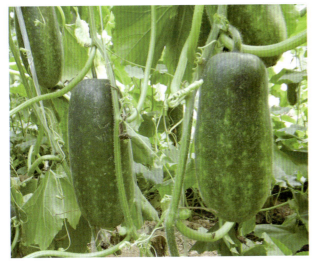

图 247-1 冬瓜植株

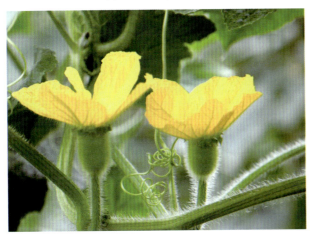

图 247-2 冬瓜花枝

6. 产地加工

将成熟的果实，切下外层果皮，晒干。一般在食用果肉时取得。

（二）药材

1. 性状特征

干燥果皮呈卷曲成筒状或为不规则形卷片，长短不一，厚约 5mm。外表面淡黄、黄绿至暗绿色，平滑，有的被有白色粉霜；内表面色淡较粗糙，有呈网状的维管束线纹。质薄而脆，易折断。气微，味淡（图 247-3）。

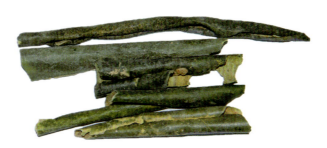

图 247-3 冬瓜皮药材

2. 商品规格

本品均为统货。

3. 道地药材

山东产者质佳。

4. 质量标志

本品以片薄、条长、色灰绿、有粉霜者为佳。

5. 显微特征

粉末鉴别：粉末淡棕黄色或黄绿色。果皮表皮细胞表面观类多角形，垂周壁平直；气孔不定式，副卫细胞 5～7 个。石细胞大多成群，呈类圆形或多角形，直径 10～56μm，纹孔和孔沟明显。螺纹导管多见，直径 16～54μm。

6. 化学组分

挥发性成分：E-2-己烯醛（E-2-hexenal）；正己烯醛（n-hexenal）；甲酸正己醇酯（n-hexyl formate）；2,5-二甲基吡嗪（2,5-dimethylpyrazine）；2,6-二甲基吡嗪（2-ethyl-5-methylpyrazine）。三萜类：己酸异多花独尾草烯醇酯（isomultiflorenyl acetate），西米杜鹃醇（simiarenol）。胆甾醇衍生物：24-己本胆甾-7，25-二烯醇（24-ethylcholesta-7，25-dicnol）；24-己基胆甾-7，22，25-二烯醇（24-ethylcholesta-7，22，25-trienol）；24-己本胆甾-7-烯醇（24-ethylcholesta-7-enol）；24-己基胆甾-7，22-二烯醇（24-ethylchol-lesta-7，22-dienol）。另含维生素（vitamin）B$_1$、维生素 B$_2$、维生素 C，烟酸（niacin），胡萝卜素（carotene），葡萄糖（glucose），果糖（fructose），蔗糖（srcrose），有机酸、淀粉，以及钠、钾、钙、铁、锰、锌等无机元素。

7. 贮藏

贮藏于干燥处。

（三）炮制与饮片

1. 药材炮制

取药材，除去杂质和泥灰，洗净切块或宽丝，晒干。

2. 饮片名称

冬瓜皮。

3. 药品类别

利水渗湿药：利尿消肿药。

4. 性状特征

本品呈不规则的碎片状，余同药材（图247-4）。

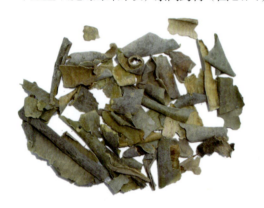

图247-4　冬瓜皮

5. 质量要求

（1）水分：不得过12.0%。

（2）总灰分：不得过12.0%。

6. 功能主治

本品性寒，味甘。清热利水，止渴，消肿。用于水肿、腹泻、皮肤红肿、疮疥等症。

7. 用法用量

内服：煎汤，6～12g。

8. 使用注意

凡虚寒久病滑泄者忌用。

9. 贮藏

贮藏于干燥处。

（四）经典方剂与临床应用

（1）治肾脏炎，小便不利，全身浮肿：冬瓜皮六钱，西瓜皮六钱，白茅根六钱，玉蜀黍蕊四钱，赤豆三两。水煎，一日三回分服（《现代实用中药》）。

（2）治咳嗽：冬瓜皮五钱（要经霜者），蜂蜜少许。水煎服（《滇南本草》）。

（五）食疗与药膳

冬瓜皮蒸鲤鱼

原料：鲤鱼一尾（约600g），鲜冬瓜皮50g，大蒜50g，料酒30g，水发口蘑4个，姜片10g，胡椒粉、葱、盐适量。

制作方法：将鲤鱼去鳞后除去内脏，洗净，两面横划几刀，抹上盐、胡椒粉、料酒。水发口蘑洗净，切成薄片；大蒜去皮，洗净。将蒜瓣一半放入鱼腹内，一半放在鱼身周围；冬瓜皮放在鱼下面；口蘑放在鱼上面；加鲜汤约100g，并加入姜片、葱段，用旺火蒸熟，出笼后即可食用。

功能主治：益气行水。

248　冬瓜子 Dong Gua Zi

（一）基原

1. 集解

冬瓜子始载于《神农本草经》，列为上品。原名瓜子。《名医别录》称其为白瓜子。《本草纲目》载："……冬瓜三月生苗引蔓，大叶团而有尖，茎叶皆有刺毛，六七月间开黄花，结实大者径尺余，嫩时绿色有毛，老则苍色有粉，其皮坚厚，其肉肥白……"据上所述，与现今冬瓜一致。《证类本草》载："冬瓜皮虽青，经霜亦有白衣，其中子白，白瓜子之称号因斯而得。"《齐民要术》谓："冬瓜正二月种之。若十月种者结瓜肥好，乃胜春种，则冬瓜之名或又以此也。"

2. 品种

冬瓜子为双子叶植物纲葫芦科冬瓜属植物冬瓜 Benincasa hispida（Thunb.）Cogn. 栽培品的干燥成熟种子。

3. 分布

本品山东境内各地广泛栽培。

4. 生态

冬瓜栽培于排水良好的壤土。

5. 形态特征

冬瓜：一年生蔓生或架生草本。茎被黄褐色硬毛及长柔毛，有棱沟，长约6m。单叶互生；叶柄粗壮，长5～20cm，被黄褐色硬毛及长柔毛；叶片肾状近圆形，宽15～30cm，5～7浅裂或有时中裂，裂片宽卵形，先端急尖，边缘有小齿，基部深心形，两面均被粗毛，叶脉网状，在叶背面稍隆起，密被毛。郑须生于叶腋，2～3歧，被粗硬毛和长柔毛。花单性，雌雄同株；花单生于叶腋，花梗被硬毛；花萼管大辩论，裂片三角卵形，边缘有锯齿，反折；花冠黄色，5裂至基部，外展；雄花有雄蕊3，花丝分生，花药卵形，药室呈S形折曲；雌花子房长圆筒形或长卵形，密被黄褐色长硬毛，柱头3，略扭曲。瓠果大型，肉质，长圆柱状或近球形，长25～60cm，径10～25cm，表面有硬毛和蜡质白粉。种子多数卵形，白色或淡黄色，压扁。花期5～6月，果期6～8月（图248-1，图248-2）。

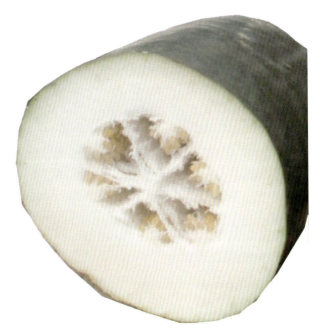

图248-2　冬瓜

边缘光滑（单边冬瓜子）或两面外缘各有1环纹（双边冬瓜子）。种皮较硬脆，剥去种皮后可见白色肥厚的子叶2片；胚根小，朝向尖端。体轻，有油性。气微，味微甜（图248-3）。

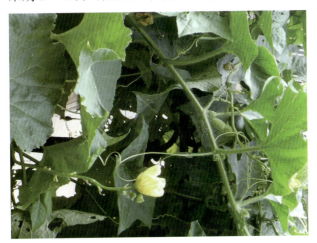

图248-1　冬瓜植株

6. 产地加工

食用冬瓜时，收集成熟的种子，洗净，晒干。

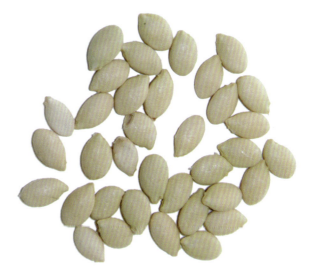

图248-3　冬瓜子

（二）药材

1. 性状特征

种子呈卵圆形或长椭圆形，扁平，长1～1.4cm，宽0.5～0.8mm，厚约0.2mm。种皮淡黄白色，较粗糙，一端钝圆，另端尖，并有2个小突起，较大的突起上有一明显的珠孔，较小的突起为种脐。

2. 商品规格

统货。

3. 道地药材

本品山东产者为道地药材。

4. 质量标志

本品以白色、粒饱满、无杂质者为佳。

5. 显微特征

组织特征：横切面示种皮外表皮为 1～2 列长棱形壁微木化的细胞。下皮层 8～18 列细胞，下皮层细胞 8～18 列，类圆形或不规则形，有的壁微木化，多数具纹孔。其下为 2～3 列石细胞，石细胞类圆形，直径 17～54μm，壁厚 7～7μm。紧靠石细胞有 1 列通气薄壁组织，其细胞壁向外突起呈乳头状，细胞间隙较大。种子的二端各有 1 个维管束。种皮内表皮为 1 列薄壁细胞。珠心表皮细胞 1 列，外被较厚的角质层，其下可见胚乳，子叶 2 片，细胞中含脂肪油和糊粉（图 248-4）。

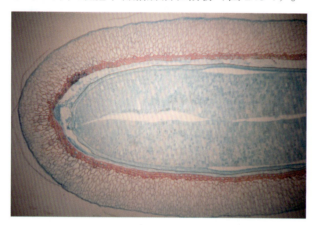

图 248-4　冬瓜子药材横切面组织特征

6. 化学组分

冬瓜子油（14%），酰甘油（triglyce-ride）的含量为 72%～96%。脂肪酸：亚油酸（linoleic acid），油酸（oleic acid），硬脂酸（stearic acid），棕榈酸（palmitic acid），以及十八碳二烯酸（octadecadienoic acid），十八碳三烯酸（octdecatrienoic acid）等。脂类（lipid）：内有磷脂酰胆碱（phosphatidyl choline），磷脂酰己醇胺（pholphatidyl ethanolamine），磷脂酰丝氨酸（phosphatidyl serine），磷脂酰肌醇（phosphatityl inolitol），神经鞘磷脂（sphingomyelin），脑苷脂（cerebroside）。甾醇类：β-谷甾醇（β-sitosterol），菜油甾醇（campesterol），豆甾醇（stigmasterol）等。

7. 理化特征

化学定性：取本品粗粉，加水 20ml，煮沸 10 分钟，放冷，取上清液置具塞试管中，激烈振摇，产生持续性泡沫。

8. 贮藏

置干燥处，防虫蛀及鼠咬。

（三）炮制与饮片

1. 药材炮制

（1）冬瓜子：取药材洗净，晒干。

（2）炒冬瓜子：取净冬瓜子，用文火炒至黄白色，晾干。

2. 饮片名称

冬瓜子。

3. 药品类别

利水渗湿药：利水消肿药。

4. 性状特征

（1）冬瓜子：本品性状同药材。

（2）炒冬瓜子：本品种皮色较深，黄白色（图 248-5）。

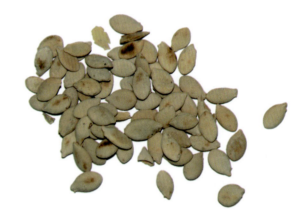

图 248-5　炒冬瓜子

5. 性味功能

本品性微寒，味甘。清热化痰，消痈排脓，利湿。用于痰热咳嗽、肺脓疡、咳吐脓血、阑尾炎、淋浊。

6. 用法用量

内服：煎汤，9～30g。

7. 使用注意

脾胃虚寒者慎服。寒饮咳喘或久病滑泄者忌用。

8. 贮藏

置干燥处，防虫蛀及鼠咬。

（四）经典方剂与临床应用

大黄牡丹汤（《金匮要略》）

处方： 大黄 12g，牡丹皮 3g，桃仁 9g，冬瓜仁 30g，芒硝 9g（熔化）。

功能主治： 治肠痈脓未成，少腹肿痞，按之即痛，如淋，小便自调，时时发热，自汗出，复恶寒，其脉迟紧者。

用法用量： 水煎，芒硝溶服。

（五）食疗与药膳

1. 白果冬瓜子饮

原料： 白果仁 10 个，冬瓜子 30g，莲子肉 15g，胡椒 1.5g，白糖适量。

制作方法： 将上述四物用水煮后去渣，加入白糖调匀即可。

功能主治： 通淋利浊。适宜于因气化不利、温蕴化热而引起的白浊、尿频急数、余沥不净等症。

用法用量： 1 日可饮二三次，每次 1 小杯。

2. 薏仁冬瓜子茶

原料： 薏仁、冬瓜子各 30g，水 500ml。

制作方法： 薏仁、冬瓜子洗净，沥干水分。锅内加水煮沸，放入薏仁、冬瓜子，煮至薏仁烂后，即可过滤饮用。

功能主治： 消水肿，利尿。

249 西瓜霜 Xi Gua Shuang

（一）基原

1. 集解

西瓜霜见于《疡医大全》。《本草再新》载："味辛，性平，入脾胃二经。西瓜霜又名"西瓜硝""西瓜翠衣"。

2. 品种

西瓜霜为双子叶植物纲葫芦科西瓜属植物西瓜 *Citrullus lanatus*（Thunb.）Matsum. et Nakai 栽培品的果皮与芒硝的加工品。

3. 分布

山东境内各地普遍栽培，栽培品种很多。

4. 生态

西瓜栽培于农田、菜园或塑料大棚。

5. 形态特征

西瓜：一年生蔓生草本，全株有长柔毛。主根深度在 1m 以上，根群主要分布在 20～30cm 的根层内，根纤细易断，再生力弱，不耐移植。幼苗茎直立，4～5 节后间伸长，5～6 叶后匍匐生长，分枝性强，可形成 3～4 级侧枝。叶互生，有深裂、浅裂和全缘。雌雄异花同株，主茎第 3～5 节现雄花，5～7 节有雌花，开花盛期可出现少数两性花。花冠黄色。子房下位，侧膜胎座。雌雄花均具蜜腺，虫媒花，花清晨开放下午闭合。果实有圆球、卵形、椭圆球、圆筒形等。果面平滑或具棱沟，表皮绿白、绿、深绿、墨绿、黑色，间有细网纹或条带。果肉有乳白、淡黄、深黄、淡红、大红等色。肉质分紧肉和沙瓤。种子扁平、卵圆或长卵圆形，平滑或具裂纹。种皮白、浅褐、褐、黑或棕色，单色或杂色（图 249-1）。

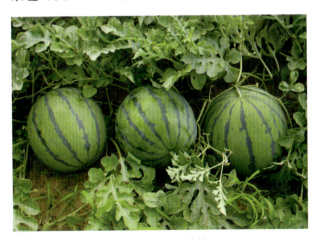

图 249-1 西瓜植株

6. 产地加工

将西瓜（2.5～3kg）洗净，沿瓜蒂周围开一洞，挖出瓜瓤，装入芒硝 0.5～1kg，将瓜蒂盖上，竹签钉牢，把西瓜挂在阴凉透风处，约 10 天后，收集西瓜皮外渗出的白色粉霜，即西瓜霜。

（二）药材

1. 性状特征

加工品呈类白色至黄白色的结晶性粉末。气微、味咸（图249-2）。

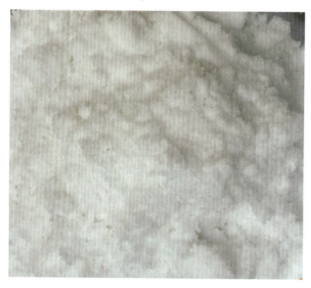

图 249-2　西瓜霜

2. 商品规格

本品均为统货。

3. 道地药材

山东产品质佳。

4. 贮藏

置阴凉干燥处，密封保存。

（三）炮制与饮片

1. 药材炮制

取药材，洗净处理即可。

2. 饮片名称

西瓜霜。

3. 药品类别

清热解毒药。

4. 性状特征

本品性状特征同药材。

5. 质量要求

（1）重金属：含重金属不得过 10mg/kg。

（2）砷盐：取本品 0.20g，加水 23ml 溶解，加盐酸 5ml，依法检查（《中国药典》四部通则），含砷量不得过 10mg/kg。

（3）含量测定：含硫酸钠（Na_2SO_4）不得少于 90.0%。

6. 性味功能

本品性寒味咸。清热泻火，消肿止痛。用于咽喉肿痛、喉痹、口疮。

7. 用法用量

内服：0.5 ～ 1.5g。外用适量，研末吹敷患处。

8. 贮藏

置阴凉干燥处，密封保存。

250　甜瓜蒂 Tian Gua Di

（一）基原

1. 集解

甜瓜蒂始载于《神农本草经》，列为上品。原名"瓜蒂"。历代本草均有记载。雷敩说："凡使勿用白瓜蒂，要取青绿色瓜……"苏颂也说："入药当用早青瓜蒂为良。"《名医别录》记载："主治大水，身面四肢浮肿……"瓜蒂，陶弘景称为甜瓜蒂。《本草图经》云："瓜蒂即甜瓜蒂也。"本品味甜于诸瓜，故名。

2. 品种

甜瓜蒂为双子叶植物纲葫芦科甜瓜属植物甜瓜 Cucumis melo L. 栽培品的干燥果柄或带部分果皮的果柄。

3. 分布

甜瓜山东境内各地普遍栽培。招远"西罗家铁把瓜"、莱西"马连庄甜瓜""祝沟小甜瓜"已注册国家地理标志产品。

4. 生态

甜瓜栽培于大田或菜园。

5. 形态特征

甜瓜：一年匍匐或攀援草本。茎、枝黄褐色或白色的糙毛和突起。卷须单一，被微柔毛。叶互生；叶柄长 8～12cm，有槽沟及短刚柔毛；叶片厚纸质，近圆形或肾形，长缘不分裂或 3～7浅裂，裂片先端圆钝，有锯齿。花单性，雌雄同株；雄花数朵，簇生于叶腋；花梗纤细，长 0.5～2cm，被柔毛；花萼筒狭钟形，密被白色长柔毛，裂片近钻形，花冠黄色，长约 2cm，裂片卵状长圆形，急尖；雄蕊 3，花丝极短，药室折曲，药隔顶端引长；雌花单生，花梗被柔毛；子房长椭圆形，密被长柔毛和硬毛，花柱长 1～2mm，柱头靠合。果实形状、颜色变异较大，一般为球形或长椭圆形，果皮平滑，有纵汉或斑纹，果肉白色、黄色或绿色。种子污白色或黄折色，卵形或长圆形（图 250-1）。

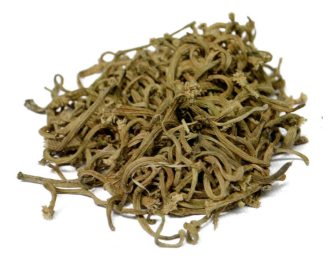

图 250-2 甜瓜蒂

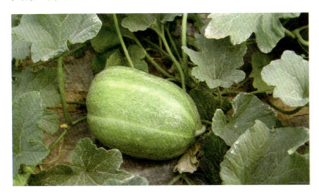

图 250-1 甜瓜植株

6. 产地加工

夏、秋二季果实成熟时采收或采摘尚未老熟的果实，切取果蒂，晒干。

（二）药材

1. 性状特征

甜瓜蒂有 2 种：一种不带果皮，果柄长 3～6cm，直径 0.2～0.4cm，连接瓜的一端常略膨大成盘状，直径约 0.8cm；扭曲，有纵行沟纹，外表面灰黄色，有稀疏毛茸。另一种带部分果皮，果柄长 0.3～2.6cm，直径 0.2～0.4cm，略弯曲或扭曲，有纵行沟纹，外表灰黄色；所带部分果皮呈圆形，直径约 2cm，外表面深黄色至棕黄色，有明显纵线约 10 条，皱缩，边缘向内卷曲。质均轻韧，不易折断，断面纤维性，中空。气微，味苦（图 250-2）。

2. 商品规格

本品均为统货。

3. 道地药材

本品山东产者质佳。

4. 质量标志

本品以色黄褐、味苦、带果皮少者为佳。

5. 显微特征

（1）组织鉴别：果柄横切面见表皮细胞扁长方形，较大，长约 20μm，宽 48～58μm，外被角质层。皮层内有一圈由数列厚壁细胞组成的环，细胞多角形，木化。维管束双韧型，木质部有数个较大的导管，髓较大，常成空洞状。

（2）粉末鉴别：粉末棕黄色。分枝状非腺毛有细胞 3～4 个。非腺毛细胞 2～8 个，密布条状疣点。腺毛较少，头部细胞约 6 个，有黄色内含物。

6. 化学组分

喷瓜苦素（elaterin），葫芦素 B、E、D（curcu-bitacin B，E，D），异葫芦素 B（hocurcubitacin B），葫芦素 B-2-葡萄糖苷（curcubitacin B-2-glucoside），丝氨酸蛋白酶（cucumisin）等。

7. 理化特征

理化定性：取本品粉末 0.5g，加乙醇 10ml 回流 30 分钟，滤过，滤液蒸干后于残渣中加 5% 磷钼酸乙醇液 1～2 滴，加热，出现深蓝色。

8. 贮藏

置通风干燥处。

（三）炮制与饮片

1. 药材炮制

取原药材，除去杂质，干燥。

2. 饮片名称

甜瓜蒂。

3. 药品类别

涌吐药。

4. 性状特征

本品性状特征同药材。

5. 性味功能

本品性寒，味苦，有毒。催吐，除湿退黄，有退黄疸作用。用于食物中毒、痰涎不化、癫痫抽搐。

6. 用法用量

本品多研末吞服，0.6～1.5g。注意：体弱、心脏病患者忌服。

7. 使用注意

本品体虚、失血及上部无实邪者忌服。

8. 贮藏

置通风干燥处。

251　黄瓜子 Huang Gua Zi

（一）基原

1. 集解

黄瓜子始载于《本草拾遗》。

2. 品种

黄瓜为双子叶植物纲葫芦科黄瓜属植物黄瓜 *Cucumis sativus* L. 栽培品的干燥成熟种子。

3. 分布

山东境内各地普遍栽培。山东济阳曲堤镇和山东沂南均为著名的"中国黄瓜之乡"。

4. 生态

黄瓜栽培于菜园或大田。

5. 形态特征

黄瓜：一年生蔓生草本。茎枝伸长，有纵沟及棱，被白以硬糙毛。卷须细，不分枝，具白色柔毛。单叶互生；叶柄稍粗糙；叶片三角状宽卵形，膜质，长、宽均 12～18cm，两面甚粗糙，掌状 3～5 裂，裂片三角形并具锯齿，有时边缘具缘毛。花萼简狭钟状圆筒形，密被白色长柔毛，花萼裂征钻形，开展与花萼近等长；花坑共同白色，长约 2cm，花冠裂片长圆状披针形，急尖；雄蕊 3，花丝近无；雌花单生，或稀簇生，花梗粗壮，被柔毛。子房纺锤形，柱头 3。果实长圆形或圆柱形，长 10～30（～50）cm，熟时黄绿色，表面粗糙，具有刺尖的瘤状凸起，极稀近于平滑。种子小，狭卵形，白色，无边缘。花、果期为夏、秋季（图 251-1）。

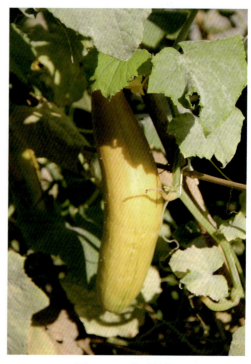

图 251-1　黄瓜植株

6. 产地加工

夏、秋二季采收成熟果实，剖开，取出种子，洗净晒干。

（二）药材

1. 性状特征

种子狭长卵形，长 6～12mm，宽 3～6mm。表面黄白色，平滑。一端具短尖芒，另一端较平截，中央微凹有种脐，边缘稍有棱。种皮革质稍厚，子叶 2，乳白色，富油性。气微，味淡微甜（图251-2）。

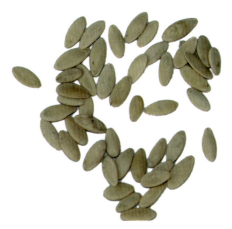

图251-2 黄瓜子

2. 商品规格

本品均为统货。

3. 道地药材

本品山东产者质佳。

4. 化学组分

甾醇类：松藻甾醇，豆甾醇，菜油甾醇，菠菜甾醇，β-谷甾醇等。脂肪油：油酸，亚油酸，棕榈酸等。还含对羟基苯甲酸甲酯，对羟基苯甲酸，香草酸，胡萝卜苷，棉子糖，蔗糖及无机元素钙、铁、铜等。

5. 贮藏

本品置干燥通风处，防虫防蛀。

（三）炮制与饮片

1. 药材炮制

取原药材，除去杂质，晒干或炒后用。

2. 饮片名称

黄瓜子，炒黄瓜子。

3. 药品类别

祛风湿强筋骨药。

4. 性状特征

本品性状特征同药材（图251-3）。

5. 性味功能

本品性凉味甘。续筋接骨，祛风消痰。用于骨折筋伤、风湿痹痛、老年痰喘、手脚麻木、抽筋。

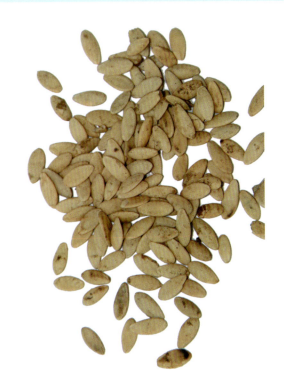

图251-3 炒黄瓜子

6. 用法用量

内服：研末，3～9g；或入丸、散。外用：适量，研末调敷。

7. 贮藏

置干燥通风处，防虫防蛀。

（四）食疗与药膳

黄瓜子饮

原料： 黄瓜子200g，白糖200g，猪板油200g。

制作方法： 黄瓜子研碎加白糖、猪板油混合，蒸熟后分成二十等分。

功能主治： 补肺空洞。

用法用量： 早晚各服1份，10天为一个疗程。

使用注意： 服用期间忌服四环素。

252 南瓜子 Nan Gua Zi

（一）基原

1. 集解

南瓜载于《本草纲目》记载："南瓜种出南番"，

故名。

2. 品种

南瓜为双子叶植物纲葫芦科南瓜属植物南瓜 *Cucurbita moschata* Duch. 栽培品的干燥成熟种子。

3. 分布

南瓜山东境内普遍栽培。

4. 生态

南瓜栽培于菜地、田埂或沟边宅旁。

5. 形态特征

南瓜：一年生蔓生草本，茎条达 2～5m。常节部生根，密被白色刚毛。单叶互生；叶柄粗壮，长 8～19cm，被刚毛；叶片宽卵形或卵圆形，有 5 角或 5 浅裂，长 12～25cm，宽 20～30cm，先端尖，基部深心形，上面绿色，下面淡绿色，两面均被刚毛和茸毛，边缘有小而密的细齿。卷须稍粗壮，被毛 3～5 歧。花单性，雌雄同株；雄花单生，花萼筒肿钟形，长 5～6mm，裂片条形，长 10～15mm，被柔毛，上部扩大成叶状，花冠黄色，钟状，长约 8cm，5 中裂，裂片边缘反卷，雄蕊 3，花丝腺体状，长 5～8mm，花室折曲；雌花单生，子房 1 赛马，花柱短，柱头 3，膨大，先端 2 裂，果梗粗壮，有棱槽，长 5～7cm，瓜蒂扩大成喇叭状。弧果形状多样，外面常有纵沟。种子多数，长卵形或长圆形，灰白色。花期 6～7 月，果期 8～9 月（图 252-1，图 252-2）。

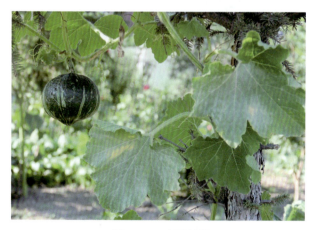

图 252-1　南瓜植株

6. 产地加工

夏、秋二季收集成熟瓜的种子，除去瓜瓤，晒干。

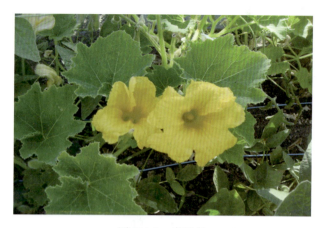

图 252-2　南瓜花

（二）药材

1. 性状特征

种子呈扁椭圆形，长 1～2cm，宽 0.7～1.2cm。一端略尖，表面白色，有细茸毛，边缘显棱，茸毛较多。种脐位于尖的一端。剥去种皮，可见绿色菲薄的胚乳，内有 2 枚黄色肥厚的子叶，富油性。气香，味微甜（图 252-3，图 252-4）。

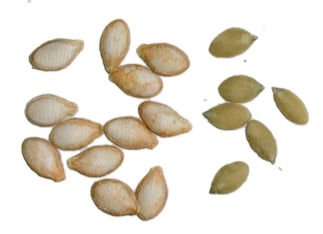

图 252-3　南瓜子

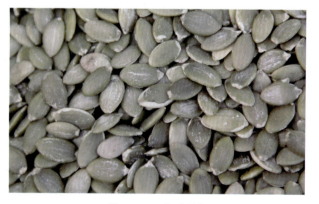

图 252-4　南瓜子仁

2. 商品规格

本品均为统货。

3. 道地药材

本品山东产者质佳。

4. 质量标志

本品以颗粒饱满、色黄白、味甜者为佳。

5. 显微特征

组织鉴别：种子横切面示种皮外表皮为1列栅状细胞，壁稍厚，微木化，下皮为8列薄壁细胞，细胞类圆形或不规则长圆形，石细胞层1列细胞，类圆形，其内为薄壁细胞，细胞壁向外突起呈乳头状，细胞间隙较大。种子两端各有一维管束；种子内表皮为1列薄壁细胞。子叶2片，细胞中含有脂肪油和糊粉粒

6. 化学组分

南瓜子氨酸（cucurbitine）约0.15%，脲酶（urease），脂肪油约40%，主要为油酸（oleic acid），亚油酸和硬脂酸。维生素类：维生素A（vitamin A），维生素B_1（vitamin B_1），维生素B_2（vitamin B_2），维生素C（vitamin C）等。

7. 贮藏

置阴凉干燥处。防潮、防虫蛀、防霉。

（三）炮制与饮片

1. 药材炮制

取原药材，除去杂质，干燥或炒制后去掉种皮。

2. 饮片名称

南瓜子，南瓜子仁。

3. 药品类别

驱虫药。

4. 性状特征

本品性状特征同药材。

5. 性味功能

性温，味甘。驱虫。用于驱蛔虫、绦虫、血吸虫及产后手足浮肿、百日咳等。

6. 用法用量

内服：煎汤或制成乳剂，50～125g。外用：

熬水熏洗。

7. 贮藏

置阴凉干燥处。防潮、防虫蛀、防霉。

（四）经典方剂与临床应用

（1）驱除绦虫：新鲜南瓜子仁一至二两，研烂，加水制成乳剂，加冰糖或蜂蜜空腹顿服；或以种子压油取服十五至三十滴（《中药的药理与应用》）。

（2）治蛔虫：南瓜子，去壳留仁一至二两。研碎，加开水、蜜或糖成为糊状，空腹服（《闽东本草》）。

（3）治血吸虫病：南瓜子，炒黄、碾细末。每日服二两，分二次，加白糖开水冲服。以十五日为一疗程（《验方选集》）。

（五）食疗与药膳

南瓜子泥

原料：生南瓜子15g，白糖适量。

制作方法：生南瓜去壳取仁，用纱布包裹捣成泥状，冲入适量沸水，加白糖调味即可。

功能主治：生乳。用于产后缺乳。

用法用量：早晚空腹各服1次，连服3～5天。

使用注意：煮粥或炒食无效。

253　绞股蓝 Jiao Gu Lan

（一）基原

1. 集解

绞股蓝始载于《救荒本草》，谓："绞股蓝生田野中，延蔓而生，叶似小蓝叶，短小软薄，边有锯齿，又似痢见草，叶亦软，淡绿，五叶攒生一处，开小黄花，又有开白花者。结子如豌豆大，生则青色，熟则紫黑色，叶味甜。"与现今所用品种相同。本品原植物为缠绕草木，缠绕俗称"绞"，卷须绕于茎上为"股"，故名。

2. 品种

绞股蓝为双子叶植物纲葫芦科绞股蓝属植物

绞股蓝 *Gynostemma pentaphyllum*（Thunb.）Makino 栽培品的干燥全草。

3. 分布

绞股蓝山东境内青岛、临沂、淄博、菏泽等地有栽培。

4. 生态

绞股蓝栽培于温暖荫蔽的山丘、荫湿坡地、田野或庭院。

5. 形态特征

绞股蓝：多年生攀缘草本。茎细弱，多分枝，具纵棱和沟槽，无毛或疏被短柔毛。叶互生；叶柄长 3～7cm；卷须纤细，2 歧，稀单一，无毛或基部被短柔毛；叶片膜质或纸质，鸟足状，具 5～9 小叶，通常 5～7，卵状长圆形或长圆状披针形，中央小叶长 3～12cm，宽 1.5～4cm，侧生小叶较小，先端急尖或短渐尖，基部渐狭，边缘具波状齿或圆齿状牙齿，上面深绿色，背面淡绿色，两渐狭，边缘具波状齿或圆齿状牙齿，上面深绿色，背面淡绿色，两面均被短硬毛；侧脉 6～8 对，上面平坦，下面突起，细脉网状。雌雄异株，雄花为圆锥花序，花序穗纤细，多分枝，长 10～15（～20）cm，分枝扩展，长 3～4（～15）cm，有时基部具小叶，被短柔毛，花梗丝状，长 1～4mm；基部具钻状小苞片；花萼筒极短，5 裂，裂片三角形；花冠淡绿以，5 深裂，裂片卵状披针形，长 2.5～3mm，宽约 1mm，具 1 脉，边缘具缘毛状小齿；雄蕊 5，联合成柱；雌花为圆锥花序，较雄花小，花萼、花冠均似雄花；子房球形，花柱 3 短而分叉，柱头 2 裂，具短小退化雄蕊 5。果实球形，径 5～6mm，成熟后为黑色，光滑无毛。内含倒垂种子 2 颗，卵状心形，径约 4mm，灰褐色或深褐色，顶端钝，基部心形，压扁状，面具乳突状突起。花期 3～11 月，果期 4～12 月（图 253-1）。

6. 产地加工

6～7 月份割取离地 10cm 以上茎叶，11 月下旬齐地面割取茎叶，晒干。

（二）药材

1. 性状特征

干燥全草皱缩。茎纤细，有纵棱，灰棕色或

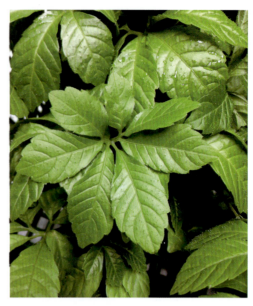

图 253-1　绞股蓝植株

暗棕色，被疏毛，卷须 2 歧，生于叶腋。叶展平后呈鸟足状，具 5～7（～9）小叶，小叶片卵状长圆形或长椭圆状披针形，中央 1 片较长，长 3～12cm，宽 1～3.5cm，先端渐尖，基部楔形，两面被疏毛，边缘有锯齿；叶柄长 1～7cm。花雌雄异株；花冠淡绿色。浆果球形，熟时黑色。气微，味微甜（图 253-2）。

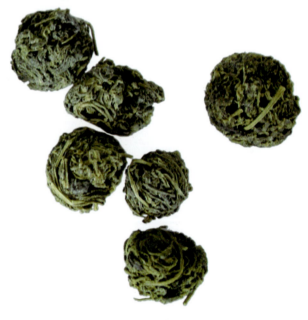

图 253-2　绞股蓝球

2. 商品规格

本品均为统货。

3. 道地药材

本品广东、广西产者质佳。

4. 质量标志

本品以叶多、色绿、味甜者为佳。

5. 显微特征

（1）组织鉴别：茎横切面呈五角星状。表皮细胞多呈切向延长的类椭圆形，外被角质层，棱角及棱角凹陷处常被有非腺毛。棱角处表皮内侧有类三角形厚角组织；皮层细胞类圆形或椭圆形，皮层中部或稍近外侧处有 1～6 列纤维组成的波浪状不断续的纤维环，棱间凹陷处纤维较少，1～3 列，棱角相对处纤维较多，2～6 列。外韧维管束 8～10 束，各棱角及棱间相对应 1 束，也近为波状环列；导管类圆多角形，壁厚 2～3μm，直径 15～120μm，束内形成层较明显。中央髓部较大，为直径的 1/4～3/5，髓细胞及髓射线细胞多为类圆形。皮层纤维束环以内除韧皮部外，其他薄壁细胞均含淀粉粒，除表皮细胞外，其他细胞均含色素体。叶横切面：叶肉组织分化不明显。中脉维管束较大，中脉表皮下方均有厚壁组织。（图 253-3，图 253-4）。

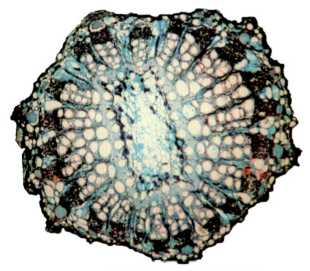

图 253-3　绞股蓝药材茎横切面组织特征

（2）粉末鉴别：粉末绿色。叶上表皮细胞类椭圆形，少有气孔；下表皮细胞类窄椭圆形，气孔较多。气孔为不定式或不等式，副卫细胞 3～5；腺毛呈倒卵形，多头（4～6）单柄者较多见，单头单柄者少见；非腺毛呈牛角状，稍弯曲，先端钝圆，由 3～8 细胞组成，表面具条状角质纹理。茎表皮细胞狭长方形，表面具不规则角质纹；非腺毛常由 10 多个细胞组成，多呈现近 90° 的弯曲，长达 1mm，中部有时稍膨大或狭缩，细胞先端钝圆；

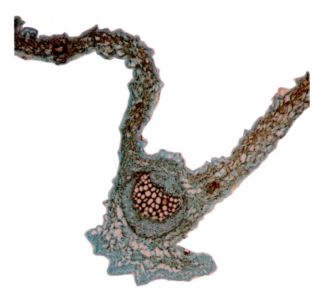

图 253-4　绞股蓝药材叶横切面组织特征

导管多为具缘纹孔，少为环纹及螺纹；纤维成束或散在，直径（5～）10～20（～30）μm，纹孔沟明显，木纤维壁孔稍密；木薄壁细胞类长方形，壁稍呈念珠状增厚，壁孔疏密不均匀；皮层及髓薄壁细胞均多为长方形，均含细小淀粉粒；淀粉粒多为单粒，卵圆形、椭圆形或短条形，直径约达 12μm，脐点点状，多位于淀粉粒的一端，或不明显，复粒少，常由 2～4 分粒组成。

6. 化学组分

三萜皂苷：绞股蓝糖苷 TN-1 和 TN-2，绞股蓝苷。皂苷元：人参二醇；2α-羟基人参二醇；（20R，25S）-12β，25-环氧 -20，26-环达玛烷 -2α，3β-二醇等。甾醇类：5，24-葫芦二烯醇；24，24-二甲基 -5α-胆甾 -8-烯 -3β-醇；菠菜甾醇；24，24-二甲基 -5α-胆甾 -7-烯 -3β-醇；异岩藻甾醇；β-谷甾醇等。黄酮类：芸香苷，商陆苷，商陆黄素；尚含丙二酸，叶甜素，维生素 C，天冬氨酸，苏氨酸，丝氨酸，谷氨酸等 17 种氨基酸和铁、锌、铜、锰、镍等 18 种元素。

7. 理化特征

化学定性：取本品粉末 1g，用甲醇 10ml 浸渍 12 小时以上，滤过。取滤液 2ml，蒸干，用醋酐溶解，倒入试管中，沿管壁加入浓硫酸 1ml，两液层间出现紫红色环。

8. 贮藏

席包或袋装，置阴凉干燥处。

（三）炮制与饮片

1. 药材炮制

将原药材除去杂质，喷淋，稍润，切段，干燥。

2. 饮片名称

绞股蓝。

3. 药品类别

补虚药，清热解毒药。

4. 性状特征

本品茎段片呈短圆柱形，长 1 ~ 1.5（~ 3）cm，稍弯曲；表面暗绿色，有数条纵棱，有的具节，节上留有短叶柄基及卷须，卷须生于叶腋或叶柄的一侧；质脆，易折断，断面不整齐。叶皱缩破碎或多切碎，绿色；完整者展开呈鸟趾状，叶缘有浅波状锯齿，基部楔形，叶柄长 2 ~ 4cm，叶柄及叶片背面叶脉被柔毛。气微，味微甜、微苦（图 253-5）。

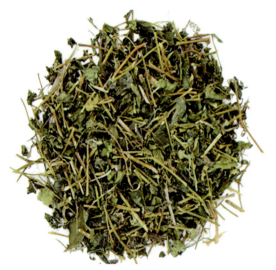

图 253-5　绞股蓝

5. 性味功能

本品性寒，味苦。清热解毒，补脾益气。用于慢性气管炎、病毒性肝炎、病后体弱及高脂血症、脘腹胀满和心脾气虚、痰阻血瘀。

6. 用法用量

内服：煎汤或泡茶饮，6 ~ 10g。

7. 贮藏

席包或袋装，置阴凉干燥处。

（四）经典方剂与临床应用

（1）高脂血症：绞股蓝 15g，生山楂 30g。加水煎煮 30 分钟，去渣取汁，频频代茶饮用，当天饮完。可作为降脂通用方长期饮用。

（2）动脉粥样硬化症等：绞股蓝 15g，决明子 30g，槐花 10g。加水煎煮 30 分钟，去渣取汁，兑入少量蜂蜜，早晚两次分服，对高血压病、高脂血症、动脉粥样硬化症有效。

（3）冠心病：绞股蓝 15g，红花 10g，蜂蜜 5g。先将绞股蓝、红花加水煎煮 20 分钟，晾凉后兑入蜂蜜，搅匀即成。早晚两次分服。有滋补活血功能。

（五）食疗与药膳

1. 绞股蓝茶

原料：绞股蓝 30 ~ 50g。

制作方法：取绞股蓝加水 1000g，煎 15 分钟。取汁即可。或取绞股蓝 15g 冲茶至味淡。

用法用量：分多次代茶饮用。

功能主治：益气养血，消瘀散结。用于癌症、糖尿病，治疗神衰疲劳、高脂血症等。

2. 绞股蓝粥

原料：绞股蓝 15g，红枣 15 枚，粳米 100g，红糖 20g。

制作方法：将绞股蓝拣去杂质，晒干或烘干，研成极细末，备用。将红枣、粳米淘洗干净，同入砂锅，加水煨煮成稠粥，加绞股蓝细末、红糖，拌和均匀，改用小火继续煨煮 10 分钟即成。

功能主治：清热平肝，补虚降压。适用于肝风内动型、肝肾阴虚型高血压。

254　葫芦 Hu Lu

（一）基原

1. 集解

葫芦见于《本草纲目》。谓："古人壶、瓠、匏三名皆可通称，初无分别……而后世以长如越瓜首尾如一者为瓠，瓠之一头有腹长柄者为悬瓠，无柄而圆大形扁者为匏，匏之有短柄大腹者为壶，壶之细腰者为蒲芦，各分名色，迥异于古。以今参详，其形状虽各不同，而苗、叶、皮、子性味则一。"又云："瓢乃匏壶破开为之者，近世方药亦时用之，当以苦瓠者为佳，年久者尤妙。"综上所述，古代所称"壶""瓠""匏"，为葫芦科葫芦属植物的统称，主为现今的葫芦。

2. 品种

葫芦为双子叶植物纲葫芦科葫芦属植物葫芦 *Lagenaria siceraria*（Molina）Standl. 栽培品的成熟干燥果皮。

3. 分布

葫芦山东境内各地广泛种植。

4. 生态

栽培于宅边、篱笆边田埂或空闲地。

5. 形态特征

葫芦：一年生攀援草本，有软毛；卷须 2 裂。叶片心状卵形至肾状卵形，长 10 ～ 40cm，宽与长近相等，稍有角裂或 3 浅裂，顶端尖锐，边缘有腺点，基部心形；叶柄长 5 ～ 30cm，顶端有 2 腺点。花 1 ～ 2 果生于叶腋，雄花的花梗较叶柄长，雌花的花梗与叶柄等长或稍短；花萼长 2 ～ 3cm，落齿锥形；花冠白色，裂片广卵形或倒卵形，长 3 ～ 4cm，宽 2 ～ 3cm，边缘皱曲，顶端稍凹陷或有细尖，有 5 脉；子房椭圆形，有绒毛。果实光滑，初绿色，后变白色或黄色，长数十厘米，中间缢细，下部大于上部；种子白色，倒卵状椭圆形，顶端平截或有 2 角。花期 6 ～ 7 月，果期 7 ～ 8 月（图 254-1，图 254-2）。

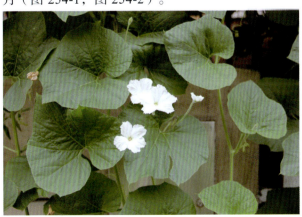

图 254-1　葫芦植株

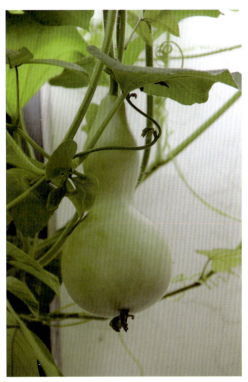

图 254-2　葫芦果实

6. 产地加工

秋末冬初果实成熟后采摘，晒干；或剖开去掉籽瓢后晒干。

（二）药材

1. 性状特征

完整果实呈倒卵状椭圆形，中间缢细。干燥果皮不规则碎片，凹凸方向不一，厚 5 ～ 7mm，少有完整者。外表面黄白色或灰黄色，平滑，内壁灰白色。质坚脆，易折断，断面不平坦。气微，味淡（图 254-3）。

2. 商品规格

本品均为统货。

3. 道地药材

本品山东产者为道地药材。

4. 质量标志

本品以壳硬、外面色黄棕、内面色白者为佳。习惯上认为年久的葫芦较好，称陈葫芦。

5. 化学组分

22-脱氧葫芦素 D（22-deoxocucurbitacin D），

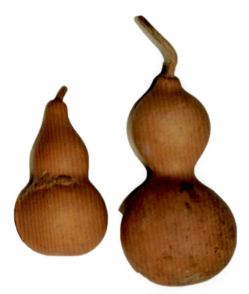

图 254-3　葫芦药材

瓜氨酸、糖和蛋白质等。

6. 理化特征

化学定性：①取本品粉末 0.5g，加乙醇 20ml，温浸 30 分钟，滤过，滤液在水浴上蒸干，加 5% 磷钼酸乙醇液 2 滴，烘干显蓝色（检查葫芦素）。②取本品粉末 1g，加水适量，加热至沸，滤过，取滤液 1ml，加新配制的碱性酒石酸钠试剂 5 滴，置沸水浴中，溶液初显绿色，后显棕色，最后以红棕色沉淀析出（检查糖）。③取本品粉末 1g，加 50% 乙醇 10ml，温浸 2 小时，取滤液点在滤纸上，喷茚三酮试液，烘热，显紫红色斑点（检查氨基酸）。

7. 贮藏

本品贮于干燥容器中。

（三）炮制与饮片

1. 药材炮制

取原药材拣去杂质，用清水浸渍 1 ～ 3 小时，刮去污垢，洗净，润透切片，晒干或烘干；或晒干后打碎如蚕豆大小，筛去灰屑。

2. 饮片名称

葫芦。

3. 药品类别

利水渗湿药：利尿消肿药。

4. 性状特征

本品呈条片或不规则碎片，切面灰白色，平坦。

打碎的颗粒直径 0.5 ～ 1.5cm，断面不平坦，有时可见维管束条痕。

5. 性味功能

性平，味甘。利水消肿。用于面目浮肿、腹水肿胀、脚气等。

6. 用法用量

内服：煎汤，9 ～ 15g。

7. 使用注意

葫芦性滑而利，素体阳虚，或脾胃虚寒泄泻者不宜多食之。

8. 贮藏

本品贮于干燥容器中。

（四）经典方剂与临床应用

（1）葫芦汁：鲜葫芦 1 个，捣烂，绞取汁液。每次用 1 小碗，加入适量蜂蜜调服。具有清热利水、润肺的功效。用于水肿、小便不利，湿热黄疸，或肺燥咳嗽等。

（2）葫芦虫笋汤：葫芦 60g，切片，虫笋 30g，切段。加水煎汤服。葫芦、虫笋皆长于利水，两者合用，能明显增强利尿行水作用。用于水肿小便不利等。

（五）食疗与药膳

1. 葫芦粥

原料：陈葫芦粉（越陈越好）10 ～ 15g，粳米 50g，冰糖适量。

制作方法：先将粳米、冰糖同入砂锅内，加水 500g，煮至米开时，加陈葫芦粉，再煮片刻，视粥稠为度。

功能主治：适用于肾炎及心脏病水肿，脚气病水肿。

用法用量：每日 2 次，温热顿服，5 ～ 7 日为 1 疗程。

2. 葫芦羊肉面

原料：葫芦 300g，羊肉 200g，苹果 750g，白面 100g，生姜末、葱花、精盐、醋、味精适量。

制作方法：先将葫芦去皮、瓤，羊肉洗净切片，把羊肉与苹果放入锅中，加水煮至于肉熟，去苹果，取羊肉汤和面做成面条，再用肉汤煮熟，放入姜、葱、味精、盐、醋与葫芦、熟肉片调和即成。

功能主治：口渴、小便不利。

255 丝瓜络 Si Gua Luo

（一）基原

1. 集解

丝瓜络始载于《本草纲目》，列入菜部，瓜菜类。李时珍曰："此瓜老则筋丝罗织，故有丝络之名。丝瓜老者，筋络贯串，房隔联属，故能通人脉络脏腑，而去风毒，消肿化痰，祛痛杀虫及治诸血病也。"又云："丝瓜，唐宋以前无闻，今南北皆有之，以为常蔬。二月下种，生苗引蔓，延树行，或做棚架，其叶大如蜀葵而多丫尖，有刺毛，取汁可染绿。其茎有棱，六七月开黄花，五出，微似胡瓜花，蕊瓣俱黄。其瓜大寸许，长则一二尺，甚则三四尺，深绿色，有皱点，瓜头如鳖首……老则大如杵，筋络缠纽如织线，经霜乃枯……内有膈，子在膈中，状如瓜蒌子，黑色而扁。"络则网络之意，因其药用部分由多层丝状纤维交织而成，网络状如瓜形，故名丝瓜络。本品根据品种不同分双丝（习称"老丝瓜"）、单丝（习称"嫩丝瓜"或"药丝瓜"）。双丝：瓜身长，面圆匀，络粗紧密，挺直坚硬，专供出口。单丝：瓜络细疏而软，专供药用。

2. 品种

丝瓜络为双子叶植物纲葫芦科丝瓜属植物丝瓜 *Luffa cylindrica*（L.）Roem. 栽培品的干燥成熟果实的维管束。

3. 分布

本品山东各地均有栽培。

4. 生态

丝瓜栽培于田间、菜地、篱笆边或宅旁。

5. 形态特征

丝瓜：一年生攀援草本。枝具棱，光滑或棱上有粗毛，有卷须。茎须粗壮，通常 2～4 枝。单叶互生，有长柄，叶片掌状心形，长 8～30cm，宽稍大于长，边缘有波状浅齿，两面均光滑无毛。夏季叶腋开单性花，雌雄同株，雄花为总状花序，先开，雌花单生，有长柄，花冠浅黄色。瓠果长圆柱形，下垂，一般长 20～60cm，最长可达 1m 余。种子扁矩卵形，长约 1.5cm，黑色。丝瓜根系强大。茎蔓性、五棱、绿色，主蔓和侧蔓生长都繁茂，茎节具分枝卷须，易生不定根。叶掌状或心脏形，被茸毛。雌雄异花同株，花冠黄色。雄花为总状花序，雌花单生，子房下位，第一雌花发生后，多数茎节能发生雌花。瓠果（图 255-1）。

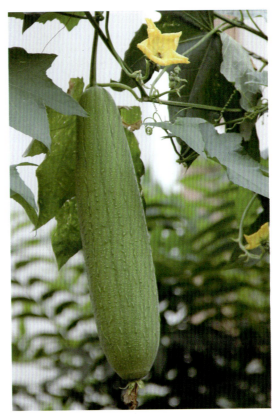

图 255-1　丝瓜植株

6. 产地加工

夏、秋二季果实成熟，果皮变黄，内部干枯时采摘，搓去外果皮及果肉；或浸泡于水中，待果皮及果肉腐烂后，取出，洗净。然后，剪去两端，拍净种子，晒干。

（二）药材

1. 性状特征

中果皮的维管束纵横交织而成的多层细密而坚韧的网络状物。全体呈压扁的圆锥状纺锤形或长棱形，两端细，略弯曲，长 30～70cm，直径

7～10cm，表面淡黄白色至暗黄色，极粗糙，有时残存果皮及膜状的果肉。体轻，质韧，富弹性。横切面可见子房3室，呈空洞状。气微，味淡（图255-2）。

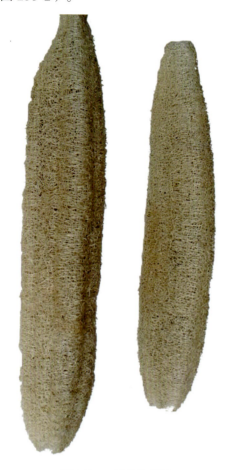

图 255-2　丝瓜络药材

2. 商品规格

本品按其筋粗细和硬软分 1～3 等及统装。

3. 道地药材

本品浙江慈溪产者为道地药材。

4. 质量标志

本品以筋细、质韧、洁白、无残皮种子者为佳。

5. 显微特征

（1）组织鉴别：丝瓜络横切面可见有子房3室形成的3个孔腔，偶有残留种子。

（2）粉末鉴别：纤维束粉末，白色。经组织解离后观察，纤维成束或单个散在，壁木化，胞腔较小，两端斜尖，常断裂，直径为 17～40μm。木薄壁细胞，较少，两端平直，壁较厚，有壁孔。导管众多，均为螺纹，直径约34μm。

6. 化学组分

木聚糖（xylan），甘露聚糖（mannan），半乳聚糖（galactan），丝瓜皂苷 H 及纤维素等。

7. 理化特征

薄层鉴别：称取丝瓜末 1.000g，加 25ml 甲醇后称重，浸泡 1 昼夜，水浴加热回流提取 6 小时后用醇补加至原重。吸取此提取液 6ml，水浴蒸干，加 0.5g 中性氧化铝研磨，将此氧化铝置于大孔树脂上部洗脱。先后用蒸馏水 20ml，20% 的乙醇 20ml，60% 的乙醇 40ml 洗脱，收集最后洗脱液并蒸干，用甲醇定容于1ml 容量瓶中。标准品液：准确称取丝瓜皂苷 H 1.4mg 用甲醇定容在 10ml 容量瓶中。硅胶 G 板，用氯仿 - 甲醇 - 乙酸乙酯 - 水（2：2：4：1）下层展开，10% 硫酸乙醇喷板，85℃烘烤 4～6 分钟，显色。

8. 贮藏

席装或竹篓装。置通风干燥处，防潮。

（三）炮制与饮片

1. 药材炮制

（1）丝瓜络：取原药材，除去杂质及残留种子，压扁，切成 4cm 小段。

（2）炒丝瓜络：取净丝瓜络小块置锅内，用文火加热，炒至深黄色，取出放凉；或喷洒黄酒适量焙黄，即得酒炒丝瓜络。每 100kg 丝瓜络，用黄酒 20kg。

（3）丝瓜络炭：取净丝瓜络小块置锅内，用武火加热，炒至表面焦黑色，内部焦褐色时，喷淋清水，取出，晾干。

2. 饮片名称

丝瓜络，炒丝瓜络，丝瓜络炭。

3. 药品类别

祛风湿药：祛风湿热药。

4. 性状特征

（1）丝瓜络：本品呈筋络（维管束）交织的网状小块，表面淡黄白色，体轻，质韧，有弹性，气微，味淡（图255-3）。

（2）炒丝瓜络：本品形如丝瓜络块，表面褐黄色，微焦。

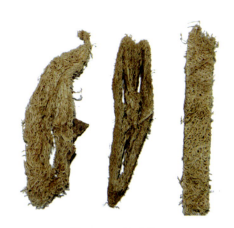

图 255-3 丝瓜络

（3）丝瓜络炭：本品形如丝瓜络块，表面焦黑色，内部焦褐色。

5. 质量要求

（1）水分：不得过 9.5%。

（2）总灰分：不得过 2.5%。

6. 性味功能

本品性平，味甘。通经活络，祛风，清热化痰。用于胸胁胀闷、肢体酸痛、肺热咳痰、妇女经闭、乳汁不通等。

7. 用法用量

内服：煎汤，4.5～9g。

8. 贮藏

席装或竹篓装。置通风干燥处，防潮。

（四）经典方剂与临床应用

（1）治咳嗽多痰，胸胁痛：老丝瓜络烧存性，研细。白糖拌服，每次 2g，每日 2～3 次，温开水送服（《食物中药与便方》）。

（2）治风湿性关节痛：丝瓜络 15g，忍冬藤 24g，威灵仙 12g，鸡血藤 15g。水煎服（《山东中草药手册》）。

（3）治小肠气痛，绕脐冲心：丝瓜络，烧存性研末。每服三钱，热酒调下（《本草用法研究》）。

（五）食疗与药膳

丝瓜络祛斑汤

原料：丝瓜络、珍珠母各 20g，云苓、僵蚕各 10g，红枣 10 个，玫瑰花 3 朵。

制作方法：各物分别洗净，红枣去核。除玫瑰花外一起下瓦煲，加清水 750ml（3 碗量），武火滚沸后改文火滚约 40 分钟，下玫瑰花片刻便可。亦可加入少许冰糖调味。

功能主治：祛斑润肤。

用法用量：每日分 2 次服，连用 10 日。

256 苦瓜 Ku Gua

（一）基原

1. 集解

苦瓜始载于《救荒本草》。李时珍曰："苦瓜原出南番，今闽、广皆种之。五月下子，生苗引蔓，茎叶卷须，并如葡萄而小。七八月开小黄花，五瓣如碗形。结瓜长者四五寸，短者二三寸，青色，皮上疣如癞及荔枝壳状，熟则黄色自裂，内有红瓤裹子。苦以味名。瓜及荔枝、葡萄，皆以实及茎、叶相似得名。"

2. 品种

苦瓜为双子叶植物纲葫芦科苦瓜属植物苦瓜 *Momordica charantia* L. 的干燥成熟果实。

3. 分布

本品山东境内普遍栽培。

4. 生态

苦瓜栽培于田间、菜地。

5. 形态特征

苦瓜：一年生攀援状柔弱草本，多分枝；茎、枝被柔毛。卷须纤细，长达20cm，具微柔毛，不分歧。叶柄细，初时被白色柔毛，后变近无毛，长 4～6cm；叶片轮廓卵状肾形或近圆形，膜质，长、宽均为 4～12cm，上面绿色，背面淡绿色，脉上密被明显的微柔毛，其余毛较稀疏，5～7 深裂，裂片卵状长圆形，边缘具粗齿或有不规则小裂片，先端多半钝圆形稀急尖，基部弯缺半圆形，叶脉掌状。雌雄同株。雄花：单生叶腋，花梗纤细，被微柔毛，长 3～7cm，中部或下部具 1 苞片；苞片绿色，肾形或圆形，全缘，稍有缘毛，两面被疏柔毛，长、宽均 5～15mm；花萼裂片卵状披针形，被白色柔毛，长 4～6mm，宽 2～3mm，急尖；花冠黄色，裂片倒卵形，先端钝，急尖或微凹，长 1.5～2cm，宽 0.8～1.2cm，被柔毛；雄蕊 3，离生，药室 2 回折曲。雌花：单生，花梗被微柔毛，长 10～12cm，基部常具 1 苞片；子房纺锤形，密生瘤状突起，柱头 3，膨大，2 裂。果实纺锤形或圆柱形，多瘤皱，长 10～20cm，成熟后橙黄色，由顶端 3 瓣裂。种子多数，长圆形，有红色假种皮，两端各具 3 小齿，两面有刻纹，长 1.5～2cm，宽 1～1.5cm。花、果期 5～10月（图 256-1，图 256-2）。

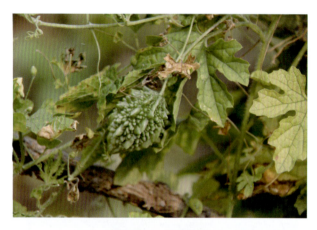

图 256-1　苦瓜植株

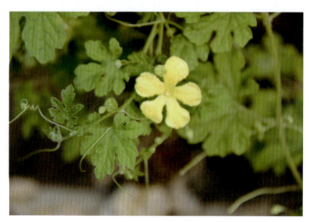

图 256-2　苦瓜花

6. 产地加工

夏季采收果实，晒干或鲜用。

（二）药材

1. 性状特征

成熟果实呈纺锤或圆柱形，表面有瘤皱。常见加工成横切片，切面白色、外皮绿色。味苦。

2. 商品规格

本品均为统货。

3. 道地药材

本品山东产者质佳。

4. 化学组分

苦瓜苷（charantin），是 β- 谷甾醇 -β-D- 葡萄糖苷（β-sitosterol-β-D-glucoside）和 5，25- 豆甾二烯醇 -3- 葡萄糖苷（5，25-stigmastadien-3β-ol-β-D-glucoside）的等分子混合物。尚含 5- 羟基色胺和多种氨基酸如谷氨酸、丙氨酸、β- 丙氨酸、苯丙氨酸、脯氨酸、α- 氨基丁酸、瓜氨酸、半乳糖醛酸、果胶。又含类脂（lipid），其中脂肪酸为棕榈酸（palmitic acid）；硬脂酸（stearic acid），油酸（oleic acid），亚油酸（linoleic acid），亚麻酸（linolenic acid），桐酸（elacostearic acid）。

5. 贮藏

干者置通风干燥处，鲜者置冷藏室。

（三）炮制与饮片

1. 药材炮制

取原药材，洗净，切片，晒干。

2. 饮片名称

苦瓜。

3. 药品类别

清热药：清热泻火药。

4. 性状特征

本品呈类圆形厚片，切面白色，果肉疏松或有孔洞。外皮皱缩、绿色（图 256-3）。余同药材。

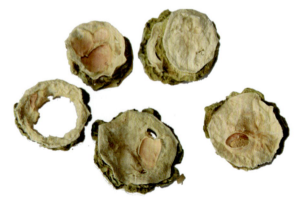

图 256-3　苦瓜

5. 性味功能

本品性寒，味苦。清暑涤热，明目，解毒。用于热病烦渴、中暑、痢疾、赤眼疼痛、痈肿丹毒、恶疮。

6. 用法用量

内服：水煎煮，3～15g。

7. 使用注意

脾胃虚寒者慎用；孕妇忌用。

8. 贮藏

置阴凉干燥处。

（四）食疗与药膳

羊肾苦瓜粥

原料： 羊肾 1 个，羊肉、苦瓜各 100g，枸杞子 30g，大米 50g，调味品适量。

制作方法： 将羊肾去筋膜，洗净切丝；羊肉洗净切碎。将苦瓜、枸杞水煎去渣取汁；加大米、羊肉、羊肾同煮为粥；等熟时调入葱、姜、味精即可。

功能主治： 滋阴降火、平肝潜阳，适用于阴虚火旺之阳痿、遗精等。

用法用量： 每日 1 剂。

257　佛手瓜 Fo Shou Gua

（一）基原

1. 集解

佛手瓜见于《山东药用植物志》。19 世纪初由日本传入中国。

2. 品种

佛手瓜为双子叶植物纲葫芦科佛手瓜属植物佛手瓜 *Sechium edule*（Jacq.）Swartz 栽培品的干燥成熟果实。

3. 分布

原产南美洲，山东境内的淄博、潍坊、泰安、济南、临沂等地有栽培。沂源县已形成万亩以上的栽培基地。

4. 生态

佛手瓜栽培于田间、菜园或庭院。

5. 形态特征

佛手瓜：茎攀援或人工架生，有棱沟。叶柄纤细，无毛，长 5～15cm；叶片膜质，近圆形，中间的裂片较大，侧面的较小，先端渐尖，边缘有小细齿，基部心形，弯缺较深，近圆形，深 1～3cm，宽 1～2cm；上面深绿色，稍粗糙，背面淡绿色，有短柔毛，以脉上较密。卷须粗壮，有棱沟，无毛，3～5 歧。雌雄同株。雄花 10～30 朵生于 8～30cm 长的总花梗上部成总状花序，花序轴稍粗壮，无毛，花梗长 1～6mm；花萼筒短，裂片展开，近无毛，长 5～7mm，宽 1～1.5mm；花冠辐状，宽 12～17mm，分裂到基部，裂片卵状披针形，5 脉；雄蕊 3，花丝合生，花药分离，药室折曲。雌花单生，花梗长 1～1.5cm；花冠与花萼同雄花；子房倒卵形，有 5 棱，有疏毛，1 室，有 1 枚下垂生的胚珠，花柱长 2～3mm，柱头宽 2mm。果实淡绿色，倒卵形，有稀疏短硬毛，长 8～12cm，径 6～8cm，上部有 5 条纵沟，具 1 枚种子。种子大型，长达 10cm，宽 7cm，卵形，压扁状。花期 7～9 月，果期 8～10 月（图 257-1，图 257-2）。

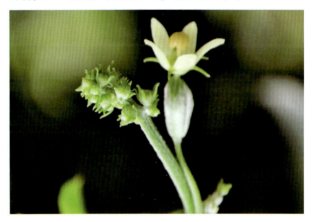

图 257-1　佛手瓜植株

6. 产地加工

夏秋二季采收果实，鲜用或切片晒干。

（二）药材

1. 性状特征

本品呈倒卵形或长圆形，纵切片外皮绿色或棕绿色，切面白色，气香，味微甜（图 257-3）。

2. 商品规格

本品均为统货。

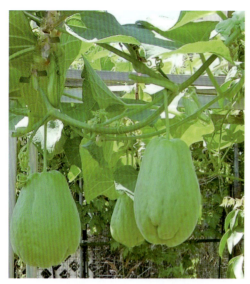

图 257-2　佛手瓜果实及花

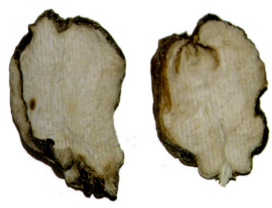

图 257-3　佛手瓜药材

3. 道地药材

本品云南、四川产品质佳。

4. 质量标志

本品以片大、色白、气香者为佳。

5. 化学组分

糖类：葡萄糖，果糖，蔗糖，淀粉；维生素 A、维生素 C、维生素 B_1、维生素 B_2，胡萝卜素；氨基酸：谷氨酸，异亮氨酸，组氨酸，精氨酸，赖氨酸；钾、钙、锌、铁、钠等。

6. 贮藏

置阴凉干燥处，防霉，防蛀。

（三）炮制与饮片

1. 药材炮制

取药材除去杂质，润透，切成小片，晾干。

2. 饮片名称

佛手瓜。

3. 药品类别

理气药。

4. 性状特征

本品呈大小不等的碎片状，切面白色或黄白色，外皮绿色或棕绿色。气香，味淡（图 257-4）。

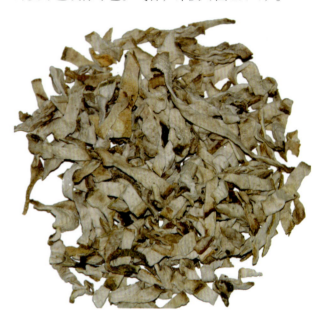

图 257-4　佛手瓜

5. 性味功能

本品性凉，味甘。健脾消食，行气止痛。用于胃脘疼痛、食积不化。

6. 用法用量

内服：煎汤，9 ～ 12g。

7. 使用注意

本品阴虚体热及体质虚弱者少食。

8. 贮藏

置阴凉干燥处，防霉，防蛀。

（四）食疗与药膳

凉拌佛手瓜

原料：佛手瓜 300g，红椒 30g，青椒 20g，酱油 10g，白砂糖 15g，味精 2g。

制作方法：佛手瓜洗净切丝；红椒、青椒洗

净去蒂、籽，切丝，将佛手瓜丝和红椒丝、青椒丝放入沸水中焯一下，捞起备用；在容器中放入酱油、白糖、味精与佛手瓜丝和红椒、青椒丝搅拌均匀，盛盘即可。

功能主治： 理气和中，疏肝止郁。适用于消化不良、胸闷气胀、呕吐、肝胃气痛及气管炎咳嗽多痰者食用。

258　天花粉 Tian Hua Fen

（一）基原

1. 集解

天花粉始载于《神农本草经》，列为中品。原名栝楼根。《名医别录》载："栝楼生弘农（今河南洛阳以西至陕县）川谷及山阴地（今浙江绍兴一带），根入土深者良……状如土瓜（王瓜）而叶有叉。"《唐本草》载："出陕州者，白实最佳。"《图经本草》载："叶如甜瓜叶而窄作叉，有细毛……结实在花下，大如拳，生青至九月熟，赤黄色……根亦名白药，皮黄肉白。"《本草纲目》载："其实圆长，青时如瓜，黄时如熟柿……内有子，大如丝瓜子，壳色褐，仁色绿多脂。"上述记载与目前使用的瓜蒌形态、产地均甚符合。《图经本草》称天花粉，因"如雪"，故谓之天花粉。

2. 品种

天花粉为双子叶植物纲葫芦科栝楼属植物栝楼 *Trichosanthes kirilowii* Maxim. 栽培品的干燥根。

3. 分布

山东境内产于各地，野生者分布于临沂、泰安、潍坊、烟台等地；长清、肥城、菏泽、济南、章丘、蒙阴、济宁、泰安等地有栽培。

4. 生态

栝楼生于山坡、路旁或灌丛。

5. 形态特征

栝楼：攀援藤本，长可达 10m。块根圆柱状，肥厚，富含淀粉。茎较粗，多分枝，具纵棱及槽，被白色伸展柔毛。叶互生；叶柄长 3 ～ 10cm，具纵条纹，被条柔毛；卷须 3 ～ 7 分歧，被柔毛；叶片低质，轮廓近圆形或近心形，长宽均 5 ～ 20cm，常 3 ～ 5 浅裂至中裂，稀深裂或不分裂而仅有不等大粗齿，裂片菱状倒卵形、长圆形，先端钝、急尖，边缘常再浅裂，基部心形，弯缺深 3 ～ 4cm，表面深绿色，粗糙，背面淡绿色，两面沿脉被长柔毛状硬毛，基出掌状脉 5 条，细脉网状。雌雄异株；雄总状花序单生或与一单花并生，或在枝条上部者单生，总太花序长 10 ～ 20cm，粗壮，具纵棱及槽，被微柔毛，顶端有 5 ～ 8 花，单花花梗长约 15cm，小花梗长约 3mm，小苞片倒卵形或阔卵形，长 1.5 ～ 2.5cm，宽 1 ～ 2cm，中上部有粗齿，基部有柄，被短柔毛；花萼筒筒状，长 2 ～ 4cm，先端扩大，径约 10mm，中下部径约 5mm，被短柔毛，裂片披针形，长 10 ～ 15cm，宽 3 ～ 5mm，全缘；花冠白色，裂片倒卵形，长约 20mm，宽约 18mm，先端中央有 1 绿色尖头，两侧具丝状流苏，被柔毛；花药靠合，长约 2mm，径约 4mm，花丝分离，粗壮，被长柔毛；雌花单生，花梗长 7.5cm，被柔毛；花萼筒圆形，长 2.5cm，径 1.2cm，裂片和花冠同雄花；子房椭圆形，绿色，长 2cm，花柱长 2cm，柱头 3。果实椭圆形，压扁，长 11 ～ 16mm，宽 7 ～ 12mm，淡黄褐色，近边缘处有棱线。花期 5 ～ 8 月，果期 8 ～ 10 月（图 258-1，图 258-2）。

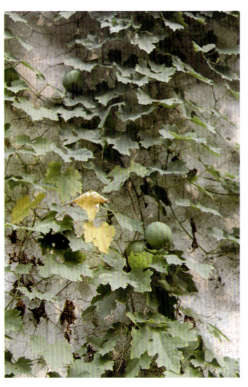

图 258-1　栝楼植株

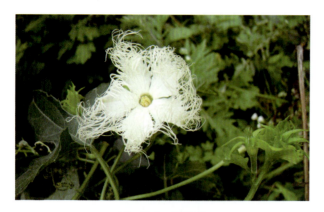

图 258-2　栝楼花

6. 产地加工

春秋季均可采挖，以秋季霜降前后为佳，雌株需待瓜蒌收获后挖取。挖出的鲜根应及时加工，洗净泥土，用刀刮去表皮，块根大者切成 3～4 节，或先纵剖再切块，直接晒干或烘干。晾晒时要防止雨水淋湿，否则易变色。

（二）药材

1. 性状特征

干燥根呈不规则圆柱形，纺锤形或瓣块状，长 8～16cm，直径 1.5～5.6cm。表面黄白色或淡棕黄色，有纵皱纹、细根痕及略凹陷的横长皮孔。有黄棕色外皮残留。质坚实，断面白色或淡黄色，富粉性，横切面可见黄色导管孔，略呈放射状排列；纵切面可见黄色条纹状导管。气微，味微苦（图 258-3）。

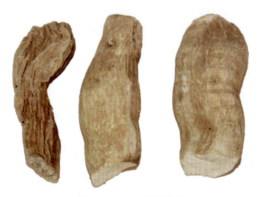

图 258-3　天花粉药材

2. 商品规格

本品通常分为 1～3 个等级。

一等品：呈类圆柱形、纺锤形或纵切成两瓣。长 15cm 以上，中部直径 3.5cm 以上，刮去外皮，条均匀。表面白色或黄白色，光洁。质坚实，体重。断面白色，粉性足。味淡、微苦。无黄筋、粗皮、抽沟，无糠心、杂质、虫蛀、霉变。二等品：呈类圆柱形、纺锤形或纵切成两瓣。长 15cm 以上，中部直径 2.5cm 以上。刮去外皮，条均匀。表面白色或黄白色，光洁。质坚实，体重。断面白色，粉性足。味淡、微苦。无黄筋、粗皮、抽沟，无糠心、杂质、虫蛀、霉变。三等品：呈类圆柱形、纺锤形或纵切成两瓣，扭曲不直，去净外皮及须根。表面粉白色，淡黄白色或灰白色，有纵皱纹。断面灰白色，有粉性，少有筋脉。气弱，味微苦。中部直径不少于 1cm。无糠心、杂质、虫蛀、霉变。

3. 道地药材

本品产于山东长清者为道地药材。

4. 质量标志

本品以根肥满、粉性足、黄筋少、色洁白者为佳。

5. 显微特征

（1）组织鉴别：横切面示木栓层内侧有断续排列的石细胞环。韧皮部较窄。木质部甚宽广，导管 3～5（10）个成群，也有单个散在者，直径至 360μm；次生木质部束往往排列为一次二歧状，初生木质部导管附近常有小片木间韧皮部。薄壁细胞中富含淀粉粒（图 258-4）。

（2）粉末鉴别：粉末类白色。淀粉粒甚多，单粒类球形，半圆形或盔帽形，直径 6～48μm，脐点点状、短缝状或人字状，层纹隐约可见；复粒由 2～8 分粒组成。具缘纹孔导管大多破碎，有的具缘纹孔呈六角形或方形，排列紧密。石细胞黄绿色，长方形、椭圆形、类方形、多角形或纺锤形，直径 27～72μm，长至 180μm，壁较厚，纹孔细密。木纤维成束或单个散在，多为纤维管胞，稍弯曲，直径 30～50μm，具缘纹孔稀疏。韧皮纤维较细长，直径约 28μm，纹孔斜裂缝状，胞腔有横格（图 258-5）。

6. 化学组分

天花粉蛋白（trichosanthin），天花粉凝血素，天花粉多糖及肽类。氨基酸类：西瓜氨基酸，精氨酸，谷氨酸，丙氨酸，γ-氨基丁酸；酶类：β-半乳糖苷酶，α-甘露糖苷酶。尚含棕榈酸（palmitic

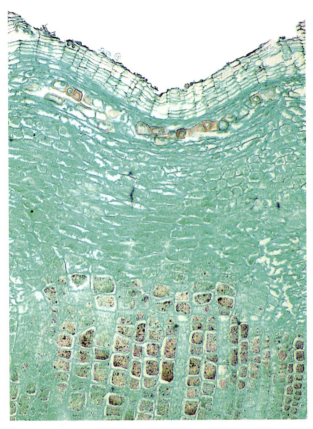

图 258-4 天花粉药材横切面组织特征

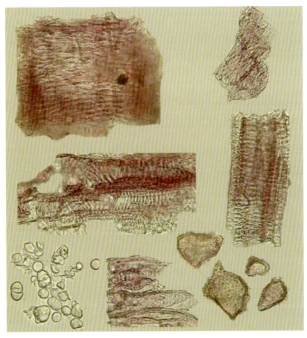

图 258-5 天花粉药材粉末显微特征

acid）、α- 菠菜甾醇（α-spinasterol）、皂苷和多量淀粉等。

7. 理化特征

（1）光谱鉴别：取本品粉末 0.1g，加乙醇

20ml，放置 12 小时，滤过，滤液作供试品用。测试条件：扫描范围 400～200nm，吸收度量程 0～2A，狭缝宽度 2nm，波长标尺放大 40nm/cm。结果在（274±2）nm、（265±2）nm、（220±3）nm 波长处有最大吸收，在 278nm 及 256nm 附近有肩峰。

（2）薄层色谱：取本品粉末 2g，加 50% 乙醇 20ml，超声处理 30 分钟，滤过，滤液作为供试品溶液。另取瓜氨酸对照品，加 50% 乙醇溶解，制成每毫升含 1mg 的溶液，作为对照品溶液。吸取上述供试品溶液 6μl 及对照品溶液 1μl，分别点于同一硅胶 G 薄层板上，以正丁醇 - 无水乙醇 - 冰乙酸 - 水（8：2：2：3）为展开剂，展开，取出，晾干，喷茚三酮试液，在 105℃烘至斑点显色清晰。供试品色谱与对照品色谱在相应位置上显相同颜色的斑点。

（3）化学定性：取本品适量，炽灼灰化后，残渣中加盐酸与硝酸（1：1）混合液，滤过，滤液加钼酸铵试液，振摇后再加硫酸亚铁试液，即显蓝色。取滤纸 1 片，加亚铁氰化钾试液 1 滴，待干后再加本品盐酸溶液 1 滴，水 10 滴，0.1% 茜红的乙醇溶液 1 滴，用氨气熏后，滤纸上可见紫色斑中有红色的环。取本品中粉 10g，轻轻装入量筒内，体积不得少于 35ml。取本品 5g，加水 50ml，放置片刻，用湿润滤纸滤过，所得溶液不得超过 44ml。

8. 贮藏

麻袋装，贮于干燥通风处。本品富含淀粉，易吸潮发霉、虫蛀。吸潮品色泽加深，体质返软，表面失去光泽，现白粉状物，严重时发热，并出现霉斑。故存放时不宜直接堆放在地面上，应用货架搁起，仓库应有排风设备，加强通风。定时检查，发现吸潮返软或轻度霉变、虫蛀，及时翻垛、通风或晾晒。可进行密封抽氧充氮养护。

（三）炮制与饮片

1. 药材炮制

取原药材，除去杂质，略泡，洗净，润透，切横片或斜片。晒干。

2. 饮片名称

天花粉。

3. 药品类别

清热药：清热泻火药。

4. 性状特征

本品呈类圆形、半圆形或不规则形的厚片。外皮黄白色，未去净粗皮的显棕色斑痕，质坚实，切面白色，富粉性，有黄色筋脉点，略呈放射状排列（图258-6）。

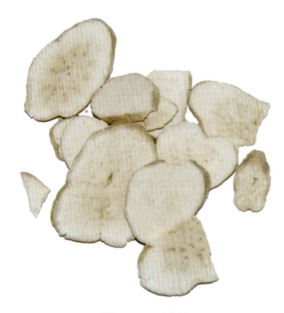

图 258-6 天花粉

5. 质量要求

（1）水分：不得过 15.0%。

（2）总灰分：不得过 4.0%。

（3）浸出物：用冷浸法测定，水作溶剂，不得少于 12.0%。

6. 性味功能

本品性微寒，味甘、微苦。生津止渴，消肿解毒，清热排脓。用于热病烦渴、肺热燥咳、内热消渴、疮疡肿毒。

7. 用法用量

内服：煎汤，9 ～ 15g；或入丸、散。外用：适量，研末撒；或调敷。

8. 配伍禁忌

本品不宜与川乌、制川乌、草乌、制草乌、附子配伍。

9. 使用注意

本品孕妇慎用。脾胃虚寒、大便滑泄者忌服。

10. 贮藏

麻袋装，贮于干燥通风处。有条件的可进行密封抽氧充氮养护。

（四）经典方剂与临床应用

沙参麦冬汤（《温病条辨》）

处方：沙参9g，玉竹6g，生甘草3g，冬桑叶4.5g，麦冬 9g，生扁豆 4.5g，天花粉 4.5g。久热久咳者，加地骨皮 9g。

制法：用水 1L，煮取 400ml。

功能主治：清养肺胃，生津润燥。治燥伤肺胃阴分，津液亏损，咽干口渴，干咳痰少而黏，或发热，脉细数，舌红少苔者。

用法用量：日服两次。

（五）食疗与药膳

天花粉粥

原料：天花粉 15g，大米 50g，白糖适量。

制作方法：将天花粉切成薄片，用水煎煮 30 分钟，去渣取汁。将大米入锅，加此药汁，用小火熬煮至大米烂熟即成。

用法用量：每日服用 1 剂，连续用药 3 ～ 5 天为 1 个疗程。

功能主治：清热生津、消肿排脓。适于口渴多饮、五心烦热等热邪伤津症状的糖尿病患者。

259 瓜蒌 Gua Lou

（一）基原

1. 集解

瓜蒌始载于《神农本草经》，列为中品。《本草纲目》载："栝楼原名果蠃（音裸）。蠃与蓏同。"许慎云："木上曰果，地下曰蓏，此木蔓生附木，故得兼名。""栝楼即果蠃二字音转也，……后人又转为瓜蒌。"

2. 品种

瓜蒌为双子叶植物纲葫芦科栝楼属植物栝楼 *Trichosanthes kirilowii* Maxim. 的干燥成熟果实。

3. 分布

栝楼山东境内产于各地，野生者分布于临沂、泰安、潍坊、烟台等地；长清、肥城、菏泽、济南、章丘、蒙阴、济宁、泰安等地有栽培。

4. 生态

栝楼生于山坡、路旁或灌丛。

5. 形态特征

栝楼：攀援藤本，长可达 10m。块根圆柱状，肥厚，富含淀粉。茎较粗，多分枝，具纵棱及槽，被白色伸展柔毛。叶互生；叶柄长 3～10cm，具纵条纹，被条柔毛；卷须 3～7 分歧，被柔毛；叶片低质，轮廓近圆形或近心形，长宽均 5～20cm，常 3～5 浅裂至中裂，稀深裂或不分裂而仅有不等大粗齿，裂片菱状倒卵形、长圆形，先端钝，急尖，边缘常再浅裂，基部心形，弯缺深 3～4cm，表面深绿色，粗糙，背面淡绿色，两面沿脉被长柔毛状硬毛，基出掌状脉 5 条，细脉网状。雌雄异株；雄总状花序单生或与一单花并生，或在枝条上部者单生，总太花序长 10～20cm，粗壮，具纵棱及槽，被微柔毛，顶端有 5～8 花，单花花梗长约 15cm，小花梗长约 3mm，小苞片倒卵形或阔卵形，长 1.5～2.5cm，宽 1～2cm，中上部具粗齿，基部具柄，被短柔毛；花萼筒筒状，长 2～4cm，先端扩大，径约 10mm，中下部径约 5mm，被短柔毛，裂片披针形，长 10～15cm，宽 3～5mm，全缘；花冠白色，裂片倒卵形，长约 20mm，宽约 18mm，先端中央具 1 绿色尖头，两侧具丝状流苏，被柔毛；花药靠合，长约 2mm，径约 4mm，花丝分离，粗壮，被长柔毛；雌花单生，花梗长 7.5cm，被柔毛；花萼筒圆形，长 2.5cm，径 1.2cm，裂片和花冠同雄花；子房椭圆形，绿色，长 2cm，花柱长 2cm，柱头 3。果实椭圆形，压扁，长 11～16mm，宽 7～12mm，淡黄褐色，近边缘处具棱线。花期 5～8 月，果期 8～10 月（图 259-1）。

6. 产地加工

秋季采摘成熟果实，连果梗剪下。用纸包裹悬于檐下或其他通风处阴干。摘取时勿碰破，否则易生虫发霉。

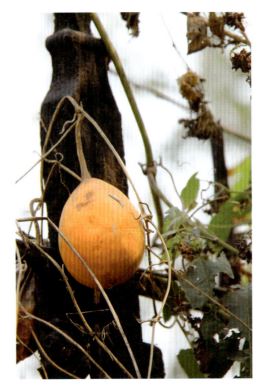

图 259-1　瓜蒌植株

（二）药材

1. 性状特征

成熟果实呈类球形或扁平椭圆形，长 7～15cm，宽 6～10cm，表面浅棕色至棕色，皱缩或平滑，沿边缘有 1 圈沟纹。顶端较尖，有果柄痕，基部钝圆或较狭。种皮坚硬；内种皮膜质，灰绿色，子叶 2 枚，黄白色，富油性。气微，味淡（图 259-2）。

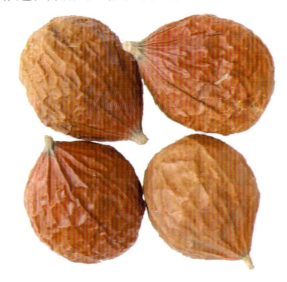

图 259-2　瓜蒌药材

2. 商品规格

本品均为统货。习惯认为产于山东长清、肥城者皱皮柔韧、糖质足、水分少，品质最优。

3. 道地药材

本品产于山东长清、肥城者为道地药材。

4. 质量标志

本品以整齐、皮厚柔韧、皱缩、杏黄色或红黄色、糖性足、不破皮者为佳。

5. 显微特征

（1）组织鉴别：瓜蒌皮横切面示外果皮细胞1列，为近方形角质化厚壁细胞，外壁及侧壁均增厚，内为数层色素薄壁细胞，其下方为石细胞环，由数层石细胞组成，环的内侧为宽广的薄壁细胞，其中有多数双韧型维管束，木质部多向外略弯曲，有时环绕外侧的韧皮部，木质部中有导管、木纤维及木薄壁细胞。薄壁细胞中含少量草酸钙结晶（图259-3）。

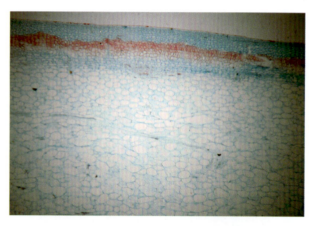

图259-3 瓜蒌药材横切面组织特征

（2）粉末鉴别：瓜蒌皮，粉末呈浅橙黄色。外果皮细胞多角形，大小不一，长径19～57μm，棕黄色，壁厚4～11μm，纹孔较细密，胞腔甚大；常杂有壁不甚厚无纹孔者。气孔不定式。木纤维狭长纺锤形，直径15～47μm，末端有时分叉，壁有裂隙状斜纹孔。中果皮内壁细胞不规则多角形，内果皮细胞条状，壁极薄，两层细胞常黏合在一起，其长径常互相垂直。草酸钙结晶呈不规则块状，直径9～38μm，其棱角多钝圆，有时表面显网纹。

6. 化学组分

本品含栝楼仁二醇，α-菠菜甾醇，α-菠菜甾醇-O-β-D-葡萄糖苷，正三十四烷酸，富马酸、琥珀酸，葡萄糖，尿嘧啶，还含苏氨酸、丝氨酸、天冬氨酸等17种氨基酸及无机元素钾、钠、铜、铁、锌等。种子含脂肪油，其中不饱和脂肪酸占66.5%，饱和脂肪酸占30%。

7. 理化特征

薄层色谱：取本品粉末2g，加甲醇20ml，超声处理20分钟，滤过，滤液挥干，残渣加水5ml使溶解，用水饱和的正丁醇振摇提取4次，每次5ml，合并正丁醇液，蒸干，残渣加甲醇2ml使溶解，作为供试品溶液。另取瓜蒌对照药材2g，同法制成对照药材溶液。吸取上述2种溶液各4μl，分别点于同一硅胶G薄层板上，以乙酸乙酯-甲醇-甲酸-水（12∶1∶0.1∶0.1）为展开剂，展开，取出，晾干，喷以10%硫酸乙醇溶液，在105℃加热至斑点显色清晰。分别置日光灯和紫外光灯（365nm）下检视。供试品色谱中，在与对照药材色谱相应的位置上，显相同颜色的斑点或荧光斑点。

8. 贮藏

置阴凉干燥处，防霉，防蛀。

（三）炮制与饮片

1. 药材炮制

（1）瓜蒌：取原药材，除去杂质及果柄，洗净，压扁，切丝，晾干。

（2）蜜瓜蒌：取炼蜜用适量开水稀释后，加入瓜蒌丝拌匀，闷透置锅中，用文火加热炒至不黏手为度，取出放凉。每100kg瓜蒌丝用炼蜜15kg。

2. 饮片名称

瓜蒌，蜜瓜蒌。

3. 药品类别

化痰止咳平喘药：清化热痰药。

4. 性状特征

（1）瓜蒌：本品呈不规则的丝块状，果皮、果肉及种子混合或为果皮，果皮橙黄色，果肉黄白色，味微酸甜（图259-4，图259-5）。

（2）蜜瓜蒌：本品形如瓜蒌丝，带粉性，呈棕黄色，微显光泽（图259-6）。

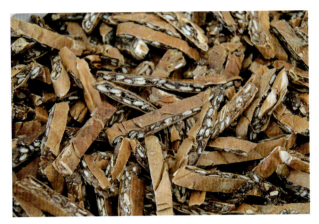

图 259-4 瓜蒌丝

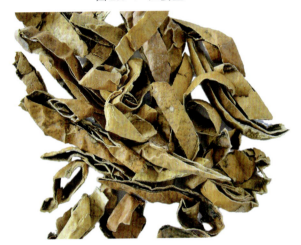

图 259-5 瓜蒌皮

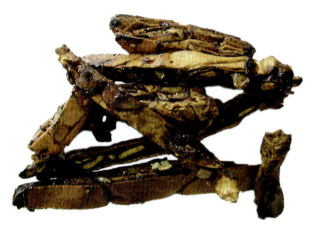

图 259-6 蜜瓜蒌

5. 质量要求

（1）水分：不得过 16.0%。

（2）总灰分：不得过 7.0%。

（3）浸出物：用热浸法测定，水作溶剂，不得少于 31.0%。

6. 性味功能

本品性寒，味甘、苦。宽胸散结，清热化痰，润肺滑肠，通乳消肿。用于痰热咳嗽、心胸闷痛、胁痛、黄疸、消渴、便秘、乳腺炎、痈肿疮毒。

7. 用法用量

内服：煎汤，9～15g。

8. 配伍禁忌

恶干姜，畏牛膝，反乌头。

9. 使用注意

脾虚湿痰不宜。

10. 贮藏

置阴凉干燥处，防霉，防蛀。蜜瓜蒌，密闭，置于阴凉干燥处。

（四）经典方剂与临床应用

神效瓜蒌散（《妇人良方》）

处方： 瓜蒌 1 个（研烂），生甘草、当归（酒）各 8g，乳香、没药各 3g。

制法： 上用酒煎。

功能主治： 乳痈及一切痈疽初起，肿痛即消，脓成即溃，脓出即愈。

用法用量： 口服，良久再服。

（五）食疗与药膳

瓜蒌饼

原料： 瓜蒌 200g，面粉 600g，白糖 75g。

制作方法： 瓜蒌去籽，放在锅内，加水少许，加白糖 100g，以小火煨熬，拌成馅。另取面粉 750g，加水适量经发酵加面碱，揉成面片，把瓜蒌夹在面片中制成面饼，烙熟或蒸熟。

功能主治： 润肺化痰，散结宽胸。适用于肺癌胸痛。

用法用量： 佐餐或随意服用。

260 瓜蒌子 Gua Lou Zi

（一）基原

1. 集解

栝楼始载于《神农本草经》，列为中品。苏颂谓：

"三四月生苗，引藤蔓。叶如甜瓜叶而窄，作叉，有细毛。七月开花，似虚卢花，浅黄色。结实在花下，大如拳，生青，至九月熟，赤黄色，其形有正圆者，有锐而长者，功用皆同。"《本草纲目》曰："其实圆长，青时如瓜，黄时如熟柿，山家小儿亦食之。内有扁子，大如丝瓜子，壳色褐，仁色绿，多脂，作青气。"许慎云："木上曰果，地下曰，此物蔓生附木，故得兼名。……后人又转为瓜蒌。"

2. 品种

瓜蒌子为双子叶植物纲葫芦科栝楼属植物栝楼 *Trichosanthes kirilowii* Maxim.的干燥成熟种子。

3. 分布

本品山东境内产于各地，野生者分布于临沂、泰安、潍坊、烟台等地；长清、肥城、菏泽、济南、章丘、蒙阴、济宁、泰安等地有栽培。

4. 生态

栝楼生于山坡、路旁或灌丛。

5. 形态特征

栝楼：攀援藤本，长可达10m。块根圆柱状，肥厚，富含淀粉。茎较粗，多分枝，有纵棱及槽，被白色伸展柔毛。叶互生；叶柄长3～10cm，具纵条纹，被条柔毛；卷须3～7分歧，被柔毛；叶片低质，轮廓近圆形或近心形，长宽均5～20cm，常3～5浅裂至中裂，稀深裂或不分裂而仅有不等大粗齿，裂片菱状倒卵形、长圆形，先端钝，急尖，边缘常再浅裂，基部心形，弯缺深3～4cm，表面深绿色，粗糙，背面淡绿色，两面沿脉被长柔毛状硬毛，基出掌状脉5条，细脉网状。雌雄异株；雄总状花序单生或与一单花并生，或在枝条上部者单生，总太花序长10～20cm，粗壮，具纵棱及槽，被微柔毛，顶端有5～8花，单花花梗长约15cm，小花梗长约3mm，小苞片倒卵形或阔卵形，长1.5～2.5cm，宽1～2cm，中上部有粗齿，基部有柄，被短柔毛；花萼筒筒状，长2～4cm，先端扩大，径约10mm，中下部径约5mm，被短柔毛，裂片披针形，长10～15cm，宽3～5mm，全缘；花冠白色，裂片倒卵形，长约20mm，宽约18mm，先端中央具1绿色尖头，两侧有丝状流苏，被柔毛；花药靠合，长约2mm，径约4mm，花丝分离，粗壮，被长柔毛；

雌花单生，花梗长7.5cm，被柔毛；花萼筒圆形，长2.5cm，径1.2cm，裂片和花冠同雄花；子房椭圆形，绿色，长2cm，花柱长2cm，柱头3。果实椭圆形，压扁，长11～16mm，宽7～12mm，淡黄褐色，近边缘处有棱线。花期5～8月，果期8～10月（图260-1）。

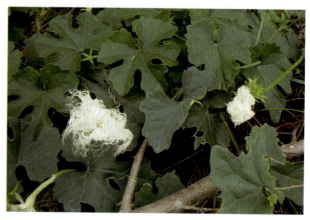

图260-1　栝楼植株

6. 产地加工

秋季采摘成熟果实，剖开，取出种子，洗净，晒干；或将果实置缸内，加水，数日后捣烂果肉，分出种子，洗净，晒干。

（二）药材

1. 性状特征

成熟种子呈扁平椭圆形，长12～15mm，宽6～10mm，厚约3.5mm。表面浅棕色至棕褐色，平滑，沿边缘有1圈沟纹。顶端较尖，有种脐，基部钝圆或较狭。种皮坚硬；内种皮膜质，灰绿色，子叶2，黄白色，富油性。气微，味淡（图260-2）。

2. 商品规格

本品均为统货。

3. 道地药材

本品山东产者为道地药材。

4. 质量标志

本品以大小均匀、颗粒饱满、油性足者为佳。

5. 显微特征

（1）组织鉴别：横切面示种皮表皮细胞1列，近长方形，壁有网纹；表皮下有5～11列厚壁细胞，外侧者较小，排列不整齐，内侧者细胞较大，

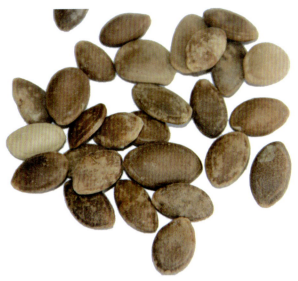

图 260-2 瓜蒌子

形状不规则；内层厚壁组织 1～2 列，细胞近方形，壁极厚，胞腔小，其内为薄壁组织，外侧 2～3 列薄壁细胞的轮廓清楚，呈长圆形，内侧细胞颓废；此层薄壁细胞于接近种子的两侧时，壁渐增厚。胚乳外表皮的外侧壁角质化而厚，内侧壁颓废，胚乳内表皮细胞 1 列，呈长方形，子叶薄壁细胞充满糊粉粒（图 260-3）。

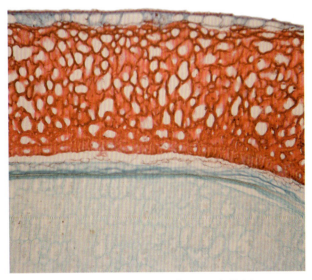

图 260-3 瓜蒌子药材横切面组织特征

（2）粉末鉴别：种皮表皮细胞表面观呈类多角形或不规则形，直径约至 70μm，平周壁具稍弯曲或平直的角质条纹；断面观碎片较少见，细胞形状不一，有的径向延长成栅状，有的切向延长，角质层厚至 14μm。厚壁细胞为靠外侧的种皮厚壁细胞，较大，多单个散在，棕色。形状多样，呈不规则的长方形、长圆形或类三角形，壁波状弯曲，有的呈短分枝状，直径 32～78μm，长至152μm，壁厚 6～16μm，有的厚薄不均，木化，具网状裂缝，孔沟较密。石细胞为靠内侧的种皮厚壁细胞，较小，多单个散在或数个成群，棕色。呈不规则形或长条形，壁波状弯曲或呈短分枝状，直径 12～68pm，长至 170μm，壁厚 7～14μm，少数具层纹，孔沟较稀，有的一边孔沟不明显，有的胞腔内含黄棕色或棕色物。星状细胞淡棕色、淡黄绿色或几无色。呈不规则长条形或圆形，壁弯曲，具数个短分枝或突起，枝端钝圆，细胞直径 12～29μm，长至 175μm，壁厚 3～9μm，木化，纹孔明显，孔沟较密，有的胞腔内含棕色物。子叶细胞充满着类圆形或多角形糊粉粒，直径3～15μm，其中含多角形或类方形拟晶体。内胚乳细胞充满微小糊粉粒，直径多在 2μm 以下。假种皮碎片细胞呈类长方形，以 4～9 个细胞为一组，排列成镶嵌状，壁薄，微弯曲或平直，有的可见横向细纹理。色素块黄棕色或红棕色，大小不一，散在。

6. 化学组分

脂肪油：含量约 26%，以栝楼酸（trichosanic acid）为主。甾醇类：菜油甾醇（campesterol）；豆甾醇（stigmasterol）；7- 菜油甾烯醇（7-campestenol）；谷甾醇（sitosterol）；7, 22- 豆甾二烯 -3-醇（7, 22-stigmastadien-3-ol）；7, 25- 豆甾二烯 -3-醇（7, 25-stigmastadien-3-ol）；7, 24- 豆甾二烯 -3-醇（7, 24-stigmastadien-3-ol）；7, 22, 25- 豆甾三烯 -3- 醇（7, 22, 25-stigmsta-trien-3-ol）；5, 25- 豆甾二烯醇（5, 25-stigmastadienol）。三萜类：栝楼萜二醇（karounidiol），栝楼萜二醇 -3- 苯甲酸酯（karounidiol-3-benzoate），7- 氧代二氢栝楼萜二醇（7-oxodihydrodarounidiol），5- 去氢栝楼萜二醇（5-dehydroka-rounidiol）。尚含氨基酸、栝楼子糖蛋白（trichokirin）等。

7. 理化特征

薄层鉴别：取本品粉末 1g，加石油醚（60～90℃）10ml，超声处理 10 分钟，滤过，滤液作为供试品溶液。另取 3, 29- 二苯甲酰基栝楼仁三醇对照品，加三氯甲烷制成每毫升含 0.12mg 的溶液，作为对照品溶液。吸取上述 2 种溶液各 10μl，分别点于同一硅胶 G 薄层板上，以环己烷 - 乙酸乙酯（5：1）为展开剂，展开，取出，晾干，喷以

10% 硫酸乙醇溶液，在 105℃ 加热至斑点显色清晰。供试品色谱在与对照品色谱相应的位置上，显相同颜色的斑点。

8. 贮藏

置阴凉干燥处，防霉，防蛀。

（三）炮制与饮片

1. 药材炮制

（1）瓜蒌子：取原药材，除去杂质和干瘪的种子，洗净，晒干。

（2）炒瓜蒌子：取净瓜蒌子，置锅内用文火炒至略见焦斑，有香气时，取出摊晾。

（3）瓜蒌子霜：取净瓜蒌子，用小铁锤击其棱线，使壳肉分开，取其净仁，碾成泥状，用粗布（少量用粗纸数层）包裹，蒸热，压榨去油，反复操作，至药物不再黏结成饼为度，再揉散即得。或取净选后的瓜蒌子去外壳，碾成泥状，备用。另取天花粉、浙贝母、清半夏碾碎，过 100 目筛，瓜蒌仁：天花粉：浙贝母：清半夏为 1000：200：100：50，混合均匀，放于向阳通风处，日晒夜露（勿雨淋），待药粉完全变白，松软如棉花，搓之成团，松之即散，观之似有蠕动感即成，夏季需半个月，冬季需 1 个月左右。

（4）蜜瓜蒌子：取炼蜜用适量开水稀释后，加入捣碎的瓜蒌子，拌匀，闷透，置锅内，用文火加热，炒至鼓起，取出放凉，每 100kg 瓜蒌子，用炼蜜 5kg。

2. 饮片名称

瓜蒌子，炒瓜蒌子，瓜蒌子霜，蜜瓜蒌子。

3. 药品类别

润燥化痰药。

4. 性状特征

（1）瓜蒌子：本品呈扁平椭圆形，表面浅棕色至棕褐色，平滑，种皮坚硬，种仁黄白色，富油性（图 260-2）。

（2）炒瓜蒌子：本品种皮鼓起，色泽加深，偶有焦斑，有香气。

（3）瓜蒌子霜：本品为黄白色粉末，微显油性。

（4）蜜瓜蒌子：本品表面棕黄色，有焦斑，味微甜（图 260-4）。

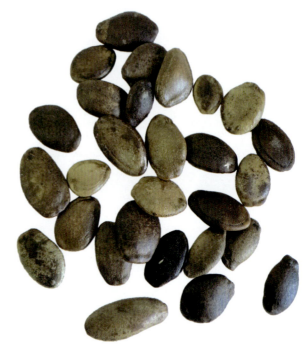

图 260-4　蜜瓜蒌子

5. 质量要求

（1）水分：不得过 10.0%。

（2）总灰分：不得过 3.0%。

（3）浸出物：用冷浸法测定，石油醚（60～90℃）作溶剂，不得少于 4.0%。

（4）含量测定：用高效液相色谱法测定。本品含 3，29- 二苯甲酰基栝楼仁三醇（$C_{44}H_{58}O_5$）不得少于 0.080%。

6. 性味功能

瓜蒌子性寒，味甘。润肺化痰，滑肠通便。用于燥咳痰黏、肠燥便秘。蜜瓜蒌子用于润肺止咳，瓜蒌子霜用于脾虚患者。

7. 用法用量

内服：煎汤，9～15g；或入丸、散。外用：研末调敷。

8. 配伍禁忌

本品恶干姜。畏牛膝、干漆，反乌头。

9. 使用注意

脾胃虚冷作泄者勿服。

10. 贮藏

置通风干燥处，防霉，防蛀。蜜瓜蒌子：应

密闭，置阴凉干燥处。瓜蒌子霜：瓷坛盛装，密闭，置阴凉处。

（四）经典方剂与临床应用

半夏丸（《济生续方》）

处方：瓜蒌子（去壳，别研）、半夏（汤泡七次，焙，取末）各15g。

功能主治：治肺脏蕴热痰嗽，胸膈塞满。

用法用量：上2味和匀，生姜汁打面糊为丸，如梧桐子大，每服五十丸，食后用姜汤送下。

（五）食疗与药膳

瓜蒌子粥

原料：瓜蒌子15g，大米100g，白糖适量。

制作方法：将瓜蒌子研末，加大米煮粥，待熟时调入白糖，再煮一二沸即成。

功能主治：润肺化痰，滑肠通便。用于燥咳痰黏、肠燥便秘。

用法用量：1日1剂，连续3～5天。

261 沙参 Sha Shen

（一）基原

1. 集解

沙参始载于《神农本草经》，列为上品。李时珍谓："沙参，处处山原有之。二月生苗，叶如初生小葵叶而圆扁不光。八九月抽茎，高一二尺，茎上之叶，则尖长如枸杞叶而小，有细齿。……其根生沙地者长尺余，……黄土地者则短而小。根茎皆有白汁，八九月采者，白而实，春月采者，微黄而虚……。"陶弘景云："（沙参）今出近道。丛生，叶似枸杞，根白实者佳，此沙参并人参是为五参，其形不尽相类，而主疗颇同，故皆有参名。"《本草图经》云："沙参，今出淄、齐、潞、随州，而江、淮、荆、湖州郡或有之。苗长一二尺以来，丛生崖壁间，叶似枸杞而有叉牙。七月开紫花，根如葵根，箸许大，赤黄色，中正白实者佳。二月、八月采根曝干。南土生者叶有细有大，花白，瓣上仍有白黏胶，此为小异。"因沙参习生沙地，

具有补性，故名。

2. 品种

沙参为双子叶植物纲桔梗科沙参属植物沙参 *Adenophora stricta* Miq.、轮叶沙参 *Adenophora tetraphylla*（Thunb.）Fisch.、石沙参 *Adenophora polyantha* Nakai 或细叶沙参 *Adenophora paniculata* Nannf. 的干燥根。前二种习称"南沙参"，后两种习称"石沙参"和"蓝花参"。

3. 分布

（1）沙参：山东境内产于济宁、淄博等地。

（2）轮叶沙参：山东境内产于昆嵛山、崂山、荣成、牟平、泰山、蒙山等地。

（3）石沙参：山东境内产于各山地丘陵。

（4）细叶沙参：山东境内产于昆嵛山、崂山、荣成、牟平、泰山、蒙山等地。

4. 生态

（1）沙参：生于山坡草丛或岩石缝内。

（2）轮叶沙参：生于山坡或林边。

（3）石沙参：生于向阳山坡、草地或灌丛边。

（4）细叶沙参：生于阴坡或林边较肥沃的砂质土壤中。

5. 形态特征

（1）沙参：茎高40～80cm，不分枝，常被短硬毛或长柔毛，少无毛的。基生叶心形，大而具长柄；茎生叶无柄，或仅下部的叶有极短而带翅的柄，叶片椭圆形，狭卵形，基部楔形，少近于圆钝的，顶端急尖或短渐尖，边缘有不整齐的锯齿，两面疏生短毛或长硬毛，或近于无毛，长3～11cm，宽1.5～5cm。花序常不分枝而成假总状花序，或有短分枝而成极狭的圆锥花序，极少具长分枝而为圆锥花序的。花梗常极短，长不足5mm；花萼常被短柔毛或粒状毛，少完全无毛的，筒部常倒卵状，少为倒卵状圆锥形，裂片狭长，多为钻形，少为条状披针形，长6～8mm，宽至1.5mm；花冠宽钟状，蓝色或紫色，外面无毛或有硬毛，特别是在脉上，长1.5～2.3cm，裂片长为全长的1/3，三角状卵形；花盘短筒状，长1～1.8mm，无毛；花柱常略长于花冠，少较短的。蒴果椭圆状球形，极少为椭圆状，长6～10mm。种子棕黄色，稍扁，有一条棱，长约1.5mm。花期8～10月（图261-1）。

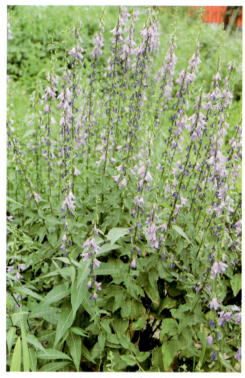

图 261-1　沙参植株

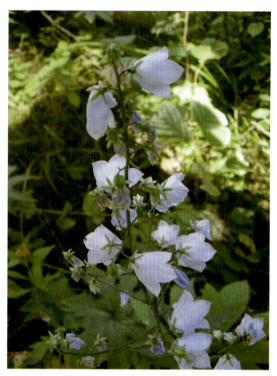

图 261-2　轮叶沙参花序

（2）轮叶沙参：多年生草木。根粗壮，胡萝卜形，具皱纹。茎直立，单一，高 60 ～ 150cm。叶通常 4 片轮生；无柄或有短柄；叶片椭圆形或披针形，长 4 ～ 8cm，宽 1.5 ～ 3cm，边缘有锯齿，上面绿色，下面淡绿色，有密柔毛。圆锥状花序大形；有不等长的花梗；每 1 花梗上有 1 小苞片；萼齿 5，细而直，绿色微带黑色；花冠钟形，蓝紫色，狭小壶状，裂片 5，雄蕊 5，黄色；子房下位，花柱伸出花冠外，蓝紫色，先端圆形，柱头 9 裂；花盘围绕在花柱的基部。蒴果 3 室，卵圆形。花期 7 ～ 8 月（图 261-2）。

（3）石沙参：多年生草本，有白色乳汁。根近胡萝卜形，茎一至数支发自一条茎基上，常不分枝，高 20 ～ 100cm，无毛或有各种疏密程度的短毛。基生叶叶片心状肾形，边缘具不规则粗锯齿，基部沿叶柄下延；茎生叶完全无柄，卵形至披针形，极少为披针状条形，边缘具疏离而呈三角形的尖锯齿或几乎为刺状的齿，无毛或疏生短毛，长 2 ～ 10cm，宽 0.5 ～ 2.5cm。花序常不分枝而成假总状花序，或有短的分枝而组成狭圆锥花序。花梗短，长一般不超过 1cm；花萼通常各式被毛，有的整个花萼被毛，有的仅筒部被毛，毛有密有疏，有的为短毛，有的为乳头状突起，极少完全无毛的，筒部倒圆锥状，裂片狭三角状披针形，

长 3.5 ～ 6mm，宽 1.5 ～ 2mm；花冠紫色或深蓝色，钟状，喉部常稍稍收缢，长 14 ～ 22mm，裂片短，不超过全长的 1/4，常先直而后反折；花盘筒状，长（2）2.5 ～ 4mm，常疏被细柔毛；花柱常稍稍伸出花冠，有时在花大时与花冠近等长。蒴果卵状椭圆形，长约 8mm，直径约 5mm。种子黄棕色，卵状椭圆形，稍扁，有一条带翅的棱，长 1.2mm。花期 8 ～ 10 月。

（4）细叶沙参：茎高大，高可达 1.5m，直径可达 10mm，无毛或被长硬毛，绿色或紫色，不分枝，基生叶心形，边缘有不规则锯齿；茎生叶无柄或有长至 3cm 的柄，条形至卵状椭圆形，全缘或有锯齿，通常无毛，有时上面疏生短硬毛，下面疏生长毛，长 5 ～ 17cm，宽 0.2 ～ 7.5cm。花序常为圆锥花序，由多个花序分枝组成，有时花序无分枝，仅数朵花集成假总状花序。花梗粗壮；花萼无毛，筒部球状，少为卵状矩圆形，裂片细长如发，长（2）3 ～ 5（7）mm，全缘；花冠细小，近于筒状，浅蓝色、淡紫色或白色，长 10 ～ 14mm，5 浅裂，裂片反卷；花柱长约 2cm；花盘细筒状，长 3 ～ 3.5（4）mm，无毛或上端有疏毛。蒴果卵状至卵状矩圆形，长 7 ～ 9mm，直径 3 ～ 5mm。种子椭圆状，棕黄色，长约 1mm。花期 6 ～ 9 月，果期 8 ～ 10 月（图 261-3）。

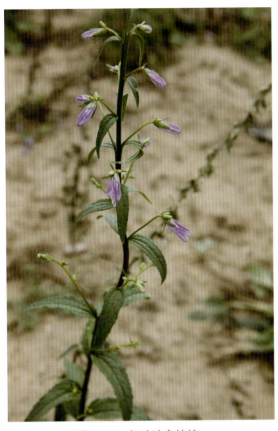

图 261-3　细叶沙参植株

6. 产地加工

春、秋二季采挖，除去须根，洗后趁鲜刮去粗皮，洗净，干燥。

（二）药材

1. 性状特征

（1）沙参：干燥根圆柱形或圆锥形，有的弯曲或扭曲，少数 2～3 分枝，长 8～26cm，直径1～4cm。表面黄白色或淡棕黄色，较粗糙，有不规则扭曲的皱纹，上部有细密横纹，凹陷处常残留棕褐色栓皮。顶端根茎单一，稀多个，长 3～7cm，四周具多数半月形茎痕，呈盘节状。质硬脆，易折断，折断面不平坦，类白色，多裂隙，较松泡。气微，味微甜、苦（图 261-4）。

（2）轮叶沙参：干燥根圆柱形或圆锥形，略弯曲，长 7～27cm，直径 0.8～3cm。表面黄白色或淡棕黄色，凹陷处残留粗栓皮，上端常有深陷断续的环状横纹，下部有纵沟纹。顶端具 1 个或 2 个根茎。体轻，质松泡，易折断，断面不平坦，黄白色，多裂隙。无臭，味微甜。

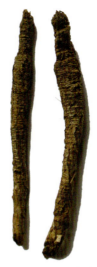

图 261-4　沙参药材

（3）石沙参：干燥根细长，圆柱形或扁圆柱形，略弯曲或因加工而呈扭曲状，长10～35cm，直径 2～7cm，有分枝。表面土黄色或黄白色，略粗糙，具细皱纹和须根痕。根头部有短小根茎。质脆，易折断，断面粗糙，黄色或黄白色。气微味淡。

2. 商品规格

本品均为统货。

3. 道地药材

本品江苏、山东产者质佳。

4. 质量标志

本品均以粗细均匀、无外皮、色白、味甜者为佳。

5. 显微特征

组织鉴别：沙参根（直径 1～1.5cm）的横切面示组织中裂隙多。未去皮的有数列木栓细胞，木化。皮层很薄。中柱维管组织为异常构造，维管束交错排列；韧皮部筛管群径向排列。乳汁管多分布于筛管群的上方。木质部导管类圆形或略呈多角形，1～2 列；射线宽，3～10 列细胞。薄壁细胞中含菊糖（图 261-5）。

6. 化学组分

（1）沙参和轮叶沙参根：三萜类、有蒲公英赛酮（taraxerone）、羽扇豆烯酮（lupenone）、蒲公英萜酮等。挥发性成分有 5- 羟甲基糠醛、十五烷酸、反油酸甲酯、芥酸等；还含有花椒毒素、二十八碳酸、β- 谷甾醇、胡萝卜苷及皂苷、多糖等。

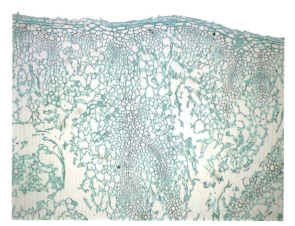

图 261-5　沙参药材横切面组织特征

（2）石沙参根：含蒲公英萜酮（taraxefone）及其异构体、β-谷甾醇、胡萝卜苷及饱和脂肪酸等。

7. 理化特征

化学定性：取本品粗粉 2g，加水 20ml，置水浴中加热 10 分钟，滤过。取滤液 2ml，加 5% α-萘酚乙醇溶液 2～3 滴，摇匀，沿管壁缓缓加入硫酸 0.5ml，两液接界处即显紫红色环。另取滤液 2ml，加碱性酒石酸铜试液 4～5 滴，置水浴中加热 5 分钟，生成红棕色沉淀。

8. 贮藏

置通风干燥处，防潮湿、霉变、虫蛀。本品最易受潮和虫蛀，应常检查和晾晒。夏秋多雨季节，必须用硫黄熏。

（三）炮制与饮片

1. 药材炮制

（1）沙参：取原药材，除去根茎，洗净，润透，切厚片，干燥。

（2）蜜沙参：取炼蜜用适量开水稀释后，加入沙参片中拌匀，闷透，置锅内，用文火加热，炒至橙黄色，不黏手为度，取出放凉。每 100kg 沙参片，用炼蜜 2kg。

2. 饮片名称

沙参，蜜沙参。

3. 药品类别

补虚药：补阴药。

4. 性状特征

（1）沙参：本品呈类圆形厚片，切面黄白色，

多裂隙，质松泡。气微，味微甜（图 261-6）。

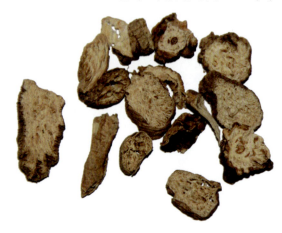

图 261-6　沙参

（2）蜜沙参：本品形同沙参，呈老黄色，有蜜香气。

5. 质量要求

（1）水分：不得过 15.0%。总灰分：不得过 6.0%。酸不溶性灰分：不得过 2.0%。

（2）浸出物：用热浸法测定，稀乙醇作溶剂，不得少于 30.0%。

6. 性味功能

本品性微寒，味甘。养阴清肺，益胃生津，化痰，益气。用于肺热燥咳，阴虚劳嗽，干咳痰黏，胃阴不足，食少呕吐，气阴不足，烦热口干。

7. 用法用量

内服：煎汤，9～15g。

8. 配伍禁忌

本品不宜与藜芦同用。

9. 贮藏

置通风干燥处，防潮湿、霉变、虫蛀。本品最易受潮和虫蛀，应常检查和晾晒。夏秋多雨季节，必须用硫黄熏。

（四）经典方剂与临床应用

沙参麦冬汤（《温病条辨》）

处方：沙参 9g，玉竹 6g，生甘草 3g，冬桑叶 4.5g，麦冬 9g，生扁豆 4.5g，天花粉 4.5g。

制法：用水 1L，煮取 400ml。

功能主治：清养肺胃，生津润燥。适用于燥

伤肺胃阴分，津液亏损，咽干口渴，干咳痰少而黏，或发热，脉细数，舌红少苔者。

用法用量：日服2次。

（五）食疗与药膳

沙参粥

原料：南沙参15g，大米100g，白糖适量。

制作方法：将沙参洗净，放入锅中，加清水适量，水煎取汁，加大米煮粥，待熟时调入白糖，再煮一二沸即成。

功能主治：清养肺阴，养胃生津。

用法用量：1日1剂。

262　羊乳 Yang Ru

（一）基原

1. 集解

羊乳始载于《名医别录》。因其富含白色乳汁，并具特殊腥臭气味而得名。

2. 品种

羊乳为双子叶植物纲桔梗科党参属植物四叶党参 *Codonopsis lanceolata* Benth. et Hook. 的干燥根。

3. 分布

四叶党参山东境内产于昆嵛山、崂山、牙山、泰山等地，目前泰山野生者已极少见。泰安有栽培。

4. 生态

四叶党参生于山坡林下、岩石缝或阴湿山沟等土壤较肥沃处。

5. 形态特征

四叶党参：多年生缠绕草本，有白色乳汁和特殊臭气。根粗壮肥大，倒卵状纺锤形，表面褐色，有横皱纹。茎圆形，细长，带紫色，光滑无毛，长可达1m以上。着生于茎上的叶较小，互生，着生于小枝上的叶通常4片，簇生或轮生，椭圆形，长圆状披针形或披针形，长3～10cm，宽1～4cm，先端渐尖或短尾尖，基部楔形，边缘有微波状浅齿，两面无毛，下面呈灰白色；有短柄。花

通常一朵生于枝端；花萼5裂，萼筒与子房结合；花冠蓝绿色或淡黄色，钟状，5浅裂，先端向外反卷，内面有暗紫色斑点；雄蕊5枚，花丝基部稍膨大；子房下位，3室；花柱短，柱头3裂。蒴果圆锥形，淡紫色，有宿存。种子多数，淡褐色，先端有膜质翅，花期9～10月，果期10～11月（图262-1，图262-2）。

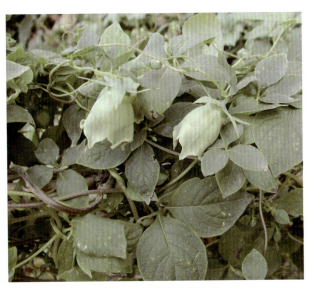

图 262-1　四叶党参植株

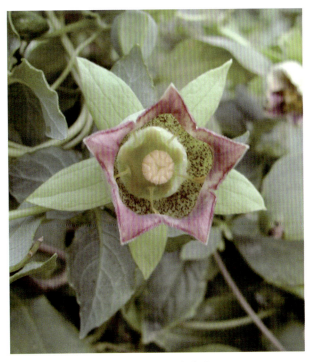

图 262-2　四叶党参花

6. 产地加工

秋季采挖，除去茎叶、须根，趁鲜纵切，晒干；或晒至半干时，每天揉搓一次，直至全干。

（二）药材

1. 性状特征

根呈纺锤形、倒卵状纺锤形或类圆柱形，长6～15cm，直径2～6cm。表面灰黄色至棕灰色，皱缩，上端具密集环状隆起的横纹，环纹间有细纵裂纹，向下渐疏浅。根头部有密集的茎基和芽痕。纵剖成两半的，边缘向内卷曲呈海螺状，切面黄白色。体轻，质较松，易折断，断面类白色，不平坦，多裂隙，皮部与木部无明显区分。气微香，味甜、微苦（图262-3）。

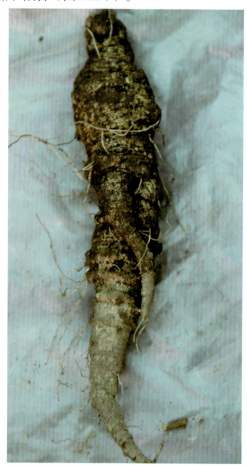

图262-3 羊乳药材

2. 商品规格

本品均为统货。

3. 道地药材

本品山东泰安产者为道地药材。本品为泰山四大药材之一。

4. 质量标志

本品以个大、色灰黄、味甜者为佳。

5. 化学组分

三萜类：羊乳皂苷A、B、C，蒲公英萜酮，蒲公英萜醇，齐墩果酸（oleanolic acid）。甾醇类：α-菠菜甾醇（α-spinasterol）、$\Delta7$-豆甾烯醇（$\Delta7$-stigmastenol）等。挥发油：甲基硫杂丙环；1，2-二乙氧基-乙烷等。尚含莽草酸、丁香脂素、鸢尾苷、正二十九烷、多种氨基酸等。

6. 贮藏

置于干燥通风处保存，防霉、防蛀。

（三）炮制与饮片

1. 药材炮制

取原药材，除去杂质，洗净，润透，切片，晒干或低温干燥。

2. 饮片名称

羊乳。

3. 药品类别

补虚药：补阴药。

4. 性状特征

本品为不规则的薄片，片厚0.3cm左右。断面类白色，有裂隙（图262-4）。

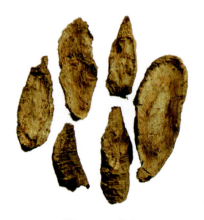

图262-4 羊乳

5. 性味功能

本品性温，味甘。补血通乳，清热解毒，消肿排脓。用于病后体虚、乳汁不足、痈疽疮疡、乳痈。

6. 用法用量

内服：煎汤，25～100g（鲜品75～200g）；外用：适量捣敷。

7. 配伍禁忌

羊乳属于参类，反藜芦。

8. 贮藏

本品置于干燥通风处保存，防霉、防蛀。

（四）经典方剂与临床应用

（1）治肺痈：羊乳 45g，忍冬叶 45g。水煎服（《江西民间草药》）。

（2）治阴虚头痛，妇人白带：羊乳 45g，用猪瘦肉 120g 炖汤，以汤煎药服。

（五）食疗与药膳

百花羊乳

原料： 羊乳 200g，鸡蓉、辣酱、色拉油、精盐、味精、蒜蓉、鸡蛋清、浓汤各适量。

制作方法： 将鸡蓉加鸡蛋清和成糊状，加入精盐、味精备用；四叶参根去皮，洗净，切成长方块，加入辣酱、色拉油、味精、浓汤调匀，抹上备好的鸡蓉，点缀花形。炒勺内放少许色拉油，放入羊乳小火煎熟，推入盘内。

功能主治： 消肿，解毒，祛痰。

263　党参 Dang Shen

（一）基原

1. 集解

党参最早见于《本草从新》。党参本为古本草人参之别名，指产于山西上党（今长治地区）之人参。至清代《本草从新》《本草纲目拾遗》及《植物名实图考》才专有党参之条。但清代以前此物即供药用，名"紫团参"。因五加科的上党人参资源日趋减少，至明清已绝迹，故太行山产的桔梗科党参被利用起来，到《本草从新》始加区分，名曰"党参"，该书记载："参须上党者佳，今真党参久已难得，肆中所市党参，种类甚多，皆不堪用，惟防党性味和平足贵，根有狮子盘头者真，硬纹者伪也。"《植物名实图考》载："山西多产，长根至二三尺，蔓生，叶不对，

节大如手指，野生者根有白汁，秋开花如沙参，花青白色，土人种之为利，气极浊。"《本草纲目》载："人参见用多是高丽百济者，潞州太行紫团山所出者，谓之紫团参。"这与目前山西野生及栽培的党参形态相符。关于上党人参，历来有所争议，多数人认为上党人参为五加科植物人参 *Panax ginseng* C.A.Mey，也有人认为是桔梗科植物党参 *Codonopsis pilosula*（Franch.）Nannf.。对上党人参的性状描述，《本草经集注》载："形长而黄，状如防风，多润实而甘。"极近似于今之党参而非人参。《本草衍义》云："根颇纤长，根下垂有及一尺余者，或十歧者，其价与银等，稍为难得。"前半句所指亦似党参，至于价贵，不足为证。而《本草图经》中的潞州人参图及其文字描述确系五加科人参无疑。但党参与人参同生一地，却不见有文字记载。说明在当时党参与人参可能是不严格区分的。明清以后，人们对药草的认识逐渐提高，植物、药材形态的描述亦更加详细，人参、党参形态、功效均有区别，于是开始严格区别。综上所述，党参原产于山西上党，在古代，曾经作为上党人参药用。古之上党人参，根据现有文献，尚不能推定仅仅为五加科人参一种植物。说党参是人参的混乱品种更是不确切的。因生上党，故名"党参"，又因唐初上党郡称潞城，又有"潞党参"之称，简称"潞党"。

2. 品种

党参为双子叶植物纲桔梗科党参属植物党参 *Codonopsis pilosula*（Franch.）Nannf. 的干燥根。

3. 分布

党参山东境内济南、泰安、淄博、潍坊等地有少量栽培。

4. 生态

党参栽培于排水良好、土层深厚的沙质土壤。

5. 形态特征

党参：多年生草本植物。根长圆柱形，直径 1～1.7cm，顶端有一膨大的根头，具多数瘤状的茎痕，外皮乳黄色至淡灰棕色，有纵横皱纹。茎缠绕，长而多分枝，下部疏被白且粗糙的硬毛；上部光滑或近光滑。叶对生、互生或假轮生；叶柄长 0.5～2.5cm；叶片卵形至广卵形，长 1～7cm，宽 0.8～5.5cm，先端钝或尖，基部截形或浅心形，

全缘或微波状，上面绿色，被粗伏毛，下面粉绿色，被疏柔毛。花单生，花梗细；花萼绿色，裂片 5，长圆状披针形，长 1～2cm，先端钝，光滑或稍被茸毛；花冠阔钟形，直径 2～2.5cm，淡黄绿，有淡紫色斑点，先端 5 裂，裂片三角形至广三角形，直立；雄蕊 5，花丝中部以下扩大；子房下位，3 室，花柱短，柱头 3，极阔，呈漏斗状。蒴果圆锥形，有宿存萼。种子小，卵形，褐色有光泽。花期 8～9 月，果期 9～10 月（图 263-1，图 263-2）。

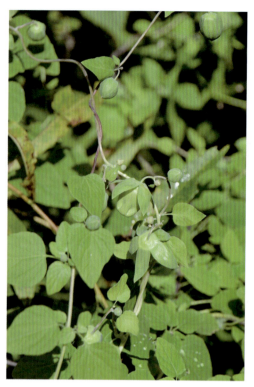

图 263-2　党参植株

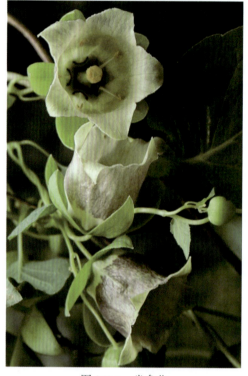

图 263-1　党参花

下的圆点状；根头下有致密的环状横纹，向下渐稀疏，有的达全长的一半，栽培品环状横纹少或无；全体有纵皱纹和散在的横长皮孔样突起，支根断落处常有黑褐色胶状物。质稍硬或略带韧性，断面稍平坦，有裂隙或放射状纹理，皮部淡黄白色至淡棕色，木部淡黄色。有特殊香气，味微甜（图 263-3，图 263-4）。

6. 产地加工

秋季白露前后采挖，以 3 年以上浆汁饱满者质量最佳。将根挖出后，洗净泥土，按其大小、长短、粗细分为老、大、中条，分别加工晾晒，晒至半干（即参体柔软，绕指而不断），用手或木板搓揉，使皮部与木质部紧贴，饱满柔软，然后再晒再搓，反复 3～4 次，至七八成干时，捆成小把，最后晒干即成。

（二）药材

1. 性状特征

干燥根呈长圆柱形，稍弯曲，长 10～35cm，直径 0.4～2cm。表面黄棕色至灰棕色，根头部有多数疣状突起的茎痕及芽，每个茎痕的顶端呈凹

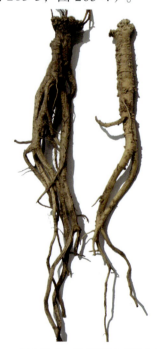

图 263-3　党参药材（野生）

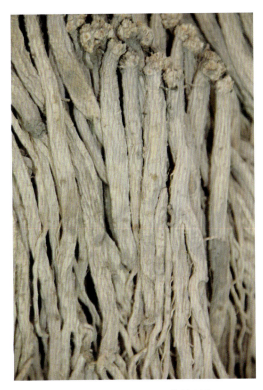

图 263-4　党参药材（栽培品）

2. 商品规格

本品均为统货。

3. 道地药材

本品 山西产者为道地药材。

4. 质量标志

本品以根条肥壮、质柔润、香气浓、味甜、嚼之无渣者为佳。

5. 显微特征

（1）组织鉴别：①横切面（直径 10cm）木栓细胞 5～8 列，排列整齐紧密，长方形或类长方形，切向长 20～60μm，径向宽 10～15μm，径向壁具纵条纹；木栓石细胞单个散在或数个成群，存在于木栓层外侧，或嵌于木栓细胞间。皮层狭窄，细胞多不规则或破碎，挤压成颓废组织，常有裂隙；多有乳管群分布，靠外侧 1～2 列角隅处略有增厚。韧皮部宽广，占半径的 3/7～1/2，散有众多乳汁管群，乳汁管群与筛管群伴生，径向放射状排列，切向则排列成多个断断续续的同心环；韧皮射线由 5～9 列细胞组成，射线细胞略呈长方形或不规则，常破裂，致使射线部位出现较大裂隙，外端靠近皮层处常呈"之"字形弯曲；韧皮薄壁细胞中常含有扇状或圆形菊糖结晶

及少数淀粉粒。形成层区为 5～7 列切向延长的细胞；束间形成层部位细胞有时破裂。木质部宽广，占半径的 1/2～4/7，木射线较宽广，细胞不规则，多径向延长，常破碎而形成较大的裂隙，导管单个散在或 5～10 个相集，径向排列（1～2 列），外侧较密集，向内渐稀少，导管类圆形、近方形或多边形，或两个半圆形导管形成一个导管对，直径约 99μm，壁稍厚，2～3μm，木化；木薄壁细胞呈类方形、长方形，排列整齐、紧密；中央可见三原型初生木质部（图 263-5）。②径向纵切面（直径 1.0cm）示木栓细胞长方形，轴向长 10～35μm，乳汁管为有节联结乳汁管，几乎贯穿于根中，直径 10～15μm，壁局部波状弯曲，或念珠状增厚，侧壁常与另一乳管相通，形成纵横交错的网状；导管多为梯状或梯状网纹具缘纹孔导管。

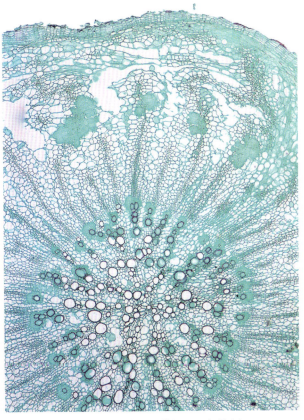

图 263-5　党参药材横切面组织特征

（2）粉末鉴别：粉末黄白色。木栓石细胞较多，无色、淡黄色或亮黄色；单个散在或数个成群，有的嵌于木栓组织中，与木栓细胞形状、大小吻合；呈长方形、斜方形、正方形、梯形、三角形、多角形或短梭形，多一端尖突；直径 20～30μm，长 55～120μm，壁厚 5～20μm，纹孔稀疏，孔沟明显，有的外孔大于内孔而呈喇叭口状，有的

分叉，有的孔沟不达边缘。木栓细胞棕黄色，表面观长方形、斜方形或类多角形，并有石细胞镶嵌，垂周壁微波状弯曲，壁木化，有纵条纹。导管无色或淡黄色，主为具缘纹孔导管或网状、梯状具缘纹孔导管；直径 18 ～ 83（～ 90）μm，导管分子长 80 ～ 295μm。木薄壁细胞长梭形，壁薄。淀粉粒稀少，多单粒，极少复粒；单粒类球形，直径 5 ～ 22μm，脐点不明显或点状，少为星状，层纹不明显；复粒由 2 分粒组成。菊糖扇形、类圆形或半圆形，表面具放射状纹理。乳汁管为有节联结乳汁管，但节横壁常溶解，不易见到，其分支与另一乳汁管联结成网状，乳汁管内充满油滴状及颗粒状物（图 263-6）。

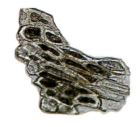
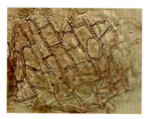
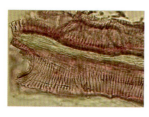
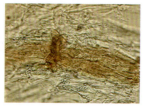

图 263-6　党参药材粉末显微特征

6. 化学组分

糖类：葡萄糖，果糖，半乳糖，阿拉伯糖，菊糖，甘露糖，木糖，杂多糖；三萜类：木栓酮（friedelin），蒲公英萜醇乙酸酯（taraxeryl acetate）。植物甾醇及其苷类：α- 菠甾醇及其葡萄糖苷，$\Delta 7$- 豆甾烯醇及其葡萄糖苷，菠甾醇（spinasterone）。尚含正丁基脲基乙酸酯，多种氨基酸，钾、钠、钙、镁等 14 种无机元素，5- 羟甲基糖醛，5- 甲氧次甲基糠醛，豆甾醇棕榈酸甲酯等。

7. 理化特征

（1）光谱鉴别：取粉末 4.0mg，采用溴化钾压片法测其红外光谱，样品在 950 ～ 750cm^{-1} 出现 4 个手指式吸收峰。或取药材丙酮浸出物（10.0mg/2.0ml），以相同方法测其红外光谱，样品在 1735cm^{-1} 处有 2 个明显吸收峰。

（2）化学定性：泡沫试验。取粉末 0.5g，加水 10ml，于水浴中加热 10 分钟，放冷，倾取上清液，置带塞试管中，用力振摇，产生持久性蜂窝性泡沫（检查皂苷）。显色试验：取粉末 1g，置带塞三角瓶中，加乙醚 10ml，密塞，振摇数分钟，冷浸 1 小时，滤过。滤液置蒸发皿中，挥去乙醚，残渣加 1ml 醋酐溶解，倾取上清液于干燥试管中，沿管壁加 1ml 硫酸，二液接界面呈棕色环，上层蓝色立即变为污绿色。

（3）薄层色谱：取本品粉末 1g，加甲醇 25ml，超声处理 30 分钟，滤过，滤液蒸干，残渣加水 15ml 使溶解，通过 D101 型大孔吸附树脂柱（内径为 1.5cm，柱高为 10cm），用水 50ml 洗脱，弃去水液，再用 50% 乙醇 50ml 洗脱，收集洗脱液，蒸干，残渣加甲醇 1ml 使溶解，作为供试品溶液。另取党参炔苷对照品，加甲醇制成每毫升含 1mg 的溶液，作为对照品溶液。吸取供试品溶液 2 ～ 4μl、对照品溶液 2μl，分别点于同一高效硅胶 G 薄层板上，以正丁醇 - 冰醋酸 - 水（7：1：0.5）为展开剂，展开，取出，晾干，喷以 10% 硫酸乙醇溶液，在 100℃加热至斑点显色清晰，分别置日光和紫外光灯（365nm）下检视。供试品色谱在与对照品色谱相应的位置上显相同颜色的斑点或荧光斑点。

8. 贮藏

散顺装或扎成小捆，以席、竹篓或木箱内衬防潮纸包装，置干燥通风处保存。本品含糖质，味甜质松，易虫蛀、发霉、泛油，虫蛀十分迅速，严重时可蛀成空洞，失去使用价值。在贮存中应勤检查，发现回软立即复晒干燥。

（三）炮制与饮片

1. 药材炮制

（1）党参：取原药材，除去杂质，洗净，润透，切片或段，干燥。

（2）米炒党参：先将锅烧热，撒入浸湿的米，加热至冒烟时，投入党参片或段。不断翻动，至党参呈老黄色时取出，去末。每 100kg 党参用米 20kg。

（3）蜜炙党参：先将蜜置锅内加热至沸，投入党参片或段，用中火炒至金黄色取出，以冷后疏散、不黏手为度。每 100kg 党参用炼蜜 25kg。

2. 饮片名称

党参，米炒党参，蜜炙党参。

3. 药品类别

补虚药：补气药。

4. 性状特征

（1）党参片：本品呈圆形薄片或段。表面黄棕色至灰棕色，切面黄白色至棕色，有裂隙或菊花纹（图263-7）。

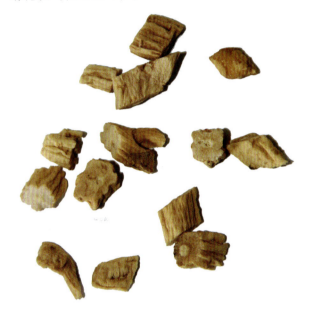

图263-7　党参

（2）米炒党参：本品形如党参片，呈老黄色，具香气。

（3）蜜炙党参：本品形如党参片，呈金黄色或黄褐色，味甜。

5. 质量要求

（1）水分：不得过10.0%。

（2）总灰分：不得过5.0%。

（3）浸出物：用热浸法测定，45%乙醇作溶剂，不得少于55.0%。

6. 性味功能

本品性平，味甘。补中益气，生津养血。用于食少便溏、四肢倦怠、气短喘咳、言语无力、血虚头晕心慌、津亏舌干口渴等症。

7. 用法用量

内服：煎汤，9～30g。

8. 配伍禁忌

本品不宜与藜芦配伍。

9. 贮藏

本品以竹篓或木箱内衬防潮纸包装，置干燥通风处保存。本品含糖质，味甜质松，易虫蛀、发霉、泛油，虫蛀十分迅速，严重时可蛀成空洞，失去使用价值。在贮存中应勤检查，发现回软立即复晒干燥。

（四）经典方剂与临床应用

党参膏（《北京市中药成方选集》）

处方：党参（去芦）480两，黄芪320两，升麻40两，桂圆肉80两，生地黄160两，熟地黄160两，当归160两，紫河车10具。

制法：上药酌予切碎，水煎3次，分次过滤，去滓，滤液合并，用文火煎熬，浓缩至膏状，以不渗纸为度，每两膏汁兑炼蜜1两成膏，装瓶，重2两。

功能主治：大补气血，健脾养胃。主气血亏虚，脾胃虚弱，肢体酸软，精神疲倦。

用法用量：每服3～5钱，开水冲服，每日2次。

（五）食疗与药膳

1. 玉竹党参粥

原料：玉竹20g，党参30g，大米50g。

制作方法：先将玉竹、党参煎煮取汁，去渣后放入大米，再加适量水煮粥。

功能主治：益气养阴。主治气阴两虚之疲乏无力、自汗、心悸怔忡、胃纳不佳、口干、手足心热或盗汗、少寝多梦等症。

用法用量：日服2次，趁热食用。

使用注意：感冒、腹胀纳呆者停用。

2. 党参枸杞酒

原料：党参15g，枸杞子15g，米酒500ml。

制作方法：将党参、枸杞子洗净，干燥后研为粗末，放入细口瓶内，加入米酒，密封瓶口，每日振摇1次，浸泡7天以上。

功能主治：益气补血，宁心安神。主治心脾两虚、心悸失眠、夜寐多梦、食欲不振、肢体倦怠等症。

用法用量： 每次服 15ml，早晚各服 1 次。

264 半边莲 Ban Bian Lian

（一）基原

1. 集解

半边莲始载于《本草纲目》，列于湿草类。为少常用中药。李时珍曰：半边莲，小草也。生阴湿塍垫边。就地细梗引蔓，节节而生细叶。秋开小花，淡红紫色，只有半边，如莲花状，故名。又呼急解索。

2. 品种

半边莲为双子叶植物纲桔梗科半边莲属植物半边莲 Lobelia chinensis Lour. 的干燥全草。

3. 分布

半边莲山东境内产于肥城、临沂、枣庄等地。

4. 生态

半边莲生于沟边、田边或潮湿草地。

5. 形态特征

半边莲：多年生矮小草本，高达 10cm。茎细长，多匍匐地面，在节上生根，分枝直立，无毛，折断有白色乳汁渗出。叶互生；无柄或近无柄；叶片狭披针形或条形，长 8 ～ 25mm，先端急尖，全缘或有波状疏浅锯齿，无毛。花两性，通常 1 朵，生分枝的上部叶腋，基部有长约 1mm 的小苞片 2 枚、1 枚或无，小苞片无毛；花萼筒倒长锥状，基部渐细与花梗无明显区分，长 3 ～ 5mm，无毛，裂片 5，狭三角形；花冠粉红色或白色，长 10 ～ 15mm，背面裂至基部，喉部以下具白色柔毛，裂片 5，全部平展于下方，呈一个平面，2 个侧裂片披针形，较长，中间 3 枚裂片椭圆状披针形，较短；雄蕊 5，长约 8mm，花丝上部与花药合生，花药位于下方的 2 个有毛，位于上方的 3 个无毛，花丝下半部分离；雌蕊 1，子房下位，2 个有毛，上方的 3 个无毛，花丝下半部分离；雌蕊 1，子房下位，2 室。蒴果倒锥状，长约 6mm。种子椭圆状，稍扁平，近肉色。花期 5 ～ 8 月，果期 8 ～ 10 月（图 264-1）。

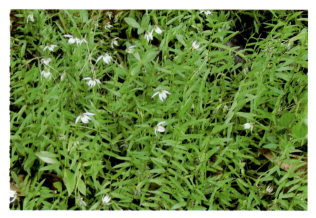

图 264-1　半边莲植株

6. 产地加工

半边莲多于夏季采收，带根拔起，洗净，晒干或阴干。

（二）药材

1. 性状特征

全草常缠结成团。根茎直径 1 ～ 2mm，表面淡棕黄色，平滑或有细纵纹。根细小，黄色，侧生纤细须根。茎细长，有分枝，灰绿色，节明显，有的可见附生的细根。叶互生，无柄，叶片多皱缩，绿褐色，展平后叶片呈狭披针形，长 1 ～ 2.5cm，宽 0.2 ～ 0.5cm，边缘具疏而浅的齿。花梗细长，花小，单生于叶腋，花冠基部筒状，上部 5 裂，偏向一边，浅紫红色，花冠筒内有白色茸毛。气微特异，味微甜而辛（图 264-2）。

2. 商品规格

本品均为统货。

3. 道地药材

本品山东产者质佳。

4. 质量标志

本品以身干、茎叶色绿、根黄、洗净泥沙杂质者为佳。

5. 显微特征

组织鉴别：茎横切面示表皮细胞 1 列，壁较厚，有角质层。皮层细胞含菊糖及少数草酸钙簇晶，内皮层细胞较明显。韧皮部散在乳管；木质部导管呈放射状排列。髓部薄壁细胞含多糖（图 264-3）。

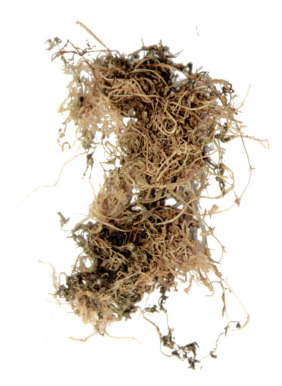

图 264-2 半边莲药材

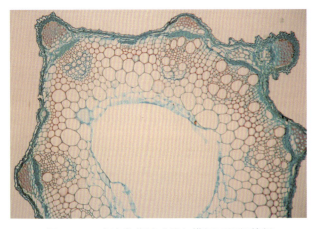

图 264-3 半边莲药材（茎）横切面组织特征

6. 化学组分

生物碱类：山梗菜碱（lobeline），山梗菜酮碱（kobelanine），山梗菜醇（kobelanidine），异山梗菜酮碱（isolobelanin），黄酮苷，皂苷等。

7. 理化特征

薄层鉴别：取粉末 3g，置 100ml 分液漏斗中，加等量浓氨水湿润，放置 1 小时，加 5 倍氯仿振摇，氯仿提取液用适量 1mol/L 硫酸液萃取，在硫酸萃取液中加氨水碱化并加氯化钠饱和，再加 5ml 氯仿萃取，把氯仿萃取液点于氧化铝板上，以氯仿 - 乙醇（98.75 ： 1.25）展开，喷以改良碘化铋钾试剂显色，样品由上至下共 10 个斑点（生物碱成分的检识）。

8. 贮藏

麻袋装或席包装。易虫蛀发霉变质，应置干燥通风阴凉处保存。

（三）炮制与饮片

1. 药材炮制

取原药材，除去杂质，抢水洗净，沥去水，切段，干燥。

2. 饮片名称

半边莲。

3. 药品类别

清热药：清热解毒药。

4. 性状特征

本品呈不规则的小段。根、茎、叶、花混含，余同药材性状特征（图 264-4）。

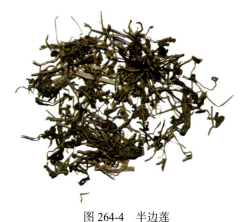

图 264-4 半边莲

5. 质量要求

（1）水分：不得过 10.0%。

（2）浸出物：用热浸法测定，乙醇作溶剂，不得少于 12.0%。

6. 性味功能

本品性平，味辛。利尿消肿，清热解毒。用于大腹水肿、面足浮肿、痈肿疔疮、蚊虫咬伤。

7. 用法用量

内服：煎汤，9 ～ 15g；或捣汁服。外用：捣敷或捣汁调涂。

8. 使用注意

虚证忌用。

9. 贮藏

麻袋装，置干燥通风阴凉处保存。

（四）经典方剂与临床应用

（1）治寒齁气喘及疟疾寒热：半边莲、雄黄各二钱。捣泥，碗内覆之，待青色，以饭丸如梧子大。每服九丸，空心盐汤下（《寿域神方》）。

（2）治疔疮，一切阳性肿毒：鲜半边莲适量，加食盐数粒一同捣烂，敷患处，有黄水渗出，渐愈（《江西民间草药验方》）。

（五）食疗与药膳

1. 消黄茶

原料： 车前草 15g，半边莲 15g，茵陈蒿 15g。

制作方法： 上方前三味加大 10 倍量，研为粗末。每次用 50 ～ 60g，置于保温瓶中，冲入沸水大半瓶，盖闷 15 分钟后，取出清液，加入适量糖代茶饮用。

功能主治： 清热利湿，退黄利胆。

用法用量： 每日 1 ～ 2 剂，连服 10 ～ 15 天。

使用注意： 肝肾阴虚见舌红苔光，脉细数及脾胃虚寒见喜温饮，舌淡苔白腻，脉沉缓者不宜用。

2. 半边莲鲫鱼汤

原料： 鲫鱼 250g，半边莲 60g。

制作方法： 将半边莲、生姜洗净。鲫鱼活杀，去鳞，肠杂，洗净。用少许生油起锅，下姜爆至鲫鱼微黄。把鲫鱼与半边莲一齐放入锅内，加清水适量，武火煮沸后，文火煮一小时，调味即可。

功能主治： 利水消肿。

265　山梗菜 Shan Geng Cai

（一）基原

1. 集解

山梗菜见于《本草纲目》载："治蛇虺伤，捣汁饮，以滓围涂之。"

2. 品种

山梗菜为双子叶植物纲桔梗科半边莲属植物山梗菜 *Lobelia sessilifolia* Lamb. 的干燥全草。

3. 分布

山东境内产于昆嵛山、荣成等地。

4. 生态

本品生于山坡阴湿草地。

5. 形态特征

山梗菜：多年生草本，高 60 ～ 120cm。根状茎直立，生多数须根。茎圆柱状，通常不分枝，无毛。叶螺旋状排列，在茎的中上部，较密集；无柄；叶片厚纸质，宽披针形至条状披针形，长 2.5 ～ 5.5cm，宽 3 ～ 16mm，先端渐尖，基部近圆形至阔楔形，两面无毛，边缘有细锯齿。总状花序顶生，长 8 ～ 35cm，无毛；苞片叶状，窄披针形，比花短；花梗长 5 ～ 12mm，花萼筒杯状钟形，长约 4mm，无毛，花冠蓝紫色，长 2.5 ～ 3cm，近二唇形，外面无毛，内面具长柔毛，上唇 2 裂长匙形，下唇 3 裂片椭圆形，裂片边缘密被睫毛；雄蕊在基部以上连合成筒，花丝筒无毛，花药结合线上密被柔毛，仅下方 2 枚花药先端具笔毛状髯毛。蒴果倒卵形。种子近半圆形，棕红色。花、果期 7 ～ 9 月（图 265-1）。

6. 产地加工

夏季采收带根全草，洗净，晒干或鲜用。

（二）药材

1. 性状特征

全体长 15 ～ 35cm，常缠结成团。根细小，侧生纤细须根。根茎细长圆柱形，直径 1 ～ 2mm；表面淡黄色或黄棕色，具细纵纹。茎细长，有分枝，灰绿色，节明显。叶互生，无柄，叶片多皱缩，绿褐色，展平后叶片呈狭披针形或长小，单生于叶腋；花冠基部连合，上部 5 裂，偏向一边。气微，味微甜而辛（图 265-2）。

2. 商品规格

本品均为统货。

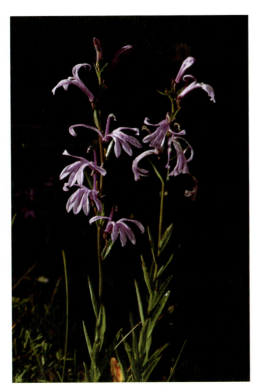

图 265-1 山梗菜植株

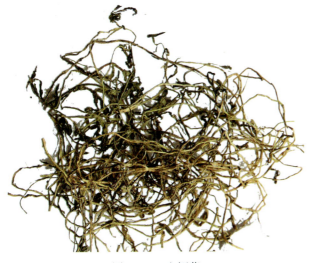

图 265-2 山梗菜

3. 道地药材

本品山东产者质佳。

4. 质量标志

本品以茎叶色绿、根黄者为佳。

5. 显微特征

组织鉴别：①叶表面观示上下表皮细胞垂周壁微波状，气孔稍突出，不定式，副卫细胞 3～7 个。②根茎横切面示表皮为 1 列细胞；外被角质层呈细波状弯曲。皮层宽广，细胞内含菊糖及少

数草酸钙簇晶；内皮层明显。中柱小，韧皮部散有乳汁细胞；木质部导管束略呈径向排列。有髓。

6. 化学组分

生物碱：山梗菜碱（lobeline），新山梗菜碱，去甲山梗菜醇碱等。三萜类：熊果酸（ursolic acid），齐墩果酸，β-香树脂醇，马尼拉二醇；香豆素类：柠檬内酯，滨蒿内酯。糖类：山梗菜聚糖（sessilifolan），葡萄糖，蔗糖。挥发性成分：棕榈酸，油酸，十八烷酸等。尚含棕榈酸酯，蜂花酸，二十九烷(nonacosane)，三十烷酸（melissic acid），豆甾醇等。

7. 贮藏

置干燥通风处。

（三）炮制与饮片

1. 药材炮制

取原药材洗净，切段，晒干。

2. 饮片名称

山梗菜。

3. 药品类别

祛痰止咳药。

4. 性状特征

本品呈茎叶混合的碎断状，余同药材。

5. 性味功能

本品性平，味甘。祛痰止咳，清热解毒。用于咳嗽痰喘、痈肿疔毒、蛇咬伤。

6. 用法用量

内服：煎汤，10～15g，鲜品 15～30g，或捣汁饮。外用：鲜品适量，捣烂敷。

7. 使用注意

虚证忌用。

8. 贮藏

置干燥通风处。

（四）经典方剂与临床应用

（1）治寒齁气喘及疟疾寒热：山梗菜、雄黄

各二钱。捣泥,碗内覆之,待青色,以饭丸如梧子大。每服九丸,空心盐汤下(《寿域神方》)。

(2)治毒蛇咬伤:鲜山梗菜一二两,捣烂绞汁,加甜酒一两调服,服后盖被入睡,以便出微汗。毒重的一天服两次。并用捣烂的鲜山梗菜敷于伤口周围(《江西民间草药验方》)。

266 桔梗 Jie Geng

(一)基原

1. 集解

桔梗始载于《神农本草经》,列为下品,一名荠苨。《名医别录》云:"一名利如,一名房图,一名梗草,一名荠苨。生嵩高及宛朐。二八月采根,曝干。"《本草图经》云:"今在处有之。根如小指大,黄白色。春生苗,茎高尺余。叶似杏叶而长椭,四叶相对而生,嫩时亦可煮食之。夏开花紫碧色,颇似牵牛子花,秋后结实,八月采根……。其根有心,无心者荠苨也。……关中桔梗根黄,颇似蜀椒根。茎细,青色;叶小,青色;似菊花叶,古方亦单用之。"该书附图三幅,二幅与现今所用桔梗相同,一幅为另种,可见自古以来桔梗的品种存在混乱情况。本品根多梗直结实,色黄白,故名。

2. 品种

桔梗为双子叶植物纲桔梗科桔梗属植物桔梗 *Platycodon grandiflorus*(Jacq.)A. DC. 栽培品的干燥根。

3. 分布

山东境内产于青岛、烟台、潍坊、泰安、临沂等地,以昆嵛山、崂山、蒙山及栖霞、招远、日照、莱阳、临朐、淄博等地产量大;广布于全省各山地丘陵。栽培桔梗以蒙阴、济宁、淄博、菏泽等地较为集中。

4. 生态

桔梗生于向阳山坡、林下或路旁。

5. 形态特征

桔梗:多年生草本,高 40 ～ 50cm,有白色乳汁。根粗壮,长倒圆锥形,表皮黄褐色。茎直立,单一或分枝。叶 3 枚轮生,有时对生或互生,卵形或卵状披针形,长 2.5 ～ 4cm,宽 2 ～ 3cm,先端锐尖,基部宽楔形,边缘有尖锯齿,上面绿色,无毛,下面灰蓝绿色,沿脉被短糙毛,无柄或近无柄。花 1 至数朵生于茎及分枝顶端;萼筒钟状,裂片 5,三角形至狭三角形,长 3 ～ 6mm;花冠蓝紫色,宽钟形,径约 3.5cm,长约 3cm,5浅裂,裂片宽三角形;雄蕊 5,花药黄色,条形,长 8 ～ 10mm,花丝短,基部加宽;柱头 5 裂,裂片条形,反卷,被短毛。蒴果倒卵形,顶端 5 瓣裂;种子卵形,扁平,有三棱,长约 2mm,黑褐色,有光泽。花期 7 ～ 9 月,果期 8 ～ 10 月(图 266-1,图 266-2)。

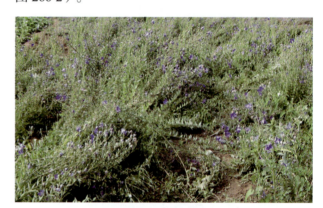

图 266-1　桔梗生态

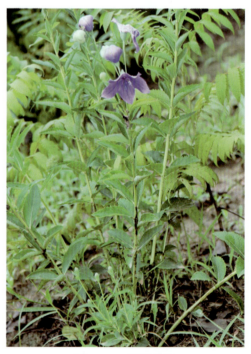

图 266-2　桔梗植株

6. 产地加工

春、秋二季采挖,去净苗茎、须根及泥土,刮去外皮,

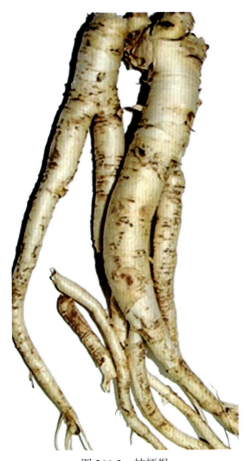

图 266-3　桔梗根

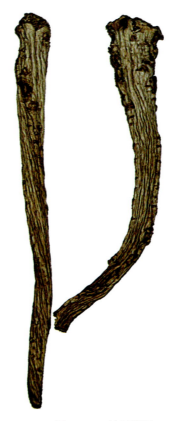

图 266-4　桔梗药材

洗净，晒干。或不去外皮，晒干（图 266-3）。

（二）药材

1. 性状特征

干燥根呈圆柱形或略呈纺锤形，下部渐细，有的有分枝，略扭曲，长 7～20cm，直径 0.7～2cm。表面白色或淡黄白色，不去外皮者表面黄棕色至灰棕色，有纵扭皱沟，并有横长的皮孔样斑痕及支根痕，上部有横纹。有的顶端有较短的根茎或不明显，其上有数个半月形茎痕。质脆，断面不平坦，形成层环棕色，皮部类白色，有裂隙，木部淡黄白色。气微，味微甜后苦（图 266-4）。

2. 商品规格

本品均为统货。

3. 道地药材

本品山东淄博产者为道地药材。

4. 质量标志

本品以根肥大、色白、质坚实、味苦者为佳。

5. 显微特征

（1）组织特征：横切面示木栓细胞有时残存，不去外皮的有栓皮层，细胞中含草酸钙小棱晶。皮层窄，常见裂隙。韧皮部乳管群散在，壁略厚，内含微细颗粒状黄棕色物。形成层成环。木质部导管单个散在或数个相聚，呈放射状排列。薄壁细胞含菊糖（图 266-5）。

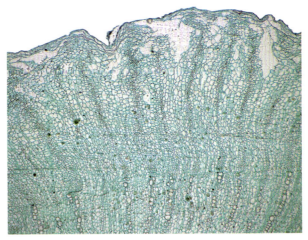

图 266-5　桔梗药材横切面组织特征

（2）粉末鉴别：粉末呈黄白色。菊糖扇形或类圆形，散在或存在于薄壁细胞中。木薄壁细胞长方形。联结乳汁管内含微细颗粒状黄棕色物质。梯纹、网纹及具缘纹孔导管。

6. 化学组分

皂苷类：桔梗皂苷（platycodin）A、C、D、D₂、D₃；去芹菜糖基桔梗皂苷（deapioplatycodin）D、D₃；3-O-乙酰基桔梗皂苷（3-O-acetylplatycodin）D₂；远志皂苷（polyglalacin）D、D₂；2-O-乙酰基远志皂苷（2-O-acetylpolygalacin）D、D₂；3-O-乙酰基远志皂苷（3-O-acetylpolygalacin）D、D₂；桔梗苷酸 -A 甲酯（methyl platyconate-A）；桔梗苷酸 -A 内酯（platyconic acid-A lactone）等。皂苷元：桔梗皂苷元（platycodigenin）、远志酸（polygalacic acid）及少量的桔梗酸 A、B、C（platycogenic acid A，B，C）。另含桔梗聚糖及氨基酸等。

7. 理化特征

纸色谱：取本品粉末 5g，加甲醇 10ml，水浴回流 30 分钟，滤过。滤液置蒸发皿中，水浴浓缩为 1.5ml，为点样液。将上述溶液点于色谱纸上，以正丁醇 - 乙醇 - 水（1：1：1）为展开剂，上行展开，晾干后，置紫外光灯下（254nm）观察，有 3 个斑点。

8. 贮藏

袋装，置通风干燥处，防蛀。

（三）炮制与饮片

1. 药材炮制

取原药材，除去杂质，润透，切薄片，干燥。

2. 饮片名称

桔梗。

3. 药品类别

化痰止咳平喘药：清热化痰药。

4. 性状特征

本品呈圆形或类圆形片，直径 0.5 ～ 1.5cm，厚 0.1 ～ 0.3cm。切面皮部类白色，木部淡黄白色，形成层环棕色，解剖显微镜下观察，木质部较松软，裂隙众多，略呈辐射状。周边白色或淡黄白色，具纵皱沟及横长皮孔，偶有圆点状支根痕及黄棕色栓皮。斜切片长条形，长至 3.5cm，皮部薄，木部长椭圆形条状。质脆，易折断。断面粉性，不平坦。气微，味微甜后苦（图 266-6）。

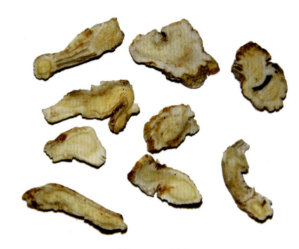

图 266-6　桔梗

5. 质量要求

（1）水分：不得过 12.0%。

（2）总灰分：不得过 5.0%。

（3）浸出物：用热浸法测定，乙醇作溶剂，不得少于 17.0%。

（4）含量测定：用高效液相色谱法测定。本品含桔梗皂苷 D（$C_{57}H_{92}O_{28}$）不得少于 0.10%。

6. 性味功能

本品性平，味苦、辛。宣肺，利咽，祛痰，排脓。用于咳嗽痰多、胸闷不畅、咽痛、音哑、肺痈吐脓、疮疡脓成不溃。

7. 用法用量

内服：煎汤或入丸、散。用量：6 ～ 9g。

8. 贮藏

袋装，置通风干燥处，防蛀。

（四）经典方剂与临床应用

桔梗汤（《伤寒杂病论》）

处方： 桔梗 3g，甘草 6g。

制法： 以水 300ml，煮取 210ml，去滓。

功能主治： 风邪热毒客于少阴，上攻咽喉，咽痛喉痹，风热郁肺，致成肺痈，咳嗽，胸满振寒，咽干不渴，时出浊沫，气息腥臭，久则吐脓者。

用法用量： 分两次温服。

（五）食疗与药膳

1. 桔梗冬瓜汤

原料： 冬瓜 150g，甜杏仁 10g，桔梗 9g，甘草 6g，食盐、大蒜、葱、酱油、味精各适量。

制作方法： 将冬瓜洗净、切块，放入锅中，加入食油、食盐煸炒后，加适量清水，下甜杏仁、桔梗、甘草一并煎煮，至熟后。以食盐、大蒜等调料调味即成。

功能主治： 适用于急性支气管炎患者。

用法用量： 每日 1 剂。佐餐服食。

2. 桔梗粥

原料： 桔梗 10g，大米 100g。

制作方法： 将桔梗择净，放入锅中，加清水适量，浸泡 5 ～ 10 分钟后，水煎取汁，加大米煮粥，待熟即成。

功能主治： 化痰止咳。适用于肺热咳嗽、痰黄黏稠等。

用法用量： 每日 1 剂。

267　牛蒡子 Niu Bang Zi

（一）基原

1. 集解

牛蒡子始载于《名医别录》，列为中品。苏恭说："其草叶大如芋，子壳似栗状，实细长如茺蔚子。"又说："《别录》名牛蒡，一名鼠黏草。"苏颂说："恶实即牛蒡子也，生鲁山平泽，今处处有之，叶如芋而长，实似葡萄核而褐色，外壳如栗球，小而多棘。……秋后采子入药。"李时珍说："俚人谓之便牵牛，河南人呼为夜叉头。"又说："牛蒡古人种子，以肥壤栽之。……三月生苗，起茎高者三四尺，四月开花成丛，淡紫色。结实如枫球而小，萼上细刺百十攒簇之，一球有子数十颗。其根大者如臂，长者近尺，其色灰黪。七月采子，十月采根。"综上所述，并观察《证类本草》蜀州恶实图及《本草纲目》附图，与现今之牛蒡子原植物一致。李时珍说："其实状恶，而多刺钩，故名。人呼为牛菜，术人隐之，呼为大力也。"

2. 品种

牛蒡子为双子叶植物纲菊科牛蒡属植物牛蒡 *Arctium lappa* L. 栽培品的干燥成熟果实。

3. 分布

山东境内各地有栽培，以菏泽、泰安、烟台栽培量较大；省内各地有少量野生。

4. 生态

牛蒡多为栽培。野生者多生于山野路旁、沟边、荒地、山坡向阳草地。

5. 形态特征

牛蒡：二年生草本，高 1 ～ 2m。根粗壮，肉质，圆锥形。茎直立，上部多分枝，带紫褐色，有纵条棱。基生叶大形，丛生，有长柄；茎生叶互生；叶片长卵形或广卵形，长 20 ～ 50cm，宽 15 ～ 40cm。先端钝，有刺尖，基部常为心形，全缘或具不整齐波状微齿，上面绿色或暗绿色。有疏毛，下面密被灰白色短绒毛。头状花序簇生于茎顶或排列成伞房状，直径 2 ～ 4cm，花序梗长 3 ～ 7cm，表面有浅沟，密被细毛；总苞球形，苞片多数，覆瓦状排列，披针形或线状披针形，先端钩曲；花小，红紫色，均为管状花，两性，花冠先端 5 浅裂，聚药雄蕊 5，与花冠裂片互生，花药黄色；子房下位，1 室，先端圆盘状，着生短刚毛关冠毛；花柱细长，柱头 2 裂。瘦果长圆形或长圆状倒卵形，灰褐色，有纵棱，冠毛短刺状，淡黄棕色。花期 6 ～ 8 月，果期 8 ～ 10 月（图 267-1，图 267-2）。

6. 产地加工

秋末采收，采收时将全株割下或剪取果穗，晒干，以木棍反复敲击，打下果实，再过筛除去泥土与杂质即可。

（二）药材

1. 性状特征

干燥瘦果呈长倒卵形，两端平截，略扁，微弯，长 5 ～ 7mm，宽 2 ～ 3mm。表面灰褐色或浅灰褐色，具多数细小黑斑，并有明显的纵棱线，通常中间 1 条较明显，顶端较宽，有 1 圆环，中间有点状凸起的花柱残迹，基部狭窄，有圆形果柄痕。果皮较硬，果实折断后可见子叶 2 片，淡黄白色，富油性。种子气特异，味苦微辛，久嚼稍麻舌。

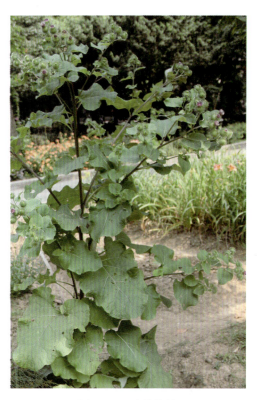

图 267-1　牛蒡植株

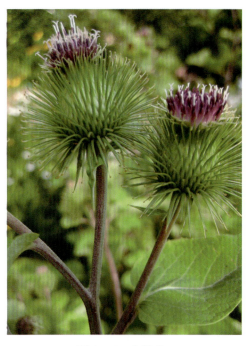

图 267-2　牛蒡花

2. 商品规格

本品一般为统货。瘪瘦粒不超过 10%。

3. 道地药材

本品浙江桐乡产者质佳，习称"杜大力"，为道地药材。

4. 质量标志

本品以粒大饱满、外皮灰黑色、无杂质者为佳。

5. 显微特征

（1）组织鉴别：瘦果横切面示外果皮为 1 列大小不等的类方形薄壁细胞，壁弯曲，多破裂，外被角质层。中果皮细胞壁稍厚，呈棕黄色或暗棕色，微木化，于棱脊处常有小形维管束。内果皮狭窄，为棕黄色的颓废细胞层，细胞界限不清，为 1 列草酸钙方晶所充填。种皮最外为 1 列栅状细胞，多扭曲，排列紧密，长 75 ～ 120μm，直径 10 ～ 30μm，壁甚厚，层纹明显。营养层为数列薄壁细胞，常颓废不清；最内有厚约 5μm 的角质层。胚乳细胞数列，内含脂肪油。子叶细胞内充满糊粉粒及脂肪油；并含有细小草酸钙簇晶，偶见方晶。

（2）粉末鉴别：粉末灰绿色。内果皮石细胞成片，无色，细胞略扁平，侧面观呈类长方形或长条形，偏弯，两侧边尤薄，长 70 ～ 224μm，直径（宽）13 ～ 70（～ 102）μm，厚（断面观）7 ～ 43μm，上下层沿果实长轴斜向交叉排列；表面观呈尖棱形、长椭圆形或尖卵圆形，镶嵌紧密，壁厚约至 20μm，层纹明显，纹孔横长，孔沟较稀，也有石细胞的壁较薄，仅 3μm。草酸钙方晶成片存在于黄色中果皮结晶层细胞中，细胞界限不分明，方晶直径 3 ～ 9μm。结晶层常与中果皮网纹细胞相连接。中果皮网纹细胞横断面观呈类多角形，垂周壁细点状增厚；纵断面观细胞延长，壁具细密交错的网状纹理，与外果皮细胞连接的中果皮细胞较大，含黄棕色物。外果皮细胞断面观呈类方形，略径向延长，外被较厚的角质层；表面观呈类多角形，垂周壁稍弯曲。种皮表皮细胞表面观呈类圆形，常与其下压缩的细胞粘连，界限不甚分明，解离后细胞略呈圆柱形，壁稍厚，有纹理，微木化。种皮碎片中偶见细小螺纹导管。子叶细胞呈类多角形，直径 3 ～ 9（～ 14）μm，充满糊粒粉，有的糊粒粉中有细小草酸钙簇晶，直径 2 ～ 5μm；并含脂肪油滴。另含细小砂晶，偶见方晶、棱晶或小柱晶，直径 2 ～ 3μm，长至 7μm。此外，内胚乳细胞存在于种子两端，为 1 列细胞，外壁稍厚，表面观呈类多角形。

6. 化学组分

苷类：牛蒡苷（arctiin），水解生成牛蒡苷元（arctigenin），即牛蒡子素。脂肪油：含量

25%～30%，包括花生酸（arachidic acid）、软脂酸（palinitic acid）、硬脂酸（stearic acid）、油酸（oleic acid）、亚麻油酸的甘油酯（glycerides）。木脂素类：牛蒡酚（lappaoc）A、牛蒡酚 B、牛蒡酚 C、牛蒡酚 D、牛蒡酚 E、牛蒡酚 F、牛蒡酚 H。尚含少量生物碱（alkaloids）、甾醇、维生素 A 样物质、维生素 B_1 等。

7. 理化特征

（1）荧光检查：取粉末少量，置紫外光灯（365nm）下观察，显绿色荧光。

（2）化学定性：①取脱脂样品 2g，加乙醇 20ml，温浸 1 小时，滤过。取滤液 2ml，加入 1% 三氯化铝的乙醇溶液，则呈蓝绿色。取上述滤液 2ml，加入等体积的 3% 碳酸钠水溶液，于水浴上煮沸 3～5 分钟，放冷，加入重氮化试剂，则溶液呈红色（木脂素类反应）。②取牛蒡子粗粉 5g，加稀盐酸（pH1～2）10ml，浸泡过夜，滤过。取滤液 3 份各 2ml，置 3 支试管中，分别加碘化汞钾试剂、碘化铋钾试剂、硅钨酸试剂各 1 滴，则分别产生白色、棕红色及白色沉淀。

（3）薄层色谱：取粗粉 5g，用石油醚冷浸脱脂，然后用乙醇温浸 2～3 小时，滤过，滤液备用。以硅胶 G 为吸附剂，正己烷 - 乙酸乙酯 - 甲醇 - 水（5∶10∶6∶5）为展开剂，展距 16.5cm，浓硫酸为显色剂，120℃烘烤 2 分钟，斑点显灰黑色。

8. 贮藏

袋装，置通风干燥处。

（三）炮制与饮片

1. 药材炮制

（1）牛蒡子：取原药材，除去杂质，洗净，干燥。

（2）炒牛蒡子：取净牛蒡子置锅内，用文火加热，炒至鼓起，有爆裂声，表面微显焦斑，有香气逸出时取出，放凉。

2. 饮片名称

牛蒡子，炒牛蒡子。

3. 药品类别

解表药：发散风热药。

4. 性状特征

（1）牛蒡子：本品性状特征同药材（图 267-3）。

（2）炒牛蒡子：本品形如牛蒡子，色泽加深，质脆，微有香气（图 267-4）。

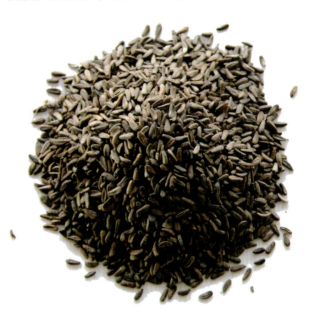

图 267-3　牛蒡子

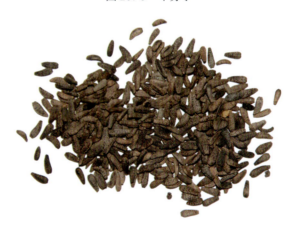

图 267-4　炒牛蒡子

5. 质量要求

（1）水分：不得过 7.0%。

（2）总灰分：不得过 7.0%。

（3）含量测定：用高效液相色谱法测定。本品含牛蒡苷（$C_{27}H_{34}O_{11}$）不得少于 5.0%。

6. 性味功能

本品性寒，味辛、苦。祛风热，消肿毒。用于风热感冒、咽喉肿痛、咳嗽、麻疹、荨麻疹、腮腺炎、痈肿疮毒。

7. 用法用量

内服：煎汤，6～12g。

8. 使用注意

气虚便溏者忌用。

9. 贮藏

袋装，置通风干燥处。

（四）经典方剂与临床应用

竹叶柳蒡汤（《先醒斋医学广笔记》）

处方： 西河柳 15g，荆芥穗、蝉蜕、薄荷、甘草、知母（蜜炙）各 3g，炒牛蒡子、葛根各 4.5g，玄参 6g，麦门冬 9g，竹叶 30 片。

功能主治： 透疹解毒，清宣肺胃。用于痧疹透发不出，咳嗽喘急，烦闷躁乱，咽喉肿痛。

用法用量： 水煎服。

（五）食疗与药膳

1. 薄荷牛蒡子粥

原料： 薄荷 6g，牛蒡子 10g，粳米适量。

制作方法： 先将牛蒡子单煮15分钟，取出牛蒡子，留下汁水备用。将粳米煮成粥，10分钟后放入薄荷，在粥快好时，放入牛蒡子汁水，煮 5 分钟即可。

功能主治： 适用于 3～6 岁幼儿的热性感冒初期，症见咽疼、口渴、有黏稠性鼻涕、舌苔黄、脉搏快。

2. 牛蒡子去脂茶

原料： 牛蒡子 12g，决明子 12g，桂花 5g。

制做方法： 锅中倒入 350ml 水，放入牛蒡子、决明子煮 3 分钟至沸。将煮好的药茶汁冲入装有桂花的杯中，即可饮用。

功能主治： 去脂通便。

用法用量： 代茶饮。

268　牛蒡根 Niu Bang Gen

（一）基原

1. 集解

牛蒡根以恶实之名始载于《名医别录》（即牛蒡子）。《本草纲目》云："……其根大者如臂，长者近尺，其色灰黔。七月采子，十月采根。"

2. 品种

牛蒡根为双子叶植物纲菊科牛蒡属植物牛蒡 *Arctium lappa* L. 栽培品的干燥根。

3. 分布

山东境内各地有栽培，以菏泽、泰安、烟台栽培量较大；省内各地有少量野生或逸生。

4. 生态

牛蒡常栽培。野生者，多生于山野路旁、沟边、荒地、山坡向阳草地。

5. 形态特征

牛蒡：二年生草本，高 1～2m。根粗壮，肉质，圆锥形。茎直立，上部多分枝，带紫褐色，有纵条棱。基生叶大形，丛生，有长柄；茎生叶互生；叶片长卵形或广卵形，长 20～50cm，宽 15～40cm。先端钝，具刺尖，基部常为心形，全缘或具不整齐波状微齿，上面绿色或暗绿色。具疏毛，下面密被灰白色短绒毛。头状花序簇生于茎顶或排列成伞房状，直径 2～4cm，花序梗长 3～7cm，表面有浅沟，密被细毛；总苞球形，苞片多数，覆瓦状排列，披针形或线状披针形，先端钩曲，花小，红紫色，均为管状花，两性，花冠先端 5 浅裂，聚药雄蕊 5，与花冠裂片互生，花药黄色；子房下位，1 室，先端圆盘状，着生短刚毛关冠毛；花柱细长，柱头 2 裂。瘦果长圆形或长圆状倒卵形，灰褐色，具纵棱，冠毛短刺状，淡黄棕色。花期 6～8 月，果期 8～10 月（图 268-1）。

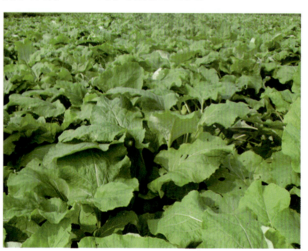

图 268-1　牛蒡植株

6. 产地加工

10 月间采挖生长 2 年以上的根，在采收牛蒡子时采挖其根才不致空心。挖取后洗净晒干。

（二）药材

1. 性状特征

干燥根呈长圆锥形或长圆柱形，粗壮。表面黑褐色，有皱纹。质硬，断面较平坦，黄白色，外皮黑褐色。气微味微苦，略有黏性（图 268-2）。

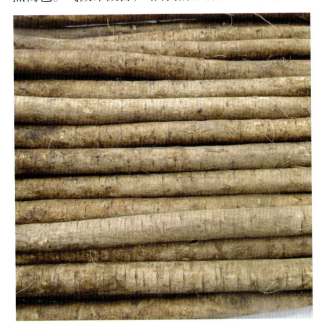

图 268-2　牛蒡根药材

2. 商品规格

本品均为统货。

3. 道地药材

本品浙江产者质佳。

4. 质量标志

本品以条粗壮、断面黄白色者为佳。

5. 化学组分

愈创木内酯类：牛蒡种噻吩 -a（lappaphen-a），牛蒡种噻吩 -b（lappaphen-b）等；硫炔类化合物：牛蒡酮（arctinone）a、b；牛蒡醇（arctinol）a、b；牛蒡醛（arctinal）；牛蒡酸（arcticacid）b、c；牛蒡酸 b 甲酯（methylarctateb）-1；11- 十三碳二烯 -3，5，7，9- 四炔 [（11E）-1，11-tridecadien-3，5，7，9-tetrayne]；（3E，11E）-1，3，11- 十三碳三烯 -5，7，9- 三炔 [（3E，11E）-1，3，11-tridecatrien-5，7，9-triyen] 等。挥发性成分：去氢木香内酯，去氢二氢木香内酯，3- 辛烯酸（3-octenoicacid），3- 己烯酸（3-hexenoicacid），2- 甲基丙酸（2-methypropionic acid）等。尚含 α，β- 香树酯醇（α，β-amyrin），羽扇豆醇（lupeol），蒲公英甾醇（taraxasterol），φ-蒲公英甾醇（φ-taraxasterol），豆甾醇（stigmasterol），谷甾醇（sitosterol）等。

6. 贮藏

置通风干燥处。

（三）炮制与饮片

1. 药材炮制

取原药材，除去杂质，去掉外皮，切片。

2. 饮片名称

牛蒡根。

3. 药品类别

疏风散热药。

4. 性状特征

本品呈长圆形或不规则形片。外皮内卷、切面黄白色或较深，有放射状纹理和裂隙（图 268-3，图 268-4）。

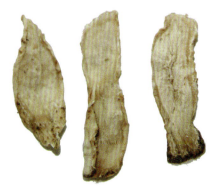

图 268-3　牛蒡根

5. 性味功能

本品性寒，味苦。祛风热，消肿毒。用于风毒面肿、头晕、咽喉热肿、齿痛、咳嗽、消渴、痈疽疮疥。

6. 用法用量

内服：煎汤，6 ～ 9g，或捣汁。外用：捣敷，熬膏涂贴或煎水洗。

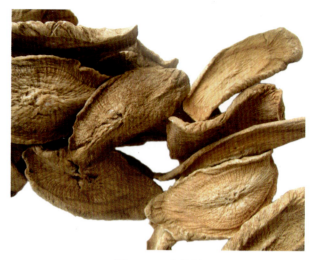

图 268-4　牛蒡根

7. 使用注意

脾胃虚弱者不宜。若作食用，须先经蒸或煮过，以减弱其寒凉降泄之性。

8. 贮藏

置通风干燥处。

（四）经典方剂与临床应用

（1）治热攻心，烦躁恍惚：牛蒡根捣汁一升，食后分为三服（《食医心镜》）。

（2）治头面忽肿，热毒风内攻，或手足头面赤肿：牛蒡子根洗净研烂，酒煎成膏，摊在纸上，贴肿毒，仍热酒调下，一服肿止痛减（《斗门方》）。

（3）治热毒牙痛，齿龈肿痛不可忍：牛蒡根一斤，捣汁，入盐花一钱，银器中熬成膏，每用涂齿龈上，重者不过二三度（《太平圣惠方》）。

（五）食疗与药膳

1. 牛蒡鱼蓉羹

原料： 牛蒡 100g，鱼肉 100g，西红柿 15g，豌豆 25g，面包 100g，肉汤 250g，干香菇 15g，植物油 150g（实耗 25g），黄酒、味精、盐、干淀粉各适量。

制作方法： 先将香菇用水泡发去根切成小方丁，将牛蒡剁碎，西红柿、面包丁、面粉用水调好；取鱼肉下开水锅，微火煮熟后捞出碾成碎泥；肉汤烧开倒入鱼肉泥、捣碎的牛蒡、豌豆、香菇丁、西红柿丁、味精、黄酒、盐等。待水再开时加入湿淀粉，略搅几下，加入猪油做成鱼蓉羹；再取植物油倒入锅中，倒上鱼蓉羹即成。

功能主治： 补益脾胃，适用于脑血管疾病、高血压、冠心病等。

2. 牛蒡猪肚丝

原料： 牛蒡丝 100g，肥猪肚 1 只，豆豉、葱白各适量。

制作方法： 先将猪肚洗净，猪肚与牛蒡丝同时放入开水锅中，煮至猪肚将熟，再加入葱白、豆豉、盐调味，捞出猪肚切成片即成。

功能主治： 补脾益气。适用于糖尿病、消渴症（患者宜空腹食用效果更佳，渴则饮汤）。

269　艾叶 Ai Ye

（一）基原

1. 集解

艾叶始载于《名医别录》，列为中品，名医草。苏颂曰："初春布地生苗，茎类蒿，叶背白，以短者为良，三月三日，五月五日，采叶曝干，陈久者方可用。"李时珍曰："二月，宿根生苗成丛，其茎直生，白色，高四五尺；其叶四布，状如蒿，分为五尖，桠上复有小尖，面青背白，有茸而柔厚。"

2. 品种

艾叶为双子叶植物纲菊科艾属植物家艾 *Artemisia argyi* Levl. et Van. 的干燥叶片。

3. 分布

山东境内产于各地。

4. 生态

家艾生于平原、丘陵、山坡、林缘、沟边、村落周围或宅前屋后，亦有栽培者。

5. 形态特征

艾叶：多年生草本，高 45～120cm。茎直立，圆形，质硬，基部木质化，被灰白色软毛，从中部以上分枝。单叶，互生；茎下部的叶在开花时即枯萎；中部叶具短柄，叶片卵状椭圆形，羽状深裂，裂片椭圆状披针形，边缘具粗锯齿，上面暗绿色，稀被白色软毛，并密布腺点，下面灰绿色，密被灰白色绒毛；近茎顶端的叶无柄，叶片有时全缘完全不分裂，披针形或线状披针形。花序总状，顶生，由多数头状花序集合而成；总苞苞片4～5层，外层较小，卵状披针形，中层及内层较大，广椭圆形，边缘膜质，密被绵毛；花托扁平，半球形，上生雌花及两性花10余朵；雌花不甚发育，长约1cm，无明显的花冠；两性花与雌花等长，花冠筒状，红色，顶端5裂；雄蕊5枚，聚药，花丝短，着生于花冠基部；花柱细长，顶端2分叉，子房下位，1室。瘦果长圆形。花期7～10月（图269-1）。

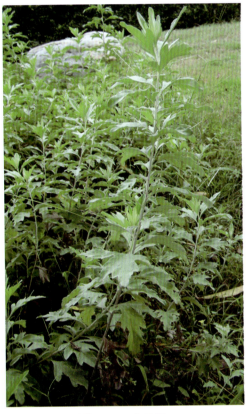

图 269-1　艾植株

6. 产地加工

5～7月采叶，晒干为艾叶，取嫩叶晒干，敲打或轧碾为粗粉即为艾绒。

（二）药材

1. 性状特征

叶片多皱缩破碎，有短叶柄，有时带嫩枝。叶片展开后呈羽状分裂，叶缘有不规则粗锯齿。上表面灰绿色，被稀疏柔毛和腺点；下表面灰白色，有密集白色丝状柔毛。质柔韧。气清香，味苦（图269-2）。①艾叶，色青，背面灰白色，绒毛多，叶厚质软，少枝梗，香气浓郁。②艾绒，绒团状，灰绿色，柔软，手捻之似棉絮（图269-2）。

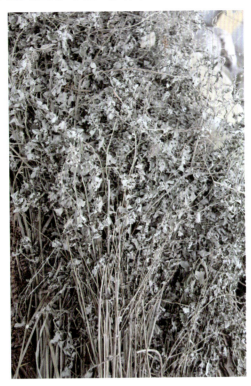

图 269-2　艾叶药材

2. 商品规格

本品均为统货。

3. 道地药材

本品以湖北蕲春产者为道地药材。

4. 质量标志

本品以叶厚、背面色灰白、绒毛多、质柔软、香气浓、味苦者为佳。

5. 显微特征

（1）组织鉴别：叶横切面示表皮为1列扁长方形细胞组成，上表皮外被角质层，有腺毛、非腺毛；下表皮气孔较多，非腺毛较多。栅栏细胞1列；海绵组织细胞类圆形，内含草酸钙方晶和簇晶。主脉维管束外韧型（图269-3）。

（2）粉末鉴别：非腺毛众多，"T"字形，臂细胞横生，长而扭曲，基部细胞2～5个，腺毛头部4～6个细胞，常成对并生，呈鞋底样，侧面观呈成对叠生状。表皮细胞不规则形；气孔不定式，副卫细胞3～6个。草酸钙簇晶小，直径4～14μm；方晶直径2～7μm。导管主为螺纹，少数为网纹。

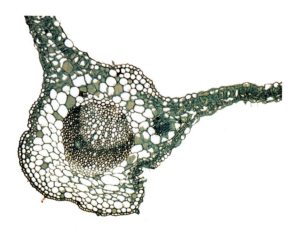

图 269-3　艾叶药材横切面组织特征

6. 化学组分

挥发油（0.02%）：1，8-桉油精；α-侧柏酮（α-thuzone）；α-水芹烯（α-phellandrene）；β-丁香烯（β-caryophyllene）；L-α-桉油醇（L-α-terpineol）；香桧烯；蒎烯；樟脑；龙脑；对-聚伞花素等。

7. 理化特征

薄层色谱：用挥发油提取器提取挥发油，取 0.1ml 溶于 1ml 乙醚中供点样用。另取桉油精配制成每毫升含 2μl 的溶液作为对照品。薄层板：硅胶 G 加适量 5%CMC 湿法铺板，105℃活化 30 分钟。展开剂：正己烷-乙酸乙酯（17∶3）。展距 15cm，取出晾干喷 5% 香草醛硫酸溶液，105℃烘数分钟。供试品和对照品在相同位置显相同的蓝色斑点。

8. 贮藏

贮于干燥处，防霉，防蛀。艾绒以塑料袋包装，干燥，防蛀。

（三）炮制与饮片

1. 药材炮制

（1）艾叶：将原药材除去杂质、枝梗及灰屑。

（2）醋艾叶：取净艾叶，加米醋拌匀，闷润至透，置锅内，用文火加热，炒干，取出，及时摊晾，凉透。艾叶每 100kg 用米醋 15kg。

（3）艾叶炭：取净艾叶，置炒制容器内，用中火加热，炒至表面焦黑色，喷淋清水少许，灭尽火星，炒微干，取出摊开晾干。

（4）醋艾炭：取净艾叶，用中火炒至表面焦黑色，喷淋米醋，灭尽火星，炒干，取出，及时摊晾，凉透。艾叶每 100kg 用米醋 15kg。

2. 饮片名称

艾叶，醋艾叶，艾叶炭，醋艾炭。

3. 药品类别

止血药：温经止血药。

4. 性状特征

（1）艾叶：本品多皱缩、破碎。完整叶片呈卵状椭圆形，羽状深裂，裂片椭圆状披针形，边缘有不规则的粗锯齿，上表面灰绿色或深黄绿色，有稀疏的柔毛及白色腺点，下表面密生灰白色绒毛，质柔软。气清香，味苦（图 269-4）。

（2）醋艾叶：本品形同艾叶，清香气淡，略有醋气。

（3）艾叶炭：本品呈不规则的碎片，表面黑褐色，有细条状叶柄，极易破碎（图 269-5）。

（4）醋艾炭：本品形如艾叶炭，略有醋气。

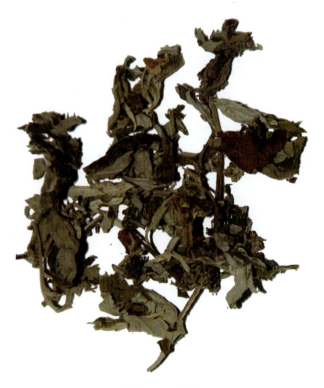

图 269-4　艾叶

5. 质量要求

（1）水分：不得过 15.0%。

（2）总灰分：不得过 12.0%。

（3）酸不溶性灰分：不得过 3.0%。

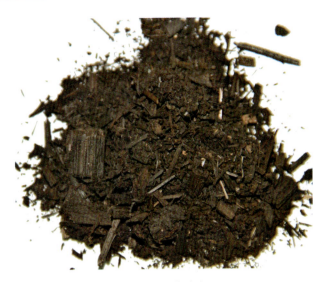

图 269-5 艾叶炭

（4）含量测定：用液相色谱法测定。本品含桉油精（$C_{10}H_8O$）不得少于0.050%。

6. 性味功能

本品性温，味辛、苦。温经止痛，散寒逐湿，止血安胎。生品芳香，可以入血，辛热可以解寒，擅于理气血，散风寒湿邪，多用于少腹冷痛、经寒不调、皮肤湿疹瘙痒。醋艾叶温而不燥，并能增强逐寒止痛作用，多用于虚寒之证。炭药辛散之性大减，温经止血力强，多用于虚寒性出血证。

7. 用法用量

内服：煎汤，3～9g；外用：适量，多作艾条熏灸，煎洗或温熨用。

8. 使用注意

本品阴虚血热者及宿有失血病者慎用。有小毒，不可过量服用。

9. 贮藏

本品贮于干燥处，防霉，防蛀。艾绒以塑料袋包装，干燥，防蛀。

（四）经典方剂与临床应用

艾附暖宫丸（《仁斋直指附遗》）

处方：艾叶（大叶者，去枝、梗）90g，香附子（去毛）180g（俱要合时采者，用醋1L，以石罐煮一昼夜，捣烂为饼，慢火焙干），吴茱萸（去枝、梗）、大川芎（雀脑者）、白芍药（酒炒）、黄芪（取黄色、白色软者）各60g，当归（酒洗）90g，续断（去芦）45g，生地黄30g（酒洗，焙干），官桂1.5g。

制法：共为细末，米醋打糊为丸，如梧桐子大。

功能主治：温经暖宫，养血安胎。妇人子宫虚冷，带下白浊，面色萎黄，四肢疼痛，倦怠无力，饮食减少，月经不调，血无颜色，肚腹时痛，久无子息。

用法用量：每服50～70丸，空腹时用淡醋汤送下。

使用注意：服药期间，忌恼怒、生冷。

（五）食疗与药膳

1. 母鸡艾叶汤

原料：老母鸡一只，艾叶15g。

制作方法：将老母鸡洗净，切块，同艾叶一起煮汤即可。

功能主治：补气摄血，健脾宁心。适用于体虚不能摄血而致月经过多，心悸怔忡，失眠多梦，小腹冷痛等。

用法用量：分2～3次食用，月经期连服2～3剂。

2. 艾叶鸡蛋汤

原料：艾叶50g，鸡蛋2个，白糖适量。

制作方法：将艾叶加水适量煮汤，打入鸡蛋煮熟，放白糖溶化即成。

功能主治：温肾安胎。适用于习惯性流产。

用法用量：每日晚睡前服。

270 茵陈蒿 Yin Chen Hao

（一）基原

1. 集解

茵陈蒿始载于《神农本草经》，列为上品。陶弘景谓："似蓬蒿而叶紧细。秋后茎枯，经冬不死，至春又生。"苏颂谓："春秋生苗，长三五寸，似蓬蒿而叶紧细，无花实，五月、六月采茎叶阴干，今谓之山茵陈。"李时珍谓："今山茵陈二月生苗，其茎如艾。其叶淡色青蒿而背白，叶歧紧细而扁整。九月开细花黄色，结实大如艾子……"《本草拾遗》载："此虽蒿类，经冬不死，便由旧苗而生，故名茵陈。"

2. 品种

茵陈蒿为双子叶植物纲菊科蒿属植物茵陈蒿 *Artemisia capillaris* Thunb. 的干燥地上部分。

3. 分布

山东境内产于各地。

4. 生态

茵陈蒿生于山坡、丘陵、平原杂草地、田边、路旁、旷野、河岩或海滨沙滩。

5. 形态特征

茵陈蒿：多年生草本，高 40 ～ 100cm。茎直立，木质化，表面有纵条纹，紫色，多分枝，老枝光滑，幼嫩枝被有灰白色细柔毛。营养枝上的叶，叶柄长约 1.5cm，叶片 2 ～ 3 回羽状裂或掌状裂，小裂片线形或卵形，密被白色绢毛；花枝上的叶无柄，羽状全裂，裂片呈线形或毛管状，基部抱茎，绿色，无毛。头状花序多数，密集成圆锥状；总苞球形，苞片 3 ～ 4 层，光滑，外层小，卵圆形，内层椭圆形，背部中央绿色，边缘膜质；花杂性，淡紫色，均为管状花；雌花长约 1mm，雌蕊 1 枚，柱头 2 裂，叉状；两性花略长，先端膨大，5 裂，裂片三角形，下部收缩呈倒卵状，雄蕊 5 枚，聚药，先端尖尾状，基部有短尖，雌蕊 1 枚，柱头头状，不分裂。瘦果长圆形，无毛。花期 9 ～ 10 月。果期 11 ～ 12 月（图 270-1）。

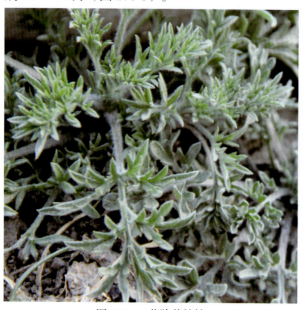

图 270-1　茵陈蒿植株

6. 产地加工

春季幼苗高 6 ～ 10cm 时采收或秋季花蕾长成时采割，除去杂质及老茎，晒干。春季采收的习称"绵茵陈"，秋季采收的称"茵陈蒿"。

（二）药材

1. 性状特征

（1）绵茵陈：多卷曲成团状，灰白色或灰绿色，全体密被白色茸毛，绵软如绒，茎细小，长 15 ～ 25cm，直径 0.1 ～ 0.2cm，除去表面白色茸毛后可见明显纵纹；质脆，易折断。叶具柄，展平后叶片呈 1 ～ 3 回羽状分裂，叶片长 1 ～ 3cm，宽约 1cm；小裂片卵形或稍呈倒披针形、条形，先端锐尖。气清香，味微苦（图 270-2）。

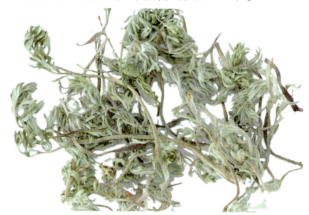

图 270-2　茵陈蒿药材（绵茵陈）

（2）茵陈蒿：茎呈圆柱形，多分枝，长 30 ～ 100cm，直径 2 ～ 8mm；表面淡紫色或紫色，有纵条纹，被短柔毛。体轻，质脆，断面类白色。叶密集，或多脱落。下部叶 2 ～ 3 回羽状深裂。裂片条形或细条形，两面密被白色柔毛；茎生叶 1 ～ 2 回羽状全裂，基部抱茎，裂片细丝状；头状花序卵形，多数集成圆锥状，长 1.2 ～ 1.5mm，直径 1 ～ 1.2mm，有短梗；总苞片 3 ～ 4 层，卵形，苞片 3 裂；外层雌花 6 ～ 10 个，可多达 15 个，内层两性花 2 ～ 10 个；瘦果长圆形，黄棕色。气芳香，味微苦（图 270-3）。

2. 商品规格

商品有西茵陈、绵茵陈之分，以前者质佳。

3. 道地药材

本品陕西所产者质量最佳，习称"西茵陈"。

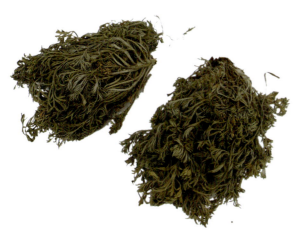

图 270-3　茵陈蒿药材

4. 质量标志

绵茵陈以质嫩、绵软、色灰白、香气浓者为佳。茵陈蒿以叶多、花蕾多、色灰白、香气浓者为佳。

5. 显微特征

粉末鉴别：叶粉末灰绿色。上表皮细胞壁较平直，下表皮细胞壁波状弯曲；上下表皮均有气孔，为不定式。叶片裂片顶端钝圆或稍狭，表皮细胞较小。气孔少见。腺毛少，顶面观呈鞋底形，由 6～8 个细胞上下成对叠合而成，直径 15～22μm。"T"字形非腺毛众多，大多碎断似纤维状，完整者顶端细胞极长，可至 2mm，直径 5～26μm，左右两壁不等长，臂厚，木化，基部 1～3 个细胞，极扁短。

6. 化学组分

挥发油：茵陈二炔酮（capillin），茵陈二炔（capillene），茵陈炔酮（capillone），茵陈素（capillarin），β- 蒎 烯（β-pinene）等。6，7- 二 甲 氧 基 香 豆 精（6，7-dimcthoxycoumarin scoparone，开花期含量最高，达 1.98%）；绿原酸（chlorogenic acid）；咖啡酸（caffeic acid）。黄酮类成分：蓟黄素（cirsimaritin），芫花黄素（genkwanin）等。

7. 理化特征

（1）荧光检查

1）取本品粉末 1g，加 95% 乙醇 50ml，回流 1 小时，滤过，滤液呈淡黄绿色，滴于滤纸上，置紫外灯（365nm）下检视，显砖红色荧光。

2）取本品粉末 1g 4 份，分别用石油醚、氯仿、无水乙醇和水各 20ml 冷浸 3 小时，时加振摇，滤过，滤液滴于滤纸上，置紫外光灯（365nm）下检视，石油醚冷浸液呈暗红色，氯仿冷浸液为红色，无水乙醇为紫红色，水浸液显暗蓝色。

（2）薄层色谱

1）取粉末 2g，置沙氏提取器中，加甲醇 60ml，回流至无色，回收甲醇，提取液置于 10ml 容量瓶中，加甲醇至刻度作供试液。另取氯原酸纯品制成 1mg/ml 浓度的甲醇液作对照。点于硅胶 G-CMC 薄层板上，以氯仿 - 乙酸乙酯 - 甲酸（4：4：2）为展开剂，展开后，置紫外光灯（254nm）下检视，斑点呈强烈的蓝色荧光。

2）吸附剂：硅胶 G-0.3% 羧甲基纤维素钠。展开剂 1 为氯仿 - 乙酸乙酯 - 甲酸（2：2：1）；展开剂 2 为环己烷 - 乙酸乙酯（1：1）。供试品溶液：取本品粉末 0.1 g，加入 85% 甲醇 25ml，于 80℃水浴上蒸干，用少量甲醇溶解，滤过，滤液加甲醇并定容于 2ml 容量瓶中。对照品溶液：取绿原酸和 6，7- 二甲氧基香豆素适量，用甲醇制备成每毫升各含 1mg 的混合溶液。点样量：供试品溶液 2～10μl，对照品 1～2μl。薄层先用展开剂 1 展至 6cm 处取出，晾干，置紫外光灯（365nm）下检视，供试品色谱在与对照品色谱相应的位置上显示相同颜色的斑点。

3）吸附剂：硅胶 HF254。展开剂：苯 - 甲醇（9：1）。供试品溶液：取本品粉末 1g，加 95% 乙醇 50ml，回流 1 小时，滤过，滤液适量浓缩。展开至 13cm 处，取出，晾干，置紫外光灯（365nm）下检视，显示 5 个红色斑点。

4）吸附剂：硅胶 G。展开剂：氯仿 - 乙酸乙酯 - 冰醋酸（4：4：2）。供试品溶液：取本品粉末 1g，加甲苯 20ml，冷浸 4 小时，滤过。滤液于水浴上蒸干，加甲醇 1ml，溶解残渣作供试品溶液。点样量：5μl。薄层展开后，取出，晾干，置紫外光灯（365nm）下检视，本品色谱中有红色斑点和淡蓝色斑点各 3 个。

8. 贮藏

麻袋或席装。本品易发霉、走散香味，应置阴凉干燥处保存。防受潮，避光，避风吹。贮存时间不宜过久，否则色变黄，香气散失，影响药效。

（三）炮制与饮片

1. 药材炮制

取原药材，除去残根、老茎及杂质，搓碎，筛去灰屑。

2. 饮片名称

茵陈蒿。

3. 药品类别

利水渗湿药：利湿退黄药。

4. 性状特征

本品呈松散的团状，灰白色或灰绿色，全体密被白色茸毛，绵软如绒。气清香，味微苦（图 270-4）。

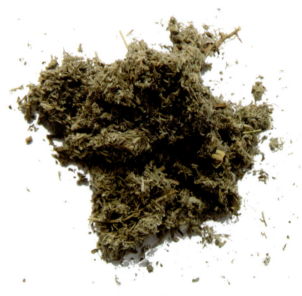

图 270-4　茵陈蒿

5. 质量要求

（1）绵茵陈

1）水分：不得过 12.0%。

2）浸出物：用热浸法测定，水作溶剂，不得少于 25.0%。

3）含量测定：用高效液相色谱法测定。本品含绿原酸（$C_{16}H_{18}O_9$）不得少于 0.50%。

（2）茵陈蒿：含量测定，含滨蒿内酯（$C_{11}H_{10}O_4$）不得少于 0.20%。

6. 性味功能

本品性微寒，味苦、辛。清湿热，退黄疸。用于黄疸尿少、湿疮瘙痒、传染性黄疸型肝炎。

7. 用法用量

内服：煎汤，6～15g，大量可用 60g。外用：煎水洗。

8. 使用注意

非湿热引起的发黄忌服。

9. 贮藏

麻袋或席装。本品易发霉、走散香味，应置阴凉干燥处保存。防受潮，避光，避风吹。贮存时间不宜过久，否则色变黄，香气散失，影响药效。

（四）经典方剂与临床应用

茵陈蒿汤（《伤寒杂病论》）

处方：茵陈蒿 18g，栀子 15g（劈），大黄 6g（去皮）。

功能主治：清热利湿退黄。治湿热黄疸，一身面目俱黄，色鲜明如橘子，腹微满，口中渴，小便不利，舌苔黄腻，脉沉实或滑数。

用法用量：上三味，以水 1.2L，先煮茵陈，减 600ml，纳二味，煮取 300ml，去滓，分三服。

（五）食疗与药膳

1. 茵陈蒿炒猪肉

原料：茵陈蒿嫩茎叶 250g，猪肉 100g，葱花 10g，姜末 5g。

制作方法：将茵陈蒿洗净，入沸水锅焯片刻，捞出挤干水分，切段；猪肉洗净切丝；将料酒、精盐、味精、酱油、葱花、姜末放入碗内，搅匀成调味汁；炒勺加油烧热，下入肉丝煸炒至发白，倒入调味汁，炒至肉丝入味，投入茵陈蒿再炒至入味，出勺即成。

功能主治：健脾益胃、和中利湿。适用于脾胃不和、不欲饮食、小便不畅、大便溏泄等症。

2. 茵陈蒿荷叶粥

原料：茵陈蒿 25g，新鲜荷叶 1 张，粳米 100g，白糖适量。

制作方法：先将茵陈蒿、荷叶洗净煎汤，取汁去渣,加入洗净的粳米同煮,待粥将熟时,放入白糖稍煮即成。

功能主治:健补脾胃,利胆退黄。适用于慢性肝炎恢复期,对疾病的痊愈有一定的作用。

271 青蒿 Qing Hao

(一)基原

1. 集解

青蒿始载于《神农本草经》。《本草蒙筌》载:"按谚云,三月茵陈四月蒿,人每诵之,只疑两药一种,因分老嫩而异名也,殊不知叶虽近似,种却不同。草蒿叶背面俱青,且结花实;茵陈叶面青背白,花实全无。"《本草纲目》载:"青蒿二月生苗,茎粗如指而肥软,茎叶色并深青。其叶嫩似茵陈,而面背俱青。其根白硬。七八月开细黄花颇香。结实大如麻子,中有细子。"保升曰:"草蒿,江东人呼为狐蒿,为其气臭似狐也。北人呼为青蒿。《尔雅》云:'蒿,芽也。'孙炎注云:'荆楚之间,谓蒿为鼓。'郭璞注云:'今人呼青蒿香中炙啖者为鼓,是也。'"李时珍曰:"晏子云:'蒿,草之高者也。'"

2. 品种

青蒿为双子叶植物纲菊科蒿属植物黄花蒿 *Artemisia annua* L. 的干燥地上部分。

3. 分布

山东境内产于各地。

4. 生态

黄花蒿生于路旁、林缘或河岸肥沃湿润处。

5. 形态特征

黄花蒿:一年生草本,高达1.5m,全体近于无毛。茎直立,圆柱形,表面具有纵浅槽,幼时绿色,老时变为枯黄色;下部木质化,上部多分枝。茎叶互生;3回羽状细裂,裂片先端尖,上面绿色,下面黄绿色,叶轴两侧有狭翅,茎上部的叶向上渐小,分裂更细。头状花序球形,下垂,排列成金字塔形、具有叶片的圆锥花序,几密布在全植物体上部;每一头状花序有短花柄,基部具有或

不具有线形苞片;总苞平滑无毛,苞片2~3层,背面中央部分为绿色,边缘呈淡黄色,膜质状而透明;花托矩圆形,花均为管状花,黄色,外围为雌花,仅有雌蕊1枚;中央为两性花,花冠先端5裂,雄蕊5枚,花药合生,花丝细短,着生于花冠管内面中部,雌蕊1枚,花柱丝状,柱头2裂,呈叉状。瘦果卵形,微小,淡褐色,表面具隆起的纵条纹。花期8~10月。果期10~11月(图271-1)。

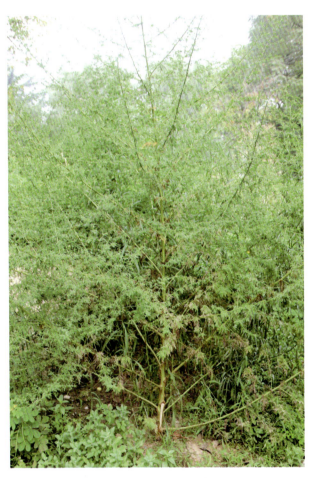

图271-1 黄花蒿植株

6. 产地加工

夏季开花前枝叶茂盛时割取地上部分,除去老茎,阴干;或秋季花盛开后,割取花枝,晒干或阴干。

(二)药材

1. 性状特征

茎呈圆柱形,上部多分枝,长30~80cm,

直径 0.2～0.6cm；表面黄绿色或棕黄色，具纵棱线；质略硬，易折断，断面中部有髓。叶互生，暗绿色或棕绿色，卷缩易碎，完整者展开后为三回羽状深裂，裂片及小裂片矩圆形或长椭圆形，两面被短毛。气香特异，味微苦（图 271-2）。

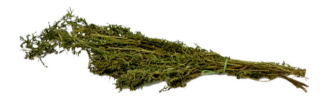

图 271-2　青蒿药材

2. 商品规格
统货。

3. 道地药材
本品习惯认为产于江苏苏州者为优。

4. 质量标志
本品以身干、色青绿、质嫩、未开花、香气浓郁者为佳。

5. 显微特征
组织鉴别：①茎横切面示表皮细胞 1 列，外被角质层，并有表皮毛或其残基；皮层细胞数列，靠外侧的细胞内含叶绿体，棱角处表皮下有厚角组织；维管束环列（老茎维管组织连续成环），韧皮部外侧具帽状纤维束，纤维木化。木质部纤维多数，木化。髓部白。②叶表面观示上、下表皮细胞垂周壁常波状弯曲，均有气孔分布，气孔多为不定式，非腺毛有 2 种。一种由 5～10 余个细胞组成；另一种为"丁"字毛，柄细胞 3～5 个，顶细胞狭长，横生，常脱落，腺毛头部为双细胞（图 271-3）。

6. 化学组分
挥发油（0.3%～2.5%）：桉叶素（cineole），蛔蒿酮（artemisia ketorle），异蒿酮（isoartemisia ketorle），乙酸蒿酯（L-β-anemisia alcoholacetate），左旋樟脑（L-camphor），蒎烯，乙酸苯甲酯，D-α-甲丁酯，石竹烯（caryoptlvllene），倍半萜烯醇，高醛，乙醛及酯类。油中尚含乙酸、丁酸、苯酚、莰烯、杜松油烯（cadirlene）等；萜类：从黄花

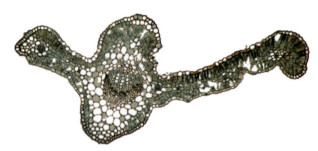

图 271-3　青蒿药材（叶）横切面组织特征

蒿中提取出的抗疟有效成分青蒿素（artearmuin，qinghaosu）、青蒿甲素（qinghaosu Ⅰ）、青蒿乙素（qinghaosu Ⅱ）、青蒿丙素（qinghaosu Ⅲ）等为新型倍半萜内酯；酯类：东莨菪内酯，咖啡酸甲酯，乙酯，瑞香内酯（daphnetin）；香豆素类：花头中含 7- 异戊烯 -8- 甲氧基香豆素，7- 羟基 -8-甲氧基香豆素；青蒿碱（abrotanine），苦味质，维生素 A 等。

7. 理化特征
（1）光谱鉴别：取青蒿素样品乙醇溶液 0.1ml（2mg/ml）置于 25ml 容量瓶中，加入 95% 乙醇 5ml 混匀，加入 0.2% 氢氧化钠溶液至刻度，在 50℃水浴反应 30 分钟，放冷后测量紫外吸收光谱，在 292nm 处应出现吸收峰。

（2）薄层色谱：青蒿素成分的检识。取本品粉末 3g，加石油醚（60～90℃）50ml，加热回流 1 小时，滤过，滤液蒸干，残渣加正己烷 30ml 使溶解，用 20% 乙腈溶液提取 3 次，每次 10ml，合并乙腈液，蒸干，残渣加乙醇 0.5ml 使溶解，作为供试品溶液。另取青蒿素对照品，加乙醇制成每毫升含 1mg 的溶液，作为对照品溶液。吸取上述 2 种溶液各 5μl，分别点于同一硅胶 G 薄层板上，以石油醚（60～90℃）- 乙醚（6∶4）为展开剂，展开，取出，晾干，喷以 10% 硫酸乙醇溶液，105℃加热至斑点显色清晰，置紫外光灯（365nm）下检视。供试品色谱在与对照品色谱相应的位置上，显相同颜色的荧光斑点。

8. 贮藏
席装或麻袋、塑料编织袋装。置阴凉干燥处，防热，防潮，防香气散失。

（三）炮制与饮片

1. 药材炮制

（1）青蒿：拣去杂质，除去残根，水淋使润，切段，晒干（图271-4）。

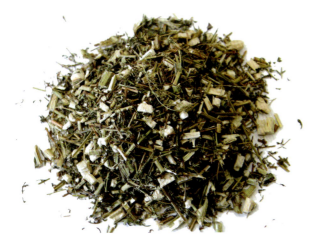

图271-4 青蒿

（2）鳖血青蒿：取青蒿段，置大盆内，淋入用温水少许稀释的鳖血，拌匀，稍闷，待鳖血吸尽后，入锅内文火微炒，取出，晾干（每青蒿段50kg，用活鳖200个取血）。

2. 饮片名称

青蒿，鳖血青蒿。

3. 药品类别

清热药：清虚热药。

4. 性状特征

本品呈不规则短段或破碎状，茎叶混合。余同药材。

5. 质量要求

（1）水分：不得过14.0%。

（2）总灰分：不得过8.0%。

（3）浸出物：用冷浸法测定，无水乙醇作溶剂，不得少于1.9%。

6. 性味功能

本品性寒，味苦、辛。清热解暑，除蒸，截疟。用于暑邪发热、阴虚发热、夜热早凉、骨蒸劳热、疟疾寒热、湿热黄疸等症。

7. 用法用量

内服：煎汤，6～12g；或入丸、散。外用：捣敷或研末调敷。

8. 使用注意

本品产后血虚、内寒泄泻、胃虚及饮食停滞泄泻者勿用。

9. 贮藏

席装或麻袋、塑料编织袋装。置阴凉干燥处，防热，防潮，防香气散失。

（四）经典方剂与临床应用

蒿芩清胆汤（《重订通俗伤寒论》）

处方： 青蒿脑4.5～6g，淡竹茹9g，仙半夏4.5g，赤茯苓9g，青子芩4.5～9g，生枳壳4.5g，陈皮4.5g，碧玉散（包）9g。

功能主治： 清胆利湿，和胃化痰。治少阳湿热痰浊证。症见寒热如疟，寒轻热重，口苦膈闷，吐酸苦水或呕黄涎而黏，胸胁胀痛，舌红苔白腻，脉濡数。现用于感受暑湿、疟疾、急性黄疸性肝炎等证属湿热偏重者。

用法用量： 水煎服。

（五）食疗与药膳

青蒿醪

原料： 鲜青蒿1000g，糯米500g。

制作方法： 鲜青蒿洗净，捣汁（或以干品200g煎汤去渣），再将药汁与糯米共同烧煮，做成糯米干饭，待冷，加酒曲适量，拌匀，发酵成为酒酿。

功能主治： 解暑，辟秽，解疟。

用法用量： 每日适量，佐餐食用。

272 紫菀 Zi Wan

（一）基原

1. 集解

紫菀始载于《神农本草经》，列为中名，以

后历代本草均有收载。《名医别录》云："一名紫茜，一名青菀。生房陵及真定，邯郸。二月、三月采根，阴干。"《本草图经》云："三月内布地生苗叶，其叶三四相连，五月、六月内开黄紫白花，结黑子。本有白毛，根甚柔细。"《重修政和经史证类备用本草》收录三幅紫菀药图，结合上述文献看，历代本草所载紫菀主流商品与现代所用紫菀一致。《本草衍义》云："《唐本》注言无紫菀时，亦用白菀。白菀即女菀也。今本草无白菀之名，盖唐《新修本草》已删去。"《本草纲目》云："紫菀以牢山所出根如北细辛者为良，沂许兖以东皆有之。今人多以车前、旋覆根赤土染过伪之。"说明历史上就存在紫菀商品有冒充伪造品的情况。本品根茎为不规则疙瘩状，下面簇生多数细根，形如马尾或编成辫状。表面淡紫色或紫棕色，断面淡黄白色，质稍柔软，故名。

2. 品种

紫菀为双子叶植物纲菊科紫菀属植物紫菀 *Aster tataricus* L. f. 栽培品的干燥根及根茎。

3. 分布

山东境内产于泰山等山区。

4. 生态

紫菀生长于潮湿的河边、低山阴坡湿地、低山草地或沼泽地。

5. 形态特征

紫菀：多年生草本，根状茎斜升。茎直立，高 40～50cm，粗壮，基部有纤维状枯叶残片且常有不定根，有棱及沟，被疏粗毛，有疏生的叶。基部叶在花期枯落，长圆状或椭圆状匙形，下半部渐狭成长柄，连柄长 20～50cm，宽 3～13cm，顶端尖或渐尖，边缘有具小尖头的圆齿或浅齿。下部叶匙状长圆形，常较小，下部渐狭或急狭成具宽翅的柄，渐尖，边缘除顶部外有密锯齿；中部叶长圆形或长圆披针形，无柄，全缘或有浅齿，上部叶狭小；全部叶厚纸质，上面被短糙毛，下面被稍疏的但沿脉被较密的短粗毛；中脉粗壮，有 5～10 对侧脉。脉在下面突起，网脉明显。头状花序多数，径 2.5～4.5cm，在茎和枝端排列成复伞房状；花序梗长，有线形苞叶。总苞半球形，长 7～9mm，径 10～25mm；总苞片 3 层，线形或线状披针形，顶端尖或圆形，外层长 3～4mm，宽 1mm，全部或上部草质，被密短毛，内层长达 8mm，宽达 1.5mm，边缘宽膜质且带紫红色，有草质中脉。舌状花约 20 余个；管部长 3mm，舌片蓝紫色，长 15～17mm，宽 2.5～3.5mm，有 4 至多脉；管状花长 6～7mm 且稍有毛，裂片长 1.5mm；花柱附片披针形，长 0.5mm。瘦果倒卵状长圆形，紫褐色，长 2.5～3mm，两面各有 1 脉或少有 3 脉，上部被疏粗毛。冠毛污白色或带红色，长 6mm，有多数不等长的糙毛。花期 7～9 月；果期 8～10 月（图 272-1）。

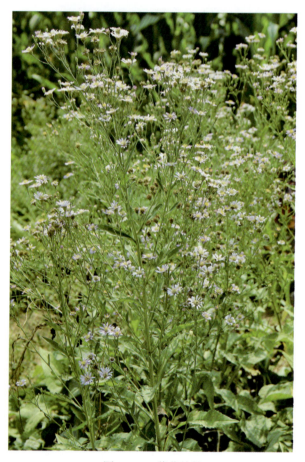

图 272-1　紫菀植株

6. 产地加工

春、秋二季采挖，除去有节的根茎（习称"母根"）和泥沙，稍晾一二日后，编成辫状晒干，或直接晒干。

（二）药材

1. 性状特征

根茎呈不规则块状，大小不一，顶端有茎、叶的残基，质稍硬。根茎簇生多数细根，长3～15cm，直径0.1～0.3cm，松散弯曲状或编成辫状；表面紫红色或灰红色，有纵皱纹；质较柔韧，断面灰白色。气微香，味甜、微苦（图272-2）。

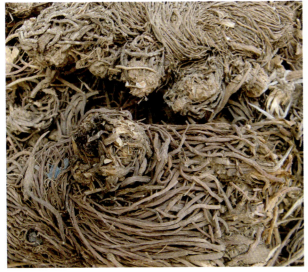

图 272-2　紫菀药材

2. 商品规格

本品均为统货。

3. 道地药材

本品以产于河北安国、安徽亳州者质优。

4. 质量标志

本品以根长、色紫红、质柔韧者为佳。

5. 显微特征

（1）组织鉴别：根横切面表皮细胞多萎缩或脱落，内含红色色素；下皮为一列椭圆形木栓化细胞，外壁略增厚。皮层宽广，细胞间隙明显，紧靠内皮层处有小型分泌道4～6个，常与韧皮部相对，内皮层明显，可见凯氏点。维管柱小，初生木质部为4～6原型；韧皮部束位于木质部弧角间。中心通常有髓（图272-3）。

（2）粉末鉴别：粉末红棕色。薄壁细胞呈类长方形，壁稍厚，表面多有较明显的斜向交错纹理。用水合氯醛装片（不加热），可见薄壁细胞中含类圆形菊糖团块，显放射状线纹，久置渐溶化。

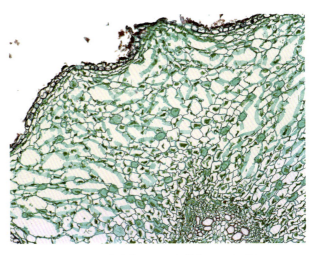

图 272-3　紫菀药材（根）横切面组织特征

下皮细胞表面观略呈长方形，直径17～45μm，长69～296μm，壁稍厚，细波状弯曲；石细胞淡黄色，呈类长方形、类圆形或圆三角形，直径44～154μm，长95～77μm，壁厚6～22μm，层纹及孔沟明显，有的胞腔内含草酸钙簇晶或淡黄棕色物。草酸钙簇晶直径8～20μm，有的一个薄壁细胞中含数个结晶，有的含晶细胞纵向连接，簇晶排列成行。厚壁细胞单个散在，两个并列或数个成群，淡黄色或无色，呈长条形，直径38～73μm，壁厚2～10μm，非木化，纹孔较多。分泌道碎片纵断面观分泌细胞呈类长方形，细胞及管道内均含黄棕色或红棕色分泌物；横断面观细胞略扁平。木纤维多成束或单个散在，较长，有的末端尾尖，直径12～37μm，壁厚3～10μm，木化，具单斜纹孔或相交成"人"字形。网纹、螺纹及具缘纹孔导管，直径14～34μm，网孔及具缘纹孔细小。薄壁细胞呈类长方形，壁稍厚，表面大多有较明显的斜向交错纹理。内皮层细胞横断面观呈扁平形，有凯氏点增厚，表面观呈长方形，壁波状弯曲。

6. 化学组分

无羁萜（freidelin），表无羁萜醇（epifriedeliol），紫菀酮（shionone），紫菀苷（shionoside）A、紫菀苷 B 及紫菀苷 C，紫菀皂苷（asetrsaponin）A、紫菀皂苷 B、紫菀皂苷 C、紫菀皂苷 D、紫菀皂苷 E、紫菀皂苷 F，紫菀五肽（asterin）A、紫菀五肽 B，还含植物甾醇葡萄糖苷（phytosterolglucosides）及挥发油，挥发油的成分有毛叶醇（lachnophyllol），乙酸毛叶酯（lachnophyllol acetate），茴香脑（anethole），烃，脂肪酸，芳香族酸等。

7. 理化特征

（1）化学定性：①取本品粗粉 2g，加乙醚或甲醇 10ml，浸渍 10 小时，滤过。取滤液滴在滤纸上，在紫外光灯（254nm）下观察，显蓝色荧光。②皂苷试验：取本品粉末 2g，加水 20ml，置 60℃水浴上加热 10 分钟，趁热滤过，放冷。取滤液 2ml，置试管中，用力振摇 1 分钟，产生持久性泡沫，10 分钟不消失。③取本品粗粉 2g，置 50ml 锥形瓶中，加乙醚 15ml，密塞振摇浸渍 1 小时，滤过。取滤液 4ml，蒸去乙醚，残渣溶于醋酐 1ml 中，滴加浓硫酸 1 滴，呈现紫色，溶液上层逐渐变绿色，最后全部溶液呈绿色。

（2）薄层色谱：①取本品粉末 50g，置挥发油测定器中提取挥发油，用乙醚稀释成 10% 的溶液，吸取 10μl 点于硅胶 G 薄层板上，用氯仿展开，喷 1% 香草醛浓硫酸溶液显色。②取本品粗粉 2g，加石油醚（60 ～ 90℃）20ml，加热回流提取 30 分钟，滤过，滤液浓缩至约 2ml，作为供试品溶液。另取紫菀对照药材 2g，同法制成对照药材溶液。吸取上述 2 种溶液各 2μl，分别点于同一硅胶 G 薄层板上，以苯为展开剂，展开，取出，晾干，喷以二硝基苯肼试液。供试品色谱在与对照药材色谱相应的位置上，显相同的黄色斑点；置 105℃加热 10 分钟，供试品色谱在与对照药材色谱相应的位置上，显相同颜色的斑点。

8. 贮藏

袋装，置阴凉干燥处，防潮，防蛀。

（三）炮制与饮片

1. 药材炮制

（1）紫菀：取紫菀，除去杂质，洗净，稍润，切厚片或段，干燥。

（2）蜜紫菀：取紫菀片加炼蜜（和以适量开水）拌匀，稍闷，用文火炒至不黏手为度，取出放凉（每 100kg 紫菀，用炼蜜 25kg）。

2. 饮片名称

紫菀，蜜紫菀。

3. 药品类别

化痰止咳平喘药：止咳平喘药。

4. 性状特征

（1）紫菀：本品为不规则的片、段，片厚 1 ～ 2mm，段长 5 ～ 10mm，直径 1 ～ 3mm。切面灰白色或灰棕色，边缘带紫色，中心部有黄白色的筋脉；周边紫红色或灰红色，有纵皱纹。质柔韧。气微香，味甜、微苦（图 272-4）。

（2）蜜紫菀：本品形如紫菀片，表面棕褐色或紫棕色，味甜（图 272-5）。

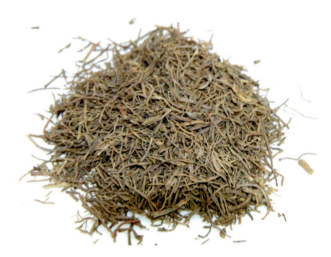

图 272-4　紫菀

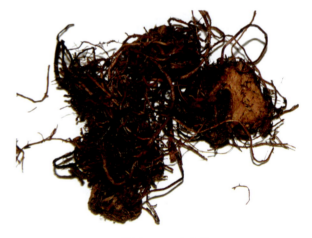

图 272-5　蜜紫菀

5. 质量要求

（1）水分：不得过 16.0%。

（2）含量测定：用高效液相色谱法测定。本品含紫菀酮（$C_{30}H_{50}O$）不得少于 0.10%。

6. 性味功能

本品性温，味辛、苦。润肺下气，消痰止咳。用于痰多喘咳、新久咳嗽、痰多不利、劳嗽咳血。

7. 用法用量

内服：煎汤，4.5～10g；或入丸、散。

8. 配伍禁忌

本品恶天雄、瞿麦、雷丸、远志、藁本。畏茵陈蒿。

9. 使用注意

本品有实热者忌服。劳伤肺肾、水亏金燥而咳喘失血者非所宜。

10. 贮藏

本品袋装，置阴凉干燥处，防潮，防蛀。

（四）经典方剂与临床应用

止嗽散（《医学心悟》）

处方：桔梗 9g，荆芥 9g，紫菀 9g，百部 9g，白前 9g，陈皮 6g，甘草 3g。

功能主治：风邪犯肺证。适用于咳嗽咽痒，咳痰不爽，或微有恶风发热，舌苔薄白，脉浮缓。

用法用量：上七味为末，做成散剂。每日 3 次，每次 10g；做汤剂时，水煎服。用量按原方剂比例酌情增减。

（五）食疗与药膳

1. 紫菀粥

原料：紫菀 10g，大米 100g，白糖适量。

制作方法：将紫菀择净，放入药罐中，浸泡 5～10 分钟后，水煎取汁加大米煮粥，待熟时调入白糖，再煮一二沸即成。

功能主治：适用于咳嗽气逆，咯痰不爽，以及肺虚久咳，痰中带血等多种咳嗽。

用法用量：每日 1 剂，连食 3～5 天。

2. 天门冬紫菀酒

原料：天门冬 200g，紫菀 10g，饴糖 10g，白酒 1000ml。

制作方法：将药洗净捣碎，装入纱布袋内，与饴糖一起放入净器中，倒入白酒浸泡，密封；7～10 天后开启，去掉药袋，过滤装瓶备用。

功能主治：润肺止咳。主治肺痿咳嗽，吐涎沫，心中温温，咽燥而不渴者。

用法用量：每次 10～30ml，每日 2 次。

273　苍术 Cang Zhu

（一）基原

1. 集解

苍术始载于《神农本草经》，列为上品，未分白术和苍术，而统称为术。《名医别录》云："一名山疆，一名山连。生郑山，汉中，南郑。二月、三月、八月、九月采根，曝干。"《本草图经》云："术，生郑山山谷，汉中南郑，今处处有之，以嵩山、茅山者为佳。春生苗，青色无桠。一名山蓟，以其叶似蓟也。……夏开花，紫碧色，亦似刺蓟花……根似姜而傍有细根，皮黑，心黄白色，中有膏液紫色。"《本草衍义》云："苍术，其长如大拇指，肥实，皮色褐，气味辛烈，须米泔浸洗，再换泔浸二日，去上粗皮。……古方及《本经》止言术，未见分其苍白二种也。只缘陶隐居言术有 2 种，自此人多贵白者。"《本草纲目》云："苍术……苗高二三尺，其叶抱茎而生，稍间叶似棠梨叶，其脚下叶有三五叉，皆有锯齿小刺。根如老姜之状，苍黑色，肉白有油膏。"由上述可见，自宋代起，已将术分为苍术和白术，并且苍术与现今所用苍术是一致的。

2. 品种

（1）茅苍术：为双子叶植物纲菊科苍术属植物茅苍术 Atractylodes lancea（Thunb.）DC. 野生品的干燥根茎。

（2）北苍术：为双子叶植物纲菊科苍术属植物北苍术 Atractylodes chinensis（DC.）Koidz. 野生品的干燥根茎。

3. 分布

山东境内茅苍术、北苍术均产于各山地丘陵。

4. 生态

（1）茅苍术：生于坡灌丛、林下、草地或岩缝隙中。

（2）北苍术：生于低山阴坡灌丛、林下或较干燥处。

5. 形态特征

（1）茅苍术：多年生草本。根状茎平卧或斜升，粗长或通常呈疙瘩状，生多数等粗等长或近等长的不定根。茎直立，高（15～20）30～100cm。基部叶花期脱落；中下部茎叶长8～12cm，宽5～8cm，3～5（7～9）羽状深裂或半裂，基部楔形或宽楔形，几无柄，扩大半抱茎，或基部渐狭成长达3.5cm的叶柄；顶裂片与侧裂片不等形或近等形，圆形、倒卵形、偏斜卵形、卵形或椭圆形，宽1.5～4.5cm；侧裂片1～2（3～4）对，椭圆形、长椭圆形或倒卵状长椭圆形，宽0.5～2cm；有时中下部茎叶不分裂；中部以上或仅上部茎叶不分裂，倒长卵形、倒卵状长椭圆形或长椭圆形，有时基部或近基部有1～2对三角形刺齿或刺齿状浅裂。或全部茎叶不裂，中部茎叶倒卵形、长倒卵形、倒披针形或长倒披针形，长2.2～9.5cm，宽1.5～6cm，基部楔状，渐狭成长0.5～2.5cm的叶柄，上部的叶基部有时有1～2对三角形刺齿裂。全部叶质地坚硬，硬纸质，两面同色，绿色，无毛，边缘或裂片边缘有针刺状缘毛或三角形刺齿或重刺齿。头状花序单生茎枝顶端，但不形成明显的花序式排列，植株有多数或少数（2～5个）头状花序。总苞钟状，直径1～1.5cm。苞叶针刺状羽状全裂或深裂。总苞片5～7层，覆瓦状排列，最外层及外层卵形至卵状披针形，长3～6mm；中层长卵形至长椭圆形或卵状长椭圆形，长6～10mm；内层线状长椭圆形或线形，长11～12mm。全部苞片顶端钝或圆形，边缘有稀疏蛛丝毛，中内层或内层苞片上部有时变红紫色。小花白色，长9mm。瘦果倒卵圆状，被稠密的顺向贴伏的白色长直毛，有时变稀毛。冠毛刚毛褐色或污白色，长7～8mm，羽毛状，基部连合成环。花果期6～10月（图273-1）。

（2）北苍术：为多年生草本，株高40～50cm。根状茎肥大，呈结节状。茎单一或上部稍分歧。叶互生，下部叶匙形，基部呈有翼的柄状，基部楔形至圆形，边缘有不连续的刺状牙齿，齿牙平展，叶革质，平滑。头状花序生于茎梢顶端，基部叶状苞披针形，边缘为长栉齿状，比头状花稍短，总苞长杯状，总苞片7～8列，生有微毛，管状花，花冠白色。瘦果长形，密生银白色柔毛，冠毛羽状。花期7～8月，果期8～10月（图273-2）。

6. 产地加工

春、秋二季采挖，除去泥沙和残茎，晒至九成干后撞去须根，用火烧掉毛须，晒干。

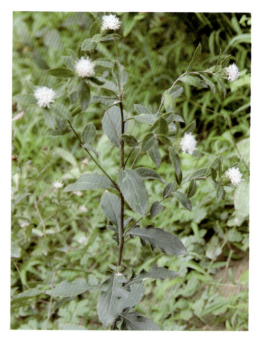

图 273-1　茅苍术植株

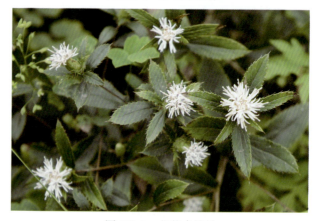

图 273-2　北苍术植株

（二）药材

1. 性状特征

（1）茅苍术：干燥根茎呈不规则连珠状或结节状圆柱形，略弯曲，偶有分枝，长3～10cm，直径1～2cm。表面灰棕色，有皱纹、横曲纹及残留须根，顶端具茎痕或残留茎基。质坚实，断面黄白色或灰白色，散有多数橙黄色或棕红色油点，暴露稍久，可析出白色细针状结晶。气香特异，味微甜、辛、苦（图273-3）。

（2）北苍术：根茎呈疙瘩块状或结节状圆柱形，长4～9cm，直径1～4cm。表面黑棕色，除去外皮者黄棕色。质较疏松，断面散有黄棕色油点。香气较淡，味辛、苦（图273-4）。

有 10～40 层木栓细胞，其间夹有石细胞带 1 至数条，皮层薄壁组织中散在大形油室。韧皮部窄小，形成层成环。木质部的内侧有木纤维束，与导管群相间排列，射线和髓部散有油室。薄壁细胞含有细小的菊糖和草酸钙针晶。北苍术根茎横切面，木栓层中石细胞带 2 至多条。皮层有纤维束，皮层、韧皮部、射线和髓部均有油室散在。木质部纤维束较大，与导管群相间排列（图 273-5）。

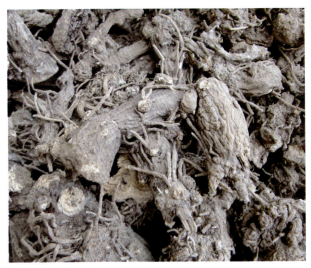

图 273-3 茅苍术药材

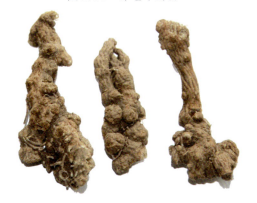

图 273-4 北苍术药材

2. 商品规格

本品分茅苍术和北苍术：①茅苍术，统货。呈不规则连珠状的圆柱形，略弯曲。表面灰黑色或灰褐色。断面黄白色，有朱砂点，露出稍久，有白毛状结晶体，气浓香，味微甜而辛。中部直径 8mm 以上。②北苍术，统货。呈不规则的疙瘩状或结节状。表面棕色或灰棕褐色。质较疏松。断面黄白色或灰白色，散有棕黄色朱砂点。气香，味微甜而辛。中部直径 1cm 以上。③出口商品分为三等。统货，不分等级，大小均有；大苍术，每千克 50～60 个；小苍术，每千克 60 个以下。

3. 道地药材

江苏茅山地区产者为道地药材。

4. 质量标志

本品以质坚实、断面朱砂点多、香气浓者为佳。

5. 显微特征

（1）组织鉴别：茅苍术根茎横切面示木栓层

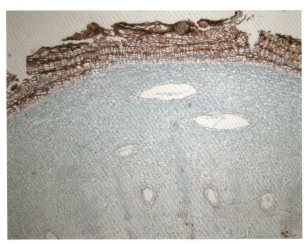

图 273-5 茅苍术药材横切面组织特征

（2）粉末鉴别：粉末棕色。草酸钙针晶细小，长 5～30μm，不规则地充塞于薄壁细胞中。木纤维大多成束，长梭形，直径约至 40μm，壁甚厚，木化。石细胞甚多，有时与木栓细胞连结，多角形、类圆形或类长方形，直径 20～80μm，壁极厚。菊糖多见，表面呈放射状纹理。导管为具缘纹孔及网纹导管。油室碎片的细胞中含有淡黄色挥发油滴（图 273-6）。

6. 化学组分

挥发油（3.25%～6.92%）：2-莰烯（2-carene）；β-橄榄烯（β-maalinene）；花柏烯（chamigrene）；丁香烯（caryophyllene）；榄香烯（elemene）；葎草烯（humulene）；芹子烯（selinene）；广藿香烯（patchoulene）；1，9-马兜铃二烯（1，9-aristolodiene）；愈创薁醇（guaiol）；榄香醇（elemol）；苍术酮（atractylone）；芹子二烯酮；苍术呋喃烃（atractylodin）；茅术醇（hinesol）；β-桉叶醇（β-eudesmol）。还含糠醛，乙酰氧基苍术酮（3β-acetoxyatractylone），3β-羟基苍术酮（3β-hydroxyatracetylone），白术内酯（butenoliede）B 等；又含色氨酸（tryptophane）；3，5-二甲氧基-4-葡萄糖氧基苯基烯丙醇（3，5-dimethoxy-4-

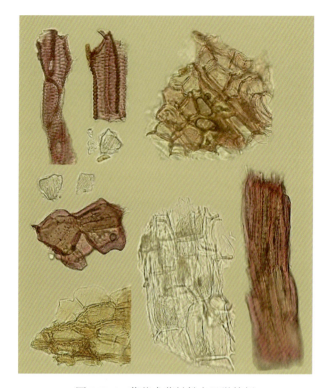

图 273-6　茅苍术药材粉末显微特征

glucosyloxy phenylallylalcohol）等。

7. 理化特征

（1）荧光检查：取本品粉末 1g，加乙醚5ml，浸渍 1 小时，滤过。取滤液置紫外光灯（365nm）下观察，显橙黄色荧光。

（2）薄层色谱：取本品粉末 0.5g，加正己烷2ml，超声处理 15 分钟，滤过，滤液作为供试品溶液。另取苍术对照药材，同法制成对照药材溶液。吸取上述新制备的 2 种溶液各 2 ～ 6μl，分别点于同一硅胶 G 薄层板上，以石油醚（60 ～ 90℃）- 乙酸乙酯（20 ∶ 1）为展开剂，展开，取出，晾干，喷以 5% 对二甲氨基苯甲醛的 10% 硫酸乙醇溶液，热风吹至斑点显色清晰。供试品色谱在与对照药材色谱相应的位置上，显相同颜色的斑点；并应显一相同的污绿色主斑点。

（3）化学定性：取本品粉末 1g，加乙醚5ml，浸渍约 5 分钟，滤过。取滤液数滴，置白瓷滴板上，待乙醚挥散后，加新制的对二甲氨基苯甲醛2g、硫酸 3.3ml 与水 0.4ml 的混合溶液 1 ～ 2 滴，再加乙醇 2 滴，显玫瑰红色。

8. 贮藏

袋装或筐装。置阴凉干燥处。

（三）炮制与饮片

1. 药材炮制

（1）苍术：取苍术，除去杂质洗净，润透，切厚片，干燥（图 273-7，图 273-8）。

（2）炒苍术：取苍术片，置锅内，用文火炒至微黄色，取出，放凉（图 273-9）。

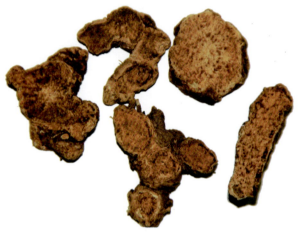

图 273-7　茅苍术

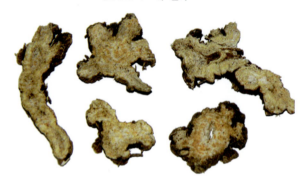

图 273-8　北苍术

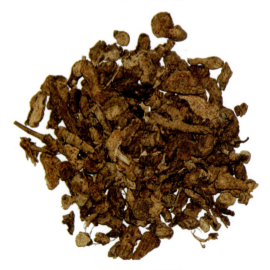

图 273-9　炒苍术

（3）焦苍术：苍术片，置炒制容器内，用中火加热，炒至褐色时，喷淋少许清水，再用文火炒干，取出放凉，筛去碎屑。

（4）麸炒苍术：取麸皮，撒在热锅内，加热至冒烟时，加入苍术片，迅速翻动，炒至表面深黄色，取出，筛去麸皮，放凉。每苍术片100kg，用麸皮10kg。

（5）制苍术：取苍术片，用米泔水喷洒湿润，置锅内用文火炒至微黄色；或取拣净的苍术，用米泔水浸泡后捞出，置笼屉内加热蒸透，取出，切片，干燥即得。

（6）炭制苍术：取苍术片，用武火炒至表面焦黑，内枯黄存，喷水取出；晒干。

（7）盐制苍术：取苍术用大火炒至外皮焦黑色，加盐水，炒干取出。每苍术500g，加盐15g，水适量。

（8）土制苍术：先将灶心土置热锅内炒松，倒入苍术片，用中火炒至闻到苍术固有香气为度，取出，筛去土，晾凉。每苍术片500g，用灶心土150g。

2. 饮片名称

苍术，炒苍术，焦苍术，麸炒苍术，制苍术，苍术炭，盐苍术，土苍术。

3. 药品类别

化湿药。

4. 性状特征

（1）苍术：本品呈类圆形或不规则形厚片，长2～6cm，宽1～3cm，厚约3mm，切面浅黄白色或灰黄白色，散有多数橙黄色或棕红色的油点，或有白色毛状结晶，边缘不整齐，周边灰棕色或黑棕色凹凸不平，有皱纹、横曲纹及根痕。质坚实，香气特异。味微甜、辛、苦。

（2）泔制苍术：本品形如苍术片，表面黄色或土黄色。

（3）麸炒苍术：本品形如苍术片，切面黄色或焦黄色，散有多数棕褐色油室。香气较生品浓（图273-10）。

（4）焦苍术：本品形如苍术片，表面焦褐色，有焦香气。

5. 质量要求

（1）苍术

1）水分：不得过11.0%。

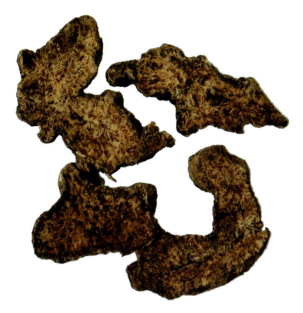

图273-10　麸炒苍术

2）总灰分：不得过5.0%。

3）含量测定：用高效液相色谱法测定。本品含苍术素（$C_{13}H_{10}O$）不得少于0.30%。

（2）麸炒苍术

1）水分：不得过10.0%。

2）总灰分：不得过5.0%。

3）含量测定：用高效液相色谱法测定。本品含苍术素（$C_{13}H_{10}O$）不得少于0.20%。

6. 性味功能

本品性温，味辛、苦。燥湿健脾，祛风，散寒，明目。用于脘腹胀满、泄泻、水肿、风湿痹痛、风寒感冒、雀目夜盲。制苍术功同生品，但经米泔水浸泡后能缓和燥性，降低辛烈温燥的副作用，有和胃的作用。麸炒后辛性减弱，缓和燥性，气变芳香，增强了健脾和胃的作用。用于脾胃不和、痰饮停滞、脘腹痞满、青盲、雀目等。焦苍术辛燥之性大减，以固肠止泻为主。用于脾虚泄泻、久痢或妇女的淋带白浊等。

7. 用法用量

内服：煎汤或入丸、散，用量3～9g。

8. 配伍禁忌

忌桃、李、雀肉、菘菜、青鱼。

9. 使用注意

本品阴虚内热，气虚多汗者忌服；血虚怯弱及七情气闷者慎用。

10. 贮藏

袋装或筐装。置阴凉干燥处。

（四）经典方剂与临床应用

神术散（《太平惠民和剂局方》）

处方： 苍术（米泔浸一宿，切，焙）150g，藁本（去土）、香白芷、细辛（去叶、土）、羌活（去芦）、川芎、甘草（炙）各30g。

制法： 上为细末。每服9g，用水150ml，加生姜三片，葱白10cm，煎至100ml。

功能主治： 发汗解表，化浊辟秽。治外感风寒湿邪，头痛项强，发热憎寒，身体疼痛及伤风鼻塞声重，咳嗽头昏。

用法用量： 温服，不拘时。伤风鼻塞，只用葱茶调下。

（五）食疗与药膳

1. 薏仁苓术羊肉煲

原料： 羊肉500g，羊骨100g，薏米50g，茯苓25g，苍术10g，白萝卜500g，大葱、姜、花椒、白胡椒、盐、料酒适量。

制作方法： 将羊肉、白萝卜切成块，姜切成片，葱切成末备用；将羊肉、羊脊骨放入开水里焯去血腥味，捞出在清水里洗净，然后放入砂锅里，加入姜片、苍术、花椒、茯苓片、薏米、白萝卜，用大火煮开；再加入盐、白胡椒、料酒，改用小火炖60分钟左右；加入鸡精，撒上葱末即可。

功能主治： 祛风、祛湿、散寒、健脾胃。

2. 苍术粥

原料： 苍术10g，大米100g，白糖少许。

制作方法： 将苍术择净，放入锅中，加清水适量，水煎取汁，加大米煮粥，待熟时调入白糖，再煮一二沸即成。

功能主治： 燥湿健脾，祛风除湿。适用于湿阻中焦所致的脘腹胀满，食欲不振，恶心呕吐，倦怠乏力，风寒湿痹，脚膝肿痛，痿软无力等。

用法用量： 每日1剂。

274　白术 Bai Zhu

（一）基原

1. 集解

以"术"之名载于《神农本草经》，列为上品。一直至宋代，历代本草记载，均称为"术"。虽然《名医别录》中已有"术乃有两种，白术叶大有毛而作桠，根甜而少膏，可作丸散用；赤术叶细无桠，根小苦而多膏，可作煎用"的记载，但药名则仍统称为"术"，并无苍术、白术之分。到宋代《本草图经》才明确区分为苍术与白术。一般认为苍术性温，味辛苦，气烈，主要用于除上湿、发汗、祛风寒湿痹；白术性温，味甘苦，主要用于益气、健脾、燥湿、止汗、补益中焦，故在临床应用上越来越多用白术而少用苍术。李时珍曰："按六书本义，术字篆文，像其根干枝叶之形。"又因浙术白而肥。故白术是因药材色泽偏白而得名，以区别于苍术。药材规格：产于浙江名浙术，俗名云头术，颇肥大；产于安徽，名歙术，俗名狗头术，虽瘦小，得土气充也，胜于浙术。

2. 品种

白术为菊科双子叶植物纲苍术属植物白术 *Atractylodes macrocephala* Koidz. 栽培品的干燥根茎。

3. 分布

山东境内在菏泽、蒙阴、济南等地有栽培。

4. 生态

白术栽培于排水良好的沙质土壤。

5. 形态特征

白术：多年生草本，高20～60cm，根状茎结节状；茎直立，通常自中下部长分枝，全部光滑无毛。叶互生，中部茎叶有长3～6cm的叶柄，叶片通常3～5羽状全裂；极少兼杂不裂而叶为长椭圆形的。侧裂片1～2对，倒披针形、椭圆形或长椭圆形，长4.5～7cm，宽1.5～2cm；顶裂片比侧裂片大，倒长卵形、长椭圆形或椭圆形；自中部茎叶向上向下，叶渐小，与中部茎叶等样分裂，接花序下部的叶不裂，椭圆形或长椭圆形，无柄；或大部茎叶不裂，但总兼杂有 3～5 羽状全裂的叶。全部叶质地薄，纸质，两面绿色，无毛，边缘或裂片边缘有长或短针刺状缘毛或细刺齿。头状花序单生茎枝顶端，植株通常有 6～10 个头状花序，但不形成明显的花序式排列。苞叶绿色，长 3～4cm，针刺状羽状全裂。总苞大，宽钟状，直径 3～4cm。总苞片 9～10 层，复瓦状排列；外层及中外层长卵形或三角形，长 6～8mm；中层披针形或椭圆状披针形，长 11～16mm；最内层宽线形，长 2cm，顶端紫红色。全部苞片顶端钝，边缘有白色蛛丝毛。小花长 1.7cm，紫红色，冠檐 5 深裂。瘦果倒圆锥状，长 7.5mm，被顺向顺伏的稠密白色的长直毛。冠毛刚毛羽毛状，污白色，长 15mm，基部结合成环状。花果期 8～10 月（图 274-1）。

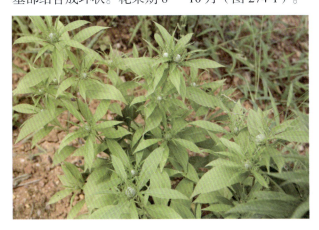

图 274-1　白术植株

6. 产地加工

立冬前后，植株下部叶枯黄时，挖取生长 2～3 年的植物根部，除去地上部分、须根和泥沙。烘干或晒干，鲜切片晒干。

（二）药材

1. 性状特征

根茎略呈圆柱状块形，肥大的呈拳形团块，大个的长可达 12cm，底部直径 7cm，小个的长仅 3～5cm，直径 1.5～3cm。表面色泽：烘术为黄棕色至棕褐色，生晒术为灰黄色，一端有一短段木质中空似小竹枝样的地上茎，习称为"术腿"，从"术腿"往下，根茎逐渐粗大，并有不规则瘤状突起，至底部明显膨大，向两侧伸宽，形似"如意头"状，习称为"云头"。气清香，

味甜微辛（图 274-2）。

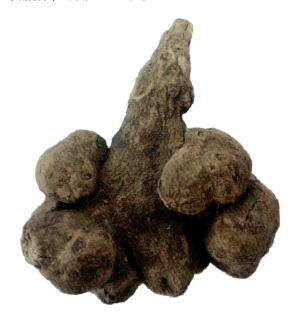

图 274-2　白术药材

（1）烘术：质坚硬，互击声响清脆，切断面外围淡黄色至淡棕黄色，中间色较深，有裂隙，略显菊花心纹，可见浅棕色点状油室。

（2）生晒术：质较糯软，切断面类白色或黄白色，致密无裂隙或裂隙甚细，显油润性。

2. 商品规格

本品分为 3 个等级或统货。一等品：呈不规则团块状，体形完整。每千克 40 支以内。无焦枯、油只、充泡、虫蛀、霉变。二等品：每千克 100 支以内，余同一等品。三等品：每千克 200 支以内，余同一等品。四等品：每千克 200 支以外，体形不计，但需全体是肉。间有不同程度不严重的碎块、油只、焦枯、虚泡。无杂质、霉变。

统货：不计体形、大小，无杂质、霉变。

3. 道地药材

本品以浙江嵊县、新昌地区产量最大；于潜所产品质最佳，特称为"于术"，为道地药材。

4. 质量标志

本品以个大、体重、肥胖、"云头"膨大粗壮、瘤状少者为质优。

5. 显微特征

（1）组织鉴别：根茎横切面示木栓层中 1～5 列木栓细胞，其间常夹有断续的数个石细胞环。皮层韧皮部及木质部射线中散在有油室。韧皮部

外侧有纤维群。形成层成环。木质部近内侧处的导管群有纤维束。中央有髓部。薄壁细胞中含菊糖及草酸钙针晶（图274-3）。

（2）粉末鉴别：粉末黄白色或棕黄色。石细胞淡黄色，类圆形，多角形，壁厚，木化，孔沟明显，直径37～64μm，常与木栓细胞相连。纤维黄色，大多成束，长梭形，直径约至40μm，壁厚，木化，孔沟明显。草酸钙针晶小，长10～32μm，分散存在于射线细胞中，菊糖结晶多，扇形。导管分子短小，网纹或具缘纹孔，直径约48μm。可见油室碎片（图274-4）。

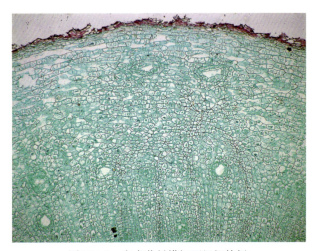

图274-3　白术药材横切面组织特征

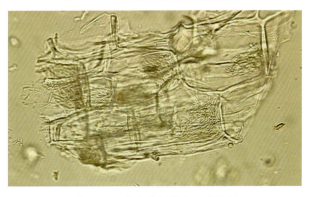

图274-4　白术药材粉末显微特征

6. 化学组分

挥发油：α-葎草烯及β-葎草烯（humulene）；β-榄香醇（β-elemol）；α-姜黄烯（α-curcumene），苍术酮（tractlone）；3β-乙酰氧基苍术酮（3β-acetoxyatractylone）；芹子二烯酮 [selina-4（14），7（11）-diene-8-one]；桉叶醇（eudesmol）；棕榈酸（palmitic acid）；茅术醇（hinesol）；β-芹子烯（β-selinene）。倍半萜内酯类：苍术内酯（atractylenolide）-Ⅰ、-Ⅱ、-Ⅲ及8β-乙氧

基苍术内酯-Ⅱ（8β-ethoxyatractylenolide-Ⅱ）；多炔类化合物：14-乙酰基-12-千里光酰基-8-顺式折术三醇（14-acetyl-12-senecioyl-2E，8Z，10E-atracetylentriol）；12-千里光酰基-8-顺式白术三醇（12-senecioyl-2E，8Z，10E-atracetylentriol）；12-千里光酰基-8-反式白术三醇（12-senecioyl-2E，8E，10E-atractylentriol）；14α-甲基丁酰基-8-顺式白术三醇（14α-methyl butyryl-2E，8Z，10E-atractylentriol）；14α-甲基丁酰基-8-反式白术三醇（14α-methyl butyryl-2E，8E，10E-atractylentriol）。另含东莨菪素（scopoletin）、果糖（fructose）、菊糖（inulin）以及天冬氨酸（aspartic acid）、丝氨酸（serine）、谷氨酸（glutamic acid）等多种氨基酸。

7. 理化特征

（1）荧光检查：药材新鲜断面置紫外光（365nm）下，显粉黄色荧光。

（2）化学定性：取粗粉2g，置100ml具塞锥形瓶中，加乙醚20ml，连续振摇10分钟，滤过，滤液分别做以下试验。

1）甾醇检查：取滤液少许，挥干后加醋酐和硫酸呈蓝紫色至棕色。

2）挥发油检查：取滤液10ml，挥干，加10%香草醛浓硫酸液，呈紫色。

3）甾萜检查：取滤液2ml，置蒸发皿中，待乙醚挥散后，加5%对二甲氨基苯甲醛的10%硫酸溶液1ml，显玫瑰红色，于100℃烘5分钟，变为紫色。

4）酮类检查：取滤液少许，挥干，加乙醇溶解，再加2，4-二硝基苯肼，有黄色沉淀。

（3）薄层色谱：取粉末0.5g，加乙醇10ml，密塞，振摇5分钟，滤过，滤液蒸干，残渣加2ml乙醇使溶解，供点样用。取10μl点于硅胶G薄层板上，以氯仿-甲醇-乙酸乙酯（8：5：2）为展开剂，在氨蒸气饱和情况下上行展开，取出，晾干，置紫外光灯下（365nm）观察，可见蓝紫色（R_f=0.541）和淡绿色（R_f=0.779）共2个斑点。取粉末1g，加石油醚（60～90℃）10ml，于60℃水浴中温浸1小时，滤过，滤液置水浴上蒸干，残渣加石油醚（60～90℃）3ml溶解，供点样用。以10μl点于硅胶H-CMC薄层板上，以石油醚（60～90℃）-乙酸乙酯（50：1）为展开剂，展距10cm，取出晾干，喷以5%对二甲氨基苯甲醛的 10% 硫酸溶液，于 100℃加热 2 分钟，苍术酮立即显红色，烘后成紫色。取上述点样液 10μl，点于硅胶 G 薄层板上，以苯 - 乙酸乙酯 - 乙烷（15：15：70）为展开剂，展距 20cm，喷 5% 对二甲氨基苯甲醛的 10% 硫酸溶液，苍术酮立即显红色，再于 100℃烘 5 分钟，苍术酮斑点变成紫色。

8. 贮藏

贮于缸内或木箱内，置干燥、阴凉处，防霉变、虫蛀和走油。

（三）炮制与饮片

1. 药材炮制

（1）白术：取原药材，拣去杂质及黑色油只（已走油的白术根），大小分档，用清水浸 4～8 小时，洗净，捞起，中途淋水润透，切片，片厚约 3mm，晒干或烘干，筛去灰屑。

（2）制白术：取白术，分档后置笼内蒸至外黑，内部呈棕褐色为度。取出，晒至半干，切片，片厚约 3mm，将蒸时所得原汁拌入，待吸尽，晒干或烘干，筛去灰屑。

（3）麸炒白术：将蜜炙麸皮撒入热锅内，待冒烟时加入白术片，炒至黄棕色、逸出焦香气，取出，筛去蜜炙麸皮。每 100kg 白术片，用蜜炙麸皮 10kg。用土做辅料者称"土炒白术"。

（4）白术炭：取净白术置铁锅内清炒至外焦黑，内部呈老黄色，取出摊开放凉。炒至内部色稍浅者称"焦白术"。

2. 饮片名称

白术，制白术，麸炒白术，白术炭。

3. 药品类别

补虚药：补气药。

4. 性状特征

（1）白术：本品呈不规则形厚片，直径 2～4cm。外表灰棕色、黄棕色；切面黄白色，不平坦，有棕色油点和裂隙。质坚硬，气芳香而浓烈，味甘微辛，嚼之有黏性（图 274-5）。

（2）制白术：本品特征同白术片（图 274-6）。

（3）土炒白术：形同麸炒白术，略有土香气（图 274-7）。

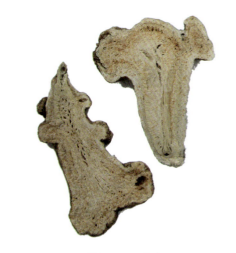

图 274-5 白术

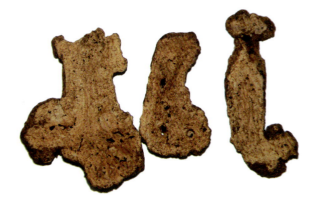

图 274-6 制白术

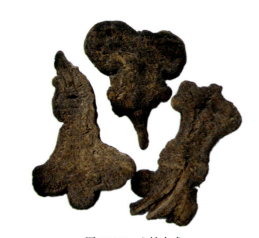

图 274-7 土炒白术

（4）麸炒白术：本品形如白术片，表面黄棕色，偶见焦斑。略有焦香气（图 274-8）。

（5）白术炭：本品形如白术片，呈棕褐色至褐色，有焦枯气和白术香气，断面棕黄色。

（6）焦白术：本品形如白术炭，内外颜色稍浅（图 274-9）。

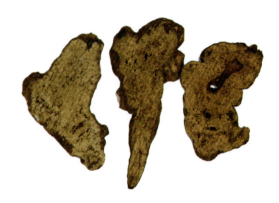

图 274-8　麸炒白术

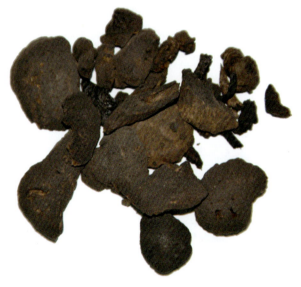

图 274-9　焦白术

5. 质量要求

（1）水分：不得过 15.0%。

（2）总灰分：不得过 5.0%。

（3）浸出物：用热浸法测定，60% 乙醇作溶剂，不得少于 35.0%。

6. 性味功能

白术片性温，味苦、甘。补气健脾，燥湿利水，止汗，安胎。用于脾虚食少、腹胀泄泻、痰饮眩悸、水肿、自汗、胎动不安。

7. 用法用量

内服：煎汤，3 ～ 9g。

8. 配伍禁忌

忌桃、李、菘、荽、雀肉、青鱼。

9. 使用注意

（1）阴虚燥渴，气滞胀闷者忌服。

（2）凡郁结气滞，胀闷积聚、吼喘壅塞、胃痛由火、痈疽多脓、黑瘦人气实作胀，皆宜忌用（《药品化义》）。

10. 贮藏

贮于缸内或木箱内，置干燥、阴凉处，防霉变、虫蛀和走油。

（四）经典方剂与临床应用

四君子汤（《太平惠民和剂局方》）

处方： 人参（去芦）、茯苓（去皮）、白术各 9g，甘草（炙）6g。

功能主治： 益气健脾。用于脾胃气虚证，症见面色萎黄，语声低微，气短乏力，食少便溏，舌淡苔白，脉虚弱。

用法用量： 水煎服。

（五）食疗与药膳

白术粥

原料： 白术 10g，大米 100g，白糖少许。

制作方法： 将白术择净，放入锅中，加清水适量，水煎取汁，加大米煮粥，待熟时调入白糖，再煮一二沸即成。

功能主治： 健脾益气，固表止汗。适用于脾胃亏虚，运化失常所致的脘腹胀满，倦怠乏力，自汗盗汗，小便不利，大便溏薄，胎动不安等。

用法用量： 每日 1 剂。

275　红花 Hong Hua

（一）基原

1. 集解

红花始载于《开宝本草》。《本草图经》载："今处处有之，人家场圃所种，冬月布子于熟地，至春生苗，夏乃有花，花下作捄猬多刺，花出棘上，圃人乘露采之，采已复出，至尽而罢，棫中结实，白颗如小豆大，其花曝干，以染真红，又作胭脂。"《本草纲目》载："红花二月、八月、十二月皆可以下种，雨后布子，如种麻法，初生嫩叶，苗亦可食，其叶如小蓟叶，至五月开花，如大蓟花而红色。"红花原名红蓝花，始载于《开宝本草》。《本草图经》载："其花红色，叶颇似蓝，故有蓝名。"马志谓："红蓝花即红花也，生梁汉及西域。"苏颂谓："其花红色，叶颇似蓝，故有蓝名。"

2. 品种

红花为双子叶植物纲菊科红花属植物红花 *Carthamus tinctorius* L. 栽培品的干燥花。

3. 分布

山东境内各地有栽培。主产于济宁、菏泽、泰安等地。

4. 生态

红花栽培于排水良好、肥沃的沙质壤土或轻度盐碱地。

5. 形态特征

红花：越年生草本，高 50～100cm。茎直立，上部分枝，白色或淡白色，光滑无毛。叶互生；无柄；中下部茎生叶披针形、卵状披针形或条椭圆形，长 7～15cm，宽 2.5～6cm，边缘具大锯齿、重锯齿、小锯齿或全缘，稀羽状深裂，齿顶有针刺，刺长 1～1.5mm，向上的叶渐小，披针形，边缘有锯齿，齿顶针刺较长，可达 3mm；全部叶质坚硬，革质，两面无毛，无腺点，有光泽。头状花序多数，在茎枝顶端排成伞房花序，为苞叶所围绕；苞片椭圆形或卵状披针形，连先端针刺长 2.5～3cm，边缘有或无针刺；总苞片形，直径 2.5cm；总苞片 4 层，外层竖琴状，中部或下部有收缢，收缢以上叶质绿色，边缘无针刺或有篦齿状针刺，收缢以下黄白色；中内层硬膜质，倒披针状椭圆形至长倒披针形，长达 2.2cm，先端渐尖；全部苞片无毛，无腺点；小花红色、橘红色，全部为两性，花冠长 2.8cm，细管部长 2cm，花冠裂片几达檐部基部。瘦果倒卵形，长 5.5mm，宽 5mm，乳白色，有 4 棱，无冠毛。花果期 5～8 月（图 275-1）。

6. 产地加工

红花于 5～6 月当花正开放，花冠由黄变红时采收，通常于早晨日出不久露水未干时摘取管状花。注意勿伤基部的子房，以便继续结子。将摘取的花在弱阳光下晒干或阴棚内阴干，或用微火烘干。

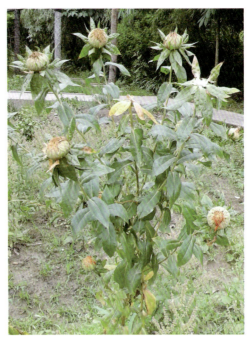

图 275-1 红花植株

（二）药材

1. 性状特征

不带子房的管状花呈红色，花筒细管状，先端开裂，常见有黄色雄蕊高出花冠筒之上。气香，味微苦（图 275-2）。

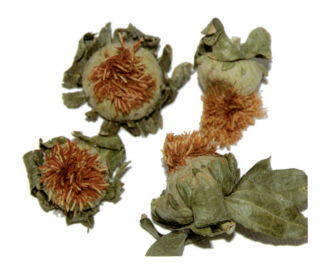

图 275-2 红花药材

2. 商品规格

本品均为统货。

3. 道地药材

本品河南、四川、新疆产者为道地药材。

4. 质量标志

本品以质干、形长、色红艳、质柔软、无枝刺者为佳。

5. 显微特征

粉末鉴别：粉末黄红色花粉粒呈圆球形或椭圆球形，直径28～55（～70）μm，鲜黄色，表面观可见3个明显的萌发孔，外壁有短刺及网状排列的疣状雕纹。分泌管碎片分泌细胞单列纵向连接，细胞中充满淡黄色至红棕色物质，分泌细胞宽14～30μm，分泌管旁常有螺纹导管。花瓣顶端细胞碎片：细胞呈乳突状绒毛。花瓣碎片上表皮细胞多为狭长方形，壁呈波状弯曲。花药中部组织的碎片细胞呈类长方形，其细胞的横壁上可见1～3个球状增厚部分或棒状增厚部分（图275-3）。

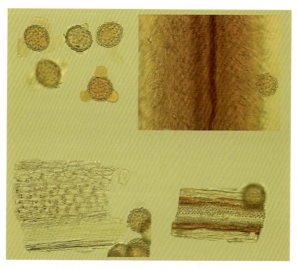

图275-3 红花药材粉末显微特征

6. 化学组分

红色和黄色的色素：红花苷（carthamin），前红花苷（precarthamin），红花黄色素（safflow yellow）A及红花黄色素B，红花明苷A（safflomin A）。多酚类：绿原酸（chlorogenic acid），咖啡酸（caffeic acid），儿茶酚（catechol），焦性儿茶酚（pyrocatechol）。还含鼠李糖（rhamnose），阿拉伯糖（arabinose），木糖（xylose），葡萄糖（glucose），甘露糖（mannose），二十九烷（nonacosane），β-谷甾醇（β-sitosterol），棕榈酸（palmitic acid），肉豆蔻酸（myristic acid），月桂酸（lauric acid），α，γ-二棕榈酸甘油酯（α，γ-dipalmitin），油酸（oleic acid），亚油酸（linoleic acid），β-谷甾醇-3-O-葡萄糖苷（β-sitosterol-3-O-glucoside），红花多糖，挥发油等。

7. 理化特征

（1）化学定性：取本品1g，加70%乙醇10ml，浸渍15分钟，滤过。将滤液置于10～20ml小烧杯中，剪一宽5～10mm的滤纸条，将其下端浸入烧杯中3～5分钟，取出滤纸条放入水中随即取出，滤纸条上部显淡黄色，下部显淡红色。

（2）薄层色谱：取本品细粉0.1g，加80%丙酮水溶液4ml，浸泡30分钟，过滤，滤液供点样用。吸附剂：0.5%羧甲基纤维素钠硅胶H（青岛），铺板，干后，105℃活化1小时。展开剂：丙酮-甲醇-水（10：3：2），展距11cm。在日光下观察斑点的颜色。

8. 贮藏

置阴凉干燥处，防潮，防蛀。

（三）炮制与饮片

1. 药材炮制

（1）红花：取原药材，除去杂质，干燥（图275-4）。

（2）炒红花：取净红花置锅内，用文火炒至微见焦斑时，取出晾冷。

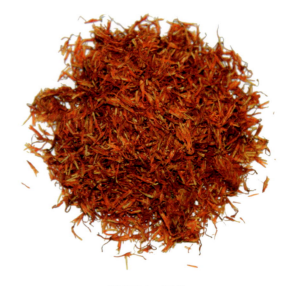

图275-4 红花

2. 饮片名称

红花，炒红花。

3. 药品类别

活血化瘀药：活血调经药。

4. 性状特征

本品性状特征同药材（图275-4）。

5. 质量要求

（1）杂质：不得过 2%。

（2）水分：不得过 13.0%。

（3）总灰分：不得过 15.0%。

（4）酸不溶性灰分：不得过 5.0%。

（5）浸出物：用冷浸法测定，水作溶剂，不得少于 30.0%。

（6）含量测定：用高效液相色谱法测定。本品含羟基红花黄色素 A（$C_{27}H_{32}O_{16}$）不得少于 1.0%；含山奈素（$C_{15}H_{10}O_6$）不得少于 0.050%。

6. 性味功能

红花性温，味辛。活血通经，散瘀止痛。用于经闭、痛经、恶露不行、癥瘕痞块、跌打损伤、疮疡肿痛。

7. 用法用量

内服：煎汤，3 ～ 9g。

8. 使用注意

孕妇忌用。有溃疡病及出血性疾病者应慎用。用量（煎服）不宜大。

9. 贮藏

置阴凉干燥处，防潮，防蛀。

（四）经典方剂与临床应用

血府逐瘀汤（《医林改错》）

处方：当归、生地黄各 9g，桃仁 12g，红花 9g，枳壳、赤芍各 6g，柴胡 3g，甘草 3g，桔梗 4.5g，川芎 4.5g，牛膝 10g。

功能主治：活血祛瘀，行气止痛。治上焦瘀血，头痛胸痛，胸闷呃逆，失眠不寐，心悸怔忡，妇人血瘀经闭不行，痛经；以及脱疽、云雾移睛、青盲等目疾。

用法用量：水煎服。

（五）食疗与药膳

1. 红花牛肉炖土豆

原料：牛肉 500g，土豆 500g，胡萝卜 30g，红花 10g，调料适量。

制作方法：将牛肉切成小块放入锅中，加水适量与红花同煮，待牛肉将熟时，再加入土豆块和胡萝卜块、酱油、花椒、盐、姜、葱等，盖锅再煮，至牛肉煮烂时，即可食用。

功能主治：活血，消除疲劳，强壮身体。适用于疲劳过度，产后血瘀血虚，以及跌打损伤等症。

2. 红花酒

原料：红花 200g，低度酒 1000ml，红糖适量。

制作方法：红花洗净，晾干表面水分，与红糖同装入洁净的纱布袋内，封好袋口，放入酒坛中，加盖密封，浸泡 7 日即可饮用。

功能主治：养血养肤，活血通经。适用于妇女血虚、血瘀、痛经等症。

用法用量：每日 1 ～ 2 次，每次 20 ～ 30ml。

276 菊苣 Ju Ju

（一）基原

1. 集解

菊苣见于《新疆中草药手册》。

2. 品种

菊苣为双子叶植物纲菊科菊苣属植物菊苣 *Cichorium intybus* L. 的干燥地上部分。

3. 分布

山东境内产于济南等地。

4. 生态

菊苣生于山坡、田间或荒地。

5. 形态特征

菊苣：多年生草本，高 40 ～ 100cm。茎直立，单生，分枝开展或极开展，全部茎枝绿色，有条棱，被极稀疏的长而弯曲的糙毛或刚毛或几无毛。基生叶莲座状，花期生存，倒披针状长椭圆形，包括基部渐狭的叶柄，全长 15～34cm，宽 2～4cm，基部渐狭有翼柄，大头状倒向羽状深裂或不分裂而边缘有稀疏的尖锯齿，侧裂片 3～6 对或更多，顶侧裂片较大，向下侧裂片渐小，全部侧裂片镰刀形或不规则镰刀形或三角形。茎生叶少数，较小，卵状倒披针形至披针形，无柄，基部圆形或戟形扩大半抱茎。全部叶质地薄，两面被稀疏的多细胞长节毛，但叶脉及边缘的毛较多。头状花序多数，单生或数个集生于茎顶或枝端，或 2～8 个为一组沿花枝排列成穗状花序。总苞圆柱状，长 8～12mm；总苞片 2 层，外层披针形，长 8～13mm，宽 2～2.5mm，上半部绿色，草质，边缘有长缘毛，背面有极稀疏的头状具柄的长腺毛或单毛，下半部淡黄白色，质地坚硬，革质；内层总苞片线状披针形，长达 1.2cm，宽约 2mm，下部稍坚硬，上部边缘及背面通常有极稀疏的头状具柄的长腺毛并杂有长单毛。舌状小花蓝色，长约 14mm，有色斑。瘦果倒卵状、椭圆状或倒楔形，外层瘦果压扁，紧贴内层总苞片，3～5 棱，顶端截形，向下收窄，褐色，有棕黑色色斑。冠毛极短，2～3 层，膜片状，长 0.2～0.3mm。花果期 5～10 月（图 276-1 至图 276-3）。

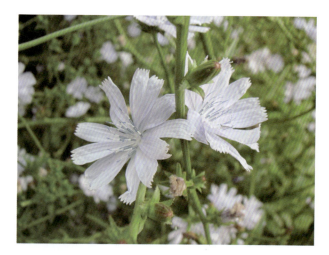

图 276-2 菊苣花

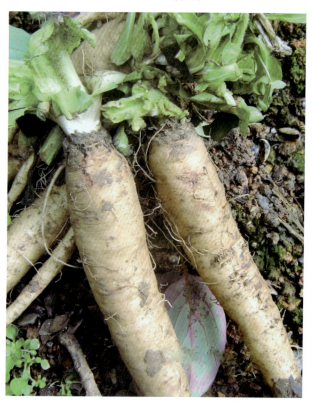

图 276-3 菊苣根

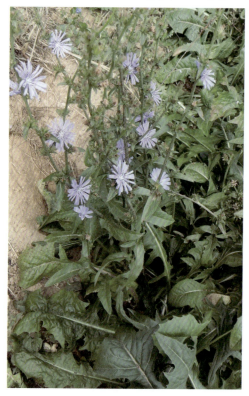

图 276-1 菊苣植株

6. 产地加工

秋季采割，除去杂质，晒干。

（二）药材

1. 性状特征

全草长 80cm。茎圆柱形，近光滑。茎生叶小或退化，长圆状披针形，两面灰绿色，疏被粗毛。头状花序多数，簇生。苞片 2 层，外短内长，无毛或先端被稀毛。瘦果鳞片状，冠毛短，长 0.2 ～ 0.3mm（图 276-4）。

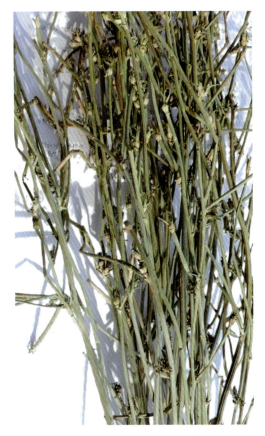

图 276-4 菊苣药材

2. 商品规格

本品均为统货。

3. 道地药材

本品山东产者质佳。

4. 质量标志

本品以质嫩、色灰绿、带花果者为佳。

5. 显微特征

组织鉴别：茎横切面示中柱鞘纤维较发达，导管数个或十数个相聚，间断环列于木质部；根横切面，木质部约占横切面的 1 / 2。

6. 化学组分

苦味物质马栗树皮素（esculetin），马栗树皮苷（esculin），野莴苣苷（cichoriin），山莴苣素（lactucin），山莴苣苦素（lactucopicrin），单咖啡酰酒石酸（monocaffeyltaric acid），菊苣酸（chicoricacid）等。

7. 理化特征

薄层色谱：取本品粉末 1g，加石油醚（60 ～ 90℃）30ml，超声处理 30 分钟，过滤，药渣备用；滤液蒸干，残渣加乙酸乙酯 - 甲醇（1 : 1）混合溶液 1ml 使溶解，作为供试品溶液。另取菊苣对照药材 1g，同法制成对照药材溶液。吸取上述 2 种溶液各 10μl，分别点于同一硅胶 G 薄层板上，以石油醚（60 ～ 90℃）- 二氯甲烷（1 : 4）为展开剂，展开，取出，晾干，喷以 10% 硫酸乙醇溶液，在 105℃加热至斑点显色清晰。供试品色谱在与对照药材色谱相应的位置上，显相同颜色的斑点。

8. 贮藏

置阴凉干燥处。

（三）炮制与饮片

1. 药材炮制

取原药材，除去杂质，切段，晒干。

2. 饮片名称

菊苣。

3. 药品类别

清热解毒药。

4. 性状特征

本品呈不规则的段状，茎、叶、花混合，茎圆柱形，灰绿色或带紫色。有纵棱或光滑，中空。气微，味咸、微苦。

5. 质量要求

（1）水分：不得过 10.0%。

（2）总灰分：不得过 10.0%。

（3）浸出物：用热浸法测定，55% 乙醇溶液作溶剂，不得少于 10.0%。

6. 性味功能

本品性凉，味微苦、咸。清肝利胆，健脾胃消食，利尿消肿。用于湿热黄疸、胃痛食少、水肿尿少。

7. 用法用量

内服：煎汤，10 ～ 15g。外用：适量煎水洗身。

8. 贮藏

置阴凉干燥处。

（四）食疗与药膳

菊苣茶

原料：菊苣适量。

制作方法：菊苣烘烤磨碎，热水冲泡。

功能主治：清热解毒，利尿消肿，健胃消食。

用法用量：随时饮用。

277 大蓟 Da Ji

（一）基原

1. 集解

大蓟始载于《名医别录》，云："大蓟是虎蓟，小蓟是猫蓟，叶并多刺，相似。"为少常用中药。《本草图经》云："小蓟四月高尺余，多刺，心中出花，头如红蓝花而青紫色。"大蓟苗根与此相似，但肥大。陶弘景曰："大蓟是虎蓟，小蓟是猫蓟，叶并多刺，相似。田野甚多，方药少用。"李时珍曰："蓟犹髻也，其花如髻也。曰虎，曰猫，因其苗状狰狞也。曰马者，大也。"

2. 品种

大蓟为双子叶植物纲菊科蓟属植物蓟 *Cirsium japonicum* Fisch. ex DC. 的干燥地上部分或根。

3. 分布

山东境内产于各地。

4. 生态

大蓟生于山坡、草丛、林下、草地、荒地、路边或溪旁。

5. 形态特征

大蓟：多年生草本，高 40～150cm。不定根可发育成萝卜状的块根。茎直立，分枝或不分枝，被多细胞长节毛或短节毛，上部（特别是接头状花序下部）灰白色，有稠密的绒毛。基生叶和下部茎生叶全形为长椭圆形、披针形或披针状椭圆形，向下渐狭成翼柄，长 20～25cm，宽 7～9cm，羽关半裂、深裂或几全裂，侧裂片 4～8 对，半长椭圆形，中部侧裂片较大，宽 1～2cm，全部侧裂片边缘具大或小三角形刺齿及缘毛状针刺，

有时边缘刺齿裂度较深而使叶呈现近乎二回羽裂状态；向上的叶渐小，与下部及基生叶同形，街道样分裂或不裂，边缘有刺齿，基部扩大耳状抱茎；全部或至少上部叶两面异彩色，上面绿色，沿脉被稀疏的多细胞长或短节毛，下面灰色或浅灰色，被稀疏绒毛。头状花序单生茎端，或在茎枝顶端排成伞房花序；总苞钟状，直径约 2cm；总苞片约 5 层，外层及中层长三角状披针形至披针形，长 6～13mm，宽 2～2.5mm，先端急尖成短针刺，有缘毛；内层及最内层披针形至线状披针形，长 1.3～2.3cm，全部苞片背面有黑色黏毛。花紫红色，花冠长约 2.4cm，檐部与细管部等长，5 裂不达檐部中部。瘦果淡黄色，偏斜倒披针形，长约 4mm，宽约 1.8mm，压扁，先端截形；冠毛多层，白色，刚毛长羽毛状，长达 2cm，内层先端纺锤状扩大。花果期 6～9 月（图 277-1）。

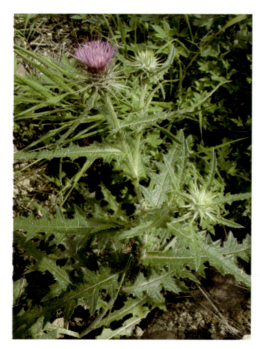

图 277-1 蓟植株

6. 产地加工

夏、秋二季当花盛开时采割地上部分，除去老茎，晒干，以秋季采者为佳；根于 8～10 月采挖，除去泥土、残茎，洗净晒干。

（二）药材

1. 性状特征

（1）干燥地上部分：茎呈圆柱形，基部直径

可达 1.2cm；表面绿褐色或棕褐色，有数条纵棱，被丝状毛；断面灰白色，髓部疏松或中空，叶皱缩，多破碎，完整叶片展平后呈倒披针形或倒卵状椭圆形，羽状深裂，边缘具不等长的针刺；上表面灰绿色或黄棕色，下表面色较浅，两面均具灰白色丝状毛。头状花序顶生，球形或椭圆形，总苞黄褐色，羽状冠毛灰白色。气微，味淡。

（2）干燥根：呈长纺锤形，常簇生而扭曲，长 5～15cm，直径 0.2～0.6cm。表面暗褐色，有不规则的纵皱纹。质硬而脆，易折断，断面粗糙，灰白色。气微，味甜、微苦。

2. 商品规格

本品分大蓟草和大蓟根 2 种，大蓟根多销于南方各省，北方各省多用地上部分。均为统货。

3. 道地药材

本品山东产品质佳。

4. 质量标志

全草以叶多、色绿、无杂质者为佳。根以条粗壮、无须毛、无芦头者为佳。

5. 显微特征

（1）组织鉴别

1）大蓟叶表面观：上表皮细胞多角形，下表皮细胞类长方形，壁波状弯曲。气孔不定式或不等式，副卫细胞 3～5 个。非腺毛 4～18 个细胞，顶端细胞细长而扭曲，直径约 7μm，壁具交错的角质纹理（图 277-2）。

2）大蓟根横切面：表皮细胞壁木栓化，有时脱落。皮层较宽，紧靠内皮层处有类圆形分泌道，直径 80～130μm，较密地排列成环；内皮层明显。韧皮部较窄。形成层断续成环。木质部射线较宽，导管少数，放射状排列，周围常伴有木纤维束。有髓。薄壁细胞含菊糖。

（2）粉末鉴别

1）大蓟草粉末：多细胞非腺毛极长，多碎断，完整者 4～30 个细胞，顶端 1～2 或数个细胞甚细长，皱缩扭曲，粗细悬殊，直径 7～182μm，壁厚 3～8（～14）μm，有的基部细胞壁较厚，并有略弯曲的角质细条纹，有的细胞含黄棕色物。单细胞非腺毛长短不一，直径约至 17μm。叶片碎片表面观上表皮细胞呈类多角形；下表皮细胞壁波状弯曲。上下表皮均有细角质纹理；并有气孔

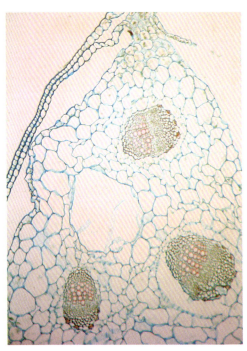

图 277-2 大蓟药材（叶）横切面组织特征

及茸毛。气孔直径 28～36μm，副卫细胞 3～5 个，不定式或不等式，草酸钙结晶黄绿色，呈针簇状或扇形，直径 3～18μm。苞片下表皮表面观：呈条形，垂周壁连珠状增厚，有斜纹孔，其间散列厚壁细胞。厚壁细胞黄色，类卵形，直径 28～35μm，长 40～58μm，壁厚 8～15μm，微木化或木化，层纹明显。苞片上表皮细胞细长，直径 8～15μm，壁厚 2～3μm，有的含棕黄色物。内果皮石细胞成片或单个散在，淡黄色；呈菱形、类长方形或不规则形，直径 14～58μm，长 38～144μm，壁厚 3～14μm，有的内含细小草酸钙方晶。果皮薄壁细胞淡棕黄色，长条形，表面有极细密交错纹理。外果皮表皮细胞表面观呈类多角形，表面有极细密交错方晶。果皮薄壁细胞淡棕黄色，长条形，表面有极细密交错纹理。外果皮表皮细胞表面观呈类多角形，其间布有长圆形细胞，密具微细螺状纹理。纤维有 3 种。果皮纤维呈梭形，直径 10～17μm，长 47～167μm，有圆纹孔，孔沟明显。苞片纤维长条形，直径 8～25μm，有斜纹孔。茎纤维细长，直径 10～26μm，有细小圆纹孔。

2）大蓟根粉末：淡棕黄色。菊糖极多，呈扇形或不规则团块，表面现放射状线纹。木栓细胞黄色，呈不规则方形或长方形，大小不一。导管直径 20～76μm，主为网纹和具缘纹孔。纤维单个散在或成束，呈长梭形，直径 10～30μm，壁

厚 3 ～ 5μm，有少数单斜纹孔。分泌道多碎断，周围分泌细胞中含棕色物。

6. 化学组分

地上部分：含有 φ- 蒲公英甾醇乙酸酯（φ-taraxasteryl acetate），β- 香树脂醇乙酸酯（β-amyrin acetate），三十二烷醇（dotriacontanol），豆甾醇（stigmasterol），β- 谷甾醇（β-sitosterol），柳穿鱼素（pectolinarigenin）。

根：含挥发油，内有单紫杉烯（aplotaxene），二氢单紫杉烯（dihydroaplotaxene），四氢单紫杉烯（tetrahydroaploaplotaxene），六氢单紫杉烯（hexahdroaploataxene），1- 十五碳烯（1-pentadecene），香附子烯（cyperene），丁香烯（caryophyllene），罗汉柏烯(thujop-sene),α- 雪松烯（α-himachalene），蒲公英甾醇乙酸酯（ataxasteryl acetate），φ- 蒲公英甾醇乙酸酯，菊糖（inulin）等。

7. 理化特征

薄层色谱：取根粉末 2g，加浓氨水 8 ～ 10 滴湿润后，加氯仿 5ml 冷浸过夜，再于 50℃ 水浴上温浸 4 ～ 6 小时，滤过。滤液蒸干，加氯仿 0.2ml 溶解，点于硅胶 G-0.5%CMC 板上，单向展开 2 次，第一次以氯仿 - 甲醇（10 ∶ 0.8）为展开剂，饱和氨蒸气下展开，展距 10cm，取出晾干，放置约 10 分钟，第二次以氯仿 - 甲醇（3 ∶ 1）为展开剂，展距 5cm，喷以改良碘化铋钾试液，生物碱显橘红色斑点。

8. 贮藏

袋装。置通风干燥处，防霉，防蛀。

（三）炮制与饮片

1. 药材炮制

（1）大蓟：拣去杂质，清水洗净，润透，切段，晒干。

（2）大蓟根：洗净，润透，切薄片，干燥。

（3）大蓟炭：取净大蓟置锅内用武火炒至七成变黑色，存性，过铁丝筛，喷洒清水，取出晒干。

2. 饮片名称

大蓟，大蓟根，大蓟炭。

3. 药品类别

止血药：凉血止血药。

4. 性状特征

（1）大蓟：本品呈不规则的段。茎短圆柱形，表面绿褐色，有数条纵棱，被丝状毛；切面灰白色，髓部疏松或中空。叶皱缩，多破碎，边缘有不等长的针刺；两面均有灰白色丝状毛。头状花序多破碎。气微，味淡（图 277-3）。

（2）大蓟根：本品呈类圆形厚片。表面灰白，周边暗褐色，有纵皱纹。质硬而脆。气微，味甜、微苦。

（3）大蓟炭：本品形如大蓟段或片，表面焦黑色。

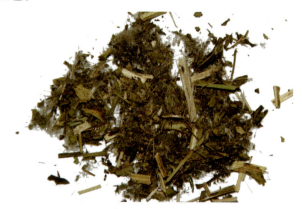

图 277-3 大蓟

5. 质量要求

（1）大蓟

1）杂质：不得过 2%。

2）水分：不得过 13.0%。

3）酸不溶性灰分：不得过 3.0%。

4）浸出物：用热浸法规定，稀乙醇作溶剂，不得少于 15.0%。

5）含量测定：用高效液相色谱法测定。本品含柳穿鱼叶苷（$C_{28}H_{34}O_{15}$）不得少于 0.20%。

（2）大蓟炭

浸出物：用热浸法测定，70% 乙醇作溶剂，不得少于 13.0%。

6. 性味功能

大蓟性凉，味甘、苦。凉血止血，解毒消肿。用于吐血、衄血、尿血、血淋血崩、带下、肠风、肠痈、痈疡肿毒、疔疮。大蓟炭凉血止血。用于衄血、吐血、尿血、便血、崩漏、外伤出血。

7. 用法用量

内服：煎汤，9～15g（鲜者50～100g）；捣汁或研末。外用：捣敷或捣汁涂。

8. 使用注意

脾胃虚寒而无瘀滞者忌服。

9. 贮藏

席装或麻袋。置通风干燥处，防霉，防蛀。

（四）经典方剂与临床应用

大蓟饮（《医方类聚》）

处方： 大蓟汁1两，生地黄汁1两。

功能主治： 吐血呕血。

用法用量： 上和匀，入姜汁少许，生蜜少许，搅匀，不拘时候冷服。

（五）食疗与药膳

1. 大蓟炒鸡蛋

原料： 鲜大蓟嫩叶200g，鸡蛋3个，精盐、味精、葱花、猪油各适量。

制作方法： 将大蓟叶去杂质，洗净，入沸水锅内焯一下，捞入清水中洗去苦味，挤干水切碎；鸡蛋磕入碗内搅匀。油锅烧热，下葱花煸香，投入大蓟叶煸炒，加入精盐炒至入味，倒入鸡蛋炒匀，炒至成块，划成小块，加入少量清水炒至入味，点入味精，出锅即成。

功能主治： 适用于虚劳吐血、衄血、咽喉肿痛、目赤、痢疾、痈疡肿毒、营养不良等症。

2. 大蓟炒牛肉

原料： 鲜大蓟嫩叶250g，鲜黄牛肉500g，料酒、精盐、味精、胡椒粉、酱油、葱段、姜片各适量。

制作方法： 将大蓟叶去杂质，洗净，入沸水锅内焯一下，捞入清水中洗去苦味，挤干水切段；牛肉洗净切大块。锅内放入牛肉和适量水，煮至牛肉熟，捞出切片，放入锅内，加入料酒、精盐、酱油、葱段、姜片，用小火烧至牛肉入味，投入大蓟叶烧至入味，点入味精、胡椒粉，出锅即成。

功能主治： 适用于妇女肺结核、形体消瘦、精神短少、头痛及消渴、吐血、消化不良、腰膝酸软、带下、肠风等症。

278 小蓟 Xiao Ji

（一）基原

1. 集解

小蓟始载于《名医别录》，列为中品，当时不分大蓟、小蓟，名大小蓟根。《本草图经》单列小蓟根，曰："小蓟根，《本经》不著所出州土，今处处有之，俗名青刺蓟，苗高尺余，叶多刺，心中出花，头如红蓝花而青紫色，此人呼为千针草。当二月苗生二三寸时，并根作茹，食之甚美。四月采苗，九月采根，并阴干入药，亦生捣根绞取汁，以止吐血、衄血、下血皆验。大蓟根苗与此相似，但肥大耳。而功力有殊，破血之外，亦疗痈肿。小蓟专主血疾。"上述描述及书中所附小蓟根图与当今所用小蓟一致。本品头状花序顶生，总苞钟状，形如发髻，"蓟"同"髻"音，且植株矮小，故名。

2. 品种

小蓟为双子叶植物纲菊科蓟属植物刺儿菜 *Cephalanoplos setosum*（Willd.）MB的干燥地上部分。

3. 分布

山东境内产于各地，黄河三角洲较多。

4. 生态

刺儿菜生于平原田间、荒野、山地或丘陵草丛（图278-1）。

5. 形态特征

刺儿菜：多年生草本。根状茎长。茎直立，高30～80cm，茎无毛或被蛛丝状毛。基生叶花期枯萎；下部叶和中部叶椭圆形或椭圆状披针形，长7～15cm，宽1.5～10cm，先端钝或圆形，基部楔形，通常无叶柄，上部茎叶渐小，叶缘有细密的针刺或刺齿，全部茎叶两面同色，无毛。头状花序单生于茎端，雌雄异株；雄花序总苞长约18mm，雌花序总苞长约25mm；总苞片6层，外层甚短，长椭圆状披针形，内层披针形，先端长尖，具刺；雄花花冠长17～20mm，裂片长9～10mm，花药紫红色，长约6mm；雌花花冠紫红色，长约26mm，裂片长约5mm，退化花药长约2mm。瘦果椭圆形或长卵形，略扁平；冠毛羽状。花期5～6月，果期5～7月（图278-2）。

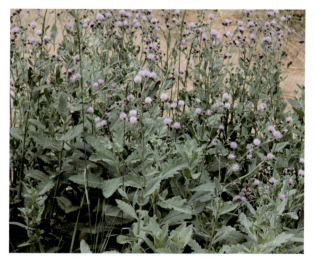

图278-1　刺儿菜生态

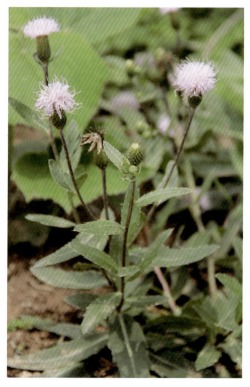

图278-2　刺儿菜植株

6. 产地加工

夏、秋二季花开时采割，除去杂质，晒干。

（二）药材

1. 性状特征

茎呈圆柱形，有的上部分枝，长5～30cm，直径0.2～0.5cm；表面灰绿色或带紫色，具纵棱及白色柔毛；质脆，易折断，断面中空。叶互生，无柄或有短柄；叶片皱缩或破碎，完整者展平后呈长椭圆形或长圆状披针形，长3～12cm，宽0.5～3cm；全缘或微齿裂至羽状深裂，齿尖具针刺；上表面绿褐色，下表面灰绿色，两面均具白色柔毛。头状花序单个或数个顶生；总苞钟状，苞片5～8层，黄绿色，花紫红色。气微，味微苦（图278-3）。

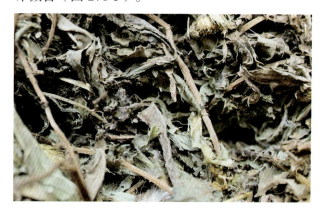

图278-3　小蓟药材

2. 商品规格

本品均为统货。

3. 道地药材

本品山东产者质佳。

4. 质量标志

本品以色绿、叶多、无杂质者为佳。

5. 显微特征

组织鉴别：①茎横切面示表皮细胞角质层纹理清晰，可见多细胞非腺毛，棱脊处的表皮下方有厚角组织。皮层散有分泌细胞和石细胞。维管束环列，韧皮部较窄，外侧有微木化的韧皮部纤维束；木质部有木纤维束，导管多位于中下方，内侧有少数纤维群，木化；髓部中央常呈孔洞（图278-4）。②叶表面观示上表皮细胞多角形，垂周壁平直，表面角质纹理明显；下表皮细胞壁波状弯曲，上下表皮均有气孔及非腺毛。气孔不定式或不等式。非腺毛10～30个细胞，顶端细胞甚细长呈鞭状，皱缩扭曲。叶肉细胞中含草酸钙结晶，多呈针簇状（图278-5）。

6. 化学组分

芸香苷（rutin），原儿茶酸（protocatechuic acid），绿原酸（chlorogenic acid），咖啡酸（caffeic

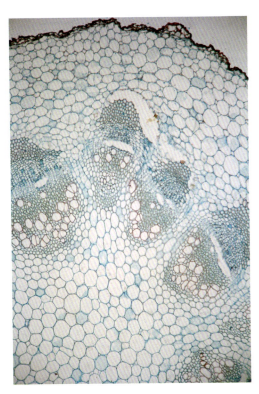

图 278-4　小蓟药材茎横切面组织特征

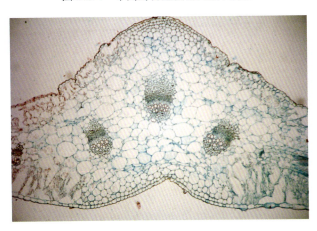

图 278-5　小蓟药材叶横切面组织特征

acid），氯化钾（potassium chloride），蒙花苷（linarin）即刺槐苷（acaciin），刺槐素（acacetin），酪胺（tyramine），蒲公英甾醇（taraxasterol），φ-蒲公英甾醇乙酸酯（φ-taraxasteryl acetate），蒲公英甾醇（taraxasterol），φ-蒲公英甾醇乙酸酯（φ-taraxasteryl acetae），三十烷醇（triacontanol），β-谷甾醇（β-sitosterol），豆甾醇（stigmasterol）等。

7. 理化特征

薄层鉴别：取本品粉末 1g，加乙醇 10ml，于 70℃水浴上温浸 2 小时，滤过，滤液蒸干，加乙醇 0.5ml 溶解作为供试品。另取绿原酸及芸香苷乙醇液作为对照品。分别吸取上述 3 种溶液各 5μl，点于同一硅胶 G-CMC 薄层板上，置以正丁醇-冰醋酸-水（3：1：1）为展开剂的色谱缸中，展开，取出，晾干，于紫外光灯（365nm）下观察荧光斑点，绿原酸显蓝色。喷雾 5% 三氯化铝乙醇试液后，芸香苷显黄色。

8. 贮藏

扎把麻袋装，置通风干燥处。

（三）炮制与饮片

1. 药材炮制

（1）小蓟：取药材除去杂质，洗净，稍润，切段，干燥。

（2）小蓟炭：取净小蓟，置锅内用武火炒至七成变黑色，但须存性，过铁丝筛，喷洒清水，取出，晒干。贮干燥容器内，置通风干燥处，令小蓟炭散热以防复燃。

（3）炒小蓟：取小蓟段置锅内，用文火炒至表面焦黄并有香气逸出，取出放凉。

2. 饮片名称

小蓟，小蓟炭，炒小蓟。

3. 药品类别

止血药：凉血止血药。

4. 性状特征

（1）小蓟：本品呈大小不一的小段或碎片，长约 1cm，表面绿色或带紫色，有白色丝状柔毛，叶片柔软，皱缩卷曲，叶缘具针刺，茎坚韧，头状花显紫红色。气微，味微苦（图 278-6）。

（2）小蓟炭：本品形如小蓟，表面显炭黑色并有炭末。

5. 质量要求

（1）水分：不得过 12.0%。

（2）酸不溶性灰分：不得过 5.0%。

（3）浸出物：用热浸法测定，稀乙醇作溶剂，不得少于 14.0%。

（4）含量测定：用高效液相色谱法测定，本品含蒙花苷（$C_{28}H_{32}O_{14}$）不得少于 0.70%。

6. 性味功能

本品性凉，味甘、苦。凉血止血，祛瘀消肿；用于衄血、吐血、尿血、便血、崩漏下血、外伤出血、

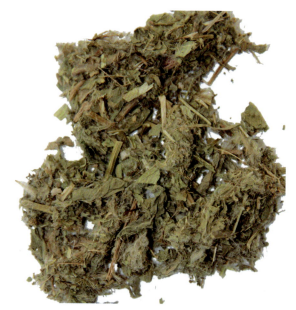

图 278-6　小蓟

痈肿疮毒。小蓟炭凉血性弱，止血力强；用于衄血、吐血、便血和崩漏下血、外伤出血。

7. 用法用量

内服：煎汤或入丸、散，用量 4.5 ～ 9g。外用：鲜品适量，捣敷患处。

8. 使用注意

脾胃虚寒而无瘀滞者忌服。

9. 贮藏

席包装或扎把麻袋装，置通风干燥处。

（四）经典方剂与临床应用

小蓟饮子（《济生方》）

处方： 生地黄 30g、小蓟 15g、滑石 15g、木通 9g、淡竹叶 9g、炒蒲黄 9g、藕节 9g、当归 6g、栀子 9g、炙甘草 6g。

制法： 水煎。

功能主治： 凉血止血，利尿通淋。用于下焦热结，症见血淋，尿血，小便次数多而热痛，尿黄，舌红，脉数。

用法用量： 空腹时温服。

（五）食疗与药膳

1. 小蓟黑鱼汤

原料： 黑鱼 300g，白及 15g，小蓟 20g。

制作方法： 将黑鱼洗净去杂，白及、小蓟用白纱布包扎，入锅水 1200ml，煎煮 40 分钟，去白纱布袋即可。

功能主治： 治痔疮出血。

2. 小蓟红米粥

原料： 小蓟 15g，红糯米 50g。

制作方法： 先将小蓟用清水洗干净，放入锅中煎汤，去渣取汁。用药汁煮红糯米，粥熟加红糖调食。

功能主治： 解毒消痈，凉血止血。适用于血小板减少性紫癜患者。

279　野菊花 Ye Ju Hua

（一）基原

1. 集解

野菊花始载于《本草拾遗》。

2. 品种

野菊花为双子叶植物纲菊科菊属植物野菊 *Chrysanthemum indicum* L. 的干燥头状花序。

3. 分布

山东境内产于烟台、青岛等地。

4. 生态

野菊生于山坡草丛、田边、路旁或海滨沙滩。

5. 形态特征

野菊：多年生草本，高 25 ～ 100cm。根茎粗厚，分枝，有长或短的地下匍匐枝。茎直立或基部铺展。基生叶脱落；茎生叶卵形或长圆状卵形，长 6 ～ 7cm，宽 1 ～ 2.5cm，羽状分裂或分裂不明显；顶裂片大；侧裂片常 2 对，卵形或长圆形，全部裂片边缘浅裂或有锯齿；上部叶渐小；全部叶上面有腺体及疏柔毛，下面灰绿色，毛较多，基部渐狭成具翅的叶柄；托叶具锯齿。头状花序直径 2.5 ～ 4（～ 5）cm，在茎枝顶端排成伞房状圆锥花或不规则的伞房花序；总苞直径 8 ～ 20mm，长 5 ～ 6mm；总苞片边缘宽膜质；舌状花黄色，雌性；盘花两性，筒状。瘦果全部同形，有 5 条极细的纵棱，无冠状冠毛。花期 9 ～ 10 月（图 279-1）。

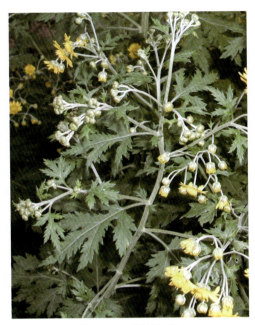

图 279-1 野菊植株

6. 产地加工

秋、冬二季，花初开时采摘，晒干或蒸后晒干。

（二）药材

1. 性状特征

头状花序呈类球形，直径 0.3 ～ 1cm，棕黄色，总苞由 4 ～ 5 层苞片组成，外层苞片卵形或条形，外表面中部灰绿色或淡棕色，通常被有白毛，边缘膜质；内苞片长椭圆形，膜质，外表面无毛。总苞基部有的残留总花梗。舌状花 1 轮，黄色，皱缩卷曲；管状花多数，深黄色。体轻，易碎。气芳香，味苦（图 279-2）。

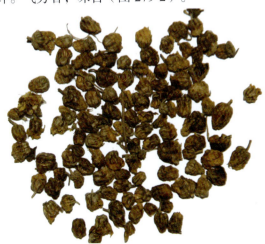

图 279-2 野菊花

2. 商品规格

统货。分江苏、浙江、安徽统装等。

3. 道地药材

本品以安徽金寨产者为道地药材。

4. 质量标志

本品以色黄无梗、完整、气香、花未全开者为佳。

5. 显微特征

粉末鉴别：粉末绿黄色。花粉粒类圆形，直径 20 ～ 28μm，具 3 孔沟，外壁外层厚于内层，外层内部具棒，表面为网状纹理，并具刺。纤维淡黄棕色或淡黄绿色，细长，末端渐尖或斜钝，壁微波状，纹孔细点状，孔沟隐约可见。花冠表皮细胞表面观略延长，垂周壁波状弯曲，表面有微细致密的角质纹理，辐射状；侧面观外壁隆起，有纵向条状纹理。花粉囊内壁细胞延长，壁具条状或网状增厚。苞片表皮表面观细胞呈不规则形，垂周壁稍厚，波状弯曲，表面有粗的角质纹理。气孔长圆形。苞片边缘的表皮细胞狭长，壁平直或连珠状增厚。T 形毛较多，壁一长一短，直径 23 ～ 50μm，壁稍厚或一边稍厚；基部 1 ～ 8 细胞，其中 1 个细胞稍膨大或皱缩。

6. 化学组分

野菊花内酯（handelin chrysanthelide），野菊花醇（chrysanthemol），野菊花三醇（chrysanthetriol），野菊花酮（indicumeneone），菊油环酮（chrysanthenone），顺 - 螺烯醇醚（cis-spiroenol ether），反 - 螺烯醇醚（trans-spiroenol ether），当归酰亚菊素（angeloylajadin），苏格兰蒿素（arteglasin）A，刺槐苷（acaciin），木犀草素（luteolin），木犀草素 -7β D- 葡萄糖苷（luteolin-7-β-D-glucoside），槲皮素 -β-D- 葡萄糖苷（quercitin-β-D-glucoside），矢车菊苷（chrysanthemin），菊黄质（chrysanthemax-anthin），胡萝卜苷（daucosterol），豚草素（cumambrin）S，刺槐素（acacetin），刺槐素 -7-O-β-D- 吡喃半乳糖苷（acacetin-7-O-β-D-galactopyranoside），棕榈酸（palmitic acid），熊果酸（ursolic acid），亚油酸（linoleic acid），β- 谷甾醇（β-sitosterol），羽扇豆醇（lupeol），正二十八烷醇（octacosylalcohol）及挥发油等。

7. 理化特征

（1）荧光检查：取粉末 3g，加乙醇 40ml，加热回流 1 小时，滤过。取滤液 1 滴，点于滤纸上，喷洒三氯化铝试液，干后，置紫外光灯（365nm）下观察，显黄绿色荧光。

（2）化学定性：取（1）中滤液 2ml，加镁粉少量与盐酸 4～5 滴，加热，显红棕色。

（3）薄层色谱：取粉末适量，加甲醇回流提取，提取液浓缩至小体积，点于聚酰胺薄层板上以氯仿-甲醇-水（9：1：0.1）为展开剂，展开后，置紫外光灯下检视。

8. 贮藏

置阴凉干燥处，防蛀。

（三）炮制与饮片

1. 药材炮制

取原药材，除去杂质及梗、叶，筛去灰屑。

2. 饮片名称

野菊花。

3. 药品类别

清热解毒药。

4. 性状特征

本品性状特征同药材。

5. 质量要求

（1）水分：不得过 14.0%。

（2）总灰分：不得过 9.0%。

（3）酸不溶性灰分：不得过 2.0%。

（4）含量测定：用高效液相色谱法测定。本品含蒙花苷（$C_{28}H_{32}O_{14}$）不得少于 0.80%。

6. 性味功能

本品性微寒，味苦、辛。清热解毒。用于疗疮痈肿、目赤肿痛、头痛眩晕。

7. 用法用量

内服：煎汤，9～15g。外用：适量，煎汤外洗或制膏外涂。

8. 使用注意

脾胃虚寒者、孕妇慎用。

9. 贮藏

置阴凉干燥处，防蛀。

（四）经典方剂与临床应用

（1）治咽喉肿痛：野菊花、蒲公英、紫花地丁各 15g，连翘 10g，煎汤内服。

（2）治痔疮：金银花 50g，野菊花、蒲公英、紫花地丁各 25g，紫背天葵子 15g，每日 1 剂，水煎后分 2 次服。

（五）食疗与药膳

石斛野菊花炖水鸭

原料： 石斛 20g、野菊花 5g、水鸭半只、猪瘦肉 150g、生姜 3 片（此量供 3～4 人用。）

制作方法： 石斛、野菊花分别稍浸泡、洗净，水鸭宰洗净，去内脏、尾部，切块，并置沸水中稍滚片刻，再洗净（即"汆水"）；猪瘦肉洗净，切块，与生姜一起放进炖盅内，加入冷开水 1500ml（约 6 碗量），加盖隔水炖约两个半小时便可，进饮时调入适量食盐。

功能主治： 益胃生津，清热疏风，明目养肝。

280 菊花 Ju Hua

（一）基原

1. 集解

菊花始见于《礼记》。《神农本草经》列于上品。陶弘景谓："菊有两种。一种茎紫，气香而味甘，叶可作羹食者，为真菊，一种青茎而大，作蒿艾气，味苦不堪食者，名苦薏，非真菊也，华正相似，惟甘苦别之。"李时诊谓："《本经》言菊花味苦，《别录》占菊花味甘，诸家以甘者为菊，苦者为苦薏，惟取甘者入药，……其治头风，则白者优良。"药材按产地和加工方法不同，分为亳菊、滁菊、贡菊、杭菊。

2. 品种

菊花为双子叶植物纲菊科菊属植物菊 *Chrysanthemum morifolium* Ramat. 栽培品的干燥头

状花序。

3. 分布

山东境内产于济宁、嘉祥、禹城、德州、菏泽、滨州、济南、潍坊等地。以嘉祥产菊花质量最优，有"中国白菊花之乡"之称，花大色白，气清香浓郁，称作"嘉祥菊花"。

4. 生态

菊栽培于田间、庭院或公园。

5. 形态特征

菊：多年生草本，高 50 ～ 140cm，全体密被白色绒毛。茎基部稍木质化，略带紫红色，幼枝略具棱。叶互生，卵形或卵状披针形，长 3.5 ～ 5cm，宽 3 ～ 4cm，先端钝，基部近心形或阔楔形，边缘通常羽状深裂，裂片有粗锯齿或重锯齿，两面密被白绒毛；叶柄有浅槽。头状花序顶生成腋生，直径 2.5 ～ 5cm；总苞半球形，苞片 3 ～ 4 层，绿色，被毛，边缘膜质透明，淡棕色，外层苞片较小，卵形或卵状披针形，第二层苞片阔卵形，内层苞片长椭圆形；花托小，凸出，半球形；舌状花雌性，位于边缘，舌片线状长圆形，长可至3cm，先端钝圆，白色、黄色、淡红色或淡紫色，无雄蕊，雌蕊 1，花柱短，柱头 2 裂；管状花两性，位于中央，黄色，每花外具 1 卵状膜质鳞片，花冠管长约 4mm，先端 5 裂，裂片三角状卵形，雄蕊 5，聚药，花丝极短，分离，雌蕊 1，子房下位，矩圆形，花柱线形，柱头 2 裂。瘦果矩圆形，具 4 棱，顶端平截，光滑无毛。花期 9 ～ 11 月（图 280-1，图 280-2）。

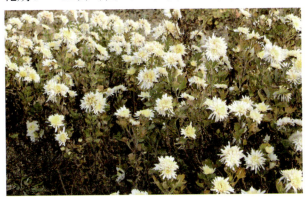

图 280-1　济菊植株

6. 产地加工

一般在 10 月上中旬，最好在霜降前后采收。选择晴天在露水干后或下午进行采收，阴干、晒干或烘干。

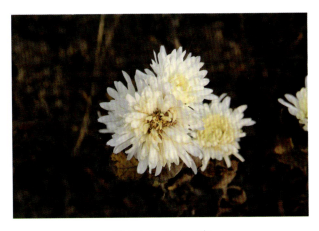

图 280-2　济菊花序

（二）药材

1. 性状特征

干燥头状花序，外层为数层舌状花，呈扁平花瓣状，中心由多数管状花聚合而成，基部有总苞，系由 3 ～ 4 层苞片组成。气清香，味淡微苦（图 280-3，图 280-4）。

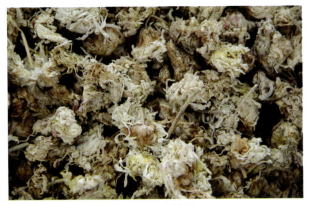

图 280-3　济菊花

2. 商品规格

本品均为统货。

3. 道地药材

亳菊花主产于安徽亳县、涡阳及河南商丘，在药菊中品质较佳，主销全国各大城市；滁菊花主产于安徽滁县，品质较佳，主销江苏、浙江及上海等各大城市（图 280-5）；贡菊主产于安徽歙县（微菊图 280-6）、浙江德清（清菊），主销华南、福建及河北等地；杭菊花（白茶菊、黄甘菊），主产于浙江嘉兴、桐乡等地，主要供出口及销全国（图 280-7）；汤黄菊主产于浙江海宁县；怀菊主产于河南新乡、武陟、博爱、商丘、许吕、郑州、开封等地，为四大怀药之一；产于河北者，可称"祁菊花"（图280-8）。

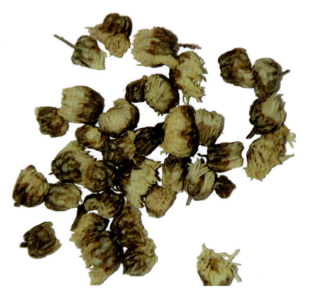

图280-4　胎菊花

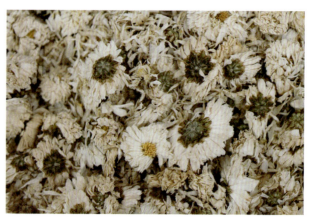

图280-7　杭菊花

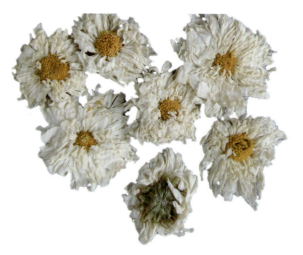

图280-5　滁菊花

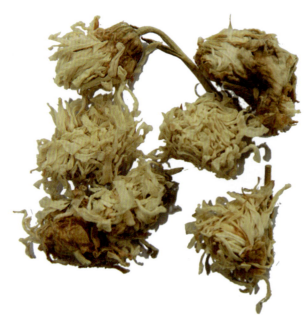

图280-8　祁菊花

4. 质量标志

本品以花朵完整、颜色新鲜、气清香、少梗叶者为佳。

5. 显微特征

粉末鉴别：花粉粒黄色。呈类圆形，直径22～38pm，有3孔沟，外壁外层厚于内层，表面具负网状纹饰并具刺，刺长3.4～7μm，基部一般大于长度，在极光切面每裂片4～5刺。纤维淡黄棕色。细长，末端斜钝，直径8～20pm，壁微波状，厚1.7～7pm，纹孔细点状孔沟隐约可见。花冠表皮细胞表面观略延长，垂周壁波状弯曲，

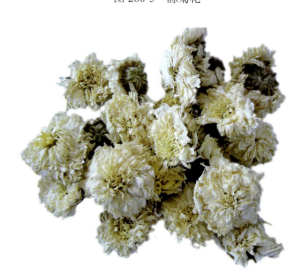

图280-6　贡菊花

表面有微细致密的角质纹理，辐射状，侧面观外壁隆起，有纵向条状纹理。药隔顶端附属物表面观细胞呈长多角形，两端楔尖，也有类方形或多角形，垂周壁连珠状增厚，纹孔大。厚壁细胞绿黄色。呈类长方形或多角形，直径 10～28μm，长 24～48μm，壁厚 3.5～7μm，纹孔明显。花柱碎片及柱头碎片边缘细胞呈绒毛状突起。分泌道碎片少见，条状分泌物棕色，直径 10～43μm。腺毛头部鞋底形，4、6 或 8 细胞，两两相对排列，长径 32～127μm，短径 22～74μm，外被角质层。"T"形毛大多碎断，顶端细胞长大，直径约至 55μm，偶见分隔；基部 2～5 细胞。苞片表皮细胞呈不规则形，垂周壁稍厚，波状弯曲，表面有稍粗的角质纹理。气孔长圆形，直径 26～38μm，长 47～58μm，副卫细胞 3～6 个，不定式。

6. 化学组分

挥发油（约 0.13%）：龙脑，乙酸龙脑酯，樟脑，菊油环酮（chrysanthemon）。还含矢车菊苷，氨基酸，木犀草素 -7- 葡萄糖苷，大波斯菊苷（cosmosiin），刺槐苷（acaeiin），丁二酸二甲基酰肼（aminozide），胆碱，水苏碱（staehydrine），腺嘌呤，α-β- 香树脂醇，烃类（$C_{24}H_{50}$ 及 $C_{26}H_{54}$），微量维生素 A 样物质，维生素 B_1 等。

7. 理化特征

（1）化学定性

1）取本品粉末 0.2g，用乙醇 10ml 加热浸出。浸液置试管中，5% 盐酸乙醇溶液 5ml 及锌粉少许，于水浴中煮沸，溶液显淡红色。

2）取本品 100g，提取挥发油。取挥发油 2 滴滴入试管中，加乙醇 2ml 及 2，4- 二硝基苯肼试剂数滴，产生红色沉淀。

（2）薄层色谱：取提取出的挥发油，用乙酸乙酯稀释后点样。吸附剂为硅胶 G（青岛海洋化工厂）铺板，105℃活化 1 小时。展开剂为乙酸乙酯 - 石油醚（1：9），展距 15cm。显色剂为 1% 香草醛浓硫酸溶液。

8. 贮藏

本品易虫蛀，晒干后放缸甏内或木箱内盖紧，宜 30℃以下保存，防霉蛀。夏、秋季要勤检查，如有霉蛀，宜放烘房内烘干，不宜烈晒，烈晒易散瓣变色。

（三）炮制与饮片

1. 药材炮制

（1）菊花：取菊花药材，除去杂质即可。

（2）菊花炭：取净菊花，置锅内用文火炒至微焦褐色，存性，取出喷洒清水，灭火星，晒干收藏。

（3）炒菊花：取净菊花，置锅内用文火炒至略见焦斑时，即取出摊晾。

2. 饮片名称

菊花，菊花炭，炒菊花。

3. 药品类别

解表药：发散风热药。

4. 性状特征

（1）菊花：本品性状特征同药材。

（2）炒菊花：本品形同菊花，表面有黑斑。

（3）菊花炭：本品表面焦黑色或焦褐色。

5. 质量要求

（1）水分：不得过 15.0%。

（2）含量测定：用高效液相色谱法测定。本品含绿原酸（$C_{16}H_{18}O_9$）不得少于 0.20%，含木犀草苷（$C_{21}H_{20}O_{11}$）不得少于 0.080%，含 3，5-O-二咖啡酰基奎宁酸（$C_{25}H_{24}O_{12}$）不得少于 0.70%。

6. 性味功能

本品性微寒，味甘、苦。散风清热，平肝明目。用于风热感冒、头痛眩晕、目赤肿痛、眼目昏花。

7. 用法用量

内服：煎汤，5～9g。

8. 贮藏

本品易虫蛀，晒干后放缸甏内或木箱内盖紧，宜 30℃以下保存，防霉蛀。夏、秋季要勤检查，如有霉蛀，宜放烘房内烘干，不宜烈晒，烈晒易散瓣变色。

（四）经典方剂与临床应用

菊花散（《圣济总录》）

处方： 菊花 120g（炒），防风 60g（去芦头），白蒺藜 30g（炒过，捣去角），牛蒡子 30g（炒熟），甘草 7.5g（炙）。

制法： 上五味，捣罗为散。

功能主治： 疏风宣透，清热明目。治肝肾风毒气冲，眼目肿痛昏暗。

用法用量： 每服 6g，用热水调下。

（五）食疗与药膳

1. 红枣菊花粥

原料： 红枣 50g，粳米 100g，菊花 15g。

制作方法： 上三味一同放入锅内加清水适量，煮粥，待粥煮至浓稠时，放入适量红糖调味即可。

功能主治： 健脾补血，清肝明目。长期食用可使面部肤色红润，起到保健防病的作用。

2. 菊楂决明茶

原料： 菊花 10g，生山楂片 15g，决明子 15g。

制作方法： 将决明子打碎，同菊花、生山楂片水煎。可酌加白糖，代茶饮。

功能主治： 疏风散热，平肝，润肠通便，降压。适用于高血压合并冠心病的患者，对于阴虚阳亢、大便秘结等症效果更好。

281 禹州漏芦
Yu Zhou Lou Lu

（一）基原

1. 集解

禹州漏芦始载于《神农本草经》，列为上品。《名医别录》云："生乔山。八月采根，阴干。"《本草图经》云："今京东州郡及秦海州皆有之。旧说茎叶似白蒿，有荚，花黄生荚端，茎若箸大……七八月后皆黑，异于众草。……帷单州者差相类，

沂州者花叶颇似牡丹，秦州者花似单叶寒菊，紫色，五七枝同一杆上。海州者花紫碧如单叶莲，花萼下及根旁有白茸裹之，根黑色如蔓青而细，又类葱本，淮甸人呼为老翁花。三州所生花虽别而叶相颇类，但秦、海州者，叶更做锯齿状耳。一物而殊类若此，医家何所适从，当依旧说，以单州出者为胜。"李时珍曰："屋之西北黑处谓之漏，凡物黑色谓之芦，此草秋后即黑，异于众草，故名。"

2. 品种

禹州漏芦为双子叶植物纲菊科蓝刺头属植物华东蓝刺头 *Echinops grijisii* Hance 的干燥根。

3. 分布

山东境内产于各山地丘陵。

4. 生态

华东蓝刺头生于山坡草丛、荒坡或丘陵沙地。

5. 形态特征

华东蓝刺头：多年生草本植物，高 30～80cm。茎直立，单生，上部通常有短或长花序分枝，基部通常有棕褐色残存的纤维状撕裂的叶柄，全部茎枝被密厚的蛛丝状绵毛，下部花期变稀毛。叶质地薄，纸质。基部叶及下部茎叶有长叶柄，全形椭圆形、长椭圆形、长卵形或卵状披针形，长 10～15cm，宽 4～7cm，羽状深裂；侧裂片 4～5（7）对，卵状三角形、椭圆形、长椭圆形或线状长椭圆形；全部裂片边缘有均匀而细密的刺状缘毛。向上叶渐小。中部茎叶披针形或长椭圆形，与基部及下部茎叶同样分裂，无柄或有较短的柄。全部茎叶两面异色，上面绿色，无毛无腺点，下面白色或灰白色，被密厚的蛛丝状绵毛。复头状花序单生枝端或茎顶，直径约 4cm。头状花序长 1.5～2cm。基毛多数，白色，不等长，扁毛状，长 7～8mm，为总苞长度之半。外层苞片与基毛近等长，线状倒披针形，爪部中部以下有白色长缘毛，缘毛长达 6mm，上部椭圆状扩大，褐色，边缘短缘毛；中层长椭圆形，长约 1.3cm，上部边缘有短缘毛，中部以上渐窄，顶端芒刺状短渐尖；内层苞片长椭圆形，长 1.5cm，顶端芒状齿裂或芒状片裂。全部苞片 24～28 个，外面无毛

无腺点。小花长 1cm，花冠 5 深裂，花冠管外面有腺点。瘦果倒圆锥状，长 1cm，被密厚的顺向贴伏的棕黄色长直毛，不遮盖冠毛。冠毛量杯状，长 3mm；冠毛膜片线形，边缘糙毛状，大部结合，花果期 7 ～ 10 月（图 281-1 至图 281-3）。

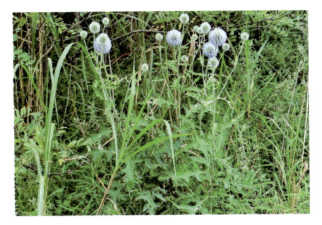

图 281-1 华东蓝刺头生态

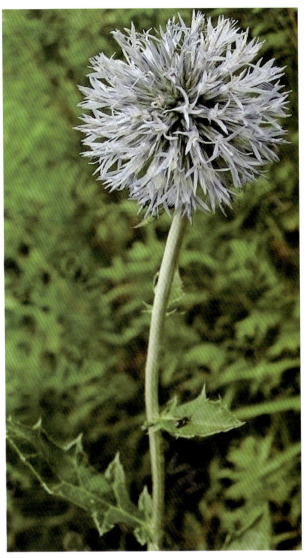

图 281-3 华东蓝刺头植株

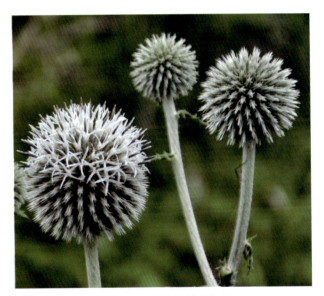

图 281-2 华东蓝刺头花序

6. 产地加工

春、秋二季采挖，除去须根及泥沙，晒干。

（二）药材

1. 性状特征

干燥根呈类圆柱形，稍扭曲，长 10 ～ 25cm，直径 0.5 ～ 1.5cm。表面灰黄色或灰褐色，有纵皱纹，顶端有纤维状棕色硬毛。近根头处有较密的横纹，顶端残留 4 ～ 5cm 长的纤维状棕色硬毛。质硬，不易折断，断面皮部褐色，木部呈黄黑相间的放射状纹理。气微，味微涩（图 281-4）。

2. 商品规格

本品均为统货。

3. 道地药材

本品以河南产品质佳。

4. 质量标志

本品以条粗、棕黑色、质坚实、不碎裂者为佳。

5. 显微特征

（1）组织鉴别：横切面后生皮层为 20 余层棕色细胞，木化及木栓化。韧皮部宽大，形成层环状。

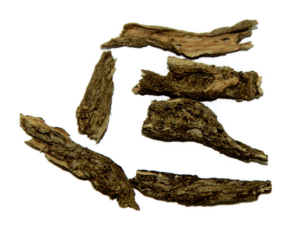

图 281-4　漏芦药材

木质部导管呈多股状排列，木射线常有径向裂隙，薄壁组织中有油室分布（图 281-5）。

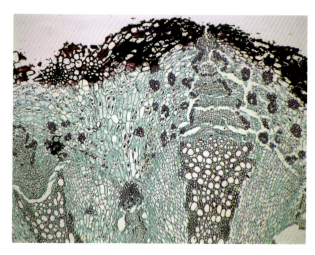

图 281-5　漏芦药材横切面组织特征

（2）粉末鉴别：粉末棕黄色。韧皮纤维多成束，直径 20 ～ 42μm，壁厚。细胞间隙有棕褐色树脂状物。木纤维细长，两端渐尖，直径 12 ～ 30μm，壁较厚。缘纹孔导管和网纹导管较多见，直径 20 ～ 120μm。石细胞少见，类圆形、长方形或方形，直径 35 ～ 150μm，层纹及孔沟明显，细胞间隙有棕褐色树脂状物。分泌管长条状，直径 26 ～ 60μm，内含红棕色分泌物。

6. 化学组分

本品含挥发油及酚性物质。

7. 理化特征

薄层色谱：取本品粉末 1g，加甲醇 10ml，超声处理 30 分钟，滤过，滤液作为供试品溶液。另取 α- 三联噻吩对照品，加甲醇制成每毫升含 0.8mg 的溶液，作为对照品溶液。吸取供试品溶液 2 ～ 5μl、对照品溶液 5μl，分别点于同一硅胶 G 薄层板上，以石油醚（60 ～ 90℃）为展开剂，展开，取出，晾干，喷以 10% 硫酸乙醇溶液，在 105℃加热至斑点显色清晰。供试品色谱在与对照品色谱相应的位置上，显相同颜色的斑点。

8. 贮藏

袋包装。置通风干燥处。

（三）炮制与饮片

1. 药材炮制

取原药材，除去杂质，洗净，润透，切厚片，晒干。

2. 饮片名称

禹州漏芦，漏芦。

3. 药品类别

清热药：清热解毒药。

4. 性状特征

本品呈圆形或类圆形的厚片。外表皮灰黄色至灰褐色。切面皮部褐色，木部呈黄黑相间的放射状纹理。气微，味微涩（图 281-6）。

5. 质量要求

（1）水分：不得过 13.0%。
（2）总灰分：不得过 10.0%。
（3）酸不溶性灰分：不得过 4.5%。
（4）浸出物：用热浸法测定，稀乙醇作溶剂，不得少于 13.0%。
（5）含量测定：用高效液相色谱法测定。本品含 α- 三联噻吩（$C_{12}H_8S_3$）不得少于 0.20%。

6. 性味功能

本品性寒，味苦。清热解毒，消痈，下乳，舒筋通脉。用于乳痈肿痛、痈疽发背、瘰疬疮毒、乳汁不通、湿痹拘挛。

7. 用法用量

内服：煎汤，5 ～ 9g。

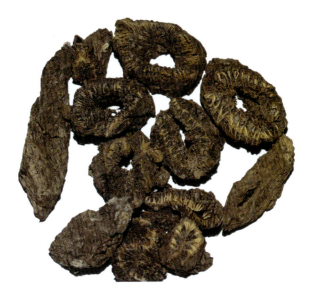

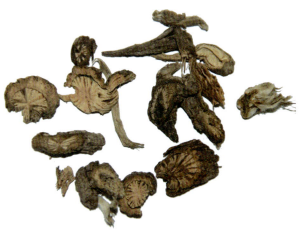

图 281-6 漏芦

8. 使用注意

本品气虚、疮疡平塌不起及孕妇忌服。

9. 贮藏

本品袋包装。置通风干燥处。

（四）经典方剂与临床应用

漏芦汤（《集验背疽方》）

处方： 黄芪（生用）30g，连翘 30g，大黄 0.3g（微炒），漏芦 30g（有白茸者），甘草 15g（生用），沉香 30g。

制法： 上为末。

功能主治： 退毒下脓。用于脑疽、痈疽毒盛者。

用法用量： 姜、枣汤调下。

（五）食疗与药膳

牡丹粥

原料： 牡丹叶，漏芦（去芦头），决明子各 10g，雄猪肝 100g，粳米 50 ～ 100g。

制作方法： 将猪肝洗净切片；先煎前 3 味药，去渣取汁，后入肝、米，煮作粥。

功能主治： 活血消积。适用于小儿癖瘕，症见两胁下出现结块，时痛时止或平时摸不到，痛时才能触及。

用法用量： 空腹食之。每日服 2 次。

282　墨旱莲 Mo Han Lian

（一）基原

1. 集解

墨旱莲原名始载于《新修本草》，曰："生于湿地，所在坑渠间多有，苗似旋覆，二月八月采，阴干。"《本草图经》云："处处有之，南方尤多。此为 2 种：一种叶似柳而光泽，茎似马齿苋，高一二尺许，花细而白，其实若小莲房，苏恭云苗似旋覆是也；一种苗硬枯瘦，颇似莲花而黄色，实亦作房而圆，南人谓之连翘者。"前者即墨旱莲，后者为红旱莲。据《本草图经》载："摘其苗，皆有汁出，须臾而黑，俗谓之旱莲子，也谓之金陵草。"李时珍曰："旱莲有二种，一种苗似旋覆而花白细者，是鳢肠；一种花黄而紫，而结房如莲房者，乃是小连翘也。"

2. 品种

墨旱莲为双子叶植物纲菊科鳢肠属植物鳢肠 *Eclipta prostrata* L. 的干燥地上部分。

3. 分布

山东境内产于各地。

4. 生态

鳢肠生于田野、路边、溪边及阴湿地上。

5. 形态特征

鳢肠：一年生草本，高 10 ～ 60cm。全株被白色粗毛，折断后流出的汁液数分钟后即呈蓝黑色。茎直立或基部倾伏，着地生根，绿色或红褐色。叶对生；叶片线状椭圆形至披针形，长 3 ～ 10cm，宽 0.5 ～ 2.5cm，全缘或稍有细齿，两面均被白色粗毛。头状花序腋生或顶生，总苞钟状，总苞片 5 ～ 6 片，花托扁平，托上着生少数舌状花及多数管状花；舌状花雌性；花冠白色，发育或不发育；管状花两性，共绿色，全发育。瘦果黄黑色，长约 3mm，无冠毛。花期 7 ～ 9 月，果期 9 ～ 10 月（图 282-1）。

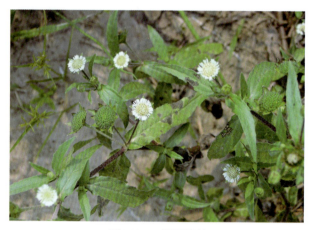

图 282-1　鳢肠植株

6. 产地加工

夏季花开时采割地上部分，晒干。

（二）药材

1. 性状特征

全草被白色茸毛。茎呈圆柱形，有纵棱，直径 2 ～ 5mm；表面绿褐色或墨绿色。叶对生，近无柄，叶片皱缩卷曲或破碎，完整者展平后呈长披针形，全缘或具浅齿，墨绿色。头状花序直径 2 ～ 6mm。瘦果椭圆形而扁，长 2 ～ 3mm，棕色或浅褐色。气微，味微咸（图 282-2）。

2. 商品规格

本品均为统货。

3. 道地药材

山东产品质佳。

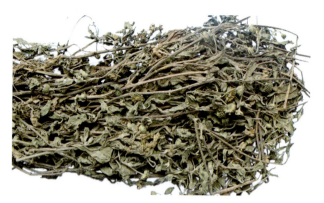

图 282-2　墨旱莲药材

4. 质量标志

本品以叶花多、色绿、无杂质者为佳。

5. 显微特征

粉末鉴别：非腺毛多为 3 细胞，长 260 ～ 700μm，基部细胞稍膨大，中部细胞较长，壁增厚，有明显疣状突起，顶端细胞急尖而短，近三角形。气孔不定式，副卫细胞 3 ～ 4 个。

6. 化学组分

本品含皂苷 1.32%，烟碱约 0.08%，鞣质，维生素 A，鳢肠素，多种噻吩化合物如 α-三联噻吩基甲醇及其乙酸酯，2-（丁二炔基）-5-（乙烯乙炔基）噻吩，2-（丁-二炔基）-5-（4-氯-3-羟丁炔-1-基）噻吩，2-（4-氯-3-羟丁炔-1-基）-5-（戊二炔-1，3-基）噻吩，乙酸（丁烯-3-炔-1-基）二联噻吩基甲醇酯等。叶含蟛蜞菊内酯、去甲基蟛蜞菊内酯、去甲基蟛蜞菊内酯-7-葡萄糖苷。

7. 理化特征

（1）化学定性：①取本品，浸水后，搓其茎叶，显墨绿色；②取 50% 乙醇提取液 1 ml，加 0.2% 茚三酮试剂，沸水浴中加热数分钟，溶液显红紫色；③取乙醚提取液置蒸发皿中，水浴蒸干，加醋酐硫酸 1 滴，即显蓝色，放置后显绿色。

（2）薄层色谱：取本品粉末 2g，加 70% 甲醇 20ml，超声处理 45 分钟，滤过，取滤液作为供试品溶液。另取墨旱莲对照药材 2g，同法制成对照药材溶液。再取旱莲苷 A 对照品适量，加甲醇制成每毫升含 0.5mg 的溶液，作为对照品溶液。吸取供试品溶液和对照药材溶液各 10μl、对照品溶液 5μl，分别点于同一硅胶 G 薄层板上，以二氯甲烷-乙酸乙酯-甲醇-水（30：40：15：3）

为展开剂,展开,取出,晾干,喷以香草醛硫酸试液,在105℃加热至斑点显色清晰。供试品色谱在与对照药材色谱和对照品色谱相应的位置上,显相同颜色的斑点。

8. 贮藏

置通风干燥处。

(三)炮制与饮片

1. 药材炮制

取药材除去杂质,略洗,切段,晒干。

2. 饮片名称

墨旱莲。

3. 药品类别

补虚药:补阴药。

4. 性状特征

本品呈不规则的段。茎圆柱形,表面绿褐色或墨绿色,具纵棱,有白毛,切面中空或有白色髓。叶多皱缩或破碎,墨绿色,密生白毛,展平后,可见边缘全缘或有浅锯齿。头状花序。气微,味微咸(图282-3)。

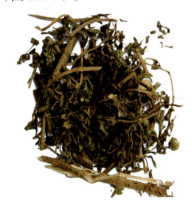

图 282-3 墨旱莲

5. 质量要求

(1)水分:不得过 13.0%。

(2)总灰分:不得过 14.0%。

(3)酸不溶性灰分:不得过 3.0%。

(4)含量测定:用高效液相色谱法测定,本品含蟛蜞菊内酯($C_{16}H_{12}O_7$)不得少于 0.040%。

6. 性味功能

本品性寒,味甘、酸。滋补肝肾,凉血止血。用于牙齿松动、须发早白、眩晕耳鸣、腰膝酸软、阴虚血热、吐血、衄血、尿血、血痢、崩漏下血、外伤出血。

7. 用法用量

内服:煎汤,6～12g;或熬膏、捣汁或入丸、散;外用:捣敷、研末撒或捣绒塞鼻。

8. 使用注意

胃弱便溏,肾气虚寒者禁用。

9. 贮藏

置通风干燥处。

(四)经典方剂与临床应用

二至丸(《证治准绳》)

处方: 女贞子(蒸)500g,墨旱莲 500g。

制法: 以上二味,女贞子粉碎成细粉,过筛;墨旱莲加水煎煮两次,每次1小时,合并煎液,滤过,滤液浓缩至适量,加炼蜜 60g 及水适量,与上述粉末泛丸,干燥,即得。

功能主治: 补益肝肾,滋阴止血。用于肝肾阴虚,眩晕耳鸣,咽干鼻燥,腰膝酸痛,月经量多。

用法用量: 口服,1 次 9g,1 日 2 次。

(五)食疗与药膳

菊花旱莲草藕粉粥

原料: 菊花 12g,旱莲草 12g,藕粉 25g,白糖适量。

制作方法: 将菊花、旱莲草放入锅中,加水煎约 12 分钟,去渣取汤,趁热冲熟藕粉,放入白糖调匀即可。

功能主治: 滋阴平肝,凉血止血,适用于肝火上扰所致出血等。

283 佩兰 Pei Lan

（一）基原

1. 集解

佩兰始载于《神农本草经》，列为上品，与古本草之"兰草"同物。《本草再新》始有"佩兰"之名。《蜀本草》云："生下湿地，叶似泽兰，尖长有歧，花红白色而香。"《本草纲目》云："兰草、泽兰一类二种也，……以茎圆节长，而叶光有歧者，为兰草；茎微方，节短而叶有毛者，为泽兰。"

2. 品种

佩兰为双子叶植物纲菊科泽兰属植物佩兰 *Eupatorium fortunei* Turcz. 的干燥地上部分。

3. 分布

山东境内产于各地。

4. 生态

佩兰生于山坡草地、山谷、林边荒地或路旁。

5. 形态特征

佩兰：多年生草本，高 40～100cm。根茎横走。茎直立，绿色或红紫色，下部光滑无毛。叶对生，在下部的叶常枯萎；中部的叶有短柄，叶片较大，通常 3 全裂或 3 深裂，中裂片较大，长椭圆形或长椭圆状披针形，长 5～10cm，宽 1.5～2.5cm；上部的叶较小，常不分裂，或全部茎叶不分裂，先端渐尖，边缘有粗齿或不规则细齿，两面光滑或沿脉疏被柔毛，无腺点。头状花序多数在茎顶及枝端排成复伞房花序，花序径 3～6cm；总苞钟状，长 6～7mm；总苞片 2～3 层，覆瓦状排列，外层短，卵状披针形，中、内层苞片渐长，全部苞片紫红色，外面无毛无斑点，先端钝；每个伞状花序有花 4～6 朵，花白色或带微红色，全部为管状花，两性，花冠外面无腺点，先端 5 齿裂；雄蕊 5，聚药；雌蕊 1，子房下位，柱头 2 裂，伸出花冠外。瘦果圆柱形，熟时黑褐色，5 棱，长 3～4mm，冠毛白色，长约 5mm。花果期 7～11 月（图 283-1，图 283-2）。

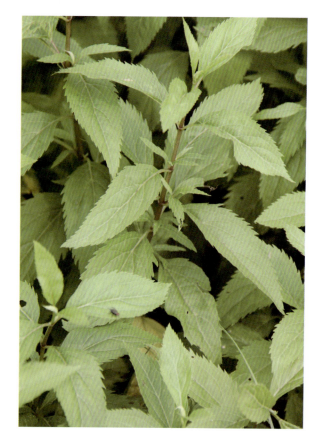

图 283-1　佩兰植株

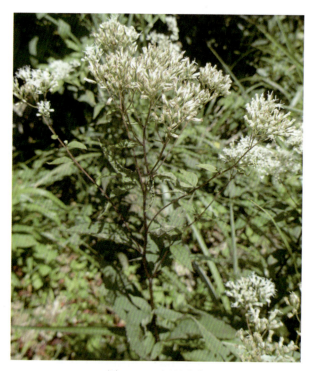

图 283-2　佩兰花序

6. 产地加工

夏、秋二季分两次采割，除去杂质，晒干。

（二）药材

1. 性状特征

茎呈圆柱形，长 30～100cm，直径 0.2～0.5cm；表面黄棕色或黄绿色，有的带紫色，有明显的节及纵棱线；质脆，断面髓部白色或中空。叶对生，有柄，叶片多皱缩，破碎，绿褐色；完整叶片 3 裂或不分裂，分裂者中间裂片较大，展平后呈披针形或长圆状披针形，基部狭窄，边缘有锯齿；不分裂者展平后呈卵圆形、卵状披针形或椭圆形。气芳香，味微苦（图 283-3）。

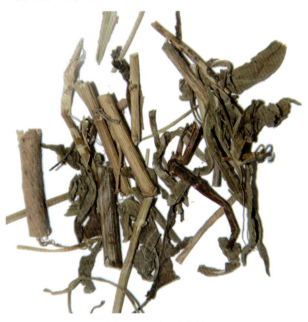

图 283-3　佩兰药材

2. 商品规格

本品均为统货。分江苏、浙江捆统货等。

3. 道地药材

本品习惯以江苏产者质优。

4. 质量标志

本品以干燥、叶多、色绿、茎少、未开花、香气浓、不带根及杂质者为佳。

5. 显微特征

组织鉴别：①叶表面观示上表皮气孔较少，多存在于近叶脉处。下表皮气孔较多，为不定式。保护毛稀少，由 2～8 个细胞组成。顶端钝圆，基部细胞常瘪缩，并散布有壁较厚的保护毛，以叶脉处较多。②茎表面观示表皮细胞长方形或多角形，多细胞非腺毛与叶脉上非腺毛相同。

6. 化学组分

挥发油（1.5%～2.0%）：对 - 聚伞花素（p-cymene），乙酸橙醇酯（neryl acetate），百里香酚甲醚（methyl thymyl ether）；花及叶中含蒲公英甾醇（taraxasterol）、蒲公英甾醇乙酸酯（taraxasteryl acetate）、蒲公英甾醇棕榈酸酯（taraxasteryl palmi-tate）、β- 香树脂醇棕榈酸酯（β-amyrin palmitate）、豆甾醇（stigmasterol）、β- 谷甾醇（β-sitosterol）、二十八醇（octacosanol）、棕榈酸（palmitic acid）等。尚含延胡索酸（fumaric acid）、琥珀酸（succinic acid）、甘露醇（mannitol）等。

7. 理化特征

（1）化学定性：取本品叶的粉末 1g，加乙醇 10ml，置水浴上温浸 20 分钟，滤过。取滤液 2ml，加 0.3% 碳酸钠溶液 2ml，加热至沸，放冷后，加新制的重氮对硝苯胺试液（取对硝基苯胺 0.4g，加稀盐酸 20ml 与蒸馏水 40ml 使溶解，冷至 15℃，缓缓加入 10% 亚硝酸钠溶液适量，至取溶液 1 滴能使碘化钾淀粉试纸变蓝色为止）2 滴，即显樱红色。

（2）薄层色谱：取从药材中提出的挥发油，用无水硫酸钠脱水干燥后，点于中性氧化铝薄层板上，用含 5% 乙酸乙酯的石油醚展开后，喷以 5% 香荚兰醛的浓盐酸溶液显 3 个斑点。取从药材中提出的挥发油 0.1ml，溶于 1ml 石油醚中，点样于硅胶 G 薄层板上，用己烷展开，在紫外光灯（365nm）下，斑点均显玫瑰红色。喷 10% 磷钼酸乙醇溶液，斑点均显蓝色。

8. 贮藏

置阴凉干燥处。

（三）炮制与饮片

1. 药材炮制

取原药材，拣净杂质，洗净，稍润，切段，干燥。

2. 饮片名称

佩兰。

3. 药品类别

化湿药。

4. 性状特征

本品呈不规则的段。茎圆柱形，表面黄棕色或黄绿色，有的带紫色，有明显的节和纵棱线。切面髓部白色或中空。叶对生，叶片多皱缩、破碎，绿褐色。气芳香，味微苦（图283-4）。

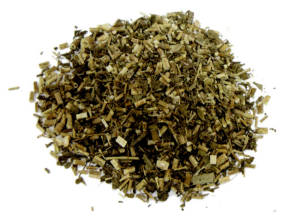

图283-4　佩兰

5. 质量要求

（1）水分：不得过11.0%。

（2）总灰分：不得过11.0%。

（3）酸不溶性灰分：不得过2.0%。

（4）含量测定：含挥发油不得少于0.3%（ml/g）。

6. 性味功能

本品性平，味辛。芳香化湿，醒脾开胃，发表解暑。用于湿浊中阻、脘痞呕恶、口中甜腻、口臭、多涎、暑湿表证、头胀胸闷。

7. 用法用量

内服：煎汤，3～9g；鲜品可用15～20g。

8. 使用注意

阴虚、气虚者忌服。

9. 贮藏

置阴凉干燥处。

（四）经典方剂与临床应用

兰草汤（《圣济总录》）

处方：兰草30g（切）。

制法：上一味，以水450ml，煎至225ml，去滓。

功能主治：化湿调气。用于脾瘅，内热口甘，中满。

用法用量：上一味，以水450ml，煎至225ml，去滓，分三次温服。

（五）食疗与药膳

藿香佩兰茶

原料：藿香、佩兰各10g，红茶5g，冰块适量。

制作方法：将藿香、佩兰分别洗净备用；将红茶、藿香、佩兰放入杯中，加入200ml沸水冲泡，再加盖闷5分钟。然后倒入杯中晾凉，放入冰块调匀即可。

功能主治：用于呕吐，腹泻，防暑。

用法用量：每日1剂。

284　旋覆花 Xuan Fu Hua

（一）基原

1. 集解

旋覆花始载于《神农本草经》，列为下品。原名"金沸草"。历代本草均有收载，均为野生。《蜀本草》载："叶似水苏，花黄如菊，六月至九月采花。"《本草图经》载："二月以后生苗，多近水旁，大似红蓝而无刺，长一二尺，叶似柳，茎细，六月开花如菊花，小铜钱大，深黄色。"《大观本草》随州旋覆花图与菊科植物旋覆花 *Inula japonica* Thunb. 相符；《救荒本草》与《植物名实图考》所载旋覆花图则与欧亚旋覆花 *I.britannica* L. 类同。李时珍谓："其花下作瓣状，如年中所吹鼓子，故有旋花之名。"寇宗奭谓："花绿繁茂，圆而覆下，故曰旋覆。"

2. 品种

旋覆花为双子叶植物纲菊科旋覆花属植物欧亚旋覆花 *Inula britannica* L.、旋覆花 *Inula japonica* Thunb.、线叶旋覆花 *Inula lineariifolia* Turcz. 的干燥头状花序。

3. 分布

山东境内均产于各地，但欧亚旋覆花数量较少。

4. 生态

欧亚旋覆花、旋覆花及线叶旋覆花均生于河流沿岸、坑塘边湿地、田埂或路旁。

5. 形态特征

（1）欧亚旋覆花：多年生草本。根状茎短，横走或斜升。茎直立，单生或2～3个簇生，高20～70cm，径2～4，粗6mm，基部常有不定根，上部有伞房状分枝，稀不分枝，被长柔毛，全部有叶；节间长1.5～5cm。基部叶在花期常枯萎，长椭圆形或披针形，长3～12cm，宽1～2.5cm，下部渐狭成长柄；中部叶长椭圆形，长5～13cm，宽0.6～2.5cm，基部宽大，无柄，心形或有耳，半抱茎，顶端尖或稍尖，有浅或疏齿，稀近全缘，上面无毛或被疏伏毛，下面被密伏柔毛，有腺点；中脉和侧脉被较密的长柔毛；上部叶渐小。头状花序1～5个，生于茎端或枝端，径2.5～5cm；花序梗长1～4cm。总苞半球形，径1.5～2.2cm，长达1cm；总苞片4～5层，外层线状披针形，基部稍宽，上部草质，被长柔毛，有腺点和缘毛，但最外层全部草质，且常较长，常反折；内层披针状线形，除中脉外干膜质。舌状花舌片线形，黄色，长10～20mm。管状花花冠上部稍宽大，有三角披针形裂片；冠毛1层，白色，与管状花花冠约等长，有20～25个微糙毛。瘦果圆柱形，长1～1.2mm，有浅沟，被短毛。花期7～9月，果期8～10月（图284-1）。

（2）旋覆花：多年生草本，高30～80cm。根状茎短，横走或斜升，具须根。茎单生或簇生，绿色或紫色，有细纵沟，被长伏毛。基部叶花期枯萎，中部叶长圆形或长圆状披针形，长4～13cm，宽1.5～4.5cm，先端尖，基部渐狭，常有圆形半抱茎的小耳，无柄，全缘或有疏齿，上面具疏毛或近无毛，下面具疏伏毛和腺点，中脉和侧脉有较密的长毛；上部叶渐小，线状披针形。头状花序，径3～4cm，多数或少数排列成疏散的伞房花序；花序梗细长；总苞半球形，径1.3～1.7cm，总苞片约5层，线状披针形，最外层带叶质而较长；外层基部革质，上部叶质；内层干膜质；舌状花黄色，较总苞长2～2.5倍；舌片线形，长10～13mm；管状花花冠长约5mm，有三个披针形裂片；冠毛白色，1轮，有20余个粗糙毛。瘦果圆柱形，长1～1.2mm，有10条纵沟，被疏短毛。花期6～10月，果期9～11月（图284-2）。

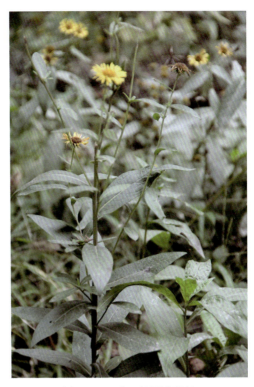

图284-1 欧亚旋覆花植株

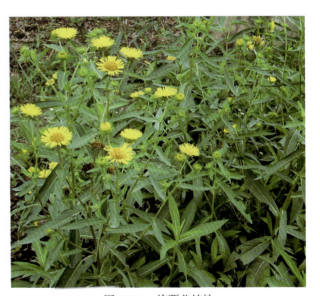

图284-2 旋覆花植株

（3）线叶旋覆花，多年生草本，基部常有不定根。茎直立，单生或2～3个簇生，高30～80cm，多少粗壮，有细沟，被短柔毛，上部常被长毛，杂有腺体，中部以上或上部有多数细长常稍直立的分枝，全部有稍密的叶，节间长1～4cm。基部叶和下部叶在花期常生存，线状披针形，有时椭圆状披针形，长5～15cm，宽0.7～1.5cm，下部渐狭成长柄，边缘常反卷，有不明显的小锯齿，顶端渐尖，质较厚，上面无毛，下面有腺点，被蛛丝状短柔毛或长伏毛；中脉在上面稍下陷，网脉有时明显；中部叶渐无柄，上部叶渐狭小，线状披针形至线形。头状花序径1.5～2.5cm，在枝端单生或3～5个排列成伞房状；花序梗短或细长。总苞半球形，长5～6mm；总苞片约4层，多少等长或外层较短，线状披针形，上部叶质，被腺和短柔毛，下部革质，但有时最外层叶状，较总苞稍长；内层较狭，顶端尖，除中脉外干膜质，有缘毛。舌状花较总苞长2倍；舌片黄色，长圆状线形，长达10mm。管状花长3.5～4mm，有尖三角形裂片。冠毛1层，白色，与管状花花冠等长，有多数微糙毛。子房和瘦果圆柱形，有细沟，被短粗毛。花期7～9月，果期8～10月。

6. 产地加工

夏、秋二季花开放时采收，除去杂质，阴干或晒干。晒时平铺于席上，不可重叠，以防霉变，翻动时要轻，以免破碎。

（二）药材

1. 性状特征

（1）欧亚旋覆花：头状花序呈球形或扁球形，直径2～4cm。总苞半球形，直径1～2cm，总苞片4～5层，外层呈条状披针形，基部稍宽，上部草质，被长柔毛，有腺点和缘毛，最外层草质，内层披针形，膜质；舌状花1轮，雌花，黄色，长1～1.5cm，多卷曲或脱落；管状花多数，花冠上部稍宽大，有三角状披针形裂片，长4～6cm；冠毛白色，与管状花花冠约等长，20～25条。瘦果圆柱形，长1～1.2mm，有浅沟，被短毛。气微，味微苦。

（2）旋覆花：干燥花序呈球形或扁球形，直径1～1.5cm，多松散。总苞半球形，直径1.3～1.5cm，总苞片5层，最外层苞片常叶质而长，或上部叶质，下部革质，内层苞片干膜质，较窄。舌状花1枚，雌性，花冠黄色，长0.9～1.4cm，宽0.8～1mm，舌状花带状，展开，顶端有3齿。花柱细长，顶端2裂，分枝稍扁，子房圆柱形，中部膨大，长0.8～1mm，具10条纵棱，棱部被毛。冠毛1轮，22～33条，白色粗糙，长4～5mm。管状花两性，黄色，密集于中央，花冠长4～5mm，

顶端具5个尖裂片。雄蕊5枚，扁平带状，花药聚合成筒状，基部延伸成长尾，花丝下部贴生于花冠。气微，味苦、辛、咸（图284-3）。

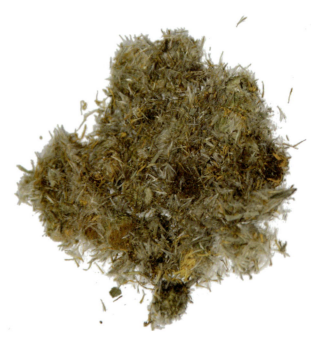

图 284-3 旋覆花

（3）线叶旋覆花：与旋覆花形态相似。个较小。头状花序直径0.6～1cm，总苞由3～4层苞片组成，苞片外面有金黄色腺点和短柔毛。舌状花1列，黄色。管状花长3.5～4mm。子房先端有白色冠毛20余枝，与管状花近等长。香气微弱，味苦。

2. 商品规格

本品均为统货。分江苏、浙江统装等。

3. 道地药材

本品江苏产品质佳。

4. 质量标志

本品以花大、完整、色黄、无枝梗者为佳。

5. 显微特征

组织鉴别：

1）旋覆花：表面观可见外层苞片非腺毛长200～560μm，多分布于下表面中部附近及边缘部分，由4～8个细胞组成，单列，下部1～4个细胞短，顶部细胞极长，常断折。腺毛棒槌状，长84～100μm，直径26～33μm，分布于下表面下部及革质部边缘，单列或双列，5～18个分泌

细胞组成，外围角质囊。舌状花表皮细胞长多角形或长方形，基部细胞壁厚而木化，有横向裂隙状单纹孔；腺毛多数，压伏状生长，先端向上，分布于舌片部下表面腺间区域；雌蕊柱头顶端乳突长而尖，长 33～40μm，侧面乳突较短；柱头细胞中多含草酸钙柱晶，花柱细胞中含草酸钙方晶或柱晶，多在 20 个以下；子房壁棱部着生多数非腺毛，长 78～180μm，向上方斜伸，多为双列式，有时其中 1 列为单细胞，另一列为双细胞，下部细胞短，冠毛为数列至 30 列细胞并生，细胞上端尖而游离，外倾成刺状。管状花裂片下表面可见 3～5 个腺毛。花粉粒类球形，直径 22～28μm，外壁有刺状突起，有 3 个萌发孔（图 284-4）。

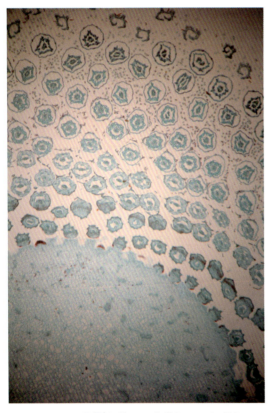

图 284-4　旋覆花药材花序横切面组织特征

2）欧亚旋覆花：外层苞片非腺毛密布于叶质中下方，长 350～1280μm；腺毛长 90～140μm，直径 30～40μm，舌状花喉部有时可见少数或多数非腺毛；花柱细胞中常可见多数草酸钙方晶和柱晶，花粉粒直径 22～33μm。

6. 化学组分

（1）欧亚旋覆花：含 1-O- 乙酰大花旋覆花内酯；天人菊内酯；槲皮素（quercetin）；异槲皮素（isoquereetin）；槲皮素黄苷；异槲皮苷；槲皮万寿菊苷；木樨草素；槲皮素 -7- 葡萄糖醛酸葡萄糖苷；6- 羟基木樨草素 -7- 双葡萄糖苷；3β，16β- 二羟基羽扇醇 -3- 棕榈酸酯；3β，16β- 二羟基羽扇醇 -3- 肉豆蔻酸酯；6- 羟基山柰醇 -3- 硫酸盐；β- 香树素；齐墩 -13（18）- 烯 -3- 乙酸酯；谷甾醇基 -3- 葡萄糖苷；3 种倍半萜烯内酯及 9 种酚酸类成分等。咖啡酸；绿原酸；大花旋覆花内酯；单乙酰基大花旋覆花内酯；蒲公英甾醇（taraxasterol）；二乙酰基大花旋覆花内酯；环醚大花旋覆花内酯；氧化大花旋覆花内酯；旋覆花酸；红车轴草素；山柰酚；柽柳素；杜鹃黄素；4，5- 二甲氧基槲皮素；蒲公英甾醇；蒲公英甾醇乙酸酯。

（2）旋覆花：含旋覆花次内酯；单乙酰基大花旋覆花内酯；二乙酰基大花旋覆花内酯；环醚大花旋覆花内酯；氧化大花旋覆花内酯；旋覆花佛术内酯；旋覆花酸；红车轴草素；山柰酚；槲皮素（quercetin）；柽柳素；杜鹃黄素；4，5- 二甲氧基槲皮素；蒲公英甾醇；蒲公英甾醇乙酸酯；胡萝卜苷；肉豆蔻酸；棕榈酸；甘油三硬脂酸酯；去乙酰旋覆花素。

（3）线叶旋覆花：含大花旋覆花内酯（britanin）；全草含线叶旋覆花内酯；地上部分含黄酮类，如泽兰黄醇素、菠叶素、粗毛豚草素；还含倍半萜类，如线叶旋覆花素（lineariifolianone）、线叶旋覆花双素 A（lineariifolianoids A）、旋覆花内酯 A 等。

7. 理化特征

（1）化学定性：盐酸 - 镁粉反应。取本品粉末 2g，加乙醇 20ml，冷浸 24 小时，或于水浴上加热回流 15 分钟，滤过，滤液浓缩至 10ml，取浓缩液 1ml，加镁粉适量，再加浓盐酸数滴，加热 5 分钟，显红色。

（2）薄层色谱：取本品 5g，加石油醚 50ml，水浴回流 30 分钟，滤过，滤液浓缩至干，残渣用乙酸乙酯 - 丙酮（1∶1）2ml 溶解，取上清液点样。吸附剂为 0.5% 羧甲基纤维素钠硅胶 H（青岛海洋化工厂）铺板，晾干，105℃活化 1 小时。展开剂为苯 - 乙酸乙酯（1∶2）。展距为 10cm。显色剂为碘蒸气（旋覆花内酯成分的检识）。

8. 贮藏

置阴凉干燥处。

（三）炮制与饮片

1. 药材炮制

（1）旋覆花：取原药材，除去梗、叶及杂质，干燥。

（2）蜜旋覆花：取炼蜜，加适量开水稀释，淋入净旋覆花内拌匀，稍闷，置炒制容器内，用文火加热，炒至不黏手时，取出晾凉。旋覆花每100kg用炼蜜25kg。

2. 饮片名称

旋覆花，蜜旋覆花。

3. 药品类别

化痰止咳平喘药：温化寒痰药。

4. 性状特征

（1）旋覆花：本品呈扁球形，少有破碎。黄色或黄棕色，花蒂浅绿色。体轻。气微，味微苦（图284-3）。

（2）蜜旋覆花：本品形如旋覆花，深黄色。手捻稍黏手。有蜜香气，味甜。

5. 质量要求

浸出物：用热浸法测定，乙醇作溶剂，不得少于16.0%。

6. 性味功能

本品味苦、辛、咸，性微温。归肺经、脾经、胃大肠经。具降气消痰、行水、止呕功效。生品苦辛之味较强，以降气化痰止呕力胜，止咳作用较弱，多用于痰饮内停的胸膈满闷及胃气上逆的呕吐、喘息、肢肿。蜜炙后苦辛降逆止呕作用弱于生品，其性偏润，作用偏重于肺，长于润肺止咳，降气平喘，多用于咳嗽痰喘而兼呕恶者。

7. 用法用量

内服：煎汤，3～9g，包煎；外用：煎水洗，研末干撒或调敷。

8. 使用注意

阴虚劳嗽，津伤燥咳者忌用。又因该品有绒毛，易刺激咽喉作痒而致呛咳呕吐，故须布包入煎。

9. 贮藏

蜜制品宜密闭置阴凉处保存。

（四）经典方剂与临床应用

旋覆代赭汤（《伤寒杂病论》）

处方： 旋覆花9g，人参6g，代赭石12g，甘草9g（炙），半夏9g（洗），生姜10g，大枣12枚（擘）。

功能主治： 降逆化痰，益气和胃。用于胃气虚弱，痰浊内阻，心下痞硬，噫气不除者。

用法用量： 上七味，用水1L，煮取600ml，去滓，再煎取300ml，分2次温服。

（五）食疗与药膳

桃仁旋覆花鸡

原料： 鸡1只，桃仁9g，旋覆花9g，沉香4g，三七5g，青葱7条，绍酒10g，冬菇50g，葱、姜、盐适量。

制作方法： 把桃仁去皮尖，旋覆花洗净，沉香打粉，青葱切段，田七打粉；鸡宰杀后，去毛、内脏及爪，洗净；姜切丝，葱切段。鸡放蒸盆内，把盐、绍酒抹在鸡身上，把桃仁、旋覆花、葱、沉香、三七、姜放入鸡腹内，加入上汤1000ml，蒸1小时即成。

功能主治： 滋补气血，活血化瘀。适于瘀阻心络型冠心病患者食用。

用法用量： 每日1次，每次食50g，吃鸡肉，喝汤。

285 土木香 Tu Mu Xiang

（一）基原

1. 集解

土木香始载于《蜀本草》，称木香。《本草衍义》又名青木香，曰："尝自岷州出塞，得生青木香，持归西洛。叶如牛蒡，但狭长，茎高三、四尺，花黄，一如金钱，其根则青木香也。生嚼之，极辛香，尤行气。"莫与马兜铃科青木香混淆。

2. 品种

土木香为双子叶植物纲菊科旋覆花属植物土

木香 *Inula helenium* L. 的干燥根。

3. 分布

山东境内在济南、莱阳等地有栽培。

4. 生态

楂栽培于排水良好、土壤肥厚的沙质壤土。

5. 形态特征

土木香：多年生草本，高 60～150cm，可达 250cm。根茎块状，有分枝。茎直立，粗壮，径达 1cm，不分枝或上部有分枝，被开展的长毛。茎基部叶较疏，基部渐狭成长达 20cm 具翅的柄，叶片椭圆状披针形至披针形，长 10～40cm，宽 10～25cm，先端尖，边缘不规则的齿或重齿，上面被基部疣状的糙毛，下面被黄绿色密茸毛，叶脉在下面稍隆起，网脉明显；中部叶卵圆状披针形或长圆形，较小，基部心形，半抱茎；上部叶披针形，小。头状花序少数，径 6～8cm，排列成伞房状或总状花序；花序梗从极短到长达 12cm，为多数苞叶围裹；总苞 5～6 层，外层草质，宽卵圆形，先端钝，常反折，被茸毛，宽 6～9mm，内层长圆形，先端扩大成卵圆三角形，干膜质，背面具疏毛，有缘毛，较外层长达 3 倍，最内层线形，先端稍扩大或狭尖；舌状花黄色，舌片线形，舌片顶端有 3～4 个不规则齿裂，长 2～3cm，宽 2～2.5cm；筒状花长 9～10mm，有披针形裂片；冠毛污白色，长 8～10mm，有极多数有细齿的毛。瘦果四或五面形，长 3～4mm，有肋和细沟，无毛。花期 6～9 月（图 285-1，图 285-2）。

6. 产地加工

秋末挖根，除去残茎和泥沙，晒干。

（二）药材

1. 性状特征

干燥根呈圆锥形，略弯曲，长 5～20cm。表面黄棕色或暗棕色，有纵皱纹及须根痕。根头粗大，顶端有凹陷的茎痕及叶鞘残基，周围有圆柱形支根。质坚硬，不易折断，断面略平坦，黄白色至浅灰黄色，有凹点状油室。气微香，味苦、辛（图 285-3）。

2. 商品规格

本品均为统货。

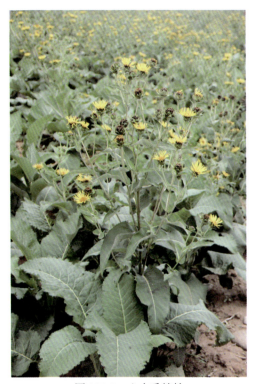

图 285-1 土木香植株

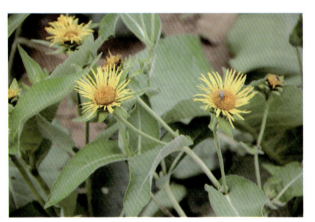

图 285-2 土木香花

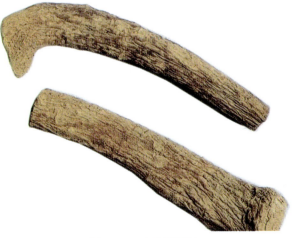

图 285-3 土木香药材

3. 道地药材

本品河北产者质佳。

4. 质量标志

本品以根粗壮、色黄棕、质坚实、香气浓者为佳。

5. 显微特征

（1）组织鉴别：横切面示木栓层为数列木栓细胞。韧皮部宽广。形成层环不甚明显。木质部射线宽 6～25 列细胞；导管少，单个或数个成群，径向排列；木纤维少数，成束存在于木质部中心的导管周围。薄壁细胞含菊糖。油室分布于韧皮部与木质部，直径 80～300μm。

（2）粉末鉴别：粉末淡黄棕色。菊糖众多，无色，呈不规则碎块状。网纹导管直径 30～100μm。木栓细胞多角形，黄棕色。木纤维长梭形，末端倾斜，有斜纹孔。

6. 化学组分

本品含菊糖（inulin）达 44% 左右，含挥发油 1%～2%，油中主成分：土木香内酯（alantolactone），异土木香内酯（isoalantolactone），二氢异土木香内酯（dihydroisoalantolactone），土木香酸（alantic acid），土木香醇（alantol），三萜类成分达玛二烯醇乙酸酯（dammaradienyl acetate），大牻牛儿烯 D 内酯（germacrene-D-lactone）及 1- 脱氧 -8- 表狭叶依瓦菊素（1-desoxy-8-epiivangustin）等。

7. 理化特征

薄层色谱：取本品粉末 0.5g，加甲醇 4ml，密塞，振摇，放置 30 分钟，过滤，取滤液作为供试品溶液。另取土木香对照药材 0.5g，同法制成对照药材溶液。再取土木香内酯对照品与异土木香内酯对照品，加甲醇制成每毫升各含 2mg 的混合溶液，作为对照品溶液。吸取上述 3 种溶液各 5μl，分别点于同一用 0.25% 硝酸银溶液制备的硅胶 G 薄层板上，以石油醚（60～90℃）- 甲苯 - 乙酸乙酯（10：1：1）为展开剂，置 10℃以下避光处展开 2 次，取出，晾干，喷以 5% 茴香醛硫酸溶液，加热至斑点显色清晰。供试品色谱在与对照药材色谱和对照品色谱相应的位置上，显相同颜色的斑点。

8. 贮藏

置阴凉干燥处。

（三）炮制与饮片

1. 药材炮制

取原药材，除去杂质，洗净，润透，切片，干燥。

2. 饮片名称

土木香。

3. 药品类别

理气药。

4. 性状特征

本品呈类圆形或不规则形片。外表皮黄棕色至暗棕色，可见纵皱纹和纵沟。切面灰褐色至暗褐色，有放射状纹理，散在褐色油点，中间有棕色环纹。气微香，味苦、辛（图285-4）。

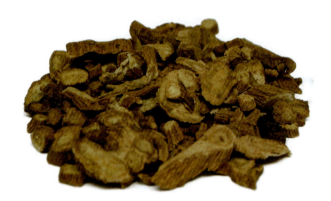

图 285-4　土木香

5. 质量要求

（1）水分：不得过 14.0%。

（2）总灰分：不得过 7.0%。

（3）浸出物：用热浸法测定，30% 乙醇作溶剂，不得少于 55.0%。

（4）含量测定：用高效液相色谱法测定。本品含土木香内酯（$C_{15}H_{20}O_2$）和异土木香内酯（$C_{15}H_{20}O_2$）的总量不得少于 2.2%。

6. 性味功能

本品性苦、温，味辛。健脾和胃，行气止痛，安胎。用于胸胁、脘腹胀痛、呕吐泻痢、胸胁挫伤、岔气作痛、胎动不安。

7. 用法用量

内服：3～9g，多入丸、散服。

8. 贮藏

置阴凉干燥处。

（四）经典方剂与临床应用

催汤丸（《藏族验方》）

处方： 土木香膏 30g，土木香 20g，悬钩子茎（去皮、心）90g，木藤蓼（去皮）50g，野姜 20g，诃子（去核）36g，余甘子 40g，毛诃子（去核）20g，块根糙苏 60g。

制法： 以上九味，除土木香膏外，其余土木香等八味，粉碎成粗粉，过筛，混匀，用土木香膏与水制丸，干燥，即得。

功能主治： 用于感冒初起，咳嗽头痛，关节酸痛，防治流行性感冒。

用法用量： 水煎服，用冷水约 400ml 浸泡 1 ～ 2 小时后，煎至约 300ml，趁热服汤；1 次 1 ～ 2 丸，1 日 3 次。

使用注意： 肾病患者慎用。

286 豨莶草 Xi Xian Cao

（一）基原

1. 集解

豨莶草始载于《唐本草》。《唐本草》云："豨莶……叶似酸浆而狭长，花黄白色。三月、四月采苗叶曝干。"《本草图经》云："春生苗，叶似芥叶而狭长，文粗。茎高二三尺。秋初有花如菊。秋末结实，颇似鹤虱。"《本草纲目》云："叶似苍耳而微长，似地菘而稍薄，对节而生，茎叶皆有细毛。……八九月开小花，深黄色，中有长子如同蒿子，外萼有细刺黏人。"李时珍曰："韵书，楚人呼猪为豨，呼草之气味辛毒为莶。此草气臭，如猪而味莶螫，故谓之豨莶。猪膏、虎膏、狗膏，皆因其气，以及治虎狗伤也。火枚当作虎莶，俗音讹尔，近人复讹豨莶为希仙矣。"《救荒本草》言其嫩苗炸熟，浸去苦味，油盐调食，故俗谓黏糊菜。

2. 品种

豨莶草为双子叶植物纲菊科豨莶属植物豨莶 *Siegesbeckia orientalis* L. 或腺梗稀莶 *Siegesbeckia pubescens* Makino 的干燥地上部分。

3. 分布

山东境内产于各山地丘陵。

4. 生态

豨莶、腺梗豨莶均生于山坡、山谷林缘、灌丛林下的草坪中，河谷、溪边、河槽潮湿地、旷野、耕地边等处也常见。

5. 形态特征

（1）豨莶：一年生草本。茎直立，高 30 ～ 100cm，分枝斜升，上部的分枝常成复二歧状；全部分枝被灰白色短柔毛。基部叶花期枯萎；中部叶三角状卵圆形或卵状披针形，长 4 ～ 10cm，宽 1.8 ～ 6.5cm，基部阔楔形，下延成具翼的柄，顶端渐尖，边缘有规则的浅裂或粗齿，纸质，上面绿色，下面淡绿，具腺点，两面被毛，三出基脉，侧脉及网脉明显；上部叶渐小，卵状长圆形，边缘浅波状或全缘，近无柄。头状花序径 15 ～ 20mm，多数聚生于枝端，排列成具叶的圆锥花序；花梗长 1.5 ～ 4cm，密生短柔毛；总苞阔钟状；总苞片 2 层，叶质，背面被紫褐色头状具柄的腺毛；外层苞片 5 ～ 6 枚，线状匙形或匙形，开展，长 8 ～ 11mm，宽约 1.2mm；内层苞片卵状长圆形或卵圆形，长约 5mm，宽 1.5 ～ 2.2mm。外层托片长圆形，内弯，内层托片倒卵状长圆形。花黄色；雌花花冠的管部长 0.7mm；两性管状花上部钟状，上端有 4 ～ 5 卵圆形裂片。瘦果倒卵圆形，有 4 棱，顶端有灰褐色环状突起，长 3 ～ 3.5mm，宽 1 ～ 1.5mm。花期 4 ～ 9 月，果期 6 ～ 11 月（图 286-1）。

（2）腺梗豨莶：其与豨莶的区别在于花梗和分枝的上部被紫褐色头具柄的密腺毛和长柔毛；中部以上的叶卵圆形或卵形，边缘有尖头齿；分枝非二歧状。总苞背面密被紫褐色头状有柄腺毛；舌状花的花冠管部长 1 ～ 1.2mm，舌片先端 2 ～ 3 齿裂，有时 5 齿裂。瘦果 4 棱，先端有灰褐色球状突起。花期 5 ～ 8 月，果期 6 ～ 10 月。

6. 产地加工

夏、秋二季花开前及花期均可采割，除去杂质，晒干，捆成小把。

（二）药材

1. 性状特征

茎略呈方柱形，多分枝，长 30 ～ 110cm，直

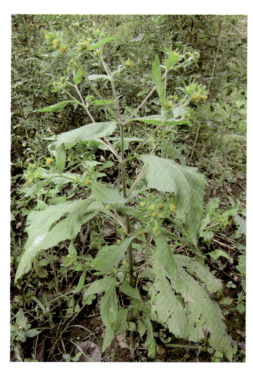

图 286-1　豨莶植株

径 0.3～1cm；表面灰绿色、黄棕色或紫棕色，有纵沟及细纵纹，被灰色柔毛；节明显，略膨大；质脆，易折断，断面黄白色或带绿色，髓部宽广，类白色，中空。叶对生，叶片多皱缩，卷曲，展平后呈卵圆形，灰绿色，边缘有钝锯齿，两面皆有白色柔毛，主脉 3 出。有的可见黄色头状花序，总苞片匙形。气微，味微苦（图 286-2）。

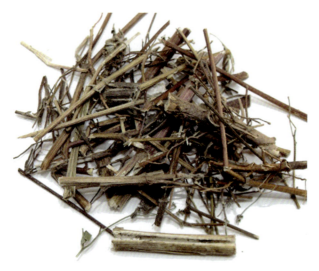

图 286-2　豨莶草药材

2. 商品规格

本品均为统货。分江苏、湖南捆统装等。

3. 道地药材

本品江苏产者质佳。

4. 质量标志

本品以叶多、质嫩、色深绿者为佳。

5. 显微特征

（1）组织鉴别

1）腺梗豨莶：叶及花梗表面观，上表皮细胞较规则，垂周壁略平直；下表皮细胞较不规则，垂周壁呈波状弯曲，气孔不定式。花梗表皮着生有 2 种腺毛，一种具多细胞柄及多细胞头，另一种具单细胞头及多细胞柄，2 种腺毛的柄部细胞均排列成 2 行。非腺毛一种较长，长 900～1500μm；另一种较短，长 160～450μm。花粉粒圆形，直径约 55μm，表面有较密的刺状突起，具 3 个萌发孔。

2）豨莶：花梗无腺毛。

（2）粉末鉴别：腺梗豨莶粉末淡灰绿色。①非腺毛：1～8 个细胞，顶端细胞较细长，中部细胞有的狭窄，基部直径 25～79μm，壁稍厚或厚薄不匀，厚可至 40μm，层纹可见。另有薄壁非腺毛，5～9 个细胞，基部直径 14～36μm。有的细胞皱缩。②多列柄腺毛：完整者头部类圆形，侧面观数十个至百余个细胞，直径 49～302μm，细胞含淡黄色或黄棕色物；柄部侧面观 10～70 个细胞，排成 2～10 列，长 143～672μm，近基部直径 44～510μm。③腺毛：顶面观呈类圆形或矩圆形，4 或 6 个细胞，两两相对排成 2 层或 3 层，短径 42～49μm，长径 44～55μm，细胞含淡黄色或淡黄棕色分泌物；侧面观细胞扁平，2 层或 3 层，角质层与细胞间距较大。④叶表皮表面观细胞：垂周壁不规则波状弯曲。⑤气孔：类圆形或椭圆形，直径 18～27μm，长 27～38μm，副卫细胞 3～6 个，不定式。⑥草酸钙簇晶：直径 7～15μm，存在于叶肉细胞中。⑦导管：为具缘纹孔、螺纹和网纹导管，直径 11～87μm；具缘纹孔排列较密，六角形或类长圆形，或横向延长至 20μm；有的螺纹导管粗大，螺纹增厚，数条并列。果皮纤维成束，淡黄色或黄色，呈长条形，直径 7～16μm，壁厚 2～4μm，具单纹孔。⑧果皮纤维束：常与色素层连结，细胞界限不清，色素细颗粒状，分布不匀。⑨木纤维：成束或散离，较长，直径 9～24μm，壁稍厚，纹孔"人"字形或斜裂缝状。⑩种皮表皮细胞：表面观呈不规则形，延长，壁密具条状或网状增厚纹理。⑪花粉粒：

呈类圆形，直径27～29μm，具3孔沟，大多不明显，表面有刺，刺长3～5μm，每裂片3～5刺。⑫花冠表皮细胞：淡黄色，下表皮细胞呈长方形，壁薄，波状弯曲。分泌道：直径7～24μm，含黄棕色分泌物，周围薄壁细胞皱缩，界限不明显。

6. 化学组分

（1）豨莶草：含9β-异丁酰氧基木香烯内酯（9β-hydroxy-isobutyryloxycostunolide）；9β-羟基-8β-异丁烯酰氧基木香烯内酯（9β-hydroxy-8β-methacryloyloxycos-tunolide）；14-羟基-8β-异丁酰氧基木香烯内酯（14-hydroxy-8β-isobutyry-loxycostunolide）；9β，14-二羟基-8β-异丁酰氧基木香烯内酯（9β，14-dihydroxy-8β-isobutyryloxycostunolide）；8β，9β-二羟基-1β，10α-环氧-11β，13-二氢木香烯内酯（8β，9β-dihydroxy-1β，10α-epoxy-11β，13-dihydrocostunolide）；14-羟基-8β-异丁酰氧基-1β，10α-环氧木香烯内酯（14-hydroxy-8β-isobutyryloxy-1β，10α-epoxycostunolids）等。

（2）腺梗豨莶：含腺梗豨莶苷（siegesbeckioside），腺梗豨莶醇（siegesbeckiol），腺梗豨莶酸（siegesbeckic acid），17-羟基-19-贝壳松酸，大花沼兰酸（grandifloric acid），奇壬醇（kirenol），谷甾醇（sitosterol），胡萝卜苷（daucosterol）等。

7. 理化特征

（1）荧光检查：取粗粉2g，加75%乙醇10ml，温浸10～20分钟，过滤。取滤液2～3滴，滴于滤纸上，紫外灯下观察，显亮蓝色。

（2）化学定性：取粗粉2g，加水20ml，置60℃水浴中加热30分钟过滤。取滤液2ml置试管中，加费林试剂4～5滴，置水浴上加热数分钟，出现红棕色沉淀。

（3）薄层色谱：取粉末0.5g，加60%乙醇10ml，温浸30分钟，滤过，滤液加石油醚于分液漏斗中抽提3次，乙醇液浓缩后，点于硅胶G薄层板上，以乙酸乙酯-甲醇-甲酸-水（6：1：1.5：1.5）为展开剂，展距14cm，喷以5%硫酸溶液，于130℃烤10分钟显色。结果是豨莶显11个荧光斑点，腺梗豨莶显7个荧光斑点。

8. 贮藏

置通风干燥处，防霉防潮。若受潮，须摊开晾晒，勿堆闷。

（三）炮制与饮片

1. 药材炮制

（1）豨莶草：取药材拣去杂质，除去残根与老梗，先抖下叶另放，将梗洗净，用水浸泡，捞出，润透后切段，晒干，再与叶一起切成10mm段，晒干。鲜品可当时切段，晒干。

（2）酒豨莶草：取净豨莶草段，用黄酒拌匀（一法，用蜂蜜加等量的黄酒拌匀，待酒吸干后，置蒸笼内蒸焖，取出晒至半干，再蒸至黑色为度；一法，取净药材，加酒拌匀，置锅内加热蒸透，取出，干燥）。每100kg豨莶草，用黄酒20kg。

2. 饮片名称

豨莶草，酒豨莶草。

3. 药品类别

祛风湿药：祛风湿热药。

4. 性状特征

（1）豨莶草：本品呈不规则的段。茎略呈方柱形，表面灰绿色、黄棕色或紫棕色，有纵沟和细纵纹，被灰色柔毛。切面髓部类白色。叶多破碎，灰绿色，边缘有钝锯齿，两面皆有白色柔毛。有时可见黄色头状花序。气微，味微苦（图286-3）。

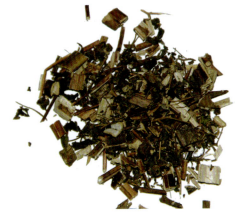

图286-3 豨莶草

（2）酒豨莶草：本品形如豨莶草段，表面褐绿色或黑绿色。微有酒香气。

5. 质量要求

（1）水分：不得过15.0%。

（2）总灰分：不得过12.0%。

（3）含量测定：用高效液相色谱法测定，含奇壬醇（$C_{20}H_{34}O_4$）不得少于 0.050%。

6. 性味功能

本品性寒，味辛苦。祛风湿，强筋骨。用于风湿痹痛、四肢麻痹、腰膝无力、风湿疮疡等症。

7. 用法用量

内服：煎汤，捣汁或入丸、散，9～12g。外用：捣敷，研末或煎水熏洗。

8. 使用注意

无风湿者慎服。阴血不足者忌服。

9. 贮藏

置通风干燥处，防霉防潮。若受潮，须摊开晾晒，勿堆闷。

（四）经典方剂与临床应用

两治散（《辨证录》）

处方：白术 30g，杜仲 30g，当归 30g，金银花 30g，防己 3g，豨莶草 9g。

功能主治：腰眼之间，忽长疽毒，疼痛呼号。

用法用量：水煎服。

（五）食疗与药膳

豨莶草粥

原料：豨莶草 10g，大米 100g，白糖适量。

制作方法：将豨莶草择净，放入锅中，加清水适量，浸泡 5～10 分钟后，水煎取汁，加大米煮粥，待粥熟时下白糖，再煮一二沸即成。

功能主治：祛风湿，通经络。适用于风湿痹痛，四肢麻木，关节屈伸不利，中风后手足麻木不遂等症。

用法用量：每日 1 剂，连续 3～5 天。

287 蒲公英 Pu Gong Ying

（一）基原

1. 集解

蒲公英始载于《唐本草》，原名蒲公草，以

后历代本草均有收载，均为野生。据《唐本草》载："蒲公草，叶似苦苣，花黄，断有白汁，人皆啖之。"《本草图经》作仆公罂，载有："处处有之，春初生苗，叶如苦苣，有细刺，中心抽一茎，茎端生一花，色黄如金钱。"《本草衍义》载："四时常有花，花罢飞絮，絮中有子，落地即生。"《本草纲目》载："地丁，江之南北颇多，他处亦有之，岭南绝无。小科布地，四散而生。茎叶花絮并如苦苣，但小耳，嫩苗可食。"所述及附图均与现今全国大部分地区所用的蒲公英属植物相符。

2. 品种

蒲公英为双子叶植物纲菊科蒲公英属植物蒲公英 *Taraxacum mongolicum* Hand. -Mazz. 的干燥全草。

3. 分布

山东境内产于各地。

4. 生态

蒲公英生于田间、堤堰、路边、河岸或山坡林缘。

5. 形态特征

蒲公英：多年生草本，高 10～25cm，含白色乳汁。根深长，单一或分枝，外皮黄棕色。叶根生，排成莲座状，狭倒披针形，大头羽裂或羽裂，裂片三角形，全缘或有数齿，先端稍钝或尖，基部渐狭成柄，无毛薮有蛛丝状细软毛。花茎比叶短或等长，结果时伸长，上部密被白色珠丝状毛。头状花序单一，顶生，长约 3.5cm；总苞片草质，绿色，部分淡红色或紫红色，先端有或无小角，有白色珠丝毛；舌状花鲜黄色，先端平截，5 齿裂，两性。瘦果倒披针形，土黄色或黄棕色，有纵棱及横瘤，中产以上的横瘤有刺状突起，先端有喙，顶生白色冠毛。花期早春及晚秋（图 287-1，图 287-2）。

6. 产地加工

春、秋季花初开时采挖，除去杂质，洗净，晒干。

（二）药材

1. 性状特征

全草呈皱缩卷曲的团。根呈圆锥形，多弯曲，长 3～7cm；表面棕褐色，抽皱；根头部有棕褐

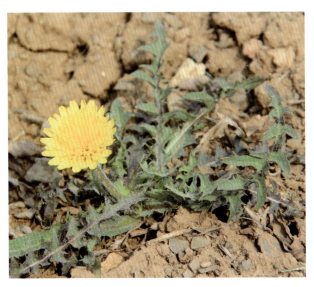

图 287-1 蒲公英植株

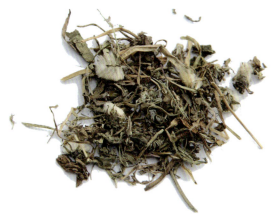

图 287-3 蒲公英

5. 显微特征

组织鉴别：根横切面示木栓层为 3 ~ 5 层棕色细胞。皮层极狭窄。韧皮部宽广，乳管群与筛管交互排列成断续的 3 ~ 9 轮。形成层成环。木质部较小，射线不明显；导管较大，散列。薄壁细胞中含菊糖，不含淀粉粒。叶表面观，上下表皮细胞垂周壁波状弯曲，表面角质纹理明显或稀疏可见。上下表皮均有非腺毛，3 ~ 9 列细胞，直径 17 ~ 34μm，顶端细胞甚长，皱缩呈鞭状或脱落。下表皮气孔较多，不定式或不等式，副卫细胞 3 ~ 6 个。叶肉细胞含细小草酸钙结晶。叶脉旁可见乳汁管（图 287-4，图 287-5）。

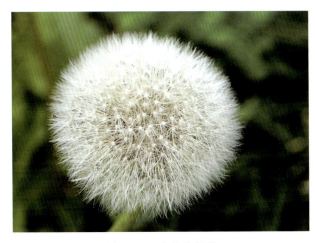

图 287-2 蒲公英果序

色或黄白色茸毛，或已脱落。叶基生，多皱缩破碎，完整叶片呈倒披针形，绿褐色或暗灰色，先端尖或钝，边缘浅裂或羽状分裂，基部渐狭，下处呈柄状，下表面主脉明显。花茎一至数条，每条顶生头状花序，总苞片多层，内面 1 层较长，花冠黄褐色或淡黄白色，有的可见多数具白色冠毛的长椭圆形瘦果。气微，味微苦（图 287-3）。

2. 商品规格

本品均为统货。分江苏统装等。

3. 道地药材

本品山东产品质佳。

4. 质量标志

本品以身干、叶多、色灰绿、根完整、花黄、无杂质者为佳。

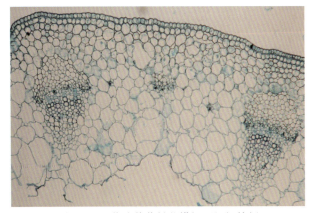

图 287-4 蒲公英药材茎横切面组织特征

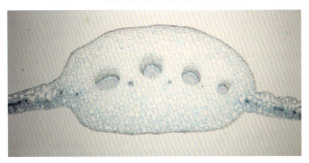

图 287-5 蒲公英药材叶横切面组织特征

6. 化学组分

蒲公英甾醇（taraxasterol），蒲公英赛醇（tamxerol），蒲公英苦素（taraxacin），蒲公英素（taraxacerin），β-谷甾醇，豆甾醇，咖啡酸，黄酮苷，挥发油，皂苷，胆碱（choline），菊糖（inulin），果胶（pectin），黄呋喃素（favoxanthin），维生素 B_2 等。

7. 理化特征

（1）化学定性：①取本品甲醇提取液 1ml，置水浴上蒸干。用冰醋酸 1ml 溶解残渣，加入醋酐-浓硫酸（19：1）混合液 1ml，观察颜色反应，由黄色很快变为红色—紫色—青色—污绿色（检查甾醇类）。②取粉末 1g，加乙醇 10ml，冷浸过夜，滤过。滤液蒸干，残渣加稀盐酸 4ml 溶解，滤过。取滤液 1ml，加改良碘化铋钾试液 2 滴，产生橙色沉淀（检查水溶性生物碱）。

（2）薄层色谱：①取本品粉末 250g，加乙醇 500ml，加热回流 8 小时，减压回收乙醇至干，加 10% 氢氧化钾乙醇液 30ml，皂化 3 小时，加水 60ml 稀释，加稀盐酸调成中性，加乙醚 10ml 提取（同样量提取 3 次），再用一定量水洗 3 次，无水硫酸钠脱水，回收乙醚浓缩备用；用 β-谷甾醇、α-香树脂醇乙醇液为对照。吸附剂为硅胶 G（青岛）湿法铺板，于 105℃活化 1 小时。展开剂为氯仿。展距为 16.5cm。显色剂为 5% 磷钼酸乙醇液喷雾，于烤箱中加热，可见与纯品相对应的斑点显蓝色（检查甾醇类成分）。②取本品粉末 50g，加乙醇 250ml，于沙氏提取器中加热回流提取，回收 2/3 乙醇后，加少量蒸馏水过滤，滤液浓缩蒸干，加入甲醇 1ml 溶解，供点样用。吸附剂为硅胶 G（青岛）湿法铺板，于 105℃活化 1 小时。展开剂为正丁醇-乙酸-水（4：1：5）。展距为 16.5cm。显色剂为碘化铋钾。喷雾后胆碱斑点显橘红色（检查胆碱成分）。

8. 贮藏

袋装。本品易虫蛀、发霉，应置干燥通风处保存，防受潮。为防虫蛀，可用氯化苦或磷化铝熏。不宜久贮，因贮存过久药材发黑，影响质量。

（三）炮制与饮片

1. 药材炮制

取药材除去杂质，洗净，切段，晒干。

2. 饮片名称

蒲公英。

3. 药品类别

清热药：清热解毒药。

4. 性状特征

本品呈不规则的碎段。根表面棕褐色，抽皱；根头部有棕褐色或黄白色的茸毛，有的已脱落。叶多皱缩破碎，绿褐色或暗灰绿色，完整者展平后呈倒披针形，先端尖或钝，边缘浅裂或羽状分裂，基部渐狭，下延呈柄状。头状花序，总苞片多层，花冠黄褐色或淡黄白色。有时可见具白色冠毛的长椭圆形瘦果。气微，味微苦。

5. 质量要求

（1）水分：不得过 10.0%。

（2）酸不溶性灰分：不得过 9.0%。

（3）浸出物：用热浸法测定，75% 乙醇溶液作溶剂，不得少于 18.0%。

（4）含量测定：用高效液相色谱法测定，本品含咖啡酸（$C_9H_8O_4$）不得少于 0.020%。

6. 性味功能

本品性寒，味苦、甘。清热解毒，消肿散结，利尿通淋。用于疔疮肿毒、乳痈、瘰疬、目赤、咽痛、肺痈、肠痈、湿热黄疸、热淋涩痛。

7. 用法用量

内服：煎汤 9～15g；外用：鲜品适量捣敷或煎汤熏洗患处。

8. 贮藏

袋装。本品易虫蛀、发霉，应置干燥通风处保存，防受潮。不宜久贮。

（四）经典方剂与临床应用

五味消毒饮（《医宗金鉴》）

处方：金银花 18g，野菊花、蒲公英、紫花地丁、紫背天葵子各 3.6g。

功能主治：清热解毒，散结消肿。用于热毒蕴蒸肌肤，疔疮痈肿，症见红肿热痛，发热恶寒，舌红脉数者。

用法用量：用水 400ml，煎至 300ml，加无灰酒100ml，再滚二三沸，去渣热服。盖被取汗。

（五）食疗与药膳

1. 蒲公英芦根粥

原料： 蒲公英30g，芦根40g，甜杏仁10g，粳米60g，冰糖适量。

制作方法： 前3味药加水煎取药汁，去渣；粳米加入药汁煮成稀粥，下冰糖调味即可。

功能主治： 清热解毒，肃肺止咳。适用于各类细菌性肺炎、病毒性肺炎，患儿发热、咳嗽、纳食不佳。

用法用量： 每日1剂，可作小儿饭食，连用7日。

使用注意：病久体虚，小便清长者不宜食用。

2. 蒲公英瘦肉汤

原料： 蒲公英15g，猪瘦肉150g，料酒10g，姜、葱、盐、大枣适量，上汤100ml。

制作方法： 把猪瘦肉洗净，切成4cm见方的块；蒲公英洗净；大枣洗净，去核；姜拍松，葱切段。把猪瘦肉、蒲公英、姜、葱、料酒、盐、大枣同放入炖锅内，加入上汤，武火烧沸，文火煲40分钟即成。

功能主治： 清肺热，止烦渴。适用于上消型糖尿病患者。

288 款冬花 Kuan Dong Hua

（一）基原

1. 集解

款冬花始载于《神农本草经》，列为中品，又名"颗冻"。陶弘景曰："款冬花，第一出河北，其形如宿莼，未舒者佳，其腹里有丝。次出高丽、百济，其花乃似大菊花。次亦出蜀北部宕昌，而并不如。其冬月在冰下生，十二月、正月里取之。"《本草图经》云："款冬花，今关中亦有之。根紫色，茎青紫，叶似葵薢，十二月开黄花，青紫萼，去土一二寸，初出如菊花，萼通直而肥实，无子，则陶隐居所谓出高丽、百济者，近此类也。"《本草衍义》云："款冬花，春时，人或采以代蔬，入药须微见花者良。

如已芬芳，则都无力也。今人多使如箸头者，恐未有花尔。"

2. 品种

款冬花为双子叶植物纲菊科款冬属植物款冬 *Tussilago farfara* L. 栽培品的干燥花蕾。

3. 分布

山东境内在烟台、临沂、潍坊等地有栽培。

4. 生态

款冬栽培于山区或阴坡富含腐殖质的微酸性土壤。

5. 形态特征

款冬花：多年生草本，高10～25cm。基生叶广心脏形或卵形，长7～15cm，宽8～10cm，先端钝，边缘呈波状疏锯齿，锯齿先端往往带红色。基部心形成圆形，质较厚，上面平滑，暗绿色，下面密生白色毛；掌状网脉，主脉5～9条；叶柄长8～20cm，半圆形；近基部的叶脉和叶柄带红色，并有茸毛。花茎长5～10cm，具茸毛，小叶10余片，互生，叶片长椭圆形至三角形。头状花序顶生；总苞片1～2层，苞片20～30，质薄，呈椭圆形，具毛茸；舌状花在周围一轮，鲜黄色，单性，花冠先端凹，雌蕊1，子房下位，花柱长，柱头2裂；筒状花两性，先端5裂，裂片披针状，雄蕊5，花药连合，雌蕊1，花柱细长，柱头球状。瘦果长椭圆形，具纵棱，冠毛淡黄色。花期2～3月（图288-1）。

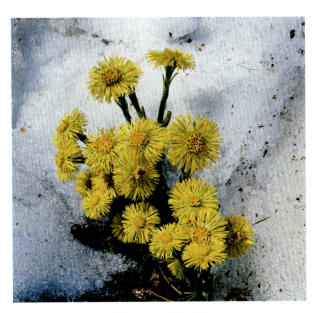

图288-1 款冬植株

6. 产地加工

本品于12月或早春解冻花尚未出土时，从土中挖出花蕾，放通风处阴干，待半干时筛去泥土，去净花梗，再晾至全干。严防水洗日晒和受冻，以免变黑。

（二）药材

1. 性状特征

花蕾呈不规则长棒状。单生或2～3个花序基部连生，俗称"连三朵"，长1～2.5cm，直径0.5～1cm，上端较粗，下端渐细或有短梗，外面被有多数鳞片状苞片，苞片外表面呈紫红色或淡红色；内表面密被白色茸毛；下部苞片呈钝三角形，上部呈卵圆形，基部具白色茸毛1束，中部者呈宽卵圆形，背面满布白色茸毛。舌状花及管状花细小，长约2mm，子房下位，均有冠毛。气清香，味微苦。有黏性，久嚼似棉絮（图288-2）。

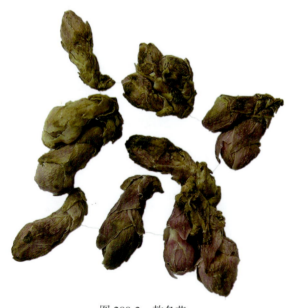

图288-2 款冬花

2. 商品规格

本品分为2个等级、出口品规格或统货。

一等品：呈长圆形，单生或2～3个基部连生，苞片呈鱼鳞状，花蕾肥大，个头均匀，色泽鲜艳。表面紫红或粉红色，体轻，撕开可见絮毛茸。气微香，味微苦。黑头不超过3%，花柄长不超过0.5cm。无开头、枝杆。

二等品：个头较瘦小，不均匀，表面紫褐色或暗紫色，间有绿色白色。开头、黑头均不超过3%，花柄长不超过2cm。余同一等品。

出口规格分二级：一级朵大、身干、色泽紫红、无梗、无土杂物、无蛀、不发霉；二级朵大、身干、色略淡、梗不超过10%～15%、无土及杂质、无蛀、不发霉。

3. 道地药材

山东产品质佳。

4. 显微特征

（1）组织鉴别

1）花序轴横切面：表皮细胞近方形，角质层较厚而不平整。皮层由17～19列类圆形细胞组成，细胞向内渐次增大，细胞间隙明显，其中散在有含菊糖及棕色物质的薄壁细胞。内皮层明显。维管束环列，其外方有一较大的分泌道，此分泌道与韧皮部之间及木质部中常有一小束或成片的厚壁细胞。髓部全为薄壁细胞，其中少数的细胞内也含棕色物质。

2）苞片横切面：角质层较厚，不甚平整。上表皮细胞类圆形，其中偶有含棕色物质者；其下方为1列排列整齐的圆形薄壁细胞。由此至下表皮全为薄壁细胞，10余列，类圆形，渐次增大，内含物稀少。维管束的韧皮部及木质部均明显；维管束的上方有大型的分泌道。下表皮层细胞形状同上表皮层细胞，但略呈切向延长。

（2）粉末鉴别：粉末棕色，绵绒状。非腺毛较多，极长，1～4个细胞，顶端细胞长，扭曲盘绕成团。腺毛略呈棒槌形，长104～216μm，直径16～52μm，头部稍膨大呈椭圆形，4～6个细胞，柄部多细胞，2列（侧面观1列），有的基部渐扩大，有的细胞中充满黄色物。冠毛为分枝状毛，各分枝单细胞，先端渐尖。花粉粒类圆球形，直径28～40μm，具3孔沟，外壁较厚，内外层明显，表面有尖刺，刺长至6μm，每裂片有5刺。花粉囊内壁细胞表面观呈类长方形，具纵向条增厚壁。苞片表皮表面观细胞呈长方形或类多角形，垂周壁薄或略呈连珠状增厚，具细波状角质纹理；边缘的表皮细胞呈绒毛状。气孔圆形或长圆形，直径28～47μm，长约至66μm，副卫细胞4～7个。筒状花冠裂片边缘的内表皮细胞类长圆形，有角质纹理，近中央的细胞群较皱缩并稍突起。柱头表皮细胞外壁突起呈乳头状，有的分化成短绒毛状，壁薄。厚壁细胞（花序轴）呈长方形，直径 17～28μm，长约至 95μm，壁厚 4～6μm，微木化，具斜纹孔或相交成"人"字形。分泌细胞存在于薄壁组织中，类圆形或长圆形，含黄色分泌物。粉末用水合氯醛液装片（不加热），菊糖团块呈扇形。

5. 化学组分

含款冬二醇（faradiol）等甾醇类、芸香苷（butin）、金丝桃苷（hyperin）、三萜皂苷、鞣质、蜡、挥发油和蒲公英黄质（taraxanthin）。尚含款冬花素（farfaratine）、款冬碱（tussilagine），以及款冬素、甲基丁酰款冬素酯等。

6. 理化特征

（1）化学定性：取本品粗粉（40 目）10g，置沙氏提取器中，用乙醇回流提取至提出液近无色，浓缩提取液至 50ml，备用。

1）取提取液 1ml，置 10ml 试管中，加镁粉少许，再加浓盐酸 2～3 滴，溶液显棕红色。

2）取提取液 1ml，置蒸发皿中，水浴蒸干，残渣用氯仿 1ml 溶解，转入 10ml 试管中，沿管壁缓缓加入浓硫酸 1ml，溶液则分成 2 层，氯仿层显绿色荧光，硫酸层显红色荧光。

（2）薄层色谱：芸香苷成分的检识。取上述浓缩液。对照品为芸香苷（rutin）的醇溶液。支持剂为聚酰胺薄膜。展开剂为正丁醇 - 乙酸 - 水（4：1：5）。展距为 12cm。显色剂为 2% 三氯化铝乙醇溶液，在紫外光灯（254～365nm）下观察。

7. 贮藏

木箱或硬纸箱包装。本品易虫蛀、发霉、变色，应置干燥处保存。为防潮，在装箱时，可内放木炭吸潮。

（三）炮制与饮片

1. 药材炮制

（1）款冬花：取原药材，除去杂质及残梗，筛去灰屑。

（2）蜜款冬花：取炼蜜用开水稀释后，加入款冬花中，拌匀，闷透，置锅内，用文火加热，炒至不黏手为度，取出放凉。每 100kg 款冬花，用炼蜜 25kg。

2. 饮片名称

款冬花，蜜款冬花。

3. 药品类别

化痰止咳平喘药：止咳平喘药。

4. 性状特征

（1）款冬花：本品呈长圆棒形，单生或 2～3 个基部连生，长 1～2.5cm，直径 0.5～1cm，上端较粗，下端渐细或带有短梗，外面被有多数鱼鳞状苞片；苞片外表面紫红色或淡红色，内表面密被白色絮状茸毛；体轻，撕开后可见白色茸毛；气香，味微苦而辛（图 288-2）。

（2）蜜款冬花：本品形如款冬花，表面棕黄色或棕褐色，稍带黏性。其蜜香气，味微甜（图 288-3）。

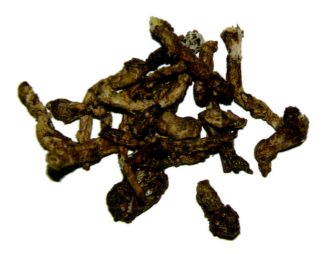

图 288-3　蜜款冬花

5. 质量要求

（1）款冬花：①浸出物，用热浸法测定，乙醇作溶剂，不得少于 20.0%。②含量测定，用高效液相色谱法测定。本品含款冬酮（$C_{23}H_{34}O_5$）不得少于 0.070%。

（2）蜜款冬花

1）浸出物，用热浸法测定，乙醇作溶剂，不得少于 22.0%。

2）含量测定：用高效液相色谱法测定。本品含款冬酮（$C_{23}H_{34}O_5$）不得少于 0.070%。

6. 性味功能

生款冬花性温，味辛、微苦。润肺下气，止咳化痰。用于新久咳嗽、喘咳痰多、劳嗽咳血。

蜜款冬花偏于润肺止咳，多用于肺虚久咳或阴虚燥咳。

7. 用法用量

内服：煎汤，4.5～9g。

8. 贮藏

木箱或硬纸箱包装。本品易虫蛀、发霉、变色，应置干燥处保存。为防潮，在装箱时，可内放木炭吸潮。

（四）经典方剂与临床应用

款冬煎（《备急千金要方》）

处方： 款冬花、干姜、紫菀各 90g，五味子 60g，芫花 30g（熬令赤）。

功能主治： 治新久咳嗽。

用法用量： 先以水 1L，煮款冬花、五味子、紫菀三味，取 350ml，去滓，纳芫花、干姜末，加蜜 300ml 投于汤中，铜器内微火煎令如糖。

用法用量： 每服半枣许，1 日 3 次。

（五）食疗与药膳

1. 款冬花旋覆花膏

原料： 款冬花、旋覆花各 250g，蜂蜜 500g。

制作方法： 将前 2 味用纱布包好，加水浸泡 1 小时，然后加水煎煮 30 分钟，滤取汁液，再加水煮后取汁，共煎取 3 次，合并煎液，入锅煮沸，改用文火浓缩至稠厚时，加入蜂蜜熬炼成膏，离火候冷，装瓶备用。

功能主治： 润肺下气，止咳化痰，定喘。

用法用量： 每日 2 次，每服 2 汤匙，连服 15 日。

2. 冬花百合汤

原料： 鲜款冬花 9g（蜜炙品 3g），百合 500g，绿豆 250g，白糖、蜂蜜适量。

制作方法： 将款冬花洗净，浸泡于清水中。绿豆淘洗净，放锅中加清水适量，煮烂待用。百合取瓣，撕去表皮膜，放入清水中浸泡 1～2 小时以去苦味，捞出放锅中，加水煮烂，倒入绿豆锅中，又加入浸泡款冬花的水适量，烧沸后，再下入款冬花、蜂蜜和白糖，略煮即成。

功能主治： 主治咳嗽不已，或痰中带血。

289　苍耳子 Cang Er Zi

（一）基原

1. 集解

苍耳子原名枲耳，《神农本草经》列为中品。苍耳之名始载于《尔雅》。《救荒本草》曰："苍耳叶青白，类黏糊菜叶。秋间结石，比桑椹短小而多刺。"从《政和本草》《本草纲目》附图看，与本种一致。李时珍谓："其叶形如枲麻，故有枲耳成熟之名。"

2. 品种

苍耳子为双子叶植物纲菊科苍耳属植物苍耳 Xanthium sibiricum Patr. 带总苞的干燥成熟果实。

3. 分布

山东境内产于各地。

4. 生态

苍耳生于平原、丘陵、低山、荒野路边或沟旁。

5. 形态特征

苍耳：一年生草本，高 20～90cm。根纺锤状，分枝或不分枝。茎直立不分枝或少有分枝，下部圆柱形，上部有纵沟，被灰白色糙伏毛。叶互生；有长柄，长 3～11cm；叶片三角状卵形或心形，长 4～9cm，宽 5～10cm；全缘或有 3～5 不明显浅裂，先尖或钝，基出三脉，上面绿色，下面苍白色，被粗糙或短白伏毛。头状花序近于无柄，聚生，单性同株；雄花序球形，总苞片小，1 列，密生柔毛，花托柱状，托片倒披针形，小花管状，先端 5 齿裂，雄蕊 5，花药长圆状线形；雌花序卵形，总苞片 2～3 列，外列苞片小，内列苞片大，结成囊状卵形，2 室的硬体，外面有倒刺毛，顶有 2 圆锥状的尖端，小花 2 朵，无花冠，子房在总苞内，每室有 1 花，花柱线形，突出在总苞外。成熟有瘦果的总苞变坚硬，卵形或椭圆形，长 12～15mm，宽 4～7mm，绿色、淡黄色或红褐色，喙长 1.5～2.5mm；瘦果 2，倒卵形，瘦果内含 1 颗种子。花期 7～8 月，果期 9～10 月（图 289-1）。

6. 产地加工

9～10 月间果实成熟时，割取地上部分，晒干，

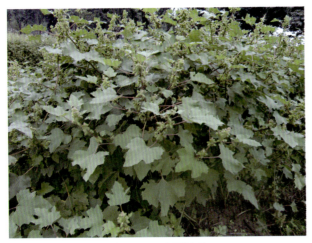

图 289-1　苍耳植株

打下果实，除去杂质，晒干。

（二）药材

1. 性状特征

带总苞的果实呈纺锤形，长 1～1.5cm，直径 4～7mm。表面黄棕色或黄绿色，全体有钩刺，顶端有较粗的刺 2 枚，分离或相连，基部有果柄痕。质硬而韧，横切面可见中间有一纵向隔膜，分为两室，内各有一瘦果。瘦果纺锤形，一面较平坦，顶端具突起的花柱基，果皮薄，灰黑色，有纵纹。种皮膜质，浅灰色，有纵纹。子叶有油性。气微，味苦（图 289-2）。

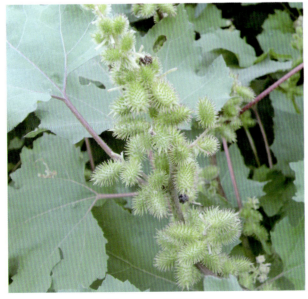

图 289-2　苍耳果实

2. 商品规格

本品均为统货。

3. 道地药材

本品山东产者质佳。

4. 质量标志

本品以粒大、饱满、色黄棕者为佳。

5. 显微特征

（1）组织鉴别：果实横切面示总苞内外为一列表皮细胞，内外表皮细胞内主要为纤维层，纤维纵横排列，外层数列纤维纵向排列，呈多角形，内层数列纤维横向排列，呈梭状，有的部位纤维层向外突出成钩刺，纤维间散有维管束，其余全为薄壁细胞。果皮外方为表皮细胞，其内有 1 列色素细胞层，纤维束数列排成不规则的环，果皮薄壁组织外方，散在维管束成环状排列。种子子叶细胞含油滴及糊粉粒。

（2）粉末鉴别：纤维众多，有 2 种，多数为细长梭形，长约 425μm，宽约 17μm，壁较厚；少数长 255μm，宽约 15μm，壁较薄，纹孔明显。木薄壁细胞长方形，有单纹孔。

6. 化学组分

含脂肪油 9.2%，其中脂肪酸有棕榈酸（palmitic acid）5.32%，硬脂酸（stearic acid）3.68%，油酸（oleic acid）26.8%，亚油酸（linoleic acid）64.20%。含蜡醇（ceryl alcohol）、β- 谷甾醇、γ- 谷甾醇及 ξ- 谷甾醇（sitosterol），卵磷脂（lecithin）33.2%，脑磷脂（cephalin）66.8%。还含苍耳子苷（strumaroside），即 β- 谷甾醇 -β-D- 葡萄糖苷（β-sitosterol-β-D-glucoside）；葡萄糖（glucose），果糖（fructose），蔗糖（sucrose）；酒石酸（tartaric acid），琥珀酸（succinic acid），延胡索酸（fumaric acid），苹果酸（malic acid）。种仁含脂肪油 40%，其中脂肪酸有棕榈酸 1.5%～2.0%，硬脂酸 7.0%～7.5%，油酸 26.7%，亚油酸 64.8%，还含氢醌（hydroquinone），苍术苷（atracyloside）；种子壳含羟基苍术苷（carboxyatracyloside）。

7. 理化特征

化学定性：①取粗粉 10g，加 0.5% 盐酸乙醇溶液 70ml，回流 10 分钟，滤过，滤液备用。取滤液 2ml，加三氯化铁试液 1 滴，显绿色。②取上述滤液用氨试液调至中性，蒸干，残渣用少量 5% 硫酸溶解，分置 2 试管中，一管加硅钨酸试剂 1 滴，显浅黄色沉淀；另一管加碘化铋钾试剂 1 滴，显橘红色沉淀。

8. 贮藏

置干燥通风处。

（三）炮制与饮片

1. 药材炮制

（1）苍耳子：取原药材，除去杂质和灰屑。

（2）炒苍耳子：取净苍耳子炒至黄褐色，去刺筛净。

2. 饮片名称

苍耳子，炒苍耳子。

3. 药品类别

解表药：发散风寒药。

4. 性状特征

（1）苍耳子：本品呈纺锤形或卵圆形。表面黄棕色或黄绿色，全体有钩刺。体轻质坚。破开后内有双仁，肉黄白，具油性，味微苦，刺坚焦脆，微有香气。去刺后碾碎（或捣碎）呈碎粒或饼状（图289-3）。

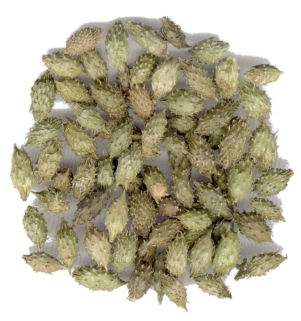

图289-3　苍耳子

（2）炒苍耳子：本品形如苍耳子，表面黄褐色，有刺痕。微有香气（图289-4）。

5. 质量要求

（1）水分：不得过10.0%。

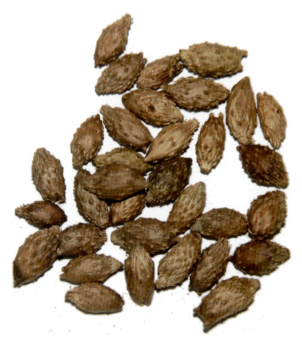

图289-4　炒苍耳子

（2）总灰分：不得过5.0%。

6. 性味功能

苍耳子性温，味辛；有小毒。散风湿，通鼻窍。用于鼻炎、鼻窦炎、头痛、过敏性鼻炎、皮肤瘙痒、风湿痹痛。炒后可减毒，长于通鼻窍，祛湿止痛。用于鼻渊、风湿痹痛、外感头痛。

7. 用法用量

内服：煎汤，3～9g；或入丸、散。

8. 配伍禁忌

忌猪肉、马肉、米泔。

9. 使用注意

血虚之头痛、痹痛忌服；虚人勿服；过量服用易致中毒。

10. 贮藏

置干燥通风处。

（四）经典方剂与临床应用

苍耳子散加减（《医方集解》）

处方：白芷6g，薄荷6g，辛夷10g，苍耳子10g，黄芩10g，菊花10g，连翘10g。

功能主治：芳香清窍，祛风散寒。用于肺经热盛。

用法用量：水煎服，每日 1 剂，日服 3 次。

（五）食疗与药膳

红枣苍耳子汤

原料：红枣 10 个，苍耳子 10g，生姜 1～2 片，红糖适量。

制作方法：红枣洗净、去核；苍耳子稍浸泡，一起与生姜放进瓦煲，加入清水 450ml（约 1 碗半量），武火滚沸后改为文火滚约 20 分钟，下红糖滚沸片刻便可。

功能主治：祛风通窍、补脾和胃。可预防脾胃气虚型过敏性鼻炎。

用法用量：1 日分 2 次进饮，作辅助治疗宜连服 3～4 日。

290　蒲黄 Pu Huang

（一）基原

1. 集解

蒲黄始载于《神农本草经》，列为上品，曰"生池泽"。以后历代本草均有记载。《名医别录》云："生河东，四月采。"《本草图经》云："蒲黄，生河东池泽。香蒲，蒲黄苗也，生南海池泽，今处处有之，而泰州者为良。春初生嫩叶，未出水时红白色，茸茸然。……至夏抽梗于丛叶中，花抱梗端，如武士棒杵，故人俗谓蒲槌，亦谓之蒲厘。花黄，即花中蕊屑也，细若金粉，当其欲开时，便取之……"《本草衍义》云："蒲黄处处有，即蒲槌中黄粉也。今京师谓槌为蒲棒。"《本草纲目》云："蒲丛生水际，似莞而扁，有脊而柔，二三月苗。"由上述可见历代所用蒲黄与现今用药来源一致。本品为香蒲科植物水烛香蒲、东方香蒲或同属植物的花粉粒，颜色鲜黄，颗粒细小，故名。

2. 品种

蒲黄为单子叶植物纲香蒲科香蒲属植物长苞香蒲 *Typha angustata* Bory et Chaub.、水烛香蒲 *Typha angustifolia* L. 或香蒲 *Typha orientalis* Presl 的干燥花粉。

3. 分布

山东境内产于济宁、东平、临沂、微山、东营等地水泊。

4. 生态

长苞香蒲、水烛香蒲、香蒲均生于湖泊、地沼或沟塘浅水处。

5. 形态特征

（1）长苞香蒲：多年生水生或沼生草本。根状茎粗壮，乳黄色，先端白色。地上茎直立，高 0.7～2.5m，粗壮。叶片长 40～150cm，宽 0.3～0.8cm，上部扁平，中部以下背面逐渐隆起，下部横切面呈半圆形，细胞间隙大，海绵状；叶鞘很长，抱茎。雌雄花序远离；雄花序长 7～30cm，花序轴具弯曲柔毛，先端齿裂或否，叶状苞片 1～2 枚，长约 32cm，宽约 8mm，与雄花先后脱落；雌花序位于下部，长 4.7～23cm，叶状苞片比叶宽，花后脱落；雄花通常由 3 枚雄蕊组成，稀 2 枚，花药长 1.2～1.5mm，矩圆形，花粉粒单体，球形、卵形或钝三角形，花丝细弱，下部合生成短柄；雌花具小苞片；孕性雌花柱头长 0.8～1.5mm，宽条形至披针形，比花柱宽，花柱长 0.5～1.5mm，子房披针形，长约 1mm，子房柄细弱，长 3～6mm；不孕雌花子房长 1～1.5mm，近于倒圆锥形，具褐色斑点，先端呈凹形，不发育柱头陷于凹处；白色丝状毛极多数，生于子房柄基部，或向上延伸，短于柱头。小坚果纺锤形，长约 1.2mm，纵裂，果皮具褐色斑点。种子黄褐色，长约 1mm。花果期 6～8 月。

（2）水烛香蒲：多年生，水生或沼生草本。根状茎乳黄色、灰黄色，先端白色。地上茎直立，粗壮，高 1.5～2.5（～3）m。叶片长 54～120cm，宽 0.4～0.9cm，上部扁平，中部以下腹面微凹，背面向下逐渐隆起呈凸形，下部横切面呈半圆形，细胞间隙大，呈海绵状；叶鞘抱茎。雌雄花序相距 2.5～6.9cm；雄花序轴具褐色扁柔毛，单出，或分叉；叶状苞片 1～3 枚，花后脱落；雌花序长 15～30cm，基部具 1 枚叶状苞片，通常比叶片宽，花后脱落；雄花由 3 枚雄蕊合生，有时 2 枚或 4 枚，花药长约 2mm，矩圆形，花粉粒单体，近球形、卵形或三角形，纹饰网状，花丝短，细弱，下部合生成柄，长（1.5～）2～3mm，向下渐宽；雌花具小苞片；孕性雌花柱头窄条形或披针形，长 1.3～1.8mm，花柱长 1～1.5mm，子房纺锤形，长约 1mm，具褐色斑点，子房柄纤细，长约 5mm；不孕雌花子房倒圆锥形，长

1～1.2mm，具褐色斑点，先端黄褐色，不育柱头短尖；白色丝状毛着生于子房柄基部，并向上延伸，与小苞片近等长，均短于柱头。小坚果长椭圆形，长约1.5mm，有褐色斑点，纵裂。种子深褐色，长1～1.2mm。花果期6～9月（图290-1）。

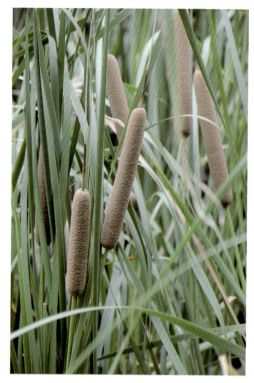

图290-1　水烛香蒲植株

（3）香蒲：多年生水生或沼生草本。根状茎乳白色。地上茎粗壮，向上渐细，高1.3～2m。叶片条形，长40～70cm，宽0.4～0.9cm，光滑无毛，上部扁平，下部腹面微凹，背面逐渐隆起呈凸形，横切面呈半圆形，细胞间隙大，海绵状；叶鞘抱茎。雌雄花序紧密连接；雄花序长2.7～9.2cm，花序轴具白色弯曲柔毛，自基部向上具1～3枚叶状苞片，花后脱落；雌花序长4.5～15.2cm，基部具1枚叶状苞片，花后脱落；雄花通常由3枚雄蕊组成，有时2枚，或4枚雄蕊合生，花药长约3mm，2室，条形，花粉粒单体，花丝很短，基部合生成短柄；雌花无小苞片；孕性雌花柱头匙形，外弯，长0.5～0.8mm，花柱长1.2～2mm，子房纺锤形至披针形，子房柄细弱，长约2.5mm；不孕雌花子房长约1.2mm，近于圆锥形，先端呈圆形，不发育柱头宿存；白色丝状毛通常单生，有时几枚基部合生，稍长于花柱，短于柱头。小坚果椭圆形至长椭圆形；果皮具长形褐色斑点。种子褐色，微弯。花果期5～8月（图290-2，图290-3）。

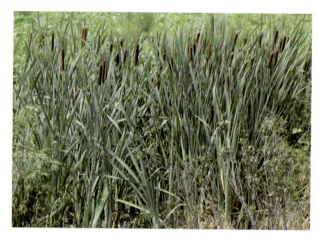

图290-2　香蒲植株

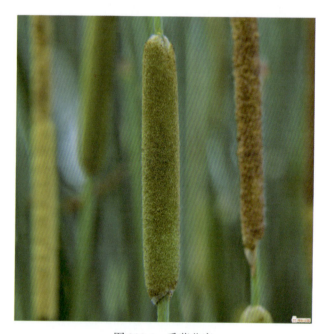

图290-3　香蒲花序

6. 产地加工

夏季采收蒲棒上部的黄色雄花序，晒干后碾轧，筛取花粉。

（二）药材

1. 性状特征

花粉呈黄色粉末。体轻，放水中则飘浮于水面。手捻有滑腻感，易附着手指上。气微，味淡（图290-4）。

2. 商品规格

本品分细蒲黄、粗蒲黄。

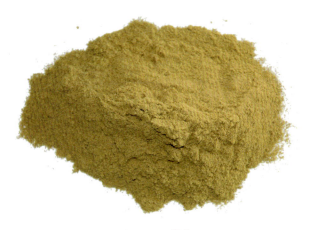

图 290-4 蒲黄

3. 道地药材

本品山东产者质佳。

4. 质量标志

本品以身干、色黄、质轻、粉细光滑、纯净无杂质者为佳。

5. 显微特征

粉末鉴别：粉末黄色。花粉粒类圆形或椭圆形，直径 17～29μm，表面有网状雕纹，有单孔，不甚明显（图 290-5）。

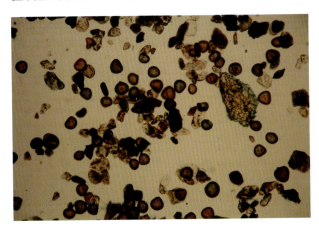

图 290-5 蒲黄药材粉末显微特征

6. 化学组分

黄酮类：香蒲新苷（typhaneoside），异鼠李素 -3-O-α-L- 鼠李糖基（1-2）-β-D- 葡萄糖苷［isorhamnetin-3-O-α-L-rhamnosyl（1-2）-β-D-glucoside］，槲皮素 -3-O-α-L- 鼠李糖基（1-2）-β-D 葡萄糖苷［quercetin-3-O-α-L-rhamnosyl（1-2）-β-D-glucoside］，槲皮素（quercetin），山奈酚（kaempferol），异鼠李素（isorhamnetin），柚皮素（naringenin）等。

甾醇类：β- 谷甾醇（β-sitosterol），β- 谷甾醇葡萄糖苷（β-sitosterol glucoside），β- 谷甾醇棕榈酸酯（β-sitosterol palmitate）。另含天冬氨酸（aspartic acid），苏氨酸（threonine），丝氨酸（serine），谷氨酸（glutamic acid），缬氨酸（valine），精氨酸（arginine），脯氨酸（proline），胱氨酸（cystine）等氨基酸和钛、铝、硼、匐、铬、铜、汞、铁、碘、钼、硒、锌等微量元素。挥发油类：棕榈酸甲酯（methyl palmitate）；棕榈酸（palmitic acid）；2- 十八烯醇（2-octadecenol）；2- 戊基呋喃（2-pentylfuran）；β- 蒎烯（β-pinene）；8，11- 十八碳二烯酸甲酯（methyloctadeca-8，11-dienoate）；1，2- 二甲基苯（1，2-dimethoxybenzene）；1- 甲基萘（1-methylnaphthalene）等。

7. 理化特征

化学定性：①取本品 0.1g，加乙醇 5ml，温浸，滤过。取滤液 1ml，加镁粉少量与盐酸 2～3 滴，溶液渐显樱红色。②取本品 0.2g，加水 10ml，温浸，滤过。取滤液 1ml，加三氯化铁试液 1 滴，显淡绿棕色。

8. 贮藏

纸箱包装；置通风干燥处，防潮，防蛀。

（三）炮制与饮片

1. 药材炮制

（1）蒲黄：取原药材，揉碎结块，过筛，除去花丝及杂质。

（2）蒲黄炭：取净蒲黄，置炒制容器内，用中火加热，炒至棕褐色，喷淋少许清水，灭尽火星，取出晾干。

2. 饮片名称

蒲黄，蒲黄炭。

3. 药品类别

止血药：化瘀止血药。

4. 性状特征

（1）蒲黄：本品呈淡黄色粉末状，质轻，手捻有滑腻感，易附着手上，味淡。

（2）蒲黄炭：本品形如蒲黄，表面棕褐色或黑褐色。具焦香气，味微苦、涩（图 290-6）。

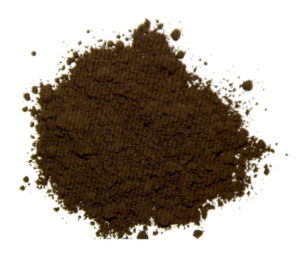

图 290-6　蒲黄炭

5. 质量要求

（1）生蒲黄

1）杂质：取不能通过七号筛的杂质，称定重量，计算，不得过 10.0%。

2）水分：不得过 13.0%。

3）总灰分：不得过 10.0%。

4）酸不溶性灰分：不得过 4.0%。

5）浸出物：用热浸法测定，乙醇作溶剂，不得少于 11.0%。

6）含量测定：用高效液相色谱法测定。本品含异鼠李素 -3-O- 新橙皮苷（$C_{28}H_{32}O_{16}$）和香蒲新苷（$C_{34}H_{42}O_{20}$）的总量不得少于 0.50%。

（2）蒲黄炭：浸出物，用热浸法测定，乙醇作溶剂，不得少于 11.0%。

6. 性味功能

本品性平，味甘。止血，化瘀，通淋。用于吐血、衄血、咯血、崩漏、外伤出血、经闭痛经、脘腹刺痛、跌扑肿痛、血淋涩痛。生蒲黄性凉滑利，活血祛瘀力强。用于气滞血瘀之肿痛。蒲黄炭性涩收敛，主止血。用于内、外各种出血。

7. 用法用量

内服：煎汤或入丸、散，用量 5 ～ 9g。外用：适量，敷患处。

8. 使用注意

孕妇慎用。

9. 贮藏

纸箱包装；置通风干燥处，防潮、防蛀。

（四）经典方剂与临床应用

蒲黄散（《备急千金要方》）

处方：蒲黄 175g，鹿茸、当归各 60g。

制法：上三味，研末过筛。

功能主治：补肾固冲，养血止血。用于肾虚，冲任不固，漏下不止。现用于功能性子宫出血。

用法用量：每服 2g，1 日 3 次。

（五）食疗与药膳

蒲黄蜜玉竹

原料：鲜玉竹 500g，蜂蜜 50g，生蒲黄 6g，白糖 10g，香油 6g，香精 1 滴，淀粉少许。

制作方法：把鲜玉竹去须根洗净，切成 3cm 长的段。炒锅放火上，放入香油、白糖炒成黄色，加适量开水，并将蜂蜜和蒲黄加入，再放入玉竹段，烧沸后用小火焖烂，捞出玉竹段。锅内加一滴香精，用少许淀粉勾芡，浇在玉竹段上即成。

功能主治：清润肺胃，活血散瘀、止痛。对于咽喉疼痛、口舌干燥、口腔溃疡等病症，有很好的治疗作用。

291　三棱 San Leng

（一）基原

1. 集解

三棱始载于《本草拾遗》，其后历代均有收载。《本草图经》云："今三棱荆、湘、江、淮水泽之间皆有。叶如莎草，极长，茎三棱如削，大如人指，高五六尺，茎端开花，大体皆如莎草而大，生水际及浅水中，苗下即魁，其旁有根横贯，一根则连数魁，魁上发苗，采时断其苗及横根。形扁如鲫鱼者，三棱也；……又谓京三棱形如鲫鱼，黑三棱形如乌梅而轻，今红蒲根至坚重，削刻而成，莫知形体，又叶扁茎圆，不复有三棱处，不知何缘名三棱也。今三棱皆独旁引二根，无直下根，其形大体多亦如鲫鱼。"陈藏器谓："三棱总有三四种。"李时珍谓："三棱多生荒废陂池湿地，春时丛生，夏秋抽高茎，茎端复生数叶，开花六七枝，花皆细碎成穗，黄紫色，中有细子。……其根多黄黑须，削去须皮，乃如鲫状，非本根似鲫也。"综上所述，证明过去所用三棱其特征与现代商品三棱相符。苏颂曰："三棱叶有三棱也，生荆楚地，故名荆三棱，以著其地。"亦有称因其所削去外皮呈三棱形，故名。

2. 品种

三棱为单子叶植物纲黑三棱科黑三棱属植物黑三棱 *Sparganium stoloniferum* Buch.-Ham. 的干燥块茎。

3. 分布

山东境内产于各地；以文登、乳山、牟平、海阳、胶县、日照及微山湖附近产量大。

4. 生态

黑三棱生于湖泊、河沟、沼泽、水塘边浅水处。

5. 形态特征

黑三棱：多年生水生或沼生草本。块茎膨大，比茎粗 2 ～ 3 倍，或更粗；根状茎粗壮。茎直立，粗壮，高 0.7 ～ 1.2m，或更高，挺水。叶片长（20 ～）40 ～ 90cm，宽 0.7 ～ 16cm，具中脉，上部扁平，下部背面呈龙骨状凸起，或呈三棱形，基部鞘状。圆锥花序开展，长 20 ～ 60cm，具 3 ～ 7 个侧枝，每个侧枝上着生 7 ～ 11 个雄性头状花序和 1 ～ 2 个雌性头状花序，主轴顶端通常具 3 ～ 5 个雄性头状花序，或更多，无雌性头状花序；花期雄性头状花序呈球形，直径约 10mm；雄花花被片匙形，膜质，先端浅裂，早落，花丝长约 3mm，丝状，弯曲，褐色，花药近倒圆锥形，长 1 ～ 1.2mm，宽约 0.5mm；雌花花被长 5 ～ 7mm，宽 1 ～ 1.5mm，着生于子房基部，宿存，柱头分叉或否，长 3 ～ 4mm，向上渐尖，花柱长约 1.5mm，子房无柄。果实长 6 ～ 9mm，倒圆锥形，上部通常膨大呈冠状，具棱，褐色。花果期 5 ～ 10 月（图 291-1，图 291-2）。

6. 产地加工

冬季至次年春采挖，洗净，削去外皮，晒干。

（二）药材

1. 性状特征

块茎呈近球形，长 2 ～ 3.5cm，直径 2 ～ 3cm，

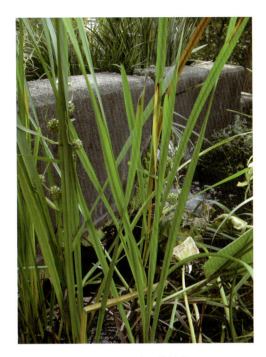

图 291-1 黑三棱植株

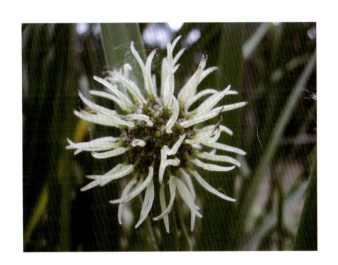

图 291-2 黑三棱花

表面棕黑色，凹凸不平，有少数点状须根痕；去外皮者下端略呈锥形，黄白色或灰白色，有残存的根茎疤痕及未去净的外皮黑斑，并有刀削痕。质轻而坚硬，难折断，入水中漂浮于水面，稀下沉。碎断面平坦，黄白色或棕黄色。气微，味淡，嚼之微辛、涩。以个大、坚实者为佳（图 291-3）。

2. 商品规格

本品均为统货。分辽宁、江西、江苏统装等规格。

3. 道地药材

本品江苏、山东产者质佳。

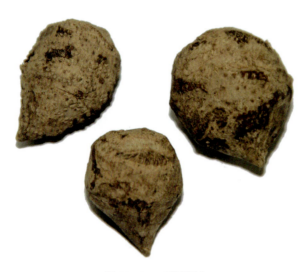

图 291-3　三棱药材

4. 质量标志

本品以个匀、体重、质坚实、色黄白、去净外皮者为佳。

5. 显微特征

（1）组织鉴别：块茎横切面示皮层为通气组织，多被削去，偶有残存。近内皮层外侧有2～3层厚壁细胞环带，棕色或暗棕色，细胞壁木化。内皮层细胞增厚呈马蹄形。中柱鞘纤维1列或成束与小型维管束相间排列，中柱薄壁细胞类多角形，含微小的淀粉粒，直径不及1μm，维管束周木型或外韧型，在薄壁组织中散有分泌细胞（图291-4）。

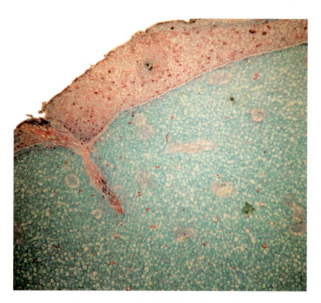

图 291-4　三棱药材横切面组织特征

（2）粉末特征：粉末灰棕色。厚壁细胞单个散在、两个并列或成片，黄棕色、绿棕色、黄绿色或淡黄色，多呈长条形，少数类圆形或长圆形，边缘多呈不规则波状凹凸或有短分枝，有的较平整，长15～216μm，直径7～34μm，壁厚4～16μm，非木化或微木化，纹孔细小，孔沟短而密，壁极厚者胞腔不明显。木化薄壁细胞呈类长方形或长椭圆形，两端平钝或斜尖，长77～125μm，直径14～32μm，壁厚4～7μm，连珠状。导管旁薄壁细胞呈长条形，长18～180μm，直径5～18μm，壁厚2～4μm，连珠状，微木化。分泌细胞呈类圆形，直径23～36μm，壁稍厚，内含棕色物。薄壁细胞呈多角形或类圆形，直径22～81μm，壁厚2～5μm，非木化，有的可见纹孔及孔沟。木纤维多成束，黄色，细长，末端渐尖，长72～288μm，直径7～18μm，壁厚3～5μm，微木化，孔沟较稀疏。另可见内皮层细胞和梯纹、网纹导管。

6. 化学组分

含挥发油，其中主要成分为苯乙醇（benzeneethanol）；对苯二酚（1，4-benzenediol）；十六酸（hexadecanoic acid）；还有去氢木香内酯（dehydrocostuslactone）；3，4-二氢-8-羟基-3-甲基-1*H*-2-苯并吡喃-4-酮（3，4-dihydro-8-hydroxy-3-methyl-1*H*-2-benzopyran-4-one）；1-羟基-2-乙酰基-4-甲基苯（1-hydroxy-2-acetyl-4-methylbenzene）；2-呋喃醇（2-furanmethanol）；2-乙酰基吡咯（2-acetylpyrrole）等共21种成分。有机酸：琥珀酸（succinic acid）；三棱酸（sanleng acid）；9，11-十八碳二烯酸（9，11-octadedicenoic acid）；9，12-十八碳二烯酸（9，12-octadedicenoic acid）；10-十九烯酸（10-nonadecenoic acid）；11-二十烯酸（11-eicosenoic acid）；苯甲酸（benzoic acid）；3-苯-2-丙烯酸（3-phenyl-2-propenoic acid）；壬二酸（azelaic acid）；癸二酸（decanedioic acid）及脂肪酸。还含刺芒柄花素（formonetin）；豆甾醇（stigmasterol）；β-谷甾醇（β-sitosterol）；胡萝卜苷（daucosterol）等。

7. 理化特征

薄层色谱：取本品粉末2g，加乙醇30ml，加热回流1小时，滤过，滤液蒸干，残渣加乙醇2ml使溶解，作为供试品溶液。另取三棱对照药材

2g，同法制成对照药材溶液。吸取上述 2 种溶液各 10μl，分别点于同一硅胶 G 薄层板上，以石油醚（60～90℃）- 乙酸乙酯（4∶1）为展开剂，展开，取出，晾干，置紫外光灯（365nm）下检视。供试品色谱在与对照药材色谱相应的位置上，显相同颜色的荧光斑点。

8. 贮藏

麻袋装。本品易虫蛀、发霉，应置于干燥处保存。梅雨季节前应复晒。为防蛀，可用硫黄、氯化苦或磷化铝熏。

（三）炮制与饮片

1. 药材炮制

（1）三棱：取原药材，拣去杂质，分开大小个，用清水浸泡，每隔 2～3 天换水 1 次，经 5～20 天，泡至六七成透时，捞出，置容器内，闷润 24～28 小时至室内外温度一致时，切约 1.5mm 薄片，干燥。

（2）醋三棱：取大小均匀的原药材，洗净，置开水锅内浸没，微火加热煮至五六成透时，加入定量米醋再煮至八成透，待汤吸尽时停火。在锅内闷透，捞出，晾至外皮无水分，切片同上，干燥。或将三棱片拌醋，吸尽，置锅内用文火炒至黄色略有焦斑时，取出摊晾。每 100kg 三棱用米醋 30kg（后种方法用 20kg）。

（3）麸三棱：先将锅烧热，撒入麦麸（每 100kg 三棱用麦麸 15kg），待冒烟时投入生三棱片，要不断翻动。炒至药物表面呈黄色取出，筛去麦麸，放凉。

2. 饮片名称

三棱片，醋三棱，麸三棱。

3. 药品类别

活血化瘀药：破血消癥药。

4. 性状特征

（1）三棱：本品呈类圆形片状，外表皮灰棕色。切面灰白色或黄白色，粗糙，有多数明显的细筋脉点。气微，味淡，嚼之微有麻辣感（图 291-5）。

（2）醋三棱：本品形如三棱片，表面灰黄色，偶有焦黄斑，微有醋酸气（图 291-6）。

（3）麸三棱：本品形如三棱片，表面黄色，偶有焦黄斑，有焦香气（图 291-7）。

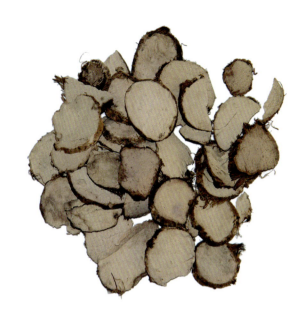

图 291-5　三棱

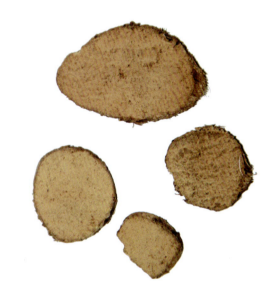

图 291-6　醋三棱

5. 质量要求

（1）水分：不得过 13.0%。总灰分：不得过 5.0%。

（2）浸出物：用热浸法测定，稀乙醇溶液作溶剂，不得少于 7.5%。

6. 性味功能

本品性平，味苦。破血行气，消积止痛。用于血瘀气滞、腹部结块、肝脾肿大、经闭腹痛、食积胀痛。

7. 用法用量

内服：煎汤，4.5～9g。

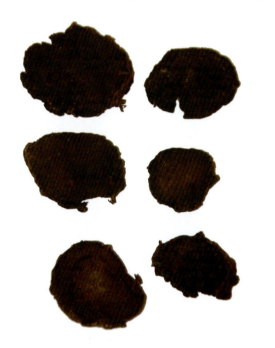

图 291-7　麸三棱

8. 使用注意

妊娠禁忌。

9. 贮藏

麻袋装。本品易虫蛀、发霉，应置于干燥处保存。梅雨季节前应复晒。防蛀。醋三棱应密封。

（四）经典方剂与临床应用

三棱散（《博济方》）

处方：荆三棱 90g（擘破，以好醋 600ml，用文武火煮。令尽为度，勿放铁器中），枳壳（去瓤，麸微炒）30g，木香 30g，青皮 30g，槟榔 30g，官桂（去皮）30g，甘草 60g（炮）。

制法：上药杵为末。

功能主治：治积聚气块，或心腹满闷噎塞者。

用法用量：每服 3g，用水 150ml，煎至 100ml，去滓温服。如患在膈上，即食后服之。

（五）食疗与药膳

1. 桂姜三棱蜜饮

原料：肉桂 5g，干姜 15g，三棱 20g。

制作方法：先将肉桂、干姜、三棱分别洗净。锅中加入适量水，放入以上药材，以大火煮沸，改用小火煎煮半小时，去渣取汁，调蜂蜜服。

功能主治：温经散寒，活血止痛。适用于证属寒凝血瘀子宫肌瘤。

2. 三棱桃仁饮

原料：三棱 25g，莪术 25g，王不留行 25g，桃仁 20g，丹参 25g，海藻 50g，石见穿 50g，大黄 9g，泽兰 25g，郁金 20g，白糖 30g。

制作方法：先将以上药物用清水冲洗干净。锅中加入适量水，放入全部药材，先用大火烧沸，再改用小火煎煮半小时，去渣留汁，调白糖服。

功能主治：清肺，活血，化瘀。适用于肺癌。

292　泽泻 Ze Xie

（一）基原

1. 集解

泽泻始载于《神农本草经》，列为上品。陶弘景谓："此物易朽蠹，常须密藏之。丛生浅水中。叶狭而长。"苏颂谓："春生苗，多在浅水中。叶似牛舌，独茎而长。秋时开白花，作丛似谷精草。秋末采根曝干。"李时珍曰："去水曰泻，如泽水之泻也。"故名。

2. 品种

泽泻为单子叶植物纲泽泻科泽泻属植物东方泽泻 *Alisma orientale*（Sam.）Juzep. 栽培品的干燥块茎。

3. 分布

山东境内产于微山、济宁、东平等地。

4. 生态

东方泽泻生于湖泊、河湾、溪流、水塘的浅水带，沼泽、沟渠及低洼湿地亦有生长。

5. 形态特征

东方泽泻：多年生沼生植物，高 50～100cm。地下有块茎，球形，直径可达 4.5cm，外皮褐色，密生多数须根。叶根生，叶柄长达 50cm，基部扩延成中鞘状，宽 5～20mm；叶片宽椭圆形至卵形，长 5～18cm，宽 2～10cm，先端急尖或短尖，基部广楔形、圆形或稍心形，全缘，两面光滑；叶脉5～7条。花茎由叶丛中抽出，长10～100cm，花序通常有3～5轮分枝，分枝下有披针形或线形苞片，轮生的分枝常再分枝，组成圆锥状复伞形花序，小花梗长短不等；小苞片披针形至线形，尖锐；萼片3，广卵形，绿色或稍带紫色，长2～3mm，宿存；花瓣倒卵形，膜质，较萼片小，白色，脱落；雄蕊6；雌蕊多数，离生；子房倒卵形，侧扁，花柱侧生。瘦果多数，扁平，倒卵形，长1.5～2mm，宽约1mm，背部有两浅沟，褐色，花柱宿存。花期6～8月，果期7～9月。种子的突出特点是泽泻为单子叶植物却没有胚乳（图292-1，图292-2）。

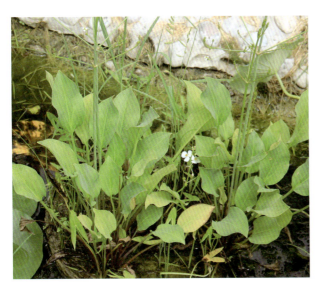

图292-1　东方泽泻植株

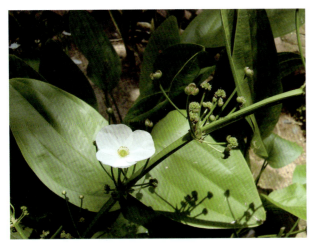

图292-2　东方泽泻花

6. 产地加工

本品多在冬至后采收。过早根茎尚未长全，过晚则受冻而影响质量。挖出后，除掉茎叶，洗净泥土，取其根茎，烘焙5～6天。烘时随时翻动，直至内心发软或相碰时发出响声，即为成品。或装在竹筐中撞去须根及粗皮，再用硫黄熏白，晒干。

（二）药材

1. 性状特征

干燥块茎呈类圆形、长圆形或卵圆形，长4～7cm，直径3～5cm。表面黄白色，未去尽粗皮者显淡棕色，有不规则横向环状浅沟纹，并散有多数细小突起的须根痕，于块茎底部尤密。质坚实，破折面黄白色，颗粒性，有多数细孔。气微，味极苦（图292-3）。

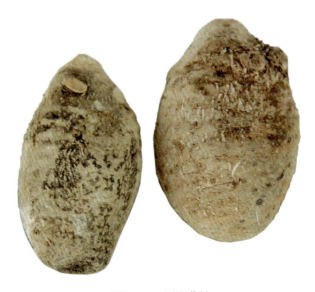

图292-3　泽泻药材

2. 商品规格

本品均为统货。

3. 道地药材

本品福建产者为道地药材。

4. 质量标志

本品均以个大、质坚实、色黄白、粉性足者为佳。

5. 显微特征

（1）组织鉴别：横切面示外皮多已除去，其下为皮层通气组织，内侧列内皮层细胞。中柱通气组织中散在周木型维管束。可见淡黄色油类。薄壁细胞含淀粉粒（图292-4，图292-5）。

（2）粉末鉴别：粉末淀粉粒众多，单粒呈长卵形、梨形、类球形或椭圆形，直径3～14μm，

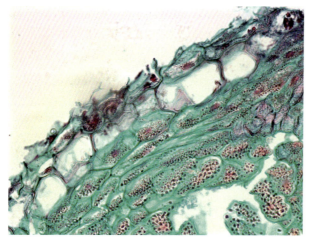

图 292-4　泽泻药材横切面组织特征

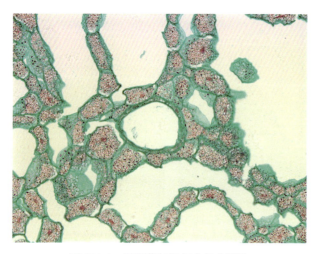

图 292-5　泽泻药材组织中的分泌腔

有的可达 20μm，脐点明显，复粒由 2～3 粒组成。内皮层细胞形大，垂周壁波状弯曲，木化。油室多已破碎，完整的类圆形，直径 54～110μm，有时可见内含油滴。中柱薄壁组织无色，细胞形大，呈类圆形或圆多角形，有大型气隙。邻近维管束的薄壁细胞，可见表面由多数椭圆形纹孔相集成的纹孔域，侧面观部分壁呈连珠状增厚。

6. 化学组分

四环三萜酮醇衍生物：泽泻醇（alisol A，B，C）；泽泻醇 A 乙酸酯（alisol A monoacetate）；泽泻醇 B 乙酸酯（alisol B monoacetate）；泽泻醇 C 乙酸酯（alisol C monoasetate）；表泽泻醇 A（epialisol A）；24- 乙酰基泽泻醇 A（24-acetyl alisol A）；23- 乙酰基泽泻醇 B（23-acetyl alisol B）；23- 乙酰基泽泻醇 C（23-acetyl alisol C）；挥发油；生物碱；胆碱；脂肪醇等。无机元素：钾、钠、镁、钙、锰、铜、锌等。

7. 贮藏

本品用硬竹篓装，内垫篾席。本品最易被虫蛀，甚难保管，应防潮，置干燥处保存。在梅雨季节应注意检查，发现返潮变软，应立即烘晒干燥。不宜久贮。

（三）炮制与饮片

1. 药材炮制

（1）泽泻：取原药材，除去杂质，大小个分开，洗净，浸泡，润透，切厚片，干燥。

（2）盐泽泻：取泽泻片，用盐水拌匀闷透，置锅内，用文火加热炒干，取出放凉。每 100kg 泽泻片，用食盐 2.0kg。

（3）麸炒泽泻：取麸皮，撒入热锅内，待冒烟时，加入泽泻片，拌炒至黄色，取出，筛去麸皮，放凉。每 100kg 泽泻片，用麸皮 10kg。

2. 饮片名称

泽泻，盐泽泻，麸炒泽泻。

3. 药品类别

利水渗湿药：利水消肿药。

4. 性状特征

（1）泽泻：本品呈圆形或长圆形厚片，直径 2～6cm，厚 2～4mm。切面黄白色或类白色，粉性，并现颗粒性，有多数细孔，周边黄白色或淡黄棕色，有不规则的横向环状沟纹及须根痕。质坚实，易掰断，断面粉性。气微，味微苦（图 292-6）。

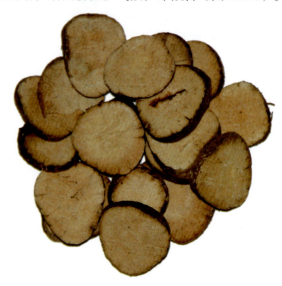

图 292-6　泽泻

（2）盐泽泻：本品形如泽泻片，表面微黄色，偶见焦斑。味微咸（图292-7）。

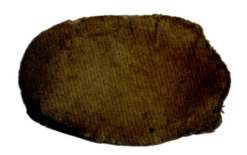

图292-7 盐泽泻

（3）麸炒泽泻：本品形如泽泻片，表面微黄色，偶见焦斑。有香气（图292-8）。

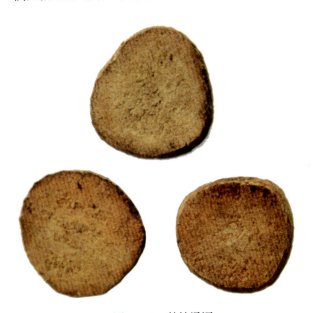

图292-8 麸炒泽泻

5. 质量要求

（1）水分：不得过 13.0%。

（2）总灰分：不得过 6.0%。

（3）浸出物：用热浸法测定，乙醇作溶剂，不得少于 10.0%。

（4）含量测定：用高效液相色谱法测定。本品含 23-乙酰泽泻醇 B（$C_{32}H_{50}O_5$）不得少于 0.040%。

6. 性味功能

本品性寒，味甘。利小便，清湿热。用于小便不利、水肿胀满、泄泻尿少、痰饮眩晕、热淋涩痛。

7. 用法用量

内服：煎汤，6～9g。

8. 使用注意

肾虚精滑者忌服。

9. 贮藏

本品用硬竹篓装，内垫篾席。本品最易被虫蛀，甚难保管，应防潮，置干燥处保存。不易久贮。

（四）经典方剂与临床应用

猪苓丸（《痘疹传心录》）

处方：白术 2 两，猪苓 3 两，泽泻 3 两，茯苓 2 两 5 钱，肉桂 3 钱，槟榔 2 两，木通 2 两，干葛 2 两，甘草 3 钱。

制法：上为末，炼蜜为丸，如弹子大。

功能主治：分阴阳，利水道，止泄泻。

用法用量：灯心汤化下。

（五）食疗与药膳

泽泻粥

原料：泽泻粉 10g，粳米 50g。

制作方法：先将粳米加水 500ml，煮粥。待米开花后，调入泽泻粉，改用文火稍煮数沸即可。

功能主治：健脾渗湿，利水消肿。适用于水湿停滞、小便不利、水肿、下焦湿热带下、小便淋涩等。

用法用量：每日 2 次，温热服食，3 天为一疗程。不宜久食，可间断食用。

293 薏苡仁 Yi Yi Ren

（一）基原

1. 集解

薏苡仁始载于《神农本草经》，列为上品，原名薏苡。《本草图经》云："春生苗，茎高三、四尺；叶如黍；开红白花作穗子；五月、六月结实，青白色，形如珠子而稍长，故呼意珠子。"《本草纲目》曰："薏苡，人多种之。二三月宿根自生。叶如初生芭茅。五六月抽茎开花结实。一种黏牙者，尖而壳薄，即薏苡也。其米白色如糯米，可作粥饭及磨面食，亦可同米酿酒。一种圆而壳浓坚硬者，即菩提子也。但可穿作念经数珠，故人亦呼为念珠。"根据本草所述形态，古代薏苡仁应包括薏米及薏苡 2 种，其中薏米即系本种。

2. 品种

薏苡仁为单子叶植物纲禾本科薏苡属植物薏苡 *Coix lacryma-jobi* L. var. *mayuen*.（Roman.）Stapf 栽培品的干燥成熟种仁。

3. 分布

山东境内各地有栽培；主产于烟台、滨州、潍坊、临沂、聊城等地；济南、泰安、济宁、菏泽等地亦产。

4. 生态

薏苡栽培于较湿润、肥沃的各类土壤。

5. 形态特征

薏苡：一年或多年生草本，高 1～1.5m。须根较粗，直径可达 3mm。秆直立，约具 10 节。叶片线状披针形，长可达 30cm，宽 1.5～3cm，边缘粗糙，中脉粗厚，于背面凸起；叶鞘光滑，上部者短于节间；叶舌质硬，长约 1mm。总状花序腋生成束；雌小穗位于花序之下部，外面包以骨质念珠状的总苞，总苞约与小穗等长；能育小穗第 1 颖下部膜质，上部厚纸质，先端钝，第 2 颖舟形，被包于第 1 颖中；第 2 外稃短于第 1 外稃，内稃与外稃相似面较小；雄蕊 3，退化，雌蕊具长花柱；不育小穗，退化成筒状的颖，雄小穗常 2～3 枚生于第 1 节，无柄小穗第 1 颖扁平，两侧内折成脊而具不等宽之翼，第 2 颖舟形，内稃与外稃皆为薄膜质；雄蕊 3；有柄小穗与无柄小穗相似，但较不或有更退化者。颖果外包坚硬的总苞，卵形或卵状球形。花期 7～9 月，果期 9～10 月（图 293-1，图 293-2）。

6. 产地加工

秋季果实成熟时采割植株，晒干，打下果实，再晒干，除去外壳、黄褐色种皮和杂质，收集种仁。

（二）药材

1. 性状特征

种仁呈宽卵形或长椭圆形，长 4～8mm，宽 3～6mm。表面乳白色，光滑，偶有残存的黄褐色种皮；一端钝圆，另端较宽而微凹，有 1 淡棕

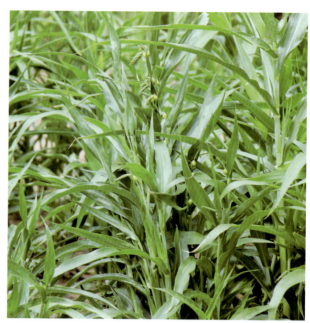

图 293-1　薏苡植株

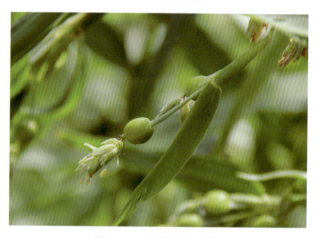

图 293-2　薏苡果实及花

色点状种脐；背面圆凸，腹面有 1 条较宽而深的纵沟。质坚实，断面白色，粉性。气微，味微甜（图 293-3）。

2. 商品规格

本品为统货或按粒大小分等。

3. 道地药材

本品贵州等地产者质佳。

4. 质量标志

本品以粒大充实、色白、无皮碎者为佳。

5. 显微特征

粉末鉴别：粉末淡类白色。主为淀粉粒，单粒类圆形或多面形，直径 2～20μm，脐点星状；

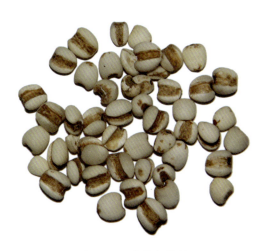

图 293-3　薏苡仁药材

复粒少见，一般由 2 ～ 3 分粒组成。

6. 化学组分

薏 苡 仁 酯（coixenolide），粗 蛋 白 13% ～14%，脂类 2% ～ 8%。脂类中三酰甘油 61% ～64%，二酰甘油 6% ～ 7%，单酰甘油 4%，甾醇酯 9%，游离脂肪酸 17% ～ 18%。在三酰甘油中亚油酸（linoleic acid）含量可达 25% ～ 28%，在游离脂肪酸中亚油酸含量为 27% ～ 28%，游离脂肪酸还有棕榈酸（palmitic acid），硬脂酸（stearic acid），顺 -8- 十 八 碳 烯 酸（cis-8-octadecenoic acid）（即油酸）等。单酰甘油中有具抗肿瘤作用的 α- 单油酸甘油酯（α-monoolein），甾醇酯中具有促排卵作用的顺、反 - 阿魏酰豆甾醇（cis、trans-feruloylstigmasterol）和顺、反 - 阿魏酰菜油甾醇（cis、trans-feruloylcampesterol）等；还含抗补体作用的葡聚糖和酸性多糖 CA-1、CA-2 及降血糖作用的薏苡多糖（coixan）A、B、C。种子挥发油含 69 种成分，其中主要的有己醛（hexanal），己 酸（hexanoic acid），2- 乙 基 -3- 羟 基 丁 酸 己酯（2-ethlyl-3-hydroxy-hexylbutrate），γ- 壬 内 酯（γ-nonalactone），壬 酸（nonanoic acid），辛 酸（octanoic aid），棕榈酸乙酯（ethylpalmitate），亚油酸甲酯（methyllinoleate），香草醛（vanillin）及亚油酸乙酯（ethyllinoleate）等。

7. 理化特征

薄层色谱：取本品粉末 1g，加石油醚（60 ～90℃）10ml，超声处理 30 分钟，滤过，滤液蒸干，残渣加石油醚（60 ～ 90℃）1ml 使溶解，作为供试品溶液。另取薏苡仁对照药材 1g，同法制成对照药

材溶液。吸取上述 2 种溶液各 10μl，分别点于同一硅胶 G 薄层板上，以石油醚（60 ～ 90℃）- 乙酸乙酯 - 乙酸（10：3：0.1）为展开剂，展开，取出，晾干，置紫外光灯（365nm）下检视。供试品色谱在与对照药材色谱相应的位置上，显相同颜色的荧光斑点。

8. 贮藏

置通风干燥处。

（三）炮制与饮片

1. 药材炮制

（1）薏苡仁：取原药材，除去杂质。

（2）麸炒薏苡仁：锅热后先撒入麦麸，加热到冒烟时，加入净薏苡仁，炒至表面呈黄色鼓起时取出，筛去麦麸后放凉即可（每 100kg 薏苡仁，用麸皮 10kg）。

2. 饮片名称

薏苡仁，麸炒薏苡仁。

3. 药品类别

利水渗湿药：利水消肿药。

4. 性状特征

（1）薏苡仁：本品呈碎粒状或性状特征同药材（图 293-4）。

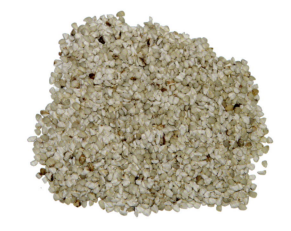

图 293-4　薏苡仁

（2）麸炒薏苡仁：本品形如薏苡仁，微鼓起，表面微黄色（图 293-5）。

5. 质量要求

（1）薏苡仁

1）水分：不得过 12.0%。

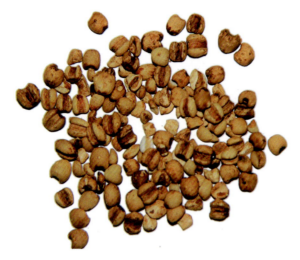

图 293-5　麸炒薏苡仁

2）浸出物：用热浸法测定，无水乙醇作溶剂，不得少于 5.5%。

3）含量测定：用高效液相色谱法测定。本品含油酸甘油酯不得少于 0.50%。

（2）麸炒薏苡仁

1）水分：不得过 12.0%。

2）总灰分：不得过 2.0%。

3）浸出物：用热浸法测定，无水乙醇作溶剂，不得少于 5.5%。

4）含量测定：用高效液相色谱法测定。本品含油酸甘油酯不得少于 0.40%。

6. 性味功能

本品性凉，味甘、淡。利水渗湿，健脾止泻，除痹，排脓，解毒散结。用于水肿、脚气、小便不利、脾虚泄泻、湿痹拘挛、肺痈、肠痈、赘疣、癌肿。

7. 用法用量

内服：煎汤，10～30g；或入丸、散，浸酒，煮粥，作羹。

8. 贮藏

置通风干燥处。

（四）经典方剂与临床应用

参苓白术散（《太平惠民和剂局方》）

处方： 人参 100g，茯苓 100g，白术（炒）100g，山药 100g，白扁豆（炒）75g，莲子 50g，薏苡仁（炒）50g，砂仁 50g，桔梗 50g，甘草 100g。

制法： 上十味，粉碎成细粉，过筛，混匀，即得。

功能主治： 补脾胃，益肺气。用于脾胃虚弱，食少便溏，气短咳嗽，肢倦乏力。

用法用量： 1 次 6～9g，1 日 2～3 次。

（五）食疗与药膳

1. 薏米白果粥

原料： 薏米 100g，白果 50g，糯米 1 杯，白砂糖适量。

制作方法： 洗净薏米和白果肉，用清水泡半小时备用；糯米淘净；将适量清水倒入煲内烧开，放入糯米、薏米和白果，煲至熟烂，加入白砂糖调味即可。

功能主治： 滋阴益肺，清心宁神。

2. 紫糯薏米粥

原料： 紫糯米 100g，薏苡仁 30g，小米 50g，糙米 50g，莲子若干，大枣若干，蜂蜜一大勺，玫瑰酱一勺。

制作方法： 将紫糯米、薏仁、莲子、小米、糙米、大枣等洗净，放入锅中煲至熟烂，将蜂蜜、玫瑰酱拌入煮好的粥中即可。

功能主治： 补血养气，瘦身。

294　香茅 Xiang Mao

（一）基原

1. 集解

香茅见于《岭南采药录》。

2. 品种

香茅为单子叶植物纲禾本科香茅属植物香茅 *Cymbopogon citratus*（DC.）Stapf 的干燥全草。

3. 分布

山东省各地。

4. 生态

香茅生于山坡或草地。

5. 形态特征

香茅：多年生草本。秆粗壮，高达 2m。含有柠檬香味。叶片长达 1m，宽 15mm，两面均呈灰白色而粗糙。佛焰苞披针形，狭窄，长 1.5 ～ 2cm，红色或淡黄褐色，3 ～ 5 倍长于总梗；伪圆锥花序线形至长圆形，疏散，具三回分枝，基部间断，其分枝细弱而下倾或稍弯曲以至弓形弯曲。第一回分枝具 5 ～ 7 节，第二回或第三回分枝具 2 ～ 3 节而单纯。总状花序孪生，长 1.5 ～ 2cm，具 4 节；穗轴节间长 2 ～ 3mm，具稍长之柔毛，但其毛并不遮蔽小穗，无柄小穗两性，线形或披针状线形，无芒，锐尖；第 1 颖先端具 2 微齿，脊上具狭翼，背面微凹而在下部凹陷；脊间无脉，第 2 外稃先端浅裂，具短尖头，无芒，有柄小穗暗紫色（图 294-1）。

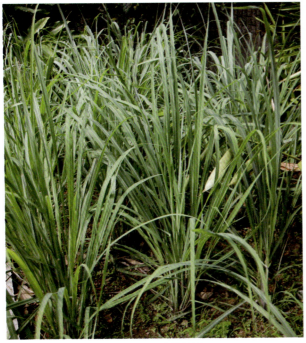

图 294-1 香茅植株

6. 产地加工

全年可采，洗净晒干。

（二）药材

1. 性状特征

全草长可达 2m，秆粗壮，节处常被蜡粉。叶片条形，宽约 15mm，长可达 1m，基部抱茎；两面粗糙，均呈灰白色；叶鞘光滑；叶舌厚，鳞片状。全体具柠檬香气。

2. 商品规格

本品均为统货。

3. 道地药材

本品山东产者质佳。

4. 质量标志

本品以枝嫩、穗多、香气浓者为佳。

5. 化学组分

香茅素（cymbopogne），香茅甾醇（cymbopogonol），木犀草素（luteolin），木犀草素 -6-C- 葡萄糖苷（luteolin-6-C-glucoside），木犀草素 -7-O-β- 葡萄糖苷（luteolin-7-O-β-glucoside），木犀草素 -7-O- 新橙皮糖苷（luteolin-7-O-neohesperoside），异荭草素（homoorientin），绿原酸（chlorogenic acid），咖啡酸（caffeic acid），对 - 香豆酸（p-coumaric acid），二十八醇（octacosanol），三十醇（triacontanol），三十二醇（dotriacontanokl），二十六醇（hexacosanol）和 β- 谷甾醇（β-sitosterol），单糖（fructose），蔗糖（sucrose）。另含挥发油，内有 β- 柠檬醛（β-citral）［即橙花醇（neral）］，香茅醛（citrcnellal），牻牛儿醇（geraniol），甲基庚烯酮（methyl heptenone），二戊烯（dipentene），月桂烯（myrcene）等。

6. 贮藏

置阴凉干燥处。

（三）炮制与饮片

1. 药材炮制

取原药材，洗净，切碎，干燥。

2. 饮片名称

香茅。

3. 药品类别

祛风湿药。

4. 性状特征

本品为叶、枝、穗的混合物，短段状。呈灰白色，有柠檬香气（图 294-2）。

5. 性味功能

本品性温，味辛、甘。祛风通络，温中止痛，止泻。主感冒头身疼痛、风寒湿痹、脘腹冷痛、泄泻、跌打损伤。

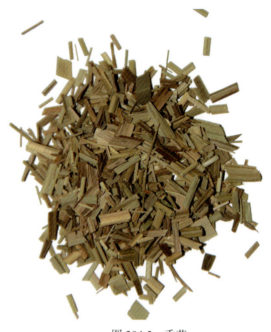

图 294-2　香茅

6. 用法用量

内服：煎汤，6～15g。外用：适量，水煎洗或研末敷。

7. 贮藏

置阴凉通风干燥处。

（四）经典方剂与临床应用

（1）治风寒湿全身疼痛：香茅一斤。煎水洗澡（《四川中药志》）。

（2）治虚弱咳嗽：茅草茶二两。煎水当茶服（《贵州民间药物》）。

（五）食疗与药膳

香茅红枣茶

原料： 马郁兰、香茅各 2 枝，红枣（剥破）5 粒，龙眼干（敲破）5 颗，葡萄干 10 粒，冰糖适量。

制作方法： 将红枣、龙眼干、葡萄干加水煮开后，转小火再煮 5 分钟。之后加入马郁兰、香茅，静置 5 分钟后即可饮用。

功能主治： 利尿，防贫血，驱除感冒头痛等。

295　麦芽 Mai Ya

（一）基原

1. 集解

麦芽始载于《名医别录》，列为中品。《新修本草》云："大麦出关中，即青稞麦，形似小麦而大，皮厚，故谓大麦。"

2. 品种

麦芽为单子叶植物纲禾本科大麦属植物大麦 *Hordeum vulgare* L. 的成熟果实经发芽干燥的炮制品。

3. 分布

山东境内各地有栽培。

4. 生态

大麦栽培于农田。

5. 形态特征

大麦：一年生草本，高 60～100cm。秆直立，光滑无毛。叶鞘无毛，有时基生叶的叶鞘疏生柔毛，叶鞘先端两侧具弯曲沟状的叶耳；叶舌小，长 1～2mm，膜质；叶片扁平，长披针形，长 8～18cm，宽 6～1mm，上面粗糙，下面较平滑。穗状花序，长 4～10cm，分为若干节，每节着生 3 枚完全发育的小穗，小穗长约 2cm，通常无柄，每小穗有花 1 朵，内外颖均为线形或线状披针形，微被短柔毛，先端延长成短芒，长仅 8～14mm；外稃长圆状披针形，光滑，具 5 条纵脉，中脉延长成长芒，极粗糙，长 8～13cm，外稃与内稃等长；雄蕊 3 枚；子房 1 枚，花柱分为 2 枚。颖果与内外稃愈合，罕有分离者，颖果背有沟。花期 3～4 月。果期 4～5 月（图 295-1，图 295-2）。

6. 产地加工

将麦粒用水浸泡后，保持适宜温湿度，待幼芽长至约 5mm 时，晒干或低温干燥。

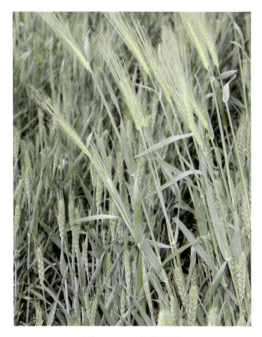

图 295-1　大麦植株

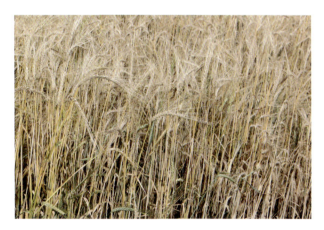

图 295-2　成熟大麦植株

（二）药材

1. 性状特征

成熟果实呈梭形，长 8～12mm，直径 3～4mm。表面淡黄色，背面为外稃包围，有 5 脉；腹面为内稃包围。除去内外稃后，腹面有 1 条纵沟；基部胚根处生出幼芽和须根，幼芽长披针状条形，长约 5mm。须根数条，纤细而弯曲。质硬，断面白色，粉性。气微，味微甜（图 295-3）。

2. 商品规格

本品均为统货。

3. 道地药材

本品甘肃、山东产者质佳。

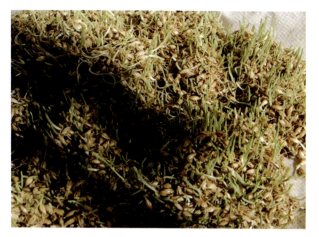

图 295-3　麦芽药材

4. 质量标志

本品以色淡黄、有胚芽、出芽率在 85% 以上者为佳。

5. 显微特征

粉末鉴别：粉末灰白色。淀粉粒单粒类圆形，直径 3～60μm，脐点"人"字形或裂隙状。稃片外表皮表面观长细胞与 2 个短细胞（栓化细胞、硅质细胞）交互排列；长细胞壁厚，紧密深波状弯曲，短细胞类圆形，有稀疏壁孔。麦芒非腺毛细长，多碎断；稃片表皮非腺毛壁较薄，长 80～230μm；鳞片非腺毛锥形，壁稍厚，长 30～110μm。

6. 化学组分

α-淀粉酶及 β-淀粉酶（amylase），催化酶（catalyticase），过氧化异构酶（peroxidisomerase）等。另含大麦芽碱（hordenine），大麦芽胍碱（hordatine）A、B，腺嘌呤（adenine），胆碱（choline），蛋白质，氨基酸，维生素 D，维生素 E，细胞色素（cytochrome）C，麦芽毒素［即白栝楼碱（candicine）］等。

7. 理化特征

薄层鉴别：取本品粉末 5g，加无水乙醇 30ml，超声处理 40 分钟，滤过，滤液加 50% 氢氧化钾溶液 1.5ml，加热回流 15 分钟，置冰浴中冷却 5 分钟，用石油醚（30～60℃）振摇提取 3 次，每次 10ml，合并石油醚液，挥干，残渣加乙酸乙酯 1ml 使溶解，作为供试品溶液。另取麦芽对照药材 5g，同法制成对照药材溶液。吸取上述 2 种溶液各 2μl，分别点于同一硅胶 G 薄层板上，使成条状，以甲苯-三氯甲烷-乙酸乙酯（10：10：2）为展开剂，展开，取出，晾干，再以甲苯-三氯甲烷-乙酸乙酯（10：10：1）

为展开剂，展开，取出，晾干，喷以15%硝酸乙醇溶液，在100℃加热至斑点显色清晰，置紫外光灯（365nm）下检视。供试品色谱在与对照药材色谱相应的位置上，显相同颜色的荧光斑点。

8. 贮藏

贮于阴凉通风处，防潮，防蛀，防鼠害。

（三）炮制与饮片

1. 药材炮制

（1）麦芽：取原药材，拣去杂质，快洗后捞起，晒干。

（2）炒麦芽：取净麦芽，炒至棕黄色，放凉，筛去灰屑。

（3）焦麦芽：取净麦芽，炒至焦褐色，放凉，筛去灰屑。

2. 饮片名称

麦芽，炒麦芽，焦麦芽。

3. 药品类别

消食药。

4. 性状特征

（1）麦芽：本品性状特征同药材（图295-4）。

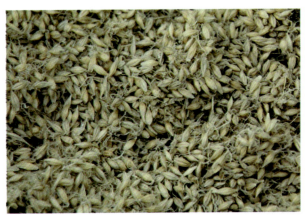

图295-4　麦芽

（2）炒麦芽：本品形同麦芽，表面棕黄色，有糊斑，须根少见（图295-5）。

（3）焦麦芽：本品形同麦芽，表面焦褐色，无须根（图295-6）。

5. 质量要求

（1）麦芽

1）水分：不得过13.0%。

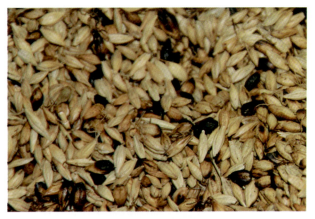

图295-5　炒麦芽

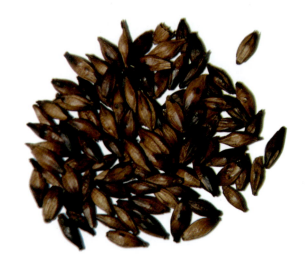

图295-6　焦麦芽

2）总灰分：不得过5.0%。

3）出芽率：本品出芽率不得少于85%。

（2）炒麦芽

1）水分：不得过12.0%。

2）总灰分：不得过4.0%。

（3）焦麦芽

1）水分：不得过10.0%。

2）总灰分：不得过4.0%。

6. 性味功能

本品性平，味甘，行气消食，健脾开胃，回乳消胀。用于食积不消、脘腹胀痛、脾虚食少、乳汁郁积、乳房胀痛、妇女断乳、肝郁胁痛、肝胃气痛。

生麦芽健脾和胃，疏肝行气。用于脾虚食少，乳汁郁积。炒麦芽行气消食回乳。用于食积不消、妇女断乳。焦麦芽消食化滞。用于食积不消、脘腹胀痛。

7. 用法用量

内服：煎服，10～15g，回乳炒用60g。

8. 使用注意

哺乳期妇女不宜使用。

9. 贮藏

贮于阴凉通风处，防潮，防蛀，防鼠害。

（四）经典方剂与临床应用

麦芽糕（《本草纲目》）

处方：麦芽 120g，陈皮 30g，炒白术 30g，神曲 60g，米粉 150g，白糖适量。

制法：先把麦芽淘洗后晒干；再取新鲜橘皮，晒干后取 30g；然后将麦芽、橘皮、炒白术、神曲一起放入碾槽内研为粉末，与白糖、米粉和匀，加入清水调和，如常法做成 10 ～ 15 块小糕饼，放入碗内，用蒸锅蒸熟即可。

功能主治：消食，和中，健脾，开胃。适用于小儿不思饮食或消化不良、脘腹胀满。

用法用量：每日随意食麦芽糕 2 ～ 3 块，连服 5 ～ 7 天。

（五）食疗与药膳

1. 麦芽健脾茶

原料：炒麦芽 90g，党参 30g，白术 15g，冰糖适量。

制作方法：先将麦芽洗净，放入锅中，加水至满，用大火煮沸后，改用文火煮 5 分钟；再下切好的党参、白术片，煮沸 20 分钟，加适量冰糖，待凉后过滤取汁，装瓶备饮。

功能主治：益气健脾、除湿助运、消食和胃，主要用于消化不良，亦可用于糖尿病（不加糖）。

用法用量：每日 2 次，每次 30 ～ 50ml。

2. 麦芽鸡汤

原料：母鸡 1 只，炒麦芽 60g，熟猪油 15g，鲜汤 2000g，细盐、味精、胡椒粉、葱、姜适量。

制作方法：将鸡洗净切成 3cm 见方的块，炒麦芽用纱布包好。锅内加猪油烧热，投葱、姜、鸡块煸炒几下，加清汤、麦芽、细盐，用小火炖 1 ～ 2 小时，加味精、胡椒粉，取出麦芽包即成。

功能主治：消食回乳。

296　白茅根 Bai Mao Gen

（一）基原

1. 集解

白茅根始载于《神农本草经》，列为中品。为常用中药。原名：茅根。因其叶如矛，根白色，故名。

2. 品种

白茅根为单子叶植物纲禾本科白茅属植物白茅 *Imperata cylindrica* Beauv. var. *major*（Nees）C. E. Hubb. 野生或栽培品的干燥根茎。

3. 分布

山东境内产于各地。

4. 生态

白茅生于低山带平原河岸草地、沙质草甸、荒漠与海滨。

5. 形态特征

白茅：多年生草本。高 20 ～ 100cm。根茎白色，匍匐横走，密被鳞片。秆丛生，直产，圆柱形，光滑无毛，基部被多数老叶及残留的叶鞘。叶线形或线状披针形；根出叶长几与植株相等；茎生叶较短，宽 3 ～ 8mm，叶鞘褐色，无毛，或上部及边缘和鞘口具纤毛，具短叶舌。圆锥花序紧缩呈穗状，顶生，圆筒状，长 5 ～ 20cm，宽 1 ～ 2.5cm；小穗披针形或长圆形，成对排列在花序轴上，其中一小穗具较长的梗，另一小穗的梗较短；花两性，每小穗具 1 花，基部被白色丝状柔毛；两颖相等或第 1 颖稍短而狭，具 3 ～ 4 脉，第 2 颖较宽，具 4 ～ 6 脉；稃膜质，无毛，第 1 外稃卵状长圆形，内稃短，第 2 外稃披针形，与内稃等长；雄蕊 2，花药黄色，长约 3mm；雌蕊 1，有较长的花柱，柱头羽毛状。颖果椭圆形，暗褐色，成熟的果序被白色长柔毛。花期 5 ～ 6 月，果期 6 ～ 7 月（图 296-1）。

6. 产地加工

春、秋二季采挖，洗净，除去须根及膜质叶鞘，晒干，捆成小把。

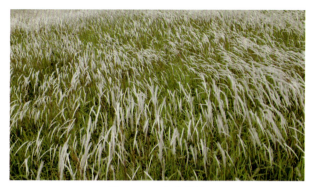

图 296-1　白茅植株

（二）药材

1. 性状特征

干燥根茎呈长圆柱形，有分枝，长短不一，通常长 30～60cm，直径 0.2～0.4cm。表面黄白色或淡黄色，微有光泽，具纵皱纹，节明显，稍突起，偶有须根残留，节间长短不等，通常长 1.5～3cm。体轻，质略脆。断面皮部白色，多有裂隙，放射状排列，中柱淡黄色，皮部与中柱易剥离。无臭，味微甜（图 296-2）。

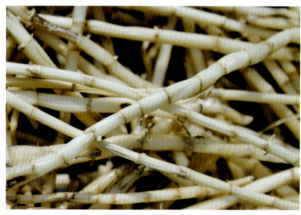

图 296-2　白茅根药材

2. 商品规格

本品均为统货。

3. 道地药材

本品山东产者质佳。

4. 质量标志

本品以条粗长、无毛须、色白、味甜者为佳。

5. 显微特征

（1）组织特征：表皮为 1 列类方形细小细胞，有的细胞中含二氧化硅小块；下皮纤维 1～4 列，壁厚，木化。皮层为 10 余列薄壁细胞，散有 10 数个细小的有限外韧型叶迹维管束，四周有纤维包围，叶迹维管束内常形成裂隙。内皮层细胞的内壁特厚，粘连有二氧化硅的小团块。中柱鞘为 1～2 层厚壁细胞，中柱内散有多数有限外韧型维管束，四周有维管束鞘纤维包围；中柱中央常成空洞。

（2）粉末鉴别：表皮细胞平行排列，每纵行列多为 1 个长细胞与 2 个短细胞（1 个木栓细胞及 1 个硅细胞）相间排列，偶有 1 个短细胞介于 2 个长细胞之间。内皮层细胞长方形，一边薄且易断落，另一边壁增厚，有层纹及孔沟，壁上粘连有二氧化硅的小团块。中柱鞘厚壁细胞类长方形，茎节处的中柱鞘细胞则呈石细胞状。下皮纤维常有横隔，具斜纹孔。

6. 化学组分

芦竹素（arundoin），印白茅素（cylindrin），薏苡素（coixol），羊齿烯醇（fernenol），西米杜鹃醇（simiarenol），异山柑子萜醇（isoarborinol），白头翁素（anemonin）；还含甾醇类：豆甾醇（stigmasterol），β-谷甾醇（β-sitosterol），菜油甾醇（camposterol），糖类，多量蔗糖（sucros），葡萄糖（glucose）及少量果糖（fructose），木糖（sylose）；简单酸类：枸橼酸（cittic acid），草酸（oxalic acid），苹果酸（malic acid）等。

7. 理化特征

（1）荧光检查：取粗粉 1g，置试管中，加适量甲醇浸 24 小时，取浸液 1ml 置于坩埚内蒸干，加入硼酸饱和丙酮溶液及 10% 枸橼酸丙酮溶液各 1ml，继续蒸干，残渣置紫外光灯下观察显亮蓝色荧光。

（2）光谱鉴别：取粉末 0.2g，加乙醇 20ml，放置 12 小时，滤液供测试用。测试条件：扫描范围 400～200nm，吸收度量程 0～2A，狭缝宽度 2nm，波长标尺放大 40nm/cm。样品在（286±2）nm、（322±2）nm 处有最大吸收。

（3）化学定性：取粗粉 5g，加苯 30ml，加热回流 1 小时，滤过。取滤液 5ml，蒸干，残渣加醋酐 1ml 使溶解，再加硫酸 1～2 滴，即显红色，后渐变成紫红色、蓝紫色，最后呈污绿色。取粗粉 3g，置烧杯中，加水 30ml，煮沸 30 分钟后滤过，取滤液 1ml，加入等量的费林试剂，水浴加热后片刻出现红棕色沉淀，上清液颜色呈棕黄色。取粗粉 1g，加水 10ml，煮沸 5 ～ 10 分钟，滤过，滤液浓缩成 1ml，加新制的碱性酒石酸铜试液 1ml，置水浴中加热，产生棕红色沉淀。

8. 贮藏

本品置于干燥处，防霉、蛀。鲜品宜放潮湿处，经常洒水，防止风干。

（三）炮制与饮片

1. 药材炮制

（1）白茅根：取原药材，拣去杂质，洗净，微润，切 6 ～ 9mm 小段，晒干。

（2）茅根炭：取白茅根段，置锅内，用大火炒至表面棕黑色，微有光泽，内部焦褐色"存性"，喷淋清水少许，灭净火星，微炒干，取出，晒干。

2. 饮片名称

白茅根，白茅根炭。

3. 药品类别

止血药：凉血止血药。

4. 性状特征

（1）白茅根：本品呈类圆形细条状小段，长 6 ～ 9mm（图 296-3）。

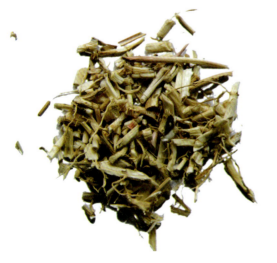

图 296-3 白茅根

（2）茅根炭：本品形如生茅根段。表面显棕黑色，微有光泽。内部显焦褐色。

5. 质量要求

（1）白茅根

1）水分：不得过 12.0%。

2）总灰分：不得过 5.0%。

3）浸出物：用热浸法测定，用水作溶剂，不得少于 28.0%。

（2）茅根炭

1）水分：不得过 12.0%。

2）总灰分：不得过 5.0%。

3）浸出物：用热浸法测定，用水作溶剂，不得少于 7.0%。

6. 性味功能

本品性寒，味甘。清热凉血，止血，利尿。用于热病烦渴、血热吐血、衄血、尿血、黄疸、水肿、热淋涩痛、肺热咳喘。鲜用凉血益阳。茅根炭祛瘀止血。

7. 用法用量

内服：煎汤 15 ～ 25g（鲜者 50 ～ 150g）；外用：捣汁或研末。

8. 使用注意

脾胃虚寒、腹泻便溏者忌食。

9. 贮藏

置于干燥处，防霉蛀。鲜品宜放潮湿处，经常洒水，防止风干。

（四）经典方剂与临床应用

白茅根汤（《太平圣惠方》）

处方：滑石 15g，芭蕉根 15g，莲子草 30g，白茅根 45g（锉）。

制法：上为粗散。

功能主治：热淋涩痛，热极不解。

用法用量：每服 12g，水煎服，食前温服。以利为度。

（五）食疗与药膳

1. 白茅根瘦肉汤

原料：猪瘦肉 250g，白茅根 60g，盐 3g。

制作方法：将白茅根洗净，切段；瘦猪肉洗净，切块；把全部用料一齐放入锅内，加清水适量，武火煮沸后，文火煮一小时，调味即可。

功能主治： 清热生津，利湿退黄。适用于急性黄疸型肝炎属淡热者，症见面目俱黄，色泽鲜明，小便不利，色如浓茶饮食减少，亦可用于泌尿系感染而属湿热下注者。

2. 胡萝卜竹蔗茅根瘦肉汤

原料： 胡萝卜 250g，甘蔗 150g，白茅根 120g，猪肉 120g，盐 3g。

制作方法： 胡萝卜去皮、蒂，切厚件，用水洗净；竹蔗（甘蔗）去皮，斩段，劈开；茅根，瘦猪肉用水洗干净。将以上全部材料，放入已经煲沸的水中，用中火煲 3 小时。以少许细盐调味即可。

功能主治： 清热利尿，润燥解毒。

297 稻芽 Dao Ya

（一）基原

1. 集解

稻芽始载于《名医别录》，列为中品，原名蘖米。《本草纲目》云："有粟、黍、谷、麦、豆诸蘖，皆水浸胀，候生芽曝干去须，取其中米，炒研面用。其功主消导。"又在蘖米项下载"稻蘖一名谷芽"。

2. 品种

稻芽为单子叶植物纲禾本科稻属植物稻 *Oryza sativa* L. 栽培品的成熟果实经发芽干燥的加工品。

3. 分布

山东境内产于临沂、济宁及黄河两岸。

4. 生态

稻栽培于农田。

5. 形态特征

稻：一年生水生草本。秆直立，高 0.5～1.5m，随品种而异。叶鞘松弛，无毛；叶舌披针形，长 10～25cm，两侧基部下延长成叶鞘边缘，具 2 枚镰形抱茎的叶耳；叶片线状披针形，长 40cm 左右，宽约 1cm，无毛，粗糙。圆锥花序大型疏展，长约 30cm，分枝多，棱粗糙，成熟期向下弯垂；小穗含 1 成熟花，两侧甚压扁，长圆状卵形至椭圆形，长约 10mm，宽 2～4mm；颖极小，仅在小穗柄先端留下半月形的痕迹，退化外稃 2 枚，锥刺状，长 2～4mm；两侧孕性花外稃质厚，具 5 脉，中脉成脊，表面有方格状小乳状突起，厚纸质，遍布细毛端毛较密，有芒或无芒；内稃与外稃同质，具 3 脉，先端尖而无喙；雄蕊 6 枚，花药长 2～3mm。颖果长约 5mm，宽约 2mm，厚 1～1.5mm；胚小，约为颖果长的 1/4（图 297-1，图 297-2）。

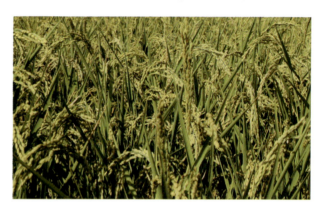

图 297-1 稻植株

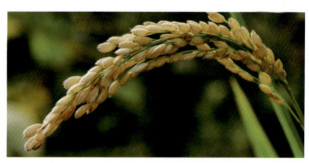

图 297-2 稻果穗

6. 产地加工

将稻谷用水浸泡后，保持适宜的温湿度，待须根长至约 1cm 时，干燥。

（二）药材

1. 性状特征

果实呈扁长椭圆形，两端略尖，长 7～9mm，直径约 3mm。外稃黄色，有白色细茸毛，具 5 脉。一端有 2 枚对称的白色条形浆片，长 2～3mm，于一个浆片内侧伸出弯曲的须根 1～3 条，长 0.5～1.2cm。质硬，断面白色，粉性。气微，味淡（图 297-3）。

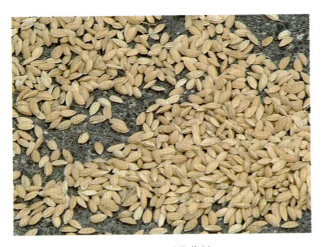

图 297-3 稻芽药材

2. 商品规格

本品均为统货。

3. 道地药材

本品东北地区产者质佳。

4. 质量标志

本品以身干、粒饱满、大小均匀、色黄、无杂质者为佳。

5. 化学组分

蛋白质，脂肪油，淀粉，淀粉酶，麦芽糖（maltose），腺嘌呤（adenine），胆碱（choline），天冬氨酸（aspartic acid），γ- 氨基丁酸（γ-aminobutyric acid）等。

6. 理化特征

显色反应：①取本品粉末 2g，加水 4ml 置乳钵中研磨，静置片刻，吸取上层清液，滤过。滤液点于滤纸上，喷洒茚三酮试剂，在 100℃ 左右的烘箱中，放置 1 ～ 2 分钟，呈现紫色斑块。②取上述的水提取液，点于滤纸上，喷洒苯胺 - 邻苯二甲酸试剂，在 105℃ 烘 5 分钟，呈现棕色斑点。

7. 贮藏

置通风干燥处，防蛀。

（三）炮制与饮片

1. 药材炮制

（1）稻芽：取稻芽药材除去杂质。

（2）炒稻芽：取净稻芽置炒锅内不断翻炒至深黄色，取出，放凉。

（3）焦稻芽：取净稻芽置炒锅内不断翻炒至焦黄色，取出，放凉。

2. 饮片名称

稻芽，炒稻芽，焦稻芽。

3. 药品类别

消食药。

4. 性状特征

（1）稻芽：本品性状特征同药材。

（2）炒稻芽：本品表面深黄色，有稻芽香气，余同药材（图 297-4）。

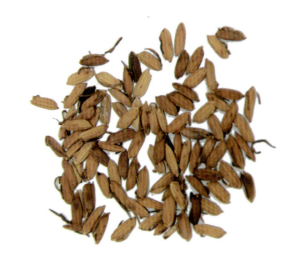

图 297-4 炒稻芽

（3）焦稻芽：本品表面焦黄色，有焦香气，余同药材。

5. 质量要求

检查：出芽率不得少于 85%。

6. 功能主治

本品性温，味甘。归脾、胃经。消食和中，健脾开胃。用于食积不消、腹胀口臭、脾胃虚弱、不饥食少。炒稻芽偏于消食，用于不饥食少。焦稻芽善化积滞，用于积滞不消。

7. 用法用量

煎服，9 ～ 15g。

8. 贮藏

置通风干燥处，防蛀。

（四）经典方剂与临床应用

谷神丸（《世医得效方》）

处方： 人参、缩砂仁、香附子（炒，去毛）、三棱（煨）、莪术（煨）、青皮、陈皮、神曲（炒）、麦芽（炒）、枳壳（炒，去瓤）各等分。

制法： 上药为末，粳米糊丸，如梧桐子大。

功能主治： 治宿食停积，不欲饮食。

用法用量： 每服 30 丸，空腹时用米汤送服，盐汤亦可。

（五）食疗与药膳

双芽水

原料： 生稻芽 10g，生麦芽 10g，枇杷叶 10g（春、夏天及咳嗽时不加）。

制作方法： 凉水中放入双芽，水开后煎 3 分钟即可。

功能主治： 调理脾胃，缓解咳嗽，改善睡眠，帮助消化。用于小儿脾胃虚弱、食积不消、腹胀口臭、不饥食少等症。

用法用量： 全天当水饮用。开始可服用半个月，之后每周服用 2 ~ 3 次。

298　糯稻根 Nuo Dao Gen

（一）基原

1. 集解

糯稻根始载于《本草求原》。

2. 品种

糯稻根为单子叶植物纲禾本科稻属植物糯稻 *Oryza sativa* L. var. *glutinosa* Matsum. 栽培品的干燥根及根茎。

3. 分布

山东境内临沂、济宁、济南、德州等地有栽培。

4. 生态

糯稻栽培于农田。

5. 形态特征

糯稻：一年生草本植物，高 1m 左右。秆直立，圆柱状。叶鞘与节间等长，下部者长过节间；叶舌膜质而较硬，狭长披针形，基部两侧下延与叶鞘边缘相结合；叶片扁平披针形，长 25 ~ 60cm，宽 5 ~ 15mm，幼时具明显叶耳。圆锥花序疏松，颖片常粗糙；小穗长圆形，通常带褐紫色；退化外稃锥刺状，能育外稃具 5 脉，被细毛，有芒或无芒；内稃 3 脉，被细毛，鳞被 2，卵圆形；雄蕊 6；花柱 2，柱头帚刷状，自小花两侧伸出。颖果平滑，粒饱满，稍圆，色较白，煮熟后黏性较大。花、果期 7 ~ 8 月（图 298-1）。

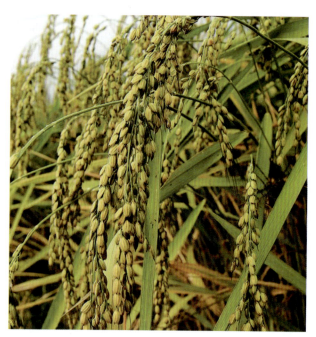

图 298-1　糯稻植株

6. 产地加工

夏、秋两季，糯稻收割后，挖取根茎及须根，洗净，晒干。

（二）药材

1. 性状特征

根及根茎集结成疏松的团状。上端有多数分离的残茎，基圆柱形，中空，长 2.5 ~ 6.5cm，外包数层灰白色或黄白色的叶鞘；下端簇生多数须根。须根细长而弯曲，直径约 1mm，表面黄白色至黄棕色，表皮脱落后显白色，略有纵皱纹。体轻，质软。气微，味淡（图 298-2）。

2. 商品规格

本品均为统货。

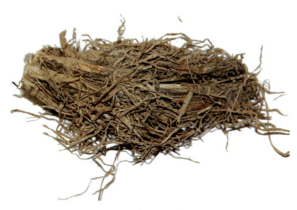

图 298-2　糯稻根药材

3. 道地药材

本品山东产者质佳。

4. 质量标志

本品以色黄白、体轻、无泥土者为佳。

5. 显微特征

组织鉴别：根横切面示表皮细胞少数残存，壁略木栓化，棕黄色。皮层宽广，外皮层细胞与表皮细胞上下交错排列；下方为 1 列小形木化厚壁细胞，4～6 角形；其内为多列薄壁细胞，放射状排列；多数细胞分离解体，形成大的气腔，仅有细胞壁残存，近内皮层的薄壁细胞小，内皮层细胞的内侧壁加厚。中柱鞘为 1 列薄壁细胞；初生木质部多原型，韧皮部束位于木质部弧角间，后生木质部有 5 个大导管，木纤维发达。髓部细胞壁厚，木化。

6. 化学组分

氨基酸类：门冬氨酸，苏氨酸，丝氨酸，谷氨酸，脯氨酸，甘氨酸，丙氨酸，缬氨酸，甲硫氨酸，异亮氨酸，亮氨酸，苯丙氨酸等。还含山柰酚，果糖，葡萄糖等。

7. 理化特征

薄层鉴别：取粉末 0.1g，加 70% 乙醇 2ml，浸渍 30 分钟，以果糖稀醇液作对照。提取液适量点于硅胶 G 板上，以乙酸乙酯 - 甲醇 - 乙酸 - 水（12：3：3：2）为展开剂，展开，展距 10cm。用 α- 萘酚硫酸试液喷洒后加热，显淡紫红色。

8. 贮藏

置阴凉干燥处。

（三）炮制与饮片

1. 药材炮制

取原药材，除去杂质，掰开洗净，沥水后，切段干燥。

2. 饮片名称

糯稻根。

3. 药品类别

收涩药。

4. 性状特征

本品呈不规则的段片或集结成疏松团状，棕黄色或黄白色。体轻，质软。气微，味淡（图 298-3）。

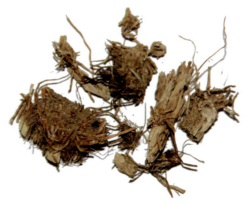

图 298-3　糯稻根

5. 质量要求

水分：不得过 14.0%。

6. 功能主治

本品性平，味甘。益胃生津，止汗，利湿。用于自汗、盗汗、口渴咽干。

7. 用法用量

内服：煎服，15～30g，大剂量可用 60～120g。以鲜品为佳。

8. 贮藏

置阴凉干燥处。

（四）经典方剂与临床应用

三神汤（《普济方》）

组成：羚羊角（屑）、葛粉、犀角（屑）、瓜蒌根、白茯苓、白茅根各等份。

制法：上为细末。

功能主治：消渴症。

用法用量：煎人参汤调下。更合八味丸、山药丸服。

（五）食疗与药膳

糯稻根泥鳅汤

原料：糯稻根 30g，泥鳅 90g。

制作方法：先把泥鳅宰杀、洗净，用食用油煎至金黄色，用清水两碗煮稻根，煮至一碗汤时，放进泥鳅煮汤，吃时调味，吃鱼饮汤。

功能主治：养阴，益阳，止汗。适用于盗汗。

299 芦根 Lu Gen

（一）基原

1. 集解

芦根始见于《别录》，列为下品。《新修本草》载："生下湿地。茎叶竹，花若荻花。二月、八月采根，日干用之。"苏颂曰："根亦若竹根而节疏。其根取水底味甘辛者。其露出及浮水中者，并不堪用。"雷敩曰："芦根须要逆水生，并黄泡肥厚者，去须节并赤黄皮用。"

2. 品种

芦根为单子叶植物纲禾本科芦苇属植物芦苇 *Phragmites communis* Trin. 的干燥或新鲜根茎。

3. 分布

山东境内产于各地。

4. 生态

芦苇生长于河流、池沼岸边浅水中。

5. 形态特征

芦苇：多年生高大草本，有匍匐状地下茎，粗壮，横走，节间中空，每节上有芽。茎高 2 ～ 5m，节下通常有白粉。叶 2 列式排列，有叶鞘；叶鞘抱茎，无毛或有细毛；叶灰绿色或蓝绿色，较宽，线状披针形，长 30 ～ 60cm，宽 2 ～ 5cm，粗糙，先端渐尖；叶舌长 1 ～ 2mm，成一轮毛状。圆锥花序大形，顶生，直立，有时稍弯曲，长 15 ～ 25cm，有时或更长；小穗长 9 ～ 12mm，暗紫色或褐紫色，稀淡黄色；颖披针形，内颖比外颖长约 1 倍；第 1 花通常为雄性，其外稃长 8 ～ 15mm，内稃长 3 ～ 4mm，脊上粗糙；第 2 外稃长 9 ～ 16mm，先端长渐尖，基盘具长 6 ～ 12mm 之柔毛；两性花具雄蕊 3，雌蕊 1，花柱 2，柱头羽状。颖果椭圆形至长圆形，与内外稃分离。花期 9 ～ 10 月（图 299-1）。

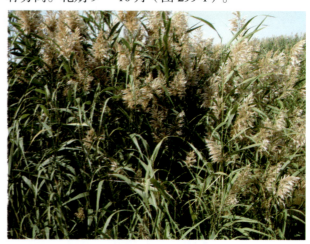

图 299-1 芦苇植株

6. 产地加工

6 ～ 10 月挖取地下根茎，去净泥沙、芽和须根，晒干。鲜用者可在采挖后用泥沙埋藏，随用随取。

（二）药材

1. 性状特征

（1）鲜芦根：呈长圆柱形，有的略扁，长短不一，直径 1 ～ 2cm。表面黄白色，有光泽，外皮疏松可剥离，节呈环状，有残根及芽痕。体轻，质韧，不易折断。切断面黄白色，中空，壁厚 1 ～ 2mm，有小孔排列成环。气微，味甜。

（2）干芦根：呈扁圆柱形。节处较硬，节间有纵皱纹（图 299-2）。

2. 商品规格

统货。

3. 道地药材

本品山东产者质佳。

4. 质量标志

本品以条粗均匀、色黄白、有光泽、无须根者为佳。

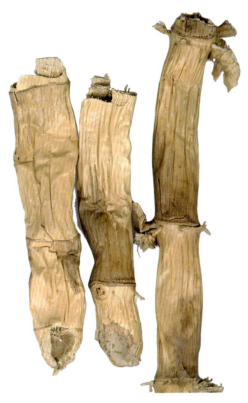

图 299-2　芦根药材

5. 显微特征

组织鉴别：根茎横切面示表皮由长细胞和短细胞构成，长细胞壁波状弯曲，短细胞成对，一个是硅质细胞，腔内含二氧化硅晶体，另一个是栓化细胞。表皮下方有 3 ～ 4 列下皮纤维，细胞壁微木化。皮层宽，细胞薄壁性，类方形，气腔大；内皮层为 1 列薄壁细胞。禾本科型维管束排成内外三轮环，束内纤维和束间纤维相连，形成 2 个波形环，2 个波形纤维环之间是薄壁细胞，中央是髓腔。

6. 化学组分

维生素 B_1；维生素 B_2；维生素 C 及蛋白质（5%）；脂肪（1%）；碳水化合物（51%）；天冬酰胺（0.1%）；氨基酸；脂肪酸；甾醇；生育酚；多元酚如咖啡酸和龙胆酸；2,5- 二甲氧基 - 对 - 苯醌；对 - 羟基苯甲醛；丁香醛；松柏醛；香草酸；阿魏酸；对 - 香豆酸及二氧杂环己烷木质素；薏苡素（coixol）；小麦黄素；β- 香树脂醇；蒲公英赛醇；蒲公英赛酮；游离的脯氨酸和三甲铵乙内酯类化合物等。

7. 理化特征

薄层鉴别：取本品粉末 1g，加氯仿 10ml，超声处理 20 分钟，滤过，滤液作为供试品溶液。另取芦根对照药材 1g，同法制成对照药材溶液。吸取上述 2 种溶液各 10μl，分别点于同一以羧甲基纤维素钠为黏合剂的硅胶 G 薄层板上，以石油醚（30 ～ 60℃）- 甲酸乙酯 - 甲酸（15：5：1）的上层溶液为展开剂，展开，取出，晾干，置紫外光灯（365nm）下检视。供试品色谱在与对照药材色谱相应的位置上，显相同颜色的荧光斑点。

8. 贮藏

干芦根置干燥阴凉通风处。鲜芦根埋于湿沙中。

（三）炮制与饮片

1. 药材炮制

取原药材洗净，切段，长约 1.5cm，晒干或烘干；鲜药用水洗净，切 1.5cm 长的短段。

2. 饮片名称

芦根。

3. 药品类别

清热药。

4. 性状特征

本品呈中空的短段，长约 1.5cm，余同原药材。鲜芦根原药材和饮片与干品的区别是表面有光泽，纵皱纹不明显（图 299-3）。

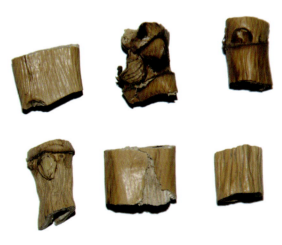

图 299-3　芦根

5. 质量要求

（1）水分：不得过 12.0%。

（2）总灰分：不得过 11.0%。

（3）酸不溶性灰分：不得过 8.0%。

（4）浸出物：用热浸法测定，水作溶剂，不得少于 12.0%。

6. 功能主治

本品性寒，味甘。清热生津，除烦止呕，利尿。用于热病烦渴、胃热呕哕、肺热咳嗽、肺痈吐脓、热淋涩痛。

7. 用法用量

内服：煎服，15 ～ 30g（鲜品 60 ～ 120g）；或鲜品捣汁。外用：适量，煎汤洗。

8. 使用注意

脾胃虚寒者忌服。

9. 贮藏

干芦根置干燥处；鲜芦根埋于湿沙中。

（四）经典方剂与临床应用

芦根汤（《圣济总录》）

处方：芦根（锉）、木通（锉）各 45g，栀子仁、桔梗、黄芩（去黑心）、甘草（炙）各 30g。

制法：上六味，粗捣筛。

功能主治：清肺热，泻脾火。用于脾肺之热熏目，赤痒生翳。

用法用量：每服 15g，用水 300ml，煎至 150ml，去滓，入地黄汁少许，再煎沸，温服，不拘时候。

（五）食疗与药膳

芦根竹茹粥

原料：新鲜芦根约 150g，竹茹 20g，粳米 100g，生姜 2 片。

制作方法：将鲜芦根（活芦根）洗净，切成小段，与竹茹同煎取汁去渣，入粳米煮粥，粥欲熟时加入生姜 2 片，稍煮即成。

功能主治：清热，除烦，生精，止呕。适宜于因高热引起的口渴、心烦、胃热呕吐或嗝逆不止、妇女妊娠恶阻、肺痈、痰热咳喘、咳吐脓性浊痰等症。

③⑩⑩ 淡竹叶 Dan Zhu Ye

（一）基原

1. 集解

淡竹叶始载于《神农本草经》，列入竹叶项下，为上品。历代本草多有收载，至《本草纲目》单列。《本草纲目》云："生苗，高数寸，细茎绿叶，俨如竹米落地所生细竹之茎叶。其根一窠数十须，须上结子，与麦门冬一样，但坚硬尔。随时采之。"本品茎叶淡绿色，叶脉纤细平行，形状似竹叶，味淡，故名。

2. 品种

淡竹叶为单子叶植物纲禾本科淡竹叶属植物淡竹叶 *Lophatherum gracile* Brongn. 的干燥茎叶。

3. 分布

山东境内产于各地。

4. 生态

淡竹叶生于山坡林下及阴湿处。

5. 形态特征

淡竹叶：多年生草本，高 40 ～ 90cm。根状茎粗短，坚硬。须根稀疏，其近顶端或中部常肥厚成纺锤状的块根。秆纤弱，多少木质化。叶互生，广被外形，长 5 ～ 20cm，宽 1.5 ～ 3cm，先端渐尖或短尖，全缘，基部近圆形或换形而渐狭缩成柄状或无柄，平行脉多条，并有明显横脉，呈小长方格状，两面光滑或有小刺毛；叶鞘边线光滑或具纤毛；叶舌短小，质硬，长 0.5 ～ 1mm，有缘毛。圆锥花序顶生，长 10 ～ 30cm，分枝较少，疏散，斜升或展开；小穗线状披针形，长 7 ～ 12mm（连同短芒），宽 1.5 ～ 2.5mm，有粗壮小穗柄，长约 1mm；颖长圆形，有五脉，先端钝，边缘薄膜质，第 1 颖短于第 2 颖；外稻较颖为长，被针形，长 6 ～ 7mm，宽约 3mm，先端具短尖头，具 5 ～ 7 脉，内释较外停为短，膜质透明。颖果纺锤形，深褐色。花期 6 ～ 9 月，果期 8 ～ 10 月（图 300-1，图 300-2）。

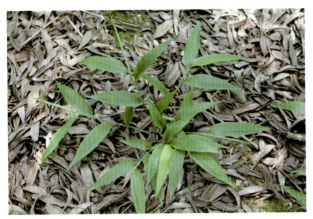

图 300-1 淡竹叶植株

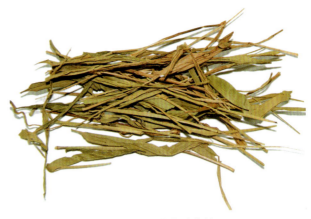

图 300-3 淡竹叶药材

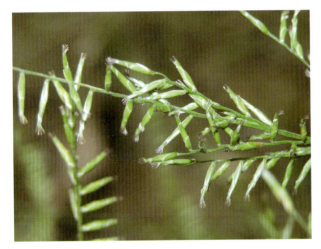

图 300-2 淡竹叶花序

6. 产地加工

夏季未抽花穗前采割，晒干，扎成小把。

（二）药材

1. 性状特征

干燥带叶茎枝全长30·60cm，商品常已切断。茎中空，扁压状圆柱形，直径1～2mm，有节，叶鞘抱茎，沿边缘有长而白色的柔毛，叶片披针形，皱缩卷曲，长5～20cm，宽2～3.5cm，青绿色或黄绿色，两面无毛或被短柔毛，叶脉平行，有横行小脉，形成长方形网格状，下表面尤为明显。体轻质柔韧（图300-3）。

2. 商品规格

有大、小淡竹叶之分，均为统货。

3. 道地药材

一般认为浙江杭州产者为道地药材，俗称"杭竹叶"。

4. 质量标志

本品以色绿、叶大、梗少、不带根及花穗者为佳。

5. 显微特征

（1）组织鉴别：①叶表面观示上表皮细胞长方形或类方形，垂周壁薄，波状弯曲，其下可见圆形栅栏细胞。下表皮长细胞与短细胞交替排列或数个相连，长细胞长方形，垂周壁波状弯曲；短细胞为哑铃形的硅质细胞和类方形的栓质细胞，于叶脉处短细胞成串；气孔较多，保卫细胞哑铃形，副卫细胞近圆三角形，非腺毛有3种，一种单细胞长非腺毛；一种单细胞短非腺毛，呈短圆锥形；另一种为双细胞短小茸毛，偶见。②叶横切面示上表皮主要由大形的运动细胞组成，细胞长方形，径向延长；下表皮细胞较小，椭圆形，切向延长。上下表皮均有气孔及长形和短形2种非腺毛，以下表皮气孔较多。叶肉栅栏组织为1列圆柱形的细胞，海绵组织由1～3列（多2列）排列较疏松的不规则圆形细胞组成。主脉维管束外韧型，四周有1～2列纤维包围，韧皮部与木质部之间有1～3层纤维间隔，纤维壁木化，在维管束的上下方与表皮相接处，有多列小形厚壁纤维，其余均为大型薄壁细胞。③茎横切面示表皮为1列排列紧密的小长圆形细胞，细胞外壁增厚，具有层纹。表皮上有短小的单细胞非腺毛、气孔和角质层。表皮内侧为1～3列薄壁细胞，常被厚壁组织分隔成断续环状。薄壁细胞内侧为4～5列纤维排列成环状，其中常嵌入小形维管束。纤维层内侧为薄壁组织，其间散有较大型的维管束。维管束的形状与叶同。茎中央常被破坏而中空（图300-4）。

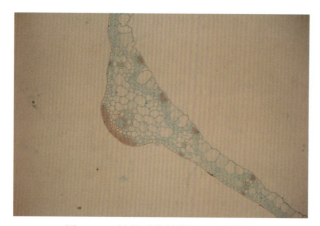

图 300-4　淡竹叶药材横切面组织特征

（2）粉末鉴别：叶粉末灰绿色。上表皮细胞类方形或长方形，垂周壁较平直。下表皮细胞垂周壁波状弯曲。气孔以下表皮为多，保卫细胞呈哑铃状，副卫细胞长方形。非腺毛单细胞：细长，顶端尖，基部钝圆；叶片边缘处的非腺毛短而密，基部粗大。纤维细长，壁厚，可见孔沟。导管环纹、螺纹及孔纹。

6. 化学组分

芦竹素（arundoin），白茅素（cylindrin），蒲公英萜醇（taraxerol），无羁萜（friedelin），酚性成分，氨基酸，有机酸，糖类等。

7. 理化特征

化学定性：①取粗粉 1g，加乙醇 20ml，回流 1 小时，滤过，取滤液 5ml，置小蒸发皿中，于水浴上蒸干，残渣加醋酐 1ml 溶解，再加浓硫酸 1～2 滴，即显红色，渐变成紫红色、蓝紫色，最后呈污绿色。②取本品碎片 1g，加水 30ml，煮沸 10 分钟，滤过，滤液浓缩成 1ml，加新制碱性酒石酸铜试液 2ml，置水浴上加热数分钟，产生棕红色沉淀。

8. 贮藏

竹篓装，置凉爽干燥处存放。

（三）炮制与饮片

1. 药材炮制

取药材除去杂质及根，切段，晒干。

2. 饮片名称

淡竹叶。

3. 药品类别

清热药。

4. 性状特征

本品呈不规则的小段，表面淡绿色或黄绿色，叶脉平行，具横行小脉，呈长方形网格状，下表面尤为明显。体轻，质柔韧。气微，味淡（图 300-5）。

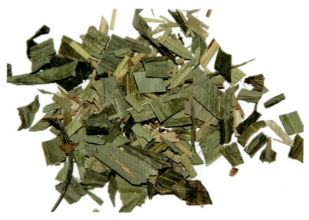

图 300-5　淡竹叶

5. 质量要求

（1）水分：不得过 13.0%。
（2）总灰分：不得过 11.0%。

6. 功能主治

本品性寒，味甘、淡。清热除烦，利尿。用于热病烦渴、小便赤涩淋痛、口舌生疮。

7. 用法用量

内服：煎汤，15～25g。

8. 使用注意

本品无实火、湿热者慎服。体虚有寒者禁服。孕妇忌服。肾亏尿频者忌服。不宜久煎，入食以鲜品为佳，煮粥时宜稀薄，不宜稠厚。

9. 贮藏

竹篓装。置凉爽干燥处存放。

（四）经典方剂与临床应用

淡竹叶汤（《圣济总录》）

处方： 淡竹叶、麦冬（去心，焙）、小麦、白茯苓（去黑皮）各 30g，甘草（炙，锉）、人参各 15g。

制法： 上六味，粗捣筛。

功能主治： 主气阴两虚，心烦喘闷。

用法用量： 每服 6g，用水 150ml，加生姜 3 片，煎至100ml，去渣温服，中午、临卧空腹时各一服。

（五）食疗与药膳

1. 淡竹叶豆腐汤

原料： 淡竹叶15～25g，豆腐250g，白糖适量。

制作方法： 将淡竹叶、豆腐加清水煮熟，加白糖调味即可。

功能主治： 清热除烦，利尿。

2. 淡竹叶粥

原料： 淡竹叶30g，粳米100g，白糖10g。

制作方法： 将淡竹叶洗净。粳米淘洗干净，用冷水浸泡半小时，捞出，沥干水分。取锅放入冷水、淡竹叶，煮沸10分钟后，滤去渣质，加入粳米，用旺火烧沸，再用小火续煮至粥成，下入白糖调匀，即可盛起食用。

功能主治： 清热润肠，防止便秘，治疗肥胖症。

301　谷芽 Gu Ya

（一）基原

1. 集解

谷芽始载于《本草纲目》，曰："消导米面诸果食积。"

2. 品种

谷芽为单子叶植物纲禾本科稻谷属植物粟 *Setaria italica*（L.）Beauv. 栽培品的成熟果实经发芽干燥的炮制加工品。

3. 分布

山东各地均有栽培，品种繁多。

4. 生态

粟栽培于农田。

5. 形态特征

粟为单子叶植物。茎秆圆柱形，高60～150cm，基部数节可生出分蘖，少数品种上部的节能生出分枝。每节一叶，叶片条状披针形，长10～60cm，有明显的中脉。须根系，茎基部的节还可生出气生根支持茎秆。穗状圆锥花序。穗的主轴生出侧枝，因第1级侧枝的长短和分布不同而形成不同的穗形。在第3级分枝顶部簇生小穗和刺毛。每个小穗有花2朵，下面的一朵退化，上面的一朵结实。子粒为颖果，直径1～3mm。成熟后稃壳呈白、黄、红、杏黄、褐黄或黑色。包在内外稃中的子实俗称谷子，子粒去稃壳后称为小米，有黄、白、青等色（图301-1）。

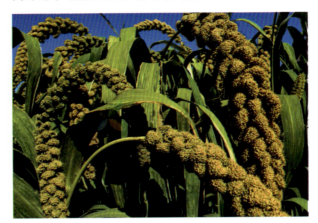

图301-1　粟植株

6. 产地加工

将粟谷用水浸泡后，保持适宜的温湿度，待须根长至约6mm时，晒干或低温干燥。

（二）药材

1. 性状特征

成熟果实呈类圆球形，直径约2mm，顶端钝圆，基部略尖。外壳为革质的稃片，淡黄色，有点状皱纹，下端有初生的细须根，长3～6mm，剥去稃片，内含淡黄色或黄白色颖果（小米）1粒。气微，味微甜（图301-2）。

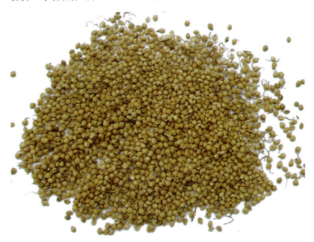

图301-2　谷芽

2. 商品规格

本品均为统货。

3. 道地药材

本品山东、山西产者为道地药材。

4. 显微特征

粉末鉴别：粉末类白色。淀粉粒单粒，类圆形，直径约 30μm；脐点星状深裂。稃片表皮细胞淡黄色，回行弯曲，壁较厚，微木化，孔沟明显。下皮纤维成片长条形，壁稍厚，木化。

5. 化学组分

蛋白质，脂肪油，淀粉，淀粉酶，麦芽糖，腺嘌呤，胆碱及天冬氨酸、γ- 氨基丁酸等 18 种氨基酸。

6. 贮藏

置通风干燥处，防蛀。

（三）炮制与饮片

1. 药材炮制

（1）谷芽：取谷芽药材，除去杂质。
（2）炒谷芽：取净谷芽，清炒至深黄色。
（3）焦谷芽：取净谷芽，清炒至焦褐色。

2. 饮片名称

谷芽，炒谷芽，焦谷芽。

3. 药品类别

消食药。

4. 性状特征

（1）谷芽：本品性状特征同药材。
（2）炒谷芽：本品形如谷芽，表面深黄色。有香气，味微苦（图 301-3 ）。
（3）焦谷芽：本品形如谷芽，表面焦褐色。有焦香气（图 301-4 ）。

5. 质量要求

（1）谷芽
1）水分：不得过 14.0%。
2）总灰分：不得过 5.0%。
3）酸不溶性灰分：不得过 3.0%。
4）出芽率：本品出芽率不得少于 85%。

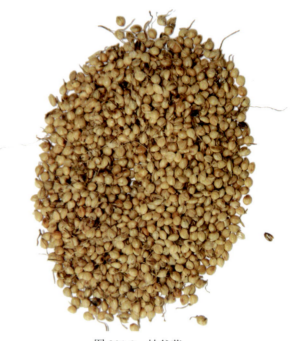

图 301-3　炒谷芽

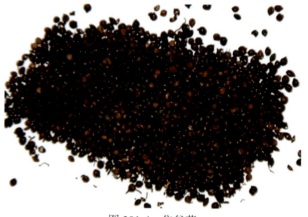

图 301-4　焦谷芽

（2）炒谷芽
1）水分：不得过 13.0%。
2）总灰分：不得过 4.0%。
3）酸不溶性灰分：不得过 2.0%。

6. 功能主治

本品味甘，性温。归脾、胃经。消食和中，健脾开胃。用于食积不消、腹胀口臭、脾胃虚弱、不饥食少。炒谷芽偏于消食，用于不饥食少。焦谷芽善化积滞，用于积滞不消。

7. 用法用量

内服：煎汤，10 ～ 15g，大剂量 30g；或研末。

8. 使用注意

胃下垂者忌用。

9. 贮藏

置通风干燥处，防蛀。

（四）经典方剂与临床应用

谷芽枳实小柴胡汤（《医统》）

处方： 谷芽、枳实、厚朴各 3g，山栀、大黄、柴胡、黄芩各 1.8g，陈皮、半夏、人参、炙甘草各 1.5g。

功能主治： 谷疸，头痛，心中郁怫不安。

用法用量： 加上生姜 3 片，大枣 1 个，水煎，不拘时候服。

（五）食疗与药膳

谷芽麦芽煲鸭肫

原料： 麦芽、谷芽各 50g，鲜鸭肫 1 ～ 2 个（约 150g）。

制作方法： 将鲜鸭肫割开洗净备用（不要剥去鸭肫内的金黄色厚膜）；将鸭肫、谷芽、麦芽和清水放在煲内，用温水煲 1 小时左右即成。

功能主治： 调理消化、养胃护胃。小孩饮食积滞、消化不好时，最宜服用。

302　浮小麦 Fu Xiao Mai

（一）基原

1. 集解

小麦始载于《金匮要略》。《名医别录》列为中品。浮小麦最早见于《卫生宝鉴》。《本草蒙筌》谓："浮小麦，先枯未实。"

2. 品种

浮小麦为单子叶植物纲禾本科小麦属植物小麦 *Triticum aestivum* L. 栽培品的干燥轻浮瘪瘦的果实。

3. 分布

山东省各地普遍栽培。"泗水小麦"已注册国家地理标志产品。

4. 生态

小麦栽培于农田。

5. 形态特征

小麦：一年生或越年生草本，高 60 ～ 100cm。秆直立，通常 6 ～ 9 节。叶鞘光滑，常较节间为短；叶舌膜质，短小；叶片扁平，长披针形，长 15 ～ 40cm，宽 8 ～ 14mm，先端渐尖，基部方圆形。穗状花序直立，长 3 ～ 10cm；小穗两侧扁平，长约 12mm，在穗轴上平行排列或近于平行，每小穗具 3 ～ 9 花，仅下部的花结实；颖短，第 1 颖较第 2 颖为宽，两者背面均具有锐利的脊，有时延伸成芒；外稃膜质，微裂成 3 齿状，中央的齿常延伸成芒，内稃与外稃等长或略短，脊上有鳞毛状的窄翼；雄蕊 3；子房卵形。颖果长圆形或近卵形，长约 6mm，浅褐色。花期 4 ～ 5 月，果期 5 ～ 6 月（图 302-1）。

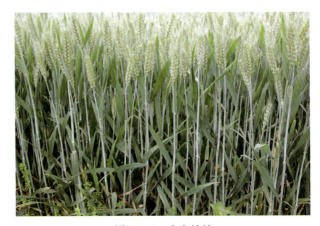

图 302-1　小麦植株

6. 产地加工

果实成熟时采收，取瘪瘦轻浮与未脱净皮的麦粒，去杂质，筛灰屑，漂洗，晒干。

（二）药材

1. 性状特征

干燥颖果呈长圆形，长 2 ～ 6mm，直径 1.5 ～ 2.5mm。表面浅黄棕色或黄色，略皱，腹面中央有较深的纵沟，背面基部有不明显的胚 1 枚，顶端有黄色柔毛。质坚硬，少数极瘪者，质地较软。断面白色或淡黄棕色。少数带有颖及稃。气微，味淡（图 302-2）。

2. 商品规格

本品均为统货。

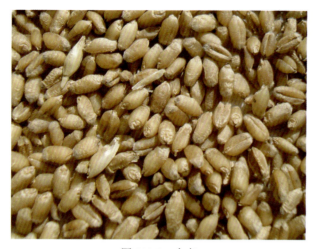

图 302-2　小麦

3. 道地药材

本品山东产者质佳。

4. 质量标志

本品以粒匀、轻浮、表面有光泽者为佳。

5. 显微特征

（1）组织鉴别：颖果横切面示果皮与种皮愈合。果皮表皮细胞 1 列，壁较厚，平周壁尤甚；果皮中层细胞数列，壁较厚；横细胞 1 列，与果皮表皮及中层细胞垂直交错排列，有纹孔；有时在横细胞层下可见管细胞。种皮棕黄色，细胞颓废皱缩，其内为珠心残余，细胞类方形，隐约可见层状纹理。内胚乳最外野为糊粉层，其余为富含淀粉粒的薄壁细胞。

（2）粉末特征：粉末白色，有黄棕色果皮小片。①淀粉粒为扁平的圆形、椭圆形或三角状，直径 30 ～ 40μm，侧面观呈双透镜状、贝壳状，宽 11 ～ 19μm，两端稍尖或钝圆，脐点裂缝状；少复粒，由 2 ～ 4 或多分粒组成。②横细胞成片，细长柱形，长 28 ～ 232μm，直径 6 ～ 21μm，壁念珠状增厚。③果皮表皮细胞类长方形或长多角形，长 64 ～ 220μm，直径 16 ～ 42μm，壁念珠状增厚。④果皮中层细胞长条形或不规则形，壁念珠状增厚。⑤非腺毛单细胞，长 40 ～ 950μm，直径 10 ～ 30μm，壁厚 5 ～ 10μm。

6. 化学组分

淀粉，蛋白质，糖类，糊精（dextrin）及麦芽糖酶（maltase），蛋白酶（protease）等。脂肪油：油酸，亚油酸，软脂酸和硬脂酸的甘油酯。氨基酸类：组氨酸、甘氨酸及精氨酸等。还含卵磷脂、谷甾醇、玉米赤霉烯酮（zearalenone）及维生素 B、维生素 E、α- 生育三烯酚（α-tocotrienol）等。

7. 理化特征

薄层色谱：取本品细粉 0.1g，加 70% 乙醇 1ml，冷浸过夜，上清液作点样用。并以果糖、蔗糖、棉子糖溶液作对照溶液。分别点样于硅胶 G-1%CMC 薄板上，以正丁醇 - 冰醋酸 - 水（4 : 1 : 5）上层液展开，展距 10cm，重复 1 次。喷以 α- 萘酚硫酸溶液，加热后果糖、蔗糖、棉子糖显蓝紫色。

8. 贮藏

置通风干燥处，防蛀。

（三）炮制与饮片

1. 药材炮制

取药材，除去杂质。

2. 饮片名称

浮小麦。

3. 药品类别

收涩药。

4. 性状特征

本品性状特征同药材（图 302-3）。

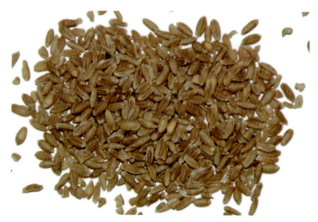

图 302-3　浮小麦

5. 功能主治

本品性凉，味甘。除虚热，止汗。用于阴虚发热，盗汗，自汗。

6. 用法用量

内服：煎汤，15～30g；或研末。止汗，宜微炒用。

7. 使用注意

无汗而烦躁或虚脱汗出者忌用。

8. 贮藏

置通风干燥处，防蛀。

（四）经典方剂与临床应用

治盗汗及虚汗不止：浮小麦，文武火炒令焦，为末。每服 6g，米汤调下，频服为佳。

（五）食疗与药膳

1. 浮小麦饮

原料： 浮小麦 15g，红糖适量。
制作方法： 熬浮小麦汁 100ml，加红糖调味。
功能主治： 益气固表止汗。适用于小儿夜间盗汗或白天睡着出汗等症。

2. 浮小麦参淮牛展汤

原料： 浮小麦、党参、淮山、圆肉各 25g，牛展肉 600g、生姜 3 片。
制作方法： 药材洗净，浮小麦可用煲汤袋盛装；牛展置沸水中稍滚捞起洗净，一起与生姜放进瓦煲内，加入清水 3000ml，武火煲沸后改文火煲约 2 小时即可。
功能主治： 健脾养胃，补脾安神，滋阴补气，润血和脉。

303 粳米 Jing Mi

（一）基原

1. 集解

粳米之名始载于《名医别录》。"味甘、苦，平，无毒。主益气，止烦，止泄。"

2. 品种

粳米为单子叶植物纲禾本科稻属植物稻（粳稻）*Oryza sativa* L. 栽培品去壳的种仁。

3. 分布

全国各地均有栽培。山东境内以济宁鱼台县、临沂市产量最大。

4. 生态

稻主要生长于我国黄河流域、北部和东北部；在南方则分布于海拔 1800m 以上，较耐冷寒，适合生长于中纬度和海拔较高的地区。

5. 形态特征

粳稻：一年生栽培植物。秆直立，丛生，高约 1m。叶鞘无毛，下部者长于节间；叶舌膜质而较硬，披针形，基部两侧下延与叶鞘边缘相结合，长 5～25mm，幼时具明显的叶耳；叶片扁平，披针形至条状披针形，长 30～60cm，宽 6～15cm。圆锥花序疏松，成熟时向下弯曲，分枝具角棱，常粗糙；小穗长圆形，两侧压扁，长 6～8mm，含 3 小花，下方 2 小花退化仅存极小的外稃而位于一两性小花之下；颖极退化，在小穗柄之顶端呈半月形的痕迹；退化外稃长 3～4mm，两性小花外稃，有 5 脉，常有细毛，有芒或无芒，内稃 3 脉，亦被细毛；鳞被 2，卵圆形，长 1mm；雄蕊 6；花药长 2mm；花柱 2 枚，筒短，柱头帚刷状，自小花两侧伸出。颖果平滑。花、果期 6～10 月（图 303-1，图 303-2）。

6. 产地加工

秋季采收，将全株割下，打下果实，除去果壳及种皮，筛去米糠。

（二）药材

1. 性状特征

种仁呈扁椭圆形，长 3～4mm，宽 2～3mm。一端圆钝；另端有胚脱落而稍歪斜。表面浅白色或稍深，半透明，光滑。质坚硬，断面粉性。气微，味甜（图 303-3，图 303-4）。

2. 商品规格

本品均为统货。

3. 道地药材

中国华北及东北为粳米的道地产区。

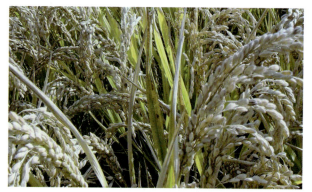

图 303-1 粳稻植株

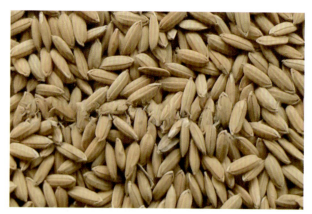

图 303-2 粳稻果实

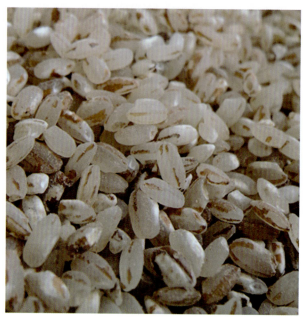

图 303-3 红粳米

4. 质量标志

本品以粒大、饱满、色清白者为佳。

5. 显微特征

粉末特征：类白色。单粒淀粉圆球形，4～12 边形，直径 2～4μm，脐点、层纹均不明显；复

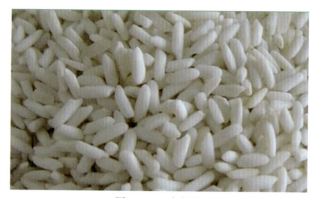

图 303-4 白粳米

粒淀粉由 2～8 个分粒组成。

6. 化学组分

含 75% 以上的淀粉，8% 左右的蛋白质，0.5%～1% 的脂肪。尚含有少量 B 族维生素；维生素的含量因稻子的种类和种植地点而异。脂肪部分含有酯型胆甾醇和自由胆甾醇、菜油甾醇、豆甾醇、谷甾醇、单酰甘油、二酰甘油、三酰甘油、磷脂、自由脂肪酸。尚含有乙酸、延胡索酸、琥珀酸、甘醇酸、柠檬酸和苹果酸等多种有机酸，葡萄糖、果糖、麦芽糖等单糖。

7. 理化特征

取粉末 2g，加水 4ml，置研钵中研磨，静置片刻后吸取上清液，滤过，滤液供试。①取上述水提取液，点于滤纸上，喷洒茚三酮试剂，在 100℃左右烘箱中放置 1～2 分钟，斑点呈紫色。②取上述水提取液，点于滤纸上，喷洒苯胺-邻苯二甲酸试剂，105℃烘 5 分钟，呈现棕色斑点。③取上述水提取液，加 1 滴碘-碘化钾溶液，显紫蓝色。

8. 贮藏

置于干燥处，防蛀。

（三）炮制与饮片

1. 药材炮制

取原药材，除去杂质，筛去灰屑。

2. 饮片名称

粳米。

3. 药品类别

补气健脾药。

4. 性状特征

本品呈椭圆形或不规则颗粒状。表面青白色，有细纵纹。质坚脆，断面白色。气微，味甜（图303-4）。

5. 性味功能

本品性平，味甘。补气健脾，除烦渴，止泻痢。用于食少纳呆、倦怠乏力、心烦口渴、泻下痢疾。

6. 用法用量

内服：煎汤，9～30g；或水研取汁。

7. 配伍禁忌

《食疗本草》："新熟者动气，常食干饭，令人热中，唇口干；不可和苍耳食品店之，令人卒心痛；不可与马肉同食之，发痼疾。"

8. 使用注意

《本草纲目》："炒米汤不去火毒，令人作渴。"糖尿病患者不宜多食。

9. 贮藏

置于干燥处，防蛀。

（四）经典方剂与临床应用

白虎汤（《伤寒论》）

处方： 石膏30g，知母9g，甘草3g，粳米6g。

制法： 上四味，以水一斗，煮米熟汤成，去滓。

功能主治： 清热生津。主治阳明经热盛，或温热病气分热盛，症见高热头痛，口干舌燥，烦渴引饮，面赤恶热，大汗出，舌苔黄燥，脉洪大有力或滑数；现代也用于乙型脑炎有气分实热证者。

用法用量： 温服一升，日三服。

使用注意： 本方为大寒之剂，热退后不宜久服，应中病即止；表证未解之无汗发热、阴虚和血虚发热、阴盛格阳之假热等均不可使用本方。

（五）食疗与药膳

1. 粳米竹沥饮

原料： 粳米100g。

制作方法： 粳米洗净，加水适量研磨成浆。

功能主治： 用于胃热口渴、烦闷。

用法用量： 每次用一半，兑入竹沥2匙服用。

2. 黑芝麻粳米粥

原料： 黑芝麻25g，粳米50g。

制作方法： 黑芝麻炒熟研末备用，粳米洗净与黑芝麻入锅同煮，旺火煮沸后，改用文火煮至成粥。

功能主治： 补益肝肾，滋养五脏。适于中老年体质虚弱者选用，并有预防早衰之功效。

用法用量： 每日两次，早、晚餐食用。

304 玉米须 Yu Mi Xu

（一）基原

1. 集解

玉米须始见于《本草纲目》，载："玉蜀黍种出西土，种者亦罕。其苗叶俱似蜀黍而肥矮，亦似薏苡。苗高三四尺。六七月开花成穗如秕麦状。苗心别出一苞，如棕鱼形，苞上出白须垂垂。久则苞拆子出，颗颗攒簇。子亦大如棕子，黄白色。可炸炒食之。"《本草纲目》又载："今世俗称粟中之大穗长芒，粗粒而有红毛、黄毛、白毛之品者，即粱也。黄白青赤，亦随色命名耳。……解粱、贝粱、辽东赤粱之名，乃因地命名也。"

2. 品种

玉米须为单子叶植物纲禾本科玉蜀黍属植物玉米 *Zea mays* L. 雌蕊的花柱和柱头。

3. 分布

玉米山东各地均有栽培。

4. 生态

玉米栽培于向阳、土质肥沃的农田。

5. 形态特征

玉米：高大的一年生栽培植物。秆粗壮，直立，高1～4m，通常不分枝，基部节处常有气生根。叶片宽大，线状披针形，边缘呈波状皱折，具强壮之中脉。在秆顶着生雄性开展的圆锥花序；雄花序的分枝三棱状，每节有2雄小穗，1无柄，1有短柄；每雄小穗含2小花，颖片膜质，先端尖；外稃及内稃均透明膜质；在叶腋内抽出圆柱状的雌花序，雌花序外包有多数鞘状苞片，雌小穗密集成纵行排列于粗壮的穗轴上，颖片宽阔，先端圆形或微凹，外稃膜质透明。花、果期7～

9月（图 304-1 至图 304-3）。

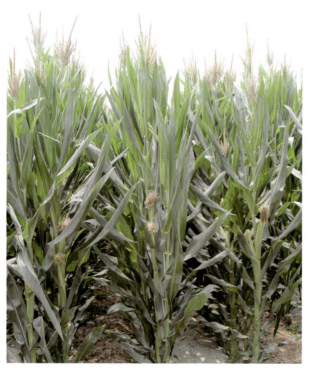

图 304-1　玉米植株

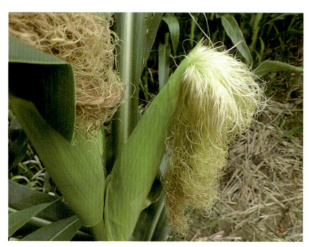

图 304-2　玉米雌花示柱头

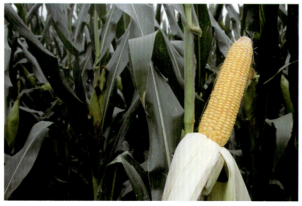

图 304-3　玉米

6. 产地加工

秋季采收，晒干或烘干。

（二）药材

1. 性状特征

干燥花柱常集结成疏松团簇，花柱线状或须状，完整者长至 30cm，直径 0.5mm，淡绿色、黄绿色至棕红色，有光泽，略透明，柱头 2 裂，叉开，质柔软，气无，味淡（图 304-4）。

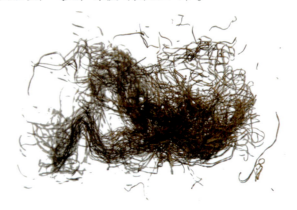

图 304-4　玉米须

2. 商品规格

本品均为统货。

3. 道地药材

本品山东产者质佳。

4. 质量标志

本品以柔软、有光泽者为佳。

5. 显微特征

粉末鉴别：粉末乳白色，气微味淡。薄壁细胞长方形，长 34～41μm，宽约 14μm，壁略厚。导管主为螺纹和环纹导管，直径为 7～10μm，导管常伴有微黄色的薄壁纤维。

6. 化学组分

脂肪油 2.5%，挥发油 0.12%，树胶样物质 3.8%，树脂 2.7%，苦味糖苷 1.15%，皂苷 3.18%，生物碱 0.05%，隐黄素（cryptoxanthin），维生素 C，泛酸（pantothenic acid），肌醇（inositol），维生素 K，谷甾醇（sitosterol），豆甾醇（stigmasterol），苹果酸（malic acid），枸橼酸（citric acid），酒石酸（tartaric acid），草酸（oxalic acid），硝酸

钾（KNO₃），α-生育醌（α-tocopheryl quinone）等。

7. 理化特征

（1）取该品粉末 0.2g，加稀盐酸 10ml，振摇，静置，滤液显铁盐的各种反应。

（2）取该品粉末少许，置于试管中，密闭，在火焰上加热，有小水珠附于试管壁的上方。

8. 贮藏

置干燥容器内，防霉，防蛀，防灰尘。

（三）炮制与饮片

1. 药材炮制

取原药材，除去杂质。

2. 饮片名称

玉米须。

3. 药品类别

利水渗湿药。

4. 性状特征

本品性状特征同药材（图 304-4）。

5. 功主治能

本品性平，味甘。利尿消肿，降血压。用于肾炎水肿、小便不利、湿热黄疸、高血压、胆结石、糖尿病。

6. 用法用量

内服：煎服，30～60g；鲜者加倍；或烧存性研末。外用：适量，烧烟吸入。

7. 使用注意

煮食去苞须；不作药用时勿服。

8. 贮藏

置干燥容器内，防霉，防蛀，防灰尘。

（四）经典方剂与临床应用

（1）治黄疸型肝炎：玉米须 50g，茵陈 30g，栀子 20g，开水冲泡，代茶饮。每日一剂，7 天为一个疗程。

（2）治鼻衄、齿衄、尿血：玉米须 50g，生地 20g，白茅根 10g，开水冲泡，代茶饮，每日一剂。

（3）治肾炎、急性膀胱炎：玉米须 30～50g，车前草 20～30g，加水煎取 300ml，分两次温服，每日两剂。

（五）食疗与药膳

1. 玉米须龟

原料：甲鱼 120g，玉米须 600g。

制作方法：将龟放入盆中，倒入热水，使其排尽尿，洗净，剁去头、足，除去内脏备用。将龟肉与玉米须一起放入瓦锅内，加水适量，先用武火煮开，再用文火慢炖至熟透即可。

功能主治：滋阴补肾，生津降压。适用于肾阴亏损的糖尿病、高血压等症。

使用注意：甲鱼不宜与桃子、苋菜、鸡蛋、猪肉、兔肉、薄荷、芹菜、鸭蛋、鸭肉、芥末、鸡肉、黄鳝、蟹一同食用。

2. 玉米须蚌肉汤

原料：河蚌 120g，玉米须 45g，茵陈蒿 30g，盐、味精适量。

制作方法：将玉米须，绵茵陈（茵陈蒿）洗净；取鲜河蚌用开水略煮沸，去壳取肉；把全部用料一齐放入锅内，加清水适量，武火煮沸后，文火煮 1 小时，调味即可。

功能主治：清热利湿。适用于急性胆囊炎，胆道感染，胆结石，黄疸型肝炎属湿热者。

305 九节菖蒲
Jiu Jie Chang Pu

（一）基原

1. 集解

九节菖蒲始载于《滇南本草》水菖蒲项下，作为水菖蒲的处方名。水菖蒲根茎粗壮，以无"一寸九节"者，与事实不符。20 世纪 30 年代，陈仁山的《药物出产辨》记载："菖蒲以产四川者为最，节密身结而清香，又广东产者，清远三坑石潭等处多出。近水者名水菖蒲，大条，身松浮，节疏，味香。近山出者，又名石菖蒲，质结、节密细条，气味清香，与川菖蒲不差上下，西药名剑草。又有一种名外菖蒲者，即九节小菖蒲，味略辛而不堪香，嚼之有辛辣味，产陕西汉中，河南禹州。"这种产陕西、河南的"菖蒲"即所谓"九节小菖蒲"，确是指的阿尔泰银莲花（图305-1）的根状茎。在陈存仁的《中国药学大辞典》和《中国药物标本图影》二书中，引用了陈仁山关于菖蒲即九节小菖蒲药材2支，饮片10片，九节菖蒲药材5支。根据上述产地、性状和形态判断，此九节菖蒲系毛茛科银莲花属植物"一寸九节"阿尔泰银莲花(Anemone altaica Fisch. ex C. A. Mey.)的根茎。阿尔泰银莲花根茎虽有其特征，然而它与一寸九节菖蒲是不同科的植物，其性味、功效不同，不宜作菖蒲药用。《药物图考》曾指出："若市售者有九节菖蒲，形态与菖蒲迥异，茎圆细，径约分许，茎间有隆起之横线，与菖蒲节不类。内含淀粉，无纤维，尝之味酸无辛气……然究其味酸，必非《本经》，《别录》所收之菖蒲也。"近年，严智慧等亦指出，毛茛科的九节菖蒲，绝非古时之一寸九节菖蒲。可见20世纪40年代以来，毛茛科的九节菖蒲更加流行，甚至《中药材手册》《中药志》及《中国药典》1963年版、1977年版以九节菖蒲收载，并把传统的菖蒲的功用照搬套入是错误的。现今市售菖蒲商品中及医生处方中用药上，仍广泛以毛茛科的九节菖蒲作石菖蒲用，应加以纠正。

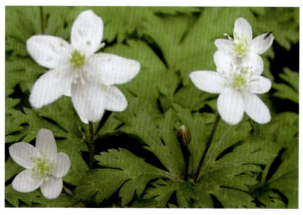

图305-1　阿尔泰银莲花植株

2. 品种

九节菖蒲为禾兰纲毛茛科银莲花属植物阿尔泰银莲花 Anemone altaica Fisch. ex C. A. Mey. 的干燥根茎。

3. 分布

山东境内产于各地，以微山湖、东平湖、南阳湖一带最多。

4. 生态

阿尔泰银莲花生于海拔1200～1800m的山地沟谷边或灌木丛中。

5. 形态特征

阿尔泰银莲花：多年生草本。根茎芳香，粗2～5mm，外部淡褐色，节间长3～5mm，根肉质，具多数须根，根茎上部分枝甚密，植株因而成丛生状，分枝常被纤维状宿存叶基。叶无柄，叶片薄，基部两侧膜质叶鞘宽可达5mm，上延几达叶片中部，渐狭，脱落；叶片暗绿色，线形，长20～30（50）cm，基部对折，中部以上平展，宽7～13mm，先端渐狭，无中肋，平行脉多数，稍隆起。花序柄腋生，长4～15cm，三棱形。叶状佛焰苞长13～25cm，为肉穗花序长的2～5倍或更长，稀近等长；肉穗花序圆柱状，长（2.5）4～6.5（8.5）cm，粗4～7mm，上部渐尖，直立或稍弯。花白色。成熟果序长7～8cm，粗可达1cm。幼果绿色，成熟时黄绿色或黄白色。花果期2～6月。

6. 产地加工

5～9月采挖根茎，除去细根，洗净，晒干即得。一般以小满前后20天采收为佳。

（二）药材

1. 性状特征

根茎略呈纺锤形，稍弯曲，有时具短分枝，长1～4cm，直径3～5mm。表面黄棕色至暗棕色，具环节纹，节间长2～4cm，节上有多数半环节突起的鳞叶痕，斜向交互排列，根茎的两侧可见少数圆点状突起的根痕。质坚脆，折断面显颗粒状，类白色，有粉性，可见淡黄色小点6～9个（环列）。气微，味微酸而稍麻舌（图305-2）。

2. 商品规格

本品均为统货。

3. 道地药材

本品陕西产者质佳。

4. 质量标志

本品以色棕黄、断面色白者为佳。

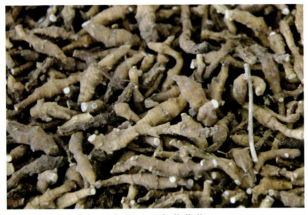

图 305-2　九节菖蒲

5. 显微特征

（1）组织鉴别：根茎（直径 4mm）横切面示表皮细胞扁平，1 列，排列紧密，黄色，外壁厚。皮层较宽，由 10 数列薄壁细胞组成，直径 140 ～ 150μm，有 2 ～ 3 列厚壁细胞环绕，直径 60 ～ 90μm。内皮层不明显。中柱内有 8 ～ 12 个外韧型维管束呈环状排列，外韧维管束卵圆形。韧皮部细胞扁缩，形成层不明显，木质部导管多角形或类圆形。髓部宽广，与射线、皮层联成一体。薄壁细胞内充满淀粉粒，单粒呈圆形、椭圆形或半圆形，脐点裂缝状或点状，复粒由 2 ～ 3 分粒组成。

（2）粉末鉴别：粉末淡灰黄色，气微、味淡。淀粉粒众多，单粒椭圆形、圆形、卵圆形或半圆形。直径 2 ～ 18μm，脐点裂隙状或点状；复粒由 2 ～ 3 粒组成。网纹导管多见，其次是梯纹、螺纹，环纹导管少见。表皮细胞不规则类方形、多角形，壁厚 5 ～ 6μm。偶见石细胞，石细胞壁薄，长 50 ～ 60μm，宽 14 ～ 20μm。

6. 化学组分

棕榈酸，琥珀酸（succinic acid），5- 羟基乙酰丙酸，白头翁素（anemonin，即银莲花素），β- 谷甾醇（β-sitosterol），皂苷（saponin），氨基酸（amino acid），蔗糖等。

7. 理化特征

（1）荧光检查：取 1% 水煎液，滴于滤纸，在紫外光灯下（254nm）显白蓝色荧光。取粗粉（20 目）0.2g，以 5ml 乙醚浸渍 3 小时，取醚浸液 2 滴于滤纸上，置荧光灯（365nm）下观察，显白蓝色荧光。然后以微量吸管缓慢向上述滤纸上醚浸液点中心加石油醚（60 ～ 90℃）0.5ml，展开，置荧光灯下观察，展开后外圈呈浅蓝色。

（2）化学定性：取粉末 2g，加 70% 乙醇 20ml，加热回流 10 分钟，吸取上清液 1ml，水浴蒸干，用醋酐 0.5ml 溶解残渣，沿试管壁加浓硫酸 1ml，则两液面出现紫红色环，上层逐渐呈污绿色。

（3）紫外光谱：称取供试粗粉（20 目）0.2g 各 3 份，分别加入乙醇、乙酸乙酯和乙醚各 5ml，浸渍 3 ～ 4 小时，吸取上层清液约 0.5ml，置于 1cm 石英比色皿中，原浸渍溶剂稀释至 4ml，以原浸渍溶剂为空白对照，在岛津 UV-240 紫外分光光度计上测定紫外吸收光谱（扫描范围 200 ～ 400nm）。测定结果：乙醇浸液，λ_{max} 228nm、277nm。乙酸乙酯浸液，λ_{max} 250nm、278nm。乙醚浸液，λ_{max} 205nm、281nm。

（4）生物检查：取 2% 兔红细胞生理盐水悬浮液 1 滴，置载玻片上，于显微镜下观察，滴加 1% 九节菖蒲的生理盐水溶液，使水溶液与红细胞接触，则红细胞迅速溶解。

（5）纸色谱：取 10% 乙醚浸液，滴在圆形滤纸上，用乙酸乙酯 - 石油醚（5 ∶ 95）展开，喷 5% 香草醛 - 盐酸试液则不应显黄色。

（6）薄层色谱：取九节菖蒲的乙醚浸液（4%）点样于硅胶 G-CMC 板上，用石油醚 - 乙酸乙酯（85 ∶ 15）展开，晾干后以碘蒸气显色。

8. 贮藏

置于阴凉干燥处，防霉。

（三）炮制与饮片

1. 药材炮制

取药材拣去杂质，清水洗净，捞出，干燥。

2. 饮片名称

九节菖蒲。

3. 药品类别

本品为开窍药。

4. 性状特征

本品呈长纺锤形，稍弯曲，长 1 ～ 4cm，直径 3 ～ 5mm。表面棕黄色至暗棕色，有多数半环状突起的节，其上有鳞叶痕，斜向交互排列，节

1.5 ～ 6.5cm。表面类白色或淡棕色，较平滑，有的皱缩，顶端有凹陷的茎痕，周围有麻点状根痕，有的块茎周边有球状侧芽。质坚硬，不易破碎。断面不平坦，白色，粉性，有的可见筋脉点。气微，味麻辣（图 307-5 ）。

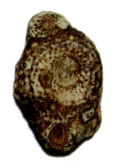
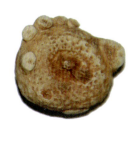

图 307-5　天南星药材

2. 商品规格

本品均为统货。

3. 道地药材

本品一般以河南、河北、江苏、四川、陕西产者为佳。

4. 质量标志

本品以个大、色白、粉性足者为佳。

5. 显微特征

（1）组织鉴别：横切面示薄壁组织中散有类圆形黏液细胞，内含草酸钙针晶束。维管束散列。薄壁细胞含大量淀粉粒（图 307-6，图 307-7）。

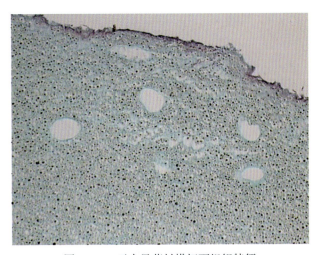

图 307-6　天南星药材横切面组织特征

（2）粉末鉴别：粉末类白色。淀粉粒单粒圆球形，直径 2 ～ 17μm，脐点点状、裂缝状，大粒层纹隐约可见；复粒少数，由 2 ～ 12 分粒组成。草酸钙针晶散在或成束。存在于黏液细胞中，长 6 ～ 13μm。草酸钙方晶多见于导管旁的薄壁细胞中，直径 3 ～ 20μm。

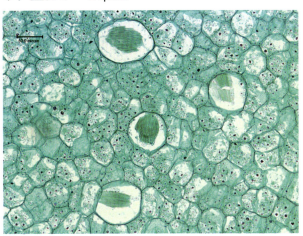

图 307-7　天南星药材组织中的草酸钙针晶

6. 化学组分

黄酮类：芹菜素，安息香酸，夏佛托苷（schaftoside），异夏佛托苷（isoschaftoside）。有机酸类：二十四酸，棕榈酸，硬脂酸，亚麻油酸，亚麻酸。氨基酸类：精氨酸，色氨酸，赖氨酸，瓜氨酸，缬氨酸，γ-氨基丁酸。还含葫芦巴碱，十八酸单甘油酯（glycerolmonostearicacid），D-甘露醇，蔗糖，松二糖（turanose），β-谷甾醇，胡萝卜苷，植物凝集素及无机元素锌、铁、钙等。

7. 理化特征

（1）光谱鉴别：取粉末 0.4g，加乙醇 10ml，放置 12 小时，滤过，滤液供测试用。测试条件：扫描范围 200 ～ 400nm，吸收度量程 0 ～ 2A，狭缝宽度 2nm，波长标尺放大 40nm/cm。样品在 2（21±1）nm 波长处有最大吸收，在（282±2）nm、（266±2）nm 波长处有小肩峰。

（2）化学定性：取粉末 2g，温水 20ml 浸泡 4 小时后，滤过。滤液蒸发浓缩后点样，按圆形滤纸色谱法，以甲醇展开，喷 0.2% 茚三酮醇溶液，在 80℃烘干 10 分钟，现蓝紫色斑点。

（3）薄层色谱：取粉末 2g，加乙醇 15ml，冷浸 24 小时，滤过，滤液水浴浓缩至干，加适量乙醇溶解，点于硅胶 G 薄层板上，以氯仿-甲醇（9∶1）展开，展距 15cm，喷 10% 磷钼酸乙醇溶液，110℃烘 10 分钟显色。结果在 R_f 为 0.85、0.70、0.61 处呈现 3 个蓝色斑点。

（4）微量升华：取粉末适量，加 0.5mol/L 盐酸略湿润，进行微量升华，置显微镜下可察见有白色晶状物，以区别半夏和白附子。

8. 贮藏

生者宜单独保存，制者宜密封存放。置于通风干燥处，防霉，防蛀。

（三）炮制与饮片

1. 药材炮制

（1）生天南星：取原药材，除去杂质，洗净，切片晒干。

（2）制天南星：取拣净的天南星，用凉水浸漂，避免日晒，每日换水 2 ～ 3 次，根据其产地、质量及大小，适当掌握浸漂日数。至起白沫时，每 100kg 天南星加白矾 2kg，浸泡 1 个月后，继续换水，直至口尝无麻辣感为止，捞出，与鲜姜片及白矾粉层层均匀铺入容器内，加水淹没，经 3 ～ 4 星期，复倒入锅内煮至内无白心，取出，拣去姜片，晾至六成干，闷润后切片，晒干（天南星 100kg、用鲜姜 25kg、白矾 12.5 ～ 25kg）。

（3）胆南星：为制天南星的细粉与牛、羊或猪胆汁加工而成，或为生天南星细粉与牛、羊或猪胆汁经发酵加工而成。

2. 饮片名称

生南星，制南星，胆南星。

3. 药品类别

化痰止咳平喘药。

4. 性状特征

（1）生天南星：本品呈不规则厚片状，其他特征同药材（图 307-8）。

（2）制天南星：本品呈腰形片状，片厚约 0.15cm。表面显肉色，半透明，光滑。质坚脆，气微，味辛（图 307-9）。

（3）胆南星：本品呈方块状或圆柱状，表面棕黄色、灰棕色或棕黑色。质硬，断面色较浅。具特异的臭气，味苦（图 307-10）。

5. 质量要求

（1）生南星

1）水分：不得过 15.0%。

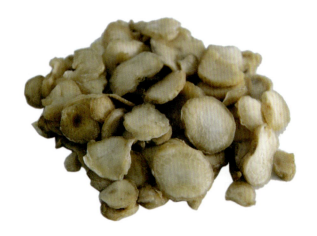

图 307-8　天南星

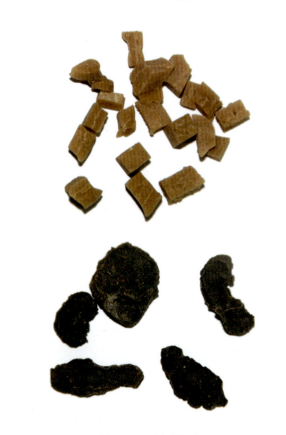

图 307-9　制天南星

2）总灰分：不得过 5.0%。

3）浸出物：用热浸法测定，稀乙醇作溶剂，不得少于 9.0%。

4）含量测定：用高效液相色谱法测定。本品含总黄酮以芹菜素（$C_{15}H_{10}O_5$）计，不得少于 0.050%。

（2）制南星

1）水分：不得过 12.0%。

2）总灰分：不得过 4.0%。

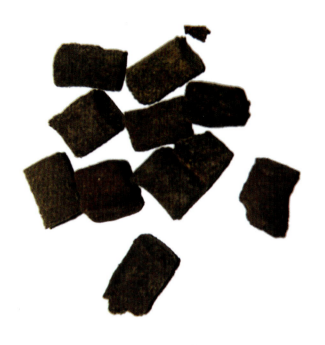

图 307-10　胆南星

3）白矾限量：含白矾以含水硫酸铝钾 [KAl（SO₄）₂·12H₂O] 计，不得过 12.0%。

3）白矾限量：含白矾以含水硫酸铝钾 $[KAl(SO_4)_2 \cdot 12H_2O]$ 计，不得过 12.0%。

4）含量测定：用高效液相色谱法测定。本品含总黄酮以芹菜素（$C_{15}H_{10}O_5$）计，不得少于 0.050%。

6. 功能主治

制南星性温，味苦、辛；有毒。燥湿化痰，祛风止痉，散结消肿。用于顽痰咳嗽、中风痰壅、口眼歪斜、半身不遂、风疾眩晕、癫痫、惊风、破伤风。生南星散结消肿，外用治痈肿、蛇虫咬伤。

7. 用法用量

内服：煎汤，药材炮制后用 3～9g；或入丸、散。外用：生品研末撒或调敷。

8. 使用注意

恶莽草；畏附子、干姜、生姜。

阴虚燥咳，热极、血虚动风者禁服，孕妇慎服。生天南星使用不当易致中毒，症状有口腔黏膜糜烂，甚至坏死脱落，唇舌咽喉麻木肿胀，运动失灵，味觉消失，大量流涎；声音嘶哑，言语不清，发热，头昏，心慌，四肢麻木，严重者可出现昏迷，惊厥；窒息，呼吸停止。

9. 贮藏

生者宜单独保存。制者宜密封存放。置于通风干燥处，防霉，防蛀。

（四）经典方剂与临床应用

小黄丸（《素问病机气宜保命集》）

处方：天南星、半夏、黄芩各 30g。

制法：上药为细末，姜汁浸，蒸饼为丸，梧桐子大。

功能主治：主治热痰咳嗽，面赤烦热，唇口干燥，脉洪者。

用法用量：每服 50～70 丸，生姜煎汤送下。

（五）食疗与药膳

天南星粥

原料：天南星（大者）1 枚，粟米适量。

制作方法：先将天南星研为细末备用。锅中加入适量水，加入天南星末、粟米，慢火煮成稀粥，放温，缓缓服之。

功能主治：适于吐逆不定、欲生风者常食。

308　半夏 Ban Xia

（一）基原

1. 集解

半夏始载于《神农本草经》，列为下品。以后历代本草均有收载。据考证，历代所用药材与今所用半夏来源一致。李时珍曰："《礼记月令》载，五月半夏生，盖当夏之半也，故名。"

2. 品种

半夏为单子叶植物纲天南星科半夏属植物半夏 *Pinellia ternata*（Thunb.）Breit. 的干燥块茎。

3. 分布

山东境内产于各地。野生品以青州、昌邑、沂源、博山、即墨、菏泽、临沂、沂水、郯城、蒙阴、安丘、泰安等地较多；青丘、沂水、蒙阴、郯城等地产质量好。菏泽、高密有大面积栽培。以"齐州半夏"较为著名。

4. 生态

半夏生于低山坡林缘、林下、田边较阴湿的

砂土地或农田。

5. 形态特征

半夏：多年生草本植物。高 15～35cm，块茎近球形，直径 0.5～3.0cm，基生叶 1～4 枚，叶出自块茎顶端，叶柄长 5～25cm，叶柄下部有一白色或棕色珠芽，直径 3～8cm，偶见叶片基部亦具一白色或棕色小珠芽，直径 2～4mm。花单性，花序轴下着生雌花，无花被，有雌蕊 20～70 个，花柱短，雌雄同株；雄花位于花序轴上部，白色，无被，雄蕊密集成圆筒形，与雌花间隔 3～7mm，其间佛焰苞合围处有一直径为 1mm 的小孔，连通上下，花序末端尾状，伸出佛焰苞，绿色或表紫色，直立，或呈"S"形弯曲（图 308-1）。

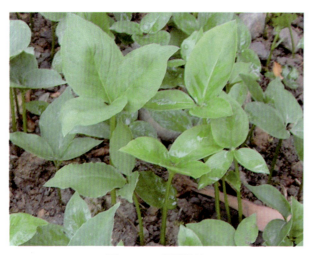

图 308-1 半夏植株

6. 产地加工

夏、秋二季采挖，洗净，除去外皮，晒干。或于采挖后将块茎放在竹筐内，用扎有稻草的木棒在流水中反复推搓，除去外皮，冲洗干净，晒干。也可在采挖后将块茎放缸内，加入适量清水。加谷壳或玉米芯碎块拌匀后，用木棒反复搅拌，去掉外皮，冲洗干净，然后晒干。大部分地区为使其颜色洁白，干后多用硫黄熏。

（二）药材

1. 性状特征

干燥块茎呈类球形，有的稍偏斜。直径 1～1.5cm，高 0.5～1cm。表面白色或浅黄色，上端多圆平，中央有凹陷的茎痕，呈黄棕色，周围密布小麻点状的根痕；下面钝圆而光滑或略不平。

质坚实，断面粉质性，细腻洁白。无臭，味辛辣，麻舌而刺喉（图 308-2）。

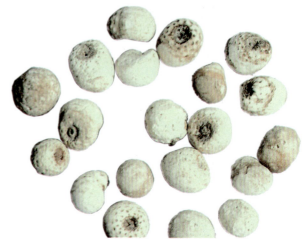

图 308-2 半夏药材

2. 商品规格

本品分 1～3 个等级，出口品或统货。

一等品：干货。呈圆球形、半圆球形或扁斜不等，去净外皮。表面白色或浅黄白色，上端圆平，中心凹陷(茎痕)，周围有棕色点状根痕，下面钝圆，较平滑，质坚实，断面洁白或白色，粉质细腻，气微，味辛、麻舌而刺喉。每千克 800 粒以内。无包壳、杂质、虫蛀、霉变。

二等品：干货。呈圆球形、半圆球形或偏斜不等，去净外皮。表面化白色或浅黄白色，上端圆平，中心凹（茎痕），周围有棕色点状根痕，下面钝圆，较平滑。质坚实。断面洁白或白色。粉质细腻。气微、味辛、麻舌而刺喉。每千克 1200 粒以内。无包壳、杂质、虫蛀、霉变。

三等品：干货。呈圆球形、半圆球形或偏斜不等，去净外皮。表面化白色或浅黄白色，上端圆平，中心凹（茎痕），周围有棕色点状根痕，下面钝圆，较平滑。质坚实。断面洁白或白色。粉质细腻。气微、味辛、麻舌而刺喉。每千克 3000 粒以内。无包壳、杂质、虫蛀、霉变。

出口品：无生晶（油子）和奶头形状，无碎末、包壳。特等每千克 300～600 粒，一等每千克 700～760 粒，二等每千克 1400～1600 粒，三等每千克 2700～3000 粒，另形如珍珠的小粒半夏称为珍珠半夏。

统货。

3. 道地药材

本品以四川、云南、湖北、河南、浙江、山东产者质量最佳。

4. 质量标志

本品以个大、皮净、色白、质坚实、粉性足者为佳。

5. 显微特征

（1）组织鉴别：横切面示青皮细胞一列。维管束散在。薄壁组织中有黏液细胞分布，黏液细胞内含有草酸钙针晶束。薄壁细胞含淀粉粒（图308-3）。

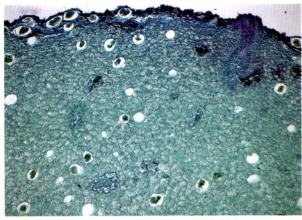

图308-3　半夏药材横切面组织特征

（2）粉末鉴别：粉末类白色。淀粉粒众多，单粒类圆形、半圆形至圆多角形，直径2～20μm，脐点呈裂缝状或星状稍偏心形，复粒由2～6分粒组成。黏液细胞椭圆形，含草酸钙针晶，针晶束长25～150μm。导管为螺纹或环纹（图308-4）。

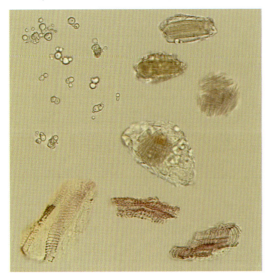

图308-4　半夏药材粉末显微特征

6. 化学组分

挥发油类：3-乙酰氨基-5-甲基异唑（3-acetoamino-5-methylisooxazole）；丁基乙烯基醚（butylethylene ether）；3-甲基二十烷（3-methyleicosane）；十六碳烯二酸（hexadecylendioic acid）；2-氯丙烯酸甲酯（methyl-2-chloropropenoate）；茴香脑（anethole）；苯甲醛（benzaldehyde）；1，5-戊二醇（1，5-pentadiol）；2-甲基吡嗪（2-methylpyrazine）；柠檬醛；1-辛烯（1-octene）；β-榄香烯（β-elemene）；2-十一烷酮（2-undecanone）；9-十七烷醇（9-heptadecanol）；棕榈酸乙酯（ethylpalmitate）；戊醛肟（pentaldehyde oxime）等。还含左旋麻黄碱（ephedrine）；胆碱（choline）；β-谷甾醇（β-ssitosterol）；胡萝卜苷（daucosterol）；尿黑酸（homogentisic acid）；原儿茶醛（protocatechualdehyde）；姜辣烯酮（shogaol）；黄芩苷（baicaline）；黄芩苷元（baicalein）；姜辣醇（gingerol）；12，13-环氧-9-羟基十九碳-7；10-二烯酸（12，13-epoxy-9-hydroxynonadeca-7，10-dienoic acid）。

7. 理化特征

薄层鉴别：取本品粉末1g，加甲醇10ml，加热回流30分钟，滤过，滤液挥至0.5ml，作为供试品溶液。另取精氨酸对照品、丙氨酸对照品、缬氨酸对照品、亮氨酸对照品，加70%甲醇制成每毫升含1mg的混合溶液，作为对照品溶液。吸取供试品溶液5μl、对照品溶液1μl，分别点于同一硅胶G薄层板上，以正丁醇-冰醋酸-水（8∶3∶1）为展开剂，展开，取出，晾干，喷以茚三酮试液，在105℃加热至斑点显色清晰。供试品色谱在与对照品色谱相应的位置上，显相同颜色的斑点。

（三）炮制与饮片

1. 药材炮制

（1）生半夏：取原药材拣净杂质，簸去灰屑，用时捣碎。

（2）姜半夏：取净半夏，分开大小，清水泡漂（一般夏季5天，春、秋季7天，冬季10天），每天换水1次，夏天2次，与配料一起置于锅内，加水煮至内无白心，嚼之微麻舌，取出，晾凉，盖捂至表面析出 1 层白矾，切薄片，晒干。每 50kg 半夏，用生姜 5kg，甘草及皂角各 2.5kg。

（3）法半夏：照上法浸泡至嚼之有轻微的麻舌感为度，捞出，置缸内，以一层半夏一层配料（甘草、皂角、生姜、白矾、石灰块）铺平，从上面浇水淹没，使石灰块泛开，约 1 小时，大量加水，每日搅拌 1 次至透，捞出，清水洗净石灰，拣去质，晒干，用时捣碎入药。每 50kg 半夏，用甘草、皂角各 2 ～ 5kg，生姜 5kg，白矾 1kg，石灰块 15kg。

（4）清半夏：取拣净的半夏，照上法浸泡至口尝稍有麻辣感后，加白矾与水共煮透，取出，晾至六成干，闷透后切片，晾干。每 50kg 半夏，用白矾 4 ～ 6kg（夏季用白矾 7.4kg）。

（5）苏半夏：取清半夏加生姜、朴硝、甘草、皂角在水中浸泡后取出，用甘草、青盐、党参、川贝母等进一步加工晾干。

（6）青盐半夏：经初制后的半夏或法半夏捣碎，加青盐水拌和，使之吸净晒干即得。

（7）仙露半夏：经初制后的半夏，以生甘草、炒枳实、陈皮、五味子、青皮等所煎浓汁拌和，日晒夜露至全部透入后，再以丁香、肉桂、广木香等所研药末拌匀，晒干入药即得。

（8）竹沥半夏：经初制后的半夏或法半夏用竹沥水拌透阴干即得。

（9）宋制半夏：经初制后的半夏，日晒夜露后，用陈皮、苏子、青礞石、天花粉、枇杷叶等药所煎浓汁拌和，使之吸尽晒干即得。

（10）戈制半夏：系旧时苏州阊门临顿路戈老二房半夏店秘制，为半夏经过肉桂等多种温药配方药材炮制而成。

（11）半夏曲：系半夏用姜汁、面粉等发酵而成。据考，半夏曲始创于明代韩（飞霞），原系以半夏为主，根据治不同病症的需要，辅以各种不同药物而制成的多种药曲，统名之半夏曲。现今之半夏曲，各地配方与制法也稍有差异。

2. 饮片名称

生半夏，姜半夏，法半夏，清半夏，竹沥半夏，半夏曲等。

3. 药品类别

化痰止咳平喘药。

4. 性状特征

（1）生半夏：呈类圆球形或扁球形，表面白色或浅黄色，上端多圆平，中央有凹陷的茎痕，呈棕黄色，周围密布小麻点状根痕，色洁白。质坚实，纵向剖开呈肾脏形，粉性充足，断面细腻洁白。气微味辛辣，嚼之发黏，麻舌而刺喉。

（2）清半夏：本品呈类圆形或肾形厚片，直径 0.5 ～ 1.8cm，厚约 2mm。切面乳白色或淡黄白色，中央隐现黄白色筋脉点。周边淡黄棕色，质硬脆。气微弱，味微涩（图 308-5）。

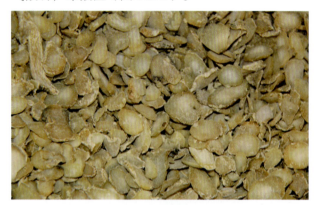

图 308-5　清半夏

（3）法半夏：本品呈类球形或破碎成不规则颗粒状。表面淡黄白色、黄色或棕黄色。质较松脆或硬脆，断面黄色或淡黄色，颗粒者质稍硬脆。气微，味淡略甜、微有麻舌感（图 308-6）。

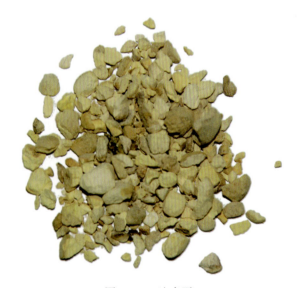

图 308-6　法半夏

（4）姜半夏：本品呈片状、不规则颗粒状或类球形。表面棕色至棕褐色。质硬脆，断面淡黄棕色，常有角质样光泽。气微香，味淡、微有麻舌感，嚼之略黏牙（图 308-7）。

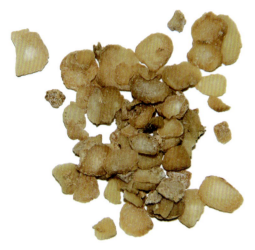

图 308-7　姜半夏

（5）半夏曲：本品呈长方形块状，长约 3.5cm，宽约 2cm，厚约 1cm。质硬，色白或黄白，炒后色深。底面平滑（图 308-8）。

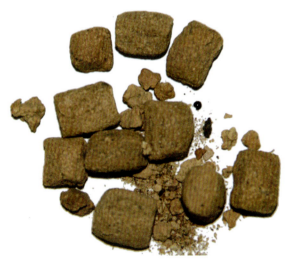

图 308-8　炒半夏曲

5. 质量要求

（1）生半夏

1）水分：不得过 14.0%。

2）总灰分：不得过 4.0%。

3）浸出物：用冷浸法测定，水作溶剂。不得少于 9.0%。

4）含量测定：用滴定法测定。本品含总酸以琥珀酸（$C_4H_6O_4$）计，不得少于 0.25%。

（2）法半夏

1）水分：不得过 13.0%。

2）总灰分：不得过 9.0%。

3）浸出物：用冷浸法测定，水作溶剂。不得少于 5.0%。

（3）姜半夏

1）水分：不得过 13.0%。

2）总灰分：不得过 7.5%。

3）白矾限量：本品含白矾以含水硫酸铝钾［$KAl(SO_4)_2 \cdot 12H_2O$］计，不得过 8.5%。

4）浸出物：用冷浸法测定，水作溶剂。不得少于 10.0%。

（4）清半夏

1）水分：不得过 13.0%。

2）总灰分：不得过 4.0%。

3）白矾限量：含白矾以含水硫酸铝钾［$KAl(SO_4)_2 \cdot 12H_2O$］计，不得过 10.0%。

4）浸出物：用冷浸法测定，水作溶剂。不得少于 7.0%。

5）含量测定：用滴定法测定。本品含总酸以琥珀酸（$C_4H_6O_4$）计，不得少于 0.30%。

6. 功能主治

本品性温，味辛；有毒。燥湿化痰，降逆止呕。用于湿痰冷饮、呕吐、反胃、喘咳痰多、胸膈胀满、痰厥头痛、头晕不眠。外用消肿止痛。姜半夏多用于降逆止呕。

7. 用法用量

内服：煎汤，药材炮制品 3 ～ 9g；或入丸、散。外用：研末调敷。

8. 配伍禁忌

本品不宜与川乌、制川乌、草乌、制草乌、附子等乌头类同用。

9. 使用注意

本品阴虚燥咳、津伤口渴、血证及燥痰者禁服，孕妇慎服。半夏使用不当可引起中毒，表现为口舌咽喉痒痛麻木，声音嘶哑，言语不清，流涎，味觉消失，恶心呕吐，胸闷，腹痛腹泻严重者可出现喉头痉挛，呼吸困难，四肢麻痹，血压下降，肝、肾功能损害等，最后可因呼吸中枢麻痹而死亡。

10. 贮藏

置于通风干燥处，防虫蛀。

（四）经典方剂与临床应用

半夏白术天麻汤（《古今医鉴》）

处方： 半夏（制）4.5g，白术（炒）6g，天麻4.5g。

制法： 上药锉碎。加生姜3片，用水400ml，煎至320ml。

功能主治： 健脾化痰，平肝息风。用于脾胃气虚，痰涎内停，虚风上扰，症见头旋眼黑，恶心烦闷，气促上喘，心神不安，目不敢开，头痛如裂，身重如山，四肢厥冷，不能安睡。

用法用量： 用水食后温服。

（五）食疗与药膳

山药半夏粥

原料： 生山药（研细末）30g，半夏30g，白糖适量。

制作方法： 先将半夏用微温水淘洗数次。不使有矾味。用做饭小锅（勿用药甑）煎，取汤约500g，去渣调入山药细末，再煮两三沸成粥，和白糖食用。

功能主治： 健脾和胃，降逆止呕。适用于脾胃虚弱而引起气逆上冲，呕吐频作，尤其是闻药气则呕吐更甚、诸药不能下咽者。

309 白附子 Bai Fu Zi

（一）基原

1. 集解

白附子始载于《名医别录》，列为下品，并称："生禹郡，三月采。"《唐本草》载："本出高丽，今出凉州、巴西，形似天雄；《本经》出蜀郡，今不复有。"《海宝本草》载："按《南州记》云：白附子生东海，又新罗国，苗与附子相似。"《本草纲目》载："根正如草乌头之小者，长寸许，干者皱纹有节。"由此可知，历代本草记述之白附子，应为毛茛科植物黄花乌头，即今药材称之吴关白附。禹白附作为白附子入药，在历代

本草中未见有明确的记载，但近代多数地区均以独角莲作白附子使用。本品块茎呈卵形或椭圆形，状似附子，表面黄白色，断面白色，故名。

2. 品种

白附子为单子叶植物纲天南星科犁头尖属植物独角莲 *Typhonium giganteum* Engl. 的干燥块茎，习称"禹白附"。

3. 分布

山东境内产于泰山、蒙山等山区。

4. 生态

独角莲生于阴湿的林下、山涧、水沟或栽培于药圃。

5. 形态特征

独角莲：多年生草本，植株常较高大。地下块茎似芋芳状，卵形至卵状椭圆形，外被暗褐色小鳞片。叶1～7（与年限有关）；叶柄肥大肉质，下部常呈淡粉红色或紫色条斑，长达40cm；叶片三角状卵形、戟状箭形或卵状宽椭圆形，长10～40cm，宽7～30cm，初发时向内卷曲如角状，后即开展，先端渐尖。花梗自块茎抽出，绿色间有此红色斑块；佛焰苞紫红色，管部圆筒形或长圆状卵形，顶端渐尖而弯曲，檐部卵形，长达15cm；肉穗花序位于佛焰苞内，长约14cm；雌花序和中性花序各长3cm左右；雄花序长约2cm；附属器圆柱形，直立，长约6cm，紫色，不伸出佛焰苞外；雄花金黄色，雄蕊有2花药，药室顶孔开裂；中性花线形，下垂，淡黄色；雌花棕红色。浆果熟时红色。花期6～8月，果期7～10月（图309-1）。

6. 产地加工

秋季采挖，除去残茎及须根，撞去或用竹刀削去外皮，也有不去皮的，晒干。四川多不去皮，斜切成片，用姜片浸蒸，再晒干。另外，有些用硫黄熏后再晒干。注意，不可在烈日下暴晒，以防破裂。

（二）药材

1. 性状特征

干燥块茎呈不规则的椭圆形或卵圆形，长2～5cm，直径1～3cm。去净外皮者表面淡黄白色，

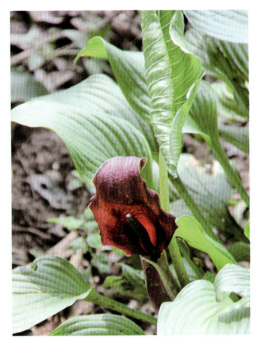

图 309-1　独角莲植株

略平滑，有小凸点（须根痕），形成较规律的环状圈。顶端有圆形下凹的茎痕。未去净外皮者，表面粗糙，灰棕色或灰黄色，多显抽皱，密生薄膜状鳞叶，顶端尤多，包有粉红色顶芽，剥落鳞叶后可见节。质坚硬，断面白色，粉性。气微，味淡，麻辣刺舌。有毒，不宜口尝（图 309-2）。

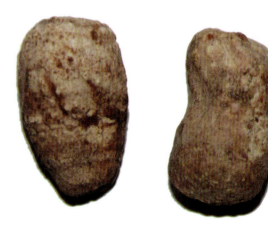

图 309-2　白附子药材

2. 商品规格
本品均为统货。

3. 道地药材
河南禹县产者为地道药材，故习称"禹白附"。

4. 质量标志
本品以个大、均匀、肥壮坚实、色白、粉性强、无外皮者为佳。

5. 显微特征
（1）组织特征：横切面示木栓层有时残存。内皮层不明显。薄壁组织中散有大型的黏液腔，外侧较大，常环状排列，向中心渐小而少，黏液细胞随处可见，内含草酸钙针晶束，长 28 ~ 84μm。维管束散列，以外韧型为多见，偶有周木型，导管直径至 62μm。薄壁细胞中含众多淀粉粒（图 309-3，图 309-4）。

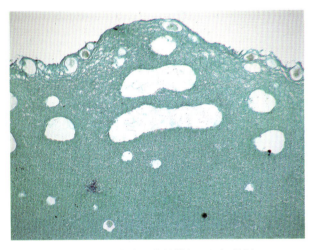

图 309-3　白附子药材横切面组织特征

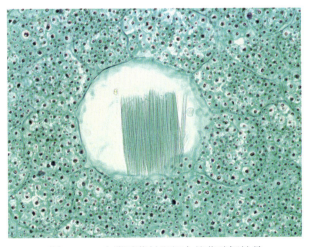

图 309-4　白附子药材组织中的草酸钙针晶

（2）粉末鉴别：粉末黄白色，淀粉粒极多，为粉末的主体。单粒球形或类球形，直径 4 ~ 29μm，脐点明显，点状、裂缝状、"人"字状、"十"字状、三叉状或星状，大粒层纹隐约可见；复粒较多，由 2 ~ 12 分粒组成，以 2 ~ 4 分粒者为多见，有的为 1 个较大的分粒与 2 ～ 4 个小分粒复合，也有 3 分粒的复粒中 1 个分粒特小，草酸钙针晶随处可见，散在或成束存在于类圆形或长圆形黏液细胞中。针晶束长约至 116μm，排列参差不齐或稍整齐；针晶纤细，长 24 ～ 97μm，直径 1μm，少数稍粗。导管主为螺纹导管，也有环纹导管，直径 9 ～ 46μm；有的螺纹较紧密。

6. 化学组分

β- 谷甾醇（β-sitosterol），β- 谷甾醇 -D- 葡萄糖苷（β-sitosterol-D-glucoside），内消旋肌醇（mesoinositol），胆碱（choline），尿嘧啶（uracil），琥珀酸（succinic acid），酪氨酸（tyrosine），缬氨酸（valine），棕榈酸（palmitic acid），亚油酸（linoleic acid），油酸（oleic acid），三亚油酸甘油酯（linolein），二棕榈酸甘油酯（dipalmitin），白附子凝集素（typhonium giganteum lectin）等。

7. 理化特征

（1）紫外检测：取粉末 0.4g，加乙醇 20ml，放置 12 小时，滤过，将滤液用乙醇依次稀释为 40mg/ml、20mg/ml，作供试品溶液。测定条件：扫描范围 200 ～ 400nm，吸收度量程 0 ～ 2A，狭缝宽度 2nm，波长标尺放大 40nm/cm。样品在（275±2）nm、（266±2）nm、（218±2）nm 处有最大吸收，在 282nm 附近有肩峰。

（2）红外检测：取药材的 50% 乙醇溶液浸出物（7.5mg/1.5ml），采用溴化钾压片法测其红外光谱，样品在 1672 ～ 1640cm^{-1} 处有一钝而宽的吸收峰，在 1240 ～ 1200cm^{-1} 处有一钝而强的吸收峰。

（3）薄层色谱：①β- 谷甾醇成分的检识。取粉末 1g，加石油醚（60 ～ 90℃）10ml，冷浸 24 小时，吸取上清液 30μl 点样。以硅胶 G 为吸附剂，氯仿 - 甲醇（9.5 ：0.5）为展开剂，用 10% 磷钼酸乙醇溶液显色，以 β- 谷甾醇为对照品。在与对照品相应的位置有灰蓝色斑点，其余斑点亦均为灰蓝色。②β- 谷甾醇 -D- 葡萄糖苷成分的检识：将上述石油醚提取后的粉末，挥尽石油醚，再加甲醇 10ml，浸泡一昼夜，吸取上清液 30μl 展开，吸附剂、显色剂同上。展开剂氯仿 - 甲醇（9 ：1），在与 β- 谷甾醇 -D- 葡萄糖苷对照品相应的位置上有相同颜色的斑点。

8. 贮藏

置麻袋、木箱或纸箱内。应放通风干燥处，防蛀。

（三）炮制与饮片

1. 药材炮制

（1）白附子：取原药材，除去杂质，用时捣碎。

（2）制白附子：取净白附子，分开大小，用水浸泡，每日换水 2 ～ 3 次，数日后如起黏沫，换水后加适量白矾（每 100kg 白附子，用白矾 2kg）泡 1 日后再进行换水，至口尝微有麻舌感为度，取出。将生姜片、白矾粉（每 100kg 白附子，用生姜、白矾各 12.5kg）共置锅内加水适量，煮沸后，倒入白附子共煮至内无白心，捞出，除去生姜片，晾至六七成干，切厚片，干燥。

2. 饮片名称

白附子，制白附子。

3. 药品类别

化痰止咳平喘药。

4. 性状特征

（1）白附子：本品呈长圆形或不规则片状，其他特征同药材（图 309-5）。

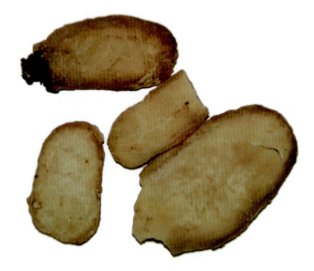

图 309-5 白附子

（2）制白附子：本品呈类圆形或椭圆形厚片，周边淡棕色，切面黄白色，角质，味淡，微有麻舌感（图 309-6）。

5. 质量要求

（1）白附子

1）水分：不得过 15.0%。

2）总灰分：不得过 4.0%。

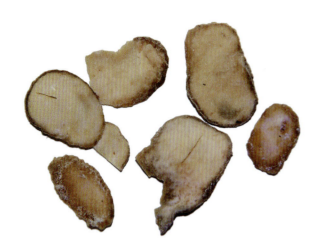

图 309-6 制白附子

3）浸出物：用热浸法测定，70% 乙醇作溶剂，不得少于 7.0%。

（2）制白附子

1）水分：不得过 13.0%。

2）总灰分：不得过 4.0%。

3）浸出物：用热浸法测定，稀乙醇作溶剂，不得少于 15.0%。

6. 性味功能

本品性温，味辛；有毒。燥湿化痰，祛风止痉，解毒散结。用于风痰壅盛、口眼歪斜、痰厥头痛、偏正头痛、喉痹咽痛、破伤风症。外用治毒蛇咬伤及瘰疬痰核。

7. 用法用量

内服：煎汤，3～6g；研末服 0.5～1g，宜炮制后用。外用：适量，捣烂敷；或研末调敷。

8. 使用注意

本品阴血虚中风、内热惊风及孕妇禁服。生品内服宜慎。

9. 贮藏

置麻袋、木箱或纸箱内，防蛀。

（四）经典方剂与临床应用

白附子散

处方：制白附子 15g，制附子 15g，制天南星 0.3g，天麻 15g，制半夏 15g，制川乌 15g，朱砂 0.3g（细研），全蝎 0.3g，采麻黄 15g（去根节）。

制法：上药为细散。

功能主治：伤寒中风，头痛项强。适于身体壮热，服诸药不得汗者。

用法用量：每服 0.3g，以生姜汤调下。良久，以热葱豉粥饮投之，当便汗出。

（五）食疗与药膳

白附子炖白羊肉

原料：制白附子 10g，绍酒 15g，葱 10g，味精 3g，白羊肉 500g，姜 5g，盐 5g，胡椒粉 3g。

制作方法：白附子用沸水煮 1 小时，将水弃之不用，留下白附子；白羊肉洗净，切成小块；姜拍松，葱切段。白附子、白羊肉、姜、葱、绍酒同放炖锅内，加清水 3000mg，置武火上烧沸，再用文火炖煮 45 分钟，加入盐、味精、胡椒粉即成。

功能主治：祛风通络，美白。

用法用量：1 日 1 剂。

310 浮萍 Fu Ping

（一）基原

1. 集解

浮萍始载于《神农本草经》，列为中品，原名"水萍"。李时珍谓："本草所用水萍乃小浮萍……叶下有尾须，即其根也，一种背面皆绿者，一种面青背紫，赤若血者谓萍，入药为良。"

2. 品种

浮萍为单子叶植物纲浮萍科浮萍属植物紫萍 *Spirodela polyrrhiza*（L.）Schleid. 的干燥全草。

3. 分布

山东境内产于各地。

4. 生态

紫萍生于池沼、水田、湖泊或静水中。

5. 形态特征

紫萍：水生草本，漂浮水面。叶状体倒卵状圆形，长 4～11mm，单生或 2～5 个簇生，扁平，深绿色，具掌状脉 5～11 条，下面着生 5～11 条细根。花单性，雌花 1 与雄花 2 同生于袋状的佛焰苞内；雄花，花药2室；雌花子房1室，具2个直立胚珠。果实圆形，有翅缘。花期6～7月。叶状体扁平，阔倒卵形，长5～8mm，宽4～6mm，先端钝圆，表面绿色，背面紫色，具掌状脉5～11条，背面中央生5～11条根，根长3～5cm，白绿色，根冠尖，脱落；根基附近的一侧囊内形成圆形新芽，萌发后，幼小叶状体渐从囊内浮出，由一细弱的柄与母体相连（图310-1至图310-3）。

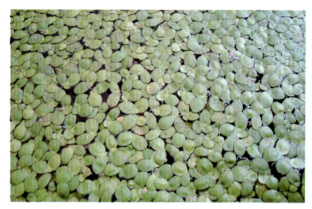

图310-1 紫萍植株

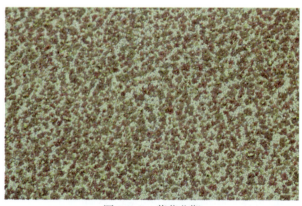

图310-2 紫萍花期

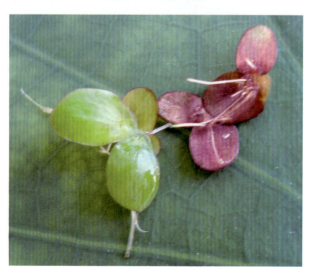

图310-3 紫萍花

6. 产地加工

夏、秋二季从池塘、水田中捞起，洗净，晒干。

（二）药材

1. 性状特征

干燥全草呈扁平鳞片状卵形或卵圆形，长径2～5mm。上表面淡绿色至灰绿色，偏侧有一小凹陷，边缘整齐或微卷曲。下表面紫绿色至紫棕色，着生数条须根。体轻，手捻易碎。气微，味淡（图310-4）。

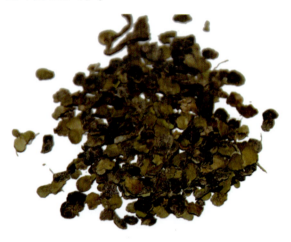

图310-4 浮萍

2. 商品规格

本品有2种，一种面背皆紫，一种面背皆绿。前者为"紫浮萍"，后者为"青浮萍"。以紫浮萍为主流商品。均为统货。

3. 道地药材

山东产者质佳。

4. 质量标志

本品以色绿、背紫者为佳。

5. 显微特征

组织鉴别：叶状体表面观示上表皮细胞垂周壁波状弯曲，气孔不定式。下表皮细胞垂周壁近平直，无气孔。上表皮内侧的薄壁细胞类圆形或类椭圆形，具胞间隙，有的细胞含草酸钙簇晶，直径13～20μm，有的含针晶，细胞较大，呈长圆形，针晶长170～330μm。下表皮内侧为通气组织，由薄壁细胞构成，有大的细胞间隙。

6. 化学组分

荭草素（orientin），木犀草素 -7- 单糖苷（luteolin-7-monoglycoside），牡荆素（vitexin），芹菜素 -7- 单糖苷（malonylcyanidin-7-monoglucoside），β- 胡萝卜素（β-carotene），叶黄素（luteine），环氧叶黄素（epoxyluteine），黄质（violaxanthin）及新黄质（neoxanthin）；还含脂类（8%）及蛋白质（24.4%），脂类所含脂肪酸主要为亚麻酸（linolenic acid），棕榈酸（palmitic acid）及亚油酸（linoleic acid），蛋白质中亮氨酸（leucine）、天冬氨酸（aspartic acid）、谷氨酸（glutamic acid）含量占 9.05% ～ 9.79%，必需氨基酸指数（essential amino acid index）为 52.2 ～ 52.7。

7. 理化特征

（1）化学定性：取粉末 5g，加甲醇 90ml，充分搅拌后，放置过夜，滤过。取滤液 0.5ml，加镁粉少量及浓盐酸 2 滴，在小火上加热至沸，溶液显橙色。

（2）薄层色谱：取粉末 0.5g，加甲醇 10ml，浸渍 2 小时，并时时振摇，滤过，滤液浓缩至 2ml，点于硅胶 G 薄层板上，以乙酸乙酯 - 丁酮 - 甲酸 - 水（15：3：1：1）为展开剂，展开后，置紫外光灯（365nm）下检视，或喷以 1% 三氯化铝乙醇溶液，置紫外光灯（365nm）下检视，斑点显樱红色、粉红色或略加深。

8. 贮藏

置干燥通风处，防潮。

（三）炮制与饮片

1. 药材炮制

取原药材，拣去杂质，筛去泥屑。

2. 饮片名称

浮萍。

3. 药品类别

解表药。

4. 性状特征

本品性状特征同药材（图 310-4）。

5. 质量要求

检查：水分不得过 8.0%。

6. 功能主治

本品性寒，味辛。散风，透疹利尿。用于麻疹不透、荨麻疹、皮肤瘙痒、浮肿、尿少。

7. 用法用量

内服：煎汤，3 ～ 9g；外用：适量，煎汤浸洗。

8. 使用注意

表虚自汗者禁服。

9. 贮藏

置干燥通风处，防潮。

（四）经典方剂与临床应用

浮萍丸（《医宗金鉴》）

处方：紫背浮萍（取大者洗净，晒干）
制法：研细末，炼蜜为丸，如弹子大。
功能主治：祛风解毒。治风邪侵袭皮肤，气血失和，致生白驳风，初起自面及颈项出现白色斑点，并不痛痒，甚则延及遍身者。
用法用量：每服 1 丸，豆淋酒送下。

（五）食疗与药膳

浮萍黑豆汤

原料：鲜浮萍 100g，黑豆 50g。
制作方法：捞取新鲜浮萍 100g，淘洗干净；把黑豆洗后用冷水浸泡 1 ～ 2 小时，再与浮萍同放入小锅内，加水适量，煎沸后去渣取汤即可。
功能主治：祛风，行水，清热，解毒。
用法用量：以上为 1 日量，分 2 次温热饮用，连用 5 ～ 7 天。

311　灯心草 Deng Xin Cao

（一）基原

1. 集解

灯心草见于《开宝本草》，云："灯心草，

生江南泽地。丛生,茎圆细而长直,人将为席。"《本草衍义》云:"灯心草,陕西亦有。蒸熟,干则折取中心瓤燃灯者,是谓之熟草。又有不蒸,但生干剥者为生草。入药宜用生草。"《本草品汇精要》云:"其心能燃灯,故名灯心草"。

2. 品种

灯心草为单子叶植物纲灯心草科灯心草属植物灯心草 *Juncus effusus* L. 的干燥茎髓。

3. 分布

山东境内产于除鲁西北以外各地。

4. 生态

灯心草生于河边,池旁,水沟边,稻田旁,草地上,沼泽湿处。

5. 形态特征

灯心草:多年生草本,根状茎粗壮横走,具黄褐色稍粗的须根。茎丛生,直立,圆柱形,淡绿色,具纵条纹,直径(1)1.5～3(4)mm,茎内充满白色的髓心。叶全部为低出叶,呈鞘状或鳞片状,包围在茎的基部,长1～22cm,基部红褐色至黑褐色;叶片退化为刺芒状。聚伞花序假侧生,含多花,排列紧密或疏散;总苞片圆柱形,生于顶端,似茎的延伸,直立,长5～28cm,顶端尖锐;小苞片2枚,宽卵形,膜质,顶端尖;花淡绿色;花被片线状披针形,长2～12.7mm,宽约0.8mm,顶端锐尖,背脊增厚突出,黄绿色,边缘膜质,外轮者稍长于内轮;雄蕊3枚(偶有6枚),长约为花被片的2/3;花药长圆形,黄色,长约0.7mm,稍短于花丝;雌蕊具3室子房;花柱极短;柱头3分叉,长约1mm。蒴果长圆形或卵形,长约2.8mm,顶端钝或微凹,黄褐色。种子卵状长圆形,长0.5～0.6mm,黄褐色。染色体: $2n=40,42$。花期4～7月,果期6～9月(图311-1)。

6. 产地加工

在夏、秋二季灯心草生长旺盛时,割取地上部分,晒干,用刀尖(或篾片)自一端纵向剖开皮部,髓部即随刀尖脱出,整理顺直、扎把,剪成3～4cm小段。

(二)药材

1. 性状特征

茎髓呈细圆柱形,长90cm,直径1～3mm,

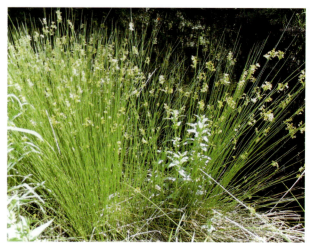

图311-1 灯心草植株

表面白色或淡黄白色。置放大镜下观察,有隆起的细纵纹及海绵样的细小孔隙。体轻,质柔软,有弹性,易拉断,断面不平坦,白色。气微,味淡(图311-2)。

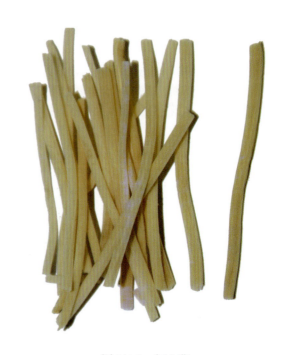

图311-2 灯心草

2. 商品规格

本品均为统货。

3. 道地药材

本品山东产者质佳。

4. 质量标志

本品以条长、粗壮、色白、有弹性者为佳。

5. 显微特征

组织鉴别：横切面观示全部由通气组织组成，每一细胞呈类方形或长方形，有数条分枝，分枝长 8 ～ 16μm，直径 7 ～ 20μm，壁厚约 1.7μm，相邻细胞的分枝顶端相互衔接，形成网状结构，细胞间隙大多呈三角形，也有类四边形的。

6. 化学组分

菲类衍生物：灯心草二酚（effusos）；6- 甲基灯心草二酚（juncusol）；灯心草酚（juncunol）；2，7- 二羟基 -1，8- 二甲基 -5- 乙烯基 -9，10- 二氢菲（2，7-dihydroxy-1，8-dimethyl-5-ethenyl-9，10-dihydrophenanthrene）；2，8- 二羟基 -1，6- 二甲基 -5- 乙烯基 -9，10- 二氢菲（2，8-dihydroxy-1，6-dimethyl-5-ethenyl-9，10-dihydrophenanthrene）；8- 羟基 -2- 甲氧基 -1，6- 二甲基 -5- 乙烯基 9，10- 二氢菲（8-Hydroxy-2-methoxy-1，6-dimethyl-5-ethenyl-9，10-dihydrophenanthrene）等。其他：阿拉伯聚糖（arban），木聚糖（xylan），甲基戊聚糖（methylpentosan），木犀草素（luteolin），木犀草素 -7- 葡萄糖苷（luteolin-7-glucoside）等。

7. 理化特征

薄层色谱：取本品粉末 1g，加甲醇 100ml，加热回流 1 小时，放冷，滤过，滤液蒸干，残渣用乙醚 2ml 洗涤，弃去乙醚液，加甲醇 1ml 使溶解，作为供试品溶液。另取灯心草对照药材 1g，同法制成对照药材溶液。吸取供试品溶液 3 ～ 5μl、对照药材溶液 3μl，分别点于同一硅胶 G 薄层板上，以环己烷 - 乙酸乙酯（10：7）为展开剂，展开，取出，晾干，喷以 10% 磷钼酸乙醇溶液，在 105℃加热至斑点显色清晰。供试品色谱在与对照药材色谱相应的位置上，显相同颜色的主斑点。

8. 贮藏

置通风干燥处。

（三）炮制与饮片

1. 药材炮制

（1）灯心草：取原药材，除去杂质，剪段。
（2）灯心炭：将净灯心草放锅内，上面覆盖一口稍小的锅，锅底贴 1 张白纸。锅与锅之间用黄泥封闭，煅至白纸显焦黄色为止，冷后取出。

（3）朱灯心：取净灯心草 30g，喷淋清水少许，微润，加朱砂细粉 18g，拌匀，取出晾干。
（4）青黛拌灯心草：取净灯心草 30g，加青黛 4.5g，拌匀，呈青绿色。

2. 饮片名称

灯心草，灯心炭，朱灯心，青黛灯心草。

3. 药品类别

利水渗湿药。

4. 性状特征

（1）灯心草：本品呈细圆柱形的段。表面白色或淡黄白色，有细纵纹。体轻，质软，略有弹性，易拉断，断面白色。气微，味淡。
（2）灯心炭：本品呈细圆柱形的段。表面黑色。体轻，质松脆，易碎。气微，味微涩。
（3）朱灯心：本品形同灯心草，表面附红色朱砂粉。
（4）青黛拌灯心草：本品形同灯心草，青绿色。

5. 质量要求

（1）水分：不得过 11.0%。
（2）总灰分：不得过 5.0%。
（3）浸出物：用热浸法测定，稀乙醇作溶剂，不得少于 5.0%。

6. 功能主治

本品性微寒，味甘、淡。清心火，利小便。用于心烦失眠、尿少涩痛、口舌生疮。

7. 用法用量

内服：煎汤，1 ～ 3g。

8. 使用注意

气虚，小便不禁者忌服。

9. 贮藏

置通风干燥处。

（四）经典方剂与临床应用

灯心散（《圣济总录》）

处方：灯心草（焙）30g。
制法：上为散，入丹砂 3g 研。
功能主治：鼻衄不止。
用法用量：每服 6g，以米饮调下。

（五）食疗与药膳

1. 灯心草粥

原料：粳米 30g，灯心草 6g，栀子 3g，熟石膏粉（食用）10g。

制作方法：先煎石膏、山栀子、灯心草，久煎取汁去渣，加入粳米共煮成粥。

功能主治：清热泻脾。主治小儿遗尿，适用于小儿流涎、口舌生疮、烦躁不宁。

2. 芡苡莲子茶

原料：芡实、苡米、莲子（去心）各等量，灯心草 6g。

制作方法：前三味共捣碎备用。每次用 100 ～ 150g，与灯心草并置砂锅中，加沸水适量，先用武火煎 20 分钟，后用文火闷煮至莲芡熟透即可。

功能主治：健脾益胃，补虚敛汗。适用于产后多汗体虚，食欲不振，大便不实，舌质淡苔薄者。

用法用量：饮汤食莲、芡肉，每日 1 剂。

使用注意：产后热病汗多、大便秘实者忌用。

312　百部 Bai Bu

（一）基原

1. 集解

百部始载于《名医别录》，名百部根，列为中品。陶弘景云："其根数十相连，似天门冬而苦强，但苗异尔。"《本草图经》云："今江湖淮陕齐鲁州郡皆有之，春生苗竹藤蔓，叶大而尖长，颇似竹叶，面青色而光，根下作撮如芋子，一撮十五六枚，黄白色。"以上描述与现今蔓生百部相似。《证类本草》附图有三，其中衡州百部与蔓生百部相同，滁州百部与今之直立百部相同，另有一种峡州百部，叶甚细，可能是天门冬属的误用品。李时珍曰："其根多者百十连属，如部伍，故以名之。"

2. 品种

百部为单子叶植物纲百部科百部属植物直立百部 *Stemona sessilifolia*（Miq.）的干燥块根。

3. 分布

山东境内产于沂山、鲁山、泰山、蒙山等山区；分布于济南（章丘与长清）、泰安、临沂、淄博（沂源）等山地丘陵。

4. 生态

直立百部生于山坡、林内或杂草丛中。

5. 形态特征

直立百部：半灌木。块根纺锤状，粗约 1cm。茎直立，高 30 ～ 60cm，不分枝，具细纵棱。叶薄草质，通常每 3 ～ 4 枚轮生，很少为 5 或 2 枚的，卵状椭圆形或卵状披针形，长 3.5 ～ 6cm，宽 1.5 ～ 4cm，顶端短尖或锐尖，基部楔形，具短柄或近无柄。花单朵腋生，通常出自茎下部鳞片腋内；鳞片披针形，长约 8mm；花柄向外平展，长约 1cm，中上部具关节；花向上斜升或直立；花被片长 1 ～ 1.5cm，宽 2 ～ 3mm，淡绿色；雄蕊紫红色；花丝短；花药长约 3.5mm，其顶端的附属物与药等长或稍短，药隔伸延物约为花药长的 2 倍；子房三角状卵形。蒴果有种子数粒。花期 3 ～ 5 月，果期 6 ～ 7 月（图 312-1，图 312-2）。

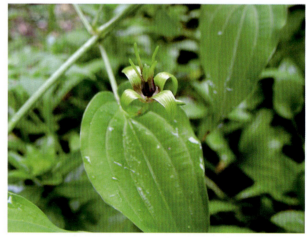

图 312-1　直立百部植株

6. 产地加工

春、秋二季采挖，除去须根，洗净，置沸水中略烫或蒸至无白心，取出，晒干。

（二）药材

1. 性状特征

干燥块根呈纺锤形，上端较细长，有的下端

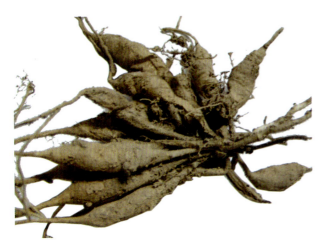

图 312-2 直立百部块根

作长尾状,皱缩弯曲,长5～12cm,直径0.5～1cm。表面黄白色或淡棕黄色,有不规则深纵沟,间或有横皱纹。质脆,易折断,断面平坦,角质样,淡黄棕色或黄白色,皮部较宽,中柱扁缩。气微,味先甜后苦(图312-3)。

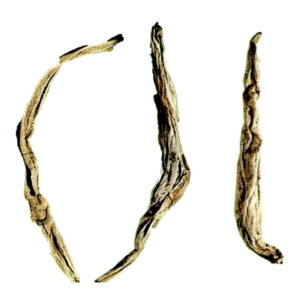

图 312-3 百部药材(直立百部)

2. 商品规格
本品均为统货。

3. 道地药材
本品江苏产者质佳。

4. 质量标志
本品均以条肥足、灰白色、无杂质者为佳。

5. 显微特征
(1)组织鉴别:根横切面,根被为3～4列

细胞,壁木栓化及木化,具致密的细条纹。皮层较宽。中柱韧皮部束与木质部束各19～27个,间隔排列,韧皮部束内侧有少数非木化纤维;木质部束导管2～5个,并有木纤维及管胞,导管类多角形,径向直径约至48μm,偶有导管深入至髓部。髓部散有少数细小纤维(图312-4)。

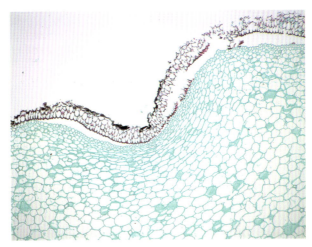

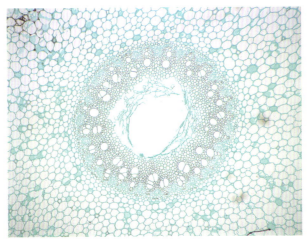

图 312-4 直立百部药材横切面组织特征

(2)粉末鉴别:根被细胞表面观呈长方形或长多角形,壁木化,有明显致密的细条纹。导管有单斜纹孔或具缘纹孔。木薄壁细胞呈长方形,具大形单纹孔。草酸钙针晶少见,长约60μm。

6. 化学组分
百部碱(stemonine),原百部碱(protostemonine),百部定碱(stemonidine),异百部定碱(isostemonidine),对叶百部碱(tuberostemonine),霍多林碱(hodorine),直立百部碱(sessilistemonine)等。

7. 理化特征
(1)化学定性:取本品粉末5g,加70%乙醇 50ml，加热回流 1 小时，滤过，滤液蒸干，残渣加浓氨试液调节 pH 至 10 ~ 11，再加氯仿 5ml 振摇提取，分取氯仿层，蒸干，残渣加 10% 盐酸溶液 5ml 使溶解，滤过。滤液分作 2 份，一份中滴加碘化铋钾试液，生成橙红色沉淀；另一份中滴加硅钨酸试液，生成乳白色沉淀。

（2）薄层色谱：取粗粉 3g，加 90% 乙醇 20ml 与 2% 盐酸 1ml 混合液，回流加热微沸 20 分钟，放置过夜，过滤浓缩至干，加水 3ml，加氨水调节 pH 至 10 以上，用氯仿提取 3 次，合并氯仿提取液，浓缩至干，加 90% 乙醇 0.5ml 溶解。硅胶 G(250 ~ 300 目，青岛），加 0.8%CMC 溶液 400ml，铺板，干燥后活化 2 小时，以氯仿 - 甲醇（8：2）展开，展距 10cm，用碘化铋钾试液显色，斑点均显橙红色。

8. 贮藏

置通风干燥处，防潮。

（三）炮制与饮片

1. 药材炮制

（1）百部：取原药材，除去杂质，洗净，润透，切厚片，干燥。

（2）蜜百部：取百部片，用炼蜜（每 100kg 百部片，用炼蜜 12.5kg）加入适量开水烊化，拌匀，稍闷，候蜜水吸收，置锅内文火炒至微黄色不黏手为度，取出，放凉。

2. 饮片名称

百部，蜜百部。

3. 药品类别

化痰止咳平喘药。

4. 性状特征

（1）百部：本品呈不规则的类圆形厚片。表面黄白色，平坦，角质样，有光泽，中央圆形，中柱扁缩。周边灰白色，有深纵皱纹。质韧软。气微，味甜、微苦（图 312-5）。

（2）蜜百部：本品形如百部片，表面微黄色，带黏性，偶有粘连块。味甜（图 312-6）。

5. 质量要求

用热浸法测定，水作溶剂。不得少于 50.0%。

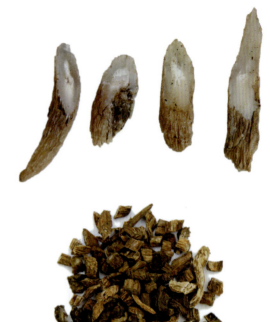

图 312-5　百部

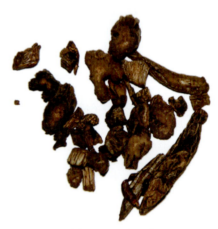

图 312-6　蜜百部

6. 功能主治

本品性微温，味甘、苦。润肺下气，止咳，杀虫。

生百部用于新久咳嗽、肺结核咳嗽、百日咳，外用于头虱、体虱、蛲虫病、阴痒证。

蜜百部润肺止咳，用于阴虚劳嗽。

7. 用法用量

外用适量，水煎或酒浸。用量 3 ~ 9g。

8. 配伍禁忌

百部性温而不寒，用于治疗寒气引起的咳嗽痰多；天冬性寒而不热，所以二者不可配伍。

9. 使用注意

脾胃有热者慎用。热嗽、水亏火炎者禁用。

10. 贮藏

置通风干燥处，防潮。饮片置缸、桶内保存。

（四）经典方剂与临床应用

百部汤（《圣济总录》）

处方：百部30g；款冬花，紫菀（去苗土），五味子，人参，半夏（汤洗7遍，炒），前胡（去芦头），麻黄（去根节，汤煮掠去沫，焙），桂枝（去粗皮）各15g；杏仁（汤浸，去皮，炒）1g。

制法：上为粗末。

功能主治：伤寒咳嗽，痰涕多，不思食味。

用法用量：每服15g，加生姜0.3g（拍碎），大枣3个（擘破），水煎，食后温服。

（五）食疗与药膳

百部蜂蜜煎

原料：百部30g，蜂蜜60g。

制作方法：百部加水用文火煎约30分钟，去渣取汁，浓缩后加入蜂蜜，小火慢煎成膏。

功能主治：适用于感冒以后久咳不止，肺虚干咳，咽喉干痛或肺结核咳嗽。

用法用量：每日2次，每次1勺，开水化服。

313 葱白 Cong Bai

（一）基原

1. 集解

葱见于《本草图经》，载："葱有数种，入药用山葱、胡葱，食品用冻葱、汉葱。又有一种楼葱，亦冬葱类也，江南人呼龙角葱，言其苗有八角做云尔，淮、楚间多种之。汉葱茎实硬而味薄，冬即叶枯。"《本草纲目》载："葱从囱。外直中空，有囱通之

象也。芤者，草中有孔也，故字从孔，芤脉象之。"

2. 品种

葱白为单子叶植物纲百合科葱属植物葱 *Allium fistulosum* L. 栽培品新鲜的鳞茎。

3. 分布

山东境内各地均有栽培，主产章丘，为著名的大葱之乡。

4. 生态

葱栽培于园地或农田。

5. 形态特征

葱：鳞茎单生，圆柱状，稀为基部膨大的卵状圆柱形，粗1～2cm，有时可达4.5cm；鳞茎外皮白色，稀淡红褐色，膜质至薄革质，不破裂。叶圆筒状，中空，向顶端渐狭，约与花葶等长，粗0.5cm以上。花葶圆柱状，中空，高30～50（100）cm，中部以下膨大，向顶端渐狭，约在1/3以下被叶鞘；总苞膜质，2裂；伞形花序球状，多花，较疏散；小花梗纤细，与花被片等长，或为其2～3倍长，基部无小苞片；花白色；花被片长6～8.5mm，近卵形，先端渐尖，具反折的尖头，外轮的稍短；花丝为花被片长度的1.5～2倍，锥形，在基部合生并与花被片贴生；子房倒卵状，腹缝线基部具不明显的蜜穴；花柱细长，伸出花被外。花果期4～7月（图313-1）。

6. 产地加工

采挖后切去须根及叶，剥除外膜。

（二）药材

1 性状特征

鳞茎圆柱形，先端稍膨大，鳞叶成层，白色，上具白色纵纹。叶基生，圆柱形，中空，直径1.5～2cm，先端尖，绿色，有纵纹；叶鞘浅绿色。基部有多数白色须根痕。气特异，味辛辣（图313-2）。

2. 商品规格

本品均为统货。

3. 道地药材

本品山东产者为道地药材。

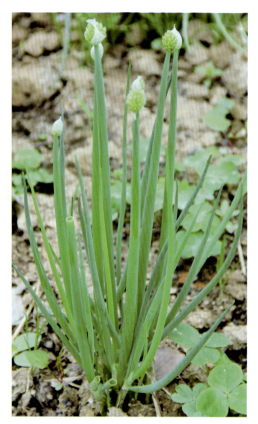

图 313-1　葱植株

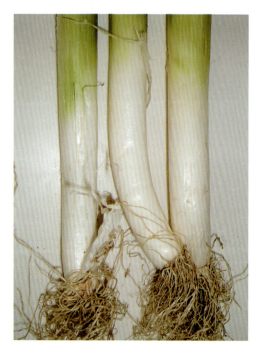

图 313-2　葱白药材

4. 质量标志
本品以身粗、色白、无泥沙者为佳。

5. 化学组分
挥发油类：油中主要化学成分为蒜素（allicin）；

又含二烯丙基硫醚（allyl sulfide）。又含维生素 C、维生素 B_1、维生素 B_2、烟酸、痕量的维生素 A、脂肪油和黏液质。脂肪油类：含棕榈酸（palmitic acid）、硬脂酸（stearic acid）、花生酸（arachidic acid）、油酸（oleic acid）和亚油酸（linoleic acid）。黏液汁：中主要化学成分为多糖类，其中有 20% 纤维素、3% 半纤维素、41% 原果胶（protopectin）及 24% 水溶性果胶（pectin）。

6. 贮藏
置阴凉干燥处。

（三）炮制与饮片

1. 药材炮制
取原药材，除去杂质与须根，筛去皮膜。

2. 饮片名称
葱白。

3. 药品类别
解表药。

4. 性状特征
本品性状特征同药材（图 313-3）。

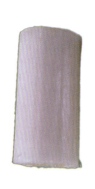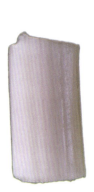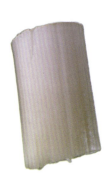

图 313-3　葱白

5. 性味功能
本品性温，味辛。发表，通阳，解毒。用于伤寒寒热头痛、阴寒腹痛、虫积内阻、二便不通、痢疾、痈肿。

6. 用法用量
内服：煎汤，0.6～1g，或煮酒。外用：捣敷、炒熨、煎水洗或塞于耳、鼻窍中。

7. 配伍禁忌

服地黄、常山者，忌食葱。

8. 使用注意

表虚多汗者忌服。

9. 贮藏

置阴凉干燥处。

（四）经典方剂与临床应用

葱豉汤（《孟诜方》）

处方：连须葱白 30g，淡豆豉 10g，生姜 3 片，黄酒 30g。

制法：上四药加水 500ml，煎沸再加黄酒煎煮。

功能主治：解表和中。

用法用量：热服，服后盖被取汗。

（五）食疗与药膳

1. 葱白粥

原料：连根葱白 20 根，粳米 60g。

制作方法：加水煮成稀粥，趁热服食。

功能主治：葱白辛温发汗解表，米粥益胃气以助药力。用于风寒感冒无汗的轻证或感冒初起证型不明显者。

2. 葱薤粥

原料：葱白 25g，薤白 15g（切细），粳米 60g。

制作方法：加水煮粥，空腹食用。

功能主治：用于痢疾或腹泻。

314 葱子 Cong Zi

（一）基原

1. 集解

葱子见于《本经》。《本草图经》载："葱实《本经》不载所出州土，今处处有之，葱有数种，入药用山葱、胡葱、食品用冻葱、汉葱。"《本草纲目》载："葱从忽，外直中空，有忽通

之象也。"

2. 品种

葱子为单子叶植物纲百合科葱属植物葱 *Alllium fistulosum* L. 栽培品的干燥成熟种子。

3. 分布

山东境内各地均有栽培，主产章丘，为著名的大葱之乡。

4. 生态

葱栽培于园地或农田。

5. 形态特征

葱：鳞茎单生，圆柱状，稀为基部膨大的卵状圆柱形，粗 1 ～ 2cm，有时可达 4.5cm；鳞茎外皮白色，稀淡红褐色，膜质至薄革质，不破裂。叶圆筒状，中空，向顶端渐狭，约与花葶等长，粗 0.5cm 以上。花葶圆柱状，中空，高 30 ～ 50（100）cm，中部以下膨大，向顶端渐狭，约在 1/3 以下被叶鞘；总苞膜质，2 裂；伞形花序球状，多花，较疏散；小花梗纤细，与花被片等长，或为其 2 ～ 3 倍长，基部无小苞片；花白色；花被片长 6 ～ 8.5mm，近卵形，先端渐尖，具反折的尖头，外轮的稍短；花丝为花被片长度的 1.5 ～ 2 倍，锥形，在基部合生并与花被片贴生；子房倒卵状，腹缝线基部具不明显的蜜穴；花柱细长，伸出花被外。花果期 4 ～ 7 月（图 314-1）。

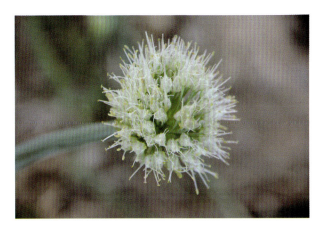

图 314-1 葱花序

6. 产地加工

夏、秋二季果实成熟时，采下果序，晒干，搓出种子，除去杂质。

（二）药材

1. 性状特征

干燥成熟种子三角状扁卵形，一面微凹，另面隆起，有棱线1～2条，长3～4mm，宽2～3mm。表面黑色，多光滑或偶有疏皱纹，凹面平滑。基部有两个突起，较短的突起顶端灰棕色或灰白色，为种脐，较长的突起顶端为珠孔。纵切面可见种皮菲薄，胚乳灰白色，胚白色，弯曲，子叶1枚。体轻，质坚硬。气特异，嚼之有葱味（图314-2）。

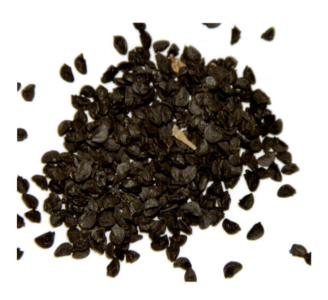

图314-2　葱子

2. 商品规格

本品均为统货。

3. 道地药材

山东章丘产者为道地药材。

4. 显微特征

（1）组织鉴别：种子横切面示种皮表皮细胞外壁向外突起，细胞壁厚，被有角质层，细胞腔含暗褐色物质，其下为数列棕黄色薄壁细胞。胚乳细胞形大，壁甚厚，有大形纹孔，细胞腔中含有糊粉粒及脂肪油。

（2）粉末鉴别：种皮表皮细胞黑色，长条形、多角形、类圆形或不规则形，表面具网状纹理。胚乳细胞众多，多破碎，有较多大的类圆形或长圆形纹孔。

5. 化学组分

S- 丙烯基 -L- 半胱氨酸硫氧化物（S-propenyl-L-cysteine sulfoxide）；2, 3, 4, 5, 6, - 五羟基己酸；S- 顺式 - 烯丙基 -L- 半胱氨酸；S- 反式 - 烯丙基 -L- 半胱氨酸；壬二酸；阿魏酸；香草酸；对羟基苯甲酸甲酯；对羟基苯甲酸；腺苷；β- 谷甾醇等。

6. 贮藏

置通风干燥处。

（三）炮制与饮片

1. 药材炮制

取原药材，除去杂质，筛去灰屑。

2. 饮片名称

葱子。

3. 药品类别

补阳药。

4. 性状特征

本品性状特征同药材。

5. 性味功能

本品性温，味辛。补肾，明目。用于肾虚、阳痿、目眩。

6. 用法用量

内服：煎汤，3～9g。

7. 使用注意

表虚多汗者忌服。

8. 贮藏

置通风干燥处，防蛀。

（四）经典方剂与临床应用

葱子粥（《证类本草》）

处方：葱实大半升（为末）。

用法用量：每次取1匙头，以水2L，煮取1.5L，滤去滓，入米煮粥食之。

功能主治：治眼暗，补不足。

（五）食疗与药膳

羊肝粥

原料： 羊肝一具，葱子 20g，粳米 100g。

制作方法： 羊肝洗净去筋膜，切碎，葱子炒后研末，二味于砂锅里煮熟，取汁，与粳米煮粥食用。冬季服用尤宜。

功能主治： 温补肝肾，明目。适宜肝肾气虚型近视眼。

315 薤白 Xie Bai

（一）基原

1. 集解

薤白见于《本草纲目》："叶状似韭。韭叶中实而扁，有剑脊。薤叶中空，似细葱叶而有棱，气亦如葱。二月开细花，紫白色。根如小蒜，一本数颗，相依而生。"

2. 品种

薤白为单子叶植物纲百合科葱属植物小根蒜 *Allium macrostemon* Bge. 的干燥鳞茎。

3. 分布

山东境内产于各山地丘陵；以诸城、日照、潍坊、胶南、文登产量较多。

4. 生态

小根蒜生于山坡草丛或林缘。

5. 形态特征

小根蒜：多年生草本，高达 70cm。鳞茎近球形，外被白色膜质鳞皮。叶基生；叶片线形，长 20～40cm，宽 3～4mm，先端渐尖，基部鞘状，抱茎。花茎由叶丛中抽出，单一，直立，平滑无毛；伞形花序密而多花，近球形，顶生；花梗细，长约 2cm；花被 6，长圆状披针形，淡紫粉红色或淡紫色；雄蕊 6，长于花被，花丝细长；雌蕊 1，子房上位，3 室，有 2 棱，花柱线形，细长。果为蒴果。花期 6～8 月。果期 7～9 月（图 315-1，图 315-2）。

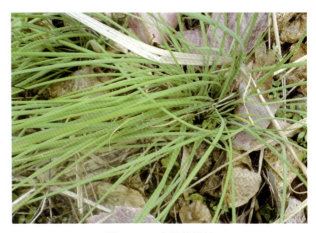

图 315-1 小根蒜植株

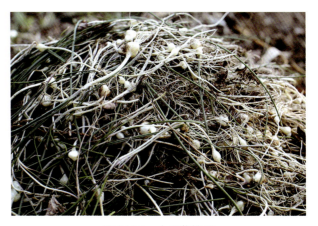

图 315-2 小根蒜鳞茎

6. 产地加工

春、夏二季采挖地下鳞茎。除去叶及须根，洗净泥土，放在蒸笼内蒸至半熟，取出，晒干。

（二）药材

1. 性状特征

干燥鳞茎呈不规则卵圆形，高 0.5～1.5cm，直径 0.5～1.8cm。表面黄白色或淡黄色，皱缩，半透明，有类白色膜质鳞片包被，底部有突起的鳞茎盘。质硬，角质样，有蒜臭，味微辣（图 315-3）。

2. 商品规格

本品均为统货。

3. 道地药材

江苏徐州、邳县产者质佳。

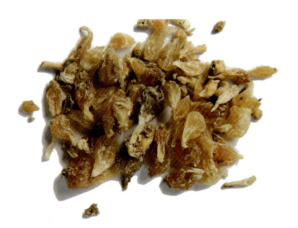

图 315-3　薤白（小根蒜）

4. 质量标志

本品以粒大、质硬、饱满、色黄白、半透明者为佳。

5. 显微特征

粉末鉴别：鳞叶表皮细胞多呈长方形，少数多角形，无间隙。气孔副卫细胞 5 ～ 6 个。老鳞叶表皮细胞内含草酸钙方晶，每个细胞内 1 个或 2 ～ 4 个方晶。导管多为螺纹导管。

6. 化学组分

薤白苷（macrostemonoside）A、D、E、F；异菝葜皂苷元 -3-O-β-D- 吡喃葡萄糖基（1 → 2）-β-D- 吡喃乳糖苷［smilagenin-3-O-β-D-glucopyranosyl（1 → 2）-β-D-galactopyranoside］；胡萝卜苷（daucoaterol）；腺苷（adenosine）；β- 谷甾醇（β-sitosterol）；21- 甲基二十三（烷）酸（21-methyl tricosanoic acid）；琥珀酸（succinic acid）；前列腺素（prostaglandin）A_1 及前列腺素 B_1。挥发油：内有 19 种含硫化合物，主要有二甲基三硫化物（dimethyl trisulfide），甲基丙基三硫化物（methylpropyl trisulfide），甲基丙基二硫化物（methylpropyl disulfide），丙基异丙基二硫化物（propylisopropyl disulfide），甲基烯丙基三硫化物（methylallyl trisulfide），二甲基二硫化物（dimethyl disulfide），烯丙基异丙基硫醚。

7. 理化特征

薄层鉴别：取本品粉末 4g，加正己烷 20ml，超声处理 20 分钟，滤过，滤液挥干，残渣加正己烷 1ml 使溶解，作为供试品溶液。另取薤白对照药材 4g，同法制成对照药材溶液。吸取上述 2 种溶液各 10μl，分别点于同一硅胶 G 薄层板上，以正己烷 - 乙酸乙酯（10：1）为展开剂，展开，取出，晾干，喷以 10% 硫酸乙醇溶液，在 105℃加热至斑点显色清晰，置紫外光灯（365nm）下检视。供试品色谱在与对照药材色谱相应的位置上，显相同颜色的荧光斑点。

8. 贮藏

放瓮内或其他容器内盖紧，置干燥处，宜在 30℃以下保存，防霉蛀。

（三）炮制与饮片

1. 药材炮制

（1）薤白：取药材除去杂质，洗净泥土，置适宜容器内微蒸，取出，晒干。

（2）炒薤白：将净薤白入锅内，文火炒至外表面呈现焦斑为度，取出放凉。

2. 饮片名称

薤白，炒薤白。

3. 药品类别

理气药。

4. 性状特征

（1）薤白：本品性状特征同药材（图 315-4）。

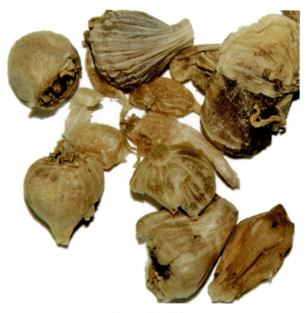

图 315-4　薤白

（2）炒薤白：本品形如薤白，表面有焦斑。

5. 质量要求

（1）水分：不得过 10.0%。

（2）总灰分：不得过 5.0%。

（3）浸出物：用热浸法测定，75% 乙醇作溶剂，结果不得少于 30.0%。

6. 性味功能

本品性温，味辛、苦。通阳散结，行气导滞。用于胸痹疼痛、痰饮咳喘、泻痢后重。

7. 用法用量

内服：煎汤，5 ～ 10g。

8. 使用注意

本品为滑利之品，无滞勿用。阴虚发热者、气虚者慎用。

9. 贮藏

放瓮内或其他容器内盖紧，置干燥处，宜在 30℃ 以下保存，防霉蛀。

（四）经典方剂与临床应用

枳实薤白桂枝汤（《金匮要略》）

处方：枳实 3g，厚朴 12g，薤白 9g，桂枝 3g，栝楼实 10g（捣）。

制法：上五味药以水 1L，先煮枳实、厚朴，取 400ml，去滓，纳诸药，煮数沸。

功能主治：用于胸痹，心中痞气，气结在胸，胸满。

用法用量：分 3 次温服。

（五）食疗与药膳

薤白三七鸡肉汤

原料：鸡肉（连骨）500g，薤白 60g，陈皮 6g，三七 12g，生姜，红枣，米酒适量。

制作方法：三七洗净，打碎成小粒状，鸡肉洗净，切块；陈皮水浸洗净；薤白除去根须，洗净，生姜、红枣（去核）洗净。把三七、鸡肉、陈皮、生姜、红枣放入开水锅内，武火煮沸后，文火煲 2 小时，放入薤白再煮沸片刻，调味，放入米酒搅匀即可。

功能主治：行气消肿，通阳散结。适用于痰（湿）

瘀凝滞胸证，症见胸部隐痛或胁肋不适，喉中有痰（痰白），倦怠乏力等。

316 大蒜 Da Suan

（一）基原

1. 集解

大蒜见于《本草图经》，载："今处处园圃种之。每颗六七瓣，初种一瓣，当年便成独子葫，至明年则复其本矣。其花中有实，亦作葫瓣状而极小，亦可种之。"《本草纲目》载："张骞使西域，始得大蒜……而大蒜出胡地，故有胡名。"

2. 品种

大蒜为单子叶植物纲百合科葱属植物蒜 *Allium sativum* L. 栽培品的鳞茎。

3. 分布

本品山东境内各地均有栽培。主产临沂苍山、济宁金乡、泰安、菏泽等地。

4. 生态

蒜栽培于园地或农田。

5. 形态特征

蒜：多年生草本，有强烈蒜臭气。鳞茎大形，球状至扁球状，通常由多数肉质、瓣状的小鳞茎紧密地排列而成，外面被数层白色至带紫色的膜质外皮。叶基生；叶片实心，宽条形至条状披针形，扁平，先端长渐尖，比花葶短，宽可达 2.5cm，基部鞘状。花葶实心，圆柱状，高达 60cm，中部以下被叶鞘；总苞具长 7 ～ 20cm 的长喙；伞形花序密具珠芽，间有数花，小花梗纤细；小苞片大，卵形，膜质；具短尖；花常为淡红色；花被片披针形至卵状披形，长 3 ～ 4mm，内轮的较短，花丝比花被短，基部合生并与花被片贴生，内轮的基部扩大，扩大部分每侧各具 1 齿，齿端成长丝状，长超过花被片，外轮的锥形；子房球状；花柱不伸出花被外。花期 7 月。蒜的种类的分类方法很多，一般按鳞茎的皮色可分为白皮蒜和紫皮蒜。按蒜瓣的大小分为大瓣蒜和小瓣蒜。按是否抽薹，还可分为有薹种和无薹种。按种植方法的不同分为青蒜（蒜苗）和蒜黄（图 316-1，图 316-2）。

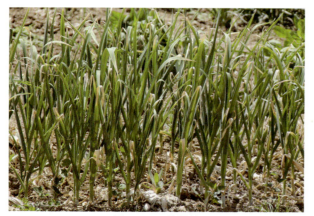

图 316-1 蒜植株

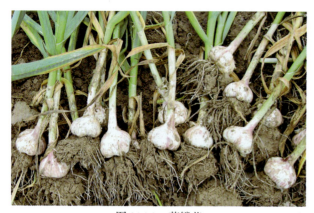

图 316-2 蒜鳞茎

6. 产地加工

夏初采收，除去泥沙，通风晾干或烘烤至外皮干燥。

（二）药材

1. 性状特征

（1）白皮蒜：鳞茎呈类球形，直径 3～6cm，由 6～10 个小鳞茎着生在扁平木质鳞茎盘上抱合而成，外包 1～3 层白色的膜质鳞叶，中央有干缩的花葶残基，基部有多数黄白色须根痕。小鳞茎瓣状长卵圆形，顶端略尖，背面略隆起，外被膜质鳞叶，内为白色肥厚的肉质鳞叶，切断面随处可见黄色油点。气特异，味辛辣（图 316-3）。

（2）紫皮蒜：性状同上，惟外包 1～3 层淡紫红色的膜质鳞叶。

（3）独瓣蒜：鳞茎卵状圆锥形，直径 1～3cm，外包 1～3 层白色的膜质鳞叶，基部有多数黄白色须根痕。内为白色肥厚的肉质鳞叶，切断面随处可见黄色油点。气特异，味辛辣。

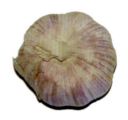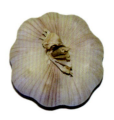

图 316-3 大蒜药材

2. 商品规格

本品均为统货。

3. 道地药材

本品山东临沂产者为道地药材。

4. 质量标志

本品以个大、肥厚、味辛辣者为佳。

5. 显微特征

（1）组织鉴别：表皮细胞多为长方形的薄壁细胞，细胞内具 1 枚细胞核，核内可见核仁 1～2枚；气孔稀少，圆形，直径 30～33μm，副卫细胞 4～5 个，类多角形。

（2）粉末鉴别：草酸钙方晶散在或成片存在于下皮以下薄壁细胞中，呈柱形、长方形或不规则形。薄壁组织呈多角形、长圆形或类长方形，胞腔内含淡灰黄色颗粒状物质或黏液质，有的含油滴。导管主为螺纹导管，少数为环纹导管。石细胞呈类长方形、类方形或类三角形。

6. 化学组分

挥发性成分：二烯丙基三硫醚（diallyltrisulfide），俗称大蒜素（allitridin），二烯丙基硫醚（diallylsulfide），甲基烯丙基二硫醚（methylallyldisulfide），二烯丙基二硫醚（diallyldisulfide），甲基烯丙基三硫醚（methylallyltrisulfide），二烯丙基四硫醚（diallyltetrasulfide）等。硫代亚磺酸酯类：烯丙基硫代亚磺酸 -1- 丙烯酯（1-propenylallylthiosulfinate），1- 丙烯基硫代亚磺酸烯丙酯（ally-1-propenylthiosulfinate），烯丙基硫代亚磺酸甲酯（methylallylthiosulfinate）等。S- 烷（烯）-L- 半胱氨酸衍生物：蒜氨酸（alliin），环蒜氨酸（cycloalliin），S- 烯丙基 -L-半胱氨酸（S-ally-L-cystein），S- 丁基 -L- 半胱氨酸（S-buty-L-cystein）等。γ-L- 谷氨酸多肽：γ-L- 谷酰 -L- 半胱氨酸（γ-L-glutamyl-L-phenylalanine）， γ-L- 谷氨酰 -S- 甲基 -L- 半胱氨酸（γ-L-glutamyl-S-methly-L-cystein）等；苷类：葫蒜素（scordinin）A₁、葫蒜素 A₂、葫蒜素 A₃、葫蒜素 B₁、葫蒜素 B₂ 及葫蒜素 B₃，槲皮素（quercetin）及山奈酚（kaempferol）糖苷等；多糖：D- 半乳聚糖（D-galactan），D- 聚半乳糖醛酸（D-galacturonan），L- 阿拉伯聚糖（L-arabinan），D- 葡聚糖（D-glucan）及 D- 果聚糖（D-fructan）等。

7. 理化特征

薄层色谱：取本品 6g，捣碎，35℃保温 1 小时，加无水乙醇 20ml，加热回流 1 小时，滤过，取滤液作为供试品溶液。另取大蒜素对照品，加无水乙醇制成每毫升含 0.4mg 的溶液，作为对照品溶液。吸取上述 2 种溶液各 5μl，分别点于同一硅胶 G 薄层板上，以正己烷为展开剂，展开，取出，晾干，以碘蒸气熏至斑点显色清晰。供试品色谱在与对照品色谱相应的位置上，显相同颜色的斑点。

8. 贮藏

置阴凉干燥处。

（三）炮制与饮片

1. 药材炮制

取原药材，除去杂质、泥沙，阴干。

2. 饮片名称

大蒜。

3. 药品类别

攻毒杀虫止痒药。

4. 形状特征

本品为去皮的蒜瓣，其余特征同药材（图 316-4）。

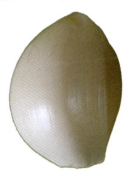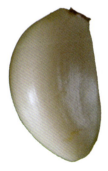

图 316-4　大蒜

5. 质量要求

（1）总灰分：不得过 2.0%。

（2）浸出物：用热浸法测定，水作溶剂。不得少于 63.0%。

（3）含量测定：用高效液相色谱法测定。本品含大蒜素（$C_6H_{10}S_3$）不得少于 0.15%。

6. 性味功能

本品性温，味辛。行气消积，杀虫解毒。用于饮食积滞、脘腹冷痛、泄泻、痢疾、感冒、百日咳、蛲虫病、痈疽肿毒、癣疮、蛇虫伤。

7. 用法用量

内服：煎汤，7.5 ～ 15g；生食、煨食或捣泥为丸。外用：捣敷，作栓剂或切片灸。

8. 使用注意

本品阴虚火旺者，以及目疾、口齿、喉、舌诸患和时行病后均忌食。

9. 贮藏

置阴凉干燥处。

（四）经典方剂与临床应用

大蒜酒（《仙拈集》）

处方：大蒜 7 枚。

功能主治：霍乱，心胃并肚腹疼痛。

用法用量：捣烂，黄酒冲服。

（五）食疗与药膳

1. 蒜泥芝麻酱拌黄瓜

原料：紫皮大蒜 60g，青嫩黄瓜 260g，芝麻酱 16g，精盐、味精、香醋、麻油皆适量。

制作方法：把紫皮大蒜掰开，除掉外皮，洗净后放在温开水中浸泡 10 分钟，剁成大蒜泥；黄瓜用温开水浸泡片刻，洗净外表皮，用沸水烫后去掉两端，连皮剖开，切成片；加适量精盐抓渍片刻，滤掉汁液，放在大碗中，添加芝麻酱、味精、香醋、麻油等调料，加入大蒜泥、搅拌均匀即可。

功能主治：清热利湿，解毒降糖。对糖尿病、高脂血症有疗效。

2. 蒜头拌海带

原料：海带 20g，蒜头 30g。

制作方法：将海带放在水里浸泡 12 小时。勤换水，漂洗干净后入沸水中煮至软，捞出控去水，切成细丝；大蒜去皮，拍碎，与调料一同拌入海带丝中即成。

功能主治：降脂降压，补碘抗癌。适用于地方性甲状腺肿、高脂血症、高血压病及甲状腺癌的防治。

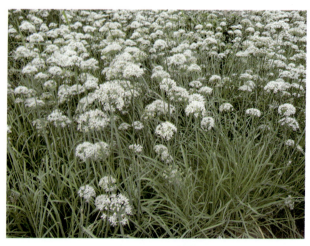

图 317-1　韭植株

317　韭菜籽 Jiu Cai Zi

（一）基原

1. 集解

韭菜籽见于《本草纲目》，载："韭丛生丰本，长叶青翠，可以根分，可以子种。……八月开花成丛，……九月收子，其子黑色而扁，须风处阴干。"《本草图经》载："按许慎《说文》，韭字像叶出地上形，一种而久生，故谓之韭。"

2. 品种

韭菜籽为单子叶植物纲百合科葱属植物韭 *Allium tuberosum* Rottl. ex Spreng. 栽培品的干燥成熟种子。

3. 分布

山东境内各地均有栽培。

4. 生态

韭栽培于园地或农田。

5. 形态特征

韭：多年生草本，高 20 ～ 45cm。有特殊强烈气味。根茎横卧，鳞茎狭圆锥形，簇生；外皮黄褐色，网状纤维质。叶基生，条形，扁平，长 15 ～ 30cm，宽 1.5 ～ 7mm。总苞 2 裂，比花序短，宿存；伞形花序簇生状或球状，多花；花梗为花被的 2 ～ 4 倍长；具苞片；花白色或微带红色；花被片 6，狭卵形至长圆状披针形，长 4.5 ～ 7mm；花丝基部合生并与花被贴生，长为花被片的 4/5，狭三角状锥形；子房外壁具细的疣状突起。蒴果有倒心形的果瓣。花果期 7 ～ 9 月（图 317-1，图 317-2）。

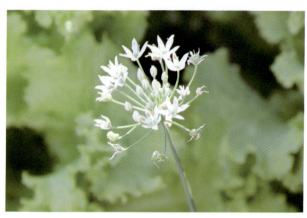

图 317-2　韭花序

6. 产地加工

秋季果实成熟时，采下果序，晒干，搓出种子，除去杂质。

（二）药材

1. 性状特征

成熟种子呈扁卵形或类三角状扁卵圆形，一面平或微凹；一面稍隆起，顶端钝，基部微尖，长 3 ～ 4mm，宽 2 ～ 3mm。表面黑色，有不规则网状皱纹。基部有种脐，突起，灰棕色。纵切面可见种皮菲薄，胚乳灰白色；胚白色，弯曲，子叶 1 枚。质坚硬。气特异，嚼之有韭菜味（图 317-3）。

2. 商品规格

本品均为统货。分江苏、浙江统装等。

3. 道地药材

韭菜种子在河南扶沟县产量较大，山东产品

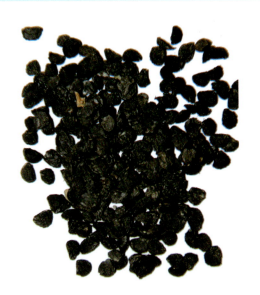

图 317-3　韭菜籽

质佳。

4. 质量标志

本品以粒饱满、黑色、无杂质者为佳。

5. 显微特征

（1）组织特征：横切面示种皮表皮细胞较平整，细胞壁厚，外壁被较薄角质层，细胞腔含暗褐色物质，其下为数列棕黄色薄壁细胞。胚乳细胞大，壁甚厚，有大形纹孔，胞腔内含有糊粉粒及脂肪油。

（2）粉末鉴别：种皮表皮细胞黑色或黑棕色，长条形或不规则形，表面具网状纹理。胚乳细胞多破碎，有较大的类圆形或长圆形纹孔。

6. 化学组分

挥发油类：己醛；甲基 -2- 丙烯基二硫醚；庚醇；十九烯 -2- 酮；油酸；叶绿醇；棕榈酸；二甲基丙烯基硫醚；4,8,12,- 三甲基 -2- 十八酮；正十八烷等。尚含甾体皂苷、生物碱、苷类、维生素 C 等。

7. 理化特征

取本品粗粉 1g，加乙醚 5ml，冷浸 24 小时，滤过，滤液浓缩至 1ml，供点样用。将大蒜素点样作对照。吸附剂：硅胶 C（青岛）-1%CMC 板，110℃活化 1 小时。展开剂：石油醚 - 乙酸乙酯（9.6：0.4），加甲酸 3 滴。展距：10cm。显色剂：碘蒸气。

8. 贮藏

置通风干燥处，宜在 30℃以下保存，防霉，防蛀。

（三）炮制与饮片

1. 药材炮制

（1）韭菜籽：取原药材，除去杂质及残留的花梗，筛去灰屑。

（2）盐韭菜籽：取净韭菜籽用盐水拌匀，闷透，置锅内，用文火加热，炒干，取出放凉。100kg 韭菜子，用食盐 2kg。

（3）炒韭菜籽：取净韭菜籽，置锅内用文火炒至有爆裂声，闻有香气时取出。

2. 饮片名称

韭菜籽，盐韭菜籽，炒韭菜籽。

3. 药品类别

补虚药。

4. 性状特征

（1）韭菜籽：本品性状特征同药材。

（2）盐韭菜籽：本品形如韭菜籽，色泽加深，有香气，味咸、微辛。

（3）炒韭菜籽：本品形如韭菜籽，色泽加深，有香气。

5. 质量要求

本品以黑色、子粒饱满者为佳。

6. 性味功能

本品性温，味辛、甘。温补肝肾，壮阳固精。用于阳痿遗精、腰膝酸痛、遗尿尿频、白浊带下。

7. 用法用量

内服·煎服，3 ～ 9g；或入丸、散。

8. 使用注意

本品阴虚火旺者忌服。

9. 贮藏

置通风干燥处，宜在 30℃以下保存，防霉，防蛀。盐韭菜籽密闭，置阴凉干燥处。

（四）经典方剂与临床应用

韭菜籽散

处方：韭菜籽、苍术各 120g，淮山药、芡实各 60g，金樱子、菟丝子各 30g。

功能主治： 遗精。

用法用量： 共为细末。每次 5g，每日 2 次，温开水冲服。

（五）食疗与药膳

1. 韭菜籽白芷粥

原料： 韭菜籽 12g，白芷 10g，粳米 100g。

制作方法： 将韭菜籽、白芷煎煮，去渣取汁，药汁与粳米共煮粥，加少许盐服食。

功能主治： 对肾阳亏虚所致妇女白带量多，淋沥不尽，质稀清冷者有较好疗效。

2. 韭菜籽蒸猪肚

原料： 韭菜籽 12g，猪肚 1 个。

制作方法： 韭菜籽洗净，纱布袋装好，放入猪肚内，隔水蒸至烂熟，取出药袋，取食猪肚。

功能主治： 适用于慢性胃炎及消化性溃疡。

318　芦荟 Lu Hui

（一）基原

1. 集解

芦荟始载于《开宝本草》。《本草图经》曰："今惟广州有来者。其木生山野中，滴脂泪而成。采之不拘时日。"《本草纲目》曰："芦荟原在草部。《药谱》及《图经》所状，皆言是木脂"。而《一统志》云："爪哇、三佛齐诸国所出者，乃草属，状如鳌尾，采之以玉器捣成膏。"芦，黑色；荟，聚也。本品采集后即从芦荟叶中提出液汁，色黑而凝集如饴，故名。

2. 品种

芦荟为单子叶植物纲百合科芦荟属植物库拉索芦荟 *Aloe barbadensis* Miller 栽培品叶的汁液浓缩干燥物。习称"老芦荟"。

3. 分布

山东境内莱芜、平邑等地有栽培，省内种植面积约千亩，莱芜市莱城区寨里镇建有芦荟繁育场；山东境内公园温室及家庭常见栽培。

4. 生态

库拉索芦荟栽培于温室、塑料大棚、公园或庭院。

5. 形态特征

库拉索芦荟：多年生草本。茎极短。叶簇生于茎顶，直立或近于直立，肥厚多汁；呈狭披针形，长 15～36cm，宽 2～6cm，先端长渐尖，基部宽阔，粉绿色，边缘有刺状小齿。花茎单生或稍分枝，高 60～90cm；总状花序疏散；花点垂，长约 2.5cm，黄色或有赤色斑点；花被管状，6 裂，裂片稍外弯；雄蕊 6，花药"丁"字着生；雌蕊 1，3 室，每室有多数胚珠。蒴果，三角形，室背开裂。花期 2～3 月（图 318-1）。

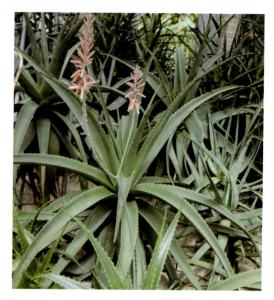

图 318-1　库拉索芦荟植株

6. 产地加工

全年可采。割取叶片，收集其流出的液汁，置锅内熬成稠膏，倾入容器，冷却凝固。

（二）药材

1. 性状特征

汁液干燥物呈不规则块状，常破裂为多角形，大小不一。表面暗红褐色或深褐色光泽。体轻，质硬，不易破碎，断面粗糙或显麻纹，富吸湿性。有特殊臭气，味极苦（图 318-2）。

2. 商品规格

本品均为统货。

3. 道地药材

本品干旱地区产者质佳。

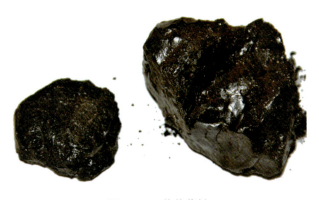

图 318-2　芦荟药材

4. 质量标志

本品以色黑绿、质脆、有光泽、气味浓者为佳。

5. 显微特征

粉末鉴别：用乳酸酚（乳酸1份，酚1份，甘油2份混合）甘油装片，置显微镜下观察，团块不规则形，表面有细小针状和粒状、短粒状结晶附着。放置24小时，粉末稍微溶解，团块上的结晶仍清晰可见。

新芦荟粉末，如上法制片，显微镜下观察，团块表面无结晶附着。放置24小时，粉末全部溶解。

6. 化学组分

蒽醌类：含21.78%芦荟大黄素苷；异芦荟大黄素苷（isobarbaloin）；7-羟基芦荟大黄素苷（7-hydroxyaloin）；5-羟基芦荟大黄素苷A（5-hydroxyaloin A）。树脂：约12%，为芦荟树脂鞣酚（aloeresitannol）与桂皮酸（cinnamic acid）相结合的酯。其他：L-天冬酰胺（L-asparagine）；天冬氨酸（aspqrtic acid）；DL-苏氨酸（D L-threonine）；L-色氨酸（L-tryp0tophane）等氨基酸。胆甾醇（cholesterol），菜油甾醇（campesterol），β-谷甾醇（β-sitosterol），羽扇豆醇（lupeol）；苹果酸（malic acid），枸橼酸（citric acid），酒石酸（tartaric aicd）等有机酸及钠、钾、钙、镁、氯等无机元素。又含D-葡萄糖（D-glucose），D-甘露糖（D-mammose）；另含多糖混合物，如芦荟多糖（aloeferan）等。

7. 理化特征

（1）荧光检查：取1%的本品溶液5ml，加硼砂0.25g，加热溶解，取溶液数滴，加水30ml，振摇混合，溶液呈绿色荧光，紫外光灯下呈亮黄色。

（2）化学定性：①取本品粉末1g，置三角烧瓶中，加蒸馏水25ml，放置2小时，时时振摇，滤过，滤液稀释至100ml，溶液呈黄绿色。②取1%水溶液2ml，加等量饱和溴水，即有黄色沉淀（产生四溴芦荟混合苷）。③取1%水溶液10ml，加苯10ml，振摇后分取苯液，加氨试液2ml，氨液层显红色（蒽醌类成分一般反应）。④取芦荟0.5g，加沸水50ml并少量硅藻土，振摇后过滤。取滤液5ml，加浓硝酸2ml，显深棕红色。取滤液1ml，加蒸馏水9ml，加5%乙酸铜1滴、饱和食盐水0.5ml及乙醇1ml，共热，显持久的深樱红色（系含异芦荟苷所致）。⑤取芦荟0.1g，加三氯化铁试液5ml与稀盐酸5ml，置水浴加热15分钟，分出澄清的醚液，加氢氧化钠试液5ml，振摇，碱液层显红色。

（3）薄层色谱：取芦荟粉末0.5g，加甲醇20ml，置水浴上加热至沸，振摇数分钟，滤过，滤液供点样用。另取芦荟苷适量，加甲醇制成5mg/ml的溶液作为对照品溶液。吸取上述2种溶液各5μl，分别点于同一硅胶G薄层板上。展开剂：乙酸乙酯-甲醇-水（100：17：13）。展距：10cm。取出，晾干，喷以10%氢氧化钾-甲醇溶液，置紫外光灯（365nm）下检视。供试品与对照品在相应的位置上，显相同颜色的荧光斑点。

8. 贮藏

木箱装。本品受热易熔融流失，应密封，置阴凉干燥处保存，防热避光。

（三）炮制与饮片

1. 药材炮制

（1）芦荟：取药材除去杂质。

（2）炒芦荟：取芦荟块用微火炒至焦黑色。

2. 饮片名称

芦荟，炒芦荟。

3. 药品类别

泻下药。

4. 性状特征

（1）芦荟：本品性状特征同药材。

（2）炒芦荟：本品形同芦荟块，表面焦黑。

5. 质量要求

（1）水分：不得过 6.0%。

（2）总灰分：不得过 2.0%。

（3）含量测定：用高效液相色谱法测定。本品含芦荟苷（$C_{21}H_{22}O_9$）不得少于 18.0%。

6. 性味功能

本品性寒，味苦。清肝热，通便，杀虫。用于热结便秘、妇女经闭、小儿惊痫、疳热虫积；外用治癣疮、痔漏、瘰疬。

7. 用法用量

内服：煎汤，2～5g；外用：适量，研末敷患处。

8. 使用注意

孕妇慎用。

9. 贮藏

木箱装。本品受热易熔融流失，应密封，置阴凉干燥处保存，防热避光。

（四）经典方剂与临床应用

芦荟散（《圣济总录》）

处方： 芦荟、防风（去叉）各 15g，白附子（炮）、白术、天麻、白芷各 30g，丹砂（研）、龙脑（研）各 4g。

制法： 上八味，捣为细散。

功能主治： 头风头痛。

用法用量： 每服 0.5g，葱白、薄荷茶调下，食后服。

（五）食疗与药膳

芦荟解毒汤

原料： 芦荟 400g，瘦肉 400g，海带 80g，生地黄 50g，盐少许。

制作方法： 瘦肉切片后用热水汆烫，海带洗净泡软，芦荟切小方片备用。将 1000ml 的水注入锅中煮开后，放入所有材料（盐除外），用小火炖煮 1 小时，起锅前再加少许盐调味即可。

功能主治： 清肝热，通便，瘦身。

319 知母 Zhi Mu

（一）基原

1. 集解

知母始载于《神农本草经》，列为中品，又名虫氏母。以后历代本草均有记载。《名医别录》曰："生河内。二月、八月采根，曝干。"《本草图经》曰："生河内川谷。今濒河堵郡及解州、滁州亦有之。根黄色，似菖蒲而柔润，叶至难死，掘出随生，须燥乃止。四月开青花如韭花，八月结实。二月、八月采根，曝干用。"《本草品汇精要》云："根黄白脂润者为好。……主补虚劳，泻肾火。……酒为之使。"《药物出产辨》云："产直隶东陵、西陵等。"《本草纲目》云："宿根之旁，初生子根，状如虫氏虻之状，故谓之虫氏母，讹为知母，虫是母边。"《重修政和经史证类备用本草》收录 5 幅药图，有 4 幅图苗叶同现代所用的百合科知母，1 幅图不像百合科知母，可见古代所用知母有若干个品种。本品根茎横走，下部生有多数肉质须根，如虫氏虻之状，故名虫氏母，后讹为知母。

2. 品种

知母为单子叶植物纲百合科知母属植物知母 *Anemarrhena asphodeloides* Bge. 栽培品的干燥根茎。

3. 分布

山东境内产于牟平、招远、栖霞、莱西及蒙山等地；菏泽等地有栽培。

4. 生态

知母生于山坡草丛中。

5. 形态特征

知母：多年生草本，全株无毛。根状茎横生于地面，其上有许多黄褐色纤维，下生多数粗而长的须根。叶基生，丛出；线形，长 15～70cm，宽 3～6mm，质稍硬，基部扩大成鞘状。花茎直立，高 50～100cm，上生鳞片状小苞叶，穗状花序稀疏而狭长，花常 2～3 朵簇生，无花梗或有很短的花梗，长约 3mm，花梗顶端具关节；花绿色或紫堇色；花被片 6，宿存，排成 2 轮，长圆形，长 7～8mm，有 3 条淡紫色纵脉；雄蕊 3，比花被片为短，贴生于内轮花被片的中部，花丝很短，具"丁"字药；子房近圆形，3室，花柱长2mm。蒴果长卵形，长10～15mm，成熟时沿腹缝上方开裂，每室含种子1～2粒。种子三棱形，两端尖，黑色。花期5～6月。果期8～9月（图319-1至图319-3）。

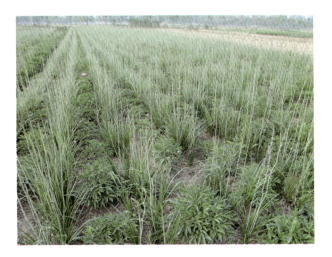

图319-1　知母植物生态

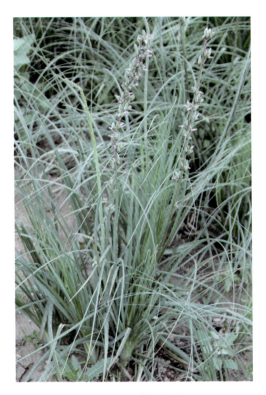

图319-2　知母植株

6. 产地加工

春秋采挖，秋季采收质量最好。挖出根茎，除去茎苗及须根，保留黄绒毛和浅黄色的叶痕及茎痕晒干者，为"毛知母"；鲜时剥去栓皮晒干

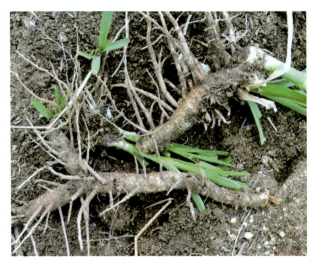

图319-3　知母根茎

者为"光知母"。

（二）药材

1. 性状特征

（1）毛知母：带皮的干燥根茎呈扁圆柱形，微弯曲，一端较粗，一端较细，偶有2～3分歧，长3～17cm，直径0.8～2cm。根头部有浅黄色的叶痕及茎痕残留，俗称"金包头"；上面中央有一道下陷的纵沟，具紧密排列的环状节，节上密生金黄色扁平的绒毛，由两侧向根茎上方集中；另一面较皱缩，并有多数凹陷或突起的小圆点状根痕，黄绒毛少或无。质硬，易折断，断面黄白色，平坦。无臭，味甘而苦，带黏性（图319-4）。

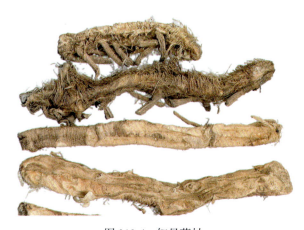

图319-4　知母药材

（2）光知母：又名知母肉。为去皮的干燥根茎。较毛知母瘦小，长3～13cm，直径约1cm。表面黄白色或淡黄棕色，有扭曲的纵沟，一侧可

见多数不规则散在的小形根痕。质硬，易折断，断面白色或黄白色，有的显筋脉点，水浸后有黏液。气味同毛知母。以肥大、滋润、质硬、色黄白、嚼之发黏者为佳。

2. 商品规格

本品均为统货。

3. 道地药材

本品河北、山东产者质佳。

4. 质量标志

（1）毛知母：以肥大、质硬、表面被金黄色绒毛、断面黄白色者为佳。

（2）光知母：以肥大、滋润、质硬、色黄白、嚼之发黏者为佳。

5. 显微特征

（1）组织鉴别：栓化皮层由数层多角形木栓细胞和 10～20 列扁平的长方形木栓细胞组成；皮层散在少数叶迹维管束。中柱内分布多数外韧型维管束，中柱鞘常有横走的根迹维管束。薄壁细胞中有多数黏液细胞，以皮层中分布较多，内含草酸钙针晶束；另有一种草酸钙柱状针晶束，多存在于维管束周围的薄壁组织中，柱状针晶直径 3.5～5μm，多碎断，断面方形。薄壁细胞均含有脂肪油滴（图 319-5，图 319-6）。

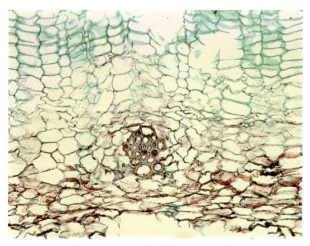

图 319-5　知母药材横切面组织特征

（2）粉末鉴别：粉末米黄色。草酸钙针晶成束或散在，针晶长 36～40μm，碎断后呈小方晶状；有时可见含晶束的黏液细胞。纤维细长，壁稍厚，木化，纹孔稀疏，胞腔较大。具缘纹孔、网纹及螺纹导管细小，直径 12～24μm。木栓细胞壁薄，

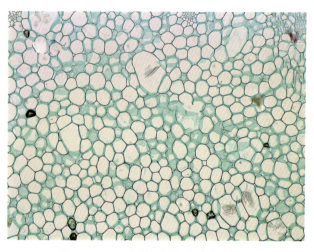

图 319-6　知母药材组织中的黏液细胞

表面观形状不一；木化厚壁细胞类长方形或长多角形，稍弯曲，略交错排列，孔沟较密，胞腔内含棕色物质。

6. 化学组分

知母皂苷（timosaponin）A-Ⅰ、A-Ⅱ、A-Ⅲ、A-Ⅳ、B-Ⅰ、B-Ⅱ；知母皂苷（amemarsaponin）A$_2$ 即马尔考皂苷元 -3-O-β-D- 吡喃葡萄糖基（1→2）-β-D- 吡喃半乳糖苷 B［marlogenin-3-O-β-D-glucopyranosy（1→2）-β-D-galactopyranoside B］；去半乳糖替告皂苷（desgalactotigonin）；异菝葜皂苷（smilageninoside）；知母多糖（anemaran）A、B、C、D；顺 - 扁柏树脂酚（cis-hinokiresinol）；单甲基 - 顺 - 扁柏树脂酚（monomethyl-cis-hinokiresinol）；氧化 - 顺 - 扁柏树脂酚（oxy-cis-himokiresinol）；2,6,4′-三羟基 -4- 甲氧基二苯甲酮（2，6，4'-trihydroxy-4-methoxy benzophenone）；对 - 羟苯基巴豆油酸（p-hydroxyphenyl crotonic acid）；二十五烷酸乙烯脂（pentacosyl vinyl ester）；β- 谷甾醇（β-sitosterol）；烟酸（nicotinic acid）；烟酰胺（nicotinamide）及泛酸（pantothenic acid）等。

7. 理化特征

（1）化学定性：①取本品粉末 2g，加乙醇 8ml 浸渍 1 小时。取浸出液 1ml，蒸干，残渣加硫酸 1 滴，初显黄色，继变红色、紫堇色，最后显棕色。②取本品粉末 1g，加甲醇 5ml，振摇提取，滤过。取滤液 1ml，加盐酸 4～5 滴及镁粉少许，水浴加热 2 分钟，知母显橙红色；盐知母、酒知母不加热即显橙红色。

（2）薄层色谱：取本品粉末 2g，加乙醇 20ml，加热回流 40 分钟，取上清液 10ml，加盐酸 1ml，加热回流 1 小时后浓缩至约 5ml，加水 10ml，用苯 20ml 提取，提取液蒸干，残渣加苯 2ml 使溶解作为供试溶液。另取菝葜皂苷元，加苯制成每毫升含 5mg 的溶液，作为对照品溶液。吸取上述 2 种溶液各 7μl，分别点于同一硅胶 G 薄层板上，以苯 - 丙酮（9∶1）为展开剂，展开，取出，晾干，喷以 8% 香草醛无水乙醇溶液与硫酸溶液（7→10）的混合液（0.5∶5），在 100℃烘约 5 分钟。供试品色谱在与对照品色谱相应的位置上，显相同颜色的斑点。

8. 贮藏

筐、篓、袋装。置于通风干燥处保存。

（三）炮制与饮片

1. 药材炮制

（1）知母：取毛知母，除去杂质及毛须，洗净润透，切厚片。

（2）知母肉：取光知母，洗净润透，切厚片。

（3）盐知母：取毛知母，用盐水拌匀或喷洒均匀，焖透，置锅内文火炒干，取出，放凉。每毛知母片 100kg，用食盐 2kg。

（4）酒知母：取黄酒喷淋知母片，拌匀，稍润，用文火炒至变黄色，取出晾干。每知母 10kg，用黄酒 1～2kg。

2. 饮片名称

知母，知母肉，盐知母，酒知母。

3. 药品类别

清热药。

4. 性状特征

（1）知母：本品呈不规则类圆形或长圆形厚片，直径 0.5～1.5cm，厚 2～4mm。切面黄白色或淡黄色，颗粒状，有时隐现筋脉点。周边灰棕色至黄棕色，有少数毛须状叶基。质硬脆。气微，味微甜，嚼之有黏性（图 319-7）。

（2）知母肉：本品形如知母，无外皮，切面黄白色，周边淡黄色，有扭曲的沟纹。

（3）盐知母：本品形如知母片，色黄或微带焦斑。味微咸（图 319-8）。

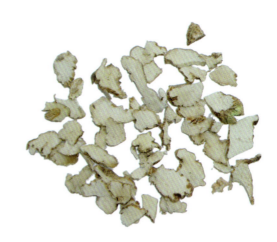

图 319-7　知母

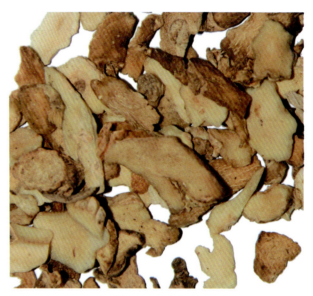

图 319-8　盐知母

（4）酒知母：本品形如知母片，表面黄棕色，微有酒香气。

5. 质量要求

（1）知母

1）水分：不得过 12.0%。

2）总灰分：不得过 9.0%。

3）酸不溶性灰分：不得过 2.0%。

4）含量测定：用高效液相色谱法测定。本品含芒果苷（$C_{19}H_{18}O_{11}$）不得少于 0.50%，含知母皂苷 B Ⅱ（$C_{45}H_{76}O_{19}$）不得少于 3.0%。

（2）盐知母

1）水分：不得过 12.0%。

2）总灰分：不得过 9.0%。

3）酸不溶性灰分不得过 2.0%。

4）含量测定：用高效液相色谱法测定。本品含芒果苷（$C_{19}H_{18}O_{11}$）不得少于 0.40%，含知母皂苷 BⅡ（$C_{45}H_{76}O_{19}$）不得少于 2.0%。

6. 性味功能

本品性寒，味苦、甘。清热泻火，生津润燥。用于外感热病、高热烦渴、肺热燥咳、骨蒸潮热、内热消渴和肠燥便秘。光知母泻火清热，除烦止渴。用于肺热喘咳、胸膈满闷。盐知母引药下行，滋肾潜阳；用于肾阴不足、骨蒸潮热。

7. 用法用量

内服：煎汤，或入丸、散，用量 6～12g。

8. 配伍禁忌

忌海藻、菘菜、芫荑。

9. 使用注意

本品脾胃虚寒、大便溏泄者忌服。肺中寒嗽、肾气虚脱、无火症而尺脉微弱者禁用。

10. 贮藏

筐、篓、袋装。置于通风干燥处保存。

（四）经典方剂与临床应用

白虎汤（《伤寒杂病论》）

处方：石膏 30g，知母 9g，甘草 3g，粳米 6g。

功能主治：阳明气分热盛。症见壮热面赤，烦渴引饮，汗出恶热，脉洪大有力，或脉滑数。

用法用量：水煎至米熟汤成，去滓温服。

（五）食疗与药膳

1. 知母杞子粥

原料：知母 15g，枸杞子 15g，粟米 100g。

制作方法：先将知母洗净，晒干或烘干，研成极细末，备用。将枸杞子拣杂，洗净后，放入温水中浸泡片刻，待用。将粟米淘洗干净，放入砂锅，加水适量，大火煮沸后，加入浸泡的枸杞子及其浸泡液，改用小火煨煮成稠黏粥，粥将成时，调入知母细末，拌和均匀即成。

功能主治：清热解毒、滋阴益肾、止渴降糖。主治燥热伤肺、肾阴亏虚型糖尿病，中老年糖尿病证属阴阳两虚兼有高血压者，坚持服食本药膳

方也有较好的治疗作用。

用法用量：早晚 2 次分服。服食时应减少相应的主食摄入量。

2. 知母海带豆腐汤

原料：知母 15g，海带 30g，嫩豆腐 200g。

制作方法：先将知母洗净，切片，晒干或烘干，研成极细末，备用。将海带放入清水中浸泡 6 小时，轻轻洗去表面白斑，切成斜方块，盛入碗中，待用。将嫩豆腐用冷开水清洗，快刀切成 1.5cm 见方的小块，下入烧至六成热的植物油锅，加葱花、姜末煸炒，出香后，加清水适量，大火煮沸，待嫩豆腐小丁块浮在汤面时，调入知母细末及海带片，改用小火煨煮 10 分钟，加精盐、味精、五香粉，拌和均匀，淋入麻油少许，即成。

功能主治：清热解毒、滋阴补虚、降血糖。主治阴阳两虚型糖尿病，对中老年肾阴亏虚、燥热伤肺型糖尿病亦有较好的治疗作用。

用法用量：佐餐当汤，随意服食，当日吃完。

320 天冬 Tian Dong

（一）基原

1. 集解

天冬始载于《神农本草经》，列为上品，原名天门冬。《证类本草》云："处处有之，春生藤蔓，大如钗股，高至丈余，叶如茴香，根尖细而疏滑有逆刺，亦有涩而无刺者，其叶如丝衫而细散，皆名天门冬，夏生白花，亦有黄色者，秋结黑子，在其根枝旁，入伏后无花，暗结子，其根白或黄紫色，大如手指，长二三寸，大者为胜，颇与百部根相类，然圆实而长，一二十同桩。"与今天冬相符。《抱朴子》谓："一名颠棘或地门冬，在东岳名淫羊食，在中岳名天门冬，在西岳名管松，在北岳名无不愈，在南岳名百部，在京陆山阜名颠棘，在越人名浣草，虽处处有之，其名不同，其实一也。"《本草纲目》云："草之茂者为门，俗作门，而此草蔓茂，功同麦门冬，故曰天门冬或曰天棘。"药材规格，《新修本草》谓："天门冬有二种，一种苗有刺而涩，一种无刺而滑皆是天冬。"《抱朴子》谓："天门冬生

高地，根短而味甜气香者善，……叶细似蕴而微黄，根长而味多苦，气臭者下。"

2. 品种

天冬为单子叶植物纲百合科天门冬属植物天冬 *Asparagus cochinchinensis*（Lour.）Merr. 栽培品的干燥块根。

3. 分布

山东境内产于崂山、蒙山；各地有栽培。

4. 生态

天冬生于山坡、山谷、疏林下和荒地上。

5. 形态特征

天冬：属多年生攀缘植物。根在中部或近末端成纺锤状膨大，膨大部分长3～5cm，粗1～2cm。茎平滑，常弯曲或扭曲，长可达1～2m，分枝具棱或狭翅。叶状枝通常每3枚成簇，扁平或由于中脉龙骨状而略呈锐三棱形，稍镰刀状，长0.5～8cm，宽1～2mm；茎上的鳞片状叶基部延伸为长2.5～3.5mm的硬刺，在分枝上的刺较短或不明显。花通常每2朵腋生，淡绿色；花梗长2～6mm，关节一般位于中部，有时位置有变化；雄花：花被长2.5～3mm；花丝不贴生于花被片上；雌花大小和雄花相似。浆果直径6～7mm，熟时红色，有1颗种子。花期5～6月，果期8～10月（图320-1，图320-2）。

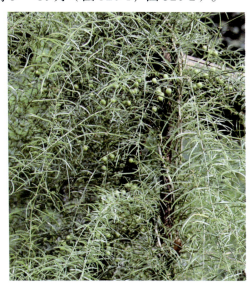

图 320-1　天门冬植株

6. 产地加工

秋、冬二季采挖，洗净，除去茎基和须根，

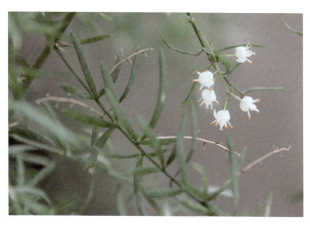

图 320-2　天门冬花枝

置沸水中煮或蒸至透心，趁热除去外皮，洗净，干燥。

（二）药材

1. 性状特征

干燥块根呈长纺锤形，略弯曲，长5～18cm，直径0.5～2cm。表面黄白色至淡黄棕色，半透明，光滑或具深浅不等的纵皱纹，偶有残存的灰棕色外皮。质硬或柔润，有黏性，断面角质样，中柱黄白色。气微，味甜、微苦（图320-3）。

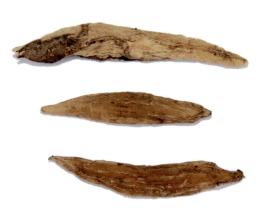

图 320-3　天冬药材

2. 商品规格

本品均为统货。

3. 道地药材

本品贵州产者质佳。

4. 质量标志

本品以肥满、致密、色黄白、半透明者为佳。

5. 显微特征

（1）组织鉴别：根被有时残存。皮层宽广，外侧有石细胞，石细胞浅黄棕色，长条形、长椭圆形或类圆形，直径 32 ～ 110μm，壁厚，纹孔及孔沟极细密，有的断续排列成环；黏液细胞散在，草酸钙针晶束存在于椭圆形黏液细胞中，针晶长 40 ～ 99μm。内皮层明显。中柱韧皮部束和木质部束各 31 ～ 135 个，相互间隔排列，少数导管深入至髓部，髓细胞亦含草酸钙针晶束（图 320-4）。

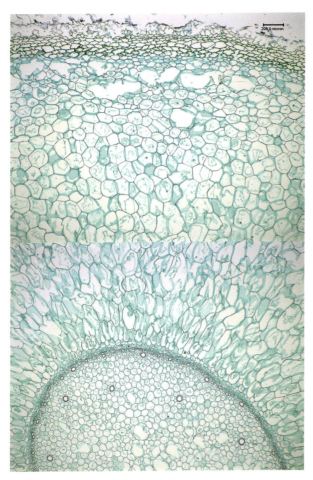

图 320-4　天冬药材横切面组织特征

（2）粉末鉴别：石细胞长方形、长条形或纤维状，易碎断，完整者长 85 ～ 460μm，直径 32 ～ 88μm，壁厚 10 ～ 37μm，纹孔细密，孔沟细而短，胞腔宽狭不一；另有类圆形或类方形而壁较薄者，直径约至 110μm，壁厚 6 ～ 9μm，纹孔极密而较大。草酸钙针晶散在或成束存在于黏液细胞中，针晶长 40 ～ 99μm。导管多为具缘纹孔导管，直径 18 ～ 110μm。纤维管胞末端稍倾斜或斜尖，直径 16 ～ 32μm，纹孔超出纹孔缘或相交成"人"字形。

6. 化学组分

甾体皂苷类：天冬呋甾醇寡糖苷 Asp- Ⅳ，Asp- Ⅴ，Asp- Ⅵ，Asp- Ⅶ；甲基原薯蓣皂苷（methyl-protodioscin）；伪原薯蓣皂苷（pseudoprotodioscin）；3-O-α-L- 吡喃鼠李糖基（1→4）-β-D- 吡喃葡萄糖基 -26-O-（β-D- 吡喃葡萄糖基）-（25R）-5，20- 呋甾二烯 -3β，26 二醇［3-O-α-L-rhamnopyranosyl（1 → 4）-β-D-glucopyranosyl-26-O-（β-D-glucopyranosyl）-（25R）-furosta-5, 20-β, 26-diol］；含 7 个寡糖（oligosaccharide）Ⅰ ～Ⅶ，分别为含有葡萄糖和果糖（fructose）的三聚糖、四聚糖、五聚糖、六聚糖、八聚糖、九聚糖和十聚糖；还含葡萄糖，果糖，蔗糖（sucrose），5- 甲氧基甲基糖醛（5-methoxymethyl furfural），β- 谷甾醇（β-sitosterol）及瓜氨酸（citrulline），天冬酰胺（asparagine），丝氨酸（serine），苏氨酸（threonine），脯氨酸（proline），甘氨酸（glycine），丙氨酸（alanine），缬氨酸（valine），甲硫氨酸（methionine），亮氨酸（leucine），异亮氨酸（isoleucine），苯丙氨酸（phenylalanine），酪氨酸（tyrosine），天冬氨酸（aspartic acid），谷氨酸（glutamic acid），精氨酸（arginine），组氨酸（histidine），赖氨酸（lysine）等多种氨基酸。

7. 贮藏

置通风干燥处，防霉，防蛀。

（三）炮制与饮片

1. 药材炮制

（1）天冬：取药材，除去杂质，迅速洗净，切薄片，干燥。

（2）蜜炙天冬：取净天冬段与炼蜜拌和加热炒至不黏手，呈深黄色带光泽时取出，晾凉。每 100kg 天冬，用炼蜜 5kg。

（3）炒天冬：取净天冬段，置锅中用文火炒至体膨大呈焦黄色，外皮起泡为度，取出放凉。

（4）朱天冬：取净天冬片用清水微润湿，撒入朱砂细粉拌匀，晒干或晾干。每 100kg 天冬，用朱砂 0.15kg，以清心除烦。贮干燥容器内，炒天冬、蜜炙大门冬、朱天冬密闭，置于阴凉干燥处，防潮，防霉，防蛀。

2. 饮片名称

天冬（天门冬），蜜天冬，炒天冬，朱天冬。

3. 药品类别

补虚药。

4. 性状特征

（1）天冬：本品呈类圆形或斜长形片，直径0.5～1cm，厚2～4cm。切面角质样，中心黄白色。表面淡黄色或淡黄棕色，半透明，有纵沟纹。质柔润，有黏性，气微，味甜微苦。

（2）蜜天冬：本品形如天冬段，味甜气香（图320-5）。

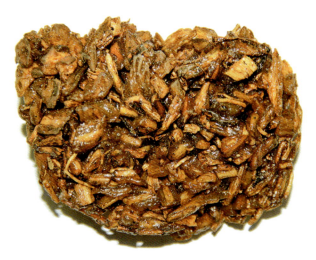

图320-5 蜜天冬

（3）炒天冬：本品形如天冬段，表面深黄色，偶有焦斑（图320-6）。

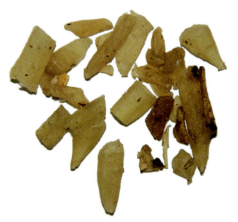

图320-6 炒天冬

5. 质量要求

（1）水分：不得过 16.0%。

（2）总灰分：不得过 5.0%。

（3）浸出物：用热浸法测定，稀乙醇作溶剂，不得少于 80.0%。

6. 性味功能

本品性寒，味甘、苦。养阴润燥，清肺生津。用于肺燥干咳、顿咳痰黏、咽干口渴、肠燥便秘。鲜天冬寒凉之性较干品为甚，对阴亏液燥、口燥咽干、甚则饮多渴反不解者较宜；蜜天冬润肺止咳之功增强，多用于肺阴不足、干咳少痰、痰中带血者；炒天冬寒腻之性减弱，用于脾胃虚弱、纳呆食少。

7. 用法用量

内服：煎汤、熬膏或入丸、散。用量 6～12g。

8. 使用注意

虚寒泄泻及外感风寒致嗽者忌服。

9. 贮藏

置通风干燥处，防霉，防蛀。

（四）经典方剂与临床应用

三才丸（《儒门事亲》）

处方：人参、天冬（去心）、熟干地黄各等分。

功能主治：气阴两虚之咳嗽。

用法用量：上为细末，炼蜜为丸，如樱桃大，含化服之；或为丸如梧桐子大，每用 70 丸，空腹时用温酒或米饮送下。

（五）食疗与药膳

1. 天冬炒乳鸽

原料：天冬 20g，葱 10g，乳鸽 1 只，胡萝卜 30g，番茄汁 20ml，料酒 10ml，素油 35ml，生姜 5g，味精、鸡精、胡椒粉、盐、白糖、酱油适量。

制作方法：将天冬用清水浸泡 1 夜，切薄片，用蜂蜜浸泡 2 小时，胡萝卜去皮，洗净，切块，乳鸽用清水溺死，去毛、内脏及爪，切块，生姜切片，葱切段。将炒锅置武火上烧热，加入素油，烧六成热时，下入生姜、葱爆香，随即下入乳鸽、料酒，炒变色，加入天冬、胡萝卜、白糖、酱油及清汤少许，烧熟，加入盐、味精、鸡精、胡椒粉、番茄汁即成。

功能主治：滋阴清热，润肺生津。

2. 天冬麦冬雪梨汤

原料：天冬、麦冬各 10g，雪梨 1 个，冰糖末适量。

制作方法：雪梨洗净、去核、切片。将天冬、麦冬、冰糖末同放瓦罐内，加水适量。大火烧沸，改用小火煲 1 小时即可。

功能主治：滋阴润肺，润肤瘦身。

321 萱草根 Xuan Cao Gen

（一）基原

1. 集解

萱草根始载于《嘉祐本草》。《救荒本草》曰："萱草花俗名川草花，人家园圃中多种，其叶就地丛生，两边分垂，叶似菖蒲叶而柔弱，又似粉条儿菜叶而肥大，叶间撺葶，开金黄花。"《本草纲目》曰："萱宜下湿地，冬月丛生。叶如蒲、蒜辈而柔弱，新旧相代，四时青翠。五月抽茎开花，六出四垂，朝开暮蔫，至秋乃尽，其花有红黄紫三色。结实三角，内有子大如梧子，黑而光泽。其根与麦门冬相似，最易繁衍。"

2. 品种

萱草为单子叶植物纲百合科萱草属植物萱草 *Hemerocallis fulva*（L.）L.、黄花菜 *Hemerocallis citrina* Baroni 或小黄花菜 *Hemerocallis minor* Mill. 的干燥根及根茎。

3. 分布

（1）萱草：山东境内产于昆嵛山、崂山、牙山、沂山、蒙山等山区。

（2）黄花菜与小黄花菜：山东境内产于各山地丘陵。

4. 生态

萱草生于山沟、草丛、岩缝中或栽培于田边地头。

5. 形态特征

（1）萱草：多年生草本，根状茎粗短，具肉质纤维根，多数膨大呈窄长纺锤形。叶基生成丛，条状披针形，长 30 ～ 60cm，宽约 2.5cm，背面被白粉。夏季开橘黄色大花，花葶长于叶，高达 1m 以上；圆锥花序顶生，有花 6 ～ 12 朵，花梗长约 1cm，有小的披针形苞片；花长 7 ～ 12cm，花被基部粗短漏斗状，长达 2.5cm，花被 6 片，开展，向外反卷，外轮 3 片，宽 1 ～ 2cm，内轮 3 片宽达 2.5cm，边缘稍作波状；雄蕊 6，花丝长，着生花被喉部；子房上位，花柱细长。

（2）黄花菜：多年生草本，植株一般较高大，高 30 ～ 65cm。根簇生，肉质，根端膨大成纺锤形。叶基生，狭长带状，下端重叠，向上渐平展，长 40 ～ 60cm，宽 2 ～ 4cm，全缘，中脉于叶下面凸出。花葶长短不一，一般稍长于叶，基部三棱形，上部多少圆柱形，有分枝；苞片披针形，下面的苞片长可达 3 ～ 10cm，自下向上渐短，宽 3 ～ 6mm；花梗较短，通常长不到 1cm；花多朵，最多可达 100 朵以上；花被淡黄色，有时在花蕾时顶端带黑紫色；花被管长 3 ～ 5cm，花被裂片长（6）7 ～ 12cm，内三片宽 2 ～ 3cm。蒴果钝三棱状椭圆形，长 3 ～ 5cm。种子 20 多个，黑色，有棱。花果期 5 ～ 9 月（图 321-1，图 321-2）。

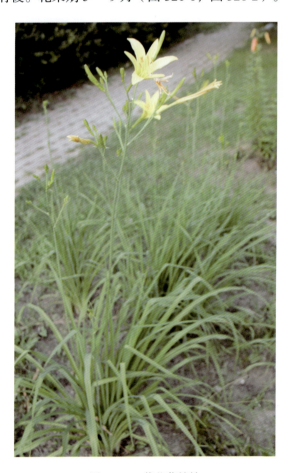

图 321-1　黄花菜植株

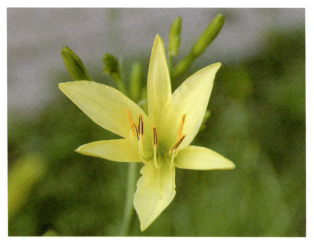

图 321-2　黄花菜花

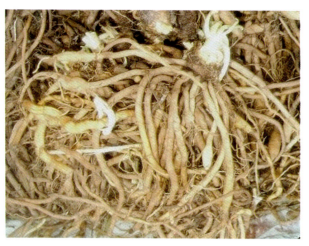

图 321-3　萱草根药材

（3）小黄花菜：多年生草本植物。须根粗壮，根一般较细，绳索状粗 1.5～3（4）mm，不膨大。叶长 20～60cm，宽 3～14mm。叶基生，长 20～50cm。花葶多个，长于叶或近等长，花序不分枝或稀为二枝状分枝，常有 1～2 花，少 3～4 花；花被黄或淡黄色花葶稍短于叶或近等长，顶端具 1～2 花，少有有 3 花；花梗很短，苞片近披针形，长 8～25mm，宽 3～5mm；花被淡黄色；花被管通常长 1～2.5cm，极少能近 3cm；花被裂片长 4.5～6cm，内三片宽 1.5～2.3cm。蒴果椭圆形或矩圆形，长 2～3cm，宽 1.2～2cm。花期 6～7 月，果期 7～9 月。

6. 产地加工

除去残茎、杂质，洗净捞出，稍闷润，切段、晒干。

（二）药材

1. 性状特征

（1）萱草根：根茎呈短圆柱形，长 1～1.5cm，直径约 1cm。有的顶端留有叶残基；根簇生，多数已折断。完整的根长 5～15cm，上部直径 3～4mm，中下部膨大成纺锤形块根，直径 0.5～1cm，多干瘪抽皱，有多数纵皱及少数横纹，表面灰黄色或淡灰棕色。体轻，质松软，稍有韧性，不易折断；断面灰棕色或暗棕色，有多数放射状裂隙。气微香，味稍甜（图 321-3）。

（2）黄花菜根：根茎呈圆柱形，长 1～4cm，直径 1～1.5cm。根多数，长 5～20cm，直径 3～4mm，有的根中下部稍膨大成棍棒状或略呈纺锤状。

（3）小黄花菜根（小萱草根）：根茎较前 2 种短。根较细而多，长 5～15cm，直径 2～3mm，末端尖细，表面灰棕色或灰黄棕色，具细密横纹，偶见末端膨大成纺锤状小块根。具韧性，难折断，切断面灰白色。

2. 商品规格

本品均为统货。

3. 道地药材

本品湖南产者为道地药材。黄花菜：湖南省祁东县官家嘴镇为最多，是国家黄花菜原产地。

4. 质量标志

均以根条粗大，质充实饱满，无残茎及杂质者为佳。

5. 显微特征

组织鉴别：①萱草根（根的上部非膨大部分，直径约 4mm）横切面。外皮层细胞 3～5 列，呈多角形，细胞壁增厚，木栓化及微木质化。皮层宽广，薄壁细胞排列疏松，有多数径向排列的裂隙。内皮层细胞扁小，凯氏点明显。中柱韧皮部束与木质部束各为 30 个左右，相间排列；木质部束的原生导管直径小，后生导管直径大；髓较大。皮层及髓部薄壁组织中散布有稀少的草酸钙针晶束。②黄花菜根横切面。与萱草根类似，但小黄花菜根的中柱韧皮部束与木质部束数目较少，各为 15～25 个。

6. 化学组分

（1）萱草根含三萜类：3α-乙酰基-11-O-12-乌苏烯-24-羧酸；3-氧代羊毛甾-8,24-二烯-21-羧酸；3β-羟基羊毛甾-8,24-二烯-21-羧酸；3α-

羟基羊毛甾 -8，24- 二烯 -21- 羧酸；β- 谷甾醇（6），25（R）- 螺甾烷 -4- 烯 -3，12- 二酮；α- 乳香酸；β- 乳香酸；11α- 羟基 -3- 己酰基 -β- 乳香酸。甾醇类：海可皂苷元，β- 谷甾醇，谷甾 -4- 烯 -3β- 醇。有机酸：香草酸；对甲基反式肉桂酸；3，4- 二羟基反式肉桂酸。尚含蒺藜嗪（terresoxazine），獐牙菜苷等。

（2）黄花菜根含大黄酚（chrysophanol），大黄酸（rhein），黄花蒽醌（hemerocal），芦荟大黄素，美决明子素（obtusifnlin）。此外还含萱草素（hemerocallin）。另含毒素甲（橘红色结晶）、毒素乙（黄色粉末）。

（3）小黄花菜根含天门冬素（asparagine）；秋水仙碱（colchicine）；大黄酚；大黄酸；1，8- 二羟基 -2- 乙酰基 -3- 甲基萘；天冬酰胺；小萱草根素（mihemerocallin）；萱草素；萱草酮（hemerocallone）；β- 谷甾醇及 α- 谷甾醇等。

7. 理化特征

（1）化学定性：①蒽醌类反应。取上述 3 种萱草根粗粉（20 目筛）各 2g，分别加 95% 乙醇 10ml，加热浸取 30 分钟。取滤液 1ml 于小试管中，加 5% 氢氧化钠试液 2～3 滴，萱草根显红色；黄花菜根显极淡的红色；小萱草根显红褐色。②甾体化合物反应。取上述滤液 1ml，置蒸发皿中，在水浴上蒸干，残渣加冰醋酸 1ml 溶解，然后加入醋酐 1ml，滴入硫酸 1 滴，摇匀，观察颜色变化，萱草根呈黄→红→紫→绿（变化速度很快）；黄花菜根呈黄→红→紫→污绿（变化速度较慢）；小萱草根呈黄→红→紫→污绿（变化速度很慢）。

（2）薄层色谱：①蒽醌类成分检识。取上述 3 种萱草根粗粉（20 目筛）2g，加 95% 乙醇 20ml，回流提取 1 小时，滤液浓缩至 5ml 供点样用。另取大黄酸、大黄素、大黄酚对照品，分别制成大黄酸（0.5%）- 无水乙醇液、大黄素（0.5%）- 氯仿液、大黄酚（0.5%）- 氯仿液作为对照品溶液。吸取上述供试品样液和对照品溶液，分别点于硅胶 G 薄层板上，以氯仿 - 丙酮 - 环己烷（30：30：40）为展开剂，展开，取出，晾干，喷 5% 氢氧化钠溶液显色，在紫外灯（254nm）下检视，供试品色谱在与各对照品色谱相应的位置上，显相同颜色的斑点。②甾体化合物成分的检识。检识甾体化合物的方法同上，但用 25% 磷钼酸为显色剂，上述

3 种萱草根在薄层上均显 3 个蓝色斑点。

8. 贮藏

置阴凉干燥处。

（三）炮制与饮片

1. 药材炮制

除去残茎、杂质，洗净捞出，稍闷润，切段，晒干。

2. 饮片名称

萱草根。

3. 药品类别

清热利湿药。

4. 性状特征

本品呈长短的碎段，余同药材（图 321-4）。

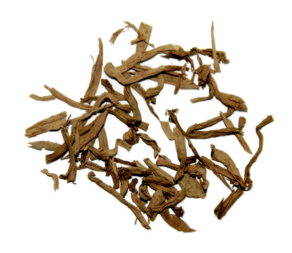

图 321-4　萱草根

5. 性味功能

本品性凉，味甘；有毒。清热利尿，凉血止血。用于小便不利、浮肿、淋病、乳痈肿痛等症。

6. 用法用量

内服：煎汤，4.5g。

7. 使用注意

生品有一定毒性，久服可引起蓄积中毒。但如经煎煮加热处理，可使毒性减弱或消失。干品用量一般不宜超过 30g，过量有可能损害视力和肾脏。

8. 贮藏

置阴凉干燥处。

（四）经典方剂与临床应用

（1）治大便后血：萱草根、生姜，油炒，酒冲服。（《圣济总录》）

（2）治黄疸：鲜萱草根 2 两（洗净），母鸡 1 只（去头脚与内脏）。水炖 3 小时服，1～2 日服 1 次（《闽东本草》）。

322 百合 Bai He

（一）基原

1. 集解

百合始载于《神农本草经》，列为中品。历代本草均有收载。野生、家种均有。据《本草纲目》载："百合之根，以众瓣合成也。或云，专治百合病，故名，亦通。其根如大蒜，其味如山薯，故俗称为蒜脑薯。""叶短而阔，微似竹叶，白花四垂者，百合也。叶长而狭，尖如柳叶，红花不四垂者，山丹也。茎叶似山丹而高，红花带黄而四垂，上有黑斑点，其子先结在枝叶间者，卷丹也。卷丹以四月结子，秋间开花，根似百合，其山丹四月开花，根小少瓣，盖一类三种也。"《百草镜》载："百合以野生者良，有甜、苦二种，甜者可用，取如荷花瓣，无蒂无根者佳。"百合是由众瓣合成，或者说它能治百合病症，故名。

2. 品种

百合为单子叶植物纲百合科百合属植物百合 *Lilium brownie* F. E. Brown var. *viridulum* Baker、渥丹 *Lilium concolor* Salisb.、卷丹 *Lilium lancifolium* Thunb.、山丹 *Lilium pumilum* DC.、青岛百合 *Lilium tsingtauense* Gilg 栽培或野生品的干燥肉质鳞叶。

3. 分布

（1）百合：山东境内产于昆嵛山、崂山、蒙山等山区，以昆嵛山较为常见。沂水、济阳有较大面积的栽培。

（2）渥丹：山东境内产于昆嵛山、崂山、蒙山、千佛山等山地丘陵。

（3）卷丹：山东境内产于各大山区。沂水、济阳有较大面积栽培。

（4）山丹：山东境内产于荣成、泰山、蒙山等山地；崂山、青岛、济南有少量栽培。

（5）青岛百合：山东境内产于崂山、胶南及胶东山地丘陵。

4. 生态

百合生于山坡林缘、山沟石缝或杂草丛中，其中青岛百合为国家 II 级保护植物。

5. 形态特征

（1）百合：多年生草本，高 70～150cm。茎上有紫色条纹，无毛；鳞茎球形，直径约 5cm，鳞茎瓣广展，无节，白色。叶散生，具短柄；上部叶常小于中部叶，叶片倒披针形至倒卵形，长 7～10cm，宽 2～3cm，先端急尖，基部余窄，全缘，无毛，有 3～5 条脉。花 1～4 朵，喇叭形，有香味；花被片 6，倒卵形，长 15～20cm，宽 3～4.5cm，多为白色，背面带紫褐色，无斑点，先端弯而不卷，蜜腺两边具小乳头状突起；雄蕊 6，前弯，花丝长 9.58～11cm，具柔毛，花药椭圆形，"丁"字着生，花粉粒褐红色；子房长柱形，长约 3.5cm，花柱长 11cm，无毛，柱头 3 裂。蒴果长圆形，长约 5cm，宽约 3cm，有棱。种子多数。花、果期 6～9 月（图 322-1，图 322-2）。

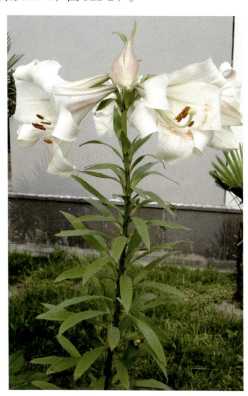

图 322-1　百合植株

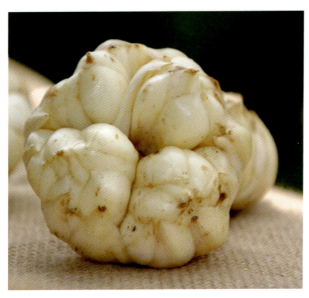

图 322-2 百合鳞茎

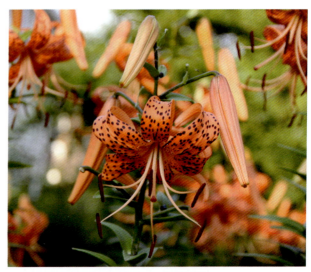

图 322-3 卷丹植株

（2）渥丹：多年生草本。鳞茎卵球形，高 2 ～ 3.5cm，直径 2 ～ 3.5cm；鳞片卵形或卵状披针形，长 2 ～ 2.5（3.5）cm，宽 1 ～ 1.5（3）cm，白色，鳞茎上方茎上有根。茎高 30 ～ 50cm，少数近基部带紫色，有小乳头状突起。叶散生，条形，长 3.5 ～ 7cm，宽 3 ～ 6mm，脉 3 ～ 7 条，边缘有小乳头状突起，两面无毛。花 1 ～ 5 朵排成近伞形或总状花序；花梗长 1.2 ～ 4.5cm；花直立，星状开展，深红色，无斑点，有光泽；花被片矩圆状披针形，长 2.2 ～ 4cm，宽 4 ～ 7mm，蜜腺两边具乳头状突起；雄蕊向中心靠拢；花丝长 1.8 ～ 2cm，无毛，花药长矩圆形，长约 7mm；子房圆柱形，长 1 ～ 1.2cm，宽 2.5 ～ 3mm；花柱稍短于子房，柱头稍膨大。蒴果矩圆形，长 3 ～ 3.5cm，宽 2 ～ 2.2cm。花期 6 ～ 7 月，果期 8 ～ 9 月。

（3）卷丹：多年生草本，高 1 ～ 1.5m。鳞茎卵圆状扁球形，高 4 ～ 7cm，直径 5 ～ 8cm。茎直立，淡紫色，被白色绵毛。叶互生，无柄；叶片披针形或长圆状披针形，长 5 ～ 20cm，宽 0.5 ～ 2cm，向上渐小成苞片状，上部叶腋内常有紫黑色珠芽。花 3 ～ 6 朵或更多，生于近顶端处，下垂，橘红色，花蕾时被白色绵毛；花被片披针形向外反卷，内面密被紫黑色斑点；雄蕊 6，短于花被，花药紫色；子房长约 1.5cm，柱头 3 裂，紫色。蒴果长圆形至倒卵形，长 3 ～ 4cm。种子多数。花期 6 ～ 7 月，果期 8 ～ 10 月（图 322-3）。

（4）山丹：多年生草本，高 20 ～ 60cm。鳞茎圆锥形或长卵形，直径 1.8 ～ 3.5cm，具薄膜，鳞瓣长圆形或长卵形，长 2 ～ 3.5cm，宽 0.7 ～ 1.2cm，白色。叶散生于茎中部，无柄；叶片条形，长 3 ～ 10cm，宽 1 ～ 3mm，无毛，先端锐尖，基部渐窄，有 1 条明显的脉。花一至数朵，生于茎顶或在茎端叶腋间，俯垂，鲜红色或紫红色；花被片 6，长 3 ～ 4.5cm，宽 5 ～ 7mm，内花被片稍宽，反卷，无斑点或有少数斑点，蜜腺两边有乳头状突起；雄蕊 6，短于花被，花丝无毛，花药长椭圆形，黄色，具红色花粉粒；子房圆柱形，长约 9mm，花柱比子房长 1.5 ～ 2 倍。蒴果长圆形。花期 7 ～ 8 月，果期 8 ～ 10 月。

（5）青岛百合：多年生草本，鳞茎近球形，直径 3 ～ 4cm，鳞茎片细披针形，白色。地上茎直立，高 0.5 ～ 1m，无毛。叶在茎中部，6 ～ 16 枚轮生如莲座为其特征，叶片长椭圆形，先端钝尖，全缘无柄。花序生于茎顶，花单生或 2 ～ 7 朵花排列成总状花序，橙黄色；花被片矩圆形，长 5cm 左右，宽 1.5cm 左右，具淡紫色斑点，蜜腺两边无乳头状突起。花丝长 3cm，无毛，花药橙黄色；子房圆柱形，长 8 ～ 12mm，宽 3 ～ 4mm；花柱长为子房的 2 倍，柱头膨大，常 3 裂。

6. 产地加工

秋季采挖，洗净，剥取鳞叶，置沸水中略烫，干燥。

（二）药材

1. 性状特征

干燥鳞茎呈长椭圆形，长 2 ～ 5cm，宽 1 ～ 2cm，中部厚 1.3 ～ 4mm。表面类白色、淡棕黄色或微带紫色，有数条纵直平行的白色维管束。顶端稍尖，基部较宽，边缘薄，微波状，略向内弯曲。质硬而脆，断面较平坦，角质样。气微，味微苦（图 322-4）。

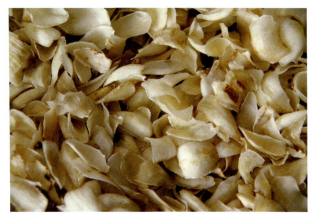

图 322-4　百合

2. 商品规格
本品均为统货。

3. 道地药材
本品湖南、甘肃产者质佳。

4. 质量标志
本品以瓣匀、质硬、筋少、色白者为佳。

5. 显微特征
粉末鉴别：

（1）百合叶粉末灰白色。淀粉粒极多。商品所见淀粉粒多已糊化。未糊化淀粉粒单粒长卵形、卵圆形、长椭圆形、矩圆形、圆三角形、菱角形、盾牌形、类圆形、类方形或不规则形，两端钝圆或稍平截，有的一边或两边角样突出，直径 5 ～ 51μm，长至 91μm，脐点"人"字状、马蹄状、三叉状、星状、"十"字状、点状或短缝状，大多位于较小端，层纹较明显，稀疏。表皮细胞垂周壁薄，波状弯曲。气孔类圆形者直径 53 ～ 63μm，扁圆形者直径 53 ～ 70μm，长圆形者直径 42 ～ 50μm，长 45 ～ 61μm，副卫细胞 3 ～ 4（5）个。螺纹导管直径约 25μm。

（2）卷丹粉末米黄色。淀粉粒极多。商品所见淀粉粒多已糊化。未糊化淀粉粒单粒长卵形、卵圆形、长椭圆形、类圆形、菱角形、茧形或不规则形，有的一端或两端尖突，直径 3 ～ 29μm，长至 46nm，脐点不甚明显，"人"字状、点状、短缝状、马蹄状或"十"字状，大多位于较小端，大粒层纹隐约可见；复粒少，由 2 分粒组成；半复粒偶见，脐点 2 个。表皮细胞垂周壁稍增厚，有的呈连珠状。气孔类圆形，直径 61 ～ 78μm，保卫细胞有纹理，副卫细胞 3 ～ 5 个。螺纹及网纹导管直径 8 ～ 30μm。

（3）山丹粉末灰白色。淀粉粒极多。商品所见淀粉粒多已糊化。未糊化淀粉粒单粒广卵形、卵圆形、长椭圆形、梨形、圆三角形、贝壳形、类圆形或不规则形，较大端大多平坦或微凹，有的较小端尖突，有的一边或两边角样突出，直径 3 ～ 50μm，长至 70μm，贝壳形者宽至 77μm，脐点明显，"人"字状、点状、短缝状、"十"字状、三叉状或马蹄状，大多位于较小端，层纹隐约可见，较稀疏；复粒稀少，由 2 ～ 4 分粒组成，有的分粒大小悬殊；半复粒偶见，脐点 2 个。表皮细胞垂周壁薄，波状弯曲。气孔类圆形，直径 42 ～ 51μm，保卫细胞有纹理，副卫细胞 4 ～ 5 个。螺纹导管直径至 21μm。

6. 化学组分
含秋水仙碱等多种生物碱；含岷江百合苷（regaloside）A、D；3，6'-O- 二阿魏酰蔗糖（3，6'-O-diferuloylsucrose）；1-O- 阿魏酰甘油（1-O-feruloylglycerol）；1-O- 对 - 香豆酰甘油（1-O-p-coumaroylglycerol）；26-O-β-D- 吡喃葡萄糖基 - 奴阿皂苷元 -3-O-α-L- 吡喃鼠李糖基 -（1→2）-O-［β-D- 吡喃葡萄糖基（1→4）］-β-D- 吡喃葡萄糖苷等。

7. 理化特征
薄层色谱：取本品粉末 1g，加甲醇 10ml，超声处理 20 分钟，滤过，滤液浓缩至 1ml，作为供试品溶液。另取百合对照药材 1g，同法制成对照药材溶液。吸取上述 2 种溶液各 10μl，分别点于同一硅胶 G 薄层板上，以石油醚（60 ～ 90℃）- 乙酸乙酯 - 甲酸（15：5：1）的上层溶液为展开剂，展开，取出，晾干，喷以 10% 磷钼酸乙醇溶液，加热至斑点显色清晰。供试品色谱中与对照药材色谱相应的位置上，显相同颜色的斑点。

8. 贮藏
麻袋或纸箱装，置干燥通风处。不宜用硫黄熏，熏后虽色较白，但质变僵而且味酸。

（三）炮制与饮片

1. 药材炮制

（1）百合：取原药材，除去杂质，又称"百合片"或"净百合"。

（2）蜜百合：取炼蜜用适量开水稀释后，加入净百合拌匀，闷透，置锅内，用文火加热，炒至不黏手为度，取出放凉。每100kg百合，用炼蜜5kg。

2. 饮片名称

百合，蜜百合。

3. 药品类别

补虚药。

4. 性状特征

（1）百合：本品性状特征同药材（图322-4）。

（2）蜜百合：本品形如百合片，表面黄色，偶见黄焦斑，略带黏性，味甜（图322-5）。

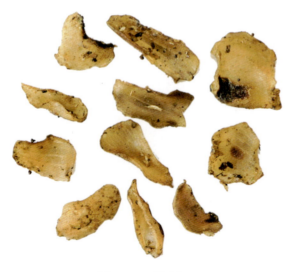

图322-5　蜜百合

5. 质量要求

浸出物：用冷浸法测定，水作溶剂，不得少于18.0%。

6. 性味功能

本品性寒，味甘。滋阴润肺，清心安神。用于阴虚久咳、痰中带血、虚烦惊悸、失眠多梦、精神恍惚。

7. 用法用量

内服：煎汤，6～12g；蒸食或煮粥食。外用：捣敷。

8. 使用注意

风寒痰嗽，中寒便滑者忌服。

9. 贮藏

麻袋或纸箱装，置干燥通风处。不宜用硫黄熏，熏后虽色较白，但质变僵而且味酸。

（四）经典方剂与临床应用

百合固金汤（《慎斋遗书》）

处方：熟地黄、生地黄、当归身各9g，白芍、甘草各3g，桔梗、玄参各2.4g，贝母、麦冬、百合各1.5g。

功能主治：滋肾润肺，止咳化痰。用于肺肾阴亏，虚火上炎证。症见咳嗽气喘，痰中带血，咽喉燥痛，眩晕耳鸣，骨蒸盗汗，舌红少苔，脉细数。

用法用量：水煎服。

（五）食疗与药膳

1. 百玉二冬粥

原料：百合25g，玉竹、天冬、麦冬各10g，粳米100g，蜂蜜适量。

制作方法：百合、玉竹、天冬、麦冬洗净（若是鲜品应加倍），加适量清水，小火煮沸30分钟（鲜品煮20分钟）后取汁。药汁同粳米共入锅中，再加适量水，旺火5分钟改用小火，煮至米烂即可。

功能主治：对肺燥干咳、口干津伤、皮肤粗糙干燥者均有较好的防治作用。

用法用量：加适量蜂蜜温热食用。

2. 百合银耳莲子汤

原料：百合 50g，银耳 50g，莲子 20g，枸杞子、蜂蜜各适量。

制作方法：百合、莲子洗净；银耳泡发，洗净，切小块。沸水中放入百合、银耳、莲子，水开后改小火炖煮约 2 小时，稍晾凉，撒入枸杞子，加蜂蜜调味即成。

功能主治：养心安神，润肺止咳，美容养颜。

323　山麦冬 Shan Mai Dong

（一）基原

1. 集解

山麦冬见于《卫生部药名标准》（中药材第一册）。

2. 品种

山麦冬为单子叶植物纲百合科山麦冬属植物阔叶山麦冬 *Lirope platyphylla* Wang et Tang、山麦冬 *Liriope spicata*（Thunb.）Lour. 的干燥块根。

3. 分布

（1）阔叶山麦冬：山东境内产于各大山区，济南、烟台、青岛、潍坊等地有少量栽培。

（2）山麦冬：山东境内产于各大山区。

4. 生态

阔叶山麦冬、山麦冬生于山沟或林下草丛；或栽培于田间、公园和庭院内。

5. 形态特征

（1）阔叶山麦冬：多年生草本。根细长，分枝多，有时局部膨大成纺锤形肉质小块根，较正品麦冬为大，根茎短，木质。叶丛生；叶片革质，长 25～65cm，宽 1～3.5cm，具 9～11 条脉，有明显横脉，边缘整齐。花茎高 45～100cm；总状花序顶生，长 12～40cm，花多数，常 3～8 朵簇生于苞腋内；花梗长 4～5mm；花被片长圆状被针形或近长圆形，紫色或红紫色；子房近球形，柱头 3 齿裂。种子球形，初期绿色，熟时黑紫色。花期 7～8 月，果期 9～10 月（图 323-1）。

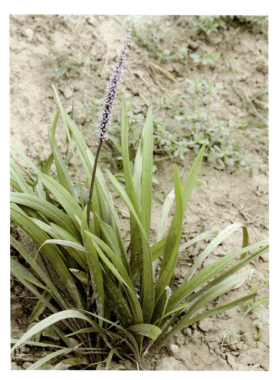

图 323-1　阔叶山麦冬植株

（2）山麦冬：多年生草本。根状茎粗短，生有许多长而细的须根，其中部膨大成连珠状或纺锤形的肉质小块根。叶丛生；叶柄有膜质鞘；叶片革质，条形，长 15～30cm，宽 4～7mm。花茎直立，高 15～30cm，总状花序顶生，长达 12cm，有花多数，常 1～4 朵聚生于苞腋，花被淡紫色或浅蓝色，长圆形或被针形；花梗长 3～4mm，子房上位。浆果球形，熟时蓝黑色。花期 5～7 月，果期 8～10 月（图 323-2）。

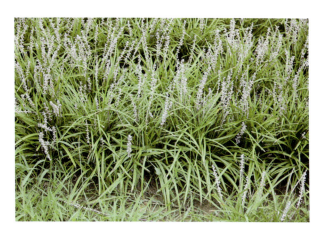

图 323-2　山麦冬植株

6. 产地加工

立夏或清明前后采挖剪下块根，洗净，晒干。

（二）药材

1. 性状特征

（1）阔叶山麦冬：块根呈圆柱形，略弯曲，两端略钝圆，常有中柱露出，直径 0.5 ～ 1.5cm，表面土黄至暗黄色，具不规则皱纹及槽纹。未干透质柔韧，干后坚硬，易折断，断面淡黄色至黄白色，角质样，中柱细小。气微，味甜，嚼之发黏。

（2）山麦冬：块根呈纺锤形，略弯曲，两端狭尖，中部略粗，长 1.5 ～ 3.5cm，直径 3 ～ 5mm。表面淡黄色，有的黄棕色，不饱满，具粗糙的纵皱纹。纤维性强，断面黄白色，蜡质样。味较淡（图 323-3）。

2. 商品规格

本品均为统货。

3. 道地药材

本品山东产者质佳。

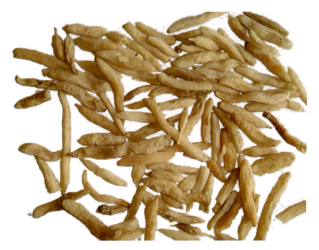

图 323-3　山麦冬药材

4. 质量标志

本品以肥大、淡黄白色、半透明、质柔、嚼之有黏性者为佳。

5. 显微特征

组织鉴别：

（1）山麦冬横切面：部分表皮残存。根被为 1 ～ 2 列木化细胞；皮层约 30 列薄壁细胞，有的含草酸钙针晶束，内皮层外侧石细胞少数散在。韧皮部束与木质束各约 19 个，间隔排列，各木质束间为非木化薄壁组织。

（2）阔叶麦冬根（中部）横切面：表皮为 1 列细胞，常已破碎或脱落；根被为 2 ～ 3 列细胞，木化；最外 1 列细胞呈类方形，排列紧密，外壁及侧壁增厚，有层纹，其下 1 ～ 2 列细胞的壁较薄。皮层极为宽广，由 30 余列薄壁细胞组成，有的细胞内含黏液质及针晶束，针晶长 23 ～ 58μm，内皮层外侧为 1 列石细胞，呈类方形，侧壁及内壁增厚，内皮层为 1 列类长方形细胞，壁均匀增厚，木化，有通道细胞。中柱甚小，约占直径的 1/8。韧皮部束 19 ～ 24 个，位于木质部的弧角处。木质部由木化组织连成环状。髓部有时中空。

6. 化学组分

（1）阔叶山麦冬块根含甾体皂苷：罗斯考皂苷元 3-*O*-α-L- 吡喃鼠李糖苷（ruscogenin-3-*O*-α-L-rhamnopyranoside）；25（*S*）- 罗斯考皂苷元 -1-*O*-β-D- 吡喃岩藻糖 -3-*O*-α-L- 吡喃鼠李糖苷；25（*S*）- 罗斯考皂苷元 -1-*O*-α-L- 吡喃鼠李糖基 -（1→2）-β-D- 吡喃岩藻糖苷 [25（*S*）-ruscogenin-1-*O*-α-L-rhamnopyranosyl-（1→2）-β-D-fucopyranoside]；

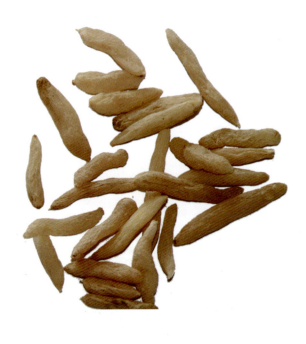

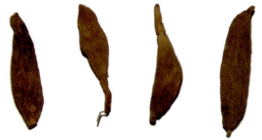

麦冬皂苷 D′（ophiopogonin D′）；25（S）- 麦冬皂苷 D′［25（S）-ophiopogonin D′］；薯蓣皂苷（dioscin）；25（S）- 薯蓣皂苷［25（S）-dioscin］；罗斯考皂苷元 -1- 硫酸酯 -3-O-α-L- 吡喃鼠李糖苷（ruscogenin-1-sulfate-3-O-α-L-rhamnopyranoside）和甲基原薯蓣皂苷（methylprotodioscin）。尚含羽扇烯酮，羽扇豆醇，熊果酸，棕榈酸，β- 谷甾醇，β- 胡萝卜苷等。

（2）山麦冬块根含甾体皂苷：土麦冬皂苷（spicatoside）A、土麦冬皂苷 B，土麦冬皂苷 A 的原皂苷元 Ⅱ（prosapogenin Ⅱ of spicatoside A）及原皂苷元 Ⅲ（prosapogenin Ⅲ of spicatoside A），麦冬皂苷 B（ophiopognin B），β- 谷甾醇葡萄糖苷（β-sitosterolglucoside）。另含黄酮类等。

7. 理化特征

荧光鉴别：在紫外光灯下，山麦冬的薄片不显荧光，而阔叶山麦冬的薄片则显蓝色荧光。

8. 贮藏

置通风干燥处，防蛀。

（三）炮制与饮片

1. 药材炮制

取原药材，除去杂质，洗净，干燥。

2. 饮片名称

山麦冬。

3. 药品类别

补阴药。

4. 性状特征

本品性状特征同药材。

5. 质量要求

（1）总灰分：不得过 4.0%。
（2）浸出物：用冷浸法测定，水作溶剂，不得少于 75.0%。

6. 性味功能

本品性微寒，味甘，微苦。养阴生津。用于阴虚肺燥、咳嗽痰黏、胃阴不足、口燥咽干、肠燥便秘。

7. 用法用量

内服：煎汤，10 ～ 15g。

8. 使用注意

（1）凡脾胃虚寒泄泻，胃有痰饮湿浊及暴感风寒咳嗽者均忌服麦冬。
（2）《本草经集注》记载：地黄、车前为之使。恶款冬、苦瓠。畏苦参、青囊。
（3）《本草纲目》记载：气弱胃寒者必不可饵。
（4）《药性论》记载：麦冬恶苦芺。麦冬畏木耳。

9. 贮藏

置阴凉干燥处。

（四）经典方剂与临床应用

（1）生脉散（《千金方》）：山麦冬治热伤元气，肢体倦怠，气短懒言，口干作渴，汗出不止，脚软眼黑，津枯液涸：人参 25g，麦门冬（去心）15g，五味子 10g（碎）。水煎，不拘时温服。
（2）麦门冬丸（《普济方》）：山麦冬治虚热上攻，脾肺有热，咽喉生疮：麦门冬一两，黄连五钱。上为末，蜜丸如梧桐子大。每服 30 丸，食前麦门冬汤下。

324　麦冬 Mai Dong

（一）基原

1. 集解

麦冬始载于《神农本草经》，列为上品。在古代本草记载中，麦冬应不止一种。《名医别录》云："生函谷（河南灵宝）。"陈藏器《本草拾遗》云："出江宁（江苏南京）小润，出新安（浙江淳安）者大白。"《本草图经》云："江南出者叶大者如鹿葱，小者如韭，大小有三四种，功用相似……或云吴地（江浙一带）尤胜。"以上皆指出，江浙为麦冬的质优产地。到明代，麦冬不单有野生品，而且主要使用家种品。《本草纲目》云："古人多用野生者，后世所用多是种莳而成。"吴其浚《植物名实图考》云："处处有之，……《本草拾遗》云大小有三四种，今所用有大小二种，其余似麦冬者尚有数种。"这又指明四川已有家种，而使用上主要是大（浙麦冬）小（川麦冬）

两种，还有其余的野麦冬、山麦冬等则归之为"似麦冬者数种"，这与当今麦冬商品经营情况相符。《本草图经》云："生幽谷川谷及堤坝肥土废处，今所在有二叶青似莎草长及尺余，四季不凋，根黄白色，有须根作连球形似圹麦颗，故名麦门冬。"

2. 品种

麦冬为单子叶植物纲百合科沿阶草属植物麦冬 *Ophiopogon japonicus*（L. f.）Ker-Gawl. 栽培品的干燥块根。

3. 分布

山东境内产于青岛、济南、泰安、菏泽等地有栽培；分布于昆嵛山、崂山、蒙山等山区。

4. 生态

麦冬生于溪沟岸边或山坡树林下。

5. 形态特征

麦冬：属多年生草本，高 15～40cm。地下具细长匍匐枝，节上被膜质苞片；须根常有部分膨大成肉质的块根。叶丛生，窄线形，长15～40cm，宽 1～4mm，先端钝或锐尖，基部狭窄，叶柄鞘状，两侧有薄膜。花茎长 6.5～14cm；总状花序顶生；苞片膜质，每苞腋生 1～3 花；花淡紫色，偶为白色，形小，略下垂；花被 6 片，开展，卵圆形；雄蕊 6，花丝不明显，较短于花药，花药先端尖；子房半下位，3 室。浆果球状，成熟时深绿色或黑蓝色，直径 5～7mm。花期 7 月。果期 11 月（图 324-1 至图 324-3）。

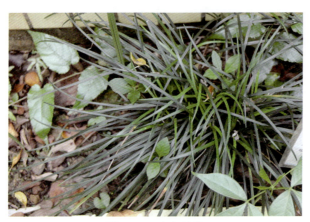

图 324-1　麦冬植株

6. 产地加工

夏季采挖，洗净，反复暴晒、堆置，至七八成干，除去须根，干燥。

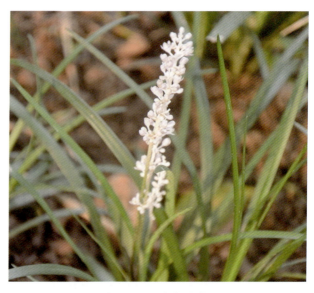

图 324-2　麦冬花序

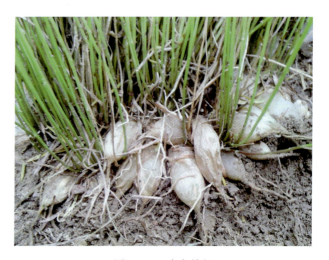

图 324-3　麦冬块根

（二）药材

1. 性状特征

干燥块根呈纺锤形，两端略尖，长 1.5～3cm，直径 0.3～0.6cm。表面黄白色或淡黄色，有细纵纹。质柔韧，断面黄白色，半透明，中柱细小。气微香，味甜、微苦（图 324-4）。

2. 商品规格

（1）浙麦冬：一等品呈纺锤形半透明体。表面黄色。质柔韧。断面牙白色，有木质心。味微甜，嚼之有黏性。每 50g 150 粒以内。无须根、油粒、烂头、枯子、杂质、霉变。二等品每 50g 280 粒以内。余同一等。三等品每 50g 280 粒以外，最小不低于

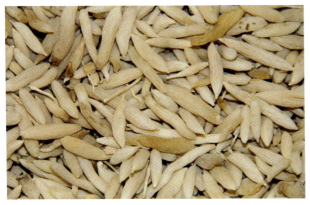

图 324-4 山东麦冬

麦粒大。油粒、烂头不超过 10%。无须根、杂质、霉变。余同一等（图 324-5）。

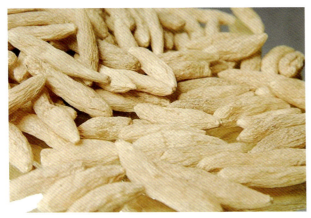

图 324-5 浙麦冬

（2）川麦冬（四川产）：一等品木质心细软。每 50g 190 粒以内。无须根、乌花、油粒、杂质、霉变。余同浙麦冬。二等品每 50g 300 粒以内。余同一等。三等品每 50g 300 粒以外，最小不低于麦粒大。乌花、油粒不超过 10%。余同一等（图 324-6）。

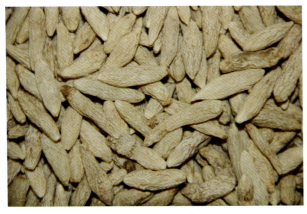

图 324-6 川麦冬

3. 道地药材

本品浙江和四川产者为道地药材。

4. 质量标志

本品以肥大、淡黄白色、半透明、质柔、嚼之有黏性者为佳。

5. 显微特征

（1）组织鉴别：根横切面示表皮为 1 列薄壁细胞；根被细胞为 3～5 列，壁木化。皮层占根的大部分，约 20 列薄壁细胞，有的细胞中含黏液质及针晶束，针晶长 20～88μm，内皮层外侧为 1 列石细胞，其内壁及侧壁增厚，纹孔细密，内皮层细胞的壁均匀增厚，木化，有通道细胞。中柱甚小，中柱鞘为 1～2 列薄壁细胞。辐射型维管束，韧皮部束 16～22 个，位于木质部束的弧角处；木质部束由木化组织连结成环层，髓小（图 324-7）。

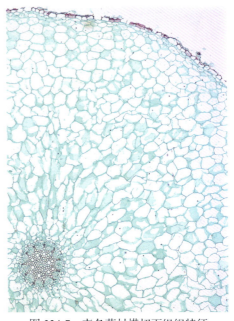

图 324-7 麦冬药材横切面组织特征

（2）粉末鉴别：粉末黄白色外皮层细胞无色，表面观类方形或类长方形，长 44～185μm，宽 37～135μm，壁平直，其间有分泌细胞散布。分泌细胞类圆形或类长圆形，壁稍厚，有的含淡黄色分泌物。草酸钙针晶随处散在或成束存在于黏液细胞中，长 21～76μm，直径 2～4μm；另有较多柱状针晶，两端斜尖，易碎断，断面类方形，有时可见数个含晶细胞排列成纵行。石细胞成片，无色，常与内皮层细胞上下层相叠。类长方形或类多角形，长 32～196μm，直径 22～94μm，壁厚 4～16μm，有的一边菲薄，纹孔密。内皮层细胞表面观类长方形或长条形，直径 22～49μm，长 54～250μm，壁厚 4～7μm，纹孔较密。木纤维长，末端斜尖或平直，直径 14 ～ 36μm，壁稍厚，纹孔稀疏，斜裂缝状或相交成"十"字形、"八"字形。网纹管胞直径 14 ～ 36μm（图 324-8）。

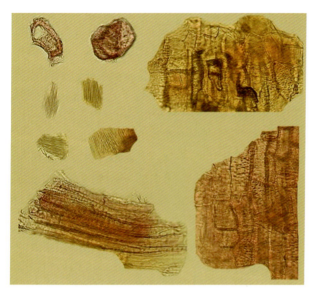

图 324-8 麦冬药材粉末显微特征

6. 化学组分

糖苷：苷元为罗斯考皂苷元（ruscogenin）的有麦冬皂苷（ophiopogonin）B、麦冬皂苷 D。苷元为（22S，24S，25S）-23，24- 二羟基罗斯考皂苷元［（23S，24S，25S）-23，24-dihydroxyruscogenin］的有（23S，24S，25S）-23，24- 二羟基罗斯考皂苷 -1-O-［α-L- 吡喃鼠李糖基（1→2）］［β-D- 吡喃木糖基（1→3）-α-L- 吡喃阿拉伯糖苷 -24-O-β-D- 吡喃岩藻糖苷｛（23S，24S，25S）-23，24-dihydroxyruscogenin-1-O-［α-L-rhamnopyranosyl（1 → 2）］［β-D-xylopyranosyl（1 → 3）］-α-L-arabinopyranoside-24-O-β-D-fucopyranoside｝；（23S，24S，25S）-23，24- 二羟基罗斯考皂苷元 -1-O-［α-L-2，3，4-3-O- 乙酰基吡喃鼠李糖基（1→2）］［β-D- 吡喃木糖基（1→3）］-α-L- 吡喃阿拉伯糖苷 -24-O-β-D- 吡喃岩藻糖苷｛（23S，24S，25S）-23，24-dihydroxyruscogenin-1-O-［α-L-2，3，4-tri-O-acetylrhamnopyranosyl（1→2）］［β-D-xylopyranosyl（1 → 3）］-α-L-arabinopyranoside-24-O-β-D-fucopyranoside｝等。高异类黄酮（homoisoflavonoid）：甲基麦冬黄烷酮（methylophiopogonanone）A、B，麦冬黄烷酮（ophiopogonanone）A、B，6- 醛基异麦冬黄烷酮（6-aldehydo-7-O-methylisoophiopogonanone）A、B，6- 醛基异麦冬黄酮（6-aldehydoisoophiopogonone）A、B，麦冬黄酮（ophiopogone）A；还含硫酸龙脑钙（calcium bornyl sulfate），麦冬苷元，丙三醇（glycerol），N-［β- 羟基 -β-（4- 羟基）苯］乙基 -4- 羟基桂皮酰胺 ｛N-［β-hydroxy-β-（4-hydroxy）phenyl］ethyl-4-hydroxy cinnamide｝及 β- 谷甾醇（β-sitosterol），豆甾醇（stigmasterol），β- 谷甾醇 -3-O-β-D- 葡萄糖苷（β-sitosterol-3-O-β-D-glucopyranoside）等。另含挥发油，从中分得长叶烯（longifolene），α- 广藿香烯和 β- 广藿香烯（Patchoulene），香附子烯（cyperene），愈创薁醇（guaiol），α- 葎草烯（α-humulene），樟脑（camphor），芳樟醇（linalool），4- 松油醇（terpinen-4-ol），4- 羟基茉莉酮（jasmololone）等成分。又含钾、钠、钙、镁、铁、铜、钴、锰、铬、铅、镍、钡、锌等 28 种无机元素。

7. 理化特征

（1）荧光检查：取薄片置紫外光灯（365nm）下观察，显浅蓝色荧光。

（2）薄层色谱：取本品粉末 1g，加 70% 乙醇溶液 20ml，浸渍 4 小时，滤过。滤液挥去乙醇，加 3% 硫酸溶液适量，水解 3 ～ 4 小时，冷后调至中性，蒸干，加 0.5ml 氯仿溶解作样品溶液；另取 β- 谷甾醇和假叶树皂苷元加氯仿溶解，作对照品溶液。分别点样于同一硅胶 G 薄层板上，以正己烷 - 乙酸乙酯（1∶1）展开，取出晾干，喷以 10% 硫酸乙醇试液，于 90℃显色，假叶树皂苷元显深绿色，β- 谷甾醇显紫红色斑点。样品溶液色谱在与对照品溶液色谱的相应位置上，显相同颜色的斑点。

8. 贮藏

因原药材中主要含黏液质和糖分，常见风就软，最易返潮发油，严重的发油转黑而变质。在产地加工时，要足干，包装严密，妥善装箱，堆放在干燥的地坪上。如简单袋包装，应贮放在密封仓库，或保持 10℃恒温的仓库，避免高温，勤加检查。

（三）炮制与饮片

1. 药材炮制

（1）麦冬：取原药材，除去杂质，洗净，干燥。

（2）朱麦冬：取净麦冬，喷水少许，微润，加朱砂细粉，拌匀，取出，晾干，每100kg麦冬，用朱砂粉 2kg。

（3）炒麦冬：取生麦冬文火炒至微黄隆起。

2. 饮片名称

麦冬，朱麦冬，炒麦冬。

3. 药品类别

补虚药。

4. 性状特征

（1）生麦冬：本品性状特征同药材。

（2）朱麦冬：本品性状形如生麦冬，外被朱砂细粉。

（3）炒麦冬：本品性状形如生麦冬，颜色稍加深。

5. 质量要求

（1）水分：不得过 18.0%。

（2）总灰分：不得过 5.0%。

（3）浸出物：用冷浸法测定，水作溶剂不得少于 60.0%。

（4）含量测定：用高效液相色谱法测定。本品含麦冬总皂苷以罗斯考皂苷元（$C_{27}H_{42}O_4$）计，不得少于 0.12%。

6. 性味功能

本品性微寒，味甘、微苦。养阴生津、润肺清心。用于肺燥干咳、虚劳咳嗽、津伤口渴、心烦失眠、内热消渴、肠燥便秘、白喉。

7. 用法用量

内服：煎汤，6～12g；或入丸、散。

8. 配伍禁忌

本品恶款冬、苦瓠、苦芙，畏苦参、青囊、木耳。

9. 使用注意

脾胃虚寒泄泻，胃有痰饮湿浊及暴感风寒咳嗽者均忌服。

10. 贮藏

饮片要置于密封性好的容器内（如缸、铁箱等），置阴凉处，不可露放在风口及阴潮角落。取用后要把盖盖紧，扎实。少量的可放入灰缸，特别是在雨季要勤于检查，及时防治。

（四）经典方剂与临床应用

增液汤（《温病条辨》）

处方：玄参30g，麦冬（连心）24g，细生地24g。

功能主治：阳明温病。适用于数日不大便，其阴素虚，不可用承气汤者。

用法用量：上药用水 1.6L，煮取 600ml，口干则与饮令尽。不大便，再服。

（五）食疗与药膳

1. 麦冬生地炖墨鱼

原料：麦冬 15g，生地黄 20g，党参 20g，黄柏 10g，砂仁 6g，甘草 6g，墨鱼 300g，料酒 10g，鸡油 25g，盐、味精、姜、葱、胡椒粉适量，上汤 800ml。

制作方法：将墨鱼去筋膜、肠杂及骨，洗净，切 3cm 见方的块；将以上药物洗净，冬麦去梗，砸扁，党参洗净，切 3cm 长的段，然后将全部药物装入纱布袋内，扎紧口；姜拍松，葱切段。将药包放入炖锅内，加入上汤，置武火上烧沸，再用文火炖 25 分钟，除去药包，加入姜、葱、料酒、墨鱼、鸡油、味精、盐及胡椒粉，再煮 25 分钟即成。

功能主治：滋阴补肾，止遗精。适用于梦遗多年，心慌，心烦，失眠，食欲不振，倦怠等症。

2. 山药冬麦炖燕窝

原料：鲜山药 150g，冬麦 20g，燕窝 5g，鸡汤 750ml，盐适量。

制作方法：将山药去皮，切成丁，麦冬去内梗，洗净；燕窝用45℃温水浸泡，去燕毛，洗净。将燕窝、山药、麦冬、鸡汤、盐同放炖杯内，置武火上烧沸，再用文火炖 35 分钟即成。

功能主治：补脾胃，滋阴润肺，降低血糖。

325 玉竹 Yu Zhu

（一）基原

1. 集解

玉竹始载于《神农本草经》，列为上品。原

名"女萎"，谓"味甘平。……久服去面黑，颜色润泽，轻身不老。"《名医别录》记载："葳蕤，无毒，一名地节，一名玉竹，一名马薰，生太山及丘陵。立春后采，阴干。"《本草图经》记载："葳蕤，生泰山山谷丘陵。……根黄多须，大如指，长一二尺，或云可啖。"《本草纲目》记载："葳蕤，处处山中有之。其根横生似黄精，差小，黄白色，性柔多须，最难燥。"

2. 品种

玉竹为单子叶植物纲百合科黄精属植物玉竹 *Polygonatum odoratum*（Mill.）Druc 的干燥根茎。

3. 分布

山东境内产于各山地丘陵，以昆嵛山、崂山、泰山、蒙山等山区较多。沂水等地有少量栽培。

4. 生态

玉竹生于山野林下或石隙间，喜阴湿处。

5. 形态特征

玉竹：多年生草本，高40～65cm。地下根茎横走，黄白色，直径 0.5 ～ 1.3cm，密生多数细小的须根。茎单一，自一边倾斜，光滑无毛，具棱。叶互生于茎的中部以上，无柄；叶片略带革质，椭圆形或狭椭圆形，罕为长圆形，长 6 ～ 12cm，宽 3 ～ 6cm，先端钝尖或急尖，基部楔形，全缘，上面绿色，下面淡粉白色，叶脉隆起。花腋生，花梗长 1 ～ 1.4cm，着生花 1 ～ 2 朵；花被筒状，长 1.4 ～ 1.8cm，白色，先端6裂，裂片卵圆形或广卵形，带淡绿色；雄蕊6，着生于花被筒的中央，花丝扁平，花药狭长圆形，黄色；子房上位，具细长花柱，柱头头状。浆果球形，直径 4 ～ 7mm，成热后紫黑色。花期 4 ～ 5 月。果期 8 ～ 9 月（图325-1，图325-2）。

6. 产地加工

秋季采挖根茎，搓去须根，摘去分枝，使条干挺直，洗净，晒至柔软后，再反复搓揉，晾晒至无硬心，晒干；或洗净后蒸透，搓至半透明状，晒干。

（二）药材

1. 性状特征

（1）栽培：根茎圆柱形，少有分枝，长 10 ～ 20cm，直径 1 ～ 2cm，中间或终端有数个圆盘

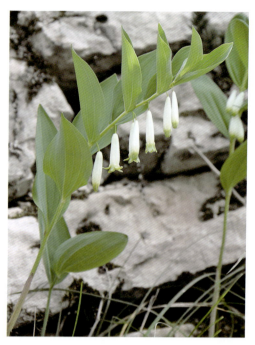

图 325-1　玉竹植株

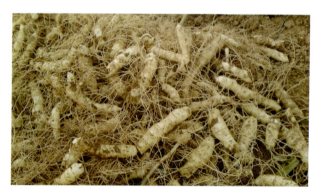

图 325-2　玉竹根茎

状茎痕。表面黄白色或土黄色，半透明，有纵皱纹及众多须根痕。质柔韧或稍硬脆，易折断，断面白黄色，颗粒性。气微，味甘，有黏性（图325-3）。

（2）野生品：与栽培品相似，较细，直径 0.6 ～ 1cm。圆盘状茎痕及须根痕均较少。色较深，质硬脆或稍软。

2. 商品规格

本品均为统货。

3. 道地药材

湖南省邵东县产者为道地药材，习称"湘玉竹"。

4. 质量标志

本品以肥壮整齐、色浅黄、半透明为佳。

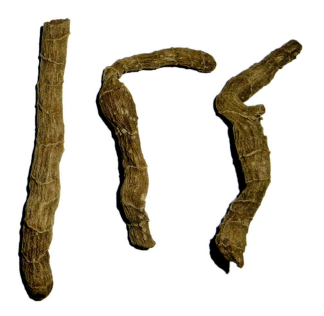

图 325-3　玉竹药材

5. 显微特征

（1）组织鉴别：横切面示表皮细胞扁圆形或扁长方形，外壁稍厚，角质化。薄壁组织中散有多数黏液细胞，直径 80～140μm，内含草酸钙针晶束。维管束外韧型，稀有周木型，散列（图 325-4）。

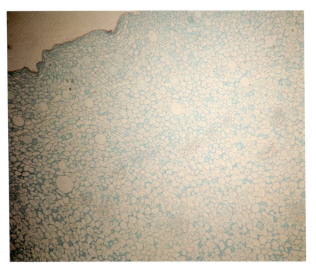

图 325-4　玉竹药材横切面组织特征

（2）粉末鉴别：粉末浅棕黄色。表皮细胞表面观垂周壁波状弯曲，连珠状增厚，气孔不定式；黏液细胞长 110～540μm，内含黏液及草酸钙针晶束；草酸钙针晶长 26～113μm，随处散在。

6. 化学组分

多糖类：玉竹黏多糖（odoratan），玉竹果聚糖 A、B、C、D（polygonatumfructan A，B，C，D）。甾体皂苷类：玉竹皂苷 A（yuzhu saponin A），亚莫皂苷元（yamogenin）及其苷，β- 谷甾醇及其苷类。尚含生物碱，维生素 A 类物质，钙、镁、磷、锰、硅等无机元素和吖啶 -2- 羧酸（azetidin-2-carboxylic acid）等。

7. 理化特征

（1）化学定性：取玉竹粗粉 0.5g，加水 5ml，水浴温热 5 分钟，滤过，滤液加费林试剂 2～3ml，水浴煮沸数分钟，有红色沉淀产生。

（2）纸色谱：称取本品粗粉 1g，加乙醇 10～20ml，回流提取 1 小时，滤过，滤液浓缩至 2ml，作为供试品溶液。另取葡萄糖对照品配成 10ml 中含 1mg 的溶液，作为对照品溶液。将此 2 种溶液分别点于同一色谱滤纸上，以正丁醇 - 乙醇 - 水（4：1：2）为展开剂，上行展开 15cm，取出，晾干，喷雾硫酸 - 苯酚液，105℃烘烤片刻，供试品在与对照品相对应的位置上显相同的深黄色斑点。

8. 贮藏

置通风干燥处，防霉，防蛀。

（三）炮制与饮片

1. 药材炮制

（1）玉竹：取药材，除去杂质，洗净，润透，横切厚片或纵切成长片，干燥。

（2）制玉竹：将净玉竹蒸至呈外黑内棕褐色，取出，晒或烘至半干切片，将蒸出之原汁拌入吸尽，晒或烘干。

（3）炒玉竹：取生片清炒至微焦为度。

2. 饮片名称

玉竹，制玉竹，炒玉竹。

3. 药品类别

补虚药：补阴药。

4. 性状特征

（1）玉竹：本品呈圆形片或不规则斜切片，片厚约 5mm，棕黄色，半透明。外表有细皱纹。断面可见多数筋脉点散生。质坚韧，有黏性，味甜（图 325-5）。

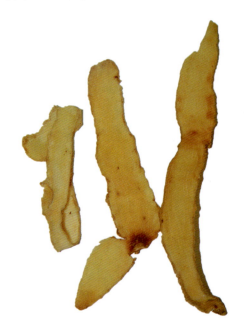

图 325-5　玉竹

（2）制玉竹：本品形同玉竹片，厚约 5mm，外表黑褐色，横断面棕褐色，质柔韧（图 325-6）。

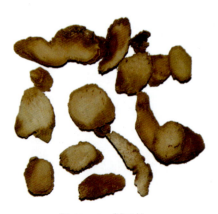

图 325-6　制玉竹

（3）炒玉竹：本品形同玉竹片，厚约 5mm，外表及断面均呈黄棕色，可见散在筋脉点，质硬脆（图 325-7）。

5. 质量要求

（1）水分：不得过 16.0%。

（2）总灰分不得过 3.0%。

（3）浸出物：用冷浸法测定，70% 乙醇作溶剂，不得少于 50.0%。

（4）含量测定：用紫外 - 可见分光光度法测定。本品含玉竹多糖以葡萄糖（$C_6H_{12}O_6$）计，不得少于 6.0%。

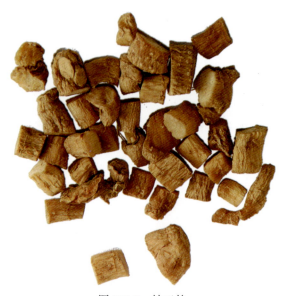

图 325-7　炒玉竹

6. 性味功能

本品性微寒，味甘。养阴润燥，生津止渴。用于肺胃阴伤、燥热咳嗽、咽干口渴、内热消渴。

7. 用法用量

内服：煎汤，6 ～ 12g；熬膏、浸酒或入丸、散。外用：适量，鲜品捣敷；或熬膏涂。阴虚有热宜生用，热不甚者宜制用。

8. 配伍禁忌

畏咸卤。

9. 使用注意

痰湿气滞者、阴虚内寒者禁服，脾虚便溏者慎服。

10. 贮藏

置通风干燥处，防霉，防蛀。

（四）经典方剂与临床应用

沙参麦冬汤（《温病条辨》）

处方：沙参 9g，玉竹 6g，生甘草 3g，冬桑叶 4.5g，麦冬 9g，生白扁豆 4.5g，天花粉 4.5g。

制法：用水 1L，煮取 400ml。

功能主治：清养肺胃，生津润燥。用于燥伤肺胃阴分，津液亏损，咽干口渴，干咳痰少而黏，或发热，脉细数，舌红少苔者。

用法用量：日服 2 次。久热久咳者，加地骨皮 9g。

（五）食疗与药膳

1. 玉竹粥

原料： 玉竹 15g，粳米 100g，冰糖少许。

制作方法： 将玉竹洗净放入砂锅，加清水 800ml 煎取汁液，再加入淘洗干净的粳米，与汤汁同熬粥，待粥将熟时加入冰糖调匀即可。

功能主治： 补肺养胃，生津止渴。适用于中老年人肺阴不足，肺燥咳嗽，干咳少痰，烦渴口干，咽干舌燥等症，并有延年益寿、护肤美容的功效。

用法用量： 早晚热服，连服 5 日，间隔 1～2 日，可再连服 5 日。

2. 银耳玉竹饮

原料： 银耳 15g，玉竹 25g，冰糖适量。

制作方法： 银耳用清水浸泡至软，洗净，与玉竹、冰糖同入砂锅内加适量清水煮汤。

功能主治： 滋阴消热。适于胃阴不足而口干、口渴者服用。

用法用量： 温服，日服 2 次。

326 黄精 Huang Jing

（一）基原

1. 集解

黄精始载于《名医别录》，谓："叶状似竹而短，根似葳蕤。葳蕤根如荻根及菖蒲，……黄精根如鬼臼。"《证类本草》记载："黄精味甘平无毒，……久服轻身延年不饥。"在《证类本草》所附图中又有解州黄精、滁州黄精、永康军黄精、相州黄精多种，图形不尽相似，说明历史上黄精的基原就比较复杂。李时珍曰："黄精为服食要药，故《别录》列于草部之首，家以为芝草之类，以其得坤土的精粹，故谓之黄精。"

2. 品种

黄精为单子叶植物纲百合科黄精属植物黄精 *Polygonatum sibiricum* Red. 的干燥根茎。

3. 分布

山东境内产于昆嵛山、崂山、牙山、沂山、蒙山、泰山等山区。

4. 生态

黄精生于背阴山坡、石缝、林下杂草丛中或土坡上。

5. 形态特征

黄精：多年生草本。根茎横生，肥大肉质，黄白色，略呈扁圆形。有数个茎痕，茎痕处较粗大，最粗处直径可达 2.5cm，生少数须根。茎直立，圆柱形，单一，高 50～80cm，光滑无毛。叶无柄；通常 4～5 枚轮生；叶片线状披针形至线形，长 7～11cm，宽 5～12mm，先端渐尖并卷曲，上面绿色，下面淡绿色。花腋生，下垂，花梗长 1.5～2cm，先端 2 歧，着生花 2 朵；苞片小，远较花梗短；花被筒状，长 8～13mm，白色，先端 6 齿裂，带绿白色；雄蕊 6，着生于花被除数管的中部，花丝光滑；雌蕊 1，与雄蕊等长，子房上位，柱头上有白色毛。浆果球形，直径 7～10mm，成熟时黑色。花期 5～6 月，果期 6～7 月（图 326-1）。

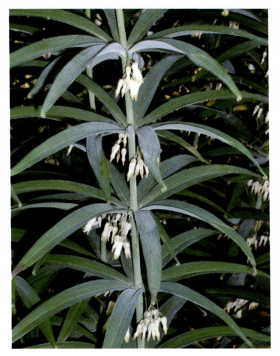

图 326-1　黄精植株

6. 产地加工

春、秋采收，以秋采者质佳。挖取根茎，除去地上部分及须根，洗净，置蒸笼内蒸至呈现油润时，取出晒干或烘干。或置水中煮沸后，晒干或烘干。

（二）药材

1. 性状特征

根茎呈不规则的圆锥状，形似鸡头（习称"鸡头黄精"）。分枝少而短粗，长 3～10cm，直径 1～3cm。表面黄白色至黄棕色，半透明，全体有细皱纹及稍隆起呈波状的环节，地上茎痕呈圆盘状，中心常凹陷，根痕多呈点状突起，分布全体或多集生于膨大部分。干燥者质硬，易折断，未完全干燥者质柔韧；断面淡棕色，呈半透明角质样或蜡质状，并有多数黄白色小点。无臭，味微甜而有黏性（图 326-2）。

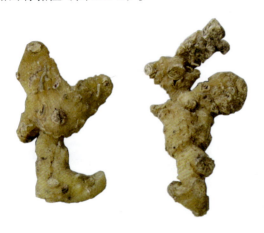

图 326-2　黄精药材

2. 商品规格

本品均为统货。

3. 道地药材

山东产者为道地药材。

4. 质量标志

本品以块大、色黄、断面透明、质润泽、习称"冰糖渣"者为佳。

5. 显微特征

（1）组织鉴别：表皮细胞1列，偶见部分根被细胞。皮层较窄，内皮层不明显，根迹维管束可见。中柱维管束散列，多外韧型。薄壁组织中黏液细胞多，内含草酸钙针晶束（图 326-3）。

（2）粉末鉴别：粉末棕黄色。表皮细胞垂周壁不均匀增厚，气孔不定式；黏液细胞直径 258～330μm，内含草酸钙针晶束；草酸钙针晶长 26～172μm；薄壁细胞类圆形或不规则形；导管

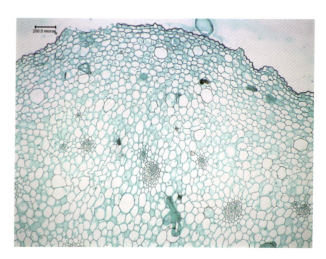

图 326-3　黄精药材横切面组织特征

多为网纹或梯纹。

6. 化学组分

甾体皂苷：呋甾烯醇型皂苷和2个螺甾烯醇型皂苷。属于前者的是 26-O-β-D-吡喃葡萄糖基 -22-O- 甲基 -25（S）- 呋甾 -5- 烯 -3β，26- 二醇 -3-O-β- 石蒜四糖苷［26-O-β-D-glucopyranosyl-22-O-methyl-25（S）-furost-5-ene-3β，26-diol-3-O-β-lycotetraoside］即西伯利亚蓼苷 A（sibiricoside-A）和 26-O-β-D- 吡喃葡萄糖基 -22-O- 甲基 -25（S）- 呋甾 -5- 烯 -3β，14α，26- 三醇 3-O-β- 石蒜四糖苷［26-O-β-D-glucopyranosyl-22-O-methyl-25（S）-fruost-5-ene-3β，14α，26-triol-3-O-β-lycotetraoside］即 14α- 羟基西伯利亚蓼苷 A（14α-hydroxysibiricoside A）；属于后者的是［（23S，25R）螺甾 -5- 烯 -3β，14α，23- 三醇 3-O-β-lycotetraoside］即西伯利亚蓼苷 B（sibiricoside B）和新巴拉次薯蓣皂苷元 -A-3-O-β- 石蒜四糖苷（neoprazerigenin A-3-O-β-lycotetraoside）。另含黄精多糖 A、B、C，三者的相对分子质量均大于 20万，均由葡萄糖（glucose）、甘露糖（mannose）和半乳糖醛酸（galacturonicacid）按照摩尔比 6：26：1 缩合而成；又含黄精低聚糖 A、B、C，相对分子质量分别为 1630、862 和 472，系由果糖（fructose）与葡萄糖按摩尔比 8：1、4：1 和 2：1 缩合而成。

7. 理化特征

（1）化学定性反应：取黄精粗粉 0.5g，加水 5ml，水浴温热 5～10 分钟，滤液加费林试剂 2～3ml，水浴煮沸数分钟，有红色沉淀

产生。

（2）纸色谱：称取本品粗粉 1g，加乙醇 10～20ml，回流提取 1 小时，滤过，滤液浓缩至 2ml，作为供试品溶液。另取葡萄糖对照品配成 10ml 中含 1mg 的溶液，作为对照品溶液。将此两种溶液分别点样于同一色谱滤纸上，用正丁醇-乙醇-水（4∶1∶2）为展开剂，展开 15cm，喷雾硫酸苯酚液，105℃烘烤片刻，供试品在与对照品相应的位置上显相同的深黄色斑点。

8. 贮藏

置通风干燥处，防霉，防蛀。

（三）炮制与饮片

1. 药材炮制

（1）黄精：取原药材，除去杂质，洗净，略润，切厚片，干燥。

（2）制黄精：取净黄精，加热蒸至棕褐色，取出晒至半干，切片或段，将蒸时所得液汁拌入，待液汁吸尽后干燥。

（3）酒黄精：取净黄精，用酒拌匀，装入容器内，密闭，坐水锅中，隔水炖到酒吸尽，取出，切段，晾干（每 100kg 黄精用黄酒 50kg）。

2. 饮片名称

黄精，制黄精，酒黄精。

3. 药品类别

补虚药。

4. 性状特征

（1）黄精：本品呈大小不一的片块，厚约 5mm，外表有时可见环节，黄色或黄棕色，断面有点状或线条状纹理（维管束）。质硬韧。质稍硬而韧。气微，味甜，嚼之有黏性（图 326-4）。

（2）制黄精：本品形同黄精，表面棕褐色，质较柔软，味甜（图 326-5）。

（3）酒黄精：本品形同黄精，表面棕褐色至黑色，有光泽，中心棕色至浅褐色，可见筋脉小点。质较柔软。味甜，微有酒香气。

5. 质量要求

（1）黄精

1）水分：不得过 15.0%。

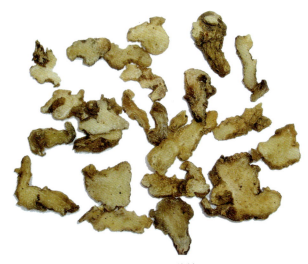

图 326-4 黄精

图 326-5 制黄精

2）总灰分：不得过 4.0%。

3）浸出物：用热浸法测定，稀乙醇作溶剂，不得少于 45.0%。

4）含量测定：用紫外-可见分光光度法测定。本品含黄精多糖以无水葡萄糖（$C_6H_{12}O_6$）计，不得少于 7.0%。

（2）酒黄精

1）水分：不得过 15.0%。

2）总灰分：不得过 4.0%。

3）浸出物：用热浸法测定，稀乙醇作溶剂，不得少于 45.0%。

4）含量测定：用紫外-可见分光光度法测定。本品含黄精多糖以无水葡萄糖（$C_6H_{12}O_6$）计，不得少于 4.0%。

6. 功能主治

本品性平，味甘。补气养阴，健脾，润肺，益肾。用于脾胃虚弱、体倦乏力、口干食少、肺虚燥咳、精血不足、内热消渴。

7. 用法用量

内服：煎汤，10～15g，鲜品30～60g；或入丸、散熬膏。外用：适量，煎汤洗；熬膏涂；或浸酒搽。

8. 使用注意

本品中寒泄泻、痰湿痞满气滞者忌服。味苦者不可药用。

9. 贮藏

置通风干燥处，防霉，防蛀。

（四）经典方剂与临床应用

黄精丸（《太平圣惠方》）

处方：黄精500g（净洗，蒸令烂熟），白蜜15g，天门冬15g（去心，蒸令烂熟）。

制法：上为丸，如梧桐子大。

功能主治：延年补益。

用法用量：每服以温酒下30丸，1日3次，久服。

（五）食疗与药膳

党参黄精猪肚

原料：党参、黄精各30g，山药60g，陈皮15g，糯米150g，猪胃1具。

制作方法：猪胃洗净，党参、黄精煎水取汁，陈皮切细粒，加盐、姜、花椒少许，一并与糯米拌匀，纳入猪胃，扎紧两端，置碗中蒸熟服食。

功能主治：适用于脾胃虚弱、少食便溏、消瘦乏力。

327　土茯苓 Tu Fu Ling

（一）基原

1. 集解

土茯苓始载于《神农本草经集注》，原名禹余粮。《本草纲目》曰："按陶弘景注石部禹余粮云：南中平泽有一种藤，叶如菝葜，根作块有节，似菝葜而色赤，味如薯蓣，亦名禹余粮，言昔禹行山乏食，采此充粮而弃其余，故有此名。观陶

氏此说，即今土茯苓也。"

2. 品种

土茯苓为单子叶植物纲百合科菝葜属植物光叶菝葜 *Smilax glabra* Roxb. 的干燥根茎。

3. 分布

山东境内产于胶东半岛及蒙山。

4. 生态

光叶菝葜生于林下、灌木、河岸或山谷中，也见于林缘与疏林中。

5. 形态特征

光叶菝葜：攀援灌木，根状茎粗厚，块状，常由匍匐茎相连接，粗2～5cm。茎长1～4m，枝条光滑，无刺。叶薄革质，狭椭圆状披针形至狭卵状披针形，长6～12（15）cm，宽1～4（7）cm，先端渐尖，下面通常绿色，有时带苍白色；叶柄长5～15（20）mm，约占全长的3/5，1/4具狭鞘，有卷须，脱落点位于近顶端。伞形花序通常具10余朵花，总花梗长1～5（8）mm，通常明显短于叶柄，极少与柄近等长，在总花梗与叶柄之间有一芽，花序托膨大，连同多数宿存的小苞片多少呈莲座状，宽2～5mm；花绿白色，六棱状球形，直径约3mm；雄花外花被片近扁圆形，宽约2mm，兜状，背面中央具纵槽；内花被片近圆形，宽约1mm，边缘有不规则的齿；雄蕊靠合，与内花被片近等长，花丝极短；雌花外形与雄花相似，但内花被片边缘无齿，有3枚退化雄蕊。浆果直径7～10mm，熟时紫黑色，有粉霜。花期7～11月，果期11月至次年4月（图327-1）。

6. 产地加工

秋、冬二季挖取地下根茎，洗净，除去须根，干燥；或新鲜时切成薄片，干燥即得。

（二）药材

1. 性状特征

根茎略呈圆柱形，稍扁，或呈不规则条块状，有结节状隆起，有短分枝；长5～22cm，直径2～5cm。表面黄棕色，凹凸不平，突起尖端有坚硬的须根残基，分枝顶端有圆形芽痕，有时外皮现不规则裂纹，并有残留的鳞叶。质坚硬，难折断。

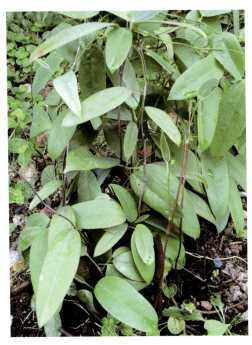

图 327-1 光叶菝葜植株

断面类白色至淡红棕色，粉性，可见点状维管束状及多数小亮点。气微，味淡、涩（图 327-2）。

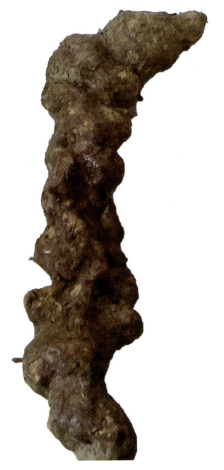

图 327-2 土茯苓药材

2. 商品规格

本品均为统货。

3. 道地药材

本品广西产者为道地药材。

4. 质量标志

本品以断面淡棕色，粉性足者为佳。

5. 显微特征

（1）组织鉴别：根茎横切面示下皮为 3～5 列黄棕色细胞，排列紧密，壁较厚，木化，有的具纹孔。皮层中散有大型黏液细胞，内含草酸钙针晶束。中柱薄壁细胞径向延长；散列有限外韧维管束，中心分布较密；木质部通常有 2 个大的导管及数个较小的导管；韧皮部有少数纤维。薄壁细胞含淀粉粒。

（2）粉末鉴别：粉末棕色淀粉粒极多，单粒类圆形或圆多角形，直径 8～48μm；脐点裂缝状、三叉状、"二"字状或星状，大粒层纹明显；复粒由 2～4 分粒组成。草酸钙针晶束，长 40～180μm，直径约至 5μm，石细胞呈矩圆形、类方形等，边缘稍不平整或有尖突，直径 25～128μm，壁厚 8～48μm，有的厚壁不匀，孔沟细密并分枝，胞腔宽狭不一。内皮层细胞（须根）单个散在，深棕色，长条形或长方形，直径约至 50μm，壁三边极厚，约至 48μm，木化，一边菲薄，孔沟长而不规则分叉。纤维成束或单个散在，梭形，短者似石细胞，大多一端钝圆，另端尖细，直径 22～27μm，壁极厚，有的厚壁不匀或一边稍薄，孔沟短而较密。另可见导管。

6. 化学组分

落新妇苷（astilbin），黄杞苷（engelitin），异黄杞苷（isoengelitin），3-O-咖啡酰莽草酸（3-O-coffeoyl shikimic acid），阿魏酸，莽草酸，琥珀酸（succinic acid），胡萝卜苷（daucosterol），棕榈酸，β-谷甾醇，L-表儿茶精（L-epicatechin），挥发油等。

7. 理化特征

（1）荧光检查：取粉末 1g，加乙醇 5ml，水浴煮沸 2 分钟，滤过。取滤液 1ml 于滤纸上，干后置紫外灯下观察，显黄绿色荧光。

（2）化学定性：取上述滤液 1ml，加浓盐酸

4 滴，再置水浴上煮沸 1 分钟，溶液呈橙黄色至棕黄色。取粉末 1g，加水 10ml，在 60℃水浴上加热 10 分钟，滤过，滤液做以下试验，取滤液 2ml 于带塞试管中，用力振摇 1 分钟，产生多量蜂窝状泡沫，放置 10 分钟，泡沫不明显减少。取滤液 2ml 于试管中，蒸干，加乙酸 0.5ml，沿管壁滴加浓硫酸，两液界面呈紫红色环。

（3）薄层色谱：取样品粉末 5g，加乙醇 50ml，于水浴中回流 1 小时，放冷，滤过，滤液回收乙醇，残渣加稀硫酸 20ml，回流水解 3 小时，放冷，用氯仿提取 2 次，每次 20ml，合并氯仿液，用少量水洗去氯仿中的酸，蒸去氯仿，残渣用少量己烷溶解，点于硅胶 G（7.5% 的硝酸银水溶液调匀铺板）板上，以氯仿 - 乙酸乙酯（9：1）为展开剂，以薯蓣皂苷元、替告皂苷元为对照，展距 11cm，用饱和磷钼酸乙醇溶液喷雾，于 110℃烘 5 分钟，斑点均显蓝色。

8. 贮藏

置通风干燥处。

（三）炮制与饮片

1. 药材炮制

取原药材，除去杂质，用水浸漂，夏季每日换水 1 次，春、秋每 2 日换水 1 次，冬季可 3 日换水 1 次，防止发臭，以泡透为度，捞出切片，及时干燥。

2. 饮片名称

土茯苓。

3. 药品类别

清热药。

4. 性状特征

本品呈长圆形、类圆形或不规则形薄片，直径 3 ～ 5cm，厚 1 ～ 2（5）mm。切面类白色至淡粉红色，粉性，可见点状散在的维管束及多数小亮点，纵切片常见花纹；周边黄棕色或灰褐色，可见须根残痕及鳞叶残留，质较韧，略具弹性，折断时有粉尘飞出，以水湿润后手摸有黏滑感。气微，味微甜、涩（图 327-3）。

5. 质量要求

（1）水分：不得过 15.0%。

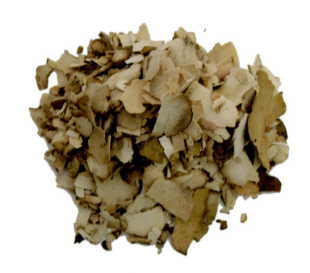

图 327-3　土茯苓

（2）总灰分：不得过 5.0%。

（3）浸出物：用热浸法测定，稀乙醇作溶剂，不得少于 10.0%。

（4）含量测定：用高效液相色谱法测定。本品含落新妇苷（$C_{21}H_{22}O_{11}$）不得少于 0.45%。

6. 功能主治

本品性平，味甘、淡。除湿，解毒，通利关节。用于湿热淋浊、带下、痈肿、瘰疬、疥癣、梅毒及汞中毒所致的肢体拘挛、筋骨疼痛。

7. 用法用量

内服：煎汤，15 ～ 60g。外用：研末调敷。

8. 配伍禁忌

服时忌茶。

9. 使用注意

肝肾阴亏者慎服。

10. 贮藏

置通风干燥处。

（四）经典方剂与临床应用

搜风解毒汤（《本草纲目》）

处方：土茯苓 12g，薏苡仁、金银花、防风、木通、木瓜、白鲜皮各 6g，皂角子 5g。

制法：上药用水 400ml，煎至 200ml。

功能主治：适用于杨梅结毒，初起结肿，筋骨疼痛及服轻粉药后筋骨挛痛，瘫痪不能动者。

用法用量：温服，1 日 3 次。病深者月余，病浅者半月即愈。若气虚，加人参 10g；若血虚，加当归 10g。

使用注意：服药期间，忌食清茶、牛、羊、鸡、鹅、鱼肉、烧酒、面等，戒房事。

（五）食疗与药膳

1. 土茯苓绿豆饮

原料：绿豆 50g，土茯苓 50g，红糖适量。

制作方法：绿豆洗净，土茯苓洗净，加水 6 碗煲至豆稔，加红糖，再煮片刻汤即成。

功能主治：祛湿热，解毒凉血。可使疗疮加速愈复。

2. 土茯苓粥

原料：土茯苓 10g，生米仁 50g，粳米 50g。

制作方法：先用粳米、生米仁煮粥，再加入土茯苓（碾粉）混匀煮沸食用。

功能主治：清热解毒、除湿通络。适用于痛风的防治。

328　藜芦 Li Lu

（一）基原

1. 集解

藜芦始载于《神农本草经》，列为下品。《名医别录》云："一名葱葜，一名山葱。生太山。三月采根，阴干。"《本草图经》云："藜芦，生泰山山谷。今陕西、山南东西州郡皆有之。三月生苗，叶青，似初出棕心，又似车前。茎似葱白，青紫色，高五六寸。上有黑皮裹茎，似棕皮。……此有二种，一种水藜芦，茎、叶大同，只是生在近水溪涧石上，根须百余茎，不中药用。用者名葱白藜芦，根须甚少，只是三二十茎，生高山者为佳。"根据以上文献记载，历代所用藜芦并非单一品种，但主流商品与现今用药一致。黑色曰藜，其芦根茎基部有黑褐色棕毛状的叶柄残基裹之，故名。

2. 品种

藜芦为单子叶植物纲百合科藜芦属植物藜芦 *Veratrum nigrum* L. 野生品的干燥根及根茎。

3. 分布

山东境内产于崂山、昆嵛山、泰山、蒙山等山区。

4. 生态

藜芦生于背阴山坡、石缝或林边草丛中。

5. 形态特征

藜芦：多年生草本，高 60～100cm。植株粗壮，基部的鞘枯死后残留为有网眼的黑色纤维网。叶互生；无叶柄或茎上部叶具短柄；叶片薄革质，椭圆形、宽卵状椭圆形或卵状披针形，长 22～25cm，宽约 10cm，先端锐尖或渐尖，两面短毛。圆锥花序 30～25cm，宽约 10cm，先端锐尖或渐尖，两面短毛。圆锥花序 30～50cm，侧生总状花序常具雄花，顶生总状花序常较偶生花序长 2 倍以上，几乎全部为两性化，总轴和枝轴密被白色绵状毛；花被片 6，开展或略反折，长圆形，长 5～8mm，宽约 3mm，全缘，黑紫色；雄蕊 6，花药肾形，背着，汇合为 1 室；子房卵形，3 室，无毛，花柱 3。蒴果卵圆形，具三钝棱，长 1.5～2cm，宽 1～1.3cm。种子扁平，具膜质翅。花果期 7～9 月（图 328-1，图 328-2）。

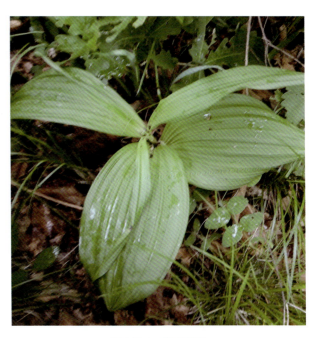

图 328-1　藜芦植株

6. 产地加工

5～6 月未抽花茎时采挖，除去苗叶，晒干或

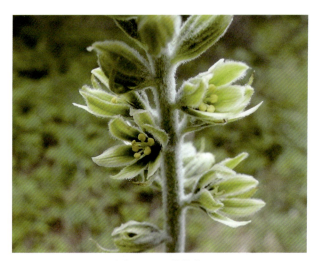

图 328-2 藜芦花

用开水浸烫后晒干。

（二）药材

1. 性状特征

根茎呈圆柱形，长 2 ～ 4cm，直径 0.7 ～ 1.5cm；表面棕黄色或土黄色，上端残留叶基及毛鳞状物，四周生有众多细根。根细长，略弯曲，长 10 ～ 20cm，直径 1 ～ 4mm；表面黄白色或灰褐色，有较密的横皱纹，下部多纵皱纹；质坚脆，断面类白色，中心有淡黄色的中柱，易与皮部分离。气微，味极苦。粉末有强烈的催嚏性（图 328-3）。

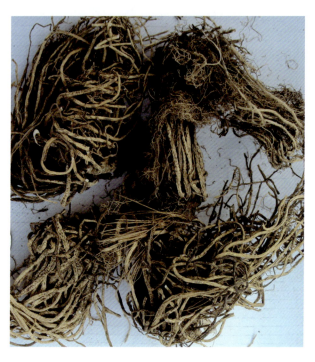

图 328-3 藜芦药材

2. 商品规格

本品均为统货。

3. 道地药材

本品山东产者质佳。

4. 质量标志

本品以直径大、外皮土黄色、质轻脆、断面粉性者为佳。

5. 显微特征

组织鉴别：①根横切面示表皮细胞略径向延长；下皮为 2 ～ 3 列类圆形细胞。皮层占根的大部分，腔隙占皮层宽度的 1/4 ～ 1/3。薄壁细胞含草酸钙针晶束；内皮层明显，内壁及侧壁增厚。中柱甚小，初生木质部 13 ～ 14 原型；韧皮部束位于木质部弧角间，中间髓部较小。②根茎横切面最外为黑褐色的后生皮层，3 ～ 4 列细胞；皮层约占半径的 1/3，散在周木型维管束；内皮层细胞内壁及侧壁增厚。中柱有多数维管束散在，近内皮层处较密，多为外韧型，内部者多为周韧型。可见自中柱鞘发生的根迹组织（图 328-4）。

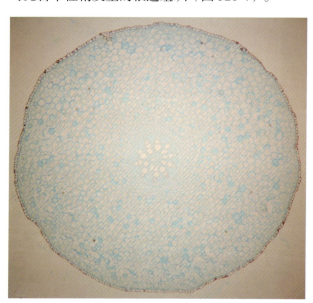

图 328-4 藜芦药材（根）横切面组织特征

6. 化学组分

去乙酰基原藜芦碱（deace-tylprotoveratrine）A，原藜芦碱（protoveratrine）A，藜芦马林碱（veramarine），双去乙酰基原藜芦碱（didesacetyl protoveratrine）A，藜芦嗪（verazine），新计布定碱（neogermbudine），芥芬胺（iervine），藜芦

酰棋盘花碱（veratroylzygadenine），玉红芥芬胺（rubijervine），异玉红芥芬胺（isorubijervine），藜芦胺（veramine），藜芦碱胺（veratrum-alkamine）A、B、C、D，藜芦甾二烯胺（veratramine），藜芦米宁（veramiline），茄咪啶（solamidine），β-谷甾醇（β-sitosterol），β-谷甾醇硬脂酸酯（β-sitosterylstearate），胡萝卜苷（daucosterol），蜡酸（cerotic acid），硬脂酸（stearic acid）等。

7. 理化特征

（1）生物碱沉淀反应：取本品粉末0.2g，加3%盐酸5ml，水浴上加热5分钟，并时时振摇，滤过。取滤液1ml，加碘化铋钾试液1～2滴，有红棕色沉淀；另取滤液1ml，加碘化汞钾试液1～2滴，有淡黄色沉淀。

（2）薄层色谱：取本品粉末1g，用适量氨水湿润后，氯仿10ml冷浸过液，滤过。吸取滤液10μl，点于硅胶G薄层板上，以苯-氯仿-异丙醇（8：8：2）为展开剂，改良碘化铋钾-碘化钾（1：1）试剂显色，显橙红色斑点。

8. 贮藏

席包装或麻袋装，置干燥通风处。

（三）炮制与饮片

1. 药材炮制

藜芦：取藜芦，除去杂质，洗净，稍润，切段，干燥。

2. 饮片名称

藜芦。

3. 药品类别

涌吐药。

4. 性状特征

本品呈切碎的段片，直径2～3mm，根茎部片直径可达1cm。切面灰白色或黄白色，皮部松，木部紧，两者易分离。周边灰褐色或棕黄色，有纵皱皮。质坚。气微，味极苦（图328-5）。

5. 功能主治

本品性寒，味辛、苦；有毒。涌吐风痰，杀虫疗疮。用于中风痰壅、喉痹不通、癫痫、疥疮等症。

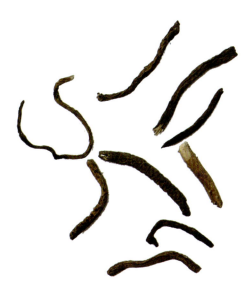

图328-5　藜芦

6. 用法用量

内服：入丸、散，0.3～0.6g。外用：适量，研末，油或水调涂。

7. 使用注意

体虚气弱及孕妇忌服。

8. 贮藏

席包装或麻袋装，置干燥通风处。

（四）经典方剂与临床应用

藜芦散（《圣济总录》）

处方：藜芦（去芦头）15g，附子（炮裂，去皮脐）0.3g，麝香0.3g（研）。

制法：上为散。

功能主治：牙齿疼痛。

用法用量：每用半勺，掺于齿上。如牙有虫孔，即以绵裹少许纳之。

（五）食疗与药膳

藜芦酒

原料：藜芦30g，60°白酒300ml。

制作方法：将藜芦切碎浸酒6天后过滤备用。

功能主治：主治先兆子痫。

用法用量：日服2～3次，每次服0.6ml（加水10ml）。

329 穿山龙
Chuan Shan Long

（一）基原

1. 集解

穿山龙见于《植物名实图考》所载穿山龙非薯蓣科植物。今考证《本草图经》中所指的"成德军草薢"很可能是穿山龙，因《名医别录》载："生真定山谷"，即今河北正定县。而薯蓣科植物在我国黄河以北分布的，除薯蓣外，只有穿龙薯蓣一种。

2. 品种

穿山龙为单子叶植物纲薯蓣科薯蓣属植物穿龙薯蓣 *Dioscorea nipponica* Makino 的干燥根茎。

3. 分布

山东境内产于各山地丘陵。

4. 生态

穿龙薯蓣生于阴湿山坡林下或灌丛中，国家二级保护植物。

5. 形态特征

穿龙薯蓣：多年生缠绕草本。根茎横走，圆柱形，黄褐色。茎左旋，长达5m，近乎无毛。叶具长柄，互生，卵形或宽卵形，长 5～12cm，通常 5～7 裂，基部心形，顶端裂片有长尖，叶脉 9条，基出，支脉网状。花黄绿色，单性，雌雄异株：花序腋生，下垂；雄花序复穗状，雌花序穗状；雄花小，钟形，花被片 6，雄蕊 6，着生于花被筒上；雌花被 6，矩圆形，柱头 3 裂，裂片再 2 裂。蒴果倒卵状椭圆形，具 3 翅。种子具长方形翅。花期 6～8月。果期 8～10 月（图 329-1）。

6. 产地加工

秋季采挖，除去细根，刮去栓皮，晒干。

（二）药材

1. 性状特征

根茎呈类圆柱形，稍弯曲，长 15～20cm，直径 1.0～1.5cm。表面黄白色或棕黄色，有不规

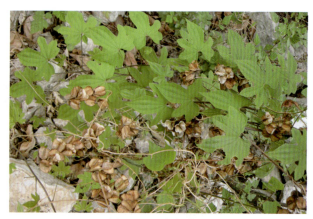

图 329-1　穿龙薯蓣

则纵沟、刺状残根及偏于一侧的突起茎痕。质坚硬，断面平坦，白色或黄白色，散有淡棕色维管束小点。气微，味苦涩（图 329-2）。

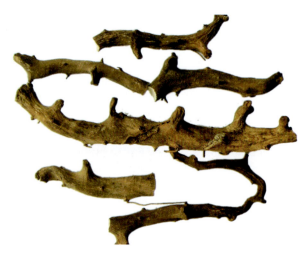

图 329-2　穿山龙药材

2. 商品规格

本品均为统货。

3. 道地药材

本品山东和东北产者质佳。

4. 质量标志

本品以根茎粗长，土黄色，质坚硬者为好。

5. 显微特征

粉末鉴别：粉末淡黄色。淀粉粒单粒椭圆形、类三角形、圆锥形或不规则形，直径 3～17μm，长至 33μm，脐点长缝状。草酸钙针晶散在，或成束存在于黏液细胞中，长约至 110μm。木化薄壁细胞淡黄色或黄色，呈长椭圆形、长方形或菱形，纹孔较小而稀疏。具缘纹孔导管直径

17 ～ 56μm，纹孔细密，椭圆形。

6. 化学组分

薯蓣皂苷（dioscin），纤细薯蓣皂苷（gracillin），穗菝葜甾苷（asperin），25-D- 螺甾 -3, 5- 二烯（25-D-spirosta-3, 5-diene）及对羟基苄基酒石酸（piscidic acid）。

7. 理化特征

（1）化学定性

1）泡沫反应：取本品粉末 2g，加水 30ml，水浴上加热 10 分钟，过滤。取水提液 2ml，振摇 1 分钟，产生大量蜂窝状泡沫，放置 10 分钟，泡沫没有明显的消失。

2）溶血反应：取上述水提取液 2ml，加入 2% 红细胞混悬液 5 ～ 10 滴，放置数分钟，血液逐渐被溶解且呈红色透明液。

3）醋酐浓硫酸反应：取粉末 2g，用 80% 乙醇加热浸提，过滤蒸去乙醇，残渣溶于少量乙酸中，加醋酐和浓硫酸数滴，应呈紫红色。

（2）薄层色谱：取本品粉末 0.5g，加甲醇 25ml，超声处理 30 分钟，滤过，滤液蒸干，残渣加 3mol/L 盐酸溶液 20ml 使溶解，置水浴中加热水解 30 分钟，放冷，再加入三氯甲烷 30ml，加热回流 15 分钟，滤过蒸干，残渣加三氯甲烷 - 甲醇（1 ∶ 1）的混合溶液 2ml 使溶解，作为供试品溶液。另取薯蓣皂苷元对照品，加甲醇制成每 1ml 含 1mg 的溶液，作为对照品溶液。照薄层色谱法试验，吸取上述 2 种溶液各 3μl，分别点于同一硅胶 G 薄层板上，以三氯甲烷 - 甲醇（20 ∶ 0.2）为展开剂，喷以 10% 的磷钼酸乙醇溶液，在 105℃加热 10 分钟。供试品色谱在与对照品色谱相应的位置上，显相同颜色的斑点。

8. 贮藏

置通风干燥处。

（三）炮制与饮片

1. 药材炮制

取原药材，除去杂质，洗净，润透，切厚片，干燥。

2. 饮片名称

穿山龙。

3. 药品类别

祛风湿药。

4. 性状特征

本品呈圆形或椭圆形的厚片。外表皮黄白色或棕黄色，有时可见刺状残根。切面白色或黄白色，有淡棕色的点状维管束。气微，味苦涩（图 329-3）。

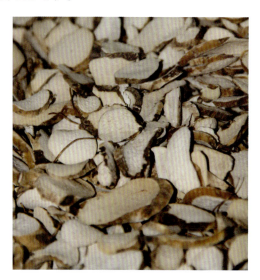

图 329-3 穿山龙

5. 质量要求

（1）水分：不得过 12.0%。

（2）总灰分：不得过 5.0%。

（3）浸出物：用热浸法测定，65% 乙醇作溶剂，不得少于 20.0%。

（4）含量测定：用高效液相色谱法测定。本品含薯蓣皂苷（$C_{45}H_{72}O_{16}$）不得少于 1.3%。

6. 性味功能

本品性温，味甘、苦。祛风除湿，舒筋通络，活血止痛，止咳平喘。用于风湿痹病、关节肿胀、疼痛麻木、跌扑损伤、闪腰岔气、咳嗽气喘。

7. 用法用量

内服：煎汤，干品 6 ～ 9g，鲜品 30 ～ 45g；或浸酒。外用：适量，鲜品捣敷。

8. 使用注意

粉碎加工时，注意防护，以免发生过敏反应。

9. 贮藏

置于阴凉干燥处。

（四）经典方剂与临床应用

（1）治腰腿酸痛，筋骨麻木：鲜穿山龙根茎 2 两，水 1 壶，可煎用 5、6 次，加红糖效力更佳（《东北药用植物志》）。

（2）治劳损：穿山龙五钱。水煎冲红糖、黄酒。每日早、晚各服 1 次（《浙江民间常用草药》）。

（3）治大骨节病，腰腿疼痛：穿山龙 2 两，白酒 1 斤，浸泡 7 天。每服 1 两，每天 2 次（《河北中药手册》）。

（五）食疗与药膳

苏芎猪肉汤

原料：苏木 12g、川芎 10g、香附 6g、黑木耳 30g、穿山甲 3g、猪肉 250g。

制作方法：黑木耳，水发，洗净；猪肉，切块，焯水去浮沫；苏木、川芎、香附、穿山甲，用纱布包后扎紧。将药包、猪肉、黑木耳等一并放锅中，加水、盐、料酒，煮沸后，改小火炖 30 分钟，加入味精调匀，即可食用。

功能主治：子宫肌瘤，全称为子宫平滑肌瘤。它是女性常见的一种生殖器官的良性肿瘤。其发生的真正原因至今尚未明确，但多数专家认为与子宫肌层长期或过多地接受雌激素不规则的刺激，促使局部肌细胞增生无序相关。中医按其临床表现，归属于月经过多、月经不调、癥瘕等范畴。子宫肌瘤可以不用做手术。

330　山药 Shan Yao

（一）基原

1. 集解

山药始载于《神农本草经》，列为上品，原名"薯蓣"。《图经本草》载："今处处有之，春生苗，茎紫叶青，有三尖角，似牵牛更厚而光泽，夏开细白花，大类枣花，秋生实于叶间，状如铃。今人冬春采根，刮之白色者为上。"

2. 品种

山药为单子叶植物纲薯蓣科薯蓣属植物薯蓣 *Dioscorea opposita* Thunb. 栽培品的干燥根茎。

3. 分布

山东境内产于昆嵛山、崂山、泰山、蒙山等各山地丘陵。菏泽、泰安、邹平等地有大面积栽培。

4. 生态

薯蓣生于向阳山坡或疏林下。栽培于土层深厚疏松的砂质壤土。

5. 形态特征

薯蓣：多年生缠绕草本。块茎肉质肥厚，略呈圆柱形，垂直生长，长可达 1m，直径 2～7cm，外皮灰褐色，生有须根。茎细长，蔓性，通常带紫色，有棱，光滑无毛。叶对生或 3 叶轮生，叶腋间常生珠芽（名零余子）；叶片形状多变化，三角状卵形至三角状广卵形，长 3.5～7cm，宽 2～4.5cm，通常耳状 3 裂，中央裂片先端渐尖，两侧裂片呈圆耳状，基部戟状心形，两面均光滑无毛；叶脉 7～9 条基出；叶柄细长，长 1.5～3.5cm。花单性，雌雄异株；花极小，黄绿色，成穗状花序；雄花序直立，2 至数个聚生于叶腋，花轴多数成曲折状；花小，近于无柄，苞片三角状卵形；花被 6，椭圆形，先端钝；雄蕊 6，花丝很短；雌花序下垂，每花的基部各有 2 枚大小不等的苞片，苞片广卵形，先端长渐尖；花被 6；子房下位，长椭圆形，3 室，柱头 3 裂。蒴果有 3 翅，果翅长几乎等于宽。种子扁卵圆形，有阔翅。花期 7～8 月。果期 9～10 月（图 330-1 至图 330-4）。

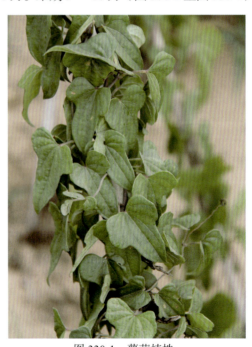

图 330-1　薯蓣植株

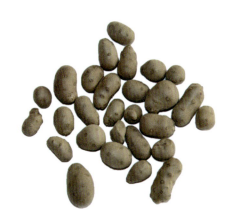

图 330-2 山药蛋

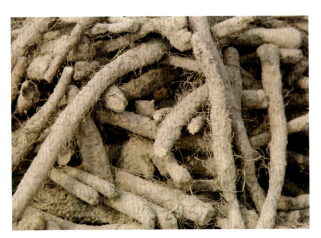

图 330-3 山药根茎

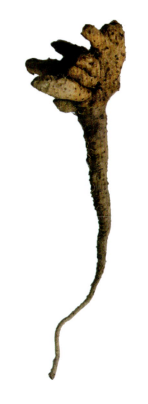

图 330-4 野生薯蓣根及根茎

6. 产地加工

11～12 月采挖，切去根头，洗净泥土，用竹刀刮去外皮，晒干或烘干，即为毛山药。选择粗大的毛山药，用清水浸匀，再加微热，并用棉被盖好，保持湿润闷透，然后放在木板上搓揉成圆柱状，将两头切齐，晒干打光，即为光山药。

（二）药材

1. 性状特征

（1）毛山药：根茎略呈圆柱形，弯曲而稍扁，长 15～30cm，直径 1.5～6cm。表面黄白色或棕黄色，未去净外皮则显浅棕色斑点或须根痕，有纵沟与纵皱纹，两头不整齐。质脆易断，断面白色，颗粒状，粉性。味淡，微酸，嚼之发黏（图 330-5）。

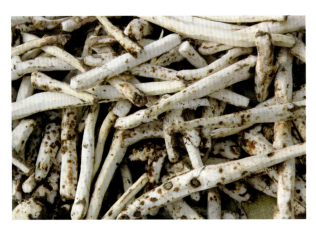

图 330-5 山药药材（毛山药）

（2）光山药：根茎呈圆柱形，两端平齐，长 9～18cm，直径 1.5～3cm。粗细均匀，挺身。全体洁白（陈久者显灰黄色），光滑圆润。粉性足（图 330-6）。

2. 商品规格

（1）光山药

1）一等品：长 15cm 以上，直径 2～3cm。无裂痕、空心、炸头、杂质、虫蛀、霉变。余同性状鉴别。

2）二等品：长 13cm 以上，直径 1～7cm。余同一等。

3）三等品：长 10cm 以上，直径 1cm 以上。余同一等。

4）四等品：直径 0.8cm 以上，长短不分，间有碎块。余同一等。

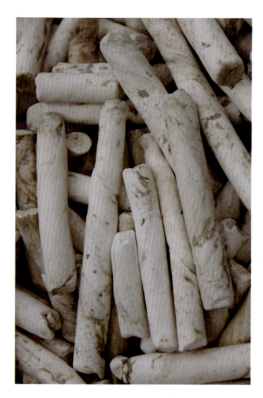

图 330-6　山药药材（光山药）

（2）毛山药

1）一等品：长 15cm 以上，中部围粗 10cm 以上。无破裂、空心、黄筋、杂质、虫蛀、霉变。余同性状鉴别。

2）二等品：长 10cm 以上，中部围粗 6cm 以上。余同一等。

3）三等品：长 7cm 以上，中部围粗 3cm 以上，间有碎块。余同一等。

（3）其他规格：河南新乡地区将栽培的山药分为铁棍山药、白皮山药和太谷山药（由山西太谷引种而来）3 个品种。铁棍山药皮发黑，体形细长而质硬。白皮山药皮发白，体较前者粗大，须根短小而少。太谷山药皮粗，须根粗而密，体粗大，为目前习见品。另有所谓"牛筋山药"，是经水泡或生于湿地面而生虫的山药，亦将外皮除去，色棕黄色或带红色，质坚硬，不易折断或打碎，外形似牛筋，故名。质劣，不宜入药。

3. 道地药材

本品河南产者为道地药材，山东产者质亦佳。

4. 质量标志

本品均以条粗、质坚实、粉性足、色洁白者为佳。未去外皮、质松、色棕黄者不宜入药。

5. 显微特征

（1）组织鉴别：导管为具缘纹孔及网纹导管，也有螺纹及环纹导管，直径一般 12 ～ 48μm。具缘纹孔呈卵圆形，多数延长呈线型，且排列紧密，形似梯状。导管束旁的筛管分子复筛板上的筛域极为明显，排列成网状。纤维少数，细长，直径约为 14μm，壁甚厚，木化（图 330-7）。

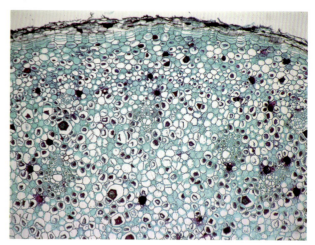

图 330-7　山药药材横切面组织特征

（2）粉末鉴别：粉末中淀粉粒主为单粒，呈椭圆形、卵圆形或类圆形，直径 8 ～ 35μm，脐点清晰，呈马蹄状、飞鸟状、点状或裂缝状，大多位于较小的一端。层纹较明显。草酸钙针晶束存在于黏液细胞中，针晶束甚大，长 80 ～ 240μm（图 330-8）。

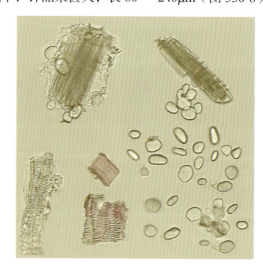

图 330-8　山药药材粉末显微特征

6. 化学组分

块茎含薯蓣皂苷元（diosgenin），多巴胺（dopamine），盐酸山药碱（batatasine hydrochloride），多酚氧化酶（polyphenoloxidase），尿囊

素（allantoin），止权素（abscisin）Ⅱ；又含糖蛋白（glucoprotein），自由氨基酸；另含具降血糖作用的多糖及山药多糖，又含钡、铍、铈、钴、铬、铜、镓、镧、锂、锰、铌、镍、磷、锶、钍、钛、钒、钇、镱、锌、锆及氧化钠、氧化钾、氧化铝、氧化铁、氧化钙、氧化镁等。根茎含多巴胺、儿茶酚胺（catecholamine）及胆甾醇（cholesterol）、麦角甾醇（ergosterol）、菜油甾醇（campesterol）、豆甾醇（stigmasterol）、β-谷甾醇（β-sitosterol）等。

7. 理化特征

（1）光谱鉴别：取粉末 0.2g，加乙醇 20ml，放置 12 小时，滤过，滤液供测紫外光谱用。测定条件：扫描范围 200～400nm，吸收度量程 0～2A，狭缝宽度 2nm，波长标尺放大 40nm/cm。结果在（310±2）nm、（283±2）nm、（275±2）nm、（266±2）nm、（218±2）nm 处有最大吸收。

（2）化学定性

1）还原糖反应：取粗粉 5g，加水煮沸，滤过，滤液供下列试验。取滤液 1ml，加费林试剂 1ml，水浴加热，发生红色沉淀。

2）氨基酸反应：取上述滤液滴于滤纸上，滴加 1% 茚三酮丙酮溶液，加热后立即显紫色。

3）蛋白质反应：取上述滤液 1ml，加 5% 氢氧化钠液 2 滴，再加稀硫酸铜液 2 滴，呈蓝紫色。取粉末或切片少许，加浓硫酸 1ml，显鲜黄色。

（3）薄层色谱：取粉末 1g，加乙醇 10ml，冷浸 18 小时，过滤，浓缩滤液，点于硅胶 G 薄板上。以氯仿-甲醇-水（14：5：1）为展开剂，展距 15cm，用 10% 磷钼酸的乙醇溶液作显色剂。结果在 R_f=0.17 处有 1 个亮蓝色斑点，在 R_f=0.11、0.82 处有 2 个浅蓝色斑点。

8. 贮藏

须复焙后装箱，衬纸，密封保管。防蛀，防鼠食。

（三）炮制与饮片

1. 药材炮制

（1）山药：取原药材，分开大小条，用清水浸泡 24～48 小时，泡至七八成透时，捞出，闷润透，切约 3mm 厚的片，晒干。

（2）麸炒山药：将炒药锅用中火加热，均匀散入麸皮（100kg 山药用麸皮 10kg），待麸皮焦化起浓烟时，随即加入山药生片，急速翻炒至表面显米黄色时，取出，筛去焦麸渣。

2. 饮片名称

山药，麸炒山药。

3. 药品类别

补虚药。

4. 性状特征

（1）山药：本品呈类圆形片状，色洁白，表面偶见有棕色维管束斑纹，周边显浅黄色。质地坚脆，粉性。手捏之有光滑感（图 330-9）。

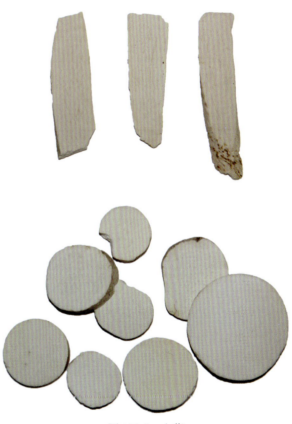

图 330-9 山药

（2）麸炒山药：本品形如山药片，淡黄色，偶有焦黄斑，气味香甜（图 330-10）。

5. 质量要求

（1）山药

1）水分：不得过 16.0%。

2）总灰分：不得过 2.0%。

3）浸出物：用冷浸法测定，水作溶剂，不得少于 4.0%。

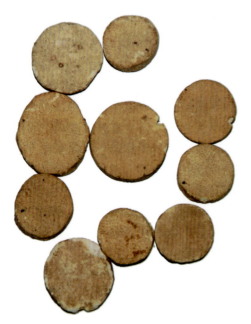

图 330-10　麸炒山药

（2）麸炒山药

1）水分：不得过 12.0%。

2）总灰分：不得过 4.0%。

3）浸出物：用浸法测定，水作溶剂，不得少于 4.0%。

6. 性味功能

本品性平，味甘。补脾养胃，生津益肺，补肾涩精。用于脾虚食少、久泻不止、肺虚咳喘、肾虚遗精、带下、尿频、虚热消渴。麸炒山药补脾健胃，用于脾虚食少、泄泻便溏、白带过多。

7. 用法用量

内服：煎汤，15～30g，大剂量 60～250g；或入丸、散。外用：适量，捣敷。补阴，宜生用；健脾止泻，宜炒黄用。

8. 使用注意

湿盛中满或有实邪、积滞者禁服。

9. 贮藏

须复焙后装箱，衬纸，密封保管。防蛀，防鼠食。

（四）经典方剂与临床应用

参苓白术散（《太平惠民和剂局方》）

处方：莲子肉（去皮）、薏苡仁、砂仁、桔梗（炒令深黄色），各一斤。白扁豆（姜汁浸，去皮，微炒）一斤半，白茯苓、人参（去芦）、甘草（炒）、白术、山药，各二斤。

制法：上为细末。

功能主治：脾胃虚弱，饮食不进，多困少力，中满痞噎，心忪气喘，呕吐泄泻及伤寒咳噫。

用法用量：每服二钱，枣汤调下，小儿量岁数加减服。

（五）食疗与药膳

1. 玫瑰山药泥

原料：山药 500g，玫瑰花茶 1 小把，奶粉 2 大勺，细砂糖 2 大勺。

制作方法：山药入锅蒸熟，蒸熟的山药放入盆中。趁热放入干玫瑰花，放入适量奶粉。放入适量细砂糖调味，把山药碾成泥，搅拌均匀，用模具造型即可。

功能主治：健脾除湿，美容养颜。

2. 山药羊肉粥

原料：鲜山药 200g，羊肉、粳米各 150g。

制作方法：先将山药去皮切成小块，羊肉去筋膜切块，备用。将粳米下锅，加水煮之，待米开花时，先下羊肉，煮沸十几分钟后，再下山药，煮至汤稠肉香即可。

功能主治：益气温阳，滋阴养血，健脾补肾，固元抗衰。可作为脾肾两虚的食疗补方，尤适宜于小儿、老年体虚气弱者。

331　射干 She Gan

（一）基原

1. 集解

射干始载于《神农本草经》，列为下品。陈藏器谓："射干、鸢尾，物相似，人多不分，射干即人间所种为花卉名凤翼者，叶如鸟翅，秋生红花，赤点。鸢尾亦人间多种，苗低于射干，状如鸢尾，夏生紫碧花者是也。"苏颂谓："叶中抽茎，似萱草茎而强硬。六月开花，黄红色，瓣上有细纹，秋结实作房，中子黑色。"综上所述，前人对射干、鸢尾二物早有定论。

2. 品种

射干为单子叶植物纲鸢尾科射干属植物射干 *Belamcanda chinensis*（L）DC. 的干燥根茎。

3. 分布

山东境内产于全省各山地丘陵；菏泽等地有栽培。

4. 生态

射干本品生于山坡、草原、田野旷地、杂木林缘，常见栽培（图331-1）。

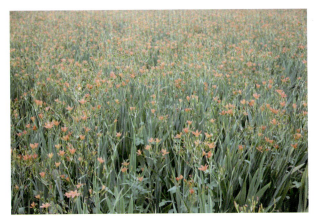

图331-1　射干栽培地

5. 形态特征

射干：多年生草本，高50～120cm，根茎鲜黄色，须根多数。茎直立。叶2列，扁平，嵌叠状广剑形，长25～60cm，宽2～4cm，绿色，常带白粉，先端渐尖，基部抱茎，叶脉平行。总状花序顶生，二叉分歧；花梗基部具膜质苞片，苞片卵形至卵状披针形，长1cm左右；花直径3～5cm，花被6，2轮，内轮3片较小，花被片椭圆形，长2～2.5cm，宽约1cm，先端钝圆，基部狭，橘黄色且具有暗红色斑点；雄蕊3，短于花被，花药外向；子房下位，3室。花柱棒状，柱头浅3裂。蒴果椭圆形，长2.5～3.5cm，有3棱，成熟时3瓣裂。种子黑色，近球形。花期7～9月。果期8～10月（图331-2）。

6. 产地加工

春、秋采挖，除去泥土，剪去茎苗及细根，晒至半干，燎净毛须，再晒干。

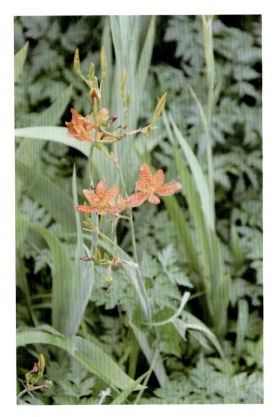

图331-2　射干植株

（二）药材

1. 性状特征

（1）野生品：呈不规则结节状，长3～10cm，直径1～2cm。表面黄褐色、棕褐色或黑褐色，皱缩，有排列较密的环纹。上有数个圆盘状凹陷的茎痕，偶有残存的茎基；下有残留细根及根痕。质硬，断面黄色，颗粒性。气微，味苦、微辛（图331-3）。

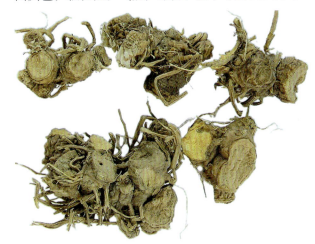

图331-3　射干药材

（2）栽培品：外观与野生品相近，但较肥壮，折断面淡白色。

（3）药材加工品：类圆形或不规则薄片，边缘不整齐。表面黄色，颗粒状。周边黄褐色、棕褐色或黑褐色，皱缩。气微，味苦、微辛。

2. 商品规格

本品均为统货。

3. 道地药材

本品河北、山东产者质佳。

4. 质量标志

本品以肥壮、肉色黄、无毛须者为佳。

5. 显微特征

（1）组织鉴别：横切面示表皮有时残存。木栓细胞多列。皮层稀有叶迹维管束。内皮层不明显。中柱维管束周木型及外韧型，靠外侧排列较紧密。薄壁细胞中有草酸钙柱晶，并含淀粉粒及油滴（图331-4）。

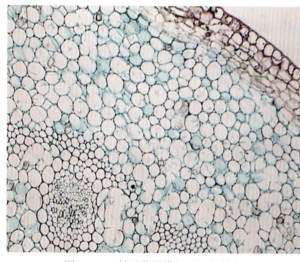

图331-4 射干药材横切面组织特征

（2）粉末鉴别：粉末棕黄色草酸钙柱晶较多，棱柱形，多已破碎，完整者长49～315μm。直径约至49μm。淀粉粒单粒圆形或椭圆形，直径2～17μm，脐点点状；复粒极少，由2～5分粒组成。薄壁细胞类圆形或椭圆形，壁稍厚或连珠状增厚，有单纹孔。木栓细胞棕色，表面观多角形，壁薄，微波状弯曲，有的含棕色物。

6. 化学组分

异黄酮类成分：鸢尾苷元（irigenin），鸢尾黄酮（tectorigenin），鸢尾黄酮苷（tectoridin），射干异黄酮（belamcanidin），甲基尼泊尔鸢尾黄酮（methylirisolidone），鸢尾黄酮新苷元（iristectoriginin）A，洋鸢尾素（irisflorentin），野鸢尾苷（iridin），5-去甲洋鸢尾素（noririsflorentin）等。还含射干酮（sheganone），茶叶花宁（apocynin），射干醛（belamcandal），异德国鸢尾醛（isoridogermanal），16-O-乙酰基异德国鸢尾醛（16-O-acetylisoiridogermanal），右旋的（6R，10S，11S，14S，26R）-26-羟基-15-亚甲基鸢尾-16-烯醛［（6R，10S，11S，14S，26R）-26-hydroxy-15-methylidene spiroirid-16-enal］及异德国鸢尾醛，28-去乙醛基射干醛和（6R，10S，11S，14S，26R）-26-羟基-15-亚甲基螺鸢尾-16-烯醛的肉豆蔻酸甲酯、棕榈酸甲酯和硬脂酸甲酯等。

7. 理化特征

薄层色谱：取本品粉末1g，加甲醇10ml，超声处理30分钟，过滤浓缩至1.5ml，作为供试品溶液。另取射干对照药材1g，同法制成对照药材溶液。照薄层色谱法试验，吸取上述2种溶液各1μl，分别点于同一聚酰胺薄膜上，以三氯甲烷-丁酮-甲醇（3∶1∶1）为展开剂，展开，取出，晾干，喷以三氯化铝试液，置紫外光灯（365nm）下检视。供试品色谱在与对照药材色谱相应的位置上，显相同颜色的荧光斑点。

8. 贮藏

置通风干燥处。

（三）炮制与饮片

1. 药材炮制

取原药材，洗净，润透，切薄片，干燥。

2. 饮片名称

射干。

3. 药品类别

清热药。

4. 性状特征

本品呈不规则形或长条形的薄片。外表皮黄褐色、棕褐色或黑褐色，皱缩，可见残留的须根和须根痕，有的可见环纹。切面淡黄色或鲜黄色，具散在筋脉小点或筋脉纹，有的可见环纹。气微，味苦、微辛（图331-5）。

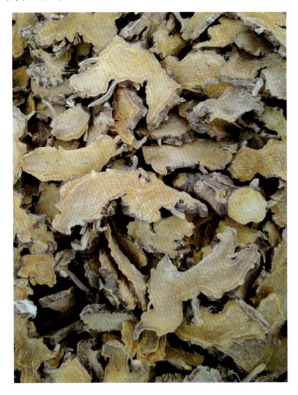

图331-5　射干

5. 质量要求

（1）水分：不得过 10.0%。

（2）总灰分：不得过 7.0%。

（3）浸出物：用热浸法测定，乙醇作溶剂，不得少于 18.0%。

（4）含量测定：用高效液相色谱法测定。本品含次野鸢尾黄素（$C_{20}H_{18}O_8$）不得少于 0.10%。

6. 性味功能

本品性寒，味苦。清热解毒，消痰，利咽。用于热毒痰火郁结、咽喉肿痛、痰涎壅盛、咳嗽气喘。

7. 用法用量

内服：煎汤，6 ～ 10g，入散剂或鲜用捣汁。外用：研末吹喉或调敷。

8. 使用注意

病无实热、脾虚便溏者及孕妇禁服。

9. 贮藏

置于通风干燥处。

（四）经典方剂与临床应用

射干麻黄汤（《金匮要略》）

处方： 射干9g，麻黄12g，生姜12g，细辛、紫菀、款冬花各9g，五味子3g，大枣 7 枚，半夏9g。

制法： 上九味，以水 12L，先煎麻黄二沸，去上沫，纳诸药煮取 300ml。

功能主治： 宣肺散寒，化饮止咳。治外感风寒，痰饮上逆，咳而上气。

用法用量： 分 3 次温服。

（五）食疗与药膳

黑豆黄柏射干方

原料： 黑豆 500g，黄柏 50g，射干 10g，水 3000ml。

制作方法： 上三味洗净入锅煎煮 1 小时。

功能主治： 咽喉肿痛。

332　西红花 Xi Hong Hua

（一）基原

1. 集解

西红花始见于《本草品汇精要》卷四十一中，但附以别名，称"撒馥兰"，云"出忽剌散，并怯里慢黑里，撒马儿罕""质类红蓝花而长"。李时珍曰："番红花出西番回回地面及天方国……"。张华《博物志》言："张骞得红蓝花种于西域，则此即一种，或方域地气稍有异耳。"《本草纲目拾遗》云："藏红花出西藏，形如菊。干之可治诸痞。……《纲目》有番红花，又大蓟日野红花，皆与此别。"西红花之名首见于《中华人民共和国药典》（1990 年版）。根据上述文献记载说明，历代所用番红花与现今西红花来源一致。同时存在与菊科红花相混淆的情况。本品原产西班牙等国，药用柱头色暗红，柱头系花的一部分，故名。

2. 品种

西红花为单子叶植物纲鸢尾科番红花属植物番红花 *Crocus sativus* L. 栽培品的干燥柱头。

3. 分布

山东境内青岛等地有引种栽培。

4. 生态

番红花栽培于肥沃疏松、湿润、排水良好的砂质壤土（图332-1）。

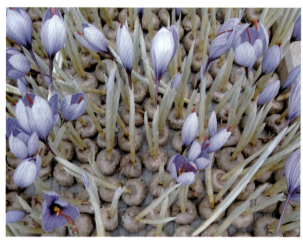

图 332-1　番红花生态

5. 形态特征

番红花：多年生草本。球茎扁圆球形，直径约3cm，外有黄褐色的膜质包被。叶基生，9～15枚，条形，灰绿色，长15～20 cm，宽2～3mm，边缘反卷；叶丛基部包有4～5片膜质的鞘状叶。花茎甚短，不伸出地面；花1～2朵，淡蓝色、红紫色或白色，有香味，直径2.5～3cm；花被裂片6，2轮排列，内、外轮花被裂片皆为倒卵形，顶端钝，长4～5cm；雄蕊直立，长2.5cm，花药黄色，顶端尖，略弯曲；花柱橙红色，长约4cm，上部3分枝，分枝弯曲而下垂，柱头略扁，顶端楔形，有浅齿，较雄蕊长，子房狭纺锤形。蒴果椭圆形，长约3cm（图332-2）。

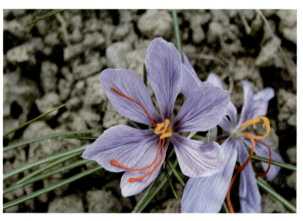

图 332-2　番红花植株

6. 产地加工

9～10月晴天太阳刚出时采集花朵，然后摘下柱头，在55～60℃烘干，即为干红花；若再进行加工使油润光亮，则为湿红花。

（二）药材

1. 性状特征

（1）湿西红花：全体呈棕红色，具油润光泽，手摸有油腻感，易黏结成团。单一的柱头如线形，略弯曲，长约3cm，顶端较宽，基部较窄，在放大镜下观察，内方有一短裂缝，顶端边缘为不整齐的齿状。柱头常单一或2～3个与一短花柱相连。花柱橙黄色，置于水中，柱头扩大膨胀，开口呈长喇叭状，水被染成黄色。具特异香气，味微苦而后甘凉。

（2）生晒西红花（干西红花）：呈暗红棕色，间有浅黄色花柱。常有2～3个柱头连在花柱上。质轻松而不粘连，无光泽及油润感。其余与湿西红花同（图332-3）。

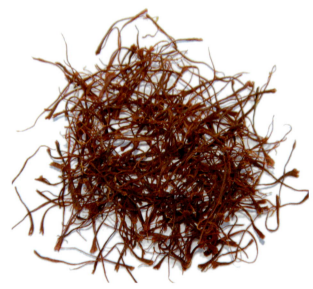

图 332-3　西红花

2. 商品规格

商品有干红花（人头牌）和湿红花（象牌）；散装生晒和采花生晒等规格。

3. 道地药材

本品山东、浙江产者质佳。

4. 质量标志

本品均以色鲜红，油性重，有光泽，体糯有

特殊香味者质佳。

5. 显微特征

粉末鉴别：粉末橙红色。表皮细胞表面观长条形，壁薄，微弯曲，有的外壁凸出呈乳头状或绒毛状，表面隐约可见纤细纹理。柱头顶端表皮细胞绒毛状，直径 26 ～ 56μm，表面有稀疏纹理。草酸钙结晶聚集于薄壁细胞中，呈颗粒状、圆簇状、梭形或类方形，直径 2 ～ 14μm（图 332-4，图 332-5）。

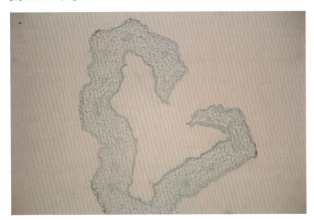

图 332-4　西红花药材（柱头）横切面组织特征

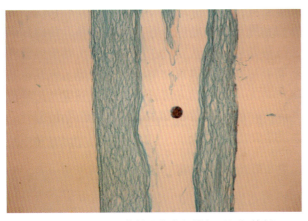

图 332-5　西红花药材（柱头）纵切面组织特征

6. 化学组分

番红花苷 -1，2，3，4（crocin-1 ～ 4），番红花苦苷（picrocrocin），番红花酸二甲酯（crocetin dimethyl ester），α- 番红花酸（α-crocetin）。又含 α- 胡萝卜素、β- 胡萝卜素、玉米黄质、番茄红素。另含挥发油 0.4% ～ 1.3%，油中主要含番红花醛（safranal），桉油精，蒎烯等。尚含异鼠李素，山奈素及维生素 B_1 和维生素 B_2。

7. 理化特征

（1）光谱鉴别：取定量检查吸收度项下的溶液，照分光光度法，在 458nm 的波长处测定吸收度，458nm 处吸收度与 432nm 处吸收度的比值为 0.85 ～ 0.90。

（2）荧光检查：取本品粉末 0.5g，加甲醇 5ml，冷浸过夜，滤过。滤液浓缩为 1ml。取浓缩浸液 2 滴点于滤纸上，待溶剂挥干后，置紫外光灯（365nm）下观察，显橘红色荧光。

（3）化学定性：取本品少量，置白瓷板上，加硫酸 1 滴，酸液显蓝色，经紫色缓缓变为红褐色或棕色。

8. 贮藏

铁盒装；置通风阴凉干燥处，避光，密闭保存。

（三）炮制与饮片

1. 药材炮制

取原药材，拣去杂质，筛去灰屑。

2. 饮片名称

西红花。

3. 药品类别

活血化瘀药。

4. 性状特征

本品性状特征同药材。

5. 质量要求

（1）干燥失重：减失重量不得过 12.0%。

（2）总灰分：不得过 7.5%。

（3）吸光度：紫外 - 可见分光光度法，在 432nm 的波长处测定吸光度，不得低于 0.50。

（4）浸出物：用热浸法测定，30% 乙醇作溶剂，不得少于 55.0%。

（5）含量测定：用高效液相色谱法测定本品，西红花苷 - Ⅰ（$C_{44}H_{64}O_{24}$）和西红花苷 - Ⅱ（$C_{38}H_{54}O_{19}$）的总量不得少于 10.0%。

6. 性味功能

本品性平，味甘。活血化瘀，凉血解毒，安神解郁。用于经闭癥瘕、产后瘀阻、温毒发斑、忧郁痞闷、惊悸发狂。

7. 用法用量

内服：煎汤或入丸、散；用量：3 ～ 9g。

8. 使用注意

孕妇慎用。

9. 贮藏

置通风阴凉干燥处，避光，密闭保存。

（四）经典方剂与临床应用

（1）治经闭经痛，产后腰痛：番红花 2g、丹参 15g、益母草 30g、香附 12g，水煎服（《青岛中草药手册》）。

（2）治产后瘀血：丹皮、当归各 6g、大黄 4.5g、番红花 2g、干荷叶 6g，研末，调服，每日 3 次，每次 6g，开水送下（《青岛中草药手册》）。

（3）治吐血，不论虚实何经所吐之血：藏红花一朵无灰酒一盏，将花入酒炖出汁服之（《本草纲目拾遗》）。

（五）食疗与药膳

西红花野菌汤

原料：金针菇 5g，鸡腿菇 20g，蟹味菇 10g，鲜冬菇 10g，口蘑 10g，油菜 30g，西红花 0.01g，素上汤 200ml，盐适量。

制作方法：鸡腿菇、口蘑、鲜冬菇切成片，蟹味菇切去根部，油菜去掉叶子。将上汤烧开，把西红花和切好的口蘑、鸡腿菇、鲜冬菇、油菜放进汤再烧开便可装碗了。最后把金针菇放在汤的上面。

功能主治：养血补血，生津益气，排毒养颜。

333 马蔺子 Ma Lin Zi

（一）基原

1. 集解

马蔺子始载于《神农本草经》，列为中品，原名为蠡实。苏颂曰：“五月结实作角子，如麻大而赤色有棱，……三月开花，五月采实，并阴干用。”李时珍曰：“《尔雅》云：荓，马帚也。此即荔草，谓其可为马刷，故名。”

2. 品种

马蔺子为单子叶植物纲鸢尾科鸢尾属植物马蔺 *Iris lactea* Pall. var. *chinensis*（Fisch.）Koidz. 的干燥成熟种子。

3. 分布

山东境内产于各地。

4. 生态

马蔺生于荒野、路旁、田埂或山坡草地。

5. 形态特征

马蔺：多年生密丛草本。根状茎粗壮，木质，斜伸，外包有大量致密的红紫色折断的老叶残留叶鞘及毛发状的纤维；须根粗而长，黄白色，少分枝。叶基生，坚韧，灰绿色，条形或狭剑形，长约 50cm，宽 4～6mm，顶端渐尖，基部鞘状，带红紫色，无明显的中脉。花茎光滑，高 3～10cm；苞片 3～5 枚，草质，绿色，边缘白色，披针形，长 4.5～10cm，宽 0.8～1.6cm，顶端渐尖或长渐尖，内包含有 2～4 朵花；花乳白色，直径 5～6cm；花梗长 4～7cm；花被管甚短，长约 3mm，外花被裂片倒披针形，长 4.5～6.5cm，宽 0.8～1.2cm，顶端钝或急尖，爪部楔形，内花被裂片狭倒披针形，长 4.2～4.5cm，宽 5～7mm，爪部狭楔形；雄蕊长 2.5～3.2cm，花药黄色，花丝白色；子房纺锤形，长 3～4.5cm。蒴果长椭圆状柱形，长 4～6cm，直径 1～1.4cm，有 6 条明显的肋，顶端有短喙；种子为不规则的多面体，棕褐色，略有光泽。花期 5～6 月，果期 6～9 月（图 333-1，图 333-2）。

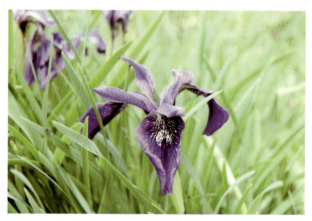

图 333-1 马蔺植株

6. 产地加工

秋季采收成熟果实，晒干，搓出种子，除净杂质。

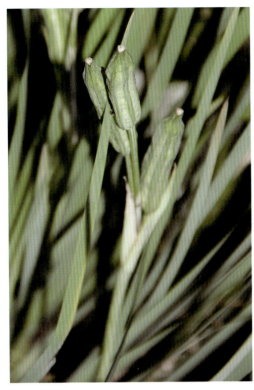

图 333-2 马蔺果实

（二）药材

1. 性状特征

种子呈不规则多面体，扁平近球形，有棱角，长约 5mm，宽 3～4mm，表面红棕色至黑棕色，略有细皱纹，基部为淡黄色至棕黄色的种脐，顶端为略突起的合点。质坚硬，难碎裂。断面可见灰白色角质样肥厚胚乳，胚白色细小，略弯曲，偏于种脐一端。气微，味淡（图 333-3）。

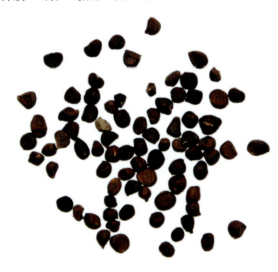

图 333-3 马蔺子

2. 商品规格

本品均为统货。

3. 道地药材

本品江苏、山东产者质佳。

4. 质量标志

本品以红棕色、饱满、纯净者为佳。

5. 显微特征

（1）组织鉴别：种子横切面示表皮为 1 列径向延长的长方形细胞，排列整齐，壁厚，内含深棕色块状物，外被厚角质层；颓废细胞层细胞界限不明显，最内为 3～4 列扁平细胞，棕色，排列整齐；外胚乳由 1～2 列薄壁细胞组成；内胚乳细胞大，壁厚，胞腔内含脂肪油滴及糊粉粒。

（2）粉末鉴别：粉末暗褐色。外表皮细胞呈长方形，长 100～150μm，宽 40～60μm，厚壁，胞腔大，内含棕色颗粒状物。内层细胞不规则形至多角形，亦含棕色颗粒状物，胚乳细胞有薄壁厚壁 2 种，均呈多角形、类圆形、类方形，内含脂肪油滴及糊粉粒。

6. 化学组分

苯醌类：马蔺子甲素［pallason A（irisquinone）］，马蔺子乙素［pallason B（dihdroirisquinone）］，马蔺子丙素。植物甾醇类、β-谷甾醇。尚含三萜类化合物及植物蜡、淀粉脂肪油。

7. 理化特征

（1）化学定性：取本品种皮粉末 0.5g，乙醚冷浸 24 小时，滤过。取上述乙醚液 1ml 蒸干，加乙酸乙酯 0.1g、氨和乙醇等量混合液 3ml，混合后呈灰紫色，变为红黄色。

（2）薄层色谱：取上述乙醚液点样。氧化铝薄板，石油醚（60～90℃）-乙醚（6∶4）为展开剂，展距 18cm。色谱后马蔺子甲素、马蔺子乙素均现黄色，马蔺子丙素现紫色。用氨作显色剂熏后，马蔺子甲素、马蔺子乙素变棕色，马蔺子丙素仍显紫色。

8. 贮藏

置阴凉通风处，防潮，防霉蛀，炒制品防鼠咬。

（三）炮制与饮片

1. 药材炮制

（1）马蔺子：取原药材,筛除杂质、灰屑,洗净,干燥。用时研粉。

（2）炒马蔺子：取洁净生品,置锅内炒至鼓起,放凉收贮。用时捣碎。

（3）醋马蔺子：取洁净生品,置锅内以醋拌炒,放凉收贮。

2. 饮片名称

马蔺子,炒马蔺子,醋马蔺子。

3. 药品类别

清热解毒药。

4. 性状特征

（1）马蔺子：本品性状特征同药材。

（2）炒马蔺子：本品稍具焦斑及鼓起,略有开裂,有焦香气,余同生品。

（3）醋马蔺子：本品味酸,余同炒马蔺子。

5. 质量要求

水分不能高于12%。

6. 性味功能

本品性平,味甘。清热利湿,凉血止血,解毒。用于急性黄疸型传染性肝炎、骨结核、泻痢、小便不利、外伤出血、吐血、衄血、血崩、白带、疝痛、喉痹、痈肿。

7. 用法用量

内服：煎汤,3～9g或入丸、散。外用：捣敷患处。

8. 使用注意

燥热者禁用。

9. 贮藏

置阴凉通风处,防潮,防霉蛀,炒制品防鼠咬。

（四）经典方剂与临床应用

马蔺子丸

处方：马蔺子1升（熟熬之）,附子2两,干姜2两半,甘草2两半,神曲5两,麦芽5两,阿胶5两,黄连3两,蜀椒5合。

制法：上为末,炼蜜为丸,如梧桐子大。

功能主治：积冷痢,下白脓。

用法用量：每服20丸,1日2次,以知为度。或为散,每服方寸匕,酒调下,亦佳。

（五）食疗与药膳

万病回春

原料：马蔺子一升,马蔺根一升,黄米二斗,陈曲二块,酒酵子二碗。

制作方法：将马蔺子埋土中三日；马蔺根洗切。将黄米水煮成糜,陈曲为末,与酒酵子,并前马蔺子共和一处做酒,待熟；另用马蔺子根,水煮十沸,入酒内三日即成。

功能主治：使须发变白为黑。

用法用量：每日搅匀去渣随量饮醉。

334　生姜 Sheng Jiang

（一）基原

1. 集解

生姜之名始载于《名医别录》。谓："味辛,微温。主治伤寒头痛、鼻塞、咳逆上气,止呕吐。又,生姜,微温,辛,归五藏。去淡,下气,止呕吐,除风邪寒热。久服小志少智,伤心气。"

2. 品种

生姜为单子叶植物纲姜科姜属植物姜 *Zingiber officinale* Roscoe 栽培品的新鲜根茎。

3. 分布

山东境内以莱芜、青州、平度、安丘、昌邑产量最大。

4. 生态

姜喜温暖湿润的气候,不耐寒,怕潮湿,怕强光直射。忌连作。宜选择坡地和稍阴的地块栽培。以上层深厚、疏松、肥沃、排水良好的砂壤上至重壤上为宜。

5. 形态特征

姜：多年生草本，高 40～100cm。根茎肉质，扁圆横走，分枝，具芳香和辛辣气味。叶互生，2 列，无柄，有长鞘，抱茎；叶片线状披针形，长 15～20cm，宽约 2cm，先端渐尖，基部狭，光滑无毛；叶舌长 1～3mm，膜质。花茎自根茎抽出，长约 20cm；穗状花序椭圆形，稠密，长约 5cm，宽约 2.5cm；苞片卵圆形，长约 2.5cm，先端具硬尖，绿白色，背面边缘黄色；花萼管状，长约 1cm，具 3 短齿；花冠绿黄色，管长约 2cm，裂片 3，披针形，略等长，唇瓣长圆状倒卵形，较花冠裂片短，稍为紫色，有黄白色斑点；雄蕊微紫色，与唇瓣等长；子房无毛，3 室，花柱单生，为花药所抱持。蒴果 3 瓣裂，种子黑色。花期 7～8 月（栽培的很少开花）。果期 12 月至翌年 1 月（图 334-1）。

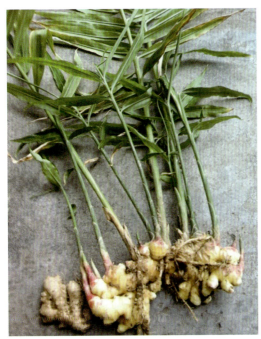

图 334-1　姜植株

6. 产地加工

秋、冬二季采挖，除去须根和泥沙。

（二）药材

1. 性状特征

新鲜根茎呈不规则块状，略扁，具指状分枝，长 4～18cm，厚 1～3cm。表面黄褐色或灰棕色，有环节，分枝顶端有茎痕或芽。质脆，易折断，断面浅黄色，内皮层纹明显，维管束散在。气香特异，味辛辣（图 334-2）。

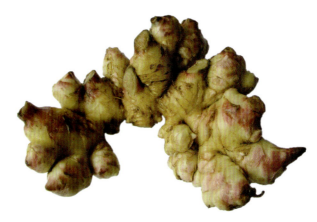

图 334-2　生姜药材

2. 商品规格

本品按外观形态可分为特级、一级、二级。

3. 道地药材

本品山东莱芜产者为道地药材。

4. 质量标志

本品以块大、丰满、质嫩者为佳。

5. 显微特征

组织鉴别：横切面示木栓层为多列木栓细胞。皮层中散有外韧型叶迹维管束；内皮层明显，可见凯氏带。中柱占根茎大部分，有多数外韧型维管束散列，近中柱鞘部位维管束形小，排列紧密，木质部内侧或周围有非木化的纤维束。薄壁组织中散有多数油细胞；并含淀粉粒。

6. 化学组分

挥发油：姜醇（zingiberol），α- 姜烯（α-zingiberene），β- 水芹烯（β-phellandrene），柠檬醛（citral）等；辣味成分：6- 姜辣素（6-gingerol），3- 姜辣醇，4- 姜辣醇等。另含天门冬素、哌啶酸（pipecolic acid）及多种氨基酸。

7. 理化特征

取本品 1g，切成 1～2mm 的小块，加乙酸乙酯 20ml，超声处理 10 分钟，滤过，滤液蒸干，残渣加乙酸乙酯 1ml 使溶解，作为供试品溶液。另取 6- 姜辣素对照品，加甲醇制成每毫升含 0.5mg 的溶液，作为对照品溶液。吸取供试品溶液 6μl、对照品溶液 4μl，分别点于同一硅胶 G 薄层板上，以石油醚（60～90℃）- 三氯甲烷 - 乙酸乙酯（2：1：1）为展开剂，展开，取出，晾干，喷以香草醛硫酸试液，在 105℃加热至斑点显色清晰。供试品色谱在与对照品色谱相应的位置上，显相同颜色的斑点。

8. 贮藏

置阴凉潮湿处，或埋入湿沙内，防冻。

（三）炮制与饮片

1. 药材炮制

取原药材，除去杂质，洗净。用时切厚片。

2. 饮片名称

生姜。

3. 药品类别

辛温解表药。

4. 性状特征

本品呈不规则的厚片，可见指状分枝。切面浅黄色，内皮层环纹明显，维管束散在。气香特异，味辛辣（图 334-3）。

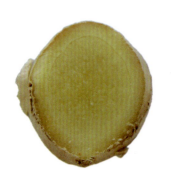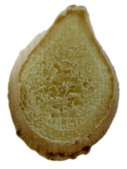

图 334-3 生姜

5. 质量要求

（1）总灰分：不得过 2.0%。

（2）含量测定：用高效液相色谱法测定，含 6- 姜辣素（$C_{17}H_{26}O_4$）不得少于 0.050%。

6. 性味功能

本品味辛，性微温。解表散寒，温中止呕，化痰止咳。用于风寒感冒、胃寒呕吐、寒痰咳嗽。

7. 用法用量

内服：煎汤，3～10g；或捣汁冲。外用：适量，捣敷，擦患处或炒热熨。

8. 配伍禁忌

本品恶黄芩，黄芩能削弱生姜温中散寒的作用。

9. 使用注意

本品阴虚内热者忌服。

10. 贮藏

置阴凉潮湿处，或埋入湿沙内，防冻。

（四）经典方剂与临床应用

生姜泻心汤（《伤寒论》）

处方：生姜 12g（切），甘草 9g（炙），人参 9g，干姜 3g，黄芩 9g，半夏 9g（洗），黄连 3g，大枣 12 枚（擘）。

制法：上八味，以水 2L，煮取 1.2L，去滓，再煎取 600ml。

功能主治：和胃消痞，散结除水。治水热互结，胃中不和，心下痞硬。干噫食臭，腹中雷鸣，下利。

用法用量：每次温服 200ml，1 日 3 次。

使用注意：本方主治虚实互见之证，若因气滞或食积所致的心下痞满，不宜使用。

（五）食疗与药膳

1. 生姜红枣粥

原料：生姜 10g，大枣 5 枚，粳米 150g。

制作方法：将生姜（切片）、大枣、粳米洗净，一同放入锅中，加水适量，同煮粥，适量油盐调味。

功能主治：治老年人脾胃虚寒、反胃食少、呕吐清水、腹痛泄泻及肺寒喘咳。

用法用量：每日食用。

2. 生姜红糖饮

原料：生姜 30g，红糖适量。

制作方法：生姜加清水适量，煮沸后加入红糖煮沸即可。

功能主治：治疗妊娠呕吐或虚寒腹痛。

用法用量：少量频频饮用。

3. 人参茯苓生姜粥

原料： 人参 5g，白茯苓 20g，生姜 5g，粳米 100g。

制作方法： 将人参、生姜切为薄片，把茯苓捣碎，浸泡 30 分钟，煎取药汁，后再煎取汁。将两次煎药汁合并。同粳米煮粥服食。

功能主治： 益气补虚，健脾养胃。适宜于气虚体弱、脾胃不足、倦怠无力、面色苍白、饮食减少、食欲不振、反胃呕吐、大便稀薄等症。

用法用量： 每天早、晚两次食用。

4. 当归生姜羊肉汤

原料： 当归 20g，生姜 30g，羊肉 500g，黄酒、调料适量。

制作方法： 当归洗净，用清水浸软，切片备用。生姜洗净，切片备用。羊肉剔去筋膜，放入开水锅中略烫，除去血水后捞出，切片备用。当归、生姜、羊肉放入砂锅中，加入清水、黄酒，旺火烧沸后撇去浮沫，再改用小火炖至羊肉熟烂即可，加入食盐等调味品食用。

功能主治： 具有益气补血、温中祛寒的作用，适合阳虚、血虚体质者食用。

用法用量： 日常食用。

335　干姜 Gan Jiang

（一）基原

1. 集解

干姜始载于《神农本草经》，列为中品。谓："味辛温，主胸满，咳逆上气，温中止血，出汗，逐风湿痹，肠澼下痢，生者尤良。久服去臭气，通神明。生川谷。"赵学敏谓："川姜出川中，屈曲如枯枝，味最辛辣，绝不类姜形，亦可入食料。味辛性热，治胃寒，散冷积寒痰气。"

2. 品种

干姜为单子叶植物纲姜科姜属植物姜 *Zingiber offcinale* Roscoe 栽培品的干燥根茎。

3. 分布

山东境内各地广泛栽培，尤以泰安、莱芜、临沂、昌邑等地为多。

4. 生态

姜栽培于农田或菜园（图 335-1）。

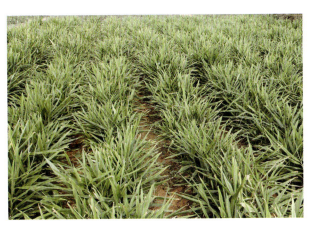

图 335-1　姜植物生态

5. 形态特征

姜：多年生草本，高 50 ～ 80cm。根茎肥厚，断面黄白色，有浓厚的辛辣气味。叶互生，排成 2 列，无柄，几抱茎；叶舌长 2 ～ 4mm；叶片披针形至线状披针形，长 15 ～ 30cm，宽 1.5 ～ 2.2cm，先端渐尖，基部狭，叶革鞘状抱茎，无毛。花葶自根茎中抽出，长 15 ～ 25cm；穗状花序椭圆形，长 4 ～ 5cm；苞片卵形，长约 2.5cm，淡绿色，边缘淡黄色，先端有小尖头；花萼管长约 1cm，具 3 短尖齿；花冠黄绿色，管长 2 ～ 2.5cm，裂片 3，披针形，长不及 2cm，唇瓣的中间裂片长圆状倒卵开，较花冠裂片短，有紫色条纹和淡黄色斑点，两侧裂片卵形，黄绿色，具紫色边缘；雄蕊 1，暗紫色，花药长约 9mm，药隔附属体包裹住花柱；子房 3 室，无毛，花柱 1，柱头近球形。蒴果。种子多数，黑色。花期 8 月（图 335-2）。

6. 产地加工

于冬至前挖根茎，除去茎叶及须根，洗净，晒干或微火烤干。

（二）药材

1. 性状特征

干燥根茎呈扁平块状，具指状分枝，长 3 ～ 7cm，厚 1 ～ 2cm。表面灰黄色或浅灰棕色，粗糙，具纵皱纹和明显的环节。分枝处常有鳞叶

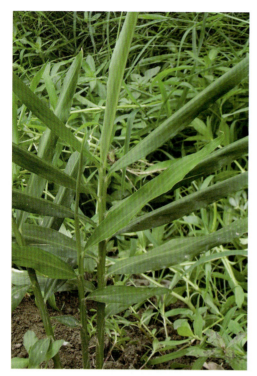

图 335-2 姜植株

残存，分枝顶端有茎痕或芽。质坚实，断面黄白色或灰白色，粉性或颗粒性，内皮层环纹明显，维管束及黄色油点散在。气香、特异，味辛辣。

2. 商品规格

本品均为统货。

3. 道地药材

本品山东、四川产者质佳。

4. 质量标志

本品以质坚实、断面色黄白、粉性足、气味浓者为佳。

5. 显微特征

（1）组织鉴别：根茎横切面示木柱层为多列扁平木柱细胞。皮层散列多数叶迹维管束；内皮层明显，可见凯氏带。中柱占根茎的大部分，散列多数外韧型维管束，近中往鞘处维管束形小，排列较紧密，木质部内侧或周围有非木化的纤维束。该品薄壁组织中散有油细胞。薄壁细胞含淀粉粒。

（2）粉末鉴别：粉末黄白色淀粉粒卵圆形、椭圆形、三角状卵形、类圆形或不规则形，直径 5～40μm，脐点点状，位于较小端，也有呈裂缝状者，层纹明显。油细胞及树脂细胞散在于薄壁组织中，内含淡黄色油滴或暗红棕色物质。纤维成束或散离，先端钝尖，少数分叉，有的一边呈波状或锯齿状，直径 15～40μm，壁稍厚，非木化，具斜细纹孔，常可见菲薄的横隔。梯纹、螺纹及网纹导管多见，少为环纹，直径 15～70μm。导管或纤维旁有时可见内含暗红棕色的管状细胞，直径 12～20μm。

6. 化学组分

含挥发油 2%～3%，为淡黄色或黄绿色的油状液体，油中主成分为姜酮（zingiberone），其次为 β- 没药烯（β-bisabolene）、α- 姜黄烯（α-curcumene）、β- 倍半水芹烯（β-sesquiphellandrene）及姜醇（zingiberol）；另含 D- 茨烯，桉油精，枸橼醛（citral）、龙脑等萜类化合物及姜烯（zingiberene）等。姜中的辛辣成分是姜辣素（即姜酚，gingerol）及分解产物姜酮（zingerone）、姜烯酚（shogaol）。此外，尚含天冬酰胺、1- 派可酸（1-pipecolinic acid）及多种氨基酸。

7. 理化特征

薄层色谱：取本品粉末 1g，加乙酸乙酯 20ml，超声处理 10 分钟，滤过，取滤液作为供试品溶液。另取干姜对照药材 1g，同法制成对照药材溶液。再取 6- 姜辣素对照品，加乙酸乙酯制成每毫升含 0.5mg 的溶液，作为对照品溶液。吸取上述三种溶液各 6μl，分别点于同一硅胶 G 薄层板上，以石油醚（60～90℃）- 三氯甲烷 - 乙酸乙酯（2：1：1）为展开剂，展开，取出，晾干，喷以香草醛硫酸试液，在 105℃加热至斑点显色清晰。供试品色谱在与对照药材色谱和对照品色谱相应的位置上，显相同颜色的斑点。

8. 贮藏

置阴凉干燥处，防蛀。

（三）炮制与饮片

1. 药材炮制

（1）干姜：取药材除去杂质，略泡，洗净，润透，切厚片或块，干燥。

（2）姜炭：取干姜片或块，置锅内炒至表面黑色、内部棕褐色。

（3）炮姜：取干姜片或块，放锅内炒至外面呈棕黄色，断面棕褐色并发泡鼓起为止，喷洒清水少许，取出晾干。

2. 饮片名称

干姜，姜炭，炮姜。

3. 药品类别

温里药。

4. 性状特征

（1）干姜：本品呈不规则切片或块，具指状分枝。外皮灰黄色或浅黄棕色，粗糙，具纵皱纹及明显的环节。切面灰黄色或灰白色，略显粉性，可见较多的纵向纤维，有的呈毛状。质坚实，断面纤维性。气香、特异，味辛辣（图335-3）。

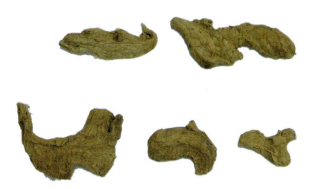

图335-3　干姜

（2）姜炭：本品形如干姜片块，表面焦黑色，内部棕褐色，体轻，质松脆。味微苦，微辣（图335-4）。

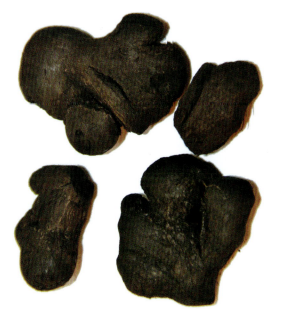

图335-4　姜炭

（3）炮姜：本品呈不规则膨胀的块状，具指状分枝。表面棕黑色或棕褐色。质轻泡，断面边缘处显棕黑色，中心棕黄色，细颗粒性，维管束散在。气香、特异，味微辛、辣（图335-5）。

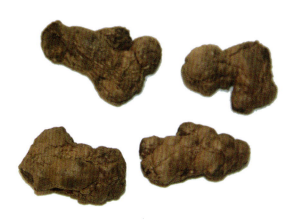

图335-5　炮姜

5. 质量要求

（1）干姜

1）水分：不得过 19.0%。

2）总灰分：不得过 6.0%。

3）浸出物：用热浸法测定，水作溶剂，不得少于 22.0%。

4）含量测定：用挥发油测定法测定，本品含挥发油不得少于 0.8%（ml/g）。用高效液相色谱法测定，本品含 6-姜辣素（$C_{17}H_{26}O_4$）不得少于 0.60%。

（2）姜炭

1）浸出物：用热浸法测定，水作溶剂，不得过 26.0%。

2）含量测定：用高效液相色谱法测定，本品含 6-姜辣素（$C_{17}H_{26}O_4$）不得少于 0.050%。

（3）炮姜

1）水分：不得过 12.0%。

2）总灰分：不得过 7.0%。

3）浸出物：用热浸法测定，水作溶剂，不得少于 26.0%。

4）含量测定：用高效液相色谱法测定，本品含 6-姜辣素（$C_{17}H_{26}O_4$）不得少于 0.30%。

6. 性味功能

本品性热，味辛。温中散寒，回阳通脉，燥湿消痰。用于脘腹冷痛、呕吐泄泻、肢冷脉微、痰饮喘咳。炮姜善于温经止血，温中止痛。用于阳虚失血，吐衄崩漏，脾胃虚寒，腹痛吐泻。

7. 用法用量

内服：煎汤，3～9g；或入丸、散。外用：适量，煎汤洗或研末调敷。

8. 使用注意

本品阴虚内热、血热妄行者禁止服用。

9. 贮藏

本品置阴凉干燥处，防蛀。

（四）经典方剂与临床应用

四逆汤（《伤寒杂病论》）

处方： 甘草 6g（炙），干姜 4.5g，附子 10g（生用）。

制法： 上三味，以水 600ml，煮取 240ml，去滓。

功能主治： 温中祛寒，回阳救逆。用于阳虚欲脱，冷汗自出，四肢厥逆，下利清谷，脉微欲绝。

用法用量： 分两次温服。强人可将附子与干姜加倍。

（五）食疗与药膳

1. 姜糖苏叶饮

原料： 生姜 5g（切丝），苏叶 3g，红糖适量。

制作方法： 生姜丝、苏叶装入茶杯内，开水冲泡，浸泡 5～10 分钟后，加入红糖搅匀趁热服用。

功能主治： 发汗解表，祛寒健胃。适用于风寒感冒、恶心呕吐、胃痛、腹胀等症。

2. 姜蜜膏

原料： 生姜汁 200g，蜂蜜 200g。

制作方法： 生姜汁、蜂蜜放入锅中，煎至稠黏如膏时停火，冷却后装瓶备用。

功能主治： 适用于肺寒、肺燥型久咳不愈。

用法用量： 每次服 30ml，以热开水冲服，1日 2 次。

336 天麻 Tian Ma

（一）基原

1. 集解

天麻始载于《神农本草经》，列为上品，原名"赤箭"。天麻之名始见于《雷公炮炙论》。《本草纲目》载："天麻即赤箭之根。"引马志曰："天麻生郓州、利州、太山、崂山诸处，五月采根曝干。叶如芍药而小，当中抽一茎，直上如箭杆。茎端结实，状若续随子。至叶枯时，子黄熟。其根连一二十枚，犹如天门冬之类。"以上说明，古代所用天麻与今日所用相同。因其茎似箭杆，赤色，端有花，远看如箭有羽，故名赤箭。

2. 品种

天麻为单子叶植物纲兰科天麻属植物天麻 *Gastrodia elata* Bl. 的干燥块茎。

3. 分布

山东境内产于昆嵛山；莱阳等地有人工栽培。

4. 生态

天麻生于林下腐殖质较多的阴湿处，国家二级保护植物。或栽培于药场。

5. 形态特征

天麻：多年生寄生草本，高 60～100cm，全体不含叶绿素。块茎肥厚，肉质长圆形，长约 10cm，直径 3～4.5cm，有不甚明显的环节。茎直立，圆柱形，黄赤色。叶呈鳞片状，膜质，长 1～2cm，具细脉，下部短鞘状。花序为穗状的总状花序，长 10～30cm，花黄赤色；花梗短，长 2～3mm；苞片膜质，狭披针形或线状长椭圆形；花被管歪壶状，口部斜形，长 7～8mm，基部下侧稍膨大，裂片小，三角形；唇瓣高于花被管的 2/3，具 3 裂片，中央裂片较大，其基部在花管内呈短柄状；子房下位，长 5～6mm，光滑，上有数条棱。蒴果长圆形至长圆倒卵形，长约 15mm，有短梗。种子多而细小，粉末状，花期 6～7月。果期 7～8月（图 336-1，图 336-2）。

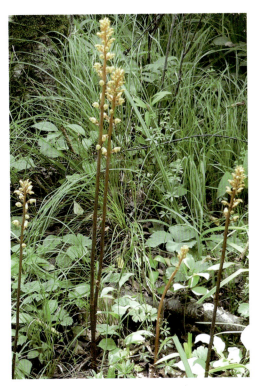

图 336-1 天麻植株

6. 产地加工

冬、春二季采挖，冬季产者称"冬麻"，春季产者称"春麻"。挖出后除去地上茎，洗净，及时擦去环节上的鳞叶及粗皮，随即用清水或矾水微浸，以防变黑，再蒸透，取出晾干或烘干。在烘干过程中，天麻易受热膨胀，可用竹针刺破压扁，以防空泡。

（二）药材

1. 性状特征

干燥块茎呈椭圆形或长条形，略扁，皱缩而稍弯曲，长 3～15cm，宽 1.5～6cm，厚 0.5～2cm。表面黄白色至淡黄棕色，有环节，有点状痕点或膜质鳞叶，有的可见棕褐色菌索，全体多纵皱。顶端有红棕色至深棕色的干枯芽苞（习称"鹦哥嘴"或"红小辫"），或为残留茎基；另一端有自母麻脱落后的圆脐形瘢痕，习称"圆盘底"或"肚脐眼"。质坚硬，不易折断。断面较平坦，角质样，黄白色至淡棕色。未蒸透者中间略有白渣，有的显裂隙。气特异，味甘、微辛（图 336-3）。

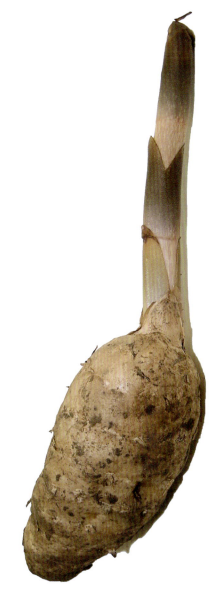

图 336-2 天麻块茎

（1）野生品

1）冬麻：呈椭圆形，压扁。长 6～12cm，宽 3～6cm，厚约 2cm。表面灰黄色至淡黄棕色，有纵皱折纹，习称"姜皮"；全体有十余圈由退化的根痕组成的横环状纹，习称"芝麻点"；上端有干枯芽苞，红棕色或棕褐色，习称"鹦哥嘴"；下端具圆盘状疤痕，习称"肚脐眼"。质坚实，体重，不易折断，折断面平滑，淡黄色或棕黄色，角质，习称"蜡质样"。气特异，类羊乳样气味，味甜微辛。嚼之肉爽，不易溶烂。

2）春麻：体形略薄，呈扁块状。肉较薄，有

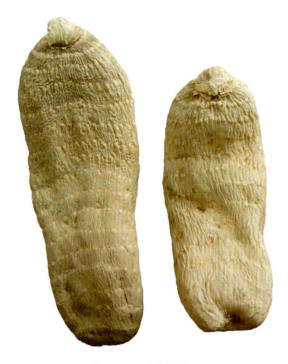

图 336-3 　天麻药材

的中空，残留茎基明显。表面黄白色，"芝麻点"较明显。余与冬麻同。

（2）栽培品：块茎呈扁长块形，多弯曲，长 6～15cm，宽 2.5～5cm，厚约 1cm 或更薄。表面黄白色，"鹦哥嘴"较明显。质坚实，较少有空心。其余与野生天麻相同（图 336-3）。

2. 商品规格

本品分 1～3 个等级或统货。

一等品：断面角质，牙白色，每 1kg 26 支以内。无空心、枯炕、杂质、虫蛀、霉变。余同性状鉴别。二等品：每千克 46 支以内。余同一等。三等品：断面角质，牙白色或棕黄色，稍有空心。每千克 90 支以内，大小均匀。余同一等。四等品：每千克 90 支以外。凡不合一、二、三等的碎块、空心及未去皮者均属此等。无芦茎、杂质、虫蛀、霉变。

3. 道地药材

本品以贵州、云南、四川产者为道地药材。

4. 质量标志

本品以质地坚实沉重、有"鹦哥嘴"、断面明亮、无空心者质佳。

5. 显微特征

（1）组织特征：块茎横切面示最外层有残留的后生表皮组织，浅棕色，细胞呈切向排列。皮层外侧为 4～5 层厚壁细胞，略呈切向延长，可见稀疏壁孔。中柱内维管束散在，周韧型或外韧型，每束导管 2 至数个，非木化。皮层及中柱黏液细胞内含有草酸钙针晶束，薄壁细胞充满能被碘液染成紫褐色、长椭圆形或卵圆形有偏光现象的颗粒状物质，有的成块（图 336-4）。

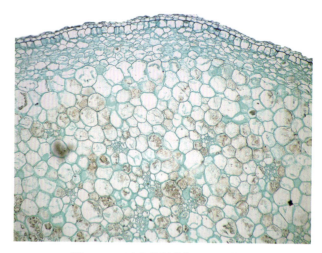

图 336-4 　天麻药材横切面组织特征

（2）粉末鉴别：粉末黄白色至黄棕色。厚壁细胞多角形或长多角形，直径 70～250μm，壁孔明显。草酸钙针晶散在或成束，长 25～93μm。环纹或螺纹导管碎片直径 10～25μm。薄壁细胞圆形或椭圆形，直径 150～500μm，含黏液质及卵圆形或长椭圆形而无偏光现象的颗粒状物质，有的成块（图 336-5）。

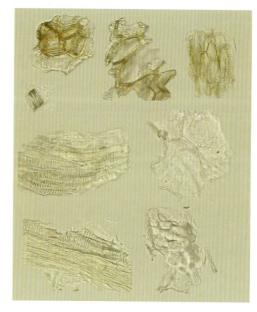

图 336-5 　天麻药材粉末显微特征

6. 化学组分

含天麻苷，也称天麻素，其化学组成为对 - 羟甲基苯 -β-D- 吡喃葡萄糖苷（*p*-hydroxymethylphenyl-β-D-glucopyranoside）；另含天麻醚苷，其化学组成为双 -（4- 羟苄基）- 醚 - 单 -β-D- 吡喃葡萄糖苷［bis-（4-hydroxybenzyl）ether-mono-β-D-glucoyranoside］；对 - 羟基苯甲醇（*p*-hydroxybenzyl alcohol）；对羟基苯甲基醛（*p*-hydroxybenzaldehyde）；4- 羟苄基甲醚（4-hydroxybenzyl methylether）；4-（4′-羟苄氧基）苄基甲醚［4-（4′-hydroxyben-zyloxy）-benzyl methyl ether］等。

7. 理化特征

（1）荧光检查：醇浸出液置紫外光灯（365nm）下，显碧绿色荧光。

（2）光谱鉴别：取粉末 0.2g，加乙醇 10ml，加热回流 1 小时，滤过。取滤液 1ml 置 10ml 容量瓶中，加乙醇至刻度，摇匀，照分光光度法测定，在 270nm 的波长处有最大吸收或出现 1 个肩峰；另取滤液 1ml，置 25ml 容量瓶中，加乙醇稀释至刻度，摇匀，在 219 ~ 224nm 波长处有最大吸收。取药材粉末 2mg，采用溴化钾压片法测其红外光谱。样品在 1700 ~ 1600cm^{-1} 处有 1 个中强的宽吸收，峰位为 1645cm^{-1}。或者取药材 50% 乙醇浸出物（10.0mg/2.0ml）。样品在 1510cm^{-1} 处有 1 个明显的、尖锐的吸收峰，在 1235cm^{-1} 处有 1 个明显的宽吸收峰。

（3）化学定性：取粉末 1g，加水 10ml，浸渍 4 小时，随时振摇，滤过。滤液加碘试液 2 ~ 4 滴，显紫红色至酒红色。取粉末 1g，加 45% 乙醇 10ml，浸渍 1 小时，振摇过滤。滤液加硝酸汞溶液（取汞 1 份，加发烟硝酸 1 份溶解后，加水 2 份稀释制成）0.5ml，加热，溶液显玫瑰红色，并发生黄色沉淀。

8. 贮藏

置通风干燥处，防霉、蛀。

（三）炮制与饮片

1. 药材炮制

（1）天麻：取原药材，除去杂质，大小分开，用温水泡 30 分钟，捞出，润透或蒸软，切薄片，阴干。

（2）姜天麻：取原药材，除去杂质，大小分开，洗净，加入姜汁，闷润至内无干心，取出，蒸透，晾至 7 成干，刨或纵切薄片，晒干。每 100kg 天麻，用生姜 12kg。

2. 饮片名称

天麻，姜天麻。

3. 药品类别

平肝息风药：息风止痉药。

4. 性状特征

（1）天麻：本品呈薄片，边缘有纵裂纹，外皮淡黄或淡棕色。质坚实。切面光亮，角质状，有的中空，白色或淡黄色，半透明（图 336-6）。

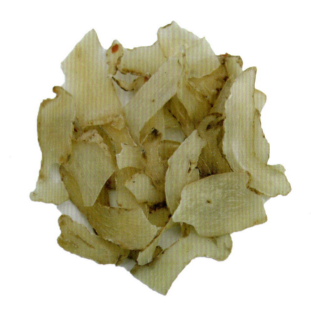

图 336-6 天麻

（2）姜天麻：本品为纵切的薄片。有光泽，断面平坦，有姜辣味。

5. 质量要求

（1）水分：不得过 12.0%。

（2）总灰分：不得过 4.5%。

（3）浸出物：用热浸法测定，乙醇作溶剂，不得少于 10.0%。

（4）含量测定：用高效液相色谱法测定。本品含天麻素（$C_{13}H_{18}O_7$）不得少于 0.20%。

6. 性味功能

本品性平，味甘。息风止痉，平抑肝阳，祛风通络。用于小儿惊风、癫痫抽搐、破伤风、头痛眩晕、手足不遂、肢体麻木、风湿痹痛。为治疗眩晕、头痛的要药。

7. 用法用量

内服：煎汤，3～9g；或入丸、散。

8. 使用注意

气血虚弱者慎服。

9. 贮藏

置通风干燥处，防霉、蛀。

（四）经典方剂与临床应用

半夏白术天麻汤（《古今医鉴》）

处方： 半夏（制）4.5g，白术（炒）6g，天麻4.5g。

制法： 加生姜3片，用水400ml，煎至320ml。

功能主治： 健脾化痰，平肝息风。主脾胃气虚，痰涎内停，虚风上搅，以致头旋眼黑，恶心烦闷，气促上喘，心神不安，目不敢开，头痛如裂，身重如山，四肢厥冷，不能安睡。

用法用量： 食后温服。

（五）食疗与药膳

1. 天麻竹沥粥

原料： 天麻100g，粳米100g，竹沥30g，白糖适量。

制作方法： 将天麻浸软，切成薄片，与粳米加水同煮，调入竹沥、白糖即成。

功能主治： 平肝息风，清热化痰。适用于肝风痰热的痫证。

2. 天麻炖乌鸡

原料： 乌鸡1只，天麻100g，葱、姜、料酒、醋适量。

制作方法： 若是新鲜天麻，洗净切厚片，若是干天麻，提前1天用水泡，第2天切厚片；乌鸡洗净，先烧开1锅水，放入焯1下，捞出；然后同天麻一起放入砂锅；放姜片、葱段、料酒、醋；大火烧沸，文火开始炖，3～4个小时（葱段2小时后捞出），起锅盛汤前放盐。

功能主治： 祛风活血、壮阳强筋、补身健体。

有一条淡黄色纵纹。体环数 107，雄孔位于 33/34 环沟，雌孔位于 38/39 环沟。腭齿不发达，前吸盘小（图 337-1）。

二、动物类药材及饮片

337 水蛭 Shui Zhi

（一）基原

1. 集解

本品始载于《神农本草经》，列为下品。《名医别录》云："水蛭生雷泽池泽。五月、六月采，曝干。"《神农本草经集注》云："处处河池有之。……以水中蚂蟥得啮人，腹中有血者，干之为佳。山蚊及诸小者，皆不堪用。"《唐本草》云："有水蛭、草蛭，大者长尺许，并能咂牛、马、人血。今俗多取水中小者，用之大效，……其草蛭在深山草上。"《蜀本草》云："勿误采石蛭、泥蛭用。石、泥二蛭，头尖腰粗，色赤不入药。误食之，则令人眼中如生烟，渐致枯损。"本品为少常用中药。因其生活在水泽之中，以生吸血，故名。其药材有吸血与不吸血、个体大小等区别，具体分为水蛭、草蛭（即山蚊）二种。以水蛭为佳。

2. 品种

水蛭为蛭纲水蛭科蚂蟥属和医蛭属动物蚂蟥 *Whitmania pigra* Whitman、蛭 *Hirudo nipponica* Whitman 或柳叶蚂蟥 *Whitmania acramulata* Whitman 的干燥全体。

3. 分布

山东主产于微山湖、东平湖、南阳湖等湖中，以微山湖产量最大。

4. 生态

蚂蟥、蛭、柳叶蚂蟥均生活于水田、河流、湖沼中。

5. 形态特征

（1）蚂蟥：体长 60～120mm，宽 13～14mm。背面暗绿色，有 5 条黑色和淡黄色间杂的纵纹，腹面灰白色，杂有茶褐色斑点，两侧各

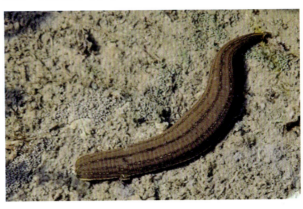

图 337-1 蚂蟥动物

（2）柳叶蚂蟥：体长 28～58mm，宽 3.5～6mm。体似柳叶形，前端极细小，背部为橄榄色或茶褐色，有 5 条黄绿色纵纹，纵纹周围有黑点，背中纹两侧的黑点组成约 20 对新月形纹。身体两侧各有一条黄色的纵带。腹面灰色，两侧有黑褐色斑点，体环数 105，雄孔位于 35 环中央，雌孔位于 40 环中央。腭齿不发达，前、后吸盘均极小。

（3）水蛭：体长 30～60mm，前端钝圆，体略呈圆柱状，背面呈黄绿色或黄褐色，有 5 条黄白色纵纹，背中线的一条纵纹延伸至后吸盘上。腹面暗灰色无斑纹，体环数 103。雄孔位于 31/32 环沟，雌孔位于 36/37 环沟。口内有 3 个腭，腭背上有 1 列细齿，前后两吸盘均发达。

6. 产地加工

夏、秋二季捕捉。捕后洗净，用开水烫死。也可用石灰、草木灰或酒闷死，再加工成药材。蚂蟥晒干或烘干即为"宽水蛭"，柳叶蚂蟥用线或小竹片穿起两端并拉长，挂起晒干或烘干即为"长条水蛭"，水蛭则用线从其中段穿起晒干或烘干即为"水蛭（小水蛭）"。

（二）药材

1. 性状特征

（1）宽水蛭：本品干燥体呈扁平纺锤形，有多数环节，长 4～10cm，宽 0.5～2cm。背部黑褐色或黑棕色，稍隆起，有黑色斑点排成 5 条纵纹；腹面平坦，棕黄色。两侧棕黄色，前端略尖，

后端钝圆，两端各具 1 吸盘，前吸盘不显著，后吸盘较大。质脆，易折断，断面胶质状。气微腥。

（2）长条水蛭：本品干燥体狭长而扁，长 5～12cm，宽 0.1～0.5cm。体节明显或不明显。体两端稍细，因加工时两端穿有小孔，所以吸盘不明显。背腹面均呈黑棕色。质脆，易折断，断面无光泽。

（3）水蛭（小水蛭）：本品干燥体扁长圆柱形，长 2～5cm，宽 0.2～0.3cm。体多弯曲扭转，全体黑棕色。断面不平坦，无光泽（图 337-2）。

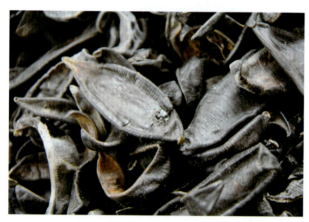

图 337-2　水蛭药材

2. 商品规格

本品分水蛭（小水蛭）、宽水蛭、长条水蛭 3 种，均为统货。

3. 道地药材

本品江苏、山东产者质佳。

4. 质量标志

本品以整齐、黑棕色、无杂质者为佳。

5. 显微特征

组织鉴别：①生殖孔位置。将干燥药材置清水中浸 24 小时，药材变软，膨胀，尤其环带部膨胀明显，取出，清水冲洗，置实体显微镜下观察腹面环带上的生殖孔位置。宽体金线蛭雄、雌生殖孔分别位于 33/34 和 38/39 环沟（而不是在环上），中间相距 5 环。②第 13、14 环愈合情况。方法同上，宽体金线蛭第 13、14 环（第Ⅷ节第 3、4 环）腹面愈合形成一环，背面仍为二环。③表皮层细胞。略呈五边形，排列紧密，色泽黄，不甚透明。④纤维：长短不一，成束或单个存在，

透明。⑤纵肌纤维断面：成群或单个存在，中空，外层增厚，可见增厚纹理。

6. 化学组分

含 17 种氨基酸，其中人体必需氨基酸 7 种，占总氨基酸含量 39% 以上。以谷氨酸（glutamic acid）、天冬氨酸（asparti acid）、亮氨酸（leucine）、赖氨酸（lysine）和缬氨酸（valine）含量较高。氨基酸总含量占水蛭干重的 49% 以上。此外，水蛭主要含蛋白质、肝素（heparin）、抗凝血酶（antithrombin），新鲜水蛭唾液中含有一种抗凝血物质名水蛭素（hirudin）；还含有人体必需常量元素钠、钾、钙、镁等，并且含量较高。还含有铁、锰、锌、硅、铝等共 28 种微量元素。

7. 理化特征

薄层色谱：取本品粉末 1g，加乙醇 5ml，超声处理 15 分钟，滤过，取滤液作为供试品溶液。另取水蛭对照药材 1g，同法制成对照药材溶液。吸取上述 2 种溶液各 5μl，分别点于同一硅胶 G 薄层板上，以环己烷 - 乙酸乙酯（4∶1）为展开剂，展开晾干，喷以 10% 硫酸乙醇溶液，在 105℃ 加热至斑点显色清晰。供试品色谱在与对照药材色谱相应的位置上，显相同的紫红色斑点；在紫外光灯（365nm）下显相同的橙红色荧光斑点。

8. 贮藏

防霉，防蛀，置通风干燥处。

（三）炮制与饮片

1. 药材炮制

（1）水蛭：取原药材，洗净、闷软，切段、晒干。或制成粉末（图 337-3）。

（2）烫水蛭：取滑石粉入锅内炒热，放入切段的水蛭，烫至微鼓起即可。

（3）油水蛭：取洗净水蛭，置锅内用猪油炸至焦黄色，取出干燥即可。

2. 饮片名称

水蛭，烫水蛭，油水蛭。

3. 药品类别

活血化瘀药。

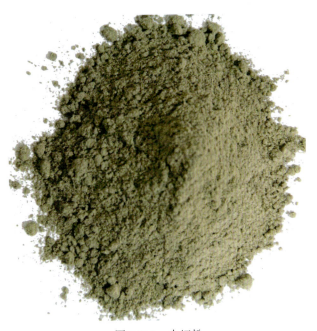

图 337-3　水蛭粉

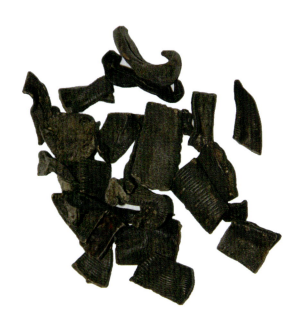

图 337-5　砂烫水蛭

4. 性状特征

（1）水蛭：本品呈不规则小段状，黑褐色，有环节。

（2）烫水蛭：不规则小段状，黑褐色，表面鼓起。质松脆易碎，气微腥，味咸苦（图 337-4、图 337-5）。

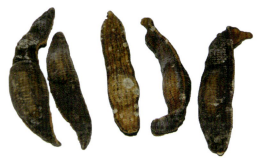

图 337-6　油水蛭

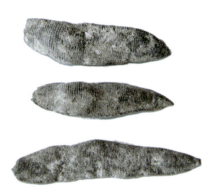

图 337-4　烫水蛭（滑石粉制）

（3）油水蛭：条状，扭曲不直，色焦黄，有油气。质酥脆易碎（图 337-6）。

5. 质量要求

（1）水分：不得过 14.0%。

（2）总灰分：不得过 12.0%。

（3）酸不溶性灰分：不得过 3.0%。

（4）酸碱度：应为 4.5 ～ 6.5。

（5）浸出物：用热浸法测定，稀乙醇作溶剂，不得少于 15.0%。

（6）含量测定：用滴定法测定。本品每克含抗凝血酶活性水蛭应不低于 16.0U；蚂蟥、柳叶蚂蟥应不低于 3.0U。

6. 性味功能

本品性平，味咸、苦，有毒。破血逐瘀，通经。用于蓄血、癥瘕、积聚、妇女经闭、干血成痨、跌扑损伤、目赤痛、云翳。

7. 用法用量

内服：煎汤，3 ～ 9g；或入丸、散，每次 0.5 ～ 1.5g，大剂量每次 3g。外用：置病处吮吸，或浸取液滴。

8. 使用注意

本品体弱血虚、孕妇、妇女月经期及有出血倾向者禁服。

9. 贮藏

防霉，防蛀，置通风干燥处。

（四）经典方剂与临床应用

夺命散（《重订严氏济生方》）

处方：水蛭（用石灰慢火炒令焦黄色）15g，大黄 30g，黑牵牛 60g。

制法：上药为细末。

功能主治：金疮损伤。用于内积瘀血，心腹疼痛，大小便不通，气绝欲死者。

用法用量：每服 9g，热酒调下。半小时后，再用热酒调服牵牛末 6g。

338　石决明 Shi Jue Ming

（一）基原

1. 集解

石决明始载于《名医别录》，列为上品。本品附石而生，善能祛翳明目，故名。昔以贝壳有吸收孔 9 个者，质量上乘，故一名九孔决明。

2. 品种

石决明为腹足纲鲍科鲍属动物皱纹盘鲍 *Haliotis discus hannai* Ino 的干燥贝壳。

3. 分布

本品产于山东青岛、日照、威海、烟台等地。

4. 生态

皱纹盘鲍生于潮流通畅、透明度高、褐藻繁茂的水域，栖息于水深 3 ～ 15m 处，低潮线附近或 20m 以下的深水区则数量较少（图 338-1，图 338-2）。

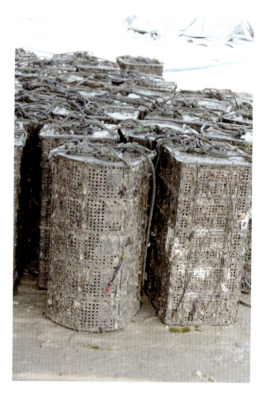

图 338-2　皱纹盘鲍养殖笼

5. 形态特征

皱纹盘鲍：贝壳呈椭圆形，壳长 120 ～ 125mm，宽 82 ～ 85mm，扁平的壳顶位于壳的偏后方，稍高于壳面，螺层约 3 层，各层间缝合线浅，自第 2 螺层中部始，具 1 列由小渐大，沿右至左的螺旋排列的突起，20 ～ 30 个，至体螺层的边缘，近壳口 3 ～ 5 个突起，也与外面相通，形成呼水孔，沿着呼水孔列左下侧面有一条明显的螺沟。壳面深绿褐色，有许多粗糙而不规则的皱纹，较大的贝壳上常有苔藓虫和龙介等形成突起的附着物，壳内面银白色，带珍珠样光泽（图 338-3）。

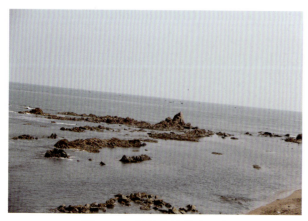

图 338-1　皱纹盘鲍养殖海域

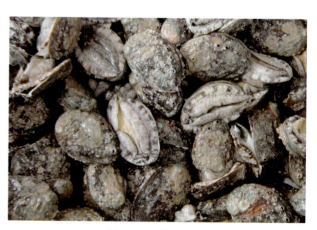

图 338-3　皱纹盘鲍

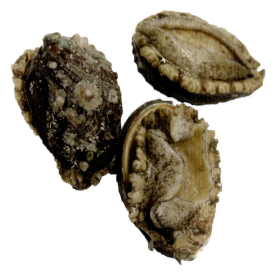

图 338-3 皱纹盘鲍（续）

6. 产地加工

夏秋间捕捉，将捕捉的鲍鱼剥去肉，取其贝壳，洗净黏附的杂质，晒干即可。

（二）药材

1. 性状特征

贝壳呈长椭圆形，长 8 ～ 12cm，宽 6 ～ 8cm，高 2 ～ 3cm，表面灰棕色，有多数粗糙而不规则的皱纹，生长线明显，常有苔藓或石灰虫等附着物，末端 4 ～ 5 个开孔，孔口突出壳面。壳内表面显珍珠样彩色光泽。气微，味微咸（图 338-4）。

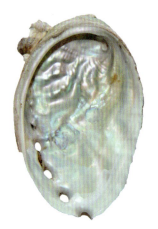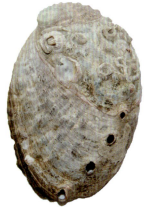

图 338-4 石决明药材

2. 商品规格

本品均为统货。

3. 道地药材

本品山东产者为道地药材。

4. 质量标志

本品以个大、壳厚、外表洁净、内表面有彩色光泽者为佳。

5. 显微特征

（1）组织鉴别：将贝壳按与生长线相垂直的方向锯开磨制成纵断面，沿生长线相平行的方向锯开磨制成横断面，将贝壳依其自然的片状平放磨石上磨薄成表平行断面。从纵断面和横断面可看到断面厚 0.5 ～ 5mm，并可见到断面分为 3 层：外层（角质层）极薄，呈黑褐色，粗糙并呈角质状，此层在锯、磨过程中极易损失掉；中层（棱柱层）厚，白色，其长条的棱柱与内、外层之间较垂直的顺序排列；内层珍珠层较厚，银白色，并具紫、粉红、绿等五彩光泽。

（2）粉末鉴别：呈淡粉、紫红、白色相杂的微粒，夹有珍珠质微粒。置显微镜 70 倍～ 220 倍下，可见粉末微粒中央夹杂有小片等。

6. 化学组分

碳酸钙 90% 以上，有机质约为 3.67%。无机元素含有钠、镁、铝、硅、钾、铁、磷、钛、锰、铜、镍、锶、锌、氯、硫和碘，其中有磷酸根、硅酸根、硫酸根离子存在。并含胆素、壳角质（conchiolin）。

7. 理化特征

荧光检查：①取粉末于紫外灯下观察皱纹盘鲍显橙黄色荧光。②取 40 目筛粉的 5% 蒸馏水浸出液 1ml 加乙酸锌乙醇饱和溶液 2 ～ 3 滴置紫外灯下观察，皱纹盘鲍显黄绿色荧光。

8. 贮藏

麻袋或竹篓包装，置干燥处，防尘。

（三）炮制与饮片

1. 药材炮制

（1）石决明：取原药材，除去杂质，洗净晒干，敲成碎块。

（2）煅石决明：取净石决明置无烟的炉火上或坩埚内煅酥脆，取出放凉，碾碎。

（3）盐石决明：将净石决明煅至微红，取出喷淋盐水，干燥碾碎。每100kg石决明，加食盐2kg，加适量开水化开澄清。

2. 饮片名称

石决明，煅石决明，盐石决明。

3. 药品类别

平肝息风药。

4. 性状特征

（1）石决明：本品呈不规则碎块状，灰白色，有珍珠样彩色光泽，质重。气微，味微咸（图338-5）。

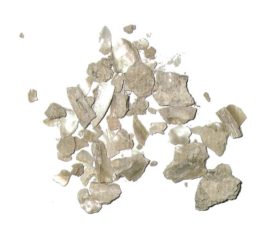

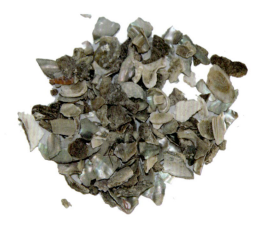

图338-5　石决明

（2）煅石决明：本品呈不规则小碎块状或细粉状，灰白色，无光泽，质酥（图338-6）。

（3）盐石决明：本品形如煅石决明。气微，味咸。

5. 质量要求

（1）石决明：含碳酸钙（CaCO_3）不得少于93.0%。

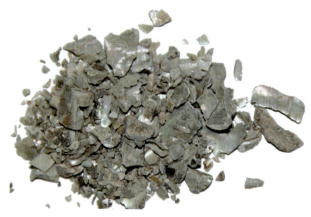

图338-6　煅石决明

（2）煅石决明：含碳酸钙（CaCO_3）不得少于95.0%。

6. 性味功能

本品性寒，味咸。平肝潜阳，清肝明目。用于头痛、眩晕、目赤翳障、视物昏花、青盲雀目。

7. 用法用量

内服：捣碎先煎，3～15g；外用：水飞极细粉而点眼。

8. 使用注意

脾胃虚寒者慎服。消化不良、胃酸缺乏者禁服。

9. 贮藏

麻袋或竹篓包装，置干燥处，防尘。

（四）经典方剂与临床应用

平肝潜阳汤（《常见病中医治疗研究》）

处方：生牡蛎30g，夏枯草30g，石决明24g，桑寄生15g，生地15g，生杜仲15g，黄芩12g，草决明9g，菊花9g，茺蔚子9g。

制法：水煎服。

功能主治：平肝潜阳。用于肝阳上亢，头晕头痛，心悸怔忡，失眠多梦，舌红脉弦。

用法用量：分两次温服。

（五）食疗与药膳

石决明粥

原料：煅石决明30g，大米100g。

制作方法：将煅石决明打碎入砂锅，加水

200ml，武火先煎 1 小时，去渣取汁。药汁加入大米，再加水 600ml，煮为稀粥即可。

功能主治： 平肝潜阳，清热明目。适用于高血压及目赤翳障、视物模糊等。

339 牡蛎 Mu Li

（一）基原

1. 集解

牡蛎始载于《神农本草经》，列为上品。《名医别录》载："牡蛎生东海池泽，采无时。"苏颂谓："今海旁皆有之，而通泰及南海、闽中尤多。"李时珍谓："蛤蚌之属，皆有胎生、卵生。独此化生，纯雄无雌，故得牡名。曰蛎曰蚝，言其粗大也。"故名。

2. 品种

牡蛎为瓣鳃纲牡蛎科牡蛎属动物长牡蛎 *Ostrea gigas* Thunberg 大连湾牡蛎 *Ostrea talienwhanensis* Crosse 近江牡蛎 *Ostrea rivularis* Gould 密鳞牡蛎 *Ostrea denselamellosa* Lischke 的干燥贝壳。

3. 分布

山东境内均产于青岛、威海、烟台、东营等地。

4. 生态

（1）长牡蛎：栖息于从潮间带至低潮线以下 10m 多深的泥滩及泥沙质海底，通常在正常海水中生活的个体小；在盐度较低海水中生活的个体大。

（2）大连湾牡蛎：栖息于潮间带的蓄水处及低潮线以下 20m 左右的岩礁上，适盐度高。

（3）近江牡蛎：生活于低潮线附近至水深 7m 左右的江河入海近处，适盐度为 10% ～ 25%。

（4）密鳞牡蛎：栖息于低潮线以下水深 15 ～ 30m 的岩礁上，或泥沙质海底，有时在低潮线下数米处也能见到。适盐度 27% ～ 34%。

5. 形态特征

（1）长牡蛎：贝壳呈长条形，坚厚，一般壳长 140 ～ 330mm，高 57 ～ 115mm，长比高约大 3 倍，已知最大的长达 722mm。左壳稍凹，壳顶附着面小，右壳较平如盖，背腹缘几乎平行，壳表面淡紫色、灰白色或黄褐色。自壳顶向后缘环生排列稀疏的鳞片，略呈波状，层次甚少，没有明显放射肋。壳内面瓷白色，韧带槽长而宽大，闭壳肌痕大，位于壳的后部背侧，呈棕黄色马蹄形。

（2）大连湾牡蛎：贝壳略呈三角形，壳坚厚，一般壳长 55 ～ 63mm，宽 95 ～ 130mm，壳顶尖，至后缘渐加宽。右壳较扁平，如盖状，壳顶部鳞片趋向愈合，较厚；渐后腹缘鳞片渐疏松，且起伏呈波状，无显著放射肋。壳表面淡黄色，杂以紫褐色斑纹，左壳突起，自顶部开始有数条粗壮放射肋，边缘肋上的鳞片坚厚翘起。壳内凹陷如合状，白色，铰合部小，韧带槽长而深呈长三角形。闭壳肌痕白色或带紫色，位于背后方（图 339-1）。

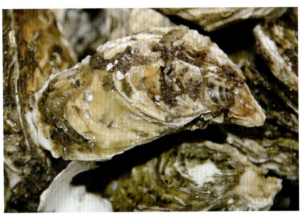
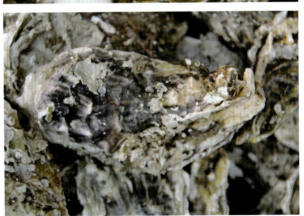

图 339-1 大连湾牡蛎

（3）近江牡蛎：贝壳呈圆形、卵圆形、三角形或略长，壳坚厚，较大者壳长 100 ～ 242mm，高 70 ～ 150mm，左壳较大而厚，背部为附着面，形状不规则。右壳略扁平，表面环生薄而平直的鳞片，黄褐色或暗紫色，1 ～ 2 年生的个体，鳞片平薄而脆，有时边缘呈游离状；2 年至数年的个体，鳞片平坦，有时后缘起伏略呈水波状；多年生者鳞片层层相叠，甚为坚厚。壳内面白色或灰白色，边缘常呈灰紫色，凹凸不平，铰合部不具齿，韧带槽长而宽，如牛角形，韧带紫黑色。闭壳肌痕甚大，位于中部背侧，淡黄色，形状不规，常随壳形变化而异大，多为卵圆形或肾脏形。

（4）密鳞牡蛎：贝壳呈圆形或卵圆形，壳坚厚，一般长 46～122mm，高 58～138mm。左壳较大而凹陷，壳顶为附着面，形状常不规则。右壳顶部鳞片愈合，较光滑，渐向腹缘鳞片环生渐密，薄、脆呈片状，以覆瓦状紧密排列，有放射肋多条，使腹缘略呈波状，壳表面灰青色混杂紫褐色。壳内面白色，稍带珍珠样光泽。铰合部两侧常有小齿 1 列，5～8 个。韧带槽较短，呈三角形。闭壳肌痕较大。

6. 产地加工

全年均可生产，以冬、春二季产量大。采捕后，去肉，洗净晒干。

（二）药材

1. 性状特征

（1）长牡蛎：呈长片状，背腹缘几乎平行，长 10～50cm，高 4～15cm。右壳较小，鳞片坚厚，层状或层纹状排列，壳外面平坦或具数个凹陷，淡紫色、灰白色或黄褐色，内面瓷白色，壳顶二侧无小齿。左壳凹下很深，鳞片较右壳粗大，壳顶附着面小。质硬，断面层状，洁白。气微，味微咸（图 339-2）。

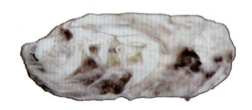

图 339-2　长牡蛎药材

（2）大连湾牡蛎：呈类三角形，背腹缘呈"八"字形。右壳外面淡黄色，具疏松的同心鳞片，鳞片起伏成波浪状，内面白色。左壳同心鳞片坚厚，自壳顶部放射肋数个，明显，内面凹下呈盒状，铰合面小（图 339-3）。

（3）近江牡蛎：呈圆形、卵圆形或三角形等。右壳外面稍不平，有灰、紫、棕、黄等色，环生同

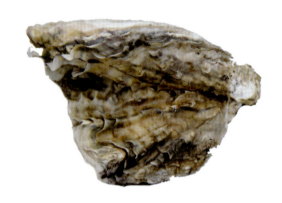

图 339-3　大连湾牡蛎药材

心鳞片，幼体者鳞片薄而脆，多年生长后鳞片层层相叠，内面白色，边缘有时淡紫色（图 339-4）。

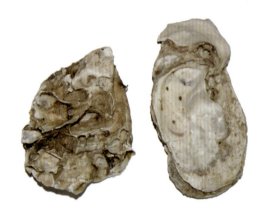

图 339-4　近江牡蛎药材

（4）密鳞牡蛎：贝壳圆形或卵圆形，较大，右壳较平坦，壳顶较光滑，其他部分有薄而脆的鳞片排列。左壳腹缘环生坚厚的同心鳞片，放射肋粗大，壳面灰色混杂紫、褐、青色。壳内白色，微具珍珠光泽。闭壳肌痕大，极明显。断面厚 0.3～12mm，层纹较明显（图 339-5）。

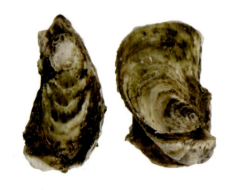

图 339-5　密鳞牡蛎药材

2. 商品规格

本品均为统货。

3. 道地药材

本品大连、山东产者质佳。

4. 质量标志

本品以个大、整齐、里面光洁者质佳。

5. 显微特征

（1）组织鉴别：将贝壳折断或锯开成三种断面。纵断面为与生长线相垂直方向；横断面为与生长线相平行方向；表平行断面为贝壳自然平放的方向。将上述三种断面平放磨石上磨薄至显微镜下能看清为一层结构时，置90%乙醇、95%乙醇、无水乙醇中各10分钟，置乙醚中30分钟，置二甲苯中10分钟后封片镜检。

1）大连湾牡蛎：叶片不规则弯曲，宽3～11μm，平行排列，偶有细小的交错。粉末米色，微粒多聚集，分散的微粒多呈不规则条状，边缘不整齐，从微透明的片状微粒中可见细微的叶片状结构。

2）近江牡蛎，叶片状结构，叶片不规则并弯曲，宽5～10μm，紧密排列。

3）密鳞牡蛎，叶片不规则并弯曲，宽2～10μm，平行排列，略显交错。

（2）粉末鉴别

1）大连湾牡蛎：粉末微粒多聚集，发散的微粒多呈不规则条状，边缘不整齐，从微透明的片状微粒中可见细微的叶片状结构。

2）近江牡蛎：白色不透明小粒，边缘钝圆，偶可见连成小珊瑚状的棕红、紫黑色颗粒。

6. 化学组分

（1）长牡蛎：贝壳含碳酸钙90%以上，并含磷酸钙、硫酸钙。贝壳含少量的镁、钠、锶、铁，微量的铝、硅、钛、锰、钡、铜、锌、钾、磷、铬、镍等多种元素，还含蛋白质，水解液含天冬氨酸、甘氨酸、谷氨酸、半胱氨酸（cysteine）等15种氨基酸，总氨基酸含量为0.24%。而贝壳经煅制后不再存在蛋白质，微量元素含量大多明显增加。贝壳中有机质约占1.72%。

（2）大连湾牡蛎：贝壳含碳酸钙90%以上，有机质近1.72%，含少量硅酸盐、硫酸盐、磷酸盐及氯化物，煅烧后含碳酸盐钠、锶、硅，微量

的铁、铝、钛、锰、钡、铜、铬、钾、磷、锌等多种元素，还含蛋白质，水解液含天冬氨酸、甘氨酸、丝氨酸（serine）等16种氨基酸，总氨基酸含量为0.31%。

（3）近江牡蛎：贝壳含碳酸钙90%以上，并含磷酸钙、硫酸钙。贝壳含少量的镁、钠、锶、铁、铝、硅，微量的钛、锰、钡、铜、锌、钾、磷、铬、镍等多种元素，还含蛋白质，水解液含天冬氨酸（aspartic acid）、甘氨酸（glycine）、谷氨酸（glutamic acid）等17种氨基酸，总氨基酸含量为0.15%～0.24%。

（4）密鳞牡蛎：贝壳含80%～95%的碳酸钙，并含磷酸钙、硫酸钙、氧化铁及钠、镁、钾、铁、铬、铝、氯、锌、硫等10多种无机元素。

7. 理化特征

荧光检查：取粉末置紫外灯下观察，大连湾牡蛎显浅灰色荧光；近江牡蛎显紫灰色荧光。

8. 贮藏

放竹篓或麻袋内，置干燥处，防灰尘。

（三）炮制与饮片

1. 药材炮制

（1）牡蛎：取原药材，洗净，干燥，碾碎（图339-6）。

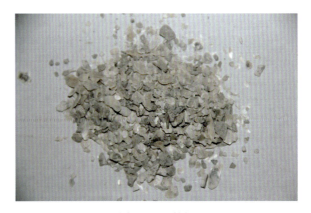

图339-6　牡蛎

（2）煅牡蛎：取净牡蛎，砸成小块，置无烟的炉火上或置适宜的容器内，煅至酥脆或红透时，取出，放凉，碾碎（图339-7）。

2. 饮片名称

牡蛎，煅牡蛎。

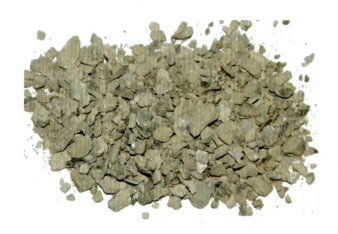

图 339-7 煅牡蛎

3. 药品类别

平肝息风药：平抑肝阳药。

4. 性状特征

（1）牡蛎：本品呈不规则的碎块。表面淡紫棕色、灰白色、黄色或黄褐色，内面瓷白色。质硬。断面层状或层纹状排列，洁白。气微腥，味微咸。

（2）煅牡蛎：本品呈不规则的碎块或粗粉。灰白色。质酥脆，断面层状（图 339-7）。

5. 质量要求

本品含碳酸钙（$CaCO_3$）不得少于 94.0%。

6. 性味功能

牡蛎性微寒，味咸。重镇安神，潜阳补阴，软坚散结，收敛固涩。用于惊悸失眠、眩晕耳鸣、瘰疬痰核、癥瘕痞块、自汗盗汗、遗精崩带、胃痛泛酸。煅牡蛎收敛固涩。用于自汗盗汗，遗精崩带，胃痛吞酸。

7. 用法用量

内服：煎汤，先煎，9～30g。外用：研末干撒、调敷或做扑粉。

8. 配伍禁忌

恶麻黄、茱萸、辛夷。

9. 使用注意

虚而有寒者忌之，肾虚无火，精寒自出者忌用。

10. 贮藏

放竹篓或麻袋内，置干燥处，防灰尘。

（四）经典方剂与临床应用

桂枝甘草龙骨牡蛎汤（《伤寒杂病论》）

处方：桂枝 3g（去皮），甘草 6g（炙），牡蛎 6g（熬），龙骨 6g。

制法：水煎服。

功能主治：安神救逆。潜阳，镇惊，补心，摄精。主火逆下之，因烧针烦躁者。心魔，失眠，遗精，阳痿。

用法用量：分两次温服。

（五）食疗与药膳

丝瓜牡蛎汤

原料：丝瓜 450g，牡蛎肉 150g，味精、五香粉、湿淀粉、植物油、料酒、清汤、葱花、姜末、香油、食盐各适量。

制作方法：①丝瓜刮皮，洗净，切片；牡蛎肉入沸水锅中焯 5 分钟，剖成薄片。②炒锅上火，油烧到六成热，下牡蛎片煸炒，烹入料酒，清汤，中火煮开，下丝瓜片、葱花、姜末，煮沸，加食盐、味精、五香粉，用湿淀粉勾芡，淋上香油，拌匀即可。

功能主治：清热解毒，凉血和血，止渴降糖，可作为糖尿病、前列腺炎、尿道炎患者食疗之用。

340 珍珠母 Zhen Zhu Mu

（一）基原

1. 集解

珍珠母始载于《本草图经》，原名"珠母"。

2. 品种

珍珠母为瓣鳃纲蚌科帆蚌属动物三角帆蚌 *Hyriopsis cumingii*（Lea.），蚌科冠蚌属动物褶纹冠蚌 *Cristaria plicata*（Leach）的干燥贝壳。

3. 分布

山东境内分布于各江河湖泊及沿海城市（图 340-1）。

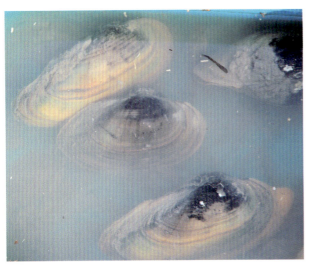

图 340-1　河蚌生态

4. 生态

（1）三角帆蚌：生活于淡水泥底稍带沙质的河湖中。

（2）褶纹冠蚌：生活于江河、湖泊的泥底，行动迟缓。

5. 形态特征

（1）三角帆蚌：贝壳大而扁平，壳质坚硬，外形略呈三角形。左右两壳顶紧接在一起，后背缘长，并向上突起形成大的三角形帆状后翼，前背缘短小，呈尖角状。腹缘近直线，略呈弧形。壳面不平滑，壳顶部刻有粗大的肋脉。生长线同心环状排列，距离宽。贝壳内面平滑，珍珠层乳白色。

（2）褶纹冠蚌：壳较大，略呈不等边三角形。前背缘冠突不明显，后部长高，后背缘向上斜出伸展成为大形的冠。壳的后背部自过错顶起向后有一系列的逐渐粗大的纵肋。腹级长近直线。壳面深黄绿色至黑褐色，壳顶常受侵蚀而丢失表层颜色。珍珠层有光泽（图 340-2）。

6. 产地加工

全年均可采收。捞取贝壳后，除去肉质、泥土，洗净，干燥。

（二）药材

1. 性状特征

（1）三角帆蚌：完整的贝壳，略呈不等边四角形。壳面生长轮呈同心环状排列。后背缘向上

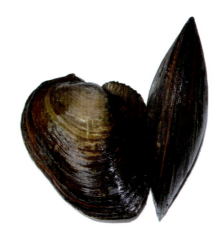

图 340-2　褶纹冠蚌

突起，形成大的三角形帆状后翼。壳内面外套痕明显：前闭壳肌痕呈卵圆形，后闭壳肌痕略呈三角形。左、右壳均具 2 枚拟主齿，左壳具 2 枚长条形侧齿，右壳具 1 枚长条形侧齿；具光泽。质坚硬，气微腥，味淡（图 340-3）。

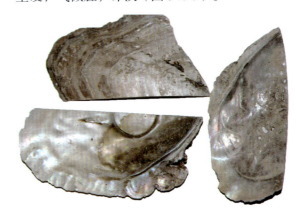

图 340-3　珍珠母药材

（2）褶纹冠蚌：完整的贝壳呈不等边三角形，后背缘向上伸展成大形的冠。壳内面外套痕略明显；前闭壳肌痕大，呈楔形，后闭壳肌痕呈不规则卵圆形，在后侧齿下方有与壳面相应的纵肋和凹沟。左、右壳均具 1 枚短而略粗的后侧齿及 1 枚细弱的前侧齿，均无拟主齿。

2. 商品规格

本品均为统货。

3. 道地药材

本品山东、安徽产者为道地药材。

4. 显微特征

（1）组织鉴别：磨片方形或长方形，表面观

无颗粒性，平滑，有的边缘平直有棱角，偶见层纹（图340-4）。

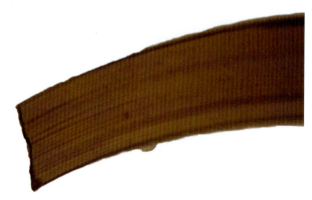

图340-4　珍珠层磨片

（2）粉末鉴别：灰白色、灰黄色或淡黄棕色，小碎块近无色。表面多不平整，呈明显的颗粒性，有的块片呈片层结构而较松散，易断裂，边缘作不规则锯齿状，小碎片几为单片；棱柱层碎块，少见，淡黄色或灰黄色。断面观呈棱柱状，断端大多平截，有的一端渐尖，有明显的横向条纹，少数条纹不明显；顶面观偶见，呈多角形或类方形。

5. 化学组分

无机成分类：碳酸钙（calium carbonate）；无机元素：铝（Al），铬（Cr），铜（Cu），铁（Fe），锰（Mn），钠（Na），镍（Ni），磷（P），硫（S），硅（Si），铯（Cs），锌（Zn）等；氨基酸类：天冬氨酸（aspartic acid），苏氨酸（threonine），丝氨酸（serine），谷氨酸（glutamin），脯氨酸（proline），甘氨酸（glycine），丙氨酸（alanine），胱氨酸（cystine），缬氨酸（valine），甲硫氨酸（methionine），异亮氨酸（isoleucine），亮氨酸（leucine），酪氨酸（tyrosine），苯丙氨酸（phenylalanine），赖氨酸（lysine），组氨酸（histidine），精氨酸（arginine）等。

6. 理化特征

（1）荧光检查：取粉末置紫外光灯下观察，显类白色荧光。

（2）化学定性：钙盐反应。取本品粉末加稀盐酸，即发生大量气泡，滤过，用盐酸湿润后的铂丝蘸取此滤液，在无色火焰中燃烧，火焰即显砖红色；或取此滤液1ml加水至20ml，加甲基红指示液2滴，用氨试液中和，再滴加盐酸至恰呈酸性，加草酸铵试液即生成白色沉淀，分离，沉淀不溶于乙酸，但可溶于盐酸。

7. 贮藏

置干燥处，防尘。

（三）炮制与饮片

1. 药材炮制

（1）珍珠母：取原药材，除去杂质及灰屑，打碎。

（2）制珍珠母：将蚌壳加入碱水中煮后，放入清水中浸洗，取出，刮去黑色外皮，洗净，干燥。

（3）煅珍珠母：取净珍珠母，砸成小块，置无烟的炉火上或适宜的容器中，煅至酥脆。

2. 饮片名称

珍珠母，制珍珠母，煅珍珠母。

3. 药品类别

平肝息风药。

4. 性状特征

（1）珍珠母：本品呈不规则碎块状，白色或灰白色，有光泽，质硬而重（图340-5，图340-6）。

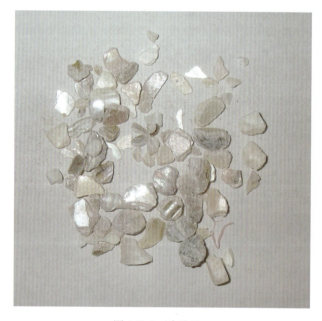

图340-5　珍珠母1

（2）制珍珠母：本品呈不规则碎块状，白色或灰白色，稍具光泽，质硬而重。

（3）煅珍珠母：本品呈不规则碎块状或粉状，

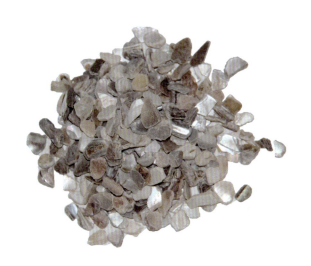

图 340-6 珍珠母 2

青灰色，微显光泽，质酥脆，易碎。气微，味微咸。

5. 质量要求

酸不溶灰分，不得过 4.0%。

6. 性味功能

本品性寒，味咸。平肝潜阳，定惊明目。用于头痛眩晕、烦躁失眠、肝热目赤、肝虚目昏。

7. 用法用量

内服：煎汤，先煎，10 ～ 25g。

8. 使用注意

胃寒者慎服。

9. 贮藏

置干燥处，防尘。

（四）经典方剂与临床应用

甲乙归藏汤（《医醇剩义》）

处方： 珍珠母 2.4g，龙齿 0.6g，柴胡 0.3g（醋炒），薄荷 0.3g，生地 1.8g，归身 0.6g，白芍 0.4g（酒炒），丹参 0.6g，柏子仁 0.6g，夜合花 0.6g，沉香 1.5g，红枣 10 枚，夜交藤 1.2g（切）。

制法： 水煎服。

功能主治： 身无他苦，饮食如常，惟彻夜不寐，间日轻重，如发疟然，起伏而又延久不愈，左关独弦数，余部平平者。

用法用量： 分两次温服。

（五）食疗与药膳

1. 珍珠母地骨皮粥

原料： 珍珠母 30g，地骨皮 15g，大米 100g，白糖适量。

制作方法： 先将珍珠母、地骨皮清洗干净，浸泡 5 ～ 10 分钟。锅中放入适量水，放入以上两药，水煎，去渣取汁。用药汁煮大米粥，待熟时调入白糖，再煮一二沸即成。

功能主治： 适于肝肾阴虚型高脂血症患者常食。

2. 珍珠母粥

原料： 珍珠母 120g，粳米 50g。

制作方法： 先用水 2000ml 煮珍珠母取汁，再用汁煮米做粥。食时亦可加少许盐。

功能主治： 清热解毒，止渴除烦。凡因温热病毒而引起的发热、口渴、面目红赤、舌红苔黄、脉数有力者，可辅食此粥。

341 海螵蛸 Hai Piao Xiao

（一）基原

1. 集解

海螵蛸始载于《神农本草经》，列为中品，原名曰"乌贼鱼骨"。苏颂谓："乌贼鱼其背上只有一骨，厚三四分，状如小舟，形轻虚而白。"李时珍谓："两头尖，色白，脆如通草，重重有纹，以指甲可刮为末……"李时珍谓："骨名海螵蛸，象形也。"故名。

2. 品种

海螵蛸为头足纲乌贼科无针乌贼属动物无针乌贼 *Sepiella maindvonide* Rochebrune 或乌贼属动物金乌贼 *Sepia esculenta* Hoyle 的干燥内壳。

3. 分布

山东境内产于日照、威海、烟台、青岛等地。

4. 生态

无针乌贼栖息于海洋深水中。

5. 形态特征

（1）无针乌贼：软体中等大，背腹扁，胴部卵圆形，一般长约 157mm，约为宽的 2 倍。头部长约 29mm，眼大，眼后有椭圆形的嗅觉陷窝，头部中央有口，口吸周围有腕 4 对和触腕 1 对。各腕长度相近，内侧有吸盘 4 行，吸盘大小相似，吸盘腔壁上的角质环外缘具尖锥形小齿；惟雄性左侧第 4 腕茎化为生殖腕，特点是基部约占全腕 1/3 处的吸盘特小，中部和顶部吸盘正常。触腕长度一般超过胴长，触腕穗狭小，其上有吸盘 20 行，大小相近，其角质环外缘具方圆形小齿。头部的腹面有一漏斗器，与漏斗管下方体内的墨囊相通，可由漏斗排出黑液御敌。生活时，胴背有明显的白花斑，雄者斑大，雌者斑小。胴部两侧有肉鳍，全缘，前端较狭，向后渐宽，左、右两鳍在末端分离。胴后腹面末端有一腺孔，捕获后常有红褐色液体流出。外套腔背面的内壳长椭圆形，长约为宽的 3 倍，角质缘发达，末端形成角质板，横纹面呈水波形，末端无骨针（图 341-1）。

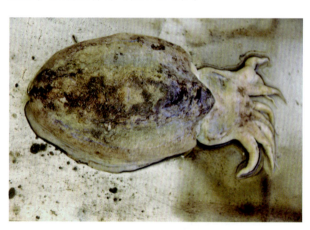

图 341-1　无针乌贼

（2）金乌贼：体中等大，胴部卵圆形，一般长约 200mm，约为宽的 1.5 倍，头部长约 30mm，吸盘 4 行，其角质环外缘具不规则的钝形小齿，雄性左侧第 4 腕茎化为生殖腕，特点是基部 7 列、8 列吸盘正常，至 9～15 列吸盘突然变小，向上的吸盘又正常。触腔略超过胴长，触腕穗呈半月形，约为全腕长度的 1/5。吸盘小而密，约 10 行，大小相近。生活时体表黄褐色，胴背具棕紫色和乳白色相间的细斑，雄性胴背有金黄色的波状横纹，但在生殖季节常显出若干不规则的蓝绿色横纹，腹部由乳白色变成金绿色，非常鲜艳。内壳长椭圆形，长约为宽的 2.5 倍，背面凸，有坚硬的石灰质粒状突起，

腹面石灰质松软，中央有一条纵沟，横纹面有环形生长的横纹。末端骨针粗壮（图 341-2）。

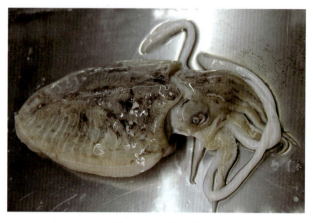

图 341-2　金乌贼

6. 产地加工

本品于 4～8 月将漂浮在海边或积于海滩上的乌贼骨捞起，剔除杂质，以淡水漂洗后晒干；或在 5 月左右待成群乌贼游到海岛附近产卵时，大量捞捕，除去软体部分，将乌贼骨收集后，洗净，晒干。

（二）药材

1. 性状特征

（1）无针乌贼：本品内壳呈扁长椭圆形，中间厚，边缘薄，长 9～14cm，宽 2.5～3.5cm，厚约 1.3cm。背面有磁白色脊状隆起，两侧略显微红色，有不甚明显的细小疣点；腹面白色，自尾端到中部有细密波状横层纹；角质缘半透明，尾部较宽平，无骨针。体轻，质松，易折断，断面粉质，显疏松层纹。气微腥，味微咸。

（2）金乌贼：本品内壳长 13～23cm，宽约至 6.5cm，背面疣点明显，略呈层状排列；腹面的细密波状横层纹占全体大部分，中间有纵向浅槽；尾部角质缘渐宽，向腹面翘起，末端有 1 骨针，多已折落。

2. 商品规格

本品按来源分无针乌贼和金乌贼 2 种，均为统货。

3. 道地药材

本品大连、山东产者为道地药材。

4. 质量标志

本品以身干、体大、色白、完整者为佳。

5. 显微特征

粉末鉴别：粉末类白色。多为不规则透明薄片，有的具细条纹；另有不规则碎块，表面现网状或点状纹理。

6. 化学组分

无机类成分：碳酸钙（calcium carbonate）；无机元素：铝（Al），铁（Fe），镁（Mg），钙（Ca），钾（K），钠（Na），锑（Ti），锰（Mn），磷（P），钡（Ba），铜（Cu），锂（Li），铅（Pb），锶（Sr），锌（Zn），铕（Eu），铽（Tb），铋（Bi），钼（Mo），锗（Ge），砷（As）；氨基酸：含天冬氨酸（aspartic acid），苏氨酸（threonine），丝氨酸（serine），谷氨酸（glutamin），甘氨酸（glycine），丙氨酸（alanine），胱氨酸（gystine），缬氨酸（valine），甲硫氨酸（methionine），异亮氨酸（isoleucine），亮氨酸（leucine），酪氨酸（tyrosine），苯丙氨酸（phenylalanine），赖氨酸（lysine），组氨酸（histidine），精氨酸（arginine），脯氨酸（proline）。

7. 理化特征

（1）显色反应：取样品粗粉 10g，以滤纸、纱布双层包好，置于索氏提取器内，以 150ml 石油醚回流提取至无色。取提取液回收至干，残渣以 2ml 氯仿溶解，得供试液（Ⅰ）。取石油醚提取过的残渣，置 50ml 圆底烧杯中，以水 30ml 煎煮 2 小时，过滤，取滤液部分，得供试液（Ⅱ）。

1）Salkowski 反应：取供试液（Ⅰ）1ml 于试管内，沿壁缓慢加入浓硫酸 1ml，静止 10 分钟，氯仿层（上层）黄色，并有天蓝色荧光，中层橙黄色环。

2）茚三酮（Ninhydrin）反应：取供试液（Ⅱ）1ml 于试管内，加入等量的茚三酮试剂，水浴加热 10 分钟，淡紫色。

（2）薄层色谱：取供试液（Ⅱ），点样于硅胶 G 薄层板上，以正丁醇 - 冰醋酸 - 乙醇 - 水（4：1：1：2）展开，以茚三酮试剂显色，电吹风吹干，各斑点均为紫色，颜色深浅不同。

8. 贮藏

置阴凉干燥处。

（三）炮制与饮片

1. 药材炮制

（1）海螵蛸：取原药材，除去杂质，洗净，干燥，砸成小块。

（2）炒海螵蛸：取净海螵蛸小块，置预热炒制容器内，用文火加热，炒至表面微黄色为度，取出晾凉。

（3）煅海螵蛸：海螵蛸放入罐内，煅至焦黑色，取出放凉。

2. 饮片名称

海螵蛸，炒海螵蛸，煅海螵蛸。

3. 药品类别

收涩药。

4. 性状特征

（1）海螵蛸：本品呈不规则形或类方形小块，类白色或微黄色，味淡（图 341-3 至图 341-5）。

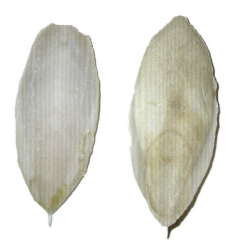

图 341-3　海螵蛸药材 1

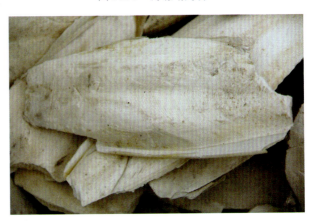

图 341-4　海螵蛸药材 2

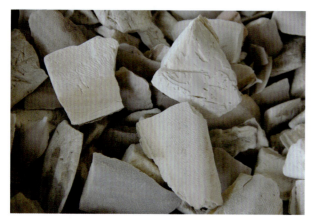

图 341-5　海螵蛸药材 3

（2）炒海螵蛸：本品形同海螵蛸，表面微黄色，略有焦斑。

（3）煅海螵蛸：本品形同海螵蛸，表面焦褐色，有焦香气。

5. 质量要求

（1）用原子吸收分光光度法或电感耦合等离子体质谱法测定，铅不得过 5mg/kg；镉不得过 5mg/kg；砷不得过 10mg/kg；汞不得过 0.2mg/kg；铜不得过 20mg/kg。

（2）含碳酸钙（$CaCO_3$）不得少于 86.0%。

6. 性味功能

本品性温，味咸、涩。归肝、肾经。具有固精止带，收敛止血，制酸止痛，收湿敛疮的功能。生海螵蛸长于固精止带、制酸。常用于梦遗滑精，赤白带下，胃痛吐酸。炒后矫味臭，收涩之性增强，长于收敛止血、止带、敛疮。可用于崩漏下血，创伤出血、赤白带下、疮疡湿疹。

7. 用法用量

内服：煎汤，3～9g；外用：适量，研末敷患处。

8. 使用注意

本品阴虚多热者不宜多服。

9. 贮藏

置干燥处。

（四）经典方剂与临床应用

固冲汤（《医学衷中参西录》）

处方： 白术（炒）30g，生黄芪 18g，龙骨（煅，捣细）24g，牡蛎（煅，捣细）24g，萸肉（去净核）24g，生杭芍 12g，海螵蛸（捣细）12g，茜草 9g，棕边炭 6g。

制法： 上药煎汤。

功能主治： 血崩。

用法用量： 用五倍子末 15g 和服。脉象热者，加生地黄 30g，凉者，加乌附子 9g。

（五）食疗与药膳

补骨脂墨鱼汤

原料： 补骨脂 30g，大枣 10g，墨鱼 50g，海螵蛸 10g，调料适量。

制作方法： 将墨鱼泡发，洗净，切丝。将海螵蛸、补骨脂水煎取汁，去渣，纳入墨鱼、大枣，同煮至墨鱼熟后，用食盐、味精、葱、姜等调服。

功能主治： 用于阴虚血亏、月经量少或经闭。

用法用量： 每日 1 剂。

342　全蝎 Quan Xie

（一）基原

1. 集解

全蝎始载于《开宝本草》，名蝎。以后历代本草均有收载。寇宗奭曰："蝎，今青州山中石下捕得，慢火逼，或烈日中晒。"《本草图经》载："蝎，旧不著所出州土，注云出青州者良。今京东西及河陕州郡皆有之。采无时。"《本草纲目》载："蝎形如水黾，八足而长尾，有节色青。"根据上述，历代所用全蝎与现今来源一致。本品有毒，毒多在尾，药用为带尾全虫，故名。

2. 品种

全蝎为蛛形纲钳蝎科钳蝎属动物东亚钳蝎 *Buthus martensii* Karsch 的干燥全体。

3. 分布

山东境内产于沂蒙、临沂、沂源等地。

4. 生态

东亚钳蝎喜栖于石底及石缝的潮湿阴暗处，昼伏夜出，怕冰冻，冬季伏于土中，长期不食，直至惊蛰后才出来活动。

5.形态特征

东亚钳蝎：体长约 60mm，躯干（头胸部和前腹部）为绿褐色，尾（后腹部）为土黄色。头胸部背甲梯形。侧眼 3 对。胸板三角形，螯肢的钳状上肢有 2 齿。触肢钳状，上下肢内侧有 12 行颗粒斜列。第 3 对、第 4 对步足胫节有距，各步足跗节末端有 2 爪和 1 距。前腹部的前背板上有 5 条隆脊线。生殖厣由 2 个半圆形甲片组成。栉状器有 16 ～ 25 枚齿。后腹部的前 4 节各有 10 条隆脊线，第 5 节有 5 条，第 6 节的毒针下方无距（图 342-1）。

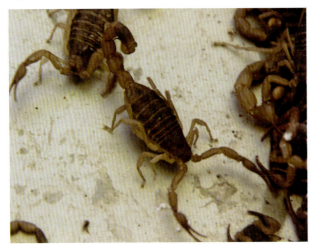

图 342-1 东亚钳蝎

6.产地加工

春末至秋初捕捉，除去泥沙，置沸水或沸盐水中，煮至全身僵硬，捞出，置通风处阴干。

（二）药材

1.性状特征

头胸部与前腹部呈扁平长椭圆形，后腹部呈尾状，皱缩弯曲，完整者体长约 6cm。头胸部呈绿褐色，前面有一对短小的螯肢及 1 对较长大的钳状脚须，形似蟹螯，背面覆有梯形背甲，腹面有足 4 对，均为 7 节，末端各有 2 爪钩；前腹部由 7 节组成，第 7 节色深，背甲上有 5 条隆脊线。背面绿褐色，后腹部棕黄色，6 节，节上均有纵沟，末节有锐钩状毒刺，毒刺下方无距。气微腥，味咸（图 342-2）。

2.商品规格

本品按加工方法不同分为淡全蝎（图 342-3）、盐全蝎（图 342-4）2 种。均为统货，不分等级。出口商品要求小木箱装，每件净重 10kg。

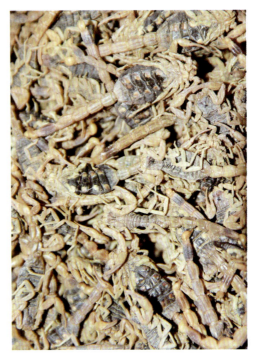

图 342-2 全蝎药材

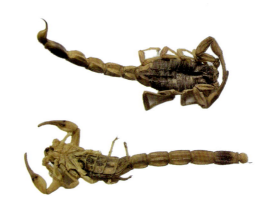

图 342-3 淡全蝎

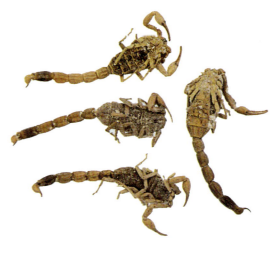

图 342-4 盐全蝎

3. 道地药材

本品山东产者为道地药材。

4. 质量标志

本品以身平、色黄、完整、腹中无杂质者为佳。

5. 显微特征

粉末鉴别：粉末黄棕色或淡棕色。体壁碎片棕黄色、绿黄色或黄绿色，有光泽。外表皮表面观呈多角形网格样纹理，排列整齐，表面密布细小颗粒，可见毛窝、细小圆孔口及瘤状突起。毛窝出于外表皮，圆形或类圆形，直径 18 ～ 45μm，刚毛常于基部断离或脱落；圆孔口小，直径 4 ～ 10μm，位于多角形网格纹理之下或微凸出。横纹肌较多，近无色或淡黄色，多碎断。侧面观边缘较平整或呈微波状，明带较暗带为宽，明带中有一暗线，暗带有致密的短纵纹理，也有的明带与暗带几等宽，并有较长的纵条纹，有的明、暗带排列紧密。刚毛黄棕色，多碎断。先端锐尖或钝圆，基部稍窄，色淡，体部中段直径 8 ～ 40μm，具纵直纹理，髓腔细窄，腔壁较平直。脂肪油滴圆球形，近无色或淡黄色（图 342-5）。

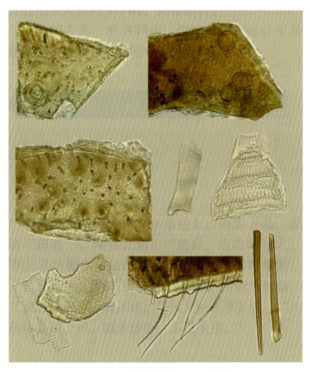

图 342-5　全蝎药材粉末显微特征

6. 化学组分

蝎毒（buthotoxin）元素组成为 C（45.58%）、H（5.83%）、N（15.21%）、S（28.8% ～ 29.2%）。马氏钳蝎神经毒素 I 和神经毒素 II：分别由 67 个和 63 个氨基酸残基组成，主要是谷氨酸、脯氨酸、甘氨酸、精氨酸、门冬氨酸、亮氨酸、缬氨酸、赖氨酸和异亮氨酸等。透明质酸酶和磷脂酶 A_2。脂肪酸类化合物：总脂肪酸得率为 1.911%。其中棕榈酸占 17.33%、硬脂酸 6.67%、油酸 39.07%、亚油酸 8.73%、亚麻酸 3.40%、未检定脂肪酸 22.53%。此外还有牛磺酸（taurine）、卵磷脂（lecithin）；无机元素主要含有钾、钠、磷、钙、镁、铝和硅等；尚含三甲胺（trimethylamine）、甜菜碱（betaine）、胆甾醇（cholesterol）、5-羟色胺等。

7. 理化特征

（1）化学定性：取本品粉末 1g，加甲醇 20ml，冷浸过夜，滤液浓缩至 5ml 左右，备用。将此液分别点于两张滤纸上，分别喷 0.5% 茚三酮溶液及 0.2% 吲哚醌溶液，置 110℃红外灯下烤，前者显紫色斑点，后者出现蓝黑色斑点，示氨基酸存在。

（2）薄层色谱：样品制备同前。吸附剂：0.5%CMC 硅胶 H（青岛海洋化工厂），湿法制板。110℃活化 30 分钟，已知氨基酸作对照。展开剂：正丁醇 - 乙醇 - 冰醋酸 - 水（4：1：1：2）上行展开。显色剂：0.5% 茚三酮溶液喷雾，110℃烤至紫色斑点出现。

8. 贮藏

袋装或木箱装，密封；置干燥处，防蛀。

（三）炮制与饮片

1. 药材炮制

除去杂质，洗净，干燥。

2. 饮片名称

全蝎。

3. 药品类别

平肝息风药。

4. 性状特征

本品性状特征同药材。

5. 质量要求

浸出物：用热浸法测定，稀乙醇作溶剂，不得少于 20.0%。

6. 性味功能

本品性平，味辛。息风镇痉，攻毒散结，通络止痛。用于小儿惊风、抽搐痉挛、半身不遂、破伤风、风湿顽痹、偏正头痛、疮疡、瘰疬。

7. 用法用量

内服：煎汤，3～6g；研末入丸、散，每次0.5～1g；蝎尾用量为全蝎的 1/3。外用：适量，研末、熬膏或油浸涂敷。

8. 使用注意

本品用量不宜过大。血虚生风者及孕妇禁服。

9. 贮藏

袋装或木箱装，密封；置干燥处，防蛀。

（四）经典方剂与临床应用

五虎追风散

处方： 蝉蜕 30g，天南星 6g，天麻 6g，全蝎 7～9 个，僵蚕 7～9 个，朱砂 1.5g（研细，另冲）。

功能主治： 祛风解痉，止痛。用于破伤风牙关紧急，手足抽搐，角弓反张。

用法用量： 水煎，分二次服，每日一剂。服药前，先用黄酒调服朱砂末 1.5g。

（五）食疗与药膳

1. 全蝎鳗鱼汤

原料： 全蝎 6g，鳗鱼 300g，当归 10g，红花6g，姜 10g，葱 15g，盐 4g。

制作方法： 全蝎烘干打成细粉；鳗鱼去骨及头尾，切 5cm 长的段；当归洗净，切片；红花洗净。将鳗鱼段放入炖锅内，加入当归、红花、姜、葱、盐，注入清水 600ml。将炖锅置于武火上烧沸，再用文火炖煮 40 分钟即成。

功能主治： 祛风补血。

用法用量： 1 日 1 次，每次吃鳗鱼 50g，全蝎粉分 2 次用汤吞服。

2. 全蝎炖鱼肚

原料： 全蝎 6g，蜈蚣 2 条，鱼肚 250g，料酒10g，鸡汤 2800ml，鸡油 25g，姜、葱、盐、味精适量。

制作方法： 将鱼肚切 4cm 长的片；蜈蚣去头，洗净。将鱼肚、全蝎、蜈蚣、料酒、姜、葱同放炖锅内，加入鸡汤，置武火上烧沸，再用文火炖50 分钟，除去蜈蚣，加入盐、味精、鸡油，搅匀即成。

功能主治： 除湿，解毒，消肿，散结。子宫内膜癌患者食用尤佳。

用法用量： 1 日 1 次，每次吃鱼肚、全蝎共50g，喝汤。

343　蜈蚣 Wu Gong

（一）基原

1. 集解

蜈蚣始载于《神农本草经》，列为下品，云："主鬼疰蛊毒，啖诸蛇虫鱼毒，杀鬼物老精，温疟，去三虫。"《名医别录》曰："蜈蚣生大吴山谷及江南，赤头者良。"弘景曰："今赤足者，多出京口、长山、高丽山、茅山，于腐烂积草处得之，勿令伤，曝干。"

2. 品种

蜈蚣为唇足纲大蜈蚣科蜈蚣属动物少棘巨蜈蚣 *Scolopendra subspinipes mutilans* L. Koch 的干燥全体。

3. 分布

山东境内产于潍坊、惠民、曹县等地，野生或饲养。

4. 生态

蜈蚣喜欢阴暗、潮湿、陈旧的地面，一般栖息于山坡、田野、路边、草丛、柴堆及砖瓦缝隙里。

5. 形态特征

少棘巨蜈蚣：体形扁平而长，全体由 22 个同型环节构成，长 6～16cm，宽 5～11mm，头部红褐色；头板近圆形，前端较窄而突出，长约为第一背板之 2 倍。头板和第一背板为金黄色，生触角 1 对，17 节，基部 6 节少毛。单眼 4 对；头部之腹面有颚肢 1 对，上有毒钩；颚肢底节内侧有 1 矩形突起，上具 4 枚小齿，颚肢齿板前端亦具小齿 5 枚。身体自第 2 背板起为墨绿色，末板黄褐色。背板自 2～19 节各有 2 条不显著的纵沟，第 2、4、6、9、11、13、15、17、19 各节之背板较短；腹板及步肢均为淡黄色，步肢 21 对，足端黑色，尖端爪状；末对附肢基侧板端有 2 尖棘，同肢前腿节腹面外侧有 2 棘，内侧 1 棘，背面内侧 1～3 棘。栖居于潮湿阴暗处；食肉性（图 343-1）。

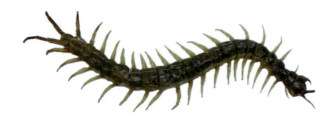

图 343-1　少棘巨蜈蚣

6. 产地加工

选用与蜈蚣体长相近的竹签，削尖两头，一端插入蜈蚣腹面头部与体节交接处，另一端插入尾端的末节，将虫体撑直，然后曝晒干燥，或用炭火烘干，但不能将蜈蚣直接在煤火上熏烤。然后将体长相近的蜈蚣头朝一个方向，背腹各用一个细竹片横向夹好，结扎成排。竹片宽 1cm 左右，每排 50 条。在密封的仓房或熏蒸室内，将蜈蚣一排一排地交叉码放，每立方米空间用 100～150g 硫黄，把硫黄放在室内四角点燃孔处，点燃后封闭 3～4 天，然后通风排毒，取出即可。

（二）药材

1. 性状特征

干燥全体呈扁平长条形，长 6～17cm，宽 0.5～1cm。全体由 22 个环节组成，最后一节略细小。头部两节暗红色，有触角及毒钩各 1 对；背部棕色或墨绿色，有光泽，并有纵棱 2 条，腹部淡黄色或棕黄色，皱缩，自第 2 节起每体节有足 1 对，生于两侧，黄色或红褐色，弯作钩形，质脆，断面有裂隙。气微腥并有特异的刺鼻的臭气味，味辛而微咸（图 343-2）。

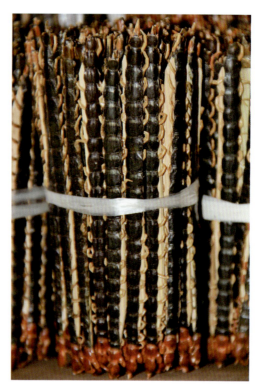

图 343-2　蜈蚣药材

2. 商品规格

蜈蚣商品分大、中、小条及碎蜈蚣。大条体长 12cm 以上，中条 10～12cm，小条 6.7～10cm。碎蜈蚣，为蜈蚣的断条、单节或相连几节。背部黑绿色，有光泽，腹部棕黄色。干爽无杂质、虫蛀、霉变。

3. 道地药材

本品江苏、湖南产者质佳。

4. 质量标志

本品以身干、条长、头红、足红棕色、身黑绿、头足完整者为佳。

5. 显微特征

粉末鉴别：粉末黄绿色或灰黄色。体壁碎片黄棕色、淡黄棕色、黄绿色、棕色或红棕色，水合氯醛透化后淡黄色或近无色。表面观外表皮表面有多角形网格样纹理，直径 5～14μm，排列整齐，其下散布细小圆孔，有的细小圆孔边缘微拱起，单个散布或 2～4 个集群，大小不一，排列不规则。横断面观外表皮棕色，有光泽，有的隐约可见纵纹理，内表皮无色，有横向条纹，内、外表皮纵贯较多长短不一的微细孔道。气管壁碎片较平直或呈弧形，有棕色或深棕色的螺旋丝，螺旋丝宽 1 ～ 5μm，排列呈栅状或弧圈状，丝间有近无色或淡黄色小斑点。亦可见较细气管，具分枝，螺旋丝较细小。横纹肌纤维无色或淡棕色，多碎断。侧面观呈薄片状，明暗相间纹理隐约可见，有的较明显，纹理斜形、弧形、水波纹形或稍平直，暗带较窄，有致密的短纵纹，断面观成群或散在，呈多角形、扁平形或条形，表面较平整。脂肪油滴淡黄色，散在。

6. 化学组分

类蜂毒样及类组胺样物质，溶血蛋白，脂肪，蚁酸（formic acid），δ- 羟基赖氨酸（δ-hydroxyl-ysine）。氨基酸类：组氨酸（histidine），精氨酸（arginine），鸟氨酸（ornithine），赖氨酸（lysine），甘氨酸（glycine），丙氨酸（alanine），缬氨酸（valine），酪氨酸（tyrosine），亮氨酸（leucine），苯丙氨酸（phenylalanine），丝氨酸（serine），牛磺酸（taurine），谷氨酰胺（glutamine）等。外角皮含几丁质（chitin），葡萄糖胺（glucosamine），谷氨酸（glutamic acid），酸性磷酸酶（acid phosphatase）；色素：橙色素中含 β- 胡萝卜素（β-carotene）类，虾黄质酯（astaxanthin ester），黄色素含蝶啶（pteridine）。螯肢含 5- 羟色胺（5-hydroxyl-rtyptamine）。神经链中含类乙酰胆碱样物质。

7. 理化特征

（1）化学定性：①取粉末 1g，加甲醇 20ml，冷浸过夜，滤过液浓缩至 5ml，备用。将浓缩液点于 2 块滤纸上，分别喷 0.5% 茚三酮的丙酮液和 0.2% 吲哚试液，于 110℃红外灯下烘烤，前者出现紫红色斑点，后者出现蓝墨色斑点，示有氨基酸存在（氨基酸检查）。②将上面浓缩液少许加入试管中，加浓硝酸，出现黄色沉淀，示有蛋白质存在。

（2）薄层色谱：称取少棘巨蜈蚣 0.2g，加 5ml 石油醚浸泡液，滤液备用。硅胶 G 常规制板，将滤液点样于薄板上。展开剂：甲苯 - 乙酸乙酯 - 冰醋酸（1∶24∶0.5）或氯仿 - 丙酮（9.5∶0.5）。用 10% 磷钼酸乙醇溶液显色，呈现 3 个墨绿色斑点。

8. 贮藏

蜈蚣一般用内衬防潮纸箱盛装，商品包装内可放置花椒、大蒜、山苍子或樟脑等防虫蛀，在密封条件下，用无水氯化钙、生石灰除湿，贮于阴凉干燥处，温度 25℃以下，相对湿度 65% ～ 75%。

（三）炮制与饮片

1. 药材炮制

（1）蜈蚣：将原药材除去竹片及头、足。用文火焙黄，剪段入药。现一般认为宜带头、足入药，去之则药力不全（图 343-3）。

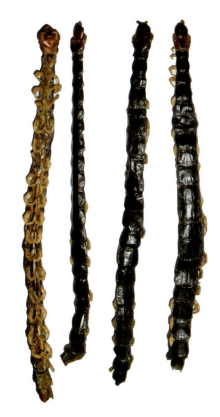

图 343-3　蜈蚣

（2）酒蜈蚣：将蜈蚣用黄酒喷淋。稍润，置锅内用文火焙黄即可。黄酒用量约为药材的 10%。

2. 饮片名称

蜈蚣，酒蜈蚣。

3. 药品类别

平肝息风药。

4. 性状特征

本品为带有蜈蚣特征的小碎段或同药材（图 343-3，图 343-4）。

5. 质量要求

（1）水分：不得过 15.0%。

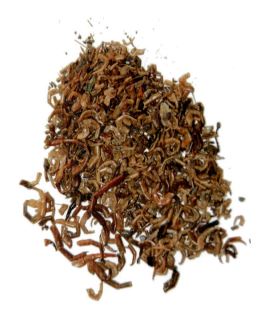

图 343-4　蜈蚣腿

（2）总灰分：不得过 5.0%。

（3）浸出物：用热浸法测定，稀乙醇作溶剂，不得少于 20.0%。

6. 性味功能

本品性温，味辛；有毒。归肝经。息风解痉，攻毒散结，通经止痛。用于小儿惊风、抽搐痉挛、中风口渴、半身不遂、破伤风症、风湿顽痹、疮疡瘰疬、毒蛇咬伤。

7. 用法用量

内服：研粉冲服或煎服，3 ～ 5g。

8. 使用注意

孕妇忌服。

9. 贮藏

一般用内衬防潮纸箱盛装，商品包装内可放置花椒、大蒜、山苍子或樟脑等防虫蛀，在密封条件下，用无水氯化钙、生石灰除湿，贮于阴凉干燥处，温度 25℃以下，相对湿度 65% ～ 75%。

（四）经典方剂与临床应用

蜈蚣散（《素问病机气宜保命集》）

处方：蜈蚣 1 对，鳔 15g，左蟠龙 15g（炒，烟尽为度）。

制法：上药为细末。

功能主治：破伤风。

用法用量：每服 3g，清酒调下。

（五）食疗与药膳

蜈蚣炖泥鳅

原料：泥鳅 4 条，蜈蚣 2 条，豆腐干 300g，黄酒，醋，葱末，味精，盐，姜各适量。

制作方法：将泥鳅洗净，除去内脏，切成段。将豆腐干切成块状，与泥鳅、蜈蚣共放在砂锅内，投入适量食盐、醋和少许姜片，加盖，置于小火上炖。待泥鳅炖酥后，放入黄酒稍煨，即下葱末、味精，起锅上桌即可。

功能主治：助阳益肾。

344　对虾 Dui Xia

（一）基原

1. 集解

对虾始载于《中国药用动物志》。

2. 品种

对虾为甲壳纲对虾科对虾属动物中国对虾 *Penaeus chinensis*（Osbeck）、长毛对虾 *Penaeus Penicillatus Alcok*、墨吉对虾 *Penaeus merguiensis Larvae*、斑节对虾 *Penaeus Pmonodon Fabricius* 等多种对虾的肉或全体。

3. 分布

山东境内产于各沿海城市。

4. 生态

（1）中国对虾：栖息于浅海泥沙底，夜间常缓慢游泳于海水的中下层，捕食底栖多毛类、小型甲壳类、软体动物及其他脊椎动物的幼体，也食硅藻类等。

（2）长毛对虾：栖息于水深 25 ～ 40m 的泥沙质海底，幼虾常群集于河口附近或内海中生活。

（3）墨吉对虾：栖息沿岸水深 25m 以内的泥沙质海底。

（4）斑节对虾：栖息于泥质或泥沙质的海底，仔虾喜群集于水生杂草中，杂食性。

5. 形态特征

（1）中国对虾：体长大而侧扁。雌体长

180～240mm，雄体长130～170mm，甲壳较薄，光滑略透明，头胸甲较坚硬宽大，中央前端延伸成长而呈尖的额角，上缘具7～9齿，下缘具3～4齿，额角下两侧有眼1对，有柄。额角侧脊伸至胃上刺附近；额角后脊仅伸至头胸甲中部。颈沟、肝沟细而明显，肝刺清晰，眼眶触角沟较宽，眼胃脊甚明显。头部有附肢5对，第1对、第2对成为2对鞭状触角，其第2对触角特别长，触角刺明显；其他3对附肢，成为1对大颚和2对小颚。胸部附肢8对，前3对成为颚足，均为口器的一部分；其余5对为步足，前3对步足的末端均为钳状，以第3对为最长大，后2对末端成为爪状。雌体交接器呈现圆盘状，位于第4对、第5对步足基部之间，中央有一纵行裂口，内为受精囊，前方有一圆形突起，表面着生密毛。腹部7节，能屈曲，第4～6节背面中央有纵脊；腹部附肢6对，第1对雌者内肢极小，雄者内肢变形为呈钟形的交接器。第6对为尾肢，短粗，与腹部第7节末端甚尖的尾节合为尾扇。雌体性生殖腺成熟前呈淡青蓝色，体表散布有棕蓝色色素细胞。雄体略呈棕黄色，胸部和腹部附肢微呈红色，尾肢的后半为深蓝并夹有红色（图344-1）。

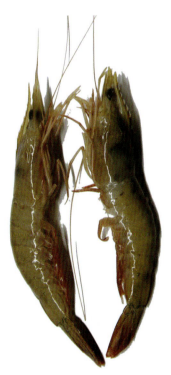

图344-1　对虾动物

（2）长毛对虾：在外形、体色和大小等方面，均与中国对虾比较相似。但额角上缘7～8齿，下缘4～6齿。额角侧沟浅，向后更浅，至胃上刺下方消失。额角后脊伸至头胸甲后缘附近，上有1～2个浅凹。额角基部稍高，背部较凸，末端较细，第1触角上鞭与头胸甲长度约相等或稍短。雄体交接器呈叶片状，叶尖变圆，边缘具刚毛，两侧向腹面卷曲。雌体交接器圆盘状，前片的顶端疣突较小，尾节呈刺状，背面中央具一纵沟，两侧边缘的后半部有刚毛。雌性比雄性个体大。体呈灰蓝色，头部前端多蓝点。

（3）墨吉对虾：体形和中国对虾亦较相似，但额角上缘8～9齿，下缘4～5齿，额角侧沟浅，向后越浅，至胃上刺下方消失，额角后脊伸至头胸甲后缘附近。额角基部背面很高，侧面观呈三角形，末端较细，第1触角上鞭与头胸甲长约相等或稍短。雌交接器前片的顶端疣突相当大。

（4）斑节对虾：本种是对虾属中最大的一种，雌虾体长300～350mm。额角上缘6～8齿，下缘2～4齿，额角基部特长，末端较粗，眼胃脊较短，肝脊平直，第5步足无外肢。体上有棕色和暗绿色相间的横斑，但往往随环境、年龄而颜色有所差异，胸地肢的柄部外面呈明显的黄色。

6. 产地加工

春季捕捞。对虾采用捕法有拖网法（海洋捕捞）、陷网法、挂网法和干池法等。捕捞后，洗净去壳，取肉，鲜用或煮熟晒干。

（二）药材

1. 性状特征

全体呈弯曲状，红黄色，甲壳光滑透明。气腥，味稍咸，余同形态特征（图344-2）。

2. 商品规格

本品按大小分等或统货。

3. 道地药材

本品山东产者为道地药材。

4. 质量标志

本品以个大、体完整、色红黄者为佳。

5. 化学组分

肌肉含蛋白质、脂质、糖类、多种氨基酸。内脏及甲壳含β-胡萝卜素、海胆素、鸡油菌黄质、叶黄素、玉米黄质、虾青素。

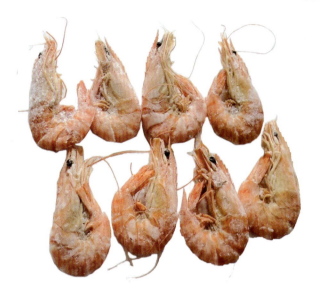

图 344-2　对虾药材

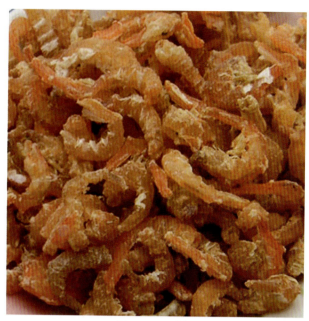

图 344-3　对虾

6. 贮藏

鲜者冷藏，干者置干燥通风处，防蛀。

（三）炮制与饮片

1. 药材炮制

取原药材，除去甲壳及杂质，干燥。

2. 饮片名称

对虾。

3. 药品类别

补益药。

4. 性状特征

本品呈弯曲状，少见残存的甲壳或虾尾。黄白色或深黄色，表面可见不明显的环纹。质硬、易折断。气较腥，味淡或稍咸（图 344-3）。

5. 质量要求

本品以饱满色黄白者为佳。

6. 功能主治

本品性温，味甘、咸。补肾助阳，滋阴息风。用于肾虚阳痿、阴虚风动、手足搐搦、中风半身不遂、乳疮、溃疡日久不敛。

7. 用法用量

内服：煎汤，15～30g，煮食或浸酒。外用：适量，捣敷。

8. 使用注意

脾胃虚寒及宿患风痰者慎服。

9. 贮藏

鲜者冷藏，干者置干燥通风处，防蛀。

（四）经典方剂与临床应用

对虾酒（《偏方大全》）

处方： 新鲜大虾一对，白酒（60°）250ml。

制法： 将虾洗净，置于瓷罐中，加酒浸泡并密封，约 10 天后即成。

功能主治： 性功能减退，阳痿，遗精等。

用法用量： 每日随量饮酒或佐餐，待酒尽后，将对虾烹炒食用。

（五）食疗与药膳

1. 对虾通草丝瓜汤

原料： 对虾 2 只，通草 6g，丝瓜络 10g，黄芪 15g。

制作方法： 将通草、丝瓜络、黄芪加水煎汤取汁，用药汁煮已剥壳的对虾肉，加入盐、姜少许调味即可，饮汤吃虾。

功能主治： 通调乳房气血。

用法用量： 每日 1 剂。

2. 枸杞炸烹大虾

原料： 净大虾肉 500g，枸杞子 30g，青蒜段 50g，鸡汤 50g，料酒 15g，酱油 15g，葱段 10g，姜块 10g，蒜瓣 6g，湿淀粉 150g，香油 5g，植物油 1000g（耗油 100g），味精、精盐、米醋适量。

制作方法： 枸杞子洗净，其中 15g 用水煮提取浓缩汁 15g，其余 15g 放入小碗中，上屉蒸熟，备用。将大虾洗净，均匀切成三段，用精盐 1g，料酒 15g 稍腌，再用湿淀粉挂上厚糊，葱、姜切成丝，蒜切成片。将葱、姜、蒜和青蒜段放入碗内，加入鸡汤、精盐 1.5g、酱油 10g、料酒 10g、枸杞浓缩汁和味精调成汁。锅置于火上，放入植物油烧至六成热，把虾段、葱段放入锅内，炸至外皮已脆，浮起呈金黄色时，倒在漏勺内滤去油。原锅留底油烧热。倒入炸好的虾段，烹入兑好的汁及熟枸杞子，颠翻几下，淋入香油、米醋即成。

功能主治： 适宜于体虚乏力、血虚眩晕、心悸神倦、肾虚阳痿、腰痛等症。也可作为贫血、性功能低下、神经衰弱及糖尿病患者的食疗膳食。

345　方海 Fang Hai

（一）基原

1. 集解

方海始载于《神农本草经》，列为中品。《名医别录》载："蟹生伊洛池泽诸水中。取无时。"宗奭曰："此物每至夏末秋初，如蝉蜕解。名蟹之意，必取此义。"时珍曰："……蟹，水虫也，故字从虫。亦鱼属也，故古文从鱼。以其横行，则曰螃蟹……。"故名。

2. 品种

方海为软甲纲方蟹科绒螯蟹属动物中华绒螯蟹 *Eriocheir sinensis* H. Milne -Edwards. 或梭子蟹科梭子蟹属动物三疣梭子蟹 *Portunus trituberculatus* (Miers) 的干燥全体。

3. 分布

山东境内产于各山河湖泊及沿海城市。

4. 生态

（1）中华绒螯蟹：栖于淡水湖泊河流，但在河口半咸水域繁殖；每年 6～7 月新生幼蟹溯河进入淡水后，栖于江河、湖的岸边。

（2）三疣梭子蟹：暖温性多年生大型蟹类动物。常潜伏海底或河口附近，性凶猛好斗，繁殖力强，生长快。

5. 形态特征

（1）中华绒螯蟹：头胸甲呈圆方形，后半部宽于前半部。一般长约 55mm，宽约 61mm，个别可宽 80～90mm。背面隆起，额及肝区凹陷，胃区前面具 6 个对称的颗粒状突起，胃区与心区分界显著，前者周围有凹点。额宽，分 4 齿，眼窝上缘近中部处突出，略呈三角形，眼 1 对，具短柄，能活动。前侧缘具 4 锐齿，末齿最小而引入一隆线，斜行于鳃区外侧，沿后侧缘内方亦具一隆线。雄体螯足粗壮，较雌体为大，掌与指节基部内外面密生绒毛，腕节内末端具 1 锐刺，长节背缘末端附近及步足的长节同样均具 1 锐刺。步足以最后 3 对较为扁平，腕七与前节的背缘各具刚毛，第 4 步足前节与指节基部的背缘与腹缘皆密具栉毛。雌体腹部近圆形，雄体略呈三角形，末端狭尖。背面青褐绿色，腹面色淡或灰白色（图 345-1）。

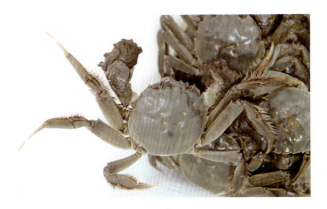

图 345-1　中华绒螯蟹动物

（2）三疣梭子蟹：头胸甲呈梭形，稍隆起。表面有 3 个显著的疣状隆起，1 个在胃区，2 个在心区。其体形似椭圆，两端尖尖如织布梭，故有三疣梭子蟹之名。两前侧缘各具 9 个锯齿，第 9 锯齿特别长大，向左右伸延。额缘具 4 枚小齿。额部两侧有 1 对能转动的带柄复眼。有胸足 5 对。螯足发达，长节呈棱柱形，内缘具钝齿。第 4 对步足指节扁平宽薄如浆，适于游泳。腹部扁平（俗称蟹脐），雄蟹腹部呈三角形，雌蟹呈圆形。雄蟹背面茶绿色，雌蟹紫色，腹面均为灰白色。

6. 产地加工

本品于夏、秋季捕捉，捕后洗净，放在铁锅或铁桶中用开水烫死，晒干。

（二）药材

1. 性状特征

（1）中华绒螯蟹：头胸甲圆方形，后半部宽于前半部，额宽分4齿，前侧缘有4锐齿。螯足雄性较雌性大，掌节与指节基部的内外侧密生绒毛，步足最后3对较为扁平，腕节与前节有刚毛。腹部雌圆雄尖，表面橘红色或土黄褐色。肢多脱落，壳硬脆，体软，气腥，味咸（图345-2）。

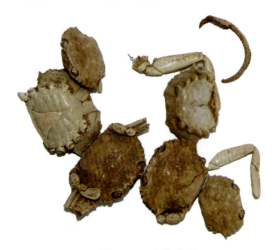

图345-2　方海药材

（2）三疣梭子蟹：头胸甲呈梭形，稍隆起。其体形似椭圆，两端尖尖如织布梭。两前侧缘各具9个锯齿。额缘具4枚小齿。有胸足5对。螯足发达，长节呈棱柱形，内缘有钝齿。腹部扁平，雄蟹呈三角形，雌蟹呈圆形。雄蟹背面茶绿色，雌蟹紫色，腹面均为灰白色。壳硬脆，气腥，味咸。

2. 商品规格

本品均为统货。

3. 道地药材

山东黄河口产者质佳。

4. 质量标志

本品以个体大、胸肢完整、无臭味者为佳。

5. 显微特征

粉末鉴别：中华绒螯蟹棒状碎片淡黄色，胞腔明显，壁薄，侧壁微呈梯形，其上有细小分枝；有的一端较粗，另一端渐细至尖（刚毛组织碎片）。片状物不规则形，淡黄色或黑棕色，有的表面有致密的细条纹；半圆形外侧壁光滑，内侧有密网纹（脐、甲壳组织碎片）。

6. 化学组分

蛋白质，脂肪，碳水化合物，钙，磷，铁，维生素（vitamin）A，硫胺素（thiamine），核黄素（riboflavine），烟酸（nicotinic acid），微量胆甾醇（cholesterol）（0.05%），三磷酸腺苷酶，α- 皮黄质（α-doradexanthin），叶黄素（lutein），虾黄质（astaxanthin）；氨基酸，其中谷氨酸（glutamic acid），甘氨酸（glycine），脯氨酸（proline），组氨酸（histidine），精氨酸（arginine）等；酰基酶A脱氢酶（acyl-CoA dehydrogenase），磷脂（phospholipid），三酰甘油（triglyceride）等。

7. 理化特征

（1）化学定性：取本品粉末2g于试管中，加胶塞（胶塞中间插入一弯管，另一端插入盛有氢氧化钙溶液的试管中），再加入盐酸，立即塞紧，则不断产生气泡，同时氢氧化钙溶液变成白色混浊液，放置则有白色沉淀。

（2）薄层色谱：取本品粉末2g，加水10ml浸渍30分钟，滤过，滤液作为供试品溶液。取供试液5～10μl点于色谱纸上，晾干。以正丙醇-冰醋酸-乙醇-水（4：1：1：2）为展开剂展开，展距17cm，晾干后浸入以吲哚醌0.1g、丙酮10ml溶解加冰醋酸1ml配制的显色剂中显色。取出，于105℃烘10分钟，在黄色背景上有8个斑点。

8. 贮藏

置通风干燥处，防蛀。

（三）炮制与饮片

1. 药材炮制

（1）清炒蟹：取净药材置热锅中，用文火炒至色变深时取出，放凉。

（2）醋炙蟹：文火清炒至蟹的颜色变深时喷洒米醋炒干取出，放凉。

2. 饮片名称

方海（清炒蟹，醋炙蟹）。

3. 药品类别

活血化瘀药。

4. 性状特征

（1）清炒蟹：本品性状似药材特征。胸肢通常脱落，背面呈褐黄棕色，腹面色稍浅，黄白色，质脆。气微腥，味微咸。

（2）醋炙蟹：本品性状特征同清炒蟹。气微腥；味微酸。

5. 性味功能

本品性寒，味咸。破血通经，消积堕胎。用于经闭腹痛、癥瘕积聚、胎死腹中、跌打损伤等。

6. 用法用量

内服：研末服或入丸、散，3～15g。外用：捣烂调敷。

7. 使用注意

脾胃虚寒及宿患风痰者慎服。

8. 贮藏

置通风干燥处，防蛀。

（四）经典方剂与临床应用

（1）治湿热黄疸：蟹烧存性研末，酒和丸如梧桐子大，每服五十丸，白汤下，日服二次（《濒湖集简方》）。

（2）治疥癣：螃蟹焙干研末，调猪脂敷患处（《泉州本草》）。

（3）治漆疮延及满身：捣烂生蟹涂之。又可敷疥疮湿癣之久不愈者（《肘后方》）。

（五）食疗与药膳

姜葱炒螃蟹

原料：雄螃蟹 500g，干葱头 150g，姜丝 25g，蒜泥 5g，料酒、淡色酱油、湿淀粉、白糖、香油、猪油、食盐、味精、胡椒粉适量。

制作方法：把螃蟹宰杀后，腹部朝上放案板上，用刀按脐甲的中线剖开，揭去蟹盖，洗净，再将蟹切成每块一爪。油烧至六成热，下干葱头翻炒，葱头捞出，将油过滤。在锅内略留底油，爆炒姜丝、蒜泥和葱头，待出香味时，下蟹块翻炒，依次放入料酒、汤、食盐、白糖、酱油、味精等调料，加盖略煮，至锅内水分将干时，下猪油、香油、胡椒粉炒匀，再用湿淀粉勾芡，即可出锅。

功能主治：滋阴清热、活血化瘀。对于损伤、黄疸、腰腿酸痛和风湿性关节炎等疾病有一定的效果。

346 海燕 Hai Yan

（一）基原

1. 集解

海燕始载于《本草纲目》，谓："海燕出东海，大一寸，状扁而圆，背上青黑，腹下白脆，似海螵蛸，有久如蕈菌，口在腹下。食细沙，口旁有五路正沟，即其足也。"《临海水土记》载："阳遂足，生海中。色青黑，腹白，有五足，不知头尾。生时体软，死即干脆。"

2. 品种

海燕为海星纲海燕科海燕属动物海燕 *Patiria pectinifera*（Müller et Troschel）除去内脏的干燥全体。

3. 分布

本品分布于我国黄海、渤海一带。

4. 生态

海燕栖息于沿岸浅海的沙底和岩礁底。

5. 形态特征

海燕：一般腕5，也有腕4～8，各腕中央稍隆起如棱，边缘尖锐，腕的腹面有开放的步带沟，沟内列生管足2行，管足上具有吸盘。反口面隆起，骨板有初级板和次级板之分，初级板大而呈新月形，其凹面弯向盘的中心。次级板呈圆形或椭圆形，成组地夹在初级板之间。各板生有很多小棘，没有叉棘。每个侧步板有棘2行。腹侧板为不规则多角形，或覆瓦状排列，每板上有栉状排列的棘。口板大而明显，各具棘2行。筛板大，圆形，一般是1个，少数为2个或3个。反口面为深蓝色，盘中央有丹红色斑交错排列，口面为橘黄色，但有时变异很大（图346-1）。

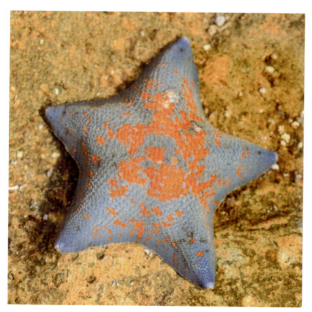

图346-1　海燕动物

6. 产地加工

夏、秋二季在捕鱼时捕获，也可在退潮时于岩岸海藻生长处拾取，去内脏，晒干。

（二）药材

1. 性状特征

干燥体扁平，呈五角星状，中央部称为体盘，其背面向上部分为反口面，有覆瓦状排列的骨板，反口面通常呈深蓝色和丹红色交杂排列。腹面向下的部分称为口面，呈橘黄色，中央有口。体盘四周有短腕5条。各腕中央稍隆起，盘的边缘较薄；腕的腹面有开放的步带沟，沟内列生管足2行，管足上有吸盘。质韧，不易折断，断面纤维性。气腥，味甜、微咸（图346-2）。

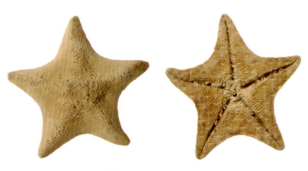

图346-2　海燕药材

2. 商品规格

本品均为统货。

3. 道地药材

本品山东青岛产者质佳。

4. 质量标志

本品以个大、体饱满、色红或灰蓝色者为佳。

5. 显微特征

粉末鉴别：粉末白色、粉白色，气微腥，味微咸。横纹肌纤维众多，近五色，多碎断，侧面观直径46.2μm，表面平滑。筛板碎片散在，大小不等，易见黄白色，表面具排列规则的纵向小孔数列。偶见极细的神经组织碎片，成束或单个散在，侧面观直径0.66μm，有分枝，多断裂。可见不规则的羽状针晶簇。偶见不规则黄棕色块状物。管足细胞碎片长条形，有裂缝，直径23.1μm。

6. 化学组分

石灰质和氮、磷、钾、钙等。2种新皂苷及2种新型配基（aglycone）：甾体皂苷（Ⅰ）〔steroidal saponin（Ⅰ）〕，多羟基胆甾烷（Ⅰ）和（Ⅱ）〔pilyhydroxyteled cholestanes（Ⅰ）、（Ⅱ）〕及果胶糖苷C（Ⅰ）和D（Ⅱ）〔pectinioside C（Ⅰ）、D（Ⅱ）〕等。

7. 贮藏

置通风干燥处，防蛀。

（三）炮制与饮片

1. 药材炮制

取原药材，去掉内脏，洗净晒干。

2. 饮片名称

海燕。

3. 药品类别

补虚药。

4. 性状特征

本品呈大小不等的厚片，表面有覆瓦状排列的骨板，常为丹红色或灰蓝色。断面纤维性。质韧。气腥，味甜、咸。

5. 性味功能

本品性温，味咸。滋阴，壮阳，祛风湿。用于阳痿、风湿、腰腿酸痛。

6. 用法用量

内服：煎汤，1～3个；或研末，10～15g。

7. 贮藏

置通风干燥处，防蛀。

（四）经典方剂与临床应用

（1）治阳痿：海燕、小海马各等分。共研细粉，每次服一钱五分，每日服2次（《山东中草药手册》）。

（2）治风湿腰腿痛：海燕2个。水煎，日服3次。发汗（《东北动物药》）。

347　海参 Hai Shen

（一）基原

1. 集解

海参始载于《食物本草》。谓："海参辽海产者良，有刺者名刺参，无刺者名光参。"《五杂俎》谓："海参，辽东海滨有之，其性温补，足敌人参，故曰海参。"

2. 品种

海参为海参纲刺参科刺参属动物刺参 *Stichopus japonicus* Selenka 或其他种海参的干燥全体。

3. 分布

山东境内各沿海城市均产。

4. 生态

海参多栖息于水深13～15m，海藻繁茂、风浪冲击小、水流缓慢、透明度较大、无大量淡水注入的海区。幼小者生活在浅水底，个体较大者生活在深水底。

5. 形态特征

刺参：体呈圆柱状，一般长20～40cm，宽3～6cm，背面隆起，具4～6行圆锥形大小不等的肉刺，腹面管足较密，排成不规则的纵带。口

在前端，后端为肛门。口偏于腹面，周围具楯状触手20个。口背有一乳突，生殖孔即位于乳突处。皮内的骨片主要为桌形体，幼小个体的桌形体塔部细而高，底盘较大，周缘平滑，老年个体的桌形体塔部变低或消失，只剩下小形的穿孔盘。产卵季节在5月底到7月初（图347-1）。

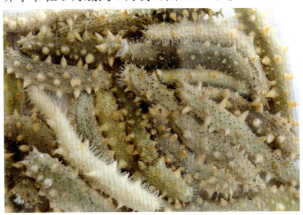

图 347-1　刺参动物

6. 产地加工

海参捕得后，除去内脏，洗净腔内泥沙，入适当的盐水中烧煮约1小时，捞起放冷，经曝晒或烘焙至八九成干时，再入蓬叶液中略煮，至颜色转黑时，取出晒干。

（二）药材

1. 性状特征

体呈长筒状，长20～40cm，宽3～6cm，腹面平坦。表面黑褐色，有明显的钝刺，具纵沟纹，背面钝刺大小不等，排成4～6行。口位于腹面前端，周缘围生具分枝的触指20个，先端稍膨大呈乳头状。质稍硬，断面略呈四角形。气微腥，味甘微咸（图347-2）。

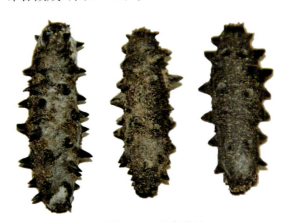

图 347-2　海参药材

2. 商品规格

本品均为统货。

3. 道地药材

本品山东、大连产者为道地药材。

4. 质量标志

本品以色泽均匀，无异味，体形肥满，刺参棘挺直，整齐，无残缺者质佳。

5. 显微特征

组织鉴别：骨片呈桌形体或穿孔板状体。桌形体下部为类圆形、椭圆形或卵圆形的底盘，底盘周缘平滑，有4个大孔和数个类圆形或椭圆形的小孔，中央有两根立体状柱，立柱下大上细，具2～3个长圆形或类方形的孔，顶端具2个小齿分叉。穿孔板呈类圆形、椭圆形或不规则形，周缘平滑，有的呈凹缺状，中间有数个至十余个小孔，孔具"C"形或花纹样骨片。

6. 化学组分

氨基酸类：天冬氨酸（aspartic acid），苏氨酸（threonine），丝氨酸（sedne），谷氨酸（glutamin），甘氨酸（glycine），丙氨酸（alanine），缬氨酸（valine），甲硫氨酸（methionine），异亮氨酸（isoleucine），亮氨酸（leucine），酪氨酸（tyrosine），苯丙氨酸（phenylalanine），组氨酸（histidine），精氨酸（arginine）；无机元素钙（Ca）、锰（Mn）、铁（Fe）、铜（Cu）、锌（Zn）、铅（Pb）、锶（Sr）；甾醇、三萜醇类：海参毒素（holotoxin），刺参苷 A、A_1、C（stichoposide A、A_1、C），刺参苷元 A_2（stichopogenin A_2）等。尚含糖蛋白等。

7. 理化特征

化学定性：取本品粉末 2g，加硫酸 6ml，水溶煮沸 30 分钟，取出，冷却，取溶液 1ml，加 0.5% 咔唑乙醇溶液 1ml，摇匀，水溶煮沸 15 分钟，溶液显红色。

8. 贮藏

置通风干燥处，防蛀。

（三）炮制与饮片

1. 药材炮制

取原药材水发；或鲜品刷洗干净，切厚片或小段，干燥或直接使用。

2. 饮片名称

海参。

3. 药品类别

补虚药。

4. 性状特征

本品呈略皱缩的片或小段，片长 2～4mm，段长 10～15mm。表面黑褐色，有钝刺，大小不等。质硬，气微腥，味甜、微咸（图 347-3）。

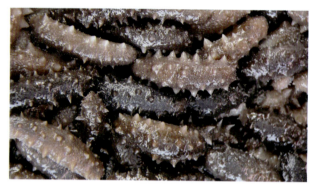

图 347-3　海参

5. 质量要求

（1）水分：不得过 15.0%。

（2）酸不溶灰分：不得过 2.0%。

（3）用氮测定法测定：含总氮（N）不得少于 6.0%。

6. 性味功能

本品性温，味咸。补肾益精，养血润燥。用于精血亏损、虚弱劳怯、阳痿、梦遗、小便频数、肠燥便艰。

7. 用法用量

内服：煎汤、煮食或入丸剂。

8. 使用注意

脾虚不运、外邪未尽者禁服。

9. 贮藏

置通风干燥处，防蛀。

（四）经典方剂与临床应用

海参丸（《中国医学大辞典》）

处方：海参 1 斤，全当归（酒炒）4 两，巴戟肉 4 两，牛膝（盐水炒）4 两，补骨脂 4 两，龟版 4 两，鹿角胶（烊化）4 两，枸杞子 4 两，羊肾（去筋，生打）10 对，杜仲（盐水炒）8 两，菟丝子 8 两，胡桃肉 100 个，猪脊髓 10 条（去筋）。

制法： 上为细末，鹿角胶为丸。

功能主治： 补气，壮阳，益肾，强筋骨，健步；久服填髓种子，乌须黑发，延年益寿。主腰痛，梦遗泄精。

用法用量： 每服 4 钱，温酒送下。

（五）食疗与药膳

1. 海参黄芪煲

原料： 海参 2 个，玉米笋 8 根，小黄瓜 1 根，黄芪 20g，红枣 5 颗，酱油、盐各适量。

制作方法： 海参剖开肚取出沙肠，洗净沥干。小黄瓜洗净，切成两段，每段上划几刀但不切断；玉米笋、黄芪、红枣洗净。将所有材料和调料放入砂锅，加水盖过材料，煮沸，转文火炖至海参烂熟，拣去小黄瓜即可。

功能主治： 滋阴润燥，补肝护胃，降胆固醇，降血压。适宜于高血压病、高脂血症、冠心病、动脉粥样硬化之人及虚劳羸弱、气血不足、营养不良、病后产后体虚之人的日常调养。

使用注意： 急性肠炎、菌痢、感冒、咳痰、气喘及大便溏薄者忌食。

2. 红烧海参

原料： 水发海参 400g，笋片 50g，豆油 50g，水淀粉 30g，酱油 40g，味精 2g，白糖 20g，黄酒 15g，鲜汤 150g，葱结 10g，姜、麻油、花椒油少许。

制作方法： 将水发海参洗净切成小块，入沸水锅焯一下，捞出沥干水分。炒锅烧热，加豆油烧至八成热时，下葱结、姜片煸出香味，再捞出葱、姜，下海参，加黄酒、酱油、白糖、鲜汤，烧沸后用小火烩 6 分钟左右，至汤汁收浓时，加味精，用水淀粉勾芡，淋上麻油、花椒油，出锅装盘即可。

功能主治： 补肾益精，养血润燥，和胃止渴。适用于治疗精血亏损，虚弱劳怯，阳痿，小便频数，各种失血后之贫血等症。

348　土鳖虫 Tu Bie Chong

（一）基原

1. 集解

土鳖虫始载于《神农本草经》，列为中品。陶弘景谓："形扁如鳖，有甲不能飞，小有臭气。"苏恭谓："此物好生鼠壤中，及屋壁下。状如鼠妇，而大者寸余，形小如鳖。"因其生活于土中，形扁如鳖，故名。

2. 品种

土鳖虫为昆虫纲鳖蠊科地鳖属昆虫地鳖 *Eupolyphaga sinensis* Walker 或同科昆虫冀地鳖 *Steleophaga plancyi*（Boleny）雌虫的干燥体。

3. 分布

山东境内各地均产。

4. 生态

本品生活于阴暗、潮湿、腐殖质丰富的松土中，怕阳光，白天潜伏，夜晚活动。多现于厨房灶脚、仓底或油榨坊阴湿之处。

5. 形态特征

（1）地鳖：雌雄异形，雄虫有翅，雌虫无翅。雌虫长约 3cm，体上下扁平，黑色而带光泽。头小，向腹面弯曲。口器咀嚼式，大颚坚硬。复眼发达，肾形；单眼 2 个。触角丝状，长而多节。前胸盾状，前狭后阔，盖于头上。雄虫前胸呈波状纹，有缺刻，具翅 2 对（图 348-1）。

（2）冀地鳖：雌虫体宽卵圆形，较地鳖宽。虫体表面暗黑色，无光泽，不如地鳖光亮。体背较地鳖扁。前胸背板前缘及身体周围具红褐色或黄褐色边缘。体背面有密集的小颗粒状突起，无翅。雄虫有翅，体灰黑色，除前胸背板前缘处有明显的淡色宽边外，身体其他部分无细碎斑纹。

6. 产地加工

夏、秋二季捕捉，一般用食饵或夜间用灯光诱捕，置沸水中烫死，晒干或烘干。夏季伏天为盛产期。

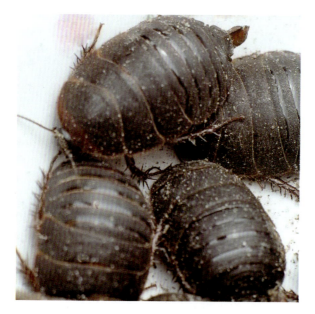

图 348-1 地鳖动物

（二）药材

1. 性状特征

（1）地鳖：呈扁平卵圆形，头端较狭，尾端较宽，长 1.3～3cm，宽 1.2～2.4cm。背部紫褐色，有光泽。背部有胸背板 3 节，前胸背板较发达，盖住头部；腹背板 9 节，呈覆瓦状排列。腹面红棕色。头部较小，有丝状触角 1 对，常脱落。胸部有足 3 对，具细毛和刺，腹部有横环节。质松脆，易碎。气腥臭，味微咸。

（2）冀地鳖：呈长椭圆形，长 2.2～4cm，宽 1.5～2.5cm。背部黑棕色，通常在边缘带有淡黄褐色斑块及黑色小点。

2. 商品规格

商品有地鳖和冀地鳖 2 种。

3. 道地药材

江苏产者为道地药材。

4. 质量标志

本品以虫体完整、个头均匀、体肥、色紫褐者为佳。

5. 显微特征

粉末鉴别：

（1）地鳖粉末：体壁碎片棕黄色，或表层体壁剥落而露出黄色，有突起状的毛窝散在，毛窝外直径 28～36μm，内直径 16～28μm，其上着生短粗状刚毛，长 120～185μm，直径 14～28μm，或有少数细刚毛着生，常见刚毛折断或仅存毛窝，窝边缘棕褐色，中央有 16～28μm 的透明孔洞。淡黄色碎片上可见网格状纹理或浅色断续横向纹理，其上有淡黄色细长刚毛散在。少数浅黄色碎片上密布棘状物，亦有短粗状及细长刚毛散在。偶见体壁碎片边缘有乳头状突出物，体壁表面有网状纹理。短粗状刚毛棕黄色，长 120～112（～185）μm，基部直径 14～28μm，壁厚 3～4μm。细长刚毛较多，长（80～）120～375μm，直径 10～12μm，髓腔很细。亦有中等粗度刚毛，长 160～380（～520）μm，直径约 28μm。横纹肌纤维众多，多成束或单个，无色或淡黄色，半透明，常碎断，壁有环状波纹增厚，呈紧密排列的曲折状或水波状的明暗带。气管壁碎片少，直径 40～72μm，类白色，由深浅细螺旋丝组成。

（2）冀地鳖粉末：粗刚毛、细刚毛比上种少。体壁碎片棕黄色，碎片上有淡黄色小洞及棕色圆环状突起散在，环外径 40～50（～80）μm，内径 24～32μm，环中央为淡黄色凹窝，少数碎片上散有淡黄色小洞及细长刚毛。棕色碎片上布满长 4～8μm 的棘状物，并有深棕色短刚毛散在，长 20～44μm，毛窝直径 16～22μm，中央孔洞 6～8μm。淡黄色或棕色碎片上有网状纹理，有棕色刚毛散在，毛长 84～168μm，基部直径 12～16μm，或有细长刚毛散在。

6. 化学组分

脂肪酸类：油酸（48.69%），亚油酸（10.89%），棕榈酸（15.62%），亚麻酸（4.27%），硬脂酸（3.46%），豆蔻酸（1.67%）等。氨基酸类：包括蛋白质氨基酸及游离氨基酸，其中地鳖和冀地鳖各氨基酸的含量分别为谷氨酸（4.84%、0.11%），丙氨酸（3.42%、0.28%），酪氨酸（3.33%、0.16%），天冬氨酸（3.23%、微量），亮氨酸（2.84%、0.13%），异亮氨酸（1.43%、0.08%），甘氨酸（2.77%、0.08%），缬氨酸（2.51%、0.14%），脯氨酸（2.26%、0.06%），赖氨酸（1.84%、0.10%），丝氨酸（1.74%、0.04%），精氨酸（1.70%、0.71%），苏氨酸（1.61%、0.06%），苯丙氨酸（1.50%、0.03%），组氨酸（1.20%、微量），甲硫氨酸（0.50%、微量），胱氨酸（水解时分解、微量）。挥发油类：各成分的相对含量为乙酸乙酯（4.88%）；3-甲基丁醛（6.99%）；正戊醛（0.97%）；二甲基二硫醚（0.18%）；2-

乙基环丁醇（8.33%）；正己醛（10.29%）；庚酮（1.29%）；正庚酮（1.43%）；2，5- 二甲基吡嗪（1.43%）；月桂柠檬烯 $C_{10}H_{16}$（0.46%）；苯甲醛（1.16%）；正辛醛（2.15%）；1，4- 二氯苯（5.26%）；苯乙醛（1.96%）；3，5，6- 四甲基吡嗪（3.22%）；樟脑（6.69%）；萘（22.19%）；正辛酸（0.92%）；4，7- 二甲基十一烷（0.97%）；正十三烷（1.48%）。环核苷酸类：cAMP，cGMP。尚含糖类、甾体激素、油脂、多种无机元素等。

7. 理化特征

（1）紫外光谱：取粉末 0.2g，加乙醇 20ml，放置 12 小时，滤过，滤液用乙醇稀释，制成每毫升约含 3mg 药材的溶液，供测试用。条件：扫描范围 400～200nm，吸收度量程 0～2A，狭缝宽度 2nm，波长标尺放大 40nm/cm。地鳖在（265±2）nm 处有最大吸收；冀地鳖在（365±2）nm、（272±2）nm、（264±2）nm、（257±2）nm 处有最大吸收，在 282nm 波长附近有肩峰。

（2）薄层色谱：取粉末 1g，加甲醇 20ml，冷浸 2 小时，滤过，滤液浓缩至 5ml，点于硅胶 G-CMC 薄层板上，以氯仿 - 甲醇（9.5∶0.5）为展开剂，展距 14.5cm，用 15% 磷钼酸乙醇液喷雾后，加热显色，斑点呈蓝黑色，并出现与标准品 β- 谷甾醇相对应的斑点。地鳖出现 14 个荧光斑点；冀地鳖出现 15 个荧光斑点。另取上述滤液，点于硅胶 G-CMC 薄层板上，以正丁醇 - 乙醇（95%）-冰乙酸 - 水（4∶1∶1∶2）为展开剂，展距 14cm，用 0.3% 茚三酮正丁醇液喷雾后，加热显色，除脯氨酸为黄色斑点外，均为紫色斑点，并显示出与标准品赖氨酸、精氨酸、脯氨酸、苯丙氨酸、谷氨酸、缬氨酸相对应的荧光斑点。

8. 贮藏

木箱内衬防潮油纸包装。本品易虫蛀、发霉、变色，应置通风干燥处，防蛀。箱内若撒放一些花椒，可防虫蛀，入夏为防生虫，可用硫黄、氯化苦熏。

（三）炮制与饮片

1. 药材炮制

（1）土鳖虫：将原药材拣去杂质，筛去灰屑，或用清水洗净晒干。

（2）炒土鳖虫：取净地鳖虫，置锅内用文火炒至略见焦斑时，取出摊凉。

2. 饮片名称

土鳖虫，炒土鳖虫。

3. 药品类别

活血化瘀药：活血疗伤药。

4. 性状特征

（1）土鳖虫：本品性状特征同药材（图 348-2）。

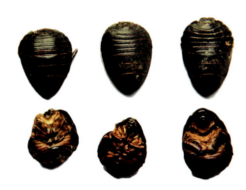

图 348-2　土鳖虫药材

（2）炒土鳖虫：本品形同土鳖虫，其上有焦斑。

5. 质量要求

（1）杂质：不得过 5%。

（2）水分：不得过 10.0%。

（3）总灰分：不得过 13.0%。

（4）酸不溶性灰分：不得过 5.0%。

（5）浸出物：用热浸法测定，水作溶剂，不得少于 22.0%。

6. 性味功能

本品性寒，味咸；有小毒。活血散瘀，通经止痛。用于跌打损伤、筋骨疼痛、外伤骨折、经闭腹痛、癥瘕痞块。

7. 用法用量

内服：煎汤，3～9g；或入丸、散，每次 1～1.5g。外用：煎水含漱或捣敷。

8. 使用注意

孕妇禁用。

9. 贮藏

木箱内衬防潮油纸包装。本品易虫蛀、发霉、变色，应置通风干燥处，防蛀。箱内若撒放一些花椒，可防虫蛀，入夏为防生虫，可用硫黄、氯化苦熏。

（四）经典方剂与临床应用

接骨紫金丹（《疡科选粹》）

处方： 土鳖（焙干，去足，净末）、乳香、没药、自然铜（醉淬七次）、骨碎补、大黄、血竭、硼砂、归梢各3g。

制法： 上药各研为末，瓷罐收之。

功能主治： 用于跌打损伤，骨折，瘀血攻心，发热昏晕。

用法用量： 每服6g，热酒调服。

（五）食疗与药膳

1. 乌鸡土鳖虫汤

原料： 乌鸡200g，土鳖虫、红花、赤芍各12g，丹参、鸡血藤、透骨草、何首乌各20g，当归15g，桃仁、香附、乳香、甲珠各9g。

制作方法： 将乌鸡清洗干净，用刀在乌鸡上纵横划出道以入味；将各种药材分别清洗、浸泡约5分钟，浸泡的水留下作为炖汤的水；将乌鸡及各种药材放入砂锅内，大火煮沸之后转小火，煲约1小时，调入盐、味精后即可盛碗食用。

功能主治： 防治类风湿关节炎。

用法用量： 每天早晚吃一次，30天为一个疗程。

2. 土鳖虫酒

原料： 土鳖虫7个，白酒30ml。

制作方法： 土鳖虫以白酒浸1昼夜，去土鳖虫渣。

功能主治： 破坚逐瘀，疗伤止痛。主治闪腰扭伤。

用法用量： 上酒分作3份服，1日3次。

使用注意： 孕妇忌服。

349 桑螵蛸 Sang Piao Xiao

（一）基原

1. 集解

桑螵蛸始载于《神农本草经》，列为上品。《神农本草经》载："桑螵蛸生桑枝上。"《别录》云："螳螂子也。"《本草图经》载："今在处有之，螳螂逢木便产，一枚出子百数，多在小木荆棘间。桑上者兼得桑皮之津气，故为佳。"本品轻飘如绵，而须采桑树上者，故名。

2. 品种

桑螵蛸为昆虫纲螳螂科大刀螂属昆虫大刀螂 *Tenodera sinensis* Saussure、同科昆虫小刀螂 *Statilia maculata*（Thunberg）或同科昆虫巨斧螳螂 *Hierodula patellifera*（Serville）的干燥卵鞘，习称"团螵蛸""长螵蛸"及"黑螵蛸"。

3. 分布

全国大部分地区均有分布。

4. 生态

大刀螂、小刀螂、巨斧螳螂均栖于草丛及树枝上。

5. 形态特征

（1）大刀螂：体形较大，呈黄褐色或绿色，长约7cm。头部三角形。前胸背板、肩部较发达。后部至前肢基部稍宽。前胸细长，侧缘有细齿排列。中纵沟两旁有细小的疣状突起，其后方有细齿，但不甚清晰。前翅革质，前缘带绿色，末端有较明显的褐色翅脉；后翅比前翅稍长，向后略微伸出，有深浅不等的黑褐色斑点散布其间。雌性腹部特别膨大（图349-1）。

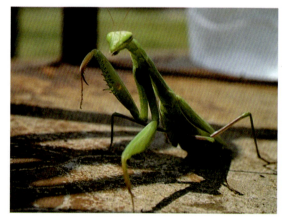

图349-1　大刀螂动物

（2）小刀螂：体形大小中等，长4.8～9.5cm，色灰褐至暗褐，有黑褐色不规则的斑点散布其间。头部稍大，呈三角形。前胸背细长，侧缘细齿排列明显。侧角部的齿稍特殊。前翅革质，末端钝圆，带黄褐色或红褐色，有污黄斑点。后翅翅脉为暗褐色。前胸足腿节内侧基部及胫节内侧中部各有一大形黑色斑纹。

（3）巨斧螳螂：雌虫体长 55～57mm，雄虫体长 45～50mm。身体粉绿至草绿色。前胸背板中部较宽呈菱形。前翅中部宽，在脉纹的偏后左方各有 1 个椭圆形的白色眼形斑，斑的外围镶有浅色黄边。后翅透明，呈浅茶褐色，基部棕色。中、后足细长；前足粗壮，呈镰刀形，基节内侧有短齿 3 个，腿节及胫节有成排小齿，为典型的捕捉式足。

6. 产地加工

9 月至次年 2 月采收。除去树枝，置蒸笼内蒸半个小时杀死虫卵，晒干或烘干。

（二）药材

1. 性状特征

（1）团螵蛸：略呈圆柱形或半圆形，由多层膜状薄片叠成，长 2.5～4cm，宽 2～3cm。表面浅黄褐色，上面带状隆起不明显，底面平坦或有凹沟。体轻，质轻而韧，横断面可见外层为海绵状。内层为许多放射状排列的小室，室内各有 1 细小椭圆形卵，深棕色，有光泽。气微腥，味淡或微咸（图 349-2）。

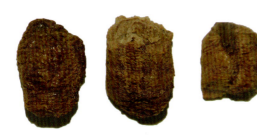

图 349-2　团螵蛸

（2）长螵蛸：略呈长条形，一端较细，长 2.5～5cm，宽 1～1.5cm。表面灰黄色，上面带状隆起明显，带的两侧各有 1 条暗棕色浅沟及斜向纹理。质硬而脆。

（3）黑螵蛸：略呈平行四边形，长 2～4cm，宽 1.5～2cm。表面灰褐色，上面带状隆起明显，两侧有斜向纹理，近尾端微向上翘。质硬而韧。

2. 商品规格

因形状和来源不同分团螵蛸、长螵蛸、黑螵

蛸 3 种，均为统货。

3. 道地药材

本品广东和湖北产者质佳。

4. 质量标志

本品均以个完整、色黄、体轻而带韧性、卵未孵生、无树枝草梗等杂质者为佳。

5. 显微特征

粉末鉴别：

（1）团螵蛸：粉末呈黄棕色，松软。镜下可见大量大小均一的方晶散在；卵鞘外层碎片不规则形、色泽极浅，"石细胞"样，周边由断续的半圆形空腔围绕，上缀少量方晶；卵鞘内层碎片不规则形，有 2 种，一种其上有很多类圆形孔腔、缀有大量方晶，但多成堆堆积；另一种上无类圆形孔腔，只有大量方晶；卵碎片不规则形，上有颗粒状物质。

（2）长螵蛸：粉末黄棕色，较沉实。镜下可见大量大小均一的方晶散在；卵鞘外层碎片不规则形，类白色，上缀少量方晶，有裂纹；卵鞘内层碎片浅黄色，不规则形，分为两种：一种上面有类方形孔腔，但棱角钝圆，缀有大量方晶，以孔腔边缘较多。另一种上无类方形孔腔，只有大量方晶，卵细胞碎片不规则形，有颗粒状物质；可见到由三列方晶排列成的束晶存在。

（3）黑螵蛸：粉末黄褐色，质沉实。镜下可见大量大小不均一的方晶散在；卵鞘外层碎片不规则形，类白色，"石细胞"样，周边由半圆形孔腔连续排列一周，其上方晶甚少；卵鞘内层碎片不规则形，其上有大量类方形孔腔，棱角分明，有大量方晶无规律地缀于其上，在部分孔腔中可见有较大型的簇晶存在；卵细胞碎片不规则形，有颗粒状物质；可见少量木纤维（可能由黑螵蛸类有树枝造成）。

6. 化学组分

蛋白质，脂肪，糖，粗纤维，钙，胡萝卜素样色素。另含附着于卵鞘的蛋白质膜含枸橼酸结晶，卵黄球含糖蛋白（glycopretein）及脂糖白（lipoprotein）。尚含铜、铁、锌、锰等多种无机元素和苏氨酸、甘氨酸等 17 种氨基酸。

7. 理化特征

（1）显色反应：取本品 2g 剪碎，加水 20ml，煮沸 10 分钟，滤过，取滤液 2ml，加 0.2% 茚三酮试液 3～4 滴，煮沸 5 分钟，显蓝紫色。

（2）无水乙醇提取液的薄层色谱：样品制备，取 3 种桑螵蛸各 1g，加 10ml 无水乙醇浸泡 12 小时，过滤，滤液浓缩至 1ml。在含 0.6%CMC-Na 的硅胶 G 薄层板上点样。展开剂为氯仿 - 丙酮（95：5）。展距 15cm，取出晾干后，喷以 25% 磷钼酸的无水乙醇液，105℃烘 15 分钟，斑点均呈蓝黑色。

（3）石油醚提取液的薄层色谱：取 3 种桑螵蛸各 1g，加 10ml 石油醚（30～60℃）浸泡 18 小时，滤过。吸附剂为 0.6%CMC-Na 的硅胶 G 薄层板，展开剂为氯仿 - 丙酮（95：5），展距 15cm。取出晾干后，喷以 25% 磷钼酸的无水乙醇液，105℃烘 15 分钟，斑点均呈蓝黑色。

8. 贮藏

本品包或袋装。本品易虫蛀，应防潮，置干燥通风处保存。

（三）炮制与饮片

1. 药材炮制

（1）桑螵蛸：取原药材，除去杂质，置蒸具内蒸约 1 小时，取出干燥，用时剪碎（图 349-3，图 349-4）。

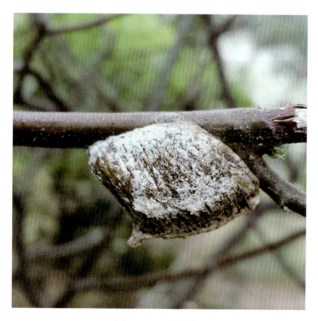

图 349-3　桑螵蛸

（2）盐桑螵蛸：取净桑螵蛸，加入盐水拌匀，闷润后置锅内，用文火加热，炒至有香气逸出时，

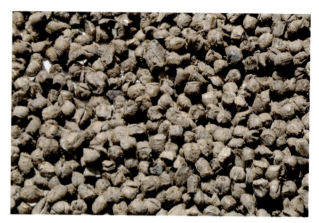

图 349-4　桑螵蛸

取出放凉。每 100kg 桑螵蛸，用食盐 2.5kg（图 349-5）。

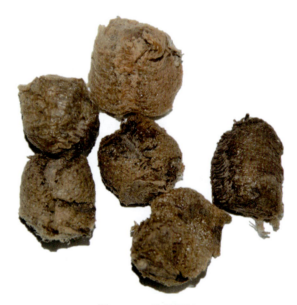

图 349-5　盐桑螵蛸

（3）炒桑螵蛸：用净螵蛸和麸皮同炒至老黄色，取出筛去麸皮，放凉即可。

2. 饮片名称

桑螵蛸，盐桑螵蛸，炒桑螵蛸。

3. 药品类别

收涩药。

4. 性状特征

（1）桑螵蛸：本品为卵圆形。长条形或类平行四边形，表面棕黄色，背面有一带状隆起，腹面平坦或有凹沟。体轻，气微腥，味淡。

（2）盐桑螵蛸：本品形如桑螵蛸，色泽加深，略带焦斑，味微咸（图 349-5）。

（3）炒桑螵蛸：本品形如桑螵蛸，表面老黄色。

5. 质量要求

（1）水分：不得过 15.0%。

（2）总灰分：不得过 8.0%。

（3）酸不溶性灰分：不得过 3.0%。

6. 性味功能

本品性平，味甘、咸。益肾固精，缩尿，止浊。用于遗精滑精、遗尿尿频、小便白浊。

7. 用法用量

内服：煎汤，5～9g；或入丸、散剂。

8. 使用注意

阴虚火旺或膀胱有热者慎服。

9. 贮藏

本品包或袋装。本品易虫蛀，应防潮，置干燥通风处保存。为防虫，可用硫黄、氯化苦或磷化铝熏。

（四）经典方剂与临床应用

桑螵蛸散（《本草衍义》）

处方：桑螵蛸、远志、石菖蒲、人参、茯神、当归、龙骨、龟版（醋炙）各 30g。

制法：上药研末。

功能主治：补肾养心，涩精止遗。用于心肾两虚，小便频数，如稠米泔，心神恍惚，健忘食少，或溺后遗沥不尽，或睡中遗尿，或梦遗失精，舌淡苔白，脉细弱者。

用法用量：每服 6g，人参汤调下，夜卧服。

（五）食疗与药膳

黄芪桑蛸粥

原料：黄芪、龙骨、牡蛎各 20g，桑螵蛸 10个（焙干研粉），粳米 60g，白糖适量。

制作方法：将以上三味药加水 500ml，煮至 300ml，入粳米煮粥，拌桑螵蛸粉，加白糖适量。

功能主治：补气助阳缩尿。适用于脾肺气虚的小儿遗尿等。

用法用量：每日早晚各服食 1 次。

350 蟋蟀 Xi Shuai

（一）基原

1. 集解

蟋蟀始载于《广雅》，原名促织。《本草纲目》云："促织，蟋蟀也。一名蛬，一名蜻蛚。"陆玑疏云："似蝗而小，正黑有光泽如漆，有翅及角，善跳好斗，立秋后则夜鸣。"豳风云："七月在野，八月在宇，九月在户，十月蟋蟀入我床下是矣……。"

2. 品种

蟋蟀为昆虫纲蟋蟀科蟋蟀属昆虫蟋蟀 *Scaopipedus aspersus* Walker、同种昆虫棺头蟋蟀 *Loxoblemmus doenitzi* Stein 或油葫芦属昆虫油葫芦 *Gryllus testaceus* Walker 的干燥全体。

3. 分布

山东境内各地均有分布。

4. 生态

蟋蟀穴居，常栖息于地表、砖石下、土穴中、草丛间。

5. 形态特征

（1）蟋蟀：头略呈三角形，复眼 1 对，椭圆形，触角重对，多数脱落。前胸背板略呈长方形。中后胸被翅所遮盖，后胸末端有尾毛 1 对，长 1～3mm。胸足 3 对（图 350-1）。

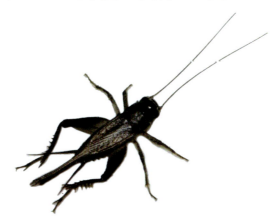

图 350-1 蟋蟀动物

（2）棺头蟋蟀：头扁，前端平，向前倾斜，雄性头向两侧明显突出。

（3）油葫芦：身体暗黑色，有光泽，两复眼的内上方具有黄条纹，直达头后部。前翅淡褐色，也有光泽，后翅较发达，雌性的产卵器长达2cm。

6. 产地加工

秋季在潮湿处及柴草堆下捕捉，放沸水中烫死，晒干或烘干。

（二）药材

1. 性状特征

（1）蟋蟀：全体呈长圆形，黑色，长1.5～2.2cm，宽约5mm。头略呈三角形，复眼1对，椭圆形，触角重对，多数脱落。前胸背板略呈长方形。中后胸被翅所遮盖，后胸末端有尾毛1对，长1～3mm。胸足3对，多数脱落，气臭（图350-2）。

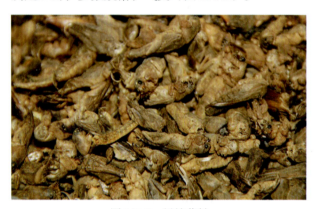

图350-2 蟋蟀药材

（2）棺头蟋蟀：体形较大，长达2～2.5cm，头的颜面呈明显的三角形，前胸背板短横形，前翅较长，过尾端，后翅细长呈尾状。足上散布有黄色不规则的黑褐色斑点。

（3）油葫芦：体形较大，长达2～2.5cm，全体黑色有光泽。

2. 商品规格

本品均为统货。

3. 道地药材

山东产者质佳。

4. 显微特征

粉末鉴别：镜下可见多数圆形类似油滴的透明物质，刚毛红棕色，长短不一，肌肉纤维金黄色，翅组织上有圆孔，体表上皮透明，布有棕黄色斑点，另有梯状结构组织。

5. 化学组分

蟋蟀4.86%；总脂肪酸：其中棕榈酸（palmitic acid）22.36%，硬脂酸（stearic acid）5.97%，油酸（oleic acid）29.32%，亚油酸（linoleic acid）24.20%，亚麻酸（linolenic acid）2.88%及其他未鉴定的酸15.24%；还含有17种氨基酸、天冬氨酸、苏氨酸、丝氨酸、亮氨酸、异亮氨酸、酪氨酸、谷氨酸、苯丙氨酸、甘氨酸、赖氨酸、丙氨酸、组氨酸、半胱氨酸、精氨酸、缬氨酸、脯氨酸、甲硫氨酸。

6. 理化特征

（1）化学定性

1）将药材研粉末，取1g，加10ml温水浸1小时，过滤得滤液。取滤液1ml加入α-萘酚1ml，沿管壁加入浓硫酸，轻轻摇动后静止片刻，液面交界处出现紫色环，稍下浓硫酸层为淡绿色。

2）将上述滤液点于滤纸上，再喷茚三酮试剂，用热风吹几分钟，则出现紫红色斑点。

（2）薄层色谱：样品制备同上。吸附剂为硅胶G（预制板）。展开剂为丁醇-水（1：1）上层。显色剂：20%磷钼酸盐酸液或0.2%茚三酮丙酮溶液。显色斑点：用显色剂喷后在100℃烘显紫红斑点。

7. 贮藏

贮于干燥处，常检查，防虫蛀。

（三）炮制与饮片

1. 药材炮制

（1）蟋蟀：取原药材，除去杂质及灰屑。

（2）制蟋蟀：拣净杂质，洗净晾干，用米微炒即成。

2. 饮片名称

蟋蟀，制蟋蟀。

3. 药品类别

清热利尿药。

4. 性状特征

（1）蟋蟀：本品性状特征同原药材。

（2）制蟋蟀：本品体残缺不全，呈土黄色、黑灰色。

5. 质量要求

（1）水分：不得过15.0%。

（2）总灰分：不得过 6.0%。

（3）浸出物：热浸法测定，乙醇作溶剂不得少于 12.0%。

6. 性味功能

本品性温，味辛、咸。利尿消肿，清热解毒。用于水肿、小便不利。外用于红肿疮毒。

7. 用法用量

内服：煎汤，4～6 只；研末，1～3 只。外用：适量，研末敷。

8. 使用注意

孕妇禁服。

9. 贮藏

贮于干燥处，常检查，防虫蛀。

（四）经典方剂与临床应用

（1）治小水不道，痛胀不止：蟋蟀 1 个。阴阳瓦焙干，为末。白滚汤下，小儿减半（《医方集听》）。

（2）治跌扑伤小肚，尿闭不出：蟋蟀 1 枚。煎服（《养素园传信方》）。

（3）治小儿遗尿：蟋蟀 1 个。焙，末，滚水下，照岁（数）服，如儿十一岁者，每次服 1 个，服至十一个为止（《慈航活人书》）。

（五）食疗与药膳

油炸蟋蟀

原料：蟋蟀 150g，盐适量。

制作方法：将蟋蟀下沸水锅烫死，捞出去掉内脏、股、翅，洗净后放入另一锅内，加盐煮后捞出；油锅烧至四成热，放入蟋蟀炸至金黄色酥脆即成。

功能主治：利水消肿、解毒退热。治尿闭、水肿。

351 蝉蜕 Chan Tui

（一）基原

1. 集解

蝉蜕始载于《名医别录》，原名"蝉壳"，

历代本草均有收载。皆为野生。为常用中药。《本草纲目》载："蝉，主疗一切风热证，古人用身，后人用蜕，大抵治脏腑经络，当用蝉身，治皮肤疮疡风热，当用蝉蜕。"王好古谓："蝉蜕，去翳膜，取其蜕义也。"

2. 品种

蝉蜕为昆虫纲蝉科蚱蝉属昆虫黑蚱 *Cryptotympana pustulata* Fabricius 的若虫羽化时脱落的皮壳。

3. 分布

山东境内产于日照、德州、曹县、潍坊、郯城等地。

4. 生态

蝉蜕多栖息在杨、柳、枫、榆、槐等阔叶树上和多种木本树木及果树上（图 351-1）。

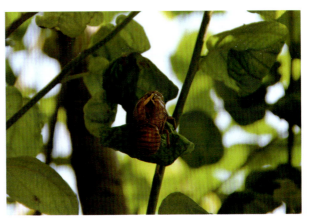

图 351-1 蝉蜕生态

5. 形态特征

黑蚱：体大色黑而有光泽；雄虫长 4.4～4.8cm，翅展约 12.5cm，雌虫稍短。复眼 1 对，大形，两复眼间有单眼 3 只，触角 1 对。口吻发达，刺吸式，唇基梳状，上唇宽短，下唇延长成管状，长达第 3 对足的基部。胸部发达，后胸腹板上有一显著的锥状突起，向后延伸。足 3 对。翅 2 对，膜质，黑褐色，半透明，基部染有黄绿色，翅静止时覆在背部如屋脊状。腹总计 7 节，雄蝉腹部第 1 节间有特殊的发音器官，雌蝉同一部位有听音器官（图 351-2，图 351-3）。

6. 产地加工

夏、秋二季收集。除去泥沙，晒干。

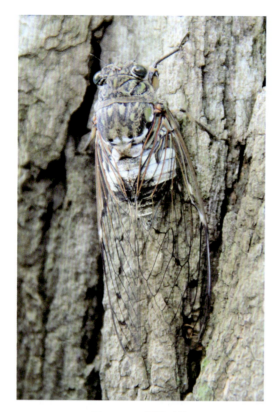

图 351-2　黑蚱动物

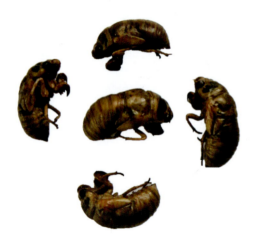

图 351-3　蝉若虫

（二）药材

1. 性状特征

全体似蝉而中空，略呈椭圆形而稍弯曲。长3～4cm，宽1.5～2cm，表面呈黄棕色，半透明，有光泽，被黑棕色或黄棕色细毛，头部触角1对，呈丝状，多已断落；复眼突出，透明，额部先端突出，口吻发达，上唇宽短，下唇延长成管状。胸部背面纵裂或呈"十"字形纵横裂开，裂口向

内弯曲，左右有小翅2对，前长后短。腹面足3对，前后腿节及胫节先端有锯齿，时节先端有2个小刺，齿刺皆呈黑棕色，中足及后足内细长。腹部钝圆，共出9节，尾端呈三角状钝突。体轻，薄壳质，中空，易碎。气微弱，味淡（图351-4）。

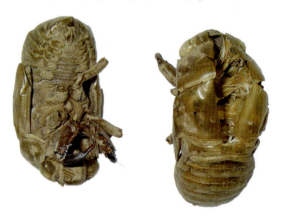

图 351-4　蝉蜕药材

2. 商品规格

本品均为统货，分江苏、浙江统装。

3. 道地药材

本品江苏产者为道地药材。

4. 质量标志

本品以色黄、体轻、完整、无泥沙者为佳。

5. 显微特征

粉末鉴别：粉末土褐色。刚毛可见，单细胞性，具柄，多已碎断，黄色、黄棕色或红棕色。分为3种类型：Ⅰ型多见，长15～23μm，黄棕色或红棕色；Ⅱ型较少见，长达86μm，鲜黄色，细长，前段近2/3胞腔不明显；Ⅲ型可长达90μm，黄色或黄棕色，胞腔明显。体壁碎片黄色，密布乳头状突起，刚毛基痕可见；有的表面平滑无乳头状突起而仅有刚毛基痕；有的则仅具乳头状突起而无刚毛基痕。气管多破碎成环状或片状，无色，环纹细密。复眼碎片黄色，平滑，断面层状。微纤维极淡黄色，细胞细小，长约31μm，少见。

6. 化学组分

甲壳质，蛋白质，氨基酸，如酪氨酸、甘氨酸、丙氨酸、甲硫氨酸、脯氨酸、缬氨酸、谷氨酸、天冬氨酸、丝氨酸、异亮氨酸、亮氨酸、组氨酸、苏氨酸、苯丙氨酸、精氨酸、赖氨酸、胱氨酸，腺苷三磷酸酶；尚含糖、多糖、苷类、酚类、有

机酸及蒽醌类。

7. 理化特征

（1）化学定性：取蝉蜕粗粉（40目）5g，加水50ml，置60℃水浴加热1小时，过滤，取滤液做如下实验。

1）茚三酮反应：取滤液1ml，加0.2%茚三酮的丙酮溶液3滴，沸水浴上加热5分钟，冷后呈紫色。

2）费林试剂反应：取滤液5ml，加费林试液10ml，沸水浴加热5分钟，放置，有红色沉淀生成。

3）三氯化铁反应：取滤液1ml，滴加1%的三氯化铁试液，产生绿色沉淀。

4）Borntrager反应：取蝉蜕粉末0.2g，加10%硫酸5ml，水浴加热5分钟，趁热过滤，放冷，滤液中加入2ml乙醚振摇，静置后分取醚层，加入5%氢氧化钠溶液1ml，碱水层变成红色。

（2）薄层色谱：取样品粉末1g，加20%硫酸10ml及氯仿20ml，水浴回流1.5小时，过滤后放分液漏斗中，放置，分取氯仿层浓缩至1ml。吸附剂为硅胶C-CMC-Na板（室温阴干）。展开剂为石油醚-乙酸乙酯-甲醇（4：1：0.5）。展开后，置紫外分析仪（365nm）下观察，见8个荧光斑点。

8. 贮藏

装竹篓或其他容器内，置阴凉干燥处保存。防潮，防热，防鼠，防压。

（三）炮制与饮片

1. 药材炮制
取药材，拣去杂质，洗净晒干。

2. 饮片名称
蝉蜕。

3. 药品类别
解表药：发散风热药。

4. 性状特征
本品性状特征同药材（图351-5）。

5. 质量要求
同药材。

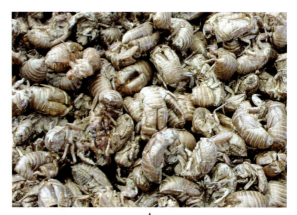

A

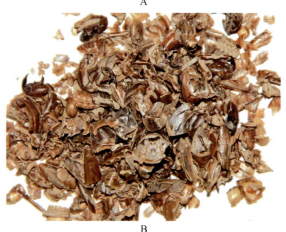

B

图351-5　蝉蜕

6. 性味功能

本品性凉，味甘、咸。散风除热，利咽，透疹，退翳，解痉。用于外感风热、咽痛音哑、麻疹透发不畅、风疹瘙痒、小儿惊痫、目赤翳障、疔疮肿毒、破伤风。

7. 用法用量

内服：煎汤，3～9g，或入丸、散。外用：煎水洗或研末调敷。

8. 使用注意

孕妇慎服。痘疹虚寒证禁服。

9. 贮藏

装竹篓或其他容器内，置阴凉干燥处保存。防潮，防热，防鼠，防压。

（四）经典方剂与临床应用

蝉蜕散（《准绳·幼科》）

处方：蝉蜕、蜜蒙花、黑豆壳、绿豆壳、望月砂各等份。

制法：上为细末。

功能主治：痘后眼目风肿及生翳膜。

用法用量：每服 3g，以猪羊肝 1 片，批开，入药末在内，麻扎定，米泔煮熟，频与食肝饮汤。

（五）食疗与药膳

1. 蝉蜕粥

原料：粳米 50g，蝉蜕 5g。

制作方法：将蝉蜕拣去杂质，洗净晒干，研为细末。与淘洗干净的粳米一同入锅，加水 500ml，先用旺火烧开，再转用文火熬煮成稀粥。

功能主治：清风散热，宣肺止痉。适用于小儿外感风热、咳嗽声嘶、麻疹透发不畅、小儿惊痫、目赤、夜啼等症。

2. 冬瓜苡仁蝉蜕汤

原料：鲜冬瓜 1000g（有白灰的老冬瓜更好），生薏苡仁 50g，蝉蜕 6g，灯心草 4 扎。

制作方法：冬瓜洗净连皮切成块，生薏苡仁、蝉蜕用水浸泡片刻，灯心草用清水洗净，然后将四种汤料一同放进砂锅内，加进适量水煲汤。煮开后用文火煲约 1 小时。调味即可。

功能主治：清热利水，生津除烦。适合于暑热烦恼、汗多尿黄、咽喉干热者。

352 斑蝥 Ban Mao

（一）基原

1. 集解

斑蝥始载于《神农本草经》，列为下品，原名"斑猫"。陶弘景谓："斑猫，豆花时取之，甲上黄黑斑色，如巴豆大者是也。"李时珍谓："斑言其色，蝥刺言其毒如矛刺也，俗讹为斑猫，又讹斑虫毛，为斑尾也。"《大明本草》谓："入药须去翅、足，糯米炒熟，不可生用。"

2. 品种

斑蝥为昆虫纲芫菁科斑芫菁属昆虫南方大斑蝥 *Mylabris phalerata* Pallas 或黄黑小斑蝥 *Mylabris cichorii* Linnaeus 的干燥体。

3. 分布

山东境内产于梁山等地。

4. 生态

南方大斑蝥、黄黑小斑蝥均喜群集栖息，常居于忍冬科和木犀科植物之上。

5. 形态特征

（1）南方大斑蝥：体长 15～30mm，底色黑色，被黑绒毛。头部圆三角形，具粗密刻点，额中央有一条光滑纵纹。复眼大，略呈肾脏形。触角 1 对，线状，11 节，末端数节膨大呈棒状，末节基部狭于前节。前胸长稍大于阔，前端狭于后端；前胸背板密被刻点，中央具一条光滑纵纹，后缘前面中央有一凹陷，后缘稍向上翻，波曲形。小楯片长形，末端圆钝。鞘翅端部阔于基部，底色黑色，每翅基部各有 2 个大黄斑，个别个体中斑点缩小；翅中央前后各有一黄色波纹状横带；翅面黑色部分刻点密集，密生绒毛，黄色部分刻点及绒毛较疏。鞘翅下为 1 对透明的膜质翅，带褐色。足 3 对，有黑色长绒毛，前足和中足跗节均为 5 节；后足的跗节则为 4 节，跗节先端有 2 爪；足关节处能分泌黄色毒液，接触皮肤，能起水疱。腹面亦具黑色长绒毛（图 352-1）。

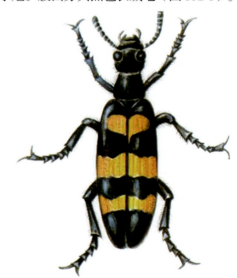

图 352-1 南方大斑蝥动物

（2）黄黑小斑蝥：外形与上种极相近，体小型，长 10～15mm。触角末节基部与前节等阔（图 352-2）。

6. 产地加工

7～9 月，清晨露水未干，斑蝥翅湿不能起飞

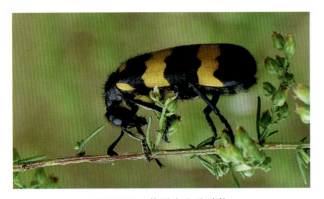

图 352-2　黄黑小斑蝥动物

时，戴手套捕捉（避免刺激皮肤），或用蝇拍打落，用竹筷夹入容器，盖严闷死或置于锅内蒸死，或入沸水中烫死，然后晒干即可。

（二）药材

1. 性状特征

（1）南方大斑蝥：呈长圆形，长 1.5～2.5cm，宽 0.5～1cm。头及口器向下垂，头略呈三角形，黑色，有 1 对较大的复眼及 1 对触角，触角多已脱落。背部具革质鞘翅一对，黑色，上有 3 条黄色或棕黄色横纹；鞘翅下面有棕褐色薄膜状透明的内翅 2 片。胸腹部黑色，有光泽。胸部突起，有足 3 对。腹部呈环带状，有黑色绒毛。有特殊的臭气，味初辛后苦。

（2）黄黑小斑蝥：体形较小，长 1～1.5cm。

2. 商品规格

本品按来源分南方大斑蝥和黄黑小斑蝥 2 种，均为统货。

3. 道地药材

本品河南、广西产者质佳。

4. 质量标志

本品均以虫体个大、完整、颜色鲜明、无油败气味者为佳。

5. 显微特征

粉末鉴别：①体壁碎片，深棕色碎片上着生深棕色刚毛，表面隐现斜向纹理，刚毛脱落处可见凹下的毛窝，偶见少数碎片上有圆形丘状突起，直径 30～120μm，突起的中央深棕黄色，外周浅黄至淡黄色，这些丘状突起间有透明小孔散在，淡棕色碎片上密布短棘状物，并有刚毛着生。②刚毛，分长短 2 种，表面均隐现斜向纹理。大刚毛长 150～300μm，深棕色，近基部常弯曲；短刚毛稍粗，中部直径约 12μm，基部常有一瘤状突出物插入毛窝中。气管碎片众多，有棕色或浅棕色螺旋丝，亦可见分枝状气管。横纹肌纤维众多，单个或成束，有明暗相间的波状纹理（图 352-3）。

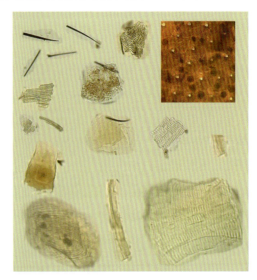

图 352-3　斑蝥药材粉末显微特征

6. 化学组分

斑蝥素（cantharidin）0.427%～ 1.452%，脂肪油 12%，树脂，蚁酸，色素等。黄黑小斑蝥含斑蝥素 0.564%～2.163%。

7. 理化特征

（1）荧光检查：取粉末约 0.15g，用微量升华法，将所得的白色升华物放置片刻，在显微镜下观察，为柱形、棱形结晶。升华物用石油醚洗 2～3 次，加硫酸（比重 1.77）2～3 滴，微热，溶解后转入试管内，再继续用小火加热至发生气泡，立即离火，滴入对二甲氨基苯甲醛硫酸溶液 1 滴，溶液即显樱红色或紫红色。

（2）薄层色谱：①斑蝥素的检识，取样品粉末 0.5g，加乙醇 10ml 浸 24 小时，过滤，滤液点于硅胶 G 板上，以氯仿 - 丙酮 - 环己烷（3∶3∶4）为展开剂，展开后，用对二甲氨基苯甲醛喷雾，置紫外光灯下检视。②取样品粉末适量，加盐酸 - 氯仿（1∶100）25ml，振摇 50 分钟，过夜，滤过，回收氯仿，残渣加丙酮溶解，点于硅胶 G 板上，以氯仿 - 丙酮（95∶5）为展开剂，展开后，用 0.04% 溴甲酚绿醇液显色。

8. 贮藏

木箱装。本品易虫蛀，应密封，置干燥通风处保存，为防虫，少量药材可与花椒同贮。大批商品可用磷化铝熏。

（三）炮制与饮片

1. 药材炮制

（1）斑蝥：除去杂质、足、翅。

（2）米炒斑蝥：将米置锅内加热，喷水少许至米贴锅上，待烟冒出时，加入斑蝥，轻轻翻炒，取出，去净米粒，除去足翅。每 5kg 斑蝥，用米 1kg。

2. 饮片名称

斑蝥，米炒斑蝥。

3. 药品类别

活血化瘀药：破血消癥药。

4. 性状特征

（1）斑蝥：去头、足、翅的干燥躯体，略呈长圆形，背部有 3 条黄色或棕黄色的横纹，可见鞘翅残痕。胸腹部乌黑色。有特殊臭气。黄黑小斑蝥体轻较小（图 352-4）。

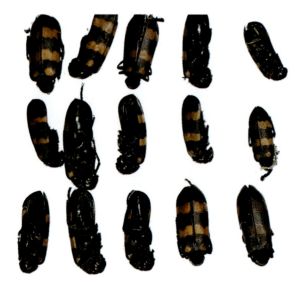

图 352-4　斑蝥药材

（2）米炒斑蝥：本品形如斑蝥，略显光泽（图 352-5）。

5. 质量要求

（1）斑蝥含量测定：用高效液相色谱法测定

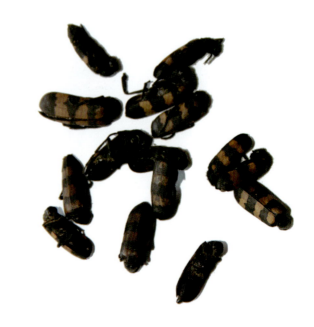

图 352-5　米炒斑蝥

本品，含斑蝥素（$C_{10}H_{12}O_4$）应为 0.25% ～ 0.65%。

（2）米炒斑蝥：用高效液相色谱法测定本品，含斑蝥素（$C_{10}H_{12}O_4$）应为 0.25% ～ 0.65%。

6. 性味功能

本品性热，味辛；有大毒。破血消，攻毒蚀疮，发泡冷灸。用于癥瘕癌肿、积年顽癣、瘰疬、赘疣、痈疽不溃、恶疮死肌。

7. 用法用量

内服：0.03 ～ 0.06g，炮制后煎服，或入丸、散用；外用：适量，研末或浸酒醋，或制油膏涂敷患处，不宜大面积使用。

8. 使用注意

内服慎用。孕妇禁用。

9. 贮藏

木箱装。本品易虫蛀，应密封，置干燥通风处保存，为防虫，少量药材可与花椒同贮。大批商品可用磷化铝熏。

（四）经典方剂与临床应用

斑蝥通经丸（《济阴纲目》）

处方：斑蝥 20 个（糯米炒），桃仁 49 个（炒），大黄（锦纹者）15g（1 方加虻虫 1.5g、水蛭 3g）。

制法：上为细末，酒糊为丸，如梧桐子大。

功能主治：经候闭塞及干血气。

用法用量：每服5丸，甚者10丸，空心酒送下；如血枯经闭者，用四物汤送下。

（五）食疗与药膳

斑蝥股蓝烧鸡蛋

原料：绞股蓝100g，斑蝥1只，鸡蛋1只。

制作方法：斑蝥去头翅足，放在鸡蛋内，棉纸包。先煮绞股蓝，取水再煮斑蝥、鸡蛋，用文火烧热，去斑蝥，吃鸡蛋。

功能主治：肝癌疼痛，腹水明显。

用法用量：每日1只，连服3天，休息3天再服。

353 僵蚕 Jiang Can

（一）基原

1. 集解

僵蚕始载于《神农本草经》，列为中品。《名医别录》载："生颍川平泽。四月取自死者。勿令中温，有毒不可用。"弘景曰："人家养蚕时，有合箔皆僵者，即暴燥都不坏。今见小白似有盐度者为好。"

2. 品种

僵蚕为昆虫纲蚕蛾科家蚕蛾属昆虫家蚕 *Bombyx mori* Linnaeus 4～5龄的幼虫感染（或人工接种）白僵菌 *Beauveria bassiana*（Bals.）Vuillant 而致死的干燥体。

3. 分布

山东境内产于潍坊、日照、临沂、蒙山、莒县等地。

4. 生态

蚕属寡食性昆虫，喜食桑叶，栖息于桑树。

5. 形态特征

蚕：长圆筒形，由头、胸、腹3部分构成。头部外包灰褐色骨质头壳，胸部3个环节各有1对胸足；腹部10个环节有4对腹足和1对尾足，

第8腹节背面中央有1个尾角；第1胸节和第1～8腹节体侧各有1对气门。雌蚕在第8腹节和第9腹节腹面各有1对乳白色圆点，称石渡氏腺；雄蚕在第9腹节腹面前缘中央有一乳白色囊状体，称赫氏腺（图353-1）。

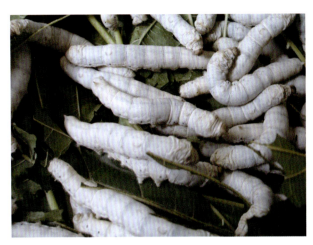

图353-1 家蚕动物

6. 产地加工

收集休眠后的僵病蚕，倒入石灰中拌匀，吸去水分，晒干或文火烘干，筛去灰屑即得。

（二）药材

1. 性状特征

干燥体略呈圆柱形，多弯曲皱缩。长2～5cm，直径0.5～0.7cm。表面灰黄色，被有白色粉霜状的气生菌丝和分生孢子。头部较圆，足8对，体节明显，尾部略呈二分歧状。质硬而脆，易折断，断面平坦，外层白色。中间有亮棕色或亮黑色的丝腺环4个。气微腥，味微咸。

2. 商品规格

本品均为统货。

3. 道地药材

本品江苏、浙江、广西产者为道地药材。

4. 质量标志

本品以条直肥壮，质坚，色白，断面光者为佳。

5. 显微特征

粉末鉴别：菌丝体存在于体壁或淡棕色、半透明结晶体中。菌丝近无色，细长，直径1～5μm，

相互盘缠交织；气管壁碎片较平坦，略弯曲或呈弧状，具棕色、深棕色或无色的螺旋丝，宽 1～5μm，螺旋丝间有 1～3 条极细的波状纹理。气管壁碎片常与横纹肌连结，横纹肌近无色或淡黄色，隐约可见明暗相间的横向波状纹理；表皮黄白色或灰黄色，表面有极皱缩的网格样纹理及纹理突起形成的小尖突，尖突较密集，长短不一，毛窝圆形或类圆形，直径 20～45μm，边缘黄棕色或棕色，刚毛黄色或黄棕色，常断碎，中部直径 11～45μm，表面光滑，内缘不整齐；类结晶体无色，散在或埋于组织内，有时聚集成群，呈方形、类方形、长方形或不规则形，直径 4～31μm，长约至 40μm，表面常有裂纹；脂肪油滴淡黄色，散在；桑叶组织（未消化物）可见表皮细胞及气孔、钟乳体、叶肉组织、草酸钙结晶等。

6. 化学组分

蛋白质，草酸铵，以及赖氨酸（lysine）、亮氨酸（leucine）、天冬氨酸（aspartic acid）等 17 种氨基酸，镁、钙、锌等 28 种元素，以及变态活性融激素，促脱皮甾酮，3-羟基犬尿素（3-hydroxy kynurenine），6-N-羟乙基腺嘌呤（6-N-hydroxy ethyl adenine）。白僵菌菌体含软白僵菌素（tenellin），白僵菌黄色素（bassianin），还含多种环缩醇酸肽类（cyclodepsipeptide）成分：白僵菌环四肽（bassianolide），白僵菌环三肽（beauverilide）A 和 B，白僵菌环缩醇酸肽（beauverolide）A、B、Ba、C、Ca、D、E、Ea、F、Fa、H、I、Ja、Ka；脂肪酸酰胺成分：棕榈酰胺（palmitamide），硬脂酰胺（stearamide）；类脂（lipid）成分，其中脂肪酸的组成主要是棕榈酸（palmitic acid）、油酸（oleic acid）、亚油酸（linoleic acid）及少量的硬脂酸（stearic acid）、棕榈油酸（palmitoleic acid）。

7. 理化特征

（1）紫外光谱测定：取 1mg/ml 生药粉末冷水提取液，以水为空白对照，在 200～400nm 测得最大吸收峰 λ_{max} 为 267.8nm，吸收度为 0.563。

（2）化学定性：取药材粗粉 0.1g，加水 10ml 冷浸过滤，滤液做茚三酮及草酸根离子试验，呈阳性反应。

（3）纸色谱：取每毫升含生药粉末 100mg 的冷水提取液，点于新华色谱滤纸上（28cm×6cm），用正丁醇-冰醋酸-水（4：1：5）为展开剂，在色谱缸中饱和 2 小时，采用上行法展开 7 小时，快速干燥后，用 0.5% 茚三酮丙酮溶液喷雾显色，显 5 个紫色斑点，R_f 值分别为 0.29、0.44、0.61、0.69、0.76。

（4）纸上电泳：用毛细管吸取每 1ml 含生药粉末 100mg 的冷水提取液，湿法点样于新华色谱滤纸正极一端 5mm 处，以 DY-79 型中压电泳仪，DC Ⅱ 型电泳槽，甲酸-乙酸缓冲液（pH 2），在 220V 恒压下，电泳 2.5 小时，取出于 105℃ 迅速干燥，用 0.5% 茚三酮丙酮溶液喷雾显色，显 4 个蓝紫色斑点，泳动值分别为 10.9cm、12.1cm、13.5cm、16.1cm。

（5）凝胶电泳：取本品粉末 0.5g，置研钵中，加 40% 蔗糖溶液 3ml，研磨匀浆，离心（2000r/min）12 分钟，上清液备用。聚丙烯酰胺凝胶平板电泳，缓冲液为 Tris-甘氨酸，pH 8.3，点样量为 5μl，开始时电流控制在 1.5mA，待样品进入分离胶时加至 25mA，待溴酚蓝指示剂行至末端约 1cm 时停止电泳。取出胶板后，放入 0.2% 考马斯亮蓝（R250）染色液中，在 32℃ 染色 2 小时，再用含 20% 甲醇和 7% 醋酸的脱色液脱色，至背景清晰为止。生僵蚕有 3 条谱带，麸炒品有 1 条谱带。

8. 贮藏

放石灰缸内或瓷缸内密封，置阴凉干燥处保存，放少量花椒共贮，可防虫蛀。

（三）炮制与饮片

1. 药材炮制

（1）僵蚕：取原药材，除去杂质及蚕丝。

（2）麸炒僵蚕：取麸皮撒在热锅内，用武火加热，待冒烟时，加入净僵蚕，拌炒至表面黄色，取出，筛去麸皮，放凉。每 100kg 僵蚕，用麸皮 10kg。

2. 饮片名称

僵蚕，麸炒僵蚕。

3. 药品类别

平肝息风药：平抑肝阳药。

4. 性状特征

（1）僵蚕：本品性状特征同药材（图 353-2）。

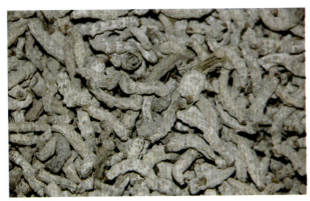

图 353-2　僵蚕

（2）麸炒僵蚕：本品表面黄色，余同药材（图 353-3）。

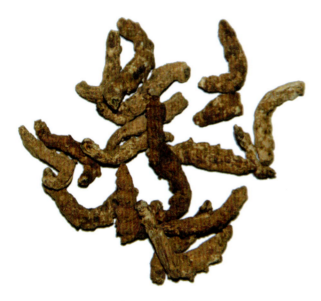

图 353-3　麸炒僵蚕

5. 质量要求

（1）杂质：不得过 3%。

（2）水分：不得过 13.0%。

（3）总灰分：不得过 7.0%。

（4）酸不溶性灰分：不得过 2.0%。

（5）黄曲霉毒：每 1000g 含黄曲霉毒素 B_1 不得过 5μg，含黄曲霉毒素 G_2、黄曲霉毒素 G_1、黄曲霉毒素 B_2 和黄曲霉毒素 B_1 的总量不得过 10μg。

（6）浸出物：用热浸法测定，稀乙醇作溶剂，不得少于 20.0%。

6. 性味功能

本品性平，味咸、辛。祛风定惊，化痰散结。用于惊风抽搐、咽喉肿痛、颌下淋巴结炎、面神经麻痹、皮肤瘙痒。

7. 用法用量

内服：煎汤，3～9g。

8. 配伍禁忌

本品恶桑螵蛸、桔梗、茯苓、茯神、萆薢。

9. 使用注意

本品心虚不宁、血虚生风者慎服。

10. 贮藏

本品放石灰缸内或瓷缸内密封，置阴凉干燥处保存，放少量花椒共贮，可防虫蛀。

（四）经典方剂与临床应用

醒脾散（《活幼口议》）

处方： 木香（炮）3g，全蝎（炒）1.5g，天麻（炒）3g，人参 0.3g，白茯苓 3g，白术（炒）3g，甘草（炙）3g，白僵蚕（炒）3g，白附子（炮）3g。

制法： 上药为末。

功能主治： 用于婴孩、小儿吐泻不止，脾困昏沉，默默不食。

用法用量： 每服 1.5g，大者加服，水少许，枣，同煎至五七沸，不定时服。

（五）食疗与药膳

僵蚕全蝎粥

原料： 僵蚕 10g，全蝎 6g，大米 250g。

制作方法： 僵蚕、全蝎洗净，加水 200ml，用武火烧沸。文火煮 25 分钟，去僵蚕、全蝎，留药汁待用。大米淘洗干净加入电饭煲内，加药液和水 600ml 煮粥即成。

功能主治： 治血祛瘀，祛风止痛。适于风邪上扰所致的三叉神经痛患者食用。

用法用量： 每日 1 次，每日食粥 50g。

354　虻虫 Meng Chong

（一）基原

1. 集解

虻虫始载于《神农本草经》，列为中品，原名"蜚虻"。《名医别录》载："虻虫，生江夏川谷。五月取，腹有血者良。"《本经》载："主逐瘀血，破下血积，坚痞，癥瘕，寒热，通利血脉及九窍。"《日华子本草》："破结，消积脓，堕胎。"陶弘景载："此即方家所用虻虫，啖牛马血者，伺其腹满，掩取干之。"寇宗曰："蜚虻，今人多用之，大如蜜蜂，腹凹褊，微黄绿色。以其惟食牛马等血，故治瘀血血闭也。"

2. 品种

虻虫为昆虫纲虻科虻属昆虫复带虻 *Tabanus bivittatus* Matsumura 干燥的雌性虫体。

3. 分布

山东境内主产于沾化、曹县等地。

4. 生态

雌虻常群聚在牛、马、驴等家畜身体上吸吮血液。

5. 形态特征

雌虻：体长 13 ～ 17mm，黄绿色。复眼大型，无细毛，中部有 1 条细窄的黑色横带。额黄色或略带浅灰；头顶被有短毛。触角黄色，第 3 节肥大，基部具有粗钝的背突。唇基和颊黄灰色。下颚须第 2 节浅黄色，被白色并杂有黑色的短毛。中胸背板、侧板、腹板灰黄色，被有黄色短毛并杂有黑色和黄灰色长毛，翅透明无斑，平衡棒黄色。足 3 对，中、后足的股节基部 1/3 处灰色；前足跗节及前足胫节端部黑色；中、后足跗节的端部黑褐色。腹部暗黄灰色；第 1 ～ 3 或 1 ～ 4 腹节背板两侧有大的黄色斑点，中间有暗黄色纵带，宽为腹部宽度的 1/4 ～ 1/3。腹部被有稠密的黄色或黄灰色短毛，有时夹杂有黑色短毛。腹面灰色，第 1 ～ 2 或第 1 ～ 3 腹板的两侧黄色（图 354-1）。

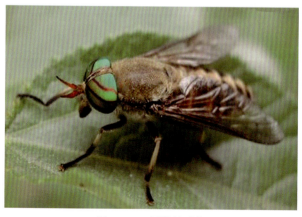

图 354-1　复带虻动物

6. 产地加工

夏、秋二季，捕捉时应戴手套，防止腹部破裂，可用手捏住头部，处死后晒干即成。或捕捉后置容器内，封闭，晾干。

（二）药材

1. 形状特征

虫体呈长椭圆形，长 1.5 ～ 2cm，宽 7 ～ 10mm。头部呈黑褐色，复眼 1 对，大而凸出（商品中头部多已脱落）；胸部黑色，背面呈壳状，光亮，其二侧生有 2 对透明薄膜状翅，翅长超过尾部；胸部下面突出，黑棕色，足 3 对；腹部棕黄色，有 6 个体节。质松而脆，易破碎。气臭，味苦咸（图 354-2）。

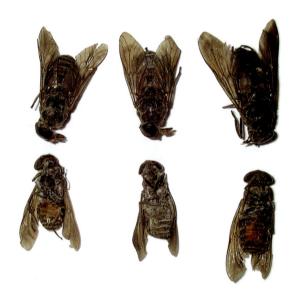

图 354-2　虻虫药材

2. 商品规格

统货。

3. 道地药材

内蒙古产者质佳。

4. 质量标志

本品以个大、完整、腹黄、无杂质者为佳。

5. 化学组分

蛋白质，氨基酸，胆固醇及钙、镁、磷、铁、钴、铜、锰、锶、锌、铝等 24 种无机元素。

6. 理化特征

红外光谱鉴别：在 1380 ～ 1340cm^{-1} 区间有 1 个强峰。

7. 贮藏

置通风干燥处，防蛀。

（三）炮制与饮片

1. 药材炮制

（1）虻虫：取原药材，除去杂质。

（2）米炒虻虫：取净虻虫与米，同置锅内，用文火加热，拌炒至米呈深黄色为度。取出，筛出米粒，摊凉（虻虫∶米 =100 ∶ 20）。

（3）炒虻虫：取净虻虫置锅内，用文火加热，微炒，取出放凉。

2. 饮片名称

虻虫，米炒虻虫，炒虻虫。

3. 药品类别

活血化瘀药。

4. 性状特征

（1）虻虫：本品性状特征同药材（图 354-3）。

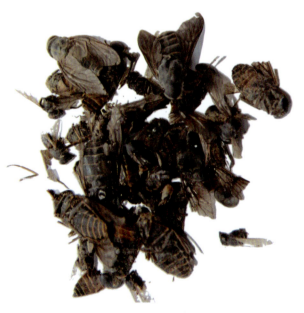

图 354-3　虻虫

（2）炒虻虫：本品形如虻虫，表面色泽加深。

（3）米炒虻虫：本品形如虻虫，表面色泽加深。

5. 质量要求

水分：不得过 13.0%。

6. 性味归经

本品性寒，味苦；有毒。逐瘀，破积，通经。用于癥瘕积聚、少腹蓄血、血滞经闭、跌打损伤、瘀血。

7. 用法用量

内服：煎汤 2.5 ～ 5g，研末 0.05 ～ 0.1g，或入丸、散。

8. 使用注意

本品气血虚者、孕妇及月经期均禁服。

9. 贮藏

本品置通风干燥处，防蛀。

（四）经典方剂与临床应用

大虻虫丸（《备急千金要方》）

处方：虻虫 400 枚，蛴螬 60g，干地黄、牡丹、干漆、芍药、牛膝、土瓜根、桂心各 120g，吴茱萸、桃仁、黄芩、牡蒙各 90g，茯苓、海藻各 150g，水蛭 300 枚，芒硝 30g，人参 45g，葶苈 135g。

制法：上十九味，为末，蜜和丸，如梧桐子大。

功能主治：主月经不通六七年，或肿满气逆，腹胀瘕痛。

用法用量：每日空腹时用酒下 7 丸，不知加之，日三服。

355　蜂蜜 Feng Mi

（一）基原

1. 集解

蜂蜜始载于《神农本草经》，列为上品，原名"石蜜"。苏颂《本草图经》载："雍、洛间有梨花蜜，白如凝脂，亳州太清宫有桧花蜜，色小赤。柘城县有何首乌蜜，色更赤。并蜂采其花作之，各随花性之温凉也。"《本草纲目》云："凡试蜜以烧红火箸插入，提出起气是真，起烟是伪。"又谓："凡炼沙蜜，每斤入水四两，银石器内，以桑柴火慢炼，拣去浮沫，至滴水成珠不散乃用。"

2. 品种

蜂蜜为昆虫纲蜜蜂科蜜蜂属昆虫中华蜜蜂 *Apis cerana* Fabricius 所酿的蜜。

3. 分布

山东境内各地均有分布。

4. 生态

中华蜜蜂栖息在树洞、岩洞等隐蔽场所。

5. 形态特征

中华蜜蜂：雄蜂体黑色。工蜂体长 9.5～13mm；喙长 3.0～5.6mm；前翅长 7.0～9.0mm，后翅中脉分叉；唇基有三角形黄斑；体色变化较大，其热带、亚热带的品种，腹部以黄色为主，高寒山区或温带地区的品种以黑色为主（图 355-1，图 355-2）。

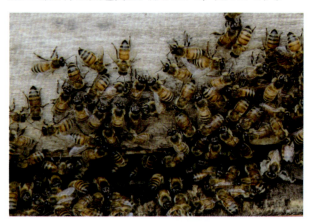

图 355-1　中华蜜蜂动物

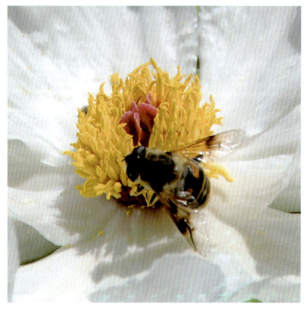

图 355-2　蜜蜂采蜜

6. 产地加工

本品多在春、夏、秋三季采收，采收时，先将蜂巢割下，置于布袋中，将蜜挤出。新法将人工蜂巢置离心机内把蜜摇出，滤过，除去蜂蜡的碎片及其他杂质即得（图 355-3）。

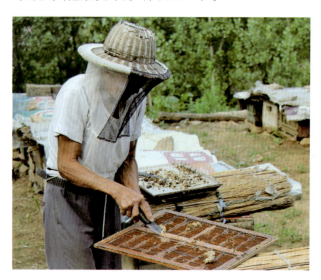

图 355-3　采集蜂蜜

（二）药材

1. 性状特征

蜂蜜呈黏稠性透明或半透明液体，白色至淡黄色或橘黄色至黄褐色，微有光泽，放久或遇冷有白色颗粒结晶析出。气芳香，味极甜。将光滑的铁丝烧红立即插入蜜中，片刻取出，铁丝应光滑无黏状物和焦臭气（图 355-4，图 355-5）。

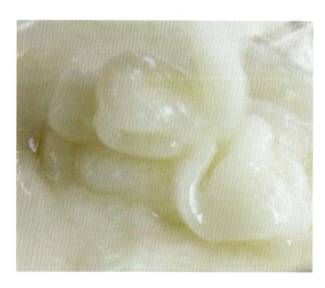

图 355-4　白蜜

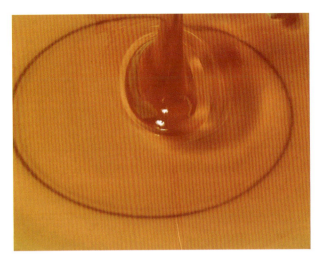

图 355-5　黄蜜

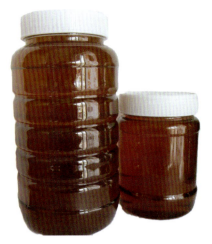

图 355-7　枣花蜜

2. 商品规格

蜂蜜的蜜源植物众多，故蜂蜜品质差别较大。各地划分等级的方法也不相同，有的按花种分等；有的按上市季节分等；有的按颜色分等；有的按浓度（含水量的多少）分等；有的按统货处理不分等级。现将主要的分类方法分述如下。

（1）按花种分等：有龙眼、荔枝、枇杷、荆条、椴树、洋槐（图 355-6）、枣（图 355-7）等花种蜜及相当于以上的花种蜜为一等；棉花、瓜花、芝麻、葵花、油菜、紫云英等花种蜜及相当以上的花种蜜为二等；荞麦、乌桕、皂角、水莲、大葱等花种及相当于以上的花种蜜为三等。

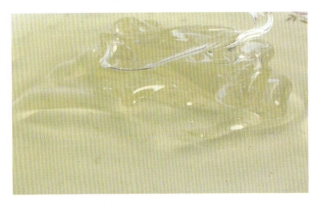

图 355-6　洋槐花蜜

（2）按浓度分级：通常以波美氏比重计浓度 45° 为一级；44° 为二级；以下每低一度下降一级；37° 为九级；36° 及 36° 以下为等外级。

（3）按采收季节和颜色分等

1）春蜜（多为洋槐、橙花、梨花、油菜、紫云英等花蜜）：白色至淡黄色，黏度大，气清香

味甜，质量较好。

2）伏蜜（多为枣树、椴树、葵花、瓜花等花蜜）：色泽多为淡黄色，深黄色至琥珀色，黏稠度大，细腻，气清香，味甜，质量较次。

3）秋蜜（多为棉花、荞麦等花蜜）：深琥珀色至暗棕色，气微臭，味稍酸，质粗，不透明，质量最次。

4）冬蜜（多为桂树、龙眼等花蜜）：水白色或白色，质量最佳。

3. 道地药材

山东产春蜜质佳。

4. 质量标志

本品以含水分少、有油性、稠如凝脂、用木棒挑起时蜜丝下流不断成叠状、味甜不酸、气芳香、无异臭杂质者为佳。

5. 化学组分

水分 5.5% ～ 25%；蛋白质 0.26% ～ 4.40%；糖类 70% ～ 80%，其中葡萄糖 35% ～ 36%，果糖 36%，蔗糖 1.71% ～ 2.60%，甘露糖，麦芽糖，阿拉伯糖和半乳糖等；维生素：维生素 B_1，维生素 B_2，维生素 B_6，烟酸，生物素，叶酸，抗坏血酸；有机酸：苹果酸，乳酸，蚁酸，柠檬酸，草酸，丁酸，戊酸，酒石酸，琥珀酸，鞣酸，葡萄糖醛酸，山梨酸，乙酰水杨酸等；无机酸：硼酸，磷酸，碳酸；氨基酸：丙氨酸，甘氨酸，组氨酸，胱氨酸，缬氨酸，亮氨酸，异亮氨酸，甲硫氨酸，丝氨酸，赖氨酸，酪氨酸，谷氨酸，天冬氨酸，精氨酸，苏氨酸及脯氨酸；酶类：淀粉酶，氧化酶，还原酶，过氧化氢酶，转化酶，

类蛋白酶等。

6. 贮藏

置罐内盖紧，置阴凉干燥处，宜在 30℃以下保存。

（三）炮制与饮片

1. 药材炮制

取纯净的蜂蜜，用文火熬炼，过滤去沫，即为炼蜜（每 100kg 生蜂蜜，经炼煮后，一般得炼蜜 80kg）。

2. 饮片名称

蜂蜜，炼蜜。

3. 药品类别

补虚药。

4. 性状特征

本品性状特征同药材。

5. 质量要求

（1）酸度：取本品 10g，加新沸过的冷水 50ml，混匀，加酚酞指示液 2 滴与氢氧化钠滴定液（0.1mol/L）4ml，应显粉红色，10 秒钟内不消失。

（2）淀粉和糊精：取本品 2g，加水 10ml，加热煮沸，放冷，加碘试液 1 滴，不得显蓝色、绿色或红褐色。

（3）5- 羟甲基糠醛：照紫外 - 可见分光光度法测定，在 284nm 与 336nm 波长处的吸光度差不得大于 0.34。

（4）含量测定：用碱性酒石酸铜试液标定。本品含还原糖不得少于 64.0%。

6. 性味功能

本品性平，味甘。补中益气，润燥滑肠，止咳解毒。用于肺燥咳嗽、肠燥便秘、脾虚胃弱、胃脘疼痛、鼻渊、口疮、水火烫伤。可解乌头毒。另外本品有矫味防腐作用，为蜜丸的主要赋形剂。

7. 用法用量

内服：15 ～ 30g，冲调服，或入丸剂、膏剂。外用、适量，涂局部。

8. 使用注意

湿阻中焦的脘腹胀满、苔厚腻者慎用。

9. 贮藏

置罐内盖紧，置阴凉干燥处，宜在 30℃以下保存。

（四）经典方剂与临床应用

琼玉膏（《洪氏集验方》）

处方： 人参 750g，生地黄 8kg，白茯苓 1.5kg，白蜜 5kg。

制法： 上药人参、茯苓为细末，蜜用生绢滤过，地黄取汁，捣时不用铁器，取汁尽，去滓，用药一处，拌和匀，入银器或瓷器内封闭留用，用净纸二三十重封闭，入汤内，以桑木柴火煮六日，如连夜火，即三日夜，取出，用蜡纸数重包瓶口，入井口，去火毒，一伏时取出，再入旧汤内，煮一日，出水气，取出。

功能主治： 滋阴润肺，益气补脾。用于肺阴亏损，虚劳干咳，咽燥咯血，肌肉消瘦，气短乏力。

用法用量： 每晨以 10g 温酒化服，不饮酒者，用白汤化下。

（五）食疗与药膳

1. 蜂蜜首乌丹参汁

原料： 白首乌、丹参各 15g，蜂蜜 15ml。

制作方法： 白首乌、丹参水煎去渣取汁，调入蜂蜜即可。

功能主治： 适宜于动脉硬化、高血压者。

用法用量： 1 日 1 剂。

2. 蜂蜜萝卜

原料： 萝卜 250g，蜂蜜 150g。

制作方法： 取鲜白萝卜洗净，切丁，放入沸水中煮沸捞出，控干水分，晾晒半日，然后放锅中加蜂蜜，用小火煮沸调匀，晾冷后服食。

功能主治： 适用于消化不良、反胃、呕吐、干咳痰少等。

356 鲫鱼 Ji Yu

（一）基原

1. 集解

陆佃《埤雅》云："鲫鱼旅行，以相即也，

故谓之鲫。以相附也，故谓之鲋。"又曰："鲫喜偎泥，不食杂物，故能补胃。冬月肉浓子多，其味尤美。"郦道元《水经注》云："蕲州、广济、青林湖有鲫鱼，大二尺，食之肥美，辟寒暑。"东方朔《神异经》云："南方湖中多鲫鱼，长数尺，食之宜暑而辟风寒。"《吕氏春秋》云："鱼之美者，有洞则鲫为佳品，自古尚矣。"

2. 品种

鲫鱼为硬骨鱼纲鲤科鲫属动物鲫鱼 *Carassius auratus* Linnaeus 的肉。

3. 分布

山东境内各地江河湖塘等均有分布。

4. 生态

鲫鱼栖息于水草丛生、流水缓慢的浅水河湾、湖汊、池塘中。

5. 形态特征

鲫鱼：一般体长 15 ～ 20cm。体侧扁而高，体较厚，腹部圆。头短小，吻钝。无须。鳃耙长，鳃丝细长。下咽齿一行，扁片形。鳞片大。侧线微弯。背鳍长，外缘较平直。背鳍、臀鳍第 3 根硬刺较强，后缘有锯齿。胸鳍末端可达腹鳍起点。尾鳍深叉形。一般体背面灰黑色，腹面银灰色，各鳍条灰白色。因生长水域不同，体色深浅有差异（图 356-1）。

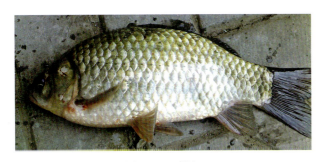

图 356-1 鲫鱼

6. 产地加工

捕获后，去鳃、鳞、内脏，洗净鲜用。

（二）药材

1. 性状特征

本品体长 15 ～ 20cm。背面灰黑色，腹面银灰色，各鳍条灰白色。体侧扁而高，体较厚，腹部圆。头短小，吻钝。无须。鳃耙长，鳃丝细长。下咽齿一行，扁片形。鳞片大。侧线微弯。背鳍长，外缘较平直。背鳍、臀鳍第 3 根硬刺较强，后缘有锯齿。胸鳍末端可达腹鳍起点。尾鳍深叉形。

2. 商品规格

本品均为统货。

3. 道地药材

本品山东产者质佳。

4. 质量标志

本品一般以大者为优品。

5. 化学组分

蛋白质，脂肪，维生素 A，维生素 B_1，维生素 B_2，维生素 B_{12}，烟酸，钙，磷，铁等成分。

6. 贮藏

置冷藏室。

（三）炮制与饮片

1. 药材炮制

取药材洗净，除去内脏。

2. 饮片名称

鲫鱼。

3. 药品类别

补虚药。

4. 性状特征

本品性状特征同药材。

5. 功能主治

本品味甘、性微温。入脾、胃、大肠经。健脾开胃，益气利水，通乳，除湿。用于脾胃虚弱、少食乏力、呕吐或腹泻、脾虚水肿、小便不利、气血虚弱、乳汁减少、便血、痔疮出血。

6. 用法用量

煎汤，煨食，蒸食，入菜肴。

7. 配伍禁忌

本品不宜和大蒜、砂糖、芥菜、沙参、蜂蜜、猪肝、鸡肉、野鸡肉、鹿肉、猪小排以及中药麦冬、厚朴一同食用。

8. 使用注意

感冒发热期间不宜多吃；吃鱼前后忌喝茶。

9. 贮藏

置冷藏室。

（四）经典方剂与临床应用

鲫鱼散

处方：鲫鱼 1 条，白矾适量。

制法：鲫鱼破开，去肠，入白矾令满，瓦上烧存性。研为细末。

功能主治：痔漏久不愈。

用法用量：敷患处。

（五）食疗与药膳

1. 千金鲫鱼汤

原料：鲫鱼 250g，猪脂 100g，漏芦 30g，钟乳石 15g，米酒适量。

制作方法：鲫鱼、猪脂切块与漏芦、钟乳石用水和米酒各半共煮至鱼肉熟烂，去渣取汁，时时饮服，令药力相接。

功能主治：补气生血、催乳。用于产后气血不足，乳汁减少。

2. 鲫鱼温中羹

原料：大鲫鱼 1 尾，草豆蔻 6g，生姜 10g，陈皮 10g，胡椒 0.5g。

制作方法：草豆蔻研末，撒入鱼肚肉，用线扎定，再加生姜、陈皮、胡椒，用水煮熟即成。

功能主治：补脾温中，健胃进食。用于脾胃虚寒，食欲不振，饮食不化，虚弱无力等症。

357 鲤鱼 Li Yu

（一）基原

1. 集解

鲤鱼始载于《神农本草经》，列为上品。《别录》曰："生九江池泽。取无时。"颂曰："处处有之。其脊中鳞一道，从头至尾，无大小，皆三十六鳞，每鳞有小黑点。"李时珍曰："鲤鳞有十字纹理，故名鲤。"

2. 品种

鲤鱼为硬骨鱼纲鲤科鲤属动物鲤鱼 *Cyprinus carpio* Linnaeus 的肉。

3. 分布

山东境内分布于各江河湖泊。

4. 生态

鲤鱼多栖息于江河、湖泊、水库、池沼的松软底层和水草丛生处。

5. 形态特征

鲤鱼：体呈纺锤形，侧扁，腹部圆。吻钝。口端位，呈马蹄形。须 2 对。眼小，位于头纵轴的上方。下咽齿 3 行，内侧的齿呈臼齿形。鳞大，侧线鳞 33 ～ 39。鳃耙一般为 18 ～ 22。背鳍 3，15 ～ 21，第 3 硬刺坚强，后缘有锯齿。臀鳍 3，5。第 3 硬刺后缘也有锯齿。身体背问号纯黑色，侧线的下方近金黄色，腹部淡白色。背、尾鳍基部微黑，雄鱼尾鳍和臀鳍橙红色（图 357-1）。

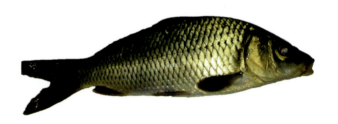

图 357-1　鲤鱼

6. 产地加工

捕获后，去鳃、鳞、内脏，洗净鲜用。

（二）药材

1. 性状特征

鲤鱼药材性状同原动物。

2. 商品规格

分等或为统货。

3. 道地药材

山东黄河三角洲产者质佳。

4. 化学组分

蛋白质，脂肪，胱氨酸（cystine），组氨酸（histidine），谷氨酸（glutamic acid），甘氨酸（glycine），α-丙氨酸（alanine），肌氨酸（sarcosine），赖氨酸（lysine），精氨酸（arginine），天冬氨酸（asparaginic acid）等氨基酸；饱和脂肪酸：硬脂酸（stearic acid），肉豆蔻酸（myristic acid），棕榈酸（palmitic acid）；不饱和脂肪酸：油酸（oleic acid），亚油酸（linoleic acid），亚麻酸（linolenic acid），多不饱和脂肪酸有二十碳五烯酸（EPA）和二十二碳六烯酸（DHA）；尚含肌酸（creatine）、磷酸肌酸（creatine phosphoric acid）、维生素（vitamin）、烟酸、组织蛋白酶（cathepsin）A、组织蛋白酶 B 及组织蛋白酶 C 等。

5. 贮藏

置冷藏室。

（三）炮制与饮片

1. 药材炮制

取药材洗净，除去内脏。

2. 饮片名称

鲤鱼。

3. 药品类别

补虚药。

4. 性状特征

本品性状特征同药材。

5. 性味功能

本品味甘，性平。健脾和胃，利水下气，通乳，安胎。用于胃痛、泄泻、水湿肿满、小便不利、脚气、黄疸、咳嗽气逆、胎动不安、妊娠水肿、产后乳汁稀少。

6. 用法用量

内服：蒸汤或煮食，100 ～ 240g。外用：适量，烧灰，醋调敷。

7. 使用注意

风热者慎服。

8. 贮藏

置冷藏室。

（四）经典方剂与临床应用

鲤鱼汤（《备急千金要方》）

处方： 鲤鱼 1000g，白术 15g，生姜、芍药、当归各 9g，茯苓 12g。

制法： 以水 2.4L，先煮鱼熟，澄清，取 1.6L，纳药，煎取 600ml。

功能主治： 用于妊娠腹大，胎间有水气，通身肿满。

用法用量： 分五次服。

（五）食疗与药膳

赤小豆鲤鱼汤

原料： 鲤鱼 500g，赤小豆 50g。

制作方法： 将赤小豆用水煮开后，放入鲤鱼，一同煮熟，不加任何调料。每日早饭时趁热 1 次服完。

功能主治： 适用于脾虚水肿、脚气病患者食服；现用于门静脉性肝硬化腹水以及慢性肾炎水肿，均有明显利尿消肿作用。

用法用量： 每日 1 剂，病重者每日可用 2 剂。

358　泥鳅 Ni Qiu

（一）基原

1. 集解

泥鳅始载于《本草纲目》，又名"鳅鱼"。李时珍曰："长 3 ～ 4 寸，沉于泥中，如鳝而小，头尖，身青黄色，无鳞，以涎自染，滑疾难握。"

2. 品种

泥鳅为硬骨鱼纲鳅科泥鳅属动物泥鳅 *Misgurnus anguillicaudatus*（Cantor）的活体。

3. 分布

山东境内产于威海、济宁、临沂、青岛等地。

4. 生态

泥鳅喜栖于静水的底层，常出没于湖泊、池塘、沟渠和水田底层富有植物碎屑的淤泥表层。

5. 形态特征

泥鳅：体细长，前段略呈圆筒形。后部侧扁，腹部圆，头小。口小、下位，马蹄形。眼小，无眼下刺。须5对。鳞极细小，圆形，埋于皮下。侧线鳞116～170，背鳍2，7，臀鳍2，5～6。体背部及两侧灰黑色，全体有许多小的黑斑点，头部和各鳍上亦有许多黑色斑点，背鳍和尾鳍膜上的斑点排列成行，尾柄基部有一明显的黑斑。其他各鳍灰白色（图358-1）。

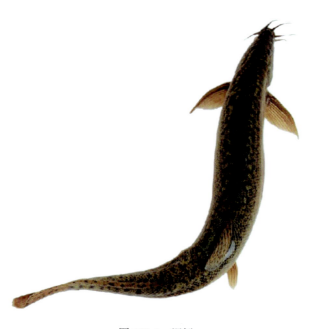

图 358-1　泥鳅

6. 产地加工

本品常年均可捕捞，捕后，除去内脏，洗净，鲜用或晒干。

（二）药材

1. 性状特征

本品性状同形态特征（图358-2）。

2. 商品规格

本品分等或为统货。

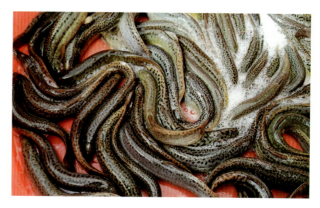

图 358-2　泥鳅药材

3. 道地药材

山东产者质佳。

4. 化学组分

泥鳅肌肉含天冬氨酸转氨酶（aspartate aminotransferase）。每100g肉中含水83g，蛋白质9.6g，脂肪3.7g，碳水化合物2.5g，灰分1.2g，钙28mg，磷72mg，铁0.9mg。脂肪含二十二碳六烯酸（docosahexenoic acid）和十八碳三烯酸（calendic acid）。组织含胺（spermine），亚精胺（spermindin），腐胺（putrescine）和尸胺（cadaverine）。烘干泥鳅表皮含γ-丁内酯（γ-butyrolactone）。此外，泥鳅含多种酶：蛋白酶（protease），表型-6-磷酸葡萄糖酸脱氧酶（phenotype of 6-phosphogluconate dehydrogenase），磷酸葡萄糖变位酶（phosphoglucomutase），乳酸脱氢酶（lactate dehydrogenase）。还含胞嘧啶（cytosine）；黄嘌呤（xanthine）；腺嘌呤（adenine）；鸟嘌呤核糖苷（guanosine）；鸟嘌呤（guanine）；嘧啶（pyrimidine）；嘌呤碱（purine bases）；核苷（nucleoside）；腺苷酸（adenylic acid）；鸟苷酸（guanylic acid）；尿嘧啶核苷酸（uridylic aicd）；脱氧鸟苷酸（deoxyguanylic acid）；F型前列腺素（F-type prostaglandins）；肌肉蛋白（muscle proteins）；4-（2，4，6-三氯苯氧基）-乙酰苯胺[4-（2，4，6，-trichlorophenoxy）acetanilide]和4-（2，4，6-三氯苯氧基）甲酰苯胺[4，（2，4，6-trichlorophenoxy）formanilide]；维生素A；维生素B_1；维生素B_2；烟酸（nicotinic acid）等。

5. 贮藏

鲜品冷藏，干品置干燥通风处。

（三）炮制与饮片

1. 药材炮制

取药材洗净，除去内脏。

2. 饮片名称

泥鳅。

3. 药品类别

补虚药。

4. 性状特征

本品性状特征同药材。

5. 性味功能

本品味甘，性平。补益脾肾，利水，解毒。主治脾虚泻痢、热病口渴、消渴、小儿盗汗水肿、小便不利、阳事不举、病毒性肝炎、痔疮、疔疮、皮肤瘙痒。

6. 用法用量

内服：煮食，100～250g；或烧存性，入丸、散，每次6～10g。外用：适量，烧存性，研末调敷，或生品捣敷。

7. 贮藏

鲜品冷藏，干品置干燥通风处。

（四）经典方剂与临床应用

泥鳅粉（《民间方》）

处方： 活泥鳅2000g。

制法： 先把活泥鳅放清水中养1天，使其排净肠内废物，次日再把它放干燥箱内烘干或焙干研末装瓶。

功能主治： 温中益气，解毒。适用于肝炎。

用法用量： 每日3次，每次10g，温开水送服。15天为1个疗程，最多不超过4个疗程。

（五）食疗与药膳

1. 泥鳅参芪汤

原料： 泥鳅250g，黄芪15g，党参15g，山药30g，大枣15g。

制作方法： 将泥鳅去头洗净，黄芪、党参、山药、大枣洗净，装入纱布袋内，扎紧袋口。将泥鳅和药袋一并放入砂锅内，加入清水和生姜，先用武火煮沸，再用文火煎熬30分钟，捞去药袋调味即可。

功能主治： 适用于脾胃气虚，小儿营养不良，气虚自汗等症。

2. 泥鳅炖豆腐

原料： 泥鳅250g，豆腐125g，姜、葱、料酒、食盐、味精各适量。

制作方法： 将泥鳅去头，清洗干净，放入锅内，加适量姜、葱、料酒、食盐，加入清水使高出鱼身。先用武火煮沸，再用文火炖至五成熟时，加入豆腐，继续炖至泥鳅熟烂，加味精，停火。

功能主治： 适用于湿邪内蕴，黄疸、水肿、小便不利等症。

359　黄鳝 Huang Shan

（一）基原

1. 集解

黄鳝始载于《雷公炮炙论》。《本草拾遗》云："鳝鱼，夏月于浅水中作窟，如蛇，冬蛰夏出，宜食之。"《图经》云："鳝鱼，似鳗鲡鱼而细长，亦似蛇而无鳞，有青黄二色，生水岸泥窟中，所在皆有之。"《本草求原》云："鳝鱼有黄青二种，黄者俗名黄鳝，青者俗名藤鳝，风鳝，甘温小毒，善穿深谭，冬寒穴里始得，治痔痢、腰背脚湿风、五痔、肠风、下血、带下、阴疮。"

2. 品种

黄鳝为硬骨鱼纲合鳃科黄鳝属黄鳝 *Monopterus albus*（Zuiew）的肉。

3. 分布

山东境内产于梁山、肥城、济宁、淄博等地。

4. 生态

黄鳝栖于河道、湖泊、沟渠及稻田中，白昼喜藏于泥质水底的洞穴中或堤岸石隙中，夜出觅食。

5. 形态特征

黄鳝：体细长如蛇，前段圆，向后渐侧扁，

尾部尖细。体长24～40cm。头圆,其高较体高为大。吻端尖,唇发达,下唇尤其肥厚。上下颌与口盖骨上都有细齿。眼小,为一薄皮所覆盖。2个鼻孔分离较远,后鼻孔在眼前缘上方,前鼻孔在吻端。左右鳃孔在腹面合而为一,呈"V"形。鳃膜连于鳃峡。体润滑无鳞。无偶鳍,背鳍和臀鳍均退化,仅留低下的皮褶,无软刺,都与尾鳍相联合。尾鳍尖细。体色微黄或橙黄,全体满布黑色小斑点,腹部灰白色(图359-1)。

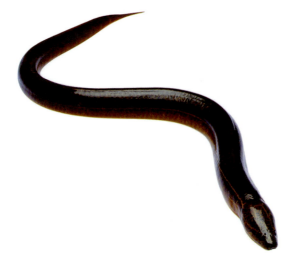

图359-1 黄鳝

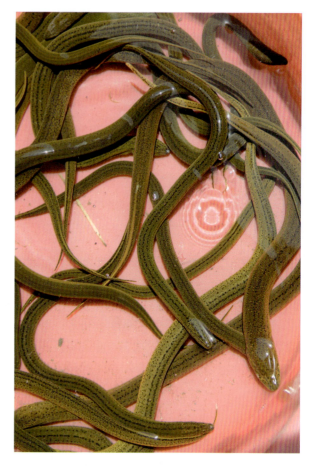

图359-2 黄鳝药材

6.产地加工

黄鳝捕捉后放水盆中,用时剖杀。或活鳝剖杀后冷冻备用。

(二)药材

1.性状特征

黄鳝体长24～40cm。头圆,吻端尖,唇发达。上下颌与口盖骨上都有细齿。眼小,为一薄皮所覆盖。2个鼻孔分离较远,后鼻孔在眼前缘上方,前鼻孔在吻端。左右鳃孔在腹面合而为一,呈"V"形。鳃膜连于鳃峡。体润滑无鳞。无偶鳍,无软刺。尾鳍尖细。体色微黄或橙黄,全体满布黑色小斑点,腹部灰白色(图359-2)。

2.商品规格

本品按大小分等或统货。

3.道地药材

本品山东产者质佳。

4.质量标志

本品以表皮柔软、颜色灰黄、肉质细致、新鲜者为佳。

5.化学组分

蛋白质,脂肪,钙,磷,铁,维生素 A,维生素 B_1,维生素 B_2,尼克酸等。

6.贮藏

鲜品冷藏,干品置干燥通风处。

(三)炮制与饮片

1.药材炮制

取药材洗净、除去内脏。

2.饮片名称

黄鳝。

3.药品类别

补虚药。

4. 性状特征

本品性状特征同药材。

5. 性味功能

本品性温，味甘。入肝、脾、肾经。补虚损，除风湿，强筋骨。治风寒湿痹、产后淋沥、下痢脓血、痔瘘、臁疮。

6. 用法用量

内服：4～8两，炖汤服。外用：剖片敷贴。

7. 配伍禁忌

本品不可与菠菜同食。

8. 使用注意

瘙痒性皮肤病、痼疾宿病、支气管哮喘、淋巴结核、癌症、红斑狼疮等患者忌食。

9. 贮藏

鲜品冷藏，干品置通风干燥处。

（四）食疗与药膳

1. 参归鳝鱼羹

原料：鳝鱼500g，当归15g，党参15g，葱、姜、精盐适量。

制作方法：将鳝鱼去内脏及骨，洗净，切成段。将当归、党参洗净，装入纱布袋内，扎紧袋口。再将鳝鱼、药袋和生姜片一并放入砂锅内。加入清水适量，先用武火煮沸，再用文火煎煮50～60分钟，捞出药袋，加入适量葱、精盐调味，稍沸即成。当菜或点心食用。

功能主治：适用于气血不足，身体虚弱，消瘦食少，脱肛，子宫脱垂等症。

2. 烩鳝鱼丝

原料：鳝鱼500g，花生油50ml，精盐、酱油、醋、红糖、淀粉、葱、料酒、姜适量。

制作方法：将鳝鱼去内脏及骨，洗净，斜切成丝。锅烧热后放进花生油，油八成热时，鳝鱼丝下锅煸炒片刻，加适量精盐、酱油、醋、红糖、葱、料酒、姜丝，加水稍煮3～5分钟，酌加湿淀粉，略煮即成，当菜食用。

功能主治：主治气血亏虚，身体虚弱，痔疮出血。

360 海马 Hai Ma

（一）基原

1. 集解

海马始载于《本草拾遗》，名海马。

2. 品种

海马为硬骨鱼纲海龙科海马属动物日本海马 *Hippocampus japonicus* Kaup除去内脏的干燥全体。药材习称"小海马"或"海蛆"。

3. 分布

山东境内各沿海城市均有。

4. 生态

日本海马为暖水性海洋鱼类，栖息于水质清新、风小浪缓、海藻茂盛、底质为沙砾的近海海区。

5. 形态特征

日本海马：体长，侧扁，被环状骨板，由10～12个骨环组成。头部和尾部细长，腹部突出；背鳍条16～17根，胸鳍条13根，尤腹鳍和尾鳍；体灰褐色，吻及体侧有斑纹，骨环节突棘上长有树枝状的线条物。雄性个体稍大于雌性个体，常见个体体长4.5～9cm，寿命2～3年（图360-1）。

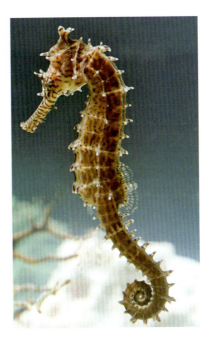

图360-1 海马原动物

6. 产地加工

全年均可捕获，但以 8～9 月产量最大。捕获后，将内脏除去，晒干；或除去外部灰、黑色皮膜和内脏后，将尾盘卷，晒干，选择大小相似者，用红线缠扎成对。

（二）药材

1. 性状特征

全体呈长条形，较小，略弯曲或卷曲，侧扁。上部粗而扁方，下部细而方，尾端略尖而弯曲。头似马头，吻短口小，有 1 对深陷的眼睛。头部小刺及体环上棱棘发达。体冠较小，有不突出的钝棘。表面暗棕色，略有光泽，有棱，密生突起的横纹，边缘有齿，背部有鳍。骨质坚硬，不易折断。气微腥，味微咸（图 360-2）。

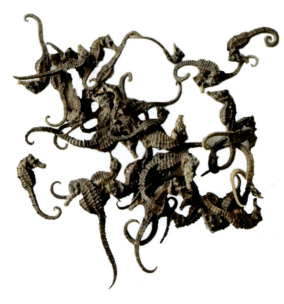

图 360-2　海马药材（小海马）

2. 商品规格
本品均为统货。

3. 道地药材
山东沿海产者质佳。

4. 质量标志
本品以个大、体完整者为佳。

5. 化学组分
蛋白质，氨基酸，脂肪酸，甾体和无机元素等。

6. 贮藏
置阴凉干燥处，防蛀。

（三）炮制与饮片

1. 药材炮制
（1）海马：取原药材用水刷净，切块或打碎。
（2）酒炙海马：取净海马用黄酒湿润，微火烘烤至酥松而呈黄色即成。

2. 饮片名称
海马，酒海马。

3. 药品类别
补虚药：补阳药。

4. 性状特征
海马：本品呈不规则块状。余同药材。
酒海马：本品形同海马，颜色稍深，略有酒气。

5. 性味功能
本品性温，味甘。补肾壮阳，调气活血。用于阳痿、遗尿、虚喘、难产、癥瘕、疔疮肿毒。

6. 用法用量
内服：煎汤，3～9g；或入散剂，0.9～3g。外用：研末撒。

7. 使用注意
孕妇及阴虚火旺者忌服。

8. 贮藏
本品置阴凉干燥处，防蛀。酒海马密封保存。

（四）经典方剂与临床应用

海马三肾丸(《全国中成药处方集》)

处方：海狗肾1条，黑驴肾1条，花鹿肾1条，大海马1对，大蛤蚧1对（去头），大熟地180g，胡桃肉120g，血鹿茸60g，附子片60g，上人参60g，怀山药60g，桑螵蛸60g，母丁香30g，贡油桂30g，紫梢花30g，韭菜籽30g，山萸肉60g，覆盆子30g，枸杞子30g，肉苁蓉30g，巴戟天30g，补骨脂30g，淫羊藿30g，菟丝饼30g，仙茅30g，蛇床子30g，荜澄茄30g，大茴香30g，小茴香30g。

制法：将三肾及海马、蛤蚧均各用滑石烫法（存性），再和群药一处研为细末，炼蜜为丸，如梧桐子大。

功能主治：补肾壮阳，摄精止遗。治阳痿，遗精，肾虚腰痛。

用法用量：每日 2 次，每服 6g，淡盐汤送下。

（五）食疗与药膳

1. 海马酒

原料：海马 2 只，白酒 500g。

制作方法：将海马浸入白酒内，封固 14 天后即可饮用。

功能主治：适用于肾之精气久亏，以至命火衰微而引起阳痿、腰膝酸软等症。

用法用量：每日临睡前饮 15 ～ 20ml。

2. 海马童子鸡

原料：海马 10g，虾仁 15g，童子鸡 1 只，味精、盐、生姜、淀粉、清汤、葱、蒜适量。

制作方法：童子鸡处理干净，洗去血水，剁成小块后，放入沸水中余一下。海马、虾仁洗净与鸡肉一同放入锅内，加入葱段、生姜、蒜及鸡汤适量，蒸烂。最后加入调味料，浇芡汁即可食用。

功能主治：补益肾精、增强体质，适于体力明显衰退、性欲减退者、肾虚阳痿者使用。

361 海龙 Hai Long

（一）基原

1. 集解

海龙始载于《本草纲目拾遗》，赵学敏引《赤嵌集》谓："海龙产澎湖澳。冬日双跃海滩，鱼人获之，号为珍物，首尾似龙，无牙、爪，大者尺余，入药。"

2. 品种

海龙为硬骨鱼纲海龙科海龙属动物尖海龙 *Syngnathus acus* Linnaeus 的干燥体。

3. 分布

山东境内沿海城市均产。

4. 生态

尖海龙喜栖息于沿岸藻类繁茂的海域中，常利用尾部缠在海藻枝上，并以小型浮游生物为饵料，也常食小型甲壳动物。

5. 形态特征

尖海龙：体细长呈鞭状，全长 11 ～ 20cm，体高及宽近相等。躯干部七棱形，尾部四棱形，尾后方渐细，不卷蚀。头长而细尖。吻长超过头长的 1/2。骨环体部 19，尾部 36 ～ 41。背鳍较长，39 ～ 45，始于最末体环，止于第 9 尾环。臀鳍 4，短小。胸鳍 12 ～ 13，扇形，位低。尾鳍 9 ～ 10，后缘圆形。体黄绿色，腹侧淡黄，体上具多数不规则暗色横带。背鳍、臀鳍及胸鳍淡色，尾鳍黑褐色（图 361-1）。

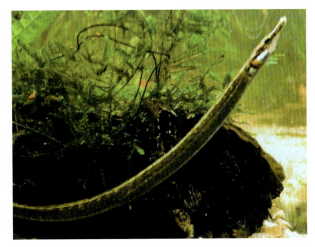

图 361-1 海龙原动物

6. 产地加工

夏、秋二季捕捞，洗净，晒干。

（二）药材

1. 性状特征

干燥体呈细长条形而扭曲。全长 11 ～ 20cm，直径 0.4 ～ 0.5cm。尾长约为躯干的 2 倍。表面背部灰褐色，腹部灰黄色。躯干部有 7 条纵棱，尾部有 4 条纵棱。骨环不甚明显。质轻而脆，易折断。气腥，味淡微咸（图 361-2）。

2. 商品规格

海龙类按大小分为 3 个等级。①大条：长

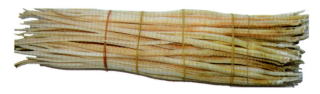

图 361-2　尖海龙药材

30～40cm；②中条：长 20～30cm；③小条：长20cm 以下。

尖海龙属于小条，均为统货。

3. 道地药材

本品山东产者质佳。

4. 质量标志

本品以条大、色白、完整者为佳。

5. 显微特征

粉末鉴别：横纹肌纤维较多，近五色，多碎断，有细密横纹，横纹平直，横断面易见，长卵形，表面平滑，可见裂缝状孔隙。胶原纤维较多，近无色，多碎断，有细密横纹，横纹平直，横断面易见，长卵形，表面平滑，可见裂缝状孔隙。皮肤碎片近无色，表面观细胞界线不明显，可见较明显粗大的横向纹理，布有棕色颗粒状色素物，聚集成星芒状。骨质碎片五色，呈不规则块状，骨陷窝裂缝状，排列不规则，边缘骨小管稀疏。

6. 化学组分

蛋白质（protein），胆甾醇（cholesterol），胆甾烯 -3- 酮（cholesten-3-one），N- 苯基 -β- 苯胺（N-phenyl-β-phenylamine）。氨基酸类：赖氨酸（lysine），组氨酸（histidine），精氨酸（arginine），天冬氨酸（aspartic acid），苏氨酸（threonine），丝氨酸（serine），谷氨酸（glutamin），脯氨酸（proline），甘氨酸（glycine），丙氨酸（alanine），缬氨酸（valine），甲硫氨酸（methionine），异亮氨酸（isoleucine），亮氨酸（leucine），酪氨酸（tyrosine），苯丙氨酸（phenylalanine）。无机元素：钙（Ca），镁（Mg），钠（Na），钾（K），磷（P），硅（Si），铝（Al），铁（Fe），锰（Mn），砷（As），铜（Cu），锡（Sn），钡（Ba），铅（Pb）。磷脂类：溶血磷脂酰胆碱（lysophosha-tidylcholine），神经鞘磷脂（sphingophospholipid），磷脂酰胆碱（phosphatidylcholine），磷脂酰乙醇

胺（phosphatidylethanolamine）。脂肪酸类：十四酸（tetradecanoic acid）；十六酸（hexadecanoic acid）；6- 十六酸烯酸（6-hexadecenoic acid）；6，9- 十六碳二烯酸（6，9-hexadecadienoic acid）；十八酸（octadecanoic acid）；9- 十八碳烯酸（9-octadecenoic acid）；8，11- 十八碳二烯酸（8，11-octadecenoic acid）；6，9，12- 十八碳三烯酸（6，9，12-octadecenoic acid）；二十酸（eicosanoic acid）；11- 二十碳烯酸（11-eicosenoic acid）；二十二酸（docosenoic acid）；13- 二十二酸（13-docosaoic acid）；4，7，10，13，16，19- 二十二碳六烯酸（4，7，10，13，16，19-docosahexaenoic acid）等。

7. 理化特征

（1）化学定性：取本品石油醚提取浓缩液1ml，水浴蒸干，以氯仿 1ml 溶解，加入浓硫酸 - 醋酐（1：20）数滴，试液呈现红紫色环。

（2）薄层色谱：取本品石油醚提取浓缩液，点样于 0.5%CMC 硅胶 G 薄层板上，以氯仿 - 丙酮 - 甲醇（7：2：1）上行展开，展距 14.2cm，以 5% 磷钼酸乙醇溶液显色，电吹风吹干。

8. 贮藏

用纸包好，放木箱内，置阴凉干燥处。本品易虫蛀，保管时放入一点花椒，可起到防蛀的作用。

（三）炮制与饮片

1. 药材炮制

取药材除去灰屑，用时捣碎或切段。

2. 饮片名称

海龙。

3. 药品类别

补虚药：补阳药。

4. 性状特征

本品为粗细不一的段或不规则的碎扁块及粉末，灰褐色至黄白色，可见褐色鳍的碎片，气腥。

5. 性味功能

本品性温，味甘。温肾壮阳，散结消肿。用于阳痿遗精、癥瘕积聚、瘰疬痰核、跌打损伤；外治痈肿疔疮。

6. 用法用量

内服：煎汤，3～9g；外用：适量，研末敷患处。

7. 使用注意

孕妇及阴虚火旺者忌服。

8. 贮藏

本品用纸包好，放木箱内，置阴凉干燥处。本品易虫蛀，保管时放入一点花椒，可起到防蛀的作用。

（四）食疗与药膳

巴戟杜仲海龙瘦肉汤

原料：巴戟天 60g，海龙 15g，杜仲 15g，猪瘦肉 300g。

制作方法：将巴戟天、海龙、杜仲洗净；猪瘦肉洗净，切块。全部用料放入锅内，加清水适量，武火煮沸后，改用文火煲 2 小时，调味即可。

功能主治：补肾壮阳。用于肾虚阳衰，症见性欲减退、举而不坚、早泄遗精、腰膝酸软等。

362　鱼脑石 Yu Nao Shi

（一）基原

1. 集解

鱼脑石始载于《日华子诸家本草》，原名为石首鱼脑中枕。马志曰："石首鱼出水能鸣，夜视有光，头中有石如棋子。"李时珍曰："生东南海中，其形如白鱼，扁身弱骨，细鳞黄色如金，首有白石二枚，莹洁如玉。"《开宝本草》载："石头鱼，头中石鲀。"鱼脑石一名首见于《医宗金鉴》，今通称鱼脑石。

2. 品种

鱼脑石为硬骨鱼纲石首鱼科黄鱼属动物大黄鱼 *Pseudosciaena crocea*（Richardson）或小黄鱼 *Pseudosciaena polyactis* Bleeker 头骨中的耳石。

3. 分布

山东境内产于各沿海城市。

4. 生态

（1）大黄鱼：为暖温性洄游鱼类，栖息于 60m 以内近海的中下层。

（2）小黄鱼：为近海底层结群性洄游鱼类，栖息于泥质或泥沙底质的海区。

5. 形态特征

（1）大黄鱼：体长 40～50cm，侧扁。金黄色。尾柄细长，长为高的 3 倍余。鳞较小，背鳍起点至侧线间具 8～9 行鳞。头较大，具发达黏液腔。下颌稍突出。侧线鳞 56～58，背鳍起点至侧线间具鳞 8～9 枚。背鳍具 9～11 鳍棘，27～38（一般为 31～33）鳍条。臀鳍具 2 鳍棘，7～10 鳍条，第 2 鳍棘等于或稍大于眼径。体黄褐色，腹面金黄色，各鳍黄色或灰黄色。唇橘红色。鳔较大，前端圆形，具侧肢 31～33 对，每一侧肢最后分出的前小枝和后小枝等长。头颅内有 2 块白色矢耳石。椎骨 26～27 个，有时 25 个（图 362-1）。

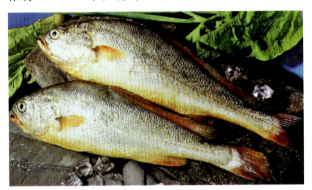

图 362-1　大黄鱼

（2）小黄鱼：体形较小，侧扁，一般体长 16～25cm，尾柄长为其高的 2 倍。背侧黄褐色，腹侧金黄色。头大，口宽而倾斜，上下颌略相等。下颌无须，颏部有 6 个细孔。上下颌具细牙，上颌外侧及下颌内侧牙较大，但无犬牙；腭骨及犁骨无牙。头及身体被栉鳞，鳞较大，侧线上鳞 5～6 个；背鳍及臀鳍鳍条膜上有 2/3 以上被小圆鳞。臀鳍鳍条少于 10。鳔侧管 2 小分支平行但不相等，呈一长一短管状。

6. 产地加工

一般在 5～6 月大小黄鱼渔汛期收集。加工时将头骨中最大的一块耳石取出，洗净，晾干。

（二）药材

1. 性状特征

耳石完整者呈长卵形、有三棱的颗粒。大黄

鱼的矢耳石长 1.5 ～ 2.0cm，宽 0.8 ～ 1.8em。小黄鱼的矢耳石长 1 ～ 1.2cm，宽 0.5 ～ 0.7cm。中间宽，一端稍圆，另一端尖。全体瓷白色。关节面较平坦，表面可见明显的圆形节痕；另一面向一侧隆起，近尖端部有一斜的凹沟，并有横突数个，其隆起的一侧下方可见细长纹理（生长线）。质地坚硬，不易破碎。气微，味稍涩（图 362-2）。

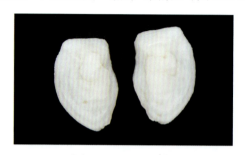

图 362-2　鱼脑石药材

2. 商品规格

统货。分浙江、江苏统装等。

3. 道地药材

本品浙江、山东产者质佳。

4. 质量标志

本品以洁白、坚硬、无杂质者为佳。

5. 显微特征

（1）组织鉴别：鱼脑石纵向磨片呈淡黄白色，腹侧生长纹平行于腹面呈弧形近等距排列，达纵切面的 1/2；背侧生长纹数层，呈波状排列。晶形大多为针柱状、纤维状，横穿生长纹而呈放射状排列。还可见少量散在的红色有机物。

（2）粉末鉴别：粉末呈白色。镜下可见针状、条状、柱状、球粒状、片状、板状、层板状的碳酸钙结晶体，以及少量的有机质与纤维蛋白。

6. 化学组分

碳酸钙，纤维蛋白和钡、铍、钙、钴、铬、铜、钾等无机元素。

7. 理化特征

（1）荧光检查：药材粉末在紫外光下显紫色荧光。

（2）化学定性

1）偏光显微镜下观察：晶体轮廓不明显，无色。具显著的假吸收，糙面显著。二轴晶，负光性，光轴角 ZY=180°，折射率 N_g=1.686、N_m=1.682、N_p=1.530。干涉色为 Ⅲ～Ⅳ 级蓝绿。消光闪图穿切数条生长纹而呈放射消光。

2）红外光谱鉴别：120 目的鱼脑石细粉，KBr 压片。结果显示生鱼脑石在 695cm^{-1}、710cm^{-1}、850cm^{-1}、1080cm^{-1}、1470cm^{-1}、1785cm^{-1}、2510cm^{-1}、2880cm^{-1}、2980cm^{-1}、3400cm^{-1} 处有吸收峰。煅鱼脑石（600℃）除了 695cm^{-1}、1080cm^{-1}、3400cm^{-1} 吸收峰不存在外，其他与生鱼脑石相似。

3）Ca^{2+} 的鉴定：取药材粉末 0.1g 于刻度离心管中，加浓盐酸 0.5ml 溶解后，再加蒸馏水稀释至 5ml 备用。①取铂丝棒蘸浓盐酸在无色火焰中反复灼烧至火焰不显杂色为止，然后蘸试液在火焰中灼烧，火焰呈砖红色。②取试液 1 滴于试管中，加 GBHA 试剂 4 滴，氢氧化钠试剂 1 滴，草酸钠试剂 1 滴，然后加入 3 ～ 4 滴氯仿振摇，氯仿层显红色。③取试液 2 滴于试管中，加草酸铵试剂 2 滴，生成白色结晶沉淀。

4）CO_3^{2-} 的鉴定：在验气装置的试管中，放入药材粉末适量，加稀盐酸 2 ～ 3 滴，迅速将玻璃管中保持有少许饱和氢氧化钡溶液的验气装置盖紧，玻璃管中的溶液变混浊。

5）蛋白质的鉴定：药材粉末适量放白瓷板上，滴加氢氧化钠试剂 2 滴，再滴加硫酸铜试液 1 滴，粉末变为蓝色。

6）染色反应：取药材适量放入盐酸中浸 3 分钟后取出，用蒸馏水冲净备用。①取试样 1 粒放入浓硝酸钴溶液中煮沸 5 ～ 6 分钟取出，药材表面呈淡紫色。②取试样 1 粒，放入菲格尔溶液（100ml 蒸馏水溶解 11.8g 硫酸锰，再加 1g 硫酸银煮沸，冷却过滤，再加 2 滴稀氢氧化钠溶液）中，1 分钟后药材表面变灰，10 分钟后变为黑色。

8. 贮藏

置干燥处，防灰尘。

（三）炮制与饮片

1. 药材炮制

（1）鱼脑石：将原药材去除杂质，洗净，晾干，研成极细粉。

（2）煅鱼脑石：取生鱼脑石，放铁勺内，上扣覆 1 个碗，在烈火上煅至有爆裂声后，取出放凉。用时打碎，研粉。或将净鱼脑石置适宜容器内，用无烟武火加热，煅至红透，晾干。

2. 饮片名称

鱼脑石，煅鱼脑石。

3. 药品类别

利尿通淋药。

4. 性状特征

（1）鱼脑石：本品呈破碎状或形同原药材（图362-3）。

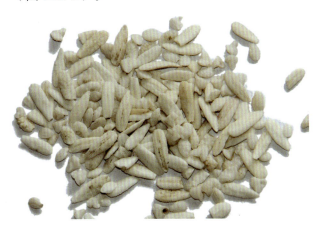

图362-3 鱼脑石

（2）煅鱼脑石：本品形如鱼脑石，表面灰白色，质酥。

5. 性味功能

本品性平，味咸。化石，通淋，清热解毒。用于尿路结石、小便不利、鼻炎、耳脓、脑漏等。

6. 用法用量

内服：煎汤，3～15g；或研末1.5～3g。外用：适量，研末，吹鼻或麻油调匀滴耳。

7. 贮藏

置干燥处，防灰尘。

（四）经典方剂与临床应用

鱼脑石散（《中医耳鼻喉科学》）

处方：鱼脑石粉9g，冰片0.9g，辛夷花9g，细辛3g。

制法：共为细末。

功能主治：散寒，通窍，除涕。治鼻渊，症见鼻涕白黏，鼻塞或重或轻，嗅觉减退，鼻内肌膜淡红，肿胀，鼻甲肥大，遇风冷则鼻塞，流涕加重。

用法用量：吹鼻，每日2～3次。

（五）食疗与药膳

鱼脑石30粒，研成细末，分10等份，开水送服，每次1份，日服3次。治肾结石。

363 鱼鳔 Yu Biao

（一）基原

1. 集解

鱼鳔始见于《本经逢源》，载："鳔胶合沙苑蒺藜名聚精丸，为固精要药。"《本草新编》载："鱼鳔胶稠，入肾补精，恐性腻滞，加入人参，以气行于其中，则精更益生，而无胶结之弊也。"《本草纲目》载："鳔，即诸鱼之白脬，其中空如泡，故曰鳔。可治为胶，亦名缥胶。诸鳔皆可为胶，而海鱼多以石首鳔作之，名江鳔，谓江鱼之鳔也，黏物甚固。"

2. 品种

鱼鳔为硬骨鱼纲石首鱼科黄鱼属动物大黄鱼 *Pseudosciaena crocea*（Richardson）的干燥鱼鳔。

3. 分布

山东境内产于各沿海城市。

4. 生态

大黄鱼为暖温性近海集群洄游鱼类，主要栖息于60米以内的沿岸和近海水域的中下层。

5. 形态特征

大黄鱼：体长40～50cm，侧扁。金黄色。尾柄细长，长为高的3倍余。鳞较小，背鳍起点至侧线间具8～9行鳞。头较大，具发达黏液腔。下颌稍突出。侧线鳞56～58，背鳍起点至侧线间具鳞8～9枚。背鳍具9～11鳍棘，27～38（一般为31～33）鳍条。臀鳍具2鳍棘，7～10鳍条，第2鳍棘等于或稍大于眼径。体黄褐色，腹面金黄色，各鳍黄色或灰黄色。唇橘红色。鳔较大，前端圆形，具侧肢31～33对，每一侧肢最后分出的前小枝和后小枝等长。头颅内有2块白色矢耳石。椎骨 26～27 个，有时 25 个。

6. 产地加工

取鱼鳔仔细除去外皮、血管及内面的黏膜，用水洗净，在日光下晒干，压扁；或洗净鲜用。或溶化后，冷凝成的冻胶，称为"鳔胶"。亦有切成线条状的称为"线鱼胶"。

（二）药材

1. 性状特征

干燥鱼鳔为淡灰白色、带有部分红棕色、半透明、坚韧、角质性的膜状物，或为无色透明带光泽的叶片状。黄鱼的鳔较小；鲟鱼、鳇鱼的鳔较大，并附有垂带 2 条。质坚韧，不易撕裂，裂断处呈纤维状。气微腥，味淡（图 363-1）。

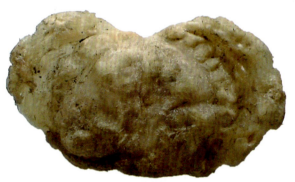

A. 大鱼鳔

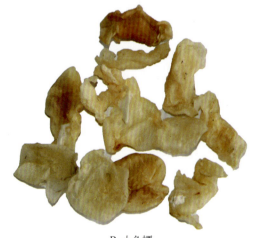

B. 小鱼鳔

图 363-1　鱼鳔药材

2. 商品规格

本品均为统货。

3. 道地药材

本品广东、山东沿海者质佳。

4. 质量标志

本品以淡灰白色、半透明、完整者为佳。

5. 化学组分

骨胶原（collagen）80%，加水煮沸，则水解变为明胶。另含天冬氨酸、苏氨酸、丝氨酸等 17 种氨基酸。

6. 理化特征

化学定性：本品浸于水中即膨胀，煮沸则几乎全溶。其浓厚水溶液，冷后即成冻胶。2% 的水溶液放冷也冻结。

7. 贮藏

贮于阴凉干燥处。

（三）炮制与饮片

1. 药材炮制

（1）鱼鳔：取原药材，拣去杂质，剁成约 1.5cm 的小块。

（2）制鱼鳔：取蛤粉或滑石粉置锅内，用文火炒热，放入鱼鳔胶块，拌炒至鼓胀松泡时，取出，筛去蛤粉或滑石粉，放凉（每鱼胶 10kg，用蛤粉 2.5kg）。

2. 饮片名称

鱼鳔，制鱼鳔。

3. 药品类别

补阳药。

4. 性状特征

（1）鱼鳔：本品呈小方块状，黄白色，角质样，半透明。质韧。气微腥，味淡。

（2）制鱼鳔：本品表面鼓胀发泡，黄色，质酥脆。气微香。

5. 质量要求

（1）鱼鳔

1）水分：不得过 18.0%。

2）总灰分：不得过 3.0%。

3）含量测定：用氮测定法测定。本品含总氮（N）不得少于 12.0%。

（2）制鱼鳔

1）水分：不得过 14.0%。

2）总灰分：不得过 5.0%。

3）含量测定：用氮测定法测定。本品含氮（N）不得少于 12.0%。

6. 性味功能

本品性平，味甘、咸。补肾益精，滋养筋脉，止血，散瘀，消肿。用于肾虚滑精、产后风痉、破伤风、精神疲乏、吐血、血崩、创伤出血、痔疮等。

7. 用法用量

内服：煎汤，10～30g；研末，3～6g。外用：适量，深化或烧灰涂敷。

8. 使用注意

胃呆痰多者禁服。

9. 贮藏

贮于阴凉干燥处。

（四）经典方剂与临床应用

鱼鳔当归汤（《民间方》）

处方：鱼鳔 10g，当归 3g，红枣 10 枚。

制法：水煎服。

功能主治：大补气血。适用于再生障碍性贫血。

用法用量：每日 2 次，可长期服用。

（五）食疗与药膳

1. 鱼鳔五子汤

原料：鱼鳔 12～15g，沙苑子 19g，菟丝子 12g，女贞子、枸杞子各 15g，五味子 9g。

制作方法：上六味共水煎，水沸 1 小时后饮汤。

功能主治：用于肾虚者的补养，也治遗精、腰痛、耳鸣、头晕、眼花等症。

用法用量：每日 1 剂，分 2 次服。

2. 鱼鳔龟肉汤

原料：鱼鳔 15～20g，净乌龟肉 100～150g，精盐适量。

制作方法：将乌龟肉切小块，与鱼鳔一起放砂锅中，加盐少许、清水 300ml，以文火炖煮 50 分钟。肉熟即可。

功能主治：补肾养阴。适宜于肾气不固遗尿、夜尿增多，也可用于慢性肾炎的辅助食疗。

364　蟾酥 Chan Su

（一）基原

1. 集解

蟾酥始载于《药性论》，原名"蟾蜍眉脂"。《本草衍义》始有蟾酥之名，云："眉间有白汁，谓之蟾酥。以油单（纸）裹眉裂之，酥出单（纸）上，入药用。"《本草纲目》曰："取蟾酥不一：或以手捏眉棱，取白汁于油纸上及桑叶上，插背阴处，一宿即自干白，安置竹筒内盛之，真者轻浮，入口味甜也。或以蒜及胡椒等辣物纳口中，则蟾身白汁出，以竹篦刮下，面和成块，干之。"根据以上记载蟾酥的采制方法以及蟾酥之性状，与现今蟾酥一致。其原动物蟾蜍始载于《名医别录》。陶弘景云："此是腹大、皮上多痱磊者，其皮汁甚有毒，犬啮之，口皆肿。"

2. 品种

蟾酥为两栖纲蟾蜍科蟾蜍属动物中华大蟾蜍 *Bufo bufo gargarizans* Cantor 或黑眶蟾蜍 *Bufo melanostictus* Schneider 皮肤腺和耳后腺的干燥分泌物。

3. 分布

山东境内产于临沂、莱芜、菏泽、平度、郓城等地。

4. 生态

（1）中华大蟾蜍：栖息于泥土中或栖居在石下或草间，夜出觅食。

（2）黑眶蟾蜍：栖息于潮湿草丛，夜间或雨后常见。捕食多种有害昆虫和其他小动物。

5. 形态特征

（1）中华大蟾蜍：体长一般在 10cm 以上，体粗壮，头宽大于头长，吻端圆，吻棱显著；鼻孔近吻端；眼间距大于鼻间；鼓膜明显，无犁骨齿，上下颌亦无齿。前肢长而粗壮，指、趾略扁，指侧微有缘膜而无蹼，指长顺序 3、1、4、2，指关节下瘤多成对，掌突 2，外侧者大。后肢粗壮而短，胫跗关节前达肩部，左右眼部不相遇，趾侧有缘膜，蹼尚发达，内跖变形长而大，外跖突小而圆。皮肤极粗糙，头顶部较平滑，两侧有大而长的耳后腺，其余部分满布大小不等的圆形瘰疣，排列较规则的为头后之瘰疣，斜行排列几与耳后腺平行。此外，沿体侧之瘰疣排列亦较规则，胫部之瘰疣更大，个别标本有不明显之跗褶，腹面皮肤不光滑，有小疣。颜色变异颇大，生殖季节雄性背面多为黑绿色，体侧有浅色的斑纹；雌性背面色较浅，瘰疣乳黄色，有时自眼后沿体侧有斜行之黑色纵斑，腹面乳黄色，有棕色或黑色细花纹。雄性个体较小，内侧三指有黑色婚垫，无声囊（图364-1）。

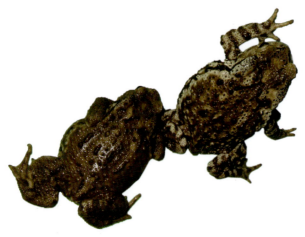

图364-1　中华大蟾蜍动物

（2）黑眶蟾蜍：体长7～10cm，雄性略小；头高，头宽大于头长；吻端圆，吻棱明显，鼻孔近吻端，眼间距大于鼻间距，鼓膜大，无犁骨齿，上下颌均无齿，舌后端无缺刻。头部沿吻棱、眼眶上缘、鼓膜前缘及上下颌缘有十分明显的黑色骨质棱或黑色线。头顶部显然下凹，皮肤与头骨紧密相连。前肢细长；指、趾略扁，末端色黑；指长序为3、1、4、2；指关节下瘤多成对，外掌突大，内侧者略小，均为棕色，后肢短，胫跗关节前达肩后方，左右跟部不相遇；足短于胫；趾侧有缘膜，相连成半蹼，关节下瘤不明显；内跖突略大于外跖突。皮肤极粗糙，除头顶部无疣外，其余布满大小不等之圆形疣粒，疣粒上有黑点或刺；头两侧为长圆形之耳腺；近脊中线由头后至臀部有2纵行排列较规则的大疣粒。体大的黑眶蟾蜍腹面满布小棘。生活时体色变异较大，一般为黄棕色略有棕红色斑纹。雄性第1、2指基部内侧有黑色婚垫，有单咽下内声囊。

6. 产地加工

本品多于夏、秋二季捕捉蟾蜍，洗净，挤取耳后腺和皮肤腺的白色浆液，加工，干燥。

（二）药材

1. 性状特征

皮肤腺和耳后腺的干燥分泌物呈扁圆形团块状或薄片状。棕褐色，薄片状者对光透视为红棕色。团块状者质坚，不易折断，断面棕褐色，角质状微有光泽；薄片状者质脆，易碎。断面红棕色，半透明。气微腥，味初甜而后有持久的麻辣感，粉末嗅之作嚏。遇水即起泡沫，并泛出白色乳状液；用锡纸包碎块少许，烧之即熔为油状（图364-2）。

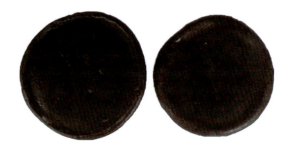

图364-2　蟾酥药材

2. 商品规格

本品分团蟾酥和片蟾酥等规格。

3. 道地药材

山东产者为道地药材。

4. 质量标志

本品以质明亮、紫红色、断面均一、沾水即成乳白色隆起者为佳。

5. 化学组分

华蟾毒配基约5%，脂蟾毒配基约3.4%，蟾毒灵约1.8%，羟基华蟾毒基约1.6%，蟾毒配质（bufotalin）约1.5%，远华蟾毒基（telocinobufagin）约1.4%，海蟾蜍精（marinobufagin），洋地黄毒苷元，沙门苷元等；吲哚类生物碱：蟾酥碱（bufotenine），蟾酥甲碱（bufotenidine），去氢蟾酥碱（dehydrobufotenine），蟾酥硫碱（bufothionine）

及 5- 羟色胺等；其他：甾醇类，肾上腺素，多种氨基酸等。

6. 理化特征

化学定性：①取本品粉末 0.1g，加甲醇 5ml，浸泡 1 小时，滤过，滤液加对二甲氨基苯甲醛固体少量，滴加硫酸数滴，即显蓝紫色。②取本品粉末 0.1g，加三氯甲烷 5ml，浸泡 1 小时，滤过，滤液蒸干，残渣加醋酐少量使溶解，滴加硫酸，初显蓝紫色，渐变为蓝绿色。

7. 贮藏

置干燥处，防潮。

（三）炮制与饮片

1. 药材炮制

（1）蟾酥：取药材除去杂质，用时捣碎。

（2）蟾酥粉：取蟾酥，捣碎，加白酒浸渍，时常搅动至呈稠膏状，干燥，粉碎。每 10kg 蟾酥，用白酒 20kg。

2. 饮片名称

蟾酥粉，蟾酥。

3. 药品类别

攻毒杀虫止痒药。

4. 性状特征

本品呈碎块状，余同药材。或呈棕褐色粉末，有酒香味（图 364-3）。

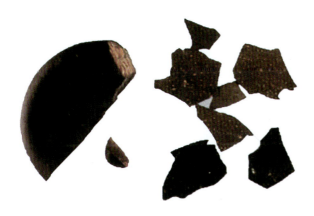

图 364-3　蟾酥

5. 质量要求

（1）水分：不得过 13.0%。

（2）总灰分：不得过 5.0%。

（3）酸不溶性灰分：不得过 2.0%。

（4）含量测定：用高效液相色谱法测定。本品含华蟾酥毒基（$C_{26}H_{34}O_6$）和脂蟾毒配基（$C_{24}H_{32}O_4$）的总量不得少于 6.0%。

6. 性味功能

本品性温，味辛；归心经；有毒。解毒，止痛，开窍醒脾。用于痈疽疔疮，咽喉肿痛，中暑神昏，腹痛吐泻。

7. 用法用量

外用：适量，研末调敷或掺膏药内贴患处。内服：0.015 ～ 0.03g，多入丸、散用。

8. 使用注意

孕妇慎用。

9. 贮藏

置阴凉干燥处，密封。

（四）经典方剂与临床应用

蟾酥丸（《玉机微义》）

处方：制川乌、莲花蕊、朱砂各 7.5g，乳香、没药各 6g，轻粉、蟾酥各 3g，麝香 1.5g。

制法：上药研为细末，糊丸如豌豆大。

功能主治：主疔毒及一切恶疮。

用法用量：每服 1 丸，病重者 2 丸。用生葱 3 ～ 5 茎嚼极烂，吐于手心，包药在内，热酒和葱送下，或用葱煎水送服。取汗。

365　哈蟆油 Ha Ma You

（一）基原

1. 集解

哈蟆油始载于《本草图经》，载："山哈，记载于虾蟆项下"，据书中描述的生境、生态、形态、色泽等皆与林蛙相吻合。哈士蟆一名见于《饮片新参》，也就是人们俗称的"哈士蟆油"（雌性林蛙卵管），在古时是滋补品中不可多得的稀有贡品。

2. 品种

哈蟆油为两栖纲蛙科林蛙属动物中国林蛙 *Rana temporaria chensinensis* David. 雌蛙的干燥输卵管。

3. 分布

山东境内产于青岛、德州、蒙山等地。

4. 生态

中国林蛙生于阴湿的山坡树丛中，离水体较远，9 月底至次年 3 月营水栖生活，冬季成群聚集在河水深处的大石块下冬眠。

5. 形态特征

中国林蛙（雌蛙）：体长 70 ～ 90mm。头较扁平，长宽相等或略宽；吻端钝圆，略突出于下颌，吻棱较明显；鼻孔位于吻、眼之间，眼间距大于鼻间距；鼓膜显著，明显大于眼径之半，犁骨齿两短斜行，位于内鼻孔内侧。前肢较短，指端圆，指较细长；关节下瘤、指基下瘤及内外掌突均较显著。后肢长，胫跗关节前达眼或略超过，左右跟部明显重叠，胫长超过体长之半，足与胫等长或略长；趾端钝圆，趾细长，第 4 趾最长，蹼发达，外侧趾间具蹼而不发达；关节下瘤小而明显，内跖突窄长，外跖突小而圆。皮肤上多细小痣粒，口角后端颌腺明显，背侧褶在颞部不平直而成曲折状，在鼓膜上方侧褶略斜向外侧，随即又折向中线，再向后延伸达胯部；两侧褶间有少数分散的疣粒，在肩部有排成"人"形者；腹面皮肤光滑。跖褶 2。两眼间深色横纹及鼓膜处三角斑清晰，背面与体侧有分散的黑斑点，一般都在疣粒上；四肢横斑清晰，腹面灰色斑点颇多。雄蛙前肢较粗壮，第 1 指上灰色婚垫极发达，咽侧下有一对内声囊（图 365-1）。

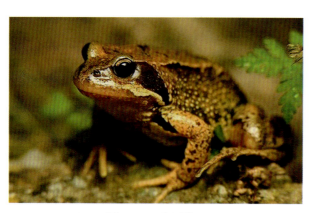

图 365-1　中国林蛙

6. 产地加工

选肥大的雌蛙，用麻绳从口部穿起，挂于露天风干。干燥后，用热水浸润，立即捞起，放麻袋中闷一夜，次日剖开腹皮，将输卵管轻轻取出，去净卵子及其内脏，置通风处阴干。

（二）药材

1. 性状特征

干燥输卵管呈不规则弯曲条状或相互重叠的厚块状，略呈卵形，长 1.5 ～ 2cm，厚 1.5 ～ 3mm。外表黄白色，显脂肪样光泽，偶有带灰白色薄膜状的干皮，手摸之有滑腻感，遇水可膨胀 10 ～ 15 倍。气特殊，味微甜，嚼之黏滑（图 365-2）。

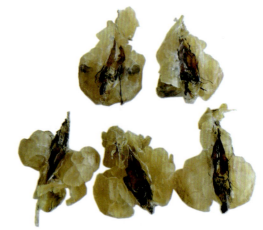

A. 块油

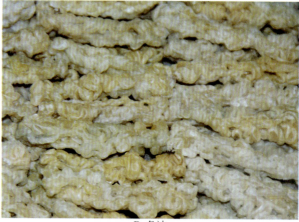

B. 条油

图 365-2　哈蟆油药材

2. 商品规格

本品分条油和块油，均为统货。

3. 道地药材

本品吉林长白山产者为道地药材。

4. 质量标志

本品以块大、肥厚、黄白色、有光泽、不带皮膜、无血筋及卵子者为佳。

5. 化学组分

蛋白质，脂肪（仅 4% 左右），糖类（约 10%），氨基酸，19 种微量元素，胡萝卜素，核糖核酸，维生素 A，维生素 B，维生素 C，维生素 D，胶原蛋白，激素等。

6. 理化特征

高效液相色谱法鉴定：取本品粉末（过三号筛）2g，加三氯甲烷 40ml，加热回流 30 分钟，放冷，滤过，同法提取 3 次，合并滤液，挥干，残渣加水 5ml 使溶解，摇匀，放置 12 小时，作为供试品溶液。另取 1-甲基海因对照品，加水制成每毫升含 2μg 的溶液，作为对照品溶液。照高效液相色谱法测定，以十八烷基硅烷键合硅胶为填充剂；以水为流动相；检测波长为 215nm。理论板数按 1-甲基海因峰计算应不低于 2000。分别吸取对照品溶液 10μl 与供试品溶液 3～20μl，注入液相色谱仪。供试品色谱中应呈现与对照品色谱峰保留时间相同的色谱峰。

7. 贮藏

本品置通风干燥处，防潮，防蛀。

（三）炮制与饮片

1. 药材炮制

取药材，除去杂质。

2. 饮片名称

哈蟆油。

3. 药品类别

补益药：补阴药。

4. 性状特征

本品性状特征与药材相同。

5. 质量要求

检查：膨胀度不得低于 55。

6. 性味功能

性平，味甘、咸。归肺、肾经。补肾益精，养阴润肺。用于病后体弱，神疲乏力，心悸失眠，盗汗，劳嗽咳血。

7. 用法用量

内服：5～15g，用水浸泡，炖服，或作丸剂服。

8. 使用注意

外感初起及纳少便溏者慎服。

9. 贮藏

置通风干燥处，防潮，防蛀。

（四）经典方剂与临床应用

（1）治肺结核吐血：哈蟆油、白木耳。蒸服（《四川中药志》）。

（2）治神经衰弱：哈蟆油、土燕窝。蒸服（《四川中药志》）。

（五）食疗与药膳

1. 荷花哈蟆油

原料：哈蟆油 15g，西红柿 1000g，青梅丁 5g，冰糖 250g，水 150g。

制作方法：将哈蟆油剔去黑子和杂质，洗净，放入暖水瓶内，加入 40℃ 热水，泡 4 小时，倒出沥干。勺内加水和冰糖，溶化后，加入哈蟆油，用小火熬，待糖汁稍浓时，倒入汤盘内。将西红柿用热水焯一下，捞在凉水盆内，剥去皮，切成荷花瓣状，内瓤分两层（外层向外翻，里层向里翻），码在装哈蟆油的汤盘周围。将青梅丁点缀在哈蟆油中间，放入冰箱，凉后取出上桌即可。

功能主治：补肾益精，润肺养阴。适用于产后虚弱、肺结核咳嗽、盗汗等症。

2. 银耳蛤蟆油

原料：水发哈蟆油 25g，水发银耳 50g，油菜 5g，冬笋 5g，火腿 5g，绍酒 5g，花椒水 5g，盐 2g，味精 2g，高汤 500g。

制作方法：把哈蟆油洗净，剔去筋，除去黑子。油菜、冬笋、火腿切成小片。把银耳、哈蟆油用开水泡开，捞出。勺内放入高汤，加入绍酒、花椒水、精盐、银耳、蛤蟆油、火腿、油菜、冬笋。汤烧开后，撇去浮沫，加入味精，盛入碗内即成。

功能主治： 补肾益精，润肺养阴。适用于病后、产后虚弱，肺结核咳嗽，吐血、盗汗、神经衰弱、女性性功能低下等症。

366 玳瑁 Dai Mao

（一）基原

1. 集解

玳瑁始载于《开宝本草》。李时珍曰："其功解毒，毒物之所嫉者，故名。"

2. 品种

玳瑁为爬行纲海龟科玳瑁属动物玳瑁 *Eretmochelys imbricata* L. 背部的甲片。

3. 分布

山东境内产于各沿海城市。

4. 生态

玳瑁栖息于沿海的珊瑚礁、海湾、河口和清澈的泻湖，相对较浅的水域。

5. 形态特征

玳瑁：体长可达 1.6m。背及腹部均有坚硬的鳞甲。头部具前颧鳞甲 2 对。鼻孔近于吻端。上须钩曲，嘴形似鹦鹉，颌缘锯齿状。背面鳞甲，早期呈覆瓦状排列，随年龄增长而变成平置排列，表面光泽，有褐色与浅黄色相间而成的花纹。中央为脊鳞甲 5 枚，两侧有肋鳞甲 4 对；缘鳞甲 25 枚，边缘呈锯齿状。腹面由 13 枚鳞甲组成，呈黄黑色。四肢均呈扁平叶状。前肢较大，具 2 爪，后肢只有 1 爪。尾短小，通常不露出甲外（图 366-1，图 366-2）。

6. 产地加工

全年均可捕获。捕得后，将其倒悬，用沸醋浇泼，其甲即能逐片剥下，去净残肉，洗净。

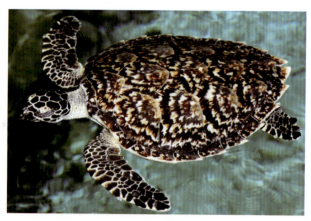

图 366-1 玳瑁动物

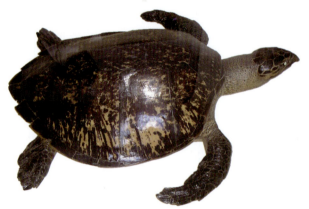

图 366-2 玳瑁标本

（二）药材

1. 性状特征

外甲片呈为近圆形、三角形或多角形的板片，长 10～20cm，厚 1.5～3mm。边缘较薄，中央稍厚。表面呈暗褐色的半透明体。并有暗褐色与乳黄色的花纹，平滑而有光泽；内面密布白色的条纹或斑点，并有纵横交错的沟纹。质坚韧，不易折断，断面角质。气无（图 366-3）。

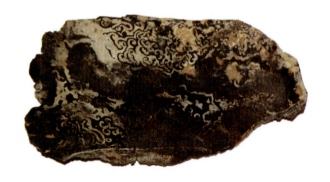

图 366-3 玳瑁药材

2. 商品规格

药用品均为统货。

3. 道地药材

本品广东和山东沿海产者质佳。

4. 质量标志

本品以片厚、花纹明显、半透明者为佳。

5. 化学组分

角蛋白（keratin），赖氨酸（lysine），组氨酸（histidine）等多种氨基酸；月桂酸（lauric acid），棕榈酸（palmitic acid），肉豆蔻酸（myristic acid），硬脂酸（stearic acid），花生酸（arachidic acid），C_{14} 不饱和酸，C_{16} 不饱和酸，C_{18} 不饱和酸，C_{20} 不饱和酸，C_{22} 不饱和酸，C_{24} 不饱和酸及非皂化部分等。

6. 贮藏

置通风干燥处。

（三）炮制与饮片

1. 药材炮制

取原药材，刷净泥土，用温水浸软后，切成细丝或研成细粉。

2. 饮片名称

玳瑁。

3. 药品类别

平肝息风药。

4. 性状特征

本品呈不规则碎块或丝状，余同药材（图366-4）。

5. 性味功能

本品味甘，性寒。清热解毒，镇心平肝。用于热病发狂、谵语、小儿惊风、痈肿疮毒、眩晕、心烦失眠。

6. 用法用量

内服：煎汤，9～15g；或磨汁；亦可入丸、散。

外用：适量，研末调涂。

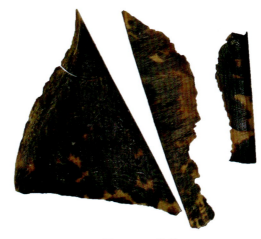

图366-4　玳瑁

7. 使用注意

虚寒证无火毒者禁服。

8. 贮藏

置通风干燥处。

（四）经典方剂与临床应用

玳瑁丸（《太平圣惠方》）

处方：玳瑁1两，麒麟竭半两，乳香半两，没药半两，须灰（故锦）3分，续断1两，安息香半两。

制法：上为末，以蜜及安息香熬炼，和诸药末为丸，如绿豆大。

功能主治：用于妇人赤带，下不止。

用法用量：每服20丸，食前以温酒送下。

（五）食疗与药膳

1. 玳瑁炖海鲜

原料：玳瑁40g，海蚌肉500g，生姜片10g，料酒40g，丁香少许，川盐、鲜汤、味精各适量。

制作方法：玳瑁洗净入锅，加入鲜汤、海蚌肉、生姜片、料酒、丁香、川盐，炖烂即可。

功能主治：养心定惊，清热解毒，开胃明目。

2. 玳瑁炖鸽

原料：玳瑁35g，乳鸽2只，生姜片10g，胡椒粉1g，料酒40g，鲜汤、川盐、鸡精各适量。

制作方法：乳鸽宰杀后，烫去毛，去净内脏等，洗净，投入沸水锅中焯，再次洗净。玳瑁洗净，入锅，加入鲜汤、料酒、胡椒粉、生姜片、乳鸽、川盐，炖烂即可。

功能主治：祛风定惊，清热解毒，补肝肾。

367 龟甲 Gui Jia

（一）基原

1. 集解

龟甲始载于《神农本草经》，列为上品。

2. 品种

龟甲为爬行纲龟科拟水龟属动物乌龟 Chinemys reevesii（Gray）的背甲及腹甲。

3. 分布

山东境内产于各地。

4. 生态

乌龟多群居，常栖息于江河、湖池或池塘中，肉食性，常以蠕虫及小鱼类为食。

5. 形态特征

乌龟：头形略方，吻端类圆。颌无齿而成角质喙，鼓膜明显。身体表面复以表皮形成的鳞甲（或称角板），鳞甲下面为真皮形成的骨板。背面鳞甲棕褐色，顶鳞甲后端宽于前端，中央为5枚脊鳞甲，两侧有4对助鳞甲。绿鳞甲每侧11枚，肛鳞甲2枚。腹面由6对鳞甲组成，淡黄色。背、腹鳞甲在体侧相连。尾短而尖细，四肢较扁平，指、趾间有具蹼，后肢第五趾无爪，余者均有爪（图367-1）。

6. 产地加工

全年均可捕捉，以秋、冬二季为多，捕捉后杀死，剥取背甲及腹甲，除去残肉，称为"血板"。或用沸水烫死，剥取背甲及腹甲，除去残肉，晒干者，称为"烫板"。

（二）药材

1. 性状特征

背甲及腹甲由甲桥相连，背甲稍长于腹甲，

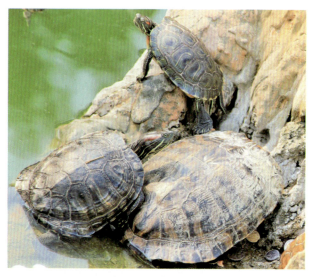

图 367-1　乌龟动物

与腹甲常分离。背甲呈长椭圆形拱状，长7.5～22cm，宽6～18cm；外表面棕褐色或黑褐色，脊棱3条；颈盾1块，前窄后宽；椎盾5块，第1椎盾长大于宽或近相等，第2～4椎盾宽大于长；肋盾两侧对称，各4块，缘盾每侧11块，臀盾2块。腹甲呈板片状，近长方椭圆形，长6.4～21cm，宽5.5～17cm；外表面淡黄棕色至棕黑色，盾片12块，每块常具紫褐色放射状纹理，腹盾、胸盾和股盾中缝均长，喉盾、肛盾次之，肱盾中缝最短；内表面黄白色至灰白色，有的略带血迹或残肉，除净后可见骨板9块，呈锯齿状嵌接；前端钝圆或平截，后端具三角形缺刻，两侧残存呈翼状向斜上方弯曲的甲桥。质坚硬。气微腥，味微咸（图367-2）。

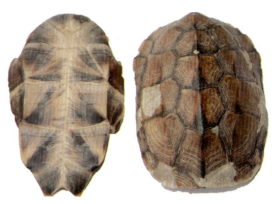

图 367-2　龟甲药材

2. 商品规格

本品分血板或烫板，均为统货。

3. 道地药材

本品河北、山东产者质佳。

4. 化学组分

动物胶，角蛋白（keratin），脂肪（fat），钙，磷；天冬氨酸（asparagic acid）、苏氨酸（threonine）、丝氨酸（serine）、谷氨酸（glutamic acid）、脯氨酸（proline）等18种氨基酸；尚含蛋白质（protein），碳酸钙（calcium carbo-nate），氧化钙（calcium oxide），氧化镁（magnesium oxide），五氧化二磷（phosphorus pentoxide）及钠、钾、铁的氧化物等。

5. 理化特征

薄层色谱：取本品粉末1g，加甲醇10ml，超声处理30分钟，滤过，滤液蒸干，残渣加甲醇1ml使溶解，作为供试品溶液。另取龟甲对照药材1g，同法制成对照药材溶液。再取胆固醇对照品，加甲醇制成每毫升含1mg的溶液，作为对照品溶液。吸取供试品溶液和对照药材溶液各10～20μl、对照品溶液5～10μl，分别点于同一硅胶G薄层板上，以甲苯-乙酸乙酯-甲醇-甲酸（15：2：1：0.6）为展开剂，展开16cm，取出，晾干，喷以硫酸无水乙醇溶液（1→10），在105℃加热至斑点显色清晰。供试品色谱在与对照药材色谱和对照品色谱相应的位置上，显相同颜色的斑点。

6. 贮藏

置阴凉干燥处，防蛀。

（三）炮制与饮片

1. 药材炮制

（1）龟甲：取原药材，置蒸锅内，沸水蒸45分钟，取出，放入热水中，立即用硬刷除净皮肉，洗净，晒干。

（2）醋龟甲：取沙子置锅内，用武火炒热后，加入净龟甲，不断翻动，炒至表面淡黄色，取出，醋淬，干燥。用时捣碎。每100kg龟甲，用醋20kg。

2. 饮片名称

龟甲龟板，醋龟甲。

3. 药品类别

补虚药：补阴药。

4. 性状特征

（1）龟甲：本品性状特征同药材。

（2）醋龟甲：呈不规则的块状。背甲盾片略呈拱状隆起，腹甲盾片呈平板状，大小不一。表面黄色或棕褐色，有的可见深棕褐色斑点，有不规则纹理。内表面棕黄色或棕褐色，边缘有的呈锯齿状。断面不平整，有的有蜂窝状小孔。质松脆。气微腥，味微咸，微有醋香气（图367-3）。

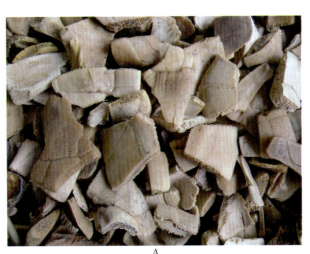
A

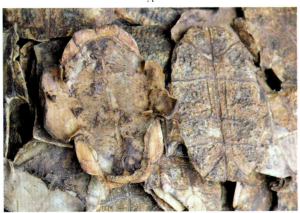
B

图367-3　醋龟甲

5. 质量要求

（1）龟甲：浸出物。用热浸法测定，水作溶剂，不得少于4.5%。

（2）醋龟板：浸出物。用热浸法测定，水作溶剂，不得少于8.0%。

6. 性味功能

本品性微寒，味甘、咸。滋阴，潜阳，补肾，健骨。用于肾阴不足、骨蒸劳热、吐血、衄血、久咳、遗精、崩漏、带下、腰痛、骨痿、阴虚风动、久痢、久疟、痔疮、小儿囟门不合。

7. 用法用量

内服：煎汤，15～40g；熬膏或入丸、散。外用：

烧灰研末敷。

8. 配伍禁忌

恶沙参、蜚蠊。

9. 使用注意

脾胃虚寒、内有寒湿者及孕妇禁服。

10. 贮藏

置干燥处，防蛀。

（四）经典方剂与临床应用

龟甲散（《圣济总录》）

处方： 龟甲（炙）、木通（锉）、远志（去心）、菖蒲各 15g。

制法： 上四味，捣罗为细散。

功能主治： 治健忘。

用法用量： 空腹时用酒调服 1.5g，渐加至 3g。

（五）食疗与药膳

1. 龟甲乌鸡骨汤

原料： 龟甲 35g，乌鸡骨 100g，核桃 10g，精盐、味精各少许。

制作方法： 将龟甲与乌鸡骨洗净，并将龟甲和乌鸡骨打碎，入砂锅中，加入水适量，用大火烧开，打去浮沫，改用小火炖约 2 小时，待用。将核桃洗净，去皮膜，打碎，同盐一起加入汤中炖熟即可。食用时加入味精适量调味。

功能主治： 补气益肾。适用于佝偻病引起的形体瘦弱、面色无华、出牙和行走较迟、鸡胸驼背等症。

用法用量： 每天 1 剂，常用有效。

使用注意： 感冒者不宜食用。

2. 龟板鹿骨酒

原料： 龟甲（酥炙黄脆）、鹿胫骨（酥炙黄脆）各 60g，红参 60g，天门冬（去心）、麦门冬（去心）、怀生地黄、怀熟地黄、枸杞子各 120g，制何首乌（竹刀去皮，切片，米泔水浸一宿，用黑豆 800g 浸软，一层豆、一层药，密盖蒸熟，九蒸九晒）120g，当归 30g，好酒 15kg。

制作方法： 先将酒分盛入 2 个瓷罐内，将药混匀分成 2 份，用纱布袋盛装，分吊入罐内，加盖封固，以桑柴火煮 1 小时为度，埋土内封存 7 日，起封滤出酒，装瓶备饮。

功能主治： 滋阴助阳，益气养血，填精壮骨。

用法用量： 每次于空腹时饮 15 ～ 30ml，每日 2 次，常服方可奏效。

368 鳖甲 Bie Jia

（一）基原

1. 集解

鳖甲始载于《神农本草经》，列为中品。李时珍曰："鳖甲乃瘚阴肝经血分之药，肝主血也。"

2. 品种

鳖甲为爬行纲鳖科鳖属动物鳖 *Trionyx sinensis* Wiegmann 的干燥背甲。

3. 分布

山东境内产于潍坊、临清、聊城、东营、日照、济宁等地。

4. 生态

鳖多生活于湖泊、小河及池塘旁的沙泥里。

5. 形态特征

鳖：体呈椭圆形，背面中央凸起，边缘凹入。腹背均有甲。头尖，颈粗长，吻突出，吻端有 1 对鼻孔。眼小，瞳孔圆形。颈基部无颗粒状疣；头颈可完全缩入甲内。背腹甲均无角质板而被有软皮。背面橄榄绿色，或黑棕色，上有表皮形成的小疣，呈纵行排列；边缘柔软，俗称裙边。腹面黄白色，有淡绿色斑。背、腹骨板间无缘板接连。前肢 5 指，仅内侧 3 指有爪；后肢趾亦同。指、趾间具蹼。雄性体较扁，尾较长，末端露出于甲边；雌性相反（图 368-1）。

6. 产地加工

在春、夏、秋季捕鳖，用刀割下头，割取背甲，去净残肉，晒干。亦可将鳖体置于沸水中煮 1 ～ 2 小时，烫至背甲上的皮能剥落时取出，剥下背甲，去净肉，洗净晒干。

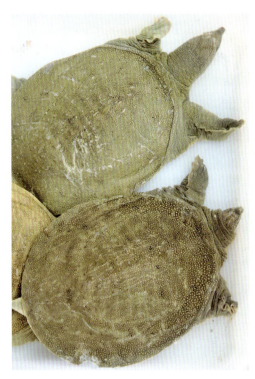

图 368-1 鳖动物

（二）药材

1. 性状特征

完整的干燥背甲呈卵圆形或椭圆形，长10～20cm，宽7～15cm，厚约5mm。背面微隆起，灰褐色或黑绿色，并有皱褶及突起状的灰黄色或灰白色斑点，甲中央有不明显的骨节隆起，两侧各有8条明显的横向的锯齿状衔接缝，左右边缘可见8对齿状突起，呈类白色。甲里面白色，中央有突起的脊椎骨，两侧各有8条肋骨。质坚硬，衔接缝处易断裂。气微腥，味咸（图368-2）。

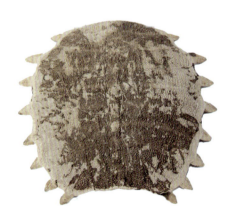

图 368-2 鳖甲药材

2. 商品规格

本品按大小分等或为统货。

3. 道地药材

本品山东产者为道地药材。

4. 质量标志

本品以个大、甲厚、无残肉、洁净无腐臭味者为佳。

5. 化学组分

骨胶原（collagen），碳酸钙、磷酸钙，中华鳖多糖（trionyx sinesis polysaccharides），并含天冬氨酸（aspartic acid）、苏氨酸（threonine）、谷氨酸（glutamic acid）、甘氨酸（glycine）、丙氨酸（alanine）、胱氨酸（cystine）、缬氨酸（valine）、甲硫氨酸（methionine）、异亮氨酸（isoleucine）、亮氨酸（leucine）、酪氨酸（tyrosine）、苯丙氨酸（phenylalanine）、赖氨酸（lysine）、组氨酸（histidine）、精氨酸（arginine）、脯氨酸（proline）、丝氨酸（serine）等氨基酸，以及钙、钠、铝、钾、锰、铜、锌、磷、镁等多种微量元素。

6. 理化特征

薄层色谱：取本品甲醇提取液点于硅胶G薄层板上，用正丁醇-95%乙醇-冰醋酸-水（4：1：1：2）展开，0.3%茚三酮正丁醇液喷雾，105℃干燥5分钟，以精氨酸、谷氨酸为对照品，样品液色谱在与标准品液色谱的相应位置上，显相同的紫色斑点。

7. 贮藏

置干燥处，防蛀。

（三）炮制与饮片

1. 药材炮制

（1）鳖甲：取原药材，置蒸锅内，沸水蒸45分钟，取出，放入热水中，立即用硬刷除去皮肉，洗净，干燥。

（2）醋鳖甲：先取净沙入锅内炒热，然后加入净鳖甲，炒至表面微黄色为度，取出筛去沙子，置醋盆内略浸，取出，用水漂洗，晒干。每鳖甲100kg，用醋30kg。

2. 饮片名称

鳖甲，醋鳖甲。

3. 药品类别

补虚药：补阴药。

4. 性状特征

（1）鳖甲：本品性状特征同药材。

（2）醋鳖甲：本品呈不规则碎块或形如鳖甲，表面黄色，质酥脆，有醋香气（图368-3）。

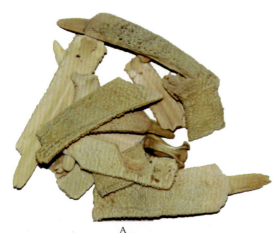

A

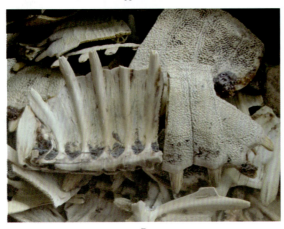

B

图 368-3　醋鳖甲

5. 质量要求

（1）水分：不得过 12.0%。

（2）浸出物：用热浸法测定，稀乙醇作溶剂，不得少于 5.0%。

6. 性味功能

本品性微寒，味咸。归肝经、肾经。滋阴潜阳，退热除蒸，软坚散结。用于阴虚发热、骨蒸劳热、阴虚阳亢、头晕目眩、虚风内动、手足瘛疭、经闭、癥瘕、久疟。

7. 用法用量

内服：煎汤，10～30g，先煎；熬膏；或入丸、散。外用：适量，烧存性，研末掺或调敷。

8. 使用注意

脾胃虚寒、食少便溏者及孕妇禁服。

9. 贮藏

置阴凉干燥处，防蛀。

（四）经典方剂与临床应用

青蒿鳖甲汤（《温病条辨》）

处方：青蒿 6g，鳖甲 15g，细生地黄 12g，知母 6g，牡丹皮 9g。

制法：用水 1L，煮取 400ml。

功能主治：养阴透热。用于温病后期，热邪深伏阴分，夜热早凉，热退无汗，能食消瘦，舌红少苔，脉细数。

用法用量：分 2 次服。

（五）食疗与药膳

乳鸽鳖甲汤

原料：乳鸽 1 只，鳖甲 50g，当归 25g，红枣 12 粒，水 9 碗，姜 1 片，盐 1 茶匙。

制作方法：红枣去核、洗净，鳖甲砸碎、浸洗，乳鸽宰洗、去毛去内脏。先用滚水煮乳鸽 3 分钟后捞起，连同当归头（切片）、红枣、鳖甲、生姜、水放入煲内煮滚，改用文火煲 3 小时，下盐调味，即可饮用。

功能主治：益阴补血，活血强体。适用于妇女产后脾肾皆虚、口渴津少、皮肤枯干。

用法用量：每日 1 剂。

369　鸡内金 Ji Nei Jin

（一）基原

1. 集解

鸡内金始载于《神农本草经》，列为上品，曰："主泄利。"

2. 品种

鸡内金为鸟纲雉科原鸡属动物家鸡 *Gallus gallus domesticus* Brisson 的干燥沙囊内壁。

3. 分布

山东境内产于各地。

4. 生态

鸡饲养于农家鸡圈。

5. 形态特征

家鸡：嘴短而坚，略呈圆锥状，上嘴稍弯曲。鼻孔裂状，被有鳞状瓣。眼有瞬膜。头上有肉冠，喉部两侧有肉垂，通常呈褐红色；肉冠以雄者为高大，雌者低小；肉垂亦以雄者为大。翼短；羽色雌、雄不同，雄者羽色较美，有长而鲜丽的尾羽；雌者尾羽甚短。足健壮，跗、跖及趾均被有鳞板；趾4，前3趾，后1趾，后趾短小，位略高，雄者跗跖部后方有距（图369-1）。

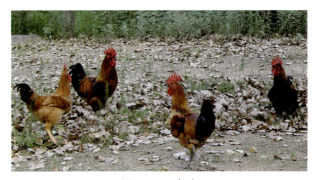

图369-1　家鸡

6. 产地加工

杀鸡后，取出鸡肫，立即剥下内壁，洗净，干燥。

（二）药材

1. 性状特征

干燥沙囊内壁不规则卷片，厚约2mm。表面黄色、黄绿色或黄褐色，薄而半透明，具明显的条状皱纹。质脆，易碎，断面角质样，有光泽。气微腥，味微苦（图369-2）。

2. 商品规格

本品均为统货。

3. 道地药材

本品山东产者质佳。

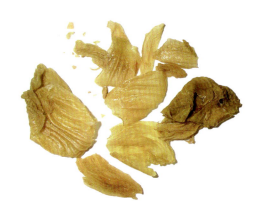

图369-2　鸡内金药材

4. 质量标志

本品以干燥、完整、个大、色黄者为佳。

5. 化学组分

胃激素（ventriculin），角蛋白（keratin），微量胃蛋白酶（pepsin），淀粉酶（diastase），多种维生素。出生4～8周的小鸡砂囊内膜还含有胆汁三烯（bilatriene）和胆绿素的黄色衍生物，并含赖氨酸（lysaine）、组氨酸（histidine）、精氨酸（arginine）、谷氨酸（glutamic acid）、天冬氨酸（aspartic acid）、亮氨酸（leucine）、苏氨酸（threonine）、丝氨酸（serine）、甘氨酸（glycine）、丙氨酸（methionine）、异亮氨酸（isoleucine）、酪氨酸（tyrosine）、苯丙氨酸（phenylalanine）、脯氨酸（proline）、色氨酸（tryptophane）等18种氨基酸，以及铝、钙、铬、钴、铜、铁、镁、锰、钼、铅、锌等微量元素。

6. 贮藏

置阴凉干燥处，防蛀。

（三）炮制与饮片

1. 药材炮制

（1）鸡内金：拣去杂质，漂净晒干。

（2）炒鸡内金：先将沙子放入锅内炒热，再把洗净之鸡内金放入锅中，用文火拌炒至棕黄色或焦黄色鼓起，取出，筛去砂子。

（3）醋鸡内金：取净鸡内金放入锅中，用文火拌炒至焦黄色鼓起，喷醋，取出放凉。每100kg鸡内金，用醋15kg。

2. 饮片名称

鸡内金，炙鸡内金，醋鸡内金。

3. 药品类别

消食药。

4. 性状特征

（1）鸡内金：本品性状特征同药材（图369-3）。

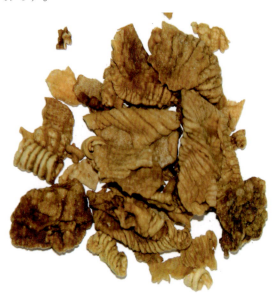

图369-3 鸡内金

（2）炒鸡内金：本品表面暗黄褐色或焦黄色，用放大镜观察，显颗粒状或微细泡状。轻折即断，断面有光泽。

（3）醋鸡内金：本品形同炒鸡内金，略有醋气（图369-4）。

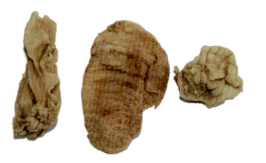

图369-4 醋鸡内金

5. 质量要求

（1）水分：不得过15.0%。

（2）总灰分：不得过2.0%。

（3）浸出物：用热浸法测定，稀乙醇作溶剂，不得少于7.5%。

6. 性味功能

本品性平，味甘。健脾消食，涩精止遗，通淋化石。用于食积不消、呕吐泻痢、小儿疳积、遗尿、遗精、石淋涩痛、胆胀胁痛。炒鸡内金消食健脾；醋鸡内金疏肝助脾，多用于脾胃虚弱、脘腹胀满。

7. 用法用量

内服：煎汤，3～9g；研末，每次1.5～3g；或入丸、散。外用：适量，研末调敷或生贴。

8. 使用注意

脾虚无积者慎服。

9. 贮藏

置干燥处，防蛀。

（四）经典方剂与临床应用

鸡内金散（《经验方》）

处方： 鸡内金适量。

制法： 将鸡内金焙干研粉。

功能主治： 消食化积，健脾止泻。对小儿疳积、遗尿均有良效。

用法用量： 每次2～3g，温开水送服。

（五）食疗与药膳

1. 红枣益脾糕

原料： 红枣30g，白术、鸡内金各10g，干姜1g，面粉500g，白糖300g，发面、碱水各适量。

制作方法： 将枣、白术、鸡内金、姜水煎取汁，加面粉、白糖、发面等，揉成面团，待发酵后，加碱水，试好酸碱度，做成糕坯，上笼蒸熟即成。

功能主治： 益脾健脾消食，适用于食欲不振，食后腹痛，肠鸣腹泻等。

用法用量： 每日1次，作早餐食用。

2. 芝麻内金饼

原料： 芝麻5g，鸡内金3g，面粉、食盐、花椒粉适量。

制作方法： 将鸡内金研末，与面粉、食盐、花椒混匀，加粉等水调匀，制成饼状，外撒上芝麻，置锅中烙熟服食。

功能主治: 可健脾消食,适用于小儿厌食、疳积。

用法用量: 每日 1 剂。

370 夜明砂 Ye Ming Sha

(一)基原

1. 集解

夜明砂始载于《神农本草经》列为中品,原名"天鼠屎"。《日华本草》称夜明砂。《本草纲目》曰:"夜明砂及蝙蝠皆厥阴肝经血分药也,能活血消积,故所治目翳盲障,疟疾疳惊,淋带,瘰疬,痈肿,皆厥阴之病也。"《本草经疏》曰:"夜明砂,今人主明目,治目盲障翳。其味辛寒,乃入足厥阴经药,《本经》所主诸证,总属是经所发,取其辛能散内外结滞,寒能除血热气壅故也。然主疗虽多,性有专属,明目之外,余皆可略。"

2. 品种

夜明砂为哺乳纲蝙蝠科蝙蝠属动物蝙蝠 *Vespertilio superans* Thomas、伏翼属动物普通伏翼蝠 *Pipistrellus abramus* Temminck、华南棕蝠 *Eptesicus andersoni*(Dobson)及菊头蝠科马铁菊头蝠属动物马铁菊头蝠 *Rhinolophus ferrumequinum* Schreber 的干燥粪便。

3. 分布

山东境内产于淄博、临沂、蒙阴等地。

4. 生态

蝙蝠栖息于屋檐、房梁、石缝、岩洞或树洞中。白天休息,黄昏或清晨活动觅食。

5. 形态特征

(1)蝙蝠:小型飞行性兽类,体长 4.5～8.0cm。眼小,鼻部无鼻叶或其他衍生物。耳短而宽。由指骨末端向上至上膊骨,向后至躯体两侧后肢及尾间,有一层薄的翼膜,其上无毛。尾发达。全身呈黑褐色(图 370-1)。

(2)普通伏翼:体形小。头骨小而宽。耳小略呈三角形,向前折转可达眼与鼻孔之间。耳屏小而圆钝,内缘凹,外缘突出。足纤小。翼膜从

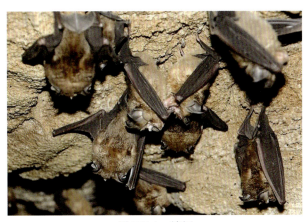

图 370-1 蝙蝠

趾基起,距缘膜发达且呈圆弧形。尾最末端伸出股间膜。背面暗棕色,头部色较深。腹面较浅,毛基深棕色而毛端灰棕色。

(3)华南棕蝠:体形较大。前臂长 5.4～5.7cm。耳较宽,近于三角形。尾端有 3 节椎骨而突出于股间膜外。背、腹毛基除喉和下腹稍浅而与毛端同色外,余均暗黑褐色。体前表面绝无灰黄色霜斑。下体余部淡黄灰色。

(4)马铁菊头蝠:前臂长 5.5～6.0cm,颅 2.3～2.5cm。吻部有复杂的叶状突起即鼻叶。鼻叶两侧及下方有一较宽的马蹄形肉叶;其中央有一向前突起的鞍状叶,正面呈提琴状;其侧面中央略凹,后面有一连接叶衬插着,呈宽圆形,与一顶叶相连。耳大略宽阔,耳尖部稍尖,不具耳屏。全身被细密而柔软的毛。背毛淡棕褐色,毛基色淡,呈浅棕灰色,毛尖呈棕色;腹毛为灰棕色。

6. 产地加工

全年可采,以夏季为宜。到山洞中铲取,除去泥土,拣净杂质,晒干。

(二)药材

1. 性状特征

干燥类便呈长椭圆形颗粒,两头微尖,长 5～7mm,直径约 2mm。表面粗糙,棕褐色或灰棕色,破碎者,呈小颗粒或粉末状,在放大镜下观察,可见棕色或黄棕色有光泽的昆虫头、眼及小翅。气微,味微苦而辛(图 370-2)。

2. 商品规格

本品均为统货。

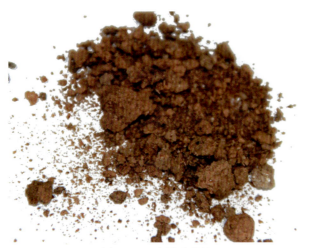

图 370-2　夜明砂药材

3. 道地药材

浙江、江苏产者质佳。

4. 质量标志

本品以身干无砂土、色棕褐、质轻、嚼之无砂感、并有小壳点者为佳。

5. 化学组分

尿素（urea），尿酸（uric acid），胆甾醇（cholesterol）及少量维生素（vitamin）A 等。

6. 理化特征

薄层色谱：本品粉末 5g，研细，加甲醇 400ml，超声处理 30 分钟，滤过，滤液浓缩至约 0.5ml，作为供试品溶液。另取夜明砂对照药材 5g，同法制成对照药材溶液。再取胆固醇对照品加三氯甲烷制成每毫升含 1mg 的溶液，作为对照品溶液。照薄层色谱法试验，吸取上述三种溶液各 5ml，分别点于同一硅胶 G 薄层板上，以甲苯 - 乙酸乙酯 - 甲酸（15 ：2 ：1 ：0.6）为展开剂，展开、取出、晾干，喷以 10% 硫酸乙醇溶液，在 105℃加热至斑点显色清晰。在供试品色谱中，在对照药材色谱和对照品色谱相应的位置上，显相同颜色的斑点。

7. 贮藏

置通风干燥处。

（三）炮制与饮片

1. 药材炮制

取药材拣净杂质，簸去泥沙，或漂洗后晒干。

2. 饮片名称

夜明砂。

3. 药品类别

清热解毒药。

4. 性状特征

本品呈棕褐色粉末状，余同药材（图 370-3）。

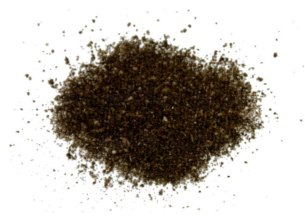

图 370-3　夜明砂

5. 性味功能

本品性寒，味辛。清肝明目，散瘀消积。用于肝热目赤、白睛溢血、雀目、内外障翳及小儿疳积等。

6. 用法用量

内服：煎汤，布包，3 ～ 9g；或研末，每次 1 ～ 3g。外用：适量，研末调涂。

7. 使用注意

目疾无瘀滞者及孕妇慎服。

8. 贮藏

置通风干燥处。

（四）经典方剂与临床应用

黄连羊肝丸（《北京市中药成方选集》）

处方： 黄连 20g，胡黄连 40g，黄芩 40g，黄柏 20g，龙胆 20g，柴胡 40g，青皮（醋炒）40g，木贼 40g，密蒙花 40g，茺蔚子 40g，决明子（炒）40g，石决明（煅）40g，夜明砂 40g，鲜羊肝 160g。

制法： 以上十四味，将鲜羊肝切碎、蒸熟、干燥，与其余黄连等十三味掺匀，粉碎成细粉，过筛，混匀。每 100g 粉末加炼蜜 120 ～ 150g 制成大蜜丸，即得。

功能主治：泻火明目。用于肝火旺盛，目赤肿痛，视物昏暗，羞明流泪，眵肉攀睛。

用法用量：1次1丸，1日1～2次。

使用注意：服药期间，忌食辛辣食物。

（五）食疗与药膳

猪肝蒸夜明砂

原料：鲜猪肝100g，夜明砂15g。

制作方法：猪肝切片，夜明砂研极细末。将猪肝放碟中推平，再将夜明砂撒于猪肝上，上笼蒸熟后趁热食用，每晚1次。

功能主治：治疗夜盲、视力模糊、角膜软化症有一定疗效。

371 望月砂 Wang Yue Sha

（一）基原

1. 集解

望月砂始载于《本经逢原》。《本草求真》曰："兔屎能明目，以除目中浮翳，且痨瘵、五疳、痔漏、蛊食、痘疮等症，服之皆治，亦由热绪毒积而成，得此寒以解热，辛以散结，故能服之有功，若阴气上乘，目障不清，未可用焉。"

2. 品种

望月砂为哺乳纲兔科兔属动物蒙古兔 *Lepus tolai* Pallas 的干燥粪便。

3. 分布

山东境内产于各地。

4. 生态

兔栖息于荒草地、山坡灌丛、丘陵平原、农田和苗圃等。

5. 形态特征

蒙古兔：体形中等，长约45cm，尾长约9cm，体重在2kg以上。耳甚长，有窄的黑尖，向前折超过鼻端。尾连端毛略等于后足长。全身背部为沙黄色，杂有黑色。头部颜色较深，在鼻部两侧各有一圆形浅色毛圈。眼周围有白色窄环；耳内侧有稀疏的白毛。腹毛纯白色。臀部为沙灰色。颈下及四肢外侧均为浅棕黄色。尾背面中间为黑褐色，两边白色，尾腹面为纯白色。冬毛长而蓬松，有细长的白色针毛伸出毛被之外。夏毛色略深，为淡棕色（图371-1）。

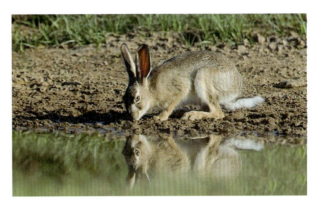

图 371-1 蒙古兔

6. 产地加工

9～10月，野草被割除后，即可见到兔粪，扫取之，拣净杂质、泥沙，晒干。

（二）药材

1. 性状特征

干燥类便呈圆球形而略扁，长9～12mm，直径6～9mm。表面粗糙，有草质纤维，内外均呈浅棕色或灰黄色。质轻松易破碎，手搓之即碎成乱草状。气微，味微苦而辛（图371-2，图371-3）。

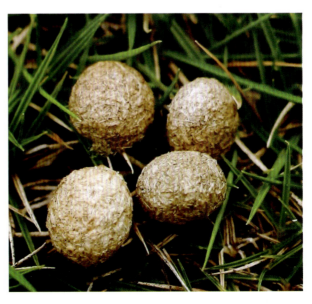

图 371-2 望月砂原态

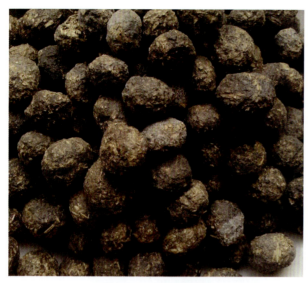

图 371-3　望月砂药材

2. 商品规格

本品均为统货。

3. 道地药材

本品山东、河北产者质佳。

4. 质量标志

本品以干燥、色黄、不碎、无泥沙杂质者为佳。

5. 化学组分

尿素，尿酸，甾类，维生素 A 类物质。

6. 贮藏

置干燥通风处。

（三）炮制与饮片

1. 药材炮制

取原药材，除去杂质、残留草屑及砂石，筛去灰屑。

2. 饮片名称

望月砂。

3. 药品类别

解毒杀虫药。

4. 性状特征

本品呈完整的圆球形成破碎状，余同药材。

5. 质量要求

（1）杂质：不得过 10%。

（2）水分：不得过 12.0%。

（3）总灰分：不得过 15.0%。

（4）酸不溶灰分：不得过 8.0%。

6. 性味功能

本品性寒，味辛。明目去翳，解毒杀虫。主治目翳、痔疮、疳积等。

7. 用法用量

内服：煎汤，5 ～ 10g；或入丸、散。外用：适量，烧灰调敷。

8. 使用注意

孕妇慎服。

9. 贮藏

置阴凉干燥处。

（四）经典方剂与临床应用

治痔疾下血疼痛不止：望月砂不限多少，慢火熬令黄色，为末，每 6g 入乳香 1.5g，空心温酒调下，日三、四服。（《姚僧坦集验方》）

372　狗宝 Gou Bao

（一）基原

1. 集解

狗宝始载于《本草纲目》。李时珍曰："狗宝生癞狗腹中，状如白石，带青色，其理层叠，亦难得之物也。……牛之黄，狗之宝，马之墨，鹿之王，犀之通天，兽之鲊答，皆物之病，而人以为宝。"《医学入门》载："狗，胆中黄谓之狗宝。犬夜吠月，发狂者多有之。然必自采，乃得其真。"《本草从新》载："……狗宝，结成狗腹中者。专攻反胃，善理疗疽。"

2. 品种

狗宝为哺乳纲犬科犬属动物犬 *Canis familiaris* L. 的胃中结石。

3. 分布

狗宝分布于山东各地。

4. 生态

饲养于农户、人家。

5. 形态特征

犬：面部向前突出成口吻，吻长而尖。口深裂，齿常外露。体形大小和毛色随品种而异。颈部较长。耳短，一般成直立状，也有略大而半垂或稍垂。四肢矫健。前肢5趾，后肢4趾。具爪，爪不能伸缩。视觉、听觉均极灵敏（图372-1）。

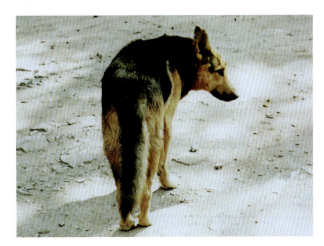

图372-1 犬

6. 产地加工

取狗宝后，去除粗皮膜，洗净、阴干即可，切不可风吹日晒。

（二）药材

1. 性状特征

干燥结石呈圆球形，大小不一，一般直径1.5～5cm。表面灰白色或灰黑色，略有光泽，有多数类圆形突起。质重，坚实而细腻，指甲划之，留有痕迹，断面有同心环状层纹，近中心较疏松。气微腥，味微苦，嚼之有粉性而无砂性感觉（图372-2）。

2. 商品规格

本品均为统货。

3. 道地药材

本品山东、内蒙古、河北产者质佳。

4. 质量标志

本品以色白细腻、指甲划之有痕迹、断面有层纹者为佳。

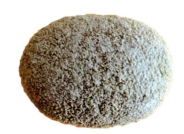

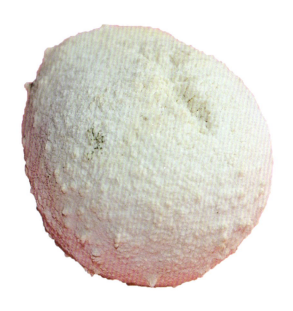

图372-2 狗宝药材

5. 化学组分

碳酸钙(calcium carbonate)，碳酸镁(magnesium carbonate)，磷酸镁（ magnesium phosphate ），胆红素，胆酸及多种有机酸和多种活性酶等。

6. 贮藏

本品置通风干燥处。

（三）炮制与饮片

1. 药材炮制

取原药材，刷净，敲碎，除去核心中异物，研成细粉。

2. 饮片名称

狗宝。

3. 药品类别

理气药。

4. 性状特征

本品呈灰白色粉末。气微腥，味微苦。

5. 性味功能

本品性平，味甘、咸。降逆气，开郁结，解毒。用于噎膈反胃、痈疽疮疡。

6. 用法用量

内服：研末，0.9～1.5g；或入丸、散。外用：适量，研末撒。

7. 使用注意

脾胃虚弱、气血衰少者慎服。

8. 贮藏

置通风干燥处。

（四）经典方剂与临床应用

狗宝丸（《本草纲目》）

处方：狗宝 2.4g，蟾酥 6g，龙脑 6g，麝香 3g。
制法：上为末，好酒为丸，如麻子大。
功能主治：赤疔疮。
用法用量：每服 3 丸，以生葱 3 寸同嚼细，用热葱酒送下。暖卧，汗出为度。后服流气追毒药，贴拔毒膏。

373　海狗肾 Hai Gou Shen

（一）基原

1. 集解

海狗肾始载于《药性论》。别名腽肭脐。《本草纲目》云："《和剂局方》治诸虚损，有腽肭脐丸，今之滋补丸药中多用之。精不足者，补之以味也。大抵与苁蓉、锁阳之功相近。亦可同糯米、法曲酿酒服。"《本草经疏》云："腽肭，海兽也。其味咸无毒，与獭肝相似，第其气倍热耳。"

2. 品种

海狗肾为哺乳纲海狗科海狗属动物海狗 *Callorhinus ursinus*（L.）干燥阴茎和睾丸。

3. 分布

山东境内产于东营、烟台、威海、青岛、日照、潍坊等地。

4. 生态

海狗生活于寒带或温带海洋中，以鱼类和乌贼类为主食。

5. 形态特征

海狗：体肥壮，形圆而长，至后部渐瘦削。雄兽身长达 2.5m。头略圆，额骨高，眼大，耳壳甚小，口吻短。旁有长须。四肢均有 5 趾，趾间有蹼，形成鳍足。尾甚短小。体深灰褐色，腹部黄褐色（图 373-1）。

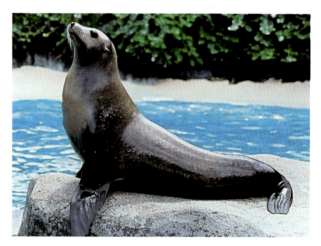

图 373-1　海狗动物

6. 产地加工

本品于春季沿海冰块开裂时捕捉雄兽，割取生殖器（阴茎及睾丸），置阴凉处风干。装坛内，以白糖培之，防虫蛀及走油。

（二）药材

1. 形状特征

干燥阴茎呈圆柱形，先端较细，长 28～32cm，干缩，有不规则的纵沟及凹槽，有一条纵向的筋。外表黄棕色或黄色，杂有褐色斑块。后端有一长圆形、干瘪的囊状物，4cm×3cm，或有黄褐色毛。睾丸 2 枚，扁长圆形，棕褐色，半透明，各有 1 条细长的输精管与阴茎末端相连。输精管黄色，半透明，通常绕在阴茎上。副睾皱缩，附在睾丸的一侧，乳黄色（图 373-2）。

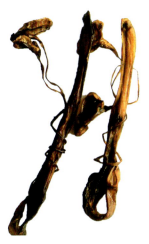

图 373-2　海狗肾药材

2. 商品规格

本品按大小分等或为统货。

3. 道地药材

山东产者质佳。

4. 质量标志

本品以形粗长、质油润、半透明、无腥臭者为佳。

5. 化学组分

雄性激素甾酮（androsterone）类成分，酶，糖，脂肪等。

6. 贮藏

置通风干燥处。

（三）炮制与饮片

1. 药材炮制

原药烘烤至软，切 3 ～ 5mm 斜片，置铁丝筛上，用文火酥制，烤热后离火，喷适量白酒，再酥制，反复数次，至酥脆为度，放凉即得（或研粉用亦可）。每海狗肾 10kg，用白酒 2kg。

2. 饮片名称

海狗肾。

3. 药品类别

补虚药：补阳药。

4. 性状特征

本品呈斜切片，3 ～ 5mm，带部分药材特征，色焦黄，质酥脆，有酒香气。

5. 性味功能

本品性热，味咸。入肝、肾经。暖肾壮阳，益精补髓。用于虚损劳伤，阳痿精衰，腰膝痿弱。

6. 用法用量

内服：煎汤，3 ～ 9g；或入丸、散。

7. 使用注意

本品阴虚火炽及骨蒸劳嗽者及脾胃挟有寒湿者忌用。

8. 贮藏

置通风干燥处。

（四）经典方剂与临床应用

补肾腽肭脐丸（《太平圣惠方》）

处方：腽肭脐 1 两（微炙），补骨脂 1 两（微炒），牛膝 3 分（去苗），天雄 1 两（炮裂，去皮脐），白茯苓 1 两，桑螵蛸 1 两（微炙），楮实 1 两半（水淘去浮者，晒干，微炒），五味子 1 两，石斛 1 两（去根），覆盆子 1 两，桂心 1 两半，菟丝子 1 两半（酒浸 3 日，晒干，别杵为末），鹿茸 1 两（去毛，涂酥炙微黄），巴戟天 1 两，熟干地黄 1 两半，肉苁蓉 2 两半（酒浸 1 宿，刮去皱皮，炙干），磁石 1 两（烧醋淬 7 遍，捣碎，细研，水飞过）。

制法：上为末，炼蜜为丸。如梧桐子大。

功能主治：用于肾脏气衰，肌肤羸瘦，面色黧黑，脚膝无力，小便滑数。

用法用量：每服 30 丸，空心及晚食前以温酒送下。

（五）食疗与药膳

海狗肾粥

原料：海狗肾 15g，粳米 60g。

制作方法：将海狗肾用温水浸泡 24 小时，顺尿道处剖成两半，除去筋膜，洗净，切成节。粳米淘洗干净。将海狗肾放入锅内，加入适量清水和葱、生姜、料酒、食盐。先用武火煮沸，再用文火熬至半熟，投入粳米，同煮成粥，供早晚餐温热食用。

功能主治：暖肾助阳，固精益髓。适于命门火衰，阳痿不举，早泄，滑精，精冷无子，腰酸怕冷，小便频数等症。

（二）药材

1. 性状特征

本品呈不规则块状，多具棱角。大小不一。铁黑色。条痕黑色。不透明。半金属光泽。表面不光滑，粗糙。体重，质坚硬，难砸碎，断面不平坦。有磁性；有土腥气，味淡（图379-1）。

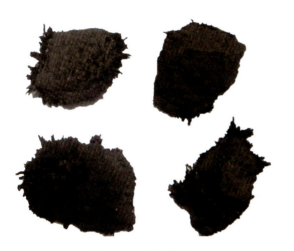

图 379-1　磁石药材

2. 商品规格

本品有灵磁石和呆磁石之分，均为统货。

3. 道地药材

本品山东产者质佳。

4. 质量标志

本品以铁黑色、有光泽、吸铁能力强、杂质少者为佳。

5. 显微特征

反射偏光镜下：反射色为灰色，并微带棕色。近等轴粒状，沿粒间往往被赤铁矿交代；赤铁矿呈亮灰色，纤维状，非均质明显。正交偏光镜下为均质性；反射率20%。

6. 化学组分

四氧化三铁（Fe_3O_4），其中FeO31%，$Fe_2O_3$69%。并含有硅、铅、钛、磷、锰、钙、铬、钡、铝、镁等；少数含氧化镁（MgO）达10%，氧化铝（Al_2O_3）达15%。另外，磁石中常含一定量的砷，使用时需注意。

7. 理化特征

化学定性：取本品细粉约0.5g，加盐酸10ml，振摇，静置。取上清液照下述方法试验。①取上清液1ml，加亚铁氰化钾试液，即生成深蓝色沉淀；分离，沉淀在稀盐酸中不溶，但加氢氧化钠试液，即分解成棕色沉淀（检查铁盐）。②取上清液1ml，加硫氰酸铵试液，即显血红色（检查铁盐）。③取上清液1ml，加铁氰化钾试液，即生成蓝色沉淀；分离，沉淀在稀盐酸中不溶，加氢氧化钠试液，即分解成棕色沉淀（检查亚铁盐）。④取上清液1ml，加1%邻二氮菲的乙醇溶液数滴，即显深红色。

8. 贮藏

置干燥处。

（三）炮制与饮片

1. 药材炮制

（1）磁石：拣去杂质，砸碎，过筛。

（2）煅磁石：取净磁石，砸成小块，置无烟的炉火上或置适宜的容器内煅至红透，醋淬，研成粗粉。每100kg磁石，用醋30kg。

2. 饮片名称

磁石，煅磁石。

3. 药品类别

安神药：重镇安神药。

4. 性状特征

（1）磁石：本品呈不规则块状或粉状。铁黑色，不透明，半金属光泽。体重，质坚硬，有磁性。有土腥气，味淡（图379-2）。

（2）煅磁石：本品为不规则的碎块或颗粒。表面黑色。质硬而酥。无磁性。有醋香气（图379-3）。

5. 质量要求

（1）磁石：含铁（Fe）不得少于50.0%。

（2）煅磁石：含铁（Fe）不得少于45.0%。

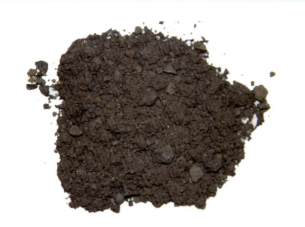

图 379-2　磁石粉

图 379-3　煅磁石

6. 性味功能

本品性寒，味咸。镇惊安神，平肝潜阳，聪耳明目，纳气平喘。用于惊悸失眠，头晕目眩，视物昏花，耳鸣耳聋，肾虚气喘。

7. 用法用量

内服：煎汤，9～30g，打碎先煎；或入丸剂。外用：适量，研末敷。

8. 配伍禁忌

本品恶牡丹、莽草。畏黄石脂。杀铁毒。

9. 使用注意

磁石重镇伤气，可暂用而不可久。脾胃虚者不宜多服、久服。

10. 贮藏

磁石采集后放置日久，发生氧化，其磁性便会减退，乃至失去吸铁能力（称死磁石或呆磁石），影响药效，故应经常用铁屑或泥土包埋之，以保持其磁性。如已失去磁性，则可与活磁石放在一起，磁性可逐渐恢复。

（四）经典方剂与临床应用

加味磁朱丸（《世医得效方》）

处方：神曲 4 两，辰砂 1 两，磁石 2 两（煅，醋淬 7 次）。

制法：上为末，炼蜜为丸，如梧桐子大。

功能主治：益眼力。主脾胃有痰饮，渍侵于肝，久则昏眩。

用法用量：每服 50 丸，食前米饮服，日 3 次。

（五）食疗与药膳

磁石粥

原料：磁石 30g，粳米 60g，猪肾 90g，姜、葱、盐适量。

制作方法：将磁石捣碎后放入砂锅内，加入适量清水，用武火煎煮 1 小时后，滤渣留汁备用；将粳米洗净后放入砂锅内，倒入煎煮好的磁石汁，并加入生姜、葱和适量的清水；用武火煮沸，再用文火熬煮至粥熟即成。

功能主治：养肾脏、强骨气。适于老年肾虚、耳鸣耳聋、头晕目眩、心悸失眠、骨质疏松等症患者食用。

380　赭石 Zhe Shi

（一）基原

1. 集解

赭石始载于《神农本草经》，列为下品。本品为出代郡，而色赭赤之矿石。《别医别录》曰："代赭生齐国山谷，赤红青色如鸡冠，有泽染爪甲不渝者良。采无时。"李时珍曰："赭石处处山中有之，以西北出者为良。宋时虔州岁贡万斤。"《本草图经》曰："今医家所用多择取大块，其上文头有如浮沤丁者为胜，谓之了头代赭。"

2. 品种

赭石为氧化物类矿物刚玉族赤铁矿。

3. 分布

本品分布于枣庄、济南、淄博等地。

4. 生态

赭石广泛分布在各种岩石当中的副矿物，以细分散颗粒状出现在许多火成岩中。

5. 形态特征

赤铁矿：三方晶系。晶体常呈薄片状、板状。一般以致密块状、肾状、葡萄状、豆状、鱼子状、土状等集合体最为常见。结晶者呈铁黑色或钢灰色；土状或粉末状者呈鲜红色。但条痕都呈樱桃红色。结晶者呈金属光泽，土状者呈土状光泽。硬度 5.5～6，但土状粉末状者硬度很小，比重 5～5.3。在还原焰中烧后有磁性。

6. 产地加工

采挖后，除去杂石。

（二）药材

1. 性状特征

赭石呈鲕状、豆状、肾状集合体，多呈不规则的扁平块状。暗棕红色或灰黑色，条痕樱红色或红棕色，有的有金属光泽。一面多有圆形的突起，习称"钉头"；另一面与突起相对应处有同样大小的凹窝。体重，质硬，砸碎后断面显层叠状。气微，味淡（图 380-1，图 380-2）。

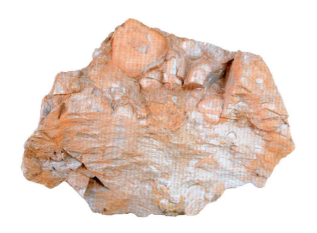

图 380-1　赭石药材

2. 商品规格

本品分钉头赭石、赭石等规格。均为统货。

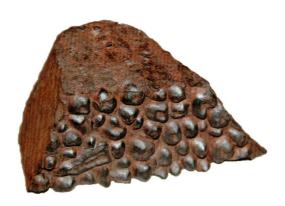

图 380-2　钉头赭石

3. 道地药材

本品山东、河北产者质佳。

4. 化学组分

三氧化二铁（Fe_2O_3）；亦含少量的钛、镁、铝、锰、钙、硅等。

5. 理化特征

化学定性：取本品粉末 0.1g，加盐酸 2ml，振摇，滤过，取滤液 2 滴，加硫氰酸铵试液 2 滴，溶液即显血红色；另取滤液 2 滴，加亚铁氰化钾试液 1～2 滴，即生成蓝色沉淀；再加 25% 氢氧化钠溶液 5～6 滴，沉淀变成棕色。

6. 贮藏

置干燥处。

（三）炮制与饮片

1. 药材炮制

（1）赭石：取药材除去杂质，砸碎，过筛。

（2）煅赭石：取刷净的代赭石，砸碎，入坩埚内，在无烟的炉火上煅红透，取出，立即倾入醋盆中淬酥，捣碎，再煅淬一次，取出，晒干，碾成粗末（每 100kg 代赭石，用醋 2 次，共 50～60kg）。

2. 饮片名称

赭石，煅赭石。

3. 药品类别

平肝息风药：平抑肝阳药。

4. 形状特征

（1）赭石：本品呈不规则的碎块状，有金属光泽，断面显层叠状，一面具"钉头"。质硬。气微味淡（图380-3，图380-4）。

（2）煅赭石：本品灰黑色粉末，有醋香气（图380-5）。

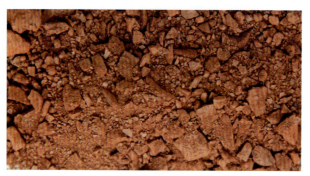

图380-3　赭石

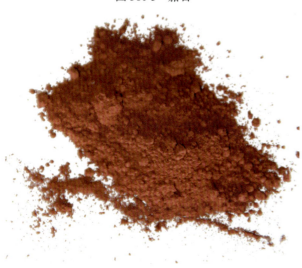

图380-4　赭石粉

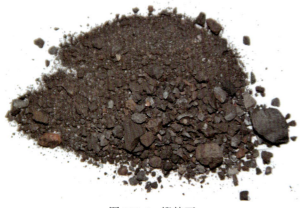

图380-5　煅赭石

5. 质量要求

含量测定：本品含铁（Fe）不得少于45.0%。

6. 性味功能

本品性寒，味苦。平肝潜阳，重镇降逆，凉血止血。用于眩晕耳鸣，呕吐，噫气，呃逆，喘息，吐血，衄血，崩漏下血。

7. 用法用量

内服：煎汤，9～30g，先煎；或入丸、散。

8. 使用注意

孕妇慎服；下部虚寒者不宜用；阳虚阴痿者忌之。

9. 贮藏

置干燥处。

（四）经典方剂与临床应用

代赭石汤（《御药院方》）

处方：赭石（打碎）3两，陈皮1两，桃仁半两（炒），桂半两，吴茱萸（盐炒）半两。

功能主治：用于逆气上冲，鼻息滞塞不通。

用法用量：每服2两，水3大碗，加生姜3分，同煎至1碗，去滓，食前温服，日1服。

381 雄黄 Xiong Huang

（一）基原

1. 集解

雄黄见于《神农本草经》，列为中品。《名医别录》云："雄黄，生武都山谷，煌山之阳，采无时。"《唐本草》云："出石门名石黄者亦是雄黄，而通名黄金石。石门者最为劣尔。"《日华子本草》云："雄黄，通赤亮者为上，验之可以虫死者为真，臭气少，细嚼口中含汤不激辣者通用。"

2. 品种

雄黄为硫化物类矿物雄黄族雄黄。

3. 分布

雄黄主要分布于山地丘陵温泉地带。

4. 生态

雄黄产于低温热液矿脉内，温泉及火山附近也有存在。常与雌黄、辉锑矿等共生。

5. 形态特征

雄黄：晶体结构属单斜晶系。晶体细小，呈柱状、短柱状或针状，但较少见。通常多呈粒状，致密块状，有时呈土状、粉末状、皮壳状集合体。橘红色，表面或有暗黑及灰色的锖色。条痕浅橘红色。晶体呈金刚光泽，断口树脂光泽。硬度 1.5～2，相对密度 3.56，阳光久照会发生破坏而转变为淡橘红色粉末。锤击之有刺鼻蒜臭（图 381-1）。

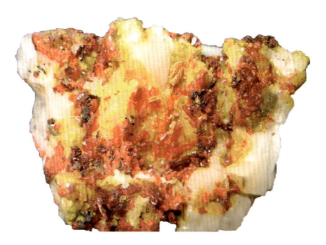

图 381-2　雄黄雌黄矿石与方解石共生

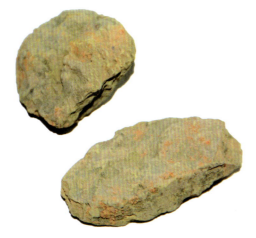

图 381-1　雄黄原矿物

6. 产地加工

采挖后，除去杂质。

（二）药材

1. 性状特征

本品呈不规则块状。深红色或橙红色，表面常附有橙黄色细粉，手触之染指；条痕橙色。微透明或半透明，晶面具金刚光泽。质较酥脆，易砸碎，断面红色至深红色，具树脂样光泽。微有特异臭气，味淡（有毒）。精矿粉为粉末状或粉末集合体，质松脆，于捏即成粉，橙黄色，无光泽（图 381-2，图 381-3）。

2. 商品规格

分明雄黄和雄黄等规格，均为统货。

3. 质量标志

本品以块大、色红、质酥脆、有光泽、无杂石者为佳。

4. 化学组分

二硫化二砷（As_2S_2），并含有硅、铅、铁、钙、镁等。

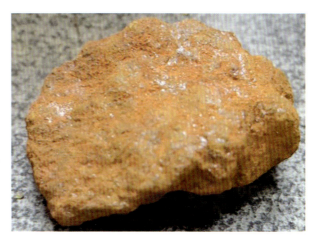

图 381-3　雄黄药材

5. 理化特征

化学定性：①取本品粉末 10mg，加水润湿后，加氯酸钾饱和的硝酸溶液 2ml，溶解后，加氯化钡试液，生成大量白色沉淀。放置后，倾出上层酸液，再加水 2ml，振摇，沉淀不溶解。②取本品粉末 0.2g，置坩埚内，加热熔融，产生白色或黄白色火焰，伴有白色浓烟。取玻璃片覆盖后，有白色冷凝物，刮取少量，置试管内加水煮沸使溶解，必要时滤过，溶液加硫化氢试液数滴，即显黄色，加稀盐酸后生成黄色絮状沉淀，再加碳酸铵试液，沉淀复溶解。

6. 贮藏

置干燥处，密闭。

（三）炮制与饮片

1. 药材炮制

雄黄粉：碾成极细粉，或水飞，晾干。

2. 饮片名称

雄黄，雄黄粉。

3. 药品类别

攻毒杀虫止痒药。

4. 性状特征

本品呈深红色或橙红色粉末。微有特异的臭气，味淡（图381-4）。

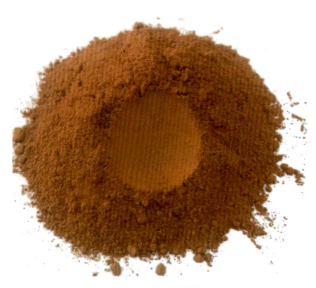

图381-4　雄黄粉

5. 质量要求

含量测定：本品含砷量以二硫化二砷（As_2S_2）计，不得少于90.0%。

6. 性味功能

本品性温，味辛，有毒。归肝、大肠经。解毒杀虫，燥湿祛痰，截疟。用于痈肿疔疮、蛇虫咬伤、虫积腹痛、惊痫、疟疾。

7. 用法用量

内服：0.05～0.1g，入丸、散用。外用适量，熏涂患处。

8. 使用注意

内服宜慎，不可久用。阴亏血虚及孕妇忌服。

9. 贮藏

一般用木箱、瓷罐盛放，密封贮存于阴凉专用库房。贮藏期间，应按毒性中药材管理规定，由专人置专柜保管。严禁与火硝、硫黄等易燃易爆物混存；搬运时轻拿轻放，避免剧烈振动。发现颜色变黄、表面光滑暗淡、粉末增多，应检查包装，修补破漏，重新密封。

（四）经典方剂与临床应用

拔毒散（《外科全生集》）

处方： 巴豆霜3g，雄黄3g，麝香3g，冰片1.5g。

制法： 上为细末。

功能主治： 拔一切毒。

用法用量： 掺膏上贴之，则毒气尽拔，便无后患。

使用注意： 胎前产后之妇忌用。

382　石膏 Shi Gao

（一）基原

1. 集解

石膏见于《神农本草经》，列为中品。《名医别录》曰："石膏，生齐山山谷及齐卢山、鲁蒙山。采无时。细理白泽者，良；黄者，令人淋。"陶弘景曰："二郡之山，即青州、徐州也。今出钱塘县，皆在地中，雨后时时自出，取之如棋子，白澈最佳。彭城者亦好。近道多有而大块，用之不及彼也。"

2. 品种

石膏为硫酸盐类矿物硬石膏族石膏，主要成分为含水硫酸钙（$CaSO_4 \cdot 2H_2O$）。

3. 分布

本品主要分布于台儿庄地区。

4. 生态

石膏常产于海湾盐湖和内陆湖泊形成的沉积岩中。

5. 形态特征

石膏矿石：单斜晶系。晶体常作板状，集合体常呈致密粒状、纤维状或叶片状。颜色通常为白色，结晶体无色透明，当成分不纯时可呈现灰色、肉红色、蜜黄色或黑色等。条痕白色。透明至半透明。解理面呈玻璃光泽或珍珠状光泽，纤维状者呈绢丝光泽。片状解理显著。断口贝状至多片状。硬度1.5～2。比重2.3（图382-1）。

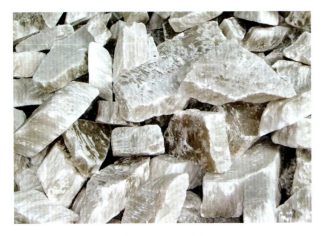

图 382-1 石膏矿

6. 产地加工

采挖后，除去杂石及泥沙。

（二）药材

1. 性状特征

石膏为纤维状集合体。呈长块状、板块状或不规则块状。白色、灰白色或淡黄色；条痕白色；有的半透明。上下两面较平坦，无纹理及光泽；纵面通常呈纵向纤维状纹理，有绢丝样光泽。体重，质软，指甲可刻成痕。气微，味淡（图 382-2）。

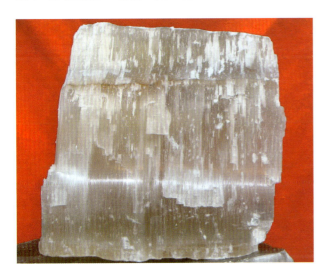

图 382-2 石膏药材

2. 商品规格

一般均为统货。

3. 道地药材

本品江苏、安徽等地产者质佳。

4. 质量标志

本品以块大、色白、纵面纤维状、有光泽、质松、无杂货石者为佳。

5. 化学组分

本品含水硫酸钙（$CaSO_4 \cdot 2H_2O$）。尚有黏土、有机物、硫化物等杂质。

6. 理化特征

化学定性：①取本品一小块（约 2g），置具有小孔软木塞的试管内，灼烧，管壁有水生成，小块变为不透明体。②取本品粉末 0.2g，加稀盐酸 10ml，加热使溶解，溶液显钙盐与硫酸盐的鉴别反应。

7. 贮藏

置干燥处。

（三）炮制与饮片

1. 药材炮制

（1）生石膏：取药材打碎，除去杂石，粉碎成粗粉。

（2）煅石膏：取净石膏块，置坩埚内，在无烟炉火中煅至酥松状，取出，放凉。

2. 饮片名称

生石膏，煅石膏。

3. 药品类别

清热药：清热泻火药。

4. 性状特征

（1）生石膏：本品为白色粉末。气微，味淡（图 382-3，图 382-4）。

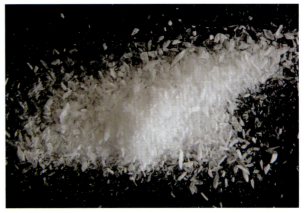

图 382-3 生石膏

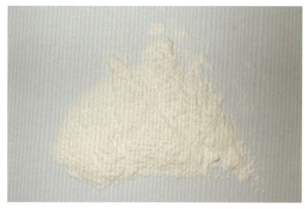

图382-4　石膏粉

（2）煅石膏：本品为白色的粉末或酥松块状物，表面透出微红色的光泽，不透明。体较轻，质软，易碎，捏之成粉。气微，味淡（图382-5，图382-6）。

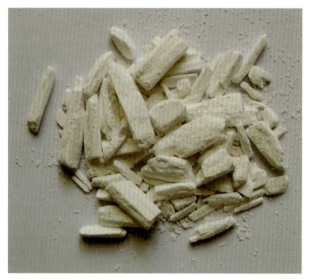

图382-5　煅石膏

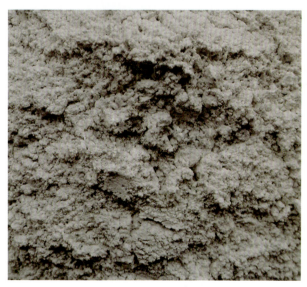

图382-6　煅石膏粉

5. 质量要求

（1）石膏

1）含重金属：不得过 10mg/kg。

2）含砷量：不得过 2mg/kg。

3）含量测定：本品含含水硫酸钙（$CaSO_4 \cdot 2H_2O$）不得少于 95.0%。

（2）煅石膏

1）含重金属：不得过 10mg/kg。

2）含量测定：本品含硫酸钙（$CaSO_4$）不得少于 92.0%［1g 硫酸钙（$CaSO_4$）相当于含水硫酸钙（$CaSO_4 \cdot 2H_2O$）1.26g］。

6. 性味功能

（1）生石膏：性大寒，味甘、辛。清热泻火，除烦止渴。治急性热病高热、大汗、口渴、烦躁、神昏谵语，发斑发疹，中暑自汗，肺热咳喘，胃热头痛、牙痛、龈肿，口舌生疮，暴发赤眼。

（2）煅石膏：性寒，味甘、辛、涩。收湿，生肌，敛疮，止血。外治溃疡不敛、湿疹瘙痒、水火烫伤、外伤出血。

7. 用法用量

（1）生石膏：内服，15～60g，先煎；或入丸、散。

（2）煅石膏：外用适量，研末撒；或调敷。

8. 使用注意

脾胃虚寒、阴虚内热者忌用。

9. 贮藏

置干燥处。

（四）经典方剂与临床应用

白虎汤（《伤寒杂病论》）

处方：生石膏 30g，知母 9g，甘草 3g，粳米 6g。

功能主治：阳明气分热盛。壮热面赤，烦渴引饮，汗出恶热，脉洪大有力，或滑数。

用法用量：水煎至米熟汤成，去滓温服。

（五）食疗与药膳

石膏豆腐汤

原料：豆腐 200g，生石膏 50g。

制作方法：将生石膏、豆腐加水 500g，煮 1 小时，用少许食盐调味，饮汤。

功能主治：清肺热，降胃火。适宜于肺胃郁热的鼻衄等症。

383 寒水石 Han Shui Shi

（一）基原

1. 集解

寒水石始载于《神农本草经》，列为中品，原名"凝水石"。《名医别录》云："凝水石，色如云母，可拆者良，盐精也。生常山山谷又中水县及邯郸。"陶弘景曰："常山属并州，中水县属河间郡，邯郸即赵郡并属冀州域，此处地皆咸卤，故云盐精，而碎之亦似朴硝。此石末置水中，夏月能为冰者佳。"《本草纲目》所载的寒水石，据考证应为芒硝的天然晶体，但近代寒水石药材的商品，有红石膏与方解石二种，前者多用于北方，后者多用于南方。

2. 品种

寒水石为天然沉积矿物单斜晶系硫酸钙或三方晶系碳酸钙矿石。

3. 分布

本品主要分布于济南等地。

4. 生态

（1）北寒水石：广泛形成于沉积作用，如海盆或湖盆地中化学沉积的石膏，常与石灰岩、红色页岩、泥灰岩等成层出现。

（2）南寒水石：产于沉积岩和变质岩中，金属矿脉中也多有存在，而且晶体较好。

5. 形态特征

（1）北寒水石：晶体结构属单斜晶系。单个晶体呈板状，集合体呈块状、片状、纤维状或粉末状。无色或白色、粉红色。有时透明，具玻璃光泽，解理面显珍珠光泽，纤维状者显丝绢光泽。硬度 2，薄片具挠性。相对密度 2.3～2.37。

（2）南寒水石：三方晶系。晶体为菱面体，也有呈柱状及板状者。集合体常呈钟乳状或致密粒状体产出。颜色大都为无色或乳白色，如含有混入物，则染成灰、黄、玫瑰、红、褐等各种色彩。具玻璃样光泽。透明至不透明。有完全的解理，可沿三个不同的方向劈开。断面贝壳状。硬度 3。比重 2.6～2.8。分布广泛，是内生热液矿脉及沉积的碳酸盐类岩石的重要组成部分。

6. 产地加工

采得后除去泥土杂石。

（二）药材

1. 性状特征

（1）北寒水石：本品为纤维状集合体，呈扁平块状或厚板状。大小不一，厚 0.5～3.5cm。淡红色，有的为白色；条痕白色。表面凹凸不平，侧面呈纵细纹理，具丝绢光泽。质较软，指甲可刻成痕；易砸碎，断面显直立纤维状，粉红色。气微，味淡（图 383-1）。

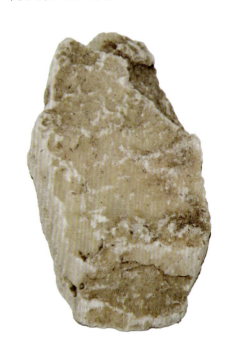

图 383-1 北寒水石药材

（2）南寒水石：多呈不规则的块状结晶，常呈斜方柱状，有棱角，无色或黄白色，透明至不透明，表面平滑，有玻璃样光泽。质坚硬，易砸碎，碎块为方形或长方形。气微，味淡。用吹管焰烧时，分解为氧化钙及二氧化碳气体，使火焰光亮增强，并染成橘红色。加盐酸则产生二氧化碳气泡（图 383-2）。

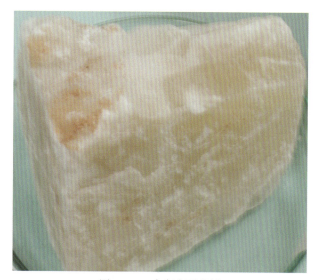

图 383-2　南寒水石药材

2. 商品规格

本品均为统货。

3. 质量标志

北寒水石以粉红色、有细丝纹、具光光泽、无杂石者为佳。南寒水石以色白、透明、易碎者为佳。

4. 显微特征

（1）北寒水石：透射偏光镜下，薄片中无色透明。晶形柱状或纤维状；低负突起，糙面不显著。一组解理明显。干涉色为Ⅰ级灰白色至黄白色；多为斜消光［平行（010）面上］，有时为平行消光［垂直（010）面上］。二轴晶；正光性。

（2）南寒水石：透射偏光镜下，薄片中无色透明，它形。多数切面具假吸收，突起有正有负，正突起糙面显著；负突起表面光滑。干涉色常呈类似珍珠晕彩的高级白；解理缝呈对称消光；聚片双晶常见。一轴晶；负光性。

5. 化学组分

北寒水石主要成分为含水硫酸钙（$CaSO_4 \cdot 2H_2O$），尚含有铁、铝等杂质。南寒水石主要成分是碳酸钙（$CaCO_3$），尚含镁、铁、锰、锌等杂质。

6. 理化特征

化学定性：

（1）北寒水石：①取本品一小块（约2g），置具有小孔软木塞的试管内，灼烧，管壁有水生成，小块变为不透明体（检查结晶水）。②取本品粉末约0.2g，加稀盐酸10ml，加热，使溶解，溶液

呈钙盐与硫酸盐的鉴别反应。

（2）南寒水石：①取本品粉末约0.2g，加稀盐酸5ml，即泡沸，并产生大量气体，将此气体通入氢氧化钙试液中，即产生白色沉淀（检查碳酸盐）。②取上述反应后的溶液，过滤，滤液加甲基红指示液2滴，用氨试液中和，再滴加盐酸至恰呈酸性，加草酸铵试液，即生成白色沉淀；分离，沉淀不溶于乙酸，但可溶于盐酸（检查钙盐）。③取铂丝，用盐酸湿润后，蘸取粉末少许，在无色火焰中燃烧，火焰即显砖红色。

7. 贮藏

置干燥处。

（三）炮制与饮片

1. 药材炮制

取药材洗净晒干，砸成小块。或煅制用。

2. 饮片名称

寒水石，煅寒水石。

3. 药品类别

清热药：清热泻火药。

4. 性状特征

（1）寒水石：本品性状特征同药材（图383-3至图383-5）。

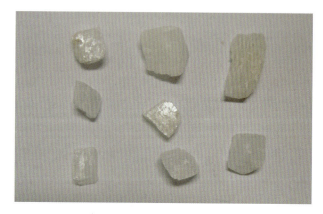

图 383-3　寒水石块 1

（2）煅寒水石：本品呈碎块状或粗粉状，色白、无光泽（图383-6）。

5. 性味功能

本品性大寒，味辛、咸。清热降火，利窍，消肿。用于时行热病、壮热烦渴、咽喉肿痛、水肿、尿闭、

口舌生疮、痈疽、丹毒、烫伤。

6. 用法用量

内服：煎汤，3～5钱；或入丸、散。外用：研末掺或调敷。

7. 配伍禁忌

北寒水石恶地榆，南寒水石恶巴豆霜。

8. 使用注意

脾胃虚寒者忌服。

9. 贮藏

置干燥处。

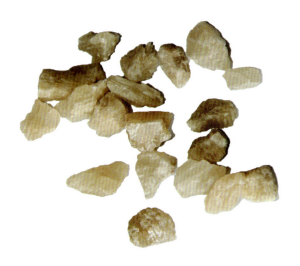

图 383-4　寒水石块 2

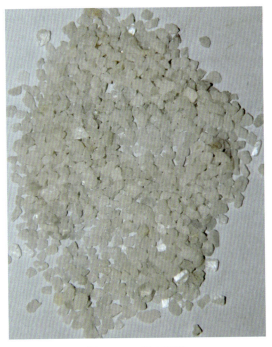

图 383-5　寒水石粒

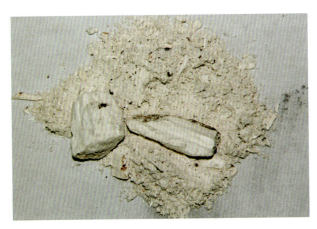

图 383-6　煅寒水石

（四）经典方剂与临床应用

寒水石散（《外台秘要》）

处方： 寒水石、白石脂、栝楼各 37.5g，菟丝子（酒渍）、知母、桂心各 22g。

制法： 上六味，捣筛。

功能主治： 清热利湿。用于饮酒过多，致患肉疽，饮少，小便多，白如泔色。

用法用量： 用麦粥送服 15g，1 日 3 次。

使用注意： 服药期间，忌食生葱。

（五）食疗与药膳

寒水石粥

原料： 寒水石 30g 捣碎，粳米 100g，牛蒡根 15g。

制作方法： 先煎以上前二味，去渣取汁，后入米煮粥。空腹服食。

功能主治： 清热除烦。适用于热病口渴、心烦、神志恍惚等症。

384　芒硝 Mang Xiao

（一）基原

1. 集解

芒硝始载于《名医别录》，曰："朴硝生益州山谷有咸水之阳。采无时。色青白者佳，黄者伤人，赤者杀人。朴硝中炼出，形似麦芒，号曰芒硝。"

2. 品种

芒硝为硫酸盐类矿物芒硝族芒硝，经加工精制而成的结晶体。

3. 分布

芒硝主要分布于济南等地。

4. 生态

芒硝多产于海边碱土地区、矿泉、盐场附近较潮湿的山洞中（图384-1）。

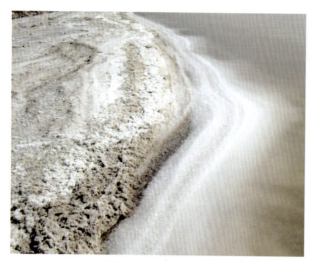

图384-1 芒硝矿床

5. 形态特征

芒硝：单斜晶系。晶体为短柱状，通常成致密粒状、被膜状。无色透明，但常带浊白、浅黄、淡蓝、淡绿等色。条痕为白色。玻璃样光泽。断口贝壳状，硬度1.5～2。比重1.5。性脆。形成于含钠离子和硫酸根离子饱和溶液的内陆盐湖中。

6. 产地加工

取天然产的芒硝，用热水溶解，过滤，放冷即析出结晶，通称朴硝。再取萝卜洗净切片，置锅内加水煮透后，加入朴硝共煮，至完全溶化，取出过滤或澄清后取上层液，放冷，待析出结晶。干燥后即为芒硝（每100kg朴硝，用萝卜10～20kg）。也有取天然产的芒硝，经煮炼、过滤，冷却后，取上层的结晶为芒硝，下层的结晶为朴硝。

（二）药材

1. 性状特征

芒硝为棱柱状或长方形结晶，两端不整齐。无色透明。质脆。气微，味苦咸而有清凉感（图384-2，图384-3）。

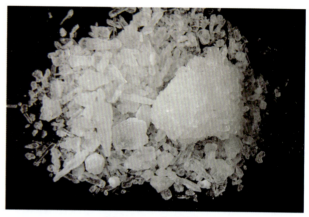

图384-2 芒硝药材

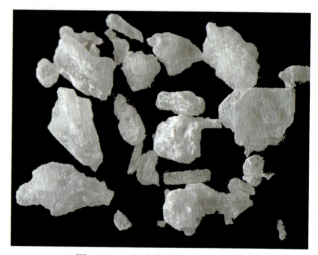

图384-3 芒硝药材（风化状态）

2. 商品规格

一般为统货。

3. 质量标志

本品以无色透明、块状结晶者为佳。

4. 化学组分

含硫酸钠（$Na_2SO_4 \cdot 10H_2O$）。此外，常夹杂其他物质，如食盐、硫酸钙、硫酸镁等。芒硝在大气中容易失去水，故表面常呈白粉状；此种风化的芒硝，其硫酸钠含率可超过44.1%。

5. 理化特征

本品易溶于水。不溶于乙醇。在空气中易风化而表面被一层无水硫酸钠白色粉末。水溶液显钠盐与硫酸盐的各种特殊反应。

6. 贮藏

密闭，在 30℃以下保存，防风化。

（三）炮制与饮片

1. 药材炮制

取药材除去杂质，碾为细粉。

2. 饮片名称

芒硝。

3. 药品类别

泻下药：攻下药。

4. 性状特征

本品为白色粉末。气微，味咸。

5. 质量要求

（1）铁盐与锌盐：取本品 5g，加水 20ml 溶解后，加硝酸 2 滴，煮沸 5 分钟，滴加氢氧化钠试液中和，加稀盐酸 1ml、亚铁氰化钾试液 1ml 与适量的水使成 50ml，摇匀，放置 10 分钟，不得发生混浊或显蓝色。

（2）镁盐：取本品 2g，加水 20ml 溶解后，加氨试液与磷酸氢二钠试液各 1ml，5 分钟内不得发生混浊。

（3）干燥失重：在 105℃干燥至恒重，减失重量应为 51.0% ～ 57.0%。

（4）重金属：含重金属不得过 10mg/kg。

（5）砷盐：含砷量不得过 10mg/kg。

（6）含量测定：本品含硫酸钠（Na_2SO_4）不得少于 99.0%。

6. 性味功能

性寒，味咸、苦。泻下通便，润燥软坚，清火消肿。用于实热积滞、腹满胀痛、大便燥结、肠痈肿痛。外治乳痈、痔疮肿痛。

7. 用法用量

内服：6 ～ 12g，一般不入煎剂，待汤剂煎得后，溶入汤液中服用。外用：研细点眼或水化涂洗。

8. 配伍禁忌

不宜与硫黄、三棱同用。

9. 使用注意

脾胃虚寒及孕妇忌服。

10. 贮藏

密闭，在 30℃以下保存，防风化。

（四）经典方剂与临床应用

大承气汤（《奇效良方》）

处方：大黄、厚朴（姜制）各 9g，枳实、芒硝各 6g。

功能主治：治阳明里热，大便五六日不通，日晡潮热谵语，烦躁发渴。

用法用量：上作一服，水二碗，生姜三片，煎至一碗，食前服。

（五）食疗与药膳

珍珠硝饮

原料：珍珠粉 0.3g，芒硝 10g。

制作方法：先将珍珠粉研成细末。容器中倒入珍珠粉、芒硝粉，冲热水送服。

功能主治：清热生津。适用于高热患者饮用。

385　滑石 Hua Shi

（一）基原

1. 集解

滑石始载于《神农本草经》，列为上品。陶弘景曰："滑石，正白。又有冷石，小青黄，性并冷利，亦能烫油污衣物。今出湘外始安郡诸处。初取软如泥，久渐坚强，人多以作家中明器物，并散热，人用之不正入方药。赭阳县先属南阳，汉哀帝置，明《本经》所注郡县，必是后汉时也，掖县属青州东莱，卷县属司州荥阳。"《本草图经》："滑石，今道、永、莱、濠州皆有之。此有二种。道、永州出者，白滑如凝脂。"

2. 品种

滑石为硅酸盐类矿物滑石族滑石。

3. 分布

滑石主要分布于潍坊等地。

4. 生态

滑石多产于变质岩、石灰岩、白云岩、菱镁矿及页岩中。

5. 形态特征

滑石：单斜晶系。晶体呈六方形或菱形板状，但完好的晶体极少见，通常为粒状和鳞片状的致密块体。淡绿色、白色或灰色。条痕白色或淡绿色。光泽脂肪状，解理面显珍珠状。半透明至不透明。解理沿底面极完全。硬度1，比重2.7～2.8。性柔，有滑腻感。块滑石能被锯成任何形状，薄片能弯曲，但无弹性（图385-1）。

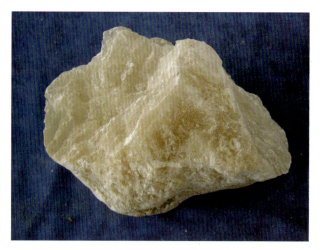

图385-2　滑石药材

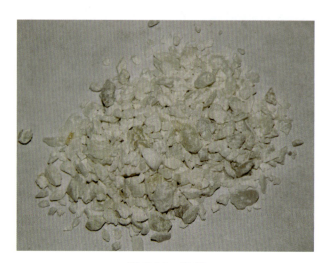

图385-3　滑石

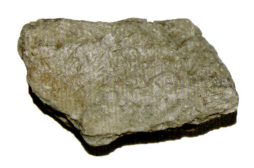

图385-1　滑石矿石

6. 产地加工

采挖后，除去泥沙和杂石。

（二）药材

1. 性状特征

滑石为致密块状、鳞片状集合体，呈不规则块状或扁块状。白色、黄白色或淡灰色至淡蓝色。半透明或不透明。具蜡样光泽，有的呈珍珠光泽。质软细腻，可于硬纸上书写，手摸之有滑润感。无吸湿性，置水中不崩散。气无，味无，具微凉感（图385-2，图385-3）。

2. 商品规格

本品均为统货。

3. 道地药材

山东、河北产者质佳。

4. 质量标志

本品以整洁、色白、滑润、无杂石者为佳。

5. 化学组分

含水合硅酸镁 $[Mg_3(Si_4O_{10}) \cdot (OH)_2]$ 或 $3MgO \cdot 4SiO_2 \cdot H_2O$，其组成成分为 MgO 31.7%，$SiO_2$ 63.5%，H_2O 4.8%，通常一部分 MgO 为 FeO 所替代。此外，还常含有 Al_2O_3 等杂质。

6. 理化特征

化学定性：①取本品粉末 0.2g，置铂坩埚中，加等量氟化钙或氟化钠粉末，搅拌，加硫酸 5ml，微热，立即将悬有 1 滴水的铂坩埚盖盖上，稍等片刻，取下铂坩埚盖，水滴出现白色混浊。②取本品粉末 0.5g，置烧杯中，加入盐酸溶液（4→10）

10ml，盖上表面皿，加热至微沸，不时摇动烧杯，并保持微沸40分钟，取下，用快速滤纸滤过，用水洗涤残渣4～5次。取残渣约0.1g，置铂坩埚中，加入硫酸（1→2）10滴和氢氟酸5ml，加热至冒三氧化硫白烟时，取下冷却后。加水10ml使溶解，取溶液2滴。加镁试剂（取对硝基偶氮间苯二酚0.01g溶于4%氢氧化钠溶液1000ml中）1滴，滴加氢氧化钠溶液（4→10）使成碱性。生成天蓝色沉淀。

7. 贮藏

置干燥处。

（三）炮制与饮片

1. 药材炮制

滑石粉：除去杂石，洗净，砸成碎块，粉碎成细粉，或水飞，晾干。

2. 饮片名称

滑石粉。

3. 药品类别

利水渗湿药：利尿通淋药。

4. 性状特征

本品为白色或类白色、微细、无砂性的粉末，手摸有滑腻感。气微，味淡（图385-4）。

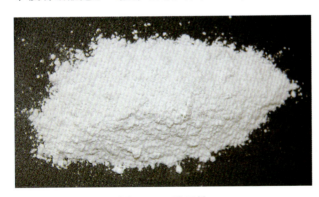

图385-4 滑石粉

5. 质量要求

（1）酸碱度：取本品10g，加水50ml，煮沸30分钟，时时补充蒸失的水分，滤过。滤液遇中性石蕊试纸应显中性反应。

（2）水中可溶物：取本品5g，精密称定，置100ml烧杯中，加水30ml，煮沸30分钟，时时补充蒸失的水分，放冷，用慢速滤纸滤过，滤渣加水5ml洗涤，洗液与滤液合并，蒸干，在105℃干燥1小时，遗留残渣不得过5mg（0.1%）。

（3）酸中可溶物：取本品约1g，精密称定，置100ml具塞锥形瓶中，精密加入稀盐酸20ml，称定重量，在50℃浸渍15分钟，放冷，再称定重量，用稀盐酸补足减失的重量，摇匀，用中速滤纸滤过，精密量取续滤液10ml，加稀硫酸1ml，蒸干，炽灼至恒重，遗留残渣不得过10.0mg（2.0%）。

（4）铁盐：取酸碱度检查项下的滤液1ml，加稀盐酸与亚铁氰化钾试液各1ml，不得即时显蓝色。

（5）炽灼失重：取本品2g，在600～700℃炽灼至恒重，减失重量不得过5.0%。

（6）重金属：取本品5g，精密称定，置锥形瓶中，加0.5mol/L盐酸溶液25ml，摇匀，置水浴加热回流30分钟，放冷，用中速滤纸滤过，滤液置100ml量瓶中，用热水25ml分次洗涤容器及残渣，滤过，洗液并入同一量瓶中，放冷，加水至刻度，摇匀，作为供试品溶液。取供试品溶液5.0ml，置25ml纳氏比色管中，加醋酸盐缓冲液（pH 3.5）2ml，再加水稀释至刻度，依法检查，含重金属不得过40mg/kg。

（7）砷盐：取重金属项下供试品溶液20ml，加盐酸5ml，依法检查，含砷盐不得过2mg/kg。

6. 性味功能

本品性寒，味甘、淡。利尿通淋，清热解暑；外用祛湿敛疮。用于热淋、石淋、尿热涩痛、暑湿烦渴、湿热水泻；外治湿疹、湿疮、痱子。

7. 用法用量

内服：10～20g，包煎。外用：适量，研末，撒或调敷。

8. 使用注意

脾虚气弱、精滑及热病津伤者忌服。孕妇慎服。

9. 贮藏

密闭，置干燥处。

（四）经典方剂与临床应用

颠倒散（《古今医鉴》）

处方：大黄9g，滑石9g，皂角9g。

功能主治： 主脏腑实热，或小便不通，或大便不通，或大小便俱不通。

用法用量： 如大便不通，再加大黄 9g；如小便不通，再加滑石 9g；如大小便俱不通，大黄、滑石各加 9g，研末。空腹时用温酒调服。

使用注意： 非实热所致的大小便不通忌用。

（五）食疗与药膳

滑石粥

原料： 滑石 30g，瞿麦 10g，粳米约 100g。

制作方法： 先把滑石用布包扎，然后与瞿麦同入砂锅煎汁去渣，入粳米煮为稀薄粥。

功能主治： 清热消炎，通利小便。适宜于急慢性膀胱炎引起的小便不畅、尿频尿急、淋沥热痛等症。

386　白矾 Bai Fan

（一）基原

1. 集解

白矾始载于《神农本草经》，列为上品，原名"矾石""羽涅""羽泽"。《吴普本草》云："矾石，生河西或陇西，或武都石门。采无时。"陶弘景曰："今出益州北部西川，从河西来，色青白，生者名马齿矾，已炼成绝白，蜀人又以当硝石，名白矾。其黄黑者名鸡屎矾，不入药。"

2. 品种

白矾为硫酸盐类矿物明矾石经加工提炼制成。

3. 分布

白矾主要分布于潍坊、诸城等地。

4. 生态

白矾常为碱性长石受低温硫酸盐溶液的作用变质而成，多产于火山岩中。

5. 形态特征

明矾石三方晶系。晶形呈细小的菱面体或板状，通常为致密块状、细粒状、土状等。颜色为无色、白色，常带淡黄及淡红等色。条痕白色。

光泽玻璃状，解理面上有时微带珍珠光，块状者光泽暗淡或微带蜡状光泽。透明至半透明。解理平行（0001）不完全。断口晶体者呈贝状；块体者呈多片状、参差状，有时土状。硬度 3.5～4，比重 2.6～2.8，性脆（图 386-1）。

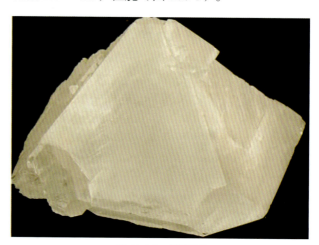

图 386-1　明矾石

6. 产地加工

采得后，打碎，用水溶解，收集溶液，蒸发浓缩，放冷后即析出结晶。

（二）药材

1. 性状特征

白矾呈不规则结晶形块状。无色或白色。透明或半透明，玻璃样光泽。表面略平滑或凹凸不平，有细密纵棱，并附有白色细粉。质硬而脆，易砸碎。气微，味微甜而极涩（图 386-2）。

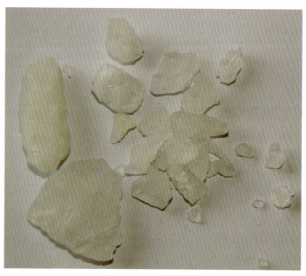

图 386-2　白矾药材

2. 商品规格

统货。

3. 道地药材

甘肃、河北等地产者质佳。

4. 质量标志

以块大、无色、透明、无杂质者为佳。

5. 化学组分

含碱性硫酸铝钾[$KAl_3(SO_4)_2(OH)_6$]，其中氧化钾（K_2O）11.4%，氧化铝（Al_2O_3）37%，三氧化硫（SO_3）38.6%，水（H_2O）13%。白矾为含水硫酸铝钾[$KAl(SO_4)_2·12H_2O$]。

6. 理化特征

本品水溶液显铝盐、钾盐与硫酸盐的鉴别反应。

7. 贮藏

置干燥处。

（三）炮制与饮片

1. 药材炮制

1）白矾：取药材，除去杂质。用时捣碎。

2）煅白矾（又名枯矾）：取拣净的白矾，置砂锅内加热熔化并煅至枯干，取出，剁块。

2. 饮片名称

白矾，枯矾。

3. 药品类别

攻毒杀虫止痒药。

4. 性状特征

（1）白矾：本品呈粉末状，余同药材（图386-3）。

（2）枯矾：本品形同白矾，有孔洞，灰黑色，质酥脆（图386-4）。

5. 质量要求

（1）铵盐：取本品0.1g，加无氨蒸馏水100ml使溶解，取10ml，置比色管中，加无氨水40ml与碱性碘化汞钾试液2ml，如显色，与氯化铵溶液（取氯化铵31.5mg，加无氨蒸馏水使成1000ml）1ml、碱性碘化汞钾试液2ml及无氨蒸馏

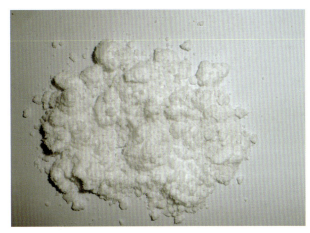

图386-3 白矾粉

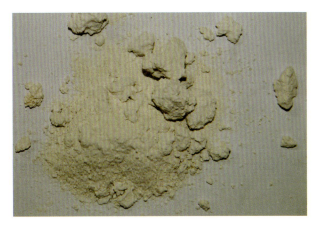

图386-4 枯矾

水49ml的混合液比较，不得更深。

（2）铜盐与锌盐：取本品1g，加水100ml与稍过量的氨试液，煮沸，过滤，滤液不得显蓝色，滤液中加乙酸使成酸性后，再加硫化氢试液，不得发生混浊。

（3）铁盐：取本品0.35g，加水20ml溶解后，加硝酸2滴，煮沸5分钟，滴加氢氧化钠试液中和至微显混浊，加稀盐酸1ml、亚铁氰化钾试液1ml与水适量使成50ml，摇匀，1小时内不得显蓝色。

（4）重金属：取本品1g，加稀乙酸2ml与水适量使溶解成25ml，依法检查，含重金属不得过20mg/kg。

（5）含量测定：本品含含水硫酸铝钾[$KAl(SO_4)_2·12H_2O$]不得少于99.0%。

6. 性味功能

本品性寒，味涩、酸、咸。外用解毒杀虫，燥湿止痒。内服止血止泻，祛除风痰。外治用于湿疹、疥癣、脱肛、痔疮、聤耳流脓；内服用于久泻不止，便血，崩漏，癫痫发狂。枯矾收湿敛疮，

止血化腐。用于湿疹湿疮、脱肛、痔疮、聤耳流脓、阴痒带下、鼻衄齿衄、鼻息肉。

7. 用法用量

内服：研末，0.6～1.5g，入丸、散。外用：适量，研末点眼。

8. 使用注意

阴虚胃弱、无湿热者忌服。不宜久服和多服。

9. 贮藏

置干燥处。

（四）经典方剂与临床应用

白矾散（《普济方》）

处方：屋松、白矾、蜂窝（炒）各等分。

制法：上为粗末。

功能主治：牙疼。

用法用量：醋煎，热漱冷吐。

（五）食疗与药膳

茵陈白矾粥

原料：粳米 30g，陈皮 8g，枣（干）10g，白矾 10g，白砂糖 15g。

制作方法：先将茵陈和白矾一起入锅，加水煎煮 25 分钟，滤去药渣，与淘洗干净的粳米、红枣一同煮粥，加食糖调味。

功能主治：补脾和胃，解毒燥湿利黄。适用于小儿黄疸型肝炎伴腹胀、食欲不振等症。

索 引

一、中文名称索引

二、学名索引